Holistic Integrative Oncology

整合肿瘤学

基础卷

基础分册

总 主 编　樊代明

副总主编　郝希山　詹启敏　于金明　王红阳　赫　捷　张岂凡　季加孚　李　强　郭小毛　徐瑞华　朴浩哲　吴永忠　王　瑛

分册主编　詹启敏　应国光　曹广文

分册副主编　王　玺　巴　一　邓大君　邢金良　阮　健　苏　莉　李　萍　李文庆　杨　明　沈洪兵　张　健　陈万青　陈志南　赵方辉　柳素玲　洪明晃　聂勇战　徐　波　徐兵河　崔大祥　董琼珠　廖　勇

世界图书出版公司

西安 北京 上海 广州

图书在版编目（CIP）数据

整合肿瘤学．基础卷：全三册 / 樊代明总主编．—西安：世界图书出版西安有限公司，2021.6

ISBN 978-7-5192-8393-3

Ⅰ．①整…　Ⅱ．①樊…　Ⅲ．①肿瘤学　Ⅳ．①R73

中国版本图书馆 CIP 数据核字（2021）第 054443 号

内 容 简 介

“整合肿瘤学”丛书由中国抗癌协会组织各专业分会专家编写，是整合医学在肿瘤学领域应用的大型原创专著，包括基础卷三分册和临床卷三分册。

本册为基础卷的基础分册。全书系统阐述了肿瘤病因学、流行病学、预防学、分子生物学、细胞生物学、免疫学、肿瘤侵袭与转移、肿瘤模式动物学和肿瘤研究伦理学等内容，又纳入了大量新兴研究方向，如肿瘤表观遗传学、免疫微环境、肿瘤干细胞等。另外，对现代肿瘤研究的高新技术如纳米技术、单细胞研究技术、基因编辑和人工智能等技术也专门做了介绍。

本书可供肿瘤相关临床科室、辅助诊疗科室的医护人员借鉴，也可供相关医药卫生研究人员、管理人员及基层社区卫生人员阅读参考。

书　　名　**整合肿瘤学·基础卷**
ZHENGHE ZHONGLIUXUE JICHUJUAN
总 主 编　樊代明
分册主编　詹启敏　应国光　曹广文
责任编辑　马可为　杨　菲　张　丹
装帧设计　新纪元文化传播
出版发行　**世界图书出版西安有限公司**
地　　址　西安市锦业路 1 号都市之门 C 座
邮　　编　710065
电　　话　029-87214941　029-87233647（市场营销部）
　　　　　029-87234767（总编室）
网　　址　http://www.wpcxa.com
邮　　箱　xast@wpcxa.com
经　　销　新华书店
印　　刷　西安雁展印务有限公司
开　　本　889mm × 1194mm　1/16
印　　张　126
字　　数　3050 千字
版　　次　2021 年 6 月第 1 版
印　　次　2021 年 6 月第 1 次印刷
国际书号　ISBN 978-7-5192-8393-3
定　　价　1268.00 元（全三册）

医学投稿　xastyx@163.com ‖ 029-87279745　029-87279675

《整合肿瘤学》主编名单

总 主 编 樊代明

副总主编 郝希山　詹启敏　于金明　王红阳　赫　捷
张岂凡　季加孚　李　强　郭小毛　徐瑞华
朴浩哲　吴永忠　王　瑛

基础卷

基础分册主编

詹启敏　应国光　曹广文

诊断分册主编

王红阳　邢金良　王　哲

治疗分册主编

于金明　石汉平　姜文奇

临床卷

头胸部肿瘤分册主编

李　强　刘　巍　刘　红

腹部盆腔肿瘤分册主编

季加孚　聂勇战　陈小兵

血液骨科及其他肿瘤分册主编

徐瑞华　石远凯　崔久嵬

《整合肿瘤学·基础卷》编辑工作小组

组　长　薛春民

副组长　马可为　李文杰　任卫军

组　员　（按姓氏笔画排序）

马元怡　马可为　王少宁　李　娟　杨　莉

杨　菲　张　丹　岳姝婷　胡玉平

《基础分册》编委会名单

主　编　詹启敏　应国光　曹广文

副主编　（按姓氏笔画排序）

王　玺　巴　一　邓大君　邢金良　阮　健　苏　莉　李　萍　李文庆
杨　明　沈洪兵　张　健　陈万青　陈志南　赵方辉　柳素玲　洪明晃
聂勇战　徐　波　徐兵河　崔大祥　董琼珠　廖　勇

编　委　（按姓氏笔画排序）

丁　晶　河南省肿瘤医院
丁一波　海军军医大学
于明航　首都医科大学基础医学院
于金明　山东省肿瘤医院
马　蓉　江苏省肿瘤医院
马红霞　南京医科大学
王　宁　北京大学肿瘤医院
王　岩　中国医学科学院肿瘤医院
王　金　重庆医科大学附属第二医院
王　峰　南通大学附属医院
王　玺　首都医科大学基础医学院
王　骏　国家药品监督管理局药品审评中心
王　翊　重庆大学
王　瑛　天津医科大学肿瘤医院
王　辉　中国医学科学院肿瘤医院
王红阳　国家肝癌科学中心
王雨萌　中国抗癌协会
王忠良　西安电子科技大学生命科学技术学院
王佳玉　中国医学科学院肿瘤医院
王雅坤　北京大学肿瘤医院
王富浩　南方科技大学
韦三华　空军军医大学唐都医院
韦春莲　首都医科大学基础医学院
毛晨宇　南方科技大学

毛景松　厦门大学附属翔安医院
尹周一　北京大学肿瘤医院
巴　一　天津医科大学肿瘤医院
邓大君　北京大学肿瘤医院 / 研究所
石　磊　天津医科大学
卢　奕　南方科技大学
卢飞腾　中山大学附属肿瘤医院
卢彦欣　深圳第二人民医院
卢瑗瑗　空军军医大学
叶鑫宇　南方科技大学
田　捷　中国科学院自动化研究所分子影像重点实验室
田宝青　山东省肿瘤防治研究院
邢金良　空军军医大学
邢凌霄　河北医科大学基础医学院
朴浩哲　辽宁省肿瘤医院
朱　猛　南京医科大学
任建松　中国医学科学院肿瘤医院
刘　刚　厦门大学公共卫生学院
刘　岩　海军军医大学
刘　通　哈尔滨医科大学
刘文斌　海军军医大学
刘杉杉　复旦大学附属上海市公共卫生临床中心
刘振宇　中国科学院自动化研究所分子影像重点实验室
刘晓峰　天津医科大学肿瘤医院
刘瑞爽　北京大学医学部
刘翠翠　复旦大学附属肿瘤医院和生物医学研究院
刘惠琴　天津医科大学肿瘤医院
许恒敏　北京大学肿瘤医院
阮　健　南方医科大学中西医结合医院肿瘤中心
孙　凯　中国科学院自动化研究所分子影像重点实验室
孙夕林　哈尔滨医科大学四院
孙天盟　吉林大学第一医院
孙彩霞　中国科学院自动化研究所分子影像重点实验室
纪　磊　北京市华卫律师事务所
苏　莉　华中科技大学

杜灵彬　浙江省肿瘤医院
李　艺　重庆大学
李　宁　中国医学科学院肿瘤医院
李　玲　空军军医大学
李　洁　北京肿瘤医院
李　健　北京大学肿瘤医院
李　萍　海军军医大学
李　萍　上海市同济医院
李　强　天津医科大学肿瘤医院
李　慧　天津医科大学肿瘤医院
李文庆　北京大学肿瘤医院
李亚平　中国科学院上海药物研究院
李秋月　复旦大学附属上海市公共卫生临床中心
李祖俐　重庆医科大学附属第二医院
杨　明　山东省肿瘤防治研究院
杨　雷　北京大学肿瘤医院
杨　魏　南方医科大学
杨文君　宁夏医科大学
杨向民　空军军医大学
杨志平　空军军医大学
杨志敏　国家药品监督管理局药品审评中心
杨晓军　甘肃省人民医院
肖瑞雪　山东第一医科大学第三附属医院（山东省医学科学院附属医院）
吴　云　中国医学科学院肿瘤医院
吴大维　中国医学科学院肿瘤医院
吴凤英　上海市肺科医院
吴永忠　重庆大学附属肿瘤医院
吴亚红　郑州大学
吴家睿　中国科学院生物化学与细胞生物学研究所
何忠虎　北京大学肿瘤医院/研究所
余四旺　北京大学药学院
余科达　复旦大学附属肿瘤医院
应国光　天津医科大学肿瘤医院
汪　进　复旦大学附属上海市公共卫生临床中心
沈　琳　北京大学肿瘤医院

沈洪兵　南京医科大学
张　力　中山大学附属肿瘤医院
张　希　北京大学肿瘤医院
张　纬　南方科技大学
张　玲　同济大学附属肺科医院
张　健　南方科技大学
张　淼　北京大学肿瘤医院
张岂凡　哈尔滨医科大学附属肿瘤医院
张仲翰　中山大学附属肿瘤医院
张玮静　复旦大学附属肿瘤医院
张若男　杭州师范大学
张佩景　华中科技大学生命科学与技术学院
张盼盼　北京大学肿瘤医院
张思河　南开大学医学院
张海洋　天津医科大学肿瘤医院
陈　震　复旦大学附属肿瘤医院
陈一凡　海军军医大学
陈万青　中国医学科学院肿瘤医院
陈永孜　天津医科大学肿瘤医院
陈志军　江西省肿瘤医院
陈志南　空军军医大学
陈柳晰　上海东方肝胆外科医院
陈勇彬　中国科学院昆明动物研究所
苟兴春　西安医学院
范　静　空军军医大学
林　博　重庆大学附属肿瘤医院
林日昇　南方科技大学
杭　栋　南京医科大学
罗迪贤　南华大学转化医学研究所
罗俊航　中山大学附属第一医院
罗素霞　河南省肿瘤医院
季加孚　北京大学肿瘤医院
周秀曼　北京大学深圳医院
周彩存　上海市肺科医院
周慧娟　浙江省肿瘤医院

孟祥飞　国家超级计算天津中心
赵　军　北京大学肿瘤医院
赵　青　江苏省肿瘤医院
赵　骏　国家药品监督管理局药品审评中心
赵　蒲　东北大学生命科学与健康学院
赵方辉　中国医学科学院肿瘤医院
赵自云　青岛市中心医院
赵洪云　中山大学附属肿瘤医院
郝希山　天津医科大学肿瘤医院
胡志斌　南京医科大学
胡劲松　西安交通大学
柯惠川　华中科技大学
柳素玲　复旦大学附属肿瘤医院和生物医学研究院
姜炳强　空军指挥学院
洪明晃　中山大学肿瘤防治中心
贺宇彤　河北医科大学第四医院
聂勇战　空军军医大学肿瘤生物学国家重点实验室
钱海利　中国医学科学院肿瘤医院
徐　波　重庆大学附属肿瘤医院　天津医科大学肿瘤医院
徐兵河　中国医学科学院肿瘤医院
徐瑞华　中山大学肿瘤防治中心
殷建华　海军军医大学
翁　俊　华中科技大学
高艳锋　中山大学药学院（深圳）
郭小毛　复旦大学附属肿瘤医院
郭丽娟　华中科技大学
唐　玉　中国医学科学院肿瘤医院
黄雪峰　首都医科大学基础医学院
曹广文　海军军医大学
龚继芳　北京大学肿瘤医院
常　明　南方科技大学
崔　悦　空军军医大学
崔大祥　上海交通大学
崔兆磊　福建省肿瘤医院
康　波　国家超级计算天津中心

阎　昭　中国抗癌协会
阎于珂　甘肃省人民医院
隋新兵　杭州师范大学
董　智　北京大学肿瘤医院
董琼珠　复旦大学附属闵行医院
曾　嵩　首都医科大学基础医学院
曾康妹　中山大学附属肿瘤医院
强健坤　复旦大学附属肿瘤医院和生物医学研究院
靳光付　南京医科大学
蒲　蕊　海军军医大学
甄亚男　山东第一医科大学第三附属医院（山东省医学科学院附属医院）
詹启敏　北京大学
鲍　军　江苏省肿瘤医院
赫　捷　中国医学科学院肿瘤医院
廖　勇　重庆医科大学附属第二医院
廖红舞　北京大学肿瘤医院
谭　文　中国医学科学院肿瘤医院
谭晓契　海军军医大学
熊晓敏　重庆大学
熊铭港　南方科技大学
樊代明　空军军医大学西京消化病医院
潘志文　浙江省肿瘤医院
魏天资　南方科技大学

总序

人类的恶性肿瘤因其泛发性、难治性甚至不治性而成为久攻不克的世界难题，相关基础研究和医疗花费的巨大难以估算。近百年来，人类始终没有停止过对肿瘤的研究，概括起来可以归纳为三部分工作：一部分是刨根究底探寻肿瘤的真正病因或发生机制；一部分是想方设法思寻肿瘤的预警或早诊技术；还有一部分是不遗余力找寻肿瘤的根治方法。当然，也不乏有从事这三种工作的佼佼者们试图对所有资料进行全面审视，不断总结反思，欲采众家之蜜探讨更加合理的肿瘤治理综合配方。总而言之，这场从未停歇且愈演愈烈的抗癌大战，是人类有史以来最为长久、最为投入、最为广泛、最为壮烈的一场全民战争。然而，总的战况到底输赢几何？据权威机构统计数据显示，近年来世界恶性肿瘤的发病率和死亡率不但没有明显下降，反而在几种肿瘤中出现明显上升。

回顾肿瘤的研究历程不难发现，大家对肿瘤的研究异曲同工，大部分集中在寻找患癌的证据或称肿瘤标志物上。由于工作性质不同，研究的方向也不一样，比如，临床医师在患者体内找肿块，病理医师在组织中找肿瘤细胞，检验医师在体液中找肿瘤分子，分子生物学工作者在肿瘤细胞中找癌基因。虽然各自的研究路径有所不同，但都是想找到肿瘤起源的证据或标志物，以阐明或证明肿瘤的真谛或本质。

肿瘤是否存在分子水平的标志物这一问题，一直悬而未决，目前存在两种回答。第一种是肿瘤具有这种标志物，但我们至今还没有找到，可能是因为技术缺陷，也可能是策略不对。第二种回答是，肿瘤根本就没有我们想寻找的那种理想的标志物，它是机体在衰老过程中生理调节异常的一种必然表现。

关于第一种回答，即肿瘤有理想标志物。这一点多数研究者深信不疑，前赴后继为此奉献终生。从哲学层面讲，任何事物如果独立存在，必然有自己的本质特征，或是物理的，或是化学的，或是生物的。肿瘤从某个层面上讲有别于正常组织细胞的形态及功能，细究很可能有其分子水平上的特征。与正常细胞相比，肿瘤细胞具有无限增殖、凋亡剧减、分化不全、主动转移、抵御杀伤等特点；然而这些特点并不是肿瘤细胞独有的，它与正常增生细胞的特点具有交叉性，只是程度不同而已。因此，具有这些特征的不同分子，很难成为肿瘤准确诊断和根治的理想靶标。自 20 世纪以来，人类几乎对人体所有肿瘤都进行了全面找寻，也的确找到了诸如 CEA、AFP、CA19-9、CA125、PSA 等一些具有相对特异性的肿瘤标志物，但这类标志物在大多数肿瘤中仍未被找到。况且，上述标志物在临床诊断中的应用效果也不理想——或阳性率低，或特异性差，或兼而有之。研究发现，肿瘤标志物的表达随肿瘤的组织类型及生长时段而变化：在同一病例的肿瘤组织上，或同一组织的不同视野上，甚至来源于同一克隆的癌细胞系在不同培养时段，其肿瘤抗原的表达和含量都有显著差异；有的肿瘤在原发阶段有抗原表达，但经化疗或其他治疗后抗原消失，反之亦然。这些现象说明，肿瘤标志物的表达不是一成不变的，它只是一个阶段或一个细胞种群的瞬时表现，因此，不一定代表肿瘤的本质。既然不同的研究组用不同方法在同一种肿瘤中进行研究，或同一个研究组用同一种方法在不同的肿瘤中进行研究，最终得到的标志物千差万别，那么，不同研究组用不同的方法研究不同的肿瘤，得出的就是海量的数据结果。这种情况根本无法集中分析得出清晰的结论，这就是现在文献上报道了成千上万的肿瘤标志物，而实际真正可用于患者身上的却寥寥无几的根本原因。

事实上，这些浩如烟海的肿瘤标志物，既不能代表人体整个肿瘤的根本特征，也不能代表某个系统肿瘤的根本特征，甚至连一个肿瘤的根本特征都无法代表。它或许只能代表某个人的癌组织中某个细胞群体处于某个生长增殖时段的某些特征。细胞癌变是由分子决定的，但不是由某个单一分子决定的。我们在肿瘤细胞中已经发现的那么多分子，绝大部分属于生理状况下管控增殖、凋亡、分化或运动等正常功能的分子，要在其中把与癌变相关的分子（carcinogenesis associated molecule）找出来何其难也！因为这类分子太多太多，有的与癌变直接相关，而多数为间接相关，有的处于上游调控，有的处于下游应答。就发挥调控作用来讲，需要寻找和研究上游发挥起始或决定作用的分子；就效应作用来讲，最好选下游发挥效应或直接作用的分子来研究。如能找到将二者结合起来具有关键作用的分子，即为癌变相关的关键分子。正如前述，细胞癌变是一个复杂的过程，不是由单一分子操纵完成的，它涉及多个分子甚至是大量分子，可涉及多个信号途径，且每一途径又涉及多个分子。在上述这些分子中，其作用是动态展开的，有的发挥起始作用，有的发挥主要作用，有的作用初为起始后成伴随，有的作用开始为主要而后来成为次要。同样的癌细胞有的可以从某一条信号途径全面启动增殖，有的则可以从另一条途径启动增殖。这样多个分子多条途径共同构成了一个网络，由网络促成一个癌变事件。由多个事件共同促成了肿瘤细胞无限增殖、凋亡减少、分化失调、主动转移和抗击杀伤的特征，这些事件我们称之为癌变相关关键分子事件（carcinogenesis associated key molecular event，CAKME）。其中，任何分子即使是关键分子也是单一的、孤立的，都有局限性；它代表的只能是某个个体、某些细胞、某个时段的变化。只有抓住了整个事件，才能真正阐明癌变机制，才能真正设计有效的治疗方法，才能将其中关键的几个分子（而不是单一分子）组成一个“鸡尾酒式”的标志物群，研制成功覆盖面广、阳性率高、特异性强的预警或临床诊断方法。

关于第二种回答，即认为肿瘤根本就没有理想的标志物，它是人体生命过程的必然阶段。肿瘤只是人体局部以“返老还童”为一种表现的全身性疾病，是整体调控失常的局部表现。局部肿瘤的表现千差万别是由全身调控失常的种类决定的，局部肿瘤的发展速度是由全身调控失常的程度决定的。这一认识的关键性支撑来自以下两点。

·肿瘤是人体生命过程的必然阶段 世界万物有生必然有死。人的生命说到底是由增生与凋亡之间的平衡来保证的。胚胎时期是增生大于凋亡，于是形成胎儿；生长时增生大于凋亡，形成个体；成年后二者保持平衡；若增生小于凋亡则发生衰老，更加失衡时就会死亡。针对衰老，人体总是在对抗、搏击，最重要的形式就是细胞的增生功能加强，或全身或局部，局部的增生且不可控就是肿瘤。从这个意义上讲，一个人如果能活到 120 ~ 150 岁且不因其他病症或外伤死亡，那么他身上一定会有肿瘤发生，不在这里就在那里。就某个局部而言，若增生与凋亡平衡，局部就保持平整光滑；假如增生小于凋亡，就出现局部萎缩，甚至溃疡；增生大于凋亡就形成息肉，更有甚者就长成肿瘤。为何老年人的肿瘤越来越多？各种肿瘤都有发生？这是老年个体全身衰老，机体启动新生机制，促发局部增生，共同抗击衰老的结果。这种新生机制很像胚胎时期的表现，就和母体在子宫内长了一个个体一样，肿瘤患者在不同器官也可以长出一个个体，所不同的是母体长的个体在子宫，我们称之为胎儿；而肿瘤患者不同器官长出的个体，我们称之为肿瘤。肿瘤细胞与胚胎细胞都能不断增生，所不同的是10个月后，胚胎细胞可控，产生了一个新生命，离开了母体；而肿瘤细胞的生长不可控，留在体内破坏或夺去了母体的生命。因此，肿瘤组织的很多生物学特性都与胚胎细胞相似，多数肿瘤标志物在肿瘤与胚胎中都可呈现阳性。有学者说肿瘤是成体细胞突变形成的胎儿，从这个意义上讲，肿瘤患者的局部增生是否意味着人体正处在通过局部抗击衰老，争取“返老还童”的过程中呢？因此，了解胚胎发生学的知识及奥妙，无疑对认识肿瘤有极大帮助。

·肿瘤是整体调控失常的全身性疾病 对一个具体的肿瘤患者，不同的人对其本质特征看法是不一样的。有医者认为，“肿瘤患者”是“人长了肿瘤”：外科医师认为是人长了肿瘤块，病理医师认为是人长了肿瘤细胞，分子生物学工作者认为是人长了肿瘤基因，这种思维方式把落脚点放到了肿瘤局部；而另有医者（如中医）认为，“肿瘤患者”是“长了肿瘤的人”，这种思维把落脚点放到了患者全身，因为即便是长着同样肿瘤的人，其结局也是大相径庭的。注重局部的人认为肿瘤是根本，是局部影响了全身；而注重全身的人认为整体是根本，是整体累及了局部。当个体成年后，多数组织细胞不再增生，仅维持正常的形态及功能。但人体也有某些部分，如皮肤、胃肠道、血液、骨髓、精液等组织或细胞依然在增生，每天形成约30亿个新生细胞，以补充这些器官细胞的凋亡。这个过程无疑是受到全身调控的。此外，无论是炎症、伤口还是切口，都是由这种正常调控来完成局部修复的，但这种生理性的再生修复过程有限，到了一定程度就自动结束、自行控制、自然停止；而如果一种增生的过程启动后不能自限而停止，就会在局部形成肿瘤。临床上经常看到有的患者肿瘤已完全切除干净，但因全身促增生机制依然存在，还可在原位促发再长出一个肿瘤，这就是我们误认为的“复发”；如果原位器官被我们完全切掉，局部已无处可长肿瘤，那么全身调控机制还可促发别的部位长出相应肿瘤，这就是我们临床常说的“转移”。尽管并非全部病例均是如此，但至少有一部分病例会出现这种情况。个体的这种全身调节机制目前尚不清楚，可能涉及神经、内分泌、免疫等。这可以解释为什么很多人在身心平衡失调的情况下，如遭遇精神打击、营养不良、免疫受抑、用药失当时，特别容易罹患肿瘤。

如果我们把第一种回答和第二种回答整合起来进行深入思考，可能会明确今后肿瘤研究的发展方向，即肿瘤是一种全身性疾病，是整体调节失常促发局部某种CAKME的恶果；这种恶果又反作用于整体，形成恶性循环，最后置人于死地。因此，研究肿瘤既要探索器官局部的CAKME，又要探索肿瘤患者整体调控的改变，并将二者密切联系起来，只有这样，才能得出满意的结果。这也正是前面提到的一些站在高处的学者们正在反思和推进的重要工作。再成功的研究都要以让肿瘤患者尽快享受到研究的红利为终极目标，因此基础研究如何向临床实践积极渗透，加快推进临床转化速度，这正是《整合肿瘤学·基础卷》的使命所在，任重而道远。鉴于此，《整合肿瘤学·基础卷》三分册分别从肿瘤的基础研究、肿瘤诊断和治疗总述的层面进行了全面呈现。

考虑到前述两种回答的整合，肿瘤的临床诊疗又该何去何从呢？临床工作中我们正面临两大难题或两大矛盾：一个矛盾是肿瘤异质性和不同治疗方法合理选择的问题。众所周知，肿瘤的生物学行为存在显著的异质性，即同一肿瘤在不同个体的表现有不同，同一肿瘤灶中不同的瘤细胞群体又有不同，即使同一肿瘤细胞群体在不同时间还有不同；而目前针对肿瘤已涌现出若干种治疗方法，如手术、化疗、放疗、靶向治疗、免疫治疗、中医治疗等，通常每一种方法只适合针对某些肿瘤的某个个体，或某个个体中的某些肿瘤细胞群体，或处于某个时段的某些肿瘤细胞群体。所以单种疗法的单打独斗要获得满意效果经常力不从心，反之，将所有疗法同时用到某个个体，不仅得不到最好疗效或难以增强效果，甚至会带来更大的不良反应，以致加速死亡。肿瘤异质性好似一个黑箱，肿瘤疗法又好似另一个黑箱，怎么从两个黑箱中找到正确答案，对肿瘤的治疗实现有的放矢、量体裁衣或量身定制呢？怎么将现有疗法个体化合理地应用到相应患者身上，实现最大化、最优化的临床效果呢？这是《整合肿瘤学·临床卷》要集中解决的艰巨问题。另一个矛盾则是杀灭肿瘤细胞与保护人体抗瘤自然力的关系问题。前述几乎所有治疗方法都旨在杀灭肿瘤细胞，这里暂且不提需要克服肿瘤细胞所具有的原发和继发抵抗治疗的能力，更为主要的是几乎所有治疗方法对人体抗瘤的自然力均有不同程度的损伤，比如手术具有机械性损伤，化疗有化学性损伤，放疗有物理性损伤，生物治疗有生物性损伤，医患沟通不好还可能有心理性损伤等。这些损伤不仅影响治疗效果，还可能成为很多患者死亡的原因。如何减少这些损伤，竭力保护人体自然力，实现带瘤生存甚至长期生存呢？这正是《整合肿瘤学·临床卷》的重任所在。掌握最新研究动态，建立临床多领域多学科快速合作通道，对促发人类 CAKME 微环境的早期干预和宏观调控等都应在临床医师们的考虑之列。要将基础研究、方法探索、临床实施提到整合的高度上进行一轮全面融会贯通，尽快为肿瘤个体恢复健康找到最佳路径。

最近，我们提出 MDT to HIM（整合医学）的概念，即：①组建多学科诊治团队；②制订个体化整合诊治方案；③达到最优化整合诊治效果。换言之，要组建多而大的 MDT 团队，逐渐提升多学科领域合作的质量和规范性，实现强而好的整合医学效果。也就是过去我们讲的，要将数据和证据还原成事实，将认识和共识提升为经验，将技术和艺术凝练为医术，然后在事实、经验和医术这个层面反复循环实践，最后形成新的整合医学体系。

整合是时代发展的特征，是解决划时代难题的法宝。整合医学是未来医学发展的必然方向和必由之路。

整合肿瘤学是整合医学的重要组成部分，它既可能成为整合医学理论发展的敲门砖，又可能是整合医学临床实践的助跑器。中国抗癌协会正是以此为己任，力求采用整合医学的思维和方法加快进行肿瘤学的探索，这既是中国抗癌协会组织编写这部《整合肿瘤学》的初衷，也是对当下开展肿瘤研究和防治工作的反思，更是对未来肿瘤学发展的粗浅思考，希望能真正为每一位从事肿瘤学工作的同行带来改变。

综上，写在前面既作为总序，也作为本套书的引言。

中国抗癌协会理事长

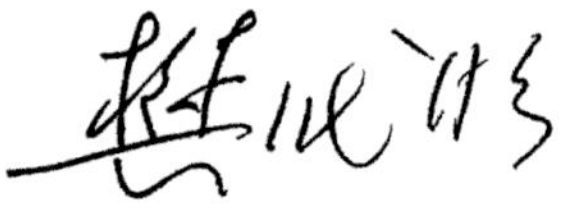

2021 年 1 月 1 日

前言

恶性肿瘤目前在我国人口的各种死亡原因中，仅次于心脑血管疾病，位于第二位。更有意义的是，恶性肿瘤居于人群非成熟死亡（平均寿命之前死亡）原因的第一位，是严重影响人群期望寿命的恶性疾病。随着社会经济的发展、人民生活水平的提高和平均寿命的延长，恶性肿瘤对人类健康的危害越来越明显。

癌症基础研究不仅是维护人类健康科学的重点和难点，也一直是生物医学界最具魅力的课题。基于人群的流行病学研究不但了解了恶性肿瘤的分布和疾病负担，而且为恶性肿瘤病因学研究乃至在病因学研究基础上开展的恶性肿瘤预防提供了重要线索；针对细胞模型和动物模型的分子实验，阐明了部分物理致癌因素、化学致癌因素到生物致癌因素的分子机制，为丰富恶性肿瘤病因学理论提供了关键证据；从在全基因组范围内开展癌症遗传易感性遗传位点筛查，再到遗传因素和环境因素交互作用的发现，为恶性肿瘤特异性预防和预测提供了新手段；在癌症发生发展过程中发现了幼稚糖蛋白、非编码 RNA 分子以及基因表达标签等肿瘤特征分子中发掘能够辅助肿瘤诊断、治疗应答和预后预测的分子标志物；发现了对癌症发生发展过程中起关键作用的新血管生成和炎症信号通路，在此基础上建立了靶向疗法；从恶性肿瘤免疫微环境的认识到针对肿瘤微环境免疫抑制的新免疫疗法成功实施；新一代测序技术的突破和在癌症研究领域中的广泛应用为阐明癌症发生发展过程中体细胞基因组变异特征及其对核心驱动变异及其关键信号通路的探索，为癌症靶向治疗提供了新靶标。恶性肿瘤基础研究的各个领域均取得了显著的突破，相关研究进展日新月异，新概念、新技术不断涌现。

但是，目前的肿瘤学研究由于学科分类过细、过分强调新建立的高新技术的价值，有时忽略了解决科学问题这一永恒的目标。有些研究过于“形而上学”，过分强调细胞和动物模型的作用，为发表高分值论文而研究，脱离了人类恶性肿瘤发生发展过程中社会 - 生理 - 心理的疾病发生模式，脱离了环境因素通过遗传因素而起作用的客观事实，过分强调单一层面的作用。单独一个层面的研究只能盲人摸象式地提供碎片化的证据。这不仅影响对恶性肿瘤发生发展客观现实的准确理解，也限制了科研成果的转化应用。目前如火如荼的基础研究在恶性肿瘤的预防和临床诊治转化方面还远远不够，近 20 年来我国恶性肿瘤经年龄调整后的发病率和死亡率没有因为恶性肿瘤基础研究投入的大幅度增加而明显改变。因此，基础研究要完整地、无偏移地阐明癌症发生机制始终需要系统整合肿瘤学各类基础研究的发现，形成贴近客观事实的科学理论，用于指导恶性肿瘤的特异性预防、有效筛查、早期诊断、早期治疗、改善患者预后，以大幅度降低恶性肿瘤的发病率和死亡率。

令人振奋的是，我国杰出的恶性肿瘤基础研究工作者不断发掘和积累新证据，在尊重历史和当今高科技条件中获得的新成果，整合并凝练出新理论、新方法，在临床和公共卫生转化紧密结合基础上展示良好前景。为此我国杰出的恶性肿瘤基础研究工作者一道编撰了这本《整合肿瘤学 · 基础卷》。

本书的读者可以是科研工作者、公共卫生专家和临床医师，也可以是刚刚进入专业学习的生物学和医学生。显然，不同领域和层次的读者审视同一理论的角度以及后续的需求应该是不同的。科研工作者可能更关注理论背后证据链的完整程度以及逻辑的严谨性，公共卫生医师和临床医师也许对理论指导下的恶性肿瘤特异性预防、预测模型和靶向治疗方案更感兴趣。这本书有一个很重要的目的，就是对年轻肿瘤学专业学者和医学生提供一个“整合肿瘤学”概念，就是通过阅读基础肿瘤学各学科的历史、现状和进展，从中归纳和总结出适用于解释人类肿瘤发生发展的一般规律，深刻理解本专著总主编樊代明院士提出并一贯倡导的“整合医学”概念，“整合”出多种恶性肿瘤发生发展的基本规律，而且这个“基本规律”这一普遍性与各种组织类型恶性肿瘤暴露和发病机制的特殊性相结合，以服务于恶性肿瘤“特异性预防”和“有效治疗”，达到降低发病率和死亡率之目的。

为此，我们将全书编排为 20 章。第 1 章首先介绍了整合肿瘤学理念。第 2~4 章讲述了恶性肿瘤病因学和流行病学研究，介绍了癌症的环境致癌因素和遗传易感因素，分析了癌症疾病负担，并开展针对病因和发病过程开展的癌症预防领域的最新进展。第 5~7 章主要阐述环境因素通过影响表观遗传影响癌症发生、发展过程，癌症分子生物学和细胞生物学研究的主要进展，展示目前对癌症本质的最新认识。第 8~11 章主要阐述了恶性肿瘤微环境免疫抑制、肿瘤转移、肿瘤干细胞以及肿瘤代谢在肿瘤“干性”维持等连贯性很好的恶性肿瘤进展和转移过程中的重点科学问题。第 12 章介绍肿瘤外泌体的相关知识。第 13 章介绍了中国肿瘤学者在研究炎－癌转化过程揭示的癌症进化发育规律——“癌症进化发育学”的基本原理和方法。第 14~18 章，重点介绍了恶性肿瘤基础和临床研究的重要手段和策略，包括模式生物技术、分子标志物和分子成像技术、单细胞测序等最新技术、抗肿瘤药物临床研究和现场流行病学真实世界研究等。用于指导临床预防预测和临床诊治，体现当今技术的最新进展。第 19 章主要阐述整合肿瘤伦理学，以满足当今人类肿瘤学研究的迫切需求。第 20 章介绍了整合肿瘤学大数据研究的一般理论。全书内容对任何读者来说容易理解和掌握。

为了便于读者阅读和使用本书，我们对各部分编入的内容进行了谨慎地取舍。在核心章节中只留下了最精华的部分，主要起支撑逻辑分析和连贯思维的作用，保证读者可以流畅地接受和掌握理论；而在癌症各论的每个章节中，我们则对涉及的上述背景知识加以简要介绍，避免读者在解读和审视科学证据时需要反复查阅。这样做虽然不可避免地造成了小部分内容的重叠，但可以减少阅读本书的时间成本并使得读者可以自由选择理解的方式。我们希望本书能给抗击恶性肿瘤的同道带来启示，帮助他们做出更精彩的工作，从而拓展对恶性肿瘤发生、发展机制的认识，纠正当前某些认识的不足。

曹广文

2021 年 5 月于上海

目 录

第 15 章 肿瘤分子医学

第 16 章 肿瘤研究新技术

第 17 章 肿瘤药物临床研究

第 18 章 基于肿瘤高发现场的真实世界研究

第 1 章
整合肿瘤学概论

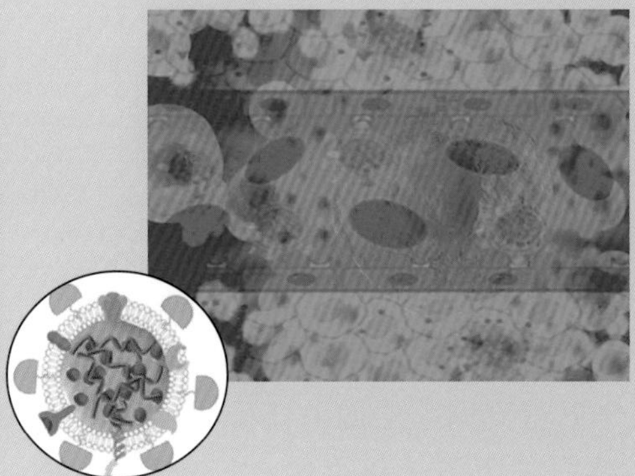

第 1 节　整合医学及其发展

现代医学为人类健康和社会发展做出了巨大贡献，但随着自然、社会、环境的急剧变化，人类疾病谱发生了广泛而深刻的改变，使医学研究和实践变得空前复杂。加之人类对生存、健康长寿的不断追求，目前的医学实践又出现专科和专业的过度细化及医学知识的碎片化，“头痛医头、脚痛治脚”及把患者“分开来治”的现象越发凸显。存在类似问题的美国，其医源性死亡已成为医院死亡病例的第三死因。医生越来越累，药品越用越多，医院越开越多，投入越来越大，但患者却越治越多。统计数据显示，2019 年我国年诊疗患者次数达 87.2 亿人次，较 2009 年的 54.9 亿人次增加了 58.83%，10 年净增 32.3 亿人次。现代医学遇到了前所未有的挑战，已陷入自身难以摆脱的困境。在此背景下，整合医学应运而生。

整合医学全称整体整合医学（Holistic Integrative Medicine，HIM），是从人的整体出发，将医学相关领域最先进的理论知识和临床各专科最有效的实践经验分别加以有机整合，并根据社会、环境、心理的现实进行修正、调整，使之成为更加符合、更加适合人体健康和疾病诊疗的新的医学知识体系。整合医学与当今世界上流行的全科医学、转化医学、循证医学和精准医学等医学模式及中国传统的中医学模式有密切联系，但又有本质区别。整合医学的理论基础是从整体观、整合观和医学观出发，将人视为一个整体，并将人放在更大的整体中（包括自然、社会、心理等）考察，将医学研究发现的数据和证据还原成事实，把在临床实践中获得的知识和认识整合成经验，将在健康探索中创造的技术和艺术凝练成医术，在事实、经验和医术层面之间进行实践，从而形成整体整合医学。

整合医学理论体系初步建立。在相关部门的大力支持下，我国整合医学理论研究快速发展，理论体系已初步建成。《整合医学——理论与实践》系列专著已出版了 6 卷，全面系统地阐述了整合医学的理论与实践等若干问题。其中收录的部分文章还在国际期刊 *American Journal of Digestive Disease* 和 *Frontiers of Medicine* 上发表，引起国外同行的高度关注和强烈反响。《中华医学杂志》《中华内科杂志》《中华消化杂志》《中华肝脏病杂志》《中华内分泌代谢杂志》《中华烧伤杂志》等先后刊登专稿或开辟专栏介绍整合医学。《整合肝肠病学》《整合眼科学》《整合胰腺肿瘤学》《整合大肠肿瘤学》《整合麻醉学》等不同领域的各类专著也在近年陆续编著出版，这标志着整合医学理论体系的初步建立。

2017 年 5 月，科技部发布的《“十三五”卫生与健康科技创新专项规划》（简称为《规划》）明确将整合医学写入“十三五”规划的重点任务中，这标志着整合医学已得到国家层面的认可和推行。《规划》要求，整合临床各学科力量，打破学科壁垒，建立来自临床各科室、中医与西医等不同领域专家组成的诊疗团队，实现多学科协作、整体优化的诊疗模式；加强临床医学与公共卫生整合，推进慢病健康教育、风险评估、高危人群早诊早治，推动晚期疾病治疗模式转变为早期健康促进模式；利用大数据和生物信息学技术整合相关专业和相应学科的研究成果，绘制重大慢病的病因和发病机制图谱，明确影响慢病防控的关键环节，开发重大慢病防控的集成策略，实现对重大慢病的全因素、全过程、全人群的综合管理，推动医疗健康一体化服务发展。2018年中国工程院启动了“整合医学战略研究（2035）”的重大咨询研究项目，通过此项目将进一步完善其理论框架和方法手段。

转化医学（Translational Medicine）、精准医学（Precision Medicine）是整合医学倡导的路径和路沿。生命科学在过去几十年间的快速发展并没有给健康医学带来相应的进步，基础研究与临床研究之间依然隔着一条鸿沟。为此，美国国立卫生研究院（NIH）于2003年制定了以推进转化型研究（Translational Research）为主要目标的国立卫生研究院路线图（NIH Roadmap），倡导“从实验室到病床（From Bench to Bedside）”的转化医学。这种转化型研究的初衷实际上也是整合医学提倡的基础医学和转化应用研究的交叉和整合。美国政府提倡的转化医学在国际医学研究中取得了一定的成效，但基础研究与临床研究之间的鸿沟仍然存在。健康领域有两大利益共同体，一个以生物医学研究者、生物技术和制药行业为代表，另一个以临床医生、医疗机构及其资助人为代表，但却被广泛认为彼此间没有关联，各自有着不同的利益和目标。

2015年初，“精准医疗”一词在当时的美国总统奥巴马的倡导下演化为当前医学领域的一个新潮流。但是，很少有人关注提出精准医疗理念并系统地进行了分析和阐述的“始作俑者”——发表于2011年的“迈向精准医疗”报告。该报告建议构建一个统一的，整合了基础、临床、社会、行为和信息的知识网络，正是因为这种疾病知识网络能够揭示影响个体健康状态的各种因子之间的复杂关系或者不同疾病之间内在的联系，从而能够用来改进疾病的诊断和治疗。“迈向精准医疗”报告不仅确定了通过“构建疾病知识网络”来实现其战略目标——“疾病分类新标准”——的总体思路，还提出了相应的战略举措，即利用当前兴起的组学等数据密集型生物学，通过大数据的整合与共享策略来落实其战略思路，这些数据库充分整合了人类疾病的各种知识，并以层级的形式组织起来。

2015年9月，美国NIH在这个先导项目构思的基础上正式发布了“精确医学先导队列项目”（The Precision Medicine Initiative Cohort Program，PMI-CP）的实施方案，一年之后，NIH将“精准医疗先导队列项目”的名称更改为“全民健康研究项目”（All of Us Research Program）。NIH在诠释其更名理由时强调，由百万志愿者提供的健康信息将成为该项目的基准数据，用于帮助研究人员探索如何防治疾病；这些健康信息数据将对所有人开放，而每个人也都能够从中获益。这也和我国提出的整合医学的理念不谋而合。

整合医学发展平台日益壮大。中国工程院成立了中国整合医学发展战略研究院；南京中医药大学等19所高校先后成立了整合医学研究院或整合药学研究院，部分院校正在进行整合医学探索性教学；全国性医学－药学整合、医学－工程整合、医学－护理整合等25个联盟相继成立；5个省成立了各自的整合医学分会，全国性的一级学会中国整合医学会也正在向中国科协和民政部申请成立。

整合医学实践种类日益扩大。全国性整合医学教育平台HIM.COM启动并运行6年，目前已有130万医生免费进站进行常态化学习；具有整合医学特点的全国高等医学院校“医学电子教材”已出版并在60余所大学试用；“中国整合医学教育论坛”等一批学术会议不断召开，特别是2016年至2019年在西安每年召开的“中国整合医学大会”，2万余位专家、学者参会，其中院士80多位、高校校长180余名、医院院长3000余名，其规模、水平及影响力在我国医学领域的大会中屈指可数。

整合医学在国际医学界也日益被医学领域专家学者和普通民众所接受。美国政府用“All of Us Research Program”，即“全民健康研究计划”取代了提出不到两年的“精准医学计划”，其核心理念与我国提出的整体整合医学相似。世界卫生组织（WHO）提出了健康全覆盖（Universal Health Coverage）并设立了整合医学相关部门，以积极推动医学转型发展。仅2018年，国际上各领域就新办了10种以上整合医学杂志。

（樊代明　杨志平）

第2节　整合肿瘤学的概念和内涵

整合肿瘤学（Holistic Integrative Oncology，HIO）是整合医学（HIM）的重要分支。肿瘤是威胁人类健康最为严重的慢性疾病，是人类医学和健康的最大挑战。整合肿瘤学的核心内容包括整合肿瘤基础及其转化医学研究和整合临床肿瘤诊治学两大方面内容，目前日益得到肿瘤研究和临床领域专业的认可。近年来又逐渐产生了肿瘤心脏病学（Onco-Cardiology）、肿瘤肾脏病学（Onco-Nephrology）、肿瘤消化病学（Onco-Gastroenterology）、肿瘤内分泌病学（Onco-Endocrinology）等分支研究领域。

整合肿瘤学从医学和哲学的角度，充分体现整合观、系统论的理念，从而揭示分子、基因、蛋白及其在肿瘤细胞和组织微环境形成的关键分子网络机制和核心分子事件；从时间和空间的维度，重视基因组学、蛋白质组学和代谢组学等与细胞、组织和机体之间的整合研究，避免研究“只见树木不见森林”的局限性和碎片性；从管理学和社会学的角度，重视基础研究、药学、临床医学、中医学、环境学与其他学科，如计算机学、影像学和机械工程学的交叉融合和有机整合。在整合肿瘤学理念的推动下，尽可能缩小肿瘤基础理论研究与肿瘤药物学、临床肿瘤学间的巨大鸿沟。

整合肿瘤学的理念和理论基础是从整体观、整合观和医学观出发，将肿瘤患者视为一个整体，并将患者放在更大的整体中（包括自然、社会、心理等），在肿瘤基础和转化研究方面，进行肿瘤的基础和分子机制研究、靶向药物的研发和诊疗新技术的创制；在临床肿瘤诊治方面，以患者全身的整合观为诊治理念，注重调动患者的自然力以抵御肿瘤，在医院层面建立多学科整合诊治模式（MDT），制订个体化的整合诊治方案。对每个患者而言是个体化诊疗，但诊断和治疗的方案是整合型的，最终可减少和避免肿瘤患者诊断和治疗的不确定性，实现效益最大化的整合医学治疗效果，从而实现从MDT到HIO的转变。

（杨志平　樊代明）

第 3 节　整合肿瘤学理念下对肿瘤研究的新认识

过去的 100 年，人类对肿瘤的研究可谓如火如荼、此起彼伏、风起云涌。总结起来，其明显的特征是一个从宏观到微观的漫长过程。从开始的整体观察，到器官认识，到组织分析，到细胞研究，一直到分子探索，每一个阶段都有众多堪称里程碑式的发现，每到一个里程碑就认为离肿瘤的本质更近了一点。这种从粗到细的探索，人们一直没有停止过、穷尽过，似乎依此“穷追猛打”就可以发现肿瘤的本质。诚然，这样的探索确实取得了不少成绩，在个别罕见肿瘤的治疗上也有明显进展。但一个不可否认的事实有根有据地摆在世人面前，那就是耗费了上千亿美元，发现了上万个分子，发表了数百万篇论文，而每年却仍有近千万患者因肿瘤而死去。人们不禁要问，出现以上问题的核心在哪里？首先是因为肿瘤发生发展的复杂性，科学家和临床医生对其的认识仍然是“盲人摸象”。其次是因为我们对肿瘤的研究和诊疗体系出现了偏离。

上文对整合肿瘤学概念的论述，使我们对其有了总体认识：整合肿瘤学和指导肿瘤研究和诊疗的转化医学、循证医学和精准医疗等医学模式及中国传统的中医学模式有密切联系，但又有本质区别。如果我们从整合肿瘤学的角度去认识肿瘤和患有肿瘤的患者，将会使我们在研究、临床和教学实践中打开另外一扇窗，可能会开辟新的研究思路、设计新的研究方案、研发出新的抗癌药物，并为患者的治疗带来更大的益处。

一、肿瘤是人体生命过程的必然阶段

世界万物有生必然有死。人的生命说到底是增生与凋亡之间的平衡来保证的。胚胎时期是增生大于凋亡，于是形成胎儿；成长时增生大于凋亡，形成个体；二者平衡保持个体，比如成人；若增生小于凋亡就衰老，更加失衡时就死亡。针对衰老，人体总是在对抗，最重要的形式就是细胞的增生功能加强，不是全身的就是局部的。全身不行就局部，局部的增生就是肿瘤。从这个意义上讲，一个人如果能活到 120~150 岁且不因其他疾病或意外死亡，那他一定会有肿瘤发生，不在这里就在那里。就一个局部来说，增生与凋亡平衡，局部就保持平整光滑；假如增生小于凋亡，就出现局部萎缩，甚至溃疡；增生大于凋亡就形成息肉，更有甚者就长成肿瘤。为何老年人的肿瘤越来越多？这是因为老年个体全身衰老，机体启动新生机制，促发局部增生的结果。为何老年人容易发生肿瘤？这是因为老年人启动各个器官的增生机制，共同抗击衰老的结果。这种新生机制很像胚胎时期的表现，就跟母体在子宫孕育了一个个体一样，肿瘤患者在不同器官也可以长出一个个体，所不同的是母体长的个体在子宫，我们称之为胎儿，肿瘤患者在不同器官长的个体，我们称之为肿瘤。癌细胞与胚胎细胞都能不断增生，所不同的是 10 个月后，胚胎细胞可控，产生了一个新生命，离开了母体；而癌细胞的生长不可控，留在体内破坏或夺去了母体的生命。因此，肿瘤组织的很多生物学特性都与胚胎细胞相似，多数肿瘤标志物在癌与胚胎都是同时阳性。有人说癌块是成体细胞突变形成的胎儿。从这个意义上讲，肿瘤患者的局部增生是否是人体通过在局部抗击衰老，争取“返老还童”的全身过程呢？因此，了解胚胎发生学的知识及奥妙，无疑对认识肿瘤有极大帮助。

二、肿瘤是整体调控失常的全身性疾病

对一个具体的肿瘤患者，不同的人对其本质特征看法是不一样的。有的医务工作者认为，“癌症患者”是“人长了癌症”：外科医生认为是人

长了癌块，病理医生认为是人长了癌细胞，分子生物学工作者认为是人长了癌基因。这种思维方式把落脚点放到了癌这个局部。而另一部分医务人员（如中医）认为，“癌症患者”是“长了癌块的人”，这种思维把落脚点放到了患者的全身，因为即便是长同一样癌的人，其结局也是大相径庭的。注重局部的人认为癌是根本，是局部影响了全身；而注重全身的人认为整体是根本，是整体累及了局部。当人体形成以后，成人的多数组织细胞不再增生，仅维持正常的形态及功能。但人体也有某些部分，如皮肤、胃肠道、血液、骨髓、精液等组织或细胞依然在增生，每天形成约 30 亿个新生细胞，以补充这些器官细胞的凋亡。这个过程无疑是受到全身调控的。此外，无论是炎症、伤口、切口都是由这种正常调控来完成局部修复的。但这种生理性的再生修复过程是有限的，到了一定程度就自动结束、自行控制、自然停止。但是，如果一种增生的过程启动后不能自限而停止，就会在局部形成肿瘤。临床上经常看到有的患者肿瘤已完全切除干净，但因全身促增生机制依然存在，还可在原位促发再长出一个肿瘤，这就是我们误认为的“复发”；如果原位器官我们完全切掉，局部已无处可长肿瘤，那全身调控机制还可促发别的部位长出相应肿瘤，这就是我们误认为的“转移”。我们误认为的这种“复发”和“转移”，尽管不是全部病例都如此，但至少有一部分病例是这样的。“野火烧不尽，春风吹又生。”过去我们太强调“野火”的作用，今天我们可能应该更重视“春风”了。个体的这种全身调节机制目前尚不清楚，可能涉及神经、内分泌、免疫等。这就可以解释很多人身心平衡失调时，如遇到精神打击、营养不良、免疫受抑、用药不当时，特别易患肿瘤，就是这个道理。

如果我们把第一种回答和第二种回答整合进来成为第三种回答，可能就会成为肿瘤研究的正确答案，即肿瘤是一种全身性疾病，是整体调节失常促发局部细胞发生突变和恶变的过程。这种过程又反作用于整体，形成恶性循环，最后致人死亡。因此，研究肿瘤既要探索器官肿瘤局部的关键分子调控机制，又要探索肿瘤患者整体调控的改变，并将二者密切联系，只有这样，才能得出满意的结果。

三、人体正常细胞衍生出来的异类细胞——“第三类生命体”肿瘤

一般认为，自然界有两类“生命体”影响人类的健康状态：第一类当然是人体自身；第二类是非人类的生命，如肠道菌群、病原菌和病毒等。但是，危害人类健康的还有“第三类生命体”，即从人体正常细胞衍生出来的异类细胞——肿瘤。据此应该把疾病分为三种主要类型：第一种是身体的“零件”坏了不能正常工作而产生的慢性病，例如糖尿病通常源于胰岛 β 细胞分泌胰岛素的能力受损；第二种是由外来生命侵袭而导致的传染病，例如结核杆菌感染人体而导致的肺结核；第三种则是由体细胞在身体内失控生长而出现的肿瘤，例如流动生长的血液肿瘤或固定生长在各种组织器官上的实体瘤。然而，人们通常是按照第一种疾病类型来认识和抗击第三种类型的疾病。显然，这种观念使人们无法真正理解肿瘤的本质与特征。我们有必要从整合肿瘤学的理念出发，从第三类生命体的角度来重新认识一下肿瘤，认识它是如何从第一类生命体衍生为第三类生命体，又反过来如何打破人体的稳态和平衡，破坏和摧毁人类的第一类生命体。

（一）肿瘤独特的进化路径

构成机体的每一个体细胞都拥有一套完整的基因组，当今的干细胞生物学家可以利用各种技术将一个体细胞诱导生长为一个完整的个体。更重要的是，近年来的研究工作揭示，不同细胞在机体生长发育的过程中也会按照达尔文的自然选择规律进行细胞间的竞争（cell competition）。在胚胎发育早期的细胞竞争中，成功者细胞诱导失败的细胞凋亡和清除；而随着胚胎发育的进展，细胞竞争中的成功者细胞则驱动失败者细胞分化和迁移。也就是说，细胞竞争在个体的发育生长过程中发挥不同的生理作用。

肿瘤细胞的主要特征是，其增殖能力通常比正常的体细胞强大。显然，肿瘤的产生也是一种细胞竞争的结果。国际肿瘤研究权威罗伯特·温

伯格 (R.Weinberg) 在《癌生物学》(*The Biology of Cancer*）一书中介绍肿瘤的进化——“肿瘤进展符合达尔文进化论的规律”。2018 年 4 月，欧洲科学家在《细胞》(*Cell*）杂志的同一期上登载了 3 篇关于肾透明细胞癌（clear-cell renal cell carcinoma，ccRCC）进化的研究论文。通过对上百名患者组织样本的全基因组测序和整合分析，研究者发现，ccRCC 的发生是典型的克隆进化（clonal evolution），可以根据其突变模式分为 7 个克隆进化亚型和各自特定的进化路径；而这类肿瘤的转移同样也是进化的结果，肿瘤细胞间异质性（intertumor heterogeneity）低的原发肿瘤细胞群体进展比较快，而异质性高的原发肿瘤细胞群体则演化得比较慢。

肿瘤细胞间异质性也正是肿瘤细胞进化的一个主要驱动力——在一个肿瘤细胞群体中，不同的肿瘤细胞往往具有不同的突变。研究者发现，肿瘤细胞间异质性程度差别很大，在原发肿瘤细胞群体或者原发肿瘤细胞与转移肿瘤细胞之间、或者复发的肿瘤细胞，不同细胞的基因编码序列上可以出现不同数量的突变——从 0 到 8000 多处突变。肿瘤细胞的耐药性往往也是肿瘤细胞进化的结果，即那些在治疗过程通过自身的改变而适应了药物作用的肿瘤细胞就可以存活下来。

（二）肿瘤是反向生长的体细胞

肿瘤细胞大多是从分化程度高的体细胞演化而来，通常是通过降低其细胞分化程度来提升细胞增殖能力，这种逆转细胞分化的过程称为“去分化（de-differentiation）”。显然，如果让肿瘤细胞再重新分化，将导致其增殖能力下降。我国著名学者王振义教授因开创了白血病诱导分化疗法获得了 2011 年国家最高科学技术奖。他发现“急性早幼粒细胞”在“全反式维甲酸”药物的作用下，能够被诱导分化成良性细胞。这一发现奠定了诱导分化治疗肿瘤的临床基础理论，并由此确立了治疗急性早幼粒细胞白血病的“上海方案”。2019 年初瑞士医学家的一项研究工作表明，给乳腺癌细胞用 MEK 抑制剂和抗糖尿病药物罗格列酮进行联合处理，能够把恶性乳腺癌细胞诱导分化为脂肪细胞，从而有效抑制原发性肿瘤细胞的侵袭及转移能力。这也是整合医学反向转化思维提倡下的老药新用的生动体现。

更多的研究工作揭示，肿瘤的产生有可能是多细胞生物个体发育过程中一个副产品，其发生的途径并不仅限于细胞去分化。20 世纪 60 年代皮尔士（B. Pierce）博士提出假说：在胚胎发育过程中，其中任何一个阶段的特定细胞分化受阻，都将导致该类细胞停留在受阻的特定发育阶段，从而产生相应分化水平的肿瘤。

美国科学家戴维斯（P. Davies）等从进化与发育的相互关系之角度提出了独特的理论——“癌症返祖理论（Atavistic Theory of Cancer）”：肿瘤其实是一种返祖现象，是体细胞回溯进化的历史，变回到从单细胞生物进化成多细胞生物时的过渡态；在这个状态下，来自单细胞进化中的一系列古老基因被唤醒，而多细胞生物特有的基因则被抑制，而所谓“去分化”就是这些古老基因得到了高表达。澳大利亚医学家利用生物信息学技术对肿瘤基因组数据进行系统分析，其研究结果充分支持“肿瘤返祖理论”；此外，这些研究人员还发现，在正常细胞内用来协调多细胞状态和单细胞状态相互作用的那些控制基因的表达在肿瘤细胞里被抑制。

从这些研究工作可以看到，肿瘤细胞恶性生长的现象并不能简单地归结为促癌基因或抑癌基因突变的后果，而是涉及多细胞生物在发育过程中更为复杂的调控因素。过去人们主要关注肿瘤细胞；但是，现在人们已经充分认识到，肿瘤的产生不仅需要肿瘤细胞，还要有肿瘤新生血管、肿瘤成纤维细胞、免疫细胞等各种细胞的参与。可以说，肿瘤是另类的多细胞生物，有着自身的发育路径和发育方式。

综上所述，肿瘤细胞就是我们机体中的异己分子，由于携带的遗传突变或者环境诱发的新突变，它们背叛了要维护机体健康的“初心”，只关心自我的私利，通过损坏机体的正常机能来扩张自身肿瘤细胞的队伍。它们或巧妙地利用机体已有的各种生物学手段，或发展出全新的生物学手段，用以逃避机体的检查与防御机制，对抗种种治疗方法。显然，抗击肿瘤绝不是简单地对机体修修补补，而是一场两类生命对决的战争，人们要彻底避免或消灭自身体内这些肿瘤异己分子，绝非易事。

四、肿瘤发生的“还原论”认识让研究在潜意识中迷途不返

人体是复杂系统，涉及成千上万种基因和蛋白质等不同生物分子之间的相互作用，涉及从分子到细胞到组织再到器官不同层次的相互作用；而且不同个体之间有着明显的个体差异，肿瘤是人体自身出了问题，属于复杂性疾病。要想研究清楚肿瘤的发生发展机制并找到相应的对策绝非易事。20 世纪中叶，随着遗传信息载体 DNA 双螺旋结构的发现，以及对生物功能执行者蛋白质的结构和功能的揭示，诞生了分子生物学和随后的分子医学，把生命活动和肿瘤的发生发展还原到分子层次上进行研究和解释。这种还原论模式还延伸到了其他重大疾病特别是慢病研究领域，把危害人类的肿瘤和糖尿病等慢性非传染性疾病都称为“分子病”，认为这些疾病的发生发展基本上源于机体内个别关键基因或关键蛋白的功能异常。还原论指导下的研究者普遍认为，不论是什么样的疾病，只要找到了特定的致病基因或者蛋白质，就能针对这些分子靶标开发出相应的诊治方法，从而有望治愈该疾病。正是基于这种乐观的预期，美国政府 1971 年启动了世界级抗击肿瘤的“战争”。44 年后，美国著名肿瘤研究专家温伯格（R. Weinberg）在 *Cell* 杂志上用 “Coming full circle—from endless complexity to simplicity and back again（《一个完整的循环：从无尽的复杂性变为简单性然后又重回复杂性》）”为题，回顾了这场失败的“肿瘤战争”：“从事肿瘤研究的学者见证了这个时期的疯狂转变——从最初面对无数难以理解的病理现象的困惑，到树立了还原论必胜的信念，最近几年再回到重新面对肿瘤这个疾病无尽的复杂性。”

机体的大部分性状（如体重和血压等）都属于复杂性状，受到多个基因的控制。显然，慢性病的各种病理症状也基本上属于复杂性状。为了解释遗传因子与复杂性状之间的关系，研究者过去提出了一个得到广泛接受的 “多基因模型”，其要点是：每一个特定的复杂性状通常涉及数十个基因的直接作用，这些基因称为核心基因（core genes）。显然，多基因模型使研究者开始关注决定性状的核心基因。但是，生物体内的情况并非这样简单，从系统生物学的角度来看，基因组内的每个基因通常都与若干基因相互关联，形成一个所谓的“小世界网络”。基于系统生物学理论和大数据分析，美国学者在 2017 年 6 月的 *Cell* 杂志上提出了一个新的模型——“全基因模型（Omnigenic Model）”来解释基因如何控制复杂性状：在细胞内不仅存在对某个特定性状有直接作用的核心基因，而且存在着数量更大的与核心基因有相互作用的外围基因（peripheral genes），这些外围基因对该性状具有间接的影响；尽管单个外围基因相比核心基因而言对复杂性状的作用是微小的，但由于这些外围基因的总数远远超过核心基因，因此复杂性状的遗传特性不能简单地归因于少数核心基因。由于各个基因间存在广泛的关联和相互作用，因此我们需要用整合医学思维考虑来自众多外围基因的作用。

五、肿瘤异质性决定标志物或靶点研发需要用整合理念思维

癌细胞溯其根源，也是来源于胚胎时期的一个共同细胞，即父母的受精卵。每一个癌细胞内的所有遗传信息应该都是一样的，只是在发育过程中、在癌变过程中，根据人体的总体需要，根据局部组织的整体需要有的基因关闭了，有的基因开放了。这种时序的变化在不同的细胞并不完全同步，而且不同细胞由于调节机制有所不同，促进细胞增殖的信号通路所涉及的分子可能相同，但也很有可能不同。这种不同步构成的标志物表达的异质性使我们在一个阶段难以找到一个恒定、代表大多数肿瘤及其患者的标志物。

（一）新标志物用于肿瘤的诊查需要从整合理念出发

采用多种类型（蛋白标志物、miRNA、甲基

化基因）、多种来源（血液、外泌体、细胞、组织、体液等）和多种技术整合检测（免疫组化、化学发光、ELISA、qPCR、CTC、深度测序等）标志物的组合，以使覆盖筛查或诊断出更大比例的不同类型肿瘤患者，即达到提高肿瘤诊断试剂盒灵敏度的目的。也就是组成一个鸡尾酒式的标志物群，研制成功理想的覆盖面广、阳性率高且特异性强的预警或临床的诊断方法。例如，采用4个标志物从粪便整合检测结肠癌的试剂盒 Cologuard，灵敏度达到80%以上；采用*Septin*9多个基因甲基化位点整合诊断结肠癌可以达到75%；采用*RNF*180和*Septin*9整合检测胃癌的基因甲基化检测试剂盒灵敏度达到65%，尤其对Ⅰ期和Ⅱ期胃癌的检出率达到50%以上。从肿瘤发展的癌前病变到癌变不同阶段，我们发现了不同的用于预警的标志物可以采用简单易行的免疫组化检测试剂盒检测，以用于具有癌前病变的消化道肿瘤、妇科肿瘤等高危人群的筛查。

在标志物发现和诊断试剂盒的研发中，我们要避免诊疗理念的单一和商业宣传的误导，倾向于单一检测技术、单一标志物、单一检测物带来的误差和偏差。

（二）用新靶标研发肿瘤新的靶向药物需要从整合理念出发

不同细胞群体在不同生长阶段有自己的标志和信号通路，肿瘤的发生发展过程为何呈现出多基因调控、多分子表达的表象？就是因为一条通路不通，可以启动另一条通路，最终启动癌变整个复杂的过程。这个过程实质上涉及很多分子，是一个多分子协同作用构成的事件。这个过程本身是一个规律，只有把涉及这个规律中多条通路中的最主要通路，多个分子中最关键的分子搞清楚了，我们才有可能真正找到能代表或能包括整个癌变的分子群，从这个分子群中找出几个最重要的符合临床使用特征的标志物作为新靶标，才能覆盖不同患者的同一种肿瘤、不同细胞群体及不同细胞生长时段，才能克服异质性及其引发的针对单一靶标覆盖患者人群比例低的问题。据此，樊代明教授曾提出一个概念，即癌变相关的关键分子事件（carcinogenesis associated key molecular events, CAKME）。这里所提到的分子是与癌变过程相关的关键分子，不单指一个分子，而是多个分子的相同作用。有的为因，有的为果；有的在前，有的在后；有的为主，有的为次。它们相互转换，最终共同促发了一个事件，这个事件的结果就是局部肿瘤的发生。因此从肿瘤整合研究的角度和理念出发，参与事件的核心激酶或者关键检查点分子就可以成为研发药物的主要靶标。这些靶点和相应产生的关键分子事件即使发生在不同类型的肿瘤，也可以实现异病同治的靶向治疗目的。新的肿瘤靶向药物的临床试验采用最多的是随机对照试验（randomized clinical trials, RCT）。RCT是当今药物研发和临床研究的“金标准”，其核心是通过一系列入选标准选取尽可能均一化（homogeneous）的受试人群，并对受试人群进行试验组和对照组的随机分配。依据整合医学研究理念，就可以依据患者的基因突变等分子层面的信息来设计不同的临床研究方案。2014年，美国癌症研究学会提出了两种以患者为中心的新型临床试验，“篮式试验（Basket Trial）”和“伞式试验（Umbrella Trial）”，即一种全新研究理念。“篮式试验”是根据患者特定的靶标分子或分子标志物来选择受试样本，而不考虑患者的病变组织或解剖形态等临床信息，例如，把带有相同基因突变的不同类型肿瘤患者放在一起给予同一种药物治疗。“伞式试验”是把单一类型疾病中带有不同分子特征的患者集中起来并用不同的药物进行治疗，例如，把具有不同驱动基因*KRAS*、*EGFR*、*ALK*的非小细胞肺癌患者放在一起，然后根据不同的靶基因给予不同的靶向药物。

肿瘤药物的“篮式试验”最近已经有了明显的进展。2017年5月，美国食品与药品管理局（FDA）首次批准了一个依照特定生物标志物的抗肿瘤药物的适应证。具体来说，美国FDA先前批准过默沙东制药公司的一款新药Keytruda（Pembrolizumab），用于治疗转移性黑色素瘤；这次FDA批准该药可以用于更多类型的实体瘤，其适应证的依据是两个“生物标志物”，高度微卫星不稳定性（microsatellite instability-high，MSI-H）或错配修复缺陷（mismatch repair deficient，dMMR）。换言之，只要患者的肿瘤上携带这两个生物标志物中的一个，不论罹患的是身体哪个部位的实体瘤，都可以采用该药进行治疗。2017年6月，在美国临床肿瘤学会（ASCO）年会上公布了一项“篮式试验”结果，涉及携带原肌球蛋白受体激酶（tropomyosin receptor kinase，TRK）基因融合突变的小分子抑制剂Larotrectinib。该药在试验纳入的所有55例患者中总缓解率（OR）达到78%，完全缓解率（CR）达到13%，部分缓解率（PR）达到64%；这些患者涉及13种不同的实体瘤类型，但都有一个共同的靶标分子——*TRK*基因的融合。

（樊代明　聂勇战　吴家睿）

第4节　肿瘤的个体化的整合诊治学

整合肿瘤学的理念和理论基础是从整体观、整合观和医学观出发，将肿瘤患者视为一个整体，在临床肿瘤诊治方面，以患者整体的整合为诊治理念。针对肿瘤患者，在医院层面建立多学科整合诊治模式，针对肿瘤患者制定个体化的整合诊治方案，对每个患者而言是个体化诊治，但诊断和治疗的方案是整合型的，最终实现效益最大化的整合医学治疗效果，减少和避免肿瘤患者诊断和治疗的不确定性，实现樊代明院士提出的从MDT到HIO的转变。

一、肿瘤临床治疗方案的确立需要整合肿瘤学理念指导

在当下医学领域倡导的肿瘤精准治疗和个体化治疗时代，面对一个复杂的晚期肿瘤患者，在治疗方案的选择中我们不禁要问，“精准治疗”究竟应该“准”到什么程度？首先回答另一些问题：要不要精准医疗？如果采用“针尖式”的解决方案来抗击肿瘤等复杂性疾病，那么这个“针尖”应该有多“细”？这两个问题很难作出正确回答，需要从整合肿瘤学的理念出发，充分发挥规范化的MDT整合诊疗团队的作用，针对每一个复杂的患者制定个体化整合诊疗方案。目前国内大多数研究者认为，“精准医疗”的要求就是开展个性化治疗。这个观点有其合理的一个方面。传统的肿瘤药物治疗方法主要是化疗，即采用细胞毒性很强的化学药物，专门攻击增殖速度较快的肿瘤细胞。在临床实践中，医生通常是按照标准的指南制定这些化疗药物的规范化治疗方案，很少考虑患者个体间差异。随着基因检测等分子生物学技术的发展，肿瘤的药物治疗逐渐从普通化疗模式进入靶向治疗时代。这些药物往往针对一个特定的基因，例如贝伐珠单抗能够与血管内皮生长因子（VEGF）整合，使其不能促进肿瘤新生血管的生长；有的靶向药物甚至针对携带有特定基因突变的肿瘤进行整合治疗，例如靶向药物吉非替尼是一种表皮生长因子受体酪氨酸激酶抑制剂（EGFR-TKI），2013年美国FDA批准该药作为携带一种特定的*EGFR*激活突变的非小细胞肺癌患者的一线药物。因此，同样是非小细胞肺癌患者，如果携带有这种特定的*EGFR*激活突变，就可以采用吉非替尼进行靶向治疗；如果没有携带这个特定的突变，则不能用吉非替尼进行治疗。以上针对靶向药物的分子分型治疗模式，在各大肿瘤医院和肿瘤专科已经得到普遍认可和规范化的推广应用。很多患者也因此得到了个体化的靶向治疗，并取得了很好的疗效，有效地延长了部分晚期肿瘤患者的生存期。但我们也必须认识到还有很大比例的患者，即使按分子分型完全符合指南和共识的适应证，但没有观察到预期的疗效，患者在承受巨大医疗负担的基础上还产生了严重药物副反应，甚至这种治疗还成了患者最终死亡

的原因；另外还有一部分患者在使用药物的初始阶段有效，但经过多次治疗后产生获得性药物抵抗。以上问题尚需研究人员和临床医生通力合作，发现靶向药物原发药物抵抗和继发药物抵抗的原因。从目前来看，这可能是一个永远没有休止的研究主题。

随着测序能力的显著提升和费用的迅速降低，研究者已经可以开展肿瘤组织里单个细胞的基因组或转录组分析。2016 年美国《科学》杂志刊发了一篇文章，报道了 19 个黑色素瘤患者近 5000 个单细胞的 RNA 表达的测序结果。研究发现各个细胞之间的 RNA 表达谱有很大的差异，这意味着每个肿瘤细胞所处的时空微环境对其基因表达的调控作用是不一样的。这项研究工作表明，人类对肿瘤的测量精度已经从个体水平进入到细胞水平。这也正是体现了人们所追求的目标："针尖"已经变得越来越"细"！但是测量精度和差异性往往是高度相关的，对样本的分析精度越高，不同样本之间显现的差异性就越大。当"精准"到量子水平，人们发现了基本粒子是"测不准"的；而当"精准"达到单细胞水平时，人们在肿瘤患者身上将看到什么？

二、肿瘤异质性需要在整合肿瘤学的指导下开展肿瘤分子分型和基因检测

肿瘤患者间广泛存在个体差异（intertumour heterogeneity）。近年来，随着研究技术进入单细胞水平，人们逐渐认识到，肿瘤组织的内部差异（intratumour heterogeneity）是一个更普遍、更复杂的病理现象。英国《自然》杂志 2014 年报道了一项肿瘤组织的单细胞研究工作：研究者利用研发的测序技术，分析了同一个乳腺癌组织的 50 个肿瘤细胞的基因组序列，结果发现，没有两个肿瘤细胞的基因组序列是一样的。美国国立卫生研究院在 2006 年启动了一项名为"癌症基因组图集（The Cancer Genome Atlas，TCGA）"的项目，通过该项目的实施，已在肺癌、乳腺癌等 50 种癌症的上万个样本中发现了近 1000 万种遗传变异。但是，这些反映出肿瘤患者个体差异的遗传突变与肿瘤组织内部的遗传异质性相比，只不过是冰山一角。中国科学院北京基因组研究所的科研人员 2015 年在《美国科学院院刊》（*PNAS*）发表的一篇文章中指出，肿瘤组织内部的遗传突变数量可能远远大于人们的想象。该研究团队在一个直径约为 3.5cm 的肝癌组织切片的不同位置上，提取了近 300 个样品进行测序分析，并利用群体遗传学理论进行计算，得到了一个令人吃惊的估计值：在这个肝癌切片上可能有上亿个遗传突变，比以往的突变估算值高了数千倍，而且这些突变在这个切片的不同肝癌细胞中的分布是不一样的。

肿瘤组织内的遗传异质性使肿瘤的靶向治疗变得更为复杂。西妥昔单抗是抑制 EGFR 活性的靶向药物，通常用于治疗结直肠癌。研究发现，原癌基因 *KRAS* 是 EGFR 信号通路下游的效应分子，如果 *KRAS* 基因突变，其编码的异常蛋白会促进肿瘤细胞的生长，且不受上游 EGFR 信号影响。因此，临床指南规定，西妥昔单抗通常适用于 *KRAS* 基因野生型结直肠癌患者，而不适用于 *KRAS* 基因突变型患者。但是，美国研究者不久前分析了一例结直肠癌患者的手术样本，发现在同一个肿瘤组织样本上既存在野生型 *KRAS* 基因的细胞，又存在突变型的细胞。在这样相互冲突的临床情况中，医生用还是不用西妥昔单抗？我们看到，在解决了原来的不确定性时又产生了新的不确定性。因此，肿瘤内科和病理科医生要杜绝依靠指南和测序报告的"本本主义"支配的精准治疗。今天临床医生已经从关注疾病推进到关注个体——即使是同一种病的不同个体，也应该考虑给予不同的疗法，这是肿瘤诊疗模式的长足进步。"精准医疗"的倡导者在面对个体内部异质性挑战时显得力不从心。这就是需要在整合肿瘤学理念下引导我们研究思维和策略改变的重要原因。

三、晚期肿瘤患者整合治疗方案确定的原则

针对一例病情复杂的患者，制定一份理想的个体化整合诊疗方案要结合患者的整体情况，尤其要重视对肿瘤患者前期用药所致全身多系统和多脏器的器质性和功能性损伤的评估，要重视患者的全身免疫状态、营养状态和精神心理状态，

在规范化的MDT整合诊治团队充分讨论的基础上，给予患者最佳的治疗措施。在选择合适的全身营养、精神状态支持方案的基础上，选择化疗、靶向治疗、局部治疗或手术治疗方案的最佳整合，必要时根据分子分型的结果，采用免疫检查点抑制剂PD-1、PD-L1或者CTLA4抗体的整合治疗方案，从总体上杀死癌细胞、靶向驱动肿瘤细胞的对数级杀伤、减轻肿瘤负荷、增加肿瘤对免疫治疗的敏感性、激活内源性抗肿瘤免疫反应的敏感性。这些类型的治疗方案将需要优化药物的剂量、时间（考虑到潜在的瞬时效应）和（或）排序，以达到最大的效益。有些药物可能只需要在整个疗程中使用几次，或者在疗程中不经常使用。总的目标是避免重叠毒性，最大限度地发挥协同作用，并将重叠耐药性的可能性降至最低。

（樊代明　聂勇战　吴家睿）

第5节　巩固和扶持肿瘤患者的“自然力”是肿瘤学诊断和治疗整合理念的新维度

通过了解肿瘤患者的生理、心理和情感根源，扶持和维持肿瘤患者抵抗肿瘤的“自然力”，我们才能全面地帮助肿瘤患者，使自然力最大限度地恢复。我们在肿瘤患者的治疗中往往忽略了患者本身的自然力在对抗肿瘤的重要作用，甚至在治疗方案的制定中，没有重视对患者自然力的呵护和扶持，反倒破坏了患者的自然力，因此重视和研究患者的自然力显得尤为迫切和必要。按樊代明院士所述，人体自然力包含7个部分，肿瘤患者同样有这7种自然力。如何扶持和保护肿瘤患者的人体“自然力”是整合肿瘤学治疗和相应的基础及临床应用研究的发展机遇和挑战。

（1）自主生成力。人体的很多组织和细胞都有自我组织更新能力，如肠上皮细胞不断交替更新，定植在隐窝底部的肠道干细胞不断分裂生成新的肠道干细胞或其子代细胞TA细胞 (transit amplifying cells), TA细胞在离开隐窝底部后不断增殖并分化为各类成熟肠上皮细胞，这些细胞向肠绒毛顶端迁移，补充绒毛顶端凋亡脱落的肠上皮细胞。每2~3d肠道细胞更新1次，每7d胃上皮细胞更新1次，每13~20d白细胞更新1次，每4个月红细胞更新1次。作为有机生命体，人体内部有自己的时钟，即生物钟（生物节律）。在保证精准性的前提下，生物钟能够调节一系列关键的机体功能，如何利用其中的机制研发抗癌新策略，将是未来肿瘤治疗发展的新方向。

（2）自相耦合力。人体器官与器官、细胞与细胞间均存在相互耦合和制约。在传统中医概念中，脏器属性不同、互为表里，有“肺合大肠”的理念，观察到肠道病变会引起肺脏状态发生变化，所以发展出“肺肠同治”的方法。现代医学中观察到肿瘤细胞与淋巴细胞之间往往同时存在“免疫监视”和“免疫逃逸”，当正常细胞突变成肿瘤细胞时，既能激发免疫细胞活化，也能引起免疫抑制，这些现象显现出肿瘤细胞与免疫细胞之间既耦合又互相制约的状态，深入研究自相耦合力是我们寻找癌症治疗的突破口。

（3）自发修复力。人体的很多组织和细胞具有很强的自发修复力，如肝脏组织具有快速更新的能力，肝脏部分切除术后，肝小叶周边区再生的肝细胞就可沿网状支架延伸，恢复正常结构，变得和原来一样大小。人体的更新和修复功能，起源于漫长的进化过程，肿瘤实际上是自我修复过程中出现的不可控现象，如何阻遏其中机制，将这一过程控制在可控范围，是肿瘤治疗的方向。

（4）自由代谢力。细胞为了适应生存会采取不同的代谢方式。但肿瘤细胞破坏性地无限制放大了该能力，即使在供氧充足的条件下仍存在糖酵解途径的异常激活与线粒体呼吸受抑，以满足恶性增殖的需要，这被称为 Warburg 效应。具有生长优势的肿瘤细胞，在某个特定的组织微环境中，一定具有最强的适应性：它获得了满足无限生长的能力，通过各种途径改变肿瘤糖脂代谢、蛋白合成和分解代谢途径，从而为肿瘤细胞的生长和转移提供了必需的物质基础。因此，针对肿瘤细胞代谢调控机制的靶向治疗有望为肿瘤治疗提供新的策略。

（5）自我平衡力。健康生命的本质是维持一种平衡，阴与阳相互制约、互相调和。肿瘤的发生是病理因素导致的原癌基因与抑癌基因之间的平衡被打破，诱导增强抑癌基因的表达来抑制肿瘤发生发展是肿瘤治疗的重要策略。肿瘤细胞在机体内存活生长是一个免疫系统与肿瘤细胞相互作用的动态过程。一方面，机体的免疫系统发挥作用清除一些肿瘤细胞；另一方面，肿瘤细胞通过重塑体内的免疫微环境，达到免疫逃逸，最终摧毁机体的免疫系统，造成肿瘤细胞恶性生长和扩散。免疫检查点抑制剂 PD–1/L1、CTLA4 抗体等巧妙精准地打破了免疫抑制状态，使免疫细胞重新恢复杀伤清除肿瘤细胞的能力，是肿瘤治疗恢复扶持“自然力”的典型代表性治疗模式。现代免疫治疗策略有望为机体长期带瘤生存打开新的一扇门，治疗过程中应该着眼于扶持自我平衡力，使失衡态得以最大程度的恢复，而不是穷追猛打，加剧失衡状态。

（6）自我保护力。免疫的基本功能之一是免疫防御，是自我保护力的一种表现形式，防止外界病原体的入侵及清除已入侵病原体和其他有害物质。人类和细菌、病毒之间从来都是共生共存的。利用疫苗激活免疫防御功能，对于控制新型冠状病毒肺炎传染如此之快、传播如此之广、防治如此之难的情况至关重要，其效果也被全球寄予厚望。基于同样的理念，我们不仅可以利用常规疫苗来抵御可能由某些病毒或细菌引起的正常细胞癌变（如 HPV 疫苗有效预防和降低患宫颈癌的风险），且直接催生了肿瘤疫苗的研发，后者是可以激活自我保护力来特异性防御和治疗癌症发生发展的特殊疫苗。由此可见，增强自我保护力对于抗癌至关重要。

（7）精神统控力。精神的统控力量在生命科学领域引发了极大的研究热潮。精神因素与情绪因素被证实与癌症发生发展有密切的联系。众多患者的癌症都发生在失望、孤独和懊丧等严重精神压力时期，长期患病导致的精神、情绪改变，如惊慌、恐惧、悲痛、愤怒、紧张、不满、忧虑，以及家庭不和睦等能引起肿瘤加速恶化。“脑 – 肠轴”学说即为一个已被证实的经典实例：大脑与肠道之间的双向神经体液沟通交流系统，精神压力和不良情绪通过“脑 – 肠轴”使肠道发生病理改变导致疾病的发生；因此寻求使患者主动保持良好精神状态和乐观情绪的方法策略可以促使病情好转，甚至在一定程度上避免肿瘤的发生发展。如何利用好精神统控力在抗击癌症方面发挥更大的作用，值得我们去探索。

综上，认识和调动“自然力”的作用对于抗癌治疗非常重要。当解决不了肿瘤细胞的问题时，要注意反向思考如何发挥机体的作用，利用综合疗法来抵抗癌症细胞，达到长期带瘤生存。作为医生，要充分重视自然力、研究自然力、认识自然力、检测自然力，从而实现呵护和增强患者的自然力的目的。

（卢瑗瑗　聂勇战）

参考文献

[1] Weinberg R. Coming full circle: from endless complexity to simplicity and back again. Cell, 2014, 157:267–271.
[2] 樊代明 . 浅议肿瘤本质 . 医学争鸣 , 2011, 2(5): 3–5.
[3] McGranahan N, Swanton C. Clonal heterogeneity and tumor evolution: past, present, and the future.Cell, 2017, 168: 613–628.
[4] 吴家睿 . 第三类生命：肿瘤 . 科学 , 2019, 71(4):34–36.
[5] Priti S Hegde, Daniel S Chen. Top 10 Challenges in Cancer Immunotherapy. Immunity, 2020, 52(1):17–35.

第 2 章
肿瘤病因学

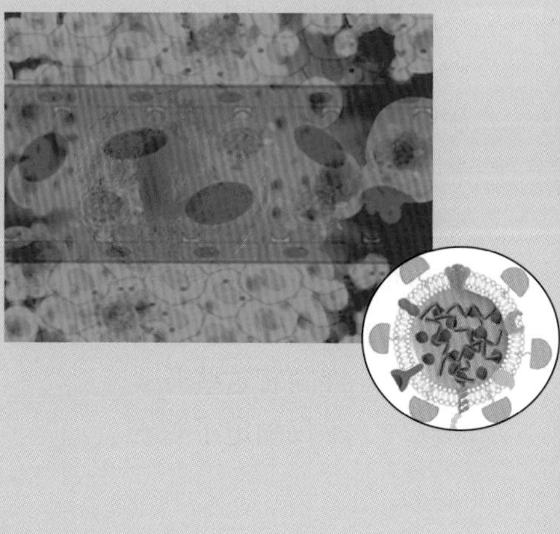

第 1 节　肿瘤病因概述

全球恶性肿瘤的发病率和死亡率仍呈上升趋势。在我国城镇居民中，恶性肿瘤已成为居于脑血管和心血管疾病之上的首位致死原因。环境污染、人口老龄化、诊断技术的进步都可导致恶性肿瘤死因构成比增加。人口老龄化和诊断技术进步是不可预防的因素，明确环境中导致肿瘤高发的原因及其作用机制，建立有效的病因学和发病学预防方法，是减轻恶性肿瘤危害的主要途径。

人类早在 16 世纪就已经发现职业因素和生活方式影响肿瘤发生。1700 年人们已注意到修女中乳腺癌的发生率高于其他女性，1761 年有学者首次提出吸鼻烟可能会诱发鼻咽癌，1775 年英国学者 Pott 发现扫烟囱的男童成年后阴囊癌发病率高，1879 年研究者们首次描述了铀矿工人发生肺癌的现象，1894 年有学者已将阳光照射与皮肤癌发生相联系，1895 年有专家发现芳香胺职业性暴露与膀胱癌发生有关。20 世纪初开始建立多种化学致癌动物模型，有力地推动了致癌物的确定过程：1918 年日本的山极和市川报道涂煤焦油能诱发家兔皮肤癌；1930 年英国化学家 Kennaway 从煤焦油中分离出多环芳烃；1932 年有人发现注射雌激素可诱发雄性小鼠乳腺癌；1935 年学者发现喂偶氮染料可诱发大鼠肝肿瘤；1941 年 Berenblum 发现涂布巴豆油促进小鼠皮肤癌的发生，完善了两阶段致癌理论。伴随着这些开创性工作，各种致癌物被不断发现，不仅确定了肿瘤主要由环境因素引起的理论，而且发现了癌变具有多因素、多阶段、多途径的特点。环境化学致癌物和物理致癌物的确定在各种职业性肿瘤的控制上发挥了关键作用。在认识到烟草烟雾致肺癌等危害后，禁止吸烟运动也已在全球掀起，发达国家的肺癌发生率已开始下降。

20 世纪初人们发现了传染性因子能够诱发鸟类自发性肉瘤和白血病，20 世纪 30 年代又发现小鼠乳腺癌和兔黏液瘤可以传染。第二次世界大战后生物学、生物化学、微生物学和病毒学的兴起，为 20 世纪五六十年代鼠类肿瘤病毒研究的突破提供了方法学和理论基础。这些突破引起了人类肿瘤病毒研究高潮，带来了分子生物学、分子遗传学和细胞生物学革命。如今已经开发出针对性的疫苗，以预防乙肝病毒（HBV）和乳头状瘤病毒（HPV）感染，在控制它们的致癌性上发挥了重要作用。幽门螺杆菌感染诱发胃黏膜相关性淋巴瘤作用的发现则大大改变了该肿瘤的治疗方式，使用抗生素清除这种细菌感染不仅可治愈这种疾病，甚至还可能用于胃腺癌的预防。

除去上述这些直接降低致癌物暴露水平的病因学一级预防外，人类还发展出了阻断致癌物诱导细胞恶性转化及转化细胞选择性克隆扩增过程的发病学二级预防。例如，通过涂抹防晒霜来减轻阳光中紫外线的伤害；通过摄入抗氧化剂来减轻宇宙射线对航天员的伤害；通过饮用绿茶，摄入新鲜水果和绿叶蔬菜及葱蒜类植物来提高机体的抗氧化能力等。雌激素促乳腺癌发生作用的发现最终使人类开发出了雌激素拮抗剂——三苯氧胺及其类似物，目前广泛地用于乳腺癌的二级预防和治疗。

在 20 世纪最后 20 年，肿瘤发病机制的研究得到了快速发展，人们发现了上百个原癌基因、几十个抑癌基因。此外，还有 DNA 修复基因、转移相关基因等也相继被定位和克隆鉴定。大量的研究证明，致癌物可能正是通过改变这些基因的结构或表达来发挥致癌作用。经典的实验肿瘤学与现代分子生物学研究在此汇合和整合，大大促进了癌变机制的研究。充分了解致癌物的作用机制，不仅使我们能更有效地确定环境中的其他致癌物，亦使发展阻断、干预和逆转癌变过程的防癌措施成为可能。

21 世纪初人类基因组计划、表观遗传组计划（ENCODE）、肿瘤基因组计划（TCGA）的先后完成，大大加速了揭示个体肿瘤易感性本质和细胞癌变分子生物学过程的研究。借助不断涌现的各种高通量检测技术，人类可以在蛋白质编码基因和非蛋白质编码基因结构多态性和转录多态性及转录后修饰等多个侧面展开肿瘤易感性和细胞癌变本质的研究。目前已经认识到，环境因素与基因组及其表观遗传调控网络的相互作用，导致了细胞恶性转化，随着宿主免疫监视功能的失效，恶性转化细胞最终进展为临床可见的肿瘤。我们有理由期待，随着环境保护意识的深入人心和人类持续生存的需要，多数人为制造的致癌因素将得到有效控制，甚至消失。对于人类无法回避的体内外致癌因素，将根据个体的易感性特点，有针对性地采取对应措施，例如摄入拮抗物、减少暴露、预防性治疗等。到那时，肿瘤的发病率将大幅下降，潜伏期将显著延长，诊疗手段也将不断丰富，治疗效果将大幅改善。

1949 年以前我国在肿瘤学研究上为空白。最初的病因学研究雏形可从中国医学科学院实验医学研究所李铭新教授等在“文化大革命”时期的调研算起。那时，他们到了河南林县农村，自发进行了食管癌流行情况和危险因素的调查。在全国肿瘤防治办公室主任李冰主持下，开展了 1972—1975 年全国 8 亿多人口的 3 年死因情况调查，发现胃癌、肺癌和大肠癌是我国的主要恶性肿瘤。进而以北京、上海等地的肿瘤研究机构为牵头单位，成立了全国性的协作组，在全国范围内开展主要肿瘤的流行病病因综合考察研究。各地开始陆续组建专业性肿瘤防治研究机构，为我国肿瘤病因学研究建立了专业队伍和实验条件，在肿瘤环境病因研究方面取得了不少成绩。例如，中国医学科学院肿瘤医院的孙宗棠教授等发现黄曲霉毒素 B1 暴露和乙肝病毒感染是中国人肝癌高发的主要原因；陆士新教授发现了与食管癌发生相关的新亚硝胺，李铭新教授提出了霉菌毒素可能是食管癌病因之一的假说，鉴定出具有动物致癌性的镰刀菌素 C；罗贤懋教授和于树玉教授发现核黄素和微量元素硒缺乏会增加我国居民对致癌物的敏感性；北京大学游伟程教授证明清除幽门螺杆菌感染能够降低胃癌发病风险，笔者发现人胃内能够合成亚硝酰胺；中国预防医学科学院何兴舟教授发现家庭使用高含硫燃煤和通风不良是云南宣威女性肺癌高发的原因。在我国人群肿瘤的遗传易感性研究方面，中国学者做出了比较突出的成绩，林东昕、沈洪兵、王立东、周钢桥、解云涛等教授发现了多个肿瘤易感位点，建立了个体肿瘤易感性预测模型。1988 年 5 月，在李铭新教授的主持下，中国抗癌协会肿瘤病因学专业委员会在山西大同正式成立。

（邓大君）

第2节　肿瘤发生的环境因素

人类多数肿瘤的病因仍然不明确。大量流行病学研究证据表明，环境因素是导致肿瘤发生的主要病因；遗传因素会影响机体对环境因素的易感性，可能在肿瘤的发生上发挥一定的作用；环境因素与遗传因素的交互作用还可通过遗传和表观遗传途径，跨代垂直传递给后代。

全球肿瘤的发生率和患者因肿瘤的死亡率，存在极明显的地区差异，可相差几倍至几十倍。造成这种差异的原因，既可能是不同地区人群对肿瘤的遗传易感性不同，也可能是不同地区人群生活环境中，肿瘤病因存在质或量上的差别。如果将生活在肿瘤低发区的某一民族人群中出现的肿瘤视为“自发”，则生活在高发区的同一民族中高出的部分，可以认为是环境因素所致。移民研究是区分遗传因素与环境因素作用的早期研究手段。日本的胃癌死亡率是美国的6倍，当日本人移居美国后，其胃癌死亡率下降了1/4，在其第一代子女中下降了一半，其第二、三代子女的胃癌死亡率已与美国白人相近。肝癌的情况与胃癌类似，结肠癌和乳腺癌则相反。21世纪初欧洲的两项大规模流行病学研究证明，环境因素而非遗传因素，在共计7万多对双胞胎散发性肿瘤的发生上发挥最重要的作用，人类80%以上的肿瘤为环境因素所致。

肿瘤发生的内因是细胞能够癌变。具体而言，是多细胞生物中的个别细胞，特别是组织干细胞，通过去分化或转分化，摆脱了机体的分工和增殖控制，重新获得了单细胞生物的全能性（无限的增殖能力）和破坏性地获取生存资源能力（癌变）。外因则包括一切存在于机体内外环境中可引起或促进细胞发生癌变的因素。致癌物不仅存在于人体外，即使在细胞的正常新陈代谢过程中也可产生内源性致癌物，引起细胞突变或癌变。由于体内存在各种各样的保护屏障（例如游离基清除体系、DNA损伤修复体系、免疫监视系统、细胞间通信、细胞老化和凋亡及坏死等自洁机制），它们使细胞免于损伤以致发生癌变，确保体内所有细胞完全在机体的控制下活动，而不易增殖成对人体有害的“自发性”肿瘤。儿童肿瘤往往是发生在上述自控机制有障碍，即有遗传缺陷的个体。这些个体易发生遗传性肿瘤。在一般情况下，尤其是在青壮年中，这种自发性肿瘤很少见。即使有，也多属遗传性肿瘤。但当在细胞内外环境中致癌因素增多或屏障功能减弱的情况下，细胞可能发生恶性转化，并克隆增殖成肿瘤。

肿瘤病因的分类方法众多，容易混淆。根据各种研究和预防目的，可对肿瘤病因的类型进行如下归纳。肿瘤病因有同因异果和同果异因的特点，有的分类方法用于癌变原理研究，有的适用于肿瘤预防和流行病学研究。

一、根据物理、化学性质分类

这是肿瘤病因的主要分类方法，包括：①化学病因，这是最主要的肿瘤病因，70%以上的人类肿瘤由它引起；②物理病因，包括各种电离辐射、紫外线、强电磁场、热辐射、机械刺激、石棉和石棉样纤维；③生物病因，包括寄生虫、真菌、细菌及病毒感染。

二、根据作用阶段分类

肿瘤的发生是一个多阶段过程，通常将之分为启动阶段（initiation）、促进阶段（promotion）和演变阶段（progression）。在癌变的启动阶段发挥作用的致癌物称为启动剂（initiator），包括大部分化学和物理致癌因素，它们本身能诱发肿瘤。在促进阶段起作用的称为促进剂（promoter），它们本身无致癌性，必须在与启动剂同时使用或在启动剂作用后使用才能发挥致癌作用，即增加启动剂的致癌强度。促癌物主要来自环境中，例如巴豆油及其有效成分佛波酯（TPA 和 PMA）。有研究表明，许多植物都含有促癌物质，应该避免将巴豆、铁海棠、变叶木、乌桕、红背桂花、油桐、金果榄等植物种植在室内等经常活动的场所。机体内也有促癌物，例如体内的雌激素、垂体生成素等，可促使激素依赖性器官中未完全获得自主增殖能力的癌变细胞增殖成瘤。医学上早期有使用卵巢切除来治疗乳腺癌的历史。雌激素受体阻断剂药物的开发成功改变了这种治疗方式，患者可通过服用受体阻断剂来达到预防雌激素受体阳性乳腺癌复发的目的。某些致癌物兼有启动和促进作用，称为完全致癌物（complete carcinogen）；仅有启动作用的则称为不完全致癌物（incomplete carcinogen）。启动剂和促进剂都可以在肿瘤的演变阶段发挥作用。某些本身没有致癌性的因素能影响启动剂的代谢、吸收、分布，在启动剂暴露之前或同时使用，也能促进其致癌强度。这类因素与促进癌变细胞增殖的促进剂不同，称为辅助致癌因素（cocarcinogen）。

三、根据致癌途径分类

直接和间接致癌物（direct and indirect carcinogens）：多数化学致癌物自身没有直接致癌作用，但能被体内的生物转化酶活化，形成能与 DNA 共价结合的终致癌物，这类致癌物被称为间接致癌物或前致癌物（pro-carcinogen）。某些致癌物在进入机体细胞后或能直接与 DNA 共价结合（例如电离辐射产生的游离基、顺铂、氮芥），或是自动降解活化成能与 DNA 共价结合的亲电子终致癌物（如 N- 亚硝酰胺类化合物），或干扰 DNA 的复制和修复及促进胞嘧啶脱氨基反应（例如致癌性元素），这些因素统称为直接致癌物。

根据致癌物是否能够诱发 DNA 损伤，分为遗传毒性和非遗传毒性致癌物（genotoxic and non-genotoxic carcinogens）：大部分致癌物是通过与细胞 DNA 共价结合，使之发生基因突变或染色体重组及易位，最终导致癌变，这种能损伤 DNA 的物质称为遗传毒性致癌物。少数致癌性化合物没有直接同 DNA 或 RNA 共价结合的能力，但能通过 DNA 甲基化和组蛋白修饰等表观遗传途径，激活原癌基因转录和稳定抑制抑癌基因转录（如强电磁辐射和昼夜生活节律紊乱），导致肿瘤发生，称为非遗传毒性致癌物。它们通常是有丝分裂剂（如 TPA、促生长激素），或者是能间接诱导细胞再生的细胞毒性剂（如四氯化碳），通过影响细胞增殖或分化相关基因的表达，增加细胞对内源性致癌物的敏感性和促进机体内潜在的部分癌变细胞选择性克隆增殖，从而发挥致癌作用。某些不良生活习惯也可通过促进组织再生来发挥促癌作用。例如，长期咀嚼槟榔可造成口腔黏膜慢性损伤，摄入过热的食物和饮用烈性酒容易损伤口腔和食管黏膜。如果这些因素长期存在，不仅诱发炎症介质的产生，而且导致组织修复再生活跃，对致癌物的敏感性随之增加。单纯的促癌剂属于非遗传毒性致癌物。

四、根据来源分类

根据致癌物是从体外摄入还是在体内合成的，分为外源性和内源性致癌物（exogenous and endogenous carcinogens）。

1）外源性致癌物 即存在于人体外的环境致癌物。各种化学的、物理的和生物的病因，多数为来自体外的外源性致癌物，可将它们再分为下列 5 类。①职业性暴露致癌物：例如化学因素中的烷化剂、多环芳烃、芳香胺、偶氮染料、致癌性元素及其化合物，物理因素中的电离辐射、石棉等，人们在其开采、生产、加工、使用等过程中，由于长期暴露以致发生肺癌、皮肤癌和白血病等职业性癌。这类致癌物的暴露人群比较局限，病因明确，容易开展病因学一级预防。②饮食性致癌物：指以食物为载体，经口摄入体内的致癌物，例如多环芳烃、生物毒素等。这类致癌物既可能是食物本身所含的天然性成分（如生物毒素、砷等重金属），也可能是在食品加工储存过程中，形成的化学致癌物（如 N- 亚硝胺），还可能是在食品的烹调过程中形成的多环芳烃、蛋白质和氨基酸等的焦化产物杂环胺等。食品中的致癌物还可能来自外界污染，例如残留的农药、收割过程中混入的马兜铃子、运输和加工环节的污染物。

高盐饮食和某些食品添加剂，也可能有辅助致癌、促癌，甚至致癌作用。这类致癌物为人群广泛暴露，危害大，较难预防。估计40%的人类肿瘤是由饮食性致癌物所致。改进食物的种植、储存、加工、烹调等方法和改善膳食结构，是预防控制这部分肿瘤发生的根本手段。③吸入性致癌物：例如大气中的多环芳烃、居室中的氡及其子体、烟草烟雾、空气中的木屑和石棉等粉尘。④医源性致癌物：例如放射性核素（^{131}I）、物理射线（X线、γ射线和中子射线）、大部分化疗药物等。⑤不良习惯暴露性致癌物：例如吸烟、日光浴时紫外线过度暴露等。已经从烟草烟雾中鉴定出众多的化学致癌物，1/3以上的肺癌由吸烟引起。室内环境中吸烟者吐出的烟雾会被他人反复吸入，称为"二手烟"，所以在世界大多数国家已经禁止在室内公共场所吸烟。由于吸烟者的家人是二手烟的首要受害者，应该尽量不在通风不良的居室内吸烟。

2）内源性致癌物 指在体内形成的致癌物，包括一些机体的正常组分，如体内的各种促生长激素和雌激素水平异常，是激素依赖性器官肿瘤发生的原因之一。年龄变化、精神状态、碘等营养素缺乏和环境激素都会干扰机体的激素平衡状态。Bittner医生1948年首先发现卵巢分泌的雌激素具有促进小鼠自发性乳腺癌发生的作用。机体乳腺、子宫、卵巢、前列腺、睾丸、甲状腺组织中如果存在未完全获得自主增殖能力的部分癌变细胞，可在这些具有生长因子功能的内源性或外源性激素的刺激下，促进肿瘤形成。一项纳入了15万女性的流行病学荟萃分析证明，长期口服组合避孕药可增加患乳腺癌的风险。更年期补充雌激素的激素替代治疗（HRT）会增加乳腺癌和子宫内膜癌发病的风险。相反，雌激素阻断剂则常用于治疗雌激素受体阳性的乳腺癌和预防其术后复发及预防对侧乳腺癌。

在机体正常的新陈代谢过程中，也会产生许多能与生物大分子结合的游离基，引起DNA内源性损伤。体外摄入的前体物在体内也会合成内源性致癌物，例如食物中的亚硝酸根和胺类化合物，可在胃内酸性条件下，合成致癌性亚硝基化合物。人体对亚硝基化合物的暴露，主要是由内源性合成的。机体内外的成分相互结合是形成内源性致癌物的又一途径，例如机体在发生炎症反应时，巨噬细胞和中性粒细胞所产生的氮氧化物（NO），可将胺类亚硝化成亚硝基化合物，具有致癌性。

五、根据靶器官分类

大部分靶器官的恶性肿瘤都有已知的危险因素，例如紫外线照射诱发皮肤癌，吸烟诱发肺癌，黄曲霉毒素B1和乙肝病毒感染与肝癌相关，血吸虫感染诱发膀胱癌，HPV感染诱发宫颈癌，幽门螺杆菌感染与胃癌相关等。然而它们的确切化学致癌成分并不完全明确。20世纪80年代末，原中国预防医学科学院（现中国疾病预防控制中心）何兴舟教授通过流行病学调查和动物致癌实验发现，家庭使用高含硫燃煤和通风不良是云南宣威女性肺癌高发的原因，制定了针对性的有效预防措施，获得了国际同行的高度评价。

要确定一种因素对人类是否有致癌性，理论上需要同时满足3个条件：①致癌物暴露在先，肿瘤发生在后（先因后果）；②存在暴露剂量与致癌效应相关关系（有因有果）；③无致癌物暴露时肿瘤不再发生（无因无果）。这一标准在确定职业性致癌物时比较适用，在确定非职业性致癌物时比较难满足。原因在于职业性致癌物的暴露水平高，暴露人员范围和暴露时间明确；而非职业性致癌物暴露水平较低，人员范围和暴露时间较难确定。此外，虽然可以使用动物诱癌实验确定动物致癌物，但不能进行人体试验确定人类致癌物。致癌物的作用一般都存在10~30年的潜伏期；人群某一肿瘤的发病率一般不超过200/10万（$<0.2\%$），开展人群流行病学研究需要很大的人群基数，花费巨大。这些导致发现了许多动物致癌物，却不能肯定它们是人类致癌物。为了保护人类健康，各国在制定食品、空气、饮水等致癌物的含量限制标准时，一般把动物致癌物当作人类致癌物对待。

世界卫生组织在法国里昂的国际癌症研究所（IARC，WHO）不定期组织全世界的专业人员，根据新出现的证据对可疑致癌物进行综合评价，确定其对人体是否具有致癌性，出版评价专辑（参见本章第9节)。截至2020年2月已经出版了123卷IARC专辑(*IARC Monographs*),确定了120种物质(包括混合物和工作场所等)对人类有致癌性(Ⅰ类,例如室外空气污染、化学物黄曲霉毒素、砷及其化合物、石棉、氡及其子体、氯乙烯单体、混合物煤焦油、咸鱼、页岩油、烟草烟雾、各种电离辐射和紫外线、幽门螺杆菌感染、乙肝病毒和乳头状瘤病毒感染),83种物质对人类很可能有致癌性(ⅡA类),314种物质对人类可能有致癌性(ⅡB类),500种物质尚未进行人类致癌性分类(Ⅲ类)。随着证据的积累,在IARC公布的可疑人类致癌物和对人类致癌性尚未分类的物质名单中(monographs.iarc.fr),将会有越来越多的可疑致癌物移入人类致癌物名单。在已经确定的人类致癌因素中,相当一部分是混合物和工作场所及感染,确切的致癌分子并不确定。

(邓大君)

第3节 肿瘤化学病因致癌机制

一、主要的化学致癌物

1)烷化剂(alkylating agent) 这是一类具有烷化作用的有机物分子,其中某些功能基团有致癌作用,素有"化学射线"之称。例如,用作化学武器和肿瘤化疗药的硫芥、氮芥化合物,工业原料中的异丙油、硫酸二甲酯、氯甲甲醚、二氯甲醚、氯乙烯、氯丁二烯。人类与这类物质的接触,主要为职业性暴露。N-亚硝基化合物也属于烷化剂。它们可诱发人皮肤、呼吸系统、消化系统、神经系统和造血系统的肿瘤,大部分已被禁止生产和使用。但氮芥、环磷酰胺、脲烷等药品仍在作为抗癌药物继续使用。它们既是抗肿瘤药物,又可诱发继发性肿瘤。部分烷化剂类化合物具有直接损伤DNA的作用,经过酶促活化后致癌性增强。

2)多环芳烃类(PAH) PAH为人类最早认识到的致癌物,系碳水化合物在高温(600~1000℃)缺氧条件下不完全氧化而成。迄今已发现有400种致癌性PAH及其衍生物。PAH可分为苯环类的和杂环类的,含4~5个环者致癌性最强。例如3-甲基苯并(a)芘、二苯并(a,h)芘、3-甲基胆蒽等,含3个环以下或7个环以上者致癌性较弱。这类致癌物主要存在于焦油、煤烟、沥青、炭黑、煤气和焦炭等生产场所,以及汽油、天然气、煤等燃烧过程中,是污染大气的主要成分之一,既可造成职业性暴露,又可造成公众的空气源性被动暴露。人类暴露于PAH的途径有职业、吸烟、饮食和空气。PAH容易经皮肤、肺和胃肠道吸收到体内。在一小部分人群中职业性和医源性暴露能形成很高水平的PAH暴露,而在普通人群中饮食和吸烟是主要的暴露来源。空气中苯并芘的浓度超过10μg/m^{3}是煤气和焦炭生产场所的特征,烤、烧烤和熏制的肉类和鱼制品中苯并芘的浓度相当高(1~20μg/kg)。

3)芳香胺类 这类致癌物主要是工业原料,例如染料工业中的人膀胱癌的致癌物金胺和品红,橡胶工业和电缆工业中的橡胶抗氧化添加剂奈胺。芳香胺可分为芳香胺和芳香酰胺,前者如β-奈胺、4-氨基联苯、联苯胺,后者如2-乙酰氨基芴。芳香胺需在体内经代谢酶活化后才有致癌性。芳香胺通过一个乙酰转移酶参与的乙酰化过程代谢排泄,一种编码该酶的基因(*NAT2*)遗传性变异会产生快速或慢速人体代谢表型。通过对染料工业膀胱癌患者*NAT2*的表型分析,发现慢速表型者对芳香胺的致膀胱癌作用更敏感。

4)偶氮染料 这是分子结构中含有偶氮基团(-N=N-)的化合物。多数与芳香基团相连,少数则连接于杂环基团或烃链上,属间接致癌物,如奶油黄、偶氮奈、酸性猩红等，有广泛的工业用途，主要引起职业性肝脏肿瘤。免疫组化技术中使用的显色剂4-甲基氨基偶氮苯（DAB）即属于这类致癌性物质。

5）亚硝基化合物（NOC） 为具有R–N（NO）–R′结构的一类化合物，能溶于水和脂肪中，可在人体内外环境中合成，具有使DNA烷化的作用。其前体物广泛分布于环境中，是大众性暴露的一类致癌物，几乎对所有的实验动物都有致癌性。它们可分为亚硝胺（N—nitrosamine）、亚硝酰胺（N—nitrosamide）等。亚硝胺为间接致癌物，如二甲基亚硝胺、甲基苄基亚硝胺等，可能是人食管癌、贲门癌的病因之一。烟草烟雾中存在烟草特异性亚硝胺。20世纪80年代初，中国医学科学院肿瘤医院的陆士新教授从食管癌高发区居民胃液中分离出对动物食管有致癌性的甲基苄基亚硝胺（NMBzA），提示亚硝胺可能为当地居民食管癌高发的原因之一。亚硝酰胺在化学性质上比亚硝胺更为活泼，是一种直接致癌物，可直接作用于机体受其暴露的部位，使之发生癌变。摄入这类物质可诱发各种实验动物肿瘤。人工合成的亚硝酰胺类化合物（包括例如MNNG、ENNG、MNU、ENU等）可以诱发各种实验动物胃腺癌。笔者首先发现胃癌高发区鱼露中亚硝化物可合成甲基亚硝基脲（MNU），并且在摄入鱼露的实验动物和人体志愿者胃内检出了MNU，提示亚硝酰胺是人胃癌的化学病因。研究结果于1998年和2000年先后发表在《农业和食品化学杂志》（*J Agri Food Chem*）上。2000年加拿大Sen博士团队专门在同一杂志上发表了验证研究报告，并揭示在其他食品中也可检出MNU。

6）生物毒素 为源自各种生物体、分子结构各异的天然性化学致癌物，多数需经代谢活化才能发挥致癌作用。目前已经发现的这类致癌物，主要来自植物和微生物。它们往往是这些生物体内的正常组分，对生物体本身无害。例如，马兜铃酸、吡咯啉碱、黄酮类衍生物、苏铁素、黄樟素、黄曲霉毒素、杂色曲霉毒素、镰刀菌毒素等，人类对之存在广泛的膳食性暴露，主要是引起消化系统肿瘤。20世纪80年代初，中国医学科学院肿瘤医院的李铭新和程书钧教授等从河南食管癌高发区的粮食中分离并鉴定出了对动物有致癌性的镰刀菌素C（fusarin C），在国际上首先提出了霉菌毒素可能是食管癌病因之一的假说。

7）致癌性元素及其化合物 六价铬（Cr^{6+}）、三价砷（As^{3+}）、镍（Ni）、铍（Be）、氡及其子体均为人类致癌物。镉（Cd）和无机铅对人类可能有致癌性，人类对之主要存在职业性暴露。致癌性元素主要引发皮肤肿瘤和呼吸系统肿瘤。放射性同位素主要通过衰变时所辐射出的射线致癌，属物理致癌物。

二、化学病因的致癌原理

（一）化学致癌物的生物转化

大多数化合物进入机体后都将进一步代谢。代谢既可能使其灭活进而排出体外，也可能使其活化而获得致癌性。①直接致癌物的代谢：直接致癌物或以其原形与生物大分子结合（例如顺铂、砷和铬等无机致癌物），或自动降解活化为亲电子的终致癌物（例如N-亚硝酰胺类化合物），从而发挥致癌性。体内酶系统虽然不参与这类化合物的活化，但可能参与其灭活，例如血液里的酯酶能加速甲基亚硝基胍（MNNG）的灭活。②间接致癌物的代谢：间接致癌物的原型分子没有损伤DNA的能力，它们需要经机体生物转化酶的活化后，才有致癌性，其灭活也在生物转化酶的催化下进行。

肝脏是多数化学致癌物活化和灭活的主要场所，它含有生物转化的一相反应酶和二相反应酶。一相反应包括羟化、氧化、环氧化、氧化裂解和脱烷基等反应。前致癌物的活化多经一相反应完成，这些酶又统称混合功能氧化酶，分布于细胞滑面内质网中，是一类需要辅酶Ⅱ（NADPH/NADP）参与的酶系统。在传统研究中，常利用制备肝脏混合功能氧化酶来快速检测化学物质的遗传毒性。它们在细胞内的含量并非恒定，暴露于间接致癌物后，其水平能升高。二相反应主要是使经过一相反应的有机类化学异物的分子极性加强。例如与葡萄糖醛酸、硫酸根、谷胱甘肽结合，从而容易随尿液等排出体外。

不同种属的动物，代谢活化化学致癌物的能力可能不同；不同器官对不同种类化合物的代谢能力也不相同。具有活化某类化合物的能力，是构成化学致癌物种属和器官特异性的重要条件之一。例如豚鼠没有活化芳香胺的 N- 羟化酶，所以对这类致癌物不敏感。食管含有活化亚硝胺的 α-C- 羟化酶，是这类致癌物的靶器官。除生物转化酶系外，体内还存在其他灭活致癌物的途径，例如维生素 E 和谷胱甘肽等抗氧化组分可与终致癌物游离基结合，从而使 DNA 免受损伤。富含还原型巯基的化合物，可与亚硝基化合物分子的亚硝基结合，从而使之灭活。经过多年的研究，对多数化学致癌物的代谢活化机制已比较明确。

代谢的多态性。某些细胞色素 P450 代谢酶特异地参与了某种人体致癌物的活化，其中有一些已经与人患癌风险上升联系在一起，例如来自肺癌患者的培养淋巴细胞的可诱导性 P450 1A1 的活性比对照组高，*P450 1A1* 基因的遗传多态性与肺癌易感性相关。脒基四氢异喹啉羟化酶（P450 2D6）的活性在不同个体之间相差几千倍，高活性表型与肺癌、肝癌或膀胱癌患病风险相关。肝芳香胺 N- 乙酰转移酶存在慢速和快速乙酰化两种表型，与膀胱癌和结肠癌的易感性相关。有趣的是，快速乙酰化表型能够预防芳香胺暴露者患膀胱癌，却增加结肠癌的患病风险。这是因为芳香胺的乙酰化减少了到达膀胱的芳香胺活化代谢产物量，而结肠黏膜中的乙酰化酶使 N- 羟化芳香胺代谢产物进一步 O- 乙酰化成活性更高的衍生物。非那西丁脱乙基酶（P450 1A2）催化人膳食中某些致癌性杂环胺焦化产物的 N- 氧化，吸烟或食用烤牛排能诱导人体内该酶含量升高。此外，P450 1A2 选择性地催化咖啡因 3- 去甲基化是咖啡因在人体内的主要代谢途径，所以尿液中咖啡因代谢产物能用于测定个体芳香胺 N- 氧化表型。该方法已经用于膀胱癌和结肠癌的病例对照研究。同时测定结肠癌和对照组 P450 1A2 和 N- 乙酰转移酶的活性表明，这两个酶的快速表型会增加个体结肠癌的患病风险。

致癌物在体内的代谢还受到机体营养状态的影响。动物实验表明，膳食中的蛋白质还可与胃肠道中的致癌物竞争性结合，预防胃肠黏膜损伤。蛋白质摄入不足则能促进致癌物损伤胃肠黏膜上皮，直接增强其致癌性。胃炎患者胃黏膜组织还原型维生素 C 消耗量增加，如果不能从食物中得到有效补充，不仅清除炎症因子等游离基的能力下降，胃液中的还原型维生素 C 含量也将下降，阻断胃内亚硝基化合物的能力亦受损害。中国医学科学院肿瘤医院罗贤懋教授和河南王立东教授的系统研究表明，核黄素缺乏者对食管致癌物的敏感性增加。20 世纪 80 年代中叶，中国疾病预防控制中心营养与食品安全所夏奕明教授及其所在研究团队的研究表明，微量元素硒是人体必需微量元素，参与机体的抗氧化过程，硒缺乏会影响克山病的发生；中国医学科学院肿瘤医院于树玉教授的研究证明，补充微量元素硒有降低肝癌发生风险的作用。

（二）DNA 的损伤与修复

1. DNA 等生物大分子的损伤

损伤 DNA 是致癌物发挥作用的主要途径。终致癌物分子上存在一个未配对的外层电子，具有缺乏电子的特点，化学性质活泼，极易与富含电子的分子基团（即亲核位点，例如 -SH、-OH、-N= 等）发生共价结合，形成加成物或交联分子，即损伤。蛋白质的氨基酸残基和 DNA 及 RNA 中，存在许多富电子基团，易与终致癌物共价结合，形成加成物（adducts）。在蛋白质分子中，这些基团往往是维系其高级结构所必需的，在构成酶的特异性和活性中心时起重要作用。这些基团损伤后，可能影响酶的结构和功能。由于蛋白质会通过蛋白酶体等途径降解，对机体危害较小。尽管 DNA 和 RNA 的碱基含有众多亲核位点，在生理条件下 DNA 是以双链配对互补的形式形成多级的螺旋结构，并且与组蛋白结合，使这些部位不易受损，但是仍有相当数量的富电子基团处于裸露状态。例如 DNA 双螺旋的大沟和核小体的非组蛋白接触侧 DNA、核小体之间的连接段 DNA、处于转录状态或复制状态的解旋 DNA，都容易被终致癌物损伤。DNA 损伤的种类较多，例如形成嘧啶二聚体（T=T、C-T、C=C）、大加成物、小加成物、DNA 链断裂，染色体易位、倒置、缺失和扩增及重复等。某些损伤会使 DNA 的双链交联或染色质构象异常，阻断受损部位DNA的半保留复制和修复。如果细胞有丝分裂功能受损，则导致异倍体和非整倍体形成。

DNA损伤在细胞的正常新陈代谢过程中即可发生。根据人体尿液中核苷酸的排出水平估计，人体每个细胞平均每日将发生大约一千次胸腺嘧啶氧化损伤、一万次各种类型的DNA氧化损伤。测定致癌物的代谢产物、致癌物-DNA加成物和人体组织或体液中的致癌物-蛋白质加成物是否存在及其含量，是分子计量示踪和癌症分子流行病学研究的基础。这种方法的最大优点是，能够比测量环境或工作场所中致癌物的含量更准确地反映个体或群体的暴露剂量。已经在各种职业人群组织、血液、尿液等样品中检出致癌物-DNA和致癌物-蛋白质加成物。

2. DNA损伤的修复

细胞之所以能够保持不发生大量的突变，是因为不论是低等的原核细胞还是高等的真核细胞，均存在多种DNA损伤修复机制。在正常生理条件下形成的自发性DNA损伤，绝大多数能被及时修复，只有极少数损伤被固化为碱基突变。随着这种突变的积累，细胞也将逐渐老化和凋亡。只有非常少的细胞能够逃避老化和凋亡命运，发生恶性转化。因此，细胞的DNA损伤修复系统，在维持种属遗传稳定性、延缓衰老和对抗内外源性致癌剂的损伤上，都起着极其重要的作用。一旦这种修复机制存在缺陷，就会对肿瘤易感。例如着色性干皮病患者，由于缺乏完整的DNA嘧啶二聚体的修复酶系统，日照后易发生照射部位的皮肤癌。DNA损伤类型不同，其修复途经也不同。DNA损伤的修复可分为染色体修复、基因修复和核苷酸修复。对染色体损伤修复和基因修复目前了解较少。这两种类型的修复可能通过配对染色质之间的同源重组进行。对核苷酸修复则相对研究得较多。

核苷酸修复可分为直接修复、切除修复、重组修复、错配修复。在细胞周期的G1晚期存在检查DNA完整性的检查点（checkpoint），带DNA损伤的细胞因无法通过检查点而不能进入S期。所以，绝大部分DNA损伤的修复将在G1期完成。细胞内还存在一套错配修复体系，专门用于修正DNA合成时配对有误的碱基。DNA损伤修复有不均一性和可诱导性。不同器官和不同种类细胞之间修复能力不同，同一细胞内不同基因上的损伤得到修复的机会也不均等：转录的基因优先于沉默的基因，调控性基因优先于功能性基因。发生这种差异的原因，可能与基因转录和修复时，DNA高级结构和染色体的构象变化相同，并且转录因子TFIIH在基因转录和DNA修复过程中都起作用有关。在基因转录过程中会直接形成修复-转录复合体，以保证基因在转录时模板无损伤。细胞修复损伤DNA的能力并非固定不变，在小剂量损伤因素的连续刺激下，其修复损伤DNA的能力会升高。

1）直接修复 在原核生物和低等真核生物中，存在一种光复活酶介导的直接修复系统。这种蛋白性酶可从可见光中吸收能量，使嘧啶二聚体直接解聚成两个正常的嘧啶。这是最简单的DNA修复机制。目前已经从许多哺乳动物细胞和人淋巴细胞中分离出光复活酶。然而这种酶在完整的哺乳动物细胞中，是否真正参与嘧啶二聚体的修复过程还不清楚。因为在高等生物体内，还存在一种特异性的嘧啶二聚体切除修复机制。另外，一种直接修复是针对O-6-烷基鸟嘌呤这类损伤的。该修复过程只有一个分子量为20kD的O-6-甲基鸟嘌呤DNA甲基转移酶参与，能够切除鸟嘌呤O6位上的甲基、乙基，但是以切除甲基的效率最高。人体内不同器官中这种蛋白的含量各不相同，以肝脏含量最高，肾、脾、胃肠道居中，脑组织中最低。不同种属的动物中这种蛋白的含量也不同，但是器官分布差异与人体类似。

2）切除修复 切除修复是细胞内最有效的DNA损伤修复机制。大多数核苷酸损伤将通过该途径修复。切除修复需要在一组酶的协同作用下才能完成，根据修复起始阶段修复酶的不同，可将之进一步分为4类。①DNA单链断裂修复：核酸外切酶将断裂口附近的核苷酸切除一段，然后再在DNA聚合酶的作用下，以互补DNA链为模板合成正常的DNA片段，经Ⅱ型DNA连接酶的作用，而完成整个修复过程。②嘧啶二聚体切除修复：这类修复首先在特异性的嘧啶二聚体磷酸二酯酶作用下，将连接两个受损嘧啶碱基的磷酸脱氧核糖骨架上的磷酸二酯键切开，使DNA构象发生显著变化，再在特异性的核酸内切酶作用下，使嘧啶二聚体在5′端与正常的碱基核苷酸残基断开，随后核酸外切酶将受损核苷酸残基和邻近的一段正常核苷酸残基一并切除。③糖苷酶介导的碱基切除修复：由烷化剂引发的DNA损伤往往是形成小加成物，DNA构象不会发生明显的变化。这些损伤需要在机体细胞内存在损伤特异性的糖苷酶（例如尿嘧啶糖苷酶、次黄嘌呤糖苷酶、3-甲基腺嘌呤糖苷酶和7-甲基鸟嘌呤糖苷酶）作用下，首先将受损碱基切除，形成碱基缺乏位点（AP），然后在AP特异性的核酸内切酶作用下，从5′端切开受损DNA单链，再由核酸外切酶、多聚酶和连接酶完成修复。④核苷酸切除修复：由多环芳烃和黄曲霉毒素等形成的DNA大加成物，往往使DNA的局部构象发生明显变化。这类损伤可直接在特异性不强的核酸内切酶作用下，开始切除修复过程。

3）**重组修复** DNA上的嘧啶二聚体和大加成物，都会阻断DNA在损伤位点的半保留复制。某些损伤可能逃避G1期监测点的控制得以进入S期，也可能在DNA合成过程中新形成。DNA在复制到损伤部位时，就不能继续延伸。如果这种损伤仅仅是局限在一条链上，多聚酶复合体将跳过这一障碍，重新开始合成新的DNA片段，从而在新合成的DNA子链上留下一段缺口。如果发生双链交联等无法跳过的DNA损伤，DNA合成将终止。正常细胞DNA在半保留复制完成后要进行适当数量的重组（recombinations）活动，在减数分裂过程中极其明显。这些重组包括染色体内姐妹染色单体之间的单链互换（single-strand exchange）和双链互换（sister chromatid exchange）、配对染色体之间的对称（甚至不对称）互换（nonsister chromatid exchange），以及非配对染色体之间的病理性易位（translocation）等。重组在维持细胞的遗传稳定性和生物进化中具有重要作用，是DNA双链断裂的修复途径。当一对姐妹染色单体或一对同源染色体中有一条结构正常时，发生DNA双链断裂的配对染色单体和配对染色体可以通过基因重组途径修复。以含损伤链为模板合成的带缺口DNA分子，可能在半保留复制完成后的基因重组过程中，主要以两条姐妹染色单体DNA分子之间的单链互换方式修复。继续保留在子链DNA上的损伤位点，可能在细胞进入下一个S期前得以切除修复，所以这种修复又称复制后修复。由于子链上的缺口不是以正常的互补链DNA为模板修复，修复损伤位点的模板也不是原来的正常互补链，所以这种修复过程的准确度很差，是一种易错修复，容易引发基因突变。

4）**错配修复** 在DNA半保留复制过程中，尽管DNA聚合酶对新加入的碱基配对是否准确具有校验（proofreading）和修复能力，仍然有可能发生碱基配对错误。错配修复是细胞修复错配碱基、保证遗传密码准确复制传递的过程。研究表明，在半保留复制完成后，细胞将对新合成的DNA进行复制后修饰。例如使其（CTAG）/（GATC）序列中的腺嘌呤（A）发生O6位甲基化。在细胞再次进行DNA复制前，错配修复酶系能准确地将修饰过的母链DNA与尚未修饰的子链DNA区分开，并将子链上的错配碱基切除。在非半保留复制的细胞中，DNA的胞嘧啶和5′甲基胞嘧啶在生理条件下可发生脱氨基反应，分别生成尿嘧啶和胸腺嘧啶，形成U=G和T=G错配。尿嘧啶可经特异性的尿嘧啶糖苷酶切除，形成碱基缺乏位点而修复。由于胸腺嘧啶为DNA的正常碱基，而DNA双链中的CTAG或GATC序列的腺嘌呤均已经甲基化，所以这种碱基错配不能用上述鉴别甲基化状态的机制来修复。细胞的错配修复酶系识别T=G错配后，更倾向于切除其中的T，恢复C≡G配对，而不是切除G，形成T=A点突变。此外，当DNA发生T=C错配时也是优先切除T，当发生C=A和G=A错配时则优先切除A。

（三）DNA的损伤与突变

在正常生理条件下，细胞内源性DNA损伤能完全修复。然而当存在外源性的遗传毒性物质，或者细胞修复损伤能力有缺陷时，有些损伤不能被及时正确修复。带有这种损伤的DNA一旦进入半保留复制过程，极易发生碱基错误配对。例如O-6-和N-7-烷基-鸟嘌呤与胸腺嘧啶配对，O-4-烷基-胸腺嘧啶与鸟嘌呤配对等（图2-3-1）。如果DNA链上的损伤阻断DNA链的延伸，则可能引发重组修复。多数DNA损伤需要通过DNA复制过程，来固化成碱基突变。然而某些DNA损伤本身就是一种突变，例如碱基对的缺失，将导致移码突变、5-甲基胞嘧啶脱氨基生成胸腺嘧啶等。不同部位的DNA损伤，其固化成碱基突变的概率各不相同。例如O-6-甲基-鸟嘌呤的修复效率，因其两侧相邻碱基的不同而异。在*ras*基因第1外显子上第12位密码子GGT（A）中的2个鸟嘌呤发生O-6-甲基化后，第1个鸟嘌呤上的甲基比第2个鸟嘌呤上的甲基易修复得多。这可能是*ras*基因常常在这个位点上发生G>A点突变的原因。在烷化剂处理过的组织中，也常见到这种*ras*基因点突变。在人肺癌和肝癌组织中，常常监测到与PAH暴露相关的C>A或G>T点突变。

通过胞嘧啶脱氨基诱发DNA点突变是致癌物发挥致癌作用的另一途径。在生物进化过程中，高等生物基因组中大部分CpG位点都会通过胞嘧啶脱氨基发生点突变，这种现象称为CpG抑制（CpG suppression）。保留在基因组中的CpG位点或聚集在重复序列上（如ALU和LINE1元件），或聚集形成CpG岛（CpG island），或散在分布于基因组中。散在分布的CpG位点多数处于甲基化状态，很容易发生脱氨基反应。对人类肿瘤细胞系和7000多份肿瘤组织的体细胞突变谱进行大规模深度测序鉴定发现，肿瘤组织中大部分点突变都是C>T或G>A点突变，在NpCpG位点的胞嘧啶上尤其明显。这与受到致癌物损伤的组织中胞嘧啶脱氨基酶（AID/APOBEC）的活性明显升高的现象一致。受到致癌物打击后，靶细胞基因组会在数小时内发生全基因组低甲基化。这种低甲基化可能通过DNA主动去甲基化来实现。胞嘧啶脱氨基是致癌物诱导基因组DNA主动去甲基化的主要途径。在正常生理条件下，通过上述错配修复途径，5-甲基胞嘧啶和胞嘧啶脱氨基形成的碱基错配（T=G和U=G）可在细胞周期的G1期迅速恢复为正常的C≡G配对。在这种错配修复没有完成的条件下，如果细胞进入S期DNA复制阶段，很容易转化成C>T突变，在其互补链上则表现为G>A突变。致癌物诱发的细胞周期G1→S检查点功能缺失和DNA复制应激（replication stress）均可促进这种5-甲基胞嘧啶和胞嘧啶脱氨基固化成DNA点突变，同时导致细胞基因组稳定性下降，诱发更多的基因结构变化。

对7000余份人体肿瘤组织全基因组中近500万个碱基点突变，按C>A/G/T（或G>T/C/A）和T>A/C/G（或A>T/G/C）分为6类，再根据每类点突变碱基两侧的二核苷酸组成不同，进一步将每类点突变细分为16种亚群（AnA、AnC、AnG、

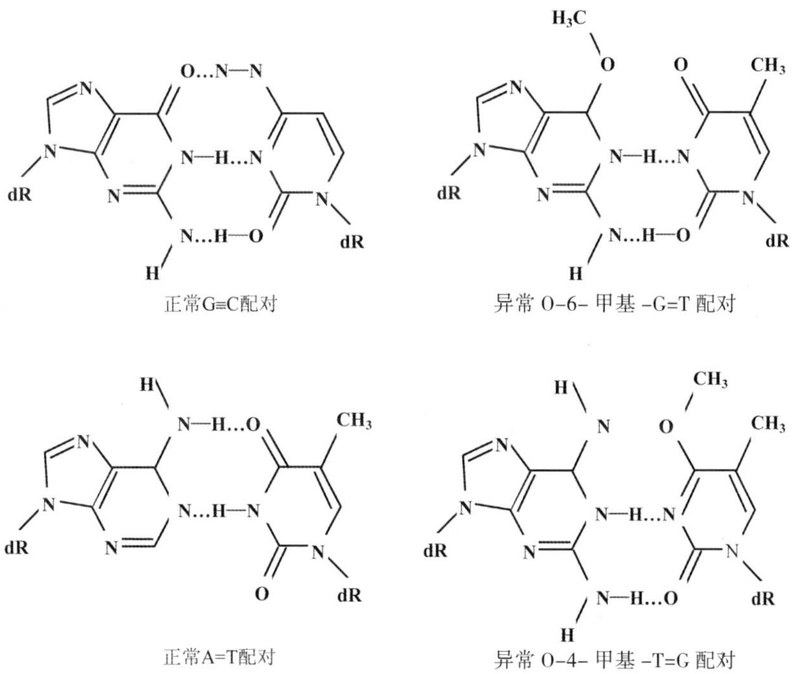

图2-3-1　正常碱基和受损碱基的配对比较

AnT、CnA、CnC、CnG、CnT、GnA、GnC、GnG、GnT、TnA、TnC、TnG、TnT；n 代表点突变碱基位置，如 C>T）。根据这 96 种碱基点突亚群的频率，可将肿瘤细胞基因组中的碱基点突变细分成 20 多种不同的突变特征类型（图 2-3-2）。直接暴露于环境因素（如胃和子宫）或者负责对环境因素进行生物转化代谢的器官（如肝脏）肿瘤细胞基因组包含的突变特征类型多达 6 种以上，而不直接暴露于环境因素的器官（如神经、淋巴、造血系统）或者致癌因素单一器官（如宫颈）癌细胞基因组包含的突变特征类型则比较单一，儿童肿瘤基因组中的突变特征类型最少（表 2-3-2）。

不同的环境致癌物会导致不同的突变特征形成。例如在头颈部癌和黑色素瘤中主要存在紫外线诱导的以 CC>TT 突变为特征的 7 型突变；在肝癌、肺癌、头颈部癌中主要存在苯并芘诱导的以 C>T 突变为特征的 4 型突变；在肝癌中还存在黄曲霉毒素 B1 诱导的以 C>T 突变为特征的 24 型突变和马兜铃酸诱导的以 A>T 突变为特征的 22 型突变。如果同一种致癌物可诱发多种器官的肿瘤，其所诱发的突变特征也会存在于多种器官中。与老化相关的 1B 型突变则普遍存在于人大部分器官的恶性肿瘤组织中（表 2-3-1）。

1）原癌基因活化和抑癌基因失活 分子遗传

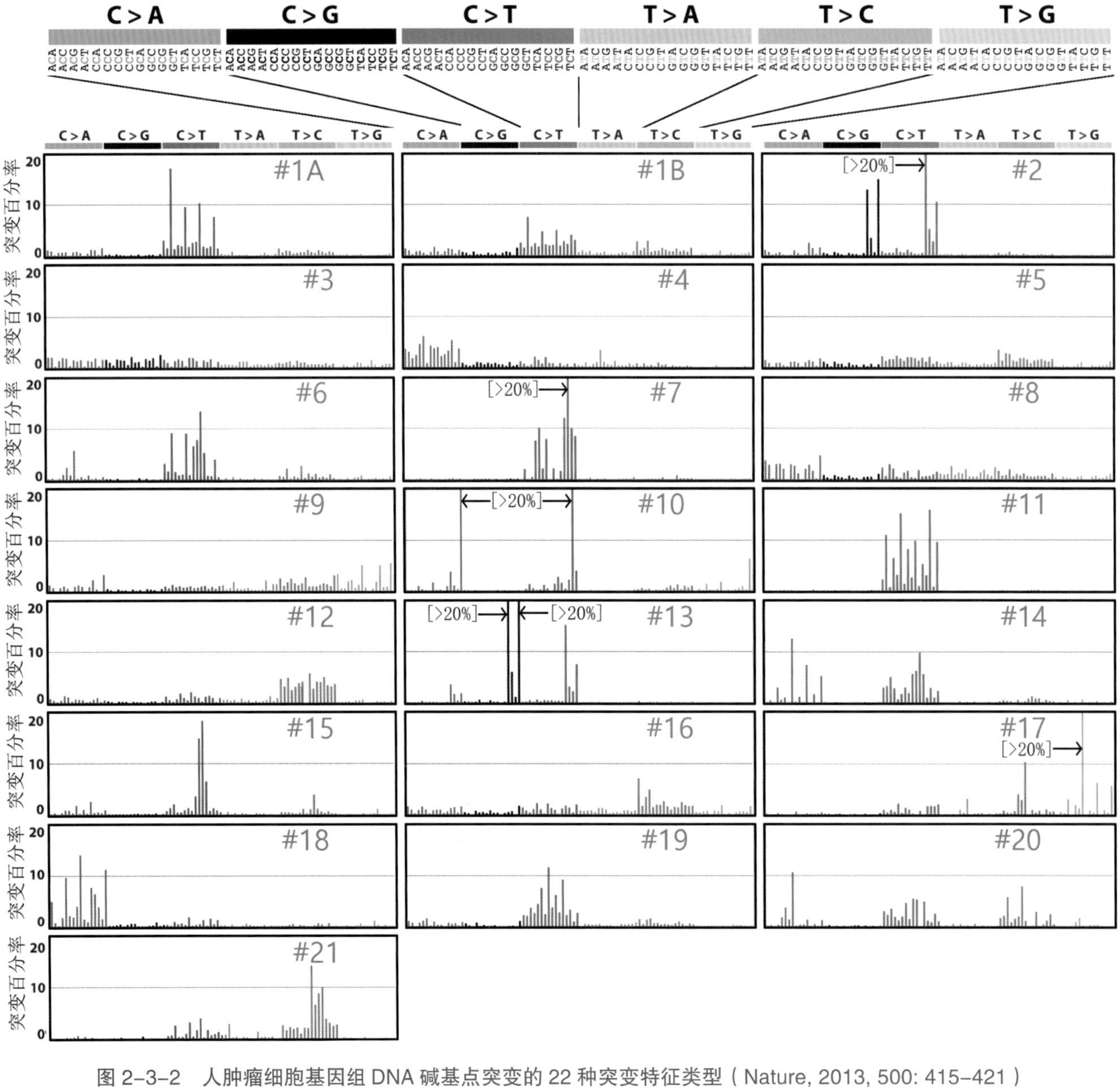

图 2-3-2 人肿瘤细胞基因组 DNA 碱基点突变的 22 种突变特征类型（Nature, 2013, 500: 415-421）

表 2-3-1　人体不同组织 / 器官肿瘤组织中突变特征种类及其组合（Nature, 2013, 500: 415-421）

突变特征	1A	1B	2	3	4	5	6	7	8	9	10	11	12	13	14	15	16	17	18	19	20	21	其他	[合计]
肝癌		×			×		×						×				×	×					×	6
食管癌		×	×				×											×						4
胰腺癌		×	×	×			×																	4
卵巢癌		×		×																				2
乳腺癌		×	×	×					×				×	×									×	5
膀胱癌		×	×			×								×										4
肺腺癌		×	×		×	×																	×	4
肺鳞癌			×		×	×																	×	3
头颈部癌		×	×		×			×																4
黑色素瘤		×						×				×											×	3
子宫癌		×	×				×				×		×		×									6
结直肠癌		×					×				×												×	3
B 细胞淋巴瘤		×	×			×				×								×						5
慢性淋巴细胞白血病		×	×							×														3
急性淋巴细胞白血病		×	×																					2
宫颈癌		×	×																					2
神经母细胞瘤		×																	×					2
毛细胞性星形细胞瘤		×																		×				2
肾透明细胞癌		×					×																×	2
急性粒细胞白血病	×	×																						2
低级别胶质瘤	×					×	×								×									4
神经管母细胞瘤	×					×			×															3
胶质母细胞瘤	×											×											×	2
肾嗜铬细胞瘤	×						×																×	2
前列腺癌	×						×																×	2
胃癌	×		×													×		×			×	×	×	6
肾乳头状瘤			×			×																		2
骨髓瘤			×			×																		2
甲状腺癌			×			×																		2
肺小细胞癌					×											×								2
[突变肿瘤类型数]	7	19	16	3	5	9	9	2	2	2	2	2	2	2	2	2	1	7	1	1	1	1		
[突变频率（%）]	11.7	60.7	14.4	9.9	12.1	14.4	2.6	5.0	2.0	0.6	0.5	0.6	1.4	2.2	0.1	0.5	1.1	1.8	2.2	0.2	0.5	0.3	13.6	
[相关因素]	年龄	年龄	APOBEC	*BRCA1/2* 突变	吸烟		DNA 错配修复缺陷	紫外线照射		*Ig* 基因甲基化	DNA 聚合酶 E 突变	替莫唑胺治疗		APOBEC										

学及其实验技术在过去的 40 年中迅速发展，目前已经可以对染色体上基因的位置、结构、数量、表达调控及其功能进行仔细研究。尽管对细胞癌变的分子机制了解得还不够，目前这方面的知识正在迅速积累中。不论是原癌基因还是抑癌基因，都是细胞基因组中的正常基因。不同的基因在机体发育的不同阶段或不同的组织器官中表达并且发挥作用。一般认为，原癌基因主要在维持细胞的增殖能力方面发挥作用，而抑癌基因主要在维持细胞的分化状态和凋亡方面发挥作用，统称肿瘤相关基因。部分肿瘤相关基因的功能存在组织器官特异性和发育阶段特异性。在生理条件下，这些基因协调工作，构成组织器官细胞数目及其构成比稳态（homeostasis）维持网络。当其中某些基因发生非同义突变，或者其表达时间、组织或细胞类型、表达量和亚细胞定位发生变异时，原癌基因可能活化成癌基因，抑癌基因则失活甚至转变为癌基因（例如突变型 *TP*53 基因）。细胞的增殖、分化、凋亡行为异常，发生恶性转化。Balmain 等在 1984 年首次报道，在化学致癌物诱发的小鼠皮肤良性乳头状瘤中的 *c-Ha-ras* 基因被激活；Guerrero 等 1984 年发现，在 γ 射线诱发的小鼠淋巴瘤中 *c-Ki-ras* 基因被激活。随后发现多种致癌物，可使不同的癌基因活化和抑癌基因失活。目前已经在人的肿瘤组织和肿瘤实验动物模型上，发现了许多基因变异。2013 年 Kandoth 对 12 种人体恶性肿瘤的基因突变谱进行深度测序分析发现，127 个基因在肿瘤组织中常发生突变，不同肿瘤的经常性突变基因数目也不同，一般是 2~6 个。转录因子类基因的突变往往具有组织特异性，而组蛋白修饰基因突变则可发生在不同组织的肿瘤中（图 2-3-3）。

通路	基因	膀胱癌	乳腺癌	结直肠癌	恶性胶质瘤	头颈鳞癌	肾透明细胞癌	急性髓性白血病	肺腺癌	肺鳞癌	浆液性卵巢癌	宫内膜癌	多癌种
转录因子	*VHL*	0.0	0.0	0.0	0.0	0.0	52.3	0.0	0.0	0.6	0.0	0.9	6.9
	GATA3	1.0	10.6	1.0	0.0	2.0	0.0	0.0	2.6	2.9	0.3	0.4	3.2
	TSHZ3	2.0	0.7	3.1	0.7	1.3	1.2	0.5	14.9	6.3	1.0	3.9	2.6
	EP300	17.4	0.8	2.1	0.3	8.0	1.4	0.0	0.9	4.6	0.3	5.2	2.5
	CTCF	2.0	2.4	1.6	0.0	3.3	0.5	0.5	1.3	0.0	0.3	16.5	2.4
	TAF1	2.0	1.1	1.6	1.4	2.3	1.2	0.0	4.0	6.9	1.6	8.7	2.3
	TSHZ2	4.1	0.9	3.1	2.4	1.3	0.7	0.0	6.6	3.5	1.0	1.7	1.8
	RUNX1	1.0	3.3	1.0	0.0	0.7	0.0	9.0	0.4	0.0	0.0	1.3	1.6
	MECOM	5.1	0.5	1.0	1.4	1.7	1.0	0.0	3.5	4.6	0.6	3.0	1.5
	TBX3	3.1	2.4	1.0	0.0	0.7	0.0	0.0	4.4	2.9	1.0	1.3	1.4
	SIN3A	1.0	0.5	0.5	0.7	0.7	0.5	0.0	1.8	2.9	0.6	5.2	1.1
	WT1	0.0	0.1	1.0	0.7	0.0	0.7	6.0	3.5	2.3	0.0	0.4	1.0
	EIF4A2	2.0	0.5	2.6	0.0	0.0	0.7	0.0	1.8	1.2	0.6	1.3	0.8
	FOXA1	4.1	1.7	0.0	1.0	0.7	0.0	0.0	0.4	0.6	0.0	0.0	0.8
	PHF6	3.1	0.4	0.0	0.3	0.3	0.5	3.0	0.9	1.2	0.3	1.3	0.8
	CBFB	1.0	2.1	0.0	0.0	0.0	0.2	1.0	0.4	0.6	0.0	0.4	0.7
	SOX9	0.0	0.1	4.2	1.0	0.7	0.7	0.0	1.3	0.6	0.0	0.4	0.7
	ELF3	8.2	0.1	3.6	0.0	0.3	0.0	0.0	0.4	0.0	0.3	0.4	0.6
	VEZF1	2.0	0.9	0.0	0.7	0.7	0.0	0.0	0.9	1.7	0.0	0.0	0.6
	CEBPA	0.0	0.0	0.0	0.0	0.0	0.2	6.5	0.0	0.6	0.0	0.0	0.5
	FOXA2	1.0	0.0	0.5	0.0	0.0	0.0	0.0	0.0	0.0	0.6	4.8	0.5
组蛋白修饰	*MLL3*	24.5	6.4	2.6	3.1	7.3	3.6	0.5	18.4	15.5	1.9	5.2	6.6
	MLL2	25.5	1.6	1.6	1.7	17.9	3.1	0.5	8.8	20.1	0.6	8.3	5.9
	ARID1A	27.6	2.0	5.7	0.7	3.0	2.9	0.5	6.1	6.3	1.0	30.0	5.4
	PBRM1	6.1	0.4	0.0	0.7	2.3	32.9	0.0	1.8	3.5	0.3	2.6	5.4
	SETD2	6.1	1.2	2.6	1.7	2.3	11.5	0.5	7.9	2.9	1.9	2.6	3.6
	NSD1	6.1	0.3	0.5	0.3	10.6	1.0	0.0	3.1	5.2	0.6	5.7	2.4
	SETBP1	2.0	0.4	1.6	1.4	3.0	1.4	1.0	12.7	5.2	0.0	2.2	2.2
	KDM5C	1.0	0.5	0.5	0.7	1.0	6.5	0.0	4.8	2.9	1.9	2.2	2.0
	KDM6A	26.5	1.1	0.0	1.0	2.7	1.0	1.5	0.9	4.0	0.0	0.9	2.0
	MLL4	7.1	0.7	2.1	2.1	2.7	1.0	0.0	1.8	4.0	0.3	8.3	2.0
	ARID5B	3.1	0.4	0.0	0.3	3.3	0.7	0.0	2.2	1.7	0.6	9.6	1.6
	ASXL1	3.1	0.4	1.6	0.0	3.0	1.0	2.5	1.3	5.2	0.0	0.9	1.3
	EZH2	1.0	0.1	0.0	1.0	0.3	0.7	1.5	2.2	2.3	0.0	1.7	0.8
基因组完整性	*TP53*	50.0	32.9	58.6	28.3	69.8	2.2	7.5	51.8	79.3	94.6	27.8	42.0
	ATM	11.2	2.1	5.7	1.4	2.7	2.9	0.0	7.9	4.0	1.3	6.5	3.3
	ATRX	8.2	1.2	1.0	5.5	4.3	1.9	0.0	6.1	5.8	0.6	3.0	2.8
	BRCA2	6.1	1.7	1.6	1.4	3.7	1.9	0.0	5.7	5.8	3.2	4.4	2.7
	ATR	4.1	0.8	2.1	1.4	5.3	1.2	0.0	5.7	4.0	0.6	7.0	2.4
	STAG2	10.2	0.9	1.0	4.1	0.7	1.7	3.0	2.6	3.5	1.0	3.9	2.2
	BAP1	4.1	0.3	0.0	0.7	1.0	10.1	0.0	1.3	0.6	0.6	2.2	2.0
	BRCA1	4.1	1.6	0.0	1.0	2.7	1.0	0.0	3.5	5.2	3.5	0.9	1.9
	SMC1A	3.1	0.8	1.6	1.7	1.0	0.5	3.5	1.3	0.6	1.3	4.4	1.5
	SMC3	1.0	0.4	0.0	1.4	1.7	1.2	3.5	2.6	2.3	0.3	0.4	1.2
	CHEK2	2.0	0.4	0.0	1.7	2.3	0.7	0.0	0.9	1.2	0.3	1.3	0.9
	RAD21	2.0	0.5	1.0	0.3	1.0	0.0	2.5	2.6	1.2	0.3	0.9	0.9
	ERCC2	12.2	0.1	0.5	0.0	0.3	0.2	0.0	1.3	0.0	0.3	0.4	0.7
RTK 信号通路	*EGFR*	1.0	0.7	1.6	26.6	4.7	1.7	1.0	11.4	2.9	1.9	1.3	4.6
	FLT3	2.0	0.4	0.0	1.7	0.7	0.5	26.5	4.0	4.0	1.0	0.9	2.7
	EPHA3	1.0	0.5	3.1	1.0	3.7	0.5	0.5	8.8	6.3	1.0	2.2	2.1
	ERBB4	2.0	0.8	3.6	0.3	4.3	1.4	0.0	7.5	5.2	0.0	2.6	2.1
	PDGFRA	6.1	0.4	1.0	3.8	1.0	1.4	0.5	6.6	4.0	1.0	1.3	1.9
	EPHB6	3.1	0.4	0.0	1.4	1.3	1.2	0.0	9.7	3.5	0.3	1.7	1.6
	FGFR2	2.0	0.9	0.0	0.3	0.7	0.2	0.0	3.1	2.3	0.0	10.4	1.5
	KIT	1.0	0.5	1.0	1.0	1.0	0.7	4.0	1.8	3.5	1.9	2.2	1.4
	FGFR3	8.2	0.1	0.5	1.4	1.7	1.4	0.0	0.4	2.3	0.3	0.4	1.0
细胞周期控制	*CDKN2A*	4.1	0.0	0.5	0.7	21.3	1.0	0.0	6.6	14.9	0.0	0.4	3.6
	RB1	14.3	1.8	0.5	8.3	3.0	0.2	0.0	5.3	6.9	1.9	3.9	3.2
	CDK12	4.1	0.9	1.6	0.3	1.7	1.4	0.0	3.1	0.6	2.9	2.2	1.5
	CDKN1B	2.0	0.9	1.0	0.3	0.7	0.0	0.0	1.8	0.0	0.3	0.9	0.7
	CCND1	2.0	0.1	0.0	0.0	0.3	0.0	0.0	0.9	0.6	0.0	5.2	0.6
	CDKN1A	12.2	0.0	0.0	0.3	0.0	0.2	0.0	0.4	1.2	0.3	0.0	0.6
	CDKN2C	0.0	0.0	0.0	1.0	0.0	0.2	0.0	0.0	0.6	0.6	0.0	0.2
MAPK 信号通路	*KRAS*	0.0	0.8	45.1	0.7	0.3	0.2	4.0	26.3	1.2	0.6	20.0	6.7
	NF1	7.1	2.5	1.0	11.0	2.7	1.7	1.0	11.8	10.3	3.8	3.5	4.4
	MAP3K1	3.1	7.2	0.0	2.1	1.0	1.2	0.0	1.8	1.7	0.3	3.5	2.7
	BRAF	2.0	0.4	3.6	2.1	1.0	0.2	0.0	6.6	4.6	0.6	0.9	1.5
	NRAS	2.0	0.1	8.8	0.3	0.0	0.0	7.5	1.8	0.6	0.6	2.6	1.5
	MAP2K4	0.0	4.1	2.6	0.0	0.3	0.0	0.0	1.3	0.6	0.3	1.3	1.4
	MAPK8IP1	2.0	0.3	2.1	0.7	0.7	0.5	0.0	1.8	1.2	0.3	0.4	0.7
PI(3)K 信号通路	*PIK3CA*	17.4	33.6	17.6	11.0	20.6	2.9	0.0	4.4	14.9	0.6	52.2	17.8
	PTEN	3.1	3.8	1.0	30.7	1.3	4.3	0.0	2.2	8.1	0.6	63.5	9.7
	PIK3R1	1.0	2.5	2.1	11.4	1.7	0.5	0.0	1.3	0.6	0.3	30.9	4.4
	TLR4	2.0	1.2	0.0	0.3	2.0	0.5	0.5	11.4	5.8	1.0	0.4	1.9
	PIK3CG	2.0	0.4	0.5	2.4	2.7	0.7	0.0	5.3	7.5	1.0	1.3	1.7
	AKT1	0.0	2.5	0.0	0.3	0.7	0.5	0.0	0.0	0.6	0.0	1.3	0.9
TGFb 信号通路	*SMAD4*	2.0	0.4	9.8	0.3	2.0	0.5	0.0	3.1	2.9	0.0	0.0	1.4
	TGFBR2	3.1	0.4	2.6	0.7	3.0	0.2	0.0	0.9	1.7	1.0	1.3	1.1
	ACVR1B	0.0	0.7	3.6	0.0	1.3	1.0	0.0	2.2	1.2	0.3	1.7	1.0
	SMAD2	1.0	0.5	5.7	0.0	1.0	0.5	0.0	0.9	1.2	0.0	1.3	0.9
	ACVR2A	1.0	0.5	2.6	0.0	0.7	0.2	0.0	0.9	1.2	0.0	0.4	0.6
Wnt/β-catenin 信号通路	*APC*	4.1	0.5	81.9	0.3	4.0	1.4	0.0	9.2	4.0	2.2	5.7	7.3
	CTNNB1	2.0	0.1	4.7	0.3	0.7	0.2	0.0	3.5	1.7	0.6	28.3	2.9
	AXIN2	3.1	0.1	3.6	0.3	1.7	0.2	0.0	0.9	0.6	0.3	2.6	0.9
	TBL1XR1	2.0	1.1	0.0	0.0	1.0	0.7	0.0	2.2	1.2	0.3	1.3	0.8
	SOX17	0.0	0.0	0.5	0.3	0.3	0.0	0.0	0.4	0.0	0.0	3.0	0.3
组蛋白	*HIST1H1C*	1.0	0.4	1.0	0.7	1.3	0.2	0.0	0.4	0.6	1.3	0.0	0.6
	H3F3C	0.0	0.0	0.0	0.7	0.7	0.0	0.0	1.8	1.2	0.0	0.9	0.4
	HIST1H2BD	1.0	0.0	0.0	0.0	1.3	0.0	0.0	0.0	1.2	0.3	2.6	0.4
蛋白质水解	*FBXW7*	9.2	0.8	11.4	0.3	5.0	0.2	0.0	1.3	5.2	1.0	11.7	3.0
	KEAP1	3.1	0.1	0.0	0.0	4.0	0.5	0.0	17.1	12.1	0.3	1.3	2.6
	SPOP	1.0	0.1	0.0	0.0	1.0	0.0	0.0	0.4	0.6	0.3	6.5	0.7
RNA 拼接	*SF3B1*	4.1	1.8	1.0	0.7	0.7	1.0	0.5	2.2	2.3	0.0	2.2	1.3
	U2AF1	1.0	0.3	0.5	0.0	1.3	0.0	4.0	2.6	0.0	0.0	0.9	0.8
	PCBP1	1.0	0.0	2.6	0.0	0.0	0.2	0.0	0.4	0.0	0.0	0.9	0.3
HIPPO 信号通路	*CDH1*	5.1	7.0	0.5	0.3	1.3	0.5	0.0	1.3	1.7	0.3	3.0	2.5
	AJUBA	2.0	0.1	0.0	0.3	6.0	0.5	0.0	0.9	0.0	0.0	0.0	0.8
DNA 甲基化	*DNMT3A*	0.0	0.5	1.0	0.0	1.7	1.2	25.5	4.0	4.0	1.0	1.3	2.8
	TET2	3.1	0.4	0.0	0.7	0.3	1.9	8.5	3.1	2.3	0.0	2.2	1.6
代谢	*IDH1*	3.1	0.3	0.0	5.2	0.3	0.5	9.5	0.9	1.2	0.0	0.9	1.5
	IDH2	0.0	0.0	1.6	0.0	0.0	0.0	10.0	0.4	0.0	0.0	0.4	0.8
NFE2L	*NFE2L2*	9.2	0.1	0.0	0.0	5.3	1.2	0.0	2.2	14.9	0.0	5.2	2.3
	NFE2L3	3.1	0.8	0.0	0.3	1.3	0.2	0.0	0.0	2.3	0.3	1.7	0.8
蛋白磷酸酶	*PPP2R1A*	1.0	0.1	1.6	0.0	1.3	1.2	0.0	1.3	4.6	1.3	8.7	1.5
	PTPN11	0.0	0.1	1.0	1.7	0.3	0.2	4.5	2.6	1.7	0.3	0.9	1.0
核糖体	*RPL22*	0.0	0.0	0.0	0.3	0.7	0.5	0.0	0.4	0.0	0.0	10.9	1.0
	RPL5	0.0	0.4	0.0	2.8	0.0	1.4	0.0	0.4	1.2	0.0	0.9	0.7
TOR 信号通路	*MTOR*	2.0	1.4	3.6	1.4	1.3	6.0	0.0	7.5	4.6	1.9	5.2	3.0
	STK11	0.0	0.3	0.0	0.0	0.3	0.2	0.0	8.8	1.7	0.0	0.4	0.9
其他	*NAV3*	5.1	1.4	2.1	1.0	7.3	1.4	0.0	21.5	19.0	1.3	5.2	4.6
	NOTCH1	5.1	0.4	0.0	0.0	19.3	1.0	0.5	3.1	8.1	0.6	1.7	3.1
	LRRK2	5.1	0.7	2.6	1.0	5.0	1.4	0.0	6.6	11.5	2.9	3.5	2.8
	MALAT1	15.3	1.1	0.0	0.0	6.3	1.9	0.0	9.7	5.8	1.0	0.0	2.7
	ARHGAP35	5.1	0.9	0.5	0.7	3.7	1.2	0.5	4.0	5.8	1.6	10.0	2.5
	POLQ	7.1	0.8	0.5	1.0	4.3	1.2	0.0	5.7	9.2	1.0	3.9	2.4
	NCOR1	8.2	3.9	0.5	0.7	3.3	0.7	0.0	2.6	3.5	0.3	1.3	2.2
	USP9X	3.1	1.2	0.0	0.7	4.3	1.0	0.5	5.3	4.6	0.3	6.5	2.1
	NPM1	0.0	0.0	0.0	0.3	0.3	0.0	27.0	0.9	0.0	0.0	0.4	1.8
	HGF	1.0	0.5	0.0	0.3	2.7	0.2	0.0	10.5	5.8	0.6	1.3	1.7
	EPPK1	2.0	0.3	0.0	2.8	2.7	0.7	0.0	3.1	4.0	0.3	3.0	1.4
	AR	1.0	0.7	2.1	0.0	2.3	0.5	0.0	1.8	3.5	0.3	3.5	1.2
	LIFR	1.0	0.8	5.2	0.0	2.7	0.5	0.0	0.9	1.7	0.6	1.7	1.2
	PRX	5.1	0.5	0.5	0.7	1.7	1.2	0.5	0.4	1.2	0.3	1.3	0.9
	CRIPAK	2.0	0.3	0.0	0.3	1.0	0.5	0.0	5.3	0.0	0.0	0.4	0.7
	EGR3	1.0	0.3	0.0	0.3	0.0	0.2	0.0	0.4	1.2	0.0	0.4	0.3
	B4GALT3	0.0	0.1	0.5	0.0	0.0	0.2	0.0	0.0	1.2	0.0	0.9	0.2
	MIR142	0.0	0.1	0.0	0.0	0.0	0.0	2.0	0.0	0.0	0.0	0.0	0.2

图 2-3-3 人体 12 种恶性肿瘤组织（n=3281）中常见基因突变百分率（Nature, 2013, 502:333）

2）**DNA 修复基因突变** 不论是 DNA 损伤修复还是错配修复，都有许多基因产物的参与。当这些参与 DNA 修复的基因发生突变时，细胞内包括肿瘤相关基因在内的各种基因的突变频率将大幅度增加，这种细胞将很容易老化和癌变。着色性干皮病、毛细血管扩张共济失调症、基底细胞神经综合征（BCNS）、布卢姆综合征（Bloom syndrome）、科卡因综合征（Cockayne syndrome）、毛发硫营养不良症（Trichothiodystrophy）和非息肉性遗传性结肠癌（HNPCC）等患者，均存在一个 DNA 修复基因位点遗传缺陷，另外一个等位基因也常继发表观遗传失活。目前已经发现 HNPCC 患者存在错配修复基因（例如 *hMSH2*、*hMLH1*、*PMS1* 和 *PMS2*）遗传性缺陷；有这种缺陷的人结肠癌的潜伏期为 3~5 年，而正常人需要 20~40 年。肿瘤 DNA 中的微卫星不稳定性（microsatellite instability，MSI）增加可能是错配修复功能降低的表现。细胞 DNA 修复基因突变除去上述遗传性作用之外，还能通过 CpG 岛甲基化等表观遗传途径失活。对 DNA 修复基因的研究已经成为肿瘤分子病理学的研究热点，修复基因与癌基因和抑癌基因一起并列为三大类肿瘤相关基因。修复基因在肿瘤发生的作用可在遗传性 DNA 修复基因缺陷者中发现，这种个体易患家族性非息肉性结肠癌、子宫内膜癌。体细胞获得性 DNA 修复基因甲基化失活也是肿瘤发生的重要机制之一。

3）染色体畸变 染色体畸变是在显微镜下就能观察到的一种细胞遗传学变化。在化学致癌物作用的启动阶段和进展阶段，可以观察到各种类型的染色体畸变。因此，常常通过观察某种化学物质是否具有诱发染色体畸变作用来预测其致癌性。染色体结构异常与肿瘤发生之间的关系研究比较多。某些染色体片段的易位称为染色体重排，它们既可改变基因的转录水平而激活原癌基因（称为原癌基因转录激活），也可导致基因融合（gene fusion）形成新的融合蛋白。染色体片段的缺失则可能使某些具有重要调控功能的基因丢失。例如对 3000 多份人实体瘤组织进行基因拷贝数分析发现，第 9 号染色体 9p21 位点经常在各种肿瘤细胞中发生缺失，导致所含的抑癌基因 *CDKN2A/B*（分别编码 P14 和 P16/P15 蛋白）缺失；而 *myc*、*ERBB2*、*CCND2*、*MDM2* 和 *CDK4* 基因所在的区域则常发生 DNA 片段扩增（图 2-3-4）。

非整倍体的形成与某些肿瘤发生和进展的关系也很密切。唐氏综合征（Down syndrome）患者有 3 条第 21 号染色体（47，+21），其患急性白血病的风险是正常人的 15~30 倍。非整倍体细胞还常见于恶性肿瘤，特别是转移灶肿瘤细胞中。非整倍体细胞的存在可能对结肠癌、乳腺癌、卵巢癌、前列腺癌患者的复发率、存活期和预后判断等有参考价值。关于多倍体细胞与肿瘤发生的关系研究得极少。在正常细胞中，DNA 复制与有丝分裂器——中心体的复制同步进行。在 *p16* 基因失活的条件下，DNA 复制与中心体的复制不同步。据此，人们推测 9p21 位点的缺失可能在肿瘤异倍体的形成过程中发挥作用。

（四）细胞癌变与肿瘤形成

肿瘤形成是一个多阶段的过程，是多种致癌因素在不同阶段共同作用的结果。早在 1944

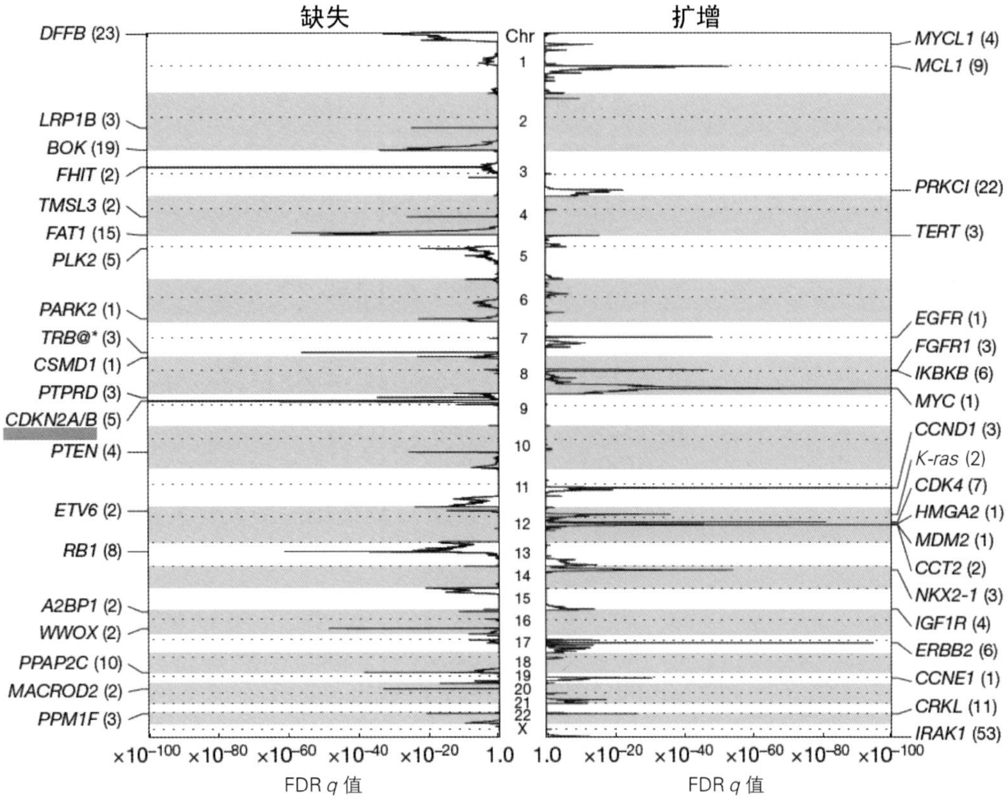

图 2-3-4 肿瘤组织（*n*=3131）全基因组基因拷贝的缺失和扩增情况（Nature, 2010, 463:899）

年，Mottram 根据使用巴豆油能促进苯并芘诱发小鼠皮肤癌的现象，提出了小鼠皮肤两阶段致癌理论，将之分为启动阶段和促进阶段。1949 年 Foulds 又提出了肿瘤演变的重要概念。1971 年 Peraino 等发现，两阶段致癌理论同样适用于大鼠肝癌的发生。此后，人们发现这一理论也适用于其他各种上皮组织和器官肿瘤的发生。在离体培养的细胞系上，也建立了多阶段转化模型。肿瘤发生的多阶段致癌理论（multistage concept of carcinogenesis）从此确立。通常将肿瘤发生分为启动、促进和演变阶段，在肿瘤发生过程中这些过程是连续进行的，相互之间并无明显的界限。

1）**启动阶段** 启动阶段的定义是指在理化因素或生物因素的作用下，正常细胞内发生的、使细胞获得形成肿瘤细胞克隆潜力的、一种不可逆转的但可遗传的恶性转化过程。少数致癌因素是机体内产生的，多数来自机体外环境。在这些因素的作用下，细胞发生了从 DNA 损伤到突变形成及基因表达调控的表观遗传异常等的一系列不可逆转的改变。虽然越来越多的证据证明，*p16* 基因等肿瘤相关基因转录的表观遗传变异能够诱导细胞永生化，笔者的系统研究亦证明 *p16* DNA 甲基化能够直接导致该基因转录失活并显著增加癌前病变的癌变风险，对于表观遗传变异是否为肿瘤发生的驱动因素仍然有待证实。根据基因功能变异的种类和数量不同，细胞被启动的程度也不同。多数肿瘤是从单个发生了恶性转化的完全启动细胞增殖而来，不完全启动的细胞发展成临床期肿瘤的机会则不多。然而，在有丝分裂剂等促癌因素的作用下，某些不完全启动细胞也可能发展成恶性肿瘤。机体在正常的生理条件下所暴露的致癌物（例如外源性的宇宙射线和体内新陈代谢产生的游离基）就足以使细胞启动，从而导致自发性肿瘤的发生。尽管目前还难以准确地识别机体内单个的启动细胞，但人们已经从数种多阶段致癌的实验模型上，观察到了单个启动细胞的早期克隆增殖灶。一般认为，正常动物和人体内均存在许多不完全启动细胞，年龄越大数量越多。

2）**促进阶段** 促进阶段的定义是指在肿瘤发生过程中，启动细胞发生了选择性克隆增殖。机体内外环境中存在许多具有促进细胞克隆增殖作用的促癌物。启动细胞在克隆增殖过程中，开始发生某些细胞生物学变化，例如分化程度降低、细胞之间的间隙连接通信能力减弱等，以摆脱局部微环境的控制。某些环境因素可以使之逆转，例如维生素 A、维生素 C、维生素 E 和硒等均可逆转促进阶段的变化。它们或者使大部分低分化的启动细胞的克隆重新分化，或者使启动细胞不能增殖，甚至诱导部分已经增殖的启动细胞凋亡，从而使启动细胞克隆灶萎缩。处于促进阶段早期的癌变细胞克隆灶，在形态上与组织中的正常细胞较难鉴别，在晚期则可在癌前病变组织中观察到。

3）**演变阶段** 并非每个启动细胞在经过促进阶段的克隆增殖后，都能发展成临床肿瘤。只有那些遗传稳定性低的细胞，通过持续发生可遗传性变化，适应局部或远处微环境，才能完全获得自主增殖能力，形成临床上可检出的肿瘤原发或转移病灶。癌变细胞的这种由一种克隆变成新的克隆的过程，称为演变。在肿瘤形成和发展的过程中，这种建立在细胞基因扩增、染色体易位和表达异常等遗传学和表观遗传学变化基础上的演变过程，一直持续存在。从癌前病变演变成晚期癌是一个肿瘤细胞不断演变的过程，最终使单一启动细胞增殖而来的肿瘤组织中形成了多种亚克隆并存的局面。在基因组学变异分析上，不同亚群具有不同的突变谱和表观遗传变异谱。启动细胞恶性转化的突变存在于各个肿瘤细胞亚群中，称为躯干性突变（trunk mutations）。演变阶段形成的突变一般仅存在部分或个别肿瘤细胞亚群中，称为枝节性突变（branch mutaions）。如果枝节性突变能够使细胞获得足够的生长优势，以致淘汰其他肿瘤细胞亚群，亦可存在于各个肿瘤细胞亚群中。肿瘤细胞基因组中还存在一些不影响细胞生长的中性伴随性突变（passenger mutations）。能够启动细胞恶性转化或使肿瘤细胞获得生长优势的突变则称为驱动性突变（driver mutations）。

（五）肿瘤抑制基因 *CDKN2A* 与肿瘤发生发展的研究

9p21 位点遗传性失活者对家族性黑色素瘤和胰腺癌极易感，该位点是人类基因组中公认的、最重要的肿瘤抑制基因座，人 *CDKN2A* 和

CDKN2B 基因都位于该位点上。*CDKN2A* 基因可从两个不同的转录起始点转录出两种不同的 mRNA，分别翻译成 $P16^{INK4a}$ 和 $P14^{ARF}$ 蛋白。前者主要抑制 CDK4-CCND1 活性，后者抑制 MDM2-P21WAP/-TP53 的降解。紧邻 *CDKN2A* 基因 5′端还存在一个 *CDKN2B* 基因，编码 $P15^{INK4b}$ 蛋白，主要抑制 CDK6/CCND1 活性。三者可互为备份，协同抑制 RB 蛋白磷酸化，防止异常的细胞周期 G1→S 转换，诱导细胞老化和凋亡。*CDKN2B* 基因反义链还存在非编码的癌基因 *ANRIL*。笔者的研究团队发现 *CDKN2A* 基因反义链也存在一个非编码的 lncRNA 癌基因 *p14AS*，该 lncRNA 能够与 RNA 结合蛋白 AUF1 竞争性结合，预防 *ANRIL* lncRNA 和 $p16^{INK4a}$ mRNA 降解，全文于 2020 年发表在《分子癌症》（*Molecular Cancer*）杂志上。

9p21 位点是肿瘤基因组中拷贝缺失频率最高的位点（平均 13%，头颈部肿瘤 >30%）。笔者通过对 TCGA 基因组数据分析、手工全文献挖掘、胃癌全基因测序验证发现，*CDKN2A* 基因存在一个 5.1kb 的共同缺失区（common deletion region, CDR），同时还建立了简便、灵敏的体细胞 *CDKN2A* 基因拷贝数变异定量测定方法 P16Light（国际发明专利申请 #PCT/CN2019/087172）。深入分析发现，该共同缺失区包括了整个编码 $P16^{INK4a}$ 和 $P14^{ARF}$ 蛋白所需的 *CDKN2A* 第二外显子，超过 90% 的 *CDKN2A* 基因拷贝缺失以 $P16^{INK4a}$ 和 $P14^{ARF}$ 蛋白共同失活的方式驱动肿瘤发生；人类孟德尔遗传变异在线数据库（OMIM）所公布的 14 种 *CDKN2A* 基因位点变异（allelic variants）均位于该 CDR 内，其中 12 种（85.7%）位于 *CDKN2A* 第二外显子内（图 2-3-5）。基因敲除实验结果表明，与 $P16^{INK4a}$ 和 $P14^{ARF}$ 蛋白单独失活的细胞相比，两者共失活的细胞 RB 磷酸化水平明显升高，肿瘤细胞的增殖和运动能力亦明显升高，细胞凋亡比例则大幅度降低。笔者团队的研究结果说明，在肿瘤发生过程中，*CDKN2A* 基因主要是以一种前所未知的 $P16^{INK4a}$ 和 $P14^{ARF}$ 共失活方式来驱动人类肿瘤的发生。

$p16^{INK4a}$ 基因 TSS 附近 CpG 岛甲基化是人类肿瘤和癌前病变组织中的常见现象，平均发生频率约 30%。笔者发现 $p16^{INK4a}$ 甲基化能够直接抑制 $p16^{INK4a}$ 转录，还能在一定程度上抑制 *p14AS* 和 *ANRIL* 基因转录，但是对 $p14^{ARF}$ 和 $p15^{INK4b}$ 的转录无影响。2004 年和 2009 年，笔者通过巢式病例对照研究和单中心前瞻队列研究，先后在《临床癌症研究》（*Clinical Cancer Research*）杂志上报道，$p16^{INK4a}$ 甲基化能够显著增加胃和口腔黏膜上皮低级别异型增生癌变风险；国际同行亦发现，$p16^{INK4a}$ 甲基化会增加重度吸烟者患肺癌和 Barrett 食管患者患食管癌的风险。笔者进一步又发现在人胃黏膜组织从炎症发展为胃癌的过程中，$p16^{INK4a}$ 甲基化是一个从第一外显子编码区核小体向 5′ UTR 核小体，再向启动子区核小体不断扩展和增强稳定性的过程，并且据此建立了临床诊断用的 $p16^{INK4a}$ 甲基化特异性荧光定量测定方法，获得欧洲和美国发明专利授权（专利号：EP2664675、US9416423B2）。通过与北京大学口腔医院刘宏伟教授和首都医科大学附属口腔医院孙正教授等国内团队合作，笔者利用该方法开展了多中心双盲对照前瞻研究，最终证明 $p16^{INK4a}$ 甲

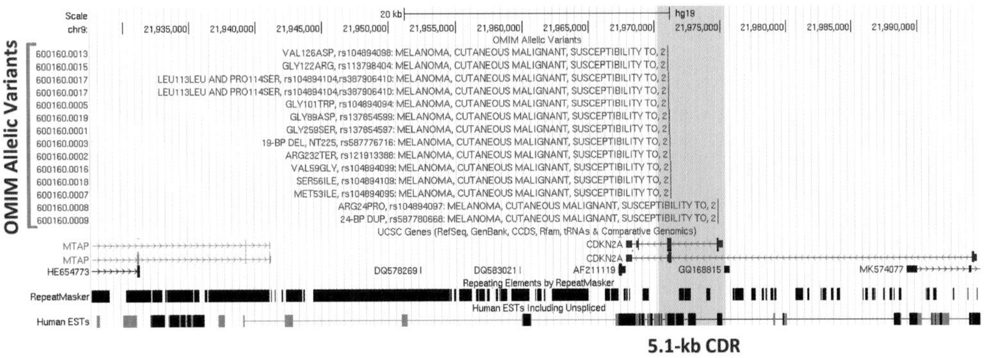

图 2-3-5　*CDKN2A* 基因共同缺失区（CDR）及其与人类孟德尔遗传变异在线数据库（OMIM）*CDKN2A* 基因位点变异（allelic variants）分布的关系

基化能够明显增加口腔黏膜上皮低级别异型增生恶性转化风险，论文于 2015 年先后发表在《E 生物医学》（*E Bio Medicine*）杂志上。此外，笔者的研究还表明，虽然甲基化的 $p16^{INK4a}$ 会氧化为羟基化的 $p16^{INK4a}$，羟基化的 $p16^{INK4a}$ 没有转录活性；与单纯甲基化的 $p16^{INK4a}$ 位点一样，羟基化的 $p16^{INK4a}$ 位点也能增加口腔黏膜上皮异型增生恶性转化风险，因此不需要仔细区分。这些发现不仅证明 $p16^{INK4a}$ 甲基化能增加上皮异型增生癌变风险，而且可作为上皮异型增生这种前病变恶性转化预测标志分子。

食管癌、头颈部肿瘤、胶质瘤、黑色素瘤、胰腺癌和间皮瘤等组织中存在较高频率 *CDKN2A* 基因遗传和表观遗传失活（30%~70%）。笔者目前正在将 $p16^{INK4a}$ 甲基化与 *CDKN2A* 基因拷贝缺失标志物组合，研究 *CDKN2A* 基因遗传和表观遗传失活在这些恶性肿瘤预警/发病学预防、早期诊断、预后判断、疗效预测方面的运用价值。

$P16^{INK4a}$ 和 $P14^{ARF}$ 蛋白分别抑制细胞 CDK4 和 MDM2 活性。CDK4 和 MDM2 分子是重要的药物靶标。CDK4 抑制剂已经用于乳腺癌的临床治疗，*CDKN2A* 基因缺乏者疗效较高，$p16^{INK4a}$ 甲基化的肿瘤细胞对 CDK4 抑制剂的杀伤作用也比较敏感。多种 MDM2 抑制剂药物开发亦已经在开展临床前研究。CDK4 抑制剂和 MDM2 抑制剂联用是否可能成为 $p16^{INK4a}$ 和 $p14^{ARF}$ 共失活类肿瘤的治疗新策略值得研究。

（邓大君）

第 4 节　肿瘤物理病因致癌机制

一、主要的物理致癌因素

人类对物理致癌物的研究已有一百多年的历史。早在 1879 年，Harting 和 Hesse 就发现电离辐射与人肺癌发生有关；20 世纪初，由于对电离辐射的危害缺乏认识和防护，许多研究人员深受其害，放射性物品的提炼和使用者频繁发生中毒、辐射烧伤和癌症。例如 X 线管生产工人好发手部皮肤癌，居里夫人和助手死于癌症，夜光表涂布工人骨肉瘤高发，放射工作者白血病发生率升高，原子弹爆炸幸存者和接受 X 线治疗患者的白血病患病风险升高等。物理因素的范围很广，包括各种波段的电磁波、粒子射线、高温和低温、机械刺激、固体和胶体物质。它们是对人体的总体致癌贡献比较小的致癌因素，约 5% 的人类肿瘤由它们引发。其致癌作用具有潜伏期长、癌发率低、病因明确、大多数容易预防的特点。

（一）辐射类

物质由基本粒子构成，电子和质子可能是带负电和正电的最小带电粒子。辐射是一种能量流，包括电离辐射和电磁辐射。电离辐射主要来源于宇宙射线和地表土壤及岩石中所含放射性元素的衰变；许多放射性医学诊断和治疗装置、核材料生产加工场所及核电厂内均可产生电离辐射。人类辐射类致癌物包括波长和粒子能量不同的各种致癌性辐射线。辐射类致癌因素分为粒子辐射（particle radiation）和电磁辐射（electromagnetic radiation）。与其他种类致癌物致癌作用的方式不同，辐射线能够直接穿透细胞，并且以随机方式将能量释放于细胞内外，细胞用来阻挡化学物质的各种屏障对它无效。体内所有的细胞，尤其是增殖活跃的各种干细胞，对辐射损伤敏感。细胞受损伤的程度由它们所受到的辐射类型和剂量决定。粒子能量 >10eV 时可引起分子电离，所以又称电离辐射（ionizing radiation）。

人群流行病学研究表明，高剂量辐射暴露可使各种肿瘤的发病风险都升高，具体的发病部位和潜伏期取决于辐射的类型和途径。原子弹爆炸幸存者的白血病患病率在爆炸几年后就上升，乳腺、肺、食管、甲状腺、结肠、膀胱、卵巢肿瘤和多发性骨髓瘤则在20~25年后开始升高。相反，暴露于核尘埃的人群仅仅由于放射性碘而导致甲状腺癌增加。在诊断和治疗中使用大剂量X线也使肿瘤的患病风险上升，如反复胸部照射后发生乳腺癌；脊椎辐射后发生白血病、肺癌、胃癌和食管癌；头皮或胸腺暴露后发生甲状腺、皮肤和颈部肿瘤。用^{60}钴X线治疗宫颈癌后，白血病、胃、直肠、膀胱、阴道、口腔及肺肿瘤的发生与照射有关。因为居室和职业性环境中的大部分辐射是长期低水平暴露，所以低水平辐射暴露的致癌作用是一个重要的公共卫生问题。大多数风险评估都是从高剂量暴露外推到低剂量暴露，从急性暴露外推到慢性暴露，这些假设对低剂量暴露的风险评估将产生深刻的影响。存在潜在的（或已知的）低剂量辐射暴露的人群包括核工厂员工、生活在放射性核材料生产或存储设施附近的居民、参与大气核武器试验的部队、生活在核试验场附近的居民、接受放射性诊断和治疗的患者和居住在存在氡污染建筑物内的居民。此外，像苏联切尔诺贝利和日本福岛这样的核意外会导致当地和附近人群的急性和慢性长期暴露，下风向和污染河/洋流下游的远处人群也会遭受核意外的伤害。

1. 粒子辐射

粒子分为带电粒子和不带电粒子，前者有质子（能量2MeV）、电子（1~1000MeV）、α粒子（5MeV）等，后者有中子（2.5~14MeV）。1895年德国物理学家伦琴因发现阴极射线——X线，获1901年诺贝尔物理学奖。1899年英国物理学家卢瑟福根据各种射线穿透物体的能力不同，将射线分为α射线、β射线和γ射线，获1903年诺贝尔化学奖。1886年德国物理学家戈尔斯坦发现带正电的阳极射线，1920年卢瑟福发现用α射线轰击同位素^{14}氮时有氢核形成，并将这种带正电的粒子命名为质子（proton）。粒子辐射对人体有致癌性的证据主要来自对日本广岛和长崎原子弹爆炸幸存者的流行病学研究。这些幸存者的各种恶性肿瘤发病率都升高，白血病发病率是正常人的20倍。现在已知各种粒子射线都具有使生物大分子发生电离的作用，对人体具有致癌性。人类对之存在天然性（例如宇宙射线）、职业性和医源性暴露。例如铀矿开采工、核武器试验人员、核电站和加速器操作人员、放射性同位素使用者和接受医用放射性核素诊断患者。能量大的射线穿透力强，多引发中胚层组织肿瘤（肉瘤、白血病）；能量小的射线（例如β射线）穿透力弱，主要诱发皮肤癌。已知粒子能量大于2eV的紫外线、X线和γ射线对人体有致癌性。人们对放射性核材料及其所产生的电离辐射的致癌性等易产生恐惧感，不仅国际上形成了《防止核不扩散条约》，各国对放射性核材料生产和使用及各种核装置使用的安全性也有严格的管理规范。

2. 电磁辐射

从发电厂产生的交流电到γ射线都是频率不同的电磁波（表2-4-1），电磁场是人类自然生存环境的组成部分。然而，自从人类发明了生产和利用电的技术以后，环境中开始充斥大量的人工电磁波，我们对其安全性目前并不完全了解。一般情况下，变化的电场和变化的磁场总是并存。但是，电场和高频磁场很容易被建筑物和人体及导电材料屏蔽，而低频磁场则不然。流行病学资料表明极低频的和极高频的电磁场可能对人体有致癌性。高频外的6~100MHz波段微波（俗称毫米波，millimeter wave）是雷达、卫星地面站、第四代（4G）移动通信用载波。现在该波段亦用作高速的第五代（5G）移动通信载波，功率是4G通信的100倍。急性5G辐射会诱导物体发热，不会损伤细胞DNA，生物学安全性尚无定论。对人群长期使用5G设备的安全性尚未经过充分评估。

阳光紫外线辐射是环境中的主要物理致癌物和人类皮肤癌的病因。1928年英国科学家芬德利报道，水银弧光灯照射会引起白化有毛小鼠的耳朵等无毛部位的皮肤癌；1930年德国学者普洽和霍尔茨报道，大鼠在石英水银灯照射27周后开始出现皮肤肿瘤。此后人们开始对不同波段的紫外线分别进行了广泛的致癌性研究，证实了紫外线辐射的致癌作用，并且说明阳光的致癌作用主要

表 2-4-1　不同频率的电磁场

波谱	频率	波长	波段描述	粒子能量及其对分子的影响	主要来源
直流电	0Hz		静态		地球磁场、直流电
交流电	30Hz	10 000km	亚极低频	<2eV，诱导电流和分子旋转	电线、电缆、电器
	50Hz	6000km	极低频		
	60Hz	5000km			
	300Hz	1000km	声音频率		电加热器
无线电波	3kHz	100km	超低频		电视机等视频设备
	30kHz	10km	低频		调幅（AM）无线电波
	300kHz	1km	中频		电加热器
	3MHz	100m	高频		电频加热密封器
	30MHz	10m	超高频		调频（FM）无线电波
微波	300MHz	1m	极高频		无线电话、电视发射塔、微波炉
	3GHz	10cm	超极高频		雷达、卫星地面站、5G 移动通信（FR1 频段）
	30GHz	1cm	高频外		定向通讯、5G 移动通信（FR2）
红外线	300GHz	1mm			
可见光	300THZ	1μm		<2eV，分子振动	天然和人工产生
紫外线	3PHz	100nm		<2eV，光活化 2~10eV，共价键断裂	阳光和人工产生
X 线	30PHz	10nm		10~10keV，电离	人工产生
γ 射线	3000PHz	0.1nm		>10 keV，电离	天然和人工产生

是其中的 B 段紫外线（UVB，280~320nm）所致，不同波长的紫外线照射之间有累积致癌作用。居住在地球不同纬度的人群发病资料已经表明了阳光紫外线暴露与人类皮肤癌的因果关系：非黑色素瘤皮肤癌（基底细胞癌和鳞癌）的发病率随着纬度的降低而升高。非黑色素瘤皮肤癌和皮肤癌前病变光化性角化病也与室外紫外线终生积累性暴露有关，在农民和海员这样的从事室外职业的人群中极明显。皮肤肿瘤的解剖部位分布，主要集中在面部、耳朵、颈部和手部，与阳光病因完全相符。肤色浅、阳光性皮炎易感和毛发色浅表型特征都增加患非黑色素瘤皮肤癌的风险。先天性和诱发性（如晒黑）皮肤色素沉着在预防紫外线辐射诱发皮肤癌上显然发挥重要作用。肤色中等到深度者（拉丁人、拉丁美洲人和黑人）皮肤癌发生率比肤色浅或无肤色者（凯尔特人和白化病患者）低得多。色素沉着在减轻紫外线的致皮肤癌上发挥重要作用，日光性皮炎易感者是基底细胞癌和鳞癌的高危个体。在过去的 40 年中，随着生活水平的提高，人们的生活方式和休闲习惯也在不断改变——暴露于大剂量阳光的人数越来越多。在美国，每年新发生的基底细胞癌和皮肤癌高达 60 万例，非黑色素瘤性皮肤癌已经成为当地最常见的肿瘤，其发生率正以每年 3%~5% 的速度攀升。

紫外线致癌性的确定则直接改变了人们的生活习惯。浅肤色的人们开始减少过度的日光浴。20 世纪 70~90 年代在欧洲和北美地区曾经流行过用人工紫外光源照射皮肤，以产生类似日光浴后的“时尚”褐色（tanning）。目前使用人工紫外光照射的人数已大为减少。在对高胆红素血症的新生儿进行光照治疗时，不再使用含紫外线的光源。具有过滤紫外线作用的防晒护肤用品（SPF>30）不断出现，大幅度减少了光致癌的伤害。值得注意的是，这些防晒品中的紫外线吸收剂在紫外线照射后自身也会产生少量游离基，穿透皮肤造成轻度的 DNA 损伤。因此，即使是使用防晒品，也应避免暴晒。大气臭氧层能有效地吸收波长在 300nm 以下的 B 段紫外线。环境氟氯化碳污染能够造成大气臭氧层的破坏，导致地面 B 段紫外线强度增加。未雨绸缪，应当对大气臭氧层变薄条件下人类患皮肤癌的危险性进行重新评价。

（二）固体和胶体

固体和胶体包括纤维颗粒（例如石棉纤维和石棉样纤维）、非纤维样颗粒、软硬固体和胶体物质。这类致癌物的化学惰性大，其致癌性与其物理形状有关，而与化学性质无关。石棉纤维曾经广泛用作建筑材料等，可引起人肺癌和胸膜间皮瘤等；玻璃棉和纳米管等人造纤维也有相同的致癌作用。人对纤维类致癌物存在职业性暴露。非纤维样致癌颗粒包括钴、镍金属粉末和晶体硅，注射到动物体内能引起注射部位肉瘤。软硬固体致癌物是指水不溶性的或微溶性的，呈碟形、块状、薄膜状和泡沫状的金属、合金、合成材料和天然物体（表 2-4-2），植入鼠类体内能诱发肉瘤。这些物体呈粉末或碎片状时对鼠类的致癌性明显减弱。外科经常将金属、合金或合成材料植入人体内，所以对软硬固体存在医源性暴露。然而，关于人体内这些移植物周围发生肉瘤的报道很少，也缺乏系统的长期随访研究。在制作这些移植物体时，一般都要求将其表面打磨得粗糙些。

1. 石 棉

早在 20 世纪 30 年代就出现了第一例石棉肺患者发生肺癌的报道。肺间皮瘤是石棉特异性癌，潜伏期长，容易发生病理学误诊。间皮瘤患者主要集中在造船、防毒面具生产或石棉生产等需大量使用或接触石棉的行业。此外，石棉暴露还会增加肺癌和喉癌的患病风险。石棉和吸烟在肺癌的发生上存在明显协同作用。近年研究发现各种纳米管材料有与石棉相似的致癌特性。

2. 硅 尘

锻造工、陶器制造工、矿工和采石工人都是高硅尘暴露者，肺癌患病风险高。使用硅肺发病登记资料的两项研究显示出硅暴露与肺癌存在相关性。瑞典登记注册的 3600 例硅肺患者肺癌死亡率增加（O/E=2.8），在加拿大安大略省注册的 1910 例硅肺矿工结果类似。美国从事陶瓷管件安装的男性陶器工肺癌的发病率亦显著增加。

3. 木 屑

家具工、细木工、粗木工、伐木工、锯木工、造纸工或纸浆工都是高木屑暴露者，鼻腺癌高发，以硬木屑暴露者的患癌风险最高。喉癌、肺癌和霍奇金病的患病风险也有增加。

二、物理因素的致癌原理

不同种类的物理致癌因素，其致癌机制各不

表 2-4-2　植入鼠类体内具有致癌性的各种不同形状和大小的软硬物体

金属：金、银、铂、钢、钽、合金、铬、钴、钼
水不溶性聚合物
合成碳水聚合物：聚乙烯、聚甲基丙烯酸甲酯（一种有机玻璃）、聚乙烯苯、聚乙烯醇、涤纶、酚醛树脂
卤化碳水聚合物：聚氯乙烯、莎纶、聚四氟乙烯、聚氯甲基丙烯酸甲酯、N 聚乙烯塑料
胺化碳水聚合物：尼龙、贝纶
半合成和天然碳水聚合物：橡胶、纤维素、亚麻布
天然有机物：丝绸、角质、象牙
合成硅聚合物：硅橡胶
各种硅氧烷混合物

相同。对危害较大的电离辐射和紫外线的致癌机制研究较多，对其他物理致癌因素的致癌机制则研究很少。

（一）射线类因素致癌

1. 电离辐射致癌

α 射线、β 射线、质子、X 线、γ 射线和中子射线都是粒子能量大于 10eV 的射线。α 粒子是带 2 个单位正电荷的氦原子核，β^- 粒子是负电子，β^+ 粒子是正电子，质子为带 1 个单位正电荷的氢原子核。这些带电粒子通过物质时，根据其带电的极性吸引或排斥核外层电子，使物质电离，在粒子所经之处留下许多离子对。X 线和 γ 射线为波长极短的不带电光子，与原子的外层电子碰撞后，发生能量传递，使电子脱离原运行轨道而电离；中子也不带电，与物质的原子核碰撞后，使原子核受到反冲而在物质中快速运动，引起物质电离。由于氢原子核质量与中子相当，对中子能量的吸收和所产生动能最大，电离作用最强。被撞击的分子本身成为分子离子或带电的分子碎片，游离出来的电子或质子则进一步与其他分子反应，生成电离对和高度活泼的游离基。这种游离基将与 DNA 等遗传物质发生共价结合，从而造成 DNA 损伤。正常细胞内存在多种修复不同类型 DNA 损伤的酶系，能够修复正常水平的损伤。细胞在受到电离辐射后即能开始切除受损碱基或核苷酸，并且以正常的互补链为模板修复。如果互补链上邻近受损部位 10~20 个碱基范围内同时存在其他的碱基损伤，将导致染色体断裂、缺失和易位等染色体畸变；在细胞遭受电离辐射后，如果 DNA 复制不能进行，则将启动凋亡机制自杀；如果细胞 DNA 还能复制，在复制过程中未修复的碱基损伤将通过错误配对固定为碱基突变，其引发细胞癌变的机制与化学致癌过程相同。大剂量的电离辐射主要引起多数细胞死亡，电离辐射引发的恶性肿瘤起源于还有 DNA 复制能力的受辐射细胞。

1）**带电粒子** 带电粒子是 α 射线、β 射线、质子射线等带电荷粒子的统称。当它们在体内组织细胞中经过时，根据其电荷的极性，吸引或排斥原子的外层电子，使物质电离，在其经过的路径上产生大量活泼的正、负离子对。X 线和 γ 射线及中子为不带电粒子。高速不带电粒子的撞击不仅能够使分子成为分子离子或带电的分子碎片（例如 DNA 双链断裂），而且撞击离位的电子或质子还能进一步与其他分子发生反应，生成离子对和高度活泼的游离基。高剂量的电离辐射可导致急性放射病；中、低剂量的电离辐射则可导致恶性肿瘤等慢性放射病的发生。

2）**α 射线致癌** α 射线为高速运动的 α 粒子。α 粒子由 2 个质子和 2 个中子构成，与带 2 个正电子的氦核（He^{2+}）相同。10%~12% 的宇宙射线为 α 射线。宇宙射线中的 α 粒子能量较高，能够穿透人体，是宇航员需防范的射线之一。在地表，α 粒子主要由粒子回旋加速器和放射性铀、钚、钋、钍、镭、锕等重原子 α 衰变产生，这些 α 粒子能量较低，穿透能力弱（<0.1mm），人体皮肤的角化层能够阻挡。如果这些放射性元素通过空气、食物、饮水、伤口、注射等途径进入体内，所产生的 α 射线能够产生较大的损伤效应，具有致癌作用。一些医学诊断用的放射性核素能够产生 α 粒子。土壤和岩石中存在各种可释放 α 粒子的放射性的重原子，不仅可在通风条件不良的矿井坑道空气中聚集，而且可通过泥土、水泥和石材释放到室内空气中，长期吸入能诱发肺癌和儿童白血病等。

3）**质子射线致癌** 质子射线为高速运动的自由氢核（H^+），由 1 个正电子和 1 个中子构成。约 90% 的宇宙射线为质子射线，是航天员太空旅行过程中需要防范的主要辐射线。地球的磁场能够屏蔽宇宙射线中绝大部分质子射线。质子在人体组织中的穿透力因其能量不同而异，只有低能质子才能与其他分子和原子上的电子结合——质子化。质子化在质子抵达辐射终点时迅速发生，可通过调节质子运动的速度准确控制其穿透人体组织的深度。目前已经开发出医用质子射线加速装置，用于恶性肿瘤的精确定位治疗。由于研究手段缺乏，关于质子的致癌性研究刚刚开始，一般认为其致癌作用比 α 射线弱，致癌机制不清。

4）**β 射线致癌** β 射线为高速运动的正电子（positron）或负电子（electron），穿透能力约为 α 射线的 100 倍，能够穿透 2cm 的组织。β

射线可由 ^{3}H、^{131}I、^{32}P 等放射性核素和核裂变产生，常用于肿瘤的核医学治疗。医源性 ^{131}I 和放射性核尘埃暴露均可导致甲状腺癌发病风险增加等。

5）X 线和 γ 射线致癌 X 线和 γ 射线均为以光速运动的高能光子，X 线的能量（$10^{1\sim5}$eV）比 γ 射线弱（$10^{6\sim11}$eV），都能穿透人体。原子的外层电子受高能光子直接撞击后会脱离原有运行轨道而电离。X 线的光子大部分会被人体组织吸收，是最常用的医用诊断射线。γ 射线则是最常用的治疗用射线。在日本原子弹爆炸幸存者和医源性暴露患者中，白血病患病风险上升 5 倍以上；儿童时期的射线暴露增加甲状腺癌发病风险；反复拍摄 X 线片还可增加乳腺癌发病风险。在放疗过程中，X 线和 γ 射线会诱发组织中大量的血管内皮细胞死亡。

6）中子射线致癌 中子射线为高速运动的高能中子，可直接撞击原子核，使原子核在物质中发生快速的反冲运动，引起物质电离。由于氢原子核的质量与中子相当，对中子能量的吸收和所产生的动能最大，可继发产生质子射线和高能的离子流，对富含碳水化合物的生物有极大的杀伤力。地表上的中子射线主要在原子弹或中子弹爆炸、运行的核反应堆和医用加速器中产生。动物实验表明，中子射线的致癌性约为 γ 射线的 10 倍；职业性飞行员和乘务员的乳腺癌和黑色素瘤患病风险较高，可能与暴露于宇宙射线中的中子射线有关；接受快中子治疗的肿瘤患者肉瘤发病率增加。

2. 紫外线致癌

紫外线属于太阳辐射出的天然性电磁波，也可人工产生。能诱发人面部、手背和脚等阳光照射部位皮肤癌，但是皮肤黑色素瘤的发生与其关系不大。紫外线光子的能量在 2~10eV，可使分子内的共价键断裂，继而诱发与邻近分子间的结合反应，形成异常聚合物。一般将紫外线分为 A（320~400nm）、B（290~320nm）、C（100~290nm）三个波段（UVA、UVB、UVC）。低压水银灯能辐射出 UVC。尽管太阳辐射中含有大量的 A、B、C 段紫外线，C 段紫外线易被大气层中的臭氧吸收，所以地球表面的阳光基本不含 UVC。月光是月球表面反射过来的阳光，也含有少量的紫外线。在外层空间、臭氧层稀薄的南北极、空气稀薄的高海拔地带，紫外线辐射较强。水面、冰雪、沙粒、玻璃等表面的反射作用会大幅度增加紫外线的漫射暴露，使用常规遮阳工具也难以减免。

由于 DNA 的最大吸收峰的波长为 260nm，蛋白质和 RNA 为 280nm，所以 UVA 主要通过其他分子产生活性氧等游离基间接损伤 DNA 中的单个碱基。而 UVB 和 UVC 则直接被 DNA 分子吸收，使分子中的某些共价键断裂，导致分子内和分子间发生交联，例如相邻的嘧啶碱基交联形成的嘧啶二聚体、DNA 链内或链间交联、DNA 与蛋白质之间的交联。胸腺嘧啶之间、胞嘧啶之间、胸腺嘧啶与胞嘧啶之间均可发生交联光聚合反应。嘧啶二聚体包括环丁烷嘧啶二聚体和嘧啶－嘧啶酮二聚体，后者可转变成杜瓦嘧啶酮（图 2-4-1）。

紫外线诱导的单个碱基损伤可通过碱基切除途径修复。嘧啶二聚体在低等生物细胞内通过光复活酶直接解聚修复，在人体细胞内主要通过切除修复途径修复。在这种切除修复过程中，损伤特异性的磷酸二酯酶首先将二聚体内的磷酸核糖骨架打开，再由损伤特异性的核酸内切酶在二聚体的 5′侧将受损链切开，外切酶再将与二聚体相邻的正常碱基切除，5′端切除 24 个核苷酸，3′端切除 5 个。尽管修复机制相同，二聚体的切除修复速度比环丁烷二聚体快得多，在人和鼠类细胞内，前者在 2~6h 内能修复 50%，而后者则需要 12~24h。

在大肠杆菌中，这两种二聚体的细胞毒性相似，但是嘧啶－嘧啶酮二聚体诱导碱基突变的作用比环丁烷二聚体强得多。在人体细胞中由胞嘧啶参与形成的环丁烷嘧啶二聚体（C=C、C=T、T=C）是基因突变的主要来源，二聚体诱发的基因突变仅占 1%。将 pZ189 质粒转染到正常人和着色性干皮病患者体细胞后进行 UVC 照射，在所诱发的碱基点突变中 75% 以上都属于 C>T 或 G>A 碱基置换，碱基颠换较少，提示前述胞嘧啶脱氨基过程也参与了 UVC 诱导碱基突变形成。UVB 诱发 DNA 损伤的方式与 UVC 有所不同，除引起 C>T 或 G>A 碱基置换外，还有较强的诱发碱基缺失和插入作用，说明其诱发染色体重组易位的能力很强。

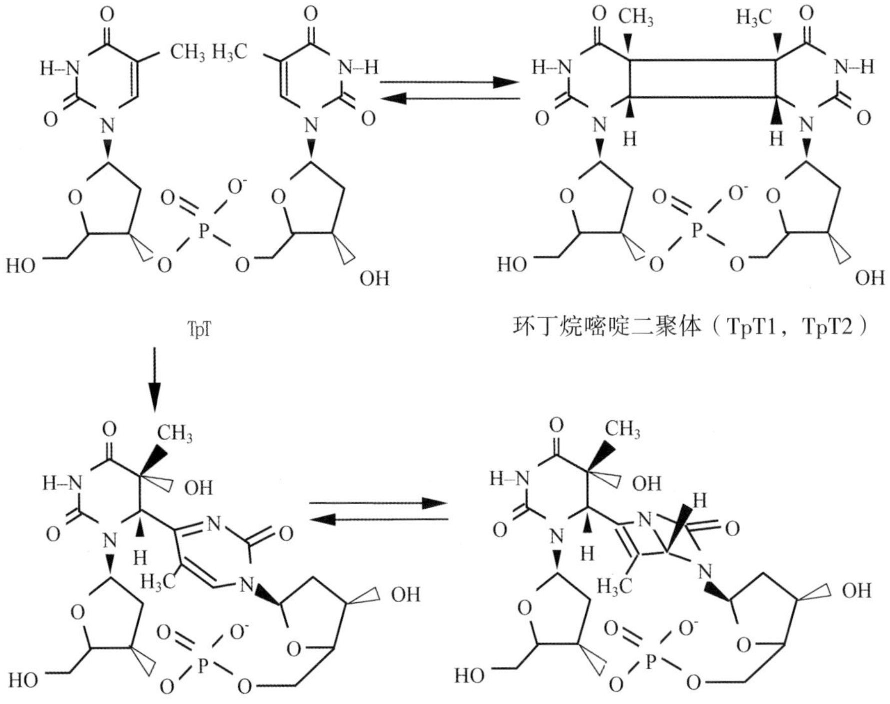

图 2-4-1 二嘧啶 DNA 序列的光聚合物

各种类型的着色性干皮病（A、B、C、D、E、F、G）、科卡因综合征、基底细胞神经综合征、毛发硫营养不良症等患者均因为存在嘧啶二聚体修复功能缺陷，极容易发生其他 DNA 修复基因和肿瘤相关基因的突变。对 830 例着色性干皮病患者个例报道资料进行综合分析，发现 45% 的患者发生了皮肤癌，肿瘤发生的中位年龄为 8 岁，97% 的肿瘤集中在脸、头、颈等裸露部位。皮肤黑色素缺乏的遗传性白化病患者和黑色素少的高加索人（白种人）是阳光致癌的易感人群，黄种人居中，黑种人抵抗力最强。

3. 极低频电磁场和极高频电磁场

极低频电磁场主要是指频率为 50Hz 或 60Hz 的交流电，这类电磁场对人体的致癌性尚不确定。1979 年 Wertheimer 和 Leeper 首先发表了极低频电磁场与儿童肿瘤高发的病例对照研究报告，此后相继又有这方面的流行病学研究报道出现，提示过量极低频电磁场暴露会增加白血病、淋巴瘤、神经系统肿瘤和乳腺癌的发病风险。在实验动物研究上也获得了一些极低频电磁场具有致癌和促癌作用的证据。虽然目前没有发现这类电磁场具有损伤 DNA 作用的证据，但已经发现极低频电磁场暴露可改变细胞 mRNA 的转录和蛋白质的合成，使松果体分泌褪黑素减少，继而影响其他内分泌腺的功能，例如腺垂体分泌催乳素增加和性腺分泌雌激素或睾酮增加。因此，长期极低频电磁场暴露仍然可能影响乳腺、甲状腺、前列腺等激素依赖性器官肿瘤的发生。高频外的微波是 4G、5G 无线 / 移动通信和电视广播使用的频率，目前仅有长期使用 4G 移动电话者脑肿瘤和甲状腺肿瘤发病率升高的零星报道，对人类是否有致癌性尚无定论。微波能诱发 SD 大鼠肾上腺髓质嗜铬细胞瘤。长期反昼夜节律的光照也会干扰人体的内分泌状态和生物节律，对人类有致癌作用。

（二）固体和胶体类因素致癌

关于这类物理致癌因素的致癌机制至今尚未定论。一般认为这类因素有高度的化学惰性，其致癌性与其化学成分无关而与物理形状有关。例如长度 >8μm、直径 <1.5μm 的纤维致癌性最强，片状异物在打孔或粉碎后致癌性似乎会减弱。因此，专家提出了所谓的物体表面因子（surface factor）对所接触的细胞存在非特异性刺激作用的假说。研究证据表明，在合成塑料等所谓的惰性物体与细胞之间已经观察到有化学反应发生，而打孔降低其致癌性的现象难以重复，粉碎后的物

体在体内仍然被纤维包裹成一团，与机体细胞接触的面积反而减小，故不能排除化学反应机制的参与。石棉纤维具有致突变性和将质粒DNA导入细胞的作用。目前各种纤维性和非纤维性的工业制品大量涌入人类居室内外和工作场所，各种人造关节、血管、牙科材料和其他用途的物体被越来越多地植入人体。纳米材料和纳米药物也存在类似问题。这类物体的致癌机制是一个很重要的公共卫生、经济和社会问题，为了避免致癌性石棉曾一度被广泛使用这样的悲剧重演，必须加强这方面的研究。

（邓大君）

第5节　肿瘤生物病因致癌机制

广义的生物病因包括生物体及其组分和代谢产物，由于生物毒素的分子量相对生物体本身而言小很多，而且其化学结构明确，致癌机制与化学致癌物相同，故将之划分为天然性化学致癌物。这里所指的生物病因是生物体本身及其主要成分。大约5%人体肿瘤的发生与生物因素有关。

一、寄生虫、真菌和细菌感染致癌

寄生虫病的流行需要中间宿主，其分布具有明显的区域性。早在1900年就有研究观察到埃及人膀胱癌的流行与血吸虫病的流行并存。现已有充分证据证明埃及血吸虫感染具有致癌性，是当地人患膀胱癌的病因之一。华支睾吸虫和麝后睾吸虫（泰国肝吸虫）感染可引发人肝原发性胆管细胞癌。日本血吸虫感染对人体可能有致癌性。在非洲大陆，疟疾的流行疫区伴随伯基特淋巴瘤的高发，现在认为很可能是疟原虫感染伴有EBV病毒感染所致。

真菌一方面可以产生小分子的真菌毒素，另一方面可以通过感染影响组织器官的局部微环境。环境中产生的真菌毒素可通过膳食途径摄入体内，某些对人类具有致癌性（如黄曲霉毒素B1）。尚不明确人体感染的真菌是否也能够在体内产生致癌性毒素；目前尚无人体局部真菌感染导致肿瘤发生的证据。

细菌感染本身是否具有致癌作用至今尚无定论。它们有可能通过引发炎症增加炎症介质等内源性致癌物的形成，并且诱导修复性细胞再生促进肿瘤发生。它们还可影响化学致癌物的代谢而成为辅助致癌物。大量的人群流行病学研究资料显示，幽门螺杆菌（Hp）感染对人体可能有致癌性，认为是人胃黏膜相关性淋巴样组织（MALT）淋巴瘤的病因。清除幽门螺杆菌感染可使胃MALT淋巴瘤消退。推测胃MALT淋巴瘤并非为具有完全自主增殖能力的肿瘤组织，而是一种幽门螺杆菌依赖的反应性淋巴组织增生。所以IARC关于幽门螺杆菌感染对人体具有致癌性的结论尚存争议。胃腺癌往往从慢性胃炎及后继发生的胃黏膜上皮肠化生和异型增生基础上发展而来，而幽门螺杆菌感染是慢性胃炎的主要病因，所以清除人群幽门螺杆菌感染有降低胃癌发病风险的作用。中国医科大学林慧芝教授和北京大学肿瘤医院游伟程教授团队在确定幽门螺杆菌感染能够增加胃癌患病风险方面做出了贡献。游伟程教授率领的国际合作团队，通过在山东胃癌高发区居民中开展长期的随机双盲随访队列研究，证明清除幽门螺杆菌感染能够有效降低人群胃腺癌和癌前病变的发生率。中国疾病预防控制中心的张建中研究员团队建立了规模达1万余株的中国幽门螺杆菌库。

在慢性炎症过程中，单核细胞、粒细胞和巨噬细胞的吞噬、吞饮伴随着内源性NO、H_2O_2等自由基的释放，可诱发DNA损伤和细胞恶性转化，具有微弱的遗传毒性，可能在肿瘤发生的启动阶段和演变阶段发挥作用。炎症过程中的细胞变性坏死将诱发细胞再生，有类似有丝分裂剂刺激细胞增殖的作用。感染还能改变机体局部微环境，影响化学致癌物的内源性合成、活化、灭活和排泄，起到辅助致癌的作用。例如在幽门螺杆菌感染者的胃黏膜内，不仅活性氧和氮氧分子生成增加，而且该菌产生的空泡毒素能使胃黏膜上皮变性死亡，从而使胃腺峡部干细胞的分裂速度加快。由于这种新增殖的细胞主要是分泌黏液的上皮细胞，而胃腺体中的壁细胞和主细胞则大量甚至完全消失（慢性萎缩性胃炎），以致胃腺泌酸减少，胃液 pH 上升。这不仅使胃内细菌等微生物易于繁殖，进入胃内硝酸根还原为 N- 亚硝基化合物的前体物亚硝酸根，而且还促进胃内化学合成 N- 亚硝基化合物。胃液 pH 升高还促使胃内的亚硝酰胺朝终致癌物方向降解。另外，胃炎发生时胃液中抗坏血酸量减少，降低了人体清除胃液中亚硝酸根、抑制 N- 亚硝基化合物合成和阻断其致癌的防御能力。

二、病毒感染致癌机制

病毒属于细胞的“寄生虫”，它的各种能量、合成核酸的底物和合成蛋白质的核糖体及有关因子均来自宿主细胞。许多类型病毒在细胞内复制时，抑制细胞 DNA、RNA 或蛋白质合成，引起细胞死亡。存在病毒复制的细胞也是宿主非特异性免疫反应的攻击对象。在病毒感染初期，受感染的细胞将表达病毒编码的蛋白质，宿主在对这种蛋白发生免疫反应时将攻击感染细胞。这种免疫反应包括细胞毒性 T 淋巴细胞、抗体和补体。因此，与潜伏在细胞内不复制的病毒相比，通过溶解宿主细胞才能感染其他细胞的病毒的直接致癌性很弱。不进行病毒复制的病毒感染称为隐性感染。那些仅能在细胞内复制而不能潜伏的病毒理论上也可能诱发恶性肿瘤。这种现象可发生在感染细胞能产生细胞分裂素时。细胞分裂素具有刺激感染细胞及其邻近细胞增殖的作用。急性和慢性活动性病毒感染与细胞增殖有关，细胞增殖又依赖于病毒感染。由感染细胞所释放出的物质也可能对邻近细胞具有致突变作用。只有这种突变数超过阈值（可发生在距离病毒初次感染很长时间后），或者突变影响到了起重要作用的癌基因时，才能引发恶性肿瘤。对维持细胞的癌变状态来说，致癌性突变一旦发生，则不再依赖于病毒复制。根据病毒所含核酸的性质，一般将肿瘤病毒（oncoviruses）分为 RNA 肿瘤病毒和 DNA 肿瘤病毒，迄今已发现 150 余种对动物有致癌性的肿瘤病毒。已经确定下列病毒感染对人类有致癌性（表 2-5-1）。

RNA 病毒占肿瘤病毒的 2/3，因为含逆转录

表 2-5-1　已经确定对人类有致癌性（Ⅰ类）和可能有致癌性（Ⅱ类）的病毒感染

种类	IARC 分类	类型	有关的人体肿瘤
RNA 肝炎病毒	Ⅰ类	HCV	肝癌
RNA 逆转录病毒	Ⅰ类	HTLV-1 HIV-1	成人 T 细胞白血病、卡波西肉瘤
DNA 肝炎病毒	Ⅰ类	HBV	肝癌
DNA 单纯疱疹病毒（HSV）	Ⅰ类	EBV	伯基特淋巴瘤、免疫母细胞淋巴瘤、鼻咽癌
DNA 乳头状瘤病毒（HPV）	Ⅰ类	16、18、31、33、39、45、52、56、58、59	宫颈肿瘤、皮肤癌、喉癌、口腔癌
	ⅡA 类	68	
	ⅡB 类	5、8、26、30、34、53、66、67、69、70、73、82、85、97	
DNA 多瘤病毒	ⅡA 类	MCV	
	ⅡB	BKV、JCV	

酶常称为逆转录病毒（retrovirus）。实际上RNA肿瘤病毒只是逆转录病毒的一种，后者还包括慢病毒（lentiviruses）和泡沫病毒（spumaviruses）。尽管目前在DNA病毒（如人乙型肝炎病毒，HBV）和真核细胞内也发现逆转录酶，由于这种酶是在RNA病毒中首先发现的，逆转录病毒一词仍然仅指RNA逆转录病毒。这类病毒的直径约为100nm，主要结构是核衣壳（nuclear capsid）和围裹在核衣壳外的鞘膜（envelope）。核衣壳含有两条分子量在（10~12）$\times 10^6$的单链RNA和*gag*基因编码的蛋白：核心蛋白、蛋白酶、逆转录酶、RNA酶、整合酶等。鞘膜由源自宿主细胞的脂质双层和两种病毒鞘膜蛋白组成。RNA病毒在其天然宿主细胞中复制后以出芽生长的方式增殖，所以不会杀死宿主细胞，对其天然宿主细胞有致瘤性。其逆转录复制产物——DNA原病毒（provirus）可整合到宿主细胞基因组长期驻留和遗传给后代，在脊椎动物基因组中广泛存在。2%~5%的人类细胞基因组是由这种原病毒DNA构成。已知感染人1型T淋巴细胞病毒（HTLV-1）能诱发人T淋巴细胞白血病；感染AIDS病毒（HIV）者由于免疫力低下，容易继发EB病毒（EBV）感染，发生卡波西（Kaposi）肉瘤。

DNA病毒占肿瘤病毒的1/3。病毒颗粒的大小差异很大（42~400nm），为双链DNA病毒，急性感染期能在天然宿主细胞中复制增殖、通过引发宿主细胞溶解死亡而释出胞外，再感染别的细胞；潜伏期和慢性感染期复制很少，对宿主细胞有致瘤性。可将DNA病毒进一步分为痘类病毒（poxviruses）、疱疹类病毒（herpesviruses）、DNA肝炎类病毒（hepadnaviruses）、腺病毒（adenoviruses）、乳头状瘤病毒（papovaviruses）和乳多空病毒（polyomaviruses）。前三类含外层脂质鞘膜，后三类不含。已知人感染HBV可引发人类肝癌；感染人乳头状瘤病毒16或18型（HPV16/18）等高危亚型和传染性软疣病毒能诱发人宫颈癌和良性肿瘤（疣和传染性软疣）。感染EBV对人体也有致癌性。

RNA病毒和DNA病毒的致癌机制不完全相同。它们都可以将其自身的病毒基因序列直接或间接整合到宿主细胞基因组中，通过改变宿主细胞基因的转录水平、基因组结构完整性等，影响细胞的增殖、分化和凋亡，使之获得恶性转化表型。RNA病毒可长期驻留于宿主及其后代细胞的基因组中，并且将宿主细胞的癌基因（c-oncogene）插入到其自身核苷酸序列里，变异后成为病毒癌基因（v-oncogene），将之导入其他感染细胞，引发宿主细胞恶性转化。DNA病毒基因编码的蛋白则常常直接与宿主细胞的蛋白结合，影响后者的功能。

（一）RNA肿瘤病毒致癌

1911年Peyton Rous发现一种能诱发鸡产生肉瘤的非细胞成分，这实际上是第一个被认识的逆转录病毒——Rous肉瘤病毒（RSV）。当时认为这是仅仅能诱发鸟纲（avian）动物肿瘤的特殊病毒，并没有受到重视。40年后，人们发现它还能诱发包括哺乳类在内的其他动物肿瘤，对其兴趣陡增，并发现了许多其他种类的肿瘤病毒。人们对逆转录病毒的认识则是自1970年Baltimore等从RNA肿瘤病毒中发现了逆转录酶后才形成的。此后在DNA病毒（例如人乙型肝炎病毒，HBV）和真核细胞内也分离到了逆转录酶。1976年Stehelin及其同事首次发现RNA肿瘤病毒含有与宿主细胞原癌基因同源的转化基因，成为RNA病毒致癌分子机制研究上的又一个里程碑，导致发现了许多原癌基因，并且使人们对细胞基因调控正常细胞和肿瘤细胞的生长机制有了全新的认识。20世纪80年代初HTLV-1与成人T-淋巴细胞白血病、HIV与艾滋病病因学关系的建立，使逆转录病毒致病机制的研究备受关注，并且取得了长足进展。具有复制能力的逆转录病毒的基因组至少含有3个结构基因（*gag*、*pol*、*env*）以及称为长末端重复序列（long terminal repeats, LTR）的5′和3′两个调节序列（图2-5-1）。复制能力有缺陷的逆转录病毒则可能存在有较大的结构基因缺失，而这种缺失部位往往被癌基因所取代。

在感染过程中，病毒颗粒首先非特异性地吸附到宿主细胞膜上，在其鞘膜外侧的糖蛋白与宿主细胞表面特异性的膜相关蛋白受体结合后，鞘膜与细胞膜融合，向细胞内释放出病毒核心颗

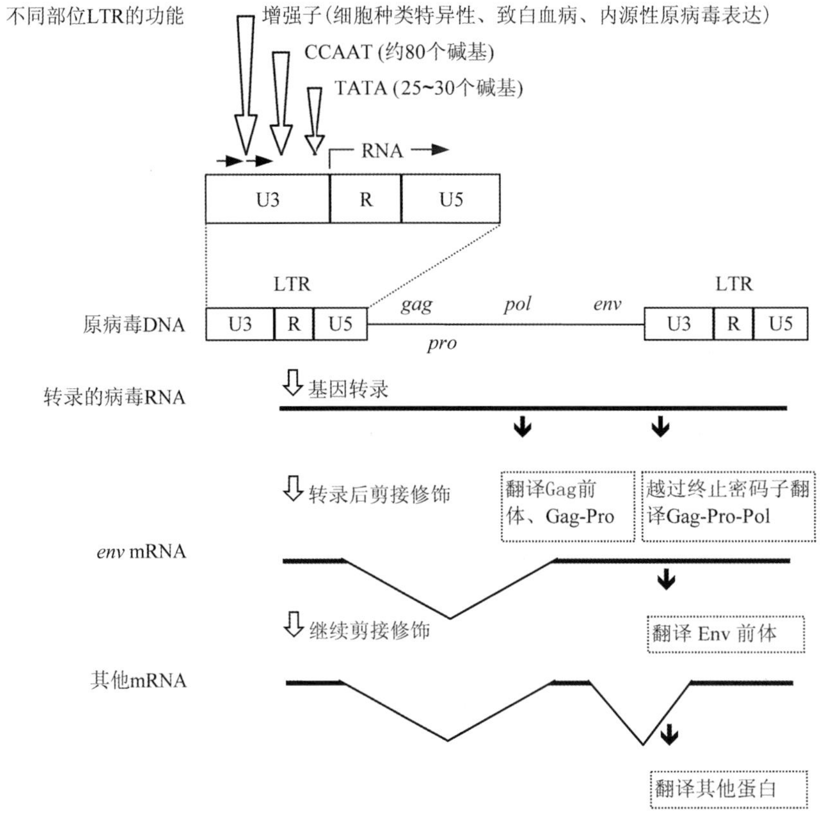

图 2-5-1 逆转录病毒的基因组及其表达和调控

LTR：长末端重复序列；*gag*：核心蛋白基因；*pol*：聚合酶基因；*env*：鞘膜蛋白基因；pro：蛋白酶基因

粒。这种内化的核心颗粒进一步解聚，释放出病毒 RNA 基因组，后者在逆转录酶的作用下合成原病毒 DNA。原病毒 DNA 转运至核内后，在整合酶的作用下，首先将原病毒 DNA 链 -CATT 末端上的两个胸腺嘧啶碱基切除，在互补链上形成 -GTAA 黏性末端，然后插入到细胞染色体 DNA 的酶切缺口上，经过再连接完成整合过程。

整合过程完成后，原病毒 DNA 即可开始转录。大部分逆转录病毒能转录两种 mRNA，一种是完整的全长 mRNA，一种是剪接过的 *env* mRNA。前者既能作为病毒基因组组装成新的病毒颗粒，也可以作为翻译 *gag* 和 *gag/pol* 基因的模板；后者的剪接过程依赖于宿主因子。某些逆转录病毒还编码调节病毒 mRNA 从胞核向胞浆转运的蛋白。*gag* 和 *gag/pol* mRNA 将通过游离的核糖体翻译成 Gag 和 Gag/Pol 前体蛋白，再定位于细胞膜内侧，经过翻译后修饰即可特异性地与病毒 RNA 结合。*env* mRNA 将通过内质网翻译形成的 *env* 在高尔基体内糖苷化后最终定位于细胞膜上。病毒颗粒以出芽的方式释出胞外后，Gag/Pol 前体蛋白很快得到进一步加工，形成相应的蛋白 Gag、Pro、Pol。至此，病毒又可以开始新的一轮复制。

整合到宿主细胞染色体的原病毒 DNA 是极其稳定的。由于逆转录病毒感染不杀死宿主细胞，它们不仅能在特定的细胞系中垂直传播，一旦感染生殖细胞，还将成为生物体永久性的遗传成分。所以，几乎所有的高等生物都存在逆转录病毒感染。在人体遗传物质中，2%~5% 是原病毒 DNA。尽管 DNA 病毒也能整合到宿主染色体 DNA 中，由于会引起宿主细胞死亡而限制了它们在宿主细胞内的长期存在。此外，逆转录病毒一旦整合到宿主染色体内，其转录和复制活动则完全依赖于宿主细胞，当细胞静止时，病毒也静止，反之亦然。但在漫长的进化过程中，逆转录病毒通过将特异的细胞增强子插入到自身的 LTR 内，从而获得了某些控制病毒基因活动的能力，这种病毒介导的表达调控在慢病毒和 HTLV/BLV 类逆转录病毒的表达中发挥作用。最后一点是原病毒的整合过程并非完美无缺，有时只有部分病毒基因被整合到宿主染色体中。如果整合的序列中包含有 LTR 和组装病毒颗粒的必要基因，病毒和细胞基因就可能一并转录，并且组装到新的病毒颗粒中，这正是下面将提及的逆转录病毒转导细胞癌基因的机制。

目前认为逆转录病毒主要是通过转导癌基因（oncogene transduction）、插入活化（insertional activation）癌基因、刺激细胞生长（growth stimulation）、转录激活（transactivation）癌基因等机制使宿主细胞癌变。RNA 肝炎病毒感染引起的组织炎症和细胞再生也可能是其致癌途径之一，与 DNA 肝炎病毒的致癌原理类似，所以将与后者一起在 DNA 病毒致癌部分叙述。

1. 转导癌基因

RSV 是第一个被发现的含癌基因（v-*src*）的病毒，至今已经鉴定出 60 余种病毒癌基因。在细胞内均能找到与这些病毒癌基因高度同源的对应原癌基因。尽管原癌基因的功能各异，但它们的共同特征是能在细胞的生长和分化中发挥重要作用。比较研究发现，病毒癌基因发源自细胞的原癌基因，是原癌基因序列的一部分，但是不含内含子、重复序列和癌基因表达调控序列。此外病毒癌基因往往还发生了进一步的变异，其核苷酸序列与原癌基因并不完全相同。插入病毒中的癌基因片段常常与病毒的结构基因融合，表达出具有转化功能的融合蛋白，例如 Gag-Abl、Gag-CSFR-1。具有转导癌基因作用的逆转录病毒具有下列的共同特点：①部分或全部结构基因已被癌基因取代，以致病毒自身存在复制缺陷；②转化能力强，能使感染细胞急性转化，并且形成多克隆肿瘤；③细胞转化表型的维持依赖于病毒能在细胞内持续复制、存在，不然肿瘤会自发消退。

RSV 所含的 v-*src* 基因连接在完整 *gag-pro-pol* 基因的 3′末端，所以仍然有复制能力，宿主细胞感染 RSV 后发生急性的恶性转化。小于 1 周龄的雏鸡在感染后 2~3d 内就有纤维肉瘤和组织细胞肉瘤形成，这些肿瘤生长迅速，呈多器官分布。成年鸡感染后也能形成类似的肿瘤，但肿瘤能自发消退。RSV 偶尔也诱发幼年哺乳动物肉瘤，肿瘤仅见于接种局部，并且在动物成长过程中肿瘤会消退，这是由于大部分 RSV 在哺乳动物体内不能复制的缘故。另外一个更典型的基因转导病毒是 Abelson MuLV，能诱发幼年小鼠 B 细胞淋巴瘤。其 *gag* 基因的 5′端被 v-*abl* 癌基因取代，两者相互融合成 *gag-abl*，所以存在复制缺陷。这种具有复制缺陷的病毒必须在具有复制能力的辅助病毒（helper virus）的帮助下才能进行复制，从而使宿主细胞的转化表型得以维持，并且进一步感染别的细胞。如果宿主细胞里没有辅助病毒的存在，受复制缺陷病毒感染的细胞将不能产生新的病毒，称为非产毒细胞。当这种细胞受辅助病毒感染后，整合到其染色体内的复制缺陷型病毒可利用辅助病毒编码的蛋白完成复制和组装，通过形成杂合型病毒颗粒和基因重组等途径，重新获得感染其他宿主细胞的能力，在转导癌基因类病毒的水平传播过程中发挥作用。

尽管宿主细胞可被带有病毒癌基因的 RNA 病毒恶性转化，但可能因为癌基因转导发生的频率极低的缘故，尚未在实验室条件下观察到逆转录病毒转导原癌基因的过程。关于细胞癌基因插入逆转录病毒基因组的过程，目前主要存在两种假说。一种是癌基因捕获理论，认为具有复制能力的完整 RNA 病毒整合到宿主细胞的某个原癌基因 DNA 5′端后，原病毒的 3′端 DNA 序列和原癌基因的 5′端 DNA 序列发生了缺失，导致在病毒残留基因（常为 *gag* 基因）的阅读框内含有部分原癌基因的序列，发生 *gag*/*c-onc* 共转录，这种突变型 RNA 在经过切除原癌基因内含子等转录修饰后被组装到病毒核衣壳内。因为每个 RNA 肿瘤病毒核衣壳内都含有两条单链 RNA，所以核衣壳内的另外一条 RNA 一般是野生型病毒 RNA。这种杂合型病毒一旦感染其他宿主细胞，将在逆转录酶的帮助下发生 3′端的重组，在突变型 RNA 中的原癌基因 3′端接上 3′ LTR，使这种存在缺陷的带癌基因的病毒能够整合到宿主染色体 DNA 中。另一种理论认为具有复制能力的原病毒 DNA 恰好整合到原癌基因的上游区，病毒的转录在偶然的情况下没有被 3′ LTR 上的终止信号终止，RNA 聚合酶在原癌基因的下游继续转录，形成完整的病毒 RNA 和原癌基因融合产物，它在剪接或同源序列重组等加工过程中发生了病毒 RNA 3′端和原癌基因 RNA 5′端缺失，从而形成了带癌基因的突变型病毒 RNA。由于某些病毒结构基因与细胞原癌基因之间存在广泛的同源性，使这种剪接或重组过程很容易发生。例如鸟类急性转化逆转录病毒 MCII 的 *pol* 基因与 c-*myc* 基因之间存在相同的序列，在该病毒中可见到 *pol*/*v-myc* 融合。

2. 插入活化癌基因

具有插入活化作用的逆转录病毒的特点是：①病毒包含有完整的病毒结构基因，所以具有复制能力；②转化能力比具有转导癌基因作用的病毒弱，表现在诱发肿瘤需要较长的潜伏期，肿瘤为单克隆，不能使离体培养的细胞转化；③细胞恶性表型的维持不依赖于病毒的表达。在这种病毒诱发的肿瘤内，一般能在受累的原癌基因序列内发现原病毒 DNA。这种原病毒可能正是这样使其 LTR 起到原癌基因表达增强子的作用。例如鸟类白细胞增生病毒（ALV）中的淋巴样白细胞增生病毒（LLV），它能在鸟类中垂直传播和水平传播，鸟在受其感染 1~2 个月后，体内的 B 淋巴母细胞开始在法氏囊内聚集，部分滤泡增生成肿瘤结节，6~8 个月内发展成广泛转移的淋巴瘤。尽管 LLV 原病毒是随机整合到染色体 DNA 中，但在所诱发的肿瘤中，所有肿瘤细胞内至少可以见到一个 LLV 原病毒插入了 c-*myc* 基因内，并且该基因的表达水平明显升高。一旦原病毒整合到原癌基因内，该基因的表达可能将由病毒 3′ LTR 中的 U3 启动。所以大多数能起到癌基因表达增强子作用的原病毒的 3′ LTR 都是定位在癌基因的上游，癌基因的表达和肿瘤表型的维持与病毒的结构基因是否转录无关。另外一个例子是 MMTV，小鼠在感染 MMTV 9 个月内，90% 会发生乳腺癌。尽管其原病毒 DNA 能随机地整合到各种组织类型的细胞中，在乳腺癌细胞 15 号染色体的 *int*-1 原癌基因上总是有一个 MMTV 原病毒 DNA 插入。在正常的乳腺细胞中该基因并不表达，但是在 MMTV 诱发的乳腺癌细胞中表达。MMTV/*int*-1（或 *v-Ha-ras*、c-*myc*、c-*neu*、*tgf*-α）转基因小鼠均能发生乳腺癌，说明是病毒 LTR 在乳腺癌的发生中起关键作用。

3. 刺激细胞增殖和两阶段致癌

缺陷型脾脏克隆形成病毒（SFFV）及其辅助病毒 Friend MuLV 是这一致癌机制的范例。小鼠在感染这两种病毒后将发生多克隆性红细胞增多症，这种红细胞并非永生化，对裸鼠不致瘤，其增生依赖于病毒的连续复制。经过漫长的潜伏期后少数持续增殖的成红细胞将获得致瘤性，最后发展为红白血病。

近年的研究表明缺陷型 SFFV 能编码一种称为 Gp55 的突变型鞘膜蛋白，这种蛋白能与红细胞样干细胞膜表面的红细胞生成素受体结合，从而导致红细胞增生。尽管逆转录病毒可以转导编码细胞生长因子的原癌基因，但 Gp55 是目前唯一已知具有细胞蛋白质功能的病毒蛋白。在成红细胞持续增殖过程中，原病毒 DNA 将以随机方式继续插入细胞染色体。这种插入一旦导致 *TP53* 基因缺失或突变，受累细胞将发生恶性转化，所以在大部分 Friend 红白血病细胞系上都能观察到 *TP53* 基因的完全缺失或突变。

4. 转录激活癌基因

HTLV-1 和 HTLV-2 及 BLV 能转化细胞。像插入活化类逆转录病毒一样，HTLV-1 具有复制能力、不含癌基因、经过较长的潜伏期后能诱发单克隆性成人 T- 细胞白血病。它还能使离体培养的淋巴细胞永生化，在转化细胞中无特异性整合部位，这点又与基因转导类病毒相似。这些病毒的转化能力依赖于其结构基因 3′端一个称为 X 区的序列（1~2kb），因为在许多 HTLV-1 转化的细胞系中都能观察到仅仅编码 X 区产物（X 蛋白）的原病毒 DNA 片段存在。该序列至少编码 Tax（P41）、Rex（P27）、P21 三种蛋白，Rex 是病毒 RNA 转录后修饰调节因子，P21 功能不清。目前对 Tax 的了解比较多，它能转录激活病毒 LTR，使原病毒的转录水平提高 100~200 倍。Tax 在病毒致癌机制上的重要性在于它能转录激活细胞内某些基因内源性的增强子和促进子，这些基因包括白细胞介素 -2 受体基因、粒细胞 - 巨噬细胞克隆刺激因子基因、c-*fos* 基因、*vimentin* 等，Tax 可能正是通过改变这些基因的转录水平发挥转化作用。

（二）DNA 肿瘤病毒致癌

这类肿瘤病毒能直接整合到宿主细胞染色体

DNA 中，但是这种整合发生概率很低，并且不是 DNA 病毒正常生命周期的组成部分。由于 DNA 病毒缺乏从整合的病毒 DNA 中重新构建病毒基因组的功能，所以整合几乎对所有 DNA 病毒都是致死性的。然而，偶然的整合仍会发生，导致细胞或病毒基因失控或破坏。在宫颈上皮发生 HPV 高危亚型感染时，病毒 DNA 整合会导致 E6 和 E7 病毒基因表达失控，导致宫颈癌的发生。以整合到染色体 DNA 为病毒感染常规特征的唯一一种 DNA 病毒是腺相关病毒（adeno-associated virus, AAV），这种病毒以多拷贝连续整合于 19 号染色体 q13-3-qter 上，并且能够从该位点剪切释放出完整的感染性病毒基因组。DNA 病毒 AAV 可将靶基因转导到细胞 DNA 安全位点上的这种独一无二的特性，使其一度成为基因治疗载体。

多数 DNA 病毒以游离体的形式存在于细胞质内，游离体通过细胞 DNA 聚合酶复制，病毒蛋白也可能参与其复制。复制后病毒颗粒以溶胞的方式释放到胞外再感染其他细胞。因此，DNA 肿瘤病毒往往仅使不能复制病毒的细胞转化，这种细胞既可能是其宿主细胞，也可能是非宿主细胞。不同 DNA 肿瘤病毒的靶细胞、致癌潜伏期和致癌的机制并不相同。肝炎病毒、单纯疱疹病毒、人乳头状瘤病毒是人类 DNA 肿瘤病毒。目前对 DNA 肿瘤病毒的致癌机制尚未完全认识，下面仅仅简述这三类病毒致癌机制的现有研究结果。

1. DNA 肝炎病毒

已经分离到的肝炎病毒有 5 种（HAV、HBV、HCV、HDV、HEV），除 HBV 是双链 DNA 病毒外，其余 4 种均为单链 RNA 病毒，在此一并描述。流行病学研究发现感染 HBV 和 HCV 与肝癌的发生有相关性。HCV 可能通过刺激细胞再生间接诱发肝癌形成。HBV 则能直接诱发肝组织坏死、炎症、增生；在 HBV DNA 转基因小鼠模型上可观察到肝细胞增生、非整倍体形成和癌变。尽管在 HBV 阳性的人肝细胞癌内发现了原癌基因活化和抑癌基因失活等线索，但其真正的致癌机制仍不清。

肝炎病毒和肝癌在美国和西欧很少见，但在中国和非洲男性中很常见，年死亡率高达千分之一。每年全世界肝癌的死亡数估计在 50 万人。在不同人群中肝癌的发生率与其乙型肝炎病毒（HBV）感染的流行情况一致。在所有的人群中，肝癌患者迁延性活动性 HBV 感染率都高于正常人。在肝癌流行的非洲或亚洲，大部分肝癌患者都有活动性 HBV 感染，而这种感染在当地正常人群中少得多。在对中国台湾地区的 23 000 名男性铁路工人中进行的一项为期 10 年的前瞻性研究中，120 例肝癌死亡者几乎全部都是患有迁延性活动性肝炎的人。在美国 40% 的肝癌患者都有活动性乙型肝炎，而正常人的感染率不到 1%。因此，HBV 毫无疑问是一种重要的肝癌危险因素。20 世纪末，中国医学科学院肿瘤医院孙宗堂教授和北京大学医学部庄辉教授通过婴儿接种 HBV 疫苗试验，发现阻断 HBV 感染就有预防急性肝炎和肝癌发生的作用。

然而，HBV 并不是肝癌的唯一病因。首先，在乙型肝炎（和肝癌）低发区多数肝癌患者没有持续 HBV 感染或乙型肝炎病史。其次，并不是所有感染过 HBV 的人都会发生肝癌，或者成为肝癌高危个体；发生肝癌的相对危险性随活动性 HBV 感染的持续明显升高。肝硬化是一个更危险的因素；慢性活动性乙型肝炎、肝硬化、肝癌在男子中更加常见，说明男性性别是肝癌发生的另外一个危险因素。在全世界范围内和各个人群中，持续性 HBV 感染率超过肝癌发病率的 200 倍。再次，HBV 感染距离肝癌发生多年；在亚洲和非洲，胚胎期和出生时感染上 HBV 时有发生，早期感染常常存在。尽管如此，肝癌在儿童和青年人中还是极少见。在上述中国台湾地区铁路工人研究中，多数人在儿童时代感染过乙型肝炎，在持续感染的中年人中肝癌的年发病率仅为 1/300。因此，在 HBV 流行的人群中，肝癌常见于慢性持续性 HBV 感染多年的男子。

DNA 病毒 HBV 可能由逆转录病毒进化而来，病毒体（virion）的直径约 45nm，由一个 20~25nm 的核心和包裹核心的包膜组成，核心含有 DNA、DNA 聚合酶和结构蛋白；包膜由 HBV 表面抗原（HBsAg）糖蛋白和脂质构成，HBV 有一个环状的不完整双链 DNA 基因组，由 3300 个核苷酸组成的非共价结合的环状 DNA 单链为非编码链，编码链则是一条不完全环化链，这种环状DNA在感染细胞核内充当转录模板，所转录的一个3.4kb的mRNA编码核心蛋白和逆转录酶及DNA聚合酶。此外，该mRNA还编码一段供第一条DNA合成用的多肽引物，同时又是逆转录的模板。其他mRNA编码表面抗原和X蛋白。病毒体DNA聚合酶完成编码链的合成；一段多肽充当非编码链的合成引物，一直结合在病毒体的非编码链上。逆转录和第二条DNA链的合成在胞浆中进行，病毒通过细胞内质网以出芽方式释出胞外，同时获得表面抗原和宿主细胞的脂质膜。

HBV诱发肝癌的原理可能包括慢性肝损伤和整合到宿主细胞基因组，还可能包括X蛋白的作用。核心蛋白或表面抗原蛋白对细胞具有毒性作用，这可能是造成肝细胞损伤的主要原因。在转基因小鼠体内，HBV表面抗原表达会导致慢性肝损伤和肝癌。在慢性HBV感染的人体内，细胞毒性T细胞还会把来自HBV编码的蛋白寡肽当成外来物，从而对感染的肝细胞进行慢性攻击。直接毒性作用与免疫性慢性肝损伤一起导致肝细胞增殖和再生结节形成。

对存在于慢性HBV感染者肝脏的肝癌或腺瘤性增生进行分析，发现了病毒感染细胞进行克隆性增殖的证据。增殖细胞为病毒感染细胞这一事实说明，病毒可能通过*x*基因的作用或整合到细胞DNA中而对细胞增殖起直接作用。HBV感染与肝癌发生之间存在很长的潜伏期，说明HBV DNA很可能不编码起作用的癌基因。事实上HBV DNA在潜伏期间发生了碎裂和重排，以致在各种肝癌组织中，所插入的HBV DNA片段和染色体上的插入部位都各不相同。尽管在病毒DNA的重复序列部位整合可能更易发生，对病毒和细胞基因组而言整合基本上是随机分布的。整合到细胞染色体中的HBV DNA可能通过编码X蛋白等因子影响细胞的生长调控，这些因子或能激活其他显性基因，或使原癌基因激活、抑癌基因灭活；HBV DNA的插入还可能激活和影响细胞基因的转录。许多情况下在肿瘤组织中并没发现整合的HBV DNA，或者仅仅整合在了无害的位点上。与此大不相同的是慢性鸭肝DNA病毒感染经常诱发肝癌，而在*myc*基因附近发生整合是这种肿瘤的特点。因此，在人肝癌的发生过程中，整合所起的作用可能比预想的重要。

X蛋白：这是HBV的*x*基因编码的蛋白。肿瘤组织中的整合HBV DNA常常包括有一个功能性*x*基因开放阅读框，X蛋白对许多可能参与肝细胞癌变的病毒和细胞基因都有转录激活的作用，在促进肿瘤生长上可能起直接作用。尽管没有证实转*x*基因小鼠会发生肿瘤，这种小鼠对致肝癌物的敏感性的确有所提高。*x*基因在HBV DNA上的位置与前述嗜T淋巴细胞的病毒（HTLV-Ⅰ、HTLV-Ⅱ和HIV）类似，处于线性基因组的3′端。有趣的是，其他DNA肿瘤病毒也编码具有转录激活作用的蛋白，例如SV40的T抗原、EBV的MS-EA蛋白、单纯疱疹病毒的IE蛋白和HIV的Tat蛋白。尽管HIV是RNA病毒，但其复制周期中的一些步骤与HBV相同。编码X蛋白的DNA序列在各种亚型的HBV和旱獭等动物肝炎病毒中高度保守。鸭肝炎病毒的基因组结构与HBV基本相同，但没有编码X蛋白的基因，感染这种病毒后不会发生肝癌。在许多肝癌组织中，HBV DNA正是以*x*基因或其附近部位的方式插入到宿主细胞基因组中。因此，病毒的X蛋白或其与细胞基因融合形成的蛋白在肝癌发生过程中起作用。

此外，在旱獭肝癌组织中可见到高表达水平的重排*myc*基因；胰岛素样生长因子2（IGF2）mRNA的异常剪接在旱獭肝癌和癌前结节中很常见，在肝癌前结节中的IGF2 mRNA与肝癌组织中的相同，提示IGF2基因的转录激活可能在肝癌前结节形成中发挥了作用；有时HBV DNA不仅整合到*v-erbA*癌基因附近，也插入到人皮质激素受体结合部位、雌激素受体基因和维甲酸受体附近。由HBV DNA整合引起的这些基因异常表达也可能在肝癌的发生中起作用。HBV DNA还经常整合到肝细胞11号染色体上。11p和13q分别是*TP53*和*RB1*抑癌基因所在的部位。据报道，45%的肝癌存在11p染色体等位基因缺失，50%存在13q染色体等位基因缺失。总之，HBV DNA整合可能激活原癌基因、生长因子及其受体，使抑癌基因失活，从而影响肝细胞的生长调控，甚至发生癌变。

在某些人群中致肝癌物与HBV可能有协同致癌关系。已经发现中国和某些非洲肝癌高发区的

肝癌样品存在 *TP*53 基因第 249 位密码子突变。这种特殊的 *TP*53 基因突变和其他人群的肝癌组织中不存在这种 *TP*53 基因突变的现象与协同化学致癌作用极为一致。

HCV 感染是另外一个协同致肝癌因素。HCV 属于黄病毒（flavivirus）家族的 RNA 病毒。黄病毒有包膜，直径为 30~60nm，其基因组为单链 RNA。这种 RNA 编码蛋白质是一个很大的多聚蛋白（polyprotein）。该多聚蛋白能自行裂解成一个核心或衣壳蛋白、两个包膜糖蛋白和非结构性蛋白，非结构性蛋白包括 RNA 聚合酶和至少两个蛋白酶，两个糖蛋白将通过二硫键结合成一个异二聚体（heterodimer）。HCV 的非结构性蛋白（non-structure proteins, NS）具有癌基因的功能：NS3 能够诱导肝细胞恶性转化；NS5A/B 能够与宿主细胞的 TP53、P21、RB1 和 RAS 直接结合，促进细胞从 G1 期进入 S 期。有趣的是在已经分离到的 HCV 中，与大部分 9kb 的开放阅读框相比，其 5′端不转录的区域属高度保守区。在欧洲和亚洲人群中已经发现 3 种类型的 HCV，其中一种流行于北美。在每种类型的 HCV 内，病毒株之间的差异很大。即使是同一患者体内，随着时间的变化 HCV 会发生明显的变化。HCV 的这种突变能力和多样性可能是其能够持久地与慢性肝病共存的原因。

HCV 抗体血清学检测方法的应用使人们认识到在大多数人群中 HCV 是急性和迁延性肝炎的常见病因。HCV 急性感染的病情一般很轻，但约 50% 会发展成慢性肝炎。酶联免疫吸附分析（ELISA）、免疫吸附和各种免疫斑点检测技术都已应用到了 HCV 抗体的流行病学调查和天然状态 HCV 感染的前瞻性研究中。在输液相关的感染发生后慢慢会出现抗体反应。在大部分人群中，HCV 感染是慢性肝炎和肝癌的第二个常见病因。在日本人中进行的许多研究发现，大部分 HBV 阴性的肝癌病例与 HCV 感染有关。

HCV 与迁延性肝炎和肝癌的这种相关关系很可能是与它能快速地改变抗原决定簇有关。构成 HCV 与其他 RNA 病毒这种差异的分子基础不明确。病毒很可能是通过快速变化来逃脱机体免疫抗体介导的抑制反应和细胞毒性 T 淋巴细胞介导的感染细胞溶胞反应。在慢性 HCV 肝炎患者的肝脏常见 $CD8^+$ T 淋巴细胞，说明在感染部位对感染细胞的识别一直在进行。在慢性 HCV 肝炎患者的外周血里也有能够识别几种 HCV 编码蛋白抗原决定簇的 $CD8^+$ 细胞毒性 T 淋巴细胞存在。这些发现支持细胞毒性 T 淋巴细胞参与肝损伤的假说。

HCV 除去引发免疫介导的细胞毒性外，既不杀死感染细胞，也不促进其生长。没有任何证据表明这种病毒 RNA 存在逆转录或向感染细胞 DNA 整合，事实上 HCV 感染患者的肝癌细胞常常并没有感染 HCV。因此，各种可能的证据都与 HCV 间接致癌理论吻合：HCV 感染→免疫介导的肝损伤→肝再生→增殖性再生结节突变→癌变。

2. 单纯疱疹病毒

迄今已经从人体内分离出 7 种单纯疱疹病毒，另外还在艾滋病患者的卡波西肉瘤组织内检出了一种 γ 单纯疱疹病毒序列。伯基特淋巴瘤、鼻咽癌、霍奇金病、卡波西肉瘤等的发生与 EBV 的流行存在正相关，已发现两种单纯疱疹病毒能使离体培养的人体细胞永生化，EBV 使人 B 淋巴细胞永生化；saimiri HSV 使人 T 淋巴细胞永生化。单纯疱疹病毒在体内潜伏致瘤存在下列特点：①病毒 DNA 长期存在于宿主细胞内。它们或是多拷贝的环状附加体（episome），或整合到染色体 DNA 中。②在病毒转化的细胞中，只存在含少数病毒性基因的病毒。这种病毒不会直接杀死宿主细胞和激活机体的免疫系统。例如 EBV 能编码近 100 种基因产物，但在 B 淋巴细胞中潜伏感染的 EBV 只含有 10 个左右的病毒性基因。③特殊的病毒基因通过与细胞的蛋白质发生反应，或直接转录激活细胞基因而使细胞永生化。例如 SV40、腺病毒、人乳头状瘤病毒等编码的蛋白均能与细胞的蛋白质，例如与 RB1 结合；EBV 编码的几种蛋白质能先与细胞的蛋白质结合，从而再影响病毒和细胞基因的转录，甚至影响整个信号传导系统。

EBV 与单纯疱疹病毒、水痘带状疱疹病毒和巨细胞病毒有很大不同，是一种特殊的疱疹病毒。它由一个核蛋白核心、一个复杂的衣壳和包膜组成，核衣壳的直径约为 120nm，带包膜的病毒直径为 160~180nm，其基因组 DNA 为 180kbp 大小、包含了大部分参与病毒复制的基因。多数病毒早期基因编码的蛋白参与DNA的复制，而晚期基因编码的蛋白则成为病毒体的组分。几乎所有的人都感染过EBV，这种感染多数是隐性或症状轻微的。EBV是唯一能急性诱发恶性肿瘤的人类病毒。传染性单核细胞增多症是与最常见的原发性EBV感染相关疾病。在正常人体内，存在多种抑制这种细胞增生的机制。例如，病毒感染初期的干扰素抑制，中期的自然杀伤细胞抑制，后期的EBV特异性细胞毒性T细胞抑制。

在原发性EBV感染者中，短期内发生恶性肿瘤的情况极为罕见，但是可发生在有严重的医源性免疫抑制者或患有X染色体连锁性遗传缺陷的儿童中。常见EBV感染很长时间后发生患伯基特淋巴瘤或鼻咽癌及某些类型的霍奇金病、艾滋病患者的神经系统淋巴瘤、T细胞恶性肿瘤、鼻咽癌、口咽鳞状上皮肿瘤和胃上皮肿瘤。在多数恶性肿瘤患者癌细胞中存在的EBV是单克隆性的，说明在细胞恶变前EBV已经存在于细胞中。

在全世界最常见的EBV相关性肿瘤是鼻咽癌。在60岁以上的高加索人中鼻咽癌的发病率仅为1/10万，而在中国南方人或阿留申印第安人中，各年龄段的发病率都在前者的10倍以上，使鼻咽癌成为这些人群的常见恶性肿瘤。在鼻咽癌高发区，绝大多数鼻咽癌患者都伴随血清EBV抗体的高水平表达及血清中EBV DNA拷贝数的显著升高，提示EBV感染可能与鼻咽癌的发生发展有关。然而，正常人群中的绝大多数人在一生中都会感染EBV，而鼻咽癌多集中发生于某些地区、某些特定人群。因此，EBV对鼻咽癌发病过程的致癌作用可能还与遗传因素有关联。令人遗憾的是，EBV病毒疫苗至今尚未研发成功。

EBV还引起口腔毛发性白斑——一种发生于艾滋病患者的上皮细胞良性增生，这种病灶是EBV复制的部位，在用阿昔洛韦抑制EBV复制时能消退。在其周围组织中没有EBV潜伏。

3. 人乳头状瘤病毒（HPV）

对HPV感染与宫颈癌等女性生殖道癌的发生关系，人们开展了长期的研究。目前已经明确HPV16和18等亚型感染是女性宫颈癌的主要病因，与口腔癌和喉癌的发生也可能存在病因学关系。国际上已经开发出数种多价HPV疫苗，用于预防HPV感染。

HPV是乳多空病毒的一种，病毒体为直径40~55nm的对称二十面体，包含有一个被衣壳蛋白包裹的DNA核心蛋白核心，其环形基因组的大小为8kb。病毒基因组可以粗略地分为早、晚期两个区域，另外10%的基因是DNA合成和转录调节的顺式活化组分。DNA合成区和早期及晚期基因转录调控区位于早、晚两个区域之间，早期基因的转录顺着调控区单方向进行，晚期基因的转录则反方向进行，早期和晚期基因分别在互不重叠的DNA两端转录，最简单的乳多空病毒（例如SV40）只有一个早期基因，该基因产物能剪切成3个蛋白，而乳头状瘤病毒组成员的早期区域复杂得多，它转录出的mRNA至少编码7个蛋白。随着离体上皮细胞培养技术的改进，细胞能被HPV DNA转染，在细胞生长过程中能观察到病毒复制。然而，乳头状瘤病毒既不能在培养物产生，也难以在实验动物中保存。要不是疣类疾病的传播扩散和电镜在皮肤疣类疾病研究中的使用，乳头状瘤病毒可能仍未检测到。即使是现在，新乳头状瘤病毒的发现也是建立在克隆鉴定乳头状瘤病毒DNA技术的基础上，血清学试剂有病毒类型特异性的倾向。

从病毒基因组复制方面讲，所有的乳头状瘤病毒都依赖于细胞，为了进入病毒复制期，它们有促使感染细胞DNA复制的进化机制。存在100个以上HPV型病毒，其中几种高危亚型乳头状瘤病毒可能是多种人类恶性肿瘤的病因。几乎所有的HPV都自然地诱发疣或类似的良性细胞增殖，良性细胞增殖好像能使病毒进入复制期，这一过程是通过迫使表皮中层上皮细胞DNA复制来实现的，无DNA复制的细胞将进入终末分化。基底部增殖性上皮细胞好像也会被感染，但受病毒感染的影响很小。其结果就是感染的基底细胞在免疫学上无异常，从而可以长期存在，HPV感染及其早期基因表达的结果是副基底层和基底上层细胞数目增加。这些增殖细胞有供细胞DNA复制的核苷酸和酶，可满足病毒基因组复制所需。晚期基因的表达、病毒结构蛋白和病毒体都能在分化程度更高的表层鳞状上皮细胞中见到。

某些乳头状瘤病毒引起的疣可恶变成鳞癌，

生殖器官和喉部疣很容易恶变。宫颈癌是与HPV感染引起的最常见的恶性肿瘤，与16和18型及其他不常见的高危险型HPV感染有关。这些类型HPV诱发的并不是明显的宫颈疣样病变，而是一种叫作Koilocytosis或宫颈上皮内瘤（CIN）的癌前病变。这种异型增生细胞是病毒复制的部位，几乎所有研究过的宫颈癌细胞都感染了高危亚型HPV，至少70%的患者感染的是HPV16或18型。HPV感染大多数会明显地消退，仅有少数感染者会发展为宫颈癌，30%~40%的女性都曾在不同程度上感染过16或18型或其他高危HPV。在HPV感染女性中没有宫颈异型增生或宫颈癌的大约占5%，而有异型增生者在70%以上。在迄今所有研究过的人群宫颈癌活检组织中，16和18型HPV DNA是最常见的HPV DNA。HPV16或18型与阴茎、外阴和喉部疣及其由这些疣发展成的癌都有关系。

HPV16和18型感染引起细胞增殖的原理与低危乳头状瘤病毒或乳多空病毒，甚至是腺病毒在正常病毒复制过程中刺激细胞增殖的机制极为相似。高危亚型与低危亚型HPV在DNA序列及其对细胞的作用方面都不同。它们在*E6/E7*和*E5*等转化基因的表达、基因组整合过程、上游调控区对受体复合物等外源性调节因素的敏感性等方面有差别。两个HPV基因与这一过程有关。一个是*E6*，作用于TP53蛋白；另一个是*E7*，作用于RB1蛋白。E6直接与TP53和另外一个称为*E6*相关蛋白（E6AP）的细胞蛋白质结合，这种结合的结果是导致TP53的泛素化和降解。E7直接与P105 RB1、P107 RB1和P130 RB1相关蛋白结合，导致E2F相关转录因子从RB1中释放，释出的E2F促进几种基因的转录，而这几种基因为细胞和病毒DNA复制及细胞通过G1期、进入S期所必需。*E7*还可能影响RB1与循环素或其他关键性细胞周期调控蛋白结合，尽管它发挥这种影响的机制远没有同E2F结合那么清楚。测定高危HPV毒株在裸鼠或SCID小鼠体内的增殖能力发现，*E6*和*E7*基因在上皮细胞内的表达好像是为了使细胞获得不死性，而不是使细胞完全转化（图2-5-2）。这与临床上HPV慢性感染者在感染很长时间后会发生恶性肿瘤消退的现象相吻合。

有几种证据支持*E6*和*E7*在病理生理上直接参与肿瘤发生的理论。第一，许多宫颈癌具有HPV DNA整合的特征，以至*E2*基因被插断。*E2*基因对早期促进子有下调作用，干扰它的表达会上调*E6*和*E7*基因的表达；第二，某些宫颈癌没有HPV DNA，在这些少见的肿瘤中，*TP53*和*RB1*基因经常突变，同这些抑癌基因的变化在宫

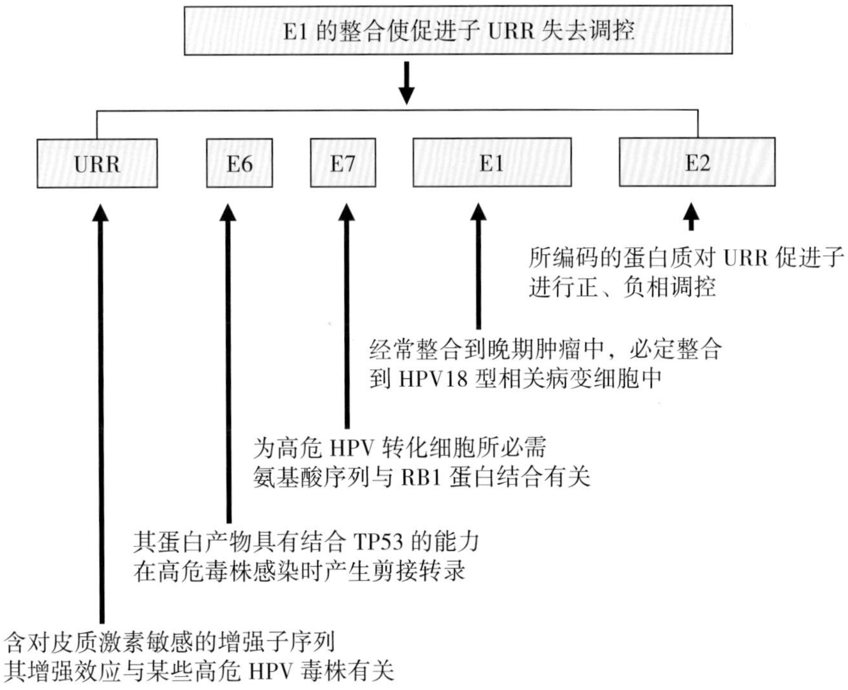

图2-5-2 HPV高危毒株影响肿瘤发生的分子机制

颈癌的发生上有重要意义的理论是一致的；第三，低危HPV毒株E6和E7蛋白与TP53和RB1的反应能力很低；第四，在离体转化试验中，低危HPV毒株E6和E7的转化能力低于高危毒株。高危毒株HPV与那些能发展为癌的阴茎、外阴和喉部疣的相关性更强。

感染其他类型HPV也可能是诱发肿瘤的危险因素。例如HPV11型与增殖活性较强的疣类病变–尖锐湿疣有关。这种疣极少会发展为癌。HPV11型也在喉乳头状瘤患者的肿瘤组织中发现过，其他类型的HPV DNA也偶尔能在口腔、气管、喉癌中发现；HPV5和8型特别地与疣状表皮发育不良（一种X染色体连锁隐性遗传性弥漫性疣状皮损）患者发生肿瘤有关。相当一部分疣状表皮发育不良患者在日光暴露部位会演变成多发性鳞癌。随着国内外多种HPV疫苗的研制成功和在我国人群中的接种普及，HPV感染的危害必将得到有效预防。

（邓大君）

第6节　肿瘤发生的遗传易感性

同样暴露于特定致癌物，只有少数人会发生恶性肿瘤。有些肿瘤还有明显的家族聚集现象。这些现象是不同人的肿瘤易感性存在差异造成的，与不同个人的遗传基因存在差异有关。大多数常见肿瘤的遗传危险因素是什么？这个问题至今还没有答案。随着人类基因组计划的完成，发现不同个体的基因99.9%是一样的，但在序列上有极小（0.1%）的遗传差异，其中主要是单核苷酸多态性（SNP），并且掀起了SNP与肿瘤等疾病易感性关系的研究热潮。经过近20年的研究，已经发现一批基因多态位点与常见肿瘤易感性相关，肿瘤发生的遗传危险因素研究取得了很大进展。

肿瘤病因复杂，遗传机制不清，缺乏有效的早期预防、诊断和治疗手段。这些一直是国际肿瘤学研究领域期待解决的问题。肿瘤基因组关联研究经历了从2000年前后以单基因的单位点或多位点候选基因研究策略，到多基因的多位点的功能/信号通路为基础的候选通路研究策略。2008年，随着高密度的SNP基因芯片技术的成熟，肿瘤易感性研究进入了应用高密度芯片在全基因组范围进行大样本两阶段病例对照关联分析，即以全基因组关联（整合）研究（Genome-Wide Association Study, GWAS）的新阶段。GWAS是一种对全基因组范围内的常见SNP和拷贝数变异（CNV）的基因总体关联分析的方法，在全基因组范围内进行整体研究，能够一次性对疾病进行轮廓性概览，适用于复杂疾病的研究，是一种可以在全基因组层面上，开展多中心、大样本、反复验证的基因与疾病的关联研究模式，有可能全面揭示出疾病发生、发展与治疗相关的遗传基因。受篇幅所限，本节仅对近10年来肺癌、食管癌、胃癌、胰腺癌、结直肠癌、乳腺癌、肝癌、鼻咽癌和淋巴瘤等常见恶性肿瘤的遗传易感因素和风险预测模型，以及指导人群筛查研究方面的进展做简要介绍。

一、肺癌遗传易感因素的整合研究

肺癌是当前我国发病率和死亡率增长最快、对人群健康和生命威胁最大的恶性肿瘤之一，吸烟是其主要的环境因素，遗传因素会影响人群和（或）个体对吸烟等环境致癌物的敏感性。然而，具体哪些遗传因素是肺癌易感因素？遗传因素与环境因素如何交互作用促进肺癌的发生？这些问题是肺癌乃至其他人类肿瘤的重大医学问题。2018年8月检索PubMed上发表的肺癌GWAS研究报道，在全球不同人种中一共发现了45个肺癌的易感位点。其中，南京医科大学沈洪兵教授和胡志斌教授团队历时 10 多年，揭示了中国人群肺癌易感性的遗传学基础。例如，他们收集了 9700 余例肺癌病例和超过 10 000 例的对照，应用高密度全基因组 SNP 芯片和生物信息学分析手段，建立了中国人群肺癌分子遗传图谱；通过开展中国汉族人群多中心肺癌基因组学研究，新发现了 21 个肺癌易感基因，并揭示了常见疾病常见变异（包括 17 个高频低外显基因）、常见疾病罕见变异（包括 4 个低频高外显基因）两种遗传易感模式；发现中国汉族人群肺癌易感基因与欧美高加索裔人群存在种族差异；揭示肺癌易感基因在吸烟致肺癌发生中的交互作用机制及其与肺癌病理类型的相关性，*SLC17A8* 等基因变异易导致吸烟者发生肺鳞癌，*TERT* 等基因变异易导致女性非吸烟者发生肺腺癌。他们还发现染色体 6p21~6p22 的 MHC 区域是肺癌易感基因的聚集区域，该区域遗传变异可通过改变氨基酸、氨基酸组合、HLA 分型等多重模式影响肺癌易感性；*MHC* 和 *CTLA-4* 的遗传变异调控 T 细胞活化，影响肺癌发生的风险及发病的年龄；*MHC* 和 *CTLA-4* 的遗传变异也影响胃癌、肝癌等肿瘤发生的风险，揭示了 T 细胞活化影响肿瘤易感性的共同遗传学机制。研究结果连续发表在《自然遗传学》（*Nature Genetics*）和《公共科学图书馆遗传学》（*PLoS Genetics*）等国际杂志上。

建立中国人肺癌易感性预测模型。2019 年由沈洪兵教授团队领衔全国多家研究机构，共同开展了多项前瞻性队列 GWAS 研究。通过对 19 546 份我国非小细胞肺癌病例及对照样本基因分型，确定了与非小细胞肺癌发病风险显著相关的 19 个遗传易感位点，其中 6 个为新发现的易感位点；结合所有已报道过的遗传变异和此次新发现的易感位点，构建了中国人群肺癌多基因遗传风险评分（Polygenic Risk Score, PRS）模型，并且在中国慢性病研究队列得到了验证。这套基于超大规模人群样本而构建的多基因遗传风险评分方法能够较好地预测中国人群的个人肺癌遗传易感性风险，研究结果发表在《柳叶刀呼吸医学》（*Lancet Respiration Medicine*）杂志上。

二、食管癌遗传易感因素的整合研究

食管癌的发生有明显的地域性分布特征，在食管癌高发区如中国、伊朗和哈萨克斯坦等亚洲地区，以食管鳞状细胞癌（简称食管鳞癌，ESCC）为主，但在北美和西欧等食管癌低发地区，食管腺癌是常见的组织类型。食管鳞癌是中国最常见的恶性肿瘤之一，全球 50% 以上食管鳞癌发生在中国。食管癌有明显的地区高发和一定程度的家族聚集现象，提示环境因素和遗传因素可能在食管癌发生过程中共同发挥了作用。

在食管鳞癌易感位点研究方面，2010 年以来，中国医学科学院肿瘤医院林东昕教授和吴晨教授团队在全基因组范围内对环境和遗传因素在食管鳞癌、肺癌和胰腺癌等常见肿瘤发病中的交互作用的整合研究取得了突出成绩。研究者通过食管鳞癌 GWAS 分析，发现了 20 多个食管鳞癌新的易感基因或位点，一些基因变异对增加食管鳞癌的风险有累加作用，与吸烟和饮酒有交互作用。例如位于 5 个染色体区段的 7 个 SNP（5q11 的 rs10052657、21q22 的 rs2014300、6p21 的 rs10484761、10q23 的 rs2274223、12q24 的 rs11066015 和 rs2074356 及 rs11066280）与食管鳞癌的发病风险相关，涉及 *RPL6*、*PTPN1*、*C12orf51*、*PDE4D*、*RUNX1*、*UNC5CL* 和 *PLCE1* 等基因。他们还发现代谢酒精的乙醇脱氢酶家族（*ADHs*）基因所在的染色体 4q23 是食管癌易感区域，这些位点的变异与饮酒有显著的交互作用（$P_{G\times E}=2.54\times10^{-7}\sim3.23\times10^{-2}$）。此外，用全基因组基因 - 环境交互作用分析方法，他们还重复验证出含乙醛脱氢酶基因（*ALDH2*）的 12q24 位点与饮酒存在交互作用；携带 *ADH1B* 和 *ALDH2* 危险等位基因者饮酒发生食管癌的风险是非携带者的 4 倍；如果不饮酒，即使携带这种危险等位基因，发生食管癌的风险也很小。该项整合研究的意义在于阐明了酒精代谢酶基因遗传变异与饮酒的交互作用是食管癌发生的重要危险因素，提示携带酒精代谢酶变异基因型者不饮酒将有助于预防食管癌的发生。

2014 年林东昕教授与美国国立癌症研究院和河南王立东教授合作开展大样本食管鳞癌 GWAS

研究。他们对已有的食管鳞癌 GWAS 数据进行了整合分析和验证：在 SNP 芯片筛查阶段包括了 5337 例病例和 5787 例对照，在验证阶段包括了 9654 例病例和 10 058 例对照。整合分析发现，5q31.2 上的 *TMEM*173 基因同义 SNP（rs7447927）和 17p13.1 上与 *TP*53 基因相邻的 *ATP*1*B*2 基因内含子区 SNP（rs1642764）是两个新的食管鳞癌易感位点。另外，在来自山西和河南这两个食管鳞癌高发区的病例中，还发现一个与地理差异相关的食管鳞癌易感位点 rs35597309，处于 6p21.32 的 *HLA* 基因上。这项大样本整合分析揭示：影响中国食管鳞癌发病的风险因素复杂，存在多个易感位点和地理特殊性。2018 年林东昕教授与华中科技大学缪小平教授合作，通过对 10 716 例食管鳞癌病例和 12 637 例正常对照的大规模 GWAS 整合研究，发现了包含视黄酸代谢酶 *CYP*26*B*1 在内的 6 个中国人群食管鳞癌易感基因。这些结果对揭示食管癌发生涉及多基因及其与环境之间的交互作用，对食管癌预警和预防有意义，相关研究结果连续发表在《自然遗传学》杂志上。

初步建立食管鳞癌风险预测模型。研究食管癌遗传易感因素的目的之一是希望能利用所鉴定的易感性相关指标建立食管癌风险预测模型，用于鉴别食管癌高风险人群或个体。林东昕教授的研究团队将已发现的 25 个食管鳞癌易感性相关 SNP，分别用 SNP，非遗传危险因素（年龄、性别、吸烟和饮酒），SNP 加非遗传因素以及 SNP 与吸烟饮酒交互作用进行整合分析，初步建立了食管鳞癌风险预测模型。运用这些模型在回顾性队列（>45 岁汉族人，包含 10 123 例食管鳞癌患者和 10 664 例正常对照）进行预测实验，结果表明由非遗传危险因素加上 SNP 的模型预测能力最高，可识别 70.7% 的食管鳞癌患者。

在食管腺癌易感位点研究方面，2016 年《柳叶刀肿瘤学》（*Lancet Oncology*）杂志上发表的一项食管腺癌和 Barrett 食管 GWAS 的荟萃分析包括了来自欧洲、北美和澳大利亚的 6167 例 Barrett 食管，4114 例食管腺癌、17 159 例正常对照，新发现了 7 个与 Barrett 食管和食管腺癌都显著相关的遗传变异位点：*CFTR* rs17451754、*MSRA* rs17749155、*LINC*00208/*BLK* rs10108511、*KHDRBS*2 rs62423175、*TPPP*/*CEP*72 rs9918259、*TMOD*1 rs7852462 和 *SATB*2 rs139606545。*HTR*3*C*/*ABCC*5 rs9823696 则仅与食管腺癌显著相关，但与 Barrett 食管不相关。

建立食管腺癌风险预测模型。2017 年 TCGA 协作组在《自然》（*Nature*）杂志发表了对食管癌的分子特征多组学整合分析，认为食管鳞癌和食管腺癌是两种截然不同的癌症，食管腺癌与胃腺癌的染色体不稳定类型非常相似。2019 年在《自然通讯》（*Nature Communication*）杂志发表了一项胃食管反流疾病（gastroesophageal reflux disease, GERD）GWAS 的荟萃分析，包括了来自英国、美国和澳大利亚的 GERD、Barrett 食管和食管腺癌合计 80 265 例，正常对照 305 011 例。在该研究中一共发现了 25 个 GERD 易感位点，其中有 91% 的 GERD 易感位点也是食管腺癌和（或）Barrett 食管的易感位点。2018 年美国 Baylor 医学院的研究团队在《胃肠病学》（*Gastroenterology*）杂志发表研究文章，将与食管腺癌和（或）Barrett 食管发病风险相关的 23 个易感 SNP 进行多基因风险整合评分，再将 PRS 与非遗传危险因素 [年龄、性别、吸烟、体重指数（BMI）、使用非甾体抗炎药] 和食管反流疾病相整合，建立了食管腺癌和 Barrett 食管风险预测模型，可识别 79.3% 的 Barrett 食管和 74.5% 食管腺癌患者。

三、胃癌遗传易感因素的整合研究

胃癌（包括贲门癌）是世界范围内常见的消化道恶性肿瘤之一。中国、日本和韩国是胃癌高发的亚洲国家。胃癌的发生是多因素参与和多阶段病变逐渐演变的过程，幽门螺杆菌感染是导致胃癌发生的重要微生物感染性危险因素。流行病学研究证实幽门螺杆菌感染与非贲门肠型胃癌发病风险密切相关，而肥胖和胃食管反流疾病则与贲门癌发病风险相关。胃癌的发生有一定的家族聚集倾向，超过 15% 的胃癌患者有胃癌家族史。这种家族史既反映家庭成员有共同的生活和饮食习惯（甚至感染相同的幽门螺杆菌菌株），也提示他们有共同的遗传易感因素。近 10 年来通过 GWAS 和二代测序，对胃癌的低外显度的风险易感基因和高风险相关基因进行整合发掘发现，*PALB*2可能是新的家族性胃癌相关基因，超过10%散发性胃癌患者携带该致病基因突变；2018年在《柳叶刀－胃肠病学和肝病学》（*Lancet Gastroenterology and Hepatology*）报道，*ATM*（rs758081262、rs768362387 和 rs777499935），*MUC*1（rs4072037），*PLCE*1（rs2274223），*lnc-POLR3G-4*（rs7712641），*PRKAA*1（rs13361707），*PSCA*（rs2976392 和 rs2294008），*UNC5CL* 和 *LRFN*2（rs2494938），*ZBTB*20（rs9841504） 等许多基因和位点与胃癌易感性相关。

一项对2018年7月前发表的胃癌易感性相关整合研究数据的荟萃分析发现，在已经报道的61个胃癌易感位点中，29个与胃癌的相关性未达统计意义；与胃癌的易感性关联最强的9个基因的遗传变异分别是 *APE*1（rs1760944）、*CASP*8（rs3834129）、*DNMT*1（rs16999593）、*ERCC*5（rs751402）、*GSTT*1（null/presence）、*IL-17F*（rs763780）、*MDM*2（rs2278744）、*PPARG*（rs1801282）和 *TLR*4（rs4986790）。对来自亚洲人种的5个胃癌GWAS研究结果的荟萃分析揭示，有13个遗传变异位点与亚洲人的胃癌显著相关，其中8个变异位点增加胃癌风险，5个变异位点降低胃癌风险。这些胃癌易感遗传变异的生物学作用机理有待深入研究。2019年南京医科大学靳光付教授对来自中国人胃癌（2631例）和正常对照（4373例）的GWAS数据做多标志物的整合分析，发现细胞周期检验点信号通路、钾离子输入通路和IL-7通路与胃癌风险显著相关，免疫和感染炎性过程和钾离子运输可能参与胃癌的发展，*NM*1 和 *RAC*1 可能是新的胃癌相关的关键基因。

四、胰腺癌遗传易感因素的整合研究

胰腺癌是全球性肿瘤死亡的主要原因之一。已知一些引起遗传性综合征的基因种系突变可导致家族性胰腺癌，然而散发性胰腺癌的遗传易感因素仍未完全阐明。2012年林东昕教授团队开展了胰腺癌GWAS的整合研究，包括由1009个胰腺癌患者与2044个对照者构成的筛选队列和由2603个胰腺癌患者与2877个对照者构成的验证队列。他们发现位于21q21.3的rs372883、5p13.1 的 rs2255280、21q22.3 的 rs1547374、22q13.32的rs5768709和10q26.11的rs12413624这5个SNP与胰腺癌发病风险相关；还发现位于13q22.1的rs4885093和rs9573163也是中国汉族人胰腺癌易感位点，并且这2个位点与报道的高加索人胰腺癌发病相关13q22.1的rs9543325和rs9564966这2个位点高度连锁（$r^2=1$）。其中，位于21q21.3、5p13.1、21q22.3的3个位点变异等位基因能够降低胰腺癌发病风险，而其余位于22q13.32、10q26.11和13q22.1的4个位点变异等位基因则增加胰腺癌发病风险。此外，他们还发现已有报道的高加索人胰腺癌发病相关1q32.1的rs3790843和5p15.33的rs401681也是中国汉族人胰腺癌易感位点。对已经发现的多个胰腺癌发病显著相关SNP进行累积关联整合分析，结果显示，携带大于或等于5个风险基因型者比不携带风险基因型者发生胰腺癌的风险增加6.27倍。

2016年林东昕教授的团队继续利用胰腺癌的全基因组关联研究数据，对已经筛选出$10^{-6}<P<10^{-5}$的46个SNP又开展了后续整合验证。GWAS研究阶段含981例胰腺癌患者和1991例正常对照，两阶段独立验证包含2869例胰腺癌患者和3207例正常对照。他们运用生物化学、分子生物学、细胞学等手段，对所发现的胰腺癌易感性相关SNP及其基因进行生物学功能的整合分析，发现位于基因间长链非编码RNA LINC00673基因第4外显子区的rs11655237（$P=3.95\times10^{-11}$）与胰腺癌遗传易感性显著相关；rs11655237A等位基因向G等位基因的转变会干扰miRNA-1231与LINC00673的结合，进而导致LINC00673表达升高。LINC00673能够与蛋白酪氨酸磷酸酶SHP2结合，促进其泛素化途径的降解，导致磷酸化的STAT1水平升高，进而促进干扰素应答反应基因的表达。这些结果提示，LINC00673可能作为一种肿瘤抑癌基因在胰腺癌的发生发展中发挥重要的作用，而位于其外显子区的遗传变异rs11655237则可能通过这些精细而复杂调节机制来影响其表达，进而修饰个体胰腺癌的遗传易感性。相关研究结果于2012年和2016年分别发表

在《自然－遗传学》杂志上。

2018 年华中科技大学缪小平教授的团队与林东昕教授团队合作，在《自然－通讯》杂志上报道了他们在中国胰腺癌的全外显子组关联研究方面的结果，筛选阶段包含 943 例胰腺癌患者和 3908 例正常对照，两阶段独立验证包含 2142 例胰腺癌患者和 4697 例正常对照。该研究发现 *APOB* rs183117027、*DOK*2 rs2242241 和 *PKN*1 rs34309238 三个外显子低频错义变异增加胰腺癌发病风险。对 *PKN*1 rs34309238 功能的整合研究发现，该遗传变异增加了 *PKN*1 磷酸化水平，通过磷酸化和活化 FAK/PI3K/AKT 通路增强胰腺癌细胞的增殖能力，揭示了 *PKN*1 基因的这个编码变异显著影响胰腺癌发生和发展作用可能机制。

2018 年美国约翰斯·霍普金斯大学医学院的 Klein AP 等在《自然－通讯》杂志报道了在欧洲人种中开展的一项 GWAS 整合分析结果。通过比较 9040 例胰腺癌和 12 496 例正常对照，他们发现了 5 个新的胰腺癌易感位点，分别是位于 *GRP* 的 rs1517037、*HNF1B* 的 rs4795218、*HNF4G* 的 rs2941471、*NOC2L* 的 rs13303010 和 *TNS*3 的 rs78417682。

五、结直肠癌遗传易感因素的整合研究

国内外开展的多项结直肠癌 GWAS 研究目前已经发现至少 50 多个易感位点，其中 1/3 的易感位点是来自东亚人种的研究。2019 年美国范德堡（Vanderbilt）大学医学院的 Zheng Wei 等在《胃肠病学》杂志报道了一项大规模的结直肠癌 GWAS 易感位点的整合研究，包括了亚洲人种的 22 775 例结直肠癌和 47 731 例正常对照，欧洲人种的 57 976 例结直肠癌和 67 242 例正常对照。该研究发现，在以前报道的 52 个结直肠癌易感位点中，41 个位点得到验证；在亚洲人种中新发现了 13 个结直肠癌易感位点，其中 6 个也与欧洲人种的结直肠癌易感性相关；前 8 个显著相关的位点分别位于 *L1TD*1、*EFCAB*2、*PPP*1*R*21、*SLCO*2*A*1、*HLA-G*、*NOTCH*4、*DENND*5*B* 和 *GNAS* 基因内或其附近。这些基因主要参与调节免疫反应、Wnt 信号通路和细胞增殖等过程。

由 Fred Hutchinson 癌症研究中心一个研究小组开展了旨在检查罕见遗传变异对结直肠癌风险的贡献的全基因组测序研究（包括 1439 例结直肠癌和 720 例正常对照），并且通过对 125 478 个体的整合分析，发现了 40 个新的结直肠癌易感位点，同时还确定了 *CHD*1 内含子区 rs145364999 罕见遗传变异对散发性结直肠癌发生有保护作用。该研究结果 2019 年 1 月发表在《自然－遗传学》上。

六、乳腺癌遗传易感因素的整合研究

乳腺癌是女性常见恶性肿瘤之一，全球总体发病率较高，尤其欧美地区更为高发。随着我国经济水平升高和生活环境改变，女性乳腺癌发病率也逐年升高，严重威胁女性的生命健康和生活质量。2017 年北京大学肿瘤医院解云涛教授团队采用二代测序技术，首次对收治的 8085 例中国乳腺癌患者的易感基因胚系突变进行了整合研究，并用 Sanger 测序方法验证了所发现的突变位点。他们发现，该队列中乳腺癌致病性突变总频率为 9.8%，其中 *BRAC*1/2 突变频率为 5.3%。携带乳腺癌高－中外显度致病基因 *BRCA*1、*BRCA*2、*ATM*、*CHEK*2 等基因胚系突变的家族遗传性乳腺癌仅占乳腺癌 5% 左右；仅 30% 左右的乳腺癌患者有乳腺癌家族史，大多数的乳腺癌患者为无家族史的散发性乳腺癌。2017 年英国牛津大学的 Michailidou K 等在《自然》杂志上发表了迄今为止规模最大的乳腺癌 GWAS 整合研究。该研究包括了来自欧洲人种的 122 977 例乳腺癌和 105 974 例正常对照，来自东亚人种 14 068 例乳腺癌和 13 104 例正常对照。他们验证了欧洲人种乳腺癌关联研究报道的 102 个易感位点，其中 49 个易感位点显著相关（$P<5\times10^{-8}$），94 个位点 $P<0.05$；还发现了 65 个新的乳腺癌易感位点。近 10 年来，国内外开展了多项不同人种的乳腺癌 GWAS 整合研究，发现了至少 180 多个易感 SNP 位点，增加了对乳腺癌的遗传易感因素的认识。乳腺癌的遗传易感位点在不同人种间存在一些差异，不同乳腺癌分子病理亚型（雌激素受体阳性和阴性或三阴

性乳腺癌）的遗传易感位点也存在差异。

2019 年天津医科大学肿瘤医院陈可欣教授团队系统检索国内外发表的乳腺癌易感性相关的 GWAS 整合研究，确定适合用于中国女性乳腺癌筛查的候选 SNP。在模拟的 200 万例 35~69 岁中国女性人群中，采用 ROC 曲线下面积、整合区分指数及净再分类优化指数从候选 SNP 中选取目标 SNP。最终结合模拟人群的危险因素的分布情况，评价基于目标 SNP 计算得到的整合遗传风险分值（GRS）在风险预测、风险再分类及乳腺癌高危筛查策略中乳腺癌覆盖率的影响来评价目标 SNP 的应用价值。结果共发现 12 个 SNP 可用于预测乳腺癌高危人群。GWAS 筛选出的目标 SNP 可提高乳腺癌检出率、乳腺癌总体风险预测准确性，并有助于在乳腺癌筛查前发现潜在的乳腺癌高危人群。未来需要更多基于真实人群的研究，来验证应用风险评分助力精准筛查研究的结果。

七、肝癌遗传易感因素的整合研究

人群中不同个体感染 HBV 后存在多种临床转归，包括“慢性化”“重症化”和“恶性化（肝癌发生）”等。除了病毒和环境因素外，个体遗传易感因素在临床转归中也起重要作用。2015 年中国军事医学科学院放射与辐射医学研究所周钢桥团队与南京医科大学和中国医学科学院肿瘤医院等单位开展历时 6 年的合作，通过大规模乙型肝炎和肝癌临床样本的病例对照的整合研究，发现了 HBV 感染“慢性化”相关基因 *ESR*1 和 *APOBEC3B*，“重症化”相关基因 *CXCL*10，“恶性化”相关基因或区域：*ESR*1、*IL*12*A*、*CYP*1*A*2、*miR*34*b*/*c*、1p36.22 和 7q21.13 *CDK*14 等。2018 年周钢桥的研究团队还在《胃肠病学》杂志上报道了中国人基因拷贝数变异的肝癌 GWAS 整合研究结果，发现位于 15q13.3 双倍扩增的 *SNORA*18*L*5 增加了该基因表达，通过改变核糖体蛋白 RPL5 和 RPL11 在核定位而降低 P53 水平，抑制 P53 依赖的细胞周期阻滞和细胞凋亡；该易感基因的这种结构变异会增加 HBV 相关肝癌的发病风险。他们还对肝癌候选易感区域进行了大规模重测序，鉴定出了 1300 多个新的遗传标记，解析了 120 多个基因的连锁不平衡模式。为易感基因的物理定位提供了大量中国人群特异的遗传标记位点和 LD 遗传图谱，有助于肝癌易感基因的生物学功能的阐释。

八、鼻咽癌遗传易感因素的整合研究

中国鼻咽癌发病占全世界的 40%，多见于广东人及其移民，有明显民族和地域聚集现象。第 4 型 EBV 感染是鼻咽癌的主要生物致病因素。GWAS 整合研究发现了多个鼻咽癌易感位点，分别存在于 *HLA*（rs2860580、rs2894207、rs28421666），*TNFRSF*19（rs9510787、rs1572072），*MDS*1-*EVI*1（rs6774494），*CDKN*2*A*/2*B*（rs1412829、rs4977756、rs1063192），*MECOM*（rs6774494）和 *CLPTM*1*L*/*TERT*（rs31489）基因中。2016 年曾益新教授联合国内外多家机构，完成了一项鼻咽癌遗传学整合研究，发现两个新的鼻咽癌易感基因，结果发表于遗传学领域专业杂志《人类分子遗传学》（*Human Molecular Genetics*）上。此外，国内外研究者通过对 7046 例鼻咽癌患者和 8570 例正常对照开展 GWAS 整合研究，也发现了两个新的鼻咽癌易感 SNP 位点，包括 *TERT*/*CLPTM*1*L*（rs401681）和 *CIITA*（rs6498114）。对 4 个中国人鼻咽癌 GWAS 数据开展整合分析发现，*TERT*/*CLPTM*1*L*（rs31489）也是鼻咽癌易感 SNP 位点。*TERT* 基因具有维持端粒稳定的作用，在鼻咽癌组织中过表达。鼻咽癌中的 EBV 蛋白 LMP1 能够影响 TERT 表达和端粒酶活性。

EBV 感染在世界范围内普遍存在，并与包括鼻咽癌在内的多种癌症有关。EBV 的病毒基因组变异在鼻咽癌发生发展中的重要性及其在华南地区的流行规律尚未得到充分研究。新加坡人类遗传与基因组研究所刘建军教授通过与曾益新教授合作，研究了与鼻咽癌高风险相关的 EBV 高危亚型。他们通过比较鼻咽癌高发地区和散发地区的鼻咽癌和正常对照的样本中 EBV 序列，发现高发区鼻咽癌的发生与 EBV 高危亚型 BALF2_CCT 感染相关，*BALF*2 的变异累积效应占华南地区鼻咽癌发病总体风险的 83%，与感染低危亚型的

BALF2_ATC 相比，感染 BALF2_CCT 者鼻咽癌发病风险增加了 11 倍。该研究结果 2019 年 7 月发表于国际学术期刊《自然 – 遗传学》上。

九、淋巴瘤遗传易感因素的整合研究

淋巴瘤分为非霍奇金淋巴瘤（NHL）和霍奇金淋巴瘤（HL），根据淋巴细胞起源，又可以细分为 B 细胞、T 细胞和 NK 细胞淋巴瘤。临床上常见的鼻腔淋巴瘤大多数为 NHL，包括自然杀伤性 T 细胞淋巴瘤（简称 NK/T 细胞淋巴瘤）和弥漫大 B 细胞淋巴瘤。EBV 感染与淋巴瘤发病相关，其遗传易感基因尚未明确。2013 年新加坡刘建军与国内多个研究团队合作，开展中国人 B 细胞淋巴瘤 GWAS 整合研究，发现位于 *Bcl*–6 和 *LPP* 两个基因之间 rs6773854 显著增加 B 细胞 NHL 发病风险，而不增加 T 细胞或 NK 细胞的 NHL 发病风险。

为进一步分析中国人和欧美人种 NK/T 细胞淋巴瘤的遗传易感基因差异，中山大学肿瘤防治中心贝锦新教授联合国内外多家团队，开展两阶段 NK/T 细胞淋巴瘤的全基因组水平的基因变异信息和关联的整合分析，发现人 6 号染色体 HLA 区域编码人类白细胞抗原Ⅰ类（HLA-A/B/C）和Ⅱ类分子（DR、DQ、DP 等）是识别抗原和调节免疫系统的重要分子，*HLA-DPB*1（rs9277378）、*HLA-DRB*1（rs9271588）和 *IL*18*RAP*（rs13015714）是 NK/T 细胞淋巴瘤易感位点，结果发表在 2016 年和 2020 年《柳叶刀 – 肿瘤学》杂志上。

十、GWAS 研究面临的机遇和挑战

随着各种肿瘤易感性相关 SNP 的发现，探索这些 SNP 的应用价值显得尤为重要，包括应用于人群肿瘤发生危险性分层及人群筛查和干预。然而，在目前国内外开始的这些 SNP 的应用研究中，绝大多数停留在探讨这些 SNP 的风险预测补充价值上，很少探讨 SNP 在肿瘤筛查中的可能价值。是否可选取适量的 SNP 组合来进行肿瘤筛查，是后 GWAS 时代亟待解决的问题。

GWAS 研究发现的大多数肿瘤易感位点位于不编码蛋白质的 DNA 序列上，目前很难解释它们与肿瘤等疾病发生的联系。GWAS 研究的结果如果不与肿瘤的生物学特性进行整合分析，就不可能成为药物靶点。这些变异可能通过复杂的，甚至是目前未知的生物化学调节网络来影响肿瘤易感性。目前面临的挑战是如何将这些肿瘤易感 SNP 信息与疾病的发生机制相整合。随着肿瘤遗传学、表观遗传学、转录组学、蛋白质组学、代谢组学及临床表型研究特别是整合医学理论和实践的进展，必将促进 GWAS 研究结果的整合应用和作用机制阐明。

展望未来，如何根据不同个体肿瘤遗传易感性的不同来规避环境因素致癌物的危害，指导肿瘤易感者选择合适的居所、职业，培养可以规避环境因素危害的生活习惯，甚至是采取膳食干预措施，这些都是整合医学有待开展的工作。

（谭　文）

第 7 节　家族遗传性肿瘤

从本质上讲，遗传性因素将决定机体细胞对内、外源性致癌物的易感性。多细胞生物体内存在多种维系细胞有序分化和分工的机制。不同机制之间不仅协调工作，相互补充，而且可互为余度备份，以备不时之需。在这种备份机制存在先天性或遗传性缺陷的情况下，限制细胞去分化和无限制增殖的能力比较脆弱。在致癌物的不断打击下，靶细胞很容易突破这种限制，发生遗传性/家族性肿瘤（hereditary/familial tumor）或遗传性肿瘤综合征（hereditary tumor syndrome）。遗传

性肿瘤是比较单一的肿瘤类疾病；遗传性肿瘤综合征则会发生多种病变，肿瘤是这些病变中的一种，或者从这些病变的基础上发展而来。一般认为5%~10%的肿瘤为遗传性肿瘤或肿瘤综合征。

与常见的散发性肿瘤（sporadic tumor）不同，遗传性肿瘤或遗传性肿瘤综合征患者往往童年或青年期就患病，发病部位相对固定，存在明显的家族聚集现象（表2-7-1）。早在1944年Mottram就提出了多阶段致癌理论，将细胞的癌变过程分为启动、促进两个阶段。1971年Knudson对48例视网膜母细胞瘤（retinoblastoma，RB）的发病部位（双眼或单眼）和肿瘤数目（单发或多发）及发病年龄进行了整合分析，提出了著名的视网膜母细胞瘤发生的“二次打击学说（two hit hypothesis）”——视网膜母细胞瘤的发生需要两次突变才能完成。如果细胞内已经存在一个种系突变（germinal mutation），那么体细胞只需要另外一次突变即可癌变。对无先天性突变的细胞而言，则需要连续发生两次体细胞突变（somatic mutation）才会癌变，发生肿瘤的潜伏期要比已经存在种系突变的细胞长得多。该理论可解释遗传性肿瘤的病灶多和潜伏期短，而散发性肿瘤单发和潜伏期长的差别。该理论也适用于其他肿瘤的发生。目前“突变”的内涵已从DNA序列变异扩展到了包括遗传和表观遗传变异引起的基因功能丧失。发生功能丧失的基因主要是肿瘤抑制基因或DNA修复基因。

一、肿瘤的家族聚集现象

早在1866年Borca就描述过一个家族中4代人连续出现乳腺癌和胃肠道肿瘤。1896年已经认识到部分RB具有遗传的特征。在现代交通方式出现之前，人们往往祖祖辈辈长期生活在同一环境下，通过不断的基因突变/进化，适应当地的生存环境。例如靠近极地高纬度地区的高加索人种肤色浅，而靠近赤道的低纬度地区的有色人种肤色深，前者对紫外线抵抗力弱，而后者抵抗力强。显然，从遗传进化的尺度上讲，环境因素与遗传进化密不可分。然而，即使长期生活在同一高危环境下，也只有部分人发生肿瘤。这是个体差异——对致癌物的易感性不同所致。大量的研究表明，对致癌物的易感性既受环境因素的影响，也受遗传因素的影响。前者包括营养状态和心理或精神状态；后者包括致癌物生物转化基因、DNA修复基因、先天性免疫基因、促进细胞分化及限制细胞分裂的抑癌基因。这些基因的DNA或氨基酸序列、表达水平、组合方式等存在多态性，造成对致癌物的易感性不同。

表2-7-1　遗传性肿瘤的共同特征

家族成员	患者本人
2名或2名以上亲属患同一肿瘤；或2名或2名以上亲属患罕见肿瘤	靶器官内同时发生多个肿瘤；或多个部位同时发生肿瘤；或罕见部位发生肿瘤；或发病年龄轻（<50岁）

某些罕见的肿瘤常常从遗传性肿瘤综合征病变的基础上发展而来。这些肿瘤包括肾上腺皮质癌、类癌样肿瘤、弥漫型胃癌、输卵管癌、原发性腹膜癌、平滑肌肉瘤、髓样甲状腺癌、副神经节瘤、嗜铬细胞瘤、肾细胞癌、脂肪肉瘤等。大部分常见肿瘤的遗传易感性受多基因的影响，无明显的家族聚集。

需要指出的是，并非所有存在家族聚集现象的肿瘤都是遗传性肿瘤。长期生活在相同的环境条件下，也可导致肿瘤的家族聚集现象发生。在正常人群中，肿瘤患者的近亲患同样肿瘤的风险约为无肿瘤家族史者的2~3倍；在遗传性肿瘤家族成员中，患者近亲的发病风险为正常人的几千倍。对美国和丹麦10亿份病例记录进行的大规模分析表明，许多孟德尔遗传病也影响多种常见肿瘤等复杂疾病的发生（图2-7-1）。

二、家族性或遗传性肿瘤

已经发现200多种单基因病与肿瘤的发生相关，某些遗传性基因突变可导致90%以上的携带者患肿瘤。单基因遗传病符合孟德尔遗传规律（图2-7-2）。从遗传学上可将单基因遗传性肿瘤或肿瘤综合征分为常染色体显性遗传和隐性遗传及性连锁遗传几类（表2-7-2）。常染色体显性遗传性肿瘤或肿瘤综合征可出现在每一代的家族成员中，单亲为杂合子时子女50%患病，家族聚集现象非常显著。这类肿瘤是良好的研究对象，大部

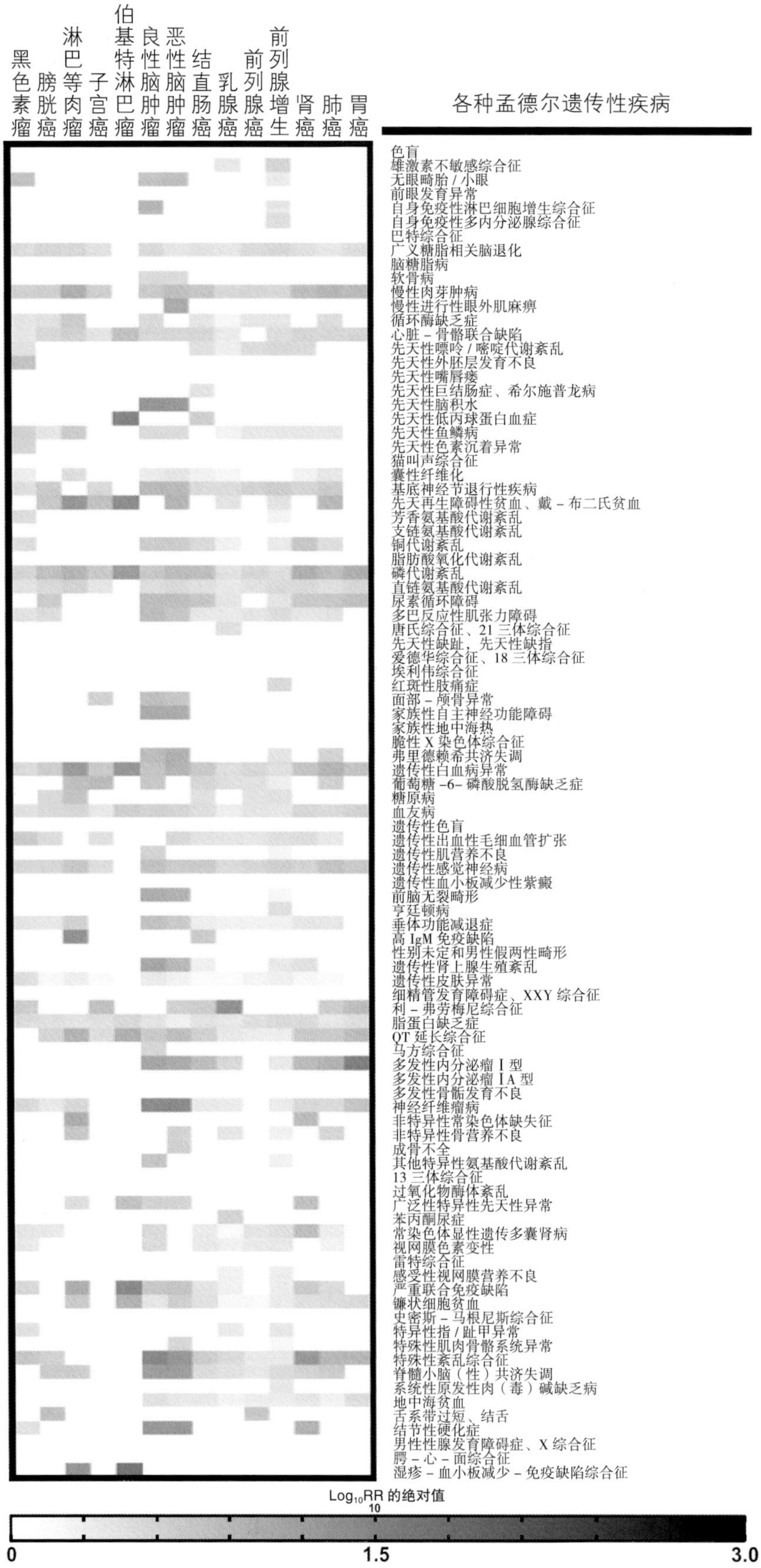

图 2–7–1　常见肿瘤与部分遗传性疾病存在密切的相关关系（Cell, 2013, 155:70）

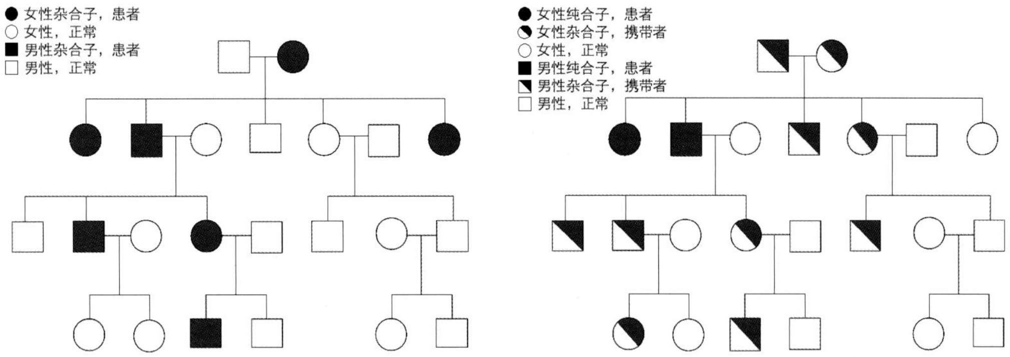

常染色体显性遗传　　常染色体隐性遗传

图 2-7-2　常染色体显性和隐性遗传家系示意图

表 2-7-2　常见的遗传性肿瘤或肿瘤综合征及其致病基因

遗传性肿瘤或肿瘤综合征	受累基因	染色体定位	相关肿瘤
1. 常染色体显性遗传			
家族性视网膜母细胞瘤	*RB*1	13q14.2	视网膜母细胞瘤、骨肉瘤
遗传性弥漫型胃癌	*CDH*1	16q22.1	弥漫型胃癌
家族性腺瘤性息肉综合征	*APC*	5q22.2	结直肠癌
遗传性非息肉性结直肠癌	*MSH2MLH*1 等	2p16.3 3p22.2	结直肠癌
遗传性乳腺癌 – 卵巢癌综合征	*BRCA*1 *BRCA*2	17q21.31 13q13.1	乳腺癌、卵巢癌 乳腺癌
利 – 弗劳梅尼综合征	*p*53	17p13.1	肉瘤、乳腺癌、脑肿瘤、白血病
家族性黑色素瘤	*CDKN2A*	9p21.3	黑色素瘤
痣样基底细胞癌综合征	*PTCH*1	9q22.32	基底细胞癌
多发性内分泌肿瘤综合征 Ⅰ 型	*MEN*1	11q13.1	内分泌腺肿瘤
多发性内分泌肿瘤综合征 Ⅱ 型	*RET*	10q11.21	内分泌腺肿瘤
多发性错构瘤综合征	*PTEN*	10q23.31	多发性错构瘤
遗传性斑痣错构瘤	*VHL*	3p25.3	肾细胞癌、小脑血管母细胞瘤
自身免疫性淋巴细胞增生综合征	*FAS* *FASL*	10q23.31 1q24.3	慢性非恶性淋巴细胞增生、自身免疫病、第二癌症
Wilms 瘤	*WT*1	11p13	Wilms 瘤
Beckwith-Wiedemann 综合征	*IGF*2*-H*19 *CDKN*1*C*	11p15.5 11p15.4	基因印记缺失相关巨人症、儿童肿瘤
多发性神经纤维瘤病 Ⅰ 型	*NF*1	17q11.2	神经纤维瘤、恶性神经鞘瘤
多发性神经纤维瘤病 Ⅱ 型	*NF*2	22q12.2	双侧听神经瘤
Carney 综合征	*PRKAR1A* 等	17q24.2 2p16	心脏黏液瘤、皮肤或乳腺黏液瘤、色素过度沉着、内分泌亢进
2. 常染色体隐性遗传			
着色性干皮病	*XPA~XPG* *Pol* η 等	9q22.33 3p25.1 等	皮肤癌

表 2-7-2（续表）

遗传性肿瘤或肿瘤综合征	受累基因	染色体定位	相关肿瘤
毛细血管扩张性共济失调综合征	*ATM*	11q22.3	淋巴瘤、白血病
Bloom 综合征	*BLM*	15q26.1	白血病、实体肿瘤
先天性再生障碍性贫血综合征	*FANCC*	9q22.32	白血病
	FANCA	16q24.3	
3. 性连锁隐性遗传			
Swyer 综合征（46，XY）	*SRY* 等	Yp11.3	
Wiskott-Aldrich 综合征	*WAS*	Xp11.23	淋巴瘤、白血病

分抑癌基因都是从遗传性肿瘤中发现的。常染色体隐性遗传性肿瘤或肿瘤综合征的发病率低得多，双亲均为杂合子时子女 25% 患病，也存在家族聚集现象。

三、遗传性肿瘤综合征

遗传性肿瘤综合征患者常在肿瘤形成前发生癌前病变，进展成恶性肿瘤的可能性很高，常伴发其他病变，称为遗传性肿瘤综合征（hereditary tumor syndrome），包括家族性多发性结肠息肉（familial polyposis coli, FPC）、痣样基底细胞癌综合征（nevoid basal cell carcinoma syndrome, NBCCS）、Swyer 综合征等（表 2-7-2）。下面简单介绍几种代表性的肿瘤综合征。

1）家族性腺瘤性息肉综合征 又称为 Gardner 综合征，是一种典型的常染色体显性遗传病，由一条 5 号染色体长臂 q22.2 基因座位上的 *APC* 基因突变引起，人群发病率约为 1/1.4 万。如果父母一方患病，其 50% 的子女也将患病。这种综合征患者有肿瘤多发和早发的特征。10 岁左右开始逐渐形成结肠息肉，开始表现为局部结肠黏膜隆起，然后不断形成数目众多的息肉。大多数患者的结肠息肉在 35~45 岁发展成多发性结肠腺癌。息肉也可出现在胃、十二指肠、小肠、肠系膜、肝、脾、肾等部位，发生结肠外组织肿瘤，例如颅骨骨瘤、甲状腺癌、脂肪瘤、纤维瘤、硬纤维瘤等。

2）痣样基底细胞癌综合征 基底细胞痣又称为 Gorlin 综合征，也是典型的常染色体显性遗传病，由一条 9 号染色体长臂 q22.32 基因座位上的 *PTCH1* 基因突变引起，人群发病率约为 1/10 万，高加索人种的发病率明显高于有色人种。起初表现为多发性皮肤基底细胞痣，在此基础上 90% 的患者会发展成非黑色素瘤性皮肤基底细胞癌。与非遗传性的散发性基底细胞癌的单发和发病晚不同，遗传性基底细胞癌病灶多时可达百个，多在青春期发病。还常常累及神经系统、眼睛、内分泌系统和骨骼。此外，散发性基底细胞癌多发生在日光暴露部位，而遗传性基底细胞癌常发生在非日光暴露部位。这种皮肤癌多为非致命性的，可通过手术切除治愈。

3）Swyer 综合征 又称 XY 女性或 XY 性腺发育不全（46，XY gonadal dysgenesis），是生殖腺发生肿瘤的综合征。这种 XY 染色体患者核型正常，本该发育成男性个体，由于控制雄性器官发育的基因存在缺陷，最终更像女性个体。该综合征常由 Y 染色体短臂 p11.3 基因座位上的 *SRY* 突变引起。常染色体上的 *DHH*、*NR5A1*、*CBX2* 基因突变也可导致本综合征。这类患者具有下列特征：①具 46 条染色体，XY 核型、Barr 体阴性、表型多为女性；②没有雄性性器官和雄性第二性征（喉结、胡子等），但是常有发育不全的雌性内、外生殖器官（小儿型子宫、卵巢发育不全）；③青春期原发性无月经；④ H-Y 抗原多为阳性；⑤在青春期前后易继发性腺癌变。

随着人类疾病基因组计划的完成和基因测序技术的日益成熟和 DNA 测序成本降低，越来越多的遗传性疾病驱动基因变异将得以鉴定，人们可以在胚胎尚未发育成熟前，就对胚胎中这类遗传基因变异的存在情况开展筛查，以降低人群中遗传性肿瘤个体的出生比例。

（邓大君）

第8节　肿瘤患病风险评估

恶性肿瘤的发生、进展与转归是一个多因素参与、多阶段演变、多维度外显的复杂过程。在真实世界中，这一过程的复杂性导致了肿瘤在发生、发展及临床转归等各阶段均呈现明显的个体间异质性。即使是采用同一种预防、诊断、治疗策略，不同个体或亚人群之间的干预效果也可能存在明显差异。换言之，使用同样的病因去除手段、早期筛查或临床诊疗方案，对一部分人可能效果很好，而对另一亚组人群则效果不佳甚至完全无效。

例如，某种肿瘤在发展到临床可见的肿瘤之前会经历一系列癌前病变阶段。早期筛查就是为了在癌前病变阶段及时介入并阻断病变进展，从而避免进展期肿瘤和患者因肿瘤死亡等恶劣结局的发生。然而，由于肿瘤进展程度与速度存在个体差异，一部分患者的癌前病变在很长时间范围内都不会发展成进展期癌，甚至终生都只停留在癌前病变阶段而不会成为进展期肿瘤，那么这部分个体就较少，甚至完全不能从早诊早治中获益。

读者可能会困惑，肿瘤筛查的效果不是通常已经通过高规格设计的流行病学研究加以评估并确认了吗？为什么还会出现这种情况？这其中部分原因可归咎于相关研究设计等级不足，未能规避重要偏倚影响。从技术上说，即使是开展最高规格的随机对照研究（randmized controlled trial，RCT，这是"筛查有效性评价"的金标准研究设计），也无法完全避免这种尴尬的情景。这是流行病学研究的基本思想方法与疾病的个体异质性之间的博弈结果。流行病学研究的本质是通过一个代表性样本的研究结果，基于概率论而对总体进行统计推断。受限于研究可行性与人们对事物的认知水平，流行病学研究往往会在内、外部效度两个方面存在局限。首先，样本量过小、抽样方法科学但不正确导致样本代表性不佳，影响样本对总体的代表性和结果的外推能力，这属于外部效度层面。如果研究对象内部在疾病特征及干预效应方面存在相当的异质性，研究者未能进行相应的分层分析，抑或抽样未能涵盖所有具有异质性的亚组人群，那么就无法全面并精确考量各异质人群的具体情况，而仅能得出整体样本"平均化"后的混合结果。实际上，人为"平均化"以后的结果并不能反映任何一个亚组的真实情况，也就是无法达到理想的内部效度。换言之，由于流行病学旨在寻找"共性规律"，而当研究及分析的"分辨率"（或称研究灵敏度）无法达到"最小共性尺度"，也就是能够达成"共性规律"的最小集合，那么该研究就无法有效揭示异质性的存在，当然也就不能在应用结论的时候将异质性作为考量指标。如果决策者依据这样一个"平均化"之后研究结果进行政策制定，那么如果实施干预，群体水平上的确可能会获得与之前研究结果接近的整体效果，但真实情况是，其中一部分人高度获益，而另一部分人则低度获益甚至完全无法获益。对于后者，这种肿瘤预防、诊断或治疗带给他们的则几乎只有损害。

正是由于上述个体异质性现象广泛存在于肿瘤发生、发展、治疗的各个阶段，几十年来，人们逐渐认识到，过去"宁可错杀一千，不可漏网一人"的粗放型肿瘤防治策略已经不再适用。只有通过对各阶段个体水平"肿瘤风险"进行正确预测与评估，有针对性地制定并实施投入最小、获益最大的防、诊、治策略，才可能在确保健康和人文关怀的基础上，在降低恶性肿瘤疾病负担方面获得新突破，在卫生资源"永远受限"的情况下尤其重要。由此，"精准医疗"的概念应运而生。

精准医疗是2015年1月时任美国总统奥巴马提出的一项全球倡议，其目标是开创一个新的精准医疗时代，通过研究人员、临床医学工作者和患者三方共同努力，在对个体化遗传、环境和生活方式差异的整体考虑下，实现疾病防、诊、治策略的精准制定。相对于传统的“无差别”防治策略，精准医学在操作性层面的核心理念是“基于遗传、环境和生活方式等因素对个体恶性肿瘤发病、进展和预后风险的评估结果与其从特定诊疗策略中获益（损害）程度密切相关”。根据这一思想，基于个体化风险评估和分级的精准肿瘤防治方案将比现行的粗放策略带来更多收益及更少的附带伤害。时任美国国家癌症研究所主任的Doug Lowy等曾表示，精确医疗在肿瘤防治中占有相当位置，是未来恶性肿瘤防控的发展方向，意义重大。

一、肿瘤风险评估的内涵和意义

虽然“精准医疗”概念近年来才正式被提出并引起广泛关注，但实际上人们多年来从未停止过对“精准”的追求和实践。比如，恶性肿瘤的大规模“早诊早治”工作多在高发区、高年龄组人群中开展，就是因为这一人群癌前病变流行率更高、转归为恶性肿瘤的人群总体风险也更高。再如，由于不同基因型对药物疗效有着明确的影响，肿瘤科医生已经越来越多地依靠实验室检测结果进行诊疗决策。可见，既往肿瘤学领域不断追求“精准”和“高效”，核心恰恰就是朴素的“风险评估”思想。然而，受限于生物技术水平、人群及临床数据的不足，风险评估研究一直处于发展相对缓慢的阶段，而真正走向临床应用的更是少之又少。

在过去十年间，随着大数据时代的到来以及高通量检测技术的不断出现，恶性肿瘤的“防”与“治”也开始迈入精准化与个体化阶段，“量体裁衣”式的肿瘤防治干预与诊疗模式已经越来越多地出现在医疗实践一线。而肿瘤患病与预后风险评估作为“精准”的重要路径，也受到科研与应用领域空前的重视，并得到了长足发展。

那么，究竟什么是“风险评估”？从具体的实践应用角度而言，肿瘤风险评估的目标和现实意义又是什么？广义的风险评估，泛指依据过往或现有的信息，对未来某一事件发生的风险或概率进行“定性或定量估计”，从而指导当前的行为与策略。实际上“风险评估”并不是新生事物，甚至可以说风险评估就在我们身边。例如人们非常熟悉的降水概率预报、孕妇产前检查中的“唐筛”、新生儿的Apgar评分、评估降胆固醇和抗高血压药物适应证的“Framingham”心血管风险得分等，均为“风险评估”的应用实例。肿瘤学领域的“风险评估”也应用广泛，除了人们采用简单的危险因素评估法，例如吸烟者罹患肺癌风险高、高危型HPV持续感染预警宫颈癌发生等，更有直接进行定量预测肿瘤相关风险的数学模型，如预测乳腺癌发生风险的“Gail模型”、预测乳腺癌患者复发及死亡风险的“Nottingham”预后指数等。

对肿瘤风险的精准预测与评估具有深刻的现实意义。如前所述，肿瘤是一种多病因导致、多表型外显、多阶段进展的长病程慢性疾病。无论是其发病、进展还是预后，都是多种因素在特定时空与内、外条件“偶然”联合作用下的“必然”结果。然而，这种必然结果给人们展示的却是极大的“不确定性”。比如不同人群间、同一人群不同个体间、同一个体不同时点间，甚至是同一块肿瘤组织内部，肿瘤起源、构成、演进和结局都可能存在明显差异。这与单因单果的“单基因遗传病”或特定病原体感染引起“急性传染病”存在本质上的不同。这种“不确定性”和“异质性”一方面给基于“寻找共性”的肿瘤风险评估带来巨大挑战，但也深刻体现了如果能够实现精准的肿瘤风险评估，不仅可增进人们对肿瘤发生发展机制的理解，对其防诊治效率与效果的促进作用也将是可观的。

面对如此复杂的“众病之王”，通过高规格设计人群及临床流行病学研究，对现有知识进行整合总结与归纳，实现对肿瘤各阶段风险进行“高分辨率”地预测与分级，以此为依据制定最佳干预策略，将为未来肿瘤防控与诊疗模式的进步带来革命性推动。

二、肿瘤风险评估的种类与目标

按照“应用场景”与“设计类型”的不同，肿瘤风险评估可有两种分类方式，其评估和应用目标也不尽相同。首先，在肿瘤“三级预防”的不同应用场景中，肿瘤风险评估可划分为针对大众人群的“临床前发病与进展风险评估”以及针对肿瘤患者的“临床预后评估”。大多数恶性肿瘤，患者从完全健康状态到因出现症状就医接受肿瘤诊断与治疗直至最终结局，通常包括“病因暴露期”“临床前无症状期”“临床诊疗与转归期”等阶段。针对这些阶段，按照不同的切入点与干预时机，肿瘤的风险评估可有不同的应用价值与目标。此外，按照风险评估研究的设计类型与评估方法不同，肿瘤风险评估亦可分为基于“危险因素”的风险评估和基于“预测模型”的风险评估。

三、基于多级预防的肿瘤风险评估

病因学预防是指通过去除致病因素，或者施加能够降低致病因素、致病能力或暴露水平的外界干预，在个体及群体水平上减少新发肿瘤病例，从而降低总发病和死亡率。如在青少年人群中进行控烟以降低未来肺癌及多种相关疾病的发病水平，或通过乙肝疫苗接种以减少乙型肝炎病毒感染及远期肝癌发生风险等。从宏观角度而言，病因学预防是最理想的疾病预防模式。在本阶段进行肿瘤风险评估，基本原则是获取“病因暴露”数据（通常需经过病因筛查），从个体或群体层面，准确识别出“高患病风险者”，从而有针对性地开展大规模病因学预防，去除或降低危险因素暴露水平，降低相关肿瘤发病风险。开展这一阶段的肿瘤风险评估必须具备两个必要条件：一是肿瘤病因明确、归因风险高，二是致病因素必须可干预、可改变。例如，对胃幽门螺杆菌阳性者进行根除治疗，以降低胃癌发生风险。又如，通过开展健康教育与健康促进项目，降低吸烟、饮酒等健康危险行为水平，从而预防多种相关肿瘤的发生。

那些目前尚无法干预、不能改变的病因，例如通过大样本GWAS整合研究遴选出的肿瘤遗传易感基因多态，尽管不能在以避免或降低肿瘤发病风险为目标的风险评估中发挥作用，但它们却在以识别高危个体，进行精准的早期筛查方面有重要作用。

早期筛查、早期诊断、早期治疗（即“三早”）是指通过对无症状的大众人群进行针对性的癌前病变等筛查，找出已经发生肿瘤相关事件但尚处于无症状早期阶段的个体，对其进行诊断和及时的临床处置，从而改变（或阻断）肿瘤发展的自然进程，减少甚至避免进展期肿瘤阶段或相关死亡的发生，如在我国广泛开展的“城市及农村肿瘤早诊早治项目”等。

针对“肿瘤筛查”而进行的风险评估，虽然在形式上与病因或发病学预防中的风险评估十分接近，但关键区别在于这一阶段的风险评估并不能避免肿瘤的发生，也不能通过干预降低其发病率。相反，还可能由于提前诊断导致肿瘤总体发病率的“升高”。肿瘤筛查发挥预防作用的理论基础在于：①实现“降期（downstaging）”，即通过主动的早期筛查可明显提高患者群体中早期占比；②“降期”获益，即早期发现早期治疗相比于其自然进展和转归能够延长患者生命。该阶段的风险评估主要目标不在于干预病因暴露及其致病过程，而在于“识别高危个体或亚人群”，从而更加高效、准确地开展肿瘤的早筛，以降低晚期肿瘤与死亡事件的发生风险。因此，在评估因素的选择上，更注重相关因素而并不要求一定是致病因素。只要能够有助于识别、区分肿瘤患者，即可作为风险预警因素。例如，依据遗传易感基因多态对肿瘤风险预警的人群研究结果，对乳腺癌高危基因（如*BRCA1*、*BRCA2*等）的基因型进行检测，联合其他宏观危险因素的总体暴露水平，决定乳腺钼靶筛查频率甚至是否进行乳腺的预防性切除；又如依据早期上消化道症状水平等指示性因素，决定是否应尽早接受上消化道内镜筛查等。

如果某一个体不可避免地被诊断为罹患某种肿瘤而成为肿瘤患者，那么肿瘤风险评估对他而言同样具有重大意义。针对已经因出现临床症状而接受诊断并治疗的恶性肿瘤患者，可通过适宜的风险评估技术，制定“最优”临床治疗策略，减少患者痛苦、提高生存质量，降低或消除因疾病所导致的长期损害、伤残甚至死亡风险。本阶段的肿瘤风险评估主要应对的是肿瘤患者“同病同治不同结局”的异质性问题。基本目标是依据患者的一般状况（年龄、性别、健康水平等），肿瘤相关临床病理特征（分期、分化程度、实验室检查指标等），不同诊疗决策（新辅助化疗+手术、单纯手术、手术+术后辅助化疗、靶向治疗、免疫治疗等），对其预后（如治疗反应、总生存、无病生存、无进展生存、特定时点生存概率等）进行预判，模拟不同"诊疗路径"所对应的不同结局，从而帮助医、患共同进行个体化整合诊疗决策与临床实践。

四、基于危险因素进行肿瘤风险评估

疾病的危险因素是指在特定个体或人群中，可增加疾病或疾病不良结局事件发生风险的任何暴露因素。因此，疾病的危险因素可以有助于区分具有不同发病和预后风险的个体或人群，从而使其获知相应风险水平。

首先，从定义上讲，疾病的危险因素本质上都应该是疾病或疾病结局事件发生的"因"。暴露于危险因素，将增大结局发生风险；去除危险因素或降低其暴露水平，则疾病结局风险也随之下降。然而，虽然在肿瘤风险评估研究领域中危险因素研究数量庞大，研究者通常也愿意从病因学角度把发现与疾病发生有统计学关联的因素解读成潜在的"驱动因素"，但流行病学方法学体系中的"因果推断"需要多方面的证据，更需要符合多项研究设计与实施准则。因此，从肿瘤风险评估角度而言，利用既往研究提出的"危险因素"进行大众人群的风险分层和赋权需要特别谨慎。通常需要经过多项高规格设计的流行病学研究重复证实的因素才适宜作为候选。

其次，从分类角度，疾病的危险因素可分为"可改变的危险因素"及"不可改变的危险因素"。前者通常为行为、环境等外部暴露因素，可通过健康干预、环境改善等措施加以消除或降低暴露剂量，例如控烟、减重、饮食干预、疫苗注射、不同肿瘤诊疗方案等。针对这些因素进行调查和评估通常可行，甚至可直接开展针对上述因素的干预，从而起到"预防"肿瘤发生发展的效果。与之相对，"不可改变的危险因素"则主要包括年龄、性别和遗传易感性等与生俱来的生物学特征。这些因素从理论上或目前的技术手段不能加以去除，只能通过调查及实验室检查加以识别和预警，作为风险评估的依据。

恶性肿瘤的危险因素能够在单一维度提示发病风险，可以在一定程度上实现对潜在高危个体和亚人群的识别与富集。由于危险因素医学证据积累充分，实际操作简单，易于被大众理解和推广，依据危险因素对特定人群进行肿瘤发病或预后相关风险分层是目前肿瘤领域初步实现精准防治的主要模式。然而，由于危险因素研究的方法学核心强调的是该因素的"独立作用"，因此通常只能对不同危险因素进行"割裂评估"和"简单组合"，不能同时定量考量多个因素的"整合作用"，例如肺癌筛查前对年龄、性别和吸烟史的评估，以及根据肿瘤分期简单预判患者的预后。因此，基于危险因素的肿瘤风险评估与管理仍然是相对粗糙和定性的。如何能够做到同时考虑多个因素的整合作用，实现个体化的整合风险评价呢？风险预测的整合研究为这一问题提供了理想的解决方案。

五、基于风险预测模型进行肿瘤风险评估

流行病学方法学体系中，所有的研究设计可宏观分为三个层级，即观察性研究、实验性研究和理论性研究。观察性研究，顾名思义，研究者仅对研究对象的暴露和结局进行观察而不实施干预，主要功能是提出假设（generating hypothesis）和初步检验假设（testing hypothesis）；实验性研究则提升到人为分组和施加干预，可实现确证假设（validating hypothesis）的目标；而本节所阐述的"基于风险预测模型进行肿瘤风险评估"则属于第三个层级——理论性研究，旨在通过构建统计模型，基于历史数据定量计算未来某结局事件的发生个体化概率，从而指导现实行为策略（predicting the future based on historical data）。

如前文所述，生物医学范畴内的"风险预测"由来已久，有一些甚至已经广泛应用于临床实践。在肿瘤领域开展风险预测也极具意义。首先，从

公共卫生角度来看，定量的风险预测可从大众人群中精准识别出肿瘤发生发展的高危亚人群和个体，从而进行针对性的病因学预防或疾病筛查，使肿瘤预防工作成本－效益比更好，降低附带伤害；其次，从临床医生角度而言，可通过对受检者或肿瘤患者进行精准风险预测，从而更合理、更有效地进行临床决策，如机会性筛查的转诊指导以及肿瘤的诊断和治疗方案确定等；最后，从被评估者角度，可使其能够了解自己未来罹患某种疾病或疾病转归的预期风险，从而做出自己的“人生选择”，例如基于风险预测的结果在适当的时候主动寻求某种肿瘤早期筛查、预防性治疗甚至与医生共同决定选择何种治疗方案等。

总之，对于恶性肿瘤、心脑血管疾病等多因单果的慢性非传染性疾病，病因网络十分复杂，人群异质性也往往更加明显。基于大样本、前瞻性设计的肿瘤预测模型构建与评价研究，可同时整合多个有独立分辨能力的预测因素，集中实现结局事件发生风险的定量评估结果，并通过外部数据集的回代与验证，提出相应风险分级标准以及适宜的处置策略。这使基于风险预测模型的肿瘤风险评估成为肿瘤防控工作实现精准化、高效化的关键技术，也是未来精准医疗和个体化整合医疗在肿瘤学领域发展的重要路径。

相对于基于危险因素的肿瘤风险评估，基于整体风险预测模型的肿瘤风险评估工作既有与其相通的一面，更有自身明确的特点，现将二者异同简要汇总如表2-8-1。

表2-8-1 基于“影响因素”与“预测模型”进行肿瘤风险评估的异同

	基于影响因素的风险评估	基于预测模型的风险评估
目的	寻找生物学病因（causal factor），依据其独立归因风险分值进行相应风险评估	寻找预测因素/征象（predictor）组合，依据整体风险预测结果进行风险评估
研究设计	病例对照研究常见，前瞻性队列研究最佳，较少需外部验证	病例对照研究常见，前瞻性队列研究最佳，通常需要内外部验证
统计方法	一般线性回归、logistic 回归、COX 风险比例模型等多因素统计模型	一般线性回归、logistic 回归、COX 风险比例模型等常用多因素统计模型以及神经网络、支持向量机、深度学习等高维建模方法
统计目标	寻找有“独立作用”的危险因素，强调“单兵作战”能力	寻找对预测效果贡献最大的预测因素组合，强调“集体作战”能力
“x”的含义	·有生物学合理性的致病因素 ·病因本质上都是预测因素，但独立贡献很弱的致病因素不一定进入最终的多因素模型	·可为病因，亦可为结局发生过程中的“早期伴随或结果性事件” ·最终留在预测模型中的预测因素不一定都是病因
模型结构确定	依据各变量是否具有独立统计学意义（如 $P<0.05$）进行变量筛选	联合统计效应值与 P 值整体取舍，利用 AIC、BIC 等信息准则在平衡模型负担及预测能力间的平衡性等进行模型结构确定
统计效应指标	β、OR、RR、HR 等，关注某因素与结局独立关联强度	预测风险分值、ROC 曲线下面积（AUC）等，关注模型整体预测能力
注意要点	·通常会在生物学合理性范畴内进行穷举式挖掘，注意交互作用分析 ·变量筛选遵循“先专业筛选再统计筛选”的原则 ·样本量、变量编码方式和在样本中分布等因素可明显影响分析结果	·预测变量选择可突破生物学合理性范畴，有预测价值即可满足候选条件，注意交互作用分析 ·“验证”是必要步骤，外部验证优于内部验证 ·高阶建模方法多用于科研探索，常规建模的统计学方法更易被临床实践接受和应用

AIC（Akaike information criterion）：赤池信息量准则；BIC（Bayesian information criterion）：贝叶斯信息准则；ROC（receiver operating characteristic）：受试者操作特征；AUC（area under curve）：曲线下面积；OR（odds ratio）：比值比；RR（risk ratio）：相对危险度；HR（hazard ratio）：风险比

六、肿瘤风险评估应用实例——基于风险预测的食管癌精准筛查策略

（一）肿瘤精准筛查的目标

如果通过高等级循证医学证据证明有效，那么肿瘤的早期筛查在多数情况下将是人们在无法确切掌握病因，或者即使知晓病因但不能有效去除病因，也就是一级预防无法达成的情况下，针对某种肿瘤所采取的最有效防控手段。然而，一项人群水平的肿瘤筛查工作，即使理论上可行，在现实情况下也往往需要考虑下列因素。

首先，任何一项人群水平的肿瘤早期筛查工作都需要投入大量成本，不过在生命价值不断被提升到新高度的今天，这一点往往被人们所忽略。这里的“成本”不仅包括开展一项筛查工作所需要一次性或长期投入的直接经济成本，比如设备费、耗材费、人员费、管理费等，也包括“筛检所带来的附带伤害（harm）或者是风险（risk）”，比如消化道内镜检查过程中虽然罕见但仍有一定概率发生的出血、穿孔、药物过敏甚至心脑血管意外等并发症，以及由于假阳性筛查结果给受检者带来的不必要且巨大的心理压力等。精准筛查将大幅缩减筛查量及相应直接成本与附带伤害，使筛查工作能够更加经济、高效开展。

其次，如前文所述，在真实世界中，筛查效果往往存在较大的人间异质性，也就是，同样的筛查，对一部分人可能保护效果很好，而对于另一亚组人群则效果不佳甚至无效。如果筛查能够更加精准，实现在“最大获益人群”中开展，而尽可能避免使“低获益或不获益人群”接受不必要的检查，将具有重要的临床及公共卫生学意义。

最后，通过精准筛查，可选择最适宜的筛查方法及诊断阈值。随着临床检查及实验室检测技术的不断发展，对于某些疾病通常会有多种筛查方式被推荐在临床应用，比如便潜血和肠镜检查都可对结直肠癌进行筛查，而即使是同一种筛查方法，也可以应用不同的筛查阈值（也就是判别患病与否的标准界值）对患病与否做出判别，不同的筛查方法及同种筛查方法的不同阈值选择都会对筛查效果产生直接影响。之所以不同筛查技术与不同判别阈值的存在导致了人们对精准筛查的需求，主要原因就在于人们的健康（或疾病）状态并不能简单二分为“健康”和“患病”，而绝大部分情况下是介于“完全健康”和“疾病终末期阶段”之间的中间阶段。用数字简单表示，如果0表示绝对健康，1表示疾病的终末期阶段，那么人们的健康水平通常是介于0~1的一个连续变量，如0.6，我们可称其为“不健康指数”。一项筛查技术与阈值的不同组合，具有不同的灵敏度和特异度，就会导致不同的筛查效果。比如既定的一项筛查，不健康指数大于0.8的情况才会被判为“患病”，而调整技术或判别阈值后，只要不健康指数大于0.6就会被判为患病。那么很显然，后者相对于前者灵敏度更高，也势必将检出更多的患病者并对其进行后续诊断试验或治疗。然而，如前文所述，不同个体或亚组人群对疾病状态的“容忍”程度不同，向疾病终末期不良结局转归的概率也存在差异。换言之，对于某些个体，不健康指数不超过0.8就不会向疾病终末期转归，甚至或许该个体一生都会携带这种疾病状态但一直不超过0.8，那么对其进行筛查并治疗就是完全无益甚至有害的。只有针对那些只要不健康指数超过0.6就会大概率并迅速向恶劣结局转归的个体，采用更灵敏的筛查方法，尽可能早期发现、早期治疗才有可能使其获益（当然，前提同样是这种筛查结合后续临床处置真的“有效”）。

综上所述，正是由于肿瘤筛查，尤其是具有一定侵入性和风险的筛查，需要投入大量有形和无形成本。同时，人群内部和筛查技术本身在筛查效果方面也可能存在相当的异质性，因此，恶性肿瘤的人群筛查需要走向“精准化”与“个体化”。简言之，就是从大众人群中精准识别高获益个体或亚人群，仅对这一群体制定个体化筛查及筛查后的监测与管理方案，最大程度减少不必要的筛查，在整体提高防控效果的同时减少资源投入和附带损害，最终实现“降费增效”的总目标。

（二）基于风险预测的食管癌精准筛查实例

本节以食管癌精准筛查为例，展示如何在实

际工作中基于个体化的整合风险预测与评估实现精准筛查和后续精准健康管理。

食管癌是发生于下咽到食管–胃结合部之间上皮来源恶性肿瘤，按其组织类型可主要分为鳞状细胞癌（简称“鳞癌”）及腺癌。中国是食管癌高发国，年新发病例数占全球的55%，在我国恶性肿瘤发病与死亡顺位中也高居第三位与第四位。与欧美国家食管癌以腺癌为主不同，中国90%以上的食管癌为鳞状细胞癌。食管鳞癌的发生发展经历了正常食管黏膜，良性病变（慢性炎症、棘层增厚、基底细胞增生），异型增生病变（轻、中、重度），原位癌及鳞癌多个疾病阶段。中国北方河南、河北、山西交界的太行山区，尤其是河南安阳农村一带是著名的食管癌高发区之一，年发病率高达（50~100）/10万。由于食管癌起病隐匿、早期筛查工作滞后且进展期食管癌缺乏有效治疗手段，临床自行诊断食管癌患者的5年生存率仅为30%。

虽经几十年实践与探索，我国目前食管癌的人群早诊早治工作整体上仍处于相对粗放阶段。主要体现：①采用适龄人群全员参检策略，筛查前无法精准圈定高获益人群，即使说高发区，筛查中食管恶性病变检出率也仅为1%~2%；②筛检后无法实现高进展风险人群的准确识别，仅按照专家共识，单纯依据病理诊断对其进行内镜复查与管理。前者导致大量低危、低效的人群接受了非必需的内镜筛查，耗费资源的同时提高了并发症发生风险，后者导致一部分潜在高进展风险的人群被遗漏，从而降低了筛检的保护效果。

因此，如能基于大规模前瞻性队列，构建“食管癌发病”与“食管病变进展”风险预测模型，通过内镜筛查前与筛查后的风险评估与分级，实现仅针对高危人群进行筛查，同时针对不同进展风险的患者制定个体化的梯度内镜随访监测计划，则有望实现大量节约资源的同时提高筛检保护效果，减少并发症及筛检的附带损害。

2012年，北京大学肿瘤医院柯杨教授课题组与河南省安阳市人民政府、河南省滑县人民政府、安阳肿瘤医院、滑县人民医院及当地各级卫生行政管理部门合作，以食管癌高发区“河南省滑县”668个自然村为研究现场，启动了国际首项“评价内镜筛检食管癌效果及卫生经济学价值的人群随机对照试验（ESECC）”（Clinical trials: NCT 01688908）。2016年9月，该项人群研究完成了近3.4万人入组及1.7万人的上消化道内镜筛查。

2017年，在ESECC研究“筛检组”1.5万名筛检组受检者中，该课题组以基线入组时收集的食管癌发病风险候选预测变量数据为“预测自变量”（包括年龄、性别、社会经济状况、吸烟、饮酒、食管癌家族史、常用燃料、厨房油烟暴露、体重指数、饮用水源、杀虫剂及农药暴露、不健康的饮食习惯和常见早期胃肠道症状等），以碘染指示下上消化道内镜检查中检出的重度异型增生及以上病变（SDA，包括重度异型增生、原位癌、鳞癌）为“结局应变量”，通过单因素及多因素logistic模型进行预测变量及其组合筛选，采用赤池信息准则（AIC）确定变量的最终编码形式与模型变量结构，构建了我国首个经济实用、具有良好预测能力、且经过人群验证的食管癌发病风险的整合预测模型。其中，年龄、食管癌家族史、致癌物环境暴露、不良饮食习惯、上消化道早期症状等为最终入选的预测变量。结果显示，预测模型对食管恶性病变状态预测能力理想，≤60岁及>60岁两组AUC分别达到0.795（95%CI 0.736~0.854）与0.681（95%CI 0.618~0.743），且在高灵敏度区间均明显优于年龄单变量模型（图2-8-1）。研究结果已于2017年以快速通道形式发表在《临床胃肠病学和肝病学》（*Clinical Gastroenterology & Hepatology*）杂志上。

将模型预测结果回代至实际人群筛检工作可知，在灵敏度100%（完全不漏诊）的前提下，使用预测模型可节约多达21%的内镜筛检量；而如资源有限，可接受灵敏度界值适当下调，减少的筛检量及检出率可进一步大幅提高。例如，在灵敏度80%的情况下，两个年龄组中只有30%和60%的人群需要接受筛查。在ESECC研究中，这意味着可避免超过9000例内镜检查，而SDA病变的总检出率则相比全人群筛查策略提高2倍以上。

2019年，该团队进一步关注“筛查后的精准内镜复查与监测问题”。利用ESECC研究的基线筛查、阶段内镜复查以及长期纵向随访数据，创

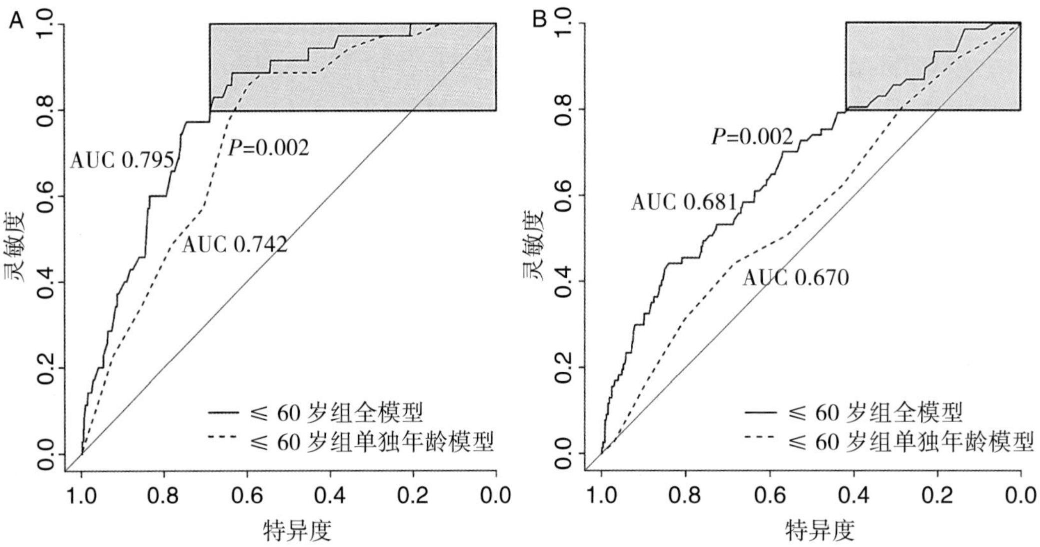

图 2-8-1　食管重度异型增生及以上病变（SDA）预测模型的判别能力评估

A. ≤ 60 岁组全模型及单独年龄模型的 ROC 曲线；B. >60 岁组全模型及单独年龄模型的 ROC 曲线

新性地整合基线“内镜下碘染色异常特征”与“病理诊断”两方面因素，前瞻性地建立了“食管病变进展风险预测模型”。该研究构建“建模”与“验证”两个纵向人群子队列，将全部研究对象分为三组：①内镜下碘染色良好，但被诊断为异型增生病变；②内镜下存在碘不染区域，但病理诊断为良性病变；③内镜下存在碘不染区域且被诊断为轻度或中度异型增生。采用 Kaplan-Meier 法和 log-rank 检验比较各组进展率，采用 COX 风险比例模型计算危险比（HR）及其 95% 可信区间（95%CI）。该研究在建模队列中同样采用两阶段建模方法，将碘染异常特征、病理诊断及问卷调查和体检获得的暴露及表型数据作为自变量构建单因素及多因素 COX 风险比例模型，利用 AIC 确定最终的变量编码形式与模型结构。最后，在同质的外部“验证队列”中对模型预测效果进行评估并绘制列线图（nomogram）以实现基线内镜筛查后的进展风险的可视化评估。在最终模型中，食管病变进展风险的预测变量包括年龄、体重指数、基线内镜筛查的病理诊断和碘染色异常指数。多因素预测模型的 C-index 为 0.868（95%CI 0.817~0.920），显著高于仅考虑病理诊断的简单模型（C-index 0.700, 95%CI 0.599~0.801；P<0.001）。将该模型应用于外部验证集，即未复查队列时，C-index 也高达 0.850（95%CI 0.748~0.952）。依此模型绘制的列线图很容易计算某受检者未来不同时点的食管恶性病变发生概率（图 2-8-2），这样就可精准估算该个体下次接受内镜复查的准确间隔时间，实现内镜复查监测策略的个体化制定。该研究结果已于 2020 年发表在《临床胃肠病学和肝病学》杂志上。

该项研究首次定量评价了碘染色特征在食管病变进展风险早期预警中重要的独立作用，证实整合碘染色异常特征的指示变量可使食管病变进展风险预测准确率由现有“单纯基于病理模式”的 70% 大幅提升至 86.8%。更重要的是，相对于传统策略，可多保护 40%~50% 的进展病例，在避免对低风险人群过度复查的同时，大大提高了食管癌筛查工作的效果和卫生经济学价值。在外部验证队列中，上述提升依然明确存在且幅度不减。从而，实现了进展风险评估的精准化与个体化，使得针对性地制定筛检后复查策略成为可能。

综上所述，该项整合研究不仅通过构建“食管癌发病风险预测模型”实现了内镜筛查前的高危人群识别与富集，大幅降低了无效筛查比例，还进一步构建了“食管病变进展风险预测模型”，实现了筛查后的个体化内镜监测。整体上，该课题组已初步构建符合我国高发人群特征的“食管癌精准筛查模式”，为我国食管癌的人群防控工作的改革与精准化发展提供了重要经验和思路，具有重要的公共卫生与临床应用价值。

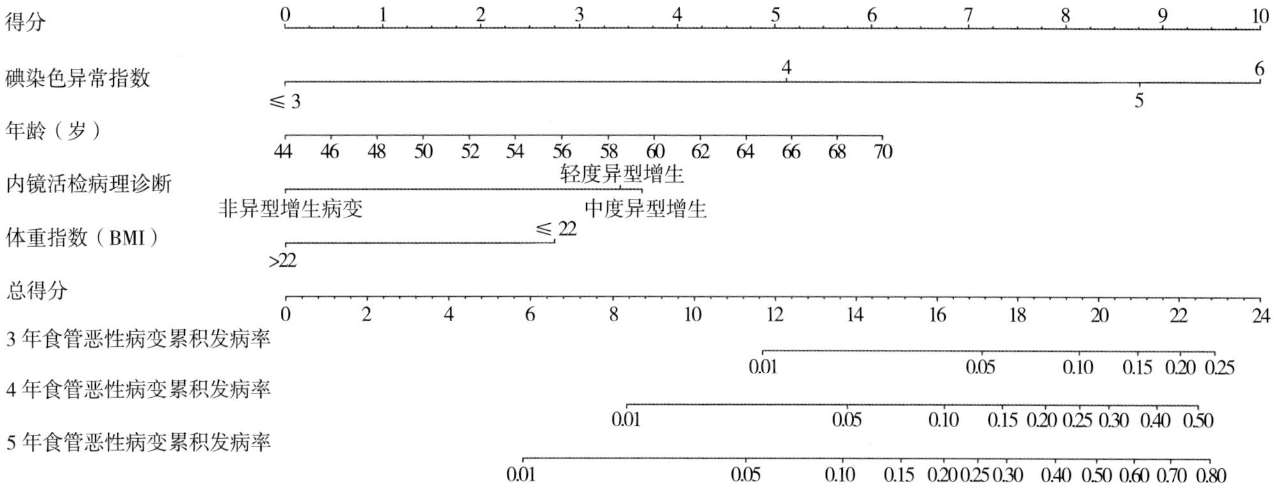

图 2-8-2　食管黏膜病变进展风险预测列线图

（三）小　结

肿瘤风险的整合评估是在理解肿瘤病因、建立精准防控策略方面最有力的帮手之一。恶性肿瘤极低的绝对流行率、防治与诊疗的侵入性、医疗资源的稀缺性共同决定了病因学预防、早诊筛查及临床诊疗体系的精准化及个体化，这也是其防控领域重要发展方向。具备较强预警能力以及良好人群适应性的肿瘤风险整合评估技术在其中具有重要意义。

过去几十年，以危险因素及风险预测模型为主的肿瘤风险整合评估研究数量众多，但真正走向人群及临床应用一线的却少之又少。主要原因在于：①研究设计等级低，结论的科学性及可靠性不被认可；②找不到高归因分值的危险因素或高判别能力的风险预测变量，无论是危险因素模型还是风险预测模型，整体拟合与解释效能不理想；③危险因素、预测变量评估不全面或收集成本过高，推广性受限；④建模数据集内部拟合效果好，但缺少高质量外部验证，人群适应性与外部应用建议证据不足。

随着大数据时代的到来，健康相关大数据、临床诊疗记录、终点结局随访系统日趋完善，用于风险整合评估研究的基础数据收集速度更快、准确度和效率更高。同时，实验室高通量检测技术的不断推陈出新，个体化的检测数据海量产出。更重要的，在我国“十三五”重大基础研发计划支持下，总规模远超百万级的几十个人群及临床队列项目为包括肿瘤在内的重大慢病风险整合评估提供了绝佳的研究平台，前瞻性队列数据丰富，高质量建模与外部交叉验证成为可能。

然而，尽管具备上述有利条件，未来肿瘤风险整合评估领域仍需重点关注如何在“风险预测能力、人群外推能力、易用性与经济性”等多个角度寻找适宜的平衡点。比如，是人群建模（基于筛查）还是临床建模（患者队列），是内部验证（统计验证）还是外部验证（独立人群），是高维建模（神经网络、支持向量机）还是经典方法建模（logistic 模型、COX 风险比例模型），是宏观因素建模（问卷 / 医疗记录）还是微观标志物（微生物、遗传易感、肿瘤相关抗原、肿瘤标志物）建模等。无论如何，高规格的流行病学顶层设计、严谨求实的现场调研、系统深入的数据收集与挖掘、专业审慎的医学解读是此类整合医学研究经得住历史考验并最终被应用于临床实践的根本。

（何忠虎）

第 9 节 肿瘤病因学研究方法

肿瘤已经成为一种全球性的重要公共健康问题。除外人口增长以及老龄化因素外，生活方式、保健水平、环境污染、传播性染病（如 HIV、HPV、HBV 等）、职业暴露、遗传易感性等因素均是引起肿瘤发生率及死亡率居高不下的重要因素。根据 WHO 数据显示，人类 80% 的肿瘤发生与环境因素暴露有关。个体发病易感性与宿主多因素相关，包括代谢改变、DNA 修复、癌基因与抑癌基因表达的改变、营养状况等。肿瘤病因学研究明确了环境因素和遗传因素交互作用共同影响个体肿瘤发病。因此，我们将两种因素的研究方法分别进行描述。

一、环境因素致癌性评价标准

自 20 世纪 70 年代国际癌症研究机构（International Agency for Research on Cancer, IARC）成立至今，已对 1000 多个环境因素与人类癌症的关系进行了评价。通过制定 IARC 专著计划（Monographs Programme），并与人类癌症流行病学数据及实验数据、动物实验数据以及生物作用机制进行整合分析后，将环境因素分为四类，即确定的人类 Ⅰ 类致癌物（carcinogenic to humans, Group 1；表 2-9-1）、很可能的人类 ⅡA 类致癌物（probably carcinogenic to humans, Group 2A；表 2-9-2）、可能的人类 ⅡB 类致癌物（possibly carcinogenic to humans, Group 2B）、对人类致癌性未评价物质（not classifiable as to its carcinogenicity to humans, Group 3）、对人类很可能没有致癌性物质（probably not carcinogenic to humans, Group 4）。

早期对致癌物的界定主要基于一些细胞基因毒性实验（DNA 双链损伤、微核形成、染色质畸变等）和实验动物致癌性实验。近年来伴随细胞与分子生物技术的长足发展，高通量芯片检测、毒理基因组学、计算机生物分析系统等方法的运用在揭示肿瘤发生的机制方面取得了突破性进展。为了进一步完善人类可疑致癌物在机制方面的评价体系，2012 年 IARC 通过整合人类肿瘤分子流行病学及实验数据、动物毒性实验及高通量检测数据等，就 Group 1 人类致癌物的关键作用机制特征建立了相关数据库。数据库建立分为两个过程：①根据 *IARC Monographs*（1~125 卷）确定了包含 24 个与人类癌症发生相关的毒理学终点事件；②形成了人类致癌物共有的 10 个关键特征（key characteristics），同时将 24 个毒理学终点事件分别纳入 10 个关键特征，为环境因素致癌性评价方法提供了重要依据。

（一）人类致癌物发挥作用的 10 个关键特征

①亲电子性或代谢激活亲电子物质（electrophilic or metabolically activated to electrophiles）：指致癌物本身作为亲电子物质或经过代谢形成亲电子物质，与细胞内的大分子物质如 DNA、RNA 或蛋白质形成加合物。一些化学性致癌物可直接作为亲电子物质发挥作用，比如甲醛、环氧乙烷等，而另一些则需要经过酶解代谢后发挥作用，如多环芳烃、苯等。②基因毒性（genotoxic）：指诱导 DNA 损伤导致 DNA 加合物形成、单链或双链断裂或染色体畸变等。③ DNA 修复改变或引起基因组不稳定性（alternations of DNA repair or genomic instability）：DNA 修复能力的改变导致 DNA 复制的保真性及基因的不稳定性，与细胞突变相关。④表观遗传改变（epigenetic alterations）：包括基因组印记、X 染色体失活、DNA 甲基化、染色质压缩异常、组蛋白修饰的改变、非编码 RNA 表达改变等。⑤诱导氧化应激（induction of oxidative stress）：细胞或组织内活性氧 ROS 与去氧原子团失平衡，导致氧化应激反应。ROS 生成会导致 DNA 突变、氧化 DNA 损伤，在肿瘤发生中具

表 2-9-1　国际癌症研究机构（IARC）公布的 120 种人类 I 类致癌物清单

英文名称	中文名称	公布时间
1, 2-Dichloropropane	1, 2-二氯丙烷	2017
1, 3-Butadiene	1, 3-丁二烯	2012
2, 3, 4, 7, 8-Pentachlorodibenzofuran	2, 3, 4, 7, 8- 五氯二苯并呋喃	2012
2, 3, 7, 8-Tetrachlorodibenzo-para-dioxin	2, 3, 7, 8- 四氯二苯并对二噁英	2012
2-Naphthylamine	2- 萘胺	2012
3, 4, 5, 3′, 4′-Pentachlorobiphenyl (PCB-126)	3, 4, 5, 3′, 4′- 五氯联苯 (PCB-126)	2012
4, 4′-Methylenebis (2-chloroaniline) (MOCA)	4, 4′- 亚甲基二 (2- 氯苯胺) (MOCA)	2012
4-Aminobiphenyl	4- 氨基联苯	2012
Acetaldehyde associated with consumption of alcoholic beverages	与酒精饮料摄入有关的乙醛	2012
Acheson process, occupational exposure associated with	与职业暴露有关的用电弧炉制碳化矽	2017
acid mists, strong inorganic	强无机酸雾	2012
Aflatoxins（B1, B2, G1, G2, M1）	黄曲霉毒素（B1、B2、G1、G2、M1）	2012
alcoholic beverage	含酒精饮料	2012
Aluminium production	铝产品	2012
Areca nut	槟榔果	2012
Aristolochic acid	马兜铃酸	2012
Aristolochic acid, plants containing	含马兜铃酸的植物	2012
Arsenic and inorganic arsenic compounds	砷和无机砷化合物	2012
Asbestos（all forms, including actinolite, amosite, anthophyllite, chrysotile, crocidolite, tremolite）	石棉（各种形式，包括阳起石、铁石绵、直闪石、温石棉、青石棉、透闪石）	2012
Auramine production	金胺产品	2012
Azathioprine	硫唑嘌呤	2012
Benzene	苯	2018
Benzidine	联苯胺	2012
Benzidine, dyes metabolized to	染料代谢产生的联苯胺	2012
Benzo[a]pyrene	苯并 [a] 芘	2012
Beryllium and beryllium compounds	铍和铍化合物	2012
Betel quid with tobacco	含烟草的槟榔嚼块	2012
Betel quid without tobacco	不含烟草的槟榔嚼块	2012
Bis（chloromethyl）ether; chloromethyl methyl ether（technical-grade）	双氯甲基醚；氯甲基甲基醚（工业级）	2012
Busulfan	白消安	2012
Cadmium and cadmium compounds	镉及镉化合物	2012
Chlorambucil	苯丁酸氮芥	2012
Chlornaphazine	萘氮芥	2012
Chromium（Ⅵ）compounds	铬（6 价）化合物	2012

表 2-9-1（续表）

英文名称	中文名称	公布时间
Clonorchis sinensis（infection with）	华支睾吸虫（感染）	2012
coal gasification	煤炭气化	2012
coal，indoor emissions from household combustion of	室内燃煤排放物	2012
Coal-tar distillation	煤焦油蒸馏	2012
Coal-tar pitch	煤焦油沥青	2012
Coke production	焦炭产品	2012
Cyclophosphamide	环磷酰胺	2012
Cyclosporine	环孢菌素	2012
Diethylstilbestrol	己烯雌酚	2012
engine exhaust, diesel	柴油发动机排气	2014
Epstein-Barr virus（EBV）	EB 病毒	2012
Erionite	毛沸石	2012
Estrogen therapy, postmenopausal	绝经后雌激素疗法	2012
Estrogen-progestogen menopausal therapy（combined）	雌激素 – 孕激素更年期治疗（合用）	2012
Estrogen-progestogen oral contraceptives（combined）	雌激素 – 孕激素口服避孕药（合用）	2012
Ethanol in alcoholic beverages	含酒精饮料中的乙醇	2012
Ethylene oxide	环氧乙烷	2012
Etoposide	依托泊苷	2012
Etoposide in combination with cisplatin and bleomycin	依托泊苷与顺铂和博来霉素合用	2012
fission products, including strontium–90	裂变产物，包括锶 – 90	2012
Fluoro–edenite fibrous amphibole	氟代 – 浅闪石纤维状角闪石	2017
Formaldehyde	甲醛	2012
Haematite mining（underground）	赤铁矿开采（地下）	2012
Helicobacter pylori（infection with）	幽门螺杆菌（感染）	2012
Hepatitis B virus（chronic infection with）	HBV 病毒（慢性感染）	2012
Hepatitis C virus（chronic infection with）	HCV 病毒（慢性感染）	2012
human immunodeficiency virus type 1（infection with）	人免疫缺陷病毒 I 型（HIV–I 感染）	2012
human papillomavirus types 16, 18, 31, 33, 35, 39, 45, 51, 52, 56, 58, 59	人乳头状瘤病毒（HPV）16、18、31、33、35、39、45、51、52、56、58、59 型	2012
human T-cell lymphotropic virus type Ⅰ	人嗜 T 淋巴细胞病毒 I 型（HTLV-I）	2012
ionizing radiation（all types）	电离辐射（所有类型）	2012
iron and steel founding（occupational exposure during）	钢铁铸造（职业暴露）	2012
Isopropyl alcohol manufacture using strong acids	使用强酸生产异丙醇	2012
Kaposi sarcoma herpesvirus	卡波西肉瘤疱疹病毒	2012
leather dust	皮革粉末	2012
Lindane（see also Hexachlorocyclohexanes）	林丹（参见六氯环己烷）	2018

表 2-9-1（续表）

英文名称	中文名称	公布时间
Magenta production	品红产品	2012
Melphalan	美法仑	2012
Methoxsalen（8-methoxypsoralen）plus ultraviolet A radiation	花椒毒素（8-甲氧基补骨脂素）伴 UVA 辐射	2012
Mineral oils, untreated or mildly treated	未经处理或轻度处理矿物油	2012
MOPP and other combined chemotherapy including alkylating agents	MOPP（氮芥、长春新碱、丙卡巴肼、泼尼松）及其他含烷化剂的联合化疗	2012
Neutron radiation	中子辐射	2012
Nickel compounds	镍化合物	2012
N′-Nitrosonornicotine（NNN）and 4-（N-Nitrosomethylamino）-1-（3-pyridyl）-1-butanone（NNK）	N′-亚硝基降烟碱（NNN）和 4-（N-甲基亚硝胺基）-1-（3-吡啶基）-1-丁酮（NNK）	2012
Opisthorchis viverrini（infection with）	麝后睾吸虫（感染）	2012
ortho-Toluidine	邻-甲苯氨	2012
outdoor air pollution	室外空气污染	2016
outdoor air pollution, particulate matter in	含颗粒物的室外空气污染	2016
painter（occupational exposure）	画家、油漆工、粉刷工等（职业暴露）	2012
Pentachlorophenol（see also Polychlorophenols）	五氯苯酚（参见聚氯苯酚）	2019
Phenacetin	非那西汀	2012
Phenacetin, analgesic mixtures containing	含非那西丁的止痛剂混合物	2012
Phosphorus-32, as phosphate	磷-32，磷酸盐形式	2012
Plutonium	钚	2012
Polychlorinated biphenyls	多氯联苯	2016
Polychlorinated biphenyls, dioxin-like, with a Toxicity Equivalency Factor（TEF）according to WHO（PCBs 77, 81, 105, 114, 118, 123, 126, 156, 157, 167, 169, 189）	类二噁英多氯联苯，具有 WHO 毒性当量因子（多氯联苯 77、81、105、114、118、123、126、156、157、167、169、189）	2016
processed meat（consumption of）	加工肉类（摄入）	2018
radioiodines, including iodine-131	放射性碘，包括碘-131	2012
radionuclides, alpha-particle-emitting, internally deposited	放射性核素，α 粒子放射，内部沉积	2012
radionuclides, beta-particle-emitting, internally deposited	放射性核素，β 粒子放射，内部沉积	2012
Radium-224 and its decay products	镭-224 及其衰变产物	2012
Radium-226 and its decay products	镭-226 及其衰变产物	2012
Radium-228 and its decay products	镭-228 及其衰变产物	2012
Radon-222 and its decay products	氡-222 及其衰变产物	2012
rubber manufacturing industry	橡胶制造业	2012
salted fish, Chinese-style	中式咸鱼	2012
Schistosoma haematobium（infection with）	埃及血吸虫（感染）	2012
Semustine [1-（2-Chloroethyl）-3-（4-methylcyclohexyl）-1-nitrosourea, Methyl-CCNU]	司莫司汀 [1-（2-氯乙基）-3-（4-甲基环己基）-1-亚硝基脲，甲基-环已亚硝脲]	2012

表 2-9-1（续表）

英文名称	中文名称	公布时间
Shale oils	页岩油	2012
Silica dust，crystalline，in the form of quartz or cristobalite	石英或方石英形式的晶状硅尘	2012
solar radiation	太阳照射	2012
Soot（as found in occupational exposure of chimney sweeps）	煤烟（烟囱清洁工的职业暴露）	2012
Sulfur mustard	硫芥子气	2012
Tamoxifen	他莫昔芬	2012
Thiotepa	噻替哌	2012
Thorium-232 and its decay products	钍 -232 及其衰变产物	2012
tobacco smoke，second-hand	二手烟草烟雾	2012
tobacco smoking	吸烟	2012
tobacco，smokeless	无烟烟草	2012
Treosulfan	曲奥舒凡	2012
Trichloroethylene	三氯乙烯	2014
ultraviolet radiation （wavelengths 100~400nm，encompassing UVA，UVB，and UVC）	紫外线辐射（波长 100~400nm，包括 UVA、UVB 和 UVC）	2018
ultraviolet-emitting tanning devices	紫外发光日光浴设备	2012
Vinyl chloride	氯乙烯	2012
welding fumes	焊接烟尘	2018
wood dust	木尘	2012
X-and Gamma-Radiation	X 线和 γ 射线辐射	2012

表 2-9-2　国际癌症研究机构（IARC）公布的 83 种人类 IIA 类致癌物清单

英文名称	中文名称	公布时间
1-(2-Chloroethyl)-3-cyclohexyl-1-nitrosourea（CCNU）	1-(2- 氯乙基)-3- 环己基 -1- 亚硝基脲	1987
1, 2, 3-Trichloropropane	1, 2, 3- 三氯丙烷	1995
1, 2-Dimethylhydrazine	1, 2- 二甲基肼	1999
1, 3-Propane sultone	1, 3- 丙烷磺内酯	2017
1-Nitropyrene	1- 硝基芘	2014
2-Mercaptobenzothiazole	2- 巯基苯并噻唑	2018
2-Nitrotoluene	2- 硝基甲苯	2013
3, 3′, 4, 4′ -Tetrachloroazobenzene	3, 3, 4, 4- 四氯偶氮苯	2019
4-Chloro-ortho-toluidine	4- 氯 - 邻 - 甲苯胺	2010
5-Methoxypsoralen	5- 甲氧基补骨脂素	1987
6-Nitrochrysene	6- 硝基屈, 6- 硝基联苯	2014
Acrylamide	丙烯酰胺	1994
Adriamycin	阿霉素	1987

表 2-9-2（续表）

英文名称	中文名称	公布时间
alpha-Chlorinated toluenes (benzal chloride, benzotrichloride, benzyl chloride) and benzoyl chloride (combined exposures)	α-氯代甲苯（二氯甲基苯、三氯甲苯、氯化苄）和苯甲酰氯（混合暴露）	1999
Androgenic (anabolic) steroids	雄激素（合成代谢）类固醇	1987
art glass, glass containers and pressed ware (manufacture of)	艺术玻璃、玻璃容器和压制品（制造）	1993
Azacitidine	阿扎胞苷	1990
biomass fuel (primarily wood), indoor emissions from household combustion of	生物质燃料（主要是木料），家用燃烧排放的废物	2010
Bischloroethyl nitrosourea (BCNU)	双氯乙亚硝脲（卡氮芥）	1987
Bitumens, occupational exposure to oxidized bitumens and their emissions during roofing	沥青，职业暴露于氧化沥青及其在屋顶过程中的排放	2013
Captafol	敌菌丹	1991
Carbon electrode manufacture	碳电极制造	2010
Chloral	三氯乙醛	2014
Chloral hydrate	水合氯醛	2014
Chloramphenicol	氯霉素	1990
Chlorozotocin	氯脲霉素	1990
Cisplatin	顺铂	1987
Cobalt metal with tungsten carbide	钴金属与碳化钨	2006
Creosotes	杂酚油	2010
Cyclopenta[cd]pyrene	环戊二烯并[CD]芘	2010
DDT (4, 4′-dichlorodiphenyltrichloroethane)	4, 4′-双对氯苯基三氯乙烷	2018
Diazinon	二嗪磷	2017
Dibenz[a, h]anthracene	二苯并（a, h）蒽	2010
Dibenz[a, j]acridine	二苯并（a, j）丫啶	2013
Dibenzo[a, l]pyrene	二苯并（a, l）芘	2010
Dichloromethane (Methylene chloride)	二氯甲烷	2017
Dieldrin, and aldrin metabolized to dieldrin	狄氏剂，艾氏剂代谢为狄氏剂	2019
Diethyl sulfate	硫酸二乙酯	1999
Dimethyl sulfate	硫酸二甲酯	1999
Dimethylcarbamoyl chloride	二甲氨基甲酰氯	1999
Epichlorohydrin	环氧氯丙烷	1999
Ethyl carbamate (Urethane)	氨基甲酸乙酯（尿烷）	2010
Ethylene dibromide	二溴乙烷	1999
Frying, emissions from high-temperature	高温油炸排放物	2010
Glycidol	缩水甘油	2000
Glycidyl methacrylate	甲基丙烯酸缩水甘油酯	未定
Glyphosate	草甘膦	2017

表 2-9-2（续表）

英文名称	中文名称	公布时间
Hairdresser or barber （occupational exposure as a）	理发师（职业暴露）	2010
human papillomavirus type 68	人乳头状瘤病毒 68 型（HPV68）	2012
Hydrazine	肼	2018
Indium phosphide	磷化铟	2006
IQ （2-Amino-3-methylimidazo[4, 5-f]quinoline）	IQ（2 - 氨基 -3 - 甲基 [4，5 - F] 喹啉	1993
lead compounds, inorganic	无机铅化合物	2006
Malaria （caused by infection with Plasmodium falciparum in holoendemic areas）	疟疾（由全流行地区的恶性疟原虫感染引起）	2014
Malathion	马拉硫磷	2017
Merkel cell polyomavirus （MCV）	默克尔细胞多瘤病毒（MCV）	2014
Methyl methanesulfonate	甲磺酸甲酯	1999
N, N-Dimethylformamide	N，N-二甲基甲酰胺	2018
N-Ethyl-N-nitrosourea	N- 乙基 -N- 亚硝基脲	1987
night shift work	夜班工作	未定
Nitrate or nitrite （ingested） under conditions that result in endogenous nitrosation	硝酸盐或亚硝酸盐（摄入），在导致内源性亚硝化的条件下	2010
Nitrogen mustard	氮芥	1987
N-Methyl-N′-nitro-N-nitrosoguanidine （MNNG）	N- 甲基 -N′ - 硝基 -N- 亚硝基胍（MNNG）	1987
N-Methyl-N-nitrosourea	亚硝基脲（MNU）	1987
N-Nitrosodiethylamine	N- 亚硝基二乙胺	1987
N-Nitrosodimethylamine	N-二甲基亚硝胺	1987
non-arsenical insecticides （occupational exposures in spraying and application of）	非砷杀虫剂（喷洒和应用中的职业暴露）	1991
petroleum refining （occupational exposures in）	石油炼制（职业暴露）	1989
Pioglitazone	吡格列酮	2016
Polybrominated biphenyls	多溴联苯	2016
Procarbazine hydrochloride	盐酸甲基苄肼	1987
red meat （consumption of）	红肉（食用）	2018
Silicon carbide whiskers	碳化硅须晶	2017
Styrene	苯乙烯	2019
Styrene-7, 8-oxide	氧化苯乙烯	2019
Teniposide	替尼泊苷	2000
Tetrabromobisphenol A	四溴双酚 A	2018
Tetrachloroethylene （Perchloroethylene）	四氟乙烯（全氯乙烯）	2014
Tetrafluoroethylene	四氟乙烯	2017
Tris（2, 3-dibromopropyl） phosphate	磷酸三（2，3-二溴丙基）酯	1999
very hot beverages at above 65℃ （drinking）	高于 65℃ 热饮料（饮用）	2018

表 2-9-2（续表）

英文名称	中文名称	公布时间
Vinyl bromide	溴乙烯	2008
Vinyl fluoride	氟乙烯	2008

有重要意义。⑥诱导慢性炎症反应（induction of chronic inflammation）：慢性炎症反应可由持续感染因素（如 HPV、幽门螺杆菌、HBV 等）引起，或者由外源性刺激因素（如二氧化硅、石棉样纤维）引起。慢性炎症可以破坏局部组织、改变细胞信号通路、诱导炎症细胞聚集等。慢性炎症过程往往与氧化应激及基因组不稳定紧密相连，从而在肿瘤发生中发挥重要作用。⑦免疫抑制作用（immunosuppressive）：不同于其他特征，免疫抑制作用并不能直接将正常细胞转化为肿瘤细胞，但是能够让恶性转化细胞逃避免疫监视，同时与慢性炎症反应相关。⑧受体介导作用（receptor-mediated effect）：当致癌物结构与内源性配体结构相似时，可作为相关配体与细胞表面或细胞内受体结合，通过启动或修饰相关信号通路调控细胞增殖过程。此外，受体介导可以影响激素合成、分泌、转运、结合等环节，从而影响激素依赖内环境稳定、生殖与发育等生物过程。⑨细胞永生化（immortalization）：细胞逃避衰老、获得无限增殖的能力即为永生化。细胞逃避衰老常常与端粒酶激活有关。致癌物可激活端粒酶，保持端粒长度导致永生化。⑩细胞增殖、死亡或营养供应改变（alternations of cell proliferation, cell death, or nutrient supply）：细胞增殖能力在肿瘤形成中发挥重要作用。与该特征相关的毒理学终点事件包括细胞周期调控改变及细胞增殖信号通路改变。细胞逃避凋亡、足够的营养供给（血管形成）对于细胞恶性转化以及细胞生长至关重要。

有研究将目前已知的 Group 1 人类致癌物的主要特征进行整合分析发现：①大多数致癌物通过多个特征发挥致癌作用，提示肿瘤发生的复杂性与异质性；②基因毒性是几乎所有致癌物（85/86）最显著的特征，其次为细胞增殖、死亡或营养供应改变、诱导氧化应激、亲电子性或代谢激活亲电子物质以及表观遗传改变；③对致癌物主要特征的数据来源分析发现，在人体内研究、人体外研究、动物体内研究及动物体外研究 4 种数据中，人体内研究数据对致癌物主要特征的贡献最大。

（二）人类致癌物作用的关键特征作为致癌性评价标准的局限性

揭示致癌物表现出的特征性机制以及毒理学终点对于发现人类致癌物具有重要意义，但仍需要细化指标系统。①确立与人类肿瘤发生的关键机制仍需要大量的、系统的文献回顾，因此针对每一个特征建立敏感且特异的文献检索关键词，对于提取文献中有关数据具有指导作用；②在已知人类致癌物关键特征建立的基础上，进一步制定可疑致癌物的评价体系；③针对不同数据来源的特征逐步建立统一的分类体系；④探讨对不同特征的整合医学分析评价方法。综上，尽管关键特征评价仍有不断完善的方面，但是已经被一些权威机构广泛认可。目前 IARC 利用关键特征已经对 30 多个可疑人类致癌物进行了评价。

二、环境因素致癌性研究方法

环境因素致癌性研究方法主要包括流行病学研究、人体内研究、人体外研究、动物体内研究及动物体外研究等。常见研究方法如下所述。

（一）长期诱癌动物模型

给予啮齿类动物一定剂量的环境因素长期处理（可长达 2 年），根据动物肿瘤诱发情况判定该因素是否有致癌性。该方法对于具有较强致癌性、直接结合 DNA 具有基因毒性的环境因素容易获得阳性结果。尽管该方法在评价致癌性方面有其重要意义，但也存在许多问题。例如，在缺乏人群流行病学数据的前提下，单纯凭借长期动物实验判定环境因素是否具有致癌性缺乏客观性。此外，流行病学及实验数据显示，可疑致癌物质的作用具有敏感窗口期，因此，动物实验时应考虑选择适合的时期进行观察。

（二）体外细胞培养模型

由于长期动物诱癌实验花费巨大，体外细胞培养模型逐渐作为可选方案用于器官特异性环境因素致癌潜能的评价。通过该方法，可以区别环境因素为基因毒性或非基因毒性。对于一些非基因毒性因素，可能通过影响内分泌功能、免疫抑制、抑制细胞凋亡、表观遗传修饰、组织特异性毒性以及炎症反应等发挥作用。该模型的优点在于能够很好明确环境因素是否具有基因毒性，但对于非基因毒性因素，在确定其是否具有致癌性方面存在局限性。

常见体外细胞模型包括细胞 2D 培养、细胞 3D 培养（包括类器官培养）、细胞共培养以及干细胞培养等。

（三）基于致癌物作用关键特征的评价方法（key characteristics-based approach）

在上述模型基础上，2016 年由 Smith 等通过对已知人类致癌物的系统研究，提出了致癌物具有的前述 10 个关键特征的概念。针对某一类可疑致癌物建立起基于这些关键特征的评价方法需要大量工作。近期有研究针对具有干扰内分泌功能化学物质（endocrine-disrupting chemicals, EDC）的作用开展了深入研究。

（四）基于特定肿瘤类型的基因标记分子评价

随着肿瘤早期诊断标记分子的不断发现，有学者提出利用基因标记分子评价可疑致癌物在特定肿瘤发生中的作用。该方法的优势在于可以在不同的实验模型中进行检测，包括体内、体外实验以及高通量筛选等。

（五）暴露组学分析

为了全面揭示环境因素在肿瘤发生中的关系，Wild 于 2005 年提出了暴露组的概念，作为基因组的补充。暴露组是从受精卵开始一个人终生的环境暴露，包括其生活方式。随后美国疾病预防控制中心将暴露组定义为：一个人一生中的所有暴露以及这些暴露如何与疾病发生联系。暴露组涵盖所有进入体内环境暴露的全部，不仅包括来自空气、水、食物等外环境的化学物质，也包括机体因炎症、氧化应激、脂质过氧化、感染、肠道菌群等产生的化学物质。

暴露组学定义为研究暴露组以及暴露组对人类疾病过程影响的学问。与 GWAS 类似，暴露组学研究多是无目标设计，并不针对单一或少数几种暴露物质，而是检测所有可能的暴露标志，通过统计学分析发现病例组和对照组差异最大的几种暴露标志，再在多个独立样本中重复测定，最终获得验证后的暴露标志。对得到验证的暴露标志物，进一步采用动物实验或其他研究方法验证或进行致病机制研究。与 GWAS 相对应，这类研究可称为全暴露组关联研究（exposome-wide association study，EWAS）。虽然目前高通量的技术尚不成熟，但如人类基因组计划一样，暴露组与暴露组学的提出，为推动环境因素与人类健康之间关系的研究提供了新思路。

（六）宏基因组学

宏基因组学（Metagenomics）又叫微生物环境基因组学，能够对特定环境中全部微生物的总 DNA（也称宏基因组）进行克隆，并通过构建宏基因组文库和筛选等手段获得新的生理活性物质；或者根据 rDNA 数据库设计引物，通过整合分析获得该环境中微生物的遗传多样性和分子生态学信息。该方法在人体口腔微生物与口腔疾病、肠道微生物与消化道疾病及肿瘤发生的病因研究中具有重要意义。具体的研究方法包括 Metagenomic shotgun 或者 16S ribosomal RNA（rRNA）sequencing。

（七）其他相关组学研究

随着组学研究技术的不断出现，为整合揭示环境因素与癌症发生的关联及分子机制提供了一种新的思路，包括基因组学、转录组学、表观遗传修饰组学、蛋白组学、代谢组学等。

组学研究的优势在于，能够从基因表达与修饰层面、蛋白质层面或细胞代谢物层面整合揭示环境因素的作用机制，为针对某一类可疑致癌物建立起基于致癌作用关键特征的整合评价方法提供参考数据。

三、遗传因素与肿瘤发生的研究方法

肿瘤发病不仅有环境因素的作用，个体的遗传因素也占重要位置。肿瘤的遗传既有符合孟德尔遗传规律的单基因常染色体显性遗传，也有多基因参与的遗传易感性。疾病易感性还受非遗传因素影响，如某些有害环境因素进入机体后对内分泌系统或其他生理生化过程产生影响，从而更容易发生某些疾病。在人类基因组计划出现之前，对遗传易感性的研究主要通过家族史、连锁分析等传统手段，随着人类基因组计划及单体型图计划的完成，通过基因多态性对遗传易感性的研究成为研究的热点，以全GWAS整合研究为最。常见研究方法如下所述。

（一）单核苷酸多态性分析

单核苷酸多态性（SNP）主要是指在基因组水平上由单个核苷酸的变异所引起的DNA序列多态性，发现基因多态性对疾病的遗传易感性的影响。SNP检测方法包括测序方法、基于杂交的方法、以构象为基础的方法，以及高分辨率溶解曲线分析技术等。

（二）全基因组关联（整合）研究

全基因组关联（整合）研究（GWAS）是指在全基因组层面上，开展多中心、大样本、反复验证的基因与疾病关系的整合研究，通过对大规模的群体DNA样本进行全基因组高密度遗传标记（如SNP或CNV等）分型，从而寻找与复杂疾病相关的遗传因素的研究方法，全面揭示疾病发生、发展与治疗相关的遗传基因。该方法通过对人体的全基因组的分析，为全面揭示特定肿瘤多基因易感性提供直接证据。将GWAS获得的基因信息与功能研究进一步整合，将为肿瘤预防和治疗提供重要的靶点。

（三）二代测序技术

二代测序技术（next-generation sequencing, NGS）又称大规模平行测序，在基因检测中显示出非凡意义。根据检测目的不同，NGS技术在临床中的应用主要分为两种策略：①针对疾病设计致病基因Panel进行靶向基因组测序；②全外显子组或全基因组测序。与传统基因检测手段相比，NGS只需经过一次检测即可同时了解多个肿瘤治疗相关基因的全部敏感突变位点状态、基因拷贝数改变以及基因重排等。然而，对于测得的原始数据的正确处理与分析、医学注释解读的规范化等方面有待进一步完善。

（四）整合研究

肿瘤病因学与肿瘤发生机制一直是肿瘤研究的重点和难点。致病因子既有环境致癌物等外因，又有遗传、免疫、激素异常等内因。伴随大量测序、各种组学数据及生物信息技术的飞速发展与应用，如何整合分析如此庞大的数据信息，获得与特定肿瘤发病相关的病因及发病机制，对于未来肿瘤的有效预防及治疗具有重要价值。一方面需要深入探索整合医学的理论，另一方面需要建立整合医学的研究方法。

（邢凌霄）

参考文献

[1] 邓大君. 肿瘤病因学 // 季加孚. 肿瘤学概论. 北京：北京大学医学出版社，2016.

[2] Zheng J, Huang X, Tan W, et al. Pancreatic cancer risk variant in LINC00673 creates a miR-1231 binding site and interferes with PTPN11 degradation. Nature Genetics, 2016, 48(7):747–757.

[3] Lu Y, Kweon SS, Tanikawa C, et al. Large-scale genome-wide association study of east asians identifies loci associated with risk for colorectal cancer. Gastroenterology, 2019, 156(5):1455–1466.

[4] Michailidou K, Lindstrom S, Dennis J, et al. Association analysis identifies 65 new breast cancer risk loci. Nature, 2017, 551(7678):92–94.

[5] Cao P, Yang A, Wang R, et al. Germline duplication of SNORA18L5 increases risk for HBV-related hepatocellular carcinoma by altering localization of ribosomal proteins and decreasing levels of p53. Gastroenterology, 2018, 155(2):542–556.

[6] Xu M, Yao Y, Chen H, et al. Genome sequencing analysis

identifies Epstein-Barr virus subtypes associated with high risk of nasopharyngeal carcinoma. Nature Genetics, 2019, 51(7):1131–1136.

[7] Lin GW, Xu C, Chen K, et al. International NKTCL Working Group. Genetic risk of extranodal natural killer T-cell lymphoma: a genome-wide association study in multiple populations. Lancet Oncology, 2020, 21(2):306–316.

[8] Sud A, Kinnersley B, Houlston RS. Genome-wide association studies of cancer: current insights and future perspectives. Nature Reviews Cancer, 2017, 17(11):692–704.

[9] Bray F, Ferlay J, Soerjomataram I, et al. Global cancer statistics 2018: GLOBOCAN estimates of incidence and mortality worldwide for 36 cancers in 185 countries: global cancer statistics 2018. CA Cancer J Clin, 2018, 68(6):394–424.

[10] Chen W, Zheng R, Baade PD, et al. Cancer statistics in China, 2015. CA Cancer J Clin, 2016, 66(2):115–132.

[11] He Z, Liu Z, Liu M, et al. Efficacy of endoscopic screening for esophageal cancer in China (ESECC): design and preliminary results of a population-based randomised controlled trial. Gut, 2019, 68(2):198–206.

[12] Liu M, Liu Z, Cai H, et al. A Model to Identify Individuals at High Risk for Esophageal Squamous Cell Carcinoma and Precancerous Lesions in Regions of High Prevalence in China. Clin Gastroenterol Hepatol, 2017,15(10):1538–1546 e7.

[13] Liu M, Liu Z, Liu F, et al. Absence of Iodine Staining Associates with Progression of Esophageal Lesions in a Prospective Endoscopic Surveillance Study in China. Clin Gastroenterol Hepatol, 2020, Epub ahead. DOI: 10.1016/j.cgh.2019.08.058.

[14] Doe JE, Boobis AR, Dellarco V, et al. Chemical carcinogenicity revisited 2: Current knowledge of carcinogenesis shows that categorization as a carcinogen or non-carcinogen is not scientifically credible. Regul Toxicol Pharmacol, 2019, 103:124–129.

[15] Krewski D, Bird M, Al-Zoughool M, et al. Key characteristics of 86 agents known to cause cancer in humans. J Toxicol Environ Health B, 2019, 22(7-8):1–20.

[16] Merrill MA L, Vandenberg LN, Smith MT, et al. Consensus on the key characteristics of endocrine-disrupting chemicals as a basis for hazard identification. Nat Rev Endocrinol, 2020, 16(1):45–57.

[17] Guyton KZ, Rusyn I, Chiu WA, et al. Application of the key characteristics of carcinogens in cancer hazard identification. Carcinogenesis, 2018, 39(4):614–622.

[18] Sud A, Kinnersley B, Houlston RS. Genome-wide association studies of cancer: current insights and future perspectives. Nat Rev Cancer, 2017, 17(11):692–704.

[19] Guo J, Turesky RJ. Emerging technologies in mass spectrometry-based DNA adductomics. High Throughput, 2019, 8(2):13.

[20] Ng C, Li H, Wu WKK, et al. Genomics and metagenomics of colorectal cancer. J Gastrointest Oncol, 2019, 10(6): 1164–1170.

第 3 章 肿瘤流行病学

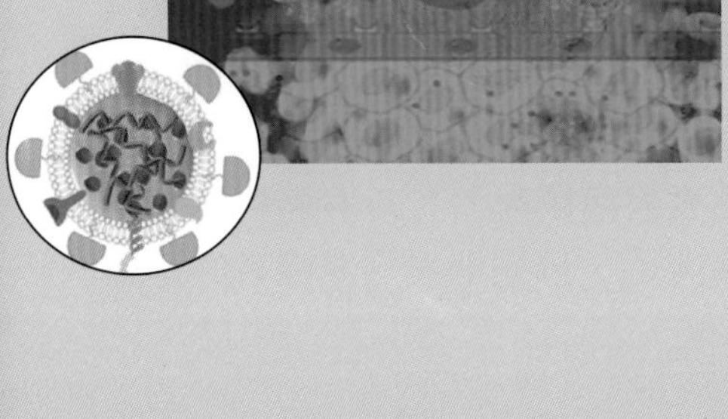

引　言

肿瘤流行病学（Cancer Epidemiology）是流行病学的一个重要分支，是研究肿瘤及其相关健康问题在人群中的分布规律及其影响因素，探索病因，借以制定和评价肿瘤预防、控制及健康促进的策略和措施的一门学科。肿瘤流行病学的研究立足于总体，以群体为研究对象，通过描述肿瘤的人群、时间和地区分布，运用流行病学研究方法了解、掌握并探讨外在危险因素与肿瘤的关系，制订针对肿瘤防控及公共卫生等有效的预防、控制措施和策略，对个人、家庭、社会都具有重要意义。

第1节　世界恶性肿瘤的发病率、死亡率及变化趋势

一、世界恶性肿瘤的发病率、死亡率及变化趋势

从世界范围看，恶性肿瘤的发病率和死亡率呈逐年上升趋势。据世界卫生组织（World Health Organization，WHO）和国际癌症研究机构（International Agency for Research On Cancer，IARC）对全球185个国家36种肿瘤发病率和死亡率的统计数据显示，2018年约有1810万新发癌症病例，发病率为236.9/10万，世界人口标准化发病率为197.9/10万；肿瘤死亡病例约960万例，死亡率为125.2/10万，世界人口标准化死亡率为101.1/10万。全球新发病例的63.4%集中于排名前10位的恶性肿瘤，其中前5位分别为肺癌、乳腺癌、结直肠癌、前列腺癌及胃癌；而死亡病例前10位的恶性肿瘤占总死亡病例的70.7%，其中肺癌居首位，其次是结直肠癌、胃癌、肝癌及女性乳腺癌（图3-1-1）。

全球48.4%的恶性肿瘤发病病例和57.3%的死亡病例均来自亚洲；欧洲占全球人口的9.7%，但恶性肿瘤病例和死亡病例分别占总数的23.4%和20.3%；其次是美洲（人口占全球的12.8%），发病病例和死亡病例分别占21.0%和14.4%。全球185个国家中，有105个国家男性发病首位的恶性肿瘤为前列腺癌，37个国家男性发病首位的肿瘤为肺癌，肝癌和结直肠癌分别位列13个和10个国家的发病首位。肺癌位列全球93个国家的男性死因第1位，46个国家的男性主要死于前列腺癌。乳腺癌位列154个国家女性发病的首位，而宫颈癌位列28个国家女性发病的首位。女性死亡率分布中乳腺癌为103个国家恶性肿瘤死亡的首位，42个国家宫颈癌位列首位，而男性最常见的死因肺癌在28个国家中的女性死因中也位居第一。

根据IARC对2012年和2018年全球肿瘤发病和死亡的推测，2012年全部癌症新发病例数1409万，死亡820万例；2018年新发病例数1810万，死亡960万例，两个时期相比，癌症发病和死亡例数呈明显上升趋势，新发病例增加了28.5%，死亡病例增加了17.1%。随着全球人口预期寿命的延长，人口老龄化的增加，预计至2040年，全球恶性肿瘤新发病例数将达2953万，死亡病例数将达1639万，癌症将成为全球最大的公共卫生问题。

二、主要恶性肿瘤流行特征和变化趋势

（一）肺　癌

无论发病率还是死亡率，肺癌均是全球最常见的癌症类型。2018年全球肺癌新发病例209.4万，占全部肿瘤新发病例的11.6%。死亡病例176.1万，占全部肿瘤死亡病例的18.4%。中上和高收入国家肺癌发病率较高，其新发病例占全球肺癌发病的88%左右。肺癌的发病率最高的是北

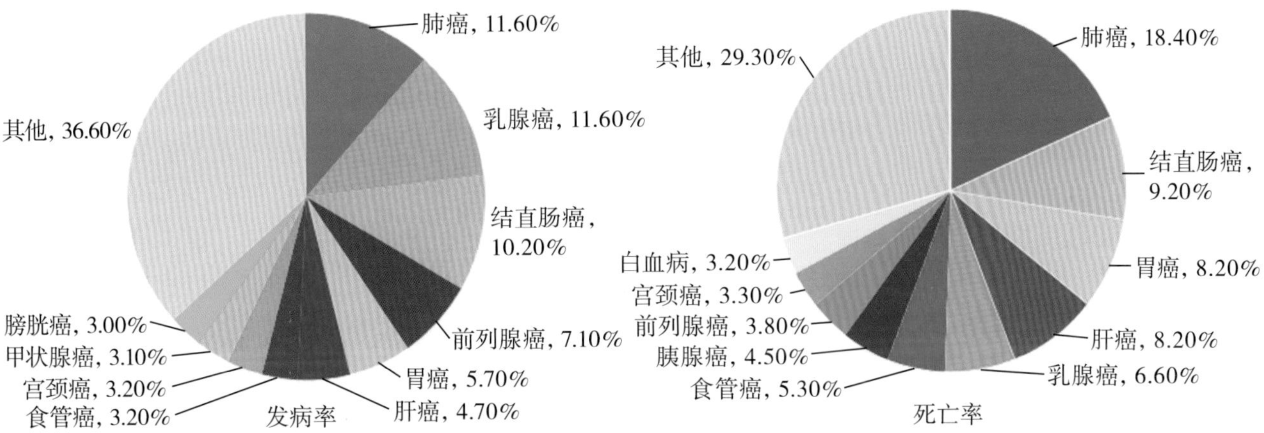

图 3-1-1 全球恶性肿瘤发病和死亡病例数构成比

美部分地区、东亚、中欧和东欧部分地区。在过去 40 年中，大多数国家的男性发病率有所下降，而女性发病率则继续上升（只有少数例外）。因为肺癌患者在全球的生存率很低，因此，总的来说，其死亡率随时间的变化趋势与发病率的变化趋势较一致。

吸烟是肺癌发生的主要原因，全球死于因吸烟所致肺癌的人数占肺癌死亡总人数的 63%。在男女性吸烟均为普遍的国家，死于因吸烟所致肺癌的人数占肺癌死亡总人数的 90% 以上。吸烟最早流行于英国和美国，随着吸烟率下降后的 20~30 年，男性肺癌的发病率和死亡率也显著下降。而在肺癌发病率较低或中等的国家 / 地区，近年来男性肺癌发病率呈现稳定或增加的趋势（如印度、泰国）。女性吸烟人数近年逐渐增多，其肺癌发病率也随之上升，较为明显的国家有澳大利亚、日本、英国和美国等，其中英国和美国随着发病率的上升逐渐到达峰值并有下降趋势。

（二）乳腺癌

乳腺癌是女性第一高发的恶性肿瘤，2018 年全球新发病例数 208.9 万，其中 50% 以上的乳腺癌新发病例发生在中低收入国家，且由于诊断时多处于晚期，导致这些地区乳腺癌患者的生存率较低。传染病发病率的持续下降和预期寿命的延长，以及人口生育模式（如首次生育年龄的推迟）和生活方式（如肥胖）等的变化，预示着中低收入国家乳腺癌的负担将会日益加重。

在过去 50 年中，许多高收入国家乳腺癌的发病率不断上升，近年来在一些低收入国家也呈现上升趋势，这部分归因于生殖及激素水平的变化，包括女性初潮年龄偏早、初产年龄偏晚和生产次数低等。这也是导致部分亚洲国家（如印度、日本、泰国和土耳其）和拉丁美洲（如哥斯达黎加和厄瓜多尔）乳腺癌发病率迅速上升的原因。

令人欣慰的是，在许多人类发展指数（human development index，HDI）较高的国家，如澳大利亚、加拿大及美国，乳腺癌死亡率稳步下降，从 2002 年到 2012 年，这些国家的乳腺癌死亡率下降了 18%~22%。提示乳腺癌的早期发现、早期诊断和早期治疗措施在一定程度上降低了乳腺癌的发病率；接受乳腺癌筛查的年龄组中乳腺癌死亡率呈现出显著下降现象，这表明全球针对乳腺癌患者的管理和治疗正在不断完善和规范。

（三）结直肠癌

结直肠癌是全球第三大常见恶性肿瘤，且发病率随年龄的增加而升高：2018 年全球新发病例数 185 万，其中约 10% 发生在 50 岁以下人群中，59% 发生在 50~74 岁人群中，31% 发生在 75 岁及以上人群中。男性比女性更容易发生结直肠癌。

在 HDI 较高的国家（如澳大利亚、新西兰和欧洲国家），结直肠癌的年龄标准化发病率约为 HDI 较低国家（如非洲和南亚国家）的 5 倍。在澳大利亚和欧洲，男性结直肠癌发病率为（35~42）/10 万，女性为（24~32）/10 万，而西非男性为 7/10 万，女性为 6/10 万；南亚男性为 6/10 万，女性为 4/10 万。

一般来说，在中低 HDI 国家，结直肠癌发病率虽然较低，但呈上升趋势；而在高 HDI 国家，结直肠癌发病风险相对较高，但在男女两性中均比较稳定或呈下降趋势。在澳大利亚、加拿大、英国和美国，大年龄组人群（55 岁及以上）结直肠癌发病率出现下降趋势，主要因为该年龄组人群接受早期筛查项目并切除癌前结肠息肉，加之采用预防性治疗等因素所致；而在较年轻的年龄组中，结直肠发病率显著增加，在亚洲和拉丁美洲的一些中低 HDI 国家的出生队列人群中也出现了这种现象，可能与不良饮食（水果、蔬菜和纤维摄入低、红肉和加工肉类摄入高），缺乏体育活动，超重或肥胖等因素相关。

随着发病率的下降，高 HDI 国家男女性结直肠癌的死亡率也随之下降。除了早期发现和治疗，对结直肠癌患者采用最佳的治疗和管理措施，在一定程度上提高了患者的生存率。亚洲和拉丁美洲部分国家结直肠癌死亡率呈上升趋势，可能由于这些地区卫生基础设施有限，难以开展结直肠癌的早期发现和治疗工作。

（四）胃　癌

胃癌是全球第五大常见的癌症类型，2018 年估计有 103 万新发病例（占癌症新发病例的 5.7%），但由于存活率较低，其死亡率位居第三（2018 年死亡人数为 78.3 万）。发病率最高的地区是东亚，其男性发病率远远高于女性。一项重要的流行病学研究显示，近 50 多年来，无论男性还是女性，全球胃癌（主要是非贲门型）的发病率和死亡率均稳步下降。

非贲门胃癌的发生与幽门螺杆菌感染密切相关。所有胃癌病例中有 75% 可归因于幽门螺杆菌感染。幽门螺杆菌感染易发生在小年龄组。人口密度的增加会增强幽门螺杆菌感染的风险，因此胃癌的发生与较低的社会经济地位密切相关。胃癌发病率的下降，部分由于生活条件的改善，尤其是在年轻的年龄组中下降更为明显。此外，食品保存方法的改进和营养的加强，包括冷藏运输和储存食品，被认为是胃癌下降的主要原因。在日本和韩国等胃癌发病率较高的国家，过去几十年国家筛查计划的实施，使胃癌发病率有所下降。目前，在世界范围内，胃癌的死亡率下降并不明显。

（五）宫颈癌

宫颈癌是全球女性第四大最常见的癌症类型，2018 年估计有 57 万新发病例和 31 万死亡病例。高危型人乳头状瘤病毒（HPV）的持续感染是宫颈癌发生的重要原因，宫颈癌占所有 HPV 感染相关癌症的 80%。宫颈癌仍是非洲和东南亚许多国家最常见的癌症死亡原因，这些国家的发病率和死亡率约是北美、澳大利亚、新西兰和西亚的 10 倍。全球宫颈癌发病率和死亡率的差异是评价各国和（或）地区获得卫生服务方面平等性的一个重要的衡量指标。

在过去的几十年里，大多数国家的宫颈癌发病率和死亡率持续下降，在许多高 HDI 国家，如澳大利亚、加拿大、美国及英国，由于宫颈癌筛查策略的成功实施，宫颈癌发病率和死亡率大幅下降并趋于稳定。然而，几项研究表明，在宫颈癌发病率和死亡率总体下降的同时，在一些国家，如芬兰和荷兰，年轻女性的宫颈癌发病率和死亡率却上升，这种现象可能与性行为的变化和 HPV 病毒传播的增加有关。在缺乏有效的筛查项目的情况下，在撒哈拉以南非洲国家、东欧部分国家和西亚地区的宫颈癌发病率和死亡率呈上升趋势。最近，世界卫生组织发出消除宫颈癌的全球总动员令，旨在通过加强 HPV 疫苗接种和开展筛查规划消除宫颈癌，克服全球宫颈癌预防面临的多重挑战，使宫颈癌消除成为可能。

（六）食管癌

食管癌是全球第七大常见恶性肿瘤，第六大最常见的癌症死亡原因，2018 年食管癌新发病例 57 万，死亡病例 51 万。2012 年，全球约有 39.8 万例食管磷状细胞癌（简称鳞癌）新发病例和 5.2 万例食管腺癌新发病例，全球食管鳞癌发病率为 5.2/10 万，食管腺癌发病率为 0.7/10 万。食管鳞癌约占全球食管癌病例的 87%，超过一半的病例发生在中国，25% 发生在印度、东南亚和中亚。

全球食管鳞癌的发病率存在明显的地域差异，发病率最高的国家是最低国家的 21 倍。在伊朗东北部、中亚、中国中北部、东非、南非和南美洲南部等地区，食管鳞癌的发病率非常高。非洲有高达 20% 的病例发生在 40 岁以下。全球范围内，食管鳞癌的男女发病率比为 2.7∶1，食管腺癌的男女发病率比为 4.4∶1。

在欧洲和美国，食管癌的 5 年生存率约为 20%，而在低收入和中等收入国家，却不到 5%，这主要是由于中低收入国家患者就诊较晚，诊断时通常处于晚期。因此，确定和减少暴露于可改变的危险因素（一级预防）以及制定和实施实用且准确的早期发现和治疗方法（二级预防）是减轻这一致命癌症负担最重要的战略。

（七）肝　癌

2018 年，肝癌是全球第六大常见癌症，也是导致癌症死亡的第四大常见原因。从出生到 75 岁，肝癌的累计发病率男性为 1.6%，女性为 0.6%，累计死亡率男性为 1.5%，女性为 0.5%。肝癌发病率和死亡率在全球范围内存在着巨大的地域差异，非洲和亚洲的年龄标准化率是美洲、欧洲和大洋洲的 2~3 倍。

在全球范围内，死于乙型肝炎病毒（HBV）感染所致的肝癌人数占肝癌死亡人数的 33%，饮酒占 30%，丙型肝炎病毒（HCV）感染占 21%，其他原因占 16%，不同地区和国家之间的潜在病因存在显著差异。自 1984 年启动世界上第一个 HBV 免疫规划和 2003 年启动世界上第一个慢性病毒性肝炎的治疗规划以来，在过去 20 年，肝癌的发病率和死亡率均显著下降。与 HBV 感染相关的肝癌大多源于 5 岁以前感染了 HBV 病毒。预计未来全球肝癌发病率将显著下降，因为全球 5 岁以下儿童已通过乙肝疫苗接种规划使 HBV 感染率显著降低。

以上简要概述了 7 个主要癌症类型的全球发病率和死亡率趋势。全球各个国家需要高质量的癌症监测系统，以便更加合理准确地了解不同国家 / 地区的癌症负担及变化趋势。

（沈洪兵　胡志斌　赵方辉　马红霞）

第 2 节　中国恶性肿瘤的发病率、死亡率及变化趋势

一、我国恶性肿瘤的发病率、死亡率及变化趋势

作为世界上人口最多的国家，中国恶性肿瘤新发病例约占全球的 23.7%，死亡病例约占全球的 30.2%。全球约有 50% 的肝癌、食管癌和胃癌新发病例，超过 1/3 的肺癌新发病例发生在中国，整体防控形势严峻。根据国家癌症中心发布的最新数据显示，2015 年全国新发恶性肿瘤病例数约为 392.9 万例，发病率为 285.8/10 万，中国人口标准化发病率为 190.6/10 万；恶性肿瘤死亡例数约为 233.8 万例，死亡率为 170.1/10 万，中国人口标准化死亡率为 106.7/10 万。按发病患者数顺位排序，肺癌位居我国恶性肿瘤发病首位，其他依次为胃癌、结直肠癌、肝癌和乳腺癌等，前 10 位发病约占全部恶性肿瘤新发病例的 76.7%。男性发病首位为肺癌，每年新发病例约 52.0 万，其他高发恶性肿瘤依次为胃癌、肝癌、结直肠癌和食管癌等，前 10 位恶性肿瘤发病约占男性全部恶性肿瘤发病的 82.2%。女性发病首位为乳腺癌，每年发病约为 30.4 万，其他依次为肺癌、结直肠癌、甲状腺癌和胃癌等，女性前 10 位恶性肿瘤发病约占女性全部恶性肿瘤发病的 79.10%。按死亡人数顺位排序，肺癌位居我国恶性肿瘤死亡首位，其他依次为肝癌、胃癌、食管癌和结直肠癌等，前 10 位恶性肿瘤死亡约占全部恶性肿瘤死亡的 83.0%。

我国城乡恶性肿瘤负担差异较为显著。2015

年，我国城市地区新发病例数约为235.2万，占全国新发病例的59.86%，农村地区157.7万，占全国的40.14%。城市地区以肺癌、结直肠癌、女性乳腺癌、胃癌和肝癌等恶性肿瘤为主，前10位肿瘤发病占全部肿瘤发病的74.8%，而农村地区主要为肺癌和消化道癌（胃癌、食管癌、肝癌和结直肠癌），前10位的发病占全部肿瘤发病的79.5%。城市地区肿瘤死亡例数约133.1万，占全国死亡例数的56.93%，农村地区肿瘤死亡例数100.6万，占全国的43.07%。城乡地区肿瘤死因顺位前3位均为肺癌、肝癌和胃癌。

根据全国肿瘤登记中心2006—2015年的数据资料分析结果显示，近10年来，中国癌症整体发病、死亡呈逐年上升趋势，且女性增幅高于男性，农村增幅高于城市。调整年龄结构后，癌症发病增长趋势变缓，死亡趋于平稳。但随着人口老龄化趋势加剧及不良生活方式的广泛存在，我国癌症防治任务异常艰巨（图3-2-1）。

二、中国主要恶性肿瘤的流行特征和变化趋势

（一）肺 癌

肺癌位居我国恶性肿瘤发病和死亡首位。2015年我国肺癌新发病例78.7万，发病率为57.3/10万，中标率为36.0/10万，占全部肿瘤新发病例的20.0%；死亡病例63.1万，发病率为45.9/10万，中标率为28.2/10万，占全部肿瘤死亡病例的27.0%。我国男性肺癌发病率和死亡率明显高于女性。

吸烟是肺癌的主要致病因素，根据我国2010年的调查结果，我国男性吸烟率为52.9%，而女性吸烟率仅为2.4%。美国及欧洲一些国家通过有效的控烟措施，肺癌发病率及死亡率已经开始下降。我国部分省市虽然已在公共场所全面禁止室内吸烟，但是尚没有全国性的控烟法令。除了吸烟之外，空气污染也可增加肺癌的发病风险，随着我国经济的快速发展及工业化进程不断加快，降低环境污染在人群中的暴露水平也显得十分重要。根据我国2000—2013年的癌症统计数据，近十几年来我国男性肺癌发病率整体变化平稳，女性肺癌发病率呈现缓慢增长趋势；男性和女性肺癌死亡率均呈现下降趋势，女性肺癌的防控应引起重视。

（二）乳腺癌

我国属全球乳腺癌低发区，但自20世纪90年代以来，我国乳腺癌发病率的增长速度是全球

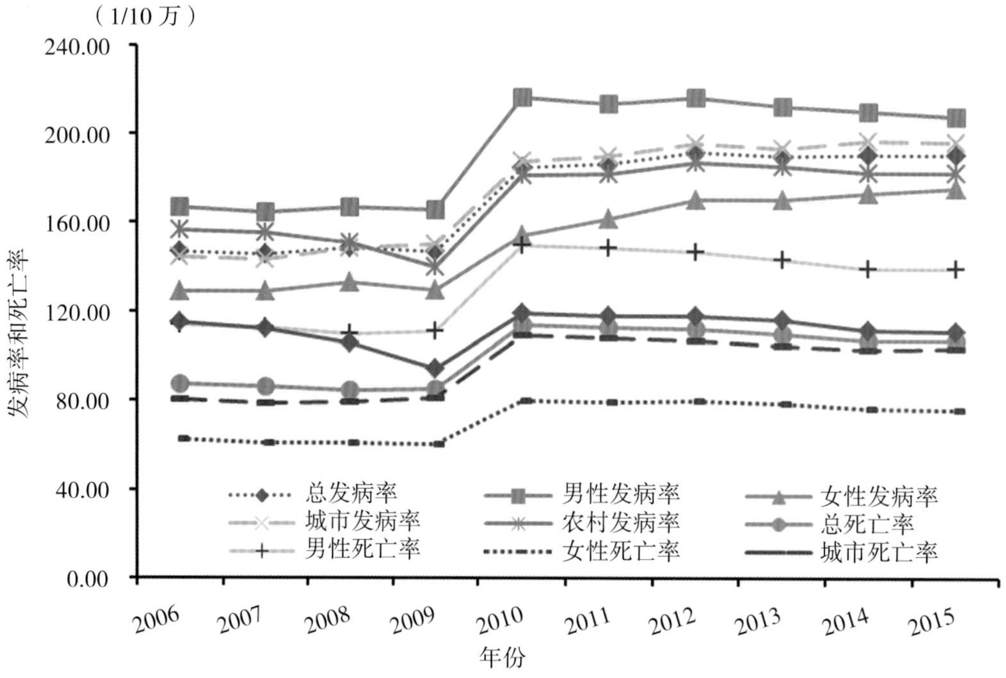

图3-2-1 中国2006—2015年总的肿瘤发病和死亡率趋势

的两倍多，城市地区尤为显著。根据全球肿瘤流行病统计数据（globocan, 2018），2018年中国乳腺癌新发病例367 900例，死亡病例97 972例，按照这一趋势计算，推测到2040年我国乳腺癌新发病例将增加至432 055例，死亡人数将高达158 251例。

根据全国肿瘤登记中心数据显示，2015年乳腺癌仍是我国女性发病率最高的恶性肿瘤(45.3/10万)，死亡率位居第五（10.5/10万），城市地区高于农村地区。在过去的30年，城乡地区乳腺癌死亡率均逐渐增长，其中一方面原因是肿瘤登记水平的提高。乳腺癌的发病也存在城乡差别，但目前城乡差别在逐年缩小，城市女性乳腺癌发病率的提高和年轻化特点与发达国家呈现出惊人的相似，这说明，乳腺癌的低龄化和扩大化已经在我国初步形成。

（三）结直肠癌

结直肠癌是我国第三大常见恶性肿瘤，2015年最新数据显示我国结直肠癌新发病例38.8万，发病率为28.2/10万，中标率为18.0/10万；死亡率居第五位，2015年死亡病例18.7万，死亡率为13.6/10万，中标率为8.3/10万。

在过去几十年，我国结直肠癌疾病负担呈现增长趋势，在大中城市较为明显。北京、上海的结直肠癌发病率居恶性肿瘤发病的第三位，天津居第四位。以上海为例，1973—2007年上海男性和女性结肠癌和直肠肛门癌均呈上升趋势，与1973—1977年相比，2003—2007年男性结肠癌和直肠肛门癌的发病率分别增加138.8%和31.1%，女性则分别增加146.7%和49.1%。随着生活方式和饮食结构的变化，预计我国结直肠癌的发病率还将进一步升高。

（四）胃　癌

我国属于胃癌高发国家，发病和死亡例数均约占全球总数的50%，疾病负担严重。2015年全国胃癌新发病例40.3万，占全部肿瘤新发病例的10.3%，发病率位居第二位；死亡病例29.1万，占全部肿瘤死亡病例的12.4%，死亡率居第三位。2000—2012年我国城市地区男性与女性胃癌发病率、死亡率保持平稳，农村地区男性呈上升趋势，农村地区女性变化不大，调整年龄后发病率和死亡率均呈下降趋势，这与近年来我国针对胃癌相关危险因素的控制及胃癌筛查工作的开展密切相关，但由于人口基数大且人口老龄化趋势愈加明显，胃癌疾病负担依然十分严重。

（五）肝　癌

我国肝癌的发病例数占全球发病总数的46.7%，死亡例数占全球的47.1%。2015年我国肝癌新发病例37.0万，发病率位居全国恶性肿瘤发病的第四位；死亡病例32.6万，死亡率居第二位。我国肝癌的分布特点为，发病率与死亡率均表现为农村地区高于城市地区、西部地区高于东中部地区，其原因可能与农村或者西部地区医疗卫生资源分配有限、恶性肿瘤诊断治疗水平低下、恶性肿瘤首诊即为晚期比例高等原因有关。肝癌多见于男性，男女之比为（3~6）:1。可发生于任何年龄，但以中、青年多见，40~60岁占90%。肝癌与乙肝病毒感染有关。目前的研究已证实，乙肝疫苗接种能有效预防乙肝病毒感染，从而对肝癌的预防起重要作用。

（六）食管癌

我国食管癌的发病率较高，新发病例数和死亡病例数均占全球的55%左右。2015年我国食管癌新发病例数24.6万，占全部肿瘤新发病例的6.3%，发病率排在第六位；死亡病例数18.8万，占全部肿瘤死亡病例的8.0%，位居第四位。目前我国仍是食管癌死亡率最高的国家之一，年平均死亡率为13.7/10万。

我国食管癌农村地区发病率（33.6/10万人）是城市（19.6/10万人）的1.7倍，中部地区和东部地区是食管癌的高发地区。男性发病例数远多于女性，分别为17.7万和6.9万，这也部分造成了男性患者死亡数（13.7万）多于女性（5.1万）。如今，食管癌俨然成了我国男性第五大高发肿瘤和第四大致死肿瘤。

（七）宫颈癌

我国宫颈癌在女性肿瘤死因中的构成比持

续下降。但随着人口老龄化加剧，宫颈癌的发病率和死亡率仍呈上升趋势，农村地区尤为明显。2015 年，我国宫颈癌新发病例 11.1 万，发病率 16.6%，位居女性恶性肿瘤发病率的第 6 位；死亡例数 3.4 万，死亡率 5.0%，位居女性恶性肿瘤死亡率的第 8 位。随着人均期望寿命的延长，我国宫颈癌的发病和死亡人数在大幅增加，发病率和死亡率呈上升趋势，且从 20 岁开始发病率和死亡率会随年龄增加而快速上升，发病率在 50~54 岁年龄组达到最高峰，死亡率在 80~84 岁年龄组达到最高峰。2000—2013 年，我国女性宫颈癌发病率平均每年增长约 10.2%，死亡率平均每年增长约 5.7%。农村地区女性宫颈癌的发病率和死亡率均远高于城市地区，中标发病率是城市地区的 1.09 倍，中标死亡率比城市地区增加了 16.1%，并且农村女性的发病年龄正趋于年轻化。

（沈洪兵　胡志斌　赵方辉　王　岩　杭　栋）

第 3 节　恶性肿瘤发病与死亡的人群异质性

恶性肿瘤是一种复杂的疾病，不同国家和地区间的发病率和死亡率存在显著差异。这些变化是由于不同的生活方式、暴露于不同的危险因素及不同的居住生活环境综合作用的结果。国家之间及国家内部在医疗实践和基础卫生设施水平上的差异和不断扩大的差距也造成了恶性肿瘤疾病负担的不均衡性。

一、人类发展指数

人类发展指数是由联合国开发计划署（UNDP）在《1990 年人文发展报告》中提出的，用以衡量联合国各成员国经济社会发展水平的指标，是人类发展的三个基本方面的综合指数：长寿和健康的生活（根据出生时的预期寿命），教育（根据平均和预期的受教育年数），以及生活水平（根据人均国民总收入）。

国家的发展水平可以根据人类发展指数的 4 个层次来进行区分，分别为低、中、高和非常高。低 HDI 国家主要集中在撒哈拉以南非洲的国家。高 HDI 和非常高 HDI 国家在地理分布上是分散的，跨越各大洲，非常高 HDI 国家仍然最接近传统的发达国家，包括欧洲和北美、日本、澳大利亚和新西兰，还包括亚洲、东地中海地区和南美洲的几个国家。世界上大多数人生活在中等（36.2%）和高（32.3%）HDI 水平的国家，其次是非常高（18.0%）和低（13.5%）HDI 水平的国家。

人类发展的转变对全球恶性肿瘤负担的影响是在国家、区域和全球水平上对恶性肿瘤发病率、死亡率、患病率和趋势的影响来说明的。在向更高水平的 HDI 过渡的国家中，预计癌症负担将会按照一定的比例增加。这些发现对公共卫生和癌症控制规划具有重大影响，提醒全球社会注意日益增加的癌症负担和采取行动的必要性，特别是针对目前尚没有能力应付预期在未来几十年内不断增加的癌症新发病例数的国家。HDI 为评估全球癌症负担的地理和时间分布提供了一个较为合理的框架。

二、全球不同 HDI 国家的肿瘤发病与死亡

运用四级 HDI 评估 2018 年的全球癌症负担，随着国家 HDI 水平的每一次提高，癌症新发病例和年龄标准化发病率都在逐步增加。2018 年新发癌症病例中，45% 发生在 HDI 非常高的国家，而在高、中、低 HDI 国家，这一比例分别为 36%、16% 和 4%。癌症死亡人数最多的国家为高 HDI 的国家，主要由于中国作为高 HDI 国家之一具有 290 万的癌症死亡病例（图 3-3-1）。而中、低

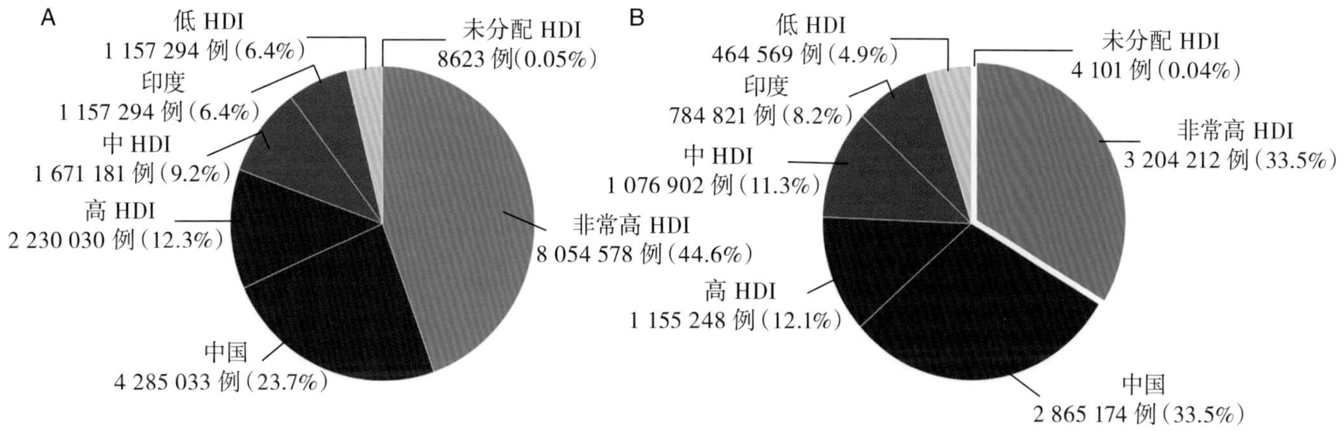

图 3-3-1 全球不同 HDI 级别国家恶性肿瘤发病（A）和死亡（B）例数构成比

HDI 国家的年龄标准化发病率与高 HDI 国家相当。年龄标准化死亡率与 HDI 水平无相关性。

目前，在高 HDI 国家中，男性最常见的新发肿瘤是肺癌和前列腺癌，女性为乳腺癌和结直肠癌，男性死亡人数较多的癌种是肺癌和肝癌，女性为肺癌和乳腺癌；而中低 HDI 的国家中男性最常见的新发肿瘤是肺癌和前列腺癌，女性为乳腺癌和宫颈癌，男性死亡人数较多的癌种是肺癌和肝癌，女性为乳腺癌和宫颈癌。世界不同地区肿瘤的流行情况也有所差别，亚洲癌症发生数量最多（部分原因是全球近 60% 的人口居住在亚洲），约占 48.4%，欧洲占 23.4%，美洲占 21.0%。亚洲的癌症死亡数约占全球因癌症死亡的 57.3%，欧洲和美洲的癌症死亡数则分别占 20.3% 和 14.4%。据预测，2030 年全球恶性肿瘤的新发病例数将达到 2126 万，死亡病例将达到 1308 万，全球半数以上的肿瘤病例将发生在欠发达地区，究其原因可能为：①欠发达地区传染性疾病得到较好的控制，人均寿命延长；②人口增长、人口老龄化和生活方式的改变使恶性肿瘤的发病率增加；③发达国家癌症预防和早期发现、干预的工作开展较早，取得了显著的效果，而欠发达地区在此方面的工作仍然较落后；④发达国家肿瘤患者的生存率已得到明显改善，而欠发达地区恶性肿瘤患者的生存率较低。

此外，不同地区（国家），人群（性别、年龄、种族以及职业）恶性肿瘤流行特征及癌症种类不同，可能与经济、饮食文化及接触致病因素的机会不同有关。恶性肿瘤不仅严重威胁人类的健康，还加重了医疗、科研、预防和干预等各层面的经济负担以及劳动力的损失。

三、我国城乡地区恶性肿瘤的发病与死亡情况

随着经济的快速发展、城市化和人口老龄化，我国城市和农村地区的恶性肿瘤负担和癌症谱均出现较大差异。

近十年来，我国城乡恶性肿瘤发病率逐渐接近，但仍存在明显差异。2015 年，我国恶性肿瘤年龄标准化发病率（中国人口标准化）城市（196.1/10 万）高于农村（182.7/10 万），而年龄标准化死亡率城市（103.7/10 万）低于农村（110.7/10 万），表明癌症生存率农村低于城市。这可能与城乡癌谱构成差异有关，农村地区主要癌种为上消化系统肿瘤，如食管癌、胃癌、肝癌等预后较差的恶性肿瘤；城市地区则以结直肠癌和乳腺癌等高发。此外，农村地区医疗资源分配不足，诊治水平相对较差，居民健康意识不足，也会导致农村地区的恶性肿瘤生存率相对偏低。

城市地区结直肠癌、乳腺癌、前列腺癌、肾癌、膀胱癌的年龄标准化发病率高于农村地区，而在人均国内生产总值（GDP）高、城镇化水平高的地区，发病率更高。肥胖和缺乏体育活动是导致结直肠癌和乳腺癌的主要危险因素，在城市地区比农村地区更为普遍。生殖因素的变化，如外源性雌激素和口服避孕药的增加，也可能是导致城市地区乳腺癌发病率增加的相关因素。在农村，结直肠癌和乳腺癌患者的存活率低于

城市地区，与农村地区医疗服务水平较差、社会经济的不平等、缺乏癌症早诊早治相关的医疗资源等因素相关。

农村地区食管癌、胃癌、肝癌、宫颈癌的年龄标准化发病率高于城市地区，人均GDP水平低、城镇化水平低的地区也高于城市地区。癌症的高危因素，包括吸烟、饮酒、水果和蔬菜的低摄入量，在农村地区比在城市地区更为普遍。较高的幽门螺杆菌和乙型肝炎病毒感染率分别导致胃癌和肝癌的发病率相对较高，尤其表现在农村地区。医疗服务质量较差和卫生保健资源有限导致农村地区的恶性肿瘤患者的存活率较低。

在过去的几十年里，随着社会经济的快速发展，我国人民的生活质量和卫生保健服务有了很大的改善。然而，城市和农村在卫生保健方面的不平等问题仍然比较突出。虽然一些癌症预防和控制规划已经产生了显著的效益，但由于我国癌症负担沉重、癌症模式复杂、卫生保健资源和初级卫生保健在城市和农村地区的分配不平衡，癌症防控仍然存在重重挑战。进一步完善农村初级卫生保健制度，改善基本的生活和卫生条件，加强公众对癌症预防的认识，并制定以农村居民为重点的主要癌症类型的早期发现和治疗方案非常重要。对于城市居民，重点是：①促进健康的生活方式和饮食习惯；②控制吸烟、饮酒和肥胖；③改善心理健康。其次，在城市地区有效地实施有针对性的早期诊断和治疗方案也至关重要。

（胡志斌　赵方辉　王　岩）

第4节　肿瘤流行病学研究方法

肿瘤流行病学作为流行病学的一门分支学科，仍以传统的流行病学现场为基础，利用多学科（如分子生物学等）的先进技术、手段，采用宏观与微观、群体与个体等相整合的理念，探讨肿瘤的分布、定量评估不同环境暴露因素和宿主因素与肿瘤风险的关系，揭示新的肿瘤病因学线索，提高对肿瘤发生机制的了解，评估预防措施的效果，研究肿瘤患者的预后因素。研究方法按照研究性质大致分为描述流行病学、分析流行病学、实验流行病学及理论流行病学四大类，尤以前三类为主。常用的有分析流行病学和实验流行病学研究方法。

一、病例对照研究

病例对照研究（case-control study）是最常用的一种分析流行病学研究方法，也是识别罕见疾病相关因素唯一可行的研究手段，在病因研究中发挥重要作用。

（一）定　义

病例对照研究是一种由果及因的回顾性研究，是以确诊的患有某种恶性肿瘤的人群作为病例组，以不患该种疾病但具有可比性的个体为对照，利用已有的记录或采用问卷调查等流行病学方法、实验室检查等手段，了解其过去的暴露情况，比较两组暴露于某危险因素的百分比，判断暴露因素与所研究的恶性肿瘤之间关联的一种观察性研究方法。尤其适合肿瘤这类罕见疾病的病因学研究。

（二）设计要点

1. 研究对象

病例对照研究可基于两种类型的人群选择研究对象。一类是特定人群，以人群为基础的病例对照研究，即有明确定义的人群，所有病例均由此人群产生，并以该人群的一个有代表性的样本为对照。另一类是非特定人群，以医院（或病例）

为基础的病例对照研究，即是基于病例的定义来确定，是一个假设的人群，纳入研究的病例由此人群产生，然后定义产生这些病例的假设人群，最后从假设人群中选出有代表性的样本作为对照。

2. 病例选择的原则

病例是指确诊患有所研究疾病的人。需要有明确的诊断标准。

病例的类型：①新发病例，易于区分预后因素和危险因素、需要回忆的暴露时间较短，因此收集的信息质量较高；②现患病例，疾病风险因素与生存因素较难区分；③死亡病例，缺乏暴露和混杂因素信息。

病例选择原则：①独立于暴露；②不必代表所有病例；③可根据组织学类型、病理分期、细胞分化程度等选择其中某种类型的病例。

3. 对照选择的原则

对照应来自产生病例的人群，能代表产生病例的人群的暴露水平，其来源取决于人群和病例的定义。

对照的类型：①人群对照，当人群产生的所有病例均能确定时，就可从人群中抽出一个随机样本，最大限度地保证对照的代表性和可比性，避免选择偏倚，但人群对照往往花费较高。拒绝率高，存在回忆偏倚。②医院对照，对照所患的疾病（疾病本身，而非患者）与所研究的暴露因素无关。③邻居、同事、朋友对照可控制社会、经济和局部环境因素。④同胞对照，可控制家庭暴露、遗传因素、生命早期环境暴露及社会经济因素等。

对照选择的原则：①来自产生病例的同一人群；②对照的选择应独立于暴露状态；③如果发生所研究的疾病，就纳入病例组；④有与病例组可比的信息；⑤有和病例同样的暴露机会；⑥采用相同的纳入和排除标准。

4. 暴露的测量

暴露因素要有明确而且统一的定义，病例组和对照组应采用相同的方法调查，必要时可采用客观性指标，如检测血清某指标等。

（三）研究类型

病例对照研究的设计可分为病例与对照非匹配和匹配两种设计类型。

1. 非匹配病例对照研究

最常用的病例对照研究。不采用配对的方法纳入病例和对照，仅要求对照组人数≥病例组人数。

2. 匹配病例对照研究

要求对照在某些因素或特征上与病例保持一致。病例与对照匹配可分为频数匹配（frequency matching）和个体匹配（individual matching），1∶1匹配又称配对（pair matching）。匹配（matching）是一种采用部分限制选择对照的方法，要求对照除了研究因素以外的其他因素或特征与病例保持一致，排除其他混杂因素。匹配的目的在于增加研究对象的信息量，减少样本量，从而提高研究效率；控制混杂因素，避免混杂偏倚。需要注意的是，匹配的变量应是已知或有理由怀疑的混杂因素，否则会造成匹配不当。

（四）研究特点

病例对照研究具备以下特点：属于观察研究；由“果”探“因”，不能做因果关联的判断；设立对照组；可同时观察和推断一种疾病与多种因素之间的关联。

（五）统计学分析

病例对照研究的统计学分析结果采用比值比来估计暴露和疾病之间的关联强度。比值比（odds ratio，OR）是病例组中暴露比值与对照组中暴露比值之比（表 3-4-1）。当 OR>1 时，说明暴露使疾病发生的危险增加，是疾病的危险因素，称为“正关联”；当 OR=1 时，两者没有关联；当 OR<1 时，说明暴露使疾病发生的危险降低，是疾病的保护因素，称为“负关联”。

二、队列研究

队列研究（cohort study）也称为前瞻性研究、随访研究、纵向研究，是分析流行病学的重要研究方法。

（一）定　义

队列研究是将某一特定人群按照是否暴露

表 3-4-1 流行病学资料整理及统计学方法

A. 病例对照研究（非匹配）资料整理及统计方法

暴露的情况	病例组	对照组	合计
暴露	a	b	a+b
非暴露	c	d	c+d
合计	a+c	b+d	n

病例组暴露的情况 =[a/（a+c）]/[c/（c+a）]

对照组暴露的情况 =[b/（b+d）]/[d/（b+d）]

OR=（a/c）/（b/d）=ad/bc

B. 病例对照研究（匹配）资料整理及统计学方法

对照组暴露的情况	病例组暴露情况		合计
	暴露	非暴露	
暴露	a	b	a+b
非暴露	c	d	c+d
合计	a+c	b+d	n

OR=b/c

A. 队列研究资料整理及统计学方法

暴露的情况	患病	未患病	合计
暴露	a	b	a+b
非暴露	c	d	c+d
合计	a+c	b+d	n

RR=[a/（a+b）]/[c/（c+d）]

于某可疑因素或按不同暴露水平分为亚组，追踪观察一定的时间，比较两组或不同亚组发病率或死亡率的差异，以检验该因素与某疾病有无因果关联及关联强度大小的一种观察性研究方法，其中的“暴露”是流行病学研究常用的术语，指研究对象接触过某物质、具备某些特征或处于某种状态。

（二）设计要点

1. 研究人群的选择

从暴露率或暴露水平来看，一般倾向于选择暴露比例比较高的人群，如职业人群等。肿瘤是一种罕见疾病，采用队列研究方法往往需要较大的样本量，随访较长时间才能收集到足够的新发病例。因此，选择高危人群（如 45 岁以上中老年人群）开展肿瘤队列研究就较为合适。

2. 比较组的选择

研究人群确定后，就需要定义暴露组和非暴露组，暴露组中有时还有不同暴露水平的亚组。

（1）暴露组：暴露组通常有下列选择。

职业人群：某些职业人群常暴露于某些特殊的危险因子，疾病发生的频率远高于一般人群。选择职业人群作为暴露组，其暴露与疾病的历史记录较为全面、真实可靠，且随访方便，费用低。

特殊暴露人群：这是研究某些罕见特殊暴露的唯一选择，如选择原子弹爆炸的受害者或接受过放射治疗的人。

一般人群：选择某行政区域或地理范围内暴露于所研究因素的全部人口，要求该地区人口流动性小，配合度高，卫生医疗条件好。

有组织的人群团体：该类人群可看作是一般人群的特殊形式，如部队或学校人员等。便于组织和有效收集随访资料。

（2）对照组：常见的对照组选择形式有下列 4 种。

内对照：队列研究最常见的对照形式，采用没有暴露的人群作为对照。如 Doll 和 Hill 以医生为对象组成一个队列，再按是否吸烟及吸烟量的多少分为非暴露组和暴露组。

外对照：以患者或职业人群为研究对象时，有时队列中没有不暴露于研究因素的个体，此时需要以其他人群为对照组，即所谓的外对照。例如以职业人群为研究对象时，某个工厂的所有职工均暴露于所研究的因素，需要以其他非暴露人群作为对照组。

总人群对照：以特殊暴露人群为暴露组时，还可选择同一地区的总人群作为对照组。对总人群进行密切随访，收集发病信息一般难以实现，通常使用肿瘤登记资料作为替代。

3. 暴露的测量

队列研究是一种观察性研究，研究对象并非随机分配至暴露和非暴露组，各组间其他因素的分布不太可能一致。因此，对可能混杂因素的测量要做到尽可能地准确。许多队列研究只是在基线调查时进行一次暴露测量，这对某些不随时间而改变的暴露是合适的，但对大多数环境暴露因素显然不够，需要在队列随访过程中反复进行暴露的测量。暴露的测量还可使用一些可穿戴设施，长时间、持续地收集暴露信息，以减少信息偏倚。

4. 确定随访期限

不同疾病需要的随访期限不同。一般而言，肿瘤队列需要较大的样本量或随访较长时间才能积累足够的暴露人时数，收集足够的病例进行分析。可结合人时发病率和样本量的计算公式确定随访期限。

5. 结局信息的收集

队列研究结局信息的收集可采用主动随访和被动随访两种方法。前者对队列成员进行随访而获得，后者与常规监测数据如死因登记、肿瘤登记、医院病案等进行联动记录。

（三）研究类型

根据研究对象进入队列和观察时间的先后顺序，队列研究可分为前瞻性、历史性和双向性队列研究。

（四）研究特点

队列研究具备以下特点：属于观察法范畴；由“因”及“果”，可以判断因果关系；设立对照组；可同时观察和推断一种暴露与多种疾病之间的关联。

（五）统计学分析

队列研究统计学分析中最大的优势是可以直接计算发病率，因此可以根据其计算相对危险度（relative risk, RR）、归因危险度（attributable risk, AR）、归因危险度百分比（attributable risk percent, ARP）、人群归因危险度百分比（population attributable risk percent, PARP）及人群归因危险度（population attributable risk, PAR）等。相对危险度是指暴露组发病率（死亡率）与未暴露组的发病率（死亡率）之比，暴露组的发病或死亡风险是非暴露组的多少倍（表 3-4-1）。RR 越大，暴露与疾病的关联强度越大。RR<1 表示该暴露因素有一定的保护效应。

三、临床试验

（一）定　义

临床试验（clinical trial）是在人群尤其是患者中，通过设立对照，按照随机分组的形式，试验组给予新药或新疗法，对照组给予常规疗法。随访观察，以评价新药、新疗法治疗效果，收集不良反应，为药物进入临床使用提供有效性与安全性依据。临床试验是实验流行病学的重要研究方法。

（二）临床试验的设计与实施

新药的临床试验根据研究阶段与目的分为 4 期，从小范围初步研究逐步扩展到大规模人群研究。

Ⅰ期临床试验：新药在实验室经动物实验验证安全且有效，经批准后在 20~100 名健康志愿者中开展试验，进行药效学、药物代谢动力学和人体安全性、耐受性评价，初步探明安全剂量范围与推荐用量，观察副作用。

Ⅱ期临床试验：进一步在稍大规模的患者中开展随机对照试验，一般为 100~300 例，试验组使用新药物，对照组使用标准药物或安慰剂，评价药物是否有效，并继续评价药物安全性，推荐临床用药剂量。

Ⅲ期临床试验：一般为多中心随机对照试验，研究规模为 300~3000 人，进一步评价新药新疗法较同时期标准疗法的有效性与安全性，确认药物在临床实际使用中治疗疾病的效果，收集药物间相互作用及不良反应信息。通过了Ⅲ期临床试验的药物即可经批准后上市。

Ⅳ期临床试验：于新药上市后开展，所有接受此新药物或新疗法的患者可作为观察对象，一般为开放队列研究，监测和收集药物的疗效、确定适应证、扩大使用人群、收集药物间相互作用及配伍与收集不良反应等信息。

（三）临床试验的设计原则

1. 设立对照

对照组的设立是比较的基础。设立与选择对

照组的原则是尽可能使其保证与试验组的可比性。常用的对照有标准对照、安慰剂对照、空白对照、自身对照及交叉对照等。

2. 随机分组

为了减少和控制干预因素之外的其他因素对结局的影响，保证试验组与对照组均衡可比，随机化分组是实验性研究经常采用的重要手段。随机分组方法通常包括简单随机法、区组随机法及分层随机法。

3. 盲 法

为了消除人的心理因素对试验结局的影响，试验研究在条件允许的情况下选择使用盲法。盲法指研究过程中不知道研究对象处在试验组还是对照组，即不知道研究对象的暴露情况。根据应用不同可分为单盲、双盲和三盲。

（四）试验性研究的规范与伦理学问题

临床试验以人为研究对象开展研究，研究对象的安全与健康不受侵害是首要原则。在研究开展的全过程中都必须严格遵守临床试验规范（good clinical practice, GCP）和伦理规范，应遵循研究的科学性和伦理的合理性两大基本原则。研究对象必须充分了解研究项目内容，知晓研究的目的、方法、预期效果及可能的风险，自愿参加并签署知情同意书。

（五）临床试验的统计学分析

临床试验的结果应报告随机进入各组的实际病例数、失访和剔除的病例数及其原因、不同组间的基线特征比较并以此确定是否可比，并对所有疗效的评价指标进行统计和临床意义分析。此外，安全性评价应包含不良临床事件和实验室指标的统计分析，对严重不良事件应详细描述和评价。

（六）临床试验的常用指标

临床试验的常见结局为疾病的治愈或改善、症状的缓解、生存时间的延长，也包括疾病的复发、患者死亡等。常用的指标如下。

1. 有效率（effective rate）

有效率 = 治疗有效例数 / 治疗的总例数 × 100%

2. 死亡率（mortality）

死亡率 = 死亡例数 / 治疗的总例数 × 100%

3. 事件发生时间（time to event）

记录从试验开始到研究结局发生所经历的时间。这是生存分析比较试验组间事件发生差异的重要指标。

4. 不良反应发生率

不良反应发生率 = 发生不良反应的例数 / 可能发生不良反应的治疗例数 × 100%

四、人群干预试验

人群干预试验主要包括现场和社区的干预试验，两者均以自然人群作为研究对象，研究样本大，观察时间长，是验证肿瘤病因、评估干预措施预防效果的常用方法。与临床试验相似，干预试验也是前瞻性研究。

（一）干预试验的定义

干预试验是指在研究者的控制下，对自然人群采取某项干预措施，施加或消除某种因素，来评价其对该人群恶性肿瘤相关结局事件的影响。

（二）干预试验的设计原则

1. 研究对象的选择

现场试验的研究对象为未患某种恶性肿瘤的人群，一般需要到“现场”，如工作场所、家庭、部队、学校等进行调查或建立研究中心。现场试验与临床试验相同之处在于研究对象均按随机的原则分为试验组（或称干预组）和对照组。社区干预试验是现场试验的扩展，主要涉及整个社区范围的干预，两者的根本区别在于干预措施的目标对象是针对个人，还是针对一定地域、行政区域或某特定人群。如人乳头状瘤病毒疫苗是针对个人的现场试验，但针对某一个社区的戒烟干预项目则是社区干预试验。

2. 研究终点的选择

干预研究一般以某种肿瘤发病率和死亡率作为研究终点，也可以选择替代性研究终点（中间结局变量），如癌前病变的转变等，选择替代性研究终点可以缩短观察期，减少所需样本量。

3. 随机化和双盲法

通过随机化分组，使每个研究对象都有同等的机会被分配到各组，以平衡试验组和对照组的混杂因素，提高两组的可比性。另外，为避免研究对象和研究者主观因素的影响，干预试验一般采用双盲法，即研究者和研究对象均不了解试验分组。

4. 干预因素和效果指标

干预因素应明确具体干预措施与对照措施的描述，干预 / 对照药物的使用剂量、使用方法与时间，干预 / 对照措施的内容、施予方式与频率，等。效果指标应为能恰当、具体地衡量和反映干预措施效果的指标，一般为定量指标，可分为主要结局指标与次要结局指标。

5. 研究对象的随访和质量控制

研究对象是否有较好的依从性，对干预试验具有重要影响，良好的依从性是保证获得真实效应的重要条件之一。同时，严格的质量控制也是成功的关键，质量控制主要包括干预药物、受试人群及实验室检测等方面。

（三）干预试验的统计分析

干预试验的结果应报告未施加干预措施前人群的基线情况，对比施加干预措施以后所研究疾病的发生情况，对所有疗效的评价指标进行统计和临床意义分析。此外，还应描述出现的不良临床事件，并对其实验室指标进行统计分析。

（四）干预试验常用的指标

1. 保护效价 / 免疫效价

保护效价 =（对照组发生率 – 试验组发生率）/ 对照组发生率 ×100%

2. 抗体阳转率

抗体阳转率 = 抗体阳性人数 / 疫苗接种人数 ×100%

3. 抗体几何平均滴度

在疫苗效果评价试验中，常使用抗体几何平均滴度评价免疫原性。血清抗体滴度一般服从对数正态分布。血清试验常按等比倍数稀释度进行。

（沈洪兵　马红霞　杭　栋）

第 5 节　肿瘤流行病学整合研究及展望

20 世纪以来，随着突发公共卫生事件对人类的多次致命打击和慢性病对人类生命和健康不良影响的加剧，医防分离对患者、社会、疾病治疗和控制所造成的不良后果正被全球医学界和公共卫生领域的有识之士所认识，其产生的各种卫生和社会问题，也使弥合医防裂痕，加强基础医学、临床医学和预防医学的整合研究成为共识。学者已经认识到，流行病学的观点和方法是弥合学科间裂痕的特殊桥梁。学者们需积极探索有效方法以促进我国医防整合工作的步伐。肿瘤的发生是一系列环境因素与基因共同作用的结果，发生肿瘤的概率取决于暴露危险因素的剂量、时间效应及不同个体的遗传易感性等诸多因素。因此，在肿瘤发生的不同阶段确定环境与遗传因素的作用，确定间接和直接因果关系，排除混杂因素，最终实现有针对性的预防，一条重要的途径就是生物科学、自然科学与社会学和人文学相互之间进行整合。

一、肿瘤流行病学整合研究的意义

（一）研究肿瘤的发生发展需要多学科整合

目前尚有许多肿瘤的病因不明确，如胰腺癌、胆道癌、脑瘤等。即使是病因学研究较为深入的乳腺癌、结肠癌、直肠癌、胃癌等也尚有许多未知的因素，只能提出“危险因素”。人体是众多网络构成的复杂生命体，传统流行病学的方法是在单一维度上探索因果关联，而系统流行病学的方法可以整合系统生物学、流行病学、计算数学和数据科学等技术，结合队列研究，将人群大数据与系统生物学整合起来，在分子、细胞、组织、人群社会行为和生态环境等多水平、多层次、多组学上深入研究疾病病因，并对未来风险状况进行计算模拟和预警预测，因此可揭示暴露与结局之间的“黑箱”，阐明复杂疾病的各种影响因素及其互作机制，进一步提高疾病风险预测和防控水平。这些原先互不相干的学科由于研究的深入及在认知上的相互融通，将各自学科的方法和某些原理带入另一学科，不仅为原先学科扩大了视野，而且也促进了相关学科的交叉与连接。

（二）推进肿瘤的早期防治需要多学科整合

目前引起慢性病的真正原因主要有两种，一是生活方式因素，占 60%；二是环境因素，占 18%。而医学能干预的部分仅占 8%。因此早发现、早治疗对肿瘤的防控具有重要的意义和价值。预防肿瘤的发生关键是病因预防——针对易感人群的致病因素采取必要的预防措施。

暴露于相似环境的人群，只有少数人发病，这是因为发病的危险性不仅与环境有害因素的暴露程度有关，同时还与遗传易感性或耐受性有密切联系。通过研究个体对疾病易感性的差异，基因多态性的存在并不直接造成某疾病的发生，但能够造成个体对某特殊环境易感性的改变，所以要尽量避免环境因素的影响。只有及早发现特定环境因子致病的易感人群，并且制定相应的预防措施，才能取得更好的保护效果。目前，高通量多组学技术的建立和成熟（基因组学、代谢组学、蛋白组学、微生物组学等）为流行病学整合研究更深入的阐述病因机制和更准确地预测疾病风险或治疗效果提供了可能。

（三）提高肿瘤防治的科学性和效果需要医防整合

对于肿瘤的治疗仅仅是疾病发病的应急措施，远远解决不了对肿瘤的控制和降低发病率等问题，要达到这个目的，就要多学科整合，深入研究疾病的发生发展的规律，找到切实有效的防控措施。肿瘤预防需要我国的循证证据，开展防控肿瘤的大样本长期干预随访试验，为预防和控制肿瘤的发生提供坚实的循证医学证据。对于卫生策略制定者，需要明确哪些措施能够使更多的人群获益并且最具卫生经济学效益，从而作为预防策略的重点。问题的解决有赖于对目前常用的预防措施进行客观、公正的评价。因此，医防的整合将强化和提高肿瘤防治效率。

二、肿瘤流行病学整合研究的发展

（一）肿瘤新的危险因素研究

肿瘤流行病学关注的是肿瘤在人群中的分布，其最终目的是确定肿瘤的危险因素，从而尽快找到有效的预防措施。肿瘤是异质性很高的疾病，即使是同一部位的肿瘤，也可分为不同的亚型，这些不同亚型的肿瘤其病因和发病机制也非常不同。当前的病因学研究除了进一步揭示肥胖、体力活动、膳食、激素、个体易感性、基因 - 环境交互作用等在肿瘤发生中的作用外，尚须整合基因组学等各种新技术的发展，探索免疫因子、炎症因子、肠道菌群等在各种肿瘤发生发展中的效应。

（二）大型人群队列研究

建立大型人群队列，随着随访时间的延续，可以分析随时间和社会经济状况改变所带来的人群健康状况的变化，还可以为疾病谱的改变及影响因素分析提供数据支持。我国自 20 世纪 90 年代起陆续建立了一批自然人群队列，其中中国慢性病前瞻性研究规模达 50 万人，生物样本库的存储量为全球领先。此外，泰州建立了 20 万人的自然人群队列并持续随访研究，发展了高通量、高灵敏、高特异的多组学检测技术。其他队列包括上海女性健康研究、上海男性健康研究、中国人群前瞻性吸烟研究、东风同济队列等。依托上述队列，肿瘤预防未来将围绕组学技术与队列人群、大数据与疾病防控、自然和社会新态势与全民健康等多方面进行整合型的顶层设计与合理布局，打破预防医学与临床医学的发展瓶颈。

（三）多学科交叉整合，促进预防医学成果转化

随着人类基因组计划的完成和现代分子生物学技术的不断进步，对恶性肿瘤等复杂疾病的认识也逐渐深入。与此同时，基因组学、蛋白质组学、代谢组学、宏基因组学等各种新技术的发展，将基因变异、基因表达、蛋白质功能、环境基因组等多方面的信息在不同层面上加以整合，将为肿瘤防治提供了极好的机会。要构建强大的肿瘤预防创新体系，要求将大规模流行病学前瞻性研究设计与其相结合，多学科交叉和融合，打破以往单一学科或有限合作的模式，强调多学科交叉整合，发挥各自优势，通力合作，向最有效的肿瘤预防诊断、治疗和预防整合研究模式转化。

（四）大数据挖掘，构建公共卫生服务平台

随着大数据时代的到来，数据挖掘技术的不断更新和应用给医学领域带来了广阔的发展空间。在医学研究领域中，数据挖掘技术可以解决研究样本量不足的困难，可以为肿瘤预防提供一手研究资料，满足实时统计分析，为医学专题研究提供有效的信息获取来源。同时，构建公共卫生服务平台可以提升疾病疫情检测的预警能力，及早采取应对措施，减少疾病对人民健康和社会经济发展造成的影响。

随着医学模式由单纯的生物医学模式转变为生物－心理－社会相整合的医学模式。医学的发展趋势已由“以治病为目的的对高科技的无限追求”，转向“预防疾病与损伤，维持和提高健康水平”。《“健康中国 2030 ”规划纲要》也已明确将“预防为主、关口前移，推行健康生活方式，减少疾病发生，促进资源下沉，实现可负担、可持续发展”作为重要内容，强调了“预防为主”工作方针的极端重要性。在践行健康中国战略中，急需整合思路，整合资源，取得最优化的整合防治效果。肿瘤流行病学重点围绕组学技术与队列人群、大数据与肿瘤防控、自然和社会新态势与全民健康等方面进行合理布局，应用生物医学、环境医学和社会医学的理论，从宏观与微观两个层面，研究疾病的发生与分布规律、分析影响人群健康的因素及其作用机制、制定预防对策和措施，达到防控肿瘤、促进健康、延长寿命，提高生命质量的目的。

（沈洪兵　胡志斌　赵方辉）

参考文献

[1] Ferlay J, Ervik M, Lam F, et al. Global Cancer Observatory: Cancer Today. Lyon, France: International Agency for Research on Cancer, 2018. Available from: https://gco.iarc.fr/today.

[2] Bray F, Ferlay J, Soerjomataram I, et al. Global cancer statistics 2018: GLOBOCAN estimates of incidence and mortality worldwide for 36 cancers in 185 countries. CA Cancer J Clin, 2018, 68(6):394–424. https://doi.org/10.3322/caac.21492 PMID:30207593.

[3] Ferlay J, Colombet M, Soerjomataram I, et al. Estimating the global cancer incidence and mortality in 2018: GLOBOCAN sources and methods. Int J Cancer, 2019, 144(8): 1941–1953. https://doi.org/10.1002/ijc.31937 PMID: 30350310.

[4] World cancer report: cancer research for cancer prevention.Lyon: International Agency for Research on Cancer, 2020.

[5] WHO report on cancer: setting priorities, investing wisely and providing care for all. Geneva: World Health Organization, 2020. Licence: CC BY-NC-SA 3.0 IGO.

[6] Chen W, He J, Sun K, et al. Cancer incidence and mortality in China, 2014. Chinese Journal of Cancer Research, 2018, 30(1):1–12.

[7] Chen W, Zheng R, Baade P D, et al. Cancer statistics in China, 2015. CA: a cancer journal for clinicians, 2016, 66(2): 115–132.

[8] 郑荣寿，孙可欣，张思维，等. 2015 年中国恶性肿瘤流行情况分析. 中华肿瘤杂志，2019, 41(1):19–28.

[9] Fan L, Strasser-Weippl K, Li J J, et al. Breast cancer in China. Lancet Oncology, 2004, 15(7):e279–e289.

第 4 章
肿瘤预防

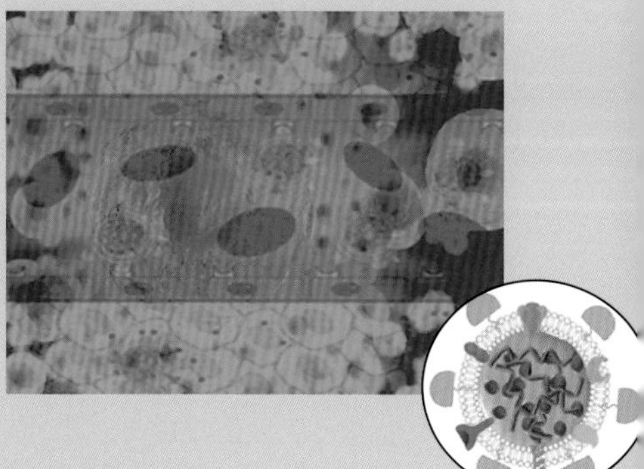

第 1 节　肿瘤预防与控制的基本原则

现代医学认为癌症是一类难以治愈的疾病。单纯的临床治疗不可能最终解决癌症的问题，但是癌症是一类可以预防的疾病。肿瘤形成并被诊断需要较长的时间，一般而言，自第一个肿瘤细胞产生至发展成转移性疾病平均需要 20 年左右的时间。世界卫生组织（WHO）早在 2011 年就已经提出：40% 的癌症是可以预防的；40% 的癌症是可以通过早期发现、早期诊断、早期治疗而治愈的；而另外 20% 的癌症要通过临床姑息治疗来提高患者的生活质量。自 20 世纪 80 年代以来，世界范围内开展了肿瘤预防工作，通过预防已使某些肿瘤的发病率和死亡率大幅度下降。如美国通过控烟、推行肿瘤筛查、改变饮食结构等措施，使 2010—2014 年 10 种主要肿瘤的发病率以每年 1.1% 的比例下降，死亡率以 1.5% 的比例下降。据估计，戒烟 10 年后，死于肺癌的风险可减少 30%~50%。

中国是全世界人口最多的国家，每年 23% 的新发癌症病例和 30% 的死亡病例发生在中国。最近几十年间，中国癌症负担迅速增加，对中国造成严重的公共卫生问题与经济负担。最常见的癌种为肺癌、胃癌、结直肠癌、肝癌、乳腺癌、食管癌、甲状腺癌、宫颈癌、脑癌与胰腺癌，占所有新发癌症病例的 77%。肺癌、肝癌、胃癌、食管癌、结直肠癌、胰腺癌、乳腺癌合计占所有癌症死亡病例的 70%。我国台湾等地区通过乙肝病毒（HBV）疫苗的接种，使年轻人群肝细胞癌（HCC）发生率得到显著降低；通过开展大规模的女性宫颈癌普查，使宫颈癌标准化死亡率在 30 年内下降了 83%。因此，做好肿瘤的预防，特别是做好肿瘤的一级、二级预防，对解决人类癌症问题和改善人民的身体健康状况，减轻国家和个人的医疗经济压力具有重大意义。

国内外肿瘤防治实践表明，在花费大量资源使癌症的诊治水平有了明显提高后，全球的癌症死亡率呈现明显下降的趋势，但还是未能阻止癌症发病率的逐年上升。因为不断改善的治疗手段仅能提高肿瘤患者的生存水平，预防才能降低发病率。为了控制与消除肿瘤对人类的危害，必须贯彻预防为主的战略方针，实行防治相结合的综合防控措施。迄今为止，积极的预防肿瘤是控制肿瘤的最具成本效益的策略。WHO 和国际癌症研究机构等多组织合作，以期达到如下目标：①强化对癌症预防和控制的政治承诺，促使加入抗击癌症计划的国家能够有切实可行的行动；②国家间团结协作，发达国家能够向发展中国家提供技术援助，使其获得最先进有效的干预方式；③加强全球、区域和国家各级癌症信息网络构建、数据共享和经验交流，促进癌症致癌机制和危险因素的研究，为预防和控制提供理论依据；④制定标准和工具，为规划和实施预防、及早发现、治疗和关怀干预提供指导。和绝大多数疾病的防控相似，肿瘤防控策略可以分为全人群策略和高危人群策略。全人群策略主要是指政府制定相应的卫生政策，通过健康教育、健康促进和社区干预等方法，在全人群中控制主要的危险因素，预防和减少疾病的发生与流行。高危人群策略主要是对疾病风险高的个体，针对致病危险因素采取干预措施，同时积极开展肿瘤高危人群筛检工作，早期发现、早期诊断、早期治疗肿瘤患者，降低高危人群肿瘤发病风险或改善相关肿瘤患者的生命质量等。2019 年国家卫生健康委员会印发《健康中国行动——癌症防治实施方案（2019—2022 年）》，方案指出癌症防治主要目标是到 2022 年，癌症防治体系进一步完善，危险因素综合防控取得阶段性进展，癌症筛查、早诊早治和规范诊疗水平显著提升，癌症发病率、死亡率上升趋势得到遏制，总体癌症 5 年生存率比 2015 年提高 3 个百分点，患者疾病负担得到有效控制。方案围绕该目标要求提出了 8 项主要行动：①实施危险因素控制行动，降低癌症患病风险；②实施癌症防治能力提升行动，完善防治服务体系；③实施癌症信息化行动，健全肿瘤登记制度；④实施早诊早治推广行动，强化筛查长效机制；⑤实施癌症诊疗规范化行动，提升管理服务水平；⑥实施中西医结合行动，发挥中医药独特作用；⑦实施保障救助救治行动，减轻群众就医负担；⑧实施重大科技攻关行动，加快创新成果转化。

一、肿瘤预防的特点与三级预防

（一）肿瘤预防的特点

肿瘤预防（cancer prevention）是以人群为对象、以降低癌症发病率和死亡率为目的的肿瘤学分支，是人类抗癌活动的重要组成部分。与肿瘤临床相比，肿瘤预防更多地研究环境因素对人群的健康和癌症发生的影响，从环境因素与遗传因素的交互作用，阐述癌症疾病发生发展的规律，从而发现控制癌症的有效措施。在许多方面，肿瘤预防与肿瘤临床工作是相互交叉的，例如癌症的早期诊断、化学治疗与化学预防、癌症的姑息治疗等，只是面对的患者稍有不同。肿瘤预防更侧重于高危人群和无症状患者，临床工作更侧重于癌症患者的诊断和治疗。肿瘤预防是面向整体人群和个体的，既重视健康人群的肿瘤预防，也要重视个体的预防。肿瘤预防研究仍然需要运用基础医学、临床医学和预防医学等现代医学的知识和手段，但更多需要流行病学、病因学、医学统计学、社会医学等人群研究方法，是实验室—临床—人群研究相互交叉的研究领域。

（二）癌症的三级预防

癌症预防涉及社会和居民健康等众多方面，WHO 将其划分为三级预防。

癌症一级预防通常是指癌症的病因学预防。人类癌症的发生是环境致癌因素与机体长期作用的结果，针对消除这些致癌因素所采取的措施均属于一级预防。对一些已知的致癌因素，如职业致癌因素（石棉、橡胶、制革、氯气等）和环境污染（粉尘、灰尘、重金属污染等），中央政府和地方政府要严格管理和限制，用立法手段进行严格控制或消除这些已知的致癌因素。在日常生活中，吸烟、不良的饮食和生活习惯、体重超重、缺乏体育锻炼等均与某些癌症高发密切相关。改变不良的生活方式和行为干预在癌症预防中占有很重要的位置，其中运动、营养、饮食和禁烟都是最重要的防癌措施。

癌症二级预防即通过人群筛查和常规健康体检发现早期癌症，抓住癌症治疗的最佳时期，使癌症患者得到及时治疗而康复痊愈。二级预防的重要意义就在于对癌症患者进行早期发现、早期诊断、早期治疗（三早）而降低癌症的病死率。

癌症三级预防包括提高癌症患者生存率、生活质量和促进患者康复的临床措施。患者一旦罹患肿瘤，首先需要临床治疗，包括手术治疗、化学治疗、放射治疗、免疫治疗及综合治疗等。对于早、中期癌症患者要尽量采取手术根治，以提高肿瘤的治愈率。三级预防的意义在于对晚期患者要进行综合治疗，正确有效地实行姑息治疗和康复治疗，延长患者的生存期和提高患者的生活质量，防治恶性肿瘤的复发和转移。

二、国际肿瘤预防与控制的历史

1913 年，15 名美国医生在纽约成立了美国癌症控制协会（American Society for the Control of Cancer, ASCC），1945 年更名为美国癌症协会（American Cancer Society, ACS），这是人类历史上第一个抗癌组织。人类第一个用于癌症早期诊断的方法应该是 1923 年 George Papanicolaou 首先报道的细胞学检查方法（Pap 法），即使用采取宫颈脱落细胞制成涂片的方法进行宫颈癌的早期诊断。但直到 20 世纪 60 年代，此方法才被用于人群筛查。19 世纪人口统计学的发展促进了肿瘤流行病学的快速发展，1915 年德国 Hoffman 发表的世界癌症死亡统计资料成为世界上最早的比较全面的癌症死亡资料。1926 年，在德国 Hamburg 建立了第一个以人群为基础的肿瘤登记处，其中包括癌症发病情况资料。随后至 1955 年，世界上大约有 20 个国家建立了以人群为基础的肿瘤登记机构。WHO 于 1965 年在法国里昂建立了专门的国际肿瘤研究机构（International Agency for Research on Cancer, IARC），负责组织协调全世界癌症基础、临床、预防和控制等方面的研究。1966 年，国际肿瘤登记处建立，专门负责整理世界各国上报的癌症登记资料，自 1965 年开始每 5 年一次发布全世界的癌症发病、死亡等流行趋势的信息。目前已发布了 11 卷五大洲的肿瘤发病资料。从 2002 年开始，IARC 汇总全球各国的肿瘤发病、死亡、生存及患病信息，目前已发布至全球 2018 年的肿瘤负担情况，并为未来几十年的情况做出了预测，成为各国开展肿瘤防控工作的重要参考。

三、我国肿瘤预防与控制政策

癌症是严重危害中国居民健康的主要疾病之一。随着我国人口老龄化和工业化、城镇化进程不断加快，加之慢性感染、不健康生活方式的广泛流行和环境污染、职业暴露等因素的逐渐积累，我国癌症防控形势仍将十分严峻。

为做好癌症防控，降低恶性肿瘤疾病负担，我国出台了一系列文件与政策推动癌症防控工作。“七五”期间推出的《全国肿瘤防治规划纲要（1986—2000）》，是全国开展肿瘤防治工作的第一个纲领性文件。随后，卫生部（现国家卫生健康委员会）颁布了《中国癌症预防与控制规划纲要（2004—2010 年）》指导恶性肿瘤防控工作，明确表示以“预防为主”“农村为防治重点”的指导原则，并逐步完善恶性肿瘤登记系统。2012 年，卫生部（现国家卫生健康委员会）等 15 个部门联合推出《中国慢病防治工作规划（2012—2015）》及《中国癌症防治三年行动计划（2015—2017 年）》，极大地推动了中国恶性肿瘤防控工作。2016 年 10 月印发并实施的《“健康中国 2030”规划纲要》，提出到 2030 年，总体癌症 5 年生存率需提高 15%。2017 年初，依据《“健康中国 2030”规划纲要》制定的《中国防治慢性病中长期规划（2017—2025 年）》强化慢性病早期筛查和早期发现，推动由疾病治疗向健康管理转变。

2019 年 6 月，国务院印发了《关于实施健康中国行动的意见》，这是国家层面指导未来十余年疾病预防和健康促进的一个重要文件。以此为依据，成立了健康中国行动推进委员会，并发布《健康中国行动（2019—2030 年）》。其明确指出，到 2022 年和 2030 年，总体癌症 5 年生存率分别不低于 43.3% 和 46.6%；癌症防治核心知识知晓率分别不低于 70% 和 80%；高发地区重点癌症早诊率达到 55% 及以上并持续提高；基本实现癌症高危人群定期参加防癌体检。

四、肿瘤预防与控制的基本原则

鉴于我国癌症负担、社会和技术发展情况，结合整合医学思维，目前肿瘤预防与控制的基本原则主要包括以下几个方面。

（一）坚持“预防为主，防治结合”的原则

癌症预防涵盖的范围很广泛，包括某种癌症有针对性的人群预防（如以健康生活方式为主的行为干预和化学预防）、某种癌症的人群筛查（如有针对性的早期发现、早期诊断和早期治疗）、全民范围的健康教育、癌症患者的康复治疗和姑息治疗等；此外，为了控制可能引起癌症的不利因素，癌症预防范畴还包括危险因素评估、癌症发病登记、人群监测、相关法律法规的制定，以

及由政府主导的国民健康工程和涉及社会、生产、生活、教育导向、卫生资源等众多癌症防控相关的方方面面。在癌症控制的战略中，癌症预防系指一级预防和二级预防，即在癌症未发病前预防其发病及在癌变阶段早期发现和早期诊断。但从严格的意义上来说，癌症的预防是指一级预防，即癌症的病因学预防。

恶性肿瘤的发生是多种因素共同作用的结果。遗传因素在癌症病例的发生中所占的比例较小，而很多可改变的生活方式或者环境暴露因素与特定的癌症发生有关。最新研究发现，男性人群中 45% 的癌症和女性人群中 40% 的癌症是可以通过控制相关危险因素的水平而得到预防。吸烟可引起许多癌症的发生，如肺癌、口腔癌、食管癌、膀胱癌、肾癌、胰腺癌、胃癌、宫颈癌，以及急性髓细胞白血病。大约 30% 的癌症死亡是由吸烟导致的。全球范围内，感染因素可引起 15% 的癌症病例，这一比例在发展中国家（26%）明显高于发达国家（8%）。感染因素包括 HPV 病毒（引起宫颈癌、阴茎癌、阴道癌、肛门癌与口咽癌），乙型肝炎病毒（肝癌），丙型肝炎病毒（肝癌），EB 病毒（Burkitt 淋巴瘤），幽门螺杆菌（胃癌），等。其他一些可改变因素也与癌症的发生有关，比如辐射、器官移植后的免疫抑制等。

（二）坚持政府主导，多部门合作，动员全社会参与

肿瘤防控是一个社会性、综合性的艰巨工程。肿瘤的发生发展不仅与环境、居民生活方式、经济发展水平关系密切，而且也会对社会经济的全面发展产生重要影响。因此，肿瘤预防与控制工作要树立大卫生观念，将肿瘤综合防控列入民生工程和社会发展规划重点，中央及省、市、县各级政府有关部门应领导、组织、协调当地的癌症预防控制工作，制定肿瘤预防控制规划及具体实施计划。明确目标责任，落实防治经费，并监督计划执行。在各级政府领导下，以医疗卫生部门为主体，相关部门共同参与，分工合作，共同推动肿瘤防控工作顺利进行。

各相关部门应明确自身的职责，主要包括以下几个方面。

教育部门：负责将肿瘤防控知识纳入各类学校健康教育课程，开展健康教育，促进师资培训；制定学校健康促进计划；开展学校慢病危险因素监测，及时发现学生中出现的肥胖、吸烟、不合理饮食等现象，采取有效干预和控制措施；把肿瘤防控和全科医学教育纳入正规教育计划。

科技管理部门：把肿瘤防控科研项目列为重点攻关计划或优先项目；为肿瘤防控工作提供科普宣传和有关的技术服务。

宣传部门：将肿瘤预防与控制作为宣传教育出版工作的重要内容，提高宣传质量；将肿瘤防控知识、方法及措施列入日常宣传计划，开展有关知识的普及。

环保部门：负责制定、完善优化环境的有关政策，进一步控制城市工业、交通等造成的环境污染；会同卫生部门开展环境与健康的关系研究，及时应用先进技术和方法减少或消除环境中存在的肿瘤危险因素。

工商部门：负责烟草广告的审批和监督管理，会同卫生、技监部门对食品营养标准和食品标识的有关规定，以及香烟有害物质限值标准的执行进行管理；支持各部门关于肿瘤防控相关的措施宣传及公益性广告工作。

体育部门：根据国家全民健身运动计划纲要，制定实施方案，负责组织开展全民健身运动；会同规划、建设等部门负责把群众体育运动场所和设施建设纳入城市规划和社区规划；会同卫生部门开展体育锻炼健康促进工作和居民体质研究，制定居民健身指南。

医疗保险部门：研究制定肿瘤防控有关的医疗保险政策，探索将肿瘤防控医疗服务项目（如肿瘤早诊早治）纳入基本医疗保障体系。

烟草、酒类管理部门：参与制定烟草有限销售等有关控烟、限酒政策，加强烟草、酒类管理，配合有关部门落实控烟、限酒措施。

肿瘤防治，任重道远，政府始终应起到主导作用，切实承担起应尽的责任，完善防治策略，改善环境，控制和减少行为危险因素，降低发病率和死亡率，减轻肿瘤给人民健康和社会经济发展带来的负面影响，满足人民对公共卫生服务的需求。

（三）坚持一网多用，肿瘤防控与其他重大疾病防控相结合的原则

肿瘤是一类十分复杂的疾病，其发生与环境和生活因素密切相关，如果采取某些预防癌症的措施，不仅可使机体患癌症的危险性降低，还能降低高血压、心脏病、糖尿病等慢性疾病的危险性，全面提高人类的健康水平。肿瘤防控是公共卫生的重点内容之一，应发挥公共卫生保健网络系统在肿瘤防控工作中的作用，将肿瘤与其他疾病防控有机结合，提高疾病防控措施的综合效益。

2019年7月，健康中国行动推进委员会办公室召开新闻发布会，介绍“健康中国行动之心脑血管疾病防治、癌症防治、慢性呼吸系统疾病、糖尿病防治、传染病及地方病防控各专项行动”的有关情况。国家卫生健康委疾控局副局长雷正龙介绍，对于心脑血管疾病、癌症、慢性呼吸系统疾病、糖尿病四类重大慢性病，虽然疾病特点不尽相同，但其防治的基本原则和重点环节是一致的：

首先，健康生活方式是基础。不健康的生活方式是慢性病的主要发病原因，也是慢性病患者管理效果的重要决定因素。在个人部分倡导大众践行健康生活方式，强调个人是自己健康的第一责任人，希望大众主动学健康知识、树健康理念、习健康行为，从根本上预防慢性病的发生，有效提高患者生活质量。

第二，早发现、早干预是关键。国内外实践经验证明，慢性病的预后好坏与发现的早晚密切相关，发现越早，干预越早，治疗管理的效果越好。如发现的胃癌、食管癌早期患者5年生存率可达到90%以上，分别是全国平均水平的3倍和4.3倍。因此，这四大行动中，我们均重点突出了早期发现、早期干预的重要性。癌症防治行动强调个人要定期进行防癌体检，密切关注癌症危险信号，政府和社会应当推进癌症筛查和早诊早治工作，开展癌症机会性筛查。

第三，规范健康管理是重点。慢性病病程长，一旦得病基本终身伴随。规范管理慢性病患者，可以平稳控制患者病情，减少并发症发生，让慢性病患者像健康人一样享受生活，提高患者生活质量。四大慢性病防治行动均突出了健康管理的重要性，其中癌症防治行动强调个人要接受规范治疗，重视康复治疗，积极处理疼痛。医疗卫生机构要做好患者的康复指导，帮助患者进行疼痛管理、长期护理、营养和心理支持，提高患者的生存质量。

第四，提升基层能力是保障。慢性病的筛查和管理主要依靠基层，基层能力是慢性病管理的基本保障。四大行动均对加强基层慢性病防治服务能力提出了要求。其中癌症防治行动提出通过疑难病症诊治能力提升工程，加强中西部地区及基层力量，提高癌症防治同质化水平。

（四）城市与农村并重

20世纪70~90年代，我国农村癌症死亡率上升速度明显高于城市，癌症高发地区亦多在农村和西部地区。随着经济的发展，我国人口城市化进程加快，人群老龄化、生活方式逐渐西方化，城市人群的癌症负担上升明显。2014年，中国有380万例新发癌症病例（城市地区230万，农村地区150万）与230万死亡病例（城市地区130万，农村地区100万）。2014年，城市地区癌症年龄标准化发病率为191.6/10万，高于农村地区的179.2/10万。在过去20年间，中国乳腺癌和结直肠癌发病率迅速增加，尤其在城市地区。而针对农村人群中高发的胃癌、食管癌与肝癌，经过一系列有效措施，比如在高发区积极开展早诊早治项目，以及针对特定感染因素的控制（包括乙型肝炎病毒、丙型肝炎病毒、幽门螺杆菌、黄曲霉毒素），这三类癌症都出现了下降趋势。同时，城市与农村之间主要癌症的类型也不尽相同。我国城市与农村在诸多方面存在差异，如社会经济学因素（年龄结构和教育水平）、生活方式、饮食模式及卫生资源等。在这些因素的共同影响下，城市地区结直肠癌、乳腺癌、前列腺癌、肾癌、膀胱癌的发病率明显高于农村，而农村地区食管癌、胃癌、肝癌与宫颈癌的发病率更高。

因此，就目前而言，我国肿瘤防控工作应当做到城市与农村并重，针对城市与农村各自癌种负担情况及影响因素采取相应的防控措施。

（五）制定优先策略和措施，合理分配资源

无论是高危人群，还是肿瘤患者，都应该享有平等的肿瘤医疗服务。而无论社会资源和卫生资源是否丰富，都不可能满足所有的健康需求，因此必须设定优先领域。确定优先领域的两个主要决定因素是肿瘤疾病负担和肿瘤危险因素的流行情况。为避免浪费宝贵资源，肿瘤防控策略应该实现有限单元干预效果最大化，干预措施要切实有效。应当利用阶梯式方法逐步实施优先干预措施，从低资源阶段开始，随着资源的增加，拓展活动内容，逐步提高地域和人群的覆盖范围，逐渐达到最佳实施效果。

另外，为确保肿瘤防控计划和活动的顺利实施，必须合理分配现有资源。将已经开展的卫生计划工作与肿瘤防控计划整合，可以更充分地利用现有资源，与癌症相关的卫生计划包括慢性病预防、生殖健康、职业和环境卫生、乙肝和艾滋病免疫预防等，也包括充分利用非政府组织、国外机构提供的资源。

（六）全人群策略与高危人群策略相结合

肿瘤防控的基本措施包括预防肿瘤发生的危险因素，合理的筛查，早发现、早诊断、早治疗，晚期患者的姑息治疗等。针对不同人群、不同地区，需要采取不同的防控策略和措施。

全人群策略就是在全民中开展积极、有效的健康教育，鼓励人们选择健康的生活方式和行为，并创造一个促进健康的环境。具体为政府制定相应的卫生政策，通过健康促进、健康教育和社区干预等方法，在全人群中控制主要的危险因素，预防和减少疾病的发生与流行。这些策略属于一级预防的范畴。

高危人群策略就是通过对肿瘤自然史及分子标记物的识别早期发现高危人群，并针对高危人群实施积极的危险因素干预研究，降低或推迟发病的可能。具体为针对高危人群的人群特点与有关疾病的特点，实施主要危险因素的干预和监测；对高危人群进行健康生活方式和合理膳食结构的健康教育与健康促进；进行人群筛检，早期发现患者；对患者实行规范化治疗和康复指导，提高治愈率，减少并发症和伤残。

五、我国目前肿瘤预防与控制的对策措施

从公共卫生管理的角度，我国目前肿瘤预防与控制的对策措施如下。

（一）加强卫生法制、组织建设

目前我国公共卫生管理部门在预防与控制恶性肿瘤方面仍缺乏强有力的干预措施，其主要原因是相关法律、法规不完善，影响防治工作的执行力。在依法治国的大背景下，为促进恶性肿瘤防控工作的进一步落实，国家应健全相关的法律、法规，为整合医疗资源、开展治疗研究工作、进行防癌健康教育等各种活动提供法律保障。还应加强组织建设，建立多部门协同工作体系，明确规定恶性肿瘤防治体系中不同部门的工作职责，落实工作责任制，加强检查监督，确保各项肿瘤防控措施落到实处。

（二）提高公共卫生投入

肿瘤防控工作的顺利开展离不开经费的保障，在国家财政收入有限的条件下，应提高国家公共卫生资金投入占卫生事业费用的比例。另外，还应适当处理好中央与地区政府对防治工作的资金投入问题，目前我国中央财政对肿瘤防控工作的资金投入有所增加，但地方财政却存在投入不足的问题。建议根据肿瘤防控工作的实际需要，明确重点项目，这些项目由中央财政支付，使不同经济发展水平地区的居民均能够享受同等的基本保健服务，体现社会公平性。而其他一些辅助性防控工作的资金投入，则由地方财政支付。地方各级政府应重视肿瘤防控工作，设立该项工作的专项经费支出预算，并随地区经济的发展逐年增加。

（三）拓展卫生资金筹资渠道

在应采用多渠道筹资的方式，筹集社会资金。我国当前医疗保险体系已基本确立，但是商业医

疗保险的范围及内容仍存在较大局限性，无法充分发挥补充医疗保险作用。而且我国基本医疗保险涉及的内容仅为医疗服务项目，并未包括预防性医疗项目。西方发达国家的医疗保险范围已扩展至预防性医疗检查项目（如肿瘤早诊早治）。由于我国目前仍处于社会转型期，由公共财政完全承担恶性肿瘤预防性检查项目的支出难度较大，也脱离了我国实际。因此，可以探索将恶性肿瘤预防性医疗检查费用纳入医保；另一个途径是加快促进商业健康保险的发展。由于我国人口基数大，而且已进入老龄化阶段，疾病预防保健领域将为商业健康保险提供一个新兴市场，这与现代医疗观念具有一致性，具有广阔的发展空间。

（四）完善肿瘤登记系统

在恶性肿瘤预防与控制的各项工作中，基于全体国民的肿瘤登记是重要的工作内容之一。积极开展肿瘤登记工作，明确全体国民的癌谱结构，清楚掌握恶性肿瘤的人群分布特点、区域差异、时间变化趋势等数据，对于制订有针对性的防控工作策略、提高防控工作的效果具有重要意义。应积极完善全国肿瘤登记系统，进一步扩大其覆盖面，同时政府应加大资金投入，并组织专业机构提供技术支持，加强人员培训，提高所采集数据的质量，以更好地为制订防控工作措施提供依据。同时，在肿瘤登记系统还未覆盖的区域，应定期实施全人群恶性肿瘤调查，掌握相关数据资料。另外，还应在全国范围内开展恶性肿瘤危险因素评估及死亡监测，准确把握恶性肿瘤的流行趋势，为合理配置全国公共卫生资源、开展全人群的恶性肿瘤防控工作提供依据。

（五）完善社区肿瘤防治体系

我国人口基数大，医疗保险制度已经初步普及，但仍处于较低水平。普通群众的保健意识有所提高，但仍缺乏科学的肿瘤防控知识。医疗资源配置重城镇轻乡村，基层医疗技术水平较差。上述因素均影响了我国居民卫生服务的公平性，也对恶性肿瘤防控工作的实施造成一定影响。目前，国家管理部门已充分意识到此问题，并通过新医改进一步促进公共卫生服务均等化。在这种背景下，恶性肿瘤防控工作应主动借助公共卫生服务项目平台，构建起完善的肿瘤防控体系，即以社区医院为中心，利用社区医院的便利环境条件实施恶性肿瘤早期筛查工作、普及恶性肿瘤疾病预防知识等，实现恶性肿瘤防治工作的重要前移。以二级、三级医院作为技术支持单位，联合协作，建设恶性肿瘤诊治的绿色通道，优化医疗资源配置，确保恶性肿瘤患者得到及时治疗。通过上述措施，建立社区、二级、三级医院的长效合作机制，形成恶性肿瘤三级防治网络，调动各种积极因素，推进恶性肿瘤防治工作的顺利开展。

（六）促进肿瘤早诊早治

恶性肿瘤的早诊早治对于改善患者预后、延长患者寿命，改善患者生活质量具有积极的重要意义。因此，恶性肿瘤防控工作的一项重点策略是努力促进恶性肿瘤的早期发现与早期诊治，改变目前以收治中晚期患者为主的医疗现状，从而优化恶性肿瘤防控工作的资源利用效率。加强医院等机构的肿瘤防治工作，充分利用医疗研究资源，建设肿瘤专科体检中心、肿瘤预防与控制研究中心等机构，采取研防结合的模式，落实科学的预防措施，降低恶性肿瘤的发病率，提高恶性肿瘤的早期检出率。针对发病率较高的癌种，面向发病风险较高的高危人群，积极推进早诊早治项目。加强基层社区医疗人员的技术培训，提高其正确识别肿瘤发病早期征兆的能力，促进基层社区医院诊断恶性肿瘤的水平。

（七）加强社会大众健康教育

加强恶性肿瘤防治知识的普及宣传工作，提高普通群众防癌意识，促进普通群众建立减少肿瘤发病率的良好生活方式，也是肿瘤防控的重要策略。借助社会传媒的力量，采取“多层次、多渠道、广覆盖”的公共宣传策略，从全民角度倡导健康生活方式。在学生群体中广泛进行恶性肿瘤防治知识教育，提高青少年的防癌知识水平。开展控烟宣传、营养干预知识宣教等，引导普通群众自觉避免接触各种致病诱因。通过健康教育，提高普通群众对肿瘤早诊早治的认识，倡导积极参加适合自身的早诊早治项目，定期体检，提高肿瘤的早期检出率，改善肿瘤患者的预后。

六、我国肿瘤预防与控制工作现状

2011 年，国家癌症中心成立。在国家癌症中心的带领下，以及相关部门的积极配合与努力下，我国肿瘤防控工作取得了较大进步，癌症防控体系已初步形成。

（一）国家及省级癌症中心逐步建立

以国家癌症中心为主导，建立了全国肿瘤防控网络。湖南、甘肃、辽宁、黑龙江、河北、广东、山东、云南、吉林、四川、浙江、河南、重庆、湖北、江西、广西、福建、青海、海南、新疆、贵州、山西等全国 22 个省、自治区、直辖市建立了癌症中心，全国的肿瘤防控网络基本形成。

（二）大规模肿瘤登记网络及肿瘤大数据平台基本建成

每年定期发布肿瘤登记报告。通过多年努力，现已建立了完善的肿瘤登记制度，全国现有 574 个肿瘤监测点。覆盖 4.3 亿人口，居世界第一，中国人群肿瘤登记实践得到了世界卫生组织的高度评价。同时，基础资源和数据中心建设初见成效，搭建了大数据中心平台环境和数据体系，开展了基于肿瘤大数据中心和大数据平台的大数据应用研究，开展了全国癌症地图绘制，国家肿瘤大数据平台已初步建成并投入使用。

（三）主要癌症筛查及早诊早治工作广泛开展

建立健全了常见恶性肿瘤筛查及早诊早治制度。20 世纪 60 年代。我国在河南省林县开展了食管癌筛查和早诊早治工作；1983 年在山东省临朐开展了胃癌早期干预和综合防治项目研究并取得非常好的效果；20 世纪七八十年代，浙江大学郑树教授带领的研究团队在浙江嘉善、海宁等地开展了结直肠癌筛查和早诊研究，确立了结直肠癌预防、高危筛查和治疗对策的原则和方法。从 21 世纪初开始，农村肿瘤早诊早治工作进一步得到加强，涵盖食管癌、胃癌、肝癌、结直肠癌、肺癌、鼻咽癌等多个恶性肿瘤。在中央财政的支持下，2012 年启动我国城市癌症筛查及早诊早治工作，涵盖肺癌、食管癌、胃癌、肝癌、结直肠癌、乳腺癌等多个常见高发肿瘤。淮河流域癌症筛查及早诊早治研究已覆盖 4 个省 29 个项目点，涵盖食管癌、胃癌、肝癌等多个常见高发肿瘤。乳腺癌、宫颈癌“两癌”筛查及早诊早治项目惠及广大女性。

（四）肿瘤防治知晓率显著提高

通过报纸、电视、讲座等形式加强肿瘤防治科普知识宣传，全民肿瘤防治知晓率达到 60%。

（五）肿瘤规范化诊疗及质控体系已经建立

成立了国家肿瘤规范化诊疗质控中心及 26 个省级肿瘤性疾病质控中心；修订了肺癌、食管癌等 8 种常见肿瘤全国和地市级医院规范化诊疗指南、临床路径和质控评价标准；制定了《肺癌诊断标准》《食管癌诊断标准》和《肿瘤外科手术分级准入标准》及国家临床肿瘤重点专科中期评估标准。国家肿瘤医学临床研究网络初步建立。核心成员为 14 家省级肿瘤医院或癌症中心，网络成员包括 90 余家综合医院、专科医院、社区医院和早诊早治示范基地，覆盖全国 26 个省、自治区、直辖市。国家肿瘤医学临床研究中心成立，中心下设指导委员会和伦理委员会。临床试验平台建设包括建立组织样本库、GCP 中心、随访中心、信息中心。转化研究平台开展分子诊断、分子影像、生物治疗、新药研发等研究工作。

七、小　结

肿瘤预防与控制是一项系统、艰难、复杂的工作。我们应当在肿瘤防控的基本原则指导下，结合我国整体及各地区实际情况，制定相关政策，整合全社会各方面的力量，综合开展肿瘤防控工作，才能有效控制我国恶性肿瘤负担，早日实现健康中国目标。

（陈万青　赵方辉　任建松　王　岩）

第2节 肿瘤的一级预防

流行病学调查研究获得的统计数据表明，我国常见恶性肿瘤的发生主要由环境因素而非遗传因素决定，因而恶性肿瘤是可防可控的。国家癌症中心赫捷/陈万青团队在 *Lancet Global Health* 上发表了一项研究结果，从行为、饮食、代谢、环境和感染5个方面分析了23种癌症可控危险因素，45.2%的癌症死亡归因于此。近30年来，随着经济社会的发展，我国人民生活水平的提高，生活方式和生活习惯的改变，癌谱发生了巨大的变化。由于我们国家地大物博，不同地域生活习惯和风俗文化各有差异，所以癌谱也各有特色。

肿瘤是多因素参与和多阶段发展的疾病，国内外大量流行病学研究的结果显示，70%~80%的恶性肿瘤是由内外环境致癌因素和遗传因素多重、长期、综合作用的结果。将其病因及危险因素可归纳为不良的行为生活方式、环境致癌危险因素和个体的内在因素。不良的行为生活方式包括吸烟、不合理膳食和缺乏身体活动等。环境致癌因素主要包括化学因素、物理因素和生物因素，主要通过生产和生活方式影响疾病的发生。个体的内在因素主要与遗传等因素有关，决定个体的生理和病理素质。癌症的一级预防也叫病因预防。要想做好一级预防，首先要从致癌因素着手，尽可能地避免或降低这些致癌因素的存在概率。致癌因素包括环境因素、社会因素、机体因素。环境因素包括化学因素、物理因素、生物因素；社会因素主要是指不健康的社会行为方式，如吸烟、饮酒、不良膳食、肥胖、缺乏运动；机体因素包括遗传、免疫、内分泌的影响。人体暴露于致癌因素后，要经过数年或几十年的诱发期（潜伏期）后才有可能发生癌症。癌症的发生可以是单因素，也可以是多因素协同作用产生。癌症的形成经过启动、促进和发展等阶段，可能演变成癌，也可能演变成正常细胞。这几年甚至几十年的诱发期就是我们进行一级预防的时间，所以进行一级预防有足够的时间。恶性肿瘤的主要危险因素有以下几个方面。

一、行为生活方式

大量研究证明，癌症的发生与人类的生活方式和行为习惯有着直接或者间接的关系。WHO指出，癌症死亡中大约30%源自5种主要行为和饮食危险因素：烟草使用、饮酒、不合理膳食、高体重指数及缺乏运动。

（一）烟草的使用

烟草的使用是全球迄今所面临的最大的公共卫生威胁之一。长期以来，一直认为烟草会导致多种癌症和非传染性疾病的发生。随着更大规模的流行病学研究、更长时间的随访和更好地控制混杂后，已知由烟草引起的癌症部位或子部位的数量继续增加。据2020年癌症报告显示烟草可致至少20种癌症的发生，包括肺癌、口腔癌、咽喉癌、食管癌、胃癌、胰腺癌、结直肠癌、肝癌、肾癌、膀胱癌、宫颈癌、卵巢癌、白血病等。尽管在世界上大多数地区，烟草的流行程度逐渐下降，但据估计，全世界仍有13亿人使用烟草制品，每年有近240万人死于烟草相关的癌症。此外，烟草使用还导致更多的人死于血管疾病（每年约310万人）和呼吸道疾病（每年约60万人），其中全球大约80%的吸烟者生活在中低收入国家。而50%以上的男性吸烟者生活在3个国家：中国、印度和印度尼西亚。中国人群中21.0%的癌症死亡归因于吸烟。吸烟带来的危害不仅限于直接吸烟者，还通过“二手烟”（也称为环境烟草烟雾）对他人的健康产生影响。研究已证明二手烟能够使不吸烟者罹患肺癌。相关研究也提示，即使使用无烟烟草（口用烟草、嚼烟或鼻烟）也可导致口腔癌、食管癌和胰腺癌的发病风险增加。据估计每年近120万人死于接触二手烟，其中11.4万人死于癌症。在大多数国家，15%~50% 的人口接触二手烟。仅在中国约有 7.17 亿人暴露在二手烟中。非吸烟女性中，11.1% 的肺癌死亡归因于被动吸烟。

（二）饮　酒

世界癌症基金会和美国癌症研究所（WCRF/AICR）将最高水平的因果证据归因于饮酒与癌症之间的联系。越来越多的研究证据表明长期大量饮酒会增加口腔、咽、喉、食管、结肠、直肠、肝脏和肝内胆管等部位癌症的发病风险，且这些部位均存在剂量反应关系，相对危险度几乎呈线性梯度。据估计，2016 年全球有 42.9% 的成年人摄入酒精（乙醇），酒精导致了 376 200 例癌症死亡，占所有癌症死亡的 4.2%，其中酒精引起的结直肠癌、肝癌和食管癌比例较高，分别为 23.9%、22.3% 和 19.3%。我国研究发现约 4.4% 的癌症死亡由饮酒引起，其中男性为 6.7%，女性为 0.4%。如果以 2002 年的饮酒率估算未来 15 年的饮酒对癌症的归因风险，那么饮酒导致癌症死亡的人群归因危险度百分比将会增加（男性为 7.4%，女性为 0.7%）。

（三）不良膳食

不良膳食与多种肿瘤的发生发展相关。世界癌症基金会和美国癌症研究所（WCRF/AICR）研究表明，食用红肉和加工肉类过多及水果、蔬菜、膳食纤维和膳食钙摄入量过低等可增加口腔癌、喉癌、咽癌、食管癌、胃癌和肺癌的发病和死亡风险，估计这些因素约占美国癌症死亡人数的 5.1%。英国之前的一项分析得出，9.2% 的癌症病例可归因于饮食。我国的研究数据发现水果摄入不足导致 13.0% 的癌症死亡，其中男性为 13.7%，女性为 11.7%。蔬菜摄入不足可引起 3.6% 的癌症死亡，其中男性为 3.9%，女性为 3.1%。膳食因素对于癌症发生的影响包括 3 个方面：膳食中各类营养的不均衡、不健康进食习惯和食物储存、加工等产生的致癌物质。目前认为，低纤维摄入、肥胖、饮酒可增加癌症发生的风险，而蔬菜、水果和全谷物的足量摄入，则是某些癌症发生的保护因素。不健康的进食习惯如喜烫食、快食、暴饮暴食、不规律饮食等，均可增加癌症，尤其是消化道癌症的发病风险。此外，食用储存或加工不当而污染的食品也可引发癌症，如霉变食物中可能含有的黄曲霉毒素可致肝癌；鱼、肉类食品在煎、炸过程中产生的杂环胺类物质具有致突变和致癌作用；高温烟火熏烤食物中含有的苯并芘等可诱发消化系统肿瘤等。另外，食物原料中未清洗的农药、化肥，食品加工过程中加入的各种添加剂等被认为是肿瘤的危险因素。

（四）超重、肥胖、久坐和体力活动缺乏

现代生活中体重超重已经是亟待解决的公共卫生问题，肥胖容易引起人体的多种疾病。WHO 推荐的体重指数（body mass index，BMI）分类标准：BMI<18.5kg/m^2 为体重过低，18.5kg/m^2 ≤ BMI<25kg/m^2 为正常范围，25kg/m^2 ≤ BMI<30kg/m^2 为超重，BMI ≥ 30kg/m^2 为肥胖。中国人群 BMI 的分类标准：BMI<18.5kg/m^2 为体重过低，18.5kg/m^2 ≤ BMI<24kg/m^2 为正常范围，24.0kg/m^2 ≤BMI<28kg/m^2 为超重，BMI ≥ 28.0kg/m^2 为肥胖。目前证据表明，在成年后体重超重或肥胖将增加乳腺癌（绝经后）、结肠和直肠癌、子宫体（子宫内膜）癌、食管癌（腺癌）、胆囊癌、肾癌、肝癌、脑膜瘤、多发性骨髓瘤、卵巢癌、胰腺癌、胃（贲门）癌和甲状腺癌共 13 种癌症的发病风险。据估计，在全球范围内，成年人中有 3.6% 或 481 000 例癌症病例可归因于 BMI 过高，其中男性人群归因分数（PAF）为 1.9% 或 136 000 例，女性 PAF 为 5.4% 或 345 000 例，位于致癌危险因素中第 9 位。新的证据表明，久坐行为与乳腺癌、结肠癌、子宫内膜癌和肺癌的发病风险增加有关。一项对前瞻性研究的荟萃分析报告称，每天多看 1h 电视，癌症死亡风险增加 2%。一项荟萃分析报道，每日每增加 2h 的久坐时间相应的患结肠癌的风险会增加 8%，子宫内膜癌的风险增加 10%。2002 年 WHO 把体力活动缺乏归为导致发达国家人口死亡的十大原因之一。与体力活动因果联系证据比较强的癌症为结肠癌。2017 年 WHO 对体力活动缺乏的定义是指一个人没有达到 WHO 推荐的关于增进健康的最低建议，即每周中等强度的体力活动至少 2.5h，或每周高强度的运动 1.25h，否则被视为体力活动缺乏。体力活动在

癌症预防中的作用是近几年重要的研究成果。强有力的流行病学证据表明，积极锻炼身体可以降低膀胱癌、乳腺癌、结肠癌、子宫内膜癌、肾癌、食道癌和胃癌的风险。

二、环境致癌危险因素

大量研究资料表明，环境污染是导致各种癌症的重要原因，近 100 年来人类所造成的环境污染已经大大超过过去几千年环境污染的总和。据国际癌症研究机构（IARC）于 2008 年 4 月公布的 935 种对人致癌性物质的评价，分为 4 组：组 1 为确定的人类致癌物 105 种，组 2A 为很可能是人类致癌物 66 种，组 2B 为可能的人类致癌物 248 种，组 3 为对人致癌物不能分类 515 种，组 4 为很可能不是人类的致癌物仅 1 种。按照物质性质类别分化学因素、物理因素、生物因素。

（一）化学因素

化学致癌问题是当今肿瘤防治关注的热点，常见化学性致癌物有：烷化剂、多环芳烃、芳香胺、亚硝胺、脂肪烃类等，另外无机物如石棉和结晶硅，重金属如砷、铬、铬、镍也属于常见的致癌物。下面着重说明一些常见的致癌物。

1. 甲 醛

常温下甲醛是一种无色、易燃、强烈气味的气体物质，主要被用作黏合剂、杀毒和消毒剂、防腐剂。日常空气中甲醛主要来源是烃类燃烧产物，如机动车尾气，烟草烟雾，燃气灶、木材灶、煤油炉烟雾，经呼吸道暴露与鼻腔肿瘤、口咽部肿瘤、肺部肿瘤、白血病有相关性。

2. 苯

常温下苯是一种无色、透明、具有芳香气味易挥发的液体，被广泛用作溶剂和化工原料，如生产燃料、尼龙、塑料产品，还被用作汽油添加剂。汽车尾气、工业排放、汽油挥发、烟草烟雾、油漆、黏合剂中广泛存在苯，经呼吸道暴露与白血病、卵巢肿瘤、肺部肿瘤相关。

3. 多环芳烃

多环芳烃（PAH）存在的环境包括家庭及生活炉灶，工业锅炉等产生烟灰；各种产生和使用焦油的工业过程，如炼焦、石油热裂、煤焦油提炼、柏油铺路；各种人为原因的露天焚烧和失火、吸烟产生的烟雾；各种机车车辆及内燃机排出的废气，以及被多环芳烃污染的各种食品。在日常生活中主要是吸烟产生的烟雾和被污染的食品。食品污染来源途径，如在用煤、炭和植物燃料烘烤或熏制时直接受到污染；在高温烹调加工时发生热解或热聚反应所形成；通过吸收污染的土壤、水和大气的农植物和水产品；加工中受机油和食品包装材料等的污染，如在柏油路上晒粮食使粮食受到污染；植物和微生物可合成微量多环芳烃等。其中苯并芘是食品中检出的比较普遍且检出最高的 PAH，与皮肤癌、肺癌、胃癌、乳腺癌相关，而且可通过胎盘使子代产生肿瘤。例如，汽车排气中的炭黑每 1g 中就有 75.4μg，汽车每行驶 1h，就排出大约 300μg 的 3，4- 苯并芘。PAH 可以通过呼吸道、消化道和皮肤接触进入体内，因此我国制定了更高要求的食品安全限量标准，改进食品加工方法，如避免食品直接和炭火接触，避免温度过高使脂肪裂解形成 PAH，对炼焦、沥青作业、铝冶炼工人的职业保护。

4. N- 亚硝基化合物

目前已测试了 300 多种 N- 亚硝基化合物，发现 80% 以上具有致癌性。它的前体物广泛存在于环境中，包括硝酸盐、亚硝酸亚、胺类。许多蔬菜如芹菜、大白菜、韭菜、萝卜和菠菜通过施用的氮肥从土壤富集硝酸盐，腐烂的蔬菜和腌制蔬菜中亚硝酸盐含量会迅速增高，硝酸盐和亚硝酸盐在肉制品加工过程中会作为防腐剂和着色剂，胺类也广泛存在于海产鱼类、肉类、水果和蔬菜中，这些前体物在适宜的条件下可通过化学和生物学途径合成各种 N- 亚硝基化合物。与肝癌、食管癌、胃癌，还可通过胎盘引起子代癌症的发生。

5. 黄曲霉毒素

目前发现有 20 多种黄曲霉毒素（AF），其中黄曲霉毒素 B1（AFB1）的毒性和致癌性最强，最容易被污染的谷物是花生、花生油、玉米。AF 在高温环境中稳定，268~269℃破坏，故一般烹调加热温度不能破坏其毒性。流行病学调查发现食物中 AFB1 污染水平与肝癌的发病相关，同时乙肝病毒表面抗原阳性者 AFB1 致癌性更强。

6. 重金属类

如砷通过水和食物的污染与皮肤癌、肺癌、肝血管肉瘤、淋巴瘤相关；铬通过呼吸道吸入途径致癌，主要和焊接切割职业暴露有关，与鼻咽部肿瘤、肺癌相关。镉通过呼吸道途径致癌，主要和电镀、镍镉电池的生产、烟草烟雾暴露有关，与肺癌、肾脏功能损伤有关；镍通过呼吸道消化道和皮肤进入机体，主要和染料燃烧、镍矿开采、垃圾焚烧暴露有关，与鼻窦癌、喉癌、肺癌、肾癌、前列腺癌、骨癌相关。

（二）空气污染

室外和室内空气污染是调查最为广泛并且最重要的人类环境致癌因素。公认的空气污染物包括空气中的直径小于 2.5μm 颗粒物（PM2.5），其在 84 种致癌因素中位于第 5 位。目前研究认为空气污染可增加肺癌、膀胱癌的发病风险。2017 年估计空气污染导致 490 万人死亡，其中 350 167 例是因室内和室外 PM2.5 污染所致的肺癌死亡。

（三）水污染

阿根廷、孟加拉国、智利北部、印度的西孟加拉邦和中国台湾等国家与地区研究证实饮用水中的砷超标会增加患肺癌、皮肤癌和膀胱癌的风险。其次饮用水中的氯化副产物也被证实与膀胱癌风险相关。饮用水在氯化过程中产生包括三卤甲烷、卤乙酸等化合物，这些化合物中对细菌有诱变作用，有些在动物试验中已证实有致癌性。在美国的定群研究也发现，男性中饮用氯化消毒地面水的人群膀胱癌发病率是饮用非氯化消毒地面水的人群的 2 倍以上。另外，有些受藻类污染含有藻类毒素的饮用水，可增加当地肝癌的发病率。

（四）职业致癌物

WHO/IARC 确认的职业性致癌因素超过 30 种。目前被确认的职业性化学致癌物质约有 20 多种，包括多环芳烃，芳胺族，重金属以及接触石棉粉尘等。如石棉、砷等物质可引发职业性肺癌；煤焦油类、沥青、石蜡、氯丁烯、砷化物等能引起皮肤癌；橡胶添加剂、颜料等化工行业和电缆、电线行业中使用的芳香胺可导致膀胱癌；接触氯乙烯可引起肝血管肉瘤；长期接触苯可引起白血病。据 WHO 全球疾病负担研究报道，2017 年约有 33.4 万人死于职业暴露造成的癌症。

（五）药　品

医疗过程中使用的某些药物，如癌症化疗药物、免疫抑制剂、避孕药、性激素等，可诱发恶性肿瘤。美国最新研究报告对 360 万人随访 36 年后发现使用口服避孕药 5 年或 5 年以上，乳腺癌死亡风险增加（$P<0.000\ 1$），但卵巢癌死亡风险降低（$P=0.002$）。长期服用促排卵药物增加卵巢的损伤，增加乳腺癌的发病风险。IARC 卵巢癌流行病学研究协作小组分析了 52 项观察性研究的数据，涉及 21 488 例卵巢癌患者，其中超过一半的患者（12 110 例）来自前瞻性研究中，结果发现与从未使用过激素治疗的患者相比，曾经使用过的患者患卵巢癌风险增加（RR 1.20，95%CI 1.15~1.26）。近期使用过的患者（过去 5 年内）患卵巢癌风险也同样增加（RR 1.37，95%CI 1.27~1.48）。绝经期后激素替代治疗和口服避孕药与乳腺癌或卵巢癌的发生关联明确。

（六）物理致癌因素

自然环境和职业环境中的物理致癌因素主要以电离辐射（X、α、β、γ 射线等）为主，电离辐射主要包括医疗中常用的 X 线和 γ 射线、矿山和建筑石材中的辐射源氡、核爆炸/核泄漏等，非电离辐射主要为阳光紫外线辐射。原子弹幸存者队列随访 60 年，包括 86 000 多名暴露于辐射中的不同年龄的男性和女性，研究结果证实大量癌症类型存在剂量风险关系，如白血病、膀胱癌、乳腺癌、结肠癌、肝癌、肺癌、皮肤癌、胃癌和甲状腺癌。澳大利亚和英国的队列研究显示，CT 检查骨髓辐射剂量与白血病风险之间以及对大脑辐射剂量与脑瘤风险之间存在显著的剂量反应关系。紫外线辐射，特别是太阳辐射，可致主要类型的皮肤癌，如基底细胞癌、鳞状细胞癌和黑色素瘤。2002 年，6 万人死于与紫外线有关的肿瘤，其中包括 4.8 万的黑色素瘤和 1.2 万的基底和鳞状皮肤癌。室内的氡气辐射，会增加肺癌的发病风险。

（七）生物致癌因素

生物致癌因素主要是致癌性的病毒，也包括一些细菌及寄生虫。与人类肿瘤发生关系最为密切的病毒有人乳头状瘤病毒（HPV）、乙型肝炎病毒（HBV）、丙型肝炎病毒（HCV）、EB病毒（EBV）及人类疱疹病毒8型（HHV8）等；相关的细菌或寄生虫有幽门螺旋杆菌（Hp）、肝吸虫及裂体吸虫等。大量的研究表明肿瘤的发生与以上病原体感染相关。如肝癌与长期慢性活动性乙型肝炎有关，胃癌与幽门螺旋杆菌感染有关，宫颈癌与人乳头状瘤病毒感染有关。据估计，2018年，全球新增癌症病例1800万例，其中约220万例是由感染引起的，其中幽门螺旋杆菌、人乳头状瘤病毒、乙型肝炎病毒和丙型肝炎病毒这4种病毒感染共导致约200万癌症病例。中国与感染相关的癌症病例超过1/3，其中与幽门螺旋杆菌相关的癌症占42%，与HBV相关的癌症占69%。

1. 乙肝病毒/丙肝病毒（HBV/HCV）

HBV和HCV均为嗜肝性病毒，所以肝细胞是其唯一的复制场所。我国是HBV感染高流行区，一般人群的HBsAg阳性率为9.09%，接种与未接种乙肝疫苗人群的HBsAg阳性率分别为4.51%和9.51%。HBV抵抗力较强，65℃ 10h、煮沸10min、含氯制剂、环氧乙烷、戊二醛、过氧乙酸、碘附等有较好的灭活效果。HBV也具有很强的传染性，经皮肤和黏膜接触感染者的血液和其他体液感染，病毒浓度最高的是血液和伤口分泌物，其次是精液和阴道分泌物，最低是唾液。最常见的传播途径包括母婴传播、儿童间的传播、不安全的注射传播、血液传播和性接触传播。HCV相对HBV感染率较低，只有人类和较高等的灵长动物如黑猩猩易感。传播途径基本通过医源性感染的，不容易通过职业暴露、围生期或性接触等经皮传播方式感染。由于和HIV传播途径相似，因而HIV和HCV合并感染也很多见。全世界的HIV感染中，HCV感染者所占比例为30%。IARC已经得出慢性乙型肝炎病毒感染增加患肝细胞癌（HCC）风险的结论，相对危险度（RR）为5.3~148，比值比（OR）为5~30，并且这种关联强度控制了黄曲霉菌、HCV、吸烟和饮酒的混杂影响。HBsAg和HBAg均阳性者HCC发生率显著高于单纯HBsAg阳性者。在6岁以前受感染的人群中，25%在成年时将发展成肝硬化和HCC。HCC家族史也是相关因素，但是在同样的遗传背景下，HBV病毒载量更为重要。除此之外胆管癌和非霍奇金淋巴瘤也有可能与HBV有一定的风险性。而HCV感染者大多数会发生持续感染，通常无症状，大约有15%~27%会发展为肝硬化，部分患者可发展为HCC。

预防措施：乙肝疫苗接种，新生儿出生后24h内接种，有抗体应答者的保护效果一般至少可持续12年。接种对象为新生儿、婴幼儿和高危人群（医务人员、托幼机构工作人员、器官移植患者、经常接受输血和血液制品者、免疫功能低下者、易发生外伤者、HBsAg阳性者的家庭成员、男性同性恋或有多个性伴侣和静脉注射吸毒者等）。另外，白细胞干扰素和核苷酸类似物治疗慢性乙型肝炎，抗病毒治疗等措施都可以不同程度地减少肝硬化和HCC的危险。目前丙肝还没有可以预防的疫苗。

2. 人乳头状病毒（HPV）

HPV是一类小的无包膜的20面体病毒，直径在50~60nm，属于乳头状瘤病毒科，该病毒科包含了16种不同的属，其中α属病毒与人类黏膜肿瘤相关，β属病毒与皮肤肿瘤相关。感染的主要传播途径是通过皮肤和皮肤或是皮肤和黏膜的直接接触传播。人乳头状病毒其宿主只有人类，是一种嗜上皮性病毒，主要是嗜皮肤和黏膜上皮。嗜黏膜的HPV可以按其与人类肿瘤的相关程度进一步被细分为高危和低危型别。1995年HPV16、18已被IARC归为宫颈癌的确定致癌物，2005年IARC又增加了10个型别，他们是HPV31、33、35、39、45、51、52、56、58、59，其中最常见的有8种：HPV16、18、31、33、35、45、52和58。HPV感染导致宫颈癌是HPV有致癌性最有说服力的证据，HPV感染后大多数在1~2年内会自动清除，如果两次及以上检查HPV阳性可视为持续感染，持续感染是发展成为高级别癌前病变（CIN3）和宫颈癌的前提条件。女性HPV阳性感染率在25岁达到高峰，随后下降，直到35~44岁年龄组又一次上升。病例对照研究一致显示，

HPV 高危型别的 DNA 阳性与宫颈癌和 CIN3 的 OR 值超过 50，检测均阴性的女性至少在随后的 10 年患宫颈癌的风险都很低。口腔部位的 HPV 阳性感染率低于其他肛门生殖部位的。皮肤 HPV 感染很常见，主要是 β 和 γ 属的。外阴癌鳞状上皮癌是最常见的组织学类型，基底样或疣状的外阴癌占了 1/3 的病例，多发生于年轻女性，HPV16 是主要感染型别。而角化型的外阴癌多发生于老龄女性，多与扁平苔藓有关，藓与 HPV 感染有关。除此之外，阴道癌中超过 50% 的病例有 HPV16 感染，阴茎癌中 HPV16 是主要感染型别，其次是 HPV6 和 HPV11，口腔癌和食管癌中 HPV16 感染是最常见的型别，其次是 HPV18。

预防措施：减少性伴侣，避免不洁性行为和过早性行为，包皮环切术和安全套的使用能降低男性和其性伴侣间的 HPV 感染。人乳头状病毒疫苗是用于预防 HPV 感染和 HPV 相关疾病的，而不是用于治疗感染过或正感染 HPV 或已患相关疾病的女性，目前我国推广的主要是四价疫苗，主要预防的是 HPV6、11、16、18 相关的疾病。

3.Epstein-Barr 病毒（EBV）

EBV 属 γ-疱疹病毒亚科，圆形直径 180nm，基本结构含核样物、衣壳和囊膜三部分。能在 B 淋巴细胞中增殖，可使其转化，能长期传代，当机体免疫力低下时，潜伏的 EB 病毒活化形成复发感染。还可以感染 T 细胞和上皮细胞，比如在鼻咽癌、胃癌和口腔黏膜白斑病中都有 EB 病毒发现。EB 病毒在人群中广泛感染，据血清学调查，我国 3~5 岁儿童 EB 病毒 vca-IgG 抗体阳性率达 90% 以上，早期没有临床症状或轻症咽炎和类似呼吸道疾病症状，但在青少年期发生的原发感染，约有 25%~75% 出现传染性单核细胞增多症。患者和 EB 病毒携带者为传染源，病毒大量存在于唾液腺及唾液中，可持续和间断排毒甚至数年，传播途径主要为经口密切接触传播，也可经输血传染。相关的肿瘤有：淋巴系统淋巴瘤如伯基特淋巴瘤、霍奇金淋巴瘤和结外 NK/T 细胞淋巴瘤（鼻型），另外多个研究发现 EB 病毒感染鼻咽癌的相对危险度是无感染者的 20 倍及以上，当然除病毒诱发外，很多致癌化学物质如亚硝酸胺类、多环芳烃类及微量元素镍等与该病的发生有一定关系。

4. T 细胞淋巴瘤病毒 1 型（HTLV-1）

HTLV-1 是 20 世纪 70 年代后期发展的第一个人类逆转录病毒，是一种可引起 T 细胞白血病的病原体。HTLV-1 是一种有包膜的病毒，直径约为 80~100nm。能诱导 T 淋巴细胞主要是 $CD4^+$ 细胞和较少 $CD8^+$ T 细胞的单株性繁殖。HTLV-1 常在较小的地方流行，如日本的西南部，撒哈拉沙漠以南的一些地区，加勒比海地区和美国的南部。HTLV-1 感染率随着年龄的升高而增大，女性多于男性。感染后在血液、脑脊液能检测到感染细胞，首先攻击的是 $CD4^+$ T 细胞，一旦进入细胞，HTLV-1 的前病毒就会将自身整合到宿主基因。传播途径主要有 3 种：垂直传播、性接触传播和血液传播。目前研究表明只有成人 T 细胞淋巴瘤（ATLL）与 HTLV-1 感染相关联。

5. 卡波西肉瘤疱疹病毒（KSHV）

KSHV 属于 γ-2 型疱疹病毒，人类是天然宿主，主要流行于撒哈拉沙漠以南的非洲、欧洲南部的一些国家，我国新疆地区维吾尔族和哈萨克族也常见，具有明显的民族特异性。往往还需要伴有免疫抑制才能成为卡波西肉瘤，如 HIV 感染，器官移植后免疫抑制剂，一旦形成进展快，治疗困难，死亡率高，确切机制尚不清楚。LANA 被广泛认为是 KSHV 感染的一个标志物。KSHV 主要通过唾液传播，最容易感染的年龄在 6~10 岁，如果家庭成员尤其母亲有感染，那么孩子感染的概率将增大。男同性恋易感染 KSHV，尤其是感染了 HIV 的人。KSHV 还能在外周血中检测到，提示血源性感染也可能是其传播方式。

6. 人类免疫缺陷病毒（HIV）

1983 年首次在美国识别 HIV-1，第二年被确认能导致人类获得性免疫缺陷综合征（AIDS），随后 HIV-2 在西非被发现。这种病毒主要感染 $CD4^+$ T 淋巴细胞外，也能感染单核巨噬细胞、B 淋巴细胞、树突细胞、自然杀伤细胞、小神经胶质细胞和骨髓干细胞，随着细胞的分裂，病毒得以不断地复制下去。使机体免疫功能受损甚至缺失，会增加患某些种类的肿瘤的可能性，而这些肿瘤并非 ADIS 所特有的，还包括卡波西肉瘤、非霍奇金淋巴瘤和侵及性颈部肿瘤。

7. 幽门螺旋杆菌（Hp）

Hp 是一种螺旋形或稍弯曲的有 2~6 条单级鞭毛的革兰氏阴性菌。在黏稠溶液中表现显著地运动性，鞭毛在运动中起着推动作用。幽门螺杆菌的靶细胞是胃黏膜分泌细胞，在肠上皮化生的病例中肠型细胞上并没有发现有 Hp。Hp 感染较常见，全球感染率在 50% 以上，发展中国家的感染率高于发达国家，高年龄组感染高于低年龄组。Hp 传染性很强，可通过手、不洁食物、不洁餐具、粪便等途径传染。人与人之间的接触传播是最主要的传播方式，吸烟和饮酒与 Hp 血清阳性均没有关系。在儿童时期发生的获得性幽门螺杆菌感染最典型，一旦感染，通常会持续一生，除非得到治疗。目前还没有针对 Hp 的疫苗，治疗感染的方法通常是持续两周的三联疗法，即一种抗分泌剂和两种抗生素。多项研究表明，Hp 感染和贲门癌、胃癌有一定相关性。

三、个体内在因素

虽然大多数肿瘤与环境致癌因素有关，但即使同样暴露的一群人，仅有少数人罹患癌症，每个人的发病风险不尽相同，这种生物学效应的差异与个人的遗传因素、免疫状态、营养状况等密切相关。目前认为，环境致癌因素是肿瘤发生的始动因素，而个人的内在因素则是恶性肿瘤发生的基础，环境因素必须通过基因组因素或与基因组因素相互作用才能引起细胞癌变。恶性肿瘤的发生存在着一定程度的种族差异及家族聚集性。不同种族的遗传特质不同，因此各种肿瘤在不同种族的发病率明显不同。比如白种人易患皮肤癌，哈萨克族易患食管癌。种族差异主要是遗传差异，这也证明遗传因素在肿瘤发病中起着重要作用。许多常见肿瘤通常是散发的，但一部分肿瘤具有明显的家族聚集现象，家族成员患某种肿瘤的风险显著高于其他人，且遗传家系谱清晰，此类称为家族性癌，如遗传型乳腺癌、遗传型结肠癌等。一些恶性肿瘤，如视网膜母细胞瘤、神经母细胞瘤等，属于先天性或者遗传性的，它仅有由单个基因决定，呈孟德尔遗传，遗传家系谱清晰。在此类恶性肿瘤中，遗传因素起着决定性的作用。大多数常见肿瘤是散发的，近年来发现一些基因多态性与常见的散发性肿瘤的发病风险增高相关。如单核苷酸多态（SNP），目前可以运用大样本量的人群，在全基因组范围进行数百万个 SNP 的高通量检测，并进行基因 – 环境交互作用分析，以筛选与特定肿瘤相关的遗传易感基因。

遗传有时候和肿瘤的环境因素一起很难严格区分开来，由于肿瘤的病因有 70% 来源于环境，家族中存在一样的生活环境、饮食来源、生物感染的传染性等，如胃癌、肝癌；再结合某些癌症特殊的遗传性，如与乳腺癌、卵巢癌相关的 *BRACA*1 和 *BRACA*2 基因，与大肠癌相关的家族性肠道多发性息肉，基于这些情况，所以说肿瘤存在一定的家族聚集性，也就是我们平时说的家族史。

免疫系统通过免疫防御、免疫自稳、免疫监视三大生物学功能来维持人体的健康。1957 年 Burnet 和 Thomas 认为淋巴细胞在体内扮演了哨兵的角色，可以通过细胞免疫机制识别并及时清除癌变的细胞。人体在过度疲劳、睡眠不足、心理状态不良、高龄状态下免疫系统有所下降，就会造成肿瘤的发生。

有充分证据证明性激素（雄激素、雌激素、孕激素）在人类恶性肿瘤的发生和发展过程中发挥重要的作用，特别是女性生殖器官（子宫内膜、卵巢）肿瘤和乳腺癌。第一次足月妊娠年龄较早、生产次数较多，有助于减少患以上 3 种肿瘤的风险。对于初潮提前和更年期延迟的女性，乳腺癌的风险增加。女性绝经后血液中雄激素（睾酮）水平过高，患乳腺癌和子宫内膜癌的风险增加，也有学者认为男性睾酮过高会增加前列腺癌的风险。但是存在于大豆的植物性雌激素由于竞争受体而有抗雌激素作用，与乳腺癌、前列腺癌没有关联，甚至有研究指出还具有预防肿瘤的效果。胰岛素样生长因子（IGF）水平升高与乳腺癌、大肠癌、前列腺癌、肺癌及儿童白血病风险增加有关，过量的能量摄入、肥胖、缺乏运动等会影响 IGF 的水平。

四、小　结

虽然我们列举了以上诸多致癌因素，但也不必恐惧。只要实行政府主导，动员全社会参与，在日常生活中尽量避免致癌因素，全民提高防癌意识，知晓癌症防治科普知识，及时纠正行为，就能降低癌症发病风险，从而减少将来40%癌症的发生。

（一）健康的家居环境

家居装修尽量简洁，材料选用和购买家具要选用无毒、无害、无污染的环保型装饰材料，少用或不用可能含有放射性的石材和瓷砖，装修后不要急于入住。开窗通风是去除室内污染的最有效的方法，不要试图用空气清新剂等芳香剂来掩盖不良气味。使用皮革保养剂、地板打蜡、煤气燃烧要保持通风，炒菜油温不要过高，炒菜结束后油烟机最好再开10~15min。

（二）加强职业防护

不接触、少接触致癌物是预防职业癌的上策，其效果最好。企业要改进生产工艺，减少粉尘烟雾，定期监测劳动环境中致癌物质的浓度，提升自动化生产流程。对职工建立健康管理档案，定期组织体检。对接触者做好安全生产教育，要求严格做好个人防护措施，如防护口罩、帽子、手套、工作服等，下班后换下工作服，淋浴后再回家。

（三）合理的膳食

日常生活中强调食物多样化和平衡膳食，选用低脂肪饮食，减少食物中化学致癌物和致癌物前体的摄入，如限制烟熏、腌制、油炸食物，减少食用含重金属较高的贝类、海鲜等。增加新鲜水果、蔬菜、茶叶摄入量，多吃五谷杂粮等。多吃富含维生素A的食物，如动物内脏、黄玉米、胡萝卜、深绿叶蔬菜等。多吃富含维生素C的食物，如山楂、柑橘、白菜、菠菜、洋葱等。多吃富含纤维素的食物，如全麦粉、糙米、荞麦、黄豆芽、油菜等。

（四）良好的个人习惯

戒烟、限酒，尤其禁止在公共场所抽烟，避免二手烟危害。倡导使用公筷或分餐饮食，注意劳逸结合，进行适当体育锻炼，保持健康性行为，全民重视心理健康等。

（五）接种疫苗

目前明确与肿瘤密切相关、已进入中国市场的疫苗有乙肝疫苗和HPV疫苗。应该遵循尽早注射原则，乙肝疫苗新生儿出生后24h内注射，有抗体应答的保护效果可持续10~12年。HPV疫苗在第一次性生活前注射为最佳，建议男女都注射，从预防的范围及有效性综合评价，九价优于四价，四价优于两价，一般在各社区卫生服务中心咨询并注射，保护效果可能维持10年。值得提醒的是在免疫后也还是要注意防护，并定期参加体检，监测乙肝三系和HPV是否感染，根据实际情况做相应的处理。

（杜灵彬　赵方辉　周慧娟　王　岩）

第3节　肿瘤筛查的基本原则

一、概　述

肿瘤这类慢性非传染性疾病病因复杂，进程缓慢，一般分为癌前病变、原位癌和浸润癌三个阶段，因此通过筛查的方法及时发现癌前病变和早期癌，及早开展治疗对于患者的预后起到关键的作用，不但可以提高5年生存率，降低死亡率，达到二级预防的作用，部分患者通过阻断癌前病变还可以避免肿瘤的发病，实现一级预防。因此，通过大规模筛查发现早期肿瘤患者，在肿瘤防控领域具有重大的公共卫生意义。

肿瘤的二级预防（secondary prevention）即通过人群筛查和常规健康体检发现早期肿瘤或癌前病变，抓住肿瘤治疗的最佳时期，使患者得到及时治疗而康复痊愈。二级预防的重要意义在于对肿瘤患者进行早期发现、早期诊断、早期治疗（“三早”）而降低肿瘤的病死率。目前确实能通过早期发现和及时治疗而明显提高患者的生存期和治愈率的肿瘤包括：乳腺癌、宫颈癌、结直肠癌、胃癌、食管癌等。

肿瘤筛查的目的是发现早期癌症或癌前期病灶，以便及时处理，降低癌症病死率，降低癌症治疗成本，提高成本效益。如果早期处理不能显著降低癌症病死率，或者降低病死率的作用不大而且费用较高，那么这种筛查就没有必要，如前列腺癌和甲状腺癌这一类所谓的“懒癌”。

本节讲述了通过筛查这种二级预防的方式防控肿瘤，整合了筛查、检验技术和临床诊断等相关专业的最新进展，探讨了不同地区和不同人群适宜的肿瘤筛查技术。

二、肿瘤筛查的定义和意义

筛检或筛查（screening）是针对临床前期（pre-clinical stage）或疾病早期阶段，运用快速、简便的试验、检查或其他方法，将未察觉或未诊断疾病的人群中那些可能有病或缺陷但表面健康的个体，同那些可能无病者相鉴别的一系列医疗卫生服务措施。

筛查一般是由国家或地区政府主导，动员全社会参与的系统工程，又称为“三早”预防，包括对目标疾病的早期发现、早期诊断、对各阶段阳性者的处理（早期治疗）及阴性者医学随访的一系列医疗和卫生服务实践活动。筛查是从健康人群中早期发现可疑患者的一种措施，不是对疾病做出诊断，因此，初筛阳性的患者可能需要进一步的临床诊断。

（一）肿瘤筛查的原则

一项筛查计划应包括：①选择筛查疾病的依据；②明确的目标人群；③合理的筛查程序，包括筛查的年龄段，筛查间隔，不同阶段的筛检试验和确诊试验；④干预和随访方案。早在 1968 年，Wilson 和 Junger 提出疾病筛查实施的 10 条原则。2008 年，世界卫生组织（WHO）根据 40 年来各国的筛查经验，重新制定了筛查标准。那么针对肿瘤这种慢性非传染性疾病，筛查计划主要考虑以下 4 个方面：

（1）首先，筛查的肿瘤应是当地现阶段的重大的公共卫生问题，能对人群健康和生命造成严重危害，现患率或死亡率较高，是人群的主要死因之一。例如食管癌是我国农村地区的常见癌种，位居死因第 4 位，我国很多农村地区在 20 世纪 80 年代就开展了食管癌的筛查。肿瘤的自然史清晰，有足够长的临床前期（detectable preclinical phase, DPCP）和可被识别的疾病标识（detectable preclinical marker），有早诊断的方法，且早期干预能显著降低死亡率，例如食管癌从癌前病变高级别上皮内瘤变发展为食管癌需要较长的时间，所以及时治疗癌前病变可以降低食管癌的发病率和死亡率。而相比之下病死率低的癌种，例如甲状腺癌不适合大规模人群筛查，韩国近年也叫停了国家的甲状腺癌筛查计划。最后，对疾病不同阶段的干预效果及其不良反应有清楚的认识。

（2）选择合适的筛查试验方法是整个筛查设计的关键部分。首先，筛查方法应准确、简单、经济、安全且容易被受检者接受。其次，应有符合不同经济发展和卫生资源水平的筛检方法可供选择。如宫颈癌的筛查，在发达地区，可选择准确度较高的细胞学检查或 HPV-DNA 检测技术作为筛查方法；在不发达地区，可尝试采用简便易行的宫颈醋酸和碘染色（VIA/VILI）的检查手段。因此，昂贵的基因检测并不适合肿瘤的大规模人群筛查。

（3）应对筛查出的不同阶段的癌前病变和肿瘤均有行之有效的干预方案，且确保早期治疗的效果优于晚期治疗。如在宫颈癌的筛查中（图 4-3-1），careHPV 检查联合阴道镜检可发现阴性、CIN Ⅰ~Ⅲ或原位癌，直至浸润癌的多个宫颈病变阶段，对应各阶段的阳性和阴性发现，均有明确的干预方案。重视高危人群的干预和随访和癌前病变的治疗。

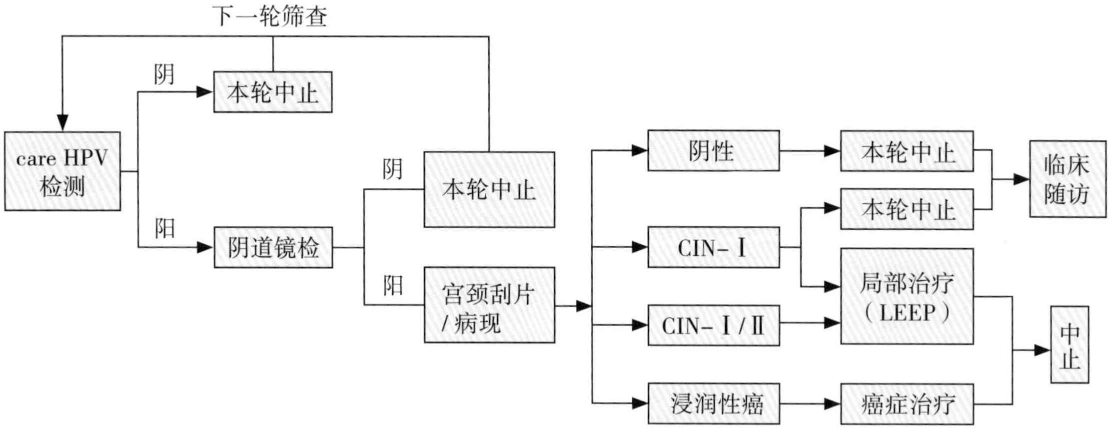

图 4-3-1 宫颈癌筛查项目的流程图（Shi JF, 2011）

（4）筛检项目成功与否主要依据效果评价。评价内容包括：目标人群是否明确；筛查—治疗程序是否有效，是否有卫生经济学价值，是否符合公平性、可及性及伦理学原则，人群获益是否超过伤害。此外，还需对筛查的质控、经费保障及项目风险应对机制等方面进行评估。

筛查计划要包括建立完善的监测体系，在筛查开始前就获取该地区肿瘤的基线数据，实施筛查和干预措施若干年后，不仅要随访患者的生存情况，也要比对人群的发病率和死亡率是否下降。

（二）筛检的设计与实施

1. 确定金标准

金标准又称为标准诊断、参考标准等，是目前医学界公认的诊断某种肿瘤及癌前病变最准确可靠的方法。将研究人群准确地分为有病和无病两组。临床常用的金标准包括组织病理学检查、外科手术所见、特殊的影像学检查等。对于感染性疾病，金标准也可是感染部位分泌物的微生物培养、血清学病毒及抗体的检测等。金标准可以是单一方法，也可是多种方法的组合。对于没有金标准的疾病，临床医学共同制定的公认的诊断标准也可作为其金标准。确定合适的金标准是开展筛检试验的前提，如果金标准选取不当，就会使整个筛检试验失去准确性。

2. 研究对象的选择

选择研究对象的总体原则是研究对象能够代表该筛检试验可能应用的目标人群。同时要考虑该筛检试验的鉴别能力，不仅能将某病的疑似病例与健康人区分开，而且还能与需鉴别诊断的疾病区分开来。对于金标准判断为阳性组的患者应包括各种临床类型的病例，阴性者应考虑年龄、性别等对诊断疾病有影响的重要生理状态，最好纳入患有与所研究疾病具有相似的临床表现，临床上易混淆的其他疾病患者，以利于评价该筛检试验的鉴别诊断能力。

3. 盲法判定与结果比较

进行筛检试验评价时，要求判断待评价筛检试验结果的人，在不知道金标准诊断结果的情况下观察试验结果，以避免过高或过低估计筛检试验与金标准的符合程度，避免观察偏倚。

4. 筛检试验的评价

评价某一种筛检试验的优劣，必须将该筛检试验的结果与已有公认的、准确可靠的“金标准”检测的结果相比较。对于筛检试验的评价，除了考虑方法本身的安全和操作上的简单、快捷、方便等因素外，还需考虑试验的真实性、可靠性及收益三个方面。真实性评价又称为有效性、准确性评价，指该筛检试验所获得的测量值与实际值的符合程度。评价指标包括灵敏度、特异度、漏诊率、误诊率、似然比及正确诊断指数等。灵敏度反映筛检试验检出患者的能力，其值愈大，则漏诊的可能性愈小；特异度反映筛检试验能排除非患者的能力，其值愈大，则误诊的可能性愈小；筛检试验的假阴性率愈大，则漏诊者愈多，假阳率愈大，则误诊者愈多。可靠性评价又称为精确度、信度、稳定性评价，指在相同条件下，该筛检试验对同一研究对象重复检测结果的稳定程度。

评价指标包括变异系数、符合率、κ 值等。如果观察者内或观察者间的变异系数较小或检测结果的一致率较高，说明该筛检试验的可靠性较好。收益指经筛检后能使多少原来未发现的患者得到诊断和治疗。收益的评价指标包括预测值的估算、诊断出的新病例及其预后状况、卫生经济学评价等。提高筛检收益的方法包括选择患病率高的人群、优化试验方法提高灵敏度，减少试验假阴性和假阳性的发生率、采用联合试验等。

（三）伦理问题

筛查计划必须严格遵照有益无害、尊重个人隐私和公正等伦理原则，例如有益无害原则要求筛查方法必须安全、可靠、无创和易于被接受，不能给受检者带来身体和精神上的伤害。对筛查阳性者，要有进一步的诊断和治疗方法，不会造成心理负担。

公正原则是要公平合理的对待每一个参与者，无论受试者的年龄、性别和社会地位，均应受到平等的对待，安全的参加筛查并从中获益。

三、常见的筛查方法和效果

（一）乳腺癌人群早诊筛查的研究进展

乳腺癌是严重威胁女性健康的最常见恶性肿瘤之一。据估计，2018 年全球新发乳腺癌病例超过 208.9 万，死亡病例超过 62.7 万。过去 10 年间，我国乳腺癌的发病率和死亡率都有较大幅度的增长态势，且发病年龄呈现年轻化趋势，高居女性恶性肿瘤发病第一位。

早在 20 世纪 60 年代，西方发达国家就已经广泛开展乳腺癌筛查。大量的研究证据显示，大规模有组织的乳腺癌筛查可以有效地降低乳腺癌的发病率和死亡率。基于此，众多国际组织权威组织和机构（WHO、USPSTF、ACS 等）都认为乳腺癌筛查计划是有效的，值得世界范围内推行。

常见的乳腺癌筛查技术包括临床乳房检查（clinical breast examination, CBE）、乳腺 X 线摄影技术（mammography）、乳腺超声（ultrasound）和磁共振成像（magnetic resonance imaging, MRI）等技术。

临床乳腺检查是一种简便易行、经济且可重复性强，但由于受医生主观因素影响较大，很难在医疗资源匮乏地区使用和推广。目前在我国临床乳腺检查仅作为乳腺 X 线摄影技术或乳腺超声检查的辅助诊断工具，一般不单独作为乳腺癌筛查方法使用。

乳腺 X 线摄影技术被广泛应用于乳腺癌的筛查和诊断。2019 年美国国立综合癌症网络（National Comprehensive Cancer Network, NCCN）指南表示，在乳腺癌筛查方面，乳腺 X 线摄影技术是各种影像学技术中最重要的，也是目前唯一被证明可以有效降低乳腺癌死亡率的方法。一项纳入 11 个随机对照试验（randomized controlled trial, RCT）的荟萃分析结果显示，接受乳腺 X 线摄影技术筛查的女性，其乳腺癌死亡风险相较于未接受筛查女性降低了 20%。尽管被证明可以有效降低乳腺癌的死亡率，但乳腺 X 线摄影技术对致密型腺体显影较差，且其会导致假阳性结果、过度诊断及检查所造成的辐射等危害。

乳腺超声因其对于年轻、腺体致密、乳房较小的女性有很好的效果，且更为经济、简便、损伤小的特点，在西方国家被用来辅助乳腺 X 线摄影技术。我国农村女性“两癌”（乳腺癌和宫颈癌）检查项目，目标人群为 35~64 岁的女性，乳腺癌初筛方法为临床乳腺检查，自 2012 年起改为临床乳腺检查联合超声检查，以乳腺 X 线摄影作为初筛阳性者的转诊手段。但由于乳腺超声对于医师技术水平和采集图像的高标准，在医疗资源匮乏地区很难使用常规乳腺超声进行大规模乳腺癌筛查。

随着科技的不断进步，计算机辅助技术（computer-aided diagnosis, CAD）和人工智能技术（artificial intelligence，AI）的不断发展，越来越多的乳腺癌筛查新方法和新技术应运而生，可帮助医务工作人员更快地找到病灶所在位置，并判断其性质，有助于更快、更准确地诊断乳腺癌。我国开展的第一个基于自动乳腺容积超声的乳腺癌诊断效能的多中心研究结果表明，乳腺容积超声的诊断效能与现有乳腺疾病诊断技术效能相当，特异性高于手动超声及乳腺 X 线摄影技术。新技术的研发和应用，将为更好地推进我国乳腺癌人群筛查工作提供更好的技术基础，为处理我国乳腺癌筛查存在的诸多问题提供了更多的解决方案。

美国癌症协会（American Cancer Society, ACS）2015 年修订的一般风险女性的乳腺癌筛查指南中：ACS 推荐乳腺癌一般风险女性应在 45 岁后，规律行乳腺 X 线摄影检查（强烈推荐）；45~54 岁的患者应每年筛查（一般推荐）；55 岁及以上的女性应进行隔年筛查或继续接受每年筛查（一般推荐）；应向 40~44 岁的女性提供每年筛查的机会（一般推荐）；只要身体健康且预期寿命≥ 10 年，所有的一般风险女性都应坚持行乳腺 X 线摄影筛查（一般推荐）；无论年龄高低，ACS 不推荐将乳腺查体作为乳腺癌的筛查方法(一般推荐）。

作为东方女性，我国女性乳房具有体积普遍较小、多属于致密型乳腺，且中国女性乳腺癌发病高峰年龄较早（40~50 岁），较西方国家提前了 5~10 年。因此，我国制定了适合中国女性特点的群体性乳腺癌筛查指南。中国抗癌协会 2019 版的《中国女性乳腺癌筛查指南》推荐：①筛查年龄，对 45~69 岁的一般风险女性，推荐进行规律性筛查（A 级推荐）；对 40~44 岁的一般风险女性，应有机会接受筛查。接受筛查前，鼓励其在充分了解乳腺癌筛查的潜在收益、风险和局限性之后，与医生共同确定个体化决策（B 级推荐）；对 <40 岁的一般风险女性，推荐不接受规律性筛查（C 级推荐）；对 >69 岁的一般风险女性，身体健康且预期寿命 >10 年，如有意愿，应有机会接受筛查（B 级推荐）。②筛查方法，乳腺 X 线摄影筛查被证实能有效降低乳腺癌死亡率，因此，推荐其作为一般风险女性的主要乳腺癌筛查方法（A 级推荐）；乳腺 X 线摄影筛查阴性的致密型乳腺女性，补充乳腺超声筛查能够有效地提高乳腺癌检出率，推荐补充乳腺超声筛查（B 级推荐）；单独采用乳腺触诊筛查乳腺癌，由于目前证据不充分，尚不推荐。但乳腺触诊对从未接受乳腺癌筛查的女性，仍有可能提高乳腺癌检出率，因此推荐乳腺触诊作为乳腺影像学筛查之前的初始手段（B 级推荐）；推荐乳腺超声作为无早发乳腺癌家族史或不携带有乳腺癌致病性遗传突变的 40~44 岁的其他乳腺癌高危风险女性的筛查；推荐乳腺 X 线摄影联合乳腺超声筛查用于 45 岁以后该类高危风险女性的筛查（B 级推荐）。③筛查间隔时间，一般风险女性，推荐每 2 年 1 次乳腺 X 线筛查（A 级推荐）；对 40~44 岁无早发性家族性乳腺癌或不携带有乳腺癌致病性遗传突变的其他乳腺癌高危风险女性，推荐每年 1 次乳腺超声筛查；当乳腺超声筛查阴性时，建议每年 1 次补充乳腺磁共振检查（C 级推荐）；对 >45 岁其他乳腺癌高危风险女性，推荐每年 1 次乳腺 X 线摄影联合乳腺超声筛查；当乳腺 X 线摄影及乳腺超声筛查均阴性时，建议每年 1 次补充乳腺磁共振检查（C 级推荐）。

（二）宫颈癌的人群筛查研究进展

宫颈癌是全球女性常见的恶性肿瘤。据估计，2018 年全球约有超过 57.0 万宫颈癌新发病例和 31.1 万死亡病例。根据我国最新的肿瘤发病登记数据显示，2015 年我国约有 11.1 万宫颈癌新发病例，约 3.4 万死亡病例。世界卫生组织（WHO）建议在全球开展广泛的宫颈癌筛查和早诊早治。在美国、瑞典和英国等发达国家，宫颈癌发病率和死亡率在开展筛查后呈现大幅度下降，充分说明开展有组织的全国性宫颈癌筛查可以有效降低宫颈癌所造成的疾病负担。

宫颈癌的筛查技术主要包括阴道及宫颈脱落细胞涂片、薄层液基细胞学技术（TCT）、醋酸溶液染色后肉眼观察（visual inspection with acetic acid，VIA）、复方碘液染色后肉眼观察（visual inspection with Lugol's iodine，VILI）及 HPV 检测技术等。

细胞学是最早应用于宫颈癌筛查的方法，从 20 世纪 50 年代开始，以美国为主的发达国家采用细胞学筛查的方法显著降低了宫颈癌的发病率和死亡率。该技术除需建立高标准的细胞学室并培养专业的细胞学技术人员外，其准确性还受取材方法、涂片制作、染色技巧、读片水平等诸多因素的影响，结果假阴性较高，灵敏度差异较大。受到经济条件和卫生资源限制，在医疗技术水平相对落后的发展中国家或地区，很难建立以细胞学为基础的宫颈癌筛查体系。

针对传统巴氏涂片在标本收集和制片中的问题，薄层液基细胞学技术应运而生，并于 1996 年获得美国 FDA 批准进入临床使用。与传统巴氏涂片相比，薄层液基细胞学技术提高了样本保存和满意率，并提高了发现宫颈病变的灵敏度。基于肉眼观察的筛查技术主要是醋酸或碘染色肉眼观察法。肉眼观察法具有简单易行、成本低、设备简单、易于培训和掌握、立即出结果的优点，适用于在细胞学技术受限地区可作为宫颈癌筛查的替代手段。由我国专家团队牵头的国家公益性行业科研专项研究结果显示，相较于传统细胞学检测，VIA/VILI 的检出率较高，但其阴道镜检查应随访率为细胞学的 3 倍，提示在基层筛查中，假阳性率不可忽视。

高危型人乳头状瘤病毒（high-risk human papillomavirus, HR-HPV）持续感染是造成宫颈癌发生的必要条件。在此基础上产生的 HPV 检测是目前国内外工人的发现宫颈癌前病变和早期宫颈癌的重要方法之一，该检测方法具有灵敏度、特异度和阴性预测值高、可重复性好、可延长筛查间隔等特点，是宫颈癌从细胞形态学检测向分子生物学检测的革命性变革。有研究显示，医生采样的 HPV 检测宫颈上皮内瘤变 2 级以上（CIN2+）病变的灵敏度和特异度分别高达 97.6% 和 84.8%。因此，目前国内外大部分地区采用 HPV 检测作为筛查宫颈癌及癌前病变的主要技术。

美国癌症协会（ACS）2018 年最新一般风险女性宫颈癌筛查指南推荐：对 21~29 岁的女性推荐每 3 年进行 1 次单独的细胞学检查。对 30~65 岁的女性首先推荐每 5 年进行 1 次 HPV 和细胞学的联合检查，也可选择每 3 年单独进行一次细胞学检查。对 65 岁以上的女性，若先前的筛查情况良好（注：筛查情况良好指之前的 10 年内有 3 次连续的细胞学检查阴性或 2 次连续的 HPV 和细胞学联合检查阴性，且最近一次检查在 5 年内），且无 CIN2 或更高级别病史，不推荐再进行宫颈癌筛查。对子宫和宫颈已摘除且无宫颈癌或宫颈癌前病变史的女性，不必再进行筛查。对已接种 HPV 疫苗的女性应按其年龄阶段进行推荐的筛查。对宫颈癌高危女性应更频繁地进行筛选。

2009 年开始，由中央财政资金拨款，国家卫生健康委员会（原卫生部）、全国妇联共同组织和实施的国家医改重大公共卫生项目农村女性“两癌”（宫颈癌和乳腺癌）检查项目。2009—2011 年，3 年内为 1000 万例农村女性进行宫颈癌筛查。2012 至今，该项目扩大到每年在 1000 多个县（区）进行 1000 万例宫颈癌筛查。宫颈癌筛查工作在我国的开展，为降低宫颈癌所带来的疾病负担起到了重要的作用。

（三）结直肠癌人群早诊筛查的研究进展

结直肠癌是常见的消化系统恶性肿瘤。据估计，2018 年全球新发结直肠癌约 185.0 万，死亡病例超过 88.1 万，其发病率和死亡率分居全球癌症发病和死亡的第三位和第二位。我国是结直肠癌的高发国家之一，据统计每年约有 38.8 万结直肠癌新发病例，约 18.7 万死亡病例。因此，结直肠癌的筛查和早诊早治已成为我国当前面临的重大公共卫生问题。

大便潜血试验（fecal occult blood test, FOBT）、结肠镜检查（colonoscopy）及结肠 CT 成像均可以用于结直肠癌筛查。

大便潜血试验主要包括愈创木脂隐血试验（guaiac FOBT, gFOBT）、粪便免疫化学实验（fecal immunochemical test, FIT）和粪便 DNA 检测。一项纳入 4 项大型随机对照试验的荟萃分析显示，采用 FOBT 进行结直肠癌的筛查可使结直肠癌的相对死亡风险下降 15%~33%。尽管 FOBT 具有简便易行、价格低廉、安全等优点，但由于其准确性较低、假阳性率较高等原因，使接受结肠镜检查的例数也大大增加。

总共纳入 5 项应用乙状结肠镜的随机对照试验（即 NORCCAOP 研究、SCORE 研究、PLCO 研究、Telemark 研究以及 U.K. 研究）而进行的 2 项荟萃分析显示，乙状结肠镜可以使结直肠癌的发病风险下降 18%，使死亡风险下降 28%。纳入研究中的参与者年龄为 50~74 岁，随访年限为 6~13 年。如果通过乙状结肠镜发现有腺瘤样息肉，则应该进一步利用结肠镜对受检者的全部结肠状况进行评估。利用乙状结肠镜筛查最有效的时间间隔尚不可知，但是通常建议为5年。病例对照研究结果显示筛查间隔最高到15年均可带来益处；而U.K.研究项目显示一次性的筛查也可以使患者获益。

电子结肠镜检查可直观地观察从末端回肠至直肠的黏膜，结肠镜下的组织病理活检是结直肠癌诊断的金标准。肠镜检查除了确诊大肠癌，还能发现进展期腺瘤等癌前病变，镜下切除息肉能及时阻断结直肠癌的进展。有研究显示，结肠镜检查可以降低30%~75%的结直肠癌发病率，内镜下息肉切除可降低53%的结直肠癌死亡率。因此，结肠镜检对于结直肠癌筛查至关重要。但其仍存在操作过程过于复杂，侵入性检查、容易穿孔和出血等问题，对肠道准备情况和操作医生水平要求较高。因此，对于应用结肠镜进行筛查的争论仍在继续，包括结肠镜检查是否过于昂贵以及侵入性是否太强，以及如果向一般风险人群推荐其作为筛查工具后，检查机构是否有足够的承接能力。

结肠CT成像技术，又称虚拟结肠镜，是利用多层螺旋CT容积扫描，进行结直肠筛查的技术手段。与结肠镜相比，该技术具有安全、痛苦小、不受肠腔狭窄限制等特点，可以用于无法进行或拒绝进行肠镜的人群使用。但由于辐射暴露等问题，大部分国家仍不推荐使用结肠CT进行一般风险人群的结直肠癌筛查。

2018年ACS指南更新了结直肠癌筛查指南，建议结直肠癌一般风险人群的开始规律筛查的年龄是45岁；健康人群，预期生存期在10年以上的，需要定期进行结直肠癌筛查，直到75岁；76~85岁的人群，是否做筛查，由个人意愿、预期生存时间、健康状态、既往筛查结果等决定；85岁以上的不用再做结直肠癌筛查。主要推荐的筛查方法是：①每年进行粪便免疫化学检测；②每年进行高灵敏度的愈创木脂粪便隐血试验；③每3年进行1次多靶点的粪便DNA检测；④每10年进行1次结肠镜检查；⑤每5年进行1次结肠造影；⑥每5年进行1次乙状结肠镜检查。目前，国内外推荐的用于结直肠癌筛查的方法和方案较多，各地区应结合当地实际情况，选择适宜的结直肠癌筛查策略和方法。

（四）食管癌、胃癌人群早诊筛查的研究进展

2018年全球食管癌新发病例57.2万，死亡病例50.9万，分别位于恶性肿瘤发病第7位，死亡第6位。80%~85%食管癌病例分布在发展中国家，以鳞状上皮癌为主，中国是全球食管癌发病率和死亡率最高的国家，特别在农村地区。我国食管癌的发病率在全部恶性肿瘤发病中居第6位（24.6万新发病例），死亡率居恶性肿瘤死因第4位（18.8万死亡病例）。

从20世纪70年代起，卫生和科研工作者们就在多个食管癌高发地区开展了大量的流行病学和病因学等综合防治研究。在历经了“双腔管带网气囊”进行食管脱落细胞学检查（食管拉网）、隐血珠检查等筛查手段，逐步确立了基于内镜下碘染色及指示性活检的筛查和早诊早治方案，并在高发地区推广和使用。河北磁县4.5万余人的研究进行长达10年的随访研究发现，与对照组相比，实施筛查方案可使干预组的食管癌累积发病率和累积死亡率分别降低33.6%和29.6%。另一项基于河南滑县5632人的筛查人群研究发现，在9年的随访中，内镜筛查可以使食管癌发病率、死亡率分别降低47%和66%。

目前，国际上尚无成型的食管癌筛查和早诊早治技术规范或推荐方案。为提高我国食管癌早诊早治水平，改善我国食管癌高发病率、高死亡率现状，探索有中国特色的食管癌筛查策略，我国多个学会联合制定发布了《中国早期食管癌及癌前病变筛查专家共识意见（2019年，新乡）》。该意见推荐：①筛查人群，40岁为食管癌筛查起始年龄，至75岁或预期寿命小于5岁时终止筛查。对于符合筛查年龄人群，推荐合并下列任一项危险因素者为筛查目标人群，a.出生或长期居住于食管癌高发地区；b.一级亲属有食管癌病史；c.本人患有食管癌前疾病或癌前病变；d.本人有头颈部肿瘤病史；e.合并其他食管癌高危因素，如热烫饮食、饮酒（≥15g/d）、吸烟、进食过快、室内空气污染、牙齿缺失等（推荐强度为强推荐；证据质量为中等质量）。②筛查目标，推荐将早期食管癌及上皮内瘤变（或异型增生）作为主要

筛查目标。③筛查流程，对于食管癌极高发地区，对于筛查目标人群推荐每5年1次内镜普查。对于其他地区，推荐对目标人群进行食管癌风险分层初筛，对高危个体每5年进行1次内镜筛查。以群体普查与机会性筛查相结合的方式进行食管癌筛查。对筛查发现的低级别上皮内瘤变（轻、中度异型增生），病变直径大于1cm或合并多重食管癌危险因素者建议每1年进行1次内镜随访，其余患者可2~3年进行1次内镜随访。对筛查发现的高级别上皮内瘤变（中度以上异型增生）、早期食管癌及进展期食管癌，应依据相应指南给予标准治疗（图4-3-2）。④初筛方法，应基于遗传背景、人口学特征、环境暴露、食管细胞学等因素建立食管癌风险预测模型，对非极高发地区筛查目标人群进行初筛。不推荐传统食管拉网细胞学和上消化道钡餐造影用于食管癌筛查。食管新型细胞收集器进行细胞学检查联合生物标志物检测可对巴雷特食管相关异型增生及早期食管腺癌进行有效初筛。食管新型细胞收集器进行细胞学检查联合生物标志物检测在食管鳞状上皮异型增生及早期鳞癌的初筛中具有一定应用前景，但仍缺乏用于我国人群筛查的充分证据。⑤内镜检测，推荐上消化道白光内镜检查联合1.2%~1.5%卢戈液染色内镜（LCE）或窄带光成像（NBI）作为食管癌内镜筛查首选方法，有条件者可联合使用放大内镜。LCE检查完成后喷洒3.2%~3.8%硫代硫酸钠溶液对卢戈液进行中和、清洗可降低碘液引起的刺激症状，亦推荐应用食管黏膜染色组合套装。对于不能耐受普通上消化道内镜检查者，超细经鼻胃镜联合LCE或NBI可作为筛查备选方案。内镜筛查前应完善检查前准备包括禁食>6h，禁水>2h，可应用黏液祛除剂（如链酶

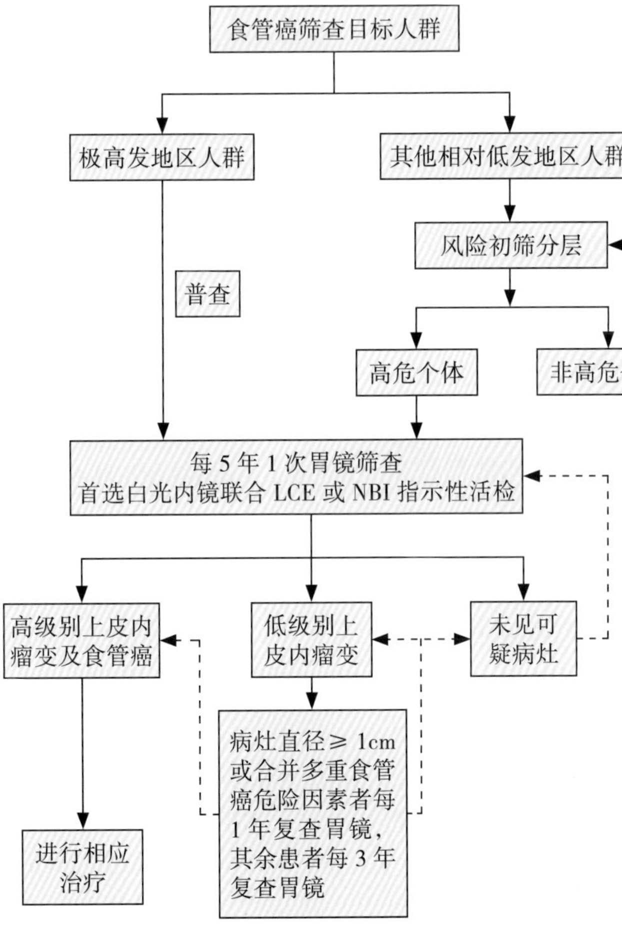

注：LCE指卢戈液染色内镜；NBI指窄带光成像

图4-3-2　早期食管癌及癌前病变筛查流程图

来源：《中国早期食管癌及癌前病变筛查专家共识意见（2019年，新乡）》

蛋白酶）和祛泡剂（如西甲硅油）口服改善内镜观察视野。推荐基于 LCE 或 NBI 的指示性活检病理学作为诊断金标准。筛查食管癌的同时，应避免漏诊食管 - 贲门连接处癌和下咽癌。

2018 年全球胃癌的发病率在全部恶性肿瘤发病中居第 5 位（103.4 万新发病例），死亡率居恶性肿瘤死因第 3 位（78.3 万死亡病例）。胃癌的分布具有明显的地区差异，东亚是全球胃癌发病率和死亡率最高的地区。2015 年胃癌位居我国癌症发病谱第 2 位、死亡谱第 3 位，全国约有 40.3 万新发病例，29.1 万死亡病例，男性胃癌发病率远高于女性。尽管我国早期胃癌的检出率已有较大提高，但仍与日本、韩国等国家有一定的差距。我国胃癌早期检出率约为 10%，而日本、韩国的早期检出率高达 50%。

因此，在我国开展简单易行且行之有效的胃癌筛查十分重要。我国使用的胃癌筛查技术主要包括 X 线上消化道造影、上消化道气钡双重对比造影、血清学检查，以及胃镜 - 活检确诊。

自 20 世纪 70 年代，日本便广泛开展胃癌早诊筛查研究，并建立起完善的胃癌筛查体系：对 40 岁以上人群，以常规 X 线上消化道造影作为初筛，对可疑病变再进行气钡双重对比造影，对可疑病例进一步通过纤维胃癌 - 病理学检查进行最后确诊。尽管上消化道气钡双重对比造影被证实可以有效地提高胃癌的早诊率，但其容易漏掉平坦或非凹陷性等病变，因此，随着消化道内镜的不断普及，接受上消化道气钡双重对比造影检查的人数逐年减少。

Samloff 于 1982 年建立了血清胃蛋白酶原（Pepsinogen, PG）Ⅰ/Ⅱ的检测方法，其灵敏度为 40%~83%，特异度为 51%~80%，许多研究将其作为胃癌的初筛手段，使需要胃镜检查的人数降低 50%。虽然 PG 法对胃癌及其癌前病变具有良好的诊断和筛选作用，但受到地区胃癌发病率、胃癌类型及螺杆菌感染等因素影响，其筛查效能差异较大。

幽门螺杆菌（Hp）感染是胃癌发生的必要条件，也因此被 WHO 列为Ⅰ类致癌物。基于 PG 法，有研究者将联合血清 PGⅠ、PGⅡ和血清 Hp-IgG 抗体检测，对胃癌发生风险进行了分层，即“ABC（D）法”。

目前，关于使用胃镜进行胃癌筛查对降低胃癌死亡率的相关研究证据不足。此外，用胃镜检查发现早期胃癌需要医生具有一定的临床经验，且成本较高、检查相对痛苦、依从性差等问题。因此，WHO 目前尚不推荐大规模地开展单独胃镜筛查，而目前广泛开展的胃癌筛查项目绝大部分以胃镜检查结合病理活检作为初筛后的胃癌确诊手段。

到目前为止，对胃癌筛查的手段并不多，且因为各种原因使其难以大规模推广，但众多学者坚持不懈地对胃癌筛查技术和方案进行更深入的探索。相信加强胃癌的早诊筛查，一定能降低胃癌死亡率，达到有效控制胃癌的目的。

在借鉴国际癌症防治经验、结合我国实际情况的基础上，我国从 2005 年起就以中央财政转移支付的形式，支持在农村高发区开展以人群为基础的上消化道癌筛查和早诊早治工作。截至 2018 年，全国共有 194 个项目点，共计筛查 2 166 245 人，发现病例 34 607 例，检出率从 1.36% 提高到目前的 2.05%，早诊率提高到 70% 以上。初步总结 6 个上消化道癌高发区 10 年（2005—2015 年）发病与死亡情况发现：与没有参加内镜筛查的人群相比，参加上消化道癌筛查和早诊早治的人群的食管癌发病率和死亡率分别降低 20% 和 37%；胃癌发病率和死亡率分别降低 14% 和 33%。

四、筛查的卫生经济学评价

肿瘤筛查作为重要的癌症二级预防策略，一般以某国家或地区公共卫生服务项目的形式开展。WHO 要求在实施针对某种癌症的筛查项目之前，应开展相应的卫生经济学评价，其目的在于筛选出那些投入一定的资源（成本）后，获益（健康产出或经济产出）最大的筛查方案。肿瘤筛查的卫生经济学评估涉及成本、效果、效用和效益的综合分析。只有经人群筛查验证具有低成本、高收益（效果、效用和效益）的肿瘤筛查方案才具有人群推广价值。

（1）筛查成本（cost）指提供肿瘤筛查服务过程中所消耗的资源。筛查成本包括项目实施成本(项目培训、管理和组织的费用,检查设备损耗、医生人力成本)、个人直接成本(确诊后直接医疗费用和直接非医疗费用)和个人间接成本(务工损失)等。

(2)成本 – 效果分析:效果(effectiveness)指在肿瘤筛查项目开展后,人群健康改善方面所取得的生物学效果,如早诊率提高、生存期延长等。评价成本 – 效果的指标为成本效果比(cost-effectiveness ratio, CER),如每延长 1 年生存期所消耗的成本。国内研究常以每检出 1 例癌症或 1 例早期癌症的成本对肿瘤筛查项目效果进行评估。

(3)成本 – 效用分析:效用(utility)是综合了生物学效果和人们对结果主观感受和功能状况的指标。简单地说,它不仅关心患者能存活多久,还关心存活的质量。如以寿命年(life expectancy)作为观察指标,考虑到癌症对患者生命质量的影响,则应计算生存质量调整寿命年(quality adjusted life year,QALY)。成本 – 效用分析的指标为成本效用比(cost-utility ratio, CUR)。国际上较常用的有每挽救 1 个生命年、每获得 1 个质量调整生命年(QALY)、每避免 1 个伤残调整生命年(disability adjusted life year,DALY)的成本 – 效用比及其对应增量成本效用比等来评价肿瘤筛查项目。但 QALY 和 DALY 等指标对前期健康效用值或失能权重数据准备和技术方法要求较高,评价周期较长。

(4)成本 – 效益分析:效益(benefit)是指将健康改善的结局用货币价值来衡量。成本 – 效益比(cost-benefit ratio, CBR)是肿瘤筛查项目经济学评价中最佳的评价指标。但需注意的是,货币价值可能随时间变化而改变,因此需考虑货币的贴现和利率的变化。

近年来,卫生经济学评价引入了增量成本效果(或效用)比(incremental cost-effectiveness/utility ratio, ICER/ICUR)和净货币效益(net monetary benefit, NMB)等指标来筛选合适的肿瘤筛查方案。ICER/ICUR 考虑了不同地区的经济发展水平和卫生服务支付能力。在评价多个方案时,应该优先选择 ICER 提示的增加一定的投入能挽救更多生命的方案。WHO 推荐将 ICER 数值小于当地人均国内生产总值(gross domestic product,GDP)的方案定义为“很符合成本效果原则”,ICER 值在 1~3 倍人均 GDP 的方案认为“符合成本效果原则”,ICER 值超过人均 GDP3 倍及以上则不认为经济有效。我国肿瘤筛查卫生经济学评估尚处于起步阶段,为了对肿瘤筛查项目的实施效果有初步的判定,我国学者探索了“发现早期病例的平均费用与人均 GDP 比值”的卫生经济学评价指标。

(5)卫生经济学评估模型:肿瘤筛查项目卫生经济评估中常用的方法为马尔可夫模型(Markov model),该模型产出是不同筛查方案下模拟队列的人均成本和人均期望寿命,最终可比较不同筛查方案增量成本效果比和净货币效益等指标。

总之,肿瘤筛查,尤其是群体性肿瘤筛查,是一项社会资源统筹协调,是各级医疗卫生资源分工明确、相互合作的社会动员过程。在筛查项目实施过程中,应统筹考虑筛查服务提供方的服务意愿、筛查需求方的接受度、支付意愿等。中国作为发展中国家,地区经济发展不均衡,在实施特定肿瘤筛查项目之前,更应全方位、多角度全面评估筛查方案消耗的成本,对经济学评估得出的成本 – 效果(效益、效用)进行综合考虑,真正优选出与地方社会经济发展水平相适应的肿瘤筛查方案,造福于民。

(王 宁 赵方辉 张 希 杨 雷 王 岩)

第 4 节 肿瘤的化学预防

一、肿瘤化学预防的概念和历史

“化学预防（chemoprevention 或 chemoprophylaxis）”一词最先是指在结核病、脑膜炎等特定流行病的易感或高危人群中提前服用药物以预防感染和发病的策略，并在传染病学中沿用至今。相似的“化学预防”概念也被用于指代早期的肿瘤手术前用药物预防因手术导致的感染，而“预防性化疗（prophylactic chemotherapy）”则被用于描述消化道肿瘤手术前的化学治疗，和现代的化学预防概念仍有很大差异。真正意义上的肿瘤或癌症的化学预防是一个与“化学治疗（chemotherapy）”相对应的概念。明尼苏达大学 L.W. Wattenberg 于 1966 年首次提出了肿瘤发生的化学预防（chemoprophylaxis of carcinogenesis）概念，并明确了化学预防剂可以分为 4 类。1976 年，时任美国国立癌症研究所（NCI）肺癌室主任的 Michael B. Sporn 在讨论维生素 A 及其衍生物预防化学诱发的癌变时引入了“chemoprevention”一词，并被广泛接受和使用。在此基础上逐步发展出了现代的肿瘤化学预防定义，即“利用天然或合成的化学物质来阻止、减缓或者逆转肿瘤发生发展的过程，降低肿瘤复发的风险”，从而降低肿瘤发生率和死亡率的策略。1998 年，他莫昔芬（tamoxifen）被 FDA 批准用于高危人群中乳腺癌的化学预防药物，成为第一个正式获批的肿瘤化学预防药物，并于 2013 年被写入美国国立综合癌症网络（National Comprehensive Cancer Network，NCCN）指南。雷洛昔芬（Raloxifene）和塞来昔布（Celecoxib，后因心血管风险撤市）也分别被 FDA 批准用于乳腺癌和结肠癌的化学预防，阿司匹林用于预防结肠癌也被美国预防服务工作组（US preventive services task force，UPSTF，2016 年）和 NCCN（2017 年）纳入指南。这些成果标志着肿瘤化学预防研究和应用所取得的巨大进展。

我国的肿瘤化学预防研究起步甚早。1973—1975 年，全国肿瘤防治研究办公室组织开展了我国第一次全国死因调查，覆盖了除台湾以外的所有省级行政区，绘制了肿瘤死亡地图，编撰了肿瘤死亡调查报告等重要文献资料，揭示了我国存在的若干特定肿瘤高发现场，为肿瘤流行病学、病因学和肿瘤预防研究提供了重要的基础信息和科学依据，在世界肿瘤研究史上也有重要地位。康奈尔大学的 T. Collin Campbell 在我国第一次死因调查的数据基础上，结合其本人的研究和解读，撰写了 *The China Study* 一书（后来被翻译、改编为《救命饮食》）。这是一本科学上并不严谨的畅销流行书籍，却产生了巨大的影响，显著推动了植物化学成分预防肿瘤的研究。而 Michael Sporn 于 1980 年在 *Nature* 杂志发表的 *Combination chemoprevention of cancer* 一文被刘培楠教授于 1981 年翻译成中文的《癌症的综合性化学预防》，肿瘤化学预防的概念也正式进入中国。随后，以郭宗儒、韩锐、黎均耀、于树玉等为代表的众多中国科学家和医学工作者系统研究了维甲类化合物、维生素、微量元素、植物化学成分及抗炎药等用于食管癌、肺癌、肝癌、鼻咽癌、宫颈癌等的化学预防。从 20 世纪 70 年代末开始至今，结合肿瘤高发现场，我国在食管癌、肝癌、胃癌等常见高发肿瘤的病因学和营养 / 化学干预方面开展了大量研究，取得了举世瞩目的成就，为我国肿瘤控制做出了重要贡献。2005 年，韩锐、孙燕主编了《新世纪癌的化学预防与药物治疗》一书，汇集了海内外多位相关领域知名药学和医学专家的论著，其中以较大篇幅系统总结了癌症化学预防的理论基础和当时的研究进展。自 2012 年开始，国家自然科学基金委在肿瘤预防学科下面设置了“化学预防”方向；2013 年全国肿瘤防治研究办公室和北京大学组织召开了“癌症化学预防研究前沿”香山科学会议；2016 年国家自然科学基金委组织召开了“肿瘤化学预防学科战略研讨会”；肿瘤化学预防也一直是自2009年开始举办的中美癌症研究前沿论坛和自2013年开始举办的郑州国际癌症研究论坛的主要议题之一。这些学术活动显著推动了我国肿瘤化学预防的基础研究和应用转化。时至如今，无论是国际还是国内，肿瘤化学预防都已经被广泛接受和深入研究，成为肿瘤研究的重要领域和肿瘤控制的重要策略。

二、肿瘤化学预防的理论基础和策略

肿瘤化学预防的理论基础主要来自两方面，其一是流行病学研究显示恶性肿瘤的发生发展与多个可干预的外界因素如生活方式和膳食营养相关，以及临床流行病学观察到特定药物的使用某些恶性肿瘤的发病率和死亡率相关；其二则是肿瘤学和遗传学研究对影响恶性肿瘤发生发展分子机制的深入阐明，为化学预防提供了可能的药物靶标和判断发病风险和预防效果的生物标志物。

恶性肿瘤的发生发展是一个内因和外因共同作用的长期、多因素、多阶段的复杂过程，这个过程可以长达数十年。如图4-4-1所示，经典的肿瘤发生模型包括启动（initiation）、促进（promotion）和进展（progression）等三个阶段，包括一系列连续的分子事件。正常细胞由于氧化性/亲电性损伤、辐射或复制压力等造成DNA损伤或表观遗传学改变，导致原癌基因激活、抑癌基因失活等事件，产生突变细胞；突变细胞在炎症环境、氧化胁迫、激素/生长因子/细胞因子刺激等条件下产生更多突变，并大量增殖和凋亡，筛选出具备恶性转化潜力的前癌细胞；这些前癌细胞进一步积累更多突变，发展出代谢重编程、免疫逃逸、持续增殖、抗凋亡以及诱导血管生成等有利于肿瘤细胞在恶劣环境下生存增殖的特征，最终进展为具备无限增殖和侵袭转移能力的恶性肿瘤。与此相对应，在每一个阶段都有针对性的化学预防策略。

针对肿瘤发生过程第一阶段的策略被称为病因预防或者说一级化学预防，包括减少致癌物暴露、加快致癌物代谢解毒、清除活性氧/活性氮物种、增强DNA修复等措施，而可以发挥这些作用的化学预防剂被称为阻断剂（blocking agents）；当然，完全阻断致癌因素是理想的肿瘤预防策略，但难以实现，尤其是对于内源性的致癌因素；当人体暴露于致癌物之后，激活机体代谢解毒能力，加快致癌物的代谢排出，避免易感细胞暴露，这仍然属于一级预防的范围；此外，利用接种疫苗的手段预防感染相关肿瘤如宫颈癌、肝癌、鼻咽癌等的发生也可以归属于一级预防。针对第二、三阶段的预防策略有很多相同的地方，都属于临床前预防即二级化学预防的范畴，比如抑制炎症反应、增强免疫监视、抑制细胞增殖、诱导细胞凋亡、促进细胞分化等，其目的是减缓或者逆转突变细胞和癌前病变向具备侵袭转移能力的恶性肿瘤发展，而具备这些活性的化学预防剂则被称为抑制剂（suppressing agents）。当前癌细胞已经进展成为恶性肿瘤，此时需要预防肿瘤的转移和复发，以及防止发生耐药等，这些策略属于临床预防或三级化学预防，和辅助化疗或者联合化疗的手段没有本质区别（图4-4-1）。

理论上，越早开始化学预防，有效阻断或减缓肿瘤发生过程的可能性越高。然而，由于肿瘤发生的多因素复杂性，越早也越难以确定干预的目标，确定干预效果所需要的人群规模也越大。同时，越早干预对化学预防剂的安全性也越高，才能保证适当的风险获益比（图4-4-1）。肿瘤化学预防研究一直以来最重要的目标就是发现安全有效的化学预防剂；然而，大量的临床研究结果显示，寻找合适的生物标志物以确定最适合接受化学预防的目标人群和化学预防的效果也是肿瘤化学预防成功的关键问题。接下来我们将结合一些典型肿瘤化学预防剂的临床研究结果，从这两方面来进一步阐述肿瘤化学预防的策略和所面临的挑战与机会。

三、肿瘤化学预防剂的发现和应用

化学预防剂的发现策略主要有两种，一是根据流行病学或相关研究结果，从膳食成分（包括营养素和非营养植物化学成分）或天然植物（主要是传统药物或可食植物）中发现和改造可能具有化学预防活性的成分；二是原本用于其他相关

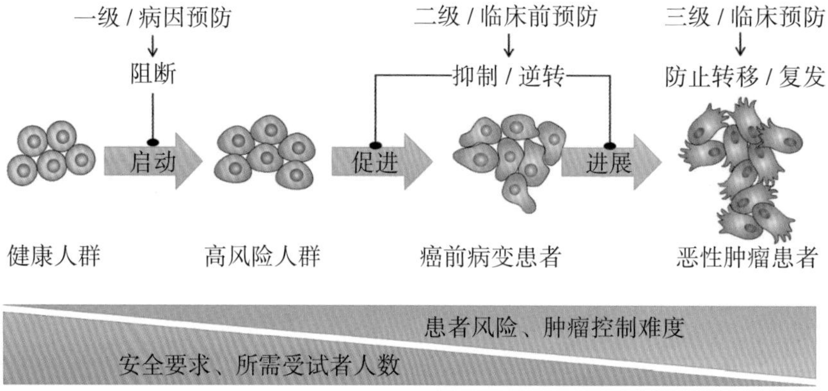

图 4-4-1 肿瘤化学预防的理论基础和策略

疾病治疗或预防的药物经重新研发甚至改造，再应用于肿瘤化学预防，即老药新用。实际上，早期的肿瘤化学预防起源于化学致癌的研究。研究者发现用不足以致癌的低剂量致癌物预处理可以降低动物在暴露于高剂量致癌物时的肿瘤发生率，但很显然利用低剂量致癌物预防肿瘤发生不是一个安全的策略。随后的研究发现一系列诱导药物代谢酶表达的化合物可以降低致癌物诱发的动物肿瘤，其机制与致癌物的代谢解毒有关；而一些可以诱导肿瘤细胞凋亡、诱导肿瘤细胞增殖的化合物也可以显著抑制肿瘤的发生发展，表明肿瘤化学预防是可行的。在此基础上，皮肤癌、乳腺癌、结肠癌、胰腺癌、膀胱癌等恶性肿瘤由于其化学致癌模型的成熟而率先成为化学预防研究的重点对象；以美国 NCI 为代表的肿瘤化学预防研究者开发了一系列基于化学诱导或基因突变的肿瘤发生细胞和动物模型用于筛选验证化学预防剂，发现了大量可能的化学预防剂。

（一）肿瘤化学预防：膳食成分和营养素

随着流行病学调查对膳食因素与肿瘤发生风险相关性的总结，膳食成分和营养素，包括维生素、微量元素和植物化学成分，成了肿瘤化学预防研究热点。硒、抗氧化剂、维生素，尤其是维生素 A 衍生物等是早期肿瘤化学预防的热点化合物；多个膳食来源的化合物或提取物（如萝卜硫素、姜黄素、茶多酚、白藜芦醇等）在临床前研究中被证明可以预防多种肿瘤的发生。膳食成分和营养素用于肿瘤化学预防具有突出的优势：大量流行病学数据的支持、经过长期食用历史验证的安全性、相对较低的经济成本以及易于被大众所广泛接受。因此，无论是研究者还是普通民众，对于利用膳食成分和营养素预防肿瘤都寄予了厚望，也推动相关研究很快进入了临床试验。

1. 具有抗氧化功能的维生素和微量元素

正在研究的食品中具有抗氧化功能的化学预防剂有维生素类（维生素 C、维生素 E、维生素 A），天然物质（β-胡萝卜素、番茄红素），叶酸和矿物质（硒、钼、钙）等。这些物质在体内具有保护或修复细胞及 DNA 的功能，尤其保护细胞膜和 DNA，使其免受致癌物的损伤，具有一定的防癌作用。

1）维生素 C 维生素 C（VC）是人体内最活跃的抗氧化物质，VC 可以捕获体内自由基和活性氧分子，阻止细胞脂质过氧化；并能在胃内分解亚硝酸盐，阻止致癌性 N-亚硝胺的合成，防止致癌物攻击 DNA 等生物大分子。人群研究的证据表明，经常摄入富含 VC 的新鲜蔬菜、水果具有预防癌症的效果。例如，山东省临朐县的一项人群研究表明，血清高水平 VC 和 β-胡萝卜素有保护胃黏膜、预防胃黏膜癌前病变的作用。

2）维生素 A 维生素 A 对上皮细胞的分化起重要作用，如能抑制支气管上皮 DNA 的过度合成和基底细胞增生，使之保持良好的分化状态。若缺乏维生素 A，气管上皮中 DNA 合成增多、有丝分裂增加，基底细胞不是分化成黏液细胞和柱状纤毛细胞，而是分化成鳞状细胞。流行病学研究表明，癌症患者血清中的维生素含量比正常对照组低；吸烟人群中维生素 A 摄入量越少，肺癌发生率越高。中国医学科学院和药物研究所合作研制的维甲酰胺类药物对肿瘤有明显的抑制作用，已试用于食管癌、鼻咽癌、肺癌和白血病的防治中。

3）**维生素E** 维生素E也是一种抗氧化剂，动物实验表明，VE可以抑制致癌物引起多部位肿瘤的发生，包括乳腺、结肠、肝脏等。流行病学研究也观察到，血清VE水平低的人群更容易在胃、膀胱、肺和胰腺发生肿瘤。人群调查发现，低水平VE的人群发生肿瘤的危险性较高。

4）**β-胡萝卜素** β-胡萝卜素不仅在体内能转化为维生素A，而且本身是一种能清除氧自由基的抗氧化剂。β-胡萝卜素无毒性，大量服用不会引起中毒。它具有脂溶性，能被胃肠道很快吸收，容易进入组织细胞，是一种细胞抗氧化剂，尤其在低氧分压下为最有效的抗氧化剂。有些类胡萝卜素虽无维生素A的活性，却有抗氧化能力，能提高免疫功能，有直接抗诱变和抗癌的作用，还能保护放射和紫外线所致的损伤。β-胡萝卜素广泛存在于蔬菜和水果中。流行病学研究表明，饮食和血浆中β-胡萝卜素含量和某些肿瘤发生率呈负相关，即β-胡萝卜素对肺癌、宫颈癌、卵巢癌、食管癌、口腔癌等的发生有抑制作用。在一些动物实验中，也观察到β-胡萝卜素可以抑制癌变。

5）**番茄红素** 番茄红素也是一种具有抗氧化功能的类胡萝卜素。Gann等检测了美国578例前列腺癌患者与1294例对照人群13年前血清中多种维生素的水平，发现患病前血清番茄红素水平最高组与最低组相比较，患前列腺癌的危险性下降44%（OR 0.56，95%CI 0.34~0.92）；血清VE高水平也有预防前列腺癌的趋势（OR 0.64，95%CI 0.38~1.07）。

6）**叶酸** Lajous等研究了542例墨西哥乳腺癌病例的叶酸、VB_{12}摄入与乳腺癌发生风险，发现高叶酸和高VB_{12}摄入均可明显降低乳腺癌的发病风险（OR 0.64，95%CI 0.45~0.90）和（OR 0.32，95%CI 0.22~0.49）。一项关于B族维生素与食管癌的剂量反应的系统评价结果显示，叶酸摄入量每增加100μg/d，食管癌风险降低12%；维生素B_6摄入量每增加1mg/d，风险降低16%。

7）**硒** 硒能清除体内的过氧化自由基，抵抗过氧化自由基对生物膜及脂质的损伤，过氧化自由基被认为是人类衰老和肿瘤发生的原因。硒还能加强维生素E的抗氧化功能，是谷胱甘肽过氧化物酶的必需成分。硒还可以加强机体的免疫功能，有抗肿瘤的作用。高浓度硒可以抑制多种化学致癌物引起动物肝癌、皮肤癌和淋巴肉瘤的作用，用硒胱氨酸治疗白血病患者取得理想的疗效。流行病学研究表明，土壤和植物中的硒含量、人群中硒的摄入量、血清硒水平与人类各种癌症（胃癌、肺癌，食管癌、肝癌、肠癌、乳腺癌等）的死亡率都呈负相关。中国医学科学院肿瘤医院和美国国家癌症研究所1985年在河南林县开展了随机双盲安慰剂对照试验，选取40~69岁居民29 584名，补充硒、维生素E和胡萝卜素，营养干预5年（从1986年3月至1991年5月），在干预结束后10年内有效降低了上消化道肿瘤死亡率，随后该干预措施的保护作用减弱甚至消失，但对胃癌死亡率的降低作用可持续至第27年。

2. 可食植物成分

在大量流行病学调查数据的支持下，可食植物中的非营养成分一直是肿瘤化学预防剂的热门候选。目前，实验研究已经证实超过1000种来自蔬菜和水果的单体化合物在体外和动物模型上具有化学预防的作用。例如，十字花科蔬菜中含有丰富的硫代葡萄糖苷类化合物（glucosinolates），可以被植物组织或肠道菌群中的黑芥子酶（myrosinase）水解形成异硫氰酸酯。根据侧链的不同，异硫氰酸酯类化合物可分为芳香族、脂肪族以及吲哚族三类，主要有萝卜硫素（sulforaphane, SFN，又称莱菔硫烷）、异硫氰酸苯乙酯（phenethyl isothiocyanate, PEITC）、异硫氰酸苄酯（benzyl isothiocyanate, BITC）和异硫氰酸丙烯酯（allyl isothiocyanate, AITC）等。其中，对西兰花种子或芽苗中富含的萝卜硫素的研究迄今已有超过3000篇文献报道。大量临床前研究显示萝卜硫素可以预防或减缓乳腺癌、皮肤癌、肝癌、胃癌、胰腺癌、肺癌、结肠癌、膀胱癌和前列腺癌的发生发展，其可能的分子机制主要是通过Nrf2/Keap1信号通路激活细胞保护基因的表达，以及诱导细胞周期阻滞和凋亡、抑制肿瘤干细胞和增殖、抑制组蛋白去乙酰化酶等。基于临床前和流行病学研究结果，各国研究者已经在国内外开展了超过 50 个基于中间生物标志物的萝卜硫素、西兰花芽苗或种子提取物的先导、Ⅰ期和Ⅱ期临床试验，系统研究了它们的药物代谢 / 药效动力学和对疾病的防治效果。由美国约翰斯·霍普金斯大学和江苏启东肝癌研究所组织在中国江苏启东地区开展的临床研究结果显示，西兰花芽提取物和萝卜硫素可以抑制黄曲霉素造成的 DNA 损伤，加快空气污染物的代谢排出。此外还有多个临床试验证实萝卜硫素可以诱导代谢解毒酶的表达，加快致癌物的代谢和减少其对 DNA 的损伤。萝卜硫素抑制幽门螺杆菌感染的活性也可能和降低胃癌风险相关。在 40 例接受支持性化疗的胰腺癌患者中，通过西兰花芽补充萝卜硫素可以降低死亡率，但由于样本量较小和较高的退出率，研究结果没有统计学差异，同时发现由于需要的西兰花芽体积较大，影响患者接受度。事实上，多个人群试验报告了萝卜硫素产生的刺激性气味和烧灼感影响受试者接受度的情况。在中低前列腺癌风险的人群中，补充富含萝卜硫素前体的西兰花制剂可以剂量依赖性地显著改变前列腺组织中的基因表达，其表达谱与前列腺癌风险降低的预期一致。针对乳腺癌、皮肤癌、胃癌、头颈癌、肝癌等也有类似的基于中间生物标志物的研究，这些研究证明萝卜硫素可以被人体所利用，并一定程度上改变相关生物标志物水平。但比较遗憾的是，由于肿瘤发生发展过程的复杂性和长期性，迄今还没有萝卜硫素预防肿瘤发生的长期安慰剂对照临床试验结果公开，但已经有针对吸烟人群中肺癌和头颈癌预防的临床试验启动，其结果值得期待。

3. 全食物策略

除了利用膳食成分和营养素来预防肿瘤发生发展，也有证据显示采用全食物来进行肿瘤化学预防可能是更为经济且有效的策略。除了特定植物化学成分以外，全食物中还含有大量其他成分如纤维素等，且已有大量证据支持多种成分在预防肿瘤发生发展中可能有协同作用。例如，黑树莓（black raspberry）含有多种具有潜在化学预防作用的化合物，包括维生素 A、C、E，硒，钙，以及大量或复杂或简单的多酚类物质，包括花青素、鞣花酸、槲皮素、阿魏酸和香豆酸等，各种类胡萝卜素、β-谷甾醇等植物激素等。这些成分通过影响广泛的细胞功能来发挥保护作用，比如细胞增殖、凋亡、炎症、血管生成、黏附、分化以及多种影响上述细胞功能的信号通路。黑树莓粉也在动物模型和临床试验中被证明可以一定程度上预防口腔癌、食管癌和结直肠癌的发生发展。

总的说来，膳食成分和营养素用于肿瘤化学预防有充分的依据和突出的优势，尤其是在安全性和耐受性方面，但其体内尤其是临床有效性受限于这些成分自身的药效和生物利用度等因素，同时肿瘤发生发展的长期性和复杂性也导致了临床试验的时间、人力和经济成本极其高昂，试验结果也相对复杂。因此，膳食成分和营养素用于肿瘤化学预防的主要依据还是来自流行病学研究，相关的详细信息可以参考美国癌症研究所编著、陈君石院士主译的《食物、营养、身体活动和癌症预防》第一版及其英文版第二版。

（二）肿瘤化学预防：老药新用

除了包括非营养植物成分在内的膳食成分和营养素以外，利用原本用于治疗肿瘤或相关疾病的低毒性药物来预防肿瘤发生发展是肿瘤化学预防的另一个重要策略，其代表药物有非甾体抗炎药（non-steroidal anti-inflammatory drugs, NSAID）如阿司匹林、抗激素类药物如选择性雌激素受体调控剂（selective estrogen receptor modulators, SERM）、抗代谢性疾病药物如他汀类药物和二甲双胍等。NSAID 用于结肠癌化学预防和 SERM 用于乳腺癌化学预防均有获得美国 FDA 批准和被 USPSTF、NCCN 和（或）ASCO 推荐的成功例子。

1. 非甾体抗炎药（NSAID）

早在 1863 年，德国病理学家 Rudolf Virchow 就注意到了局部的慢性炎症和肿瘤的相关性；随后的 100 多年里，慢性炎症促进肿瘤发生和恶性转化的观点得到了越来越多的证据支持，炎性微环境已经被公认为恶性肿瘤的十大特征之一。因此，可以预期抑制炎症有助于降低肿瘤风险，而抗炎药物也成了肿瘤化学预防的重点研究对象。NSAID是世界范围内使用最多的处方药之一，主要用于解热、镇痛和抗炎，其作用机制主要是通过抑制环氧合酶（cyclooxygenase，COX）来抑制前列腺素的合成。此外，NSAID可以舒张血管和抑制血小板聚集，并被用于预防和治疗心脑血管疾病，同时也有助于抑制炎症反应。NSAID还可以诱导细胞凋亡、抑制血管生成和增强细胞免疫反应，这些活性也有助于抑制肿瘤的发生发展。人体内有COX-1和COX-2两种环氧合酶，抑制COX-2被认为是NSAID抑制炎症的机制，而对COX-1的抑制则被认为是副作用，尤其是胃肠道副作用的原因，但更有利于抑制血小板聚集。根据NSAID对COX-1和COX-2的选择性，可以把它们分为选择性NSAID和非选择性NSAID。例如，阿司匹林（Aspirin）和布洛芬（Ibuprofen）是非选择性NSAID，而塞来昔布（Celecoxib）和罗非昔布（Rofecoxib）则是选择性COX-2抑制剂，其中，阿司匹林是使用最广的NSAID，以至于NSAID也可以简单地分为阿司匹林和非阿司匹林NSAID。

由于NSAID在临床上的广泛使用，现在已经有大量的临床流行病学研究观察到NSAID如阿司匹林、塞来昔布、舒林酸等与结直肠癌、乳腺癌、前列腺癌和头颈癌等多种肿瘤风险的降低相关，但也有不能降低肿瘤风险的报道。以阿司匹林为例，分别发表于1993年和1998年的第一期美国医师健康研究（PHS）结果显示，用于预防心肌梗死的低剂量阿司匹林（每2天325mg）在5年和12年内均没有显著降低结肠癌的发生率，仅仅轻微降低了息肉负担。而2003年发表的两项临床研究发现，每天81mg阿司匹林一定程度上显著降低了结肠腺瘤的发生率（RR=0.81），对高级别肿瘤的预防作用更加显著（RR=0.59），但325mg阿司匹林反而效果不显著；同时，每天325mg阿司匹林可以显著降低曾经患过结肠癌的患者再次发生结肠腺瘤的风险（RR=0.65）。2010年发表的对4项阿司匹林预防心血管疾病的随机安慰剂对照临床研究长达20年的跟踪随访数据分析显示，阿司匹林显著降低了近端结肠癌发病率（RR=0.45）和死亡率（RR=0.34），但对远端结肠癌和直肠癌无效。同时，剂量只要达到每天75mg即有效，更高剂量不会增强预防效果，反而增加消化道出血、溃疡等副作用发生的风险；延长干预时间到5年或更长时间可以更显著地降低结肠癌风险。该研究团队的另一项荟萃分析显示，长期使用阿司匹林不但能显著降低结直肠癌患病风险（OR=0.62），而且能够有效减少结直肠癌远处转移（OR=0.69）。上述结果提示，阿司匹林预防结直肠癌的效果可能需要较长时间才能体现出来。

上述研究存在一个问题，即这些临床数据基本上都来自阿司匹林预防心血管疾病的临床试验。为了解决阿司匹林到底能否预防结直肠癌的问题，需要开展以结肠癌预防为首要目的的临床试验，结直肠腺瘤/癌预防项目2（Colorectal Adenoma/carcinoma Prevention Programme 2，CAPP2）就是其中最重要的试验之一。CAPP2从1999年到2005年纳入了861例平均年龄45岁的林奇综合征（Lynch syndrome）患者，这些患者因为遗传性的DNA错配修复基因突变导致其发生结直肠癌的风险高达70%，其他肿瘤如子宫内膜癌的发生率也显著增加。这些患者被随机分配到阿司匹林组（600mg/d）和安慰剂组，并被随访长达20年。在平均接受阿司匹林25个月后（2008年），结直肠肿瘤的发生率并没有显著差异；55.7个月后（2011年），按方案（per-protocol）统计分析发现阿司匹林组的结直肠癌发病率显著低于对照组（RR 0.41，95%CI 0.19~0.86），但治疗意向（intend-to-treat）分析没有达到显著性；2020年6月发表的结果显示，经过10年以上的跟踪，无论何种统计分析方法，阿司匹林都显著降低了结直肠癌的发病率和死亡率。这是迄今为止支持阿司匹林预防结直肠癌的最强证据，也证明阿司匹林的预防效果需要较长时间才能体现出来。值得注意的是，阿司匹林预防结直肠癌具有持久效应，只要坚持服用阿司匹林一定时间（平均25个月）以上，降低结直肠癌风险的效果可以长达20年。同时阿司匹林也降低了子宫内膜癌的发病率，但由于病例数太少而没有达到显著性差异。

除了CAPP2研究的林奇综合征患者外，对始于1976年的护士健康研究（Nurses' Health Study，共纳入121 700例女性）和始于1986年的健康专业队列研究（Health Professionals Follow-up Study，HPFS；共纳入51 500例男性）的临床数据分析结果显示，常规服用阿司匹林可以显著降低*BRAF*野生型肿瘤发生风险，但对*BRAF*突变的肿瘤无效；而对于患有*PI3KCA*突变的结肠癌患者，常规服用阿司匹林可极为显著地降低其肿瘤相关死亡率，但对*PI3KCA*野生型患者无效。其他研究还显示，药物代谢酶（如CYP2C9、UGT）、前列腺素合成和代谢酶（如COX-1/2）、WNT-β-catenin信号通路等相关基因的多态性或者突变也会影响阿司匹林预防肿瘤的效果和副作用。因此，有可能根据患者的基因组数据来实施阿司匹林对肿瘤的精准预防。

阿司匹林预防肿瘤发生的另外一个特点是相对年轻的人群中效果更好，这一点和林县营养干预研究一致。CAPP2的受试者平均年龄是45岁，但在另一项研究（Aspirin in Reducing Events in the Elderly，ASPREE）中，尽管对肿瘤发病率没有影响，每天100mg的阿司匹林反而增加了受试者（平均年龄74岁）死于肿瘤的概率。同时，高龄患者发生副作用的概率也更高。这些研究结果提示可能在成年人中存在一个最佳窗口期，在此期间服用阿司匹林一定时间可能达到最佳风险获益比。

基于大量的基础和临床研究结果，USPSTF于2016年4月发表了阿司匹林作为结直肠癌一级预防用药的指南，最终推荐对于10年心血管风险≥10%且无出血风险增加的50~69岁人群，可考虑服用低剂量阿司匹林来预防心血管疾病和结直肠癌，将低剂量阿司匹林列为50~59岁成人结直肠癌的一级预防措施。2017年版的NCCN指南也推荐了阿司匹林用于结直肠癌根治术后的“辅助治疗”以达到肿瘤二级预防的目的。中国已经在推广长期服用阿司匹林以预防心脑血管疾病，由于心脑血管疾病和肿瘤的易感和（或）高危人群存在一定程度的重合，可以预期将来可以获得来自中国人群的阿司匹林预防肿瘤的临床流行病学数据。但值得注意的一点是，中国人群中幽门螺杆菌感染率显著高于欧美国家，这可能会对阿司匹林导致胃肠道出血的风险造成影响。另有研究显示，口服阿司匹林对于食管癌、胃癌、肝癌及其他消化道肿瘤具有降低发病率和死亡率的作用；在一定程度上，还可以降低乳腺癌、前列腺癌和肺癌的发病率，但对于服用剂量和疗程、开始的年龄以及人群的选择均需进一步明确。

早在1981年就已经有吲哚美辛抑制大鼠中化学诱导的结直肠肿瘤的报道。1989年，一个小规模临床试验结果显示舒林酸（Sulindac）可以抑制家族性腺瘤样息肉病（familial adenomatous polyposis，FAP）患者的结肠息肉生长。1996—1998年开展的一项结肠癌化学预防临床研究发现，每天服用400mg的塞来昔布持续半年可以显著降低家族性腺瘤样息肉患者的结肠息肉数量约30%，对十二指肠息肉也有一定的抑制效果。但塞来昔布带来的心血管事件风险的升高使塞来昔布的试验不得不提前中止。其他特异性COX-2抑制剂如罗非考昔、戊地昔布等也显示了对心脏的毒性作用。美国FDA批准塞来昔布（400mg/d）用于治疗家族性腺瘤样息肉病（FAP），但后来辉瑞公司撤销了该适应证。

2.选择性雌激素受体调控剂

选择性雌激素受体调控剂（SERM）是人工合成的类似雌激素的化合物，能选择性地结合于体内不同部位和组织的雌激素受体（estrogen receptor，ER），发挥不同的生物效应，与乳腺细胞和子宫内膜上皮及肌层细胞等的雌激素受体结合，表现出雌激素拮抗剂样作用，抑制乳腺细胞和子宫内膜上皮细胞增生，从而起到预防乳腺癌和子宫内膜癌的作用。他莫昔芬（tamoxifen）是典型的第一代SERM，雷洛昔芬（raloxifene）则是第二代SERM，均被广泛用于乳腺癌的内分泌治疗。早在1974年，他莫昔芬就被发现可以预防大鼠乳腺癌，此后于1977年被美国食品与药品监督管理局（FDA）批准用于治疗雌激素受体阳性的乳腺癌。在乳腺癌预防试验（breast cancer prevention trial，BCPT）以及他莫昔芬/雷洛昔芬研究（study of tamoxifen and raloxifene，STAR）等一系列大规模临床试验中，SERM被证明可以在ER和孕酮受体（progesterone receptor，PR）阳性的高风险人群中降低乳腺癌风险高达50%

甚至更多，但对于雌激素受体阴性人群则无效。一项纳入了9项临床实验的荟萃分析结果显示，SERM可以显著降低乳腺癌治疗期间以及结束治疗至少5年后乳腺癌的复发率。基于多个大型随机双盲安慰剂对照的临床试验结果，他莫昔芬于1998年被美国FDA批准用于雌激素受体阳性的高危人群中乳腺癌的化学预防，成为第一个正式获批的肿瘤化学预防药物，被USPSTF推荐用于ER/PR阳性高位人群的乳腺癌预防，并于2013年被写入美国国立综合癌症网络（NCCN）指南；雷洛昔芬也于2007年被美国FDA批准用于降低乳腺癌风险，并被美国临床肿瘤学会（American Society of Clinical Oncology, ASCO）临床实践指南推荐用于绝经后乳腺癌高危人群的化学预防。除了他莫昔芬和雷洛昔芬外，目前还有包括拉索昔芬（Lasofoxifene）、阿唑昔芬（Arzoxifene）等SERM和阿那曲唑（Anastrozole）、依西美坦（Exemestane）等芳香化酶抑制剂（aromatase inhibitors，AI）等多个乳腺癌化学预防药物进入了临床试验阶段（clinicaltrials.gov），其中部分药物表现出了比他莫昔芬和雷洛昔芬更好的预防效果和安全性。可以预期，乳腺癌的化学预防会取得更大更多的成功。

3. 他汀类降脂药

他汀类降脂药物是羟甲基戊二酰辅酶A（HMG-CoA）还原酶抑制剂，对心血管疾病具有显著的预防效果。近10多年来，流行病学及研究证明，他汀类药物具有潜在的肿瘤化学预防作用。Song等对2001—2018年发表的21项研究进行荟萃分析，包括1 148 680个病例和2 177 842例对照，结果显示，他汀类药物的使用与胰腺癌发生风险显著相关（OR=0.84），但脂溶性他汀类药物（OR=1.07）对胰腺癌的风险没有显著影响。短期（OR=0.72）和长期（OR=0.70）使用他汀类药物可显著降低胰腺癌发生风险。多项临床试验也证实了他汀类药物对乳腺癌复发具有抑制作用。Manthravadi等研究发现，服用亲脂性他汀类药物的乳腺癌患者复发风险降低了36%。Borgquist等进行的一项随机对照试验，纳入8110例早期激素依赖性乳腺癌的绝经后女性，在患者内分泌治疗期间应用降胆固醇药物可预防激素受体阳性早期乳腺癌的复发。Liu等进行的一项不同他汀类降脂药物在乳腺癌中作用的荟萃分析结果显示，使用亲脂性药物辛伐他汀的乳腺癌患者复发的风险降低，而亲水性他汀类药物对乳腺癌复发无明显影响。Singh等基于人群的队列研究数据显示，长期（≥5年）常规使用他汀类药物的患者，其结直肠癌的发生风险与未使用过他汀类药物的人群相似，而大剂量长期使用他汀类药物对胃肠道恶性肿瘤的预防效果需要进一步评估。而Renman等的回顾性分析结果表明，他汀类药物可能增加结直肠癌的发生风险。

（三）感染相关肿瘤的化学预防

相当数量的肿瘤与病原微生物慢性感染相关。一百多年前，Rous肉瘤病毒的发现证明病毒可能导致肿瘤发生。之后的多方面证据已经充分证明人类的多种肿瘤与病原微生物感染直接相关，例如宫颈癌与人乳头状瘤病毒（HPV）、肝癌与乙肝和丙肝（HBV/HCV）、鼻咽癌和伯基特淋巴瘤与EB病毒（EBV）、胃癌与幽门螺杆菌（Hp）等。感染相关的肿瘤约占癌症的15%~20%，其中约80%发生在发展中国家。病原微生物感染一方面会造成长期慢性炎症微环境，另一方面病毒基因可能整合进入人类基因组导致病毒癌基因或者人体细胞中原癌基因表达。此外，人类免疫缺陷病毒（HIV）感染会损伤机体免疫系统，破坏对肿瘤细胞的免疫监视，从而间接造成多种肿瘤的发病率显著增加。因此，能够降低肿瘤相关病原微生物感染的措施，也能够降低相关肿瘤的发病率。同时，致瘤病毒感染的普遍性和发病过程中较长的“窗口期”为相关肿瘤的化学预防提供了机会。

例如，胃癌是我国和世界上发病率第二的癌症，而山东临朐是我国和世界上胃癌发病率最高的地区之一。当地居民发生萎缩性胃炎、肠上皮化生、异型增生等胃癌前病变的比例很高。研究显示如果胃癌前病变伴随Hp感染则会显著增加其发展成胃癌的风险，而当地居民Hp感染率高达70%以上。肝癌是我国死亡率第二、发病率第三的癌症，全世界超过50%的新发肝癌都在中国。乙肝病毒感染和黄曲霉素是启东及其他肝癌高发地区人群中的两个关键的、相互作用的危险因素。我国目前仍有上亿 HBV 携带者，每年数十万新发乙肝病例，对感染相关肝癌的化学预防仍极为重要。EBV 感染是鼻咽癌的主要病因，外周血 EBV 壳抗原 VCA-IAg 的滴度以及 EBV 病毒颗粒数是确定高危个体和早期病例的有效手段。对于感染相关肿瘤的预防，接种疫苗是最有效的预防策略。目前已研发成功针对 HBV、HPV 和 Hp 的预防性疫苗。中国 HBV 疫苗接种率已达 93% 以上，尽管目前对肝癌死亡率的影响不大，但可望在下一代中显著降低肝癌和其他肝病的发病率。我国自主研发和从国外引进的多价 HPV 疫苗已经开始在国内推广，有望显著降低宫颈癌等 HPV 相关肿瘤的发病率。即便是已经感染，主动利用药物等手段清除或抑制感染也是预防相关肿瘤发生的有效手段。例如，清除 Hp 可逆转胃癌前病变，显著降低胃癌发病风险达 40%，还可以降低胃炎、胃溃疡等疾病发病率。

四、肿瘤化学预防的发展趋势与展望

预防是控制肿瘤的最有效途径，肿瘤防控战略必须关口前移，这已经成为科学家、临床工作者和医疗管理者的共识。肿瘤化学预防具有坚实的理论基础和清晰的研发策略，产出投入比高，是肿瘤预防研究的热点领域之一。尽管肿瘤化学预防的发展道路并非一帆风顺，但已经在实验室研究和临床应用方面取得了令人瞩目的成就。随着精准医学和肿瘤免疫等领域的不断发展，肿瘤化学预防也正面临着新的突破和机遇。但是，正如前面所述，肿瘤化学预防药物的研发存在周期长、见效慢、风险高等限制因素。无论中外，很大程度上都依赖于国家投入和政府支持；肿瘤化学预防措施的推广应用也需要政府、社会、学术界等各方面力量的共同参与。

我国人口老龄化、工业化城市化带来的环境和生活方式的巨大改变等因素共同导致恶性肿瘤发病率在较长时期内持续上升，已经成为威胁我国居民健康和生命安全最主要的疾病之一。我国面临着肿瘤控制的严峻局势，也有开展肿瘤化学预防研究的良好基础和环境。一方面有大量的实践经验和现场研究，另一方面有丰富的潜在化学预防药物来源，此外肿瘤高发现场等也是可资利用的宝贵资源。在病因预防、临床前预防和临床预防的三级预防框架下，肿瘤化学预防需要与疫苗、早诊早治、环境与行为干预等早期干预手段相结合，也需要与临床诊断治疗相结合。食物和营养干预在我国具有特殊的重要性，研究并制定中国人群特定遗传背景下的营养标准和膳食指南将有利于肿瘤及其他慢病的预防。我国应推广普及科学依据充分、技术上成熟、适合我国国情的肿瘤化学预防方法；应加强对有科学依据、技术上可行但尚无确切定论的方法在我国的研究；应推动对具有重要科学价值和实际意义的问题的创新性研究和重点攻关。

（贺宇彤　赵方辉　余四旺　王　岩）

第5节　肿瘤预防整合研究及展望

一、肿瘤防控战略整体前移的必要性和可行性

在过去的几十年里，我国经历了巨大的社会和经济发展，综合国力飞跃增长，快速实现了工业化和城市化，同时也带来了环境和生活方式的巨大改变。随着社会经济的发展，人民生活质量显著提高，平均预期寿命也从1981年的67.8岁延长到2019年的77.3岁，同时也面临着严重的人口老龄化问题。上述因素共同导致恶性肿瘤发病率在较长时期内持续上升，已经成为威胁我国居民健康和生命安全最主要的疾病之一。尽管胃癌、食管癌和宫颈癌的死亡率已经呈现下降趋势，但肺癌、结直肠癌和乳腺癌的死亡率还在增加。根据20世纪80年代以来中国吸烟者数量快速增加，人们预测肺癌发病率会有巨大的增加，不幸的是，这个预言已经被证实是正确的。在初潮年龄提前、初生年龄推后及“独生子女”政策的背景下，乳腺癌的发病率也被预测增加。由于生活和饮食习惯的改变，结直肠癌的发病率也大幅增加。这些肿瘤发病率的快速增长反映出缺少有效的肿瘤预防和控制方法。

我国肿瘤防治形势严峻，战略整体前移势在必行。自2011年起，肿瘤已经成为我国居民头号死因，2015年我国估计新诊断肿瘤患者429.2万，肿瘤死亡人数281.4万。经历了3次生育高峰期之后，我国拥有世界上最多的人口，预计在2030—2050年达到人口老龄化高峰；而环境和生活方式改变对肿瘤发病率造成的影响需要10~40年才能显现，其影响将和人口老龄化的峰值重叠，导致更加严重的肿瘤发病高峰，并可能由此带来一系列的社会和经济问题，将成为我国社会经济发展道路上不可回避的重大问题。与此同时，尽管对肿瘤发生发展机制的研究已经取得了巨大进展，对一些肿瘤的早期诊断和治疗也取得了显著成效，但大多数肿瘤尤其是中晚期肿瘤的治疗仍然非常困难，耗费大量资源仍难以有显著疗效。目前多数医院收治的肿瘤患者，以中、晚期居多，耗费资源高，治愈率（5年生存率）低。肿瘤相关的医疗和社会负担日益增加，成为导致经济损失最大的疾病。

对肿瘤发生发展机制的深入了解、肿瘤筛查和诊断的手段更新，以及肿瘤预防药物和技术的发展使得肿瘤防治战略整体前移成为可能。肿瘤的发生发展是一个内因（遗传易感性）和外因（环境因素）共同作用的慢性多阶段过程，在这个过程中可改变的外因有重要影响，同时从正常细胞到癌前病变再到恶性肿瘤常常需要很长时间，这使针对其不同阶段进行预防成为可能。预防是控制肿瘤最重要、最有效的手段，在肿瘤的发生发展的不同阶段有不同的预防策略：改变生活方式、改善生存环境、减少致癌物暴露等属于病因预防或者一级预防；在致癌物暴露或其他因素导致的高危人群中，促进致癌物代谢解毒、保护正常组织免受损伤，以及抑制损伤变异细胞的进一步恶性转化，对应于二级（临床前）预防；而对于肿瘤患者，预防其转移、耐药、复发或者放化疗所致毒性，提高患者生存质量和生存时间等则属于三级（临床）预防。WHO提出了肿瘤防治为3个1/3的原则，即通过病因学预防减少约1/3的新发病例，通过早期筛查发现1/3的早期肿瘤患者，对于另外1/3的中晚期肿瘤患者通过综合治疗改善患者的生存质量。美国的肿瘤发病率从1994年开始出现逐渐下降的趋势，近20多年来累计下降接近25%，主要得益于病因预防和早期干预的研究和推广。大量的基础研究、流行病学调查和临床试验结果表明，在三级预防的整体框架下，肿瘤预防是有效的、可行的。

二、肿瘤预防研究的进展与挑战：整合医学新时代

肿瘤预防研究已经取得了长足进步，其转化应用也取得了令人瞩目的重大成就，但也面临着严重的挑战。肿瘤预防是一个复杂的系统工程，需要全社会各界的共同长期努力，也是一个典型的整合医学问题。整合医学全称“整体整合医学（Holistic Integrative Medicine，HIM）”，是从人的整体出发，将医学各领域知识理论和临床各专科实践经验加以有机整合，并根据社会、环境、心理的现实进行修正、调整，使之成为更加符合、更加适合人体健康和疾病诊疗的新的医学体系。现代医学专业过度分化、专科过度细化，同时伴随着医学知识的严重碎片化，带来了诸多弊端。一个弊端是“等待医学”，例如肿瘤，等着高危人群产生癌前病变，再等着癌前病变发展成恶性肿瘤，然后再治疗；另一个弊端是对抗医学，对于肿瘤治疗来说就总是想方设法杀死肿瘤细胞；最终的结果是治疗效果不好，死亡率高。整合医学正是为了解决现代医学的弊端，不仅体现了肿瘤预防研究本身的重要性，对于肿瘤预防研究也有非常重要的指导意义。接下来我们在三级预防的框架下来看看肿瘤预防研究取得的进展和面临的挑战，尝试阐述如何用整合医学的方法学和思路来指导肿瘤预防研究。

（一）肿瘤一级预防与整合医学

一级预防的主要目标是如何通过减少致癌物暴露来降低肿瘤发病率，包括有意识地去除和避免致癌物暴露，或者增强对致癌物的抵抗力；其目标人群是表面上健康的个体。经过上百年的大量研究，我们已经认识了近千种可能的环境致癌因素，包括化学、物理和生物因素，并对这些致癌因素的致癌能力和机制有了较为充分的了解。化学因素如烟草、黄曲霉素、亚硝酸盐、室外空气污染等；物理因素如电离辐射、紫外线等；生物因素主要是肿瘤相关的病原微生物如 HPV、HBV 和幽门螺杆菌等；此外，一些生活方式如缺乏身体活动、不良饮食习惯和肥胖等因素也会增加肿瘤发生风险。相应的，减少甚至消除这些致癌因素可以有效降低肿瘤发病率。例如，控制烟草以预防肺癌和其他相关肿瘤，减少紫外线暴露以降低皮肤癌发病率；通过接种 HPV 或者 HBV 疫苗则可以显著降低宫颈癌或肝癌的发病率；保证适量的身体活动，尽量限制红肉和腌制食品的摄入，保障饮食卫生，避免霉变食物，也可以显著降低多种消化系统和其他肿瘤的发生率。相关的内容在本章第二节已经有详细阐述，这里不再赘述。

一级预防具有充分的理论基础和实践证据，毫无疑问是理想的肿瘤预防策略，但这些策略的有效实施是一个复杂的系统工程。例如，环境污染导致致癌物暴露显著增加，其控制涉及环境科学、公共卫生和国家层面的政策制定和实施等。再以控烟为例，从 20 世纪初开始，烟草消耗和肺癌发生率的同步增长就已经引起了研究者和公共卫生机构的注意。美国公共卫生署于 1964 年公开发表了吸烟与健康的报告，推动了声势浩大延续至今的控烟运动，并取得了显著成效。成人吸烟率显著下降，被认为对美国近 20 年的肿瘤发病率降低有重要贡献。然而，每年仍有多达数十万美国人死于吸烟相关疾病，美国 FDA 通过限制尼古丁含量来降低成瘾性等限制烟草消费的措施长期得不到落实。在中国，国务院已经发布了《国家烟草控制条例》的初稿，该草案明令禁止在所有室内公共场所吸烟。越来越多的省市正在采取相应的立法措施来控制烟草，包括大规模无烟运动和健康教育运动在内的努力。中国要迅速减少烟草消费和清洁环境并非易事，但应使公民意识到这些问题，并尽最大努力改善这一状况。WHO 发布了《2008 年世界卫生组织全球烟草流行报告——MPOWER 系列方案》，我国是《公约》签订国之一，但是在多种因素的影响下，中国的烟草工作距公约要求还有较大距离，尤其在公众对吸烟和二手烟有害健康的认识和保护人们免受二手烟危害、烟草税收和价格措施、提供戒烟帮助、警示烟草危害等。以上的实例充分说明了肿瘤的一级预防是一个典型的整合医学问题，需要学术界、医学界、教育界和政府管理机构多方面的协同努力。

（二）肿瘤二级预防与整合医学

肿瘤的二级预防即临床前预防，主要策略是通过人群筛查和常规健康体检发现早期肿瘤或癌前病变，并积极进行主动干预，通过“早发现、早诊断、早治疗”来避免或减缓病变向恶性肿瘤发展，降低肿瘤发病率和死亡率。肿瘤二级预防同样是一个整合医学的问题，涉及肿瘤学、临床医学、公共卫生学、药学、卫生经济学和社会心理学等多个覆盖面很广的学科之间的整合和协作。

我国在肿瘤早筛方面做了大量工作，包括食管癌、宫颈癌、乳腺癌等，如农村女性两癌筛查、食管拉网筛查和淮河流域早诊早治专项等，为我国肿瘤控制发挥了积极作用。肿瘤筛查在降低肿瘤发病率和死亡率上的作用早已被国际公认，例如乳腺癌、结肠癌、胃癌等，用于肿瘤早期筛查的技术也越来越成熟，相关内容在本章第3节已经有详细阐述。然而，近年来对肿瘤筛查在肿瘤防控中的作用和意义仍然存在争议。例如，钼靶检查（乳腺X线摄影检查）是美国癌症协会强烈推荐的乳腺癌筛查技术，但在过去10年里仍然争议不断，主要是医学伦理学家、临床流行病学家、临床药理学家、肿瘤外科医生、护理专家、律师和卫生经济学家等对该技术在整体人群中的获益存在不同看法。我国科协主席、前北京大学医学部主任韩启德院士也对普通人群的广泛肿瘤筛查持保留意见，其主要观点是对于健康人群来说，普遍的早期筛查让一些肿瘤如前列腺癌、乳腺癌、肺癌等的发现多了，但实际上死亡率并没有显著下降，存活时间没有显著延长，反而造成了患者的更大心理负担和社会经济负担。造成这种现象的原因一方面是肿瘤学自身的规律，比如甲状腺癌或者前列腺癌；另一方面是当前科学技术的制约，缺乏更为准确灵敏的生物标志物和检测方法，缺乏更为安全有效的干预措施。因此，更需要加强肿瘤预防研究，才能从根本上解决这个问题。实际上，对于早筛早查确定的高危人群，当前已经有一些安全有效的二级预防措施。大量研究表明，控制癌前病变可以降低肿瘤的发生率、死亡率。1950年以来，巴氏涂片检测宫颈癌前病变加上外科切除病变，使宫颈癌死亡率下降70%，而未实施这项措施的国家，宫颈癌仍然是女性肿瘤的主要死亡原因。内镜筛查加上内镜手术切除可以显著降低胃癌和结肠癌的发病率死亡率。

化学预防（chemoprevention）是二级预防最有力的措施之一，选择性雌激素受体调控剂（SERM）预防乳腺癌是目前研究最清楚、最成功的范例。他莫昔芬预防乳腺癌的研究显示，13 388名年龄35岁及以上的女性，随机分组，每日服用他莫昔芬20mg共5年，69个月后，服药组人群乳腺癌发生率比不服药的对照组下降49%，这种抑制作用对有乳腺异型增生的患者更明显。他莫昔芬主要降低的是雌激素受体阳性的肿瘤，而对雌激素受体阴性的肿瘤无明显差别。美国FDA已批准他莫昔芬可以作为降低乳腺癌发生的药物进行使用。另一个典型例子是结肠癌的化学预防。癌前病变结肠腺瘤和结直肠癌发生有密切联系，结肠镜筛查后切除结肠腺瘤对预防结直肠癌发生，降低其死亡率有很大作用。人群研究观察到，应用阿司匹林和非固醇类抗炎药物，可使结肠腺瘤和腺癌发生风险下降40%~50%。因此，阿司匹林用于预防结肠癌也被UPSTF和NCCN纳入指南。

从早筛早查到化学预防，乳腺癌预防已经取得了巨大成功。但是，以乳腺癌二级预防为例，即便在研究中取得了巨大的成功，肿瘤二级预防的应用推广仍然是一个巨大的挑战。根据个体的家族史和*BRCA*1/2突变状态等因素，基于Gail模型可以相当准确的判断其乳腺癌发生风险，在此基础上，SERM预防乳腺癌的效果和安全性有充分的基础和临床研究依据，乳腺癌化学预防的成功堪称肿瘤化学预防的典型范例；然而，SERM预防乳腺癌并没有在临床上得到应有的广泛应用。例如，尽管ASCO、NCCN和USPSTF都推荐乳腺癌高危人群采取化学预防措施，而美国有超过1000万女性应该使用SERM来降低乳腺癌风险，但多个人群调查结果显示她们只有不到10%使用了SERM或其他化学预防药物，这个比例甚至还在随着时间降低。

这个问题有多方面的原因，实际上也是一个整合医学问题。其一来自医生方面，由于乳腺癌化学预防的目标人群大部分只接触初级保健医生而不是肿瘤科医生，而保健医生可能缺乏或不了解合适的方法如 Gail 模型等来确定应该接受化学预防的高危人群，同时也对肿瘤化学预防缺乏足够的了解，从而没有足够的信心和动力来推动目标人群接受化学预防。对医生来说，缺乏方便可靠的中间生物标志物以评估化学预防效果也是一个重要的影响因素。

其二来自患者方面，大多数乳腺癌高危目标人群不了解化学预防，甚至把化学预防和化学治疗联系起来从而产生排斥心理；患者需要连续服用 SERM 5 年，这也是一个影响乳腺癌化学预防推广的重要因素，相当部分的患者即使接受了化学预防，仍然会在一段时间后出于经济、个人意愿和副作用等原因而放弃。乳腺癌的发生可能是在多年以后，难以立竿见影，而副作用可能很快就会发生，导致患者的依从性显著降低。

其三来自系统制度方面，现有的医药管理法规事实上不利于化学预防药物的研发。由于肿瘤发生发展的长期多因素多阶段特征，化学预防药物的临床试验需要纳入比治疗性药物临床试验更多的受试者，监测跟踪更长时间，因此研发难度和成本都显著增加；同时由于受试者是相对健康的人群，对药物的安全性要求更高，募集受试者更加困难，受试者中途退出的可能性也更大；再加上现有的知识产权法规限制了专利保护的时间，同时肿瘤化学预防药物市场目标人群支付意愿相对较低，在当前法规制度下，开发肿瘤化学预防药物对于药企和投资者来说存在巨大的风险和不确定性，大大限制了肿瘤化学预防药物的研发。

以上这些因素不仅适用于乳腺癌的化学预防药物，同样也适用于其他肿瘤化学预防药物研发和应用推广。肿瘤二级预防药物的研发和应用推广需要科研工作者、临床工作者和管理机构、政策法规制定者的共同努力，以研发更安全有效的肿瘤二级预防药物、发现和设计更为方便合理的生物标志物和模型以确定化学预防目标人群、加强对基础保健医生和广大群众的肿瘤化学预防知识普及，并从法规制度上鼓励肿瘤化学预防药物的研发和应用，最终降低肿瘤发病率和死亡率，减少肿瘤所带来的社会经济总体成本。

（三）肿瘤三级预防与整合医学

肿瘤的三级预防即临床预防，指在恶性肿瘤已经发生后，患者已经开始接受治疗或者是已经完成治疗的情况下，采取措施预防肿瘤的转移、复发和次生肿瘤的发生，以及预防治疗相关的毒副作用等；同时对肿瘤患者及其家属的心理干预也是非常重要的组成部分。临床预防一方面和肿瘤治疗密切相关甚至密不可分，例如他莫昔芬除了用于乳腺癌的化学预防，本身也是乳腺癌内分泌治疗的重要药物；另一方面一级和二级预防的一些措施仍然有效，例如戒烟也能够改善治疗效果，适当的身体活动有利于提高患者生活质量和加快康复。此外，放化疗可能破坏患者的免疫系统，造成系统感染的风险，甚至危及患者生命，因此预防性的抗感染治疗经常是必需的，这种策略在早期也被称为“化学预防”或者“化学预防性治疗”。因此，肿瘤治疗和一级二级预防涉及的整合医学问题仍然存在。

三、肿瘤预防整合研究展望

我国肿瘤发病率和死亡率持续升高，在未来较长时期内肿瘤防控形势严峻。肿瘤预防是控制肿瘤最重要、最有效的策略之一，我国有迫切的肿瘤预防研究和转化应用需求，也有坚实的研究工作基础以及良好的研究环境和资源。经过几十年的努力，我国已经初步形成了具有中国特色的肿瘤防治策略和工作体系。1995 年卫生部（现国家卫生健康委员会）颁布了第一个《肿瘤防治规划（1995—2000 年）》，2003 年《中国肿瘤预防与控制规划纲要（2004—2010 年）》问世，2012 年卫生部与其他 14 部委共同推出《中国慢性病防治工作规划（2012—2015 年）》，明确了不同时期我国肿瘤防治的目标、策略和任务，推动我国肿瘤防治事业不断向前发展。经过多年针对肿瘤高发区的肿瘤研究和防控工作，以及目前开展的早诊早治项目，积累了大量的实际经验，初步探索出了切合我国实际的肿瘤防控道路。通过加强政府领导，专业机构组织，多部门合作，全社会参与，以预防为主、防治结合为指导原则，因地制宜地开展肿瘤防治将是今后的工作方向。在各专业机构、学术团体和社会各界的努力下，肿瘤知识普及、危险因素控制和规范化治疗方面也取得了很大的进步。

我国在肿瘤预防研究和实践方面有丰富经验，在肿瘤高发现场和人群、天然产物等方面具有一定优势。我国预防重大肿瘤的研究中的成功例子说明了国际合作的重要性，加强我国科学家之间的合作也很重要。但目前我国在这方面投入分散，缺乏顶层设计和有效的工作体系，导致研究方向分散，各个领域之间存在较为严重的条块分割和脱节问题，例如基础研究、流行病学研究和临床研究脱节、肿瘤预防研究和肿瘤治疗研究脱节等问题。此外，“软科学”问题也值得重视和研究，包括政策法规、公众教育、卫生经济学及成果的总结和评价等，但目前这些学科之间的整合就更加不足了。

综上所述，肿瘤预防是一个涉及学术界、医学界、教育界、公共卫生管理和社会心理学等多个领域的综合性系统工程，当前专业分割过细的医学发展趋势事实上不利于肿瘤预防研究的发展，而整合医学对于肿瘤预防研究具有重要指导意义。

（余四旺　赵方辉　陈万青　王　岩）

参考文献

[1] Wild C P, Weiderpass E, Stewart B W. World Cancer Report: Cancer Research for Cancer Prevention. Lyon, France: International Agency for Research on Cancer, 2020. Available from: http://publications.iarc.fr/586. Licence: CC BY-NC-ND 3.0 IGO.

[2] 曹毛毛，陈万青．中国恶性肿瘤流行情况及防控现状．中国肿瘤临床，2019, 46(3):145–149.

[3] Vineis P, Wild C P. Global cancer patterns: causes and prevention. Lancet, 2014,383(9916):549–547.

[4] Chen W, Xia C, Zheng R, et al. Disparities by province, age, and sex in site-specific cancer burden attributable to 23 potentially modifiable risk factors in China: a comparative risk assessment. Lancet Glob Health, 2019, 7(2): e257–e269.

[5] 陈君石．膳食、营养与癌症预防的新进展．营养学报，2001, 26(2): 81–84.

[6] 全国肿瘤防治研究办公室，全国肿瘤登记中心，卫生部疾病预防控制局．中国肿瘤死亡报告：全国第三次死因回顾抽样调查．北京：人民卫生出版社，2010.

[7] 熊必琳，伦玉君．烟草与烟草业 // 黄洁夫．烟草危害与烟草控制．北京：新华出版社，2012.

[8] Smith J S, Lindsay L, Hoots B, et al. Human papillomavirus type distribution in invasive cervical cancer and high-grade cervical lesions: a meta-analysis update. Int J Cancer, 2007, 121: 621–632.

[9] 赵平，王陇德，黎钧耀．预防肿瘤学．北京：人民卫生出版社，2015.

[10] 郑荣寿，孙可欣，张思维，等．2015 年中国恶性肿瘤流行情况分析．中华肿瘤杂志，2019, 41(1): 19–28.

[11] Zhang X, Lin X, Tan Y, et al. 2018 A multicenter hospital-based diagnosis study of automated breast ultrasound system in detecting breast cancer among Chinese women. Chinese J Cancer Res, 2018, 30(2): 231–239.

[12] 中国抗癌协会，国家恶性肿瘤临床医学研究中心（天津医科大学肿瘤医院）．中国女性乳腺癌筛查指南．中国肿瘤临床，2019, 46(9): 429–431.

[13] 乔友林，赵宇倩．2015 宫颈癌的流行病学现状和预防．中华妇幼临床医学杂志（电子版），2015, 11: 1–6.

[14] 赵宇倩，戴毅，党乐，等．2018 适合中国人群的宫颈癌筛查技术和效果评价的真实世界研究．中华肿瘤杂志，2018, 40(10): 764–771.

[15] 王贵齐，魏文强．上消化道癌筛查和早诊早治项目的新转变：机会性筛查．中华预防医学杂志，2019, 53(11): 1084–1087.

[16] 石菊芳，代敏．中国癌症筛查的卫生经济学评价．中华预防医学杂志，2017, 51(2): 107–111.

[17] 黄育北，高鹰，戴弘季，等．中国城市女性乳腺癌筛查卫生经济学评价．中国肿瘤临床，2019, 46(16): 851–856

[18] Drew D A, Cao Y, Chan A T. Aspirin and colorectal cancer: the promise of precision chemoprevention. Nature Reviews Cancer, 2016, 16(3): 173–186.

[19] Jordan V C. The 4Ps of Breast Cancer Chemoprevention: Putting Proven Principles into Practice. Cancer Prevention Research, 2017, 10(4): 219–222.

[20] Lippman S M, Abate-Shen C, Maresso K L C, et al. AACR White Paper: Shaping the Future of Cancer Prevention – A Roadmap for Advancing Science and Public Health. Cancer Prevention Research, 2018, 11(12):735–778.

[21] 樊代明．整合医学——医学发展新时代．中华医学杂志，2016, 96(22): 1713–1718.

[22] Richard, Patterson, Eoin, et al. Sedentary behaviour and risk of all-cause, cardiovascular and cancer mortality, and incident type 2 diabetes: a systematic review and dose response meta-analysis. European Journal of Epidemiology, 2018, 33(9): 811–829.

[23] Grant E J, Brenner A, Sugiyama H, et al. Solid Cancer Incidence among the Life Span Study of Atomic Bomb Survivors: 1958–2009. Radiation Research, 2017, 187(5): 513–537.

[24] Levy D T, Yuan Z, Luo Y, et al. Seven years of progress in tobacco control: an evaluation of the effect of nations meeting the highest level MPOWER measures between 2007 and 2014. Tobacco Control, 2016, 27(1): 50–57.

第 5 章
肿瘤表观遗传学

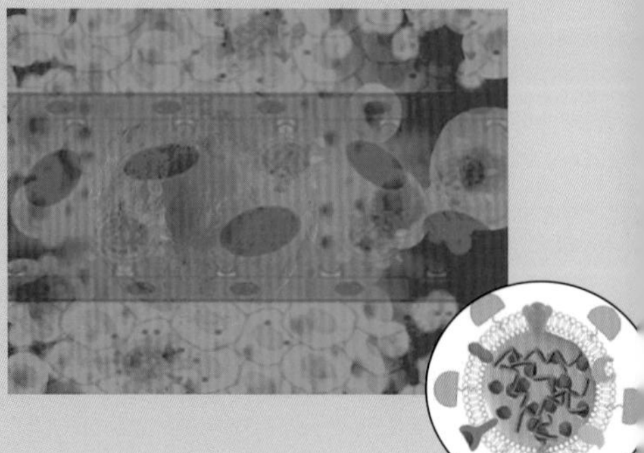

第 1 节 肿瘤表观遗传学概述

一、表观遗传学概念

DNA 和双螺旋结构被发现后，经典遗传学长期以来一直假设 DNA 序列决定细胞的表型。然而后来发现具有相同遗传信息的有机体也可因为环境、营养、心理等外部因素的影响而具有不同表型，并且可以遗传。同时，同一个体（例如人类）由受精卵开始，可以分化发育产生基因组相同但形态、功能、大小各异的多达数百种细胞类型。

同时，人体内的每一个有核细胞都含有大约 2m 长的 DNA，这些 DNA 被包装和压缩在一个不超过 10μm 宽的细胞核中。DNA 被压缩这一挑战之所以得以解决，是因为 DNA 被包装成染色质，染色质是 DNA 和组蛋白的大分子复合物，为整个基因组的包装提供了支架。染色质的基本单位是核小体：一个组蛋白八聚体，由组蛋白 H3 和 H4 组成的四聚体，楔入组蛋白 H2A/H2B 二聚体之间，在其周围包裹大约 150 个碱基对的 DNA。连接组蛋白和其他染色质结构辅助因子促进染色质进一步压缩，构成高阶染色质结构。

另外，人类基因组由数千个基因组位点组成，这些位点包括基因近端（启动子）和远端调控元件（增强子），调控这些基因在特定细胞类型中的活性。这些位点被组织成拓扑关联域（TAD），并被绝缘体（Insulators）包围，以确保其独立和适当的调控。例如，调控球蛋白基发育阶段特异性表达的 β 球蛋白基因，包含 *TF* 基因，其两侧的增强子指定其组织特异性表达的各种发育基因座，以及负载大量管家基因的基因座。一个基因位点的活动与其染色质组织密切相关。活性基因和元件必须能被调节因子和转录复合物所接近，而非活性基因座被隔离在致密和不可接近的染色质结构中，以防止其不适当的活化。

几种不同的因素影响局部和全局的染色质结构，但协调这一过程最重要的因素是 DNA 和组蛋白的共价修饰。这些表观遗传信息以染色质成分的共价修饰形式存储，通过改变局部染色质环境，影响 DNA 的可及性，并提供对接 / 识别位点以调节蛋白质，因此影响基因的转录和功能而不会影响基因本身的核苷酸序列。

长链非编码 RNA（lncRNA）在表观遗传调控中也发挥重要作用，参与调控转录程序。lncRNA 可以作为分子支架和表观遗传复合体的向导；也可以作为诱饵，将表观遗传复合物和转录因子隔离在染色质模板之外。lncRNA 的表达模式具有很强的组织特异性，并在谱系维持和自我更新中发挥作用。lncRNA 和其他非编码 RNA 在正常和恶性转化细胞染色质调控中的作用，目前关于此研究成果如雨后春笋。

从生物学角度，“表观遗传学”用来描述 DNA 特定序列变化的可遗传的基因变化从而导致不同的细胞表型和特性。即尽管人体的所有细胞都具有相同的基因，但表观遗传学信息调节了基因组的读取方式，并在不同的发育阶段以及在成人组织中的细胞分化和谱系定型中表现特定功能。而在分子水平，“表观遗传学”用来解释一种在不改变DNA序列的情况下可逆地影响基因表达的现象。其中最主要的调控方式包括DNA甲基化、组蛋白的共价修饰、染色质重塑以及非编码RNA等。因此，细胞的表观遗传机制取决于DNA甲基化的状态、组蛋白共价修饰、染色质结构、非编码RNA及彼此之间的相互联系。

数十年来的研究发现，表观遗传机制在形态和功能上调节每个细胞的独特特征，从而使每个细胞都能执行其特定功能，是整体发育、细胞分化和组织稳态过程中的关键调控机制，并通过不同基因表达模式来适应不同的发育和环境条件。因此，表观遗传调控广泛参与人类等多细胞生物的所有生理和病理过程，包括基因组印迹、X染色体失活、组织特异性基因表达、染色体稳定性、转座因子抑制、衰老和包括肿瘤在内的许多疾病。

二、表观遗传与肿瘤

虽然肿瘤通常被认为是一种遗传性疾病，但表观遗传变异在其中普遍存在，作用不可忽视。实际上，肿瘤的发生发展普遍与基因表达异常、细胞特性和对内外因素的反应等“表观遗传”机制相关，但主要有以下几个方面。

近年来，表观遗传学对肿瘤生物学的影响引起了越来越多的关注。表观遗传修饰可不依赖肿瘤DNA序列的改变，来独立调控肿瘤基因的表达。DNA甲基化、组蛋白修饰和核小体组成或位置的改变在肿瘤生物学和进展中起关键作用。这些表观遗传变化可由环境变化和肿瘤微环境中的因素驱动。

（一）表观遗传调控因子在肿瘤中高频突变

大规模肿瘤基因组测序的一个重要的、未预料到的结果是，大约50%的人类肿瘤存在染色质蛋白/表观遗传调控因子的基因突变。其中，染色质调节因子（CRF）的突变在许多人类恶性肿瘤中表现为驱动型突变，有时甚至是驱动肿瘤的唯一突变。在过去的10年中，对数千种人类肿瘤的基因组进行全面测序分析显示，许多编码参与表观遗传调控基因表达、DNA修复和DNA复制的，调节染色质结构和DNA修饰的蛋白质的基因（即CRF）和编码组蛋白的基因在人类肿瘤中存在反复突变。这些突变导致肿瘤染色质和DNA结构的改变，进而导致促进肿瘤发生的表观遗传状态和表达程序的改变。这些突变的CRF现已在大多数类型的肿瘤中被发现，并越来越多地被认为是肿瘤治疗的新靶点。

例如，在哺乳动物中，SWI/SNF染色体重塑复合体的成员在超过20%的肿瘤中发生突变，仅次于*p53*（26%的肿瘤中突变）。SWI/SNF只是100多个染色质修饰复合物中的一个。除此之外，组蛋白本身的突变（oncohistones）会导致细胞分化阻滞和肿瘤发展，证明表观遗传失调在肿瘤启动和进展中发挥重要作用。

DNA甲基化酶和组蛋白修饰酶的突变也存在于多种肿瘤，并起显著作用。例如，DNA甲基化调控因子DNMT3A和TET2的突变赋予了造血干细胞具有竞争性的自我更新优势，导致了这些细胞的克隆扩张，进而出现骨髓增生异常综合征和急性髓系白血病（AML）。此外，越来越多的证据表明，含有DNA甲基转移酶DNMT3A突变的白血病前细胞可以在化疗中存活，并成为白血病复发的病灶。又如，组蛋白H3K27位点特异性甲基化酶EZH2，根据具体细胞起源或其他因素，既可作为抑癌基因也可作为癌基因发挥作用。它是多梳抑制复合物2（PRC2）的酶亚基，通过组蛋白H3赖氨酸27的甲基化参与维持基因的转录抑制状态。在一些实体瘤（乳腺癌、卵巢癌、肺癌、肝癌、膀胱癌、胶质母细胞瘤等）和非霍奇金淋巴瘤中，伴随着H3K27三甲基增多，EZH2过表达和功能获得性突变。另一方面，EZH2中的反复失活缺失、移码、无义和错义突变发生在一部分骨髓增生异常综合征（MDS）、骨髓增生性肿瘤（MPN）和人类T细胞急性淋巴细胞白血病中。除EZH2以外的编码PRC2亚基的基因中，功能丧失的体细胞变化也发生在肿瘤中，组蛋白H3的赖氨酸残基27位本身已发现在高度受限的肿瘤类型中具有特定的反复错义突变。

影响染色质区域化、三维结构和“远程互动”的因子突变也可参与肿瘤的发生发展和转移。例如，人类基因组包含数千个染色体环，而 CTCF 是染色体环的关键调节子，将基因组划分为离散的功能域，确保增强子调节其适当的基因靶点。许多致癌基因由于致瘤潜力被隔离在绝缘的区域内。因此，CTCF 作为“绝缘体”，保证这些致癌基因免受过度混杂增强子的不适当激活。而 CTCF 蛋白及其相关的边界因子在多种肿瘤中均会发生复发性突变。在结直肠癌、肝癌和食管癌中，癌基因附近的 CTCF 基序经常发生突变而导致局部的 CTCF 功能缺失。此外，CTCF 单倍剂量不足也被证明可以促进小鼠肿瘤的形成。重要的是，在这种情况下，CTCF 单倍剂量不足也会破坏 DNA 甲基化的稳定性，这为 DNA 甲基化和 CTCF 功能之间的相互作用提供了进一步的支持。因此，多种遗传和表观遗传机制可能破坏 CTFC 介导的基因组拓扑结构，每种机制都可能导致随机绝缘子功能障碍、表观遗传可塑性和致癌基因激活。

此外，组蛋白变异体 HIST1H3A（H3.1）和 H3F3A（H3.3）中反复出现的功能性突变导致关键的下游表观遗传学改变，最终导致儿童胶质母细胞瘤、软骨母细胞瘤和未分化肉瘤的肿瘤生长。H3 赖氨酸 36 蛋氨酸（H3K36M）的小鼠模型，可引起 H3K36 甲基转移酶抑制使间充质分化阻滞，并导致小鼠未分化肉瘤的发生。

（二）肿瘤表观遗传组异常

除表观遗传调控因子本身的基因突变之外，各种因素导致的表观基因组的多种变化在癌症中也很普遍：全基因组范围的 DNA 甲基化损失和区域性高甲基化，特别是在肿瘤抑制基因的 CpG 岛；组蛋白修饰标记的整体变化；核小体定位和染色质结构变化；基因的重要顺式调控元件序列（promoters、enhancers、super-enhancers）的局部染色质状态变化从而导致其活性改变；绝缘体失效；三维空间结构的变化；和 ncRNA 参与的网络调控异常等。

现有的肿瘤表观遗传学机制模型认为，特定的遗传、环境和代谢刺激破坏了染色质的稳态平衡，导致它变得异常紧张或异常松弛。其中一些改变决定了细胞功能，并参与了致癌转化，表现为异常增殖活性，表明分化阻滞或表观遗传重编程。然而，通过药物或基因疗法逆转这些突变后，肿瘤的表型可恢复正常。

导致这些表观基因组失调 / 染色质状态异常的原因相当复杂，既有环境的影响，也有遗传的影响。致癌染色质畸变也可以由非遗传（纯粹的表观遗传）刺激诱导导致具有相同遗传背景细胞的染色质状态和稳定性存在很大异质性。例如，一些儿童肿瘤发生时很少或没有可检测的基因突变（如室管膜瘤）。

在很多情况下，染色质状态与代谢情况密切相关。DNA 和组蛋白修饰酶利用许多代谢物作为供体和辅助因子，包括 α- 酮戊二酸（α-KG）、叶酸途径中的甲基供体和乙酰辅酶 A。因为这些辅助因子的解离系数接近于它们的生理细胞浓度，染色质酶对代谢物水平的变化非常敏感。重复 DNA 生理甲基化依赖于叶酸，而维持 CpG 岛的未甲基化需要维生素 C，这与维生素 C 对去甲基化酶活性的重要作用有关。在干细胞中，分化多能性的维持依赖于甲基供体 S- 腺苷蛋氨酸和去甲基酶辅助因子 α-KG 水平的精细调节。在脂肪细胞谱系中，AMPK/α-KG 轴通过棕色脂肪分化和维持的主要决定因子 PRDM16 启动子上的去甲基酶活性来对其进行调控。

而在另外一些情况下，也有“非表观遗传基因”功能障碍扰乱表观遗传调控的情况。例如，在胶质瘤和 AML 中，在异柠檬酸脱氢酶 1（IDH1）或者 IDH2 的活性位点存在功能点突变，这些突变赋予了突变酶新活性，导致 2- 羟基戊二酸（2HG）的积累。2HG 水平的升高在 IDH 突变恶性肿瘤的发病机制中起着重要作用，因为 2HG 是铁（Ⅱ）依赖和 2- 氧化戊二酸（2OG）依赖的双加氧酶的竞争性抑制剂。

虽然 IDH1 和 IDH2 不是表观遗传蛋白，但这些蛋白的突变导致重要的表观遗传调控因子，如参与 DNA 去甲基化的 TET（10–11 易位）蛋白家族和组蛋白去甲基化酶的 Jumonji-C 结构域家族的活性改变，因为它们都属于铁依赖双加氧酶，在IDH1或IDH2突变后，其在染色质上的催化活性会因2HG水平的变化而显著改变。但是，后续的肿瘤发生发展转移过程都不再依赖突变的IDH1或者IDH2，因为一旦下游表观遗传事件发生（诱导稳定的致癌基因），起始基因刺激（IDH突变）可能变得无关紧要。因此，整合遗传和表观遗传生物标记的新诊断策略可能为肿瘤亚型、预后和治疗易感性提供关键线索。

IDH突变型胶质瘤中CTCF结合减少，与绝缘体功能障碍导致的转录特征相关。被CTCF分开的基因对在正常细胞中相关性相对较低，但许多这样的跨边界基因对在IDH突变肿瘤中变得相关。这表明IDH的致瘤性可能是由基因绝缘体缺失介导的。确实，CTCF边界在胶质瘤癌基因*PDGFRA*附近持续解除管制。这一边界的缺失使邻近区域的一个强有力的增强子异常激活*PDGFRA*，并驱动高甲基化状态胶质瘤的增殖。

人类基因组包含数千个染色体环，其中数百个染色体环在IDH突变肿瘤中被破坏。这表明高甲基化导致癌前IDH突变细胞中CTCF绝缘子被随机破坏。由于DNA甲基化的表观遗传稳定性，任何特定绝缘体的丢失都可能通过细胞分裂得以保留。因此，随着染色体拓扑结构和近端基因活性的改变，将出现一种新的“表观遗传克隆”。在大多数情况下，转录改变只是无关紧要的“passengers”，新的克隆维持在低频率或完全消失。然而，在某些情况下，“driver”转录改变会激活致癌基因或以其他方式赋予适应性。这种自适应的克隆会扩增，并在适当的条件下，发展成为肿瘤。

除了IDH突变，在肿瘤中也观察到其他参与三羧酸（TCA）循环的关键酶发生突变，包括琥珀酸脱氢酶（SDH）和富马酸水合酶（FH）。这些TCA循环酶的突变诱导肿瘤DNA的CpG岛高甲基化（CIMP）。IDH和氰化氢介导的CIMP破坏正常染色质拓扑结构，导致顺式调控元件与癌基因异常并置。

（三）表观遗传调控异常与肿瘤发生、发展、转移和复发

肿瘤生物学的复杂性可以解释为遗传和表观遗传异常之间的相互作用，而遗传和表观遗传异常互惠互利，以驱动肿瘤的发生和发展。儿童肿瘤，尤其是脑肿瘤的研究清楚地表明表观遗传改变作为肿瘤起始的驱动因素，其特征是很少或没有复发突变，而是由其异常的表观遗传模式来定义。

染色质提供了一个整合平台来整合各种由不同信号通路传递的细胞信号。在这种情况下，表观遗传调控因子的突变促进了肿瘤细胞转录程序重编程，并迅速适应环境。因此，与基因表达模式高度相关的蛋白质在突变时会扰乱细胞行为。

Hanahan和Weinberg总结出了一系列人类肿瘤发展必须具备的生物能力或“特征（hallmarks）”，他们为定义细胞和肿瘤生态系统在恶性阶段中进展的机制作出了贡献。在很大程度上，人们认为这些机制的根源在于基因的改变。然而，无处不在的染色质状态、甲基化和基因表达变化表明表观遗传改变在其中的影响也较为重要。许多实验结果表明表观遗传缺陷涉及肿瘤生物学许多方面，事实上可能满足Hanahan和Weinberg提出的肿瘤的每一个特征。

肿瘤可以通过破坏绝缘体引起*PDGFRA*激活来实现细胞增殖。可以通过启动子超甲基化或EZH2过度活化来介导肿瘤逃逸。侵袭和转移取决于细胞命运的转变，如在表观遗传因素作用下导致的上皮－间充质转变（EMT）。表观遗传因子编码基因的蛋白质改变（包括点突变、扩增、缺失和融合）可将癌细胞锁定在异常的表观遗传状态，从而促进无分化的永久自我更新。肿瘤的特征也可能通过沉默肿瘤抑制子，通过重新组装增强子激活癌基因，或转变细胞命运来实现。最后，抵抗凋亡可能通过改变DNA损伤反应的*DNMT3A*或*IDH*突变实现，或改变凋亡或促生存基因表达的表观遗传机制实现。

肿瘤转移涉及细胞重编程的机制。事实上，每个个体的所有细胞都包含相同的基因组拷贝，但这些细胞在形态和功能上却不同，这提示不同细胞表型之间具有动态改变和相互切换的潜力。任何人类组织的层次发展通常被描述为从多能的干细胞和祖细胞到最终分化的特化后代的单向路

径；然而，通过 Gurdon、Yamanaka 和其他人的开创性工作，人们早就认识到去分化和转分化不仅是可能的，而且表观遗传调控子在其中发挥重要促进作用。事实上，上皮和间充质状态之间的表型转变（上皮 – 间充质转变，简称 EMT）是正常发育和维持组织稳态稳定的必要前提。由于 EMT 过程赋予了细胞迁移和侵袭性，因此这一过程成为许多肿瘤的特征就不足为奇了；就像肿瘤的许多特征一样，EMT 的基础是表观遗传调控因子的改变。

表观遗传学的扩展观点提出了关于遗传和表观遗传致癌病变之间相互作用的重要问题。这些癌变可能同时出现或逐步出现，也可能是按照确定的顺序出现。在某些情况下，表观遗传改变先于特征性的致癌突变（如恶性前息肉的超甲基化）。此外，某些表观病变会引发遗传病变。例如，KDM4 过表达引发染色体拷贝数畸变，而 MGMT 启动子沉默导致突变率增加。基因不稳定的肿瘤细胞在获得下游致癌突变后是否仍然需要这种初始的表观遗传病变，还有待观察。

三、表观遗传和肿瘤的诊断、治疗、和预后

基因组不稳定和突变与表观基因组失调在肿瘤中也很普遍。随着人们对表观遗传调控因子在肿瘤中的突变频率和病理生理功能的分子机制更深入的了解，对它们的临床应用也越来越感兴趣。相对于正常细胞内的稳态转录程序，恶性转化细胞更需要表观调控因子来维持恶性转录程序，其中有些改变决定了细胞功能，并参与甚至决定了致癌转化及后续进展。突变、功能异常的表观遗传调控因子提供了重要的检测生物标志物（biomarkers）、预后评估指标和治疗靶点。而且，相同的表观遗传调控因子突变在不同的肿瘤类型中具有独特的监测、预后和治疗意义。然而，通过药物或基因疗法逆转这些突变，肿瘤的表型可恢复正常，从而达到治疗目的。因此，表观遗传学使我们能够研究肿瘤表型的潜在机制，并提供潜在的治疗选择。

（一）诊断标记物

表观遗传修饰可以引发疾病，同时也可预测临床结局。表观遗传机制决定了哪些基因和信号通路被激活，在确定该疾病的最佳治疗和监测方法中可以发挥重要作用。因此，表观遗传的改变被用于评估肿瘤的恶性程度、进展、分群、确定预防和治疗靶点及评估预后。

例如，突变的表观遗传调控因子被发现存在于癌前病变的子宫、皮肤和宫颈病变。随着临床研究的进一步验证，这些突变的基因和蛋白可作为肿瘤风险的生物标志物。

此外，突变表观遗传调控因子的存在可能会越来越多地定义预后或对治疗进行临床亚型的分组。在临床实践中，尽管肿瘤患者具有相同的分期和分级，但它们却呈现出完全不同的结果。在肿瘤组织中，无论是在基因组范围内还是在单个基因中，不同的肿瘤细胞表现出不同的 DNA 甲基化水平和组蛋白修饰模式，这表明在细胞水平上存在表观遗传异质性。因此，以表观遗传特征为分子生物标志物是将患者划分为不同群体（亚型）以及将同一患者体内的肿瘤细胞分为不同亚群的一种潜在方法。一种特定的甲基转移酶引起的细胞甲基化状态的改变可能解释癌变概率的差异。DNA 序列中 CpG 二核苷酸胞嘧啶残基（5mC）上的 5- 碳的 DNA 甲基化可能是肿瘤最具特征的染色质修饰，DNA 甲基化的整体改变存在于多种肿瘤中，并且与抑癌基因的抑制、染色质结构的改变及基因组内转座因子解除抑制有关。值得注意的是，在儿童室管膜瘤病例中，即使没有任何复发的体细胞 DNA 突变，DNA 甲基化的改变也能根据预后准确地将这些肿瘤分类为不同的亚群。肿瘤发生发展过程中的肿瘤抑制基因的抑制通常是由 DNA CpG 岛的甲基化及低乙酰化和高甲基化的组蛋白引起的。在基因沉默期间，表观遗传事件的几个特征已被鉴定，包括组蛋白 H3 和 H4 低乙酰化，组蛋白 H3K9 甲基化和胞嘧啶甲基化。研究表明调控染色质或转录的基因（包括 *RUNX*1、*ASXL*1 和 *MLL*）的改变，即所谓的“染色质 – 剪接体组”，定义了 AML 中一个不同的预后和临床亚群。

肿瘤的预后有很多“表观遗传标记”。H3K4me2水平降低与前列腺癌、肺癌和肾癌的不良预后有关。较低水平的H3K18ac和H3K9me与肾癌和肺癌的预后较差相关。肺癌患者中较高水平的H3K9ac表达与较低的存活率相关。H3K9me的某些模式与急性髓细胞性白血病的某些临床结果相关。

而H3乙酰化和H3K9去甲基化能够区别前列腺癌（PSA）和非恶性前列腺组织之间的诊断。另外，H3K4三甲基化可以用作PSA复发的重要预测指标。

EZH2的表达是前列腺癌、乳腺癌和子宫内膜癌的一个独立的诊断标记。DNA修复基因O-6-甲基鸟嘌呤-DNA甲基转移酶（MGMT）的表达可抵消化疗和放疗的部分不良反应。结果，低甲基化导致的MGMT缺失与治疗的阳性反应有关。此外，表观遗传变化可能会形成肿瘤，因此是确定疾病风险潜在的诊断来源。

在非小细胞肺癌（NSCLC）中，称为IGFBP3的非甲基化启动子可以预测顺铂对化疗的反应。CYP2C19 * 17的变体中细胞色素P450的多态性需要更高剂量的丙戊酸（VPA）刺激才能达到血浆目标水平。此外，监测表观遗传变化可用于评估治疗效果和疾病进展。PITX2甲基化可用于预测接受他莫昔芬辅助治疗的乳腺癌患者。与没有出现p16高甲基化并接受相同治疗的患者相比，患有p16高甲基化的膀胱癌患者在接受IL-2治疗后复发的可能性较小。

（二）表观遗传作为肿瘤治疗的靶点

多年研究发现：①很多种表观遗传调控因子突变的肿瘤，特别是那些没有额外驱动突变的肿瘤，为求生存，对于特定表观遗传的修饰最容易存在细胞代间遗传和异常癌性上瘾（oncogenic addiction）。换言之，相对于正常细胞内的稳态转录程序，恶性转化细胞更需要表观调控因子来维持恶性转录程序，也使癌细胞比正常细胞更易受到表观遗传治疗的影响。那么这类肿瘤（例如具有孤立的*SWI/SNF*突变的肿瘤）将最容易受到针对下游表观遗传变化（例如EZH2活性异常升高）的治疗的影响。②绝大多数表观遗传调控过程都属于酶反应，因此容易被小分子药物干预甚至阻断。③具有可塑性和可逆性的表观遗传调控异常往往出现在不可逆性DNA突变之前，例如慢性炎症往往先导致靶细胞的表观遗传改变，再经过很长时间才出现DNA的突变。④这种可逆性也使肿瘤得到控制停药之后，正常细胞的表观遗传进程得以快速恢复。⑤某些驱动基因功能障碍导致表观遗传失调。例如在*IDH*1/2等基因突变导致的癌变过程中，一旦下游表观遗传事件发生（诱导稳定的致癌基因），起始基因刺激（*IDH*突变）可能就变得无关紧要。这种“打了就跑（hit and run）”机制具有重要的治疗意义，因为针对可塑性起始事件将是徒劳的，而后续的表观遗传修饰则是治疗的最佳靶点。因此，表观遗传调控因子成为一大类非常理想的潜在药物靶标（druggable targets），重置肿瘤表观基因组，而提供潜在效果较佳的治疗选择。

针对与肿瘤相关的表观遗传调控因子突变的靶向治疗和临床试验正在进行中。肿瘤学最先进行的临床表观遗传学治疗是DNA低甲基化剂[DNA甲基转移酶抑制剂（DNMTi）]和组蛋白去乙酰化酶（HDAC）抑制剂。CpG二核苷酸胞嘧啶残基（5mC）上的5-碳的DNA甲基化可能是癌症中最具特征的染色质修饰。DNA甲基化的整体改变存在于多种肿瘤，并且与抑癌基因的抑制、染色质结构改变及基因组内转座因子解除抑制有关。因此，目前美国食品药品监督管理局（FDA）已经批准了几类表观遗传药物-DNA甲基化抑制剂（iDNMT）和组蛋白脱乙酰基酶抑制剂（iHDAC）用于治疗恶性B细胞淋巴瘤等肿瘤。

其他多种表观遗传调控因子的抑制剂也在临床试验中效果明显。例如，EZH2抑制剂在SNF5缺失的横纹肌样瘤和恶性B细胞淋巴瘤中测试的效果良好。重要的是，SWI/SNF缺陷肿瘤细胞的基因组规模shRNA筛查显示出不同肿瘤亚型对EZH2表达的不同依赖性，尤其在同时存在*ras*突变的肿瘤细胞中依赖性较小。这些共存的突变可能在临床上决定了针对EZH2抑制的反应。再如，小分子BET抑制剂JQ1已经在睾丸核蛋白中线癌（NMC）的临床前模型中显示有效，目前正在多种人类肿瘤（一些含有BRD3/4过表达而不是融合）中进行测试。同时，DOT1L（端粒沉默1样干扰剂）在MLL驱动的白血病中起关键作用，DOT1L抑制剂目前正在MLL重排白血病患者中试验（56例）。其他的还包括LSD1抑制剂、PRMT5（蛋白精氨酸甲基转移酶5）和针对其他表观遗传调控因子的抑制剂都已进入临床试验，尽管这些临床研究的数据还在收集和分析中，但初步的结果已经显示出良好的前景。

在基于表观遗传的治疗应用，表观遗传调控因子突变的存在是一个值得考虑的因素。若不是由表观遗传调控因子本身突变驱动的表观遗传变化（例如由环境应激源或肿瘤微环境中的因素引起的变化）比那些由突变的表观遗传调控因子驱动的变化可逆性更强，那么没有突变表观遗传调控因子的肿瘤将对基于表观遗传的治疗更敏感。

（三）整合治疗

肿瘤发生过程中的表观遗传调控是复杂的，涉及多个步骤。因此，针对各种表观遗传事件的两种或两种以上整合疗法效果要比单用一种更理想。同时，表观遗传疗法也可与传统疗法相整合，为治疗耐药性肿瘤提供某些治疗方法。更重要的是，通过这种治疗方法可以减少药物剂量，从而消除治疗的副作用并加快患者的康复并提高患者的生活质量。因此，几种表观遗传疗法或与其他疗法的整合非常具有意义和有明显效果。

1. 整合使用表观遗传药物

由于某些疾病中存在几种表观遗传紊乱，因此整合使用表观遗传药物似乎是这类疾病的潜在疗法。在过去的25年中，已经成功地开发了整合表观遗传药物的使用。许多研究已经证明这种疗法的有用性。这种整合协同抑制肿瘤生长促进基因的表达，促进肿瘤抑制基因地再表达。例如，4SC-202是一种具有双重作用的小分子药物，对HDAC1/2/3和LSD1具有相似的低摩尔抑制作用。这种药正在进行临床研究。

在天然细胞中表达的基因，例如肿瘤抑制基因，常常在其上游区域具有开放的染色质，未甲基化的启动子，乙酰化的组蛋白，以及游离的核小体部位表达。在肿瘤发生期间，通过两种机制关闭基因，即通过多梳抑制复合物（PRC）或通过DNA的从头甲基化。可以使用EZH2抑制剂（例如Dznep）来抑制PRC诱导的表达，并且可以通过DNA甲基化抑制剂（DNMTi；例如5-Aza-CdR、5-Aza-CR、Zebularine和S110）逆转从头甲基化功能。当与组蛋白脱乙酰化抑制剂（HDACi）如SAHA、PBA和TSA的整合使用时，可使上述每种药物的治疗价值都会显著提高。

另有一些研究发现，低剂量的阿扎胞苷和恩替司他的整合（分别是DNA甲基化抑制剂和组蛋白脱乙酰化抑制剂）在大多数非小细胞肺癌患者中具有持久而完整的反应。另一项研究检查了这两种药物在转移性结直肠癌（mCRC）中的功效，证实了它们的协同作用。

2. 表观遗传疗法和传统化疗的整合

传统化疗的问题之一是在治疗后的某个时间，癌细胞会发生急性表观遗传变化，这是由于化疗的细胞毒性增强了对治疗的抵抗力，如果细胞毒性治疗停止后，癌细胞将开始生长并增殖。高剂量化疗药物的细胞毒性导致的两个主要表观遗传变化是CpG岛的甲基化和组蛋白乙酰化，其分别由DNA甲基转移酶抑制剂（DNMTi）和组蛋白脱乙酰基酶抑制剂（HDACi）调节和逆转。因此，DNMTi和HDACi有可能增强化疗的效果。

事实上，Pera等在2016年的研究表明，由于复发和难治性弥漫性大B细胞淋巴瘤（RR-DLBCL）的侵袭性和耐药性，使用传统化疗无效。但是，采用表观遗传学治疗方法如DNA甲基转移酶抑制剂（DNMTi）辅助治疗，抑制RR-DLBCL细胞的生长，并增加了恶性细胞对化疗的敏感性。另一项研究还发现了DNMTi和阿霉素这两种药物整合治疗RR-DLBCL的有效策略。两种药物整合使用，在体外和体内以协同方式增强抗RR-DLBCL的抗淋巴瘤作用，无任何毒性。

此外，研究表明表观遗传学疗法和化疗的结合将重新诱导对化疗的反应并解决对细胞毒制剂的耐药性。有关多种类型肿瘤的数据，包括慢性髓细胞性白血病（CML）、肺癌、胃癌、肠道癌、乳腺癌、膀胱癌和卵巢癌，表明使用DNMT抑制剂（阿扎胞苷或地西他滨）治疗可导致13%~18%的骨髓增生异常患者缓解综合征（MDS），其生存率为280~330d。最后，通过改善表观遗传修饰，可以降低阿扎胞苷等化学疗法药物的剂量到对骨髓无毒的水平，治疗效果比单用这类药物更为理想。

3. 表观遗传治疗和放疗的整合

目前积累的例子有：使用甲基转移酶抑制剂 SETD8 H4K20（UNC-0379）和 G9a H3K9 甲基转移酶抑制剂（BIX-01294）是提高人类神经胶质瘤细胞对放疗敏感性的有效方法。UNC-0379 通过抑制 H4K20 甲基化并减少两个 DSB 序列断裂部位中 53BP1 蛋白的使用，导致放疗的敏感性略有增加，而 BIX-01294 通过抑制 G9a H3K9 甲基化并增加对放疗的敏感性。因此，这两种抑制剂可使神经胶质瘤细胞对放疗极为敏感。

4. 表观遗传疗法和免疫治疗的整合

越来越多的证据表明，肿瘤表观遗传学和肿瘤免疫学是相互依赖的。表观遗传治疗会引起免疫应答，这有助于提高疗效。越来越多的数据也表明，表观遗传治疗会增强过继免疫治疗和免疫检查点抑制剂的效果。整合免疫治疗和表观遗传学治疗将用于临床评估。

“肿瘤在多种治疗情况下产生的不断进化也带来多种挑战，但随着对肿瘤发生、发展轨迹和表观遗传调控作用的理解日益加深，为治疗肿瘤提供了创新治疗的机会。”总之，表观遗传治疗领域的前景乐观，且更多以表观遗传治疗为基础的整合治疗可以改善恶性肿瘤的预后和治疗。

（王 玺 于明航）

第2节 DNA 甲基化与肿瘤

一、DNA 甲基化的分子生物学特征

DNA 和双螺旋结构被发现后，经典遗传学一致认为由 DNA 序列决定细胞的表型。但后来逐渐发现，具有相同遗传信息的机体具有不同的表型，例如来自同一个体的体细胞具有相同的基因组，但功能完全不同，这提示不同细胞表型之间具有动态改变和相互切换的潜力，即在不改变 DNA 序列的情况下调控基因表达。这种没有 DNA 序列改变的表型可通过有丝分裂和（或）减数分裂被继承。

DNA 甲基化是 DNA 的共价修饰，是研究最深入的表观遗传标记之一。DNA 甲基化主要指的胞嘧啶（C）在其碳环（5mC）的第5位甲基化，特别是在C位置的甲基化，其次是鸟嘌呤（G）位置的甲基化，即通常所说的 CpG 位点。非 CpG 甲基化，如 CPA（腺嘌呤）和 CPT（胸腺嘧啶）的甲基化，在哺乳动物中并不常见。在哺乳动物中，DNA 甲基化主要发生在 CpG 二核苷酸。基因组总体上是 CpG 缺失状态，其余的 CpG 位点分布在基因组中并被高度甲基化。富含胞嘧啶的区域称为 CpG 岛。CpG 岛分布在约60%的人类基因启动子上，该位置的 DNA 甲基化通常标记真核细胞的基因以进行转录沉默。甲基化的胞嘧啶可通过与组蛋白去乙酰化酶的相互作用抑制转录，或将转录因子或其他转录调节成分从其靶位点剔除，以促进或阻止调节蛋白的募集，实现转录调节。CpG 岛上只有不到总数10%的 CpG 相对密度的未甲基化 GC 富集区，位于许多人类基因的5′端。生殖细胞在胚胎发育过程中通常会经历逐步去甲基化，以确保基因组的抑制状态和精确的基因调控。胚胎植入后，除了受到保护的 CpG，几乎所有的 CpG 都经历了从头甲基化。从头甲基化不仅在生殖细胞或胚胎早期活跃，也存在

于成年体细胞中。

在哺乳动物发育过程中，DNA甲基化可以被动丢失，也可以通过涉及双加氧酶的第10位至11位易位（ten-eleven translocation, TET）家族的酶促过程主动驱动，该酶催化甲基胞嘧啶氧化为羟甲基胞嘧啶，然后进行糖基化并被未甲基化的胞嘧啶取代。启动子区域中CpG岛的甲基化通常与转录沉默有关。然而，甲基化可以发生在启动子CpG岛之外，并且具有沉默基因之外的功能。DNA甲基化参与调控发育、细胞分化和组织稳态等过程。DNA甲基化不仅参与生理过程，也与病理过程有关，包括基因组印迹、X染色体失活、组织特异性基因表达、染色体稳定性、转座因子抑制、衰老和肿瘤等。

二、DNA甲基化的调控

（一）DNA甲基化的动态变化

近几十年来人们普遍认为，在发育过程中有两次去甲基化和再甲基化浪潮。第一次去甲基化发生在增殖的原始生殖细胞迁移的过程中，迁移后的生殖细胞再次被甲基化；第二次去甲基化发生在胚胎卵裂期，是整个囊胚阶段DNA甲基化水平最低的时期。首先，绝大多数启动子CpG岛不受这些甲基化和去甲基化浪潮的影响，它们在所有阶段都未发生甲基化。其次，印记控制区（ICR）的差异甲基化区域（DMR）等位基因的甲基化状态在不同的发育阶段会发生变化：它们在原始生殖细胞中去甲基化，在排卵前不久的成熟卵母细胞中重新甲基化，在出生前后的整个成熟原细胞群体中也发生重新甲基化。ICR/DMR上的性别特异性甲基化逃脱了卵裂期胚胎中发生的去甲基化。再次，在原始生殖细胞和早期胚胎中，少数富含CpG的转座子在很大程度上逃脱了去甲基化。经历去甲基化和再甲基化双重浪潮的序列类型主要由不活跃的转座子残留物、卫星和其他重复的DNA序列等组成，目前尚未发现生物学功能相关的证据。

（二）DNA甲基转移酶：DNMT

DNA甲基化分为被动DNA甲基化和主动DNA甲基化两种。DNA甲基化过程受DNA甲基转移酶（DNMT）家族的调控。DNMT依赖于甲基供体S-腺苷甲硫氨酸（SAM）在CpG区域产生5mC，同时释放S-腺苷同型半胱氨酸（SAH）。DNMT家族有五个成员，即DNMT1、DNMT2、DNMT3a、DNMT3b和DNMT3L。DNMT1负责维持甲基DNA并识别半甲基化的DNA链，在细胞分裂期间再生DNA的完全甲基化状态，即负责DNA甲基化标记的复制后继承。泛素样同源域和环指结构域1（UHRF1）具有SET和RING相关（SRA）结构域，在复制过程中识别从头合成的DNA链中的CpG，并募集DNMT1来启动从头甲基化。DNMT3a和DNMT3b被认为是靶向未甲基化的CpG二核苷酸从头甲基化酶，建立新的DNA甲基化。在胚胎发育过程中，从头DNA甲基转移酶DNMT3a和DNMT3b负责未甲基化的CpG区域（5′–胞嘧啶–磷酸鸟嘌呤–3′）的甲基化。DNMT2和DNMT3L被认为是不具有催化活性的DNA甲基转移酶。DNMT2起RNA甲基转移酶的作用，而DNMT3L含有一个截短的非活性催化结构域，并作为辅助分子刺激DNMT3A的从头甲基化活性。DNA甲基转移酶样蛋白DNMT3L可以作为刺激因子调节DNMT3a的活性。

虽然这些酶具有相似的结构，具有一个N端调节域和一个C端催化结构域，但它们具有独特的功能和表达模式。与其他DNMT不同，DNMT1优先甲基化半甲基化的DNA。在DNA复制过程中，DNMT1定位于复制叉处，在那里形成了新合成的半甲基化DNA。DNMT1与新合成的DNA结合，并将其甲基化，以精确模拟DNA复制前存在的原始甲基化状态。此外，DNMT1还具有修复DNA甲基化的能力。因此，DNMT1被称为维持性DNMT，因为它保持了细胞谱系中DNA甲基化的原始状态。基因敲除小鼠胚胎表现出2/3的DNA甲基化缺失。缺乏DNMT1的小鼠胚胎干细胞虽然存活，但体外分化导致大量细胞死亡，与基因敲除胚胎中观察到的表型一致。这些发现印证了DNMT1在细胞分化和细胞分裂中的关键作用。DNMT1（定义为维持甲基转移酶）对半甲基化的CpG二核苷酸具有强烈的偏好，因此基于互补模板中甲基化的存在，可使新合成DNA链中的

CpG 甲基化。

DNMT3a 和 DNMT3b 在结构和功能上极其相似，对半甲基化的目标位点没有偏好性，而是参与了从头 DNA 甲基化及引入非 CpG 甲基化。与 DNMT1 不同，DNMT3a 和 DNMT3b 在过度表达时都能使天然和合成的 DNA 甲基化，而不偏好半甲基化的 DNA。因此，DNMT3a 和 DNMT3b 被称为从头甲基化酶，因为它们可以将甲基化引入裸 DNA。DNMT3a 与 DNMT3b 的主要区别在于其基因表达模式。虽然 DNMT3a 在相对普遍的组织中表达，但 DNMT3b 在除甲状腺、睾丸和骨髓以外的大多数分化组织中表达很低。与 DNMT1 类似，DNMT3b 在小鼠体内的敲除是胚胎致死的。另一方面，DNMT3a 基因敲除的小鼠虽然发育成熟，但在出生后仅可存活到 B4 周。从这些结果可以看出，DNMT3b 在早期发育过程中是必需的，而 DNMT3a 是正常细胞分化所必需的。

DNMT3a 催化 CpG 二核苷酸中的胞嘧啶甲基化为 5- 甲基胞嘧啶（5mC）。约 20% 的 AML 患者中 DNMT3a 发生突变，多数为氨基酸 R882 的杂合错义突变。DNMT3a 突变在 CN-AML 中更为常见，并与年龄较大和确诊时白细胞计数较高有关。DNMT3a 突变降低了甲基转移酶的活性，通过破坏野生型 DNMT3a 形成功能四聚体的能力而导致局部低甲基化。小鼠造血干细胞 DNMT3a 缺失会导致干细胞储存库的显著扩大和造血干细胞分化能力的逐渐丧失，然而却不会发展成白血病。DNMT3a R882 突变与无复发生存率和总体生存率差较差有关。

DNMT3L 是一种无催化结构域的 DNMT 酶。DNMT3L 主要在发育早期表达，成年期其表达仅限于生殖细胞和胸腺。DNMT3L 本身没有催化功能，通过与 DNMT3a 和 DNMT3b 结合并刺激其甲基转移酶活性起作用。与 DNMT3L 在小鼠早期发育和生殖细胞中的存在一致，DNMT3L 对于建立母本和父本基因组印记、逆转座子甲基化和 X 染色体压缩都是必需的。DNMT3L 在胚胎发育中的大脑中表达，在神经元分化过程中表达下调，在出生后的大脑中不表达。

（三）甲基化的识别

DNA 甲基化之后如何导致基因抑制呢？3 个甲基 -CpG 结合域蛋白（MeCP）家族可以读取已建立甲基化的 DNA 序列，进而募集组蛋白去乙酰化酶来抑制基因表达和维持基因组完整性。DNA 甲基化由 3 个不同的蛋白质家族识别，即 MBD 蛋白、UHRF 蛋白和锌指蛋白。

甲基 -CpG 结合域（MBD）蛋白，包括甲基 CpG 结合蛋白 2（MeCP2）、MBD1、MBD2 和 MBD4。MBD 蛋白包含一个保守的甲基 -CpG 结合域，它对单个甲基化的 CpG 位点具有更高的亲和力。MeCP1 是一个包含 MBD2、HDAC1、HDAC2、RbAp46（也称为 RBBP7）和 RbAp48 蛋白（也称为 RBBP4）的复合体。其他几个家族成员不同，MBD3 不与甲基化的 DNA 结合，而是与羟甲基化的 DNA 结合。

锌指蛋白家族（包含锌指和 BTB 结构域）由 3 种结构不同的蛋白组成，即 Kaiso（也称为 ZBTB33）、ZBTB4 和 ZBTB38，通过锌指基序（Motif）与甲基化的 DNA 结合而发挥作用。ZBTB4 和 ZBTB38 与单个甲基化的 CpG 结合，它们都在大脑中高度表达，在其他的组织表达模式不同。尽管 Kaiso 和 ZBTB4 都有识别甲基胞嘧啶的能力，但都优先结合缺乏甲基胞嘧啶的序列基序。与其他甲基结合蛋白不同，Kaiso 优先与两个连续甲基化的 CpG 位点结合。与 MBD 家族相似，锌指结构域蛋白通过依赖于 DNA 甲基化的方式抑制转录。

UHRF（泛素样蛋白，包含 PHD 和 RING 指域）蛋白，包括 UHRF1 和 UHRF2，是多结构域蛋白。一方面可以通过 SRA 结构域识别 5mC。另一方面，通过 DNA 甲基化阻止某些转录因子与启动子位点结合，如 AP-2、C-myc、CREB/ATF、E2F 和 NF-κB 等转录因子。与大多数甲基结合蛋白不同，UHRF 蛋白的主要功能不是与 DNA 结合并抑制转录。UHRF 蛋白家族首先与 DNMT1 结合，然后将其靶向半甲基化的 DNA，以便维持 DNA 甲基化，这种功能在 DNA 复制期间尤为明显。UHRF1 与 DNMT1 的相互作用非常密切，UHRF1 的缺失会导致与 DNMT1 的缺失一样的结局，即胚胎死亡。

甲基结合蛋白在肿瘤中发挥重要作用，但具体的调控机制尚不清楚。MBD 蛋白与其他蛋白协同调控基因转录。*MBD*2 基因在小鼠和人类肿瘤发生中起抑制作用。但 MBD1 和 MBD2 在肿瘤中的作用还缺乏直接的证据。MBD3 不直接与甲基化的 DNA 结合，而是通过与其他 DNA 分子的相互作用（例如 MBD2 和 HDAC）来调节甲基化过程。例如，在肺癌细胞中应用 HDAC 抑制剂上调了 p21（也称为 CDKN1A），下调了 ErbB2 的表达，从而抑制了肿瘤细胞的生长。沉默 MBD3 阻断了 HDAC 抑制剂的作用。MBD3 和 MBD2 形成核小体重塑和脱乙酰化酶（NuRD）复合物，与去甲基化酶相互作用，调节肿瘤中的基因表达。MBD4 属于肿瘤抑制因子。*MBD*4 在大肠癌、子宫内膜癌和胰腺癌中缺失。*MBD*4 的突变不仅会影响 CpG 位点，而且会影响整个基因组的稳定性。*MBD*4 通过与 MMR 相互作用，在 DNA 损伤修复中发挥重要作用。相反，MeCP2 和 UHRF 家族蛋白倾向于促进肿瘤生长。在 Kaiso 家族中，Kaiso 直接与 p120ctn 结合，p120ctn 调节细胞的黏附和运动。ZBTB4 的缺失也与肿瘤的发生密切相关。

（四）DNA 去甲基化

DNA 的去甲基化同样存在被动和主动两种。不同的生物过程中同样存在 5mC 的丢失和 DNA 的去甲基化。例如，原始生殖细胞（PGC）通过 DNA 去甲基化获得多能性。

TET 家族成员在介导 DNA 去甲基化发挥重要作用。TET 家族成员包括：TET1、TET2 和 TET3。TET 负责催化 DNA 中的 5- 甲基胞嘧啶氧化成 5- 羟甲基胞嘧啶（5hmC）和附加的氧化产物，同时产生 5- 甲酰胞嘧啶（5fC）和 5- 羧基胞嘧啶（5caC），其中 5fC 和 5caC 均可以被末端脱氧核苷酸转移酶（TdT）转换成未修饰的 C。5hmC 是一个重要的表观遗传标记，代表基因从关闭状态到开启状态的转变。在哺乳动物中，通过两种机制可以将 5hmC 转化回胞嘧啶。TET 酶可通过反复氧化将 5hmC 首先氧化成 5- 甲酰胞嘧啶，然后再氧化成 5- 羧基胞嘧啶。此外，5hmC 还可被 AID/APOBEC 脱氨生成 5- 羟甲基尿嘧啶。DNA 去甲基化是由 TET 蛋白家族蛋白通过去除 5mC 上的一个甲基来主动调节。TET 以迭代方式氧化 5mC，催化 5mC 转化为 5- 羟甲基胞嘧啶（5hmC），5hmC 是脱甲基化过程中的关键中间体。5hmC 作为一种相对稳定的中间底物，比 5mC 更不容易被 TET 蛋白进一步氧化。TET1 和 TET2 的过表达可以导致整体 5mC 水平下降。TET 蛋白对 5hmC 的逐步氧化可产生两种产物：5- 甲酰胞嘧啶（5-fC）和 5- 羧基胞嘧啶（5CaC）。这两个分子可以被胸腺嘧啶 -DNA 糖基化酶（TDG）切除，并最终转化为未修饰的 C。DNA 去甲基化或恢复未修饰的 C 状态也可通过复制的方式来将 5mC 被动稀释。

基因的启动子区富含胞嘧啶的区域（即 CpG 岛）中不存在 DNA 的甲基化作用时，TET1 会将甲基胞嘧啶转化为羟甲基胞嘧啶，从而在这些区域引起活性或非活性去甲基化。因此，可以说 TET1 通过去除 CpG 岛中 DNA 甲基化的积累发挥作用。异常的 DNA 去甲基化通常与肿瘤的发生有关。在前列腺癌和乳腺癌中，TET1 缺失导致 TIMP2/3 甲基化水平降低，与肿瘤细胞的侵袭和乳腺移植瘤的形成有关。5hmC 的丢失是黑色素瘤的表观遗传学特征，因此在动物模型中将 TET2 导入黑色素瘤细胞可以抑制肿瘤生长并提高存活率。

TET2 是一种双加氧酶，能够催化 5mC 转化为 5- 羟甲基胞嘧啶（5hmC），导致染色质严格调控区域的 DNA 去甲基化。约 25% 的 AML 患者存在 TET2 功能丧失突变。泛素连接酶 VprBP 与 TET2 的结合并对其泛素化促进 TET2 与 DNA 的整合。TET2 失活突变发生在 VprBP 结合所需的泛素化位点或残基时，会损害 VprBP 对 TET2 的调控作用。在 AML 患者中，TET2 突变与整体 5hmC 水平降低和 5mC 水平升高相关。在 AML 中，TET2 突变与异柠檬酸脱氢酶 1 和 2（IDH1/2）突变是互斥的，与常见的高甲基化表型一致。TET2 缺失会诱导小鼠 HSC 自我更新，扰乱造血分化，并倾向于向髓系分化。然而，与 DNM3Ta 类似，仅有 TET2 突变不足以使小鼠产生急性髓系白血病。约 20% 的 AML 患者 IDH1/2 基因座发生杂合体细胞突变，并且与整体超甲基化和基因特异性甲基化特征相关。突变的 IDH1/2 通过抑制 TET2，导致异常的甲基化并改变基因表达。TET2 在不同组织中比 TET1 和 TET3 表达更广泛。

约15%的髓样癌中TET2发生突变或缺失，包括骨髓增生异常综合征（MDS）、骨髓增生性疾病和AML。约50% CML中存在TET2突变。TET2突变可诱导慢性髓系恶性肿瘤转化为AML，体现TET2缺失促进细胞恢复自我更新能力。在乳腺癌、肝癌、肺癌、胰腺癌和前列腺癌等实体肿瘤中，TET蛋白表达和蛋白水平降低。

PRDM14是含有PR结构域的转录调控因子，主要调控主动的DNA去甲基化过程。PRDM14通过募集抑制型多梳复合物（PRC2）抑制从头DNA甲基转移酶的表达，进而抑制DNA的从头甲基化。PRDM14还通过TET介导的碱基切除修复（BER）促进胚胎干细胞的DNA去甲基化，维持胚胎干细胞和人类原始生殖细胞的分化潜能，体现了DNA甲基化状态在多梳蛋白（polycomb）依赖性3D基因组重组中的作用。

活性氧（ROS）介导的5mCpG区鸟嘌呤转化为8-羟基-2′-脱氧鸟苷（8-OHdG）生成5mCp-8-OHdG二核苷酸。BER酶8-氧鸟嘌呤糖基化酶（OGG）不经切除就能与8-OhdG损伤体（lesion）结合，并招募TET1，从而氧化8-OHdG附近的5mC，促进CG区去甲基化。DNMT3a和DNMT3b也可能起到去除羟甲基的作用，使其恢复为胞嘧啶，但这取决于这两者的氧化还原状态。

DNMT和TET酶调节基因在开启和关闭中的转换。TET酶在发育过程中促进去甲基化，但编码TET酶的基因在肿瘤中通常发生突变。众所周知，DNMT酶并不是唯一的甲基化酶。甲基化和去甲基化机制实际上更具复杂性。

三、DNA甲基化的生物学功能

（一）DNA甲基化调控转录

DNA甲基化通常认为会导致基因沉默。这种转录抑制作用随着CpG二核苷酸在启动子上的密度增加而增加。染色质的可及区域经常是低甲基化或未甲基化的，这表明转录因子的结合和DNA甲基化是相互排斥的。某些转录因子对CpG甲基化的影响非常敏感：许多转录因子在甲基化时与其基序的结合比未甲基化时减少。因此，通过阻止这些转录因子的结合，DNA甲基化可以阻碍包含其序列识别基序的CGI启动子的转录激活。利用同样的原理，甲基化胞嘧啶也可以作为转录激活剂的结合基序。

DNA甲基化还可以通过DNMT蛋白将染色质重构体和修饰物重新招募到染色质中促进异染色质的形成：从头甲基化酶DNMT通过与染色质重塑淋巴细胞特异性解旋酶（LSH）、H3K9甲基转移酶和组蛋白去乙酰化酶形成复合物而发挥作用以促进异染色质。其次，通过5mC和DNA甲基-CpG结合结构域蛋白（MBD）招募一些转录因子。哺乳动物有5种MBD蛋白：MBD1~4和MeCP2。4个MBD蛋白在CpG结合与CpG甲基化水平呈现线性关系，但是MBD3对甲基化胞嘧啶没有偏好。所有的MBD都与核小体重塑和组蛋白去乙酰化酶复合物相互作用，从而导致基因沉默。

然而，DNA甲基化如何导致转录抑制还不清楚，而DNA甲基化也并不意味着基因沉默。

（二）DNA甲基化与染色体稳定性

基因刺激导致染色质结构不稳定，从而触发表观不稳定。CCCTC结合因子（CTCF）是一种锌指蛋白，以甲基化依赖的方式与DNA结合。CTCF是染色体环的关键调节因子，将基因组划分为离散的拓扑关联域（TAD）。TAD内部的染色质区域相互作用比TAD外部区域更频繁。TAD结构在不同的细胞类型中几乎是相同的，并且在相关物种中进化保守。TAD的一个主要功能是限制各TAD内部的增强子-启动子（enhancer-promoter）远程相互作用，从而将TAD之间的启动子与远端增强子和超增强子隔离，确保增强子调节其适当的基因靶点。而TAD边界的破坏可导致异常增强子/超级增强子与启动子的相互作用，形成新的调控回路。因此，CTCF作为“绝缘体”，保护基因免受远处增强子的不当激活。

功能获得性*IDH*突变是神经胶质瘤、白血病和其他肿瘤常见的驱动事件。突变的*IDH*产生肿瘤代谢物，可以抑制包括催化DNA甲基化的TET酶在内的羟化酶。因此，携带*IDH*突变的肿瘤常处于高甲基化状态。而这种高甲基化状态阻断CTCF蛋白结合到甲基化的DNA上。*IDH*突变型胶质瘤中CTCF结合水平降低，与“绝缘子”功能障碍导致的转录特征相关。在正常细胞中，被CTCF边界分隔的基因相关性相对较低。但在*IDH*突变型肿瘤中，许多跨CTCF边界的基因变得相关。IDH的致瘤性可能是由于基因“绝缘子”缺失所导致。在胶质瘤中，管制癌基因*PDGFRA*附近的CTCF边界缺失，使邻近区域的增强子异常激活PDGFRA，并驱动高甲基化状态，促进胶质瘤的增殖。

人类基因组包含数千个染色体环，其中数百个染色体环在*IDH*突变型肿瘤中被破坏。*IDH*突变细胞中PDGFRA的绝缘体可能对干扰特别敏感。高甲基化随机破坏*IDH*突变的癌前细胞CTCF绝缘子。而由于DNA甲基化的表观遗传稳定性，特定绝缘体的丢失都可通过细胞分裂得以保留。随着染色体拓扑结构和邻近基因活性的改变，会衍生具有某种表观遗传特征的细胞克隆。在大多数情况下，转录改变只是无关紧要的“乘客”（passenger），不至于引起肿瘤，新的克隆会完全消失或只处于一种小规模的状态。然而，在某些情况下，转录改变会激活致癌基因或以其他方式赋予转化的细胞适应性，这种转录改变称为“司机”（driver）。获得优势的细胞克隆会扩增，发展成为肿瘤。

在结直肠癌、肝癌和食管癌中，癌基因附近的CTCF基序经常发生突变。此外，CTCF蛋白及内聚蛋白也经常在肿瘤中发生复发性突变。CTCF单倍剂量不足可以促进小鼠肿瘤的形成。CTCF单倍剂量不足还会破坏DNA甲基化的稳定性。因此，DNA甲基化可通过多种机制导致绝缘子功能障碍、表观遗传可塑性改变和致癌基因激活。

（三）DNA甲基化与肿瘤的关系

*DNMT*和*TET*基因的突变可以反映DNA甲基化在疾病中的作用。这些基因的突变对DNA甲基化的影响非常多样化，其导致的组织和病理表型也是多种多样。肿瘤的发生被认为是突变的癌前干细胞和祖细胞的克隆扩增形成的。这些细胞随后获得进一步的突变，提供亚克隆生长和增殖优势，最终发展成为肿瘤。体细胞*DNMT3a*突变与未成熟髓系细胞增殖增强和成人血液系统恶性肿瘤的发生有关。约15%~35%的AML存在突变，其中绝大多数是精氨酸882（R882）的错义突变，该突变属于MTase结构域。R882突变影响野生型DNMT3a四聚体的形成，导致体内80%甲基化酶的活性降低。在AML前驱期，也存在全基因组范围甲基化降低。有趣的是，生殖系R882突变也存在，并导致TBRS232携带者早发AML。

此外，DNA甲基化作用于肿瘤的每个特征（hallmark）。肿瘤可以通过破坏绝缘体引起PDGFRA激活来促进细胞增殖。通过对启动子超甲基化来介导肿瘤逃逸生长抑制子（如P16/INK4a）。通过改变细胞命运，如影响上皮－间充质转变（EMT），来影响细胞的侵袭和迁移。通过模拟干细胞自我更新状态驱动细胞的永生潜能。通过对肿瘤抑制基因VHL启动子的超甲基化来促进血管生成。此外，通过改变DNA损伤反应的*DNMT3a*或*IDH*突变，或促进生存基因的表达来抵抗凋亡。

四、DNA甲基化的研究技术与方法

DNA甲基化在组织之间，相同组织的不同区域，甚至在同种类型的细胞之间存在差异。但对甲基化的研究相对于经典遗传学是滞后的。直到近几十年才发现哺乳动物发育中存在DNA甲基化重编程。全基因组重亚硫酸盐测序是研究DNA甲基化的有力工具。重亚硫酸盐测序的原理是重亚硫酸盐使DNA中未发生甲基化的胞嘧啶脱氨基转变成尿嘧啶，发生甲基化的胞嘧啶则不会发生改变。可通过使用少量细胞来评估细胞特异性甲基化模式。随后，又出现了评估5mC的氧化形式的DNA甲基化研究技术。

下一代DNA测序的出现提供了强有力的工具，以单核苷酸分辨率检查全基因组DNA甲基化模式。随着技术的进步，进行测序分析的成本将会下降，从而使这项技术更容易获得。即使在样本量低至150ng的情况下也可以进行全基因组DNA甲基化分析，为肿瘤发生、发展等提供新的见解，并为药物发现和靶向治疗开辟新的途径。

许多常用的 DNA 甲基化检测，如亚硫酸氢盐测序和甲基化敏感的酶分析，无法区分 5hmC 和 5mC。现有几种方法能够区分基因组中的 5hmC 和 5mC：CpG 末端标记，然后通过薄层层析和带有紫外检测的高效液相色谱（HPLC）或串联质谱检测。羟甲基化 DNA 可以通过与 5hmC 特异结合的抗体或通过修饰的 5hmC 的生物素化来富集，然后通过基因芯片或 DNA 测序来鉴定沉淀下来的 DNA 序列。虽然这些方法可以量化 5hmC 并鉴定与其相关的 DNA 序列，但还没有达到单碱基对的分辨率水平。

五、临床应用前景

CpG 二核苷酸胞嘧啶残基（5mC）上的 5- 碳的 DNA 甲基化可能是肿瘤中最具特征的染色质修饰。已有证据表明，DNA 甲基化的整体改变存在于多种肿瘤中，并且与抑癌基因的抑制、染色质结构的改变以及基因组内转座因子解除抑制有关。

鉴定与 DNA 甲基化有关的基因突变位点有利于实现更精确的肿瘤诊断、治疗和判断预后。例如，*DNMT3a* 通常在 AML 和 T 细胞淋巴瘤中发生突变。*DNMT3a* 突变存在于 AML 患者血液中的造血干细胞中。这些改变增强细胞自我更新能力，导致白血病前 HSC 的克隆扩增，并结合其他突变而从中进化。*TET2* 突变是 AML 中不利的预后因素，并且与 MDS 对甲基化抑制剂反应增强有关。

氮杂胞苷（Azacitidine）可以说是最成功的表观遗传抑制剂。5- 氮杂 2′- 脱氧胞苷 [地西他滨（DAC），达康]，与氮杂胞苷具有相同的临床适应证。它们主要用于治疗 AML、MDS 和慢性粒细胞单核细胞白血病（CMML）。这些药物的治疗作用不仅限于血液系统恶性肿瘤，还适用于其他肿瘤的治疗。

氮杂胞苷可以重新激活肿瘤细胞中某些异常沉默基因。在低剂量氮杂胞苷作用下，这些胞嘧啶类似物会抑制活跃复制细胞中的 DNMT，从而导致 DNA 复制过程中甲基化丢失，并重新激活异常沉默的抑癌基因，从而恢复其表达和功能活性。这些抑制剂影响关键的调控途径，如细胞凋亡，细胞周期调控和免疫调节。DAC 通常只能掺入 DNA 链，而阿扎胞苷则可以掺入 DNA 和 RNA 链。DNMT 抑制剂的第三类药物是氮杂核苷（Zebularine），属于胞苷的类似物。氮杂核苷的低剂量 DNMT 抑制剂可抑制 DNMT 的甲基转移酶特性，从而重新激活基因的表达。这种 DNMT 抑制剂通过在有丝分裂细胞周期的 S 期干扰 DNA 并阻止癌细胞增殖。iDNMT 不仅可以通过去甲基化作用发挥其抗肿瘤活性，而且还可以通过诱导双链 DNA 断裂，从而导致 G2 阻滞，还可以通过病毒防御途径刺激免疫信号传导而发挥作用。尽管已证明 iDNMT 具有临床疗效，但这类药物不特定针对于某个基因座，会引起基因表达的大规模变化，在诱导肿瘤中不适当沉默的基因的重新表达的同时，还存在诱导癌基因和促转移基因的转录激活的风险。此外，尽管氮杂胞苷会引起 DNA 去甲基化，但这种核苷类似物优先结合到 RNA 上，并显著改变 RNA 和蛋白质的代谢。此外，DNMTi 可能会重新激活内源性逆转录病毒元件。

这些药物抑制 DNMT 的潜力不同。尽管有一定的抗肿瘤效果，但也具有局限性，包括低的用药可持续性和高毒性。因此，具有更高可持续性和最小毒性的新一代 Zebularine 药物似乎是抗肿瘤药物更佳选择。Zebularine 与其他两种药物相比毒性较低，可能是由于正常细胞和肿瘤细胞中尿苷胞苷激酶表达存在差异所导致。

尽管一些临床试验强调了 DNA 甲基化相关药物在肿瘤治疗中的可行性，但仍需要继续努力以提高治疗效果和降低药物毒性。

（王　玺　韦春莲）

第3节 组蛋白修饰与肿瘤

一、组蛋白修饰的生物学特征

人体内的每个有核细胞都含有大约2m长的DNA，这些DNA并不是以裸露的核苷酸链的形式存在，而是被以染色质的形式包装。人类基因组的大约30亿个碱基对与组蛋白和其他蛋白质以一种称为染色质的结构紧密相关。在染色质中，人类基因组通过将147bp的脱氧核糖核酸包裹在组蛋白八聚体周围，形成称为核小体的结构，从而使约3m的脱氧核糖核酸被包裹在平均直径仅为5μm的细胞核内。

组蛋白是包装在称为核小体的DNA包中的高碱性蛋白质。组蛋白修饰可以发生在组蛋白的柔性尾巴和核心区，包括那些被DNA包埋的位点，特别是柔性组蛋白尾部富含碱性Lys/Arg和含羟基的Ser/Thr/Tyr残基，因此是组蛋白修饰的热点。尾巴从核小体表面延伸出来，很容易受到共价翻译后修饰（PTM）的调节。PTM通过添加或去除化学基团来修饰组蛋白，并通过基因的激活或失活来调节生物学过程。组蛋白存在几种修饰类型，主要包括赖氨酸（K）和精氨酸（R）的乙酰化和甲基化，丝氨酸（S）和苏氨酸（T）的磷酸化、泛素化和SUMO化。此外，组蛋白修饰还包括瓜氨酰化、ADP核糖化、脱氨、甲酰化、糖基化、丙酰化、丁酰化、巴豆酰化和脯氨酸异构化。大多数组蛋白修饰调节DNA转录。

1964年，首次发现组蛋白乙酰化。组蛋白乙酰化的调节是动态的，受两个酶家族控制：组蛋白乙酰基转移酶（HAT）和组蛋白脱乙酰酶（HDAC）。HAT在Lys的位置向组蛋白添加乙酰基，中和Lys的正电荷。削弱组蛋白和DNA之间的联系，并且从中去除DNA。具有拮抗HAT功能的HDAC除去Lys基团并保持组蛋白带正电荷，从而维持染色质稳定。组蛋白的磷酸化也是动态变化的。通过激酶和磷酸酶的可逆性调节在丝氨酸增加和除去苏氨酸和酪氨酸残基上的磷酸。磷酸盐的加入，增加组蛋白的负电荷，影响染色质结构。此外，通过赖氨酸甲基转移酶（KMT）和脯氨酸精氨酸甲基转移酶（PRMT）对赖氨酸（K）和精氨酸（R）残基进行组蛋白甲基化。赖氨酸可以被单甲基化、二甲基化和三甲基化，而Arg可以被对称/非对称地单甲基化或二甲基化。与组蛋白乙酰化和磷酸化不同，组蛋白甲基化修饰不会改变组蛋白的电荷，但会影响转录因子结合亲和力。LSD1是第一个被鉴定的赖氨酸去甲基化酶。某些位点的组蛋白修饰，如启动子和增强子，在很大程度上是不变的，只有小部分保持动态变化。如，H3K4me1和H3K27ac是两种动态修饰，可以激活增强子和调节基因表达。

组蛋白修饰可以引发疾病，也可以预测临床结果。例如，H3K4me2水平降低与前列腺癌、肺癌和肾癌的不良预后有关。较低水平的H3K18ac和H3K9me与肾癌和肺癌的预后较差相关。肺癌患者中较高水平的H3K9ac表达与较低的存活率相关。组蛋白修饰多样性，可以改变细胞内的转录程序。组蛋白尾端中氨基酸修饰调控染色质的密度、可压缩性及基因转录等。这些修饰根据细胞环境呈动态变化。此外，转录激活或转录抑制相关的染色质修饰并不总是相互排斥的。“二价域”的存在证明了这一点，如同时存在激活组蛋白修饰H3K4me3和抑制修饰H3K27me3。研究肿瘤细胞中的组蛋白修饰模式有助于预测和治疗癌症。截至目前，大多数研究还集中在单个位点的异常修饰上。肿瘤细胞在单个基因或整体水平表现出异常的组蛋白修饰。组蛋白修饰的改变发生在早期阶段，并在肿瘤形成过程中积累。

二、组蛋白修饰的生物学功能

组蛋白甲基化可以激活或抑制转录。例如，组蛋白H3K4、H3K36和H3K79组蛋白甲基化修饰导致基因转录，而 H3K9、H3K27 和 H4K20 组蛋白甲基化修饰伴随转录沉默。甲基化的数目影响转录调节。例如，H3K9 中赖氨酸的单甲基化会激活转录，而其三甲基化会导致转录抑制。翻译后修饰是动态调节的，修饰酶动态地增加和删除 PTM。组蛋白标志物（乙酰化赖氨酸、甲基化赖氨酸、甲基化精氨酸、泛素化赖氨酸、磷酸化丝氨酸 / 苏氨酸）通过 MLL/COMPASS 甲基转移酶被两种类型的蛋白质复合物识别，即多梳抑制复合物和混合血统白血病激活复合物。MLL 作用于组蛋白 H3 的 Lys4（H3K4），导致常染色质的活性转录。PRC2 通过锌指蛋白 SUZ12 和 EZH2 催化 H3K27me2 和 H3K27me3，导致基因沉默。

PRC1 识别 H3K27me3，催化组蛋白 H2A 泛素化，促进染色质压实。异染色质蛋白 1（HP1）及其染色质域及甲基化赖氨酸结合，参与异染色质扩散和染色质凝聚。HP1γ 蛋白由染色体框 3 基因（CBX3）编码，在肝癌中过度表达，与其预后不良有关。HP2 家族成员是染色质调控和 DNA 甲基化的重要参与者，通过改变蛋氨酸腺苷转移酶 2A（MAT2A）的 CpG 甲基化来影响 SAM 的水平。HMTs 以 SAM 为甲基供体，分为赖氨酸甲基转移酶（KMT）和蛋白精氨酸甲基转移酶（PRMT）。在赖氨酸 HTM 中，SETD2 属于 NSD 家族，NSD1 在赖氨酸 36 位催化 H3K36me3。G9 催化组蛋白 H3K9 的甲基化。EZH2 催化 H3K27me 和 H3K27me3，常与肿瘤的发生有关。

部分组蛋白去甲基化酶参与延长寿命，调节线粒体应激诱导，如，jmjd-1.2/phf8 和 jmjd-3.1/JMJD3。转录激活复合物（TAC）含有 HAT，并与未甲基化的基因启动子结合，以沉默癌基因并上调肿瘤抑制基因。HAT 可能会与其他表观遗传酶竞争性对赖氨酸进行修饰，这些标记可以是甲基化、乙酰化或 SUMO 化。HDAC 是催化 HAT 反向反应的酶，影响细胞过程，如信号转导、细胞生长或凋亡。HDAC 与多种非组蛋白的调控因子相互作用，其中一些是转录因子和共调节因子。例如，组蛋白乙酰转移酶 p300/CBP 相关因子（PCAF）对抑癌蛋白磷酸酶和张力蛋白同源物（PTEN）的乙酰化可以抑制 PTEN，而 HDAC1 和 SIRT1 对 PTEN 的去乙酰化可以刺激 PTEN 的活性。由这些修饰引起的组蛋白乙酰化失衡可能导致肿瘤的发生和恶性肿瘤的进展。HDAC 与 PRC2 相互作用，并在各种类型的肿瘤中上调。HDAC4 在肝癌和淋巴瘤中可能是肿瘤抑制因子。

三、研究组蛋白修饰的技术与方法

核小体是染色质的基本结构单位，由 DNA 和 H1、H2A、H2B、H3 和 H4 等多种组蛋白构成。组蛋白八聚体是在核小体核心颗粒中心发现的八种蛋白质复合物，具有盘状结构，并且由锁定在一起的组蛋白亚基组成。核小体组蛋白的翻译后修饰参与多种生物过程。表观遗传修饰物异常表达在肿瘤的发生和发展中具有广泛的作用。现已鉴定和表征了多种组蛋白修饰酶。组蛋白经受翻译后修饰组成了组蛋白密码，调控染色质的状态，影响基因转录。组蛋白修饰反映基因活化状态，启动子、增强子和其他基因调控元件的互作方式等。检测组蛋白修饰的技术多种多样，例如免疫组织 / 细胞化学技术（IHC/ICC）、质谱分析、ChIP-on-chip、染色质免疫沉淀后测序（ChIP-seq）、ChIP-PCR 以及新兴的 CUT-Tag 技术等等。

ChIP-on-chip 也称为 ChIP-chip。“ChIP”表示染色质免疫沉淀技术，“chip”表示基因芯片技术。ChIP-on-chip 通常用于寻找给定蛋白质潜在的结合伙伴，常用于筛选下游作用分子。目前，最广泛使用的应该是染色质免疫沉淀后测序（ChIP-seq）。ChIP-seq 是一种针对 DNA 结合蛋白、组蛋白修饰或核小体的全基因组分析技术。这项技术在已经明确相互作用的蛋白质和 DNA 两者的情况下使用，研究其结合关系。由于二代测序技术的巨大进步，ChIP-seq 比其最初版本 ChIP-chip 具有更高的分辨率、更低的噪声和更大的覆盖范围。ChIP-seq 技术包含几个步骤。首先，用甲醛处理细胞使目标蛋白与 DNA 交联，通过超声波将交联后的染色质打断成 200~600bp 的小片段，再利用抗原抗体的特异性识别反应，将与目的蛋白相结合的 DNA 片段沉淀下来。最后，去交联并对纯化后 DNA 进行 PCR 扩增，进行高通量测序，通过与已有基因组序列进行比对确定 DNA

与蛋白质结合的序列。随着测序成本的降低，ChIP-seq已成为研究基因调控和表观遗传机制不可或缺的工具。但ChIP-seq技术存在一定的局限性。甲醛会导致一些无关蛋白质交联到DNA上，造成噪声。此外，ChIL-seq（chromatin integration labelling），即染色质集成标签技术，可用于研究转录因子结合位点以及DNA的可及性。ChIL-seq避免了传统ChIP-seq技术中由于抗体沉淀所带来的回收率低的局限性。对于活跃的组蛋白标记如H3K4me3、H3K27ac，起始细胞用量甚至可降低至单细胞水平。

四、组蛋白修饰的调控

组蛋白修饰是动态的，这个过程受多种修饰酶的调控。乙酰基转移酶和去乙酰化酶调控组蛋白的乙酰化和去乙酰化；甲基转移酶和去甲基酶调控组蛋白甲基化和去甲基化；丝氨酸/苏氨酸激酶和组蛋白泛素连接酶分别调控组蛋白磷酸化和泛素化。此外，还有负责组蛋白磺酰化、ADP核糖基化、脱氨和脯氨酸异构化的修饰酶。

赖氨酸无论哪个残基被乙酰化，均与染色质可及性和转录激活相关。而赖氨酸甲基化的作用则存在两种情况。例如，H3K9、H3K27和H4K20的甲基化通常与转录抑制的染色质状态相关，而H3K4和H3K36的甲基化与转录的染色质和基因活化相关。组蛋白上丝氨酸和苏氨酸残基的磷酸化促进了有丝分裂过程中染色质凝结和即刻早期基因的转录激活，还与DNA修复和细胞凋亡有关。H2AX丝氨酸139上的磷酸化修饰则涉及DNA损伤修复。此外，组蛋白特定残基的泛素化或磺基化与有丝分裂、常染色质形成和精子发生有关。

不同组蛋白修饰之间存在复杂的相互依赖和相互影响。表观遗传特定修饰与特定的染色质状态相关，调控特定的生物过程。在多能细胞中，相反的组蛋白修饰可以共定位于同一区域，称为“二价域”。在胚胎干细胞（ESC）中，许多基因的启动子存在活性H3K4me3或抑制性H3K27me3染色质标记。维持ESC的分化潜能。在未受到分化信号刺激的情况下，保持发育基因沉默或极低的表达水平，同时保持在一种随时准备被激活的状态。二价染色质并不是ESC独有的，也存在于其他细胞中。这种常染色质/异染色质的中间状态的紊乱可能与肿瘤发生有关。

（一）组蛋白乙酰化

1. 组蛋白乙酰化酶

组蛋白乙酰化由组蛋白乙酰基转移酶介导。HAT也称为KAT。组蛋白乙酰化修饰通过多种机制调节染色质状态，如中和基因启动子和增强子以及基因体上未修饰的赖氨酸残基上的碱性电荷，活跃基因转录；招募辅调节因子和RNA聚合酶复合物。迄今为止，HAT和HDAC是组蛋白PTM研究最多的两组酶。HAT将乙酰辅因子上的乙酰基转移到组蛋白上的赖氨酸残基上，而HDAC的作用正好相反，使组蛋白乙酰化过程高度可逆。

HAT主要位于细胞核，但乙酰化可影响细胞质中关键生物过程。此外，也存在非组蛋白PTM。HAT1是第一个被鉴定出来的HAT。随之HATA也被分离出来。人HAT可分为3组：GNAT、MYST和CBP。GNAT包括GCN5和PCAF。MYST包括MOZ、MOF、TIP60和HBO1。CBP是p300/cAMP反应元件结合蛋白。其他HAT，包括核受体和转录因子，如SRC1、MGEA5、ATF-2和CLOCK，也可催化组蛋白乙酰化。部分乙酰基转移酶也可以对非组蛋白质进行修饰，如TFIIB、MCM3AP、ESCO和ARD1。敲除小鼠的p300/CBP可导致胚胎死亡。每个HAT亚家族的转移乙酰基的机制不同。对于GCN5和PCAF家族，蛋白质晶体结构显示活性部位存在保守的谷氨酸残基，阻断该谷氨酸导致乙酰化功能显著下降。同样，在MYST家族蛋白的活性位点也存在一个保守的谷氨酸和半胱氨酸残基。与上述两个家族不同，p300/CBP亚家族还存在保守酪氨酸残基和色氨酸残基。HAT家族乙酰基转移通过两种机制催化乙酰化过程。GNAT家族依赖于顺序命令机制，而MYST家族则通过双置换催化机制，即首先将乙酰基转移到半胱氨酸残基上，然后再转移到赖氨酸残基上。除了作用机制不同外，HAT亚家族甚至同一家族中不同的蛋白质催化靶点也存在显著差异。

细胞内乙酰化异常与肿瘤的发生或预后有关。组蛋白修饰与在血液系统恶性肿瘤中的研究较为广泛。CBP 和 p300 均为肿瘤抑制因子。*CBP* 的突变导致儿童对恶性肿瘤的易感性。p300 的丢失也与血液恶性肿瘤的发生有关。在肿瘤发展过程中，染色体易位导致 *HAT* 基因表达异常。例如，AML t（8；16）（p11；p13）易位导致产生融合蛋白 CBP-MOZ；而 t（10；16）（q22；p13）易位导致产生 CBP-MORF 嵌合体。p300-MOZ、MLL-CBP 和 MLL-p300 也存在于某些血液肿瘤中。涉及 CBP 的染色体重排较为常见。p300 错义点突变在结直肠腺癌、胃腺癌和乳腺癌中的发生率较低。

2. 组蛋白乙酰化的识别

溴结构域蛋白参与识别组蛋白乙酰化。溴结构域（BRD）是一段保守的氨基酸基序，存在一个识别乙酰赖氨酸的疏水口袋，是唯一能识别组蛋白乙酰化修饰的基序。BRD 疏水口袋的环内序列决定结合偏好性。此外，BRD 与其他染色质分子相互作用，如植物同源结构域（PHD）手指基序或其他 BRD。现已经发现了 42 个含有溴结构域的蛋白质和 61 个独特的溴结构域。溴结构域蛋白包含 1 到 6 个 BRD。HAT 是研究最充分的溴域蛋白，如 PCAF、GCN5 和 p300/CBP。Yaf9、ENL、AF9、Taf14、Sas5（YEATS）和双 PHD 指状结构（DPF）也可识别乙酰化的赖氨酸。人的 MOZ 和 DPF2 都是含有 DPF 结构域的蛋白质，YEATS 和 DPF 结构域的突变与肿瘤有关。例如，*AF9* 基因突变与血液系统恶性肿瘤发生有关，而 *ENL* 基因异常与肾癌发生有关。

溴结构域和端外结构域蛋白家族（BET），是识别组蛋白乙酰化的另一个重要家族。BET 家族成员包括 BRD2、BRD3、BRD4 和 BRDT，每个成员包含两个保守的 N 端溴结构域和具有差异性的 C 端招募结构域。这些 BET 蛋白介导基因转录激活。有意思的是，部分组蛋白赖氨酸甲基转移酶中也存在此溴结构域，如 ASH1L 和 MLL。

BET 蛋白作为组蛋白乙酰化的“阅读器”，在肿瘤发生过程中发挥着重要作用。BRD4 招募正转录延伸因子复合物（P-TEFb），是 C-myc 相关慢性淋巴细胞白血病的治疗靶点。在 NUT 中线癌（NMC）中，BRD4 发生 t（15；19）染色体易位，产生融合蛋白 BRD4-NUT。抑制 BRD4-NUT 诱导 NMC 细胞分化。此外，BRD4 是维持 AML 持续表达 Myc 所必需的。

3. 组蛋白去乙酰化酶

成人肿瘤，特别是造血系统恶性肿瘤，其特征在于编码染色质调节酶的基因发生高频突变。研究得最好的组蛋白修饰是组蛋白尾巴上的赖氨酸乙酰化，它由两个酶家族 [组蛋白赖氨酸乙酰基转移酶（HAT）和组蛋白去乙酰基酶（HDAC）] 动态调节。我们的基因组编码 18 个组蛋白去乙酰酶。与 HAT 的功能不同，HDAC 通常抑制基因转录。HDAC 不仅在细胞核中表达，在细胞质中也有表达，其底物也不局限于组蛋白。可根据 HDAC 序列相似性将其分为四类：第一类 HDAC（酵母 Rpd3 样蛋白），包括 HDAC1、HDAC2、HDAC3 和 HDAC8，是转录辅助阻遏子，在 N 末端有一个单一地去乙酰酶结构域；第二类 HDAC（酵母 Hda1 样蛋白）包括 HDAC4、HDAC5、HDAC6、HDAC7、HDAC9 和 HDAC10， 在 C-末端有一个脱乙酰酶结构域；第三类 HDAC（Sir2 样蛋白）包括 SIRT1、SIRT2、SIRT3、SIRT4、SIRT5、SIRT6 和 SIRT7；第四类只有 HDAC11 一个成员。

第一类、第二类和第四类蛋白序列相似，属于组蛋白去乙酰化酶家族，而第三类 HDAC 属于 Sir2 调节家族。这两个家族的催化机制是不同的，第一类、第二类和第四类蛋白的催化作用依赖于 Zn^{2+}，而 Sir2 样蛋白（sirtuins）的催化作用依赖于烟酰胺腺嘌呤二核苷酸（NAD^{+}），而且还具有单 -ADP- 核糖基转移酶活性。sirtuin 家族是一组多功能酶。SIRT1 参与异染色质的形成，控制 H4K16Ac、H3K9Ac 和 H1K26Ac 的去乙酰化，并促进 SUV39H1 依赖的 H3 甲基化产生 H3K9me3 标记。*BRCA*1 突变的肿瘤表达低水平的 SIRT1，而结直肠癌表达高水平的 SIRT1。SIRT2 增加磷酸烯醇式丙酮酸羧激酶（PEPK1）、丙酮酸激酶（PKM2）的活性以及线粒体的代谢率和能量产生。SIRT3、SIRT4、SIRT5、SIRT6 和 SIRT7 是蛋白质去乙酰化酶，同时也是 ADP- 核糖基转移酶。SIRT4 具有比 HDAC 更强的单 ADP 核糖基转移酶活性。SIR2 和 SIRT6 具有相同强度的单 ADP 核糖基转移酶和 HDAC 活性，而 SIRT5 还是赖氨酸脱丁二酰化酶和去丙二酰化酶。

每个 HDAC 的主要作用位点不同。HDAC3 可以去乙酰化 H4K8 和 H4K12，但在 HDAC3 基因敲除的 HeLa 细胞系中，H4K8 和 H4K12 的乙酰化水平，甚至 H3 和 H4 的总体乙酰化水平，与未敲除细胞的乙酰化水平相当。敲降 HDAC1 或 HDAC3 增加 H3K9 和 H3K18 的乙酰化水平。因此，由于 HDAC 家族成员功能的多样性，特别是在第一类、第二类和第四类蛋白中，很难确定它们的特异的底物。而 sirtuin 家族的底物是比较明确的。SIRT4 和 SIRT5 仅位于线粒体中，影响的是非组蛋白，如 P53、RB1、E2F1、FOXO1。抑癌基因 *p*53 和细胞骨架蛋白 α-tubulin 是 HDAC 的两种代表性底物。此外，HDAC 还能够通过去乙酰化其他表观遗传调控蛋白，如 DNMT、HAT 来调节基因转录。一些 HDAC 必须与其他组分形成复合物才能发挥转录辅助抑制作用，这为设计新型 HDAC 抑制剂提供了的思路和方法。SIN3、NuRD 和 CoREST 复合物是包含 HDAC1 和 HDAC2 的 3 种复合物。体外研究证实 HDAC1 或 HDAC2 单独发挥作用时，只具有较弱的去乙酰酶活性。而 HDAC3 与辅助阻遏子 SMRT/NCoR 形成复合物时其酶活性显著提高。NCoR 还与 HDAC1、HDAC2 和第二类脱乙酰酶 HDAC4、HDAC5 和 HDAC7 相互作用。DBC1 和 AROS 是能够与 SIRT1 结合的蛋白,但它们之间的相互作用表现出相反的作用。DBC1/SIRT1 复合物抑制 SIRT1 的去乙酰活性，而 AROS 和 SIRT1 的结合则刺激 SIRT1 的活性。

在多种血液系统恶性肿瘤和实体瘤中，存在 HAT 家族成员，如 p300、CBP 和 MYSTA4 的易位和突变。HDAC 突变和过表达，会导致整体组蛋白乙酰化水平降低和随之而来的肿瘤抑制基因的沉默。HDAC 不仅能够去乙酰化组蛋白和非组蛋白,而且还能与其他表观遗传相关酶相互作用,这使它们在肿瘤发生中起着至关重要的作用。肿瘤中 HDAC 的改变通常会导致肿瘤抑制基因异常去乙酰化。例如，CDKN1A 编码的肿瘤抑制因子 P21 启动子的低乙酰化可以被 HDAC 抑制剂逆转，从而产生抗肿瘤作用。

（二）组蛋白甲基化

与组蛋白乙酰化类似，组蛋白甲基化也由三个重要组成部分组成：组蛋白甲基转移酶（HMT）、组蛋白甲基化识别蛋白和组蛋白去甲基化酶（HDM）。组蛋白的甲基化存在于精氨酸和赖氨酸残基，分别由蛋白精氨酸甲基转移酶（PRMT）和赖氨酸甲基转移酶（KMT）催化。精氨酸和赖氨酸均可以被单甲基化或二甲基化，而赖氨酸还可以被三甲基化。组蛋白甲基化可以促进基因表达，也可以抑制基因表达，这取决于具体情况。例如，H3K9、H3K27 和 H4K20 的赖氨酸甲基化通常与基因表达抑制有关，而 H3K4、H3K36 和 H3K79 的甲基化则诱导基因表达。H3K27M（27 位赖氨酸转变成甲硫氨酸）导致整体 H3K27me3 水平降低，是儿童胶质瘤和肉瘤的驱动因素。在 70% 以上的弥漫性脑胶质瘤（DIPG）和 20% 的儿童胶质母细胞瘤中存在 H3K27M 突变。H3K36M 突变导致 H3K27me3 水平升高和 H3K36me1/me2 整体水平下降，损害间充质祖细胞的分化，与产生未分化的肉瘤有关。H3K36 甲基转移酶缺失导致的表型与 *H3K36M* 突变的表型相似。临床试验中使用的去甲基化药物 5- 氮杂胞苷影响整体基因表达和组蛋白修饰（H3K9me3 和 H3K27me3），表明 DNA 甲基转移酶和组蛋白甲基转移酶之间存在关系。

1. 组蛋白甲基转移酶

赖氨酸甲基转移酶（KMT）包含 6 个家族：SUV39、SET1、SET2、EZH、SMYD 和 RIZ（PRDM）。SUV39 家族蛋白包含 9 个保守的半胱氨酸，通过与 3 个锌离子协同发挥作用。SET1 家族成员有一个相似的 Post-SET 基序，包含 3 个保守的半胱氨酸残基。SET2 家族拥有一个含有 7~9 个半胱氨酸的 AWS 基序。SET 结构域位于 AWS 基序和 Post-Set 基序之间。ZEST 同源增强子（EZH）家族成员是多梳抑制复合物（PRC）的催化成分，负责基因沉默。EZH 蛋白没有 Post-Set 基序，但在 SET 结构域前面有 15 个半胱氨酸，与分离蛋白一样没有甲基化活性。PRC2 通过其催化成分 EZH2 或其同系物 EZH1 显示赖氨酸甲基化活性。EZH2 产生 H3K27me 和 H3K27me3，与肿瘤的发生有关。SMYD家族成员是含有MYND结构域的SET蛋白。MYND结构域是负责蛋白质之间相互作用的锌指基序。RIZ家族是一个包含PR结构域同源的大家族。PR和SET结构域具有20%~30%的序列一致性，并且都能够诱导组蛋白H3甲基化。但RIZ家族中负责组蛋白甲基化的成员仍未研究清楚，其中两个基因可以诱导组蛋白甲基化：*PRDM2*（*RIZ1*）与H3K9甲基化有关，Meisetz三甲基化H3K4。PRDM1可与SUV39家族的成员EHMT2相互作用。PRDM6通过与第一类HDAC和EHMT2相互作用，作为转录抑制因子，诱导细胞增殖和抑制细胞分化用。EHMT2通过与PRDM1形成复合物而被募集。其他含有SET的KMT，如SET7/9、SET8、SUV4-20H1和SUV4-20H2，由于缺乏SET结构域两侧的特征序列或结构，不能归入这些家族。部分KMT包含多个结构域，这使得它们可以与其他蛋白质，特别是其他表观遗传修饰蛋白相互作用。SUV39H1具有一个直接与核酸结合并形成异染色质的染色域。MLL1通过与CpG相互作用的CXXC结构域识别未甲基化的DNA。SETDB1含有与甲基化DNA相互作用的MBD。SETDB1中的Tudor结构域可能识别赖氨酸残基的甲基化。ASH1能够通过ADH1内的溴结构域与CBP相互作用。

蛋白精氨酸甲基转移酶（PRMT）可分为两类。只PRMT5、PRMT7和PRMT9是Ⅱ型PRMT，其余5个PRMT是Ⅰ型PRMT。PRMT2与精氨酸甲基化有关，但没有催化活性。两种类型的PRMT首先催化形成一甲精氨酸作为中间产物。Ⅰ型PRMT形成不对称的二甲基精氨酸（ADMA，Rme2a），而Ⅱ型PRMT形成对称的二甲基精氨酸（SDMA，Rme2s）。Rme2a表示一个ω氨基上有两个甲基，而Rme2s在每个ω-氨基上有一个甲基。

KMT是相对于精氨酸甲基转移酶研究得更好的甲基转移酶。KMT的靶标不仅限于组蛋白，还修饰其他关键非蛋白，如肿瘤抑制因子P53、TAF10和Piwi蛋白。除DOT1L外，所有KMT都含有一个130个氨基酸的保守结构域，负责含SET的KMT的酶活性，称为SET结构域。DOT1L甲基化组蛋白球状核心中的赖氨酸，而不是甲基化组蛋白尾巴中的赖氨酸残基，其催化结构域与PRMT更相似。KMT的酶活性导致甲基从S-腺苷蛋氨酸转移到赖氨酸残基的ε-氨基上。首个鉴定出来的KMT是SUV39H1，靶点为H3K9。超过50个含有SET的蛋白质可能具有赖氨酸甲基化潜力。KMT是高度特异的酶，对赖氨酸残基和特定甲基化程度具有高度的选择性。例如，SUV39H1和SUV39H2特异性催化H3K9甲基化，而DOT1L仅特异性催化H3K79甲基化。

与组蛋白甲基化相关的酶与肿瘤关系密切。在AML和ALL中，*MLL*基因的位置通常发生染色体易位。当*MLL*基因易位时，催化结构域丢失可产生的融合蛋白并招募DOT1L。MLL相关ALL的维持依赖于DOT1L催化的H3K79甲基化。因此，DOT1L通常与血液系统恶性肿瘤有关。EZH2诱导的H3K27甲基化的改变存在多种肿瘤种，包括前列腺癌、乳腺癌、肾癌、膀胱癌和肺癌，以及血液系统恶性肿瘤。此外，EZH2过度表达存在于多种肿瘤中，并且与不良的预后相关。

2. 组蛋白甲基化的识别

甲基组蛋白识别蛋白包含几个识别赖氨酸或精氨酸甲基化的特定结构域，例如染色质域、WD40重复序列、MBT结构域、Tudor结构域和PHD指状基序。人类具有代表性的含铬结构域蛋白是HP1和Chd1，分别识别H3K9me和H3K27me。WDR5是一种含有WD40重复序列的蛋白质。除了H3K4me，WDR5更倾向于通过组蛋白甲基化复合物与H3K4me2结合，这是维持H3K4me3所必需的。WDR5也可通过直接读取H3R2，这是MLL1的一个“WIN”基序和H3R2二甲基化。L3MBTL是一组含有3个MBT重复结构域的蛋白质。L3MBTL1通过H4K20或H1BK26的单甲基化或双甲基化抑制基因表达。BPTF、RAG2、PYGO和肿瘤抑制因子ING2是含有PHD手指基序的代表性蛋白，均可识别并与H3K4me3结合。DNMT3L和BHC80也具有PHD手指基序，但选择性地与未甲基化的H3K4结合。含有Tudor结构域的蛋白质，如JMJD2A是一种组蛋白去甲基化酶，与H3K4me3和H4K20me3等效结合。

3. 组蛋白去甲基化酶

对组蛋白去甲基化酶（称为HDMS或KDM）

的研究相对于HMT比较落后。KDM可以分为两类：胺氧化酶型赖氨酸特异性去甲基化酶（LSD）和高度保守的含组蛋白域去甲基化酶（JMJC）。LSD1和LSD2，也称为KDM1A和KDM1B，是依赖于黄素腺嘌呤二核苷酸（FAD）的胺氧化酶，只能去甲基化和去甲基化赖氨酸残基。LSD1通过去甲基化H3K9特异性地激活雄激素受体（AR）靶基因。人类基因组编码30多种含有JMJC的KDM，这些KDMs能够从所有3种甲基赖氨酸状态中去除甲基。JHDM1A是第一个被表征的含有JMJC结构域的KDM，特异性地去甲基化H3K36me2和H3K36me1。然而，并不是所有的JMJC结构域蛋白都能去甲基化组蛋白，如HIF1AN和跨膜磷脂酰丝氨酸受体PTDSR。包含JMJC的KDM可分为6个家族：JHDM1、JHDM2（JMJD1）、JHMD3（JMJD2）、JARID、PHF和UT家族。然而，并不是所有这些家族都具有组蛋白去甲基化的能力。含有JMJC的蛋白，包括那些这6个家族之外的一些蛋白，包含一个或多个甲基化的组蛋白结合域。除了赖氨酸残基的脱甲基酶，JMJD6是第一个被描述的精氨酸脱甲基酶和赖氨酸羟化酶。它可以去除H3R2和H4R3中的甲基。另一种蛋白质是肽基精氨酸脱亚胺酶（PADS或PADI）或蛋白质－精氨酸脱亚胺酶，它们能够将精氨酸和单甲基精氨酸转化为瓜氨酸。

LSD1（KDM1A）是研究最多的KDM之一，LSD1催化H3K4me2和H3K4me1的去甲基化。抑制LSD1导致H3K4整体甲基化促进神经母细胞瘤细胞分化。与KDM1A不同，KDM1B主要参与具有限制性表达模式的卵母细胞生长。与LSD1的双重作用类似，KDM2家族成员既可以促进肿瘤的形成，也可以抑制肿瘤的形成。KDM2A通过催化双特异性磷酸酶3（DUSP3）中H3K36二甲基化，激活肺癌细胞ERK1/2的表达。乳腺癌KDM2B基因敲除通过抑制多梳复合体，下调肿瘤干细胞标记物ALDH和CD44的表达。KDM2B在小鼠胰腺导管腺癌（PDAC）中也过表达，并与KrasG12D协同促进PDAC的形成。

KDM与肿瘤存在关联。KDM可清除表观记忆，并且赋予可塑性，在促进重编程或肿瘤自适性中发挥重要作用。H3K4去甲基化酶（KDM5）使肺癌细胞和黑素瘤细胞通过适应缓慢增殖持续状态来逃避抗增殖治疗。H3K27去甲基化酶（KDM6）使胶质母细胞瘤干细胞回归到更“原始”的发育状态，从而耐受药物压力。H3K9和H3K36组蛋白脱甲基化酶，KDM4家族酶，在许多肿瘤中上调，并解除异染色质，影响复制时间和原始染色体拷贝数的改变。LSD1和KDM2家族体现细胞环境依赖性的促癌和抑癌功能，这可能在不同肿瘤中酶作用于不同的底物所造成。抑制KDM3A可下调肿瘤相关血管生成和巨噬细胞浸润。而KDM3C是维持MLL-AF9白血病所必需的，常在患有颅内生殖细胞肿瘤的患者中发生突变。KDM4A、KDM4B和KDM4C在前列腺癌中表达增强，但H3K9me2/3水平降低和H3K9me1水平升高。H3K9me3被认为是基因组异染色质的标志。此外，KDM4家族成员是最早发现的三甲基化赖氨酸的去甲基酶。KDM4家族成员的异常表达可能导致基因组的不稳定，从而参与肿瘤的发生。KDM6家族的成员通常作为肿瘤抑制因子。例如，由INK4A-ARF位点编码的肿瘤抑制蛋白p16INK4A和p14ARF被H3K27me3抑制。当受到致癌因子刺激时，KDM6B被招募到INK4A-ARF位点并激活这两个肿瘤抑制因子的转录。在大肠癌中，KDM7C是激活*p*53所必需的。

五、组蛋白修饰的临床应用前景

在肿瘤发生期间，细胞经历组蛋白修饰的整体变化，从而导致异常的基因表达。组蛋白修饰调控因子的突变促进了肿瘤细胞转录程序重编程，并迅速适应环境或治疗压力。表观遗传在调节许多肿瘤特征方面的重要作用已经引起了科学家、临床医生和制药行业的兴趣和关注。这导致了以表观遗传修饰蛋白为靶标的小分子药物的产生。

针对HMT和HDMT的抑制剂已有很多研究。EZH2在多种肿瘤中过度表达。DZNep是一种SAH水解酶抑制剂，通过上调SAH来降低EZH2的表达，从而导致PRC2以反馈抑制机制降解。EI1是EZH2的小分子抑制剂，通过直接与EZH2结合并与SAM竞争来抑制EZH2的活性。GSK343和GSK126是另外两种SAM的竞争性抑制剂。此外，EZH2的强效抑制剂EPZ005687可显著降低EZH2 Tyr641和Ala677残基突变的淋巴瘤细胞H3K27甲基化水平，而对野生型细胞增殖无明显影响。EPZ004777是第一个被鉴定的DOT1L特异性抑制剂，可选择性地杀伤MLL易位的细胞。

HDAC从组蛋白尾巴上去除乙酰化修饰，以建立阻抑的染色质环境。HDAC的抑制在多种肿瘤中具有良好的抗肿瘤作用。HDACi通过重新激活异常沉默的抑癌基因（*TSG*），诱导细胞死亡、凋亡、细胞周期停滞、抑制细胞迁移以及在转化细胞的抗血管生成中发挥重要作用。几种HDACi正在成为有前途的抗肿瘤药物，如伏立诺他（SAHA）已获准用于治疗皮肤T细胞淋巴瘤（CTCL）；罗米地辛已被批准用于CTCL和PTCL患者。BET抑制剂（BETi）也显示出抗肿瘤活性。BETi可逆地与BET蛋白的溴结构域结合，并破坏关键的蛋白质－组蛋白相互作用。JQ1和I-BET762是BET家族中具有代表性的两种抑制剂。JQ1是一种细胞通透性小分子，可以竞争性地与BRD4融合癌蛋白（如BRD4-NUT）结合，导致癌细胞分化和凋亡。同样，I-BET762也是对BRD4的合成模拟，并与BRD4竞争结合。此外，还有LSD1抑制剂、*IDH*1和*IDH*2突变抑制剂、PRMT5抑制剂等。

表观遗传异质性远比遗传异质性更具动态性，而可能是由于对环境和治疗压力做出反应的表观遗传调节所驱动的转录可塑性导致了许多肿瘤药物无法在患者中诱导持久的疾病缓解。这种耐药模型不是由遗传进化驱动的，而是由转录可塑性驱动的。4SC-202是一种具有双重作用的小分子药物，对HDAC1/2/3和LSD1具有相似的低摩尔抑制作用。肿瘤发生过程中的表观遗传调控是复杂的，涉及多个生物过程。因此，类似于4SC-202这种针对多种表观遗传事件联合治疗可能更有效。

（王 玺 韦春莲）

第4节 染色质重塑与肿瘤

一、染色质重塑复合物的多重性：组成与功能

在细胞内，DNA并不是以裸核苷酸链的形式存在；相反，人类基因组中约30亿个碱基对与组蛋白和其他蛋白质紧密相关，这种结构称为染色质。在染色质中，人类基因组的组织和致密化是通过将146个碱基对包裹在组蛋白八聚体上而实现的，形成称为核小体的结构，从而使约3m的DNA被包裹在平均直径只有5μm的细胞核内。此外，在控制基因表达过程中，核小体的存在阻碍了转录因子的结合，转录因子是负责激活或抑制特定基因表达的蛋白质。因此，一个复杂的细胞机制与转录因子协同工作，以动员核小体去调控基因的表达，称为染色质重塑的过程。

染色质重塑复合物可分为两大类：执行共价修饰组蛋白或DNA的多亚基复合物和类似SWI/SNF复合物的染色质重塑酶（重塑剂）。ATP依赖的染色质重塑酶（重塑剂）是染色质组织的核心。染色质重塑的基础是沿着核小体组蛋白核心的DNA的ATP依赖性转运。ATP依赖的染色质重塑复合物从酵母到人类均为高度保守。它们利用ATPase亚基沿着DNA动员核小体，从核小体中去掉组蛋白，并用其他组蛋白变体取代组蛋白，所有这些都能对转录活性产生显著影响。染色质重塑ATP酶复合物有4类：SWI/SNF、CHD、ISWI和INO80。它们都有相似的ATP酶域，但具有不同的染色质相互作用结构域和附加的单独成

分。ATP依赖的染色质重塑复合物成分的遗传改变在人类恶性肿瘤中相当常见。SWI/SNF复合物的成员在超过30%的人类肿瘤中存在突变。例如，SWI/SNF复合体的SMARCB1（SNF5）亚单位功能丧失突变几乎见于所有横纹肌样肿瘤，通常是唯一的体细胞DNA改变。并且，SNF5的丢失被发现是一种生殖系突变，它增加了对多种儿童早期癌症的易感性，在这种家族性发展的肿瘤失去了剩余的野生型等位基因，这与Knudson针对肿瘤抑制因子的二次打击致癌模型一致。同时，在肿瘤中SNF5的缺失导致EZH2的表达升高，导致H3K27me3和肿瘤细胞周期进展的广泛增加。

SWI/SNF样蛋白ATRX的突变可通过不同的机制促进肿瘤发展。ATRX负责将组蛋白变体H3.3沉积到着丝粒周围和端粒异染色质。在胰腺神经内分泌肿瘤、儿童胶质母细胞瘤、成人低级别胶质瘤和至少15种其他人类肿瘤类型中，已发现ATRX的反复功能缺失突变。所有肿瘤都需要维持端粒长度以维持无限的细胞分裂，最常见的是通过上调端粒酶。少数癌症使用非基于端粒酶的机制，统称为另一种端粒延长（ALT）。ALT使用基于同源重组的方法来延长端粒。在人类癌症中，ATRX突变与ALT高度相关；在胶质瘤中，它们与激活端粒酶基因启动子突变是互斥的。ATRX的丢失导致端粒染色质状态的改变，这是由于H3.3沉积的丢失以及端粒处的损伤和重组。此外，ATRX功能缺失的细胞表现出更高的基因组不稳定性，这可能是导致突变率增加和肿瘤形成加速的原因。CHD1和ISWI类ACF重塑剂介导规则的核小体阵列的形成，而SWI/SNF介导其局部破坏。INO80类重塑剂催化核小体中规范组蛋白H2A与变体H2A.Z之间的交换。

二、SWI/SNF复合物

肿瘤基因组测序研究显示，编码SWI/SNF染色质重构复合物亚单位的基因突变率非常高，近25%的癌症在其中一个或多个基因中存在畸变。这种异常在肿瘤发生中的作用可以通过种系丧失功能突变的携带者和基因工程小鼠模型中的癌症易感性证明，主要是由于这些模型中的SWI/SNF亚基失活。虽然许多最常见的突变癌基因和肿瘤抑制基因已经研究了几十年，但是*SWI/SNF*基因突变的促癌作用直到最近才被认识到，因此对这些变化的了解相对较少。

（一）SWI/SNF复合物基本组成

染色质重塑复合物的SWI/SNF家族，也被称为BRG1/BRM相关因子（BAF）复合物，是核小体定位的关键调控因子。SWI/SNF复合物利用ATP水解产生的能量滑动或喷射核小体。SWI/SNF复合物是一种复杂的大分子组装体，由许多不同的、可变的亚基组成。哺乳动物SWI/SNF复合物包括3个大的亚科：典型BAF（cBAF），多溴相关BAF（PBAF），以及GLTSCR1或含GLTSCR1L和BRD9的复合物（GBAF），该复合物在2018年才被发现，也被称为非典型BAF（ncBAF）。所有3个复合物都含有核心亚基，包括SMARCC1、SMARCC2、SMARCD1和ATP酶SMARCA4或SMARCA2中的任何一个，但它们也包含许多可变亚基，这些亚基为每个复合物提供了不同的同一性。由于相关亚单位的不同使用，在每个亚家族中都会出现额外的异质性，这些亚单位通常由多基因家族编码，因此在每个广泛的亚家族中可能存在数百甚至数千种细微不同的SWI/SNF复合物。

（二）SWI/SNF参与的功能调控

哺乳动物SWI/SNF复合物在转录调控中具有广泛的作用，并参与调控特异性转录程序，如介导细胞分化和谱系规范。在基因组中，复合物起着明显作用的区域比如增强子，增强子是一种短的非蛋白质编码的DNA元素，形成转录因子的结合位点，从而调节相邻基因的转录活性。增强子在基因组中只占很小的比例，但SWI/SNF复合物在这些位点高度富集，在调节增强子可及性方面具有重要作用，这是转录因子激活基因表达所必需的。SWI/SNF亚基组成的高度多样性的功能含义并不完全清楚，但是不同的亚家族在增强子、启动子和基因体之间有着不同的位置分布，并且它们的独特组成被认为在与转录因子和其他相互作用中具有特异性染色质调节剂。

转录并不是唯一需要接触特定 DNA 片段的细胞过程，SWI/SNF 复合物已被牵涉到 DNA 损伤修复（DDR）的几个机制中。不同的 SWI/SNF 家族成员在 DDR 中有不同的作用，从改变 DNA 损伤位点周围的染色质结构到直接招募 DDR 所需的蛋白质。cBAF 和 PBAF 复合物参与了非同源末端连接和同源重组修复过程。事实上，SMARCA4 和 cBAF 特异性亚单位 ARID1A 已被证实被招募到 DNA 损伤部位，并在双链断裂（DSB）处协助同源重组介导的 DNA 修复和非同源末端连接。据报道，SMARCA4 在 DNA 损伤部位与聚（ADP-核糖）聚合酶 1（PARP1）相互作用，并重塑染色质，以降低这些部位的核小体密度，以及诱导组蛋白 H2AX 磷酸化（产生 γH2AX 标记），以促进 DNA DSB 修复。同样，有相关研究还确定了 ARID1A 在促进 DSB 修复方面的作用。此外，SMARCA4 或 ARID1A 表达的缺失与有丝分裂延迟和染色体异常分离有关，这些与 SWI/SNF 复合物在 DNA 脱链和（或）端粒内聚中的作用有关。PBAF 的 PBRM1 亚单位也与 DDR 有关，有证据表明该蛋白在 DSB 的转录沉默中有作用，它有助于修复这些 DNA 损伤，以及维持着丝粒内聚力，这对维持基因组稳定性非常重要。那么，SWI/SNF 复合物具有抑制肿瘤的活性，其功能失调的转录调节促进肿瘤的形成。尽管 SWI/SNF 复合物与 DDR 途径有关，但它们与转录调控的联系更广泛。SWI/SNF 在 DDR 中的活性和转录调控都具有抑制肿瘤的潜力，并且每个功能的破坏都可能导致 SWI/SNF 亚单位突变的肿瘤。

（三）SWI/SNF 在肿瘤发生发展中的作用

1. 肿瘤中 SWI/SNF 亚单位突变

SWI/SNF 复合物在发现 *SMARCB*1（也称为 *INI*1、*SNF*5 和 *BAF*47）在几乎所有横纹肌样肿瘤的病例中双等位基因突变失活，也是首次与肿瘤发生有关。横纹肌样肿瘤通常发生在 3 岁以下的儿童，通常在 1 岁之前，并且预后非常差，患者在诊断后通常存活 <1 年。*SMARCB*1 是一个肿瘤抑制基因，10%~30% 的杂合子小鼠会发生肿瘤，主要是神经系统和软组织肉瘤（与横纹肌样肿瘤一致），平均年龄为 11 个月。即使 *SMARCB*1 的种系纯合子失活导致早期胚胎致死，诱导的体细胞纯合子失活导致 100% 小鼠的淋巴瘤和肉瘤在中位数仅为 11 周时迅速发病，这不到 Tp53 失活后癌症形成所需时间的一半。同样，在发育中的小鼠大脑中 *SMARCB*1 的失活导致几乎所有的小鼠迅速发展为颅内横纹肌样肿瘤。在儿童中，2/3 的横纹肌样肿瘤发生在中枢神经系统（CNS）部位，这是一种被称为非典型畸胎性横纹肌瘤（ATRT）的疾病实体；其余的发生在肾脏，称为恶性横纹肌样肿瘤，或其他解剖部位的软组织，有时被称为肾外颅外横纹肌样肿瘤。2010 年，近 50% 的卵巢透明细胞癌（OCCC）和卵巢子宫内膜样癌中发现 *ARID*1*A* 突变。同样，在 41% 的肾透明细胞癌（ccRCC）患者中发现了 *PBRM*1 突变。随后，无数肿瘤被发现在编码 SWI/SNF 亚单位的基因中存在突变。总的来说，至少有 9 个不同的 SWI/SNF 亚基在不同的肿瘤中被确认为复发性突变，并且这种突变在所有肿瘤的近 25% 中都被发现。

SWI/SNF 亚基突变并不是随机分布在不同的癌症类型中，而是表现出关联模式。例如，95% 以上的横纹肌样肿瘤有 *SMARCB*1 突变，另外 5% 的人有 *SMARCA*4 突变。相反，90% 以上的卵巢小细胞癌，高钙型（SCCOHT）有 *SMARCA*4 双等位基因失活突变，但很少有 *SMARCB*1 突变。SCCOHT 是一种罕见的卵巢癌，也被称为卵巢恶性横纹肌样肿瘤，主要发生在年轻女性（发病年龄中位数约 25 岁），是 40 岁以下女性最常见的卵巢癌类型。但是，*SMARCA*2 在横纹肌样肿瘤和 SCCOHT 中要么表观遗传沉默和（或）转录不活跃，而且该基因的转录激活抑制来自这两种肿瘤类型的细胞系的增殖。*SMARCA*2 表达的缺失是致病性的还是仅仅反映了一个非 *SMARCA*2 表达的起源细胞尚不清楚。ARID1A 是所有肿瘤类型中突变频率最高的 SWI/SNF 亚单位；然而，*PBRM*1 突变比 *ARID*1*A* 突变在 ccRCC 中更常见。影响 ncBAF 复合物成分的突变在肿瘤中发现的频率较低，仅发现 BRD9 在一些肿瘤中的局灶性扩增。由于 *SMARCB*1 的突变早于编码其他 SWI/SNF 亚单位的基因突变，于 10 多年前就在肿瘤中被鉴定出来，而且由于 *SMARCB*1 失活导致小鼠基因组简单的肿瘤迅速发病，*SMARCB*1突变的临床前模型是研究SWI/SNF在肿瘤中的功能的核心。

编码SWI/SNF亚单位的基因突变，包括无义突变、移码突变和缺失突变，常提示功能丧失表型。错义突变可能是最常见的突变类型，并且优先位于SWI/SNF亚单位的保守域，例如，*SMARCA*4的酶ATPase域内。大量来自体外和体内研究的数据支持SWI/SNF亚单位突变确实促进肿瘤的观点。例如，基因工程小鼠模型的研究表明*SMARCB*1、*ARID*1A、*SMARCA*4或*PBRM*1失活导致癌症表型。因此，这些基因显然符合肿瘤抑制因子的条件，但其中涉及的癌症驱动机制可能有些复杂。例如，虽然基因突变导致了横纹肌样肿瘤中SMARCB1蛋白的缺失，但仍存在残留的SWI/SNF复合物，并且对横纹肌样肿瘤细胞系的存活至关重要。这一发现增加了SMARCB1突变癌的可能性，而不是由SMARCB1蛋白本身的缺失所驱动，而是由残余SWI/SNF复合物的异常功能所驱动，从而模糊了功能丧失和功能获得表型之间的界限。进一步增加复杂性的是，导致功能性染色质表型的SWI/SNF畸变也已被发现；其中一种异常是在滑膜肉瘤中发现的SS18-SSX融合，它赋予SWI/SNF复合物增加核小体动员活性。

2. SWI/SNF缺陷癌的预后分析

随着近25%的肿瘤中发现*SWI/SNF*基因的突变，这些突变确实与几种肿瘤类型的预后差有关。值得注意的是，不仅突变，而且特异性SWI/SNF亚单位表达的整体变化都与生存率的预后指标有关。例如，在肝细胞癌或宫颈癌患者中，SMARCA2和ARID1A表达的缺失分别与不利的总体生存率相关。然而，表达减少与预后不良之间的关系并不普遍；SMARCA4和ARID1A的低表达与乳腺癌和膀胱癌患者的良好预后相关。相反，SMARCA4的高表达与肝细胞癌患者的不良预后相关。

SWI/SNF异常的环境特异性影响的最明显的例子之一是与*SMARCB*1突变相关的肿瘤的不同表型。SMARCB1缺陷型横纹肌瘤是最具侵袭性和致死性的儿科肿瘤之一；然而，*SMARCB*1基因突变（尽管可能是亚型的）也构成家族性神经鞘瘤病的病因学基础，其特征是易患良性肿瘤。因此，同一基因的不同突变可能导致明显不同的肿瘤类型和预后。

SWI/SNF复合物的突变，并不直接决定肿瘤的侵袭性或预后。可能是*SWI/SNF*基因突变只会损害转录调控，而这种损伤的可变后果在很大程度上取决于发生突变细胞的基础生物学，特别是其中表达的转录因子。

三、SWI/SNF染色质重塑与肿瘤免疫

肿瘤是免疫逃逸的结果。肿瘤细胞是一种不正常的细胞，表现为基因突变和致癌基因的过表达。这些突变或异常表达的蛋白是免疫细胞赖以识别癌细胞的基础。目前，研究已发现了多种免疫治疗正向和负向相关的分子标志物。其中，SWI/SNF染色质重塑复合体与肿瘤的发生发展密切相关，肿瘤患者染色质重塑失活会引起与免疫激活相关的基因及通路激活，已有多个研究证实SWI/SNF染色质重塑复合体相关基因失活的患者更容易从免疫治疗中获益。

SWI/SNF复合体在细胞中发挥功能依赖两种不同的蛋白复合体的转换，这两种复合物分别是有部分蛋白共享的BAF复合体和PBAF复合体。*BAF*或*PBAF*的突变与肿瘤的发生及预后显著相关。研究发现，其中PBRM1、ARID1A/2、BRD7等在肾癌、黑色素瘤、乳腺癌中高发。并且，PBRM1、ARID1A/2、BRD7三个PBAF复合体独有蛋白编码基因失活在抗T细胞杀伤的肿瘤细胞中富集，因此PBAF复合体可能与免疫抑制相关。ARID2低表达、CD8 T细胞丰富的肿瘤，预后会更好。PBRM1、ARID2缺失是通过激活IFN-γ信号来提高免疫治疗的敏感性。免疫检查点抑制剂治疗（包括抗PD-1、抗PD-L1和抗CTLA-4），对于PBRM1、ARID2失活突变的患者接受免疫治疗后的生存期更长。

四、SWI/SNF重塑和肿瘤治疗

编码SWI/SNF组分的基因在肿瘤中广泛突变这一事实提出了几个关键问题：①这种突变促进了肿瘤的生长，是否会导致合成的致命依赖，如

果是，这些依赖性在治疗上是否可行。②确定这些依赖性是否对突变的特定亚单位和（或）起源组织是特异的。③或者无论哪个亚单位发生突变，突变是否产生共同的合成致命依赖性。最近有数据表明，*SWI/SNF* 基因的突变确实会导致肿瘤的脆弱性，其中一些是亚单位和（或）细胞类型特异性的，尽管其他的可能更广泛地适用。一些治疗方法正在进行临床试验中，这些试验也涉及患有 SWI/SNF 异常的肿瘤患者。

1. 直接靶向 SWI/SNF 复合物

一种类型的脆弱性已经被清楚地认识到，基于某些编码 SWI/SNF 亚单位的基因突变通常会对编码其他 SWI/SNF 亚单位的基因产生特定的依赖性。这些数据表明了一种模型，其中亚单位突变不会完全灭活 SWI/SNF 功能，而是由于依赖于选择性残余 SWI/SNF 复合物的活性而导致细胞功能异常。例如，揭示 ARID1A 突变细胞系特别依赖于它的副基因 *ARID1B* 的筛选，是第一个阐明副逻辑依赖性概念的研究之一。类似地，SMARCA4 突变细胞系被证明对其副产物 SMARCA2 的依赖性得到了富集。这些发现提示了一种机制，即 SWI/SNF 亚单位的丢失部分由一个副亚基来补偿，从而使副亚基成为一个特殊的漏洞。这种复合物内的依赖性并不局限于旁同源亚单位，因为 SMARCB1 突变细胞系已被证明对非同源 SWI/SNF 亚基 BRD9 的依赖性增加。事实上，这种依赖性的鉴定有助于最近发现 SWI/SNF 复合物的第 3 个亚家族，也就是说，含有 BRD9 的 ncBAF 复合物缺乏 SMARCB1。因此，SWI/SNF 复合物的两个含 SMARCB1 亚家族（cBAF 和 PBAF）的破坏可能会增加对第 3 个亚家族的依赖性。总体而言，这些依赖性的发现已经导致了对它们是否可以进行治疗性利用的测试。

已鉴定出几种能抑制 SWI/SNF-ATPase 活性的分子。例如，一种口服的 SMARCA2 和 SMARCA4 变构抑制剂已经被发现，并且已经在 *SMARCA*4 突变肺癌的小鼠异种移植模型中证明了抗增殖活性。蛋白质降解物被作为靶向 SMARCA2 和 SMARCA4 的方式。特别是针对嵌合体的蛋白质水解技术（PROTAC）的发展，使得针对先前难以解决的靶点成为可能。PROTAC 是一种双功能分子，使用 Von Hippel-Lindau 或西乐葆 E3 泛素连接酶，共价连接到一个靶结合配体，直接靶向感兴趣的蛋白质进行蛋白质体降解。针对 SWI/SNF 组分中存在的溴代多糖的 PROTAC 的结构设计 ACBI1，ACBI1 与 SMARCA4、SMARCA2 和 PBRM1 结合并介导其降解，并且在 30~400nM 的浓度范围内对 *SMARC*4 突变癌细胞系具有抗增殖作用。作为一类药物，PROTAC 在 2019 年才进入临床试验，因此，对其治疗转化的潜力仍有许多未知之处。

重要的是，针对异常残留 SWI/SNF 复合物的治疗策略的发展需要考虑到一些 *SMARCA*4 突变的肿瘤，例如 SCCOHT 和非小细胞肺癌的亚群，也缺乏 SMARCA2 的表达，因此可以在缺乏两个 ATPase 亚基的情况下生长。鉴于 SWI/SNF 异常与特定类型肿瘤的关联具有高度的背景特异性，需要进一步研究来确定缺乏一个亚单位副产物的肿瘤是否对这种状态上瘾，从而易受针对另一个副作用子的药物影响，或者他们能否进化出副逻辑独立性并适应双重缺陷状态。然而，值得注意的是，双重缺陷状态可能反过来导致特定的依赖性，如缺乏 SWI/SNF-ATPase 的肺癌和卵巢癌对溴尿嘧啶抑制剂的高度敏感。

与在其他肿瘤中靶向残余 SWI/SNF 类似，在 *SMARCB*1 突变型肿瘤中靶向 BRD9 的潜力也值得关注，特别是作为 BRD9 的小分子抑制剂（如 BI–7273 和 I–BRD9），其半数最大抑制浓度 <50nM，已开发出 AML 模型，并具有抗癌活性。鉴于在 *SMARCB*1 突变型肿瘤中发现了对 BRD9 的优先依赖性，这些分子已经在横纹肌瘤和滑膜肉瘤细胞系中进行了测试。尽管 BRD9 的敲除或缺失会损害细胞增殖，但与 BRD9 溴尿嘧啶结合的抑制剂没有效果。相比之下，导致 BRD9（dBRD9）降解的“degron”化合物在此类模型中有效。综上所述，这些研究结果表明，简单地阻断 BRD9 的溴氨酸可能足以对抗 AML 的抗癌活性，但在 *SMARCB*1 突变型肿瘤中可能需要 BRD9 的降解，这表明可能在后一种情况下需要 ncBAF 的结构破坏。

2. 通过 EZH2 靶向 PRC2

SWI/SNF 复合物与 PRC 之间的关系，尤其是突变影响特定SWI/SNF亚单位的肿瘤是否对PRC2的酶亚单位EZH2的抑制敏感，这是一个实质性的研究课题。在发现SWI/SNF的抑瘤活性后，PRC就成为人们关注的焦点，因为早先对果蝇的遗传研究表明，SWI/SNF复合物和PRC具有相反的基因调控功能。随后在哺乳动物系统和癌症模型中对这一现象的研究表明，SWI/SNF和PRC之间的功能拮抗在进化上是保守的。对于SWI/SNF复合物结合的基因，SMARCB1失活可导致三甲基化组蛋白H3K27（H3K27me3）水平的增加，这是PRC2所写的抑制性染色质标记。随后，在模型系统中进行的精细工作阐明了所涉及的机制，SWI/SNF复合物的补充导致PRC2和PRC1的快速置换，而*SMARCB*1的突变则消除了这一点。在一些模型中，*SWI/SNF*基因突变也导致对EZH2抑制的敏感性增加。当对人类*SMARCB*1突变的原发性横纹肌样肿瘤标本的研究显示，SWI/SNF靶基因的H3K27me3水平增加，但在肿瘤基因组的其他地方，H3K27me3的水平极低。这一发现表明*SMARCB*1突变导致PRC局部过度沉积，但是，潜在的结果是当细胞试图恢复平衡的基因表达谱时，这些复合物的整体活性被下调。因此，肿瘤细胞可能在某些基因上有超抑制，但在其他基因上却有低抑制，这一发现使预测EZH2抑制在这些肿瘤中的作用变得复杂。

EZH2抑制剂他择妥司他目前正在进行几项Ⅰ~Ⅱ期试验，这些试验涉及成人弥漫性大B细胞淋巴瘤或*SMARCB*1阴性或*SMARCA*4阴性实体瘤，以及儿童横纹肌瘤、滑膜肉瘤的Ⅰ~Ⅱ期试验，上皮样肉瘤或其他携带*SMARCB*1、*SMARCA*4或*EZH*2突变的肿瘤。上皮样肉瘤是一种肿瘤类型，几乎所有肿瘤都有*SMARCB*1纯合缺失。本试验的中期数据显示总有效率为15%，1.6%（2/43）的患者完全缓解，13%（8/62）的患者部分缓解。在有反应的患者中，67%的患者有持续6个月或更长时间的反应。2020年1月，FDA部分基于这些数据，加速批准在16岁以上转移性或不可切除的上皮样肉瘤患者中使用他唑酮。另外的临床研究正在评估针对PRC2的替代策略，或者使用一种新的EED亚单位变构抑制剂或一种能够同时抑制EZH2及其副产物EZH1的化合物，目前正在进行中；然而，这些试验设计不包括根据SWI/SWF状态的患者分级。

除了对SWI/SNF异常肿瘤的特异性假设依赖性的研究之外，为了确定这些肿瘤的遗传或药理脆弱性，已经进行了几项广泛的筛选工作。尽管仍处于早期阶段，这些项目已经对SWI/SNF功能产生了机制上的见解，并确定了治疗研究的几个新途径。

3. 针对下游的靶点

鉴于SWI/SNF复合物有助于调节增强子功能，并且作为这一作用的一部分，有助于H3K27的乙酰化，在SWI/SNF异常的肿瘤中，研究改变组蛋白乙酰化水平的化合物显然是有意义的。一些研究验证了组蛋白去乙酰化酶抑制剂LAQ824、SAHA和曲古抑菌素A在ATRT细胞系中的活性。此外，SAHA已被证明对*ARID*1A突变型OCCC有活性。组蛋白去乙酰化酶抑制剂目前正在进行临床试验，这些试验涉及富含SWI/SNF异常的癌症患者，如肾细胞癌和非小细胞肺癌，但患者没有按照SWI/SNF状态进行分级。

根据其不同的表观遗传和分子特征，ATRT可分为3大类：ATRT-MYC、ATRT-Ssonic hedgehog（SHH）和ATRT-tyrosinase。中枢神经系统外横纹肌样肿瘤同样可以分为两个主要亚组。从机制上讲，一些独立的研究将SMARCB1表达的缺失与MYC或非典型刺猬（GLI1）信号通路的异常激活联系在一起，这与ATRT亚群的分子特征一致。这些发现引起了人们对根据每个特定亚组的主要分子网络应用靶向治疗的兴趣。

在横纹肌样肿瘤、SCCOHT和非小细胞肺癌细胞系中，药物筛选与功能基因组耗竭筛选相结合，已经确定了对细胞周期中涉及的激酶的特异依赖性，如细胞周期蛋白依赖性激酶4和（或）6（CDK4/6）和Aurora A，由于*SWI/SNF*基因突变后这些途径的转录控制中断。CDK4/6抑制剂Ribociclib的一期试验的数据表明，在患有横纹肌样肿瘤的儿科患者中，能够控制肿瘤生长，Aurora A激酶抑制剂Alisertib正在进行中的Ⅱ期试验中进行试验，该试验涉及患有此类肿瘤的儿童和年轻人。

与细胞周期激酶类似，研究揭示了横纹肌样

肿瘤和*ARID1A*突变型OCCC对几种受体酪氨酸激酶（RTK）的依赖性，包括血小板衍生生长因子受体（PDGFR）、成纤维细胞生长因子受体1（FGFR1）和MET。因此，使用单一多激酶抑制剂（如达沙替尼或波那替尼）或联合抑制剂对多个RTK进行联合靶向治疗也可能在横纹肌瘤患者SCCOHT或OCCC中有希望。达沙替尼治疗卵巢癌（包括*ARID1A*突变型疾病）的Ⅱ期试验正在进行中。

*ARID1A*的功能缺失突变通常与PI3K、AKT或mTOR的激活突变或PTEN缺失同时发生，这都导致PI3K-AKT信号传导的上调。一些独立的研究路线，包括作为阿基里斯计划的一部分进行的初始全基因组RNA干扰丢失（阴性选择）筛查，以及对卵巢癌和卵巢子宫内膜样癌标本的突变分析，发现编码PI3K催化亚基-α亚型的PIK3CA是最重要的基因之一，作为*ARID1A*突变癌的主要脆弱性。与这些发现相一致，来自药物筛选的数据显示，在存在功能丧失*ARID1A*突变的乳腺癌和子宫内膜癌亚群中，对PI3K和AKT抑制剂的敏感性增加了。这些发现提高了PI3K和（或）AKT抑制对*ARID1A*突变型癌症患者临床获益的可能性。重要的是，考虑到PI3K途径的30多种不同抑制剂目前正在进行临床试验，这种方法可能在临床上是可行的。然而，发现小分子SMARCA2和SMARCA4抑制剂PFI-3在PTEN缺陷前列腺癌的临床前模型中具有很好的治疗活性，这表明PI3K-AKT轴与SWI/SNF功能之间的关系更加复杂。特别是，PI3K通路的失调可能导致对特定SWI/SNF亚基和（或）复合物的依赖。

MDM2已被确定为另一种，可能是横纹肌样肿瘤特异性的脆弱性；虽然横纹肌样肿瘤通常是*p*53野生型，但在*SMARCB*1突变型癌症中已经证明了对MDM2的高度依赖性。这种依赖性的机制尚不清楚，但可能与*p*53在*SMARCB*1缺陷型癌症的蛋白质稳态中的作用有关，因为横纹肌样肿瘤对蛋白酶体和自噬抑制剂硼替佐米和氯喹的敏感性。

4. DNA损伤修复抑制剂

与SWI/SNF复合物在促进DDR中的作用有关的治疗弱点也被发现。临床前数据显示了*ARID*1A缺失与VX-970之间的协同作用，VX-970是DNA损伤检查点激酶ATR的抑制剂，以及PARP抑制剂与辐射协同作用对*ARID*1A突变肿瘤的疗效。事实上，在联合放疗和PARP抑制治疗后，小鼠*ARID*1A突变患者源性异种移植物肿瘤的长期缓解支持了这种方法转化为临床研究。PARP或ATR抑制剂目前正在对*ARID*1A突变型癌症患者进行评估。这些试验的数据将是理解这种治疗策略在不同*ARID*1A突变型癌症中的可行性和有效性的关键。需要进一步研究以确定DDR受损导致的漏洞是否扩展到其他形式的SWI/SNF异常。

5. 免疫－检查点抑制

迄今为止，与*SWI/SNF*基因突变相关的最令人兴奋的弱点之一与免疫检查点抑制（ICI）的敏感性有关。在一项涉及35例转移性ccRCC患者的临床试验中，这些患者接受了抗程序性细胞死亡1（PD-1）或抗程序性细胞死亡1配体1（PD-L1）抗体的ICI，PBAF特异性基因*PBRM*1的功能缺失突变与临床效益相关，被定义为完全或部分反应，或持续6个月以上的肿瘤负荷减少（OR 12.93，95%CI 1.54~190.8；P=0.012）。这一发现在63例单独使用抗PD-1或抗PD-L1抗体或与抗细胞毒性T淋巴细胞蛋白4（CTLA4）抗体联合治疗的63例患者中得到验证（OR 6.10，95%CI 1.42~32.64；P=0.007 1）。伴随的体外研究表明，PBRM1表达的缺失促进了JAK-STAT和其他免疫相关信号通路及缺氧反应基因的广泛转录，这可能是ICI反应性提高的基础。单独但同时，一个基因组规模的CRISPR筛查显示，PBRM1或PBAF SWI/SNF亚家族的其他两个基因（*ARID*2和*BRD*7）的失活使小鼠黑色素瘤细胞对T细胞介导的细胞毒性敏感。这些突变还与肿瘤细胞对IFN-γ的反应增强的趋化因子分泌有关，以及高水平的细胞毒性T细胞浸润到肿瘤中，以及在小鼠模型中使用抗PD-1和抗CTLA-4抗体对ICI的敏感性有关。*PBRM*1在40%的ccRCC患者中发生突变，在一系列其他肿瘤类型中频率较低，*ARID*2突变发生在几种癌症中，包括尿路上皮癌和黑色素瘤。因此，相当数量的患者可能受益于ICI。

在一项临床前研究中，与对照抗 PD-L1 抗体治疗的 *ARID1A* 缺陷卵巢癌小鼠相比，用抗 PD-L1 抗体治疗的小鼠肿瘤负担明显减轻，生存期延长。在 *ARID1A* 野生型肿瘤中没有观察到这种抗 PD-L1 抗体的作用，尽管这些肿瘤本来就不那么具有侵袭性。与 *PBRM*1 缺陷肿瘤相似，与 *ARID1A* 野生型肿瘤相比，*ARID1A* 突变型肿瘤含有更多的细胞毒性 T 细胞，以及更高水平的 PD-L1 表达，在患者衍生的卵巢癌标本中观察到类似的现象。然而，据报道，*PBRM*1 突变型和 *ARID1A* 突变型肿瘤对 ICI 敏感性的机制不同。*PBRM*1 突变通过增加免疫相关基因的表达增强肿瘤细胞的免疫原性。相反，ARID1A 被发现与错配修复蛋白 MSH2 相互作用，ARID1A 失活损害 DNA 错配修复，导致肿瘤突变负荷、细胞毒性 T 细胞浸润和 PD-L1 表达增加。其他研究表明，与野生型对应物相比，患者来源的 *ARID1A* 突变胃癌标本和 *ARID1A* 突变胃癌细胞株中 PD-L1 水平升高，并将这一发现与 ICI 的观察到的益处联系起来。值得注意的是，*ARID1A* 突变与免疫激活之间的联系可能是相关的，而不是普遍的，因为在 2020 年报道的一项分析显示，*ARID1A* 突变与子宫内膜癌、胃癌和结肠癌的免疫浸润显著增加相关，在 ccRCC 中，$CD8^+$ T 细胞水平显著降低。

SWI/SNF 异常与免疫原性之间的联系已经得到验证，发现人类 *SMARCB*1 突变的横纹肌样肿瘤被克隆性扩张的 T 细胞亚群浸润，这表明肿瘤特异性免疫应答。此外，在携带 *SMARCB*1 突变的横纹肌样肿瘤的小鼠中，ICI 导致肿瘤消退。在这个模型中，所涉及的机制与其他 SWI/SNF 异常的机制有些不同，*SMARCB*1 的丢失导致内源性逆转录病毒的表达，从而触发双链 RNA 传感通路和诱发随后的干扰素信号。另一项针对 4 例 *SMARCA*4 突变 SCCOHT 患者的研究表明，这些肿瘤也有免疫活性微环境，并且对 ICI 有反应，突变负荷却较低。

因此，越来越多的证据表明编码 SWI/SNF 亚单位的基因突变与 ICI 的敏感性有关。然而，在当前患者的治疗背景下，人们应该认识到这样一个事实：几乎所有的研究都涉及小群体的患者，并非所有临床前的发现都得到临床证实，而且所提出的机制并没有明确地与之一致。为了确定 *SWI/SNF* 基因突变在多大程度上与 ICI 的易感性相关，还需要来自实验模型和临床研究的进一步证据。

（王 玺　黄雪峰）

第 5 节　组蛋白变异体

一、组蛋白变异体基本组成和功能

组蛋白家族是真核细胞中最丰富、最保守的蛋白质家族之一。组蛋白将遗传信息封装到核空间，并参与所有基 DNA 模板的反应的调控。核心组蛋白作为核小体的一部分并与 DNA 结合，核小体是染色质的组成部分，而连接组蛋白则在核小体间隙与 DNA 结合。除了所谓的“典型”组蛋白（在任何细胞中构成任何特定组蛋白物种的大多数）之外，进化推动了组蛋白变体的出现，这些变体赋予染色质以特定位点的方式具有特性。在核心组蛋白方面，H2A 的 8 个变体 [H2A.X、H2A.Z.1、H2A.Z.2.1、H2A.Z.2.2、H2A Barr body 缺陷（H2A.Bbd；也称为 H2A.B）、macroH2A1.1、macroH2A1.2 和 macroH2A2] 和 6 个 H3 变体 [H3.3、组蛋白 H3 样着丝粒蛋白 A（CENP-A）、H3.1T、H3.5、H3.X（也称为 H3.Y.2）和 H3.Y（也称为 H3.Y.1）] 已在人类体细胞中被鉴定。此外，还发现了两种睾丸特异性 H2B 变体 [组蛋白 H2B 型 WT（H2BFWT，也称为 H2B.W）和睾丸特异性组蛋白 H2B（TSH2B，也称为组蛋白 H2B 1A 型）]。

近年来，组蛋白变异体赋予染色质独特的功能，进而增加染色质的复杂性。特别地，组蛋白变异包含一种独特的能力来调节关键的细胞和发育过程，当其失控时，可能有助于癌症的发生和发展。事实上，越来越多的证据将组蛋白变异与癌症生物学联系起来。例如，在许多不同的肿瘤类型中，特定变体的表达水平与肿瘤的恶性程度相关，因此，组蛋白变异体可作为肿瘤的预后指标。

（一）H2A 变异体

H2A 家族是核心组蛋白中最大且结构最多样化的变异家族（即人类中 19 个）。这些变体中的大多数编码规范的 H2A，但其他被认为是“非典型”变体，即 H2A.X、H2A.Z、macroH2A（mH2A）、H2A.B（巴尔体缺陷）和 H2A.J，以及它们的异构体和剪接变体。H2A 家族是近年来广泛研究的焦点，它们迄今已被确认在人类癌症中发挥作用。

1. H2A.Z

最早于 20 世纪 80 年代被描述，在整个真核生物进化过程中，H2A.Z 高度保守，序列保守性约为 90%，同时与典型 H2A（约 60%）的低序列同一性，这很可能使 H2A.Z 发挥一个独特且必要的功能。虽然在简单真核生物（如分裂和芽接酵母）中缺失 H2A.Z 并不致命，但这种变体对于其他模式生物的生存能力是必不可少的，例如嗜热四膜虫、黑腹果蝇、非洲爪蟾和小家鼠。

质谱（MS）研究确定了两种不同的 H2A.Z 亚型，它们只在 3 种氨基酸中不同。这些亚型被称为 H2A.Z.1 和 H2A.Z.2，由两个在脊索动物中保存良好的独立基因编码，分别被称为 *H2AFZ* 和 *H2AFV* 基因。即使这两种异构体只有 3 种氨基酸不同，它们也显示出特殊的功能。例如，H2A.Z.2 优先与 H3K4me3 联系在一起，而 H2A.Z.1 已被证明能更好地与含溴化物的蛋白质 2（BRD2）相互作用。与 H2A.Z.1 基因敲除细胞相比，H2A.Z.2 敲除细胞表现出与凋亡增加相关的轻微增殖减少，这可能是抗凋亡基因 *Bcl-6* 表达减少的结果。与此一致，人类转移性黑色素瘤细胞中 H2A.Z.2 的缺失导致促细胞周期基因的下调。

H2A.Z 在整个细胞周期中持续表达，并以与复制无关的方式并入染色质中。一旦与染色质结合，H2A.Z 就发挥多效性作用。例如，H2A.Z 影响大量不同的细胞过程和事件，如转录调控、表观遗传记忆、异染色质边界、基因组稳定性和染色体分离及端粒的完整性。最新有研究发现 H2A.Z 组蛋白的核小体可以直接结合 SUV420H1 以有效刺激 H4 K20 残基的二甲基化，从而许可和激活早期复制起点，并且在 T 细胞中条件性敲除 H2A.Z 会导致活化后的 T 细胞增殖变慢，复制信号显著降低。

2. H2A.X

与 H2A.Z 一样，H2A.X 在 20 世纪 80 年代首次在人类细胞中被发现。H2A.X 高度保守，存在于所有真核生物中，在哺乳动物中，它只占 H2A 池的 2%~25%，这取决于细胞系或组织。与 H2A.Z 只与 H2A 分开一次不同，H2A.X 似乎有多个进化起源。H2A.X 通常在整个细胞周期中表达，并且在生理条件下的 DNA 复制过程中，它被广泛地整合到整个基因组中。H2A.X 最出名的可能是它的磷酸化位点 S139（S139ph），它在 DNA 损伤反应（DDR）中起着关键作用，因此 H2A.X 被称为基因组的“组蛋白守护者”。与此一致，H2A.X 基因缺陷小鼠是可存活的，但对辐射敏感、生长迟缓和免疫缺陷，表现出修复缺陷和染色体不稳定。H2A.X 与组蛋白折叠域（HFD）中的典型 H2A 高度相似；然而，它的独特之处在于 C 端延伸较长，包含丝氨酸 - 谷氨酰胺（SQ）基序，随后是酸性和疏水性残基 [SQ（E/D）ϕ]。值得注意的是，这个基序在所有物种中都是保守的，其序列和相对于 C 端的位置。H2A.X 受到许多不同的翻译后修饰（PTM）的影响，其中保守的 SQ（E/D）ϕ 基序中的 S139ph 被广泛地表征。S139 在 DNA 损伤时迅速磷酸化并定位于 DNA 双链断裂（DSB）。这种形式被称为 γ-H2A.X，因为它最初是经 γ 射线照射后在哺乳动物细胞中而被鉴定出来的。

值得注意的是，哺乳动物中典型的 H2A 不含 S139，因此只有 H2A.X 可以在这个位点磷酸化。磷酸化在 DNA 损伤后几分钟内出现，在哺乳动物中，磷酸化作用扩散到 DSB 周围的 2MB 结构域。在 DNA 损伤后，修复蛋白、组蛋白修饰酶和染色质重构复合物聚集在称为辐射诱导病灶（IRIF）的亚核病灶中。在 H2A.X 缺失或 S139 突变时观察到 IRIF 形成的损伤，这表明 S139ph 本身可能被一个或多个 DDR 蛋白识别，作为 DNA 损伤部位募集和组装的信号。然 而，γ-H2A.X 对 IRIF 在体内的初始形成不是必需的，但对其保留非常重要。

3. MacroH2A（mH2A）

MacroH2A 是迄今为止发现的分子量最大组蛋白变体，含有 372 个氨基酸，分子量约为 42kD，可看作是组蛋白与 macro domain 的融合体，该结构域产生的组蛋白大小约为规范的 H2A 的 3 倍。MacroH2A 由 *H2AFY* 和 *H2AFY2* 基因编码而成。*H2AFY2* 基因编码产生 MacroH2A2 蛋白。*H2AFY* 基因通过可替代剪接产生两个 MacroH2A.1 蛋白：MacroH2A1.1 和 MacroH2A1.2，不同 MacroH2A 亚型在细胞中含量不同。MacroH2A 由组蛋白折叠结构域（histone folding domain）（a.a. 1–122）、连接区（linker region）（a.a. 123–161）和 macro 结构域（macro domain）（a.a. 162–372）三部分组成。位于 MacroH2A 氨基端的组蛋白结构域与 H2A 相比具有 64% 的相似度，是 MacroH2A 整合到染色质上所必需的。Macro 结构域是 MacroH2A 区别于其他组蛋白的标志，其诸多功能均与 macro 结构域息息相关。

MacroH2A 的结构特性，使 MacroH2A 更倾向于形成紧密的染色质构象调节基因组活动。MacroH2A 的连接区，可与核小体之间的 DNA 结合，防止核小体外游离 DNA 晃动。MacroH2A 的 macro 结构域游离在核小体之外，macro 结构域可以阻碍转录因子与 DNA 的结合，募集多种酶蛋白，使染色质发生转录抑制性修饰。

（二）H3 变异体

在哺乳动物中，各种典型的 H3 和 H3 的变异形成已被确认。典型的 H3 是 H3.1 和 H3.2，只有一个氨基酸残基不同，Cys96 在 H3.1，Ser96 在 H3.2。除了典型的 H3，H3 的多个变种已经被鉴定：替代变种 H3.3，着丝粒特异性变异 CENP-A，睾丸特异性变异 H3t 和 H3.5，以及灵长类特异性变异 H3.X 和 H3.Y。H3.3 与 H3.1 的不同之处在于 5 个氨基酸取代（S31A、A87S、I89V、G90M 和 S96C）。H3.3 Ser31 位于 N 端尾部可被磷酸化。残 留 Ala87，Ile89 Gly90 位 于 α2 螺 旋 histone-fold 域，以及重要 H3.3 主要通过不同的组蛋白伴侣沉积在基因组中特定基因座中。

1. H3.3

H3.3 从酵母（它是唯一的非着丝粒 H3 变体）到人类，在进化过程中是高度保守的，H3.3 由两个基因编码：1 号染色体上的 H3F3A 和 17 号染色体上的 H3F3B。*H*3.3 基因编码相同的 H3.3 蛋白，但含有不同的未翻译区域，因此它们的表达水平随细胞类型、组织和发育阶段而变化。*H3F3A* 基因的缺失导致表型从小鼠的致死性到有机体的不育。由于 H3.3 在精子发生过程中染色体分离中的作用，携带亚型 *H3F3A* 等位基因的小鼠表现出部分新生儿致死性和成年生育能力的显著缺陷。

H3.3 与标准 H3.1 和 H3.2 的区别分别是 5 个和 4 个氨基酸，其中 4 个残基聚集在 H3.3 和 H4 之间的界面上。该区域可被调节因子所访问，并介导与不同组蛋白伴侣的特定相互作用。另一个独特的残基是 N 端丝氨酸，它在有丝分裂过程中被磷酸化。这种磷酸化作用赋予 H3.3 一种独特的 PTM，可能在细胞分裂动力学方面将其与典型 H3 区分开来。并且，在含有 H3.3/H2A.Z 的核小体比 H3.3/H2A 更不稳定。实际上，H3.3/H2A.Z 核小体存在于高表达基因的启动子和增强子中，可能会创造一个 TF 可访问的“变异”染色质环境。与不稳定核小体一致，H3.3 被描述为与转录活性染色质相关的替代组蛋白。H3.3 的沉积主要发生在主动转录基因的启动子和基因体上，以及活性和非活性基因的调节位点。除了与具有转录能力的染色质相关外，H3.3 还被整合到基因组的异染色质区域，包括端粒和近中心区域。H3.3 的复制无关染色质沉积过程中，存在多个伴侣，其中包括 HIRA（组蛋白细胞周期调控缺陷同源物 A）、DEK、TRX 和 DAXX（死亡域相关蛋白）。

2. CENP-A

着丝粒被称为染色体位点，确保细胞分裂时

基因组传递的保真度。H3 变异体 CENP-A 是一种高度专一的组蛋白变体，在所有真核生物中定位于着丝粒。CENP-A 在大多数着丝粒区域取代了典型的 H3，对着丝粒的繁殖和维持至关重要。人 CENP-A 与组蛋白 H3.1 具有 50% 的序列同源性。有人认为 CENP-A 是一种表观遗传标记，在每个细胞分裂过程中传播，以保持着丝粒的同一性。所有的活性着丝粒都含有与 DNA 序列无关的 CENP-A，而失活着丝粒则不含 CENP-A。CENP-A 的过度表达可导致其从着丝粒到染色体臂的错误定位，也可导致 CENP-A-H3.3 异质核小体的形成。这种 CENP-A-H3.3 核小体出现在转录因子结合的调节位点，在那里它们似乎取代了 DAXX 依赖性模式中不稳定的含 H3.3-H2A.Z 的核小体。这种稳定的 CENP-A-H3.3 核小体参与了转录抑制因子 CTCF 结合位点的封闭，因此可能有助于转录调控。

二、组蛋白变异体参与肿瘤的发生发展

恶性细胞转化可以被认为是一系列由致癌转录因子和上游信号通路驱动的细胞重编程事件。表观遗传稳定性是生理和病理细胞重编程的关键障碍。组蛋白变异体具有调节关键细胞和发育过程的独特能力，在癌症中，组蛋白变异体及其调节因子经常在转录水平上和突变而失调。

（一）H2A 变异体与肿瘤的发生机制

1. H2A.Z

组蛋白变异体 H2A.Z，其 PTM 和相互作用蛋白与多种疾病有关，其中最显著的是肿瘤。转移性黑色素瘤、乳腺癌、前列腺癌、结直肠癌、肝癌、膀胱癌和肺癌中 H2A.Z 的表达上调。同样，H2A.Z 蛋白水平在心肌肥大期间升高，但在病变血管组织中降低。

在前列腺癌中，H2A.Z 乙酰化（H2A.Zac）具有促癌作用。它促进癌基因的激活和抑癌基因的抑制。关于基因组占有率，H2A.Zac 在癌基因的 TSS 处增加，而在肿瘤抑制基因的 TSS 处降低，其在前列腺癌中的基因组重新分布导致雄激素受体（AR）相关新增强子的激活。对于转移性黑色素瘤，H2A.Z.1 和 H2A.Z.2 两种亚型都上调；然而，只有 H2A.Z.2 的缺失，而不是 H2A.Z.1 的缺失，导致增殖减少。与此相反，H2AFZ（而不是 H2AFV）在肝癌中过度表达，其敲除导致增殖减少并抑制癌细胞的转移潜能。不同的 H2A.Z 亚型，只在 3 种氨基酸上不同，在不同肿瘤类型的发展中有着不同的作用。

虽然迄今为止讨论的数据强调了肿瘤中 H2A.Z 的上调，但 H2A.Z 解除调控的其他机制可能涉及 H2A.Z 修饰和（或）染色质沉积 / 去除所涉及的机制的异常表达。例如，甲基转移酶 SMYD3 在几种癌症类型中上调，促进乳腺癌细胞增殖和其他肿瘤发生。这是因为 SMYD3 支持 H2A.Z 甲基化，而 H2A.Z 甲基化是激活细胞周期蛋白 A1 编码（CCNA1）基因表达所必需的。同样，Tip60 在急性髓细胞白血病（AML）样本中下调，在淋巴瘤、头颈部和乳腺癌中呈现单等位基因缺失。与此一致，Tip60 在结肠中具有抑癌功能。然而，Tip60 表达降低是否对 H2A.Z 沉积或乙酰化有任何影响尚不清楚。最后，参与 H2A.Z 沉积的酶也可以成为有用的治疗靶点，例如 SRCAP 的敲除降低前列腺癌细胞的增殖。

2. H2A.X

DSB 是一种有可能诱发基因组不稳定和基因突变的病变。因此，鉴于 γ-H2A.X 在调节细胞对 DSB 的反应中的关键作用，H2A.X 已成为肿瘤生物学中的关键角色。尽管 H2A.X 缺失的小鼠不易致癌，但组蛋白 H2A.X（和 H2A.X 单倍体功能不全）的缺乏会导致在 p53 缺乏的情况下增加基因组不稳定性和肿瘤发病率。H2A.X−/−p53−/− 和 H2A.X−/+p53−/− 小鼠发生 T 和 B 淋巴瘤和实体瘤，表现出显著的基因组不稳定性。在一些肿瘤中，包括血液系统恶性肿瘤，如 B 细胞慢性白血病（BCLL）和 T 细胞前淋巴细胞白血病（T-PLL）中，H2AFX 图谱的 11q23 缺失频率特别高。在 B-CLL 中，它与疾病快速进展和生存率差有关。值得注意的是，H2AFX 拷贝数的改变在实体瘤中也有描述，如头颈部鳞状细胞癌和乳腺癌，所有病例均观察到染色体不稳定。H2AFX 不仅缺失，而且单核苷酸多态性（SNP）最近被报道在淋巴瘤易感性和发展中起作用。总体来说，这些发现明确表

明 H2A.X 可能有助于肿瘤的发生和发展，并支持在某些遗传背景下它可能是基因组看护者和肿瘤抑制者的观点。除了其在肿瘤发生中的作用外，γ-H2A.X 还被用作诊断工具和基于用于化疗和放疗的 DNA 损伤剂的治疗效率的指标。最后，γ-H2A.X 可作为生物标记物来量化新抗癌化合物在培养细胞和动物模型中的潜在遗传毒性。

3. MacroH2A（mH2A）

近年来，研究 mH2A 在癌症发生和发展中的作用的研究数量已经显著增加。总的来说，这些数据表明特定的 mH2A 亚型作为肿瘤抑制因子的作用，其在几种肿瘤类型中的表达降低[与正常组织和（或）早期肿瘤阶段相比]，包括黑色素瘤、肺癌、睾丸癌、膀胱癌、结肠癌、卵巢癌、乳腺癌、宫颈癌和子宫内膜癌。然而，mH2A 亚型对不同肿瘤的功能贡献不同，mH2A 下调的机制也不同，这表明 mH2A 在肿瘤和细胞类型上的作用是不同的。主要就是 4 个方面：①通过促进 DNA 损伤修复抑制细胞突变。在 DNA 损伤修复过程中，mH2A 可以招募损伤修复相关蛋白如 PARP-1、53BP1，启动下游修复过程，防止 DNA 损伤，产生异常细胞。②通过调节细胞凋亡抑制癌变。在原癌基因诱导的凋亡途径中，mH2A 可促进衰老相关基因表达，促进损伤细胞凋亡，及时清除恶变细胞。③通过调控细胞周期抑制肿瘤的生成。mH2A 可以调节细胞周期蛋白的活性，维持周期相关蛋白正常的磷酸化、泛素化、乙酰化修饰，保证细胞周期的正常进行。④通过抑制原癌基因的表达抑制肿瘤的发生。*mH2A* 在原癌基因 *Nanog*、*Sox*、*Ddx* 等基因上富集，防止原癌基因过度表达导致肿瘤的发生。

mH2A 的缺失与多种肿瘤的发展有明显关系，mH2A 亚型可以作为疾病的生物标志物。在非小细胞肺癌患者样本中，mH2A.1.1 和 mH2A.2（在较小程度上 mH2A.1.2）水平的降低与细胞增殖和无病生存率呈负相关。在结肠癌中发现了 mH2A.1.1 的表达和增殖之间同样的逆相关关系。同时，mH2A.1.1 水平在更广泛的肿瘤类型中显著降低，其机制被归因于 mH2A.1 转录本的剪接。尤其是 QKI（QuaKIng），它是调节 mH2A.1 在前 mRNA 的选择性剪接，在某些肿瘤类型中转录下调的因子。这导致 mH2A.1.2 转录本的剪接和表达增加，并伴随着 mH2A.1.1 的下调。这种从 mH2A.1.1 到 mH2A.1.2 的转换影响各种肿瘤细胞系的细胞增殖。在乳腺癌中，RNA 解旋酶 Ddx17 和 Ddx5 也被证实参与 mH2A1 选择性剪切的调控。最后，有研究团队将 mH2A1.1 的分布与人类乳腺癌细胞中基因表达调控相联系。mH2A1.1 定位于兼性异染色质外，并与基因激活所需的调控元件超级增强子和启动子相关。当 mH2A1.1 的结合分布在整个基因和启动子上时，它会抑制转录，而当 mH2A1.1 的结合严格限于转录起始位点（TSS）时，它会激活转录。同时，RNA 聚合酶Ⅱ经常在 mH2A1.1 激活的基因处暂停。从而揭示了 mH2A1.1 在 TSS 上作用的分子机制，发现了一种癌细胞转录调控的新模式。

（二）H3 变异体与肿瘤的发生机制

1. H3.3

H3.3 参与染色质结构的调节，并参与特定染色质状态的维持，这对于发育过程中的转录调控非常重要。在脑胶质瘤和骨骼肿瘤的一个亚群中，H3.3 的功能已被证实为复发性体细胞突变。这些突变包括 *H3F3A* 和 *H3F3B* 基因中的 K27M、G34R/W/V/L 和 K36M。儿童高级胶质瘤（pHGG）包括胶质母细胞瘤（GBM）和弥漫性固有性脑桥胶质瘤（DIPG）是高度侵袭性的脑肿瘤，在儿童中死亡率和发病率均居首位。几乎只在儿童 GBM 和 DIPG 中发现了两个导致氨基酸替代（K27M 和 G34R/V）的复发性体细胞 *H3F3A* 突变。K27M 在年龄较小的儿童中更为普遍，而 G34R/V 在相对较大的年龄组中更为普遍。中枢神经系统内的空间分布差异是 K27M 位于肿瘤中线位置，包括脊髓、丘脑、脑干；而 G34R/V 位于大脑半球。虽然人类基因组中有两个基因编码相同的 H3.3 蛋白 H3F3A 和 H3F3B，但到目前为止还没有在 *H3F3B* 基因中检测到这些突变。*K27M* 突变和 G34R/V 可能通过不同的途径产生，与特定的克隆前体、发生生态位和发育阶段有关。*H*3.3 基因突变谱在多种骨和软骨肿瘤中可扩展到 K36M 和 G34W/L。该谱还显示肿瘤类型特异性 *H*3.3 突变。软骨母细胞瘤的 *H3F*3B 基因以 K36M 替代为主，*H3F3A* 基因只存在 G34W/L 突变。在罕见的病例中，*H3F3A p.K36M* 和 *H3F3B p.K36M* 突变分别发生在常规软骨肉瘤和透明细胞软骨肉瘤中。在骨肉瘤中，*H3F3A* 和 *H3F3B* 基因都存在 G34R 替代。

其他体细胞突变与 pHGGs 的 *H*3.3 突变同时被发现，包括 TP53、ATRX、DAXX、NF1、ACVR1 和 SETD2。在所有 GBM 样本中，有一半发现 *TP*53 突变，但与 K27M 或 G34R/V 没有优先的共现现象，类似于 *NF*1 突变和 *PDGFRA* 突变。所有 *G34R/V* 突变和 *ATRX/DAXX* 突变的样本也与 *TP*53 突变共存。此外，这些突变与临床上较好的预后相关。*ACVR*1 突变在儿童中线高级星形细胞瘤（mHGAs）中发现，其中包含 *K27M* 突变。这种情况会导致激酶的非配体激活，从而进一步增强 BMP（骨形态发生蛋白）信号传导。这些 *ACVR*1 突变与 *HIST*1*H3B* 突变（H3.1K27m）有关，并且与发病年龄较轻有关。同时，也发现组蛋白 H3K36 三甲基转移酶 –SETD2 的失活突变在一个带有 H3.1K27M 替换的儿童 HGG 亚组中。这些突变可能与 *H*3 基因突变相互作用。

2. CENP-A

染色体非整倍体是人类实体瘤的一个普遍特征，其主要原因是有丝分裂过程中染色体的错分离。鉴于 CENP-A 在形成着丝粒 / 着丝粒结构中的关键作用，其放松调控可能导致染色体不稳定并最终导致肿瘤也就不足为奇了。CENP-A 功能的缺陷可由表达水平的改变引起，进而改变 CENPA 和 HJURP（霍利迪连接识别蛋白，Holliday junction recognition protein，HJURP），是 CENP-A 的伴侣蛋白，介导 CENP-A 在 G1 期早期与着丝粒的组装，有助于细胞分裂过程中的染色体高保真分离。功能研究表明 HJURP 的缺失导致 CENP-A 在着丝粒处显著减少，新合成的 CENP-A 的沉积受损，以及有丝分裂缺陷之间的化学计量比，从而导致 CENP-A 定位错误。越来越多的证据表明，CENP-A 在许多肿瘤中上调，如结直肠癌、肺腺癌、侵袭性睾丸生殖细胞瘤、乳腺癌和肝细胞癌（HCC）。HJURP 在某些癌症中也过度表达，包括肺癌和乳腺癌，例如，在乳腺癌中，HJURP 和 CENP-A mRNA 水平的升高与生存率的降低显著相关。除了着丝粒的放松调控外，CENP-A 介导的肿瘤形成可能还涉及其他机制。事实上，通过调控其在人肝癌细胞系中的表达，CENP-A 通过调节许多细胞周期和凋亡基因的表达来促进细胞增殖和抑制凋亡。因此，推测 CENP-A 的过度表达可能导致其沿着染色体臂的错误定位，进而改变细胞基因表达和（或）其他染色体动态。

总而言之，CENP-A 的上调可以诱导染色体的非整倍性，在致癌过程中发挥作用。而且过表达的 CENP-A 与多种肿瘤患者的预后不良相关，下调 CENP-A 可以阻止癌细胞的细胞周期进程。因此，深入研究 CENP-A 的异常表达与肿瘤发生发展的机制将有望为肿瘤治疗提供新的靶点。同时，HJURP 作为 CENP-A 的伴侣蛋白，在多种癌症中表达上调，未来对 HJRUP 和 CENP-A 在肿瘤中相互作用的研究也是非常有必要的。

三、临床应用前景

组蛋白变体在细胞转化和肿瘤转移中起着至关重要的作用，一方面需要考虑组蛋白驱动的肿瘤发生的一般概念，并有望增加我们对恶性转化和肿瘤细胞异质性的分子基础的理解，另一方面基于组蛋白变异体的特性可以进行靶向治疗和整合治疗。

（一）作为肿瘤的诊断指标

在肿瘤发生发展中，组蛋白变体发挥重要作用，并且存在特异作用。DSBs 是一种有可能诱发基因组不稳定和基因突变的病变。因此，鉴于 γ-H2A.X 在调节细胞对 DSBs 的反应中的关键作用，γ-H2A.X 还被用作诊断工具和基于用于化疗和放疗的 DNA 损伤剂的治疗效率指标；肺腺癌中 CENP-A 表达升高与 P53 免疫阳性之间存在显著相关性，CENP-A 的高表达与卵巢癌患者的存活率差异显著相关，CENP-A 作为一种预后因子；MacroH2A 亚型也可以作为肿瘤的生物标志物。

（二）展　望

为了更好地理解组蛋白变异影响这些不同的基于 DNA 的过程的基本机制，识别组蛋白变异网络的所有组成部分是至关重要的。到目前为止，我们还不知道哪个伴侣和重塑复合物有助于组装含有核小体的大分子 H2A 亚型。类似地，关于 H2A.X specic 和 H3.Y 特定沉积机制的信息也不多。此外，关于包含组蛋白变异的核小体的结合伴侣以及组蛋白变异功能的中介体的相关数据非常稀少。大多数变异对核小体的稳定性没有直接的影响，但是它们预测的相互作用仍然有待发现，这就需要使用定量的无偏方法，如质谱法。对组蛋白变异生物学的更好理解将使我们能够评估它们在疾病起源和进展中的参与是否可以用于生物标记物的开发，以及组蛋白变异体的组成部分是否代表个性化治疗的新靶点。

（王 玺　黄雪峰）

第6节　非编码 RNA 与肿瘤

约 90% 的人类基因组序列被转录成 RNA 但不翻译为蛋白质，上述 RNA 被称为非编码 RNA（non-coding RNA）。非编码 RNA 虽曾被视为转录“垃圾”，但已有研究表明其在肿瘤发生发展中发挥了重要作用。发挥调控功能的非编码 RNA 分为短链、中链和长链非编码 RNA（long non-coding RNA，lncRNA）三大类。近年来，微小 RNA（microRNA，miRNA）和 lncRNA 在肿瘤发生发展中的功能研究已成为热点。作为一类长约 22 个核苷酸的 RNA，miRNA 主要参与基因转录后表达调控。已有研究表明，不同的肿瘤组织呈现出差异 miRNA 表达谱。miRNA 通过转录后沉默肿瘤细胞中靶基因表达，调控肿瘤细胞的各种重要的细胞生物学过程，发挥促癌和抑癌功能。lncRNA 是指长度大于 200 个核苷酸的非编码 RNA。研究表明，lncRNA 可以通过转录干扰和染色质重塑等多种机制调节在基因组上临近基因表达或是调控远距离基因的转录激活或转录阻遏。循环 RNA（circulating RNA）是一类位于血液、脑脊液、淋巴液和滑膜液等细胞外游离的 RNA，包括 miRNA 在内的小 RNA 分子对 RNase 不敏感，可在细胞外循环系统中稳定存在。本章着重介绍了 miRNA 的合成和生物学功能，论述 miRNA 和 lncRNA 在恶性肿瘤中的研究现状和与肿瘤相关的循环 miRNA 的特性及潜在的临床价值。

一、miRNA 的合成和生物学功能

miRNA 的初级产物 pri-miRNA 经 Pol Ⅱ 核苷酸聚合酶转录生成。pri-miRNA 进而被 Drosha 酶切割成 60~70 个核苷酸长度的具有茎环结构的前体 miRNA（pre-miRNA），pre-miRNA 的 5′端具有磷酸基，3′端具有突出的二核苷酸。pre-miRNA 在被转运到细胞质后，由 Dicer 酶进一步切割产生成熟的 miRNA（mature miRNA）。成熟的 miRNA 与多种蛋白质共同组成 RNA 诱导沉默复合物核糖核蛋白复合物 RISC。miRNA 通过特异结合靶 mRNA，进而介导 RISC 对靶 mRNA 的降解和（或）翻译抑制，从而在转录后水平下调靶基因表达 。miRNA 具有很高的保守性。在哺乳动物细胞内，存在基因簇现象，即多个 miRNA 由同一个前体 RNA 加工而来，且来自同一基因簇的 miRNA 具有较强的同源性。一些 miRNA 的编码基因成簇分布在染色体上，由一个共同的启动子转录成多顺反子。

鉴定 miRNA 作用的靶基因及其下游分子机制一直是肿瘤学领域的研究热点。成熟的 miRNA 与 Argonaute 家族蛋白（如 Ago2）结合形成 RISC，并与靶 mRNA 结合，RISC 通过降解 mRNA 或者抑制其翻译从而转录后抑制靶基因表达。如果 mRNA 与 miRNA 完全碱基互补配对，靶 mRNA 则被细胞识别为异常的 mRNA 而降解。如果

mRNA 与 miRNA 不完全碱基互补配对，miRNA 则通过特异性抑制靶 mRNA 的翻译。

二、miRNA 对肿瘤细胞的调控

在肿瘤中，miRNA 参与细胞的增殖、细胞周期调控、凋亡、黏附侵袭、诱导血管生成等重要生物学过程。一个 miRNA 分子可沉默多个靶基因，进而调节了肿瘤细胞不同的生物学过程，即一个 miRNA 分子可能同时调控细胞的增殖、细胞周期、凋亡等。如果该 miRNA 表达或功能失调，将导致细胞的多种生物学功能异常进而影响肿瘤的发生发展。因此，相比较于转录水平调控，miRNA 的这种转录后调控可更广泛、更迅速地调节多种基因表达。

1. miRNA 参与调控细胞增殖和凋亡

恶性肿瘤细胞增殖与凋亡间的平衡一定意义上影响了肿瘤发生发展。如果肿瘤细胞增殖占优势，则肿瘤细胞增长迅速，患者疾病出现进展；如果肿瘤细胞凋亡占优，则肿瘤细胞被消灭，疾病得到控制。

在肿瘤细胞中，miRNA 参与调节细胞增殖，并可通过沉默凋亡相关基因来实现对细胞凋亡的调控。miR-17-92 基因簇由 miR-155p、miR-18、miR-19a、miR-19b、miR-20 和 miR-92 六种串联排列的 miRNA 基因构成。研究显示，miR-17-9 基因簇 2 参与调控了肿瘤细胞增殖与凋亡。促癌转录因子 C-MYC 可转录激活 miR-17-92 簇的表达，miR-17-92 簇内的两个 miRNA 分子可进而沉默 *E2F1* 基因的表达。C-MYC 通过上调 miR-17-92 簇的表达，抑制促凋亡蛋白 E2F1 的表达，从而精确调控肿瘤细胞的增殖和凋亡。

2. miRNA 参与调控细胞周期

细胞中细胞周期的调控异常导致的细胞周期失调可导致细胞增殖失控、分化受阻以及恶性转化。miRNA 通过调控细胞周期相关基因表达，间接参与了细胞周期调控。例如，miR-34 过表达可使细胞停滞在 G1 期。机制方面，miR-34 通过下调其细胞周期相关靶基因 *cyclin E2*、*CDK4* 和 *c-MET* 的表达水平，进而调控细胞周期阻滞。

P53 在细胞周期调控中，尤其是 G1 期检查 DNA 损伤点监控中，也发挥了重要作用。如果细胞存在 DNA 损伤，P53 蛋白将通过 G1 期阻滞，阻止 DNA 复制，以提供时间修复损伤 DNA。在上述过程中，P53 可诱导 miR-34 分子的异常表达，进而抑制其靶基因，发挥重要作用。

3. miRNA 参与调控细胞黏附

作为一种钙依赖性跨膜糖蛋白，E-cadherin 介导细胞间黏附连接的重要分子，可阻止肿瘤细胞侵袭转移。E-cadherin 的胞质段与 β-catenin 蛋白相互协同，调控 Wnt 信号通路活性进而调控以肌动蛋白为主的细胞骨架蛋白。肿瘤细胞发生上皮-间质转化（epithelial-mesenchymal transition，EMT）时，E-cadherin 表达下调。在乳腺癌细胞中，癌蛋白 Myc 通过诱导 miR-9 表达靶向沉默 E-cadherin 表达，促进肿瘤细胞的 EMT 及侵袭转移。在 miR-139 和 miR-200a 可通过调节靶基因 β-catenin 的表达，进而影响 EMT 过程并调控肿瘤细胞的粘连及侵袭转移能力。

4. miRNA 参与调控肿瘤血管生成

miRNA 可通过促进肿瘤组织中血管生成发挥促癌作用。例如，癌蛋白 C-myc 激活转录的 miR-17-92 簇，弱化 TGF-β 信号通路，从而促进肿瘤组织中血管生成和肿瘤增殖。另外，miR-519c 可通过沉默 *HIF-1α* 基因表达，进而抑制肿瘤血管生成。

三、miRNA 在肿瘤发生发展中的研究

miRNA 参与了肿瘤发生发展的多种生物学过程。组织 miRNA 和（或）循环 miRNA 可作为肿瘤早诊早治的的临床手段。伴随着高通量测序技术的成熟，多种恶性肿瘤特征性 miRNA 表达谱得到了发现。恶性肿瘤 miRNA 表达谱的特点包括：恶性肿瘤 miRNA 表达差异性呈高低各异特征；miRNA 表达图谱可分类恶性肿瘤的组织来源与分化状态；miRNA 差异表达的水平与其生物学功能的强弱无直接的相关性；miRNA 在不同的组织学类型中的表达具有共同的特征。成熟的 miRNA 分子与其前体分子的表达具有协同性。

研究表明，多种 miRNA 参与了造血细胞分化、红系分化及髓系细胞分化。血液肿瘤发生发展过程中，血液细胞出现了分化障碍、无抑制生长、扩增等异常状态。因此，miRNA 可通过调控血液细胞增殖、凋亡和细胞周期参与血液肿瘤的恶性转化。在急性早幼粒白血病中，转录因子 C/EBPα 可通过结合 miR-223 增强子来调控其表达，进而调节粒细胞的分化成熟，参与了急性早幼粒白血病的发生发展。染色体 13q31 区段的扩增在弥漫性大 B 细胞性淋巴瘤、滤泡性淋巴瘤、原发皮肤 B 细胞淋巴瘤中较常见，位于上述区段的 miR-17-92 簇因此在淋巴瘤中高表达并通过抑制凋亡促进淋巴瘤增殖。

近年来，我国甲状腺癌的发病率显著增加。miR-122、miR-222 和 miR-146 在乳头状甲状腺癌组织中表达上调，提示其与肿瘤发生相关。miR-21 在恶性脑胶质细胞瘤中显著上调，研究显示 miR-21 可通过沉默凋亡相关基因表达，进而在恶性脑胶质瘤中发挥重要作用。

肺癌是发病率和死亡率最高的恶性肿瘤。研究发现，肺癌中 Let-7 的表达显著降低。另外，肺癌中 miR-17-92 簇表达显著上调，其可通过发挥原癌基因作用促进肺癌发生发展。乳腺癌是女性中发病率最高的恶性肿瘤。在乳腺癌中 Let-7 家族的 miRNA 可通过抑制乳腺癌干细胞功能，发挥抑癌作用。在食管癌中，多种 miRNA 被证实与肿瘤发生发展显著相关。例如，miR-196a 可通过沉默其靶基因 *KRT5*、*SPRR2C* 和 *S100A9* 表达，进而促进肿瘤的生长并抑制凋亡。

胃癌是一种常见的腹部恶性肿瘤，miRNA 在其疾病进展中发挥了重要作用。例如，miR-21 在胃癌患者的肿瘤组织中高表达，可作为胃癌诊断的潜在分子标志物。miR-155 可通过沉默靶基因 PRL-3 在胃癌细胞中的表达，进而抑制胃癌腹膜转移，并改善预后。在结直肠癌中，miR-31 表达明显上调，miR-31 的表达水平与结直肠癌的 TNM 分期、肿瘤浸润显著相关。

前列腺癌、膀胱癌、睾丸癌和肾癌是重要泌尿系统肿瘤。在肾癌中，miR-28、miR-185、miR-27 和 let-7f-2 高表达；在膀胱癌中，miR-223、miR-26b、miR-221、miR-103-1、miR-185、miR-23b、miR-203、miR-17-5p、miR-23a 和 miR-205 高表达。宫颈癌细胞中，HPV16 可促进 miR-218 表达下调，进而上调靶蛋白 LAMB3 的表达，导致细胞的恶性转化水平。卵巢癌是女性常见的恶性肿瘤，全身性化疗是卵巢癌的重要治疗方法。研究显示，卵巢癌化疗耐药组织中 miR-199a 表达明显下调；miR-214 可通过调控 PTEN 蛋白表达，诱导卵巢癌细胞对铂类化料药物耐药。

四、miRNA 与肿瘤诊断和治疗

随着分子生物技术的进步，检测肿瘤组织或循环系统中的 miRNA 水平，有助于对肿瘤进行分类、诊断和预后判断，这极大促进了其在临床诊断中的应用。研究表明，共有 17 种 miRNA 的表达在肺腺癌和正常肺组织间存在差异，而 16 种 miRNA 的表达在肺鳞癌和正常组织间存在差异，提示癌组织与正常组织中 miRNA 表达存在差异。有趣的是，不同类型的恶性肿瘤，其 miRNA 表达图谱也存在不同。例如，let-7a-2 在肺腺癌中低表达，而在肺鳞癌中高表达。上述结果显示，检测 miRNA 可以有效区分癌组织与正常组织及不同类型的癌组织，可用作肿瘤诊断。越来越多的研究显示，血浆和血清中的 miRNA 与肿瘤发生发展相关。例如，前列腺癌中荷瘤小鼠血浆中存在来源于肿瘤细胞的 miR-629 和 miR-660，其丰度与移植瘤的大小存在相关性。上述结果表明，肿瘤细胞能向血液循环分泌 miRNA。

miRNA 检测还可用于判断肿瘤患者预后。例如，乳腺癌组织中 miR-125b 和 miR-145 表达降低，miR-21 和 miR-155 升高，且其表达与雌激素受体（ER）和孕激素受体（PR）的表达、肿瘤的分期、血管浸润或增殖指数等密切相关。鉴于 miRNA 在肿瘤中的重要调节作用，肿瘤治疗中可通过改变 miRNA 的表达水平来治疗肿瘤，从而达到所需的临床疗效。

在实验研究中，可通过导入 miRNA 拟似物来升高肿瘤细胞中特定 miRNA 的表达。对于在肿瘤中高表达并发挥促癌作用的 miRNA 分子，实验中通常可利用特定 miRNA 的拮抗分子或锁核酸修饰的寡核苷酸等。例如，miR-122 的拮抗分子能够特异地高效抑制小鼠多个器官中 miR-122 的活性。锁核酸修饰的寡核苷酸可使互补 RNA 的双链结构热力学移定性增强，具有更好的体内抗 miRNA 活性和水溶性，临床应用前景广阔。

五、lncRNA 在肿瘤中的作用及临床应用

lncRNA 是一类长度大于等于 200nt 的非编码 RNA，不编码蛋白质。lncRNA 在被发现后相当长的一段时间内，被认为是人类基因组转录的“噪音”，没有生物学功能。然而，近年来越来越多的研究证明，lncRNA 在各个生物学过程中都发挥了重要作用，主要通过基因表达调控的重要分子发挥其分子机制。在组织分化发育中，大多数 lncRNA 的表达都具有显著时空特异性。lncRNA 表达量在不同组织或器官之间明显不同，在同一组织或器官在不同生长阶段明显不同。例如，在小鼠脑组织中的不同部位，其 1300 个 lncRNA 具有不同的表达模式。lncRNA 的分子作用机制包括：通过结合特定蛋白质影响其功能或稳定性；通过调控组蛋白修饰影响染色质重塑和基因转录；通过调控的 mRNA 稳定性、翻译及翻译后修饰等。lncRNA 发挥上述生物学功能主要取决于其亚细胞定位以及与相互作用分子。已有的研究表明，多种 lncRNA 在肿瘤组织中异常表达，并参与肿瘤的发生发展。例如，lncRNA 肺腺癌转移相关转录本 -1（metastasis-associated lung adenocarcinoma tanscript-1，MALAT-1）在肺癌、肝癌中该表达水平显著升高，并进而促进肿瘤细胞增殖、侵袭和转移。

与 miRNA 类似，lncRNA 可潜在用于肿瘤的早期诊断和预后判断。例如，在前列腺癌中异常高表达的 PCA3 是一种前列腺特异性 lncRNA，具有较高的临床应用特异度和灵敏度。肝癌中高表达 MALAT-1 的患者更容易发生肝癌复发和肝移植术后复发，肝癌分析表明 MALAT-1 作为一个独立的肝癌复发预测指标。类似地，肝癌中 lncRNA HULC 是一种潜在的新型特异性分子标志物。在乳腺癌中，高表达 HOTAIR 患者的无转移生存率和总生存率均明显低于低表达组，分析表明 HOTAIR 是乳腺癌的独立预后危险因素。

六、循环 RNA 和循环 miRNA

循环 RNA 是一类位于血液、脑脊液、淋巴液和滑膜液等细胞外游离的 RNA。长期以来，由于血液含有大量核糖核酸酶，导致 RNA 易于降解，循环系统中是否存在循环 RNA 一直受到质疑。近年来，随着分子生物学技术的进步，越来越多的研究证据显示外周血中的确存在循环 RNA 分子，尤其是循环 miRNA。在正常人血液中，微量的循环 RNA 主要来源于人体的淋巴细胞，然而恶性肿瘤患者的循环 RNA 则大多数来源于肿瘤细胞。目前认为恶性肿瘤患者的循环 RNA 来源主要有以下两个途径：肿瘤细胞凋亡释放 RNA 和循环肿瘤细胞主动释放 RNA。研究证实，循环 RNA 可潜在用于肿瘤的早期诊断与发现。在部分肿瘤患者中，血浆循环 RNA 表达量显著增高，可作为临床上一种分子检测标志物。目前，miRNA 的表达具有细胞、组织或肿瘤类型特异性。上述特异表达的 miRNA 可以作为肿瘤分子标志物，另外，循环 miRNA 在血液等体液中的稳定性好，实验证明室温放置 24h、强酸、强碱、反复冻融等处理后，血液中的 miRNA 水平仍保持稳定。除了血液中的 RNA 检测，有研究发现尿液中的 RNA 有助于包括膀胱癌在内的特定癌种的临床诊断。在膀胱癌患者尿液 RNA 检测的实验中，尿液中 ETS2 RNA 和 uPA RNA 的比例对肿瘤诊断的特异度为 100%、灵敏度为 74.5%，可作为膀胱癌潜在标志物，具有潜在临床应用价值。

七、circRNA 在肿瘤发生发展中的研究

1976 年 Sanger 最初发现并命名了 circRNA。circRNA 是一类长度在几百到几千 bp 不等的有共价闭合环状结构的内源性非编码 RNA。在被发现后，circRNA 被认为是 RNA 剪接过程中产生的无功能产物。然而，越来越多的研究表明，circRNA 在基因转录、转录后修饰及翻译调控中发挥重要作用。

circRNA 主要分为如下几大类：外显子 circRNA（Exoniccirc RNA，ecircRNA）由套索驱动的环化和内含子配对驱动的环化形成；内含子 circRNA（Circular intronic RNA，ciRNA）由内含子独立环化形成；而由外显子和内含子共同环化形成的为外显子 – 内含子 circRNA（exonic-intronic circ RNA，EIci RNA）。由于不具有线性 RNA 的 3– 多聚腺苷酸尾和 5– 帽结构，circRNA 的分子结构更为稳定，对核酸外切酶具有较高的耐受性，不易被降解，半衰期长。circRNA 广泛存在于各种生物体，且在不同的物种具有高度保守性，并呈现一定的组织、时间表达特异性。

cirRNA 的作用机制主要包括：miRNA 海绵，circRNA 可通过竞争性结合吸附特定 miRNA，进而剪接调控相关 miRNA 靶基因的表达；蛋白质海绵或诱饵，RNA 结合蛋白在转录后基因表达的调节中起着重要作用，circRNA 可竞争性结合 RBP，改变转录组范畴内 RNA 剪接模式或 RNA 表达谱，调控亲本基因表达；翻译作用，部分 circRNA 拥有内部核糖体进入位点片段和 AUG 起始密码子，可部分翻译成短肽或蛋白质。

circRNA 在恶性肿瘤发生发展中发挥重要作用。例如，结直肠癌、食管鳞癌及肝细胞癌中的 ciRS–7（CDR1as）可发挥癌基因作用；恶性胶质瘤中的 circSMARCA5 和 circ-SHPRH 可发挥抑癌基因作用。另外，部分 circRNA 的表达与肿瘤患者预后、耐药等显著相关，可作为潜在肿瘤诊治、预后的预测标志。然而迄今为止，circRNA 在肿瘤发生发展中发挥的具体生物学功能及其机制仍待进一步研究揭示。

八、问题与展望

近年来越来越多的研究发现了大量肿瘤相关非编码 RNA，以及非编码 RNA 在肿瘤发生发展中的重要作用和分子作用机制。在此基础上，研发特定肿瘤的特异的分子标志物和靶向治疗药物必将在肿瘤诊断和治疗中产生革命性的贡献。然而，人类对于非编码 RNA 在肿瘤发生发展分子调控网络中的关键节点作用认识仍不清晰。另外，包括 circRNA 在内的新型非编码 RNA 的功能还有待于进一步探索揭示。临床上，如何精准向肿瘤细胞中导入治疗非编码 RNA 是其应用的关键。鉴于大量非编码 RNA 同时参与了正常细胞的生理调节，如何克服外源性导入的非编码 RNA 在正常组织细胞中引发的毒性是非编码 RNA 药物研发中亟须解决的重大问题。同时，如何进一步对相关非编码RNA进行化学修饰，降低RNA在体内的降解，使外源性非编码 RNA 发挥最大的药学效应是非编码 RNA 药物研发需要解决的另一个的重要问题。我们相信，随着人类对非编码 RNA 研究的深入，我们将能更深入地认识肿瘤发生发展机理，实现肿瘤的早诊早治并最终消灭这类恶性疾病。

（杨 明 田宝青）

第 7 节 肿瘤表观遗传学的整合研究及整合诊疗

综上所述，过去几十年的研究使表观遗传学在肿瘤中的作用逐渐浮出，研究人员和临床医生认识到表观遗传学调控在肿瘤发生过程中通常会发生广泛的变化，并在肿瘤的后续进展和维持中发挥着核心作用。肿瘤中表观遗传学变化的特点包括广谱性、可逆性、对肿瘤发生发展转移等过程的关键性、可预测性、可与其他疗法整合应用等。到目前为止，很多针对表观遗传修饰的治疗方法或新药已正式用于治疗 B 细胞淋巴瘤等恶性肿瘤的复发患者和传统化疗药耐药的肿瘤患者，或者已经进入各期的临床试验。这使靶向表观遗传修饰的治疗成为治疗癌症的重要策略并为肿瘤患者提供了无数的机会，具有重大的临床意义。

然而，“表观遗传疗法”还是处于方兴未艾的起步阶段，还有很长的路要走，有很多理论和技术上的问题需要解决。

首先是理论方面的深入理解和探索。对于表观遗传可塑性和变异如何影响肿瘤特征的理解明显地滞后于遗传机制在肿瘤发生中的作用。与基因功能障碍等方面一样，新的表观遗传机制正不断被揭示，研究正通过这些机制来理解表观遗传的致瘤性，并最终完成临床治疗转化。这方面，最好的例子就是在 *SWI/SNF* 突变的肿瘤的临床前细胞和动物模型发现这类肿瘤对 EZH2 抑制剂非常敏感，之后此成果很快被引用于临床实践并取得了非常振奋人心的结果。当肿瘤细胞分裂时，自适应的表观遗传状态可以通过 DNA 甲基化的稳定性、抑制染色质或转录调节来维持。因此，表观遗传可塑性和限制应与更熟悉的基因事件整合考虑，这些事件是肿瘤的几乎无限制增殖、抵制死亡信号的诱导、耐缺氧等特征的分子基础。总而言之，表观遗传修饰在肿瘤生物学和新的肿瘤治疗方法的开发中起核心作用。含有表观遗传调控因子的 DNA 改变的肿瘤可能代表了这一概念中最纯粹的形式。另一方面，大多数肿瘤的表观遗传学变化也可能是肿瘤 DNA 其他部分突变的下游结果，两者之间的关联尚未被彻底理解。在对 4000 多个肿瘤样本的体细胞拷贝数变化的调查中，发现与表观遗传调控有关的基因（但以前没有被认为是肿瘤驱动因素）是最常被识别出具有焦点扩增的基因组。毫无疑问，对肿瘤表观遗传学的持续研究对于我们未来对肿瘤生物学的理解和新的肿瘤治疗方法的开发将是至关重要的。然而基于肿瘤的复杂性，表观遗传学改变影响肿瘤的多个方面，如癌基因、抑癌基因的表达和信号转导，从而促进肿瘤的生长、侵袭和转移。表观遗传疗法虽然有其合理而深厚的理论基础，但仍有一些问题有待探讨和解决。第一个也是最重要的是选择性问题。表观遗传事件无处不在地分布在正常细胞和癌细胞中。事实上，一些肿瘤依赖于某些表观遗传改变，并可能对这种调节敏感，而在通常的调节下，正常细胞有能力补偿这些表观遗传变化。因此，当务之急是确定不同肿瘤最重要的表观遗传学改变。第二个问题从第一个问题延伸而来。截至目前，表观遗传疗法已经在血液恶性肿瘤中取得了令人印象深刻的结果，但在实体肿瘤中还没有取得令人印象深刻的结果。血液系统恶性细胞和实体瘤细胞的性质不同。然而，研究人员仍在研究实体肿瘤的合适策略。由于表观遗传改变会影响小分子靶向治疗和化疗或放疗的敏感性，表观靶向治疗似乎是一种重要的辅助治疗。表观遗传疗法和免疫疗法的整合也在临床前和临床试验中进行了研究。基于已有的研究成果，表观遗传靶向治疗是一种很有前途的抗癌治疗策略。肿瘤中的表观基因组与肿瘤发生过程中的许多方面有关。更好地理解不同肿瘤中这些改变背后的具体机制是必要的。同时，优化的治疗方案，包括各种组合，仍有待发现。最后，实体瘤是异质细胞群，通常由具有不同分化阶段的细胞组成。因此，确定哪些细胞发生了表观遗传学变化，确保治疗剂保持其可持续性，其穿透肿瘤块和靶向恶性细胞的能力将增加治疗的临床成功率。表观遗传学作为正常细胞和异常细胞发展的主要因素，将为新的治疗方法的出现开辟新的视线。

其次，是如何更精准地应用表观遗传修饰于肿瘤诊断、分型、治疗、预后分析等方面。如前所述，肿瘤是一种极其复杂的疾病，其特征是广泛的肿瘤内和肿瘤间的异质性。实际上，我们认为独特的临床疾病或肿瘤亚型本身可以在与肿瘤相关的重要标志方面表现出巨大差异。此外，可以在分子水平上观察到同一肿瘤内的时空克隆多样性。这种肿瘤的异质性可能会影响对疗法的反应性，并且在某种程度上解释了某些当前的肿瘤疗法的失败，因为它们被设计为使用标准疗法治疗所有患者，而没有考虑到每个患者的独特情况。也就是说，当前的肿瘤治疗方案，包括手术、化疗和放疗，是非选择性的，会产生许多副作用。外科手术不能应用于所有类型的肿瘤，并且与复发风险高有关。放疗和化疗是基于杀死癌细胞的方法，但是不可避免地，它们也会攻击正常细胞并诱导非靶组织毒性，在化疗时，常会出现耐药性。此外，已发现放射线可诱导癌细胞的干性，从而导致肿瘤干细胞（CSC）亚群的富集，而对放疗的抵抗力增强。目前，挑战在于设计与肿瘤特异性生物标记物偶联的新抗癌药物，并选择一种能够优化治疗效果并使毒性最小化的部位特异性递送系统。各种“组学 /Omics”技术正在增进我们对肿瘤遗传学和表观遗传学的理解，从而可以划定和定义特定肿瘤亚型，并鉴定出患者特异性生物标志物，从而促进个性化靶向治疗。迄今为止，精准治疗方面已经取得了一些成功，特别是在酪氨酸激酶抑制剂的使用中，例如伊马替尼、依非替尼、西妥昔单抗或曲妥珠单抗。而肿瘤的很多表观遗传标记就可以促进肿瘤的精准诊断和治疗。表观遗传学的肿瘤生物标记物主要集中在 DNA 甲基化上，主要是因为组蛋白标记物的稳定性较差，并且存在更多技术挑战。表征最好的表观遗传标记之一是前列腺癌患者的生物体液中谷胱甘肽 S-转移酶（*GSTP*1）基因的甲基化。在前列腺癌样本中也观察到了 APC、RASSF1、PTG2 和 MDR1 的超甲基化，这些标记物与 GSTP1 的结合已被证明能够以高灵敏度和特异度准确地区分原发癌和良性组织。同时，表观遗传生物标志物可用于预测治疗性药物反应。例子包括 *BRCA*1 的甲基化与卵巢癌和乳腺癌对铂类化学疗法敏感性增加之间的关联，*GSTP*1 甲基化与对阿霉素治疗的反应之间的相关性，以及在用烷基化治疗的胶质母细胞瘤中观察到更好的反应 MGMT 启动子甲基化相关的肿瘤药物。

再次是整合治疗。作为单一药物的表观遗传治疗不太可能成为彻底治疗恶性肿瘤的灵丹妙药，因此未来的出路在于合理的患者选择和整合治疗。即使在急性髓系白血病等侵袭性且经常无法治愈的疾病中，使用两种细胞毒性药物的整合化疗在诱导完全应答方面也是非常有效的。问题在于如何通过根除肿瘤起始细胞来维持这种反应，这些起始细胞常作为微小残余病持续存在，为以后复发埋下隐患。表观遗传调控因子的突变通常是前恶性细胞的早期事件，这一事实增加了针对这些突变的治疗可能作为维持治疗发挥作用，以巩固整合化疗的收益。表观遗传治疗也可能通过利用来自其他靶向治疗的治疗压力或从头突变所有和景观暴露的合成致命弱点来获得临床益处。

而新一代的技术和实验模型也对肿瘤的表观遗传疗法也至关重要。首先，迫切需要新的单细胞“表观遗传特征检测”技术来评估人类肿瘤中绝缘体、增强子、甲基化和表达的状态和变异。我们预测，这些方法将检测肿瘤中复发的低频率的异质“伴随 /passenger”变化和高频率的“驱动 / driver”事件。这种变化可能伴随着基因表达（如单细胞 RNA-seq）和其他表型的细胞间变异增加。这些技术也可以应用于恶性前病变，如良性息肉，目的是确定单个细胞的随机表观遗传变化是否代表了致瘤潜力的早期指标。其次，体外和体内肿瘤模型，再现连续的致瘤表观遗传改变的性质、动力学和异质性是必需的。目前的肿瘤模型偏重于遗传病变（例如，基因工程小鼠模型），并不能概括可能深刻影响恶性细胞表观遗传状态的肿瘤微环境的各个方面。这样的实验系统将需要新技术的补充，这些新技术能够跟踪表观变化，如不停时间下绝缘体损耗。在此，我们再次预测可塑性刺激（例如，使 DNA 去甲基化失效的代谢损伤）将增加表观遗传变化发生的速度，产生一些具有有利改变的表观克隆，这些改变将在肿瘤发展过程中获得生长优势。

总之，更全面理解肿瘤表观遗传可塑性和限制，可以促进诊断工具的发展，用于检测早期表观病变和评估肿瘤分期和异质性。它还可能通过纠正表观遗传病变或利用表观遗传改变的细胞的弱点制定新的有效的治疗策略。这些新的诊断和治疗方法将有力地补充那些基于传统肿瘤遗传学的方法，从而为肿瘤的预防和治疗开创光明的未来。

（王 玺　曾 嵩）

参考文献

[1] Nguyen Q H, Nguyen-Vo T H, Le N Q K, et al. iEnhancer-ECNN: identifying enhancers and their strength using ensembles of convolutional neural networks. BMC Genomics, 2019, 20: 951.

[2] Kovalenko TF, Patrushev LI. Pseudogenes as Functionally Significant Elements of the Genome. Biochemistry (Moscow), 2018, 83(11): 1332–1349.

[3] Vicentini C, Galuppini F, Corbo V, et al. Current role of non-coding RNAs in the clinical setting. Noncoding RNA Res, 2019, 4(3): 82–85.

[4] Indoumady Baskara-Yhuellou I, Tost J. The impact of microRNAs on alterations of gene regulatory networks in allergic diseases. Adv Protein Chem Struct Biol, 2020, 120: 237–312.

[5] Jiankun Zang, Dan Lu, Anding Xu. The interaction of circRNAs and RNA binding proteins: An important part of circRNA maintenance and function. J Neurosci Res, 2020, 98(1): 87–97.
[6] Stark R, Grzelak M, Hadfield J. RNA sequencing: the teenage years. Nature reviews Genetics, 2019, 20(11): 631–656.
[7] Hoadley K A, Yau C, Hinoue T, et al. Cell-of-Origin Patterns Dominate the Molecular Classification of 10 000 Tumors from 33 Types of Cancer. Cell, 2018,173(2): 291–304.
[8] Berger A C, Korkut A, Kanchi R S, et al. A Comprehensive Pan-Cancer Molecular Study of Gynecologic and Breast Cancers. Cancer cell, 2018, 33(4): 690–705.
[9] Liu Y, Sethi N S, Hinoue T, et al. Comparative Molecular Analysis of Gastrointestinal Adenocarcinomas. Cancer Cell, 2018, 33(4): 721–735.
[10] Ricketts C J, De Cubas A A, Fan H, et al. The Cancer Genome Atlas Comprehensive Molecular Characterization of Renal Cell Carcinoma. Cell reports, 2018, 23(1): 313–326.
[11] Malta T M, Sokolov A, Gentles A J, et al. Machine Learning Identifies Stemness Features Associated with Oncogenic Dedifferentiation. Cell, 2018, 173(2): 338–354.
[12] Huang K L, Mashl R J, Wu Y, et al. Pathogenic Germline Variants in 10, 389 Adult Cancers. Cell, 2018, 173(2): 355–370.
[13] Bailey M H, Tokheim C, Porta-Pardo E, et al. Comprehensive Characterization of Cancer Driver Genes and Mutations. Cell, 2018, 173(2): 371–385.
[14] Gao Q, Liang W W, Foltz S M, et al. Driver Fusions and Their Implications in the Development and Treatment of Human Cancers. Cell reports, 2018, 23(1): 227–238.
[15] Jayasinghe R G, Cao S, Gao Q, et al. Systematic Analysis of Splice-Site-Creating Mutations in Cancer. Cell reports, 2018, 23(1): 270–281.
[16] Taylor A M, Shih J, Ha G, et al. Genomic and Functional Approaches to Understanding Cancer Aneuploidy. Cancer cell, 2018, 33(4): 676–689.
[17] Thorsson V, Gibbs D L, Brown S D, et al. The Immune Landscape of Cancer. Immunity, 2018, 48(4): 812–830.
[18] Saltz J, Gupta R, Hou L, et al. Spatial Organization and Molecular Correlation of Tumor-Infiltrating Lymphocytes Using Deep Learning on Pathology Images. Cell reports, 2018, 23(1): 181–193.
[19] Ding L, Bailey M H, Porta-Pardo E, et al. Perspective on Oncogenic Processes at the End of the Beginning of Cancer Genomics. Cell, 2018, 173(2): 305–320.
[20] Huang K L, Mashl R J, Wu Y, et al. Pathogenic Germline Variants in 10 389 Adult Cancers. Cell, 2018, 173(2): 355–370.
[21] Bailey M H, Tokheim C, Porta-Pardo E, et al. Comprehensive Characterization of Cancer Driver Genes and Mutations. Cell, 2018, 173(2): 371–385.
[22] Taylor A M, Shih J, Ha G, et al. Genomic and Functional Approaches to Understanding Cancer Aneuploidy. Cancer cell, 2018, 33(4): 676–689.
[23] Chen H, Li C, Peng X, et al. A Pan-Cancer Analysis of Enhancer Expression in Nearly 9000 Patient Samples. Cell, 2018, 173(2): 386–399.
[24] Wang Z, Yang B, Zhang M, et al. lncRNA Epigenetic Landscape Analysis Identifies EPIC1 as an Oncogenic lncRNA that Interacts with MYC and Promotes Cell-Cycle Progression in Cancer. Cancer cell, 2018, 33(4): 706–720
[25] Thorsson V, Gibbs D L, Brown S D, et al. The Immune Landscape of Cancer. Immunity, 2019, 51(2): 411–412.
[26] Saltz J, Gupta R, Hou L, et al. Spatial Organization and Molecular Correlation of Tumor-Infiltrating Lymphocytes Using Deep Learning on Pathology Images. Cell reports, 2018, 23(1): 181–193.
[27] Sanchez-Vega F, Mina M, Armenia J, et al. Oncogenic Signaling Pathways in The Cancer Genome Atlas. Cell, 2018, 173(2): 321–337.
[28] Schaub F X, Dhankani V, Berger A C, et al. Pan-cancer Alterations of the MYC Oncogene and Its Proximal Network across the Cancer Genome Atlas-Science Direct. Cell systems, 2018, 6(3): 282–300.
[29] Way G P, Sanchez-Vega F, LA K, et al. Machine Learning Detects Pan-cancer Ras Pathway Activation in The Cancer Genome Atlas. Cell reports, 2018, 23(1): 172–180.
[30] Ge Z, Leighton J S, Wang Y, et al. Integrated Genomic Analysis of the Ubiquitin Pathway across Cancer Types. Cell reports, 2018, 23(1): 213–226.
[31] Knijnenburg T A, Wang L, Zimmermann M T, et al. Genomic and Molecular Landscape of DNA Damage Repair Deficiency across The Cancer Genome Atlas. Cell reports, 2018, 23(1): 239.
[32] Seiler M, Peng S, Agrawal A A, et al. Somatic Mutational Landscape of Splicing Factor Genes and Their Functional Consequences across 33 Cancer Types. Cell reports, 2018, 23(1): 282–296.
[33] Peng X, Chen Z, Farshidfar F, et al. Molecular Characterization and Clinical Relevance of Metabolic Expression Subtypes in Human Cancers. Cell reports, 2018, 23(1): 255–269.
[34] Hutter C, Zenklusen J C. The Cancer Genome Atlas: Creating Lasting Value beyond Its Data. Cell, 2018, 173(2): 283–285.
[35] Cheng W, Rong Y, Juncheng D, et al. Whole-genome sequencing reveals genomic signatures associated with the inflammatory microenvironments in Chinese NSCLC patients. Nature Communications, 2018, 9(1): 2054.
[36] Dou Y, Kawaler E A, Cui Zhou D C, et al. Proteogenomic Characterization of Endometrial Carcinoma. Cell, 2020, 180(4): 729–748.

第 6 章
肿瘤分子生物学

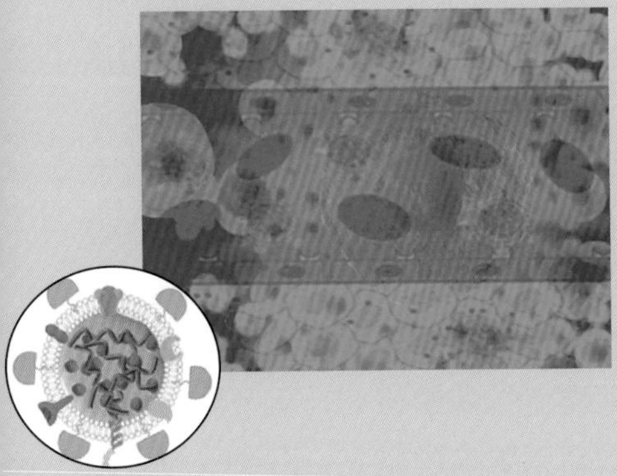

第 1 节　分子肿瘤学

一、分子肿瘤学的概念

分子肿瘤学（Molecular Oncology）作为医学基础的一门前沿学科，不仅涉及肿瘤的发生、发展、分化、浸润、转移的机制，还包括肿瘤的预防、早期发现、诊断及肿瘤生物学治疗等多个方面，内容十分广泛。近年来分子肿瘤学发展迅猛，已引起国内外研究者的极大兴趣与关注，新的成果也随之不断涌现。

二、分子肿瘤学的发展历史

尽管 2500 多年前希波克拉底（Hippocrates）就提出“cancer”一词描述肿瘤，但其后数千年人们对它的病因及机制都知之甚少。直至 18 世纪开始，环境因素致癌、化学致癌、病毒致癌、物理致癌等学说被陆续提出，学界对肿瘤的病因学实现了初步窥探，并进一步延伸出肿瘤病理学、肿瘤免疫学、肿瘤病毒学、肿瘤药理学、肿瘤细胞生物学与胚胎发育学等分支学科。

1969 年美国科学家 Rober Huebner 和 George Todaro 首次提出癌基因（oncogene）的概念，将肿瘤的研究带入一个崭新的阶段——分子肿瘤学时代。其后几年，美国加州大学旧金山医学院的学者 Bishop 和 Varmus 成功分离第一个病毒癌基因，并因此荣获 1989 年诺贝尔生理学或医学奖。迄今为止，已有超过一百个与肿瘤的发生和发展密切相关的癌基因被分离与鉴定。通过对这些基因进行功能学研究，研究者们发现这些癌基因原来是正常细胞生长发育所必需的功能性基因，但由于发生了某种改变（如点突变、易位重排、基因扩增等），使其由原来功能正常的原癌基因转变为促进肿瘤发生发展的癌基因。与此同时，科学家也发现了一些对细胞生长起到负性调节作用的基因，称为抑癌基因，它们能够通过维持染色体稳定性、促进细胞分化与衰老、调控细胞增生等发挥抑癌作用。在肿瘤发生发展的过程中，抑癌基因往往因为点突变、缺失、甲基化或病毒作用而失活。癌基因和抑癌基因的发现标志着分子肿瘤学时代的到来。

三、分子肿瘤学的研究内容

分子肿瘤学在分子水平上研究肿瘤的发病机制，并基于对发病机制的深入了解对患病风险进行预测，从而起到积极干预高风险人群、早期诊断疾病的作用。除此以外，通过对肿瘤的分子分期及预后分析，有利于制定个体化的整合诊疗方案，从而增强治疗效果，提高患者生存率，改善患者生存质量。

从研究层面来看，对肿瘤的研究包括以人群为研究对象的肿瘤流行病学研究、从个体临床体征和器官出发的临床肿瘤学研究、以细胞为研究对象的肿瘤细胞生物学研究，以及从分子水平出发研究肿瘤发病机制和诊疗方案的分子肿瘤学。分子肿瘤学作为一门从微观水平上揭示肿瘤发生发展及其机制的学科，是上述其他研究的基础。

（一）癌基因和抑癌基因

肿瘤的发生发展是多个癌基因与抑癌基因异常改变造成的结果，两者的改变能够直接影响细胞的生长、增殖、分化和凋亡，最终导致肿瘤的发生：组织形态学水平上，表现为增生、化生、原位癌到浸润性癌和转移癌；细胞水平上，经历了永生化、分化逆转、转化等阶段，细胞的生长特性逐步被强化；基因水平上，在外界致癌因素和细胞内遗传物质的共同作用下，异常基因数目增多，肿瘤细胞呈不可控制地异常生长。因此，从分子层面来看，癌基因和抑癌基因的研究是分子肿瘤学的主要内容。

（二）信号转导通路

信号转导通路调控着细胞的所有活动。在正常细胞中，多个信号转导通路相互交错而形成巨大的信号传导网络系统，各个通路之间通过各种信号分子、信号蛋白和蛋白激酶实现信号传递，进而调控细胞活动。然而，对于癌基因和抑癌基因而言，它们编码相应的癌蛋白和抑癌蛋白，如生长因子、生长因子受体、转录激活因子、蛋白激酶、凋亡蛋白、分化诱导蛋白和细胞周期控制蛋白等，能够调控细胞的生长、分化、转化、DNA损伤修复、DNA复制、基因转录、表达、细胞周期、细胞增殖调控等，并参与细胞的衰老与凋亡过程，其中任何环节的出错都可能会导致肿瘤的发生。因此，针对信号转导通路的研究对于揭示肿瘤的发生机制具有重要意义。

（三）细胞凋亡

细胞凋亡是由基因控制的细胞自主有序地死亡的过程，包括诱导启动、信号传递、凋亡实施等过程。随着学界对凋亡的过程及其信号转导途径的进一步研究，发现一些癌基因的激活可以抑制凋亡，而部分抑癌基因的激活则促进凋亡的发生，如*p*53基因、*Bcl*-2基因、*Fas*基因等，均参与细胞凋亡而与肿瘤的发生发展密切相关。近年来，基于凋亡的肿瘤放疗、化疗及免疫治疗也成为肿瘤研究的热门领域。

（四）细胞周期调控

细胞周期调控是通过信号转导通路实现对细胞增殖的控制，决定了细胞最终走向分裂、分化或者凋亡。其调控机制包含两个层面，一是细胞周期的驱动机制，二是细胞周期的监视机制。

肿瘤细胞的重要特征之一是细胞的失控性增殖，究其根本，在于细胞周期调控的破坏。一方面，监控机制在损伤感应、生长停滞、DNA修复和凋亡决定机制中的任何一个环节中出现差错，都可以导致基因组的不稳定性、突变基因数量增加，表现为DNA水平上的基因突变、缺失、扩增、易位，以及染色体水平上的畸变、异倍体、多倍体等；另一方面，由于监控机制的损坏导致突变基因的增加，尤其是癌基因和抑癌基因的变化，使得细胞周期的驱动能力异常强化，细胞出现失控性增殖。

四、分子肿瘤学的研究现状

分子肿瘤学在深入研究癌基因和抑癌基因的结构与功能的基础上，进一步探索与之相关的信号转导通路及其在细胞凋亡与细胞周期调控中发挥的作用，从分子层面为肿瘤的研究提供了理论支持和机制说明。

基于分子肿瘤学理论与认知的进展，人们将其沿用至临床实践当中。例如，基于对细胞周期、信号转导通路和细胞凋亡的认知，发现了一些药物作用新靶点，开发出新的抗癌药物，包括信号转导阻滞剂、血管生成抑制剂、放化疗保护剂、生物还原剂等，在提高肿瘤治疗特异性的同时，大大降低了毒副作用。

尽管如此，对于肿瘤的认知我们还仅仅是窥探了冰山一角，还有更多的未知等着我们去探索，包括肿瘤的特异性分子标记物、肿瘤的多重耐药机制、环境致癌因子的机制等。

（一）新技术为分子肿瘤学的发展奠定了基础

随着对肿瘤认知的更加深入，细胞内多层次信号通路逐渐显示出来，伴随而来的是多个参数与指标，如何通过新技术将这一动态的、复杂的过程完整地检测出来，成了需要攻克的难题。以蛋白质的研究为例，以往研究局限在单个蛋白的表达水平上，但这与事实并不一致，因为蛋白质在人体中发挥作用必然通过一个或多个信号通路，其间涉及大量其他的协作分子。于是，蛋白芯片技术和蛋白质谱技术应运而生，对解决以上问题起到了极大的促进作用。

（二）临床实践与分子肿瘤学的基础研究相辅相成

分子肿瘤学作为理论和技术层面的基础研究，与临床实践密不可分。

首先，临床实践向基础研究提出问题，即分子肿瘤学的研究内容来源于临床。例如，同样病理形态的癌前病变为什么在不同的患者中出现不同的转归，一部分患者病情稳定甚至病灶消退，而另一部分患者会进一步发展为浸润性癌，相同组织学类型的肿瘤患者对于药物的反应及疗效有天壤之别。可以说，临床实践提出的问题为基础研究源源不断地注入新鲜血液。

其次，分子肿瘤学的研究成果要服务于临床。换言之，基础研究结果应该在临床治疗中不断得到验证。例如，研究发现癌细胞抵抗化疗、放疗和激素治疗的原因与其逃避诱导凋亡的能力有关，一些基因如突变型 *p53* 及 *Bcl-2* 的过表达均可抑制凋亡，进而引起多重耐药及放疗抵抗。因此，我们不仅能根据肿瘤细胞的凋亡潜能来预测肿瘤患者对不同治疗方案的敏感性或抵抗性，还能通过诱导细胞凋亡来增加治疗的敏感性、提高疗效。

（三）跨学科合作的整合肿瘤学是加深分子肿瘤学研究层次的关键

作为一门医学研究的前沿学科，分子肿瘤学本身就涉及了多门学科和多个领域，因此需要多学科之间的通力合作来加深其研究层次。例如，对于一些分子结构的研究，需要化学学科的理论与技术支持，而流行病学、遗传学、基因组学、蛋白组学、生物化学等相关学科既是分子肿瘤学的基础，又是发展分子肿瘤学的保障。

五、分子肿瘤学的发展方向和前景

分子肿瘤学近几年已经取得了巨大的研究进展，随着人类基因组计划的顺利实施，分子肿瘤学有了新的技术平台支持，一些新的研究热点也随之涌现。单细胞测序技术使组织测序、群体细胞测序的结果更加精准，现在已经可以从单细胞水平观察肿瘤的进化和发展；而肿瘤分子与微环境、肿瘤与免疫，也将是未来不可或缺的研究方向和内容。

（一）肿瘤基因组学和蛋白质组学

肿瘤基因组学的概念由美国国家癌症研究所（National Cancer Institute, NCI）于 1997 年提出，以功能基因组为切入点，采取结构与功能并重，多学科交叉联系进行肿瘤相关的基因组学研究。其内容涵盖了从癌前病变到早期癌再到进展期癌的不同阶段各种分子水平的变化，包括全基因组水平的 DNA 甲基化、癌基因突变、染色体缺失与扩增、mRNA 水平的表达谱及蛋白质水平的表达谱。蛋白质组学弥补了基因组学无法研究翻译水平和翻译后水平调控的不足，更加全面地揭示了蛋白质的存在形式及活动规律，有望成为寻找肿瘤分子标志物和药物靶标最有效的方法之一。

（二）肿瘤的分子诊治与多药耐药

肿瘤的分子分期和分子分型的目的是为了更好地反映不同肿瘤内在的生物学特性，从而为不同发病机制导致的不同病情的患者制定更优质的个体化整合治疗方案及预后评估。

肿瘤在治疗过程中产生的多药耐药性也是十分棘手的问题，即肿瘤细胞在对一种抗肿瘤药物产生抗药性的同时，对不同机制的另一种或多种药物也产生交叉耐药的现象，是目前化疗失败的主要原因。从分子肿瘤学角度研究多药耐药产生的机制，探索其中的信号通路，就有可能实现耐药逆转，增强药物敏感性。

（三）从机制向诊疗与预防发展

随着对肿瘤易感性和环境基因组学的不断深入研究，未来的分子肿瘤学不仅着眼于肿瘤的发病机制，更多的是为肿瘤的治疗和预防提供分子生物学依据，为患者的早期诊断、个体化治疗、肿瘤预防及风险预测服务。

（余科达）

第 2 节　癌基因与肿瘤

癌基因的发现及其理论的确立经历了近 40 年的历程，1941 年 Rous 和 Ridd 等证实多种不同因素与肿瘤有关并将致癌物分为致癌和促癌两大类。1952 年 Boyland 第一次证实了致癌物主要是作用于 DNA 而非酶和蛋白质，1953 年 DNA 双螺旋结构的发现为研究基因与肿瘤的关系开创了新纪元。自 1951 年发现了病毒和肿瘤的关系后，学界开始探索病毒如何使正常细胞发生转化，1965 年 Fried 分离到一个温度敏感的多瘤病毒，1969 年 Vogt 等分离到温度敏感的突变型 Rous 肉瘤病毒。最重要的肿瘤研究进展为逆转录酶的发现，1970 年 Baltimore 和 Temin 发现逆转录酶，这一发现揭示了病毒 RNA 序列可以感染细胞，病毒也可以从宿主细胞借用 DNA 序列。近年来由于分子生物学和基因工程等技术发展，在肿瘤研究领域内癌基因和抑癌基因的发现，使人们对癌变分子机制的认识提升到了新的水平。有关肿瘤基因的深入研究有助于揭示正常细胞增殖和分化的调节与肿瘤发生发展的机制，并为肿瘤的早期分子诊断和基因治疗开辟新的途径。

癌基因（oncogene）是 20 世纪 70 年代中期在病毒学、遗传学和分子生物学研究的基础上发现的一类新基因。癌基因不仅存在于肿瘤细胞中，也广泛存在于正常细胞，在正常细胞的生长、分化以及凋亡过程中具有重要的调节功能，当癌基因在其结构或表达水平或基因表达位置发生变化时，将会导致细胞的恶性转化。最初在研究逆转录病毒的致癌作用时，发现了在病毒基因组中存在诱发肿瘤的核酸片段，称为病毒癌基因（viral oncogene，v-onc）。进一步研究发现，动物和人体细胞内存在一类与病毒基因同源的基因，它们在正常细胞内起调控细胞生长和分化的作用，称为原癌基因（proto-oncogene）或细胞癌基因（cellular oncogene）。在进化过程中，逆转录病毒感染了宿主细胞，从中捕获了细胞癌基因，将其稍加改变后成为有致癌活性的病毒癌基因。目前认为癌基因是由诸多致癌因素通过不同机制和途径激活原癌基因而形成的。

一、癌基因的种类和特点

（一）细胞原癌基因

细胞原癌基因即细胞癌基因或原癌基因，该基因位于细胞内，未被激活时无致癌作用。细胞原癌基因普遍存在于多种生物（包括人类）中，在进化上具有高度保守性，提示其在机体的生长和分化中起重要作用。在正常情况下细胞原癌基因处于相对静止状态，其表达受严格的时空限制。迄今，已确定了 70 余种细胞原癌基因，其中部分与病毒癌基因有关。对细胞原癌基因的研究有助于阐明细胞生长发育和分化的正常调控，也有助于阐明细胞的异常生长和异常分化的本质。细胞原癌基因的生理功能包括以下几点。

1. 调节细胞的发育和分化

原癌基因调控胚胎器官和细胞分化：①在卵母细胞的成熟和早期胚胎形成期作为母体转录的

模板。原癌基因中 *mos*、*myc*、*src*、*raf* 和 *rel* 等转录产物直接影响胚胎发育。②影响卵母细胞的减数分裂和胚胎终末分化形成器官。当 *raf*、*rel* 原癌基因发生突变时，果蝇出现显著的发育缺陷。③调控器官生成和细胞分化过程。原癌基因中 *src* 和 *ras* 对神经系统的分化，*myc* 对肌肉系统的分化，*fos* 对造血系统的分化各具特殊的调控作用。④原癌基因中 *raf* 和 *int*-1 对胚胎发育中的基因转录表达有调控作用。

2. 调节细胞的生长和增殖

因为很多细胞原癌基因产物为生长因子和生长因子受体，对细胞的生长和增殖起调控作用。如 *sis* 原癌基因编码血小板衍生生长因子（PDGF）的 B 链，*erbB*、*fms* 原癌基因分别编码表皮生长因子（EGF）受体和集落刺激因子 -1（CSF-1）受体相关蛋白，*erb A* 原癌基因编码甲状腺素受体相关蛋白，均参与细胞生长调控。*src* 原癌基因家族编码的磷酸化蛋白 pp60src，具有酪氨酸蛋白激酶活性，*raf* 原癌基因编码 p74raf 具有丝 / 苏氨酸蛋白激酶活性，通过促进细胞内蛋白质的氨基酸残基磷酸化而调节细胞生长和增殖。*ras* 原癌基因家族编码的 p21ras 在胞质内起信号传递作用。*fos* 和 *myc* 原癌基因编码的核磷蛋白起转录因子作用，参与 DNA 复制，促进细胞增殖。细胞内各种原癌基因编码产物相互协作，调控细胞的生长和增殖。

总之，细胞原癌基因各基因产物间形成一个有序的细胞调节网络，在胚胎发育直至出生后细胞的生长、增殖和发育、分化过程起重要的调控作用，维持体内生长与分化的动态平衡。一旦各种致癌因素使原癌基因激活而异常表达，则可导致动态平衡被破坏，细胞发生转化，导致癌变。

（二）病毒癌基因

1. 逆转录病毒和病毒癌基因

逆转录酶可将 RNA 逆转录成 DNA，含有逆转录酶的 RNA 肿瘤病毒称为逆转录病毒（retrovirus）。肿瘤逆转录病毒有两种：急性转化型病毒和慢性转化型病毒。急性转化型病毒含有不同的病毒癌基因，病毒感染宿主细胞后，在较短时间内，高频率地转化细胞，诱发肿瘤；慢性转化型病毒不含病毒癌基因，其感染细胞后，通过前病毒基因整合在细胞基因组中，激活细胞癌基因而诱发致癌作用，诱发频率低，潜伏期较长。

2. 病毒癌基因的特点

细胞癌基因是存在于细胞的正常基因，在激活前不具有诱发细胞转化恶变的能力。病毒癌基因具有诱发细胞转化恶变的能力。从进化观点看，病毒癌基因来源于细胞癌基因，故两者序列十分相似。形成的机制可能是病毒进入细胞后，由于基因重排或 DNA 异常剪接，使病毒基因与细胞癌基因发生融合而形成新的转录单位。细胞癌基因进入病毒基因组而形成病毒癌基因，表明病毒癌基因是在病毒感染细胞的过程中从细胞癌基因捕获而得的 DNA 片段。

（三）细胞原癌基因和病毒癌基因异同点

虽然两者序列相似，但具有如下不同的生物特性：

基因组成：细胞癌基因基因组成完整，但病毒癌基因缺失调节转录的内含子序列，该部位为病毒序列所取代，能有效地转录病毒 mRNA。

转录控制：细胞癌基因的转录由正常细胞调节转录序列控制，以低水平进行，病毒癌基因的转录由病毒的长末端重复序列（LTR）控制，在高水平上进行。

结构功能：大多数病毒癌基因与同源的细胞癌基因比较，已发生改变（如点突变）而增强其转录能力。

编码的蛋白：病毒癌蛋白常常缺失原癌蛋白的羧基端（C 端），而具有转录活性。

二、癌基因的活化方式

癌基因存在于细胞基因组中，在出生后呈不表达或低表达，因此平时不具有致癌性。当癌基因在其结构、表达水平或表达位置发生变化时，将会导致细胞的恶性转化，这一过程为癌基因的活化或激活，被激活后成为癌基因或致癌基因。常见的细胞原癌基因的活化方式有以下几种。

（一）基因点突变

肿瘤细胞内癌基因序列结构与其相应的原癌基因序列结构比较，两者仅有微小的差别。这种单个碱基的异常改变，称为点突变（point mutation）。基因点突变是癌基因活化最常见的方式之一，常见形式有碱基替换、插入和缺失，最常见的点突变是碱基替换。由于碱基的改变而造成密码子改变，导致编码蛋白质的改变，成为具有致癌作用的癌蛋白。进一步的研究证实，癌基因的点突变形式具有多样性，同一位点可出现不同的突变，同一密码子内不同的位点或不同的密码子内均可能出现类似的突变。

正常膀胱上皮细胞的 *H-ras* 基因与人膀胱癌细胞株（T24 和 EJ 细胞株）的 *H-ras* 基因作序列比较，所不同的是前者第 12 位密码子为 GGC，而在后者中为 GTC。除膀胱癌外，*ras* 基因的点突变已在胃、鼻咽、乳腺、肺、肾、肠、胰腺等部位的恶性肿瘤和白血病中发现。

某些化学致癌剂诱发肿瘤机制与癌基因点突变后活化密切相关，如在亚硝基甲环脲（NMU）诱发的鼠乳腺癌中，*H-ras* 基因在 NMU 的作用下，第 12 密码子的 GGC 突变为 GAC，此外，如 *c-abl*、*gsp*、*int*-1、*mas* 等癌基因均可出现突变致使基因活化。如果基因突变发生在编码区，则造成该基因所编码的一级结构发生改变，并进而改变该蛋白质的生物学作用性质。如果突变发生于 5′ - 末端的非编码区，则导致表达失去调控，这两种类型的基因突变都是癌基因活化的重要机制。

（二）插入诱变

在研究慢性转化型逆转录病毒的转化机制中，发现这种病毒本身不含病毒癌基因，但却能致癌，这是由于此病毒的基因组两端含长末端重复序列（LTR），内含启动子（promotor），当其插入至原癌基因附近，会使原癌基因表达增强。这种由不携带病毒基因的慢性转化型病毒通过其前病毒（provirus）插入到细胞基因组而引起靶基因转录增强，称为插入诱变（insertion mutagenesis）。如禽类白细胞增生症病毒（ALV），本身无癌基因，但其感染细胞后，前病毒两端 LTR 插入到细胞 *c-myc* 基因的近旁而使 *c-myc* 基因活化，使其表达比正常时高 50~100 倍而致淋巴瘤。根据 ALV 插入部位的不同，还能激活其他原癌基因，如 ALV 前病毒插入使 *erbB* 基因激活产生禽类红白血病，使 *H-ras* 基因激活产生禽类肾母细胞瘤。

此外，小鼠白血病病毒（MuLV）和小鼠乳腺癌病毒（MMTV）也能通过插入诱变机制，分别使 *K-ras* 等和 *int*-1 等基因激活导致小鼠髓性白血病细胞和小鼠乳腺癌细胞。近年来发现，前病毒不一定整合在原癌基因附近，即使整合到远端，其 LTR 也能发挥作用。在原发性肝癌中，乙型肝炎病毒（HBV）的病毒基因整合在肝细胞内细胞周期素 A 基因的附近，使后者 mRNA 水平明显升高，可能参与肝癌的发生。

（三）基因易位

真核细胞中，当两个位于同一 DNA 链上的基因之间距离小于规定长度时，其中一个基因转录受抑制，此称为基因领域效应（gene territorial effect）。正常细胞中由于基因领域效应的存在，有些原癌基因表达受到旁侧序列的抑制。原癌基因在细胞中都定位于一定染色体位置上，某些肿瘤中可见到异常染色体，通过基因分带定位研究，发现在异常情况下会发生基因易位。基因重排和染色体易位是基因活化的另一主要机制。通过对肿瘤组织和细胞的染色体分析，已确定各种肿瘤均有染色体结构的异常，有些成为某种肿瘤或细胞系的标志性染色体，如淋巴瘤的第 8 号和第 14 号染色体易位，慢性髓细胞性白血病（CML）的第 9 号和第 22 号染色体易位等。

常见的易位原癌基因有 *c-myc* 和 *c-abl* 等。在人 Burkitt 淋巴瘤细胞中，位于第 8 号染色体 *c-myc* 移位到 14 号染色体免疫球蛋白重链（IgH）基因调节区附近，即 t（8；14），与这个区的活性很高的启动子连接而被激活。易位后的基因由于 3′ 端或 5′ 端旁侧序列的丢失，消除了基因领域效应而增强了转录活性。以上基因易位造成易位基因的转录性激活。基因易位造成的另一种后果是产生融合基因，如 CML 由标记染色体与 22 号染色体发生交互易位 t（9；22）（q34；q11）而形成。易位的断裂点发生在 9 号染色体 q34 与 22 号染色体的 q11 处。易位的结果使原位于 9q34 的 *c-abl* 基因从 9 号染色体易位到 22q11 染色体的 *bcr/abl* 融合基因形成，造成 *c-abl* 基因结构的改变且被激活，导致异常融合蛋白的表达。

（四）基因扩增

正常情况下，细胞每经历一个细胞周期，DNA 只能复制一次，但在某些情况下，DNA 可复制数十次甚至上百次。基因扩增（gene amplification）是指细胞原癌基因在细胞基因组内拷贝数的增加及其表达水平的提高，由于基因的剂量效应，使细胞无控制地生长，并向异常的方向分化。基因扩增是癌基因活化的主要方式之一，细胞内一些基因通过不甚明确的原因复制成多拷贝，这些多拷贝的 DNA 以游离形式存在称之为双微体（DM），也可再次整合入染色体形成均染区（HSR），这一般表示染色体结构被高度破坏与不稳定性。基因拷贝数的增加常常导致表达水平升高，影响细胞的正常生理功能。DM 和 HSR 代表扩增 DNA 的区域，可内含多达几百个基因拷贝。基因扩增后，基因编码的蛋白也相应增加。

（五）基因过量表达

基因表达是指基因的转录、翻译及其调控。在人类约 10 万个基因中有 15% 左右的基因可以进行表达。这类基因有一定的组织、细胞特异性。基因的过量表达是癌基因活化的另一重要形式。基因表达水平的改变被认为是细胞癌变的早期事件，通过对 *ras*、*erbB2*、*met* 等几种癌基因在胃黏膜病变过程中表达水平的分析，表明 *met* 基因过量表达主要发生在胃癌、异型增生和肠上皮化生，与细胞的异常增殖有关。*ras* 基因过量表达是肿瘤发生的重要原因之一，有关研究表明，在胃黏膜上皮异型增生、胃癌中均有 *ras* 阳性表达率。Renzo 等对卵巢癌组织标本中的 *met* 基因表达水平进行了研究，发现卵巢癌中存在过量表达现象。在肝癌的研究中也发现，*met* 基因的过量表达与肝癌的发生发展之间存在十分密切的关系。与正常组织比较，肝癌组织 *met* 的表达水平提高了 2~10 倍，表明 *met* 基因在肝癌的发生发展中具有十分重要的作用。

（六）基因甲基化

DNA 甲基化状态的改变可导致基因结构和功能的异常改变，是细胞癌变过程中重要的一步。在真核生物中最重要的甲基化碱基是嘧啶，通常发生在 CpG 双核苷酸区域。限制性内切酶 Hap Ⅱ 和 Msp Ⅰ 均能识别 CCGG，但是当 CCGG 序列中某些碱基出现甲基化修饰时，则这两种酶识别能力不同，Msp Ⅰ 可识别 CmCGG，而 Hap Ⅱ 则不能。但这两种酶均不能识别 mCmCGG 结构，因此，可利用 Hap Ⅱ 和 Msp Ⅰ 酶解情况确定细胞中 DNA 甲基化状态。经过对癌、癌旁及正常组织 DNA 分析，确定某些癌基因的甲基化状态。低甲基化改变是细胞癌变的一个重要特征。同时，甲基化状态的改变与基因点突变、基因缺失及基因异常表达的发生有密切关系。近年来，通过对 DNA 甲基化的研究发现，甲基化水平与肿瘤的生物学特征密切相关，甲基化水平越低肿瘤浸润能力愈强，临床分期也愈晚。

（七）癌基因缺失

肿瘤细胞中常发现有癌基因 DNA 片段的缺失，这种既可以是单个碱基对也可以是一个片段，甚至为整个基因的丢失。癌基因内小的缺失，在正常情况下为抑癌蛋白活化的那一部分，当缺失或诱导产生类似于正常刺激信号时，就可导致细胞的过度增殖。这一现象研究比较深入的为脑瘤的 *EGFR* 基因。在多形性神经胶质瘤病例中，*EGFR* 基因扩增是常见的晚期事件，但多数病例不仅有基因扩增，而且在扩增的基因内也有缺失现象出现，缺失常发生在 2~7 密码子，这样就产生了较短的 EGFR 蛋白，进一步使该蛋白活化。

三、细胞原癌基因激活与肿瘤

细胞原癌基因（表 6-2-1）在外界致癌因素（包括物理性因素如辐射，化学性因素如化学致癌物，生物性因素如肿瘤病毒等）作用下，通过基因突变、易位、扩增、重排、过量表达、甲基化和外源性序列的插入，而使原癌基因的结构和（或）调控序列发生改变，原癌基因被激活而成为癌基因（oncogene）或致癌基因（cancer

表 6-2-1 常见原癌基因的激活方式和人类肿瘤

原癌基因	恶性肿瘤	激活方式
abl	慢性粒细胞白血病	易位
Bcl-2	B 细胞淋巴瘤	易位
Bcl-3	慢性淋巴细胞白血病	易位
c-erb B	鳞状细胞癌、星状细胞癌	扩增
c-erb B2	乳腺癌、卵巢癌、胃癌	扩增
lym-1	B 细胞淋巴瘤	易位
pml	急性髓细胞白血病	易位
myc	Burkitt 淋巴瘤、肺癌、乳腺癌、子宫癌	易位
L-myc	肺癌	扩增
N-myc	神经母细胞瘤、视网膜母细胞瘤	扩增
K-ras	肠癌、肺癌、胰腺癌、卵巢癌、胆囊癌、甲状腺癌、黑色素瘤	点突变
H-ras	膀胱癌、胃癌、鼻咽癌、宫颈癌、黑素瘤	点突变
N-ras	急性粒细胞白血病、急性淋巴细胞白血病、生殖泌尿道癌、甲状腺癌、肝癌、黑素瘤	点突变
ret	甲状腺癌	重排
K-sam	胃癌	扩增
sis	星形细胞瘤、骨肉瘤、横纹肌肉瘤	扩增
src、*fes*	肠癌、急性早幼粒细胞白血病	扩增
tal-1	急性淋巴细胞白血病	易位
trk	甲状腺癌	重排

gene），被激活的癌基因通过其编码蛋白量或质的改变而使细胞生长失控、分化不良，进而发生癌变。

迄今为止，已确定有 70 多种不同的癌基因可以不同的方式和途径引起细胞癌变。癌变是一个多阶段的演进过程，在癌变不同阶段同时或相继有不同的原癌基因被激活，一种肿瘤往往有几种原癌基因被激活，而一种癌基因可能参与不同类型肿瘤的发生。

四、癌基因的主要类别

原癌基因编码的蛋白是维持细胞正常生长、增殖和分化的调节剂，原癌基因一旦被激活，其编码的蛋白发生了量和（或）质的改变，而被称为癌蛋白（oncoprotein），作用于细胞，使细胞增殖分化失常而引起细胞癌变。癌基因的分类方法有很多，根据基因蛋白的功能不同可分为 6 大类，即生长因子类、生长因子受体类、酪氨酸蛋白激酶类、鸟苷酸结合蛋白类、丝 / 苏氨酸蛋白激酶类和 DNA 结合蛋白类。

（一）与生长因子有关的癌蛋白

生长因子是一类多肽类分子，可与包埋在细胞膜脂质双层中相应受体的膜外结合位点结合，触发信号转导机制，对于细胞的生长、分化、死亡及代谢方面产生显著的影响。研究结果表明这些编码产物在结构、功能及作用方式上又都有其独特的地方：①绝大部分都是多肽物质，故常称为多肽生长因子；②各自都具有自己的特异性、高亲和性受体分子位于靶细胞膜上；③这些生长因子与特异的受体形成复合物后，开始发挥其作用，特异性地促生长和增殖作用始动于膜“配体 - 受体”复合物的形成；④与特异性膜受体结合后可在转录和翻译水平调节某些特定基因的表达；⑤其促生长作用与一般激素或生长因子依赖的环核苷酸的信使系统无关；⑥绝大多数以旁分泌或自分泌的方式发挥作用。

目前已知与肿瘤发生关系密切的生长因子大致可分为两大类，一类是正常情况下细胞基因编码的促生长物质，如 PDGF、EGF、胰岛素及胰岛素样生长因子（IGF-1、IGF-2）等；另一类主要见于转化细胞或肿瘤细胞，如转化生长因子（TGF）、p28sis、erbB 编码产物等。这两类生长因子相互间又有着密切的关系。*c-sis* 基因的编码产物为 p28sis，含 258 个氨基酸，此蛋白与人 PDGF 的 B 链蛋白高度同源，可与细胞表面的 PDGF 受体结合，产生与 PDGF 相同的效应，刺激细胞生长和增殖。已发现在人肉瘤和神经胶质母细胞瘤中，*c-sis* 基因的编码产物与成纤维细胞生长因子（FGF）同源。在正常情况下，FGF 由于缺乏信号序列，其过量表达不能诱导细胞转化，而 *int*-2、*hst*、*fgf*-5 基因编码的蛋白在其氨基端（N 端）有一段信号序列，其过量表达可刺激细胞过度增殖而导致细胞转化。因此，常将 *sis*、*int*-2、 *hst* 和 *fgr*–5 癌基因称为生长因子类癌基因。

（二）与酪氨酸蛋白激酶有关的癌蛋白

蛋白质磷酸化是调节真核细胞增殖和分化的重要环节，大部分蛋白质磷酸化在蛋白激酶催化下进行。酪氨酸蛋白激酶（TPK）催化酪氨酸残基磷酸化。编码 TPK 的癌基因有两类：一类为受体酪氨酸蛋白激酶癌基因，编码具有 TPK 活性的受体蛋白；另一类为非受体酪氨酸蛋白激酶癌基因，编码的蛋白不是受体但具有 TPK 活性。

与受体酪氨酸蛋白激酶相关的癌蛋白：属于该类癌蛋白的有 erbB、erbB2 和 fms 等，为癌基因编码的癌蛋白。以上受体癌蛋白的改变，最终都增强 TPK 活性，导致细胞恶性转化。

与非受体酪氨酸蛋白酶相关的癌蛋白：有些癌基因如 *src*、*abl*、*yes*、*fgr*、*fps*、*lck* 等基因编码的蛋白不是生长因子受体，而是位于细胞内侧面的膜相关蛋白，但具有 TPK 活性。*src* 家族、*abl*、*yes*、*fgr*、*lck* 等基因的分子改变，包括点突变、序列的缺失或异常插入等，均可激活这些癌基因，导致 TPK 活性增加。

（三）与鸟苷酸结合蛋白（G 蛋白）相关的癌蛋白

G 蛋白有两种形式：一种为刺激性 G 蛋白（Gs），具有刺激腺苷酸环化酶的作用；另一种为抑制腺苷酸环化酶（Gi）。当外源性刺激性信号传入细胞后，Gs 与 GTP 结合而成为活化状态的 GTP–Gs 复合物，促进腺苷酸环化酶活化，使细胞内 cAMP 减少。cAMP 能激活 PKA，PKA 可使靶蛋白内丝氨酸 / 苏氨酸残基磷酸化，导致细胞产生反应。

ras 基因家族包括 *H-ras*、*K-ras* 和 *N-ras* 基因，它们的编码产物均为 P21ras，锚着于细胞膜内侧。P21ras 能与 GDP 或 GTP 结合，在外界信号作用下，P21ras 与 GTP 呈结合状态，使细胞内信号传导系统开放，传入促生长信号。一旦 *ras* 基因发生点突变，导致 P21ras 构象发生改变而使其 GTP 酶活性降低，P21ras 一直处于与 GTP 结合的状态，不断激活靶分子，持续传入促生长信号，致使细胞大量增殖和恶性转化。

（四）胞质丝氨酸 / 苏氨酸蛋白激酶

在细胞中，丝氨酸 / 苏氨酸蛋白激酶（丝 / 苏氨酸蛋白激酶）是一种溶解在胞质中的蛋白激酶，可催化细胞中大多数蛋白含有的丝氨酸、苏氨酸残基磷酸化。丝 / 苏氨酸蛋白激酶参与 cAMP 和磷酸肌醇信号传导系统，调节细胞的生长和增殖。已发现 *raf*、*mos*、*pim*–1、*cit* 等基因编码的产物具有丝 / 苏氨酸蛋白激酶活性。

（五）转录因子核癌基因

包括 *myc* 基因家族（*c-myc*、*N-myc*、*L-myc*）、*myb*、*fos*、*jun* 和 *erbA* 等，通过其编码的转录因子参与细胞癌变过程。真核细胞的细胞基因转录受转录因子和特异性 DNA 调节序列的调控，通过顺式和反式作用调节靶基因表达。核癌基因编码的蛋白质能与细胞 DNA 结合，具有转录调节蛋白的功能，参与 DNA 复制和基因表达的控制。

（六）调节细胞凋亡蛋白

在研究人淋巴瘤的染色体易位时发现 *Bcl*–2 基因也为癌基因，其编码的 *Bcl*–2 蛋白定位于线粒体内膜、内质网和核膜，作用为抗氧化物和抗脂质过氧化从而抑制细胞凋亡。肿瘤细胞具有不易凋亡而相对永生的特性。

基因产物分布于细胞膜、细胞质和核内，这种分布的不同与其生理功能有关，如 *sis*、*int*–2 基因产物具有生长因子的作用，都位于细胞外。位于细胞膜和细胞膜内侧面的癌基因产物具有酪氨酸蛋白激酶和鸟苷酸结合蛋白的作用，位于细胞质内的癌基因产物具有丝 / 苏氨酸蛋白激酶的作用。以上均与细胞内信号传导有关，为上游调控因子。位于细胞核内的癌基因产物起转录因子的作用，为下游调控分子。各种基因产物在正常情况下因时间程序和空间位置上的协同作用，维持细胞的正常生长和增殖，在这个从细胞膜表面到细胞核间形成的网络上，任何一点受有害因素作用而发生的异常改变，失去平衡后都可导致细胞癌变。

五、基因的协同作用及其产物的致癌作用

（一）癌基因的协同作用

在细胞癌变中，有时单个癌基因的激活不足以使细胞癌变，需几个癌基因的协同作用才能使细胞癌变。在化学致癌的动物实验中，发现在肿瘤发生的启动阶段就有单个癌基因的变化，最常见的为 *ras* 基因点突变。人类结肠癌、乳腺癌和肺癌的前期有 *ras* 基因的点突变；胶质细胞瘤的癌前期有 *erbB*2 基因的点突变，如果没有致癌物的持续作用而使其他癌基因激活，则不能诱发肿瘤的发生。只有当致癌物持续作用而使其他癌基因如 *myc* 或 *fos* 基因激活时才会使细胞发生癌变而形成肿瘤。在射线诱发的小鼠皮肤癌中，发现 *K-ras* 基因点突变和 *c-myc* 基因扩增同时存在。在人淋巴瘤中，由于基因易位和染色体重排，激活了有关癌基因，如 *myc* 基因等，影响免疫球蛋白重链或轻链及 T 淋巴细胞分化，加上其他癌基因（常见的是 *ras* 基因的点突变）的作用而导致肿瘤。一般认为在癌基因的协同作用中，如有不同类别的癌基因参与，则其转化细胞的作用最强，转化率也最高。

（二）癌基因产物的致癌作用

细胞在具有生长因子作用的癌蛋白的刺激下，该癌蛋白与生长因子受体结合，即使生长因子受体癌蛋白本身缺陷，都能将信息传递到细胞膜上具有 TPK 活性的癌蛋白，再通过鸟苷酸结合蛋白与 GTP 结合，使磷脂酶 C（PLC）活化。胞质内 *src* 和 *ros* 基因产物具有肌醇酯激酶的作用，使细胞膜上磷脂酰肌醇（PI）磷酸化为 1- 磷酸磷脂酰肌醇（PIP），PIP 再在肌醇酯激酶的作用下磷酸化为 4，5- 二磷酸脂酰肌醇（PIP_2），后者经活化的 PLC 作用被水解生成第二信使二酰基甘油（DG）和三磷酸肌醇（IP_3）。DG 激活蛋白激酶 C（PKC），PKC 磷酸化质膜上的 Na^+-H^+ 泵，将细胞内 H^+ 泵出。细胞外 Na^+ 泵入，结果细胞内 H^+ 降低和 Na^+ 升高，促进胞核内 DNA 的复制。IP_3 促进内质网释放 Ca^{2+}，细胞质内较多的 Ca^{2+} 与钙调素结合，促进细胞由静止期进入增殖期。

（三）癌基因和抑癌基因的协同致癌作用

目前认为，人类肿瘤的发生发展为多阶段过程，在此过程中有多种基因的改变，所以癌的发生是一种多基因改变的结果。在肿瘤细胞中常有癌基因的激活，有人认为至少需 2 个或 2 个以上功能不同的癌基因激活才能引起细胞癌变。在致癌物作用下，一个癌基因的激活可使细胞永生化。细胞永生化是引起细胞癌变的重要事件，但不一定形成肿瘤，形成肿瘤还需要使细胞分化受阻，这需要另一个癌基因的激活或抑癌基因的失活。只有细胞的增殖和分化都发生异常，才能使细胞完全转化恶变。癌变需要多个癌基因协作，这是因为胞膜和胞质中的癌基因产物需要通过细胞内信息传导系统将细胞外的刺激信号传至细胞核内，细胞核内癌基因又需通过转录因子改变其他基因的表达，而最终引起细胞癌变。

在转基因实验中，发现有些肿瘤的发生除需要癌基因激活外，还需要抑癌基因失活或缺失。由于抑癌基因产物的作用为抑制细胞增殖和促进分化，抑癌基因的变化会失去上述作用而促进细胞癌变。如在人皮肤癌中已发现有 *H-ras* 癌基因的点突变和 *p*53 抑癌基因的缺失。一些肿瘤病毒的癌基因产物可与抑癌基因 Rb 蛋白和 p53 蛋白结合而使后者失活。在有些肿瘤中，肿瘤的发生主要与抑癌基因异常有关，如神经纤维瘤有 *NF*1 抑癌基因和 *p*53 抑癌基因异常，肺癌和骨肉瘤有 *Rb* 抑癌基因和 *p*53 抑癌基因的失活。肿瘤发生的多阶段过程和多基因改变的典型例子为结直肠癌的发生和发展，临床和病理组织材料都支持结直肠癌常由良性腺瘤发展而来，其由十分小的良性腺瘤发展至转移性肿瘤常有多种基因改变的参与。在结直肠癌的形成过程中，由增生的上皮发展至早期腺瘤常有 *APC* 基因或 *MCC* 基因的突变和缺失；由早期腺瘤发展至中期腺瘤常有 *K-ras* 基因突变；由中期腺瘤发展至晚期腺瘤常有 *DCC* 基因缺失；由晚期腺瘤发展至癌常有 *p*53 基因突变和缺失。*MMR* 基因的失活更使发生突变的

K-ras、*DCC* 和 *p*53 等基因无法进行修复，最终导致肿瘤转移。在其他肿瘤如肺癌和乳腺癌中也发现有多种基因改变。

（阮 健）

第 3 节 抑癌基因与肿瘤

抑癌基因是指正常细胞中存在，维持机体生长和发育，但当其基因表达失调时、导致细胞癌变、诱导肿瘤发生发展的一类基因。在早期研究中观察到，正常细胞与恶性肿瘤细胞融合而成的杂交细胞往往出乎意料地不具有恶性肿瘤细胞的表型，仅当杂交细胞失去某些从正常细胞来的染色体后才会出现恶性肿瘤细胞的表型。当时认为正常细胞中可能存在某种抑制肿瘤发生的基因，于杂交后阻止杂交细胞产生肿瘤，当含这种基因的染色体发生缺失或失活时，此种基因的抑瘤功能也随之丧失，才会出现肿瘤。以后应用微细胞介导染色体转导技术，将人 11 号染色体转入 HeLa 宫颈癌细胞或肾母细胞瘤细胞中，发现均可抑制其肿瘤表型，而转入其他染色体则无此作用。由此证明，在正常细胞内确实存在一些抑制肿瘤的基因，称为肿瘤抑制基因（tumor suppressor gene, TSG）或癌抑制基因（oncosuppressor gene, OSG）或抗癌基因（antioncogene）或抑癌基因。这类基因在控制细胞生长、增殖及分化过程中起着十分重要的调节作用，并能潜在地抑制肿瘤生长，如果其功能失活则出现基因缺失、突变等异常，可导致细胞恶性转化而发生肿瘤。抑癌基因的生物学功能与癌基因相反，是有机体的细胞在增殖、分化、凋亡等生命过程中的正和负两类调控信号：癌基因的调控属于正信号，而抑癌基因属于负信号范围。确定一种抑癌基因在理论上须符合三个基本条件：①该恶性肿瘤的相应正常组织中该基因必须正常表达；②该恶性肿瘤中这种基因应有功能失活或结构改变或表达缺陷；③将这种基因的野生型导入基因异常的肿瘤细胞内，可部分或全部改变其恶性表型。

抑癌基因存在多种失活方式，可以分为两类：一类是基因突变或缺失，抑癌基因功能的丧失通过两个等位基因的缺失或失活而发生，单一等位基因中的突变不足以引起癌变；另一类是通过表观遗传的方式失活，如两个等位基因在癌症中通过甲基化而缺失，通过泛素化-蛋白酶体途径或者诱导 E3 连接酶异常表达，导致抑癌基因产物降解增加，从而降低抑癌基因的表达水平，导致肿瘤的发生（表 6-3-1）。

一、抑癌基因 *RB* 基因

RB 基因位于 13 号染色体 q14，全长 200kb，有 27 个外显子，26 个内含子，编码具有 928 个氨基酸残基，产物 106kDa。1986 年，Dryia 成功完成了 *RB* 基因的克隆分析，发现正常细胞的 mRNA 比视网膜母细胞瘤的细胞多一个 4.7kb 片段，由于发现在视网膜母细胞瘤细胞（retinoblastoma, RB）故将此片段 DNA 序列命名为 *RB* 基因，从而开启了人类对于抑癌基因的探索。1971 年，Knudson 提出视网膜母细胞瘤的二次突变学说，即视网膜母细胞瘤是由两个突变事件引起的肿瘤，第一次突变若发生在生殖细胞中，这一细胞发育而成的个体均带有这种突变，因此第一次突变来源于遗传；第二次突变发生在体细胞中，由于突变的生殖细胞产生的个体的体细胞均带有这种突变，所以其体细胞等位基因发生突变，即可患病。

RB 基因的异常主要为等位基因的缺失和基因突变，主要表现为 RNA 和蛋白水平的异常。*RB* 在多种肿瘤中存在高频率丢失，例如卵巢畸

表 6-3-1 抑癌基因和相关人类肿瘤

抑癌基因	染色体定位	基因产物	产物定位	产物功能	相关肿瘤
Rb	13q	pRb	胞核	转录因子	视网膜母细胞瘤
p53	17p	p53	胞核	转录因子	多种肿瘤
WT1	11p	pWT1	胞核	转录因子	肾母细胞瘤
NF1	17q	pNF1	胞质	GTP 酶激活蛋白	肾母细胞瘤
NF2	22q	merlin	细胞骨架	细胞骨架与膜联系物	神经鞘瘤
DCC	18q	pDCC	胞膜	细胞黏附	结直肠癌等
APC	5q	pAPC	胞质	β-catenin 结合物	结肠癌等
MSH2	2p	pMSH2	胞核	修复 DNA	非息肉性结肠癌
MLH1	3p	pMLH1	胞核	转录因子	乳腺癌
BRCA1	17q	pBRCA-1	胞核	转录因子	乳腺癌
BRCA2	13q	pBRCA-2	胞核	转录因子	乳腺癌
CIP1/WAF1	6p	p21	胞质	CDK 结合	多种肿瘤
MTS1	9p	p16	胞核	激酶抑制物	多种肿瘤

胎瘤、骨肉瘤、宫颈癌等。*RB* 基因编码的蛋白 pRB 是一种存在磷酸化和非磷酸化两种形式的修饰蛋白，去磷酸化为活化形式。pRB 是细胞周期中重要的调控蛋白，可以诱导细胞周期停滞，抑制肿瘤细胞增殖。磷酸化的 pRB 结合并抑制 E2F 家族成员的转录活性，引发细胞周期失调，从而导致细胞不断分裂增殖，促进肿瘤的发生发展；另外 RB 蛋白募集并靶向组蛋白甲基转移酶 SUV39H1、KMT5B 和 KMT5C，从而导致表观遗传转录抑制。

二、抑癌基因 *p53*

p53 基因位于 17 号染色体 p13，全长 16~20kb，含有 11 个外显子，转录 2.8kb 的 mRNA，编码一种分子量为 43.7kDa 的 P53 蛋白质，是一种核内磷酸化蛋白。*p53* 是一种恶性肿瘤中突变率较高的抑癌基因，在所有肿瘤中突变率达到 50% 以上。P53 是一种 DNA 结合蛋白，可以调控细胞周期，阻碍受损 DNA 的细胞增殖。*p53* 参与调控细胞凋亡、细胞周期停滞及 DNA 损伤修复。*p53* 信号通路受 MDM2 和 p14ARF 两个蛋白调控，前者靶向 *p53* 影响其蛋白酶体的降解，后者则抑制 MDM2 从而抑制 P53 的降解，提高其表达量。基因突变是 *p53* 失活的重要机制，主要是错义突变，一类突变可通过影响 DBD 的结构和稳定性改变 *p53* 的 DNA 结合能力；另一类突变不会改变 DBD 结构，但也会阻碍 *p53* 与 DNA 的部分或完全结合；*p53* 的错义突变还可以使 *p53* 获得新的基因功能，即"功能获得"，*p53* 突变体新获得的基因功能主要包括持续的细胞增殖信号、癌基因组不稳定性、血管和淋巴管生成增加以及能量代谢重编程等。*p53* 突变体还存在一种显性负效应，即 *p53* 突变体对野生型 *p53* 产生抑制作用，诱导肿瘤的发生，也就是说一个 *p53* 的等位基因突变也能导致其丧失正常的基因功能。

如今已经开发多种方法针对 *p53* 突变体的小分子化合物，一类是通过恢复野生型 *p53* 活性发挥功能的药物，例如通过稳定 DNA 结合的核心结构域发挥作用的 CP-31398。通过结合核心结构域中半胱氨酸残基来稳定野生型 *p53* 构象的 STIMA-1。通过恢复 *p53* 转录活性诱导凋亡的 NSC652287、通过降解 MDM2 来恢复野生型 *p53* 结构和活性的 NSC319726 等；另一类是靶向 *p53* 突变体发挥功能的药物，主要有诱导 *p53* 突变体降解的三氧化二砷、促进多种 *p53* 突变体降解的热休克蛋白 90 的抑制剂 17-AAG、组蛋白脱乙酰基酶抑制剂伏立诺他和罗米地辛等，但目前针对*p*53突变药物的有效性和安全性仍待探究。

三、抑癌基因 *CDH*1

*CDH*1基因位于染色体16q22.1，基因全长约100kb，有16个外显子，编码上皮性钙黏蛋白（E-cadherin）。E-cadherin是一种细胞黏附分子，对于维持上皮细胞层中细胞间接触的完整性至关重要，其介导的细胞黏附能够调节细胞的生长、分化，同时在细胞极性和组织结构中起至关重要的作用，当其表达量降低时会导致肿瘤发生。另外，E-cadherin不仅起细胞–细胞黏附分子的作用，而且还起主要通过Wnt/β-catenin或其他信号传导途径诱导肿瘤发生的因子的作用。E-cadherin与肿瘤发生有关，同时在肿瘤进展中的作用也不容忽视。众所周知，上皮间充质转化（epithelial-mesenchymal transition，EMT）的特征是细胞间黏附力增强、细胞运动能力和侵袭性增强；E-cadherin表达的下调在介导EMT发生，进而形成早期侵袭和转移过程中发挥关键作用。CDH1缺失导致细胞间连接异常，增强上皮细胞的侵袭性，导致肿瘤的侵袭和转移。

E-cadherin在多种肿瘤存在转录下调主要是由于E-钙黏蛋白基因的启动子高甲基化导致，双手锌指蛋白ZEB1和ZEB2以及基本的螺旋–环–螺旋（bHLH）家族蛋白E12/E47也能抑制CDH1表达。TWIST1是CDH1的转录阻遏物，在浸润性小叶型乳腺癌中，TWIST1和CDH1表达之间呈负相关。肿瘤抑制因子KLF6可直接激活CDH1启动子，调控E-cadherin的表达，影响卵巢癌的侵袭和转移。

四、抑癌基因 *PTEN*

*PTEN*位于染色体10q23.3，全长约200kb，含有9个外显子和8个内含子，编码由403个氨基酸组成的一条多肽链，产物分子量为56kD。*PTEN*体细胞突变存在于多癌种，在子宫内膜癌、中枢神经系统肿瘤、前列腺癌、皮肤癌中突变率较高，分别为38%、20%、14%、17%。*PTEN*失活有多种方式，包括杂合性丢失、基因突变、启动子高甲基化等。*PTEN*突变体不仅可丧失原有功能，还能与正常PTEN蛋白结合形成二聚体，促进肿瘤发生。PTEN通过多种方式发挥其功能，大量翻译后修饰可以调控PTEN活性，包括磷酸化、乙酰化和泛素化等；PTEN的细胞定位改变，PTEN可以在细胞核中发挥作用，调控染色体稳定性、DNA的损伤修复及细胞周期调控等；PTEN的C末端可与肿瘤发生的有关蛋白质结合，与癌基因*MSP*58结合抑制其诱导的细胞恶性转化。PTEN是PI3K信号通路的拮抗剂，PTEN能够将PIP3磷酸化为PIP2来抑制PI3K活性，PTEN的缺失能够增强PI3K的信号传导。

PTEN催化活性对于在生理和病理情况下控制细胞的生长至关重要。近年来不断有学者探索针对PTEN的有效干预措施。PTEN是PI3K通路的重要抑制剂，其通过靶向PI3K和AKT调控PI3K/AKT/mTOR通路。故有效地抑制其下游PI3K/AKT/mTOR通路至关重要，例如mTOR的抑制剂雷帕霉素、依维莫司、CCI-779，以及PI3K的抑制剂NVP-BEZ235等。尽管使用PI3K信号通路抑制剂的单一疗法和联合疗法已广泛用于各种癌症的临床前和临床试验中，但仍需更好疗效和更少耐药性的创新疗法。

（钱海利　阮　健）

第4节 细胞信号传导与肿瘤

细胞信号传导是由细胞内外信号激发细胞反应的过程。细胞外信号包括各种生长因子如表皮生长因子（EGF）、血管内皮生长因子（VEGF），这些信号因子通过自分泌、旁分泌或内分泌形式分泌到细胞外，并作为配体与自身细胞、相邻细胞或远端细胞膜上相应受体如表皮生长因子受体（EGFR）、血管内皮生长因子受体（VEGFR）结合，与配体相连的受体将信号进行级联传导，诱导下游一系列信号蛋白反应，引起细胞反应。这些参与信号传导的蛋白通常具有酶活性如酪氨酸激酶、丝苏氨酸激酶等，能够改变目标蛋白的构象、定位、修饰、蛋白稳定性等，最终汇聚于调控靶基因转录的转录因子（transcriptional factor, TF）或其他细胞调控因子。特定的配体/受体结合与最终的细胞应答之间通常为非线性关系，细胞信号通路之间相互交联、错综复杂，某一细胞反应通常由多个信号通路共同调控，如细胞周期调控可能受MAPK和PI3K信号通路共同调节。反之，某一信号通路可同时引起多种细胞反应，如JAK/STAT信号通路参与调控细胞生长、增殖及分化等过程。

正常的信号传导能够保证非转化细胞对刺激因子做出适当反应，准确调控细胞增殖、凋亡、分化、形态及代谢等细胞反应。当信号转导路径中关键基因发生缺失或过表达等突变，并不断积累，细胞信号传导和应答出现异常调控，诱发细胞过度增殖、异常代谢等特征，并最终形成肿瘤。

一、表皮生长因子受体信号

EGFR是受体酪氨酸激酶（RTK）家族的一员，在众多癌症中呈过表达状态，包括非小细胞肺癌、乳腺癌、结直肠癌、胰腺癌、胶质细胞瘤，并与肿瘤的发生及转移密切相关。人类EGFR家族成员由*erbB*基因家族编码，包含EGFR/erbB1/HER1、NEU/erbB2/HER2、erbB3/HER3和erbB4/HER4这四个家族成员，该家族成员之间互相形成同源或异源二聚体，发生磷酸化而激活。结构上，EGFR蛋白包含N端胞外配体结合区、疏水性跨膜区和C端胞内酪氨酸激酶区。当细胞外配体如EGF、TGF-α、AREG、NRG等与EGFR结合后，EGFR受体形成二聚并发生自身磷酸化，招募不同的胞内信号蛋白，激活胞内信号传导，包括RAS/RAF/MAPK、PI3K/AKT、SRC、PLC-γ1/PKC、JNK和JAK/STST通路，影响整个细胞内信号网络，调控细胞增殖、分裂、分化、凋亡、耐药性等过程，对癌症的发生发展与治疗产生巨大影响。有研究指出，当受到EGF、过氧化氢（H_2O_2）、紫外线（UV）照射、化疗药物或放疗等因素刺激时，膜受体EGFR还能向细胞核内转移。目前已在多种癌症中检测到高水平的核内EGFR表达，且核内EGFR也参与促细胞增殖、肿瘤进展和DNA修复过程，并与放疗及化疗的抵抗性相关。

肿瘤细胞中的*EGFR*突变导致EGFR发生稳定的非配体依赖性二聚化，从而引起信号通路持续激活。常见的EGFR突变主要有L858R、T790M和外显子19号框内缺失（EGFR exon 19 in-frame deletion），其中L858R突变约占*EGFR*突变的45%，被称为经典的激活突变，能够导致EGFR激酶活性增加50倍左右。*T790M*突变除能激活EGFR持续磷酸化，更因其对EGFR酪氨酸激酶抑制剂（TKI）的耐药性受到广泛关注，且其耐药性相关机制目前尚不清晰，值得注意的是*T790M*突变发生于20号外显子，该外显子的其他插入突变也能引起酪氨酸激酶抑制剂耐药性。目前以EGFR为靶点的治疗药物主要有两类，一类是针对EGFR胞外区域的人源化单抗，阻断EGFR与配体交联或致其水平下调，另一类属于TKI，通过与受体激酶区域结合而阻碍下游信号传导。美国食品药品监督管理局批准用于临床治疗的人源化单抗有西妥昔单抗（Cetuximab）和帕尼单抗（Panitumumab），用于转移性结肠癌和头颈癌症治疗。酪氨酸激酶抑制剂共有四代，第一代吉非替尼（Gefitinib）和厄洛替尼（Erlotinib）被批准用于非小细胞肺癌（NSCLC）治疗，厄洛替尼用于胰腺癌，以及拉帕替尼（Lapatinib）用于乳腺癌治疗。二代酪氨酸激酶抑制剂阿法替尼（Afatinib）通过与 EGFR C797 共价结合抑制激活的 *L858R* 突变，被批准用于 NSCLC 治疗。虽然一二代 TKI 靶向 EGFR 治疗能够基本改善 EGFR 过表达的癌症患者尤其是 NSCLC 患者的生存情况，然而在临床使用过程中基本都伴随着药效响应时间缩短以及最终耐药性的产生，主要原因为 *EGFR* 二次突变，其中最常见的是 *T790M* 和 *C797S* 突变。此后开始了针对二次突变的第三、四代 EGFR 抑制剂设计，Osimertinib 作为第三代 EGFR 抑制剂，被批准作为有 *EGFR* 外显子 19 缺失和 *L858R* 突变的转移性 NSCLC 患者的一线治疗药物，并且作为 *EGFR T790M* 突变的转移性 NSCLC 患者的二线治疗药物，对 NSCLC 患者无进展生存率和整体生存率有明显改善，而 KRAS 过表达与 *C797S* 突变则能引起 Osimertinib 耐药性。此外，目前针对 T790M 突变的 EGFR 抑制剂阿西替尼和 Olmutinib 正处于临床试验中，其中 Olmutinib 因其较好的活性与安全性数据，正在Ⅲ期临床试验中进行单药或与其他抑制剂联合治疗评估。

二、PI3K/AKT 信号

磷脂酰肌醇 3 激酶（PI3K）及下游信号级联是细胞内最重要的信号通路之一，其调控细胞形态、增殖、生长、代谢与运动，该通路的主要组成因子 AKT 和 mTOR 等在癌症中普遍处于激活状态，因而受到广泛关注。当受体酪氨酸激酶（RTK）与配体结合时，例如生长因子受体 EGFR 家族与表皮生长因子（EGF）、胰岛素与胰岛素样生长因子 1（insulin-like growth factor 1，IGF-1）受体，能够激活 PI3K 信号，使磷脂酰肌醇 PIP2 向 PIP3 转变。PIP3 作为第二信使起到 AKT 锚定位点的作用，促使磷脂酰肌醇依赖激酶 PDK1（phosphoinositide-dependent kinase 1）与 AKT 相互作用，引起 AKT 上 Thr308 位点的磷酸化及激活。磷酸化的 AKT 通过 TSC1/2（tuberous sclerosis 1/2 complex）激活下游效应因子 mTOR，上调多种转录因子水平，进而参与调控蛋白合成、细胞生长与存活以及肿瘤耐药等多种生物学过程。

mTOR 属于丝氨酸/苏氨酸蛋白激酶，与不同蛋白分子组成复合物Ⅰ（mTOR complex 1，mTORC1）与复合物Ⅱ（mTOR complex 2，mTORC2），在 PI3K/AKT 信号通路的调控中起重要作用。活化的 mTORC1 通过磷酸化作用激活下游 p70S6K 和 4EBP1，通过调控 mRNA 易位、蛋白合成、葡萄糖代谢和脂类代谢影响细胞生长。而激活的 mTORC2（mTOR complex 2）能够磷酸化 AKT 上的 Ser 473 位点，引起 AKT 的超活化，促进细胞激动蛋白（actin）与细胞骨架形成。mTOR 抑制剂，雷帕霉素（Rapamycin）选择性靶向 mTORC1，而对 mTORC2 没有作用，这种不完全抑制作用可能反而通过回馈路径引起 AKT Ser 473 位点磷酸化激活，放大细胞增殖信号。

肿瘤抑制基因 *PTEN*（phosphatase and tensin homolog deleted on chromosometen） 是 PI3K 信号通路的关键调控基因，通过去磷酸化作用使 PIP3 转化为 PIP2 而抑制 PI3K 激活。*PTEN* 基因的突变或缺失在癌症中发生率极高，包括乳腺癌、子宫内膜瘤、恶性胶质瘤、黑色素瘤及前列腺癌等。尤其在乳腺癌中，约 70% 的肿瘤均检测到 PI3K/AKT 信号因子的突变或拷贝数增加。

基于 PI3K/AKT/mTOR 信号通路在癌症中的重要作用，针对其中关键调控分子设计治疗药物成了肿瘤治疗的重要研究方向，主要包括针对 PI3K 不同亚型（PI3Kα、β、δ、γ）的抑制剂，AKT 抑制剂和 mTOR 抑制剂。迄今为止，众多医药公司对 PI3K 抑制剂进行了临床试验，尽管在体外效果明显，多数 PI3K 抑制剂在体内的疗效却达不到预期效果，并经常伴有不良反应。目前批准用于临床的 PI3K 抑制剂有靶向 PI3Kα 和 δ 的 Copanlisib，用于成人复发滤泡性淋巴瘤（chronic lymphocytic leukemia，CLL）和非霍奇金淋巴瘤（Hodgkin lymphoma，NHL），另一靶向 PI3Kδ 和 γ 抑制剂 Duvelisib 被批准用于复发或难治疗的CLL和NHL。因众多PI3K抑制剂单独用药在临床试验中的失败，最近人们将重点转移至将PI3K抑制剂与其他信号通路抑制剂联合进行药效评价，例如Duvelisib与利妥昔单抗（Rituximab）联合用于治疗CLL和NHL，Copanlisib与吉西他滨（Gemcitabine）和顺铂（Cisplatin）在胆管癌患者治疗中体现出较好效果及可控性。

三、RAS/RAF/MAPK信号

RAS是一类小GTP酶（small guanosine triphosphatase, GTPase），在鸟嘌呤核苷酸交换因子（guanine nucleotide exchange factor，GEF）和GTP激酶激活蛋白（GTPase activating protein，GAP）的作用下，RAS在GDP结合的非激活状态和GTP结合的激活状态中相互转换。当受体酪氨酸激酶（RTK）被激活时，其胞内激酶区直接结合生长因子受体结合蛋白2（growth factor receptor binding protein 2，GRB2），GRB与SOS组成的转换复合物激活，发挥GEF的功能，RAS被激活，进而激活下游MAP激酶级联反应。相反，各种GTP激酶激活蛋白G如NF1（Neurofbromin 1）使GTP发生水解替换为GDP，使RAS变为GDP结合的非活性状态，从而负向调控RAS活性。

RAS激活的MAP激酶级联由MAP3K、MAP2K和MAPK组成，分别属于RAF、MEK和ERK家族，首先RAF在RAS GTPase作用下激活并磷酸化激活其下游MEK，丝裂原活化蛋白激酶（mitogen-activated protein kinase kinase，MAPKK）作为特殊的酪氨酸和丝氨酸/苏氨酸双特异性激酶激活MAPK（mitogen-activated protein kinase）中的ERK1/2、JNK和p38等重要下游产物，这些下游产物继而磷酸化众多底物而影响细胞功能，包括调控MYC、SRF等转录因子功能，影响细胞增殖、分化、凋亡及代谢。近年来，更有研究证明*KRAS*突变与肺癌、胰腺癌等癌症的免疫抑制相关，*KRAS*突变的肺癌小鼠模型中MYC协同*KRAS*突变促进炎性、免疫抑制性肿瘤微环境产生，促进肿瘤进展。在RAS/RAF/MAPK信号通路中还存在负反馈调控机制，例如ERK通过磷酸化SOS和其他酪氨酸激酶而抑制RAS活化，以及通过诱导Sprouty家族蛋白成员抑制RAS功能。

在人类细胞中，RAS主要以HRAS、KRAS和NRAS三种亚型存在，RAS在癌症中的突变率非常高，尤其在胰腺癌中约90%患者伴随KRAS突变，在肺癌与黑色素瘤中也存在约30%左右*RAS*突变，因此RAS一直是肿瘤治疗的重要靶点之一。目前FDA批准的RAS信号通路靶向治疗药物主要针对MEK、RAF及上游的RTK，尚没有针对RAS突变的直接靶向药物。现有的RAF抑制剂主要抑制RAF单体BRAFv600突变，包括维莫菲尼（Vemurafenib）用于治疗黑色素瘤，达拉菲尼（Dabrafenib）用于治疗黑色素瘤和肺癌。MEK抑制剂中曲美替尼（Trametinib）被批准用于黑色素瘤、肺癌和甲状腺癌的临床治疗，考比替尼（Cobimetinib）用于黑色素瘤治疗。

MAPK信号通路在众多癌症中被过度激活，其上下游调控网络复杂，除经典的RAS/RAFMAPK路径外，还有RAF非依赖的MAPK激活路径，不同的上游因子如RAF和MEK导致相差甚远的信号功能，因此需要更多研究对MAPK信号通路的生物化学和功能学进行详细阐述，为其靶向治疗提供完善依据。另外针对MAPK信号抑制剂的临床试验过程中还要注意评估其药代动力学变化，检测抑制剂治疗中及治疗后的肿瘤组织病理学变化。

四、细胞周期

细胞周期（cell cycle）的调控与一系列细胞周期相关蛋白、癌基因和抑癌基因相关，主要包括细胞周期蛋白（cyclin）、周期蛋白依赖激酶（cyclin-dependent kinases，CDK）、有丝分裂检测点蛋白（checkpoint proteins），以及肿瘤抑制因子p53和Rb（retinoblastoma）。当细胞受到有丝分裂原信号如EGFR、PI3K或MAPK刺激时，cyclin家族成员聚集，与相应的CDK成员形成cyclin-CDK复合物并使其磷酸化活化，促进细胞周期进展及细胞增殖。当细胞周期进展出现错误，如DNA复制出错或出现损伤时，细胞周期检测点（G1/S、G2/M、M期检测点）能够调节周期抑制，使细胞周期停滞于发生错误的时期，修复错误，保证子代细胞基因组的完整性与正常功能。

作为细胞周期进展的调控中心，cyclin-CDK复合物形成以及CDK2/4/6活化导致Rb磷酸化，磷酸化的Rb失去对转录因子E2F1的结合抑制作用，E2F1因而促进众多癌基因转录，其中包括cyclin，进而促进细胞周期由G1到S期进程，而当Rb处于去磷酸化状态时，能够引起细胞周期G0/G1期阻滞。当DNA受到损伤如DNA错配、单链DNA形成或受到辐射时，细胞周期抑制蛋白P53磷酸化活化，阻断与泛素连接酶MDM2的结合，抑制P53蛋白的降解。P53蛋白进而激活P21转录，P21能够与CDK结合并抑制其磷酸化Rb的能力，从而阻断DNA合成和细胞周期进展。另外，抑癌基因*CDKN2A*编码的p14ARF和p16INK4A可以通过引起MDM2降解或直接抑制CDK活化参与细胞周期调控。越来越多的研究表明P53还参与众多其他信号通路调控及生物过程，如通过促进AMPK表达负调控mTOR参与细胞代谢，参与调控代谢重编程、表观遗传调控和氧化应激反应等过程。

细胞周期异常调控普遍发生于各种癌症的发生发展过程中，并可以作为癌症治疗靶点，如*p53*基因缺失发生于超过50%的癌症中，导致细胞周期进展加速，细胞凋亡受抑制，cyclin B1/CDK1复合物调控线粒体生物功能和肿瘤耐药性，靶向CDK4/6治疗能够引起维洛非尼耐药的黑色素瘤细胞凋亡。

五、Wnt信号

Wnt蛋白家族由19个高度保守的糖蛋白组成，作为七次跨膜蛋白Frizzled的配体，在细胞信号的传导中发挥重要作用。Wnt通路最初被发现与胚胎发育相关，其指导各种器官和系统的发育，包括中枢神经系统、心血管系统、泌尿系统及呼吸系统，在成年以后能够继续调控毛囊组织、骨生长板和肠隐窝细胞自我更新。近些年来，Wnt信号在癌症研究领域备受关注，尤其是在癌症干细胞（cancer stem cell，CSC）研究中备受关注。

Wnt信号的传导有两条路径，即经典（canonical）途径与非经典（non-canonical）途径。在经典途径中，Wnt通过提高β-catenin在细胞质中的稳定性，抑制其泛素化降解，β-catenin随后穿梭至细胞核，与另一组转录因子成员TCF/LEF（T-cell factor/lymphocyte enhancer factor）相互作用，激活相应基因转录，经典的Wnt信号作用还可以通过LRP5/6受体传导。非经典途径则不依赖于β-catenin，而是通过Ca^{2+}信号激活ROCK（rho-associated protein kinase）和JNK（c-Jun N-terminal kinase）介导的靶基因转录激活及细胞骨架反应。经典的Wnt信号传导在细胞生长、增殖、分裂和分化中发挥重要作用，在众多癌症中均发生异常调控，包括骨髓性白血病、肝细胞癌、结直肠癌、多发性骨髓瘤及胃癌等，涉及众多生物学过程，如肿瘤干细胞相关的癌细胞转移、肿瘤微环境、细胞代谢、纤维化等。

近年来关于Wnt信号传导在癌症发生发展中的研究越来越多，例如，Wnt信号抑制因子APC缺失导致的Wnt信号过度激活是结直肠癌的重要标志，并且Wnt与c-Myc信号轴可以抑制肿瘤抑制因子p53的功能，促进结直肠癌细胞增殖，提高其药物抵抗性。PTOV–1（prostate tumour overexpressed–1）通过抑制Wnt信号抑制因子DKK1的转录，激活Wnt/β-catenin信号，促进乳腺癌干细胞的维持和乳腺癌进展。Wnt家族成员Wnt4通过激活肾上腺球状带（ZG）分化，导致肾上腺皮质癌（ACC）的不良预后。长非编码RNA linc00210 CAN阻断CTNNBIP1与β-catenin的作用，激活Wnt/β-catenin信号通路，促进肝癌肿瘤干细胞增殖和肿瘤生长。代谢相关信号硬脂酰辅酶A脱氢酶SCD与Wnt/β–catenin信号形成正反馈通路，促进肝纤维化和癌症发生，这一反馈调控将肝星形细胞与肝肿瘤干细胞作用联系到一起。此外，Wnt信号还与肿瘤免疫调控相关，一项对宫颈癌患者样本的分析结果显示，Wnt蛋白活性与宫颈癌患者组织中的T细胞特征负相关，并通过动物模型证明Wnt配体抑制剂阻断Wnt/β-catenin信号后，通过$CD8^+$ T细胞依赖的方式遏制肿瘤生长，从而改善小鼠生存率。Wnt信号还参与肿瘤微环境（TME）调控，通过与癌细胞及癌症相关成纤维细胞（CAF）的相互作用，引起持续性的旁分泌，从而改变肿瘤微环境促进癌症发生。

六、Hedgehog 信号

Hedgehog 信号通路同样在胚胎发育过程中起重要作用，其配体主要有SHH、IHH和DHH三种，分泌方式众多，以外泌体为主要形式。配体与细胞膜上的12次跨膜蛋白受体Patched（PTCH）结合发挥作用。Hedgehog受配体激活时，PTCH对七次跨膜蛋白Smoothened（SMO）的持续性抑制解除，SMO活性恢复并介导细胞内Hedgehog信号，通过阻滞SUFU（suppressor of fused）和COS（Costal）蛋白，释放GLI蛋白并穿梭到细胞核内激活Hedgehog靶基因转录，包括其自身与*SHH*基因。Hedgehog信号也分为经典和非经典两条途径，经典途径为PTCH1-SMO-GLI调控信号，非经典途径为不依赖SMO的调控，任何SMO以外激活GLI1/2转录因子活性的信号都属于非经典途径，包括KRAS-MAPK/ERK、TGF-β、IGF、PI3K/AKT和TNF-α引起的mTOR/S6K1活化和hSNF5失活。

众多研究表明，Hedgehog信号通路参与肿瘤发生和进展的各个阶段与过程，包括肿瘤起始、生长、转移和复发，在肿瘤干细胞学说中也是重要的一员。Hedgehog信号级联的最终因子GLI被视为癌基因，且整个通路的关键因子在肿瘤发展过程均有异常表达。作为SMO的抑制因子，PTCH和SUFU出现功能缺失突变时导致Hedgehog通路在无配体时仍处于激活状态，此外SMO的活化突变和GLI的拷贝数增加均导致非配体依赖的Hedgehog信号激活，促进多种神经管细胞瘤、基底细胞癌、横纹肌肉瘤等癌症发生。另外，肿瘤细胞还可通过自分泌和旁分泌方式促进配体依赖的Hedgehog信号激活，在肺癌、乳腺癌、胰腺癌、前列腺癌、胃癌、结直肠癌及慢性粒细胞白血病中均有报道。Hedgehog通路抑制剂单独使用或与其他药物联用能够有效减缓癌症进程。目前临床试验中使用最多的为SMO抑制剂，如索尼德吉（Sonidegib）、维莫德吉（Vismodegib）和贝伐单抗（Bevacizumab），维莫德吉和贝伐单抗能够减缓肿瘤进展，索尼德吉（Sonidegib）与依托泊苷（Etoposide）和顺铂合用可能对非小细胞肺癌有效，与多西他赛（Docetaxel）联用在三阴性乳腺癌中有一定效果。

七、Notch 信号

Notch信号最初被发现于干细胞维持和细胞分化中，近年来被证实参与众多癌症生理过程的调控，包括血管形成、免疫应答、肿瘤微环境形成与维持等。Notch信号传导发生于相邻细胞之间，其中一个细胞提供跨膜Notch特异性配体Delta-like ligands（DLL）和Jagged（JAG），另一个细胞提供受体。配体受体结合导致Notch受体相继被ADAM和γ-secretase剪切，释放Notch胞外结构域NECD和胞内结构域NICD，NICD直接穿梭至细胞核，与CSL结合招募共激活因子如MAML，调控众多靶基因转录包括cycline D1和c-MYC等。

Notch信号通路错综复杂、功能众多，在不同的细胞背景下发挥作用不同，在不同癌症中发挥促癌或抑癌作用。一方面，活化的Notch信号削弱浸润性$CD8^{+}$ T细胞对结直肠癌细胞的杀伤作用，且同时靶向Notch和MAPK信号能够显著抑制结肠癌肿瘤生长。另一方面，肝细胞内源性Notch激活通过调控内皮细胞黏附性抑制肿瘤肝脏转移，阻断Notch信号，加速PDGF引起的胶质瘤生长。一项关于小细胞肺癌的研究证明，Notch可促进其独特的肿瘤微环境形成和肿瘤异质性，调控细胞由神经内分泌型分化为非神经内分泌型，这类细胞虽然生长较慢，但具有化疗抵抗性且与神经内分泌型细胞的营养供给相关，临床前模型显示阻断Notch信号能够抑制肿瘤生长、延缓复发。此外Notch信号通路与Wnt及Hedgehog信号之间相互交联，加剧Notch信号通路在癌症中的复杂功能，因此对该通路在肿瘤中作用的研究有着巨大前景。

八、JAK/STAT 信号

Janus kinase（JAK）家族包括4位胞浆酪氨酸激酶成员JAK1、JAK2、JAK3和TYK2，介导不同的细胞因子、激素和生长因子作用，通过白细胞介素（interleukins，IL）、干扰素（interferon，IFN）、红细胞生成素（erythropoietin，EPO）和血小板生成素（thrombopoietin，TPO）调控免疫系统和造血细胞功能，通过泌乳素（prolactin，PRL）和生长激素（growth hormone，GH）等调控发育及代谢。以上细胞因子与相应受体（Ⅰ型或Ⅱ型受体）结合，这些受体分别与不同的JAK分子相关，因而引起JAK的自身磷酸化并激活其酶活性，进一步磷酸化活化转录因子STAT（signal transducers and activators of transcription），激活的STAT发生二聚化并穿梭至细胞核，进行基因转录和表观遗传调控。

JAK、STAT及该信号通路调控因子的突变或表观遗传学调控在众多血液肿瘤和实体瘤中均有报道，如*JAK2*基因在淋巴癌、三阴乳腺癌等癌症中出现拷贝数扩增，*JAK1*在约9%的肝癌患者中发生突变，*STAT3*在40%大颗粒淋巴细胞白血病中突变，以及JAK/STAT信号通路调控因子SOCS3在非小细胞肺癌中过度甲基化。

JAK/ STAT信号通路是一个高度保守的信号通路，其异常调控影响癌细胞的增殖、侵袭、转移等，参与调控炎症、免疫相关病理过程及癌症发生发展。例如，炎性因子IL-6激活的JAK/STAT信号可促进肿瘤侵袭和转移。抑制JAK/STAT信号能够削弱K-RAS相关肺癌进展。JAK/STAT3还可通过调控肿瘤干细胞功能促进脂肪肉瘤化疗抵抗性。SOCS是JAK/STAT信号通路的调控因子，对炎症和免疫相关疾病起关键调控，研究证明急性淋巴细胞白血病（ALL）中SOCS5低表达，增强JAK/STAT信号和疾病进展。STAT3通过活化cyclin依赖性激酶（CDK）促进细胞周期进展，增强细胞周期促进因子cyclin D2转录而下调CDK抑制因子p21的转录，从而促进细胞增殖，还可以通过调控缺氧诱导因子HIF-1α的转录影响肿瘤细胞对缺氧环境的适应及肿瘤进展。

九、转化生长因子TGF-β家族

转化生长因子-β（transforming growth factor β，TGF-β）属于TGF超家族成员，通过多种细胞分泌并参与调控细胞生长、增殖和分化。TGF-β异常调控参与众多疾病发生，包括肺动脉高压、心肌纤维化、肾衰竭及癌症等。TGF-β结合整合素integrin后激活细胞膜上的丝/苏氨酸激酶受体，使其形成异源三聚体，随后磷酸化受调控的Smad与Smad4形成二聚体，穿梭入核，与各种转录因子复合物作用调控基因转录、翻译、miRNA形成、蛋白合成及翻译后修饰。

TGF-β在癌症发生发展中发挥多层次影响，在癌症发生早期作为抑制因子诱发细胞周期阻滞及细胞凋亡，如在胶质瘤发生早期参与调控促凋亡蛋白Bax和抑凋亡蛋白Bcl-2作用，激活效应因子caspase-3及细胞凋亡。然而在癌症后期进展过程中，TGF-β主要起促癌作用，通过诱发上皮间质转化（EMT）、上皮和内皮细胞分化促进肿瘤生长、侵袭转移、肿瘤血管生成，并阻碍抗肿瘤免疫应答。例如，TGF-β可通过活化Smad2和ZEB1诱发间质细胞表型，促进EMT和胶质瘤细胞转移。TGF-β/Smads信号上调纤维连接蛋白（fibronectin）水平，纤维连接蛋白调控血管内皮细胞和周细胞相互作用而促进肿瘤血管形成，抑制TGF-β活性能降低微血管密度和管腔体积，削弱肿瘤生长速度和肿瘤相关成纤维细胞（TAF）数量。癌症免疫领域研究证明，TGF-β_1引起免疫抑制性Treg细胞扩增驱使EMT和免疫逃逸，且癌细胞能够通过整合素αvβ8活化TGF-β从而躲避免疫系统作用，更有研究证明在Treg细胞、树突状细胞、单核细胞或巨噬细胞内条件性敲除整合素β6和β8基因能引起炎症表型以及抑制TGF-β介导的免疫耐受。

目前有众多靶向TGF-β信号通路的药物在进行临床或临床前试验，主要作用机制有三种：①抑制配体合成的反义分子类，例如靶向TGF-β_2反义链的治疗性疫苗Belagenpumatucel-L已经进入Ⅲ期临床试验，在非小细胞肺癌中有明显治疗优势。②通过中和TGF-β活性而抑制配体受体相互作用的抗体性药物，如人免疫球蛋白4单抗Fresolimumab（GC1008）在Ⅰ期临床试验中对恶性黑色素瘤和肾细胞癌有较好疗效。③抑制下游信号传导，主要为靶向TβR进而阻断下游信号的小分子酪氨酸激酶抑制剂，如TβR1小分子抑制剂 Galunisertib（LY2157299）在胰腺癌、肺癌和结直肠癌中显著抑制 Smad2 磷酸化活化，抑制卵巢癌细胞增殖、迁移和侵袭，曾于 2013 年被批准作为肝癌治疗的“孤儿药”进行临床试验。

十、Hippo 信号

近 20 年，人们在发育生物学研究中发现了 4 种限制果蝇组织生长的肿瘤抑制蛋白，Warts（Wts），Salvador（Sav），Hippo（Hpo）和 Mob as tumor suppressor（Mats），经初步生物化学研究发现这些肿瘤抑制因子组成激酶级联，参与调控细胞增殖分化和器官形成。在哺乳动物细胞内，这一激酶级联由肿瘤抑制因子 NF2、Hipp 同源体 MST1 和 MST2、Sav 同源体 SAV1、Wans 同源体 LATS1 和 LATS2 以及 Mats 的两个同源体 MOBKL1A 和 MOBKL1B（统称为 MOB1）组成，MST 经上游激酶 TAOK 或自身磷酸化激活，SAV1 与 MST 形成二聚体并促进这种激活并帮助 MST/SAV1 二聚体定位至胞浆膜，随后 MOB1 结合至 MST 磷酸化位点，进而招募 LATS 至该位点，使 LATS 发生自磷酸化活化，以上过程中 NF2 起协同招募 LATS 及活化 MST 的作用，该激酶级联的激活最终导致转录共激活因子 YAP 和 TAZ 的磷酸化以及失活，抑制其进入细胞核并促进其降解。而当 Hippo 信号较弱时，非磷酸化的 YAP/TAZ 进入细胞核，与 DNA 结合转录因子 TEAD 结合，招募多种转录复合物至靶基因上的 Hippo 反应元件（HRE）上调控基因表达。研究证明 YAP 与 AP-1 及 Myc 等转录因子协同调控基因表达，通过招募 Mediator 复合物和 CDK9 激酶延长基因转录，TAZ 与 ATP 依赖的 SWI/SNF 染色质重塑复合物相作用。

关于 Hippo 信号通路的研究证明，该通路成员在多种癌症中存在突变，且影响肿瘤细胞生长、增殖、分化等过程，Nf2 功能缺失突变发生于 19%~50% 的恶性间皮瘤、18%~22% 的肾细胞癌及宫颈鳞状细胞癌中，*LATS*1 和 *LATS*2 突变也发生于恶性间皮瘤和宫颈鳞状细胞癌中，此外，*SAV*1 基因在肾细胞癌和宫颈鳞状细胞癌中也存在高频率突变。YAP/TAZ 对癌症干细胞特性有调控作用，能通过引起上皮间质转化促进癌症进展，并能参与调控生长因子、细胞因子和细胞外基质蛋白的水平，参与肿瘤微环境形成。另外，YAP/TAZ 活化还参与癌细胞对多种药物的抵抗性，包括化学治疗药物紫杉醇、阿霉素、5- 氟尿嘧啶和顺铂，以及 RAF 和 MEK 的靶向治疗药物等。近期研究还证明 YAP/TAZ 可以通过调控 T 细胞或 PD-L1 表达促进肿瘤免疫逃逸。在小鼠模型中敲除 *Mst*1/2、*Sav*1、*Nf*2、*Lats*1/2 或 *Mob*1/2，或过表达 YAP 能够导致多个器官增生或肿瘤形成。Hippo 还可通过与其他致癌信号交互作用调控癌症，如胰腺癌和肺癌中癌基因 *KRAS* 突变能够激活 YAP 信号，肺癌中 LKB1 失活也能导致 YAP/TAZ 信号活化。目前，Hippo 信号通路的具体调控机制和详尽功能仍需深入研究。

十一、NF-κB 信号

NF-κB 家族被证实作为重要转录因子参与大量生物学过程，包括细胞增殖、分化、免疫应答和炎症反应调控。该家族成员主要包括五个亚基，即 P50（NF-κB1）、P52（NF-κB20 和 P65）RelA、c-Rel（Rel）和 RelB，该家族成员能形成具有功能的同源二聚体或异二聚体。通常情况下，NF-κB 二聚体在细胞质中被抑制蛋白 IκB 捕获并处于非活化状态，当 IκB 被 IκB 激酶（IκB kinase，IKK）磷酸化，并发生泛素化降解时会释放 NF-κB，NF-κB 随后穿梭至细胞核，与特定靶基因 DNA 序列结合激活或抑制基因转录。NF-κB 信号通路的激活包括经典途径和非经典途径，当受氧化应激、生长因子、病毒和细菌刺激时，NF-κB 由 C-like receptors 4、TNF 受体家族、抗原受体 BCR 和 TCR 介导的经典路径被快速激活，该路径主要由 P65/P50 二聚体介导，参与调控肿瘤组织血管生成、增殖存活和转移。非经典路径为 NIK 依赖型，当细胞受到某些细胞因子如淋巴毒素 LT、RANKL、CD40 配体 CD40L、BRAFF 等刺激时激活。

NF-κB 复合物参与调控的基因超过 150 个，在众多癌症如乳腺癌、前列腺癌、肾癌和头颈鳞状细胞癌等发生和进展中发挥广泛作用，例如通过细胞因子 IL-1、IL-6、IL-8、TNF 和 MCP-1 等调控细胞增殖分化，调控促凋亡蛋白和凋亡抑制蛋白 cIAP、c-FLIP、A20、Bcl-xl 等表达从而影响癌细胞凋亡过程，通过促进 VEGF 的表达从而促进肿瘤组织的血管形成，调控基质金属蛋白激酶 MMP-2 和 MMP-9 的表达和功能，进而影响肿瘤微环境和细胞侵袭迁移。

十二、小　结

细胞信号转导参与调控肿瘤细胞的存活、增殖、分化、侵袭、转移、代谢、免疫逃逸等众多过程，在信号级联反应过程中，基因表达与突变、蛋白组成与催化活性、相关信号通路交互、表观遗传调控、细胞代谢及肿瘤微环境等组成庞大且复杂的调控网络，包含众多细胞因子如炎症因子 IL 家族、转录因子如 NF-κB 家族等的参与，可以直接调控蛋白表达，或通过改变蛋白构象或在细胞内的亚定位影响细胞增殖、黏附、迁移等过程。

本节还介绍了各信号通路中的关键调控蛋白及临床靶向治疗情况，如 EGFR 抑制剂的临床研究进展，以该家族抑制剂为例，目前针对癌基因靶向治疗药物的研发主要包括小分子抑制剂和单抗。此外，不难发现，在靶向治疗过程中还要不断面对癌细胞通过突变而产生耐药性的难题，提示对信号通路的研究仍需持续进行。

本节中基本涵盖了在肿瘤发生发展过程中最主要的信号传导与异常调控过程，包括生长因子受体信号 EGFR、细胞周期、细胞分化等。这些重要信号通路及重要癌基因调控机制的研究，对癌症诊断和治疗新方法的研发，以及癌症患者的生存与预后起至关重要的作用。

（马　蓉）

第 5 节　基因转录调控与肿瘤

真核生物基因的表达调控是一个精确而复杂的多级调控过程，其中，基因转录调控是多级调控中最关键的环节。近年来，随着高通量组学技术手段的不断发展及相关研究的深入，对肿瘤相关的基因转录调控异常的认识也在不断提高。异常表达的基因及靶向信号通路参与调控肿瘤细胞的增殖、凋亡、侵袭、转移、血管生成、免疫等重要生物学过程，进而影响肿瘤进程。

一、DNA 非编码区转录调控元件与肿瘤

人类基因组中，只有不到 2% 的序列能够编码蛋白质，10 年前认为基因组剩余的序列大多是进化过程中产生的“垃圾”。随着人类基因组计划的完成，这些非编码序列引起越来越多的关注。非编码区包含众多不同的功能单元，主要包括启动子、增强子、沉默子和绝缘子（图 6-5-1）。这些功能单元通过调控基因的表达进而影响细胞的功能，而且非编码区功能单元中的突变和结构变化，同样会对人体产生病变甚至导致肿瘤的发生发展。

（一）启动子

真核细胞的启动子是包括转录起始点在内的、有通用转录因子及 RNA 聚合酶识别、结合的一段 DNA 序列。启动子一般含有 RNA 聚合酶特异性结合和转录起始所需的保守序列，其结构直接关系到转录起始的特异性和效率。多数启动子位于结构基因转录起始点的上游，但 *rRNA* 和 *tRNA* 基因的启动子是内部启动子，位于转录起始位点的下游。启动子本身不被转录，但有些启动子（如 tRNA 启动子）位于转录起始点的下游，这

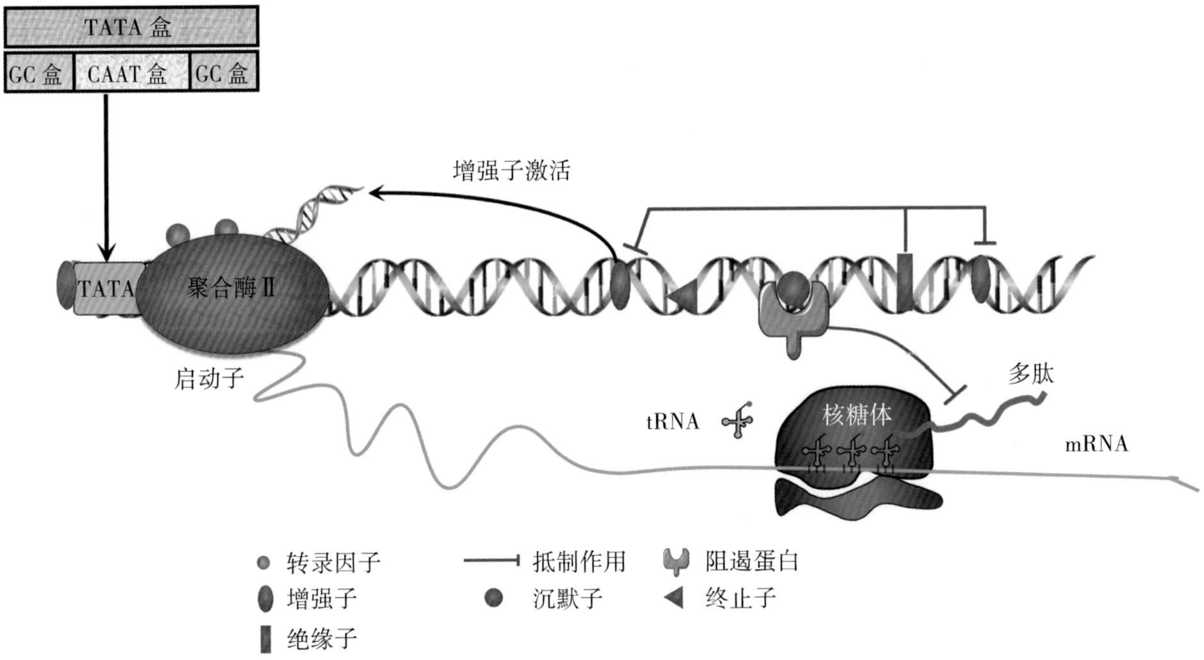

图 6-5-1 启动子、增强子、沉默子和绝缘子

些 DNA 序列可以被转录。启动子就像“开关”，决定基因的活动。启动子本身并不控制基因转录，而是通过与转录因子结合而控制基因转录。

典型的启动子核心序列是在转录起始位点上游 25~35bp 处，有一保守的 TATA 序列，被称为 TATA 盒。TATA 盒又称为基本启动子，它与上游的真核 *mRNA* 基因的核心启动子识别因子（TFIIB）、以转录起始位点为中心的起始子，以及下游启动子元件一起构成核心启动子。真核生物一般同时具有 TATA 盒和起始子，含有 TATA 盒和（或）起始子的启动子，其基因转录的起始位点明确。有一些编码蛋白质的基因的转录可以有多个起始点，分布在约 20~200bp 的区域内，可产生不同的 mRNA，即一个基因启动不同转录本的表达。在真核基因中，有少数基因不含有 TATA 盒，这样的启动子称为无 TATA 盒启动子。没有 TATA 盒的启动子序列中，在转录起始位点上游 40~100bp 处有 CAAT 盒和 GC 盒。不同启动子上游 CAAT 盒和 GC 盒可以同时存在，也可单独存在。一般认为 TATA 盒的主要作用是使转录精确地起始；CAAT 盒和 GC 盒则主要控制转录起始的频率，特别是 CAAT 盒对转录起始频率的作用更大。某些启动子具有表达的时空性和组织特异性。

启动子一般分为广谱表达型启动子、组织特异性启动子、肿瘤特异性启动子等多种形式。许多基因具有多个启动子，可以导致相同的基因出现不同功能。基因的启动子部分发生改变（突变），则导致基因表达的调节障碍。这种变化常见于恶性肿瘤。一般认为，肿瘤特异性启动子在肿瘤细胞中高表达，而在正常非肿瘤细胞中不表达或低表达，如甲胎蛋白（AFP）启动子、癌胚抗原（carcinoembryonic antigen，CEA）启动子、Survivin 基因启动子。端粒酶逆转录酶（telomerase reverse transcriptase，TERT）通常被认为并用作肿瘤特异性启动子的典型代表。长期以来，TERT 的活化被作为肿瘤发生的标志物。在人体正常组织中，除了骨髓造血干细胞有微弱的端粒酶活性以外，TERT 表达处于关闭状态。而在肿瘤组织中，TERT 在转录水平上被激活。该基因启动子上可鉴定出一种导致癌症的突变。在与 TERT 启动子突变相关的肿瘤中，一般检测出端粒酶 mRNA 上调，证明了突变的共同特征为增强端粒酶基因的表达，从而导致细胞恶变。如黑色素瘤及其他肿瘤中 TERT 启动子突变可产生新的转录因子结合位点，此突变可导致 *TERT* 基因转录上调，并与肿瘤复发及预后相关。不同肿瘤中的 TERT 启动子突变在频率、作用机制及临床指征等方面存在差异。同一种肿瘤的不同亚型，其启动子突变频率也不同。

随着基因测序技术的快速发展，发现大量的肿瘤相关基因启动子突变影响肿瘤的发生发展。如基质金属蛋白酶启动子位点多态性、白介素家族中 IL-6 基因启动子区 rs1800796 位点多态性与乳腺癌、食管癌、结肠癌、胃癌等发生发展及预后相关。我们课题组对肿瘤转移关键基因骨桥蛋白（osteopontin，OPN）启动子多态性进行深入分析，发现肝癌患者中 OPN 启动子多态性影响患者术后总生存期（overall survival，OS）及至复发时间（time to recurrence，TTR），甚至在小肝癌（≤ 5cm）中仍有显著性差异。其机制是 OPN 启动子多态性调控其转录活性和蛋白表达水平。该研究结果也在胃癌等其他肿瘤中得到证实。

最近的癌症全基因组分析，研究人员分析了来自 14 种癌症类型的 1161 种肿瘤样品的 2000 万个 DNA 突变。发现在许多癌症类型中，尤其是皮肤癌，启动子区域中的 DNA 突变数量特别高，启动子区域突变密度的增加与转录启动活动和核苷酸切除修复的损伤有关。同时发现癌症患者基因中的启动子经常不同于正常对照人群中的基因启动子，而且有些特定活化启动子与癌症患者存活率相关，进一步证实启动子在肿瘤中的重要作用。

随着对启动子研究的越来越广泛，某些基因启动子多态性与肿瘤的相关性研究结论并不尽一致，这可能是由于基因的转录受启动子区基因序列中多个多态性位点的共同调控，或是由于研究对象不同，如人种差异、性别差异、样本量大小不同引起的。但不可否认启动子多态性在肿瘤发生及进展中发挥着不可或缺的作用。

（二）增强子

1981 年，美国学者 Benoist 等研究发现 SV40 病毒的一段 DNA 序列具有转录增强作用，SV40 DNA 由此成为第一个被人类发现的增强子。增强子是能够结合特异基因调节蛋白，促进邻近或远隔特定基因表达的 DNA 序列。

在真核生物的转录调控中，增强子与辅因子和转录因子结合，能够通过直接刺激启动子（通常通过染色质环）来增加靶基因的转录水平。启动子的位置是确定的，即与基因之间有特定的距离和方向。增强子则不同，与启动子的相互位置并不固定，可以在受控基因的上游或下游。增强子与启动子在结构、功能上密切联系，没有启动子时，增强子无法发挥作用。但增强子对启动子没有严格的专一性，同一增强子可以影响不同类型启动子的转录，而且对异源性启动子也能发挥作用。增强子发挥作用与受控基因的远近距离相对无关，可能与其调节基因的启动子相距数千碱基甚至更远的距离，控制目的基因表达。当增强子处于非活性状态时，启动子与增强子并不靠近。但在活性状态下，增强子通过形成环状结构而在三维空间上接近启动子，并将相应转录因子募集到该区域，从而促进基因表达。一般而言，启动子影响目的基因的转录与否，而增强子影响目的基因转录水平的高低。

增强子通常具有一些短的重复序列，必须与特定的蛋白质因子结合后才能发挥增强转录的作用。且具有组织或细胞特异性，在特定的细胞或细胞的特定发育阶段选择性调控基因转录表达。如 B 细胞免疫球蛋白重链基因或轻链基因的增强子，只有在胚胎干细胞分化为 B 细胞时，才能对 *Ig* 基因起正调控作用。有些诱导性增强子，在特定刺激因子如激素反应元件（HRE）的诱导下，才能发挥其增强基因转录活性。

正常细胞中，增强子能够决定目的基因的时间、空间表达特异性，增强启动子转录活性。增强子的功能发生异常可造成附近基因的转录水平发生显著偏差。如染色体重排、缺失、倒位等引起空间结构变化可能导致增强子空间位移，位移后的增强子与反式作用元件结合时，被激活的增强子可极大地提高附近基因的表达。在伯基特淋巴瘤和非霍奇金淋巴瘤中，IGH-MYC 重排导致定位在 8 号染色体上的 *C-myc* 基因与定位在 14 号染色体上的 *Ig* 重链基因 IGH 增强子靠近，造成 *C-myc* 大量表达，细胞异常增殖。而且增强子的基因组扩增也可导致目的基因异常表达。如 MYC 附近增强子的扩增会使目的基因 mRNA 分子的表达失调，导致细胞整体代谢和蛋白质合成失衡。从而引发应激反应，促使细胞死亡或癌变。

2013年，Richard A. Young实验室基于当时增强子的研究，在胚胎干细胞研究的基础上，提出了超级增强子概念。超级增强子是由多个相邻近的普通增强子组成的一个大簇，该区域富集高密度的关键转录因子、辅因子及增强子相关表观修饰。它和普通增强子在序列大小、转录因子的结合密度、激活转录的能力等方面均不同。除了少量决定细胞身份的超级增强子，大部分超级增强子在细胞内处于抑制状态，一旦细胞内超级增强子错误打开可导致肿瘤的发生。很多关键致癌基因都是超级增强子驱动的，癌症细胞可以通过突变、关键正常基因超级增强子的染色体易位、局部扩增、过度表达致癌转录因子等遗传机制驱动致癌基因的超级增强子。超级增强子所驱动的异常转录基因对维持肿瘤细胞特性至关重要。而且肿瘤细胞还可通过组装自身超级增强子，促进多种癌基因表达，增强肿瘤细胞的增殖、侵袭和转移的能力。抑制超级增强子的活性则显著抑制肿瘤细胞的生长和存活。很多肿瘤如弥漫性淋巴瘤、小细胞肺癌、卵巢癌、黑色素瘤、乳腺癌、食管鳞状细胞癌和结肠癌等发生发展均被报道与超级增强子相关。而且在肿瘤细胞中，超级增强子调控的关键癌基因在正常细胞中不表达或表达很低，提示超级增强子通过调控这些基因而对肿瘤生成和肿瘤特性维持起关键作用。由于细胞在癌变过程中大多数的超级增强子是重新形成具有功能性的元件，因此超级增强子的活化可以作为细胞癌变的一种标志。目前研究表明超级增强子也很有可能会成为一个非常有潜力的抗癌新靶点。

（三）沉默子

沉默子是一段能够结合转录调节因子的DNA序列，这种转录因子称为阻遏蛋白。与增强子对DNA转录的加强作用相反，沉默子是一种负性调控元件，抑制DNA的转录过程。当沉默子存在时，阻遏蛋白结合到沉默子DNA序列上，阻碍RNA聚合酶转录DNA序列，从而阻碍RNA翻译为蛋白质的过程。因此，沉默子可以阻碍基因的表达。同增强子相同，沉默子也具有组织特异性，在组织细胞特异性或发育阶段特异性的基因转录调控中起重要作用。

2020年，来自美国斯坦福大学和荷兰莱顿医学中心的研究者，独创性地研发出一种大规模高通量筛选技术，第一次对沉默子在基因组中的作用有了宏观的认识。研究发现沉默子在人类基因组中大量存在并有重要的调节功能。沉默子与特定的转录因子相关，且能通过染色质环路来远程调控基因表达。在不同的组织细胞中，特异性沉默子被不同的转录因子识别从而调节基因表达。这些沉默子具有独特的表观遗传学特征，比如H4K20me组蛋白修饰。沉默子还以染色体结构域和远距离相互作用的方式作用于多个基因。近期，通过分析19种肿瘤的3851个癌症外显子组和400多个全基因组中检测到的体细胞突变的目录，在癌基因外显子边界30nt范围内观察到沉默子的减弱。在乳腺癌中，沉默子会增加细胞产生雌激素受体蛋白的量，*SLC5A8*基因转录沉默是乳腺癌发生过程中的重要事件。

（四）绝缘子

在基因组内建立独立的转录活性结构域的边界DNA序列称为绝缘子或隔离子。绝缘子能够阻止邻近的增强子或沉默子对其界定的基因的启动子发挥调控作用。

绝缘子的抑制作用具有“极性”的特点，即只抑制处于绝缘子所在边界另一侧的增强子或沉默子，而对处于同一染色体结构域内的增强子或沉默子没有作用。绝缘子由多种组分所构成，它们自主协同阻断增强子或沉默子的作用，而且还可以防止异染色质扩散。

许多转录因子参与绝缘子的基因调控作用，CTCF是介导增强子阻断功能的重要蛋白，是多个基因结构域的绝缘子成分。CTCF不仅参与遗传印记和选择性剪接等多种功能，而且通过参与DNA损伤修复维持基因组稳定性，其缺失和突变可导致肿瘤的发生。CTCF的功能包括：①通过与核基质相关的作用介导增强子阻断功能；②招募特异的组蛋白甲基转移酶介导增强子阻断功能；③通过核蛋白附着于亚细胞位点，形成空间上独立的环状结构。

2015年，来自Broad研究所和麻省总医院的研究人员揭示了绝缘子一个全新的癌症生物学机制。他们发现异柠檬酸脱氢酶（IDH）突变后，能使两个原本完全不相关的基因发生关联并激活。揭示在IDH突变肿瘤中，绝缘子失去作用，基因组折叠方式发生改变，原本被绝缘子隔离的两个基因之间相互作用，形成一个强大的促癌组合而导致肿瘤的发生。研究人员认为这种全新的致癌机制并不只适用于脑瘤，也可能存在于其他携带IDH突变的结肠癌、皮肤癌、软组织癌和软骨癌症中。随即在胃肠道间质瘤表观遗传学研究中发现绝缘子的反复丢失会改变染色体拓扑结构，从而使增强子和癌基因之间发生异常的物理相互作用而导致癌症发生。近期发现2-HG可引起绝缘子功能障碍，通过破坏染色体拓扑结构及异常诱导癌基因表达，最终导致肿瘤发生。

分子遗传学中，启动子、增强子、沉默子和绝缘子被称作顺式作用元件，指对基因表达有调节活性的DNA序列，是转录调节因子的结合位点。顺式作用元件本身不编码任何蛋白质，仅仅提供一个作用位点，通过与转录因子结合而调控基因转录的精确起始和转录效率。随着测序技术和分子生物技术的不断发展，人类对顺式作用元件有了进一步的认识，也将有助于肿瘤发生发展的机制研究，推动肿瘤精准医学的发展。

二、转录因子与肿瘤

转录因子又称转录调节因子或基因调节蛋白，是一种具有特殊结构，保证目的基因以特定的强度、时间、空间去表达蛋白质分子。转录因子一般具有不同的功能区域，如DNA结合结构域（DNA binding domain，DBD）与效应结构域。转录因子不仅可以与基因上游的启动子区域结合，也可以和其他转录因子形成转录因子复合体来影响基因的转录。转录因子的调控导致基因表达的差异，同时它们也是信号转导通路的靶标和被调控的对象。越来越多的研究发现转录因子与多种人类重大疾病相关。

（一）*p53*

p53（也称*Tp53*）基因是一个广为人知的抑癌基因，也是迄今发现与人类肿瘤相关性最高的基因，1979年由美国学者Lloyd J.Old研究组发现。该基因编码一种分子量为43.7kDa的蛋白质，但因其所编码的蛋白质电泳时条带出现在Marker所示53kDa处，故获名P53。野生型*p53*对细胞周期和细胞凋亡起重要作用，有“基因组守护者”的美誉，但*p53*也是人类肿瘤中最常见的突变基因，在高达50%以上的恶性肿瘤中发生突变。突变的*p53*基因不仅丧失了野生型*p53*原有的抑癌功能，同时能够获得新的致癌功能，其在肿瘤的发生、发展过程中发挥着重要作用（图6-5-2）。

1. *p53*基因结构和功能

人类*p53*基因位于染色体17p13.1，由11个外显子和10个内含子组成，全长大约20kb，编码P53蛋白。*p53*基因可以经由广泛的可变剪接以及从不同启动子处起始转录等方式表达出不同的P53蛋白亚型，这些亚型蛋白的主要区别在于蛋白的N端和C端不同，有一些P53亚型蛋白会在不同组织的不同发育阶段出现。

P53蛋白是一种调控转录的序列特异性DNA结合蛋白，作为特异性转录因子，主要与靶基因内部或上游特定的DNA序列——P53反应元件相结合，调控靶基因表达发挥功能。这些靶基因中有很多都与细胞凋亡或细胞周期调控过程有关，比如编码细胞周期依赖性蛋白激酶抑制蛋白的*p21*基因、cyclin G等。目前发现P53参与调控的基因超过160种，因此，2000年，Vogelstein和Levine等学者提出了*p53*基因网络的概念，认为不能孤立地观察单个基因的生物学功能，许多基因形成网络协同调节细胞的生命活动。

正常情况下，P53蛋白非常不稳定，在细胞内被一系列调节因子维持在低水平，在细胞处于应激状态时可诱导表达，调控细胞生命活动的各个方面。P53功能中最为代表性的是促进细胞周期停滞和细胞凋亡的功能。

（1）细胞周期中，在G1期检查DNA损伤点，监视基因组的完整性。当DNA受到损伤诱发DNA损伤应激反应时，P53蛋白通过阻止G1期细胞进入S期，使受损的DNA或染色体得以修复，从而避免损伤的DNA继续扩增和转录；若DNA或染色体损伤过于严重时，P53能触发凋亡机制清除受损的细胞。

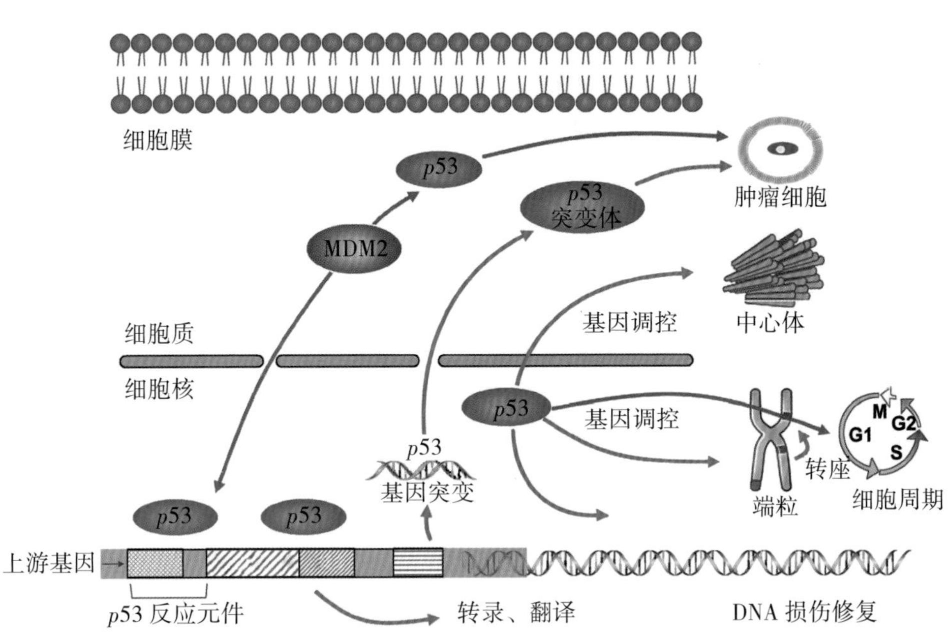

图 6-5-2　*p53* 基因及其在肿瘤中的功能

（2）细胞出现异常的有丝分裂，如中心体的扩增或端粒功能失常，P53 可清除这些异常细胞，以限制染色体不稳定性的产生。

（3）P53 通过抑制反转录转座子的移动、LINE 元件等转座子内的序列相结合下调它们的表达水平，以降低基因突变的频率与风险。由于 P53 能维持 DNA 突变后基因组稳定，又被称为“基因组卫士”。

P53 蛋白活性由复杂的网络进行精细调节，受磷酸化、乙酰化、甲基化、泛素化、糖基化、SUMO 化等翻译后修饰一起调控 P53 的抑癌作用。其中泛素蛋白连接酶 MDM2（murine double minute 2）是 P53 蛋白最重要的负调控因子。

2. *p53* 基因异常与肿瘤

基因组测序已经证实，超过一半肿瘤携带 *p53* 突变，但突变的形式、位点非常复杂，也具有多样性，而且不同类型的肿瘤突变的频率和分布差别较大。其突变频率从 10%（血液系统恶性肿瘤）到 96%（高等级卵巢浆液性癌）不等。而且同一肿瘤的不同亚型，*p53* 基因突变发生频率亦不同。例如，肺腺癌与大细胞肺癌 *p53* 基因突变频率为 50%，小细胞肺癌及鳞癌突变发生频率为 80%。

肿瘤中最常见的 *p53* 基因突变类型发生 DBD 的单核苷酸错义突变为主，其中约有 25% 的错义突变主要发生在高度保守的 R175、G245、R248、Y220、R273 和 R282 的 6 个突变热点。*p53* 基因除了不同单核苷酸错义突变造成 P53 蛋白异常以外，人体 17p 染色体上不同程度的片段丢失也会造成 *p53* 基因不同程度的改变。而且在肿瘤中观察到的人类 17p 染色体的片段丢失经常导致 *p53* 基因以外其他抑癌基因的缺失。*p53* 基因突变经常与高频的基因拷贝数量变异联系在一起，如在某些癌症中，*p53* 基因突变常与激活 KRAS 的基因突变和 myc 扩增同时发生。另外，*p53* 中特定的突变特征部分是由于特定因素造成的。如在肝癌中常见的 *R249S* 突变是由于黄曲霉毒素导致的 G 变为 T 的转换，而在黑色素瘤中的 *R123** 突变是由于紫外线导致的 C 变为 T 的转换。

p53 基因突变后，不仅失去了正常的 *p53* 原有的抑癌功能，使得基因组不稳定性增加、维持携带广泛遗传错误的细胞存活，而且有些突变体（包括截短的 *p53* 突变体）还会获得一些新功能——获得功能性突变（gain-of-function mutation）。虽然这些获得功能性突变可以有多种活性，但最主要的是这些突变会对抗野生型 *p53* 的功能，或者加重 *p53* 缺失造成的不利影响。突变体所获得的新功能可进一步促进肿瘤的发生发展，如增加肿瘤的血管增生、增强肿瘤的侵袭和转移、增强药物抗性、细胞代谢通路的改变及表

观遗传改变等。*p53* 突变引发致癌效果的机制还不完全清楚。一般认为，突变的 P53 蛋白因保留残余的激活转录功能可能激活全新靶点。如 *p53* 突变型可以通过激活 RhoA/ROCK 信号通路促进肿瘤发生和转移。另外有些 P53 突变蛋白能够与 P63 或 P73 结合，导致受体酪氨酸激酶信号通路的变化，从而促进肿瘤侵袭和转移。而且大量研究发现突变的 *p53* 通过影响细胞代谢和表观遗传修饰促进肿瘤的发生发展。目前也有大量研究证实 P53 缺少也会显著影响肿瘤进程，如 *p53* 缺失通过引发全身炎症导致乳腺癌转移。

尽管对 *p53* 基因的研究已有几十年的历史，但 *p53* 基因仍是肿瘤研究的热点，被 *Nature News* 列为过去 50 年研究最热门的十大基因之首，对其研究仍在不断深入，如近期中国学者发现野生型 *p53* 可以通过增强肿瘤代谢来促进肝癌生长。由于癌症中 *p53* 的高频突变，目前基于 P53 蛋白开发抗癌药物已引起越来越多的关注。

（二）*myc*

myc 基因是目前广泛研究的一组细胞核内癌基因，最初在伯基特淋巴瘤染色体中发现。作为转录因子蛋白，myc 一般由 3 个外显子和 2 个内含子组成，参与细胞生长、分化、凋亡及细胞周期的调节。*myc* 基因家族包括 *c-myc*、*N-myc* 和 *L-myc* 等 3 个主要成员（表 6-5-1）。在正常细胞增殖过程中，myc 表达受到严格调控，而在人类癌症中往往出现调控异常，在多种肿瘤的发生发展中处于重要地位。

1. *c-myc*

c-myc 是 1977 年发现的一种具有恶性转化作用的癌基因，定位于人类第 8 号染色体上，是 *myc* 基因重要家族成员。C-myc 蛋白作为转录因子蛋白，与 MAX 蛋白形成异源二聚体，与多种核内 DNA 发生特异性结合，进而发挥广泛的转录调控作用。正常生理条件下，*C-myc* 的表达受到严格调控。静息状态的细胞中，C-myc 蛋白低表达或不表达。在受到表皮生长因子（EGF）、成纤维细胞生长因子（FGF）等细胞因子及其他外刺激时表达升高。当染色体易位或信号通路基因突变等情况发生时，C-myc 会发生不依赖于细胞因子刺激的活化，导致细胞增殖及肿瘤的发生，70% 的肿瘤都显示 c-myc 的高表达。

c-myc 基因在大多数肿瘤中很少出现突变（伯基特淋巴瘤除外），主要通过扩增和染色体易位重排的方式激活，导致某些肿瘤的发生发展。

1）扩增 在泛癌拷贝数研究中发现，*myc* 是人类癌症中位居第 3 位具有扩增效应的基因。在多种肿瘤如视网膜母细胞瘤、宫颈癌、胃癌、乳腺癌、结肠癌、前列腺癌、成骨肉瘤、软骨肉瘤及某些肺癌中，已发现 *c-myc* 或 *c-myc* 相关序列的扩增，扩增的程度与肿瘤的进程有关。尤其在小细胞肺癌中，*c-myc* 基因有较高频率扩增，当扩增达到 30 倍时，染色体上表现 HSR 和 DMS。

2）染色体易位 在造血系统的癌症中，*myc* 基因常与高度活跃的增强子发生易位。研究较多的是定位在 8 号染色体上的 *c-myc* 基因与定位在 14 号染色体上的 *Ig* 重链基因之间的易位，即 *c-myc* 易位到 *Ig* 位点的高活性转录区，从而组成一个高转活性的重排基因，启动 c-myc 转录，使 c-myc 表达增强，促进细胞恶变，最后导致肿瘤的发生。*c-myc* 基因还可通过染色体 2：8 或 8：22 间易位与 *Ig* 轻链序列融合而被活化。尽管不同肿瘤中影

表 6-5-1 *myc* 基因家族及其在肿瘤中的功能

myc 家族成员	功能	效应（突变 / 过表达）	癌症相关	特点
c-myc	胚胎发育、组织修复	成体细胞重编程、诱发多能干细胞	视网膜母细胞瘤、宫颈癌、胃癌等	诊断伯基特淋巴瘤
N-myc	调控多能性、细胞周期、凋亡和新陈代谢	肿瘤发病进程	神经母细胞瘤、视网膜母细胞瘤和小细胞肺癌	新基因 *NDRG* 家族的发现
L-myc	胚胎发育	影响细胞分化	肺癌、前列腺癌等	前列腺癌患者中 *c-myc* 和 *L-myc* 基因突变不同时发生

响 *c-myc* 基因的易位断裂点的具体位置可能不同，但染色体易位都会改变 *c-myc* 基因正常表达调控。*c-myc* 易位是伯基特淋巴瘤独特的分子学特征，并且作为诊断的常用必备条件之一。在非伯基特的 B 细胞淋巴瘤中，*c-myc* 基因易位导致 *c-myc* 过表达的患者往往具有不良的预后。

C-myc 作为多效性的转录因子，不仅参与细胞周期、细胞分化、细胞增殖与凋亡、蛋白质合成、代谢等正常生命活动，也在多种肿瘤形成过程中发挥了重要作用。其扩增、易位及异常表达与肿瘤的发生发展及预后密切相关。随着对干细胞研究的深入，发现 C-myc 作为转录因子的多重功能之一,其正常表达可以驱动胚胎发育和组织修复，而异常调控的 myc 则可促进恶性转化，将成体细胞重编程、诱发多能干细胞。

2. *N-myc*

N-myc 位于人类染色体 2p24 上，与 *c-myc* 的编码区共享基本核苷酸序列。*N-myc* 是一个胚胎期表达的原癌基因，在胚胎发育过程中起至关重要的作用，它参与控制器官发生的多种细胞过程，如调控多能性、细胞周期、凋亡和新陈代谢。*N-myc* 下游调控基因（N-myc downstream regulated gene，*NDRG*）家族是近年来新发现的一个基因家族，家族成员包括 *NDRG*1、*NDRG*2、*NDRG*3 和 *NDRG*4。在成人期它则以功能抑制状态存在，几乎没有蛋白质水平的表达。目前发现 *N-MYC* 在神经母细胞瘤、视网膜母细胞瘤和小细胞肺癌中扩增和表达，过表达的程度与肿瘤的发病进程有关。

3. *L-myc*

L-myc 首先在小细胞肺癌中被发现，与 *N-myc* 同源，它位于人类染色体 1p34。*L-myc* 初级转录可形成许多不同的成熟 mRNAS（包括 3.9kb、3.6kb 等）。目前对 *L-myc* 生物功能仍然知之甚少，发现对于胚胎的正常发育不一定必要。在转录程序上，它促进 pRE-RRNA 合成和核糖体生物合成。它的过表达直接影响细胞分化过程，而对细胞生长、凋亡和转化作用较弱。目前发现 *L-myc* 与肺癌、前列腺癌及其他癌症有关。大约半数前列腺癌患者携带有 *c-myc* 或 L-*myc* 基因突变，但有趣的是绝不会有两个同时突变。

一般认为 *myc* 可选择性地调控基因表达。但 2012 年，学界发现 *myc* 有可能促进细胞中几乎所有 mRNA 生成，似乎并没有任何特异性。这一理论被称作为“放大器模型”（amplifier model）。但也有认为这是间接效应造成，有可能是由 *myc* 调控的靶基因的特性所导致。由于 *myc* 调控的某些靶基因蛋白参与了核苷酸合成，有可能对整个细胞的 RNA 和 DNA 合成造成了影响。随后，来自意大利和德国的两个独立研究小组通过细胞系检测结合 myc 结合位点作图技术，重新认为 myc 调控特异的基因表达。近期，学者发现不对称细胞分裂过程中调控蛋白 C-myc 的不平衡分配可影响 T 细胞的命运和作用，myc 致癌性部分是通过确保 RNA 转录物正确拼接，进而促进肿瘤细胞的生长。

（三）核因子 κB（Nuclear Factor kappa-B, NF-κB）

1986 年，Sen 及 Baltimore 就发现了 NF-κB 及其抑制因子 IκB。NF-κB 是从 B 淋巴细胞的前体细胞中发现的一种核蛋白，它能与免疫球蛋白 κ 轻链基因的增强子 B 序列 GGGACTTTCC 特异性结合，促进 κ 轻链基因表达，故而得名。目前为止共发现 5 种家族成员，分别是 RelA（即 p65）、RelB、C-Rel、p105-p50（即 NF-κB1）和 p100-p52（即 NF-κB2）。p105 和 p100 通过蛋白酶解加工产生具有活性的 DNA 结合形式——p50 和 p52。这些成员 N 末端均含有一个约 300 个氨基酸的高度同源序列——Rel 同源结构域（rel homology domain，RHD），介导其与 DNA 结合及二聚化。

通常情况下，NF-κB 家族成员以同源二聚体或异源二聚体形式（最常见的是 p50/ReLA 异源二聚体）与其抑制蛋白 IκB 结合成三聚体复合物，以非活性形式存在于几乎所有类型细胞的胞质。许多因素如应激性刺激、促炎细胞因子、脂多糖（LPS）、生长因子、病毒、氧自由基及抗原受体都可激活 NF-κB，使其从细胞质转位于细胞核，与 NF-κB 反应性基因的 κB 位点结合并调控 NF-κB 反应性基因的转录。

NF-κB是一种多向性、多功能的核转录因子，是细胞内信号转导的中间枢纽。能与多种细胞因子基因的启动子或增强子区NF-κB结合位点特异性结合，参与60多种基因的转录。其调控的靶基因包括免疫相关受体，细胞因子（如IL-1、IL-2、IL-6和TNF-α、GM-CSF等），炎症因子（IL-8、MCP1等），黏附分子（ICAM、VCAM和E-selectin），急性期蛋白（如SAA），细胞外基质降解相关的基因等。在调控免疫细胞激活、T淋巴细胞发育、B淋巴细胞发育、细胞凋亡、病毒复制、炎症反应等方面发挥重要作用。而且，NF-κB不能单独发挥作用，它必须处于协同条件的DNA结合蛋白或转录因子组成的网络中，和它们一起决定细胞接受特殊刺激后基因的表达情况（图6-5-3）。

由于NF-κB下游靶基因参与肿瘤的发生发展，因此，NF-κB的持续激活会诱导细胞生长增殖失控，其异常激活和表达与肿瘤的发生、转移、血管形成及肿瘤细胞耐药等多个过程密切相关。在肿瘤尤其是淋巴系统的恶性肿瘤中，常可发现NF-κB家族基因的突变。同时，NF-κB是连接炎症免疫与肿瘤的关键信号分子，能调节多种炎症和免疫基因表达的诱导性转录，对肿瘤微环境具有重要影响。NF-κB的激活是许多病理状态的决定因素，这使它逐渐成为相关临床疾病的治疗靶点。精细调控NF-κB活性，对于临床治疗炎症相关的肿瘤将具有重要意义。

很多研究表明NF-κB是一把双刃剑，具有双向效应。在正常细胞或癌前阶段中的作用与其在恶性肿瘤中的作用明显不同。在癌症早期NF-κB不仅不会发挥促癌作用，还可以抑制肿瘤发生。当肿瘤细胞积累了更多的突变，使抑癌基因失去作用，NF-κB作用就会发生根本性的变化。强烈诱导大量促进肿瘤发生发展和转移的基因表达。而且也有研究发现NF-κB信号通路可能由于减少了炎症反应和氧化应激作用而产生抑制肿瘤的功能。目前发现NF-κB家族蛋白翻译后的修饰如磷酸化修饰及乙酰化修饰也可影响其活性。

三、小　结

目前，有学者提出肿瘤的“转录调控失控成瘾”机制，认为转录表达调控的失调导致肿瘤细胞变得高度依赖于某些既定的转录控制下的基因表达

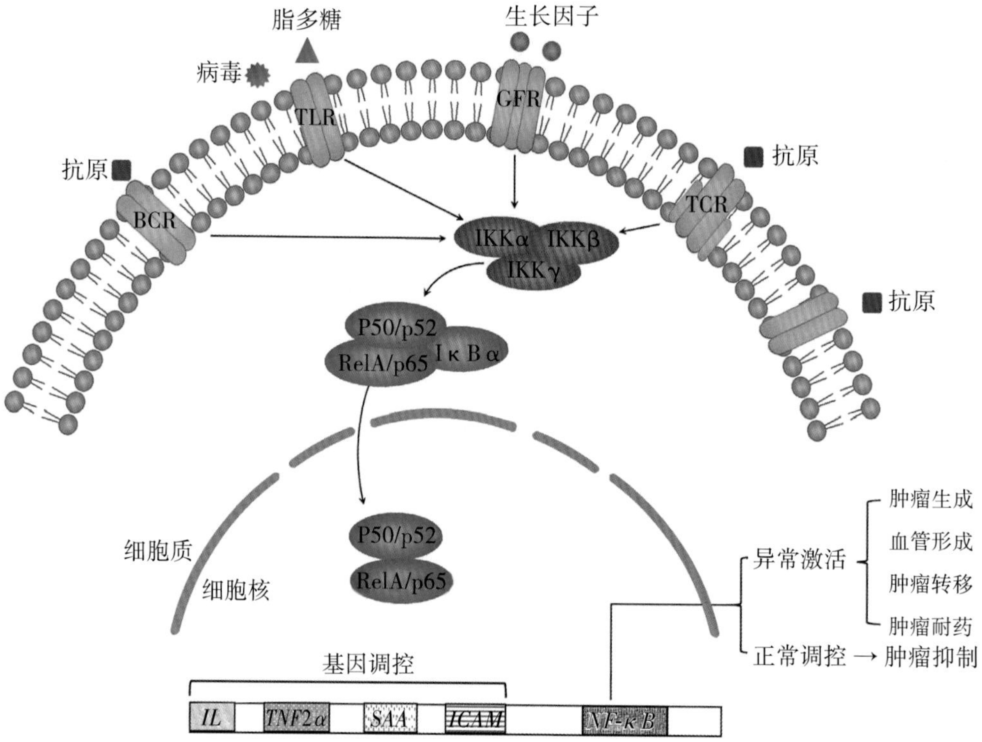

图6-5-3　NF-κB及其在肿瘤中的功能

模式。但更多学者认为癌症的发生缘自遗传学和表观遗传学事件的不断积累，对肿瘤基因转录调控的深入研究不仅能更好地认识肿瘤的发生机制，而且将有助于利用基因转录调控手段预防、诊治癌症。

（董琼珠）

第 6 节　基因组损伤修复与肿瘤发生

在真核生物中，DNA 被包装成一种极其复杂的结构——染色质，这个过程被许多机制调控，如 DNA 甲基化、组蛋白修饰、组蛋白变异体沉积和核小体重塑等。大量的染色质结合蛋白调控着染色质的高级结构，从而形成了一个复杂且多尺度的 DNA，从千碱基（kb）的 DNA 环，到兆碱基（Mb）的拓扑相关结构域（TAD）。从核小体水平到三维核结构，染色质是所有 DNA 组织和调控机制的基石，因为它直接控制 DNA 序列的可接近性和染色质纤维的刚度和运动能力等特征。虽然染色质结构对转录的影响已经明确，但近年来刚开始认识到它在维持基因组完整性方面的重要性。

DNA 会经历多种损伤，其中最有害的是 DNA 双链断裂（DSB），它会导致严重的染色体缺失或基因组重排。DSB 主要通过两种途径修复：同源重组（HR）或非同源末端连接（NHEJ）。NHEJ 存在于整个细胞周期中，直接连接两个断裂的末端，没有或很少进行末端处理；而同源重组发生在细胞周期 S 期和 G2 期，经末端切割产生单链 DNA（ssDNA），继而装配可以搜索到同源序列模板的核蛋白纤维。最近有研究证实，损伤位点最初的染色质性质及其在细胞核内的位置对修复路径和效率有影响。同样，DSB 也会影响核内染色质的高级结构和 DNA 运动。这些变化可能参与了修复机制的选择，一方面促进了有益的结果（如同源模板搜索），另一方面抑制了潜在的有害结果（如染色体易位）。

虽然目前已经有很多研究发现 DNA 修复途径选择性所涉及的分子机制，但在染色质环境中 DNA 修复的分子机制的研究才刚刚开始。近来，一些在肿瘤中异常表达的表观遗传修饰因子，被证明参与了肿瘤细胞的 DNA 损伤修复过程乃至修复途径的选择。由于靶向表观遗传因子已经被证明在肿瘤治疗过程中具有重要的临床应用价值，联合放化疗和抑制肿瘤细胞中导致损伤应答修复活跃的表观遗传因子，包括酶分子或染色质结合蛋白，在肿瘤治疗过程中可能更好地杀伤肿瘤细胞，增强肿瘤细胞放化疗的敏感性。

一、DSB 诱导染色质结构的改变

在 DSB 发生后，最初的事件之一是哺乳动物的组蛋白变异体 H2AX 磷酸化和酵母的 H2A 变异体磷酸化，分别称为 γH2AX 和 γH2A。这种修饰以双向、非对称的方式在断点周围的染色质结构域内传播，在哺乳动物中可达 1~2Mb，在较小的酵母基因组中可传播 200~300kb，并产生所谓的“DNA 修复聚集点（foci）”。尽管界定 γH2AX 结构域的因素仍不明确，但它们与染色体结构域的边界相关，具有自体相互特性，也被称为拓扑相关结构域（topologically associating domains, TAD）。γH2AX 和 γH2A 分别由 PI3K 样激酶 ATM 和 Tel1/Mec1 磷酸化生成。在哺乳动物中，基因组范围定位显示 ATM 是在 DSB 周围大约 2~10kb 的区域被激活的。由于激酶 ATM 与其产物（γH2AX）的分布存在明显差异，Gaëlle Legube 等提出了 γH2AX 结构域形成的“内部 TAD 模型”（图 6-6-1）。在这个模型中，染色质纤维在 TAD 内的灵活性和局部运动将远处的核小体带到 ATM 的空间可接近范围内。如果信号是持续的（断裂持续足够长的时间），这样的机制将确保任何含有 γH2AX 的核小体在 TAD 内的磷酸化。该模型与之前的结果一致，不管是较低水平的 γH2AX，还是持续的 DSB 都不会改变 γH2AX 的传播能力。此外，酵母 Mec1/Tel1 激酶反式磷酸化未受损核小体的能力进一步支持了这个模型。有趣的是，有证据表明损伤后染色质上有新生的 H2AX 掺入，一定程度上保证了 γH2AX 高效传播和损伤应答信号的有效传导（图 6-6-1）。

然而，为什么如此大的染色体结构域需要被修饰仍然是个谜，特别是考虑到 H2AX 在小鼠体内不是必需的但对修复过程却比较重要，提示 γH2AX 相关的 TAD 在维护基因组完整性上可能发挥精细的功能。一个潜在的作用可能是限制 DNA 末端扩散，防止其远离彼此。计算模型表明，染色质纤维的折叠有助于保持两个 DNA 末端接近。支持该假说的证据之一是：黏连蛋白（cohesin）复合体已经被发现可以在染色体折叠中发挥作用，抑制远处 DNA 末端（3kb）的连接，但不抑制相近末端（100bp）的连接，表明黏连蛋白可以紧密调控染色体结构域内 DNA 末端的运动。另一个公认的事件是 γH2AX 可以促进液相分离，导致修复位点的无膜分隔。由于静电相互作用是这些相分离事件的核心，在整个 TAD 上 γH2AX 磷酸化造成的负电荷广泛积累有助于类似液体状液滴的形成。因此，液相分离可以排除非修复蛋白，为修复提供一个特殊的微环境。另一种假设是，在 TAD 水平上普遍存在的 γH2AX 修饰与染色质压缩 / 凝聚的变化相关，调控损伤位点的长距离运动，从而进行精细调节修复过程，保持基因组完整性。

染色质修饰和染色质结构之间的关系一直受到密切关注，高分辨率 Hi-C 和超高分辨率显微镜的使用使人们对二者的关系有了更好的理解。在 DSB 诱导下，多重证据表明染色质高级结构存在特定的变化。DSB 后，染色质瞬时经历了一个依赖 PARP1 的、不依赖 H2AX/ATM 的快速松弛，然后是 H2AX 和 ATM 相关的重新凝聚。重要的是，

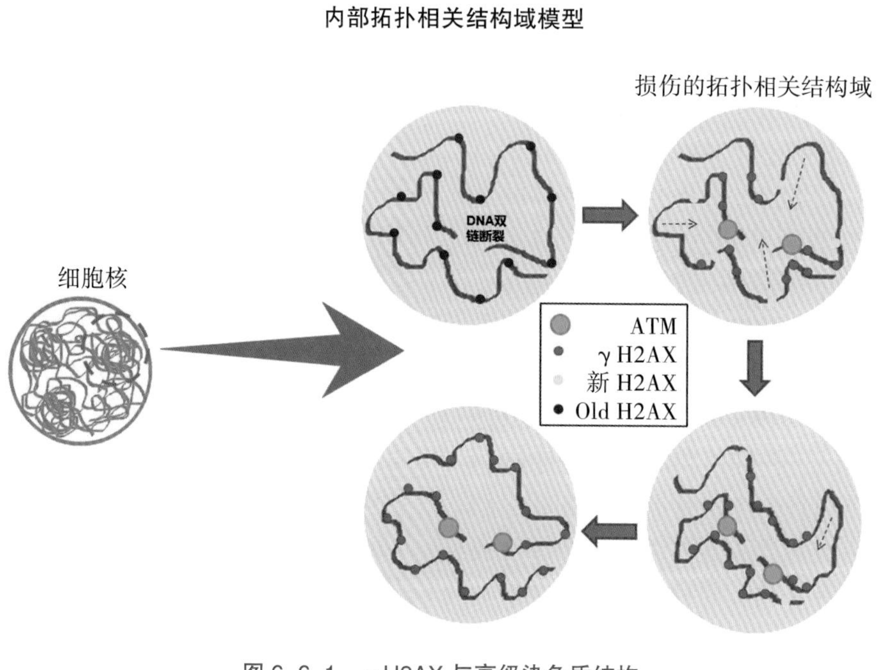

图 6-6-1　γH2AX 与高级染色质结构

DNA 损伤后，ATM（绿色）被募集到 DSB 区域附近。染色质在拓扑相关结构域（TAD）内的移动使 H2AX 核小体能够与 ATM 近距离接触，从而被 ATM 磷酸化形成 γH2AX（红色）；先前存在的 H2AX（黑色）先被磷酸化，随后新合成的 H2AX（黄色）也逐渐被 ATM 磷酸化，最后导致广泛的 γH2AX 结构域的形成

[葛同，石磊. 表面遗传调控：基于染色质环境的 DNA 双链断裂修复. 中国生物化学与分子生物学报，2019，35（4）：353-360. 经《中国生物化学与分子生物学报》许可转载。]

这种二次压缩是 DNA 损伤应答（DNA damage response, DDR）完全激活所必需的。结合报道的 DDR 中异染色质蛋白的功能，说明染色质压缩在 DSB 修复中发挥重要作用。相反的是，有研究报道，在酵母和哺乳动物中，核酸酶的可及性在受损的染色质上以 ATM 和 γH2A 依赖的方式增强，而在电子显微镜下观察到 γH2AX 的 foci 呈现去浓缩的结构。虽然目前还没有一个能够解释所有结果的模型，但染色质纤维的结构变化在时间和空间上受到严格的调控，从而对修复事件可以进行精细调节的结论是明确的。鉴于富含高密度核小体和低密度核小体的染色质均可能发生压缩，因此每个 foci 所占的核体积不一定反映其对核酸酶的可及性，所以合理的模型尚需进一步构建。

二、染色质修饰与 DSB 修复

越来越多的证据表明，染色质修饰的动态变化在 DSB 修复过程中扮演重要作用。除了 ATM 介导的 H2AX 磷酸化，组蛋白乙酰转移酶和去乙酰化酶严格控制 H3、H4 和 H2A 数个残基的乙酰化水平以调节 DSB 附近的染色质松弛。乙酰化组蛋白也参与核小体重塑因子的招募，增强 DSB 可及性，促进末端切除。同样，组蛋白甲基转移酶和去甲基化酶可以调控修复蛋白（CtIP、53BP1、BRCA1 等）的募集和（或）稳定。此外，泛素化和类泛素化通路有助于 DSB 诱导的染色质重组。最近 Gaëlle Legube 研究小组利用 ChIP-seq 描述了在整个人类基因组中 20 个染色质特征性修饰在多个 DSB 上的分布，提供了有关 DSB 诱导的染色质修饰变化最全面的信息。该研究揭示了 DSB 诱导的组蛋白 H2B 赖氨酸 120 单泛素化 - 乙酰化开关的存在，组蛋白 H1 被排斥，而泛素化则在整个 γH2AX 区域内聚集。总之，这些特定的染色质修饰产生了一个允许修复的染色质状态，也直接有助于 DSB 修复机器的招募，修复路径的选择和 DNA 损伤检查点的活化。

修复路径的选择对于基因组的稳定性至关重要。调节修复路径选择的重要因素包括细胞周期、断裂处 DNA 的结构特征和染色质修饰状态。在 DSB 修复过程中，预先存在的染色质结构的“决策”功能，可以将修复通路与受损区域的类型和功能联系起来，不仅有助于维持基因组的稳定性，也有助于促进其多样性。组蛋白修饰 H4K20me2 和 H2AK15ub 是调节 HR 和 NHEJ 平衡的重要修饰组合之一（图 6-6-2）。在 2010 年，DNA 损伤应答因子 53BP1 被确认为 HR 的负调控因子，而 *BRCA*1 突变的癌症患者的预后与 53BP1 的表达水平有关。53BP1 通过募集 RIF1-REV7-Shieldin 复合物限制 DSB 切除，促进 NHEJ 修复而非 HR 修复。但是这种影响被 BRCA1 抵消，它可以在 53BP1 存在的情况下继续切除 DNA 末端。53BP1 的 Tudor 结构域与遍布整个基因组的 H4K20me2 结合，同时 53BP1 的 UDR（泛素依赖性募集）结构域与 H2AK15ub 结合，H2AK15ub 是在 DSB 损伤信号之后由 RNF168 诱导。多种因素影响 53BP1 结合这些染色质标记的能力，从而影响断裂位点修复途径的选择。例如，在 S 期 53BP1 在 DSB 处减少，因为在复制过程中 H4K20me2 变得“稀释”。这种效应限制了 53BP1 与 DSB 结合的能力，有利于促进 HR。53BP1 与 H4K20me2 的结合由于 JMJD2A 和 L3MBTL1 的存在而减少，因为这两个蛋白质可以竞争性结合 H4K20me2。这些蛋白质可以被 E3 泛素连接酶 RNF8 移除，相反去泛素化酶（DUB）可以抑制 RNF8 的这种活性。在这些情况下，DUB 的活性有利于 HR，使 53BP1 更难在 DSB 周围结合到 H4K20me2。53BP1 与 H4K20me2 的结合可以被 TIRR 所抑制，TIRR 是一个与 53BP1 的 Tudor 结构域结合的蛋白，阻止 53BP1 与染色质结合。由于 TIRR 常在肿瘤细胞中扩增，因此它可能通过影响 53BP1 对 DNA 修复的调控，来促进恶性肿瘤的发生。组蛋白乙酰转移酶复合物 TIP60 也与 53BP1 竞争 H4K20me2。TIP60 乙酰化 H4K16 和 H2AK15 分别生成 H4K16Ac 和 H2AK15Ac，通过干扰 53BP1 Tudor 和 UDR 结构域的关键残基与核小体的相互作用，阻止了 53BP1 与染色质的结合。因此，TIP60 创造了一个不利于 53BP1 结合的染色质环境，从而促进 HR 而不是 NHEJ 的使用。正如 JMJD2A 和 L3MBTL1 与 53BP1 竞争 H4K20me2 一样，E3 泛素连接酶 RNF169 和 RAD18 也与 53BP1 竞争 H2AK15ub。53BP1 结合 H2AK15ub 的能力也受到 UDR 结构域内关键残基的磷酸化或

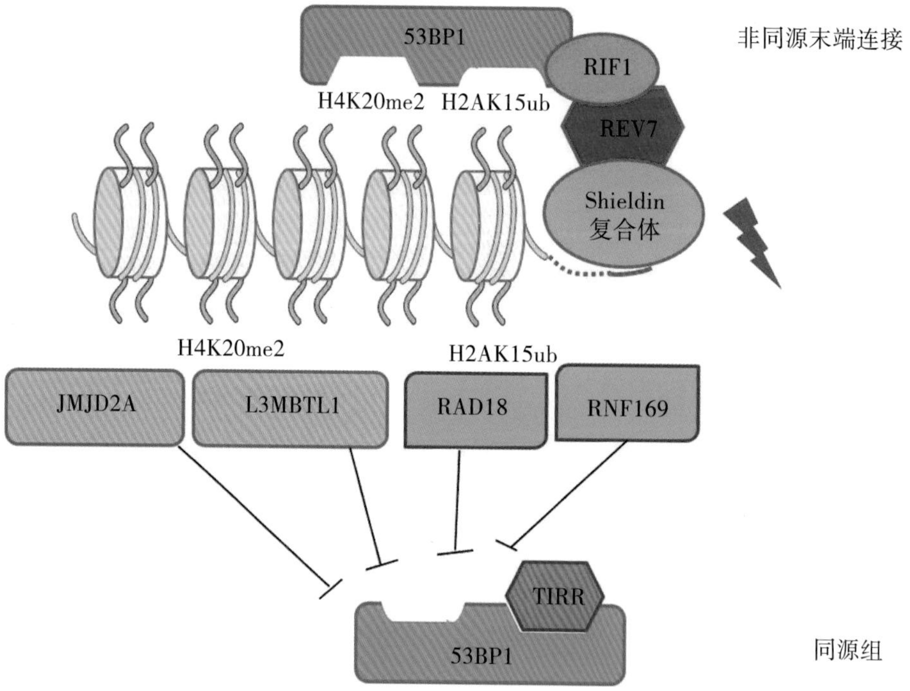

图 6-6-2 组蛋白修饰 H4K20me2/H2AK15ub 与同源重组和非同源末端连接途径

53BP1 通过 Tudor 和 UDR 结构域分别阅读 H4K20me2 和 H2AK15ub 两种组蛋白修饰，募集 RIF1-REV7-Shieldin 复合物来限制 DSB 末端切除，促进非同源末端连接修复。53BP1 识别染色质的活性可能被竞争性结合 H4K20me2 和 H2AK15ub 其他染色质因子（JMJD2A、L3MBTL、 RAD18 和 RNF169）拮抗，另外，TIRR 蛋白可以与 Tudor 结构域结合，封闭 53BP1 对 H4K20me2 的识别

[葛同，石磊.表面遗传调控：基于染色质环境的 DNA 双链断裂修复.中国生物化学与分子生物学报，2019，35（4）：353-360.经《中国生物化学与分子生物学报》许可转载。]

乙酰化的限制。

决定修复途径选择的另一个重要组蛋白修饰是 H3K36me3（图 6-6-3）。H3K36me3 是转录延伸相关的组蛋白标记。利用核酸内切酶 AsiSI 诱导 DSB，发现 H3K36me3 组蛋白甲基转移酶 SETD2 的缺失阻碍了 DSB 进行 HR 修复。与此同时，另外两组研究人员使用其他的实验体系（如 I-SceI 和辐射诱导 DSB）报道了人类 SETD2 在同源重组中的关键作用。此外，SETD2 的消耗会促进 Alt-NHEJ 修复。然而在 DSB 中没有发现 SETD2 的招募和 H3K36me3 水平的增加，表明预先建立 H3K36me3 修饰的染色质选择了 HR 修复。值得注意的是，在倾向于 HR 的 DSB 中，RAD51 的招募依赖于（LEDGF）/p75，它拥有识别 H3K36me3 的 PWWP 结构域。由于（LEDGF）/p75 也与切除促进因子 CtIP 相互作用，一个可能的模型是（LEDGF）/p75 识别 H3K36me3 富集位点，促进 CtIP 在转录活跃基因区域的招募，完成修复途径的 HR 偏好。

三、DSB 应答修复与肿瘤的基因组不稳定性

DNA 损伤应答起始主要由磷脂酰肌醇 3- 激酶样蛋白激酶（PIKK）家族蛋白 ATM、ATR、和 DNA-PK 及 PARP 家族中的 PARP1 和 PARP2 成员来介导完成。这些因子通过感知 / 识别特定的 DNA 损伤信号，进而激活 DNA 损伤应答反应和修复过程。这一过程是在染色质微环境下通过大量的酶促反应来完成的，它们在化学或物理上可逆地修饰修复蛋白和染色质结构。除此以外，许多 DNA 损伤应答或修复过程涉及支架蛋白，支架蛋白缺乏内在的催化功能或 DNA 结合功能，但能通过不同的识别结构域，或者通过组装蛋白质复合物，来识别特定的化学修饰，进而参与应答修复过程的完成。为了及时有效地应对损伤刺激和高保真地恢复损伤，在染色质微环境中这些损伤

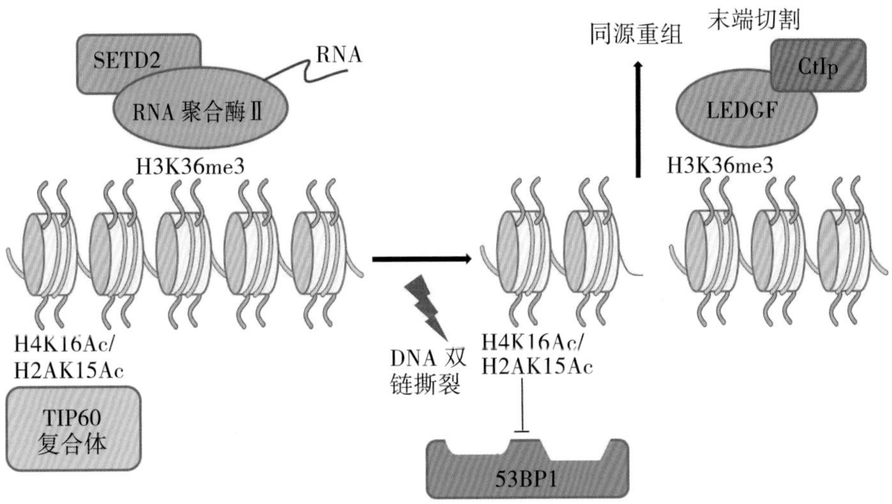

图 6-6-3 转录活化染色质区域与 HR

转录活化的基因在延伸过程中富集了 SETD2 催化的 H3K36me3 修饰。在 DSB 诱导下，LEDGF 通过 PWWP 结构域识别 H3K36me3 并且介导 CtIP 招募，从而促进 DNA 末端切除，有利于进行 HR 修复。此外，基因转录活化起始区域，TIP60 可以通过乙酰化生成 H4K16Ac 和 H2AK15Ac，这两种修饰会阻碍 53BP1 在 DSB 附近的募集，有利于 DSB 切除，进而促进 HR 修复

[葛同，石磊. 表面遗传调控：基于染色质环境的 DNA 双链断裂修复. 中国生物化学与分子生物学报，2019，35（4）：353-360. 经《中国生物化学与分子生物学报》许可转载。]

修复工具及它们的调控因子在时间和空间上必须精确调节，否则每个步骤的失控都有可能对 DNA 的完整性造成严重破坏，并影响损伤位点近端或远端的染色质结构。

合理的 DNA 损伤应答和修复是维持基因组稳定性的重要手段，同时也是抑制肿瘤发生的重要屏障。肿瘤细胞中，虽然部分 DDR 信号通路或修复途径往往存在一些缺陷，但代偿性途径或旁路途径赋予了肿瘤细胞抵抗异常复制压力和损伤的能力，使其基因组更加不稳定，驱动了肿瘤的发生发展。肿瘤细胞的这一特性，使 ATM 或 ATR 等重要的应答修复因子成为很好的治疗靶点。在 *BRCA*1/2 缺失或突变的乳腺癌或卵巢癌中，肿瘤细胞由于不能合理地利用 HR 修复损伤，导致细胞高度依赖其他修复途径的特征，使得合成致死性方案成为治疗这类肿瘤的理想措施。根据这一特性，PARP 抑制剂治疗 *BRCA* 缺陷的乳腺癌或卵巢癌已经获得了很好的疗效。与此同时，有报道其他 HR 蛋白的功能缺失也可导致细胞对 PARP 抑制剂敏感性增加。PARP1 作为一个重要的染色质修饰酶，在调控不同类型损伤修复过程中发挥重要作用。PARP 抑制剂在 HR 蛋白缺陷细胞中的协同致死效应，可能依赖于以下机制：① PARP 活性抑制后，细胞内 SSB 不能及时修复，导致复制过程中更多的单端 DSB 累积，而这些 DSB 主要依赖于 HR 通路修复。② HR 功能缺失后，细胞 alt-NHEJ 的活性升高，PARP 抑制剂处理后，MRN 复合物和（或）DNA 聚合酶不能有效募集，导致 alt-NHEJ 能力降低。③ *BRCA* 缺失的细胞会出现复制叉不稳定，这一效应可以被 PARP 活性抑制所放大。

越来越多的证据表明，表观遗传调控异常与肿瘤基因组不稳定性密切相关。如果能鉴定出导致肿瘤细胞修复能力异常的表观遗传因子，那么靶向该因子的治疗方案与放化疗同时使用将会更有效地杀伤肿瘤细胞。ARID1A 是染色质重塑复合物 SWI/SNF 的重要组分。最近有研究报道，ARID1A 在 HR 过程中发挥重要作用，它的缺失或功能突变使肿瘤细胞对 PARP 抑制剂以及 ATR 抑制剂更敏感。以上研究为临床试验选择 PARP 或 ATR 抑制剂提供了重要线索。此外，最近有报道组蛋白乙酰化的识别蛋白 BRD4 是重要的 NHEJ 修复因子；BRD4 的抑制剂 JQ1 可以增加前列腺癌细胞的放射敏感性。组蛋白去甲基化酶 PHF8

和蛋白质去泛素化酶USP7被认为是调节DSB修复的重要因子，它们在乳腺癌或宫颈癌中高表达，赋予了乳腺癌细胞和宫颈癌细胞抵抗放化疗的能力。此外USP7小分子抑制剂处理后，肿瘤细胞对X线辐射敏感性显著增加，提示USP7是放疗杀伤肿瘤细胞的增敏靶点。关于USP7小分子抑制剂是否可以与PARP抑制剂联合使用，尚需进一步研究。

四、小　结

由于染色质结构在DNA可及性和灵活性方面起核心作用，因此理解DSB附近染色质的组装特点，是理解DSB修复机制如何在整个细胞核中运作，以及恢复原始遗传（或表观遗传）信息避免有害的基因组重排迈出的关键一步。目前为止DSB诱导的染色质修饰的精确图谱以及它们各自在DSB修复中的角色在很大程度上仍是未知的。此外，NHEJ和HR修复通路需要不同的染色质环境还有待进一步阐明。近年来，质谱技术的发展使得更多的组蛋白修饰位点或者新的修饰类型(如琥珀酰化、巴豆酰化和丁烯酰化等）被发现，新的参与和调节DSB应答修复的组蛋白修饰（新修饰和新位点）的鉴定有助于深入理解表观遗传调控在该过程中发挥作用的分子机制。最后，不同肿瘤类型相关的特征性调控DSB修复的染色质调节因子也是未来研究的一个重要方向。

（*石　磊*）

第7节　肿瘤分子生物学实验技术与方法

一、概　述

近年来，恶性肿瘤的发病率和死亡率急剧增加，已成为危害国人生命和健康的重大疾病。肿瘤是受到遗传因素和环境因素共同作用的复杂性疾病，其相关基因表达及调控已成为核心机制问题。研究人员探寻肿瘤相关基因，明确其表达与调控机制，以期在分子水平阐明肿瘤发生发展机制，从而更有效地进行肿瘤的预警、诊断、治疗和预后评估。

1953年沃森（Watson）和克里克（Crick）发现DNA双螺旋结构，标志着分子生物学时代的到来。2003年4月14日，人类基因组计划（Human Genome Project, HGP）测序完成。该计划由美国、英国、法国、德国、日本和中国学者共同参与，历时约13年，耗资30亿美元，绘制出人类基因组图谱，被誉为生命科学的“登月计划”。HGP完成后，生命科学研究进入后基因组时代。随着研究的进展，更多分子生物学的研究技术推陈出新，进行功能基因组学、蛋白质组学的研究，相应的实验技术也被广泛应用并不断发展。美国时任总统奥巴马在2015年1月20日的国情咨文中正式将“精准医疗计划”作为美国新的国家研究项目发布，致力于治愈癌症和糖尿病等疾病，让每个人获得个性化的信息和医疗。精准医疗需要精准的诊断手段，特别是分子生物学研究技术的探索和发展，将相应地被应用到肿瘤的研究中，成为不可或缺的基本手段，如聚合酶链反应技术、分子杂交技术、RNA干扰技术、转基因技术等。这些分子生物学技术和方法研究人体内源性或外源性生物大分子和大分子体系的存在、结构或表达调控的变化，为包括肿瘤在内疾病的预防、预测、诊断、治疗和转归提供重要信息和决策依据。

总之，分子生物学研究技术与方法已经显示出巨大的潜力和优势，在肿瘤诊疗上的应用，可实现以下几个方面的转变。首先，可实现治疗模式从注重肿瘤诊治到对健康全程的监测和及早预防疾病的转变；其次，可实现肿瘤研究重点从肿瘤发生后期前移至肿瘤发生之前；最后，可实现治疗从传统模式向个体化整合治疗转变。但是也要清醒认识到，基于当前分子生物学研究技术与方法在肿瘤诊疗领域还处于初级阶段，离临床的推广应用还有很长距离，医学研究工作者依旧面临严峻的挑战。

二、DNA 研究技术与方法

直接从 DNA 水平检测其序列或功能异常的技术手段，是 DNA 诊断，即基因诊断的关键部分。其中，明确 DNA 一级序列是研究生物遗传背景多样性的基础和核心。近年来，随着 DNA 实验技术的迅速发展和日益普及，DNA 实验技术在遗传多样性和肿瘤复杂性研究中的作用愈加凸显。

（一）聚合酶链反应技术

聚合酶链反应（polymerase chain reaction，PCR）技术，由美国生物化学家凯利·穆利斯（Kary Banks Mullis）于 1983 年发明建立，是模拟体内 DNA 的天然复制过程，在体外扩增 DNA 分子的一种技术。1993 年，凯利·穆利斯由于此项贡献获得诺贝尔化学奖。人们也以 PCR 技术将生物学划分为两个时代，即 PCR 前时代和 PCR 后时代。

PCR 可被认为是与发生在细胞内的 DNA 复制过程相似的技术，其结果都是以原来的 DNA 为模板产生新的互补 DNA 片段。PCR 是在试管中进行的 DNA 复制反应，基本原理与细胞内 DNA 复制相似，但反应体系相对简单。在待扩增的 DNA 片段两侧和与其两侧互补的两个寡核苷酸引物，经变性、退火和延伸若干个循环后，将特定的 DNA 片段扩增数百万倍，这种迅速获取大量单一核酸片段的技术在分子生物学研究中具有举足轻重的意义，极大地推动了生命科学的研究进展。

PCR 的每个循环过程包括高温变性、低温退火、中温延伸三个基本反应步骤。①模板 DNA 的变性：加热使模板 DNA 或经 PCR 扩增形成的双链 DNA 在高温下（94℃左右）双链间的氢键断裂而形成两条单链，以便其与引物结合，为下一轮反应做准备。②模板 DNA 与引物的退火（复性）：模板 DNA 经加热变性成单链后，使溶液温度降至 50℃ ~60℃，模板 DNA 与引物按碱基配对原则互补结合。③引物的延伸：溶液反应温度升至 72℃，耐热 DNA 聚合酶以单链 DNA 为模板，在引物的引导下，利用反应混合物中的 4 种脱氧核苷三磷酸（dNTP），按碱基配对与半保留复制原理，合成一条新的与模板 DNA 链互补的半保留复制链。

重复循环“变性—退火—延伸”三过程，就可获得更多的“半保留复制链”，而且这种新链又可成为下次循环的模板。每完成一个循环需 2~4min，2~3h 就能将待扩目的基因扩增放大几百万倍。

PCR 技术的应用，使得从人体毛发、皮肤、血液中分离出的微量 DNA，就能展出一张完整的遗传背景图谱，也能由此研究诸如肿瘤患者有没有出现特定的病毒感染，或是了解肿瘤中出现的基因突变情况。目前，在第一代 PCR 技术（即常见的定性 PCR 技术）的基础上，已经诞生第二和第三代 PCR 技术，前者指实时荧光定量 PCR 技术（quantitative real-time PCR，qPCR），它通过在反应体系中加入能指示反应进程的荧光试剂来实时监测扩增产物的积累，借助荧光曲线的 Cq 值来定量起始靶基因的浓度；后者指数字 PCR（digital PCR，Dig-PCR），它采用直接计数目标分子而不再依赖任何校准物或外标，即可确定低至单拷贝的待检靶分子的绝对数目。

（二）原位杂交技术

原位杂交（in situ hybridization）是原位杂交组织（或细胞）化学（in situ hybridization histochemistry，ISHH）的简称，属于固相分子杂交的范畴。是指在组织（或细胞）结构保持不变的条件下，用标记的已知 DNA 或 RNA 为探针，遵循核酸杂交碱基互补配对原则，与待测组织（或细胞）中相应的 DNA（或 mRNA/lncRNA）杂交，经显色反应后在光学显微镜或电子显微镜下观察相应的核酸分子 DNA（或 mRNA/lncRNA）分布情况。因此，该技术可用于靶 DNA 或 RNA 的研究。

根据所用探针和靶核酸的不同，原位杂交可分为 DNA-DNA 杂交、DNA-RNA 杂交和 RNA-

RNA 杂交三类。根据探针的标记物是否直接被检测，原位杂交又可分为直接法和间接法两类。直接法主要用放射性同位素、荧光及某些酶标记的探针与靶核酸进行杂交，杂交后分别通过放射自显影、荧光显微镜术或成色酶促反应直接显示。间接法一般用半抗原标记探针，最后通过免疫组织化学法对半抗原定位，间接地显示探针与靶核酸形成的杂交体。原位杂交最初是以同位素标记探针进行的。目前非同位素（如生物素和地高辛）标记探针已被广泛使用。

（三） Southern 印迹杂交技术

Southern 印迹杂交（Southern blot）技术是 1975 年由英国爱丁堡大学学者埃德温·迈勒·萨瑟恩（Edwin Mellor Southern）创建，Southern 印迹杂交因此得名。该技术是进行基因组 DNA 特定序列定位的通用方法。一般利用琼脂糖凝胶电泳分离经限制性内切酶消化的 DNA 片段，将胶上的 DNA 变性并在原位将单链 DNA 片段转移至尼龙膜或其他固相支持物上，经干烤或紫外线照射固定，再与相对应结构的标记探针进行杂交，用放射自显影或酶反应显色，从而判断被检测的 DNA 样品中是否有与探针同源的片段以及该片段的长度。

具有一定同源性的两条核酸单链在一定的条件下，可按碱基互补配对的原则形成双链，此杂交过程是高度特异的。由于核酸分子的高度特异性及检测方法的灵敏性，综合凝胶电泳和核酸内切限制酶分析的结果，便可绘制出 DNA 分子的限制图谱。但为了进一步构建出 DNA 分子的遗传图，或进行目的基因序列的测定以满足基因克隆的特殊要求，还必须掌握 DNA 分子中基因编码区的大小和位置。

Southern 印迹杂交技术包括两个主要过程：一是将待测核酸分子通过一定的方法转移并结合到一定的固相支持物（硝酸纤维素膜或尼龙膜）上，即印迹（blotting）；二是固定于膜上的核酸与同位素标记的探针在一定的温度和离子强度下退火，即分子杂交过程。早期的 Southern 印迹是将凝胶中的 DNA 变性后，经毛细管的虹吸作用，转移到硝酸纤维膜上。印迹方法如电转法、真空转移法；滤膜发展到尼龙膜或化学活化膜（如 APT、ABM 纤维素膜）等。利用 Southern 印迹法可进行克隆基因的酶切、图谱分析、基因组中某一基因的定性及定量分析、基因突变分析及限制性片断长度多态性分析（RFLP）等。

（四）凝胶迁移或电泳迁移率实验

凝胶迁移或电泳迁移率实验（electrophoretic mobility shift assay, EMSA）是一种常见的亲和力电泳，用于研究核酸结合蛋白及其相关 DNA（或 RNA）序列相互结合作用的技术，可用于定性和定量分析。这一技术最初用于研究 DNA 结合蛋白，目前也用于研究 RNA 结合蛋白和特定的 RNA 序列的相互作用。

通常将纯化的蛋白和细胞粗提液和标记的 DNA 或 RNA 探针一同孵育，在非变性的聚丙烯凝胶电泳上，分离复合物和非结合的探针。DNA-复合物或 RNA- 复合物比非结合的探针移动速度慢。标记的探针依研究的结合蛋白不同，可是双链或者是单链。当检测如转录调控因子一类的 DNA 结合蛋白，可用纯化蛋白、部分纯化蛋白或核细胞抽提液。在检测 RNA 结合蛋白时，依据目的 RNA 结合蛋白的位置，可用纯化或部分纯化的蛋白，也可用核或胞质细胞抽提液。竞争实验中采用含蛋白结合序列的 DNA 或 RNA 片段和寡核苷酸片段（特异），和其他非相关的片段（非特异），来确定 DNA 或 RNA 结合蛋白的特异性。在竞争的特异和非特异片段存在下，依据复合物的特点和强度来确定特异结合。

（五）染色质免疫沉淀技术

染色质免疫沉淀（chromatin immunoprecipitation assay, ChIP）技术是基于体内分析发展起来的研究体内 DNA 与蛋白质相互作用的方法，也称结合位点分析法。基本原理是在活细胞状态下固定蛋白质 -DNA 复合物，并将其随机切断为一定长度范围内的染色质小片段，然后通过免疫学方法沉淀蛋白质 -DNA 复合体，特异性地富集目的蛋白结合的 DNA 片段，通过对目的片段的纯化与检测，从而获得蛋白质与 DNA 相互作用的信息。

ChIP 技术不仅可以检测体内反式因子与 DNA

的动态作用，还可用来研究组蛋白的各种共价修饰与基因表达的关系。目前，ChIP 与基因芯片相结合建立的 ChIP-on-chip 方法已广泛用于特定反式因子靶基因的高通量筛选；ChIP 与体内足迹法相结合，用于寻找反式因子的体内结合位点；RNA-ChIP 用于研究 RNA 在基因表达调控中的作用，是一种用来在体内鉴定及分析基因组内部蛋白质 -DNA 相互作用的有力研究技术。ChIP 是深入分析肿瘤等疾病重要代谢通路的一种非常有效的工具。

（六）DNA 测序技术

DNA 测序（DNA sequencing）或 DNA 定序，是指分析特定 DNA 片段的碱基序列，也就是腺嘌呤（A）、胸腺嘧啶（T）、胞嘧啶（C）与鸟嘌呤（G）的排列方式。

从 1977 年第一代 DNA 测序技术（Sanger 法），发展至今 40 多年时间，测序技术已取得了相当大的发展，从第一代到第三代乃至第四代。测序技术的每一次变革，都对基因组研究、疾病医疗研究、药物研发、育种等领域产生巨大的推动作用。

1. 第一代测序技术

第一代 DNA 测序技术包括 1975 年由桑格（Sanger）和考尔森（Coulson）开创的链终止法和 1976—1977 年由马克西姆（Maxam）和吉尔伯特（Gilbert）发明的化学降解法。

其中，Sanger 法是利用一种 DNA 聚合酶来延伸结合在待定序列模板上的引物，直到掺入一种链终止核苷酸为止。每一次序列测定由一套 4 个单独的反应构成，每个反应含有所有 4 种脱氧核苷酸三磷酸（dNTP），并混入限量的一种不同的双脱氧核苷三磷酸（ddNTP）。由于 ddNTP 缺乏延伸所需要的 3-OH 基团，使延长的寡聚核苷酸选择性地在 G、A、T 或 C 处终止。终止点由反应中相应的双脱氧而定。每一种 dNTP 和 ddNTP 的相对浓度可以调整，使反应得到一组长几百至几千碱基的链终止产物。它们具有共同的起始点，但终止在不同的核苷酸上，可通过高分辨率变性凝胶电泳分离大小不同的片段，凝胶处理后可用 X 线胶片放射自显影或非同位素标记进行检测。

第一代测序技术的主要特点是测序读长可达 1000bp，准确性高达 99.999%，但其存在测序成本高、通量低等缺点，影响大规模应用。

2. 第二代测序技术

第二代测序技术是指高通量测序技术（high-throughput sequencing, HTS），是对传统 Sanger 测序技术革命性的变革，可以一次对几十万到几百万条核酸分子进行序列测定，因此也称其为下一代测序技术（next generation sequencing, NGS），高通量测序技术的出现使得对一个物种的转录组和基因组进行细致全貌的分析成为可能。

目前成熟的第二代测序技术共有 3 种，分别为 Roche 公司的 454 技术、ABI 公司的 SOLiD 技术和 Illumina 公司的 Solexa 技术。454 技术由美国生物化学家乔纳森 · 罗森伯格（Jonathan Rothberg）于 2005 年发明，该技术是第一个被发明的二代测序技术，引领生命科学的研究进入高通量测序时代。该技术的基本原理是：一个片段 = 一个磁珠 = 一条读长，DNA 片段无须进行荧光标记，无须电泳，边合成边测序。碱基在加入序列中时，会脱掉一个焦磷酸，通过检测焦磷酸识别碱基，因此也被称为焦磷酸测序。SOLiD 技术是由连接酶测序法发展而来，美国系统生物学研究所创始人勒罗伊 · 胡德（Lerroy Hood）在 20 世纪 80 年代中期利用连接酶法设计了第一台自动荧光测序仪。SOLiD 技术以四色荧光标记寡核苷酸的连续连接合成为基础，取代了传统的聚合酶连接反应，可对单拷贝 DNA 片段进行大规模扩增和高通量并行测序。Solexa 技术在测序的过程中，加入改造过的 DNA 聚合酶和带有 4 种荧光标记的 dNTP，因为 dNTP 的 3′羟基末端带有可化学切割的部分，它只容许每个循环掺入单个碱基，同时用激光扫描反应板表面，根据 dNTP 所带的荧光读取每条模板序列每一轮反应所聚合上去的核苷酸种类，经过“合成—清洗—拍照”的循环过程，最终得到目的片段的碱基排列顺序。

相比第一代测序技术，第二代测序技术一次能够同时得到大量的序列数据，通量提高了成千上万倍且单条序列成本非常低廉。但是，第二代测序技术检测序列读长较短，Illumina 平台最长为 250~300bp，454 平台也只有 500bp 左右；此外，由于建库中利用了 PCR 富集序列，因此有一些含量较少的序列可能无法被大量扩增，造成部分信息丢失，且PCR过程中有一定概率会引入错配碱基。

3. 第三代测序技术

第三代测序技术是包括以美国Pacific Biosciences公司的单分子实时测序技术（single molecule real-time, SMRT）和英国Oxford Nanopore Technologies公司的纳米孔单分子技术为代表的新一代测序技术。与前两代测序技术相比，第三代测序技术最大的特点就是单分子测序，过程无须进行PCR扩增，并且理论上可以测定无限长度的核酸序列。

DNA聚合酶和模板结合，四色荧光标记4种碱基（即dNTP），在碱基配对阶段，不同碱基的加入会发出不同的光，根据光的波长与峰值可判断进入的碱基类型。同时DNA聚合酶是实现超长读长的关键之一，读长主要跟酶的活性保持有关，它主要受激光对其造成的损伤所影响。PacBio SMRT技术利用的是零模波导孔（zero-mode wave guides, ZMW）原理：在一个反应管（SMRTCell：单分子实时反应孔）中有许多这样的圆形纳米小孔，即ZMW，小孔外径100多纳米，比检测激光波长小（数百纳米），激光从底部打上去后不能穿透小孔进入上方溶液区，能量被限制在一个小范围（体积20×10^{-21}L）里，正好足够覆盖需要检测的部分，使得信号仅来自这个小反应区域，孔外过多游离核苷酸单体依然留在黑暗中，从而实现将背景降到最低。另外，可以通过检测相邻两个碱基之间的测序时间，来检测一些碱基修饰情况，即如果碱基存在修饰，则通过聚合酶时的速度会减慢，相邻两峰之间的距离增大，可以通过这个现象检测甲基化等信息。SMRT技术的测序速度很快，每秒约10个dNTP。但测序错误率比较高，达到15%，由于出错是随机的，因而可以通过多次测序进行有效的纠错。

4. 其他DNA测序技术

目前新的测序技术发展正层出不穷。例如，基于半导体芯片的新一代革命性测序技术——Ion Torrent。该技术使用了一种布满小孔的高密度半导体芯片，一个小孔就是一个测序反应池。当DNA聚合酶把核苷酸聚合到延伸中的DNA链上时，会释放出一个氢离子，反应池中的pH发生改变，位于池下的离子感受器感受到H^+离子信号，H^+离子信号再直接转化为数字信号，从而读出DNA序列。Ion Torrent相比于其他测序技术，不需要昂贵的物理成像等设备，整个上机测序可在2~3.5h内完成。因此，成本低，体积较小，同时操作更为简单，速度相对更快，不过整个芯片的通量并不高，目前是10G左右，适合小基因组和外显子验证的测序。

（七）DNA甲基化技术

DNA甲基化（DNA methylation）技术是指在甲基转移酶的催化下，DNA的CpG两个核苷酸的胞嘧啶被选择性地添加甲基基团的化学修饰现象。近年来，DNA甲基化研究已经成为表观遗传学的热点，用于检测DNA甲基化的技术有十多种，大致可以分为两类，即特异位点的甲基化检测和全基因组的甲基化分析。前者主要包括甲基化特异性PCR、联合亚硫酸氢钠的限制性内切酶分析法、荧光定量法等；后者也称为甲基化图谱分析（methylation profiling），包括基于芯片的甲基化图谱分析、高通量测序甲基化分析和飞行质谱甲基化分析。

1. 特异位点的甲基化检测

1）甲基化特异性PCR（methylation-specific PCR, MS-PCR） 用亚硫酸氢钠处理基因组DNA，未甲基化的胞嘧啶（C）转变为尿嘧啶（U），而甲基化的胞嘧啶不变，然后用三对特异性的引物对所测基因的同一核苷酸序列进行扩增。此原理的关键在于三对特异引物的设计，引物序列需设计在富含胞嘧啶区域以区别亚硫酸氢钠处理后转化的非甲基化的DNA与未转化的甲基化的DNA。这种方法灵敏度高，可用于检测石蜡包埋样本，且不受内切酶的限制。不过需要预先知道待测片段的DNA序列。另外，若存在亚硫酸氢盐处理不完全的情况，可能导致假阳性发生。

2）联合亚硫酸氢钠的限制性内切酶分析法（combined bisulfite restriction analysis, COBRA） DNA样本先经亚硫酸氢盐处理后，利用PCR扩增。扩增产物纯化后用限制性内切酶（BstUI）消化。若其识别序列中的C发生完全甲基化（5mCG5mCG），则PCR扩增后保留为CGCG，

BstU I 能够识别并进行切割；若待测序列中，C 未发生甲基化，则 PCR 后转变为 TGTG，BstU I 识别位点丢失，不能进行切割。这样酶切产物再经电泳分离、探针杂交、扫描定量后即可得出原样本中甲基化的比例。

这种方法相对简单，可快速定量几个已知 CpG 位点的甲基化，且需要的样本量少。然而，它只能获得特殊酶切位点的甲基化情况，因此检测结果可能出现假阴性。

3）荧光定量法（Methylight） 此种方法利用 TaqMan® 探针和 PCR 引物来区分甲基化和未甲基化的 DNA。首先用亚硫酸氢盐处理 DNA 片段，并设计一个能与待测位点互补的探针，随后开展实时定量 PCR。这种方法最大的优势在于其高通量和高敏感性，且无须在 PCR 后电泳、杂交等操作，减少了污染和操作误差。

4）甲基化敏感性高分辨率熔解曲线分析（MS-high resolution melting curve analyse） DNA 样本经亚硫酸氢盐处理后，因为甲基化 DNA 含有更多的 GC，相对更难熔解，甲基化与未甲基化 DNA 会存在序列差异，这种差异可通过熔解曲线分析来被检测发现。根据熔解温度及峰型的变化，可轻易区分完全甲基化、完全非甲基化或杂合甲基化。高分辨率熔解技术可检出极微小的差别。使用这种方法进行甲基化分析仅需一对引物，相比以往的方法更加快捷、简便和精确。不过对仪器的要求颇高，需要带高分辨率熔解模块的荧光定量 PCR 仪。

5）焦磷酸测序（pyrosequencing） 通过准确定量单个连续的 CpG 位点上的甲基化频率，焦磷酸测序本身能检测并定量甲基化水平上的细微改变。在序列延伸过程中，根据 C 和 T 的掺入量来定量确定单个位点的 C–T 比例。因此，不同位点的甲基化变异就能被准确检测。由于焦磷酸测序提供了真实的序列数据，甲基化状态也就以序列形式呈现，从而对样品中的甲基化位点进行定性及定量检测。

2. 全基因组甲基化检测技术

1）基于芯片的甲基化图谱分析 芯片是目前分析甲基化图谱比较常用的分析方法。不同的实验平台，操作方法不同。目前主流的实验平台主要是 Illumina 和 Agilent。Illumia 芯片前期处理采用的是亚硫酸盐处理，将甲基化的差异转变成碱基上的差异，然后利用两个位点特异的探针检测这些化学上差异的位点，一个探针是为甲基化位点（M 磁珠类型）设计的，而另一个是为未甲基化位点（U 磁珠类型）设计的，结合后通过单碱基延伸掺入一个标记了的 ddNTP，通过计算甲基化位点和未甲基化位点掺入的荧光信号强度检测 DNA 甲基化程度。该项技术被称为 Infinium 技术，即单碱基延伸技术。而 Agilent 芯片采用的是免疫共沉淀（MeDIP-ChIP ）的方法。基因组 DNA 分成两份，一份用来做 MeDIP，加入抗 5′－甲基化胞嘧啶核苷抗体，使用免疫磁珠法分离样品中甲基化 DNA 片段的抗体复合物，样品中其余的非甲基化 DNA 片段被洗脱；另一份作为对照。两个样品都标记荧光（富集的样品 input 用 Cy5 标记，对照用 Cy3 标记），然后与芯片杂交。芯片上每个探针的 Cy5/Cy3 强度比例显示出该区域的甲基化程度。

2）高通量测序甲基化分析 新一代测序仪的飞速发展，特别是第三代测序技术的出现，使甲基化的直接测定成为可能。美国 Pacific Biosciences 公司利用独有的单分子实时 SMRT 测序技术，可以直接测定 DNA 的甲基化。SMRT 技术采用的是对 DNA 聚合酶的工作状态进行实时监测的方法。DNA 聚合酶催化荧光标记的核苷酸掺入到互补的核酸链中。核苷酸的掺入被检测成荧光脉冲，依据其颜色鉴定出核苷酸。当聚合酶切断连接在核苷酸末端的荧光基团时，脉冲终止。荧光脉冲的到达时间和持续时间产生了关于聚合酶动力学的信息，从而允许直接检测 DNA 模板链中的修饰核苷酸，包括 N6－甲基腺嘌呤、5－甲基胞嘧啶和 5－羟甲基胞嘧啶。

3）质谱飞行甲基化分析 美国 Sequenom 公司的 MassARRAY® 平台也可用于 DNA 甲基化分析。MassARRAY® EpiTYPER® DNA 甲基化分析技术结合了碱基特异性酶切反应和基质辅助激光解吸电离飞行时间质谱（matrix-assisted laser desorption/ionization time-of-flight, MALDI-TOF）检测原理，可实现多重 CpG 的分析检测。碱基特异性酶切（MassCLEAVE）实验由亚硫酸氢盐处理待测 DNA 开始。经过亚硫酸氢盐处理，DNA 中未甲基化的胞嘧啶（C）转变为尿嘧啶（U），由此在 DNA 模板中产生甲基化特异的序列变化。利用 5′ 末端带有 T7- 启动子的引物进行 PCR 扩增，产物经虾碱性磷酸酶处理后用于碱基特异性的酶切反应。酶切后 DNA 片段的大小和分子量取决于亚硫酸盐处理后的碱基变化，飞行质谱能测出每个片段的分子量，配套软件 EpiTYPER 则能自动报告每个相应片段的甲基化程度。

三、 RNA 研究技术

RNA 技术可以分为 RNA 基础研究相关技术、RNA 应用相关技术和 RNA 生物信息学技术。RNA 基础研究相关技术包括 RNA 分离纯化和鉴定技术、RNA 与其他生物大分子相互作用技术、RNA 高级结构的研究技术和其他相关 RNA 技术；RNA 应用相关技术则包括用于生产其他产品的 RNA 技术和直接用于药物开发的 RNA 技术；RNA 生物信息学技术则有各种数据库、非编码 RNA 的预测、RNA 二级结构预测和各种设计软件。

（一）逆转录 – 聚合酶链式反应技术

逆转录 – 聚合酶链式反应（reverse transcription PCR, RT-PCR）技术是以 mRNA 为模板，在逆转录酶的作用下，以随机引物、Oligo（dT）或基因特异性引物引导，合成互补的 DNA（complementary DNA，cDNA），再利用普通 PCR 以 cDNA 为模板，在特异性引物的引导下，扩增出不含内含子的可编码完整基因的序列。

其机理是从细胞 RNA（mRNA）中高效灵敏地扩增 cDNA 序列。它由两个关键步骤组成：一步是反转录（RT），另一步是 PCR。前者先获得总 RNA 或 mRNA 后，即可进行 RT-PCR。首先，在反转录酶作用下将 RNA（mRNA）反转录成 cDNA，以该 cDNA 第一链为模板进行 PCR 扩增，根据靶基因设计用于 PCR 扩增的基因特异的上下游引物，基因特异的上游引物与 cDNA 第一链退火，在 Taq DNA 聚合酶作用下合成 cDNA 第二链。再以 cDNA 第一链和第二链为模板，用基因特异的上下游引物 PCR 扩增获得大量的 cDNA。

RT-PCR 的应用广泛，可用于寻找某些基因的激活，这可能有助于诊断疾病，如癌症。它还可用于研究某些病毒的 RNA，如人体免疫缺陷病毒（HIV）和丙型肝炎病毒，以帮助诊断和监测感染。

（二）Northern 印迹杂交技术

Northern 印迹杂交技术是一种将 RNA 从琼脂糖凝胶中转印到硝酸纤维素膜上，用于检测特异性 RNA 的杂交技术。DNA 印迹技术由 Southern 创建，称为 Southern 印迹技术，RNA 印迹技术正好与 DNA 相对应，故被称为 Northern 印迹杂交。

其机制为根据相对分子量大小不同，通过变性琼脂糖凝胶或聚丙烯酰胺凝胶电泳分离总 RNA，将分离后的目标 RNA 印迹转移并固定到固相支持物（尼龙膜或硝酸纤维素膜）上，再与特异标记探针进行杂交反应，通过杂交结果对目标 RNA 进行定量或定性分析。

Northern 杂交的应用主要是检测细胞或组织样品中是否存在与探针同源的 mRNA 分子，从而判断在转录水平上某基因表达状况。

（三）RNA 干扰技术

RNA 干扰（RNA interference, RNAi）技术是指将与 mRNA 对应的正义 RNA 和反义 RNA 组成的双链 RNA（dsRNA）导入细胞，可以使 mRNA 发生特异性降解，导致其相应基因沉默。这种转录后基因沉默机制（post-transcriptional gene silencing, PTGS）被称为 RNA 干扰（RNAi）。

（四）RNA 测序技术

RNA 测序（RNA sequencing, RNA-seq）技术，又称转录组测序技术，就是把 RNA（如 mRNA、small RNA 和 non-coding RNA）全部或其中部分用高通量测序进行测序分析的技术，反映出它们的表达水平。

原理：先获得细胞总 RNA，然后根据实验需要，对 RNA 样品进行处理。处理好的 RNA 再进行片段化，后反转录形成 cDNA，获得 cDNA 文库，然后在 cDNA 片段的两端接上接头，最后用新一代高通量测序进行测序。相对于传统的 Sanger 测序法，RNA-seq 具有数字化信号、高灵敏度、任意物种的全基因组分析，同时能够检测未知基因，发现新的转录本，并精确地识别可变剪切位点及 cSNP、UTR 区域。

（五）RNA 纯化的染色质分离技术

RNA 纯化的染色质分离（chromatin isolation by RNA purification, ChIRP）技术是一种检测与 RNA 绑定的 DNA 和蛋白相互作用的方法，可同时分析 RNA 与 DNA、RNA 及蛋白质之间的相互作用。ChIRP 技术通过设计生物素探针组，利用碱基互补配对将目标 RNA 特异性拉下的同时会富集与其互作的 DNA、RNA 或蛋白质（RNA binding proteins, RBP）。根据研究对象不同，ChIRP 技术结合高通量测序（ChIRP-Seq）和质谱技术（ChIRP-MS），前者可以获得 RNA 分子转录调控的下游靶基因及对这些 RNA 分子在基因组上的结合位点分类；后者可以鉴定分析 RBP。

（六）荧光素酶报告基因实验

荧光素酶报告基因实验（luciferase assay）技术是以荧光素（luciferin）为底物来检测萤火虫荧光素酶（firefly luciferase）活性的一种报告系统，然后通过荧光测定仪（也称化学发光仪）（luminometer）或液闪测定仪测定荧光素氧化过程中释放的生物荧光。荧光素和荧光素酶发光体系可以极其灵敏、高效地检测基因的表达。可应用于启动子研究中分析顺式作用元件和反式作用因子、药物筛选、siRNA 和 miRNA 筛选等研究。

其机制为构建一个将靶启动子的特定片段插入到荧光素酶表达序列前方的报告基因质粒，如 pGL4.0-Basic 等。将待检测转录因子表达质粒与报告基因质粒共转染细胞系。如果靶启动子能够被激活，则荧光素酶基因就会表达增强。加入特定的荧光素酶底物，荧光素酶与底物反应，产生荧光，通过检测荧光的强度可以测定荧光素酶的活性，从而判断转录因子是否能与此靶启动子片段有作用。

双荧光素酶报告基因实验是结合萤火虫和海洋腔肠荧光素酶先进的共报告基因实验技术。在用萤火虫荧光素酶定量基因表达时，通常采用第二个报告基因来减少实验的变化因素。双荧光素酶报告基因测试系统结合 pRL 载体系统，表达第二个报告基因海洋腔肠荧光素酶，在单管中进行双荧光素酶报告基因测试，快速、灵敏、简便。其应用广泛，可同时分析多个调控元件和多个信号转导通路，单次筛选一个以上的靶点（包括脱靶效应、分析两个或多个通路之间的相互作用）。

（七）紫外交联免疫共沉淀技术

紫外交联免疫共沉淀（cross linking-immunprecipitation sequencing, CLIPSeq）技术也称为紫外交联免疫共沉淀与高通量测序（cross linking-immunprecipitation and high-throughput sequencing, CLIP-HITSSeq）技术，是一项将紫外交联免疫共沉淀技术与高通量测序技术相结合，在全基因组水平揭示 RNA 分子与 RNA 结合蛋白相互作用的革命性技术。

主要原理是基于 RNA 分子与 RNA 结合蛋白在紫外线照射下发生偶联，以 RNA 结合蛋白的特异性抗体将 RNA- 蛋白质复合体进行免疫沉淀之后，回收其中的 RNA 片段，经添加接头、RT-PCR 等步骤，对这些分子进行高通量测序，再经生物信息学的分析和处理、总结，挖掘出其特定规律，从而深入揭示 RNA 结合蛋白与 RNA 分子的调控作用及其对生命的意义，进而应用于肿瘤等疾病 RNA 整体水平的变化检测。

（八）RNA 结合蛋白免疫沉淀技术

RNA 结合蛋白免疫沉淀（RNA binding protein immunoprecipitation, RIP）技术是研究细胞内 RNA 与蛋白结合情况的技术。运用针对靶蛋白的特异性抗体把相应的 RNA- 蛋白复合物沉淀下来，然后经过分离纯化对结合在复合物上的 RNA 进行分析；即用抗体或表位标记物捕获细胞核内或细胞质中内源性的 RNA 结合蛋白，防止非特异性的 RNA 结合，免疫沉淀把 RNA 结合蛋白及其结合的 RNA 一起分离出来，结合的 RNA 序列通过 Microarray（RIP-Chip），定量 RT-PCR 或高通量测序（RIP-Seq）方法来鉴定。是了解转录后调控网络动态过程的有力工具，能够帮助发现 miRNA

等分子的调节靶点。

（九）RNA Pulldown 技术

RNA Pulldown 技术是体外研究 RNA 与蛋白相互作用的重要技术。该技术通过体外转录靶 RNA 的部分或全长，用生物素标记转录产物，再与蛋白提取液孵育，形成 RNA- 蛋白质复合物。该复合物可与链霉亲和素磁珠结合，从而把靶 RNA 结合蛋白从蛋白提取液中分离出来，通过 Western blot 实验检测特定的 RNA 结合蛋白是否与靶 RNA 结合，再用质谱实验鉴定与靶 RNA 结合蛋白质的类型。

其机理为生物素与链霉亲和素间的作用是目前已知强度最高的非共价作用；其中活化生物素可以在蛋白质交联剂的介导下，与已知的几乎所有生物大分子偶联。因此用生物素标记核酸后，利用生物素和链霉亲和素之间的亲和作用，可以纯化出各种生物大分子复合物。RNA Pulldown 目前已经成为验证或筛选 miRNA、lncRNA 与相互作用蛋白的主要技术手段之一。

（杨文君）

第 8 节　肿瘤遗传学

遗传学改变是恶性肿瘤最为突出的生物学特征，也是驱动恶性肿瘤发生发展的生物学基础。肿瘤遗传学是遗传学和肿瘤学互相渗透形成的交叉学科，其主要研究内容是从遗传方式、遗传流行病学、细胞遗传和分子遗传等多方面分析肿瘤发生的机制与规律，从而探讨肿瘤防治的新途径。解析恶性肿瘤的遗传学特征和基本规律，是革新临床诊疗策略与技术、改进肿瘤诊断与分型、优化个体化整合防治策略与手段的基础与前提，长期以来，一直是肿瘤学的热点领域和重要方向。

近年来，以测序为代表的多组学技术不断创新，同时也推动了肿瘤遗传学领域的飞速发展。本节内容以肿瘤遗传学为核心，从整合肿瘤学的视角，介绍肿瘤遗传学研究中的主要技术与方法，并从整合研究的角度，总结近年来肿瘤遗传学领域的重要进展。

一、肿瘤遗传学研究技术与方法

（一）核型分析

肿瘤的发生常涉及染色体畸变，包括染色体数目异常、染色体易位、缺失等。染色体上肿瘤相关断裂点、脆性位点、癌基因位点往往表现为空间重叠或相邻，是导致染色体结构异常的重要因素。例如，肿瘤相关断裂点 8q24 染色体区是构成恶性淋巴瘤、伯基特淋巴瘤等恶性肿瘤多种染色体重排的一个重要的断裂点，它不仅是脆性位点 Fra8c 的所在部位，也是癌基因 *c-myc* 的位点。通过对恶性肿瘤进行染色体核型分析，可以发现那些由于染色体畸变而引起的肿瘤，协助临床诊断和病理分型。染色体核型分析是细胞遗传学研究的基本方法，传统上是染色后观察染色体形态。但随着新技术的发现与应用，目前染色体核型分析主要包括三大技术：GRQ 带技术、荧光原位杂交技术、光谱核型分析技术。

1. GRQ 带技术

染色体经过变性和（或）酶消化等不同处理后，使用 Giemsa 染料再染色可呈现一系列深浅交替的带纹，这些带纹图形称为染色体带型。显带技术就是通过特殊的染色方法使染色体的不同区域着色，使染色体在光镜下呈现出明暗相间的带纹。根据染色体的不同带型，可以更细致可靠地识别染色体的特征。染色体特定的带型发生变化，则表示该染色体的结构发生了改变。一般染色体显带技术有 G 显带（最常用）、Q 显带和 R 显带等。

2. 光谱核型分析技术

SKY（spectral karyotyping, SKY）光谱染色体自动核型分析是一项显微图像处理技术，SKY 通过光谱干涉仪，由高品质 CCD 获取每一个像素的干涉图像，形成一个三维的数据库并得到每个像素的光程差与强度间的对应曲线，再经软件分析后用分类色来显示图像或将光谱数据转换成相应的红绿蓝信号后显示。随着技术的进步，染色体核型分析变得越来越现代化，很多软件系统的完善也使核型分析结果越来越精确。

3. 荧光原位杂交技术

荧光原位杂交（fluorescence in situ hybridization, FISH）是一种通过非放射性荧光素标记的探针特异性地与目标序列杂交显示出目标序列位置，从而获得细胞核内染色体或基因状态信息的技术。FISH 基本原理是用特殊的核苷酸分子标记 DNA 探针，然后将探针直接杂交到染色体或 DNA 纤维切片上，再利用同荧光素分子偶联的单抗与探针分子特异性结合，经荧光检测系统和图形分析技术对染色体或 DNA 纤维上的 DNA 序列定位、定性和相对定量。FISH 将传统的细胞遗传学同 DNA 技术相结合，对分子细胞遗传学的研究具有重要意义。

FISH 具有快速、灵敏度高以及探针可长期保存等特点，对于染色体结构变异与非整倍体的检测、基因扩增和缺失的检测、基因定位、基因作图、染色体 RNA 和基因组进化等研究有重要意义。目前，FISH 被广泛应用于产前诊断、肿瘤早期诊断与分类、肿瘤预后判断、个体化治疗等方面。尤其是近几年已有 100 种肿瘤基因 FISH 探针用于临床，FISH 也是某些基因异常检测的“金标准”，如乳腺癌的 *HER*–2 基因检测，肺癌的 *ALK* 基因检测等。

（二）比较基因组杂交

比较基因组杂交(comparative genomic hybridization，CGH）是一种能对全部或染色体亚区水平上不同基因组间 DNA 序列拷贝数进行检测并定位的分子细胞遗传学方法。CGH 将正常人的细胞分裂中期染色体固定在载体，用等量的不同荧光标记的待测 DNA 和正常对照 DNA 同时竞争性地与染色体进行杂交，经计算机软件分析，染色体每个位点上的两种荧光强度之比反映待测与参照基因组 DNA 序列的拷贝数之比，据此可研究测试 DNA 拷贝数的增多或缺失。

CGH 可以较全面地观察到染色体的扩增或缺失，并被广泛应用于多种研究方向，包括实体瘤和血液肿瘤诊断及预后判断、肿瘤的发生机制研究、细胞系研究、辅助核型分析、遗传病的诊断及在胚胎发育方面的研究。由于 CGH 不依赖于肿瘤起源，无须对肿瘤进行体外培养，只要从肿瘤细胞系或肿瘤新鲜组织中提取少量全基因组 DNA 就可以进行检测，能精确检测到 10~20 个基因片段的异常，因此对实体瘤 DNA 异常的分析具有重要意义。

几年来，在传统 CGH 的基础上，以芯片为基质，使用大量短核苷酸链以取代细胞分裂中期染色体的微阵列的技术与基因组杂交（array comparative genomic hybridization，aCGH）技术相比，可大大提高传统 CGH 的分辨率，可以高通量检测拷贝数变异，且具有高特异度和灵敏度。随着短核苷酸链覆盖广度的提高，检测分辨率也在不断提升，目前已可检测单个外显子区域的小片段拷贝数变异。目前，aCGH 已广泛用于肿瘤的机制探究、肿瘤诊断和分型、预后判断等临床研究。但由于 aCGH 无法检测 DNA 数量不发生改变的异常，如平衡的染色体重排、基因转位等，仍需要 FISH 等其他技术作为补充。

（三）常用聚合酶链反应相关技术

1. 定量聚合酶链反应

PCR 是在体外模拟体内核酸复制从而获取大量目的基因拷贝的技术。实时荧光定量聚合酶链反应（quantitative real-time PCR），又称定量聚合酶链反应（qPCR），其基本原理就是样本的核酸扩增呈指数增长，在反应体系和条件完全一致的情况下，样本 DNA 含量与扩增产物的对数成正比，反应体系中的荧光染料或荧光标记物（荧光探针）与扩增产物结合时发光，荧光量与扩增产物量成正比，因此通过荧光量的检测就可以测定样本核酸量。根据实验方法的不同，qPCR 可以分为染料法和探针法。

目前 qPCR 技术可用于扩增特异性分析、基因定量分析、基因分型、病毒病原菌检测、单/多基因表达研究、拷贝数变异检测、生物品种鉴定及二代测序验证等。qPCR 所需样本量少，并且能够更快速精确地对突变基因进行定量检测，因而目前仍被广泛应用于临床检验。

2. Taqman 实时荧光 PCR

Taqman 探针法是高度特异的一种实时荧光定量聚合酶链反应技术，该方法包括一对 PCR 引物和一条探针，探针只与模板特异性结合，结合引物在两条引物中间。该探针 5′端标记荧光报告基团，3′端标记荧光淬灭基团，当引物延伸至探针结合位置时，Taq 酶可以将其切割成小片段，使报告基团和淬灭基团分开并发出荧光，每经过一个 PCR 循环，荧光信号也和目的片段一样有一个同步指数增长的过程。由于探针与模板是特异性结合，所以荧光信号的强弱就代表了模板的数量。该方法特异性强、灵敏度高，已经成为目前临床使用最为广泛的实时荧光定量 PCR 方法，适用于大批量样本检测。TaqMan 探针法在肿瘤基因检测中也发挥了无可替代的作用，可以精确定量基因表达水平，进而用于评价基因与肿瘤的关系，极大地提升了 PCR 技术在肿瘤诊断和疗效监测上的应用。

3. 微卫星多重荧光 PCR

微卫星（microsatellite）是广泛分布在真核生物基因组中的短串联重复序列，以 1~6bp 为一个重复单元，且重复次数不超过 60 次。微卫星不稳定性（microsatellite instability，MSI）是指由 DNA 错配修复系统异常导致的微卫星区域重复序列插入或缺失的现象。临床上采用微卫星多重荧光 PCR 实验方法检测 MSI，该方法也是目前 MSI 检测的金标准。MSI-PCR 通过使用特异引物对选定的微卫星位点进行 PCR 扩增，扩增产物通过凝胶电泳显像或 Sanger 片段与正常对照相比较，根据迁移率的变化，进而确定 MSI 的状态。

目前 MSI 的检测具有非常重要的临床意义。MSI 是遗传性非息肉病性结直肠癌（林奇综合征）的特征现象，约 90% 以上林奇综合征表现出 MSI，MSI 检测有助于林奇综合征筛查。美国国家综合癌症网络（NCCN）建议有结直肠癌史的患者都应进行 MSI 检测以进行结直肠癌预后判断。此外，MSI 也被证实与 PD-1 及 PD-L1 表达相关，因而 MSI 检测还可以参与指导肿瘤用药。然而人类基因组中存在大量的微卫星位点，不同位点对于检测 MSI 的敏感性和准确性也各异，为此美国国家癌症研究所推荐了 Bethesda 指南。

（四）SequenomMassARRAY

SequenomMassARRAY 是基于 Sequenom 质谱仪的基因分析工具。该方法首先通过 PCR 扩增出含有单核苷酸多态性（single nucleotide polymorphism，SNP）位点的一段 DNA 片段，然后利用 SAP 酶去掉 PCR 体系中剩余的脱氧核糖核苷三磷酸（dNTP）和引物，加入单碱基延伸引物，其 3′末端碱基紧挨 SNP 位点，采用 4 种 ddNTP 替代 dNTP，探针在 SNP 位点处仅延伸 1 个碱基，连接上的 ddNTP 与 SNP 位点的等位基因对应。用基质辅助激光解析电离飞行时间质谱检测延伸引物与未延伸引物间的分子量差异，从而实现基因分型检测。

SequenomMassARRAY 反应体系为非杂交依赖性，不需要标记物，实验设计灵活且准确率高，该方法完美地整合了 PCR 技术的高灵敏度、质谱技术的高精确度和芯片技术的高通量，特别适合于中通量 SNP 位点的检测。同时，SequenomMassARRAY 在病原菌筛查及肿瘤、遗传病等基因突变检测、甲基化分析等方面也具有重要意义。

（五）生物芯片

生物芯片是指将数量巨大的靶分子（如 DNA、RNA 或蛋白质等）经过一定的方法有序地固化在小面积的载体（如玻璃片、尼龙膜、硅片等）上，组成密集阵列，然后将标记的样品与载体的靶分子进行杂交后洗脱，然后运用计算机将激光扫描所得的信号进行自动化分析。20 世纪 90 年代 Affymetrix 公司利用光刻技术开发了第一张基因芯片，标志着生物芯片正式成为可实际应用的分子生物学技术。根据在载体上所固定的靶分子的种类可将生物芯片分为基因芯片、蛋白质芯片和组织芯片等。目前，技术比较成熟、应用最广泛的是基因芯片技术，主要包括DNA芯片（检测SNP、甲基化、拷贝数变异）和RNA芯片（表达谱芯片、长链非编码RNA芯片、微小RNA芯片）。

目前，生物芯片技术可以覆盖目前已知的绝大多数甚至全部基因，在病原微生物的诊断、遗传疾病基因诊断、个体化治疗、细菌耐药性检测、基因组的表达分析、模拟生物的基因表达及基因功能研究等方面都有广泛的应用，是一种重要的可大规模获取生物信息的高效手段。相比于第二代测序技术，获取相同测序深度成本更低，检测稳定性更高，数据分析的软件和平台更加完善，分析更加准确和快捷。在肿瘤方面，生物芯片已广泛用于肿瘤表达谱的研究、基因突变和SNP检测、比较基因组杂交分析以及甲基化分析等研究方面，为探究肿瘤发生机制、探寻分子标记、药物筛选及预后研究等提供了重要证据。

（六）表观遗传检测

1. DNA甲基化

DNA甲基化是DNA甲基转移酶（DNMT）介导的一种化学修饰过程，指在DNMT催化下，通过S-腺苷甲硫氨酸（SAM）提供甲基，将甲基转移到相应碱基上的过程。DNA甲基化一般发生于CpG岛5′端胞嘧啶上形成5-甲基胞嘧啶（5mC）。目前对甲基化研究的主要技术包括第三代高通量测序技术（三代测序）、基于二代测序的全基因组甲基化测序（whole cenome bisulfite sequencing，WGBS）、甲基化DNA免疫共沉淀测序（methylated DNA immunoprecipitation sequencing, MeDIP-Seq）、简化甲基化测序（reduced representation bisulfite sequencing，RRBS）、基因芯片检测技术（MicroArray）、联合亚硫酸盐的限制性内切酶法（COBRA）、甲基化荧光检测（Methlight）、焦磷酸测序、SequenomMassarray质谱检测（MassArray），以及基于第一代测序技术重亚硫酸盐处理后测序法（bisulfite genomic sequence，BSP）。此外，DNA检测方法还包括甲基化特异性PCR法（mathylation-specific PCR，MS-PCR）、甲基化敏感性高分辨率熔解（high resolution melt，HRM）曲线分析等。

DNA甲基化是最早被发现的表观遗传修饰途径之一，参与许多重要的细胞过程，如基因组印记、X染色体灭活、转录抑制、重复序列的沉默等，与肿瘤的发生和发展密切相关。在肿瘤细胞中，DNA甲基化模式常会发生异常改变，表现为全基因组广泛低甲基化及抑癌基因CpG岛区域高甲基化。此外，DNA甲基化也与肿瘤细胞基因错配修复系统失活、微小RNA（miRNA）表达缺失等有极大的关联。近些年，DNA甲基化在肿瘤风险预测、肿瘤诊断、肿瘤分型、预后判断、靶向药物选择等领域的应用价值正在逐步体现。

2. RNA甲基化

m6A（N6-methyladenosine，6-甲基腺嘌呤）是真核生物mRNA最常见的一种转录后修饰，即碱基A第6位N原子增加一个甲基，m6A主要存在于mRNA的CDS区（蛋白编码区）和3′UTR区，占到RNA甲基化修饰的80%。m6A影响信使RNA（mRNA）的稳定性翻译效率、可变剪接和定位等，在转录后层面参与真核基因的表达调控。m6A甲基化修饰被证明是可逆的，由甲基化转移酶（Writers）、去甲基化酶（Erasers）和甲基化阅读蛋白（Readers）等共同参与。目前，RNA甲基化检测方法有液相二级质谱法（LC-MS/MS）、比色法、m6ARNA免疫共沉淀测序（m6A RNA immunoprecipitation，MeRIP-seq）、m6A单碱基分辨率紫外交联沉淀测序（m6A individual-nucleotide-resolution cross-linking and immuno precipitation，miCLIP）及SCARLET等方法。LC-MS/MS、比色法可从整体水平检测RNA甲基化水平，而MeRIP-seq法分辨率为100个碱基左右，miCLIP和SCARLET法可精确到单碱基。

m6A是最常见且在不同物种间高度保守的RNA修饰。近年研究表明m6A修饰除了与mRNA代谢有关，还与肿瘤发生和转移、病毒感染、DNA损伤修复、精子发生、T细胞内稳态、骨髓细胞分化、中枢神经生成和神经电学有关。肿瘤是原癌基因和抑癌基因在基因组学和表观遗传学上发生改变并逐步累积的过程。m6A修饰通过调控原癌基因和抑癌基因，影响肿瘤增殖、分化、侵袭和转移等表型。虽然很多研究显示，m6A相关调节因子和作用途径有望作为癌症治疗中的新靶点，但目前尚没有成功的临床实践。

3. 组蛋白修饰

组蛋白是参与组成真核生物染色体的结构蛋白，具有高度保守性，是核小体的重要组成部分。组蛋白修饰（histone modification）是指组蛋白在相关酶作用下发生甲基化、乙酰化、磷酸化、腺苷酸化、泛素化、ADP 核糖基化等修饰的过程。基因转录发生的第一步就是染色质从紧密变为松散，即染色质的开放程度提高，后续的转录因子才能结合到 DNA 上。而组蛋白修饰就是调控染色质紧密程度的一个关键因素。组蛋白修饰主要研究方法是染色质免疫共沉淀测序（ChIP-seq）技术。染色质免疫共沉淀与高通量测序结合可以在全基因组范围内对组蛋白结合位点进行高效而准确地筛选与鉴定。

细胞内诸多酶都可以对组蛋白进行化学修饰，如甲基化、乙酰化和磷酸化等。组蛋白修饰作为一种基因表达的表观调控机制，可以影响基因表达、DNA 复制和修复等生物过程。各种组蛋白修饰处于平衡状态，一旦失衡，可能激活原癌基因或影响抑癌基因及其产物，促使肿瘤的发生、发展及转移。近年来，关于组蛋白异常修饰与肿瘤关系的研究日趋深入，多种靶向组蛋白修饰酶抑制剂的抗肿瘤药物正处于研制阶段或临床试验中。

二、肿瘤遗传学整合研究及展望

在与恶性肿瘤“斗争”的半个多世纪中，人类在肿瘤的预防和治疗方面都取得了显著进展，但目前大部分恶性肿瘤仍无法治愈。近年来，以大规模测序为代表的多组学技术发展，正在带领恶性肿瘤的研究进入新的历史阶段。基因组学研究已经发现了众多影响个体易感性的胚系变异以及驱动肿瘤发生的关键基因，鉴定出了多个与肿瘤发生发展相关的关键因子和通路改变。转录组研究鉴定了众多新的肿瘤融合基因，以及可变剪接事件，基于基因表达重新定义了肿瘤的分子分型，鉴别出了恶性肿瘤中的病毒整合事件。蛋白质组学研究在生物标志物鉴定、肿瘤药物敏感性和耐药性等方面的价值也在日益凸显。此外，与肿瘤相关的免疫学研究也在逐渐兴起，如基于免疫浸润的肿瘤亚型鉴定、PD-1/PD-L1 的靶向治疗，免疫重编程和血管生成之间的相互作用以及免疫细胞溶解活性等。这些肿瘤遗传学研究领域的不断进展，为理解恶性肿瘤的发生发展机制，评估肿瘤治疗、分子分型和预后等提供了重要依据。

（一）癌症基因组图谱计划

将“癌症基因组图谱”（the cancer genome Atlas, TCGA）项目作为近年来肿瘤遗传学领域的标杆，似乎再合适不过。该项目于 2006 年开始试验，起初主要针对多形性胶质母细胞瘤、肺鳞状细胞癌和卵巢浆液性囊腺癌进行多组学研究。随后于 2009—2015 年将研究范围几乎扩展至所有人类常见的恶性肿瘤。在经过为期 10 年的项目执行期后，TCGA 已经系统性对 33 种肿瘤类型的 11 000 多个肿瘤病例进行了多组学检测（https://cancergenome.nih.gov/abouttcga）。其中，最具代表性的是 TCGA 项目的收官之作“Pan-Cancer Atlas”（泛癌症图谱），该研究从肿瘤细胞起源（Cell-of-Origin Patterns）、致癌过程（Oncogenic Processes）和肿瘤信号通路（Signaling Pathways）三个领域对恶性肿瘤的关键机制进行了系统探究。

1. 肿瘤细胞起源

Pan-Cancer Atlas 通过结合基因组学、转录组学和表观遗传学等，根据分子相似性对多种肿瘤进行了分子分型。在妇科肿瘤中，Berger 等揭示了妇科肿瘤的总体分子特征，使用 16 个关键分子特征鉴定了 5 种亚型与预后相关，在此基础上结合常见临床特征建立了妇科肿瘤诊疗决策树。在胃肠道肿瘤中，Liu 等发现胃肠道腺癌包括 5 种分子亚型，其中染色体不稳定性的上消化道肿瘤富含片段化的基因组，部分基因组稳定的结直肠肿瘤富含 *SOX9* 和 *PCBP1* 突变。在肾癌中，Ricketts 等发现 *BAP1*、*PBRM1* 和代谢通路的体细胞改变与亚型特异性存活率降低相关，而 CDKN2A 改变、DNA 超甲基化及免疫相关 *Th2* 基因表达特征增加与所有亚型的存活降低相关，在此基础上依据肾癌的分子特征，提出了三种常见的肾癌分子亚型，为开发亚型特异性治疗和管理策略提供了基础。此外，Malta 等从 TCGA 肿瘤的转录组和表观遗传学数据中分析了不同肿瘤的干细胞特征，揭示了新的肿瘤生物学机制。这些发现，为进一步研究相同肿瘤的不同细胞起源、开发个体化整合诊疗措施提供了重要依据。

2. 致癌过程

Pan-Cancer Atlas 提供了致癌过程的全景图，通过泛癌症分析发现了影响肿瘤发生的胚系突变、驱动基因及突变、基因融合事件、剪接事件、非整倍体突变等，并揭示了免疫系统在肿瘤发生中的作用，阐明了胚系突变和体细胞突变在肿瘤进展中的相互作用，基因组突变对表达、信号转导和多组学谱（甲基化组、转录组和蛋白质组）的影响，发现了肿瘤微环境对靶向和免疫治疗的影响。这些发现中，有许多标志性的成果，如 Huang 等对超过 14.6 亿个肿瘤易感基因遗传变异分析，系统性地发现了 871 个罕见/疑似易感变异和拷贝数变异，为遗传变异分类和检测奠定了基础；Bailey 等根据不同的解剖部位和癌症/细胞类型进行驱动基因和突变分析，鉴定了 299 个驱动基因超过 3400 个潜在的错义突变，为肿瘤靶向药物研发提供了重要的筛选库。Gao 等通过转录组分析,共鉴定出25 664个融合事件,这些事件中，往往癌基因融合后表达增加，但肿瘤抑制基因表达降低，这些融合事件驱动了约 16.5%的恶性肿瘤发展，并在超过 1%的恶性肿瘤中可能是唯一的驱动事件。非整倍体突变分析中，Taylor 等通过对 10 522 个病例分析发现非整倍体与 *TP*53 突变、体细胞突变率和增殖基因的表达相关，但非整倍体与免疫信号基因的表达呈负相关。此外，Pan-Cancer Atlas 还在大量人类肿瘤和细胞系中探索了增强子 – 靶标 – 基因的关系、lncRNA 的调控网络和表观遗传概况。揭示了免疫系统在肿瘤发生中的重要作用，提出了可能影响预后的免疫亚型和免疫应答模式。这些重要发现，为进一步理解恶性肿瘤发生过程中的关键事件提供了重要参考。

3. 肿瘤信号通路

Pan-Cancer Atlas 利用突变、拷贝数变化、mRNA 表达、基因融合和 DNA 甲基化，分析了 10 种典型通路中体细胞改变的机制和模式，绘制了 33 种恶性肿瘤中通路改变的详细情况，并据此进一步将恶性肿瘤分为 64 种亚型，确定了不同分子亚型间肿瘤信号的共存和互斥模式。89%的肿瘤在这些关键肿瘤信号通路中至少有一种驱动事件的改变，57%的肿瘤至少具有一种当前可用药物的靶向改变，30%的肿瘤存在多个靶向改变。此外，基于上述基因组学大数据，研究者还开发了机器学习方法，用于系统识别肿瘤测序数据中的 MYC、RAS、泛素化、DNA 损伤修复、剪接和代谢通路改变。这些研究发现，为阐明恶性肿瘤发生的关键分子事件，筛选潜在的治疗药物，研发有效的治疗措施提供了新的方向。TCGA 项目的巨大成功，正在推动肿瘤临床医学研究的重大转变，为阐明人类复杂性疾病，寻求多角度、多维度解决问题提供了范例。

（二）亚洲人群肿瘤基因组研究

TCGA 虽然从多个方面揭示了肿瘤基因组的遗传特征，但其研究对象均来自欧美人群。而前期的研究结果表明，肿瘤基因组特征在不同种族人群中既有共性，又有其特殊性。近年来，包括我国学者在内的多个研究团队，围绕亚洲人群恶性肿瘤基因组特征联合攻关，在多个领域取得了重要发现。例如，Shen H 等在 2018 年组织开展的中国人群肺癌全基因组和全转录组测序研究，该研究对 149 例非小细胞肺癌病例进行了多组学检测，共鉴定出 15 个潜在的驱动基因。进一步分析发现，中国肺癌患者在 EGFR 区域的突变频率显著高于欧美人群，突变特征分析发现，炎性肿瘤 B 淋巴细胞浸润相关的突变标记（MS3）与 *EGFR* 突变相关，提示炎症浸润可能是我国 *EGFR* 突变高发的重要原因。近日，新加坡科技研究局的研究人员将 305 例东亚肺腺癌患者的基因组和转录组数据与 249 例欧洲血统肺癌患者的数据进行了对比分析，发现东亚患者的肿瘤突变负荷较低，且驱动突变的数量和性质也存在较大差异。在东亚患者中，*EGFR*、*TP*53 和 *KRAS* 基因改变是最常见的驱动突变，且东亚患者的拷贝数变异也较少。针对肿瘤样本的转录组分析，共鉴定出 3 个不同的肺腺癌亚型，其中两个与欧洲患者类似，但东亚人群中存在一个特征性亚型，其与炎症和免疫浸润相关，这些患者更有可能从免疫治疗或免疫检查点阻断治疗中获益。这些研究描绘了东亚肺癌患者的基因组景观图，为东亚人群肺癌的防治提供了重要的数据参考。虽然在亚洲人群中已经陆续开展了多种肿瘤的多组学研究，但目前仍然缺乏类似于TCGA的大型共享项目，以提供标准化数据处理过程和整合分析。

（三）多组学整合研究

随着高通量组学技术的应用，研究人员逐渐认识到，需要更全面、系统的多维分析整合基因组学、转录组学、代谢组学和其他组学数据，以更好地理解肿瘤发生中的多层次改变。“多组学”的概念逐渐深入人心，它将多种组学数据进行系统整合，可以用来更好地表征影响疾病发展的各种因素。近日，Dou等开展了一项关于子宫内膜癌的多组学整合研究成果。在该研究中，研究人员对95例子宫内膜癌样本进行了8个组学的检测，包括全外显子组、全基因组、小RNA组、转录组、甲基化组、全蛋白组、磷酸化组和乙酰化组。随后，研究人员利用多组学分析工具、基因集合分析工具以及其他生物信息软件对这8种组学数据进行了整合分析。研究系统解析了子宫内膜癌中的多组学调控机制，发现体细胞突变和拷贝数变化可影响下游通路，例如 β-*catenin* 突变通过WNT通路在子宫内膜癌中发挥作用，基因组1q的拷贝数增加抑制TP53通路的活性；组蛋白的乙酰化调控其表达，如BRD3的蛋白表达水平和H2B N端乙酰化正相关，而SIRT1、SIRT3、BRD4的蛋白表达水平与H3K27和K36的乙酰化负相关；环状RNA与小RNA相互调控机制，例如RNA结合蛋白QKI通过促进环状RNA的表达来抑制miRNA的活性，从而进一步促进QKI蛋白的表达水平；突变对免疫治疗效果的潜在影响，例如*JAK*1和*STAT*1突变会显著下调抗原表达效率，从而影响免疫疗法的效果。这些研究发现，为深入理解恶性肿瘤中多层次、多维度的交互调控机制提供了重要线索，进一步加深了对恶性肿瘤基因组特征的理解和认识。

基因组学与其他组学技术的飞速发展，为肿瘤遗传学研究提供了前所未有的机遇。人类历史上首次可以基于如此庞大的数据资源，来认识驱动恶性肿瘤发生的关键事件，识别恶性肿瘤发生发展的关键基因和通路，探寻不同恶性肿瘤共有的致病机制，解析不同组学间的调控网络。在肿瘤领域，多组学整合医学研究目前尚处于初级阶段，相信更多高质量的整合医学研究将会不断涌现，这些研究结果将在深度和广度上为理解恶性肿瘤的遗传特征提供崭新的视角，为解决肿瘤预防和治疗中的实际问题提供新的答案。

（靳光付　朱　猛）

第9节　肿瘤分子生物学整合医学研究与展望

恶性肿瘤是当今世界范围内严重威胁人类健康的重大疾病，攻克肿瘤已经成为全人类的共同目标。要征服肿瘤，首先要了解肿瘤发生、发展及转移的机制，肿瘤基础研究正是系统诠释肿瘤生物学的整合性学科。分子生物学是当今自然科学，尤其生命科学中非常活跃的研究领域，知识更新速度快，新概念、新技术、新方法不断涌现，层出不穷。分子生物学与肿瘤研究交叉整合，构成肿瘤分子生物学。分子生物学的发展对理解肿瘤细胞的独特特征和恶性转化的性质产生了深远影响，并给肿瘤研究领域带来了诸多日新月异的变化。肿瘤分子生物学已经成为肿瘤基础和应用研究中的核心学科和必备实验技术。由于在分子水平对肿瘤发生、发展等生物学过程的深入了解，几乎所有的肿瘤研究领域都发生了转变。分子生物学已经渗透到肿瘤研究的各个方面，为肿瘤基础研究、预防、诊断、治疗和预后判断提供了翔实而重要的理论与实践基础。

一、肿瘤分子生物学发展历程

人类对肿瘤本质的认识经历了一个由表及里、由浅入深的过程。整个过程与分子生物学的发展和技术进步息息相关。1914年，Theodor Boveri认为人和哺乳动物的体细胞恶变是由某些染色体异常所致，提出了体细胞突变（somatic mutation）假说。随后，研究证明X线和其他化合物可引发体内遗传物质DNA的突变，进而导致肿瘤的发生，之后在肿瘤内陆续发现各种染色体畸变数目异常和标记染色体。1953年，DNA双螺旋结构的发现标志着生命科学进入分子水平研究阶段。1971年，Knudson根据细胞基因突变导致视网膜母细胞瘤、肾母细胞瘤的事实，提出了肿瘤的基因突变假说，进一步发展了Theodor Boveri的体细胞突变假说。该学说认为化学、物理和生物等致癌因子通过整合、插入或直接结合等方式，引起宿主DNA突变，改变宿主细胞的大分子结构，进而引发肿瘤。肿瘤基因突变学说深入到分子水平探讨肿瘤病因学问题。但随着研究的不断深入，此假说开始无法解释肿瘤中出现的某些问题，比如，癌基因在肿瘤发生发展中的可逆转性。1973年，Comings根据对基因和蛋白表达调控的认识，提出了基因外癌变学说（epigenetic carcinogenesis），指出肿瘤发生可能与基因表达、蛋白合成等多个环节的调控失常有关。该学说认为每个肿瘤细胞都具备原受精卵整套基因，并保持着基因的全能性，但在基因表达过程中出现障碍和失常，即肿瘤发生的原因是由于致癌物质的作用引起基因的表达失控（如DNA的转录和RNA的翻译过程发生异常），从而使细胞的分裂和分化失去控制，使正常细胞不断增生、转化而形成新生物，导致肿瘤的发生。随着分子生物学的发展及癌基因和抑癌基因的不断发现，现代肿瘤发生理论将肿瘤发生机制从过去单一的化学物理或生物因素致癌学说上升到多步骤、多因素致癌理论，把肿瘤基础研究再一次推向更高的分子水平，从而为肿瘤的诊断与治疗展示了良好的前景。目前研究表明，细胞癌变是致癌物和多基因协同作用的结果，表现为细胞基因组完整性（genome integrity）改变，包含基因突变、缺失、扩增、重排或表达失调。基因本身的改变及基因表达调控失常均在肿瘤发展中存在，二者相互联系。前者引起细胞内遗传物质DNA发生结构变化，从而使正常细胞获得新的遗传特征。基因表达失调（控）即DNA的转录和翻译成蛋白质的过程发生差错，导致细胞获得新的特性。基因突变、缺失、扩增、重排或表达失调，尤其是使肿瘤标志性特征产生的基因发生突变，可以促使细胞获得多种肿瘤特征性能力，比如持续的增殖信号、逃避生长抑制、抵抗细胞死亡、无限复制潜能、诱导血管生成、激活侵袭和转移、对能量代谢的重编程和对免疫破坏的逃逸等。造成基因组不稳定以致肿瘤发生的基因有癌基因（oncogene）、抑癌基因（tumor suppressor gene，TSG）和DNA损伤修复基因（DNA repair genes）。

二、细胞信号转导与肿瘤

致癌因素如何引起基因活动的调控失常，导致细胞癌变？肿瘤细胞是如何将特征性能力传递给子代细胞？这些内容均涉及肿瘤的基础理论，是当前肿瘤分子生物学研究的热点问题之一。包含细胞信号转导、基因转录调控和表观遗传调控。有充分证据显示，细胞从正常细胞演进到肿瘤细胞是细胞的信号调控机制紊乱失常导致的，肿瘤在形成过程中不仅存在异常的信号传导，而且信号传导的异常和紊乱对肿瘤的发生似乎是必需的。目前已发现很多信号传导途径，需要说明的是，现在对信号传导通路的命名和划分是相对的，每一条信号传导通路都不是独立存在并发挥作用的直线形式。研究发现，各个通路之间存在许多交叉，有着错综复杂的调控网络，细胞的生物学特征是对信号通路反应的整合结果。目前研究较多的信号传导通路有生长因子信号传导通路、细胞因子受体信号传导通路、发育信号传导通路和整合素信号传导通路等。生长因子信号传导通路主要包含G蛋白偶联受体（GPCR）信号传导途径、受体酪氨酸激酶（RTK）信号传导途径。细胞因子受体信号传导通路中研究较多的是JAK-STAT信号途径。肿瘤的本质是一个生长失控的问题，与发育相关的信号途径自然也与肿瘤有关。与发育有关的信号途径有多条，目前研究较多的有Wnt/β-catenin信号途径、Hh-Gli信号途径、Notch信号途径、TGF-β/Smads信号途径和Hippo-YAP信号途径。整合素（integrin）是多种细胞外基质成分的受体，几乎存在于所有细胞表面，负责将细胞外基质承载的信号经复杂的通路转导入细胞内，对细胞的形态、运动、存活和增殖产生重要调控作用，并参与组织器官的形成。黏着斑激酶（focal adhesion kinase，FAK）是整合素介导信号转导系统的第一信号分子，有研究发现FAK在恶性转移肿瘤中表达升高，参与肿瘤转移及细胞凋亡过程。

在传统的细胞信号传递的描述中，信号脉冲沿着信号转导通路下传，引起明确的细胞反应。事实上，每一个信号级联都是正向和反向调节因子在动态平衡中运转。因此，一个或少数几个输入信号的运行就能够对整个信号转导网络产生或大或小的影响。许多肿瘤研究者都希望能够画一张完整而精确的网络图来描绘细胞通路是如何相互作用的。但基因组中基因种类众多，以激酶蛋白为例，目前已知大约有518个不同的基因编码的激酶蛋白，其中有40%存在不同剪切类型的mRNA，从而使得细胞中可能存在超过1000种不同的蛋白激酶。在518个蛋白激酶基因中，90个编码酪氨酸激酶，其中有58个具有生长因子受体信号域，这些蛋白激酶大多参与调节细胞增殖和生长。从这些数据就可以看到肿瘤发病过程中信号环路的复杂性。除此以外，肿瘤中还存在一些尚未发现的信号通路或关键基因。这些问题及相关未知机制更进一步增加了信号通路研究的复杂性。

三、DNA损伤修复与肿瘤

在生命活动过程中，随着DNA复制的不断进行，DNA损伤的出现很常见，大部分DNA损伤可以通过不同方式自行修复，恢复DNA结构，并正常执行它原来的功能。但有时在内源性生物化学或外源性诱变剂的作用下，基因组DNA损伤过多，不能被体内DNA修复机制完全及时清除，只能使细胞耐受DNA的损伤并继续生存。这些未能完全修复而存留下来的DNA损伤会不同程度地改变细胞特性，其中一部分DNA损伤会使细胞获得肿瘤的特征性能力，诱发肿瘤，所以研究DNA损伤和修复机制不仅是分子生物学在生命科学中的重要内容，也对肿瘤基础研究及肿瘤的临床诊断、治疗和预后判断具有现实意义。虽然DNA修复功能缺陷可引起肿瘤的发生，但有些肿瘤细胞本身的DNA修复功能并不低下，相反，可能存在显著升高趋势。在现阶段肿瘤治疗策略中，往往利用放疗和化疗的方法诱导肿瘤细胞DNA损伤，进而促使肿瘤细胞死亡，达到治疗肿瘤的目的。但现实情况是肿瘤细胞能够充分地利用DNA修复机制修复放疗和化疗导致的肿瘤细胞DNA损伤，并产生肿瘤耐受。因此深入研究不同肿瘤细胞中DNA损伤修复系统的具体状态，寻找不同肿瘤细胞DNA修复的特征，并根据DNA修复途径的不同，选用相应的放疗或化疗方案，可以显著提高肿瘤的临床治疗效果。此外也可以DNA修复蛋白作为治疗靶点，采用小分子化合物或运用基因技术调控DNA修复相关基因的表达，来增强肿瘤细胞对放疗和化疗的敏感性。

四、基因组学研究与肿瘤

在人类基因组被解析前，通过肿瘤病毒分析、连锁分析、杂合性丢失和细胞遗传学等方法已经成功地发现了若干肿瘤相关基因，包含*KRAS*、*TP53*和*APC*。在过去的十年中，人类基因组测序和DNA测序技术的进步，极大地提高了对肿瘤的认识，不断涌现的新见解正从不同层次改变着对肿瘤本质的理解，推动肿瘤基础研究的不断进步。人类基因组计划的完成，以及该领域的迅猛发展与测序技术不断提高，成本不断降低，使得肿瘤相关基因的筛选可以更大规模更全面系统地对体细胞突变进行研究，其中一项开创性的工作，是在多种肿瘤中系统地对RAF-RAS通路相关基因突变谱进行了分析。此外，外显子组学测序技术的发展可避免从基因家族鉴定肿瘤相关基因，即候选基因鉴定法中存在的偏倚。肿瘤基因组测序和外显子组学研究可以明确肿瘤发生发展过程中体细胞突变谱和数量，发现肿瘤发生过程中的新基因，以及在其中发挥重要作用的新的信号传导通路，对深入剖析研究不同肿瘤的突变发生及其修复机制至关重要。

过去几年中，新一代测序平台数量大幅增长，推动着第三代测序技术时代的到来，在成本降低的基础上，分析的速度和准确性也得到了大幅提高，并增加了人类基因组单分子测序的可能性。以上技术的进步不仅可帮助进一步了解肿瘤的分子基础，还可以发现肿瘤诊断、治疗的新型靶标。解码每一名肿瘤患者的肿瘤基因组，将为患者提供更精确的诊断和预后信息，制定更有效的个性化整合治疗方案，实现个体化精准治疗。此外，测序技术的进步还将会对人类肿瘤的分类、生物学特征的鉴定和探索肿瘤的起源提供更多帮助。

五、小　结

分子生物学正处于快速发展阶段。近些年，通过染色质修饰而调控转录的精细分子机制已被发现。有研究表明，在某些肿瘤标志性特征获得的过程中发生染色体构造的特异性改变。我们不清楚将来技术的进步、知识的更新是否会引起对于肿瘤发生、发展机制理解上的根本转变，还是仅仅在已发现的精细调控网络基础上添加更多的细节，对其进行不断的完善。此外，我们对协同作用促进恶性肿瘤产生的多种不同类型的细胞之间的异源性交互作用的了解仍处于初始阶段。期待随着分子生物学的进步，在下一个十年中，肿瘤中不同类型细胞之间交互作用的信号通路和网络，将会被描绘得更加具体和清晰。

（卢彦欣）

参考文献

[1] Luo W, Chen J, Li L, et al. c-Myc inhibits myoblast differentiation and promotes myoblast proliferation and muscle fibre hypertrophy by regulating the expression of its target genes, miRNAs and lincRNAs. Cell Death Differ, 2019, 26(3): 426–442.

[2] Jabbour E, Kantarjian H. Chronic myeloid leukemia: 2020 update on diagnosis, therapy and monitoring. American Journal of Hematology, 2020, 95(6): 691–709.

[3] Corsinovi D, Giannetti K, Cericola A, et al. PDGF-B: The missing piece in the mosaic of PDGF family role in craniofacial development. Dev Dyn, 2019, 248(7): 603–612.

[4] Baluapuri A, Wolf E, Eilers M. Target gene-independent functions of MYC oncoproteins. Nature Reviews Molecular Cell Biology, 2020, 21(5): 255–267.

[5] Chen L, Liu S, Tao Y. Regulating tumor suppressor genes: post-translational modifications. Signal Transduct Target Ther, 2020, 5(1): 90.

[6] Gonzalez PP, Kim J, Galvao RP, et al. p53 and NF 1 loss plays distinct but complementary roles in glioma initiation and progression. Glia, 2018, 66(5): 999–1015.

[7] Huang D, Sun W, Zhou Y, et al. Mutations of key driver genes in colorectal cancer progression and metastasis. Cancer Metastasis Rev, 2018, 37(1): 173–187.

[8] Sigismund S, Avanzato D, Lanzetti L. Emerging functions of the EGFR in cancer. Mol Oncol, 2018, 12(1):3–20.

[9] Chen H, Liu H, Qing G. Targeting oncogenic Myc as a strategy for cancer treatment. Signal Transduct Target Ther, 2018, 3:5. DOI: 10.1038/s41392-018-0008-7.

[10] Simanshu DK, Nissley DV, McCormick F. RAS proteins and their regulators in human disease. Cell, 2017, 170(1):17–33.

[11] Li S, Balmain A, Counter CM. A model for RAS mutation patterns in cancers: finding the sweet spot. Nat Rev Cancer, 2018, 18(12):767–777.

[12] Janes MR, Zhang J, Li LS, et al. Targeting KRAS Mutant Cancers with a Covalent G12C-Specific Inhibitor. Cell, 2018, 172(3):578–589 e17.

[13] Kessler D, Gmachl M, Mantoulidis A, et al. Drugging an undruggable pocket on KRAS. Proc Natl Acad Sci USA, 2019, 116(32):15823–15829.

[14] Quevedo CE, Cruz-Migoni A, Bery N, et al. Small molecule inhibitors of RAS-effector protein interactions derived using an intracellular antibody fragment. Nat Commun, 2018, 9(1):3169.

[15] Li H, Wang X, Wen C, et al. Long noncoding RNA NORAD, a novel competing endogenous RNA, enhances the hypoxia-induced epithelial-mesenchymal transition to promote metastasis in pancreatic cancer. Mol Cancer, 2017, 16(1):169.

[16] Shang C, Wang W, Liao Y, et al. LNMICC Promotes Nodal Metastasis of Cervical Cancer by Reprogramming Fatty Acid Metabolism. Cancer Res, 2018, 78(4):877–890.

[17] Huang JL, Fu YP, Gan W, et al. Hepatic stellate cells promote the progression of hepatocellular carcinoma through microRNA-1246-RORalpha-Wnt/beta-Catenin axis. Cancer Lett, 2020, 476:140–151.

[18] Pan S, Wu W, Ren F, et al. MiR-346-5p promotes colorectal cancer cell proliferation in vitro and in vivo by targeting FBXL2 and activating the beta-catenin signaling pathway. Life Sci, 2020, 244:117300.

[19] Nie W, Ni D, Ma X, et al. miR122 promotes proliferation and

invasion of clear cell renal cell carcinoma by suppressing Forkhead box O3. Int J Oncol, 2019, 54(4): 1496.

[20] Vieler M, Sanyal S. p53 Isoforms and Their Implications in Cancer. Cancers (Basel), 2018, 10(9):288.

[21] Yu W, Yang L, Li T, et al. Cadherin Signaling in Cancer: Its Functions and Role as a Therapeutic Target. Front Oncol, 2019, 9:989.

[22] Tian T, Li X, Zhang J. mTOR Signaling in Cancer and mTOR Inhibitors in Solid Tumor Targeting Therapy. Int J Mol Sci, 2019, 20(3):755.

[23] Wee P, Wang Z. Epidermal Growth Factor Receptor Cell Proliferation Signaling Pathways. Cancers (Basel), 2017,9(5):52.

[24] Wang Z. ErbB Receptors and Cancer. Methods in molecular biology (Clifton, NJ), 2017,1652:3–35.

[25] Zhang S, Zhu L, Xia B, et al. Epidermal growth factor receptor (EGFR) T790M mutation identified in plasma indicates failure sites and predicts clinical prognosis in non-small cell lung cancer progression during first-generation tyrosine kinase inhibitor therapy: a prospective observational study. Cancer communications (London, England), 2018, 38(1):28.

[26] Roskoski R, Jr. Small molecule inhibitors targeting the EGFR/ErbB family of protein-tyrosine kinases in human cancers. Pharmacol Res, 2019,139:395–411.

[27] Lin YT, Chen JS, Liao WY, et al. Clinical outcomes and secondary epidermal growth factor receptor (EGFR) T790M mutation among first-line gefitinib, erlotinib and afatinib-treated non-small cell lung cancer patients with activating EGFR mutations. International journal of cancer, 2019,144(11):2887–2896.

[28] Iyer P, Shrikhande SV, Ranjan M, et al. ERBB2 and KRAS alterations mediate response to EGFR inhibitors in early stage gallbladder cancer. International journal of cancer, 2019,144(8): 2008–2019.

[29] Ma Y, Zheng X, Zhao H, et al. First-in-Human Phase I Study of AC0010, a Mutant-Selective EGFR Inhibitor in Non-Small Cell Lung Cancer: Safety, Efficacy, and Potential Mechanism of Resistance. J Thorac Oncol, 2018,13(7):968–977.

[30] Xu MJ, Johnson DE, Grandis JR. EGFR-targeted therapies in the post-genomic era. Cancer Metastasis Rev, 2017,36(3):463–473.

[31] Montor WR, Salas A, Melo FHM. Receptor tyrosine kinases and downstream pathways as druggable targets for cancer treatment: the current arsenal of inhibitors. Mol Cancer, 2018,17(1):55.

[32] Tan FH, Bai Y, Saintigny P, et al. mTOR Signalling in Head and Neck Cancer: Heads Up. Cells, 2019,8(4):333.

[33] Tian T, Li X, Zhang J. mTOR Signaling in Cancer and mTOR Inhibitors in Solid Tumor Targeting Therapy. Int J Mol Sci, 2019,20(3):755.

[34] Arafeh R, Samuels Y. PIK3CA in cancer: The past 30 years. Semin Cancer Biol, 2019,59:36–49.

[35] Khan MA, Jain VK, Rizwanullah M, et al. PI3K/AKT/mTOR pathway inhibitors in triple-negative breast cancer: a review on drug discovery and future challenges. Drug Discov Today, 2019, 24(11):2181–2191.

[36] Dreyling M, Morschhauser F, Bouabdallah K, et al. Phase II study of copanlisib, a PI3K inhibitor, in relapsed or refractory, indolent or aggressive lymphoma. Ann Oncol, 2017,28(9):2169–2178.

[37] Blair HA. Duvelisib: First Global Approval. Drugs, 2018,78(17): 1847–1853.

[38] Miller MS, Thompson PE, Gabelli SB. Structural Determinants of Isoform Selectivity in PI3K Inhibitors. Biomolecules, 2019,9(3): 82.

[39] Shah S, Brock EJ, Ji K, et al. Ras and Rap1: A tale of two GTPases. Semin Cancer Biol, 2019,54:29–39.

[40] Yaeger R, Corcoran RB. Targeting Alterations in the RAF-MEK Pathway. Cancer Discov, 2019,9(3):329–341.

[41] Imperial R, Toor OM, Hussain A, et al. Comprehensive pancancer genomic analysis reveals (RTK)-RAS-RAF-MEK as a key dysregulated pathway in cancer: Its clinical implications. Semin Cancer Biol, 2019,54:14–28.

[42] Hashimoto S, Furukawa S, Hashimoto A, et al. ARF6 and AMAP1 are major targets of KRAS and TP53 mutations to promote invasion, PD-L1 dynamics, and immune evasion of pancreatic cancer. Proc Natl Acad Sci USA, 2019,116(35):17450–17459.

[43] Kortlever RM, Sodir NM, Wilson CH, et al. Myc Cooperates with Ras by Programming Inflammation and Immune Suppression. Cell, 2017,171(6):1301–1315, e14.

[44] Roskoski R Jr. Targeting oncogenic Raf protein-serine/threonine kinases in human cancers. Pharmacol Res, 2018,135:239-58.

[45] Lian T, Li C, Wang H. Trametinib in the treatment of multiple malignancies harboring MEK1 mutations. Cancer Treat Rev, 2019, 81:101907.

[46] Wenzel ES, Singh ATK. Cell-cycle Checkpoints and Aneuploidy on the Path to Cancer. In Vivo, 2018,32(1):1–5

[47] Pan Q, Sathe A, Black PC, et al. CDK4/6 Inhibitors in Cancer Therapy: A Novel Treatement Strategy for Bladder Cancer. Bladder Cancer, 2017,3(2):79–88.

[48] Oliveira SDS, Chen J, Castellon M, et al. Injury-Induced Shedding of Extracellular Vesicles Depletes Endothelial Cells of Cav-1 (Caveolin-1) and Enables TGF-beta (Transforming Growth Factor-beta)-Dependent Pulmonary Arterial Hypertension. Arterioscler Thromb Vasc Biol, 2019,39(6):1191–1202.

[49] Xie B, Wang S, Jiang N, et al. Cyclin B1/CDK1-regulated mitochondrial bioenergetics in cell cycle progression and tumor resistance. Cancer Lett, 2019, 443:56–66.

[50] Huels DJ, Bruens L, Hodder MC, et al. Wnt ligands influence tumour initiation by controlling the number of intestinal stem cells. Nat Commun, 2018,9(1):1132.

[51] Le PN, Keysar SB, Miller B, et al. Wnt signaling dynamics in head and neck squamous cell cancer tumor-stroma interactions. Molecular carcinogenesis, 2019, 58(3):398–410.

[52] Chatterjee S, Sil PC. Targeting the crosstalks of Wnt pathway with Hedgehog and Notch for cancer therapy. Pharmacol Res, 2019,142: 251–261.

[53] Novellasdemunt L, Foglizzo V, Cuadrado L, et al. USP7 Is a Tumor-Specific WNT Activator for APC-Mutated Colorectal

Cancer by Mediating beta-Catenin Deubiquitination. Cell reports, 2017,21(3):612–27.

[54] Fu X, Zhu X, Qin F, et al. Linc00210 drives Wnt/beta-catenin signaling activation and liver tumor progression through CTNNBIP1-dependent manner. Mol Cancer, 2018,17(1):73.

[55] Lai KKY, Kweon SM, Chi F, et al. Stearoyl-CoA Desaturase Promotes Liver Fibrosis and Tumor Development in Mice via a Wnt Positive-Signaling Loop by Stabilization of Low-Density Lipoprotein-Receptor-Related Proteins 5 and 6. Gastroenterology, 2017,152(6):1477–1491.

[56] Goldsberry WN, Meza-Perez S, Londono AI, et al. Inhibiting WNT Ligand Production for Improved Immune Recognition in the Ovarian Tumor Microenvironment. Cancers (Basel), 2020,12(3):766.

[57] Skoda AM, Simovic D, Karin V, et al. The role of the Hedgehog signaling pathway in cancer: A comprehensive review. Bosnian journal of basic medical sciences, 2018,18(1):8–20.

[58] Bissey PA, Mathot P, Guix C, et al. Blocking SHH/Patched interaction triggers tumor growth inhibition through Patched-induced apoptosis. Cancer Res, 2020, 80(10):1970–1980.

[59] Szczepny A, Rogers S, Jayasekara WSN, et al. The role of canonical and non-canonical Hedgehog signaling in tumor progression in a mouse model of small cell lung cancer. Oncogene, 2017,36(39): 5544–5550.

[60] Po A, Silvano M, Miele E, et al. Noncanonical GLI1 signaling promotes stemness features and in vivo growth in lung adenocarcinoma. Oncogene, 2017,36(32):4641–4652.

[61] Brennan-Crispi DM, Overmiller AM, Tamayo-Orrego L, et al. Overexpression of Desmoglein 2 in a Mouse Model of Gorlin Syndrome Enhances Spontaneous Basal Cell Carcinoma Formation through STAT3-Mediated Gli1 Expression. The Journal of investigative dermatology, 2019, 139(2): 300–307.

[62] Ramadan F, Fahs A, Ghayad SE, et al. Signaling pathways in Rhabdomyosarcoma invasion and metastasis. Cancer Metastasis Rev, 2020,39(1):287–301.

[63] Di Mauro C, Rosa R, D'Amato V, et al. Hedgehog signalling pathway orchestrates angiogenesis in triple-negative breast cancers. Br J Cancer, 2017,116(11):1425–1435.

[64] Ruiz-Borrego M, Jimenez B, Antolin S, et al. A phase Ib study of sonidegib (LDE225), an oral small molecule inhibitor of smoothened or Hedgehog pathway, in combination with docetaxel in triple negative advanced breast cancer patients: GEICAM/2012-12 (EDALINE) study. Investigational new drugs, 2019, 37(1):98–108.

[65] Meurette O, Mehlen P. Notch Signaling in the Tumor Microenvironment. Cancer Cell, 2018,34(4):536–548.

[66] Yu W, Wang Y, Guo P. Notch signaling pathway dampens tumor-infiltrating CD8(+) T cells activity in patients with colorectal carcinoma. Biomed Pharmacother, 2018, 97:535–542.

[67] Schmidt EM, Lamprecht S, Blaj C, et al. Targeting tumor cell plasticity by combined inhibition of NOTCH and MAPK signaling in colon cancer. The Journal of experimental medicine, 2018, 215(6):1693–1708.

[68] Wohlfeil SA, Hafele V, Dietsch B, et al. Hepatic Endothelial Notch Activation Protects against Liver Metastasis by Regulating Endothelial-Tumor Cell Adhesion Independent of Angiocrine Signaling. Cancer Res, 2019,79(3):598–610.

[69] Lim JS, Ibaseta A, Fischer MM, et al. Intratumoural heterogeneity generated by Notch signalling promotes small-cell lung cancer. Nature, 2017,545(7654):360–364.

[70] Hammaren HM, Virtanen AT, Raivola J, et al. The regulation of JAKs in cytokine signaling and its breakdown in disease. Cytokine, 2019,118:48–63.

[71] Villarino AV, Kanno Y, O'Shea JJ. Mechanisms and consequences of Jak-STAT signaling in the immune system. Nat Immunol, 2017,18(4):374–384.

[72] Fragoulis GE, McInnes IB, Siebert S. JAK-inhibitors. New players in the field of immune-mediated diseases, beyond rheumatoid arthritis. Rheumatology (Oxford), 2019,58(Suppl 1):i43–i54.

[73] Campbell H, Fleming N, Roth I, et al. 133p53 isoform promotes tumour invasion and metastasis via interleukin-6 activation of JAK-STAT and RhoA-ROCK signalling. Nat Commun, 2018, 9(1):254.

[74] Mohrherr J, Haber M, Breitenecker K, et al. JAK-STAT inhibition impairs K-RAS-driven lung adenocarcinoma progression. International journal of cancer, 2019,145(12):3376–3388.

[75] Dolatabadi S, Jonasson E, Linden M, et al. JAK-STAT signalling controls cancer stem cell properties including chemotherapy resistance in myxoid liposarcoma. International journal of cancer, 2019,145(2):435–449.

[76] Sharma ND, Nickl CK, Kang H, et al. Epigenetic silencing of SOCS5 potentiates JAK-STAT signaling and progression of T-cell acute lymphoblastic leukemia. Cancer Sci, 2019,110(6):1931–1946.

[77] Trivedi S, Starz-Gaiano M. Drosophila Jak/STAT Signaling: Regulation and Relevance in Human Cancer and Metastasis. Int J Mol Sci, 2018,19(12):4056.

[78] Chen Y, Di C, Zhang X, et al. Transforming growth factor beta signaling pathway: A promising therapeutic target for cancer. J Cell Physiol, 2020, 235(3):1903–1914.

[79] Mehta S, Lo Cascio C. Developmentally regulated signaling pathways in glioma invasion. Cell Mol Life Sci, 2018,75(3):385–402.

[80] Zonneville J, Safina A, Truskinovsky AM, et al. TGF-beta signaling promotes tumor vasculature by enhancing the pericyte-endothelium association. BMC Cancer, 2018,18(1):670.

[81] Takasaka N, Seed RI, Cormier A, et al. Integrin αvβ8-expressing tumor cells evade host immunity by regulating TGF-β activation in immune cells. JCI Insight, 2018, 3(20): e122591.

[82] Kelly A, Gunaltay S, McEntee CP, et al. Human monocytes and macrophages regulate immune tolerance via integrin αvβ8-mediated TGFbeta activation. The Journal of experimental medicine, 2018, 215(11):2725–2736.

[83] de Gramont A, Faivre S, Raymond E. Novel TGF-beta inhibitors

ready for prime time in onco-immunology. Oncoimmunology, 2017, 6(1):e1257453.

[84] Zhang Q, Hou X, Evans BJ, et al. LY2157299 Monohydrate, a TGF-betaR1 Inhibitor, Suppresses Tumor Growth and Ascites Development in Ovarian Cancer. Cancers (Basel), 2018,10(8):260.

[85] Zheng Y, Pan D. The Hippo Signaling Pathway in Development and Disease. Dev Cell, 2019, 50(3):264–82.

[86] Wang Y, Xu X, Maglic D, et al. Comprehensive Molecular Characterization of the Hippo Signaling Pathway in Cancer. Cell reports, 2018,25(5):1304–17,e5.

[87] Janse van Rensburg HJ, Azad T, Ling M, Hao Y, et al. The Hippo Pathway Component TAZ Promotes Immune Evasion in Human Cancer through PD-L1. Cancer Res, 2018, 78(6):1457–1470.

[88] Hermann A, Wennmann DO, Gromnitza S, et al. WW and C2 domain-containing proteins regulate hepatic cell differentiation and tumorigenesis through the hippo signaling pathway. Hepatology, 2018, 67(4):1546–1559.

[89] Pramanik KC, Makena MR, Bhowmick K, et al. Advancement of NF-kappaB Signaling Pathway: A Novel Target in Pancreatic Cancer. Int J Mol Sci, 2018,19(12):3890.

[90] Sokolova O, Naumann M. NF-kappaB Signaling in Gastric Cancer. Toxins (Basel), 2017,9(4):119.

[91] Yu L, Li L, Medeiros LJ, et al. NF-kappa B signaling pathway and its potential as a target for therapy in lymphoid neoplasms. Blood Rev, 2017,31(2):77–92.

[92] Xia J H, Wei G H. Enhancer Dysfunction in 3D Genome and Disease. Cells, 2019, 8(10):1281.

[93] Demirciolu D, Cukuroglu E, Kindermans, M, et al. A Pan-cancer Transcriptome Analysis Reveals Pervasive Regulation through Alternative Promoters. Cell, 2019, 178(6):1465–1477, e1417.

[94] Pang B, Snyder M P. Systematic identification of silencers in human cells. Nat Genet, 2020, 52(3): 254–263. DOI:10.1038/s41588-020-0578-5.

[95] Della Rosa M, Spivakov M. Silencers in the spotlight. Nat Genet, 2020, 52(3), 244–245. DOI:10.1038/s41588-020-0583-8.

[96] Lang, FC, Li Xin, Zheng W H, et al. CTCF prevents genomic instability by promoting homologous recombination-directed DNA double-strand break repair. Proc Natl Acad Sci USA, 2017, 114(41): 10912–10917. DOI: 10.1073/pnas.1704076114.

[97] Kim Jinchul, Yu Lili, Chen Wancheng. et al. Wild-Type p53 Promotes Cancer Metabolic Switch by Inducing PUMA-Dependent Suppression of Oxidative Phosphorylation. Cancer Cell, 2019, 35(2): 191–203.e198. DOI:10.1016/j.ccell.2018.12.012.

[98] Kastenhuber E R, Lowe S W. Putting p53 in Context. Cell, 2017, 170(6): 1062–1078. DOI:10.1016/j.cell.2017.08.028.

[99] Wellenstein M D, Coffelt Seth B, Duits Danique E M. et al. Loss of p53 triggers WNT-dependent systemic inflammation to drive breast cancer metastasis. Nature, 2019, 572(7770): 538–542. DOI:10.1038/s41586-019-1450-6.

[100] Cildir G, Low K C, Tergaonkar V. Noncanonical NF-κB Signaling in Health and Disease. Trends Mol Med, 2016, 22(5): 414–429. DOI:10.1016/j.molmed.2016.03.002.

[101] Bradner J E, Hnisz D, Young R A. Transcriptional Addiction in Cancer. Cell, 2017, 168(4): 629–643. DOI:10.1016/j.cell.2016.12.013.

[102] Piquet, S, Parc F L, Bai Siau-Kun, et al. The Histone Chaperone FACT Coordinates H2A.X-Dependent Signaling and Repair of DNA Damage. Mol Cell, 2018, 72(5):888–901. DOI:10.1016/j.molcel.2018.09.010.

[103] Her J, Bunting S F. How cells ensure correct repair of DNA double-strand breaks. J Biol Chem, 2018, 293(27): 10502–10511. DOI:10.1074/jbc.TM118.000371.

[104] Ghezraoui Hind, Oliveira Catarina, Becker Jordan R, et al. 53BP1 cooperation with the REV7-shieldin complex underpins DNA structure-specific NHEJ. Nature, 2018, 560(7716): 122–127. DOI:10.1038/s41586-018-0362-1.

[105] Noordermeer S M, Adam S, Setiaputra Dheva, et al. The shieldin complex mediates 53BP1-dependent DNA repair. Nature, 2018, 560(7716): 117–121. DOI: 10.1038/s41586-018-0340-7.

[106] Mirman Z, Lottersberger F, Takai H, et al. 53BP1-RIF1-shieldin counteracts DSB resection through CST- and Polalpha-dependent fill-in. Nature, 2018, 560(7716): 112–116. DOI:10.1038/s41586-018-0324-7.

[107] Dev H, Chiang T-W W, Lescale Chloe, et al. Shieldin complex promotes DNA end-joining and counters homologous recombination in BRCA1-null cells. Nat Cell Biol, 2018, 20(8): 954–965. DOI:10.1038/s41556-018-0140-1.

[108] Gupta R, Somyajit K, Narita Takeo, et al. DNA Repair Network Analysis Reveals Shieldin as a Key Regulator of NHEJ and PARP Inhibitor Sensitivity. Cell, 2018, 173(4), 972–988, e923. DOI:10.1016/j.cell.2018.03.050.

[109] Pellegrino S, Michelena J, Teloni F, et al. Replication-Coupled Dilution of H4K20me2 Guides 53BP1 to Pre-replicative Chromatin. Cell Reports, 2017, 19(9): 1819–1831. DOI:10.1016/j.celrep.2017.05.016.

[110] Drané P, Brault M-E, Cui G F, et al. TIRR regulates 53BP1 by masking its histone methyl-lysine binding function. Nature, 2017, 543(7644): 211–216. DOI:10.1038/nature21358.

[111] Hu Q, Botuyan M V, Cui G, et al. Mechanisms of Ubiquitin-Nucleosome Recognition and Regulation of 53BP1 Chromatin Recruitment by RNF168/169 and RAD18. Mol Cell, 2017, 66(4): 473–487, e9. DOI:10.1016/j.molcel.2017.04.009 ().

[112] Julianne K-L, Amélie F-T, Predrag Kukic, et al. The RNF168 paralog RNF169 defines a new class of ubiquitylated histone reader involved in the response to DNA damage. Elife, 2017, 6:e23878. DOI:10.7554/eLife.23872.

[113] Guo X, Bai Y T, Zhao M M, et al. Acetylation of 53BP1 dictates the DNA double strand break repair pathway. Nucleic Acids Research, 2018, 46(2): 689–703. DOI:10.1093/nar/gkx1208.

[114] Blackford A N, Jackson S P. ATM, ATR, and DNA-PK: The Trinity at the Heart of the DNA Damage Response. Mol Cell, 2017, 66(6): 801–817. DOI:10.1016/j.molcel.2017.05.015.

[115] Chaudhuri A R, Nussenzweig A. The multifaceted roles of PARP1 in DNA repair and chromatin remodelling. Nat Rev Mol Cell

Biol, 2017, 18(10): 610–621. DOI:10.1038/nrm.2017.53.

[116] Lord C J, Ashworth A. PARP inhibitors:Synthetic lethality in the clinic. Science, 2017, 355(6630):1152–1158. DOI:10.1126/science.aam7344.

[117] Li X Y, Baek GH, Ramanand S G, et al. BRD4 Promotes DNA Repair and Mediates the Formation of TMPRSS2-ERG Gene Rearrangements in Prostate Cancer. Cell Rep, 2018, 22(3): 796–808. DOI:10.1016/j.celrep.2017.12.078.

[118] Su, D X, Ma S, Shan L, et al. Ubiquitin-specific protease 7 sustains DNA damage response and promotes cervical carcinogenesis. J Clin Invest, 2018, 128(10): 4280–4296. DOI:10.1172/JCI120518.

[119] 麦克伦南 . 分子生物学 .4 版 . 刘文颖，王冠世，刘进元，译 . 北京：科学出版社 , 2021.

[120] Nangalia J, Campbell P J. Genome Sequencing during a Patient's Journey through Cancer. The New England journal of medicine, 2019,381(22): 2145–2156.

[121] Stark R, Grzelak M, Hadfield J. RNA sequencing: the teenage years. Nature reviews Genetics, 2019, 20(11): 631–656.

[122] Valencia A M, Kadoch C. Chromatin regulatory mechanisms and therapeutic opportunities in cancer. Nature cell biology, 2019, 21(2): 152–161.

[123] Stricker T P, Brown C D, Bandlamudi C, et al. Robust stratification of breast cancer subtypes using differential patterns of transcript isoform expression. PLoS genetics, 2017,13(3): e1006589.

[124] Ji Y, Wei S, Hou J, et al. Integrated proteomic and N-glycoproteomic analyses of doxorubicin sensitive and resistant ovarian cancer cells reveal glycoprotein alteration in protein abundance and glycosylation. Oncotarget, 2017,8(8): 13413–13427.

[125] Tian L, Goldstein A, Wang H, et al. Mutual regulation of tumour vessel normalization and immunostimulatory reprogramming. Nature, 2017,544(7649): 250–254.

[126] Hoadley K A, Yan C, Hinoue T, et al. Cell-of-Origin Patterns Dominate the Molecular Classification of 10,000 Tumors from 33 Types of Cancer. Cell, 2018,173(2): 291–304. e6.

[127] Berger A C, Korkut A, Kanchi R S, et al. A Comprehensive Pan-Cancer Molecular Study of Gynecologic and Breast Cancers. Cancer cell, 2018, 33(4): 690–705. e9.

[128] Liu Y, Sethi N S, Hinoue T, et al. Comparative Molecular Analysis of Gastrointestinal Adenocarcinomas. Cancer cell, 2018, 33(4): 721–735. e8.

[129] Ricketts C J, De Cubas A A, Fan H, et al. The Cancer Genome Atlas Comprehensive Molecular Characterization of Renal Cell Carcinoma. Cell reports, 2018, 23(1): 313–326. e5.

[130] Malta T M, Sokolov A, Gentles A J, et al. Machine Learning Identifies Stemness Features Associated with Oncogenic Dedifferentiation. Cell, 2018, 173(2): 338–354. e15.

[131] Huang K L, Mashl R J, Wu Y, et al. Pathogenic Germline Variants in 10,389 Adult Cancers. Cell, 2018, 173(2): 355–370. e14.

[132] Bailey M H, Tokheim C, Porta-Pardo E, et al. Comprehensive Characterization of Cancer Driver Genes and Mutations. Cell, 2018,173(2): 371–385. e18.

[133] Gao Q, Liang W W, Foltz S M, et al. Driver Fusions and Their Implications in the Development and Treatment of Human Cancers. Cell reports, 2018,23(1): 227–238. e3.

[134] Jayasinghe R G, Cao S, Gao Q, et al. Systematic Analysis of Splice-Site-Creating Mutations in Cancer. Cell reports, 2018, 23(1): 270–281. e3.

[135] Taylor A M, Shih J, Ha G, et al. Genomic and Functional Approaches to Understanding Cancer Aneuploidy. Cancer cell, 2018, 33(4): 676–689. e3.

[136] Thorsson V, Gibbs D L, Brown S D, et al. The Immune Landscape of Cancer. Immunity, 2018, 48(4): 812–830, e14.

[137] Saltz J, Gupta R, Hou L, et al. Spatial Organization and Molecular Correlation of Tumor-Infiltrating Lymphocytes Using Deep Learning on Pathology Images. Cell reports, 2018,23(1): 181–193. e7.

[138] Ding L, Bailey M H, Porta-Pardo E, et al. Perspective on Oncogenic Processes at the End of the Beginning of Cancer Genomics. Cell, 2018,173(2): 305–320. e10.

[139] Huang K L, Mashl R J, Wu Y, et al. Pathogenic Germline Variants in 10,389 Adult Cancers. Cell, 2018,173(2): 355–370. e14.

[140] Bailey M H, Tokheim C, Porta-Pardo E, et al. Comprehensive Characterization of Cancer Driver Genes and Mutations. Cell, 2018,173(2): 371–385. e18.

[141] Taylor A M, Shih J, Ha G, et al. Genomic and Functional Approaches to Understanding Cancer Aneuploidy. Cancer cell, 2018, 33(4): 676–689. e3.

[142] Chen H, LI C, Peng X, et al. A Pan-Cancer Analysis of Enhancer Expression in Nearly 9000 Patient Samples. Cell, 2018, 173(2): 386–399. e12.

[143] Wang Z, Yang B, Zhang M, et al. lncRNA Epigenetic Landscape Analysis Identifies EPIC1 as an Oncogenic lncRNA that Interacts with MYC and Promotes Cell-Cycle Progression in Cancer. Cancer cell, 2018,33(4): 706–720. e9.

[144] Thorsson V, Gibbs D L, Brown S D, et al. The Immune Landscape of Cancer. Immunity, 2018,48(4): 812–830. e14.

[145] Saltz J, Gupta R, Hou L, et al. Spatial Organization and Molecular Correlation of Tumor-Infiltrating Lymphocytes Using Deep Learning on Pathology Images. Cell reports, 2018,23(1): 181–193. e7.

[146] Sanchez-Vega F, Mina M, Armenia J, et al. Oncogenic Signaling Pathways in The Cancer Genome Atlas. Cell, 2018, 173(2): 321–337. e10.

[147] Schaub F X, Dhankani V, Berger A C, et al. Pan-cancer Alterations of the MYC Oncogene and Its Proximal Network across the Cancer Genome Atlas. Cell systems, 2018, 6(3): 282–300. e2.

[148] Way G P, Sanchez-Vega F, La K, et al. Machine Learning Detects Pan-cancer Ras Pathway Activation in The Cancer Genome Atlas. Cell reports, 2018, 23(1): 172–180. e3.

[149] Ge Z, Leighton J S, Wang Y, et al. Integrated Genomic Analysis of the Ubiquitin Pathway across Cancer Types. Cell reports, 2018, 23(1): 213–226. e3.

[150] Knijnenburg T A, Wang L, Zimmermann M T, et al. Genomic and Molecular Landscape of DNA Damage Repair Deficiency across

The Cancer Genome Atlas. Cell reports, 2018, 23(1): 239–254. e6.

[151] Seiler M, Peng S, Agrawal A A, et al. Somatic Mutational Landscape of Splicing Factor Genes and Their Functional Consequences across 33 Cancer Types. Cell reports, 2018,23(1): 282–296. e4.

[152] Peng X, Chen Z, Farshidfar F, et al. Molecular Characterization and Clinical Relevance of Metabolic Expression Subtypes in Human Cancers. Cell reports, 2018, 23(1): 255–269. e4.

[153] Hutter C, Zenklusen J C. The Cancer Genome Atlas: Creating Lasting Value beyond Its Data. Cell, 2018,173(2): 283–285.

[154] Wang C, Yin R, Dai J, et al. Whole-genome sequencing reveals genomic signatures associated with the inflammatory microenvironments in Chinese NSCLC patients. Nature communications, 2018, 9(1): 2054.

[155] Dou Y, Kawaler E A, Cui Z D, et al. Proteogenomic Characterization of Endometrial Carcinoma. Cell, 2020,180(4): 729-748. e26.

[156] Hausser J, Alon U. Tumour heterogeneity and the evolutionary trade-offs of cancer. Nat Rev Cancer, 2020, 20(4): 247–257. DOI: 10.1038/s41568-020-0241-6.

[157] Birkett N, Al-Zoughool M, Birdet M, et al. Overview of biological mechanisms of human carcinogens. J Toxicol Environ Health B Crit Rev, 2019, 22 (7-8): 288–359. DOI:10.1080/10937404.2019.1643539.

[158] Wang L H, Wu C F, Rajasekaran N, et al. Loss of Tumor Suppressor Gene Function in Human Cancer: An Overview. Cell Physiol Biochem, 2018, 51(6): 2647–2693. DOI:10.1159/000495956.

[159] Hoppe M M, Sundar R, Tan D S P, et al. Biomarkers for Homologous Recombination Deficiency in Cancer. J Natl Cancer Inst, 2018, 110(7): 704–713. DOI:10.1093/jnci/djy085.

[160] Paliouras A R, Monteverde T, Garofalo M. Oncogene-induced regulation of microRNA expression: Implications for cancer initiation, progression and therapy. Cancer Lett, 2018, 421: 152–160. DOI:10.1016/j.canlet.2018.02.029.

[161] Yohe S, Thyagarajan B. Review of Clinical Next-Generation Sequencing. Arch Pathol Lab Med, 2017, 141(11): 1544–1557.

[162] Haddadi N, Lin Yiguang, Travis Glena, et al. PTEN/PTENP1: 'Regulating the regulator of RTK-dependent PI3K/Akt signalling', new targets for cancer therapy. Mol Cancer, 2018, 17(1):37.

[163] Wang B, Tian T, Kalland K H, et al. Targeting Wnt/β-Catenin Signaling for Cancer Immunotherapy. Trends Pharmacol Sci, 2018, 39(7): 648–658.

[164] Nowell C S, Radtke F. Notch as a tumour suppressor. Nat Rev Cancer, 2017, 17(3): 145–159.

[165] Cooper J, Giancotti F G. Integrin Signaling in Cancer: Mechanotransduction, Stemness, Epithelial Plasticity, and Therapeutic Resistance. Cancer Cell, 2019, 35(3): 347–367.

[166] Michalak E M, Burr M L, Bannister A J, et al. The roles of DNA, RNA and histone methylation in ageing and cancer. Nat Rev Mol Cell Biol, 2019, 20: 573–589. DOI:10.1038/s41580-019-0143-1.

[167] Chan J J, Tay Y. Noncoding RNA: RNA Regulatory Networks in Cancer. Int J Mol Sci, 2018, 19 (5):1310.

[168] Chen B, Huang S. Circular RNA: An emerging non-coding RNA as a regulator and biomarker in cancer. Cancer Lett, 2018, 418: 41–50.

[169] Olusola P, Banerjee H N, Philley J V, et al. Human Papilloma Virus-Associated Cervical Cancer and Health Disparities. Cells, 2019, 8(6): 622.

[170] Kanda T, Yajima M, Ikuta K. Epstein-Barr virus strain variation and cancer. Cancer Sci, 2019, 110(4): 1132–1139.

[171] 郑杰 . 肿瘤的细胞和分子生物学 . 北京 : 科学出版社 , 2018: 58–212.

第 7 章 肿瘤细胞生物学

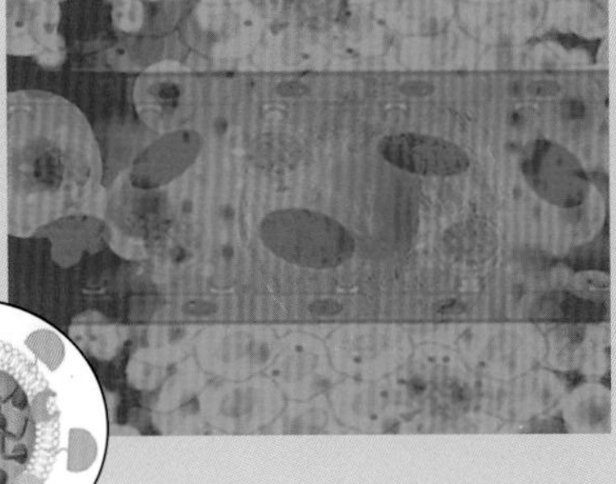

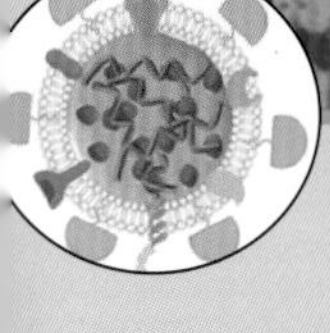

第 1 节 肿瘤起源与肿瘤细胞

多年来，关于肿瘤的本质和部分肿瘤的组织来源都存在争议。随着现代分子生物学、分子遗传学及分子免疫学等新兴学科及其分支的迅速发展，以及干细胞理论在肿瘤研究中的广泛应用，人们逐渐认识到在绝大多数癌症中，肿瘤细胞很可能起源于一种肿瘤起始细胞——肿瘤干细胞，它在机体内具有自我更新并形成肿瘤的能力。

1914 年，Bovri 根据遗传学知识和观察到的事实，提出了体细胞突变（somatic mutation）假说，认为人和哺乳动物的体细胞癌变是由某些染色体异常所致，但并未被学术界广泛接受。1971 年，Knudsmi 根据慢性粒细胞白血病患者 Ph1 染色体的发现及视网膜母细胞瘤、肾母细胞瘤均为细胞基因突变所致的事实，提出了肿瘤的基因突变假说，发展了 Bovri 的体细胞突变假说。1973 年，Comings 根据基因表达与蛋白合成的认识，结合突变学说所不能解释的一些现象，提出了基因外癌变学说，指出肿瘤发生可能源于基因表达、蛋白合成等多个环节的调控失常。基因外癌变就是指癌细胞基因的完整性、全能性并未受到破坏，而是基因表达过程中出现了障碍，即癌变的原因不是基因结构的改变，而是由于致癌物质的作用引起基因的表达失控（如 DNA 的转录和 RNA 的转译过程发生差错），从而使细胞的分裂和分化失去调控，导致细胞的癌变。

1995 年，人们发现白血病干细胞在不同个体间可以“传播”白血病。2003 年，证实少数乳腺癌细胞具有重建整个肿瘤的能力。虽然肿瘤干细胞（cancer stem cells，CSC）先后在乳腺癌、肠癌、胃癌等中被发现与证实，但并不是所有实体肿瘤都有肿瘤干细胞相关的报道。肿瘤干细胞学说的核心是肿瘤起源于一小部分细胞，即肿瘤干细胞，仅有这一小部分细胞能够自我更新及多向分化的肿瘤细胞具有永生化的能力，以维持肿瘤生长。肿瘤干细胞学说的理论基础是肿瘤细胞具有等级性及异质性。部分 CSC 还具有迁移能力及耐放疗、化疗的特性。因此，CSC 在自我更新过程中，还可能进化出具有独特性质的不同类型。尽管 CSC 学说已得到很多实验的支持，但对 CSC 的起源和肿瘤发生的机制仍有不同观点。干细胞起源学说认为，CSC 是正常干细胞在经历一系列遗传学和表观遗传学改变后产生的。而细胞融合起源学说认为，CSC 是由细胞融合产生的，这些观点各自都获得了部分实验证据支持。

现代肿瘤发生理论认为不断累积的基因组变化是肿瘤发生的本质，克隆进化学说与肿瘤干细胞学说为肿瘤发生的两大重要学说，二者由相互对立逐渐趋于统一。

一、肿瘤的起源

（一）克隆进化学说

克隆进化学说首次被提出是在1976年，经过40多年大量研究与验证逐渐趋向完善。其理论是指肿瘤起源于正常细胞，经突变不断累积形成大量具有异质性的癌细胞且在肿瘤生长时发挥促进和维持作用。

1. 单克隆学说

该学说认为，致癌基因引起体细胞基因突变，使正常体细胞转化为前癌细胞，随后在一些促癌因素作用下，发展成为肿瘤细胞。癌变被认为是一个多步骤过程，而克隆进化在该过程中起核心作用。克隆进化涉及稀有变异细胞的重复“选择和继承”，这些稀有变异细胞通过获取“驱动程序突变”而获得了优于其他细胞群体的生长优势，从而在特定的微环境中实现了选择性优势。而克隆选择是肿瘤发生的驱动力，并且需具有三个基本要求：①与邻近细胞相比，变异克隆有效竞争增殖；②获得无限的自我更新能力；③建立足够强的遗传和表观遗传变异性，以允许出现稀有变异。根据体内恶性转化实验证明，肿瘤起源于一个突变细胞，并由其后代增殖而来，最终发展为优势克隆，而肿瘤就是这些优势细胞克隆性扩展的结果。

2. 多克隆学说

多克隆学说认为，不同肿瘤克隆之间的相互作用是肿瘤发生发展的先决条件，肿瘤组织起源于多个肿瘤干细胞。多个肿瘤性克隆在逐渐发展中最终产生一个优势克隆，这也是肿瘤细胞群体在形态和转移上存在异质性的原因。一些学者用化学致癌物诱发鼠的皮肤乳头状瘤，从其形态学可辨认的最早阶段分析显示为多克隆性，提示有一个以上克隆之间细胞相互作用的存在；分子分析的另一个重要发现是在相同组织学类型的肿瘤中发现了多种致癌途径。在结直肠癌中，由随机引物PCR DNA指纹法对体细胞进行肿瘤遗传改变分析，发现其中微突变表型（MMP），这种表型是在目前已知的体细胞或种系的失活DNA错配修复基因突变引起的。例如，遗传性非息肉性结直肠癌（HNPCC）是由错配修复基因的遗传突变引起的。但应用简单的重复序列，如基因突变的高频TGF-β受体和*BAX*基因，患有MMP的肿瘤在*K-ras*中的突变频率较低，这些结果表明至少存在两种不同的结肠癌发生途径。这两种途径也相应存在于其他类型的HNPCC相关癌中，例如子宫内膜癌，不过子宫内膜癌合并MMP的患病率不及结直肠癌合并MMP高。而在与HNPCC无关的癌症中，尚不清楚是否有多种致癌途径。如果存在，由于在癌细胞中改变的一组基因的差异，即使在源自相同前体细胞起源的肿瘤之间，癌细胞的表型（生物学行为）也应有所不同，*p*53突变的差别很大。因此，在这些肿瘤中可能存在多种致癌途径，即使在相同的组织学类型的癌症中，也有几种不同的基因参与。

3. 单克隆学说与多克隆学说的联系

事实上，近年来大量学者通过时间和空间的动态研究证明，用发展的眼光才能全面地对肿瘤的克隆性起源进行分析、认识。单克隆学说与多克隆学说之间并非相互对立、水火不容。相反，从某种角度看，二者在肿瘤的发展、演进中是协调共存并相互转化的，存在一定的联系。肿瘤发展早期为多克隆，后期生长为优势克隆形成，变为单克隆。此外，不同起源方式与不同的病因相关。

（二）肿瘤干细胞学说

肿瘤是干细胞疾病的观点已经受到大量的实验及研究结果证明，胚胎干细胞、成人干细胞或多能干细胞是肿瘤的细胞起源。研究认为，组织中干细胞分裂次数和癌症发病率呈正相关，其中60%以上的癌症可以用干细胞分裂次数解释。从正常组织的发生、发育和分化过程看，肿瘤的产生实际上是体内原本存在的干细胞未成熟分化的过程，其重要的前提是组织微环境机构的破坏或改造。各种致癌物的作用使诱导信号受到干扰，干细胞便可能被阻断在某一特定的分化状态，使其无法行使正常功能，因而增殖信号持续发出，使分化异常的干细胞持续增殖，最后诱发肿瘤，而基因突变在此只是伴随的现象。

研究者在许多肿瘤组织中发现了干细胞的存在，例如人前列腺基底层的干细胞含有前列腺癌的基因表达谱。Lawson D A 等基于单细胞分析方法证实了早期转移细胞具有明显的干细胞样基因表达标签，其提示干细胞启动并增殖是肿瘤转移的原因。肿瘤的维持和进展需要肿瘤干细胞作为种子,而组织与器官提供的微环境则为孕育“种子”的重要土壤。异质性和等级性是肿瘤干细胞学说的理论基础，而该学说的核心是肿瘤起源于一小部分细胞，仅这一小部分细胞在自我更新及多向分化为肿瘤细胞获得永生化能力，而维持了肿瘤生长。

肿瘤干细胞（CSC）的起源

1）由正常干细胞转化为肿瘤干细胞 传统观点认为，CSC 来源于正常干细胞，因此其与正常干细胞相同，具有同样的信号通路来介导细胞自我更新、增殖及分化。但对肿瘤干细胞如何从正常干细胞转化而来依然不明确，目前有两种观点：第一种认为正常干细胞与 CSC 具有类似的特性，在经历较少的遗传和（或）表观遗传改变就能够转变为 CSC。第二种认为由于干细胞拥有自我更新的能力且其寿命长，使它们能够在生命周期内积累足够的癌基因和抑癌基因的突变或表观遗传学的改变，从而形成肿瘤。

大部分观点认为 CSC 是肿瘤发生的最根本原因，已分化的成熟细胞并不具有成瘤能力，一小部分自我更新和分化成为异质性细胞群将最终成为肿瘤组织。

2）基于细胞融合理论的 CSC 起源 在某些情况下，干细胞或其后代可以与其他类型的细胞融合，混合具有不同（异型）起源的细胞质甚至遗传物质。异型细胞的融合对于组织的发育、修复和疾病的发病机制可能至关重要。

细胞融合理论这一观点主要认为肿瘤的发生是某两种细胞间发生融合，可能由一个突变体细胞与另一个成体干细胞融合，也可能是与骨髓来源的干细胞融合。但这些方式的共同点是在融合细胞里至少有一方为正常干细胞，而另一方为已分化细胞。有研究通过实验手段诱导细胞融合所产生的杂交细胞表现出某些肿瘤细胞的特性，如快速生长能力和强迁移能力。细胞融合理论认为肿瘤的发生可能是突然发生而非逐渐变化的过程。

基于细胞融合理论可解释在肿瘤早期观察到的细胞非整倍体现象，这是由于细胞融合后染色体重排导致的。在细胞非整倍体基因组随机染色体缺失或获得将导致细胞恶性增殖、抗凋亡或衰老、血管增生等，并且促进了肿瘤细胞的异质性。细胞融合理论还能够解释肿瘤转移的器官倾向性，其与融合细胞的属性相关。例如，实体肿瘤转移均有一系列特定的靶器官；若骨髓瘤细胞与 B 淋巴细胞融合则一般导致肿瘤向肝脏和脾脏的转移。

目前已知能够促进细胞间融合的因素包括 CD44、CD47，以及巨噬细胞融合受体。CD44 不仅是乳腺癌、前列腺癌、胰腺癌等 CSC 的表面标志，还是参与破骨细胞生成巨噬细胞融合的表面受体，因此 CD44 分子可能参与了上皮细胞与骨髓来源细胞产生 CSC 的过程。此外，有些化学因子和细胞因子，如白细胞介素（interleukin，IL）4，可以促进细胞生长和对化疗的耐受，在结肠癌和神经胶质瘤中均存在 IL-4 受体高表达。

（三）肿瘤细胞的异质性

恶性肿瘤的基本特征是异质性，是指在肿瘤生长过程中经过多次分裂增殖，其子细胞呈现出遗传学与非遗传学的改变，从而使肿瘤的生长速度、侵袭能力、对药物的敏感性、预后等各方面产生差异。其主要表现在不同个体的同种肿瘤之间具有异质性，同一肿瘤病灶内不同部位的肿瘤细胞具有异质性，同一肿瘤的不同转移灶间具有异质性，同一肿瘤在发生发展进程中亦不完全一致。因此，广义的肿瘤异质性涵盖了个体、空间与时间上的异质性。肿瘤干细胞学说肯定了肿瘤细胞的等级性，这可以解释部分肿瘤的异质性。肿瘤异质性可分为两种类型：患者异质性，即相同类型肿瘤在不同患者之间存在差异；瘤内异质性，即同一患者体内同一肿瘤内部存在差异。异质性主要由基因组、表型、基因随机表达等造成，如基因型变化包括基因突变、扩增、缺失，染色体重排、易位和 mRNA 改变。深入研究肿瘤异质性有助于分析肿瘤发生的机制、演化规律，解释肿瘤治疗过程中出现不同耐药性的原因。肿瘤细胞中存在一种高度特异性、动态和适应性途径，使癌症细胞可以逃避靶向染色体外 DNA（extrachromosomal DNA，ecDNA）的癌基因治疗。ecDNA 是指存在于染色体外的 DNA，包括线粒体 DNA、叶绿体 DNA 和质粒 DNA 等。2014 年研究揭示了 ecDNA 在某些脑肿瘤耐药性中发挥核心作用。同时，2017 年，*Nature* 上的一项研究报道了在所分析的 40% 肿瘤细胞系中，ecDNA 表达驱动肿瘤生长和存活相关的致癌基因的多个拷贝，并且有助于肿瘤的异质性和进化。进一步研究发现，致癌基因都完全在 ecDNA 上或者在 ecDNA 和染色体上扩增，但扩增位置并非在该基因染色体上的正常位置，这表明致癌基因具有很大的流动性。这种流动性使肿瘤细胞趋于多样化或异质性。由于 ecDNA 不含有附着到中期纺锤体所需的着丝粒，因此与染色体不同，在肿瘤细胞分裂时，ecDNA 被随机分配到子细胞中。这导致一些肿瘤细胞中可能有许多 ecDNA，而另一些可能没有。ecDNA 数量的差异越大异质性也就越大。事实上，ecDNA 在疾病中的作用还远未得到广泛研究。与染色体 DNA 不同，随着肿瘤的生长，ecDNA 并不会 100% 被“继承”。当癌细胞分裂时，ecDNA 并不像染色体上的 DNA 那样几乎总是被准确地复制，而更像是随机分配。这一过程很快导致同一个肿瘤内的细胞之间产生重要差异，并且有助于加速癌症的进化。针对 ecDNA 的靶向治疗有发展为全新的癌症治疗方法的巨大潜力。通过了解 ecDNA 元件的形成过程及原因，并阻断这些机制，或许就有办法阻止许多癌症的进化甚至癌症的发生。

不同的肿瘤起源学说认为异质性的来源不同，克隆进化学说认为异质性源于肿瘤内不同的亚克隆灶，但肿瘤干细胞学说认为不同亚克隆病灶内部还存在等级性，即干细胞与非干细胞成分。肿瘤组织与正常组织的区别在于其组织等级性，由于细胞基因噪声明显，而等级界限不如正常组织清晰。

经典的“种子与土壤学说”认为，癌细胞是具有转移能力的“种子”，而组织与器官提供的微环境则是孕育种子的“土壤”，与肿瘤的异质性密切相关。微环境中的基质、细胞因子及间质细胞等支持并促进肿瘤干细胞的自我更新及多向分化。因而，异质性的产生与肿瘤微环境具有密切关系。

（李　萍）

第 2 节　肿瘤的演进

恶性肿瘤在生长过程中变得越来越具有侵袭力的现象称为肿瘤的演进（progression），其过程涉及肿瘤细胞之间及肿瘤与宿主之间一系列复杂的相互作用，包括肿瘤细胞的增殖与凋亡，肿瘤细胞 - 细胞、细胞 - 基质黏附力的改变，胞外基质的降解，细胞的游走与移动，肿瘤血管生成，逃避宿主的免疫监视等，主要表现在细胞无限增殖、分化异常，以及具有侵袭力和转移性等特征，这些生物学现象的出现与肿瘤细胞的不同亚克隆在侵袭能力、生长速度、对激素的反应、对抗癌药敏感性的差异性及肿瘤的异质性（heterogeneity）有关。

事实证明，肿瘤演进的每一步都由不同基因在 DNA 或 RNA 水平的一过性或永久性变化所致。在肿瘤的生长过程中，由于附加基因的突变及其编码产物的异常使肿瘤的亚克隆获得不同的特性，因而，机体内外环境的选择使肿瘤在生长过程中保留了适应存活、生长、浸润转移的亚克隆并导致了肿瘤异质化的产生。以乳腺癌为例，表现出频繁的肿瘤内和肿瘤间异质性，也是遗传和非遗传改变的结果，通常这会增加癌细胞的活力。因此，加强对肿瘤演进各个环节分子基础和多基因作用的认识与研究势必为现代抗癌治疗带来广阔前景。

一、细胞增殖调节失控

肿瘤产生的本质就是细胞增殖的调节失控，归结点在于细胞周期的调控异常。在细胞周期中，G1—S—G2—M 期相互转换的过程中有多个基因（check point）调节着细胞周期的演进速度。当基因出现异常扩增及突变导致过度表达，或表达下降、缺失都可导致基因组不稳定或本应停止增殖的细胞不断越过关卡进入细胞增殖周期，引起细胞周期失控。

作为 β-catenin/Tcf 复合体靶基因的 cyclin D 激活后促进细胞从 G 进入 S 期，从而启动细胞的增殖。当其扩增时导致肿瘤生长加快、浸润及转移，是肿瘤发生发展中常见的晚期事件。*p16*、*p15* 基因编码的 P16、P15 蛋白可特异性结合并抑制细胞周期素依赖性蛋白激酶 4（CDK4）的活性，使之不能解除 *Rb* 基因对转录因子的抑制，以阻止细胞进入 S 期，抑制其增殖。*p21* 基因产物 P21 蛋白通过与 cyclins-CDK 和 PCNA 结合以使细胞周期停止，并阻断进行性的 DNA 复制。部分实验研究表明，*p16*、*p15* 基因的缺失突变以及 *p21* 基因表达下调、丧失存在于恶性黑色素瘤及胶质瘤的转移灶中，提示它们可能与肿瘤的浸润转移有关，而且 *p16*、*p15* 基因结构异常也提示与肿瘤由低级向高级的恶性发展有关。

凋亡（apoptosis）是细胞在参与多种生物事件中的一种自杀机制。当肿瘤细胞对凋亡相关刺激丧失敏感性时就会产生自主性无限增殖。因此，诱导凋亡的 *bax*、*caspase*、*c-myc*、*smac* 基因的突变失活及突变型 *p53*、*Bcl-2*、*survivin* 等凋亡抑制基因的过表达都可导致凋亡抑制和肿瘤演进。

此外，某些癌基因的表达也与细胞增殖失调有关。C-erb-1 的表达产物——表皮生长因子受体（EGFR）的突变是对 EGFR 酪氨酸激酶抑制剂（TKI）治疗的最强反应预测因子。当 EGFR 扩增、缺失、突变时，通过与配体结合后自身磷酸化激活细胞内的部分底物酶将信号传导至细胞核，促进 DNA 合成及癌基因 *c-fos*、*c-jun* 的表达从而导致细胞生长失控，参与肿瘤的发生发展。野生型 *p53* 基因是一种多功能基因，它抑制 c-fos、c-jun、Rb、IL-6、PCNA 及 P53 本身的转录，使细胞分裂停滞在 G1 期节点，并参与 DNA 的复制和修复及诱导凋亡。*p53* 基因突变直接导致了 *p53* 基因抑制生长功能的丧失，增加了基因组的不稳定性及人类对肿瘤的遗传易感性，从 *p53* 和 *K-ras* 基因突变模式在肺癌细胞学诊断中的应用可以确定这与肿瘤进一步生长、演进相关。

二、肿瘤细胞黏附减弱

恶性肿瘤细胞在浸润转移中，首先与邻近的肿瘤细胞脱黏附后才能脱离原发灶向间质扩展。因此，肿瘤细胞间黏附力减弱是浸润的第一步，也是转移的前提，故与细胞黏附作用相关的基因发生突变、缺失、重排等导致表达异常能直接引起肿瘤细胞间黏附力下降而导致肿瘤的浸润转移。

CD44 基因的改变引起肿瘤侵袭力增强就是基因改变使细胞间黏附力减弱甚至消失，最终导致肿瘤演进的典型事例。有学者在肝癌细胞的侵袭和转移中发现，CD44 的下调能够导致 HCC 细胞转移减少。另外，通过免疫组化评估 CD44 表达，发现转移性和复发性卵巢癌组织均表达更高水平的 CD44，当 CD44 下调时则药物敏感性则增强。另外，DCC（deleted in colorectal carcinoma）基因编码的蛋白与神经细胞黏附分子（N-CAM）及相关的细胞表面糖蛋白具有明显同源性。它在细胞黏附及诱导细胞分化中起重要作用。该基因的改变可导致细胞黏附力及相伴随的细胞生长阻抑信号的改变而使癌组织演进加速。肿瘤转移抑制基因 *KAI1* 的增强表达能提高 Ca^{2+} 依赖的同型细胞黏附，其表达下降或缺失与多种人类恶性肿瘤的演进有关。近年研究认为，它对肿瘤转移的抑制作用可能是通过改变肿瘤细胞黏附力以调节细胞 - 细胞、细胞 - 基质的相互作用来实现。

三、肿瘤基质酶解加强

肿瘤能浸润转移到远处器官是由于它们能分泌或诱导宿主分泌一系列降解基底膜和间质的蛋白溶解酶，这些蛋白酶包括金属蛋白酶（胶原酶、明胶酶）、丝氨酸蛋白酶（尿激酶）、半胱氨酸蛋白酶（组织蛋白酶 BHL 等）、天冬氨酸蛋白酶（组织蛋白酶 D 等）。其中，金属蛋白酶（MMP）

是降解基质最重要的酶类，与肿瘤转移有相当密切联系。金属蛋白组织抑制剂 *TIMP*-1、*TIMP*-2 是胶原酶基因家族的糖蛋白抑制酶，通过抑制金属蛋白酶类活性而阻止肿瘤细胞转移。肿瘤组织中 *TIMP*-1、*TIMP*-2 基因的表达下降或消失，或 MMP 纤维蛋白溶酶原 / 纤溶酶及其激活因子 tPA 的表达增强都可导致基质降解、肿瘤远处转移。

四、肿瘤细胞移动性增强

当恶性肿瘤细胞降解了细胞外基质（extracellular matrix, ECM）的成分，形成局部溶解区后，脱离原发灶的肿瘤细胞必须借助本身阿米巴样运动向 ECM 降解通道做定向运动，以侵入相邻的 ECM，并通过脉管壁侵入循环，以及以脉管外渗方式侵入继发部位。所以，细胞具有移动能力是完成侵袭转移的重要决定因素之一，肿瘤细胞的高侵袭和转移力离不开活跃的移动能力。当促进细胞移动力的基因发生改变而增强表达或与细胞移动相关的分子及细胞因子数量增多，就能提高细胞的运动性，促进肿瘤转移。

诱发转移的特定基因 *Mts*-1 编码的 Mts-1 蛋白可能通过 100 蛋白家族中的钙结合蛋白以维持细胞的移动力，这能合理解释它在恶性肿瘤中的高表达导致转移的形成。*Tiam*-1 基因编码的蛋白质 Tiam-1 能通过参与 Tiam-l-Rac 信息传递通路以影响细胞骨架的组织、细胞的黏附与运动。在对头颈鳞状细胞癌细胞增殖及迁移的实验中发现，*Tiam*-1 基因在 M2 细胞系中高表达，在 UM-SCC-47 细胞中发现低水平表达，细胞计数和 MTT 分析表明，*Tiam*-1 的过表达显著促进了细胞增殖；*Tiam*-1 的单层细胞过表达导致感染的头颈部鳞状细胞癌细胞系中的细胞迁移显著增加，因此该基因在肿瘤中的过表达在其发展、侵袭、转移中起重要作用。*nm*23 是目前公认的转移抑制基因的最佳代表，其表达已经显示与人类几种癌症转移潜能呈负相关。有人认为它可参与细胞微管的聚合解聚，故 *nm*23 突变导致肿痛演进的机制可能与它参与细胞的移动有关。此外近年来研究认为，*S100A4* 基因通过调节细胞运动力直接参与了人和动物肿瘤的侵袭、转移，可能是新的转移相关基因。在人类乳腺癌的临床标本中，哺乳动物旁系同源物 MMP2、MMP9 和 MMP13 的升高与患者存活率的 4~9 倍相对降低有关。在单个肿瘤中，MMP2 和 MMP13 的水平与 *S100A4* 的水平更紧密相关。

五、逃避宿主的免疫监视

肿瘤在机体内长期存在并不断生长发展必须逃避宿主的免疫监视，其主要机制有以下几条。① MHC 分子低表达或不表达，而不能有效激活机体 T 细胞。②肿瘤细胞逃避：肿瘤抗原编码基因发生突变，干扰免疫识别。③抗原调变：肿瘤细胞表面抗原在宿主体内连续传代后，表面抗原发生改变。此外，免疫对肿瘤的促进、抑制、耐受等都具有重要作用。在这些免疫逃逸的机制中，部分机制建立于相应基因水平变化的基础上。

能调节肿瘤细胞表面的主要组织相容性抗原（MHC）的 *H*-*2K* 基因以及使肿瘤表达 H-2K 抗原的 *MHC* 基因通过高表达以增强肿瘤细胞在宿主体内的免疫原性，使肿瘤逃逸机体免疫监视；*WDNM*1、*WDNM*2 基因编码肿瘤特异性抗原，丢失后可使癌细胞逃避免疫监视而易发生转移。此外，免疫监视基因如微球蛋白基因的突变失活可导致人白细胞抗原 Ⅰ 类分子（HLA Ⅰ）表达的丧失，并逃避 T 细胞监视，因其 HLA Ⅰ 类分子与 NK 抑制受体的相互作用及向 CTL 的肽提呈都需要与 β_2-μ 缔合，结果导致肿瘤细胞出现优势亚克隆的生长。

六、错配系统功能改变

机体的错配修复系统能清除 DNA 合成错误，增加染色体复制的可信性。碱基错配修复基因确保了 DNA 高保真复制，在防止基因自由突变及肿瘤的发生发展上具有重要意义。这些基因包括 *hMLH*1、*hMLH*2、*hPMS*1、*hPMS*2、*hMSH*2 等。当碱基修复基因突变时，产生微卫星不稳性，造成 DNA 错配识别、切除、修复缺陷，最终引起遗传信息差错，抑癌基因或原癌基因突变增加，导致肿瘤发生和恶性演进。*hMLH*1、*hMSH*2 为最早发现与人类肿瘤密切相关的错配基因，其基因突变最早发现于遗传性非息肉性大肠癌，约有 90% 的患者存在这两个基因的突变，近年来还发现其与胃癌的发生有关。

七、染色体改变

人类癌细胞具有复杂的染色体重排，可能是癌症发展的潜在驱动力。但是，这些重排的分子机制尚不清楚。目前学界认为染色体的数量变异与细胞表型有关，包括异常的细胞形态、肿瘤相关抗原的出现、分泌与侵袭相关的蛋白和丧失接触抑制。非整倍体已证明是癌细胞染色体组型不稳定性的半永生根源。在大脑星形胶质细胞瘤中的研究显示，不同的染色体丢失、染色单体、染色三体及其他结构的变异主要发生在恶性程度高的肿瘤中，提示染色体数目的改变在肿瘤演进中扮演了一定的重要角色。

在肿瘤的演进过程中，除了存在上述人类研究基本明确的各种基因及染色体变化使肿瘤细胞由之而获得利于发展演进的特征以外，大量的细胞外基质降解酶，如各型 MMP 组织蛋白酶（cathespin B、cathespin D、cathespin L），细胞生长因子 [如转化生长因子（TGF）、肝细胞生长因子（HGF）]，外界刺激因子、肿瘤的缺氧诱导因子（HIF-1）的增强表达，以及各种致癌病毒如多瘤病毒、EB 病毒的作用，还有端粒酶活性的改变等都与肿瘤演进存在密切关系。其中有研究表明 Livin、VEGF 和 MMP 之间存在相互作用，可以通过阻断体外肺癌细胞中的 VEGF 和 MMP 途径来抑制细胞生长和侵袭，从而达到在体内抑制肺癌的发生。另外，细胞 TGF-β 作为影响发育、体内平衡和组织修复的多能性生长因子来说，有报道其在不同肿瘤中的过表达，结果发现骨肉瘤中有一种或多种 TGF-β 同工型的表达，这也表明其与疾病进展相关。在分子水平上，HIF-1α 通过缺氧反应元件（HRE）位点直接与 ZEB1 的近端启动子结合，从而增加 ZEB1 的活性和表达。此外，ZEB1 的抑制能够消除 HIF-1α 诱导的 EMT 和细胞侵袭。在正常结直肠上皮、原发和转移性 CRC 组织中，HIF-1α 表达与 ZEB1 表达高度相关，HIF-1α 通过与 CRC 中的 ZEB1 启动子结合来增强 EMT 和癌症转移。

总之，肿瘤的演进是一个极其复杂的多层次、多分子相互拮抗和协调作用的过程，也是肿瘤细胞基因组在外界环境致癌因子影响和自身遗传性继承中不断进行选择性变更、演化的过程。在此过程中，优势生长的异质性亚克隆在获得性的基因改变中不断加强其侵袭性和转移力，促成了肿瘤的演进。

（李　萍）

第 3 节　细胞分化与肿瘤

一、细胞分化的概念与特点

细胞分化（cell differentiation）是细胞生物学和分子生物学领域的一个重要理论问题，也是发育生物学研究的核心。一般所说的细胞分化是指胚胎发育过程中的分化过程，它始于受精卵。细胞分化的过程使多细胞生物能够创建独特功能的细胞类型和身体计划。细胞分化的过程由遗传及其与环境的相互作用驱动。成体组织、体外培养细胞和肿瘤组织也存在细胞分化过程。

（一）细胞分化的概念

在个体发育中由一种相同的细胞类型经过细胞分裂后逐渐在形态上、结构上和功能上形成稳定性差异，产生不同细胞类群的过程称为细胞分化（cell differentiation）。细胞分化是从化学分化到形态、功能分化的过程。从分子水平看，细胞分化意味着各种细胞内合成了不同的专一蛋白质，其合成是通过细胞内一定基因在一定时期的选择性表达实现的，比如鸡的输卵管细胞合成卵清蛋白、成体红细胞合成 β－珠蛋白、胰岛细胞合成胰岛素。

（二）细胞分化的特点

1. 细胞分化的基本特点

细胞分化可以概括为以下三个特征：①持久性。细胞分化贯穿于生物体整个生命进程中，在胚胎时期达到最大程度。胚胎细胞在显示特有的形态结构、生理功能和生化特征之前，需要经历一个称作决定的阶段。在这一阶段中，细胞虽然还没有显示出特定的形态特征，但内部已经发生了向这一方向分化的特定变化。细胞在整个生命进程中，在胚胎期分化达到最大程度。②稳定性。一般来说，分化了的细胞将一直保持分化后的状态，直至死亡。正常情况下，细胞分化是稳定的。一旦细胞受到某种刺激发生变化，开始向某一方向分化后，即使引起变化的刺激不再存在，分化仍能进行，并可通过细胞分裂不断继续下去。③普遍性。生物界普遍存在，是生物个体发育的基础。④细胞分化具有可塑性，已分化的细胞在特殊条件下重新进入未分化状态或转分化为另一种类型细胞的现象。

2. 细胞分化与细胞增殖的关系

细胞的分化与增殖是细胞生长和发育的两个基本现象，它们相互关联，又有所不同。发育中的细胞增殖和分化相伴随。例如，骨髓始祖细胞向红、粒系定向分化，同时细胞自身进行分裂增殖。分裂后的子代细胞一部分继续分裂增殖，一部分进一步分化成熟，出现一系列分化成熟的表型。例如，早幼红细胞合成血红蛋白，晚幼粒细胞出现溶酶体和过氧化氢体，神经细胞出现神经突触和神经介质。但不断增殖的细胞并不一定都能得到或具有分化的潜能，恶性肿瘤细胞就是这样。

3. 影响细胞分化的因素

组织特异性基因的选择性表达主要是由调节蛋白启动，因此调节蛋白的合成是影响细胞分化主要的直接因素。一般来说这种影响主要受胞外信号系统的调控，而胞外信号及细胞微环境又是通过细胞自身的因素，如细胞位置、胞内信号转导调控网络等来起作用。影响细胞分化的因素主要包括以下几个方面：①胞外信号分子对细胞分化的影响。在研究早期胚胎发育过程中发现，一部分细胞会影响周围细胞使其向一定方向分化，这种作用称为近端组织的相互作用，它主要是通过细胞旁分泌产生的信号分子旁泌素（又称细胞生长分化因子）来实现的。另一种远距离细胞间相互作用对细胞分化的影响主要通过激素来调节。②细胞记忆。细胞记忆可以通过两种方式实现，即正反馈途径和染色质结构变化的信息传到子细胞。细胞记忆与决定信号分子的有效作用时间是短暂的，然而细胞可以将这种短暂的作用储存起来并形成长时间的记忆，逐渐向特定方向分化。③受精卵细胞质的不均一性。由于细胞有记忆能力，随着分化信息不断积累使之成为已“决定”的细胞，这种与细胞分化相关的信息在很多动物中可以上溯到受精卵，在很多物种中，卵裂后的细胞所携带的信息开始有所不同，这种区别又通过信号分子影响其他细胞产生级联效应，这样最初储存的信息不断被修饰并逐渐形成更为精密更为复杂的指令，最终产生分化各异的细胞类型。④细胞间相互作用与位置效应。在胚胎学研究中发现细胞间的相互作用对细胞分化与器官构建的影响，并称这种作用为胚胎诱导。此外，细胞所处的位置不同对细胞分化的命运有明显影响，通过实验已经证明，改变细胞所处的位置可导致细胞分化方向的改变，这种现象称为位置效应。⑤环境对性别决定的影响。性别决定是细胞分化和生物个体发育研究领域的重要课题之一。实验证明，环境对性别作用的影响早已被发现和研究，其中典型的例子是许多爬行动物，如蜥蜴类的 A.agama 和 E.macularius，它们在较低温度环境下（24℃）全部发育为雌性，而温度提高（32℃）则全部发育为雄性。⑥染色质变化与基因重排。100 多年前人们就发现马蛔虫在卵裂过程中，染色体出现消减现象，追踪至 32 个细胞的分裂球阶段，发现除一个细胞保留正常的染色体外，其余将分化成体细胞的细胞中全部出现染色体丢失，显然这是细胞分化的一个特例，但在当时成为种质学说的重要依据。此外，人们还发现了原生动物纤毛虫营养核中染色体 DNA 大量缺失的现象。

（三）干细胞的作用和特性

1. 干细胞的概念

干细胞（stem cells，SC）是一类具有自我复制能力并且能分化成其他多种细胞潜能的一类细胞。根据干细胞所处的不同发育阶段可将干细胞分为胚胎干细胞（embryonic stem cell，ES 细胞）、成体干细胞（somatic stem cell）。如果按照干细胞所具有的分化潜能，又可将其分为全能干细胞（totipotent stem cell，TSC）、多能干细胞（pluripotent stem cell）和单能干细胞（unipotent stem cell）。胚胎干细胞，即受精卵分裂发育成囊胚时其中的内层细胞团。胚胎干细胞是一种高度未分化细胞，其具有分化的全能性，具有分化成机体内各种细胞的可能。生命体成年后机体内进行新陈代谢，意味着有老的细胞死亡、新的细胞代替，而成体干细胞指的就是机体内普遍存在的这类在特定组织器官中能特异地分化成相应细胞的干细胞。

2. 干细胞的分化

生物有机体是由多种类型的高度分化的细胞组成，生命体中的细胞从原始的干细胞经历了分化、增殖、衰老、凋亡或癌变等一系列过程。细胞增殖是生命有机体由细胞分裂增加细胞数目方式，是生命体的繁殖基础，亦是维持生命体细胞数目平衡和生命体正常结构功能所需要的。随着时间的推移，细胞在形态上发生了一系列变化，细胞发生皱缩，细胞膜通透性增强，染色质产生了固缩、断裂等衰老现象，而生命体为了维持自身内环境稳定，这些衰老的细胞会受基因控制，从而细胞会自主发生有序的死亡。而细胞分化的概念是一个或一种类型的细胞通过增殖而产生后代，而这些后代在形态结构及生理功能上具有稳定性的差异。

经过多年的研究，目前人类对细胞的增殖、衰老、凋亡及癌变等的细胞内信号通路已经有了比较清晰的认识，然而不同细胞的定型和分化涉及的分子机制不同。研究系统复杂，机体中 200 多种类型的细胞都是由一个胚胎干细胞分化而来，这一系列的分化受到多种基因的精密调控。如果这些基因调控发生障碍，生命体发育过程中的一些细胞就不能正确分化而导致发育异常，哥本哈根大学的学者在 *Molecular Cell* 上报道 Fbx110 分子在胚胎干细胞的分化中发挥关键作用。

如今对于干细胞如何正确定向依然了解不够。日本京都大学研究团体于 2006 年首次利用 Oct3/4、C-myc、Sox2 和 Klf4 四种转录因子成功地将小鼠成纤维细胞重诱导为多能干细胞，自此以后诱导多能干细胞的研究获得了惊人的发展，也为研究干细胞及细胞分化开启了一扇新门。

干细胞的研究，有助于阐明许多重大疾病的发病原因，对于临床诊治亦能提供有效的方法。干细胞如何自我更新（也称为干性维持）及多种分化潜能的调控是干细胞研究的热点。干细胞具有变成生命体内任何细胞的能力，但干细胞怎么持久地保持该能力，如何将这种状态放弃并变成其他特定的细胞这两个重要的问题一直困扰着研究人员。如果能成功阐明这两个问题，利用干细胞治疗疾病这个方式就会出现巨大的进展。

细胞分化在生命体中是一个持久性过程，不仅在胚胎发育中发生，而且在生命体的一生中都进行，从而补充组织、器官中衰老和死亡的细胞，维持组织器官的正常功能。细胞分化时特异基因的表达调控是一个十分繁杂的过程，包括 miRNA 的表达、蛋白质合成各个水平从 mRNA 的转录调控、加工再到翻译，都会发生一系列调控的机制。

细胞分化在 DNA 水平发生重要的调控（如基因的丢失、修饰、染色质的变化等）。在动物实验中进行的研究揭示，Mof 蛋白在维持干细胞的“干性”方面发挥关键作用，但对于参与干细胞干性维持以及分化的蛋白及其分子机制的报道和研究目前还较少，也远没有细胞增殖、衰老、凋亡研究得详尽。而蛋白质是研究干细胞诱导分化过程中表观遗传学、染色体的重塑、蛋白质结构学、诱导因子、分子调控的网络及微环境等的核心分子，而细胞的分化过程中也是一些关键的蛋白分子起主导作用。正因如此，关于干细胞干性维持及细胞分化过程中蛋白质变化引起高度关注，希望以此寻找参与到干细胞的自我更新和分化中的重要蛋白及其信号通路。

（四）干细胞与肿瘤的关系

1. 干细胞与肿瘤发生的关系

干细胞的定义是它们能够无限增殖，同时还能保持分化成几种细胞类型的能力。自我更新和专能这两个属性的协调对于确保适当的胚胎发育、器官发生、器官稳态和损伤后组织修复至关重要。此外，干细胞不受控制的增殖可能在癌症等疾病中起主要作用。人们已经认识到，干细胞与肿瘤细胞有很多相似性。例如，它们都呈现端粒酶高度活性，均具有快速更新和无限增殖能力，具有共同的信号转导途径，都有不同的分化程度等。

肿瘤的发生与干细胞有密切关系。自我更新愈快的组织，肿瘤发生率也愈高。因此，有些研究者认为，肿瘤可能是组织干细胞失去正常调控、分化停止于某一阶段并无限增殖所形成的。也就是说，恶性肿瘤的产生和发展主要是由于干细胞的分化受阻，而不是已分化成熟细胞的去分化。例如，上皮组织中的成体干细胞出现过度增殖、发育和分化异常时，子代细胞可出现形态和功能异常，表现为化生（metaplasia）或不典型增生（dysplasia）。当病因持续存在，这些细胞经过一定时期可演变为癌细胞，表现为原位癌（carcinoma in situ）。肝组织中的卵圆细胞也属于干细胞，在化学诱导的实验性肝癌发展中也是癌细胞的前体细胞。白血病是公认的由于干细胞分化障碍所引起的恶性肿瘤。干细胞的分化调控异常涉及多种基因改变和多条调控途径异常，其中*p*53基因突变就是重要机制之一。

2. 肿瘤干细胞及其意义

已有研究证明，肿瘤中只有很少一部分瘤细胞具有移植成瘤性。这些细胞具有干细胞的一些特性，快速更新并能分化成其他类型的组织。由此，近年来提出了肿瘤干细胞（cancer stem cell）的概念。肿瘤干细胞是肿瘤中一些数量极少、具有自我更新能力和不定分化潜能、驱使肿瘤形成的幼稚细胞。

这些异常干细胞具有多向分化潜能，在肿瘤生长和演进过程中可使瘤细胞呈现多向分化和"趋异性（divergent）"分化，从而使肿瘤成分出现多重性、异质性，并在肿瘤的复发中起重要作用。

由于肿瘤干细胞与ES细胞有多种相似性，有关ES细胞的一些研究进展会对肿瘤干细胞研究产生启示作用，由此可能会促进人们对肿瘤起源、发生和演进的理解与认识，并对肿瘤的诱导分化和靶向治疗产生推动作用。此外，了解肿瘤干细胞的分布、数量和特件，在肿瘤诊断、预后判断、确定和调整药物治疗剂量等方面也有重要价值。目前，肿瘤干细胞的分离、纯化仍然十分困难。其原因除了这些细胞数量极少（仅占肿瘤细胞的0.001%~1%）以外，还与缺乏相应的特异性标记物有关。尽管如此，我们可以预料，肿瘤干细胞的研究会成为肿瘤生物学和治疗学的一个研究热点，并将有很大进展。

二、肿瘤细胞的分化

肿瘤细胞在很多生物学特性上不同于正常细胞，也有别于修复性增生的细胞，最大的差异就在于它们的分化状态不同。

（一）肿瘤细胞的分化

恶性肿瘤细胞的特征之一是分化程度低，表现为形态上的幼稚性（即呈现细胞的异型性）和功能上的异常。当组织发生肿瘤时，组成该组织细胞的多种表型（phenotype）又回到原始的胚胎细胞表型，即发生细胞的去分化（dedifferentiation）或反分化（retro differentiation）。这正是由于细胞分化的条件可逆性所引起的在致癌因子（如化学致癌物、某些病毒或放射线等）作用下，正常未分化细胞发生分化障碍和（或）已分化细胞发生去分化，导致细胞的幼稚性和生长失控性，形成肿瘤细胞。有些肿瘤可自然地发生分化现象，如儿童时期的脂肪母细胞瘤，复发后可形成成熟的脂肪细胞。有些肿瘤则在演进过程中或复发后发生去分化，出现其他组织类型的肿瘤成分，如脂肪肉瘤、骨肉瘤和软骨肉瘤等。肿瘤组织常呈现不同程度的形态和功能上的异质性（heterogeneity），主要表现为瘤细胞分化程度和分化方向的差异性。这种现象可使肿瘤呈现多向分化，如髓母细胞瘤可见神经元分化成分和各种胶质细胞分化成分，甚至出现肌细胞成分，后者称为趋异性分化。有人将一种类型肿瘤组织中出现另一种肿瘤成分的现象称为肿瘤的化生，不同组织起源的肿瘤在形态上的重叠性和同种肿瘤出现的异质性，以及上述的去分化、趋异性分化、化生等现象，可能与肿瘤细胞基因组的全息性和肿瘤干细胞的多潜能分化能力有关。如果用胚胎发育和细胞分化的观点去分析肿瘤的这些现象，肿瘤的这些复杂的生物学和病理学特性就可能得到解释且易于接受。这也提示，肿瘤的组织学分类和诊断需要与细胞遗传学和分子生物学密切整合。

（二）肿瘤的诱导分化

1. 肿瘤诱导分化的概念

研究证实，应用某些化学物质可使不成熟的恶性细胞逆转，向正常细胞分化。这些物质称为分化诱导剂。在分化诱导剂的作用下，去分化的肿瘤细胞也可被诱导而重新向正常细胞方向分化，表现为生物学特性（包括形态特征、生长方式、生长速度、基因表达等表型）均向正常细胞接近，甚至完全转变为正常细胞，这种现象称为重分化或再分化，也称诱导分化。采用这一策略进行恶性肿瘤的治疗，称为诱导分化治疗。目前，国内外文献资料对恶性肿瘤分化的称谓有所不同，如逆转、表型逆转、逆向转化、正常化、脱癌、去恶性及去恶化等，尽管用词多种多样，但均表达出肿瘤细胞向正常细胞方向发展的过程。

肿瘤细胞诱导分化治疗的基本特点是非细胞毒抗肿瘤作用，即不直接杀伤肿瘤细胞，而是诱导肿瘤细胞向高分化方向发展转变为正常或接近正常的细胞，即在一些化学制剂的作用下，有的肿瘤细胞出现类似正常细胞的表型，有的恢复了正常细胞的某些功能。由于肿瘤细胞起源的多样性，其分化的具体指标亦各不相同，一般包括形态与功能的分化、增殖能力与致瘤性的降低或丧失等。

有些肿瘤细胞具有明显的或特异性分化标记物，如横纹肌肉瘤中的 desmin 和星形细胞瘤中的胶质纤维酸性蛋白（GFAP）。瘤细胞分化程度越低，越是缺乏分化标记物。诱导分化治疗的提出，打破了20世纪50年代曾流行的“一旦成了癌细胞，便永远是癌细胞”的观点。近年来，诱导分化治疗的研究非常活跃，已成为国际肿瘤研究的新热点。肿瘤的诱导分化研究和应用最多和最成功的是维甲酸诱导分化治疗急性早幼粒细胞白血病。目前，实体瘤诱导分化的研究工作尚多处于体外实验阶段。

2. 诱导分化的机制

肿瘤细胞诱导分化的基础主要是：正常细胞的分化是有顺序的、有限制和有选择的基因表达；肿瘤细胞具有分化潜能；肿瘤细胞出现分化缺失、分化阻断和分化异常。因此，能否正常分化是细胞正常与恶性的分界线。

分化诱导剂对肿瘤细胞的诱导分化作用具有相对的组织和细胞专一性及诱导分化方向的专一性。目前认为诱导分化的机制为分化诱导剂诱导肿瘤细胞向终末阶段分化，最终趋向于死亡。主要表现为：①细胞分化基因群重新启动和表达，同时恶性基因受抑制或失活，二者的结果均导致细胞结构或功能上的正常化；②通过影响肿瘤细胞表面膜使肿瘤细胞恶性表型发生逆转，主要为肿瘤细胞增高表达的增殖性受体的被封闭或抑制；③在启动细胞分化机制的同时启动了细胞死亡程序，有些表现为先分化后凋亡，有些表现为分化与凋亡同时发生，代表此类分化诱导剂的是维甲酸和砷剂。目前，我们已经认识到细胞信号转导机制在诱导分化中的作用。分化诱导剂作用于细胞后，可能通过 cAMP 信号途径、磷脂信号途径、酪氨酸残基脱磷酸化信号以及分化剂 - 核受体复合物信号等途径改变瘤细胞的生物膜特性并产生胞内反应，影响细胞分化。

在诱导分化机制方面研究最多的是维甲酸（retinoic acids，RA）诱导肿瘤细胞的分化，APL 对 RA 的高度敏感性是由于 APL 特有的遗传异常，即其 15 号和 17 号染色体长臂相互易位，导致维甲酸受体和 *PML* 基因融合。融合蛋白可能通过络合并抑制野生型 *PML*，使骨髓细胞分化被阻断在早幼粒细胞阶段。RA 通过简单扩散进入细胞或由从胃肠道吸收的维甲醇（维生素 A）转变而来。另外，许多化学物质具有诱导分化的作用，如用维甲酸、三氧化二砷（As_2O_3）能诱发白血病细胞向正常成熟细胞方向发展，甚至成为终末分化的细胞，并能诱发白血病细胞凋亡，抑制肿瘤增长。诱导分化剂的疗效是肯定的，但目前尚存在容易复发和产生耐药的问题。

（李　萍）

第 4 节　肿瘤细胞的生长特点

一、肿瘤细胞生长动力学

肿瘤从单个细胞生长发展到可见或可检查到的瘤体，细胞的分裂增生是根本原因。肿瘤表现为失控性生长，是因为肿瘤细胞不能像正常细胞一样，增殖达到一定数目后细胞的生长速度与丢失速度保持平衡以保证组织体积维持稳定。细胞的增殖超过细胞丢失，肿瘤便过度地生长。因此，肿瘤的增殖特性是一种细胞群体行为的综合体现。肿瘤生长动力学是定量研究细胞群体的增殖与消亡变化规律，以及它们对生理和理化因子发生调节和反应的学科。

（一）肿瘤细胞群体组成

肿瘤细胞群中的细胞并不同时进行增殖，一般由增殖细胞群、静止细胞群和非增殖细胞群三个部分的细胞组成。在同一肿瘤内，各细胞群之间成为肿瘤发生发展过程中互相衔接的环节。不同类型的肿瘤及同一种肿瘤的不同阶段，在这三类细胞中所占的比例是不同的，三类细胞群之间可以相互转变。例如，当缺乏营养和血液供应不良时，静止细胞群增加；当增殖细胞群被迫减少，同时营养等供应改善时，增殖细胞群又增加。

增殖细胞群占同一组织或肿瘤的整个细胞群的比率，称为生长分数（growth fraction，GF）。肿瘤体积增大一倍所需的时间即肿瘤倍增时间（doubling time，DT）。生长分数高的肿瘤，瘤体的增大较快，DT 较短，这类细胞对药物的敏感性也比较高。静止期细胞群指 G0 期或延长的 G 期细胞，保持增殖能力但不分裂。这类细胞对药物敏感性低，并且是肿瘤复发的根源。非增殖细胞群存在于正常静态组织，如骨骼、成熟的血细胞也属于这类，在肿瘤中这类细胞很少，与肿瘤生长的关系不大，也无治疗上的意义。

（二）肿瘤增殖特性

肿瘤细胞的增长速率在不同类型的肿瘤之间变异很大，肿瘤的 DT 范围可从 10d 至数年。这是因为肿瘤增长的速率与细胞增殖周期长短、细胞生长分数大小及细胞丢失多少三者的综合作用有关。

为了测定细胞增殖的变化，以前使用 ^{3}H-TdR 掺入法通过放射性自显影计算 S 期细胞的标记指数，后来使用 MTT 法等绘制细胞的生长曲线，目前通常使用流式细胞仪计算进入细胞增殖周期的细胞比例。增殖期的肿瘤细胞群中 S 期细胞可能增加，但细胞周期的长短可能与相应的正常细胞相同，有的甚至更长。如上所述，生长分数（GF）是评估增殖期肿瘤细胞在瘤细胞群总数（包括 3 个群，即增殖群 P、静止群 G0 和非增殖群 NP）中的关系指标，GF=P/（P+GQ+NP）。GF 值也是细胞周期或时相特异性药物敏感细胞在肿瘤细胞中的比例，可作为选择化疗药物的参考。GF 大于 0.8 或接近于 1.0（全部细胞进入增殖周期），对周期特异性药物如 DNA 合成抑制剂比较敏感；在 0.5 以下时，宜选用非周期特异性药物。

在肿瘤生长过程中，细胞丢失也是一个非常重要的因素。肿瘤细胞除一部分通过正常途径终末分化、成熟直至死亡外，还可因供血不足、氧和营养缺乏或核分裂异常而死亡，也可因脱离和转移等丢失。肿瘤的丢失程度无法直接测定，随着肿瘤体积增大，倍增时间延长，可能与肿瘤组织中增殖细胞群的细胞周期时间延长、部分细胞进入G0期及细胞丢失增加有关。人体内正常更新组织中细胞生长与细胞丢失之间存在动态平衡；而在肿瘤中，细胞的增长超过了丢失。有学者认为在上皮癌发展过程中，细胞丢失可能是影响肿瘤生长的主要因素。放射肿瘤学临床实践证明，上皮癌在照射后由于显著的细胞丢失，肿瘤常表现为明显退缩。相对而言，肉瘤细胞在照射后其肿瘤体积比开始时常无明显变化，所以从放疗近期反应来看，上皮癌细胞比肉瘤细胞具有较高的放射敏感性。

（三）肿瘤生长规律

早在1935年Mottram就对小鼠皮肤癌的生长规律进行了观察。1956年，Collins研究了人体肺转移瘤的生长规律，建立了肿瘤的生长复合指数生长模型（exponential model）。但是，随着这一模型的普遍运用，发现许多实体瘤只在较短的观察期内才符合；延长观察时间，随着瘤体增大，肿瘤生长速度不断减慢并达到相对恒定，符合Gompertz函数。肿瘤生长规律可用两种基本的数学模型表示，即指数生长模型和Gompertz生长模型。

1. 指数生长模型

指数生长模型指肿瘤的生长符合一级动力学规律（first order kinetics），1个肿瘤细胞通过细胞周期一分为二（21个）以后，接着进入第二个周期，2个变为4个（22个）到2*n*个细胞，呈指数（20、21、22……2*n*）生长繁殖，并且具有恒定的体积倍增时间。这一模型比较简明地说明了单位时间内细胞分裂增殖的数量关系。

假如肿瘤以指数模型增长，那么由一个肿瘤细胞发展成为临床上可以查及的肿块，直到致命的大小，需要经过多少次增殖周期呢？一个直径为10μm、重量为0.001μg的瘤细胞，发展到临床上可见的1cm瘤结需经过30次倍增，而从1cm的瘤结增大到致命的1kg时只需倍增10次（体积已增大1000倍）。如果从时间上推测，一个瘤细胞指数生长为100万（10^6）个细胞的肿块，需要1~5年，尽管它在体内生长了5年，仍只有针尖大小，重量也不超过1mg。因此，在相当一段时期内，普通的诊断方法是难以发现的。

2. Gompertz生长模型

Gompertz生长模型表明，肿瘤体积小时生长速度也很慢，而后逐渐加快，当瘤体大小为最大体积的37%时生长速度最快，随着肿瘤的增大其生长不断减慢并趋向恒定，呈一光滑向上凸的Gompertz曲线。

临床治疗发现，呈Gompertz函数模型生长的肿瘤经治疗后，消退方式也符合Gompertz方程。例如，生长率已经稳定的肿瘤（即达到Gompertz曲线的平坦部分），其治疗反应比肿瘤体较小的肿瘤消退也要缓慢，特大肿瘤几乎不引起消退。据此，肿瘤体积小于或大于最大体积的37%时，消退速率均降低，为最大体积的37%时消退最快。当肿瘤体积越来越小时，达到治愈体积也越来越近，治愈率也高，但一定剂量的抗癌药引起的肿瘤体积缩小效果也越来越差，对治疗的敏感性降低。因此，对残留的微小肿瘤，在治疗后期可采用冲击式强化治疗，以引起足够高的消退率，达到治愈的目的。

二、恶性肿瘤细胞的生长特点

恶性肿瘤细胞表型被包含在“肿瘤性转化”的含义之中，“肿瘤性转化”在许多方面与正常细胞不同。肿瘤性转化特有的表型变化（主要指生长方面）有以下表现。

（一）对生长控制反应的丧失

所有肿瘤细胞包括良性和恶性肿瘤细胞，其基本特性之一为增殖失控。肿瘤细胞好似寄生于宿主体内的微生物，它不受宿主的神经体液所控制，亦不受周围环境的影响，表现为所谓自主性（autonomy）生长，即使宿主体内多种组织细胞处于消耗性萎缩状态，肿瘤细胞也能摄取宿主体内的营养物质而不断增殖。

这种自主性生长的机制尚不十分清楚，一般认为是由于肿瘤细胞膜的变化，如膜表面糖蛋白分子发生改变，从而使转化细胞失去对神经内分泌的正常调节作用或逃避机体的免疫监视作用。

（二）接触抑制的丧失

在体外培养时，正常细胞在培养基的表面形成一单层细胞群；当它们相互接触时，细胞分裂和运动即行停止，这就是接触抑制（contact inhibition）。恶性肿瘤细胞则不同，即使相互接触仍能无序地生长、堆集，在培养基上形成多层细胞群。因此细胞与细胞间信号转导的调节作用丧失。

以往对这种现象的解释，认为正常细胞相互接触后会产生一种所谓“抑素”（chalone）的物质,但该物质至今未能被提纯。近年来有学者提出，肿瘤细胞除膜脂发生变化外，膜蛋白也有变化。某些正常细胞的增殖,不仅受其本身基因的调控，而且产生一种谓之“大的外在转化敏感蛋白抑素（large external transformation sensitive protein, LETS）”。LETS蛋白是一种高分子量糖蛋白。实验证明，当细胞发生接触抑制时，这种蛋白明显增加，由此认为它是一种细胞膜上“终止细胞增殖的信号”。肿瘤性表型最有意义的变化之一就是细胞膜上LETS蛋白含量减低甚至缺失，以致细胞丧失接触抑制。

（三）生长的锚着依赖性丧失

正常细胞必须依附于适宜的表面才能生长，悬浮在液体或半固体状态中培养则难以很好地生长，此现象称为生长的锚着依赖性。转化细胞失去这一特点，能混悬于液体或半固体（特别是软琼脂）中生长，不再依赖于锚着。对转化细胞的各种生长特点逐一对比研究，发现许多特点均不与植入体内的成瘤性相关，唯独锚着依赖性和转化细胞的体内成瘤性及转移能力相关，因此它是据以判断体内成瘤性的可靠指征。

（四）细胞生长的密度依赖性抑制作用降低

培养基中的正常细胞增殖到一定密度后即停止生长，这种现象称为细胞生长的密度依赖抑制作用。细胞培养过程中有赖于培养基中血清所含的许多成分，诸如蛋白质、维生素、激素和矿物质等，当培养基中缺乏细胞生长的必需成分，则培养基变成“密度抑制性”。肿瘤性转化细胞一个显著的特点是对血清成分的需求降低了，这样便降低了细胞生长的密度依赖抑制作用，表现在一定容积内细胞生长的饱和密度增加。

（五）恶性肿瘤细胞的“永生性”

正常细胞在体外传代培养中，分裂增殖到一定的次数，比如连续传代30~50次，终于到达一个临界点（point of crisis），此时它们虽仍保持存活力但停止增殖，可停滞于非增殖状态较长时间，这一现象称为“增殖衰减（proliferative senescence）”，于1965年由Hayflick所描述，后称“Hayflick界限”。恶性肿瘤细胞则不同，细胞增殖衰减过程丧失，能持续不断增殖。这种无限增殖能力，称为“永生性（immortality）”。实验所用不断繁殖的细胞，谓之“细胞系（cell line）”，如人们熟知的一种标准瘤细胞系：Ehrlich腹水癌从1932年建立至今已保存了数十年之久，仍被广泛用于实验研究。

（六）可移植性

正常细胞除成纤维细胞外，当将其移植于异体后，由于宿主的排异反应，多不容易生存。而恶性转化细胞被移植于宿主体内可以不断地生长繁殖，形成移植瘤。自从Rygarrd和Povlson首次将人结肠癌细胞在裸鼠（无胸腺小鼠）移植成功，迄今大多数的人类恶性肿瘤均已在裸鼠身上建立移植瘤。

（七）恶性肿瘤细胞表型的不可逆性

现时普遍认为某种细胞一旦获得恶性转化表型，其过程即具有遗传性及不可逆转性。Foulds通过小鼠乳腺癌的研究，提出了肿瘤演进（tumor progression）的概念，认为肿瘤在生长过程中往往不断获得新的生物学性能，恶性程度递增，几乎总是向着更富于侵袭性方向发展。这一概念为后来许多临床观察和实验性研究所证实和充实。现已成为肿瘤生物学中重要的基本原理之一。

（李　萍）

第5节 肿瘤细胞的生物化学特性

肿瘤是由一个细胞转化为单克隆性异常增生而形成的，如正常子宫平滑肌含两种葡糖-6-磷酸脱氢酶（G6PD）同工酶，但子宫平滑肌瘤只含有一种G6PD同工酶，采用X性联同工酶标记、G6PD分析已证实了肿瘤的单克隆性。一个细胞的恶性转化，包括转化细胞的单克隆性增生，局部浸润、远处转移。在这个过程中，恶性肿瘤转化细胞的共同特点是肿瘤的生长与演进，内在特点主要是肿瘤的生长分数和血管的形成。肿瘤的生长分数是恶性转化细胞群体占增殖阶段细胞的比例，是恶性转化细胞的内在因素。恶性转化细胞的血管形成是宿主对肿瘤细胞或其产物的反应。以下就肿瘤细胞膜的改变和肿瘤细胞物质代谢的改变两个方面进行阐述。

一、肿瘤细胞膜的改变

研究表明，当细胞癌变后，即正常细胞一旦转化为癌细胞后，就失去接触抑制的特性，原有的膜抗原消失或由新抗原代替；细胞膜的通透性增高；肿瘤细胞对氨基酸的运输活性比正常细胞高得多，可高达10倍左右；其凝集性和黏着能力消失或降低，易导致癌细胞间黏着性和亲和力下降，癌细胞易游离、浸润乃至转移；物质转运活动的特性发生异常；细胞表面出现微绒毛、皱褶及足样突起等。

（一）膜糖蛋白的改变

膜糖蛋白的改变可表现为细胞膜上某种糖蛋白的丢失，最常见的为黏连蛋白缺失，使肿瘤细胞之间的黏着性和亲和力降低，故癌细胞易从原位脱离、浸润甚至转移。再则，糖蛋白出现唾液酸化，使癌细胞表面唾液酸残基增加，此与肿瘤细胞的免疫逃避现象有关，免遭机体免疫活性细胞的识别和攻击。肿瘤细胞还可合成新的糖蛋白，如小鼠乳腺癌可产生一种表面糖蛋白，它可掩盖小鼠主要组织相容性抗原，使肿瘤细胞具有可移动性。

（二）膜糖脂的改变

在病毒或化学致癌物导致的恶性转化过程中，如参与糖脂合成的半乳糖基转移酶活性下降，则糖脂的合成反应受阻，使GH（一种糖脂，含3个中性糖、1个唾液酸的神经节苷脂）蓄积，而GM1（另一种糖脂，含4个中性糖、1个唾液酸的神经节苷脂）减少，则影响膜糖脂的组装，致膜上糖脂减少，见于实验性肿瘤及人类白血病、肠癌和胃癌等。

另一种改变为新糖脂合成。许多癌细胞能合成自身独特的新糖脂，或由原有的糖脂系转变为另一种糖脂系，新糖脂系的合成可起癌抗原的作用，可能是一种自身保护机制。

（三）膜蛋白质的改变

细胞表面的外在蛋白LETS在恶性肿瘤增长期迅速减少，甚至完全消失。这可能是因癌变细胞的蛋白水解酶活性增高而致LETS蛋白水解，故膜上的LETS蛋白含量锐减。LETS蛋白具有多种功能，如控制细胞生长和变异、控制细胞形态及细胞与细胞外基质的黏附等。当癌变细胞膜上LETS蛋白减少时，上述功能出现异常。

最新研究报道，在肿瘤细胞中，MEK阻断使HSF1失活，从而引起蛋白质组学混乱，表现为蛋白质不稳定，聚集以及（尤其是）淀粉样蛋白生成。与未转化的对应物不同，肿瘤细胞特别容易受到蛋白质组扰动和淀粉样蛋白诱导的影响。淀粉样蛋白生成是肿瘤抑制性的，减少体内黑色素瘤的生长并有助于蛋白毒性应激物的有效抗瘤作用。在上皮肿瘤中所见，膜相关和分泌的黏蛋白的异常表达可促进肿瘤生长、进展和转移，MUC2

和 MUC5AC 也可显著促进分泌黏蛋白的胃肠道肿瘤的生物学变化和发病机制。

（四）膜脂的改变

癌变细胞膜上脂质成分改变也会影响电荷性质的变化。癌细胞膜脂质的改变使细胞膜出现跨膜控制失调，如肿瘤对细胞表面信号的调节失控，对抑制增殖的信号不能进行正常的接受和传递，使细胞处于失控的不断增殖状态。肿瘤细胞膜下的微丝和微管束减少并呈无序排列，这种结构状态使跨膜信号传递紊乱，造成细胞的增殖失控。

（五）膜抗原性改变

肿瘤特异性抗原（tumor specific antigen，TSA）系指这种抗原存在于肿瘤细胞的表面，不存在于相应正常细胞表面，宿主的免疫系统能把这种抗原识别为外来物质，并通过免疫反应来抑制肿瘤的生长，甚至杀死肿瘤细胞。由病毒、化学致癌剂诱发的动物实验性肿瘤可产生 TSA 并具有很强的免疫原性，但在动物自发性癌瘤中其免疫原性则很弱甚至缺如。人类的恶性转化细胞能否产生 TSA 尚无确切证据；但有些现象提示人类某些恶性肿瘤有可能产生如恶性黑色素瘤、神经母细胞瘤、伯基特淋巴瘤、白血病、骨肉瘤、结肠癌及绒毛膜上皮癌等，其中有些肿瘤在临床上可出现奇迹般自发性消退。

肿瘤相关抗原（tumor associated antigen，TAA）是另一类存在于肿瘤细胞表面的大分子物质，它并非肿瘤细胞所特有，但在细胞癌变时其含量有明显增加。癌症的发展及其对治疗的反应受到先天性和适应性免疫的强烈影响，后者会促进或减弱肿瘤发生，并且可能对治疗结果产生相反的影响。癌症的发展和恶性进展与基因改变的积累和正常调节过程的丧失有关，这导致肿瘤特异性抗原和肿瘤相关抗原（TAA）的表达，它们可以激活抗肿瘤免疫反应。由于只有量的变化，且缺乏严格的肿瘤特异性，从而成为该抗原的特点之一。其次，荷瘤宿主的免疫系统不能识别这类抗原为外来物质。因此，宿主对其亦不产生免疫反应。之所以把它们视为肿瘤抗原是基于两方面的理由：一是其含量的增加与细胞的癌变过程有关；二是所用检测的方法是免疫学方法。由于这种分子在异种动物中具有很强的抗原性，因此用它们制备的异种抗血清可以检测荷瘤宿主的肿瘤细胞或血清中存在的这类物质。胚胎性抗原如甲胎蛋白（AFP）和癌胚抗原（CEA）即为此类肿瘤抗原的典型代表。肝细胞癌和卵黄囊瘤患者的血清中 AFP 升高；胰腺癌和结直肠癌患者血清中 CEA 升高。AFP 和 CEA 可作为肿瘤标记物，用于临床病理诊断。

二、肿瘤细胞物质代谢的改变

恶性肿瘤是一种生长迅速的组织，其代谢的基本特征是物质的合成代谢增强，分解代谢则减弱，导致两者的平衡失调。

（一）糖代谢的改变

肿瘤代谢的一个有趣现象是“Warburg效应”，其中肿瘤细胞通过糖酵解而不是氧化磷酸化消耗大量葡萄糖。最初认为 Warburg 代谢可为肿瘤细胞提供其他生长优势。在细胞代谢中，Cascone 等表明高度糖酵解的肿瘤细胞可以介导抑制 T 细胞的杀伤和向肿瘤微环境运输，从而导致对过继性 T 细胞疗法的抵抗。肿瘤细胞糖酵解失调促进了肿瘤的生长和侵袭性，并且与癌症患者转移的发生率呈正相关。癌细胞的糖酵解转换也限制了有效抗肿瘤免疫反应的发展。

肿瘤组织的糖代谢和正常组织相比有明显不同。正常组织在有氧时氧化抑制酵解，产生 CO_2 和水，缺氧时才产生大量乳酸，此现象称为 Pasteur 效应。恶性肿瘤组织氧化抑制酵解的现象减弱甚至消失，而代之以酵解抑制氧化，此即 Crabtree 效应。无论在有氧或无氧的条件下肿瘤组织均有活跃的糖酵解，其合成代谢所需的能量（ATP）在很大程度上来自糖酵解。例如，肝细胞癌（HCC）是世界范围内与癌症相关性死亡的主要原因。肝癌细胞糖酵解的增强主要是糖酵解的三个关键酶即己糖激酶、磷酸果糖激酶、丙酮酸激酶的活性升高可达 2~5 倍。一般情况下，正常肝脏中由氧化供能约占 99%，而糖酵解供能只占 1%，但肝癌组织中由于糖酵解旺盛，由酵解供能可达 50%。

（二）蛋白质代谢的改变

肿瘤组织中蛋白质合成代谢增强，氨基酸的分解代谢减弱。体外实验表明，^{14}C 标记的氨基酸掺入肝癌切片的速度较正常组织为快，证明蛋白质合成旺盛。同时氨基酸分解代谢下降，催化氨基酸分解代谢的活性如谷氨酸脱氢酶、谷氨酸草酰乙酸转氨酶、酪氨酸转氨酶等在肝癌组织中显著降低，癌组织中氨基酸分解代谢减弱，可使氨基酸重新用于蛋白质合成，此种“再循环”作用，可促使肿瘤生长。

（三）核酸代谢的改变

肿瘤组织中 DNA 和 RNA 合成速率均较正常组织为高，而分解速率则下降。

1. 合成代谢

核酸的合成大致分为三个阶段，即核苷酸的合成、三磷酸核苷的生成、从三磷酸核苷合成核酸。在肿瘤细胞中这三个阶段均有不同程度的增强。

2. 分解代谢

核酸的分解分为两个阶段，即从核酸降解为核苷酸，再由核苷酸分解为最终代谢产物。前者在癌细胞中的活性变化不大；后者则显著降低。表现为嘧啶核苷酸的分解途径中，前三步都明显降低；在嘌呤核苷酸分解代谢有关的酶几乎普遍降低，其中黄嘌呤氧化酶甚至完全消失。

综上所述，恶性肿瘤细胞的代谢特点可归结为：①有关合成细胞结构成分的代谢过程明显增强，包括蛋白质的生物合成，以及 DNA 和 RNA 的合成等。②有关细胞成分和合成原料的分解代谢明显降低，包括氨基酸的分解代谢及嘧啶核苷酸和嘌呤核苷酸的分解代谢等。③糖酵解增强。

（李　萍）

第 6 节　生长因子与肿瘤细胞

生长因子是一类通过与特异性高亲和的细胞膜受体结合，参与组织形态学变化的调节、影响细胞分化 、迁移以及调节其他功能性活动的多效应多肽类物质，存在于血小板和各种成体与胚胎组织中，对不同种类的细胞具有一定的专一性。

肿瘤细胞的无限增殖是恶性肿瘤的特征之一。由于细胞间的联系多依赖生长因子传递，但肿瘤细胞具有某种程度的生长因子自律性。在癌症中，介导生长因子正常功能的信号通路常被破坏，对生长因子需求量减少，说明在维持正常组织的结构调节网络中产生了严重障碍。

每种生长因子均以导致其发现的行为方面来命名，例如其来源（血小板衍生生长因子，platelet-derived growth factor，PDGF）、对靶细胞的影响（成纤维细胞生长因子，fibroblast growth factor，FGF）或在组织培养中的行为（转化生长因子，transforming growth factor，TGF）。随着关于这些肽的特征的更多研究工作的开展，显然任何一种生长因子实际上都可以介导多种功能。这些反过来可能取决于激活因子的时间、在什么组织中产生因子以及其如何与其他因子相互作用。

一、生长因子

（一）表皮生长因子

表皮生长因子（epidermal growth factor，EGF）是最早确立结构的生长因子，它是一种由 53 个氨基酸残基构成的耐热单链低分子多肽，其广泛分布于组织液和分泌液，如汗液、唾液、尿液和肠内容物等。表皮生长因子受体（EGFR）由 c-erbB-1 编码，是具有酪氨酸激酶活性的受体蛋白，相对分子量为170 000kD。EGFR的配体主要有EGF、TGF-α、双调蛋白、B细胞素、肝素结合EGF样生长因子、表皮调节素等，其中EGF和TGF-α是EGFR最重要的两个配体。EGF与受体结合后激活IκBα，继之以胞内信号转导而引起细胞反应。EGF是一种强烈的促多种细胞增生的有丝分裂原，在参与多种器官纤维化过程中起重要作用，如肝纤维化、肾间质纤维化、胰腺纤维化及肺纤维化，都与其有直接或间接的关系。

（二）血小板源生长因子

血小板衍化生长因子（PDGF）属于血管内皮生长因子家族，是含有糖链，相对分子量为30 000kD左右的多肽生长因子。PDGF基本是由A、B、C、D四条多肽链通过二硫键形成的一个同源或异源二聚体分子，有PDGF-AA、BB、AB、CC、DD五种亚型。PDGF存在于血小板α颗粒中，当血小板活化时被释出，各种细胞亦可分泌，如活化巨噬细胞、内皮细胞、平滑肌细胞及各种肿瘤细胞等。PDGF的功能主要有：①促进周细胞迁移、募集分布。*PDGF-B*是机体发育过程中血管成熟和稳定极其重要的调节基因，可显著促进周细胞向血管周围的定向迁移及血管包绕。②PDGF与淋巴管生成和淋巴结转移的关系。PDGF-A、B、C有一定的促淋巴管新生的作用，尤其是PDGF-B被认为有很强的促淋巴管新生的作用，且与血管生成有一定的关系。③PDGF在其他方面的作用。PDGF是最早被发现的结缔组织生长因子，其能促进内皮细胞、胶质细胞、成纤维细胞和血管平滑肌细胞的生长及分化，已在临床上被广泛应用于创伤的修复治疗，如糖尿病溃疡伤口治疗。

（三）成纤维细胞生长因子

在最早的胚胎发育阶段和器官形成期间，成纤维细胞生长因子（FGF）家族成员的功能是维持祖细胞并介导祖细胞的生长、分化、存活和形态。FGF常在成熟的组织中通过重新激活信号通路介导代谢功能、组织修复和再生。FGF可由内皮细胞、平滑肌细胞和巨噬细胞分泌。FGF包括碱性成纤维生长因子（bFGF）和酸性成纤维细胞生长因子（aFGF）两类，迄今已克隆出7个FGF构成纤维细胞生长因子家族，其中FGF-1和FGF-2最具特征性。FGF-1和FGF-2分子量约为18kDa，可由各种细胞产生，被释放的FGF与硫酸肝素相结合，贮存于细胞外基质中，负责调节细胞增殖。FGF与细胞表面受体结合，后者具有胞内酪氨酸激酶活性，而FGF具有促进血管生成、代谢稳态和创伤愈合的功能。

（四）血管内皮生长因子

血管内皮生长因子（vascular endothelial growth factor, VEGF）亦称血管通透因子（vascular permeability factor）。其家族由VEGF-A、VEGF-B、VEGF-C和PIGF（胎盘生长因子）构成。VEGF由许多间叶细胞和间质细胞所产生，在各种成人组织中呈低表达，在某些部位如肾小球足细胞和心肌细胞则呈高表达。VEGF在胚胎发育中的早期血管形成有促进作用，在血管生成中具有关键作用，特别是在肿瘤组织、慢性炎症及创伤愈合中的血管生成。VEGF-C可特异性诱发淋巴管内皮细胞增殖和淋巴管增生。有研究显示其诱导内皮细胞miR-17-92簇产生，经ERK/ELK1激活介导，从而调节血管生成。

VEGF特异性作用于内皮细胞表面的受体VEGF-R1和VEGF-R2，它们均具有酪氨酸激酶活性，激活后导致胞内信号转导，引起细胞反应。

（五）转化生长因子-β

转化生长因子-β（transforming growth factort-β，TGF-β）是一种多效细胞因子，由多种细胞分泌，包括三种主要的同分异构体，即TGF-β_1、TGF-β_2和TGF-β_3，以及具有多方面功能的因子，如骨形态发生蛋白、Activins、Inhibins等。其中TGF-β_1广泛分布于哺乳动物组织且具有多态性，它们是同型二聚体蛋白，可由多种类型的细胞产生，如血小板、内皮细胞、淋巴细胞和巨噬细胞。TGF-β的功能与其他多数生长因子不同，它既是抑制因子又是刺激因子，其信号传导的作用既可能是促肿瘤也可能是抑制肿瘤。TGF-β对成纤维细胞和平滑肌细胞的作用则视培养基的条件和浓度而定，在低浓度时它是一种间接丝裂原，可诱发 PDGF 的合成和分泌；在高浓度时，它具有抑制 PDGF 受体的表达作用。TGF-β 亦可刺激成纤维细胞的趋化性，促使产生胶原和纤维连接蛋白，而抑制胶原的降解。所有这些效应可以归结为有利于纤维化形成，并且越来越多的证据表明，TGF-β 参与各种慢性炎症中纤维化的发生。在研究胰腺导管腺癌中 TGF-β 的双重性，表现出 TGF-β 介体 Smad4 频繁失活，结果表明 TGF-β 可诱导上皮向间质转化。

（六）神经生长因子

神经生长因子（nerve growth factor，NGF）及其前体（proNGF）被认为是神经元功能主要的调节剂，在病理条件下有助于血管生成，这可能受血管内皮生长因子（VEGF）上调介导。NGF 可以通过酪氨酸激酶受体 TrkA 和 p75NTR 诱导其反应，通常认为 NGF 主要通过 TrkA 发挥作用，诱导酪氨酸激酶引发级联反应，但其前体与 p75NTR 的结合更牢固。不同动物组织来源的 NGF 尽管理化性质不同，但都有类似于小鼠 β-NGF 的基本结构单位，它可能是 NGF 生物活性构成的基本单位。NGF 的生物功能除对神经系统的发育、生长和维持起作用外，近年来注意到垂体、睾丸、附睾、人卵巢等器官有 NGF 及其 mRNA 的表达，提示 NGF 可能影响这些内分泌腺的功能。最新的研究表明其前体的过度表达与癌症发生有关。

二、生长因子引发的细胞内信号转导

（一）生长因子受体及其激活过程

生长因子受体具有使胞质内蛋白质酪氨酸残基磷酸化的功能，由此激活信号级联反应。此类分子，谓之酪氨酸蛋白激酶受体（receptor protein tyrosine kinases，RPTK）。RPTK 是一个跨膜糖蛋白，其结构可分为 3 个区：位于细胞外侧的是其识别及与配体结合的部位，由此接受外来的信号；与之相连的是一段由疏水氨基酸组成的跨膜结构，呈 α－螺旋状态；位于细胞内的是酪氨酸激酶的催化部位，它催化各种底物蛋白磷酸化，从而将细胞外信号传递到细胞内部。

当 RPTK 与生长因子配体结合后，受体细胞外结合域发生构象改变，导致受体二聚化。受体的二聚化过程对其激活具有重要意义。二聚化时两个催化结构域得以靠拢，导致自身磷酸化和相互磷酸化，使信号得以传递。

（二）激活后的受体与胞质内底物相互作用

激活的 RPTK 向细胞内传递信号一般通过两种方式：一是蛋白质磷酸化，二是蛋白质－蛋白质之间的相互作用。研究表明，所有胞质内与信号传递的有关靶蛋白都具有 Src 同源区 2 或 3（srchomology 2、3，SH2、SH3）。SH 区域是一种蛋白质一级结构的遗传保守区域，广泛存在于多种与胞内信号传递的有关蛋白中，且都处于非催化区域。SH2 区位于磷酸酪氨酸信号传导的中心，协调受体酪氨酸激酶，其中在哺乳动物中存在一百多个 SH2 结构域，每个结构域具有独特的特异性。

SH3 区含有大约 60 个氨基酸，既见于信号分子，亦存在于细胞骨架结构蛋白，表现出多功能性。细胞利用这种多功能性产生不同的衔接蛋白，SH3 区的配体富含脯氨酸序列，具有几何上的双重伪对称性。当其与 SH3 区结合时，采取一种螺旋构象。SH3 区结合部的功能与 SH2 区相似，包括蛋白分区 [如将生长因子受体结合蛋白 2（Grb-2）定位于膜皱褶] 及酶的激活（如 GTP 酶的激活）。激活的 RPTK 与胞质内一类含 SH2、SH3 的靶蛋白，谓之“接头蛋白（adaptor proteins）”，如 Grb-2 和 SOS 等结合，形成受体－底物复合物。Grb-2 是一种重要的接头蛋白，由 SH2 区介导结合到磷酸化受体的特异位点上。Grb-2 也具有 SH3 区，通过 SH3 区与 SOS 蛋白相联系。

（三）Ras 蛋白活化与 MAPK 信号途径

Ras 蛋白作为一类分子开关，它们能同 GTP 或 GDP 结合，与这两种不同核苷酸结合所引起的结构改变使 Ras 蛋白处于激活或失活状态。在失活状态，Ras 与 GDP 结合成 Ras-GDP；当活化时，

Ras 与 GTP 结合，以 Ras-GTP 形式出现。在正常生理状态下，Ras 蛋白通过 G- 蛋白内在 GTP 酶的活性迅速分解结合的 GTP，代之以 GDP。在此生化反应中，Ras 得到 GAP 蛋白的催化，后者可使 Ras 裂解 GTP 的能力增加 10 000 倍以上。

上述 Grb-2 中的两个 SH3 区与 SOS 中的两个富含脯氨酸区可形成高亲和力的复合物。当 RPTK 与配体结合而被激活时，Grb-2/SOS 复合物与 RPTK 所催化的自身磷酸化的某些部位结合，从而形成受体 /Grb-2/SOS 复合物。该复合物能导致 Ras-GTP 上升，亦即使 Ras 蛋白处于活化状态。

Ras 蛋白的活化，引发了 MAP 激酶级联反应途径。具体步骤是：Ras 蛋白活化，激活 Raf-1，Raf-1 是由原癌基因 *Raf*-1 所编码的一种丝氨酸 / 苏氨酸蛋白激酶。Raf-1 是 MAP 激酶信号系统中的一个重要信号键，因此它的激活在本途径中至关重要。除 Ras 蛋白外，蛋白激酶 C（PKC）活化亦能使 *Raf*-1 磷酸化而被激活，这是肿瘤发生的关键因素。

Raf-1 活化后，可催化其下游信号蛋白，但抑制蛋白激酶 C 并不能完全抑制丝裂原活化蛋白激酶（mitogen activated protein kinases，MAPK）信号传导。激活后的 Raf-1 使 MEK（MAPK 的激酶）磷酸化，后者是丝氨酸 / 苏氨酸激酶。激活的 ERK 使许多蛋白底物，包括转录因子亚单位 ELK-1 磷酸化。MAPK 级联反应的激活所引起的细胞反应包括在血清反应元件控制下使早期基因转录增加，如 *c-fos*、*c-jun* 及 DNA 合成增加的细胞转化。

（四）转录因子的活化

转录因子（transcription factors，TF）识别特定的 DNA 序列以控制染色质和转录，形成指导基因组表达的复杂系统。现已知真核细胞中绝大多数基因调控的转录因子发挥正调控作用，仅有少数起负调控作用。TF 分子结构中有两个功能性结构域，即 DNA 结合结构域（DNA binding domain）和调节结构域（regulatory domain）。前者通过一定的分子机制，促使 TF 特异性结合 DNA 的短序列（6~8bp），后者则使 TF 增加转录或减少转录。TF 能被特异的蛋白激酶磷酸化而活化，磷酸化能改变 TF 的亚细胞定位以及对 DNA 的亲和。TF 中一些原癌基因，如 *c-jun*、*c-fos* 和 *c-myc* 等，它们的突变与肿瘤的发生、发展有关。伯基特淋巴瘤就是一个很好的例子，*myc* 基因从正常调控序列易位而受控于免疫球蛋白基因调节成分。相似情形可见于儿童神经母细胞瘤，表现是 *N-myc* 原癌基因的扩增引起了过度表达。

（五）细胞反应

生长因子与细胞膜上特异受体结合，导致受体激活，由此引起级联反应，将细胞外的信号传递至核内。在核内将发生一些特异性变化来调节基因表达，由此产生各种细胞效应诸如细胞增殖、分化或恶性转化，导致肿瘤形成。

三、生长因子及其受体与肿瘤发生、发展的关系

EGF 与 EGFR 结合后，可通过离子通道、信号传导及基因表达等机制促进肿瘤 DNA 合成，促进其发生与发展。有研究证明，结直肠癌组织 EGF 表达明显高于癌旁组织，提示 EGF 在结直肠癌的发生发展过程中发挥了重要作用。EGFR 参与细胞增殖和分化的调控，参与上皮增生过程中跨膜信号传导，是细胞膜信号传递过程中的重要物质。EGFR 与配体结合后发生二聚化，导致其胞质区中的酪氨酸残基磷酸化，从而激活受体中酪氨酸激酶的活性，并进一步激活下游的信号通路，从而调节细胞对外界刺激的反应、细胞增生、存活、黏附、迁移和分化等。EGFR 介导的信号通路中任一环节受到干扰或破坏，都会使细胞的增殖、生长、分裂、分化从有控制状态转变为失控状态，导致肿瘤等恶性疾病的发生。研究提示 EGFR 与肿瘤的浸润深度、分化状态及预后关系十分密切。

PDGF 作为血管生成因子之一与肿瘤的发生发展有密切关系。肿瘤细胞释放的 PDGF 能诱导血管内皮细胞、平滑肌细胞和肿瘤细胞的增殖和迁移，并抑制其凋亡，对肿瘤血管发生起直接作用。PDGF 还能促进结缔组织间质细胞生长，诱导细胞产生Ⅴ型胶原，调节Ⅲ型及Ⅳ型胶原的合

成，促进结缔组织间质的产生，为新生血管提供了良好支持，有利于形成有功能的新生血管系统，间接促进肿瘤生长。另外 PDGF 还能诱导 VEGF 表达水平上调来间接促进血管生成，这提示肿瘤中 PDGF 可通过自分泌和旁分泌信号途径促进肿瘤细胞的生长，加速周围基质的浸润并刺激血管再生。PDGF 还可通过提高组织间隙压，阻止毛细血管的液体对流，降低肿瘤细胞对抗瘤药物的摄取从而逃避化疗药物的杀伤作用。PDGF 在招募各种不同类型的基质细胞中也有重要作用，如周细胞、内皮细胞、成纤维细胞，这些细胞被招募到肿瘤中形成肿瘤的基质。

FGF 配体激活的机制涉及异常表达，基因扩增会导致过度表达，突变会增加组织扩散或增加对成纤维细胞生长因子受体的亲和力。成纤维细胞生长因子异常表达和突变在许多人类癌症中已被发现，此外还观察到了成纤维细胞生长因子的基因扩增。成纤维细胞生长因子受体可以通过基因扩增而导致受体过度表达、激活突变，或通过易位导致活化基因融合而被激活。过度表达和基因扩增导致过度的成纤维细胞生长因子信号，这可能导致癌症的发生或进展。

VEGF 是血管内皮细胞特异性刺激原，在结构上与 PDGF 相关，运用中和 VEGF 的抗体能抑制血管生成、抑制 VEGF 生成肿瘤如胶质母细胞瘤的生长。VEGF 可能的直接作用是诱发卡波西肉瘤的生长。V-erb-B 的分子克隆研究发现了一个人酪氨酸激酶受体新家族。该新受体家族包括 erb-B1~4。erb-B1 与 EGF 结合，erb-B2 因基因扩增而过表达，这些与人某些肿瘤如胶质母细胞瘤、乳腺癌和膀胱癌有关，其中有临床研究表明临床上接受乳腺癌二线治疗的患者中，C-erb-B2 的扩增速度更快。

除某些生长因子及其受体与一些癌基因蛋白有类似的结构和功能外，在胞内信号转导过程中也有一些癌基因蛋白的参与。其中最突出者当数 *ras* 癌基因，*ras* 在 Ras-MAPK 信号途径中具有重要作用。由于基因突变，GTP 酶活性丧失，造成 Ras 蛋白积聚于 GTP 结合状态。其中 *H-ras*、*K-ras*、和 *N-ras* 这三个基因之一的 12、13 或 61 位密码子突变将这些基因转为活性癌基因。例如，*K-ras* 活化见于人体肺癌和结直肠癌；*N-ras* 活化见于白血病和淋巴瘤；*H-ras* 活化见于口腔癌等。

当信息传递至核内，激活核内的转录因子，其中包括某些核内的癌基因蛋白，如 C-jun、C-fos、C-myc 等，均属于促生长的早期应答蛋白。研究发现这些正常存在的细胞癌基因蛋白发生变异时，可使生长因子的功能发生变化而导致细胞恶性转化。

（李　萍）

第 7 节　肿瘤细胞的周期调控

恶性肿瘤最基本的生物学特征是肿瘤细胞失控性增殖，而细胞失控性增殖的生物学基础是细胞周期调控紊乱。细胞周期调控是一个精细的生物学过程，涉及多个基因和蛋白的参与，进而形成了复杂的信号分子网络系统。因此，了解细胞周期及其相关基因的表达可以从基础生物学研究的角度深入研究肿瘤的本质，阐明癌症的发生机制，并为肿瘤的早期诊断提供标记分子。此外，细胞周期蛋白的深入研究还能为设计特异性抑制肿瘤细胞生长的药物和发展个体化临床治疗方案提供理论基础，为选择特异性药物靶点、优化治疗措施提供研究基础。

一、细胞周期的分期

Howard 和 Pelc 采用放射自显影技术，用同位素 ^{32}P 标记蚕豆根尖细胞，证明 DNA 合成只能在分裂间期的特定时期进行，从而把每个细胞周期划分为G1期、S期、G2期、M期4个时期。

（一）G1期（gap phase 1，“G”表示gap，即间隙）

此期是指从上一次有丝分裂完成到本次DNA复制之前的过程（间隙期）。因此期主要积累能量和原料为DNA的复制做准备，故又称DNA合成前期。扫描电镜观察可见进入G期的细胞呈扁平形，并出现泡状结构及指状微绒毛，继之细胞边缘变薄，外形呈皱褶状。

（二）S期（synthesis phase，“S”表示synthesis，即合成）

此期又称DNA合成期，合成及复制DNA，S期DNA的复制极其准确，每一段DNA只复制一遍，从而保证分裂后子细胞遗传物质的平均分配。形态观察所见，S期细胞变得更为扁平，外表光滑无泡，微绒毛少且不明显，在细胞边缘可见垂直的“折”“亮”区。

（三）G2期（gap phase 2）

G2期是指从DNA复制完成到有丝分裂开始的时间区间。此期又称DNA合成后期或丝裂前期，合成大量蛋白质及RNA为M期的细胞分裂做准备。在G2期，G2细胞“折”仍存在，细胞表面仍有微绒毛，但无G1期细胞那种泡状结构。

（四）M期（mitotic phase，“M”表示mitosis，即有丝分裂）

M期即有丝分裂期，简称M期，细胞进行分裂其间隔时间是指从有丝分裂开始到结束。M期细胞呈球形，不牢固地附着在它们生长的基质上。有丝分裂和胞质分裂过程中导致染色体分离事件的适当时机对于防止非整倍性至关重要，这些过程中的缺陷可能有助于肿瘤发生。在M期，RNA合成停止，蛋白质合成减少，染色体高度螺旋化，继之细胞一分为二，一次细胞周期即告结束。

M期又可分为四期，并各具特征。前期（pro-phase）：染色体凝集，分裂极确定，核仁解体，核膜消失。中期（meta-phase）：纺锤体形成，染色体排列在赤道上，染色单体趋向两极。后期（ana-phase）：染色单体向两极移动并到达两极。末期（telo-phase）：子核形成和胞质分裂。

细胞周期除M期外，其他各期都有RNA合成。M期因染色体浓缩，DNA不断螺旋化，因而不能转录。

细胞周期各期所经历的时间不尽相同，主要是不同生物细胞的细胞周期时间有差异，同一种动物组织细胞周期中各类G1期的时间变化较大，其他各期时间变化较小。因此细胞周期时间主要取决于G1期时间的长短。

后来又发现细胞一次分裂完成后，在进入下次分裂前，尚存在一个为时长短不等的G0期，但在对G0期的认识上却出现了一些不一致现象，如G0期是否即间期，它和G1期关系如何等。

G0期应是第一次细胞分裂完，进入第二次分裂开始G1期前的阶段。换言之，即第一次细胞分裂完形成两个子细胞后，在未接受另一次分裂信号之前，即为G0期。因此，G0期应是名副其实的间期，G0期细胞无旺盛的合成活动，胞质成分没有增加，RNA和蛋白质降解多，细胞未发生生长，细胞体积一般较小。G1期开始，便可认为是第二次增殖的开始。G0期和G1期是细胞处于周期过程中两种不同功能状态时相或阶段的细胞，不能视为同一细胞。G0期是细胞每次分裂完成必经的阶段，关键是存在时间的长短。G0期细胞持续时间不定，因此细胞周期的长短与G0期有密切关系。进入G0期后的细胞，可再进入下次分裂活动，或发生分化，或完成特定功能。何去何从，在于外源信号的调控。因此G0期是决定细胞继续进行分裂或发生其他变化的重要阶段。根据细胞生理状态或周期类型的不同，G0期尚可划分为以下两类。

（五）G0i期

持续时间短，可视为相对的静止期。体内各种干细胞、体外培养细胞和肿瘤细胞等，分裂活动频繁，两次分裂间隔时间短，都属于活跃增殖型的细胞群；这类细胞的G0期属G0i期，反过来说G0i期也就是短周期细胞的G0期。G0i期的特点：持续时间短暂（除细胞生存条件不利时也可发生阻滞）；条件适宜时，仍会重新进入 G1 期。肿瘤细胞的 G0 期属 G0i 期型；白血病化疗杀伤后残余细胞也属于这种状态的细胞。因此，此期应是细胞没有发生分化和不表现有特定功能活动的时期。各种分裂活动频繁的细胞，在不利条件下如在营养缺乏增殖受阻时，大多停滞于 G0i 期；在体外培养的细胞多是如此。

（六）G0f 期

此期即体内所有已发生分化、处于完成特定功能、不进行分裂的二倍体细胞所处的阶段。G0 期也正是它们已发生分化和完成特定功能的阶段，换言之 G0f 期是长周期细胞的 G0 期，也就是无分裂活动和发生高度分化细胞的功能期。如成体内神经元、骨骼肌等细胞所处的阶段。

值得注意的是细胞有丝分裂增殖活动为一连续而协调的过程，完成增殖过程主要包括胞质的复制、胞核的复制和 M 期的分配，三者的平衡存在内在精确的调节，它们相互失调会发生异常分裂。如只有 DNA 倍增而无核分裂，就会形成巨核细胞；只有分裂而无生长，细胞体积就会变小；只有核分裂而无胞质分裂就能导致形成多核巨细胞；或仅有 DNA 合成而无胞核分裂和胞质的合成，则形成所谓核内有丝分裂末期（endomitosis 或 endoreduplication）导致出现多倍体和双染色体（diplochromosome）。

二、细胞周期进程的调控

细胞周期是在细胞中发生的一系列事件，每期都是为后一期做准备，以达到获得两个遗传物质相同子细胞的目的。因此细胞都要在进入下一期之前进行“检查”，这些“检查”点被称为关卡或稽查点（check point）。稽查点对正常的细胞周期运转并不是必需的，它们的作用是细胞遇到环境压力或 DNA 受到损伤时使细胞周期停止的“刹车”作用。因此稽查点在维持基因组的稳定性中非常关键。假如这些稽查点的“检查”功能失灵就可以导致癌的形成。在细胞周期几个稽查点 G1/S、S/G2、G2/M 和 M/G0 中，以 G1/S 和 G2/M 最为重要。

癌症代表细胞分裂不受控制的病理表现。因此，长期以来人们一直期望对细胞周期控制基本原理的理解将导致有效的癌症治疗。特别是预设促进细胞周期过渡的细胞周期蛋白依赖性激酶（CDK）是关键的治疗靶标，因为许多致瘤事件最终通过在细胞周期的 G1 期撞击 CDK4 或 CDK6 复合体来驱动增殖。此外，由 CDK2 和 CDK1 介导的染色体稳定性扰动及 S 期和 G2/M 控制的方面是关键的致瘤事件。

细胞周期的不同阶段所需的 CDK 不同。在 G1 期，Cyclin D1 与 CDK4（有些为 CDK6）结合，使后者激活，活化的 CDK4 可使 pRb 磷酸化，失去抑制 E2F（为一类细胞转录活化因子）的 DNA 合成启动作用，使细胞由 G1 至 S 期。Cyclin D1 激活 CDK4 的过程可通过 P16、P21 蛋白与 CDK4 竞争性结合而受到抑制，即 P16CDK4、P21CDK4 复合物不能使 pRb 磷酸化，使 pRb 正常行使 G1 期停滞功能，从而抑制细胞增殖。

E2F 是一种细胞转录活化因子，E2F 家族目前发现有 5 种（E2F1~5）。myc 和 E2F 提示控制细胞增殖，许多 DNA 合成基因和细胞生长控制基因如 *c-myc*、*N-myc*、*B-myb*、DNA 聚合酶、胸腺嘧啶核苷激酶等基因启动子中都存在有 E2F 结合位点，它们参与异常的转录程序，诱导 E2F 直接活化这些基因启动 DNA 合成，使细胞过早进入 S 期。而在 *E2F* 基因的活化转录功能区内，有一段 18 个氨基酸残基序列可与 pRb 结合，pRb 通过与 E2F 功能区的结合，遮盖其功能区而抑制其活化转录功能。pRb 的这种调控 G1 期停滞的作用只有在它去磷酸化的状态下才能实现，也就是说 pRb 的磷酸化过程就是解除它的 G1 期停滞作用的过程。这与细胞中的细胞周期蛋白（cyclin）和 CDK 有关。目前认为 CDK 激酶活性的调控主要通过以下几种方式：① CDK 激酶中 CDK 亚基上位点的磷酸化与去磷酸化；② cyc-Uns 与 CDK 的结合；③ CDI（CDK inhibitors）与 CDK 的结合；④泛素（ubiquitin）依赖的蛋白溶解系统。

三、细胞周期进程调控及治疗作用机制

（一）阻滞细胞周期从 G1 期进入 S 期

细胞分裂通过 cyclin-CDK 调节细胞周期的完成。其中，cyclin D 和 CDK4/6 在细胞周期进程中发挥关键作用，其使 Rb 蛋白磷酸化和失活而阻滞细胞周期从 G1 期进入 S 期。特异性 ATP 竞争性 CDK4/6 抑制剂可以诱导 Rb 蛋白阳性肿瘤不可逆的细胞周期 G1 期阻滞。选择性 CDK4/6 抑制剂，包括 Ribociclib、Abemaciclib 和 Palbociclib，可阻滞细胞从 G1 期进入 S 期，提高抗瘤效果并减少不良反应。

（二）激活抗瘤免疫

Goel 等应用乳腺癌和其他实体瘤小鼠模型研究证实，CDK4/6 抑制剂不仅能诱导肿瘤细胞周期阻滞，还能促进抗瘤免疫。抗瘤免疫反应有两个基础：首先，CDK4/6 抑制剂激活肿瘤细胞内源性逆转录病毒成分表达，增加细胞内双链 RNA 水平，进而刺激产生Ⅲ型干扰素并增加肿瘤抗原递呈；其次，CDK4/6 抑制剂显著抑制调节性 T 细胞的增殖，促进细胞毒性 T 细胞对肿瘤细胞的清除。此研究为 CDK4/6 抑制剂联合肿瘤免疫治疗提供了理论基础。

（三）控制细胞代谢功能

细胞分裂需要 cyclin 和 CDK 这类关键的细胞周期调节蛋白，cyclin-CDK 复合体能够调节细胞代谢从而引起肿瘤消退。Wang 等研究显示，cyclin D3-CDK6 激酶可以使糖代谢通路中的两个关键酶（6- 磷酸果糖激酶和丙酮酸激酶 M2）磷酸化并抑制其代谢活性，这直接激活了糖代谢的磷酸戊糖通路和丝氨酸通路。研究提示，cyclin D3-CDK6 有可能成为人类肿瘤亚型的分层因子，cyclin D3-CDK6 抑制剂通过调节细胞周期和细胞代谢而有望成为肿瘤治疗新的方法。

（四）调节转录水平

Palozola 等认为，在有丝分裂期间细胞转录保持在低水平状态，当有丝分裂结束后转录将重新激活。CDK9 和 CDK12 可以调控细胞转录。目前细胞周期治疗领域的研究主要是寻找转录 CDK 的抑制剂。

四、细胞周期与肿瘤治疗

不同细胞周期蛋白异常可引起肿瘤细胞复制失控，这是肿瘤的特征之一。以细胞周期蛋白为靶标的肿瘤细胞周期治疗前景广阔。过去的 20 年里，细胞周期素依赖性激酶（cyclin-dependent kinases，CDK）抑制剂的发展取得了长足的进步，选择性 CDK4/6 抑制剂已经被批准用于 ER 阳性/HER-2 阴性晚期乳腺癌患者的治疗。肿瘤细胞周期治疗的时代已经来临。

（一）细胞周期治疗的应用模式

虽然单独应用 CDK4/6 抑制剂可以抑制细胞生长，但很快产生耐受，因此更多的是联合治疗策略。CDK4/6 抑制剂联合内分泌治疗、上游表皮生长因子（epidermal growth factor receptor，EGFR）抑制剂、磷脂酰肌醇 -3 激酶（phosphatidylinositol 3-kinase，PI3K）抑制剂或自噬抑制剂可以提高抗肿瘤效果。与哺乳动物雷帕霉素靶蛋白（mammalian target of rapamycin，mTOR）抑制剂和分裂原活化蛋白激酶（mitogen-activated protein kinase，MAPK）抑制剂的联合研究正在进行。

1. 联合内分泌治疗

此为细胞周期治疗目前最主要的应用模式，CDK4/6 抑制剂也已成为晚期乳腺癌治疗的新标准。对于 HR 阳性 /HER2 阴性的晚期乳腺癌患者，联合来曲唑较单药来曲唑有更长的无进展存活期（PFS），但血液毒性增加。另外一项Ⅱ期临床试验也显示 Ribociclib 联合来曲唑较单药来曲唑有更长的 PFS，同样骨髓抑制的发生率也增高。联合氟维司群组较安慰剂联合氟维司群组有更长的 PFS（16.4 个月 *vs* 9.3 个月，$P<0.001$），两组的客观缓解率分别为 48.1% 和 21.3%。

2. 联合 EGFR 抑制剂

Goel 等研究显示 CDK4/6 抑制剂能抵抗 HER2

阳性乳腺癌靶向治疗的耐药。CDK4/6 抑制剂不仅能抑制 Rb 磷酸化，还能减少 TSC2 磷酸化和 mTORC1 活性，这解除了 EGFR 家族激酶的抑制，使肿瘤重新对 EGFR/HER2 抑制剂敏感。因此，抗 EGFR/HER2 和 CDK4/6 抑制剂双靶向治疗可能是 HER2 阳性乳腺癌的新治疗选择。Zhou 等发现，CDK4/6 抑制剂可以提高 EGFR 抑制剂对食管鳞状细胞癌的疗效并逆转耐药。

3. 联合 PI3K 抑制剂

Teo 等研究发现，CDK4/6 抑制剂联合 PI3K 抑制剂可以增加人三阴性乳腺癌细胞株的凋亡、细胞周期阻滞、肿瘤免疫原性和免疫原性细胞死亡。联合治疗也能显著改善人移植瘤模型的疾病控制率，增加肿瘤浸润 T 细胞活性和降低免疫抑制性骨髓来源抑制细胞数量。另外，CDK4/6 和 PI3Kα 抑制剂联合免疫检查点抑制剂可诱导体内三阴性乳腺癌的完全缓解和持续消退。

4. 联合自噬抑制剂

虽然 CDK4/6 抑制剂已经用于晚期雌激素受体阳性乳腺癌的治疗，但两个主要的临床挑战不容小觑，即不良反应可能导致治疗中断和缺乏疗效生物标记物。CDK4/6 抑制剂联合自噬抑制剂能够维护 G1/S 期检查点完整，可能成为包括乳腺癌在内的多种实体瘤的新治疗策略。

（二）根据细胞周期应用抗瘤药物的注意事项

肿瘤细胞周期研究进展和化疗中出现的一些问题，提醒在今后抗癌药筛选和临床治疗中应注意以下问题。

（1）细胞周期的检查点（check points）在细胞周期进展中具有十分重要的作用，选择针对特定稽查点的关键成分的药物是一条思路，如 CDK4、CDK6 等。

（2）近期研究表明许多信号传导系统包括检查点控制表现出对药物的适应，也就是说在一个药物或因子作用一段时间后其作用减弱，并随着时间的延长反应进一步减弱。

（3）放疗和化疗杀伤增殖期细胞的同时使静止期细胞进入细胞周期，其细胞周转速率加速。动物实验证明，鼠纤维肉瘤经化疗和大鼠横纹肌肉瘤经放疗后，肿瘤细胞的倍增时间明显缩短。人类皮肤和肺转移性肿瘤也有这种情况。因此有可能在放疗和化疗后对此产生耐受的某（些）细胞其克隆倍增时间缩短，从而使其增殖加快，导致肿瘤复发，并且对放疗和化疗耐受。当然另一方面假如对化疗、放疗敏感的倍增时间短的肿瘤，其消退也快。

（4）有 *p53* 突变或缺失及有微卫星不稳定的肿瘤对化疗和放疗敏感性降低或不敏感。因此可通过基因治疗的办法增加其对放疗、化疗的敏感性，另一方面可通过检测肿瘤细胞的变化来制定合理的治疗方案。

（5）某些肿瘤能合成和分泌特异性的基因产物或过度表达产物来促进细胞增殖，设计针对这种特异产物的药物治疗肿瘤可能又是一条新途径，如针对慢性粒细胞性白血病的 bcr-ab1 酪氨酸激酶的药物。

综上所述，克服 CDK4/6 抑制剂的获得性耐药将是细胞周期治疗时代的研究热点。寻找针对细胞周期的新调控靶标是细胞周期治疗的未来方向。生长信号激发 cyclin D1 mRNA 在母细胞中累积，而 DNA 损伤则导致母细胞中活化的 P53 升高。遗传了更多细胞周期蛋白 D1 的子细胞继续进入下一个细胞周期，而遗传更多活化 P53 的子细胞则进入静止状态，因此 cyclin D1 或 P53 可能会成为细胞周期治疗的新靶标。CDK8 抑制剂也已成为肿瘤靶向治疗的新希望。通过靶向细胞周期的 miRNA 抑制多种 cyclin 和 CDK 的表达水平能够选择性阻断肿瘤细胞的增殖并减少细胞周期补偿机制的发生。Hydbring 等在实验中筛选出调节细胞周期蛋白的 miRNA（miR-195、miR-193a 和 miR-214），靶向 miRNA 可用于难治性肿瘤的治疗。在整合基因组学时代，细胞周期抑制剂增添了肿瘤靶向治疗的新内容，开辟了肿瘤治疗的新篇章。

（李　萍）

第8节　细胞凋亡与肿瘤

一、细胞凋亡的概念和生物学意义

（一）细胞凋亡概念的提出

早在20世纪60年代，人们就注意到细胞死亡有两种不同的方式。Kerr等在对肝细胞溶酶体的组织化学研究中发现，结扎大鼠门静脉左侧支数小时后，大鼠肝左叶细胞开始出现片状坏死，但由肝动脉维持供血的区域细胞仍存活，只是随着时间的延长体积逐渐缩小，直到存活细胞数量与血供水平达到新的平衡为止。在这期间，一些散在的单个细胞不断转变成小块的细胞质块，其中含或不含凝聚的染色质，显然是细胞死亡的结果，但并不伴有炎症。组织学表现也不同于坏死细胞，酸性磷酸酶染色呈不连续的小颗粒状，说明其中的溶酶体等细胞器在细胞破裂后仍能保持其结构。坏死时，细胞器随之破坏，酸性磷酸酶染色呈连续弥漫性分布。仔细观察时，这种细胞质块在健康鼠肝中也偶可见到，电子显微镜下它们是细胞膜包裹的结构完整的细胞器，有的还有小块凝缩的染色质，是肝细胞出芽形成的。为了和一般的坏死相区别，1972年Kerr等就把细胞的这种死亡方式命名为细胞凋亡（apoptosis）。“apoptosis”一词源于古希腊语，是秋天树叶凋落的意思。以此来命名细胞的这种死亡方式，不仅反映了凋亡现象的动力学特征，而且还形象地说明了它在生物个体发育过程中所起的作用，因此被大多数学者所接受。

在凋亡概念提出之前，胚胎学家曾观察到动物发育过程中存在细胞程序性死亡（programmed cell death，PCD）的现象。一般认为凋亡和PCD两个概念可交互使用，具有等同的含义，但它们是不完全相同的概念。首先，PCD是一个功能性概念，描述在一个多细胞生物体中，某些细胞的死亡是个体发育中一个预定的并受到严格程序控制的正常组成部分，而凋亡是一个形态学概念，描述一种有着一整套形态学特征的与坏死完全不同的细胞死亡形式。其次，多种刺激诱导的细胞凋亡，有些是受程序控制的（PCD），而有些明显是非程序化的，如由细胞毒药物诱导的凋亡过程，并不是清楚地被程序化的过程；靶细胞被细胞毒T细胞诱导凋亡不需要明显地启动基因或合成物质，它们只是细胞对周围环境变化所发生的反应。最后，PCD仅存在于发育细胞，而凋亡既可存在于发育细胞，也可存在于成体细胞，如肿瘤细胞等。但一般情况下，这两个名词常可通用。

（二）细胞凋亡与坏死的区别

凋亡的最终结局虽然也是细胞死亡，但与坏死截然不同，表7-8-1列出了细胞凋亡与坏死的不同特征。

（三）细胞凋亡存在的广泛性及其意义

对机体而言，生与死是一对矛盾，它的对立统一构成了生命运动，而这种矛盾在细胞水平的表现就是细胞分裂和死亡，后者主要指凋亡。作为一种生理性细胞消亡方式，凋亡普遍存在于生物界。高等脊椎动物胚胎发育过程中，管腔结构的形成、肢芽塑形的发育、指（趾）间隙细胞的丢失、视网膜的发育等都有凋亡的发生，而且细胞凋亡在胚胎发育的不同阶段、不同部位都有所不同；两栖类动物在变态过程中，幼体器官的退化（如蝌蚪尾部的退化）也是凋亡的典型表现。从生物学意义上讲，在胚胎发育过程中，通过凋亡可清除对机体没有用的细胞，如雄性动物的苗勒管；清除多余的、发育不正常的细胞，如大脑中没有形成正确连接的神经元；清除对机体有害的细胞，如对自身抗原起反应的胸腺T细胞，来保证个体的正常发育。在成年机体中，通过凋亡消除衰老的细胞并代之以新生的细胞，从而维持

表 7-8-1 细胞凋亡与细胞坏死的区别

	凋亡	坏死
机制	基因调控的程序性细胞死亡，主动进行（自杀性）	意外事故性细胞死亡，被动进行（他杀性）
诱因	生理性或轻微病理性刺激因子诱导发生，如生长因子的缺乏	病理性刺激因子诱导发生，如严重缺氧、感染、中毒等
死亡范围	多为散在的单个细胞	常为集群的多个细胞
形态特征	细胞固缩，核染色质边集，细胞及细胞器膜完整，膜可发泡成芽，形成凋亡小体	细胞肿胀，核染色质絮状或边集，细胞膜及细胞器膜溶解破裂，溶酶体酶释放使细胞自溶
生化特征	耗能的主动过程，依赖 ATP，有新蛋白合成，凋亡早期 DNA 规律溶解为 180~200bp 片段，琼脂凝胶电泳呈特征性梯状带	不耗能的被动过程，不依赖 ATP，无新蛋白合成，DNA 降解不规律，片段大小不一，琼脂凝胶电泳通常不呈梯状带
周围反应	不引起周围组织炎症反应和修复再生，但凋亡小体可被邻近实质细胞和巨噬细胞吞噬	引起周围组织炎症反应和修复再生

组织器官中细胞数量的稳定，如皮肤黏膜细胞的更新，月经周期子宫内膜的脱落与增生等；通过凋亡还可清除体内受损伤或有癌前病变的细胞，防止癌变；凋亡还参与构成机体的防御机制，当机体受到病毒感染时，可能通过诱导感染细胞凋亡来清除入侵的病毒。

细胞凋亡异常是某些疾病发病的重要原因。已有许多证据表明，肿瘤的发生与细胞凋亡有关；在人类免疫缺陷病毒感染者发生艾滋病的过程中 $CD4^+$ T 细胞的凋亡起重要作用；系统性红斑狼疮的发生与细胞凋亡的抑制有关；细胞凋亡异常增加还是神经系统退化性疾病（老年性痴呆、帕金森病等）的重要发病机制等。因此，对细胞凋亡的研究将进一步加深对生命现象及某些疾病的认识。

二、细胞凋亡的形态变化

细胞凋亡的形态学变化是多阶段的。先是细胞体积缩小，胞浆凝缩，内质网变疏松并与胞膜融合，核糖体、线粒体等聚集，但结构无明显改变，染色质逐渐凝聚成新月状附在核膜周边，嗜碱性增强，细胞核固缩呈均一的致密物，进而断裂，胞膜仍完整。然后，胞膜不断出芽、脱落，细胞变成数个大小不等的由膜包裹的凋亡小体（apoptotic bodies）。最终，凋亡小体被周围具有吞噬功能的细胞如巨噬细胞、上皮细胞等吞噬、降解。在凋亡发生的全过程中，细胞膜一直保持完整，胞内容物不释放出来，所以不引起周围的炎症反应。同一组织中，不同细胞发生凋亡的过程并不同步。细胞坏死与细胞凋亡的形态学改变不同，表现为细胞胀大，细胞器肿胀、破坏、辨认不清，细胞核早期无变化，晚期破碎，染色质断裂成许多不规则的小凝块，呈簇状，胞膜破裂，胞内容物释放，诱发炎症反应。

（一）核的变化

1. 染色质凝聚

核 DNA 在核小体连接处断裂成核小体片段，并向核膜下或中央部异染色质区聚集形成浓缩的染色质块，在电镜下呈高电子密度凋亡细胞中染色质块聚集于核膜下，称边聚；或聚集于核中央部，称中聚。边聚的染色质块使胞核呈新月状、“八”字形、花瓣状或环状等，而染色质块中聚则使胞核呈眼球状。异染色质丰富，常染色质少的细胞核，在凋亡早期染色质呈现为高度浓缩的致密核（黑洞样核）染色质聚集部以外的低电子密度区为透明区，是由于核孔变大从而导致其通透性增大，细胞质中水分不断渗入而造成。

2. 核碎片（核残块）

由于透明区不断扩大，染色质进一步聚集，核纤维层的断裂消失，核膜在核膜孔处断裂，两断端向内包裹将聚集的染色质块分割，形成若干个核碎片，其中含有少量的透明区。而个别的黑洞样核变得更致密，仍保持原状，不被分隔。

（二）胞质的变化

1. 胞质浓缩

由于脱水，细胞质明显浓缩（约占原细胞大小的70%）是凋亡细胞形态学变化的第二大特征。除线粒体及内质网外的多数细胞器无明显改变。

2. 细胞器

在凋亡过程中，细胞器也出现不同程度的改变。线粒体：较为敏感。凋亡早期个别细胞内线粒体变大，嵴增多，表现为线粒体增殖，接着增殖线粒体空泡化。生化实验证明线粒体细胞色素C向胞质逸出是细胞凋亡早期常发生的一种现象，并认为线粒体内细胞色素C的逸出与细胞凋亡存在密切关系，共聚焦显微镜观察证实，凋亡细胞线粒体膜电位下降。内质网：多数情况下凋亡细胞内质网腔扩大等。增殖的内质网在凋亡细胞形成自噬体过程中提供包裹膜，与细胞的自噬性凋亡有密切关系。细胞骨架：凋亡细胞的细胞骨架发生显著的改变，并与膜形态的改变有关，原来疏松、有序的结构变得致密和紊乱，其主要组分肌球蛋白和肌凝蛋白的表达受到显著抑制，细胞骨架含量明显减少的改变不仅是细胞凋亡的后果，还影响到凋亡的过程。这可从两个实验中得到证实。一方面，有些能与细胞骨架组成成分结合并干扰其功能的药物，如长春新碱或秋水仙素等，可以诱使细胞出现细胞凋亡的典型改变；另一方面，用佛波酯等促进细胞骨架有序化的药物，可以有效抑制这些药物诱导的细胞凋亡。

3. 细胞膜

凋亡的细胞失去原有的特定形状，如微绒毛、细胞突起及细胞表面皱褶的消失，细胞靠胞膜表面张力使其变成表面平滑的球形，不易被损伤，而且对表面活性剂有很强的抵抗能力，细胞膜活性渗透性改变不明显，内容物难以逸出。共聚焦显微镜证明细胞膜电位下降，膜流动性降低。另外，细胞膜上新出现了一些生物大分子如磷脂酰丝胺酸（phospha tidylserine）和thrombospondin等，这些分子的出现与凋亡细胞的清除有关。有一些生物大分子则从凋亡细胞的膜上消失，如某些与细胞间连接有关的蛋白质，有些糖蛋白的侧链被降解，暴露出的成分可能介导了吞噬细胞和凋亡细胞的结合，从而有利于凋亡细胞的清除。

三、细胞凋亡的分子基础

（一）DNA的片段化

1980年Whyllie等建立了细胞凋亡的体外实验模型，用糖皮质激素诱导新生大鼠胸腺细胞发生凋亡。在此模型中，他发现细胞凋亡过程中普遍存在着染色质DNA的降解，而且这种降解非常特异，所产生不同长度的DNA片段均为180~200bp的整倍数，这正好是缠绕组蛋白多聚体的长度，提示染色质DNA恰好是在核小体与核小体的连接部位被切断，产生不同长度的寡聚核小体片段。1984年Cohen等研究证实，凋亡过程中这种DNA的有控降解是一种内源性核酸内切酶作用的结果。该酶在核小体连接区切断染色质DNA，在没有类固醇存在时，加入Ca^{2+}也能诱导酶活性，再加入Mg^{2+}可进一步增加酶活性，而Zn^{2+}则可显著抑制Ca^{2+}和糖皮质激素的诱导作用。以后，Arends等发现这种Ca^{2+}、Mg^{2+}依赖性的核酸内切酶是一种双链DNA内切酶。但直到目前，是否存在凋亡特异性DNA内切酶的问题仍未解决。

细胞凋亡时DNA的有控降解表现在琼脂糖凝胶电泳中，就是呈现特异的“梯状（ladder）”图谱，与标准相对分子量参照物对比，条带分别为180~200bp的整倍数。细胞坏死后期虽然也有DNA的降解，但那种降解是DNA随机断裂成大小不等的连续片段，琼脂糖凝胶电泳表现为弥漫的连续图谱（smear），与ladder明显不同。

核小体间DNA链断裂是细胞凋亡时最多见的一种断裂方式，除此之外，还有大分子DNA片段形成和DNA的单链断裂。大分子DNA片段是指50~300kbp的DNA片段，它可单独出现于凋亡细胞，也可与寡聚核小体大小的DNA片段共同出现。Oberhammer等认为，这种大分子DNA片段可能是核小体间DNA链断裂的早期事件，因为在检测到大分子DNA片段4h后才可测到DNA ladder。但Bortner等却持不同的观点，他们用地塞米松处理切除肾上腺后的小鼠，其胸腺细胞凋亡时，大分子 DNA 片段形成与核小体间 DNA 链断裂仅间隔 30min，因而认为后者并非继发于前者。有趣的是，这种大分子片段与核支架染色质环区的分子大小相一致。因此，这两种方式的 DNA 链断裂，可能仅仅是核酸内切酶对 DNA 链的切割部位不同所导致的产物。如果凋亡细胞只有大分子片段，那么可能是由于 DNA 的切割只发生在核支架部位。在核支架部位切割 DNA 的同时，核小体连接处组蛋白 H1 也被切割，则同时出现大分子片段和核小体大小的 DNA 片段。如果先在核支架部位切割，之后再在组蛋白 H1 部位切割，则先出现大分子DNA片段,后出现核小体大小的DNA片段。此外，在大多数情况下并不发生核支架部位的切割，而只在组蛋白 H1 部位切割 DNA 链，此时就只有核小体大小的 DNA 片段出现。但目前，尚不清楚不同条件下细胞凋亡时何以出现不同大小的酶切产物。

细胞凋亡时还发现第三种方式的 DNA 链断裂，即 DNA 单链断裂。以喜树碱（拓扑异构酶Ⅰ抑制剂）作用于 HL-60 细胞，可引起 DNA 单链断裂。去除药物后，断裂点可很快恢复，但 4h 后却出现核小体间 DNA 链的断裂，提示 DNA 单链断裂可能只是细胞凋亡过程中 DNA 片段化形成的信号。

许多研究证明，大部分类型的细胞发生凋亡时都有 DNA 的有控降解，DNA 琼脂糖凝胶电泳出现 ladder 也成为检测凋亡发生的重要标志。凋亡过程中 DNA 有控降解的普遍性揭示，不同类型细胞的凋亡过程中也许存在一个共同通路，而 DNA 片段化是细胞凋亡的重要步骤。值得注意的是，并非所有类型的细胞发生凋亡时都有 ladder 出现。Catchpoole 等研究依托泊苷诱导两种人 T 细胞白血病细胞株（CEM、MOLT-4）细胞凋亡时发现，5~100mmol/L 依托泊苷作用 CEM 细胞 3~24h，可检测到 ladder；作用 MOLT-4 细胞 3~24h，虽然形态学观察有典型的凋亡细胞出现，却无 ladder 出现，延长到 72h，仍没有 ladder。另外一些作者在其他类型细胞凋亡的研究中也有同样的发现。ladder 在细胞凋亡中的意义及其与形态学变化的关系还需进一步探讨。

起初认为 Ca^{2+}、Mg^{2+} 依赖性的核酸内切酶在 ladder 的形成过程中起决定作用，但近年来的研究表明，DNA 拓扑异构酶也可能有极为重要的作用。DNA 拓扑异构酶是一种在生物体中广泛存在、能够调节核酸空间结构动态变化、控制核酸生理功能的关键酶。它的作用涉及核酸代谢的许多方面，包括 DNA 的复制转录、染色体分离、染色体结构的浓缩及基因的表达等。

DNA 拓扑异构酶有Ⅰ、Ⅱ两种类型（TopoⅠ、TopoⅡ），TopoⅠ最早于 1971 年由 Wang JC 首先从细菌中发现并分离出来，分子质量为 90~130ku；TopoⅡ是 1980 年发现的，具有 A、B 两个亚基，分子质量为 160~180ku，是真核细胞生存必不可少的酶。TopoⅠ与 DNA 底物结合后，能使 DNA 产生短暂的单链断裂，与此同时，酶与 DNA 共价形成可断裂复合物，再通过在断裂单链上的过渡重新连接断裂的 DNA。整个催化过程无须 ATP 供能。TopoⅡ则首先以非共价键的方式与 DNA 底物结合，在 DNA 碳骨架上产生短暂的双链断裂，这一反应必须有二价阳离子 Mg^{2+}、Mn^{2+} 的参加；接着，酶在 ATP 的作用下，经历巨大的构型转换，然后将 DNA 重新连接起来。在 TopoⅡ将结合的 ATP 水解之后，酶又恢复原来的催化活性。DNA 的断裂 - 重连接循环是真核细胞的核心功能，在此平衡反应中，TopoⅡ介导的 DNA 断裂产物可通过加入蛋白变性剂 SDS 而被分离出来。

DNA 拓扑异构酶抑制剂的作用并不是抑制 DNA 的断裂，而在于促使酶 -DNA 断裂复合物的形成，使平衡反应趋向于酶 -DNA 断裂复合物，并使之稳定，从而使断裂的 DNA 不能得到修复，最终导致 DNA 链的断裂。这也是 DNA 拓扑异构酶诱导细胞凋亡的机制所在。

DNA 拓扑异构酶Ⅰ抑制剂（喜树碱）和Ⅱ抑制剂（安吖啶、丝裂霉素、鬼臼乙叉甙、阿霉素），均是临床常用的有效化疗药物。许多研究表明，它们杀伤肿瘤细胞的作用机制是诱导其凋亡，且其作用具有细胞周期时相特异性，表现为 DNA 拓扑异构酶抑制剂诱导的细胞凋亡与细胞周期中 S 期和 G2 期的细胞减少相一致，即认为 S 期的细胞较敏感。不同的肿瘤细胞对 DNA 拓扑异构酶抑制剂诱导凋亡的反应有可能不同。有些基因对 DNA

拓扑异构酶诱导的凋亡也有影响，原癌基因 *bcl-2* 的高度表达可抑制诱导的凋亡，抑癌基因 *p53* 可使肿瘤细胞对诱导凋亡的敏感性增加。

（二）大分子的合成

细胞凋亡的生化改变不仅仅是DNA的有控降解。在糖皮质激素诱导鼠胸腺细胞凋亡过程中，加入RNA合成抑制剂放线菌素D（actinomycin D, ACD）或蛋白质合成抑制剂放线菌酮（cycloheximide, CHX），都能抑制细胞凋亡发生。在小鼠急性淋巴细胞白血病细胞株P388的研究中也发现，ACD、CHX有部分抑制阿霉素（Adriamycin，ADM）诱导P388细胞凋亡的作用。这些结果都提示细胞凋亡发生可能需要新的基因表达来合成某些生物大分子作为调控因子。但是，另外一些实验结果表明，一些RNA、蛋白质合成抑制剂反而会诱发细胞凋亡，如长春碱（Vinblastine，VLB）和钙离子载体诱导人早幼粒细胞白血病细胞株HL-60细胞凋亡时，ACD和CHX不仅不抑制凋亡的发生，反而会促进这一过程；ACD或CHX单独作用亦能诱导白血病细胞株HL-60、U937、MOLT4、K562等细胞的凋亡。对这些相互矛盾的结果有两种解释：一种观点认为，细胞凋亡的发生有生物大分子合成依赖和非依赖两个阶段，不同刺激因子可能在不同类型细胞凋亡途径的不同阶段启动凋亡程序；另一种观点认为，细胞凋亡的生化途径可能不止一种，在某些情况下，药物诱导白血病细胞凋亡并不需要新的基因表达，且抑制基因表达本身就可诱导或增强细胞凋亡的发生。因此，Martin等按细胞凋亡对大分子合成的需求与否将细胞分为三类：①细胞凋亡需要RNA和（或）蛋白质的合成，大分子合成抑制剂可阻断细胞凋亡；②细胞凋亡发生前所需的生物大分子已存在于细胞内，只是被分隔开来或以无活性状态存在，其活化需要磷酸化、去磷酸化或某些离子的存在，除非有活化信号传入，它们对细胞并不造成损害，这种情况下细胞凋亡不受蛋白质或DNA合成抑制剂的影响；③细胞内已有凋亡所需的大分子物质，只是其功能被其他生物大分子（如Bcl-2）的连续合成所抑制，此时蛋白质或DNA合成抑制剂能诱导或促进细胞凋亡的发生。

四、细胞凋亡与肿瘤

肿瘤的发生是由于细胞的异常增殖，表现为自主性生长的生物学行为。正常情况下，细胞的增殖与凋亡维持组织中细胞总数的动态平衡。一旦细胞增殖异常或细胞凋亡发生异常，均可导致细胞恶性转化。由于细胞增殖速率增快，分裂细胞数和DNA复制亦增加，提示了自发性DNA复制错误的概率，使这种复制错误信息恒定并在其子代细胞中得以表达，在内外源性致癌因子的作用下，自发突变或基因突变的机会亦增大，促使细胞逐步向恶性细胞演化的过程。

肿瘤的发生不仅要考虑细胞增殖与分化的异常，还要考虑细胞凋亡机制失常所导致的癌变、发展、演进、转移及带瘤宿主的死亡。未经治疗的恶性肿瘤都会发生细胞凋亡，但发生凋亡的原因各不相同。在肿瘤组织内部接近融合灶的部位，细胞凋亡的原因可能是缺血，体内肿瘤发生的细胞凋亡可能是由于浸润在肿瘤组织内部的巨噬细胞释放了肿瘤坏死因子所致，而在另外一些情况下，细胞凋亡则可能是细胞毒T细胞攻击的结果。癌基因和抗癌基因通过减少细胞凋亡而引起肿瘤发生。譬如，Bcl-2抑制细胞凋亡，其过度表达可引起B细胞淋巴瘤；EB病毒基因产物LMP-1能有效诱导B细胞Bcl-2表达，并与C-myc合作而诱导伯基特淋巴瘤。*p53* 促进细胞凋亡，其失活或突变可引起细胞凋亡减少或异常而发生肿瘤，这些已在某些肿瘤中及体内外转基因实验中得到证实。

肿瘤发病学中的细胞凋亡机制可能有：诱导凋亡基因的失活突变或抑制凋亡基因的过度表达；化学致癌剂、病毒通过影响凋亡机制而致癌；癌前细胞凋亡机制不全；机体免疫应答诱导肿瘤细胞凋亡的功能不全；宿主细胞黏附因子、生长因子等抑制肿瘤细胞凋亡；肿瘤细胞通过对生存信号的依赖性降低及竞争力增强等逃避凋亡，促进肿瘤转移与恶化。

细胞凋亡与肿瘤治疗

放疗治疗肿瘤的机制虽是多方面的，但近年

来的研究证实，射线可引起肿瘤细胞凋亡。其机制涉及 *p*53 抑癌基因的参与。已发现，*p*53 基因产物像一个“分子警察”那样监督基因组的完整性，假如 DNA 受损，*p*53 产物通过翻译后稳定性增强机制积聚起来，使细胞周期中止在 G1 期，以便有时间让 DNA 修复。如果修复失败，*p*53 可能启动细胞凋亡机制除去这个细胞。

各种抗瘤药物都可引起快速增殖的正常细胞、淋巴细胞和肿瘤细胞的凋亡。肿瘤化疗所产生的许多副作用和肿块缩小，可能都是由于肿瘤细胞凋亡增多所致。有证据表明，促生长的细胞因子对某些细胞株的刺激或 *Bcl*-2 癌基因的表达水平升高，都能显著增加肿瘤细胞株对抗肿瘤化疗药物诱导细胞凋亡的阻抗。因而，有可能采取措施影响这种调节作用，以减少肿瘤细胞对抗肿瘤药物的耐受性，从而达到提高治疗效果的目的。观察具有不同机制的抗肿瘤药物对 HL-60 细胞诱导凋亡的效果，发现长春新碱、阿霉素、放线菌素 D、阿糖胞苷和秋水仙碱等，均可引起 HL-60 细胞凋亡，其 DNA 凝胶电泳呈现典型的梯形图谱。此外，促进肿瘤分化的药物，其最终结果也是引起肿瘤细胞凋亡，如 HL-60 细胞用维甲酸处理 6~8d，可使具有成熟中性粒细胞形态的细胞比例增加，紧接着是具有凋亡特征的细胞比例增加。

临床上有用中高温来杀伤肿瘤细胞，现已证明在敏感组织，加热至 43℃，30min 可引起广泛的细胞凋亡；而加热至 46℃或更高温度，30min 则可产生坏死。对高温引起细胞凋亡敏感的组织，主要是快速增殖的正常细胞、淋巴器官和肿瘤。另外，不同肿瘤对高温的反应性也有很大不同。

在撤除糖皮质激素后，激素依赖性肿瘤可发生大量细胞凋亡，然而加入激素也可引起某些肿瘤的细胞凋亡。促生长的细胞因子一般可保护细胞免受凋亡，生长因子依赖的细胞株在撤除依赖因子后可发生细胞凋亡。然而，某些细胞因子可直接引起肿瘤细胞凋亡，如肿瘤坏死因子可引起人乳腺癌细胞株 BT-20 的凋亡。

APO-L 和 Fas 的单抗可识别同一分子，此分子属于人肿瘤坏死因子受体 / 神经生长因子受体超家族成员。注射抗 APO-L 单抗，可引起小鼠体内表达 APO-L 的人淋巴细胞株的异体移植物很快消退，同时伴以移植细胞的凋亡增多。交联 Fas 抗原的抗体能引起某些细胞株的凋亡。此外，TNF 可通过 P53、TNF 受体即 TNF-R1 引起细胞凋亡。某些肿瘤细胞株可选择性被 Fas 激活而杀死，而另一些可被 TNF-R1 激活而杀死，尽管这两种受体经常是共同表达的。这些结果表明，Fas 和 TNF-R1 激活不同的生化通道，将 Fas 和 TNF-R1 联合应用可能具有治疗价值。

体外研究表明，由 T 细胞、K 细胞和 NK 细胞引起的靶细胞死亡也属于凋亡。在体内可见于异基因移植物的细胞免疫排斥和移植物抗宿主病，与其他原因引起的细胞凋亡不同，由杀伤性 T 细胞引起的凋亡不能被蛋白质抑制剂或 Bcl-2 表达所抑制，因而，细胞凋亡可能有不同的机制。

细胞凋亡的深入研究，将更好地指导肿瘤化疗的研究及实践。

五、细胞凋亡的调控机制

细胞凋亡的机制极为复杂，迄今尚未完全阐明。已知生物体内外多种因素可影响细胞凋亡的发生和发展，同时也明显受到遗传因素的控制。

诱导细胞凋亡的因素很多，有的具有普遍性，如射线导致的 DNA 损伤可诱导多种细胞凋亡；有的有组织特异性，如糖皮质激素对淋巴细胞、TGF-β_1 对肝细胞的细胞凋亡诱导。在 T 淋巴细胞成熟过程中，T 细胞受体的诱导可使胸腺内 95% 的前 T 细胞选择性地凋亡。肿瘤坏死因子可诱导肿瘤细胞、病毒感染细胞等异常靶细胞发生凋亡。当抑制细胞凋亡的因素去除后，也可诱导凋亡，如某种细胞有相应生长因子存在时，生长增殖良好，一旦去除，就发生凋亡。

有些细胞生长因子如集落刺激因子（colony stimulating factor，CSF）、神经生长因子、白细胞介素（interleukin，IL）等都具有抑制细胞凋亡的作用。大多数情况下，这种抑制作用并不特异，常可被其他生长因子所替代。某些病毒为延长其寄居宿主细胞的寿命以利于其自身复制，长期存活，常带有抗细胞凋亡基因。如腺病毒和人乳头状瘤病毒编码一种蛋白可使 *p*53 基因失活甚至破坏；EB 病毒和非洲猪瘟病毒含有类似 *Bcl*-2 的基因；牛痘病毒中的CmA成分可抑制IL-1β转化酶所诱导的细胞凋亡。

细胞凋亡可以被多种生理性、病理性因素刺激诱发，是细胞对所处环境中某些特定信息的一种应答反应，涉及信号传递系统的调节。这些信号可抑制或促进死亡程序的激活，但同一信号也可能对不同细胞类型有相反作用。

（一）钙

细胞内游离钙（Ca^{2+}）是信号传递途径的成员之一，似乎与细胞凋亡的早期信号有关。研究表明，多种刺激因子（如激素、药物等）作用于细胞后，在细胞发生凋亡前都有细胞内游离 Ca^{2+} 的持续升高，而此时如果细胞处于低 Ca^{2+} 环境，则可抑制或延迟细胞凋亡的发生，说明 Ca^{2+} 在细胞凋亡中具有重要作用。以 Ca^{2+} 载体A23187作用于B淋巴细胞，人为地提高细胞内 Ca^{2+} 水平，可以诱发B淋巴细胞的凋亡；在胸腺细胞内，大分子合成抑制剂可抑制其凋亡，此过程中细胞内 Ca^{2+} 浓度上升也受到抑制，提示 Ca^{2+} 的变化可能与细胞凋亡的启动有一定关系。然而，在依托泊苷诱导HL-60细胞凋亡的过程中，加入胞内 Ca^{2+} 螯合剂BAFrA-M能阻断依托泊苷的作用，加入胞外螯合剂EGTA却不能阻断这一过程，提示胞内 Ca^{2+} 是此过程所必需的。胸腺中T细胞可经T细胞受体触发凋亡，此应答反应的发生也必须有胞浆 Ca^{2+} 浓度的持续升高。此外，在凋亡过程中 Ca^{2+} 的作用还有截然相反的报道。人类衰老的中性粒细胞、IL-3依赖的骨髓造血细胞等在 Ca^{2+} 载体的作用下，细胞凋亡反而受到抑制。研究者认为，这可能是 Ca^{2+} 信号刺激某些保护性细胞因子产生，从而抑制了细胞凋亡的过程。因此，对待目前积累的有关 Ca^{2+} 与细胞凋亡的资料，需持谨慎态度。

（二）蛋白激酶

催化蛋白质进行磷酸化修饰的酶，皆属于蛋白激酶（protein kinase）。体内蛋白激酶的种类很多，主要包括蛋白激酶C（PKC）和蛋白激酶A（PKA）。PKA受cAMP激活，为cAMP依赖性蛋白激酶；PKC的活性依赖 Ca^{2+} 的参与和调节。大量研究证明，PKA/PKC与 Ca^{2+}、Ca^{2+} 通道及cAMP等之间的密切关系在细胞凋亡的信号传递系统中具有重要作用。

cAMP在胸腺细胞及其他淋巴样细胞的凋亡中扮演重要角色。无论是cAMP类似物或内源性cAMP的诱导剂都可增加胞内cAMP水平，导致细胞凋亡。这种cAMP诱导的凋亡可被RNA或蛋白质合成抑制剂所阻断。cAMP诱导细胞凋亡的效应是由PKA及cAMP依赖性蛋白激酶Ⅰ的激活来介导的。细胞内 Ca^{2+} 螯合剂可以阻断cAMP的作用，因此认为，cAMP诱导的凋亡虽然没有伴随 Ca^{2+} 的水平升高，但却是 Ca^{2+} 依赖性的。

PKC是细胞凋亡过程中重要的负调控因子。PKC激动剂佛波酯，可以阻断由糖皮质激素、Ca^{2+} 通道、cAMP及T细胞受体激活等诱导的细胞凋亡，佛波酯也可以直接抑制胸腺细胞内核小体之间DNA的断裂和片段化过程，提示PKC的作用发生在细胞核内。生长因子、白细胞介素-1（IL-1）和IL-2，可通过提高细胞内源性PKC激动剂G的水平而激活PKC，同时也可抑制胸腺细胞的凋亡。

非常有趣的是，用T细胞分裂原ConA处理未成熟的胸腺细胞，ConA既可活化PKC，也可导致胞内 Ca^{2+} 水平的升高，而此时细胞将处于增殖状态而不是凋亡。当胸腺细胞用ConA及PKC抑制剂H-7或sphingosine联合处理时，这些细胞将发生凋亡，揭示PKC可以将升高 Ca^{2+} 的信号从诱导细胞死亡转向诱导细胞增殖，从而对胸腺细胞的死亡起到保护作用。但是，关于PKC在细胞凋亡信号传递中的作用，也有一些相反的报道。有学者报道，PKC在糖皮质激素介导的胸腺细胞凋亡过程中起调节作用，因为PKC抑制剂H-7抑制这类细胞凋亡。Snink及其同事也报道佛波酯可增加cAMP对胸腺细胞凋亡的诱导效应。

（三）T细胞受体

T细胞受体（T cell receptor，TCR）是胸腺细胞分化、成熟、克隆选择及外周血T淋巴细胞激活等过程发生细胞凋亡的信号传递通路。在T淋巴细胞的发育过程中，多能干细胞首先发育成原T（pro-T）细胞，原T细胞一般没有表面标志，进入胸腺后发育成前 T（pre-T）细胞，前 T 细胞主要是 TCR $CD4^+$ $CD8^+$ 的双阴性细胞，在胸腺内进一步增殖为双阳性细胞，即 TCR $CD4^+$ $CD8^+$ 细胞。在这一阶段，*TCR* 基因发生重排，如果在 *TCR* 基因某一连接点上发生等位基因的无意义突变，不能产生 TCR 分子或产生错误的 TCR 分子，细胞即走向凋亡。产生了正确 TCR 分子的细胞，还必须经过进一步的严格选择，使可能识别自身组织抗原的细胞即有导致自身免疫疾病危险的细胞走向凋亡，这就是胸腺的阴性选择。

TCR 由 a 链和 b 链组成，与 CD3 分子结合成复合体来实现其功能。在复合体中，TCR 可由人白细胞抗原Ⅰ型或Ⅱ型的多肽分子所识别，CD3 分子的各链是细胞内信号传递的重要递质，通过磷脂酶 C 分解磷脂酰肌醇 -4，5- 二磷酸成为甘油二酯和三磷酸肌醇，二者皆可作为第二信使发挥作用。甘油二酯可以刺激蛋白激酶 C 的活性，通过未知的环节诱导 ID2 受体的表达，进而刺激细胞增殖，而三磷酸肌醇可使 Ca^{2+} 流入细胞内，诱导细胞凋亡。

在人胸腺细胞表面广泛存在 Fas/APO-1 抗原系统，其具有介导细胞凋亡作用。T 细胞的凋亡可由 TCR/CD3 复合体来介导，也可以由 Fas/APO-l 抗原系统来介导，即至少存在两条通路，但二者之间的关系尚不清楚。

胸腺皮质的大部分细胞没有原癌基因 *Bcl-2* 的表达，可通过凋亡方式被清除；胸腺皮质的成熟细胞却能存活，这与 *Bcl-2* 的表达有关。*Bcl-2* 的表达可使中等程度表达 TCR 的 T 细胞亚群 TCR 水平显著升高，再通过双阳性和单阳性选择进一步成熟。信号传递途径最终影响到基因的调控。

六、细胞凋亡的检测方法

开展对细胞凋亡的研究，首先要解决的是方法学问题。研究细胞凋亡的方法有很多种，如形态学观察、琼脂糖凝胶电泳、原位末端标记法、流式细胞仪检测等。归纳起来，可分类为根据凋亡的形态学特征、细胞凋亡的生化特征及细胞凋亡的流式细胞仪检测。形态学是鉴定细胞凋亡最可靠的方法，主要是通过光学显微镜和电子显微镜，对组织或细胞进行各种染色，如 HE 染色、甲基绿 - 派诺宁染色、Giemsa 染色，在普通光学显微镜下观察；用荧光染料如吖啶橙，Hoechst33258 染色在荧光显微镜下观察；或制成超薄切片用电子显微镜观察，可以区别细胞凋亡和坏死。细胞凋亡时，在形态上可见早期细胞核固缩、染色体边集在核膜内侧呈新月体形、核碎裂；细胞质和细胞器密度增高、细胞体积变小；线粒体正常或轻微肿胀；细胞膜皱褶、卷曲，早期细胞膜的完整性未破坏；细胞膜出泡，芽生形成膜包裹的凋亡小体，内含完整的细胞器和核碎片；在组织中，凋亡小体常迅速被邻近的细胞吞噬，周围组织中无炎症反应。而细胞坏死时，细胞体积变大，线粒体明显肿胀，在早期细胞膜的完整性即被破坏，核的变化发生较晚，主要是核溶解和消失。坏死组织周围有炎症反应。

（一）形态学特征的检测方法

1. 普通光学显微镜观察方法

1）苏木精 - 伊红染色（HE 染色法） 光学显微镜下细胞核呈蓝黑色，胞浆呈淡红色。凋亡细胞在组织中单个散在分布，表现为核染色质致密浓缩，核碎裂等。坏死组织则呈均质红染的无结构物质，核染色消失。在细胞爬片上，凋亡的细胞变圆、变小，可见细胞核固缩、碎裂，染色体被染成深蓝色或蓝黑色；可见细胞膜皱褶卷曲和出泡，以及芽生形成膜包裹的凋亡小体。而正常细胞经染色后仍保持细胞原有的生长形状（如梭形或多角形），细胞核规整，染成均一蓝色。细胞涂片时，可见凋亡细胞核固缩、碎裂，染色变深；正常细胞染色体显均匀淡蓝色或蓝色，而坏死细胞胞体肿胀，可见细胞膜的连续性破坏，核染色体染成很淡的蓝色甚至消失。

2）甲基绿 - 派诺宁染色法 细胞凋亡和细胞坏死均可表现为细胞核固缩等细胞死亡形态，但两者发生机制不同。细胞凋亡是一种细胞主动的死亡过程，需要有细胞内蛋白酶的激活，细胞质内常有 mRNA 表达增强。而细胞坏死则是一种被动的细胞死亡过程，细胞质内常有 RNA 的损失。根据这一特点，可应用试剂甲基绿对 DNA 染色的特异性和派诺宁对 RNA 的亲和性，使甲基绿对固缩细胞核内的 DNA 着染，如果细胞质内 RNA 呈派诺宁阳性染色者为凋亡细胞，呈阴性染色者为坏死细胞。

3）Giemsa 染色和瑞氏（Wright）染色 多用于血液和造血组织来源的细胞或白血病细胞的染色，正常细胞核染呈深蓝色或蓝紫色，色泽均一；凋亡细胞可见核固缩碎裂，染色变深；细胞膜皱褶、卷曲和出泡，以及芽生形成膜包裹的凋亡小体（apoptotic bodies）。

2. 透射电子显微镜观察方法

电子显微镜分透射电镜和扫描电镜两种，一般用于观察细胞凋亡的是透射电镜。透射电镜是观察细胞凋亡最可靠的方法，凋亡细胞在透射电镜下其形态学改变具有特征性，但透射电镜只能对细胞凋亡进行定性研究而不能进行定量研究。

透射电镜下凋亡细胞的形态学特征，凋亡细胞在透射电镜下最具特征性。在细胞凋亡的早期，细胞核染色体发生边集，在细胞核膜周边聚集形成新月体形；随之染色体发生固缩，显电子密度增强，核形不规整核膜表面凹凸不平；核发生碎裂，在细胞质内可见多个电子密度增强的核碎片；细胞体积变小，细胞质浓缩，其内的细胞器保存较好，或显轻度增生，线粒体数目轻度增加和轻度肿胀，细胞质内可见空泡增多；细胞膜保存完整，细胞膜表面微绒毛和伪足减少或消失；可见细胞膜芽生出泡现象。在凋亡的晚期，可见膜包裹有较完整的细胞器和细胞核碎片的凋亡小体。

3. 常用荧光显微镜观察方法

1）吖啶橙染色法 吖啶橙的荧光随 pH 而变，其正色为绿色，随 pH 下降可变到橙红色。吖啶橙与 DNA 和 RNA 通过两个部位结合，连接碱基对和磷酸盐基团，吖啶橙与碱基对结合，形成第一复合物。第二复合物在多核苷酸表面，由吖啶橙与磷酸盐基团连接而成。pH 为 6.0 时，DNA 结合染料的聚合加速，pH 低于 3.8 时，聚合受抑制；而 RNA 在 pH 为 6.0 和 3.8 时都能聚合，而使颜色变红。在荧光显微镜下，细胞核 DNA 为黄色或黄绿色均匀荧光细胞质和核仁的 RNA，为橘黄或橘红色荧光。出现细胞凋亡时，细胞核或细胞质内可见致密浓染的黄绿色染色，甚或见黄绿色碎片；细胞坏死时，细胞质内黄绿色或橘黄色荧光均可减弱或消失。

2）Hoechst33258 染色法 Hoechst33258 及 33342 两者均为特异性 DNA 染料，与 AT 键结合，但在 pH 2.0 环境下则优先与 RNA 结合，染色 DNA 时应调整染液至 pH 7.0，这种染料不溶于磷酸缓冲液；所以配制时必须先以蒸馏水溶解配成储存液在 4℃中避光保存。如溶液出现絮状物或沉淀则不可使用。这种染液对死细胞或经 70% 冷乙醇固定的细胞可立即染色。而活细胞的着色是渐进性的，在 10min 内可达饱和。在荧光显微镜下，活细胞核呈弥散均匀荧光，出现细胞凋亡时，细胞核或细胞质内可见浓染致密的颗粒块状荧光，如果见到 3 个或 3 个以上的 DNA 荧光碎片被认为是凋亡细胞。

（二）生化特征的检测方法

细胞凋亡最明显的生化特征是 Ca^{2+}、Mg^{2+} 依赖的内源性核酸酶的激活将细胞核染色体从核小体间裂断，形成由大约为 180~200bp 或其多聚体组成的寡核苷酸片段。针对此寡核苷酸片段发展了检测细胞凋亡的方法，如各种琼脂糖凝胶电泳方法、原位末端标记技术和 ELISA 等，这些方法具有很高的特异性和敏感性，为细胞凋亡的研究提供了强有力的工具和手段。并且，许多公司将大部分的这些方法作成了试剂盒，使这些检测方法变得容易和简单，而且结果更为可靠。

1. 琼脂糖凝胶电泳

（1）常规的琼脂糖凝胶电泳。琼脂糖凝胶电泳是检测细胞凋亡时染色体从核小体间裂断形成由大约为 180~200bp 或其多聚体组成的寡核苷酸片段。通过将这些 DNA 片段从细胞中提取出来进行，UV 灯下观察可见特征性的“梯状（ladder）”带。可以说，出现了“梯状”带就可以肯定被检测的细胞或组织中有细胞凋亡的存在。正常活细胞 DNA 显基因组条带位于加样孔附近，坏死细胞由于其 DNA 的不规则降解呈现一条连续的膜状条带，凋亡细胞的 DNA 则因为 DNA 降解为 180bp 或其多聚体组成的寡核苷酸片段显“梯状（ladder）”条带。

（2）琼脂糖凝胶电泳的定量检测。常规琼脂糖凝胶电泳检测凋亡细胞中的寡核小体片段的缺点是敏感性不高，且不能定量。有学者在常规琼脂糖凝胶电泳的基础上，将放射性同位素 ^{32}P 标记在经提取出来的寡核小体片段的5′末端，用X线片通过放射自显影成像，并用特定的设备分析计算进行定量研究。该方法的优点是灵敏度极高，是常规琼脂糖凝胶电泳的1000~2000倍，能检测出极微量的寡核小体片段（pg级），且能进行定量。但因需与放射性同位素接触，又需要一定的专门设备，从而使其应用受到限制。在放射自显影照片上，标记DNA呈黑色条带或斑状显影。出现程序化细胞死亡时，如果微量则在常规琼脂糖凝胶电泳上不易分辨，但在进行末端标记放射自显影时，可明显观察到黑色的梯状条带。尤其适合对只有少量凋亡细胞的检出。

2. 原位末端标记技术

（1）DNA聚合酶或Klenow大片段介导的原位缺口平移（ISNT）。ISNT鉴定的基本原理是基于细胞凋亡时产生DNA断链，断链有一黏性末端，一条含有游离的3′羟基末端，另一条有伸出的5′末端。利用Klenow大片段的5′-3′聚合酶活性，可将外源掺入的带有生物素标记的游离核苷酸从3′羟基末端起始经5′→3′方向连接在断端上，通过带有辣根过氧化物酶的卵白素与之结合，DAB显色，便可观察到细胞是否存在有核苷酸掺入的DNA断端。该方法主要用于组织切片的原位检测，也可用于细胞涂片的检测。

（2）TdT介导的dUTP缺口末端标记技术（TUNEL）。TUNEL鉴定的原理与ISNT鉴定相似，所介导的酶是TdT，该酶能将外源性的生物素或地高辛标记的dUTP无须DNA模板连接到凋亡细胞核的DNA断链的3′羟基（3-OH）末端，DNA断链可是单股断链也可是双股断链，两种断链都有游离的3′羟基末端。因此，TUNEL鉴定可以检测凋亡细胞核中的单股和双股DNA断链。用于组织切片和凋亡培养的检测，其敏感性较ISNT要高。采用Biotin-16-dUTP对石蜡组织切片凋亡细胞内DNA断裂片段的末端进行标记，凋亡细胞的核呈棕色或棕褐色着染，细胞核形态呈碎点状，不规整，大小不一致。而正常非凋亡细胞和阴性对照片核被苏木素复染呈蓝色，核相对较大，形态、大小较为一致。

（三）细胞凋亡的ELISA检测

细胞凋亡时 Ca^{2+}、Mg^{2+} 依赖的内源性核酸酶将双链DNA从各核小体间连接区裂断，产生单或寡核苷酸小体，而各核小体的DNA与核组蛋白H2A、H2B、H3和H4形成紧密的复合物而对内源性核酸酶有抵抗，使之不被内源性核酸酶裂断。细胞凋亡时，在细胞膜破裂前，其细胞质中含有大量的单或寡核苷酸小体。细胞凋亡ELISA检测就是基于定量"三明治"酶免疫鉴定原理，用单克隆抗DNA抗体和抗组蛋白抗体直接检测DNA和组蛋白，可特异性定量检测细胞溶解物细胞质成分中的单或寡核苷酸小体。其优点：无须使用放射性同位素；可对细胞凋亡进行定量检测；抗组蛋白抗体无物种的特异性，可用于各种物种的细胞凋亡的检测；高敏感性，较少的细胞就可获得结果。

（四）流式细胞仪检测技术

流式细胞仪（flow cytometer）又称荧光激活细胞分类器（fluorescent activated cell sorter，FACS）。它是将流体喷射技术、激光光学技术、电子技术和计算机技术等技术集一体，用于细胞或细胞颗粒定量分析和进行细胞分类研究的一种新技术。流式细胞仪主要由细胞流动的液流系统（包括各种管道压力调节开关、液体流动室和超声振荡器喷嘴），氩离子激发器和阻断滤片，荧光检测器，散射光检器，一对带有恒定静电压的偏转板，细胞收集器，以及电子控制系统和计算机系统等组成。

用流式细胞仪检测细胞时，必须用荧光染料对细胞进行染色，并要求细胞呈悬浮状态。染上荧光的细胞被压进超声波振荡器喷嘴的中央部，同时将无细胞的液体通过另进入管被压入喷嘴，使之形成包围细胞悬液的鞘液。在鞘液和细胞悬液一定压力差的情况下，中央的细胞悬液和周围鞘液的分层液流快速通过喷嘴圆孔，被喷射出来。当同轴流动的细胞悬液和鞘液通过激光器发出的氩离子激光束照射小区时，单行流动的细胞发射出荧光，荧光检测器接受聚焦后的荧光信号。多数流式细胞仪可以同时收集两种以上不同波长的荧光信号，检测细胞膜表面或细胞内荧光分子的数量。散射光检测器则接受细胞散射偏转后的激光束信号，此信号可反映细胞的物理化学特性、大小数量和类型。前向角散射光强度信号与细胞的大小有关，90°散射光强度信号则反映细胞内部结构，即流式细胞仪可以同时收集两个方向散射光的信号。两种光检测器所产生的信号，经过电子系统的处理产生脉冲，并使测量过的细胞在形成微滴时，带上不同的电荷（充电）。当充电微滴通过带有恒定静电压的偏转板时，带正电荷的细胞微滴在静电场作用下落入左方的细胞收集器，而带负电荷的细胞微滴落入右方的细胞收集器，不带电荷的细胞微滴落入中央的容器中。这种分类技术能以每秒高达5000~10 000个细胞的速度分类细胞，纯度在90%~99%，细胞活性在通过仪器过程中不受影响。

用流式细胞仪检测细胞凋亡有其他方法不可比拟的优越性，其既可定性又可定量，且具有简单、快速和敏感性高等优点。而且，可以通过流式细胞仪将细胞分类做进一步的形态学和生化分析。

（杨晓军　阎于珂）

第9节　细胞自噬与肿瘤

一、概　述

自噬（autophagy）是细胞内的一种进化上高度保守的、由溶酶体介导的对细胞内蛋白质和细胞器等大分子物质进行降解的一种生物学过程，以胞质内出现包裹部分胞质和细胞器的双层膜结构为特征。在饥饿、低氧、基因组不稳定等微环境压力条件下，细胞内的蛋白、细胞器和胞质等大分子物质可通过自噬作用被包裹、消化，最后降解成核苷、氨基酸和脂肪酸循环利用，合成新的大分子物质和ATP，从而维持细胞的正常代谢和生存。因此，自噬被认为是微环境压力条件下细胞获取能量、维持生长的一种重要机制。同时，在某些情况下，自噬可以选择性地清除某些细胞成分（如受损或多余的过氧化物酶体、内质网、线粒体、DNA），减少异常蛋白、细胞器的堆积，维持细胞的自我稳态。但是，持续激活或过度的自噬却会诱导细胞发生“自噬性细胞死亡”或称Ⅱ型程序性细胞死亡，这是有别于Ⅰ型程序性细胞死亡（细胞凋亡）的另一种细胞死亡方式。自噬调控异常与肿瘤等多种疾病的发生和发展密切相关。目前普遍认为，在肿瘤发生的早期阶段，自噬主要作为一种抑癌机制以维持细胞的稳态。相反，一旦实体瘤形成，当癌细胞不断增殖、肿瘤处于进展阶段时，癌细胞可以利用自噬机制来对抗营养缺乏、低氧、DNA损伤、基因组不稳定性及外界治疗措施干预（化疗、放疗、靶向治疗）等微环境压力，此阶段自噬主要发挥促进肿瘤细胞生长、存活的作用。最近的研究显示，中药尤其是来源于天然药物的小分子化合物具有调节自噬的作用。因此，研究自噬在肿瘤发生发展中的生物学功能和开发基于细胞自噬的靶向药物对于恶性肿瘤的防治具有重要意义。

二、细胞自噬的分类及发生过程

细胞自噬是真核生物中的一种高度保守的途径，通过双层膜结构的自噬泡包裹损坏的蛋白质或细胞器，与溶酶体融合，经溶酶体酸性水解酶水解作用产生核苷酸、氨基酸、脂肪酸、糖、ATP等生物分子，并最终被细胞重新利用，实现细胞内物质的循环。根据底物进入溶酶体途径的不同，细胞自噬主要包括三种方式，即巨自噬（macroautophagy）、微自噬（microautophagy）

及分子伴侣介导的自噬（chaperone-mediated autophagy）。巨自噬是指细胞质中的物质通过形成小泡的方式转运到溶酶体中的过程，用于降解细胞内老化或损坏的细胞器和蛋白质；微自噬是指由溶酶体直接将细胞物质内吞并降解的过程；而分子伴侣介导的细胞自噬则是指细胞中可溶性的蛋白质直接通过分子伴侣而进入到溶酶体中被降解的过程。如果不加以特殊说明，通常所说的“细胞自噬”或“自噬”便是指巨自噬。

自噬过程分为5个不同的阶段：起始阶段、囊泡成核阶段、囊泡伸长阶段、囊泡融合阶段和囊内产物的降解阶段。自噬是通过营养饥饿或生长因子的上游激活而启动的。在饥饿条件下，葡萄糖转运的减少导致ULK1复合物的mTOR抑制释放，允许自噬的进展。ULK1复合物（包括ULK1、ULK2、FIP200、ATG101和ATG13）诱导囊泡成核，然后由多种蛋白质组成的Ⅲ类PI3K复合物介导。Beclin-1被ULK1磷酸化，作为PI3K复合物的整体支架，促进自噬蛋白定位到吞噬细胞。Bcl-2和Bbl-xl与Beclin-1在BH3结构域相互作用，通过中断Beclin-1/VPS34复合物的形成和减少Beclin-1与抗紫外线相关基因蛋白（UVRAG）的相互作用，降低Beclin-1的自噬活性。随着VPS34的磷酸化，这一过程的额外负调控发生，从而减少了其与Beclin-1的相互作用。相比之下，Beclin-1中的激活分子调节自噬蛋白1（AMBRA1）与Beclin-1结合并稳定PI3K复合物。ATG14和UVRAG还结合Beclin-1，促进Beclin-1和VPS34之间的相互作用，促进吞噬细胞的形成。生长的双膜经历囊泡伸长，最终形成自噬体，这一过程是由两个泛素样结合系统介导的。第一个系统涉及磷脂酰乙醇胺（PE）与细胞质LC3-Ⅰ的结合，以产生脂化形式LC3-Ⅱ，这是由蛋白酶ATG4B和E1样酶ATG7促进的，其中LC3-Ⅱ被纳入生长膜。第二共轭体系也是由ATG7介导的，也是由E2样酶ATG10介导的，从而形成ATG5-ATG12共轭物。随后，SNARE蛋白STX17促进自噬体与溶酶体的融合，形成自噬小体。最终，内容物被降解，大分子前体被回收或用于促进代谢途径（图7-9-1）。

三、自噬检测方法

自噬是一个动态的过程，使用静态测量方法去评估自噬具有一定的误导性。在过去10年中，出现了一些新的方法，把自噬作为一个动态过程进行检测。目前用于检测自噬的方法主要有以下几种。

（一）透射电子显微镜检测

用透射电子显微镜观察自噬体的形成和数量，是最常用的测量自噬方法，被认为是区分自噬和凋亡的“金标准”。由于自噬体属于亚细胞结构，普通光镜下看不到，因此，直接观察自噬体需在透射电镜下。吞噬泡的特征：新月状或杯状，双层或多层膜，有包绕胞浆成分的趋势。自噬体的特征：双层或多层膜的液泡状结构，内含胞浆成分，如线粒体、内质网、核糖体等。自噬溶酶体的特征：单层膜，胞浆成分已降解。自噬体通过其双膜鉴定并计数，提供细胞自噬活性的量度。这种方法需要对样本进行特殊的固定和处理，适用于培养的细胞，但在临床上用于活检的分析则比较复杂。

（二）Western Blot 检测

利用Western Blot检测LC3-Ⅱ/Ⅰ比值的变化以评价自噬形成，自噬过程中，胞浆型LC3（即LC3-Ⅰ）会酶解掉一小段多肽，转变为（自噬体）膜型（即LC3-Ⅱ），因此，LC3-Ⅱ/Ⅰ比值的大小可判断自噬是否发生及自噬水平的高低。Western Blot法一般只用于定性，但可以通过测量条带灰度进行半定量。

（三）荧光显微镜检测

用于对自噬进行定量检测的标准技术，可以获得与电子显微镜相似的精确结果，但更便宜、应用更广泛。在荧光显微镜下采用GFP-LC3融合蛋白来示踪自噬形成。无自噬时，GFP-LC3融合蛋白弥散在胞浆中；自噬形成时，GFP-LC3融合蛋白转位至自噬体膜，在荧光显微镜下形成多个明亮的绿色荧光斑点，一个斑点相当于一个自噬体，可以通过计数来评价自噬活性的高低。但

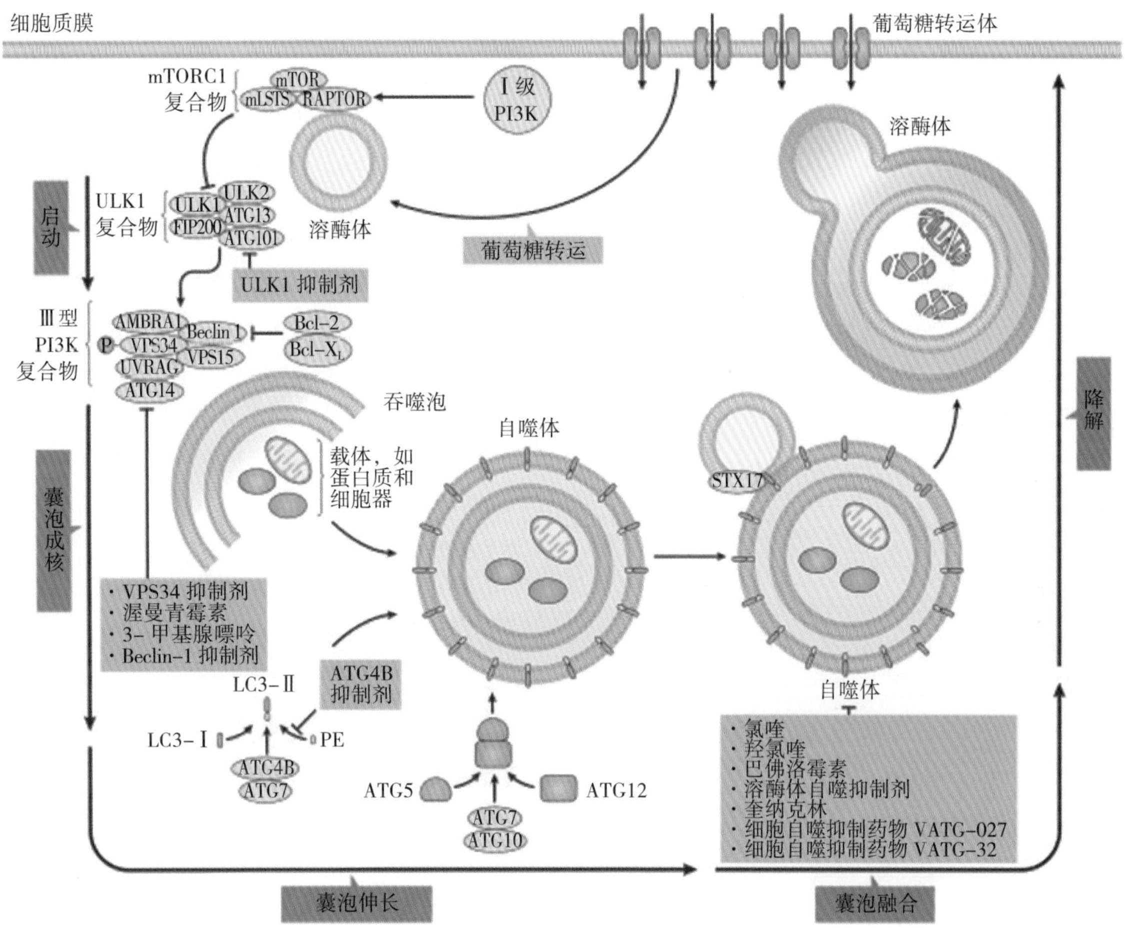

图 7-9-1　自噬形成过程

自噬 - 溶酶体途径在细胞稳态中起关键作用，尤其在恶性肿瘤发生的起始阶段，细胞自噬对肿瘤的发生具有抑制作用。细胞自噬通过哺乳动物自噬启动激酶 ULK1（Unc-51-like autophagy activating kinase 1）复合物启动。哺乳动物雷帕霉素靶蛋白复合物 1（mTORC1）对 ULK1 复合物中的 ULK1 和自噬相关蛋白（ATG）13 进行磷酸化以激活自噬。随后，Beclin-1 被 ULK1 磷酸化，并作为磷脂酰肌醇 3- 激酶（PI3K）复合物的整体支架，促进自噬蛋白定位到自噬泡。当 PI3K 复合物与其他不同的调节蛋白结合时，选择性参与自噬的不同阶段，如与 UVRAG 结合参与自噬泡的成熟和运输等。Beclin-1/PI3KC3（Ⅲ型磷脂酰肌醇三磷酸激酶）复合物，参与募集细胞质中含 PI3KC3 结合域的 ATG 蛋白复合体。而 ATG 家族蛋白在囊泡成核中发挥了作用。同时 VPS34 是 PIK3C3 的一员，磷酸化磷脂酰肌醇（PI）产生磷脂酰肌醇三磷酸（PI3P），这对于自噬泡膜的延伸和 ATG 蛋白向自噬泡的募集至关重要。
自噬泡的延伸会形成自噬体，自噬发生过程中有两个类泛素化修饰过程，分别发生在 ATG5/ATG12 系统和 LC3 系统中。*ATG* 基因通过 ATG12/ATG5 和 LC3-Ⅱ（ATG8-Ⅱ）复合物控制自噬体的形成。同时 LC3 蛋白和 ATG4B 及 ATG7 蛋白在自体吞噬体膜的扩张和蛋白的募集中发挥了作用。STX17：融合突触蛋白 17；LC3：微管相关蛋白轻链 3

可因转染效率和计数方式的不同产生误差，也存在假阳性的可能，建议结合其他自噬检测实验，综合分析检测结果。

（四）免疫组化检测

免疫组化检测参与自噬体形成的蛋白质已被广泛应用于现有临床肿瘤样本的研究中。与 Beclin-1 相比，LC3 参与了自噬级联的后期阶段，因此 LC3 在理论上更适合作为自噬的标志。但免疫组化研究在样品制备、抗体质量及评分系统等方面有很大的差异，可能导致结果不一致。大多数具有自噬免疫组化标记的研究都是回顾性的，在治疗后获得的活检中没有关于自噬标记物的数据，这可能与患者的预后相关。

另外，新的技术，如定量 PCR 阵列，可以测量参与自噬的多个基因的表达，前景广阔，但需要在临床前和临床系列中验证。

四、自噬调节剂

近年来的研究表明，自噬与肿瘤的发生发展密切相关。当前，许多调节自噬的药物被用于临床前肿瘤治疗的研究。自噬途径中的许多步骤代表了潜在的药物靶点，并提供了对自噬的正向和反向调控方法。在肿瘤的治疗中，由于自噬在肿瘤发生过程中的作用具有两面性，必须根据特定肿瘤的遗传信息特征以及肿瘤自身所具有的微环境来选择自噬激动剂或自噬抑制剂。

（一）自噬抑制剂

目前临床上有很多自噬抑制剂（表 7-9-1），主要使用氯喹或相关的羟氯喹通过抑制溶酶体来抑制自噬，但对其他自噬调节因子研发的抑制剂也已有报道，如针对 VPS34 研发的 SAR405 和化合物 13，最近 SB02024 被报道为一种高效的 VPS34 抑制剂，具有良好的药代动力学特征和对激肽体的优良选择性，适合进一步分析临床候选物；针对 ULK1 研发的首批小分子抑制剂之一 SBI-0206965；ATG4B 抑制剂如 S130 和 FMK-9A 具有生化和体外活性，ATG4B 抑制剂 NSC185058 在体外和体内均有抗肿瘤活性。

表 7-9-1　自噬抑制剂

化合物	作用机制
3- 甲基腺嘌呤	PI3K 抑制剂。抑制预自噬体的形成
渥曼青霉素（Wortmannin）	PI3K 抑制剂。阻断自噬形成
巴佛洛霉素（Bafilomycin A1）	H^+-ATP 酶抑制剂。阻断自噬体和溶酶体的融合
羟氯喹、氯喹	溶酶体抑制剂。阻断自噬体和溶酶体的融合
SAR405、化合物 13、SB02024	VPS34 抑制剂
SBI-0206965	ULK1 抑制剂
S130、FMK-9A、NSC185058	ATG4B 抑制剂
莫能菌素（Monensin）	蛋白转运抑制剂。阻断自噬体和溶酶体的融合
Lys05、奎那克林、VATG-027、VATG-032	溶酶体抑制剂
siRNA 抗 ATG5、Beclin-1、ATG10、ATG12	阻断这些蛋白质的翻译

下一代溶酶体抑制剂也在研发中，包括 Lys05，它是一种双氨基喹啉，可抑制自噬，并损害黑色素瘤和结直肠癌的生长，作为单一药物在临床前作用于小鼠模型。与羟氯喹（HCQ）相比，Lys05 是一种更有效的自噬抑制剂，因为它对溶酶体有更大的脱酸作用。其他有效的溶酶体抑制剂，如奎那克林、VATG-027 和 VATG-032（新的吖啶和奎那克林的 1，2，3，4- 四氢吖啶衍生物）也已被证明对患者衍生的 *BRAF* 突变黑色素瘤细胞株有效。

PI3K 抑制剂 3- 甲基腺嘌呤（3-MA）、渥曼青霉素（Wortmannin）可抑制预自噬体的形成。3-MA 防止他莫昔芬治疗的乳腺癌细胞死亡，还能抑制 γ 射线照射引起的乳腺癌、前列腺癌和结肠癌的自噬，以及抑制 TMZ 诱导的恶性胶质瘤细胞自噬。

与 PI3K 抑制剂相比，巴佛洛霉素（Bafilomycin）A1、羟氯喹和莫能菌素（Monensin）通过阻止自噬体与溶酶体的融合来抑制自噬。使用巴佛洛霉素 A1 可抑制 γ 射线诱导的乳腺癌、前列腺癌和结肠癌细胞自噬。这些结果表明，阻断自噬的药物可能会增强细胞毒性药物的抗肿瘤作用。

为了在分子水平上更特异地抑制自噬，siRNA 系统已被用来靶向参与自噬的一些蛋白质。通过 siRNA 治疗 ATG7 和 Beclin-1，这两种治疗对自噬必不可少。此外，靶向 Beclin-1 或 ATG5 的 siRNA 抑制了缺乏促凋亡分子的 MEF 中依托泊苷诱导的自噬。此外，siRNA 抗 ATG5、Beclin-1、ATG10 或 ATG12 可抑制宫颈癌细胞营养耗竭诱导的自噬，增加细胞死亡。然而，使用 siRNA 方法抑制自噬是否影响抗瘤治疗的疗效仍有待确定。

除了以上常用的自噬抑制剂外，大量研究表明中药有效成分在抑制自噬中也具有举足轻重的作用。槲皮素通过 AKT/mTOR 途径抑制自噬从而抑制乳腺癌的进展；紫草素下调 TGF-β_1 的表达，抑制自噬来降低肝星形细胞能量产生，为肝癌治疗提供依据；18β- 甘草次酸能诱导肝癌细胞中的内质网应激激活转录激活子 4（ATF4）/ 肌醇需要酶 -1α（IRE-1α）/X 盒结合蛋白（XBP1）/

增强子结合蛋白同源蛋白（CHOP），减轻ER负荷，抑制自噬发挥抗瘤作用；藤黄酸通过AMPK/mTOR信号传导，显著抑制胶质瘤U87和U251细胞自噬生长，使体内胶质瘤细胞自噬死亡；20（S）-人参皂苷Rg3阻断自噬的晚期（溶酶体融合和自噬溶酶体降解），包括酸性囊泡细胞器荧光减弱、LC3-Ⅰ~Ⅱ转化率增加、EGFP-LC3荧光聚集、GFP-MRFP-LC3红绿荧光比值、底物p62降解，从而诱导HeLa细胞凋亡。

（二）自噬激动剂

自噬在肿瘤细胞中被多种应激原强烈激活，包括饥饿、生长因子剥夺、缺氧、破坏性刺激和蛋白酶体抑制等。在绝大多数情况下，自噬诱导促进细胞生存，以应对压力。随着对自噬研究的深入，越来越多的自噬激动剂被发现（表7-9-2），雷帕霉素是一种有效且特异的mTOR抑制剂，同时也是一种自噬激动剂。抗癌药物他莫昔芬能通过上调Beclin-1的表达来诱导自噬。其他BH3纯蛋白的BH3结构域如BAD，以及BH3模拟剂如ABT737，竞争性破坏了Beclin-1和Bcl-2/Bcl-xl之间的抑制作用，从而使Beclin-1能刺激自噬。另外，还可以使用营养药物，如海藻糖和限制热量的模拟剂，以及运动等诱导自噬。

另外，中药在自噬的诱导中也扮演着重要角色。中药有效成分白藜芦醇通过转录活化因子3（STAT3）灭活诱导卵巢癌细胞自噬而辅助治疗卵巢癌；蟾毒灵能上调Beclin-1和p62表达，从而诱导肝癌HepG2细胞自噬；姜黄素通过抑制PI3K/AKT/mTOR途径诱导细胞凋亡和自噬，并有效抑制人非小细胞肺癌A549的生长；大黄素能导致线粒体功能障碍和活性氧积聚，诱导细胞自噬，

表7-9-2　自噬激动剂

化合物	作用机制
雷帕霉素	雷帕霉素的靶点
BH3模拟剂（如ABT737）	竞争性破坏了Beclin-1和Bcl-2/Bcl-xl之间的抑制作用
锂、钠、2-丙基戊酸钠、carbamezapine	影响肌醇-1，4，5-三磷酸水平的酶
他莫替芬	增加Beclin-1表达

从而抑制结肠癌细胞生长；黄芩素通过抑制ERK/PI3K/AKT通路诱导未分化甲状腺癌细胞凋亡和自噬；丹酚酸B以剂量依赖的方式诱导HCT116和HT29细胞诱导死亡性自噬，并且通过抑制AKT/mTOR通路在结肠癌细胞中发挥其单一的抗瘤活性；山茶的正丁醇提取物JHC-4可通过PI3K/AKT/mTOR信号通路诱导细胞自噬和凋亡，协同增强胃癌细胞对紫杉醇的敏感性；油菜素和羟基酪醇通过诱导自噬抑制MDA-MB-231三阴性乳腺癌细胞的迁移和侵袭；厚朴酚通过激活p53依赖机制诱导神经母细胞瘤细胞自噬性死亡；双氢青蒿素通过Ser70处的Bcl-2磷酸化在人宫颈癌HeLa细胞内触发自噬；小檗碱诱导人恶性胸膜间皮瘤NCI-H2452细胞线粒体介导的凋亡和保护性自噬；重楼皂苷Ⅰ通过激活AMPK，抑制mTOR信号通路，诱导自噬，从而抑制NSCLC细胞的生长；川陈皮素通过降低线粒体膜电位，诱导人卵巢癌细胞产生活性氧（ROS）和自噬，从而导致Gasdermin D/Gasdermin E介导的程序性细胞死亡；土贝母苷Ⅰ通过激活AMPK启动自噬，将Bcl-2从Beclin-1上解离而导致Beclin-1-VPS34复合物的稳定，削弱溶酶体组织蛋白酶活性，阻断自噬通量，导致受损的自噬溶酶体积聚，增强顺铂、紫杉醇等化疗药物对宫颈癌的治疗效果。

五、自噬与肿瘤

（一）基础研究

1. 自噬在肿瘤发生的早期和晚期扮演不同角色

自噬功能紊乱与机体多种疾病的发生密切相关。近年来，大量研究表明，人类多种肿瘤中存在自噬异常，自噬在肿瘤发生发展的各个阶段均扮演重要角色。

在营养充足的条件下，自噬水平较低，仅在胞质中去除受损和老化的细胞器以维持细胞内环境稳态。营养缺乏时，细胞中的自噬基因迅速表达，启动自噬来维持细胞的能量供应和代谢状况，增强细胞在应激状态下的存活率，维持细胞内稳态。细胞内环境的稳态可使细胞免除毒素的侵害。作为一个细胞存活的通路，自噬的激活能防止长

期的组织损伤和细胞死亡，就能降低肿瘤发生的风险。

然而，一旦肿瘤形成后，自噬就能促进肿瘤的发展，能够去除肿瘤细胞中具肿瘤原性的蛋白底物、毒性蛋白和受损细胞器来促进肿瘤的发生，或者通过自噬介导的细胞内循环来提供新陈代谢底物，维持线粒体的重要功能。因此，在肿瘤发生发展的过程中，细胞自噬的作用具有两面性。

2. 自噬与抗肿瘤抵抗

自噬在肿瘤调节中发挥着至关重要的作用，但其确切作用机制复杂，近几年在调节癌细胞和免疫系统之间的相互作用中有越来越多的研究，主要通过影响信号级联分子、释放危险信号分子从而影响免疫性细胞死亡（immunogenic cell death, ICD）。自噬相关抗癌治疗可以诱导免疫性细胞死亡，其中包括米托蒽醌、阿霉素、奥沙利铂、放疗、溶瘤病毒及基于 Hypericin 的光动力疗法（Hyp-PDT）。化疗药物（米托蒽醌或奥沙利铂）诱导的自噬可促进 ATP 分泌，从而促进了 ICD 和抗肿瘤免疫，这也是首例自噬相关的 ICD。当 ATP 的胞外浓度变高并引起嘌呤受体 P2RX7 激活时，ATP 在损伤相关分子模式（DAMP）中的作用就变得更加明确。P2RX7 涉及多种途径，包括无菌免疫反应，其激活通过 PI3K、AKT 和 mTOR 诱导癌细胞死亡。这些结果表明，治疗诱导的自噬在通过调节 ICD 相关危险信号来调节癌细胞 - 免疫细胞中起重要作用。

自噬在抗癌药物耐药进展过程、自我更新、分化和肿瘤细胞的发生发展中也起至关重要的作用。PI3K/AKT/mTOR 信号通路在化疗耐药中起重要作用，阻断 PI3K/AKT/mTOR 信号通路后，化疗耐药作用减弱，使肿瘤细胞对抗癌治疗的敏感性增加。*Ras* 癌基因可决定诱导自噬性细胞死亡或肿瘤发生。短期 *Ras* 基因激活状态下，可导致细胞衰老，也可通过 Beclin-1/VPS34 介导自噬性细胞死亡；而 *Ras* 基因的长期激活时，突变的细胞能够克服癌基因初期激活应激阶段，为癌变发展提供有利的突变状态；还可涉及 PI3K/AKT/mTOR 信号通路的弱激活作用。肿瘤细胞可能依赖细胞自噬修复受损的 DNA，从而产生耐药性，但通过 ERK1/2 抑制剂可下调吉西他滨诱导的 RAD51 表达，增强肿瘤细胞对药物的敏感性。越来越多的研究表明，自噬可能是肿瘤细胞产生耐药性的一个普遍机制或诱因。

3. 自噬与中医药抗肿瘤治疗

放疗、化疗和靶向治疗在杀伤肿瘤细胞的同时，也激活了保护性自噬，使肿瘤微环境改变，成为耐药发生的重要机制之一，而中医药在治疗肿瘤耐药中也发挥着重要的作用。中医药抗瘤治疗与自噬的研究近年来刚刚起步，许多环节亟待进一步阐明。中医药调控细胞自噬的抗瘤作用，可以分为诱导自噬性细胞死亡及抑制保护性自噬。愈创木醇，属于倍半萜类天然产物，可以将肺癌细胞 A549 阻滞于 S 期，诱导自噬减少同源重组修复中 RAD51 的表达；还可作为 DNA 损伤的诱导剂，促进 DNA 双链受损，从而发挥协同抗癌的作用；甚至协助降低非小细胞肺癌吉非替尼发生耐药的可能性。榄香烯，来源于浙八味温郁金的天然化合物，可能通过促进 Beclin-1 诱导的自噬进而逆转肺腺癌细胞顺铂（DDP）的耐药性。姜黄素是从姜黄分离出来的多酚类化合物，可通过损害 AMPK/ULK1 依赖性自噬，并增强结肠癌细胞的凋亡从而抑制异种移植小鼠的肿瘤生长，与 5- 氟尿嘧啶（5-FU）具有协同作用。而在很多肿瘤细胞中，mTOR C1 信号通路被过度活化，雷帕霉素可以抑制诱发肿瘤细胞保护性自噬的上调而影响疗效；同时联合应用白藜芦醇和雷帕霉素，可以有效阻断 mTOR 信号通路过度活化，抑制肿瘤细胞中保护性自噬的发生，促进凋亡，从而实现抑制肿瘤生长和转移的作用。

（二）临床研究

FDA 批准的唯一具有体内有效性和临床试验安全性的自噬抑制剂是氯喹及其衍生物羟氯喹，它们通过阻断自噬体融合和降解来抑制自噬。在临床前研究或临床试验中进行调查，与 CQ 相比，HCQ 可在癌症患者中安全地提高剂量。目前，涉及 CQ 或 HCQ 的 Ⅰ/Ⅱ 期癌症临床试验（http://clinicaltrials.gov/）已在世界范围内开放，已出现许多被证实具有初步抗瘤活性的证据。

六、小　结

由于自噬参与了肿瘤发生和进展的几乎所有阶段，更好地理解自噬很有必要，对于更好地开发中药有效成分，辅助临床用药，实现除癌症护理所有领域的进展——从预防到晚期疾病——发挥至关重要的作用。

自噬是一个难以测量和量化的动态过程。需要开发评估临床样本自噬的新技术，如肿瘤活检和外周血单个核细胞，以确保这一领域的研究进展。目前的治疗重点是判断自噬对肿瘤是积极影响还是消极影响，选择合适的自噬抑制剂或自噬激动剂进行辅助治疗。另外，对自噬调节剂使用过程中的选择性问题，以及需要使用更高的药物浓度可能会限制临床效用。除了以上介绍的自噬调节剂外，一些特异性好、疗效更显著的自噬调节剂正在研发中。而且，一大批中药有效成分被证明能够调节自噬，且无毒副作用，这对于肿瘤的治疗具有开创性意义。虽然初步数据令人鼓舞，但这些化合物仍处于早期临床前研究中。

深入了解细胞自噬和肿瘤之间的关系将有利于人类了解并最终攻克癌症这一世界性难题，但尚需更多更深入的研究。

（隋新兵　张若男　陈柳晰）

第 10 节　肿瘤耐药

一、概　述

恶性肿瘤通常称为癌症，是严重威胁人类健康的常见病、多发病。目前治疗恶性肿瘤主要依赖三大方法即手术、化疗和放疗。其中应用传统细胞毒类抗瘤药（antineoplastic drugs）或抗癌药（anticancer drugs）进行化疗在肿瘤的整合治疗中仍占有极为重要的地位。然而对占恶性肿瘤 90% 以上实体瘤的治疗目前仍未能达到满意疗效。肿瘤细胞对药物产生不敏感现象即耐药性是肿瘤化疗失败的重要原因之一，亦是肿瘤化疗急需解决的难题。

肿瘤细胞对某些抗瘤药物具有天然耐药性（natural resistance），即会出现对药物一开始就不敏感现象，例如处于非增殖的 G0 期肿瘤细胞一般对多数抗瘤药不敏感。有的肿瘤细胞对原来敏感的药物，治疗一段时间后才产生不敏感现象，称之为获得性耐药（acquired resistance）。获得性耐药又分为两种：①原药耐药现象（primary drug resistance，PDR）即肿瘤细胞只对诱导耐药现象的原始药物产生耐药现象，但对于其他类型的抗肿瘤药物并不产生交叉耐药的现象，多药耐药（multidrug resistance, MDR）即肿瘤开始对化疗药物敏感，但经过几个疗程后，肿瘤细胞不仅对治疗使用的药物（也就是原药）产生耐药，而且对结构和作用机制不同的药物也产生多重耐药现象。②多药耐药一般为亲脂性药物，分子量在 300~900kD；药物进入细胞是通过被动扩散方式；药物在耐药细胞中的积聚比敏感细胞少，结果细胞内的药物浓度不足以产生细胞毒性作用；耐药细胞膜上多出现一种称为 P- 糖蛋白（P-glycoprotein，P-gp）的跨膜蛋白，它在多药耐药中起重要作用。

耐药性产生的原因十分复杂，不同药物其耐药机制不同，同一种药物存在着多种耐药机制。耐药性的遗传学研究已证明肿瘤细胞在增殖过程中有比较固定的突变率，每次突变均可导致耐药瘤株的出现。因此，分裂次数越多（亦即肿瘤愈大），耐药瘤株出现的机会越大。耐药性的生化机制有多个方面，例如肿瘤细胞内活性药物减少（摄取减少、活性降低、灭活增加和外排增加），药物作用的受体或靶酶的改变，利用更多的替代代谢途径和肿瘤细胞的 DNA 修复增加等。多药耐药性的产生与多药耐药基因 *MDR*1 过度表达 P- 糖蛋白有关，P- 糖蛋白起到依赖于 ATP 介导药物外排泵（drug efflux pump）作用，降低细胞内药物浓度。此外，多药耐药相关蛋白（multidrug resistance associated protein，MRP）亦起重要作用。肿瘤在治疗过程中疗效不理想，肿瘤耐药是直接原因。在研究肿瘤耐药机制时，需要从多途径、多环节、多层次及靶点上着手进行，只有从根本上研究清楚肿瘤细胞的耐药机制，才能逆转当下肿瘤治疗效果不理想的局面。

二、肿瘤细胞异质性与肿瘤干细胞的形成

肿瘤异质性是指同一肿瘤因其内部细胞基因型不同而使肿瘤表型不同。肿瘤异质性可分为两种类型：患者异质性，即相同类型肿瘤在不同患者之间有差异；瘤内异质性，即同一患者体内同一肿瘤内部存在差异。异质性主要由基因组、表型、基因随机表达等造成，如基因型变化包括突变、基因扩增、缺失、染色体重排、易位和 mRNA 改变（图 7-10-1）。深入研究肿瘤异质性有助于分析肿瘤发生的机制、演化规律，解释肿瘤治疗过程中出现不同耐药性的原因。

肿瘤细胞中存在一种高度特异、动态和适应性的途径，使癌症细胞可以规避靶向染色体外 DNA（extrachromosomal DNA，ecDNA）的癌基因治疗。ecDNA 是指存在于染色体外的 DNA，包括线粒体 DNA、叶绿体 DNA 和质粒 DNA 等。2014 年研究揭示了 ecDNA 在某些脑肿瘤的耐药性中发挥核心作用。同时，2017 年，*Nature* 上的一篇文章报道了 ecDNA 在所分析 40% 的肿瘤细胞系中，ecDNA 表达驱动肿瘤生长和存活相关的致癌基因的多个拷贝，并且有助于肿瘤的异质性和进化。进一步研究发现，致癌基因都完全在 ecDNA 上或在 ecDNA 和染色体上扩增，但扩增位置并非在该基因染色体上的正常位置，这表明致癌基因具有很大的流动性。这种流动性使肿瘤细胞趋于多样化或异质性。由于 ecDNA 不含有附着到中期纺锤体所需的着丝粒，因此与染色体不同，在肿瘤细

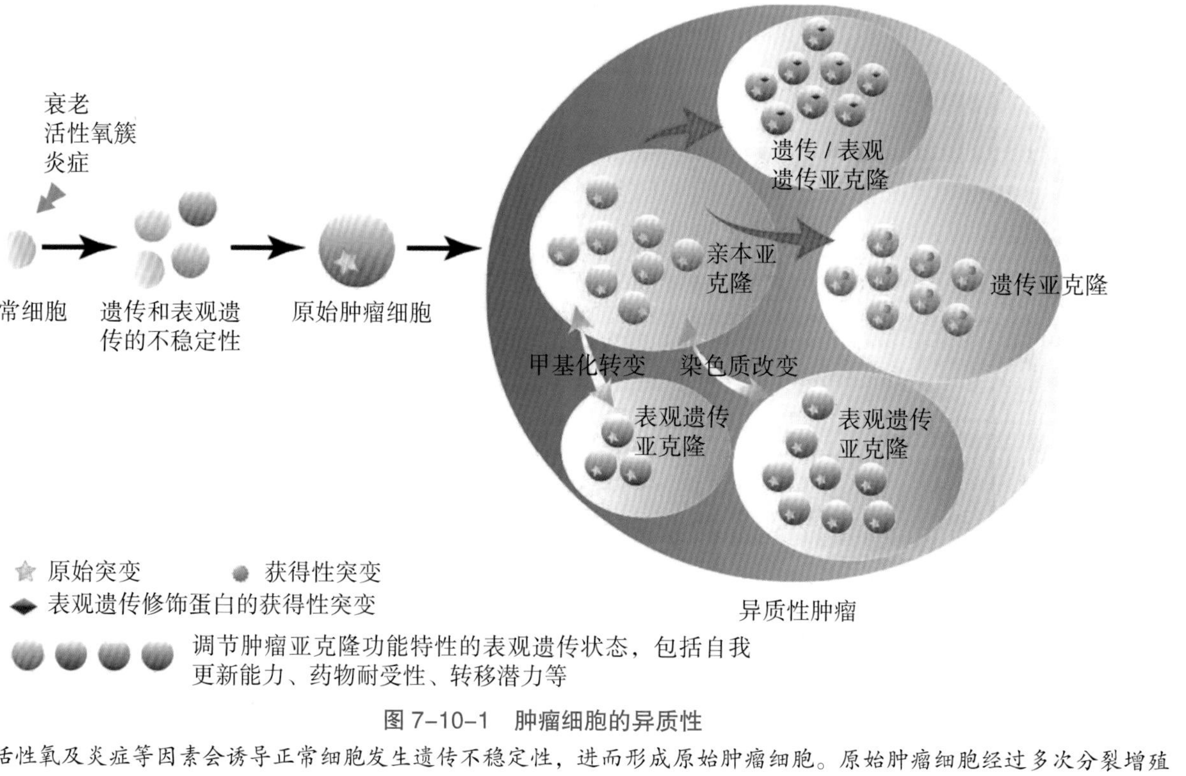

图 7-10-1　肿瘤细胞的异质性

老化、活性氧及炎症等因素会诱导正常细胞发生遗传不稳定性，进而形成原始肿瘤细胞。原始肿瘤细胞经过多次分裂增殖及亲本发生亚克隆，亲本亚克隆发生甲基化转变或染色质转变会形成表观遗传亚克隆，最终形成遗传亚克隆或表观遗传亚克隆，从而使肿瘤的生长速度、侵袭能力、对药物的敏感性、预后等各方面产生差异

胞分裂时，ecDNA 被随机分配到子细胞中。这导致一些肿瘤细胞中可能有许多 ecDNA，而另一些可能没有。ecDNA 数量的差异越大异质性也就越大。事实上，ecDNA 在疾病中的作用还远未得到广泛研究，与染色体 DNA 不同，随着肿瘤的生长，ecDNA 并不会 100% 被"继承"。当癌细胞分裂时，ecDNA 并不像染色体上的 DNA 那样几乎总是被准确地复制，而更像是随机分配的。这一过程很快导致同一个肿瘤内的细胞之间产生重要差异，并且有助于加速癌症的进化。针对 ecDNA 的靶向治疗有巨大的潜力发展为全新的癌症治疗方法。通过了解 ecDNA 元件的形成过程及原因，并阻断这些机制，或许就有办法阻止许多癌症的进化甚至癌症的发生。

肿瘤干细胞（cancer stem cells，CSC）被定义为"具有自我更新能力，可以分化为肿瘤的细胞"。正是这种能够分化各种具有高增殖潜能子代细胞的干样特性细胞导致了肿瘤的异质性。目前，完全清除肿瘤仍然是肿瘤学家面临的一大问题，这是由于 90% 转移性肿瘤的化疗失败都归因于化疗耐受。而肿瘤干细胞具有高致瘤性、强耐药性及自我更新与维持的特性，与肿瘤复发、转移和高死亡率密切相关。因此，肿瘤干细胞被认为是化疗耐受的主要原因。ABC 转运蛋白（ATP-binding cassette transporter）即 ATP 结合盒式转运蛋白，是一种能利用 ATP 水解产生的能量对不同底物进行跨膜运输的蛋白质。ABC 蛋白作为肿瘤干细胞的表面标记可以用来识别肿瘤干细胞，并且其本身转运药物的能力使得肿瘤干细胞能够对抗化疗药物的侵袭。Toll 样受体及其后信号通路（NF-κB 等）的激活能够增强肿瘤干细胞的干样特性，同时还会增加与肿瘤干细胞化疗耐受有关细胞因子（TNF-α、IL-6 等）的表达。乙醛脱氢酶（ALDH）作为一种解毒酶在肿瘤干细胞中高表达能够缓解活性氧的毒性作用，同时能够控制细胞周期使得细胞有足够的时间进行 DNA 的修复，这使得肿瘤干细胞能够对抗化疗药物的细胞毒作用。细胞周期阻滞、DNA 损伤耐受及 DNA 损伤修复、药物外排、EMT 等 CSC 的生物学特性，低氧环境、慢性炎症等肿瘤微环境的特点，共同维持 CSC 的干性特征，抑制化疗药物对 CSC 的刺激作用，加大了肿瘤治疗的难度。通过对 CSC 耐药机制的研究可以指导开发新的针对 CSC 的靶向治疗，联合传统的治疗策略，同时消除 CSC 和肿瘤细胞，提高肿瘤的治疗效果。

三、肿瘤微环境与外泌体

肿瘤微环境（tumor microenvironment，TME），即肿瘤细胞产生和生活的内环境，其中不仅包括了肿瘤细胞本身，还有周围的成纤维细胞、免疫和炎性细胞、胶质细胞等各种细胞，同时也包括附近区域内的细胞间质、微血管，以及浸润在其中的生物分子如细胞因子、趋化因子，还有各种代谢产物和理化条件等，它们为肿瘤提供营养和支持（图 7-10-2）。

肿瘤细胞与 TME 的细胞外基质，基质细胞和免疫细胞紧密相互作用，促进慢性炎症和免疫抑制，促血管生成的环境也为隔绝杀伤性 T 细胞浸润提供了物理屏障。肿瘤微环境与肿瘤耐药之间存在重要的病理学关联，肿瘤抗药性的机制不仅是癌细胞内源性的变迁，同时也包括肿瘤所处微环境所赋予的改变。越来越多的研究表明肿瘤微环境在肿瘤耐药性中起重要作用，成为肿瘤复发和不可治愈的主要原因。在肿瘤微环境中，细胞在多种因素介导下产生耐药性，严重影响肿瘤药物治疗的效果。因而，在临床治疗中，如果仅对癌细胞本身进行靶向，往往起不到根本性的抑制作用；需结合肿瘤微环境在疾病发展进程中扮演的病理学角色，从更高的层次来设计整合治疗方案，包括在给药方式上的改变、不同药物给药时间上的顺序和剂量上的调整。肿瘤微环境的复杂性和个体性差异引起的异质性也注定了这一转化领域相关研究的核心使命，而未来肿瘤的治疗必将走向个性化整合治疗之路。深入了解肿瘤微环境在病理状态下的生物学特征、临床治疗条件下的动态规律及其对癌细胞存活、再增殖、局部侵袭、病灶转移和疾病晚期恶化等方面的影响，准确洞悉当前临床治疗中所用干预策略的潜在缺陷，可以为肿瘤的有效预防、诊断和治疗提供新途径。

外泌体（exosome）是一类细胞外囊泡，大小在 40~100nm，由肿瘤微环境中的肿瘤细胞和多个

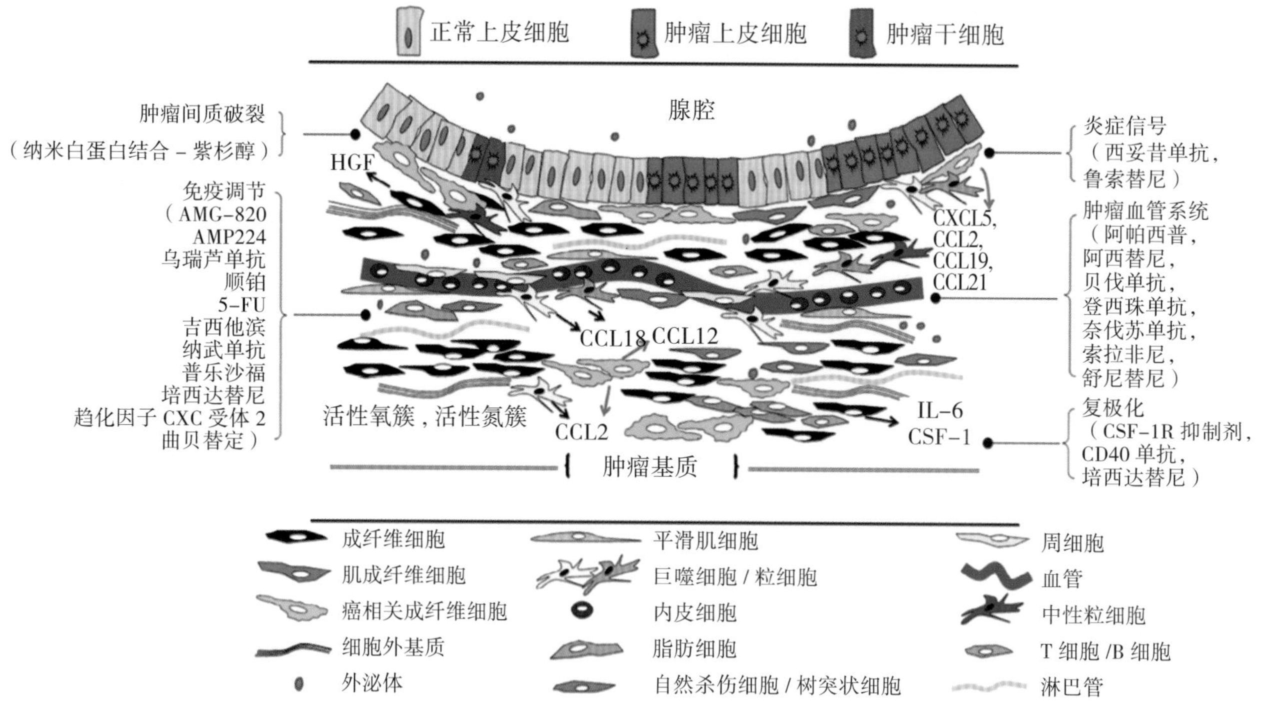

图 7-10-2　肿瘤微环境（包括治疗剂可靶向的多种结构和功能成分）

肿瘤微环境是指肿瘤细胞存在的周围微环境，以腺腔内为例，包括肿瘤细胞、常驻和招募的宿主细胞（与癌症相关的基质细胞和免疫细胞），以及相应细胞的分泌产物（如细胞因子和趋化因子）和细胞外基质（ECM）中的非细胞成分。肿瘤微环境是肿瘤细胞赖以生存和发展的复杂环境，而此微环境内的免疫细胞及其调节方式对肿瘤的发生和发展起着重要的作用，且肿瘤微环境具有异质性，由多种细胞类型组成。

不同类型的治疗剂也依赖于肿瘤微环境内免疫调节的相互作用。纳米白蛋白结合紫杉醇（Nab-紫杉醇）促使肿瘤间质破裂；纳武单抗等免疫治疗药物通过免疫调节识别肿瘤抗原进而杀死肿瘤细胞；肿瘤要生长，血管要优先，肿瘤细胞可以从原发肿瘤中转移，通过多次血液循环而进入淋巴系统，因此阿帕西普等药物通过调节趋化因子 CXCL 家族作用于肿瘤血管系统；集落刺激因子（CSF）-1R 抑制剂通过复极化调节 IL-6 和 CSF-1 进而作用于肿瘤微环境

基质细胞分泌。分泌后，外泌体参与内分泌、旁分泌和自分泌信号传导。肿瘤细胞对外泌体的内在化影响改变着肿瘤细胞生理的几种细胞途径。肿瘤细胞或基质细胞分泌的肿瘤来源外泌体也可以赋予肿瘤细胞抗癌药耐药性状。这些外泌体通过转移包括核酸、蛋白质和代谢物癌细胞在内的载体来促进化学抗性，或充当免疫治疗靶标的诱饵。外泌体的消耗可以逆转一些对肿瘤代谢的有害作用，并恢复对化疗的药物敏感性。外泌体的天然组成、低免疫原性和细胞毒性，以及它们特异性靶向肿瘤细胞的能力，可以作为药物输送平台具有药物输送能力。外泌体在靶细胞中介导自分泌和旁分泌信号传导的能力，以及它们的天然结构和低免疫原性使其成为将抗癌药物递送至肿瘤极具吸引力的载体（图 7-10-3）。

四、肿瘤的多药耐药分子机制

肿瘤耐药性是限制目前癌症化疗药物疗效的一大难题。耐药性的分子机制非常复杂，尚未得到很好的理解，因为肿瘤细胞的耐药状态取决于细胞类型、耐药药物及其浓度。很多癌症患者在化疗初期疗效显著，但随着治疗时间延长，肿瘤细胞的耐药性增强，最终导致治疗失败。肿瘤产生化疗耐药后易发展为肿瘤复发和转移，故 80%~90% 的肿瘤患者死亡直接或间接归因于耐药性。例如，Ⅰ期和Ⅱ期酶减少的抗癌前药（例如噻替帕和替加氟）的细胞内激活或增强的药物失活有助于化学耐药的发展。由多种活性药物转运蛋白（包括 P-gp/MDR1、MRP/ABCC 和 BCRP/ABCG2）介导的抗癌药物转运的改变，既可引起原发性耐药也可引起获得性耐药。凋亡或自噬不

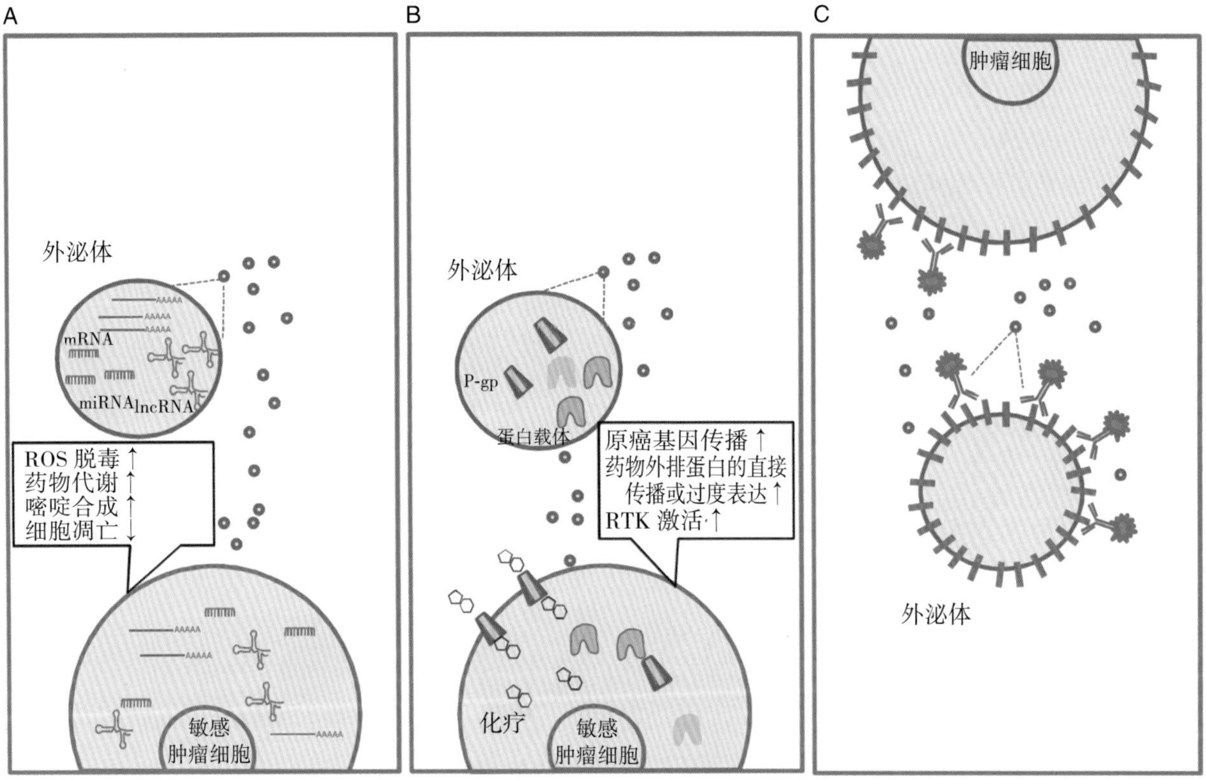

图 7-10-3 外泌体促进抗癌药物耐药性的机制

肿瘤来源的外泌体促进肿瘤生长、血管生成、侵袭、转移前生态位的形成，并增加肿瘤细胞的治疗耐药性。外泌体所携带和传递的信号分子，使敏感肿瘤细胞活性氧簇（ROS）脱毒、对抗癌药物的代谢及细胞内嘧啶合成增加，肿瘤细胞凋亡下降，同时敏感肿瘤细胞膜上原癌基因传递、药物外排蛋白的活性和受体酪氨酸激酶（RTK）活性增强，使肿瘤细胞对抗癌药物的耐药程度增加

足或异常也是肿瘤对抗癌药耐药的重要机制。肿瘤耐药机制是一个复杂的过程，主要包括药物外排、药物靶点交替、选择性剪接、细胞外囊泡释放、肿瘤异质性、肿瘤微环境、异常信号传导、表观遗传改变、DNA 修复增强、异常的细胞凋亡和自噬，以及相关的生存途径都与肿瘤耐药发生发展有关（图 7-10-4）。

（一）多药耐药涉及的多重细胞信号通路

信号通路的产生是由于足够强的刺激而激活受体的结果。在细胞内部，存在许多信号通路，它们可能具有多种作用，并且通过信号网络调节复杂现象而形成相互作用、相互影响的网络状态。尽管信号通路涵盖了细胞内主要的代谢调节以维持体内稳态，但该途径的失调可能导致癌症进展和耐药性。这种改变的主要原因是由于所涉及途径中特定成分的突变或异常表达，组分的改变导致基于靶标的药物递送失败，从而导致耐药性的发展。在治疗之前或治疗期间，癌细胞中均可能会产生耐药性。化学疗法是用于各种癌症最常用且主要的治疗方法。化疗失败是由于内在或获得性耐药发生，最终导致肿瘤复发。但是，我们实际上对化疗耐药的机制了解甚少。报道表明，广泛的基因受化学疗法的影响，引起耐药性的发展，这在许多信号传导途径如 EGFR、Ras/MAPK、PI3K/AKT、Notch、Wnt/β-catenin 途径中具有重要作用。EGFR 信号由刺激诱导，并激活 Ras/Erk 信号和（或）PI3K/AKT 信号。于异源二聚化，突变而发生异常的 EGFR 信号转导，并且 EGFR 的扩增引起 EGFR 信号转导的组成型活化，从而导致耐药性。通过上调该途径的成分或稳定 Wnt 信号来激活 Wnt 信号游离的蛋白质也会引起耐药。另外，不同的药物激活缺口信号并引起药物不敏感性。TGF-β 信号转导在多种癌症中上调，从而

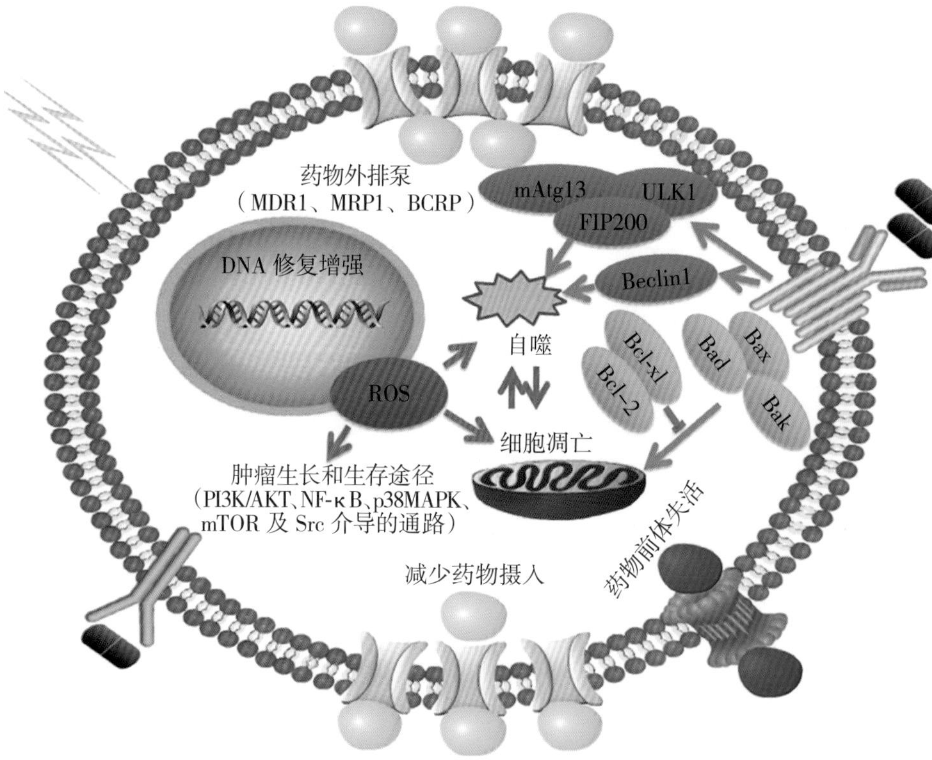

图 7-10-4　肿瘤化学耐药的可能机制

化疗药物作用于肿瘤细胞膜上时，肿瘤细胞在其细胞膜上会产生多耐药相关蛋白（MRP）作为药物外排泵，将进入肿瘤细胞内的药物排出细胞外。一些药物进入肿瘤细胞后，作用于 B 细胞淋巴瘤（Bcl）-2 家族蛋白和 ULK1 复合物等细胞自噬、凋亡相关通路，而肿瘤细胞通过调控活性氧簇（ROS）增加抑制细胞发生自噬或凋亡进行“自保”。同时 ROS 的增加能增强肿瘤细胞自身 DNA 修复能力，来对抗药物导致的 DNA 损伤。并且 ROS 调控着 PI3K/AKT、NF-κB、p38MAPK、mTOR 和 Src 介导的信号通路，使得细胞膜上的药物运输蛋白减少进而减少药物的摄取。

Bad：Bcl-2 关联死亡启动子；Bak：Bcl-2 同源拮抗剂；Bax：Bcl-2 相关 X 蛋白；Bcl：B 细胞淋巴瘤；FIP200：分子量 200kD 的黏着斑激酶家族相互作用蛋白；mAtg：小鼠自噬相关蛋白；ULK1：Unc-51 样自噬激活激酶 1

降低了药物敏感性。最后，肿瘤微环境蛋白与整联蛋白的连接会影响细胞内 PI3K/AKT 和 MAPK/ERK 信号转导（图 7-10-5）。

当肿瘤细胞处于严重的缺氧微环境时，也容易产生化疗耐受性。这是因为细胞内的缺氧诱导因子 HIF-1α 可对多个肿瘤多药耐药相关基因进行调控，这些基因包括 *MDR*1（上调蛋白 P-gp 的转录水平），ABC 超家族（上调 MRP1、GST-π 的表达）和血红蛋白加氧酶（HO-1，介导应激反应抵御化疗效果）。细胞凋亡与促生存信号通路激活：目前细胞凋亡相关基因在肿瘤耐药领域中研究最多的分子是 Bcl-2 家族成员和 *p*53 相关基因。在接受化疗的非小细胞肺癌中，抗凋亡 Bcl-XL 蛋白的过表达提示预后不良；在卵巢癌细胞的化疗中，Bcl-XL 蛋白表达会增加肿瘤细胞对顺铂、多西紫杉醇、拓扑替康和吉西他滨等药物的耐药性。*p*53 是一种抑癌基因，但是 *p*53 基因突变的肿瘤细胞凋亡会减少从而产生耐药性。*p*53 还可选择性上调 P-gp 的表达从而增加细胞内化疗药物的排出。凋亡抑制剂蛋白家族（inhibitor of apoptosis protein，IAP）有 6 个成员（cIAP1、cIAP2、XIAP、NIAP、survivin 和 Bruce）已被确认能够结合并抑制 caspases-3、caspases-7 和 caspases-9，阻止凋亡的发生。外源性死亡受体和内在的线粒体介导的凋亡途径可通过在耐药性肿瘤细胞中丧失对促凋亡分子和对过量抗凋亡分子功能的抑制而被阻断。死亡受体如 CD95/Fas 或 TRAIL-R 的突变、下调或表观遗传沉默，FLIP 的过度表达或 caspase-8 的沉默和失活可以抑制通过死亡受体途径发出的信号。肿瘤细胞中抗凋亡的 Bcl-2 蛋白

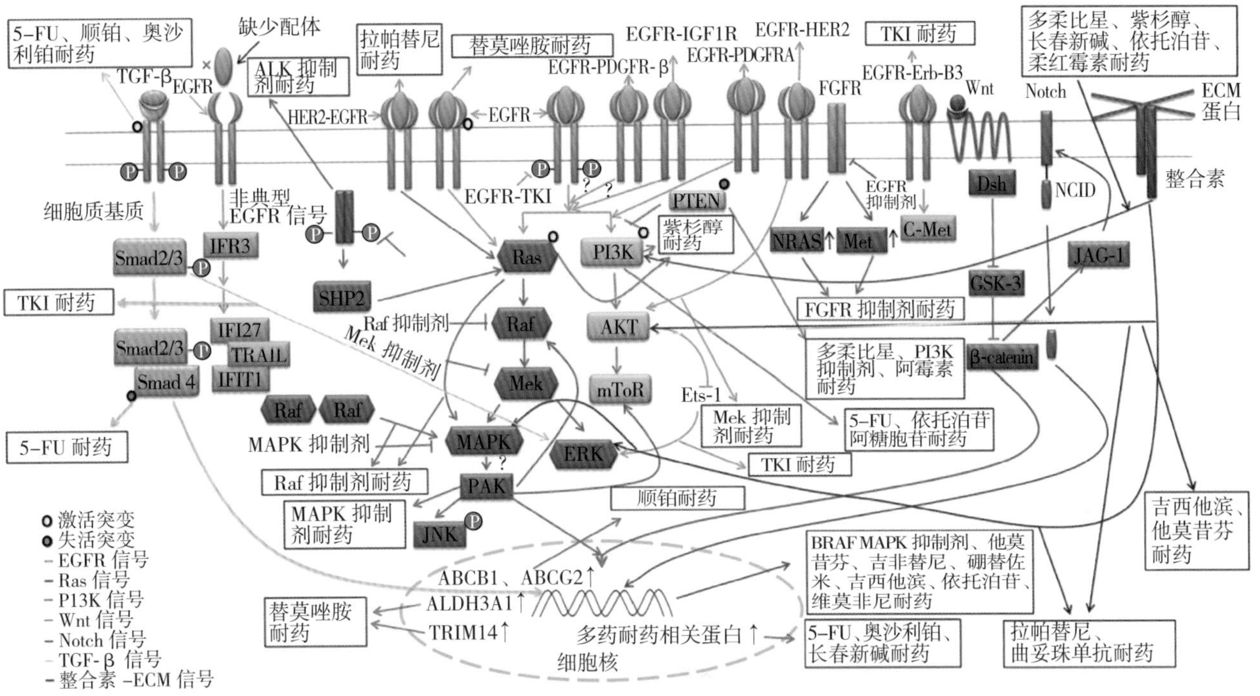

图 7-10-5　异常细胞信号在癌症耐药中的作用

由于肿瘤细胞膜上出现配体缺乏、整合素异常，导致细胞黏附异常、发生激活突变和失活突变等细胞信号异常，会影响不同抗癌药耐药性。肿瘤细胞膜上转化生长因子 β（TGF-β）磷酸化后作用于 Smad 家族蛋白，进而发生 5- 氟尿嘧啶（5-FU）、顺铂、奥沙利铂耐药。同时 Smad2/3 蛋白作用于 ERK 胞外调节蛋白激酶，影响药物从胞外进入胞内而发生耐药。表皮生长因子受体（EGFR）缺少其配体以及 EGFR 与各种肿瘤相关蛋白结合后，会分别作用于磷脂酰肌醇 3- 激酶（PI3K）/ 蛋白激酶 B（AKT）通路和大鼠肉瘤蛋白信号（Ras）通路，同时紫杉醇抑制剂、间变性淋巴瘤激酶（ALK）抑制剂也分别作用于以上两个通路。PI3K 被激活后的产物与 AKT 的 PH 区结合，激活 AKT 后进一步激活下游的因子，下游 mTOR 接受上游 EGFR 等生长因子受体的信号，其活性因而增强，使 ERK 磷酸化，进而影响肿瘤细胞核内的相关蛋白编码基因活力上升，调控了肿瘤细胞的增殖、分化和转移，形成耐药细胞引起耐药。细胞基质蛋白通过与细胞膜上的整合素结合，“兵分两路”影响 PI3K/AKT 通路和胞外调节蛋白激酶（ERK）影响药物从胞外进入胞内而发生耐药，如吉西他滨、拉帕替尼等不同类型药物的耐药。

ALDH3A1：乙醛脱氢酶家族 3 成员 A1；C-Met：Met 编码蛋白；Dsh：蓬乱蛋白；ECM：细胞外基质；FGFR：成纤维细胞生长因子受体；GSK-3：糖原合成酶激酶 -3；HER2：人表皮生长因子受体 -2；IFI27：α 干扰素诱导蛋白 27；IRF3：干扰素调节因子 -3；JAG-1：齿状蛋白 -1；JNK：应激活化蛋白激酶；MAPK：丝裂原活化蛋白激酶；Mek：MAPK 激酶；Met：肝细胞生长因子；mTOR：哺乳动物雷帕霉素靶蛋白；PAK：P21 活性激酶；Raf：快速加速纤维肉瘤蛋白；SHP2：蛋白酪氨酸磷酸酶 -2；TKI：酪氨酸激酶抑制剂；TRAIL：肿瘤坏死因子相关凋亡诱导配体；TRIM14：三重基序蛋白 14

的过度表达，*bax* 突变或 *apaf*-1 的沉默和抑制可能会抑制或阻断。此外，下游胱天蛋白酶的激活可被耐药性肿瘤细胞中过表达的 IAP 所消除。在人类癌症中，抗凋亡机制通常被上调，使肿瘤细胞能够逃避凋亡性细胞死亡，并且缺乏对化学疗法药物作出反应的凋亡能力，否则化学疗法药物会触发敏感细胞的凋亡（图 7-10-6）。

促生存信号途径的组成性激活是许多肿瘤的标志，使得肿瘤具备天生耐受化疗诱导凋亡的能力，这些途径也可能被某些化疗所激活而导致急性获得性耐药。例如 EGFR 信号通路表皮生长因子受体（EGFR）家族包括 HER1（erb-B1、EGFR）、HER2（erb-B2、NEU）、HER3（erb-B3）及 HER4（erb-B4）。EGFR 的表达同肿瘤进展相关，是预后不佳的标志。EGFR 的过表达可以增加化疗的耐药性，例如，乳腺癌细胞系 MCF-7 中 HER2/neu 的过表达使铂类似物碳铂（CBDCA）、5-FU 及紫杉醇耐药性增加。

生长因子如表皮生长因子（EGF）或成纤维生长因子（FGF），通过受体酪氨酸激酶激活下游的 Ras，然后通过 Ras/Raf/MEK/ERK 信号通路来激活 ERK1/2；而转移至核内的 ERK 可通过调

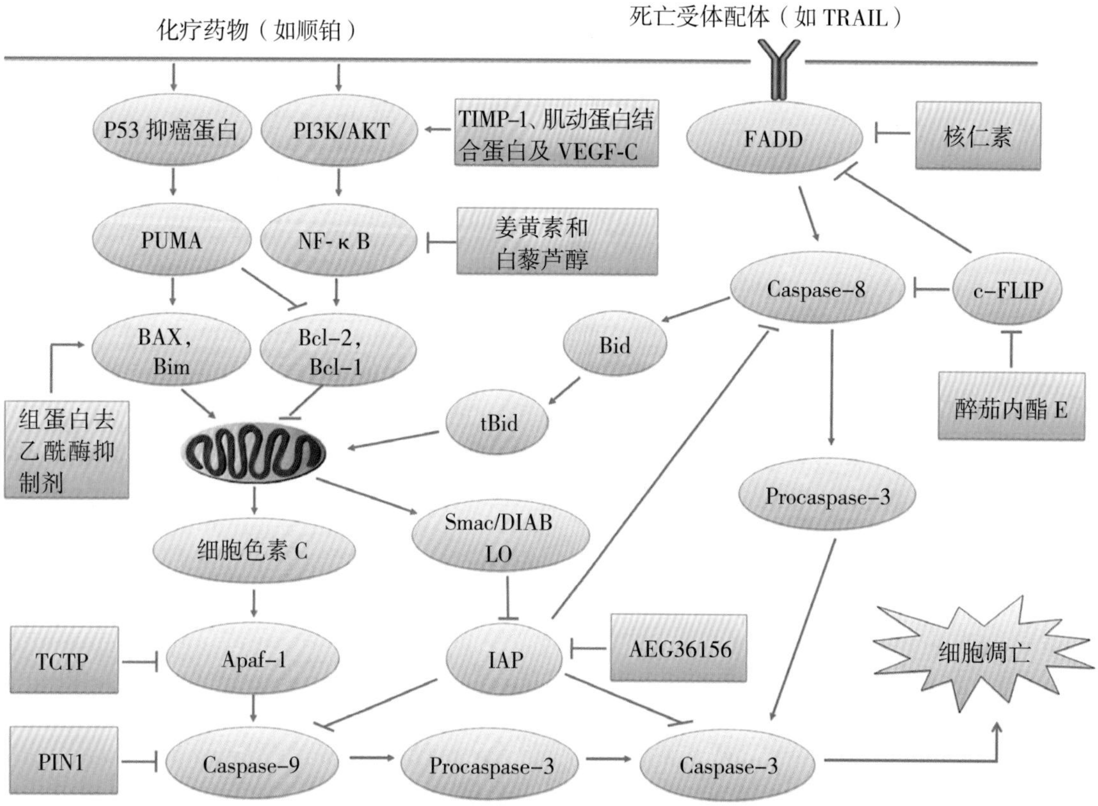

图 7-10-6 由于抑制或逃避细胞凋亡而产生的肿瘤耐药性（以化疗药物顺铂为例）

AKT：蛋白激酶B；Apaf-1：凋亡酶激活因子-1；BAX：Bcl-2相关X蛋白；Bcl-2：B细胞淋巴瘤-2蛋白；Bid：BH3相互作用域死亡激动剂；Bim：Bcl-2相互作用的细胞死亡介导体；Caspase：半胱氨酸蛋白酶；DIABLO：低等电点IAP直接结合蛋白；FADD：FAS相关死亡结构域；NF-κB：核因子-κB；IAP：凋亡抑制蛋白；MCL-1：髓细胞白血病1蛋白；PI3K：磷脂酰肌醇3-激酶；PIN1：肽基脯氨酰顺反异构酶；Procaspase：半胱氨酸蛋白酶前体；PUMA：受*p53*基因上调表达的凋亡调控蛋白；Smac：第二个线粒体来源的胱氨酸酶激活剂；tBid：截短的BH3相互作用域死亡激动剂；TCTP：翻译调节肿瘤蛋白；TIMP-1：基质金属蛋白酶组织抑制因子1；TRAIL：肿瘤坏死因子相关凋亡诱导配体；VEGF-C：血管内皮生长因子C

控*MDR*1基因及上调P-gp蛋白的表达来介导肿瘤耐药。JNK通路介导的肿瘤耐药：有些细胞外刺激可以激活JNK，进而激活核内转录因子c-Jun，而后通过调控*MDR*1和*MRP*基因的表达来参与调控肿瘤细胞的耐药表型。但JNK/c-Jun通路除了能诱导细胞发生耐药，也能抑制细胞发生耐药，其可能的原因是JNK/c-Jun通路在不同的细胞内可介导不同下游靶基因的转录。PI3K/AKT信号传导通路可促进细胞生长、增殖、侵袭、血管新生，并抑制细胞凋亡，是化疗耐药治疗的新靶点。肿瘤细胞经药物处理后会出现抑癌基因*PTEN*的杂合性丢失现象，可使AKT的磷酸化水平会显著升高，激活PI3K/AKT通路进而调控下游P-gp的表达，从而导致P-gp相关的药物耐受现象。此外，肿瘤细胞内PI3K/AKT通路的过度活化，也可调控JNK-P38 MAPK通路的活性，从而导致肿瘤细胞耐药性的产生。而且AKT本身就可以直接磷酸化很多的底物分子，诱导肿瘤细胞直接发生耐药现象。

NF-κB参与的信号通路调控作用主要有3个重要分子，即NF-κB、IκB及IKK。通常IκB可与NF-κB结合形成二聚体，起到负调控作用；当有外界刺激激活IKK后，可降解IκB释放NF-κB，NF-κB转运至核内后与下游靶基因的κB位点特异性地结合，促进目的基因的转录表达。NF-κB通路在很多情况下都是PI3K/AKT通路下游的效应通路。活化的PI3K-AKT可激活NF-κB，上调*MDR*1基因及其蛋白产物P-gp的表达，进而导致细胞耐药。NF-κB还能通过上调*Bcl-xl*

等凋亡相关基因的表达，与 P-gp 蛋白一起发挥协同效应，共同诱导肿瘤耐药现象的发生。

（二）DNA 损伤与修复及相关酶

化疗药物通过直接或间接的方式导致细胞 DNA 的损伤，这是它们导致细胞毒活性的主要机制。如果细胞能够修复化疗产生的损伤，肿瘤细胞将不会死亡反而对化疗药物更为耐受。细胞通常有如下 5 种修复 DNA 损伤的通路：同源重组（HR）、非同源末端连接（NHEJ）、核苷切除修复（NER）、碱基切除修复（BER）和错配修复（MMR）。同源重组（HR）和非同源末端连接（NHEJ）是用来修复 DNA 双链断裂的两种主要方式。NHEJ 通路的活性增加有助于人类慢性 B 细胞白血病对化疗耐药性的产生；通过过表达 RAD51 而增加的 HR 通路的活性增强会导致非小细胞肺癌对依托泊苷耐药性的增加。DNA 错配修复基因的缺失会导致化疗耐药性的增加，例如卵巢癌、结直肠癌和子宫内膜癌细胞系对 6- 硫鸟嘌呤和顺铂的耐药。在结直肠癌中，MMR 通路的缺陷无论在体内还是体外都可以导致耐药性的增加。碱基切除修复（BER）用来修复没有 DNA 螺旋扭曲的单个碱基错误，在胰腺癌患者中，能导致对吉西他滨治疗的耐药性增加。

在 MDR 细胞中，还存在介导肿瘤耐药的酶。谷胱甘肽巯基转移酶（GST）在人体细胞中分为碱性（α）、中性（μ）和酸性（π）三个亚类，其中 GST-π 与肿瘤的耐药现象关系最为密切。GST 主要的功能是催化 GSH（谷胱甘肽）与化学药物（烷化剂、蒽环类及铂类药物）结合，从而降低化学药物的细胞毒作用。而 GST 降解烷化剂、铂类制剂的途径可能是 GST 催化抗癌药物与谷胱甘肽形成复合物，直接灭活药物活性；核内 GST 抑制抗癌药物对细胞内 DNA 攻击作用；GST 可催化谷胱甘肽与金属铂结合，从而使得谷胱甘肽与 DNA 竞争性地结合铂，减弱铂类制剂的抗癌作用。DNA 拓扑异构酶Ⅱ（Topo Ⅱ）是在 DNA 复制、转录和染色体分离中起重要作用的核酶。而由 Topo Ⅱ数量及活性异常引起肿瘤 MDR 现象，被称为非典型多药耐药现象（atypical MDR，at-MDR）。其特点是：Topo Ⅱ数量和活性下降时，可使抗癌药物的靶点减少或丧失产生耐药现象；膜活性药物不能逆转耐药性；药物在细胞内积聚与存留没有变化；没有 P-gp 的过度表达。蛋白激酶 C（PKC）是一种 Ca^{2+}、磷脂依赖性蛋白激酶，参与细胞内生物信息的传递。PKC 可通过促进 P-gp 的磷酸化后增强 P-gp 的药泵功能，导致肿瘤细胞内多药耐药现象的产生。

（三）细胞自噬与肿瘤耐药

很多化疗药物可诱导自噬，自噬是肿瘤细胞产生耐药性的重要因素之一。自噬是一把“双刃剑”。肿瘤产生初期，自噬可抑制肿瘤的形成，有助于提高化疗药物对肿瘤的治疗效果，而抑制自噬可能导致肿瘤多药耐药的产生；而随后肿瘤细胞能够通过保护性自噬来降低药物浓度，防止肿瘤细胞凋亡。因此，自噬介导的肿瘤耐药现象是一个复杂的机制，不能一概而论。细胞在外界应激条件下，转录因子热激活因子 1（HSF1）会被激活，直接与 ATG7 启动子结合上调 ATG7 的表达，从而激活细胞自噬并促进肿瘤细胞发生耐药现象。许多抗瘤药物可以引发肿瘤细胞内产生活性氧自由基（reactive oxygen species，ROS）。如治疗神经胶质瘤的替莫唑胺（TMZ）和抗肿瘤药物 Apo G2 均可激活胞内的 ROS/ERK 通路，促进肿瘤细胞的保护性细胞自噬，阻断细胞凋亡的发生，继而诱导肿瘤耐药现象产生。研究发现，当采用细胞自噬抑制剂 3–MA 抑制细胞自噬后，耐药的乳突甲状腺癌 PTC 细胞对多柔比星的敏感性降低。相反，其经细胞自噬激活剂依维莫司处理后，可显著增加 PTC 细胞株对多柔比星的敏感性。而细胞自噬逆转耐药的作用依赖于 Met 的失活，这也提示在凋亡耐受的肿瘤细胞中，通过激活细胞自噬可能抵抗肿瘤细胞耐药。

（四）表观遗传学修饰与肿瘤耐药

表观遗传学机制虽然不涉及 DNA 序列的变化，但却涵盖了 DNA 的甲基化、组蛋白的修饰等多个层次的基因调控网络变化。目前的研究证实，*MDR*–1 基因启动子区域的 DNA 低甲基化状态是介导耐药的重要机制之一。另外，某些抑癌基因（如 *hMLH*1 和 *RASSF*1*A*）由于表观遗传学修饰的机制导致表达下调或表达受到抑制；或者某些与肿瘤增殖/存活相关的癌基因也可因表观遗传学的修饰而获得表达上调，这些因素共同作用从而导致肿瘤细胞发生耐药。近年来的研究表明，微小 RNA（miRNA）尤其是外泌体中的 miRNA 作为真核生物重要的基因表达调控分子，其表达与肿瘤细胞耐药密切相关。miRNA 可通过对药物转运蛋白、药物靶点、细胞损伤后 DNA 修复能力相关基因、细胞凋亡自噬相关基因表达等的调控介导肿瘤耐药。长链非编码 RNA（lncRNA）在肿瘤细胞产生耐药的过程中亦发挥了重要功能，可能成为克服肿瘤耐药性的潜在靶位。研究发现在肿瘤组织中高表达的 lncRNA OVAAL 在肿瘤细胞产生耐药的过程中发挥了重要的功能：一方面，促进了肿瘤细胞的增殖、抗凋亡的功能；另一方面，规避了肿瘤细胞的衰老。因此人为干预使 OVAAL 表达降低，会使肿瘤细胞对于多种抗瘤药物的耐药性降低，小鼠移植瘤的生长被抑制，并且会促进肿瘤细胞衰老。这就提示 OVAAL 具有促癌效应，有可能成为克服癌症耐药性一个潜在靶位。

（五）非编码 RNA 参与肿瘤耐药

非编码 RNA（ncRNA）是指不编码蛋白质的 RNA。众所周知，ncRNA 占细胞 RNA 的绝大部分，占人类 RNA 的 90% 以上。最近的研究表明，与蛋白质同等重要的 ncRNA 在多种细胞过程中起潜在作用，例如细胞增殖、迁移、凋亡和血管生成及免疫反应。ncRNA 与多数常见疾病（如人类癌症）紧密相关。此外，ncRNA 还参与多种癌症的耐药性。ncRNA 包括 microRNA（miRNA）、长链 ncRNA（lncRNA）和环状 RNA（circRNA）。miRNA 是一类非编码单链 RNA 分子，由约 22 个核苷酸组成。最近研究发现，miRNA 与肝癌耐药性之间存在关联。miR-155 是最保守和具有多功能的 miRNA 之一，其主要特征是在包括恶性肿瘤在内的多种疾病中过表达。发现 miR-155 的表达改变与各种生理和病理过程有关，包括造血谱系分化、免疫反应、炎症和肿瘤发生。此外，miR-155 可驱动各种肿瘤类型的治疗耐药性机制。因此，miR-155 介导的信号通路成为癌症分子治疗的潜在目标。

lncRNA 是长度超过 200 个核苷酸的 ncRNA，已显示与 DNA、RNA 和蛋白质等多种“生物元素”相互作用。通过这些方法，lncRNA 在各种生理和病理生物学过程（如自噬和转移）中发挥作用。另外，lncRNA 还介导肝癌细胞的化学耐药性，为肝癌提供了新的诊断标记和治疗靶点。

作为 miRNA 的海绵，circRNA 可能在化学抗性中起重要作用，但其机理尚不完全清楚。先前的研究发现，circRNA 通过各种调节途径和过程（包括 ceRNA 调节网络、EMT、ABC 转运蛋白、细胞凋亡、自噬和 CSC）参与肿瘤耐药性的发展。circRNA 可能通过生理过程和生物学信号通路参与肿瘤耐药。可见多种肿瘤耐药机制或独立或协同，共同参与肿瘤耐药性的形成。目前关于肿瘤耐药性的分子机制已经成为国内外研究热点，且取得了显著的进展，这将有助于为临床攻克耐药性提供思路和有效途径。

五、化疗致耐药产生机制与肿瘤多药耐药可能的解决途径

化疗在恶性肿瘤的治疗中占有不可替代的地位。然而，自从化疗药物开始应用于临床以来，在大多数恶性肿瘤中疗效不佳，其中很重要的原因就是肿瘤细胞的耐药性。化疗药物产生细胞毒作用主要经历以下基本步骤，即药物进入细胞、药物在细胞内被激活、药物在细胞内作用于特定位点发挥作用、损伤不可修复、细胞发生死亡等，这些均可能成为产生耐药性的原因。

（一）药物的进入/排除

药物能否有效进入肿瘤组织受肿瘤发生部位的影响，例如，颅内肿瘤会因为血脑屏障的存在使进入脑组织的药物浓度降低；如果肿瘤的血供缺乏或肿瘤因广泛坏死而导致血流减少，也会影响药物的进入。另外，对于某些通过被动扩散的方式进入细胞的化疗药物，细胞膜成分的改变也会减少药物的进入。肿瘤细胞内的 pH 也会影响到积聚在细胞内的药物量，例如，肿瘤细胞常因有氧糖酵解增强而具有微酸的环境，那些碱性的

细胞毒药物很容易在这些细胞的胞质内聚集；而pH向碱性环境的转变将导致后续进入肿瘤细胞的药物减少，从而导致耐药性的产生。药物排出主要通过转运体蛋白来介导，例如，ABC转运体家族和P-gp，这种转运蛋白会主动将胞内药物排出细胞外，导致细胞对多种药物的耐药性增加。多药耐药相关蛋白（MRP）也属于ABC转运蛋白超家族成员，定位于16号染色体的长臂。它是谷胱甘肽（GSH）转运泵（GS-X泵），能识别和转运与谷胱甘肽耦合的底物，并且能影响细胞内药物的分布，使药物局限于核周囊泡，阻止药物进入核内发挥细胞毒作用。与P-gp相似，乳腺癌耐药蛋白（BCRP）也是通过水解ATP获得能量，使药物排出细胞。肺耐药蛋白（LRP），通过封锁核孔，使药物不进入细胞核，同时使进入细胞的抗瘤药物转运到运输囊泡，最终经胞吐的方式将抗瘤药物排出细胞进而引起肿瘤耐药。

（二）药物的激活/失活

抗瘤药物的效能及其活性依赖于复杂的机制，药物与体内不同类型蛋白质之间的相互作用可改变药物的分子特征。肿瘤细胞可通过降低药物的活性产生耐药性，如阿糖胞苷在体内经过三步转化生成磷酸化的三磷酸阿糖胞苷可破坏肿瘤细胞，参与此途径的蛋白或酶的下调或突变可降低阿糖胞苷的活性，从而导致肿瘤细胞对阿糖胞苷耐药。许多化疗药物需要在体内活化后才能结合至作用位点，例如5-FU和伊立替康（CPT-11）。5-FU是一种氟尿嘧啶抗代谢物，它在体内首先通过胸苷磷酸化酶（TP）转化为氟尿嘧啶脱氧核苷，进一步被转化为一磷酸氟代脱氧尿苷（FdUMP），FdUMP结合并抑制胸苷合成酶（TS），阻碍胸核苷酸的从头合成，从而抑制细胞分裂。已证实：TP活性的增强会使结肠癌细胞对5-FU的敏感性增强。CPT-11本身是未激活的前体药物，主要在肝内由羧酸酯酶（CE）转化为活性代谢产物SN-38。SN-38使DNA拓扑异构酶Ⅰ同DNA在形成复制叉中的连接更稳固，从而阻止DNA的再连接，最终导致DNA双链的断裂。实验证实，CE表达水平的下降使结肠癌和非小细胞肺癌（NSCLC）细胞系中的伊立替康的耐药性增加，而将人的CE cDNA转入NSCLC中能克服这种耐药性。80%以上的5-FU主要被肝脏内的双氢嘧啶脱氢酶(DPD)代谢，这种代谢会降低5-FU的药效。如果DPD在肿瘤细胞中过表达，进入细胞的5-FU可以通过这种机制被代谢失活，从而导致耐药性增加。DPD的表达增强可以导致肺癌、结直肠肿瘤对5-FU抵抗增加。铂类药物可以被胞内含巯基分子例如GSH和金属硫蛋白（MT）所灭活，GSH的水平同卵巢癌细胞对顺铂的耐药性相关，表达高水平MT的膀胱癌和食管癌细胞对顺铂的耐药性增加。

（三）肿瘤早期治疗与肿瘤耐药的预防策略

当肿瘤负担和克隆多样性较低时，治疗癌症可能是预防耐药性的关键时期。第一，早期疾病检测；第二，疾病预防。采用最有效的前期治疗以最大限度地根除肿瘤。疾病预防是辅助治疗的基础，并改善了多种类型肿瘤患者的生存率。目前在乳腺癌、宫颈癌、结直肠癌和肺癌中已经建立了癌症筛查或检测症状前癌症的方法，以提高针对特定疾病的存活率。检测循环肿瘤的DNA（ctDNA）也可作为癌症筛查的工具，并在肿瘤的治疗和耐药性中有独特作用，在*EGFR*突变型非小细胞肺癌中，通过ctDNA检测最常见的耐药性突变*EGFR*、*T790M*已成为第一代EGFR抑制剂治疗后患者病情发展的治疗标准。癌细胞可以在肿瘤内产生空间梯度阻止足够的血流，从而形成促肿瘤的低氧环境，并降低肿瘤对药物的有效暴露。所以减少流向肿瘤的血流是抗血管生成剂一种已知的作用机制。有证据表明，抗血管生成剂还可以使血管结构和功能正常化，有助于全身性药物的递送，多用于化学疗法及靶向治疗。

（四）癌细胞内抗癌药物的排出与保持平衡

如前所述，癌细胞抵抗治疗的一种机制是排出抗癌药物。例如，ATP结合盒（ABC）转运蛋白，能够排出某些化疗药物，如多柔比星，以及一些靶向治疗药物，如伊马替尼（格列卫）。通过对ABC转运蛋白和肿瘤耐药的关系研究发现，在某些情况下，当患者从对某种治疗敏感到对这种治疗抵抗时，他们体内的癌细胞 ABC 转运蛋白开始过表达。同时，对化疗敏感或对化疗抵抗肿瘤的 DNA 和 RNA 进行分析发现，在许多不同种类的肿瘤中，存在一个或多个转运蛋白的表达增加。因此，当与其他癌症疗法相结合时，阻断 ABC 转运蛋白活性的药物可能让更多的抗癌药物在癌细胞中积累，从而提高其疗效。然而，早期研发的 ABC 转运蛋白抑制剂并未能达到预期的特定分子靶点，并造成严重的副作用。之后研发的 ABC 转运蛋白抑制剂能更好地阻断这些转运蛋白的活性，但在临床试验中存在很强的毒性作用。其原因可能是由于 ABC 转运蛋白在正常细胞中也起重要作用，一旦抑制 ABC 转运蛋白亦会对正常细胞产生不良影响。因此，在研发 ABC 转运抑制剂时，需要在提高药效和减少毒性之间取得平衡。例如，几个相互独立的小组研究发现，最初作为一种酪氨酸激酶抑制剂研发的药物奥西替尼（Osimertinib），能阻断 ABC 转运蛋白和增强化疗药物对小鼠肿瘤的影响。重要的是，接受奥西替尼治疗的小鼠没有表现出体重下降（体重下降是毒性的一种指标）。在最新抑制剂的临床试验中，研究人员结合精准医学方法，通过基因分析筛选确定过度表达 ABC 转运蛋白的肿瘤患者，进而利用 ABC 转运蛋白抑制剂对其进行治疗，从而提高肿瘤患者对肿瘤药物的敏感性。

（五）癌细胞内表观遗传与消除可逆的修饰

癌细胞内表观遗传密码的改变亦可引起肿瘤耐药。表观遗传学和遗传学的一个主要区别是表观遗传编码是可逆的，并且可以在细胞的生命周期中波动。表观遗传改变的一种类型称为 DNA 甲基化，在酶将甲基基团的化学标记附着在 DNA 上时发生 DNA 甲基化。另一种类型称为组蛋白修饰，发生在酶将化学标记附着在组蛋白上时发生组蛋白修饰，组蛋白参与将 DNA“打包”为致密结构的过程。DNA 甲基化和组蛋白修饰都可使附近的基因打开或关闭。研究表明癌细胞可以获得表观遗传改变，从而抵抗治疗。因此，利用药物来消除导致耐药的表观遗传学改变，可能重新恢复患者对化疗的敏感性。例如，在卵巢癌化疗耐药患者的Ⅱ期临床试验中，患者在接受卡铂治疗前先行接受地西他滨治疗，结果导致了 35% 的患者肿瘤缩小。而单独接受卡铂治疗的患者只有 10% 的患者对治疗有反应，说明在卡铂之前用地西他滨治疗可能会增加患者对化疗的敏感性。在其他初步试验中，表观遗传抑制剂的前期治疗暂时逆转了化疗的耐药性。因此，表观遗传学药物有可能帮助克服化疗耐药，提高化疗敏感性。

（六）抗癌药的联合使用，肿瘤微环境的改变，个体化与肿瘤的免疫治疗

研究人员认为克服或延缓耐药性发展一种可能的方法是用不同的药物组合治疗患者。药物整合治疗即通过整合不同的分子机制起作用的药物，从而增加对肿瘤细胞的杀灭能力，同时减少耐药性的可能性并减少重叠的毒性。同时，使用药物来阻断肿瘤形成的特殊耐药机制，然后用此前已发展出耐药性的药物来重新治疗患者。研究者认为这种整合方式可能使得患者对初始的治疗重新变得“敏感”。因此，积极探索不同的方法来发现和测试新的药物组合，这些药物整合可能能够克服多种耐药机制或延缓其出现。虽然目前对肿瘤的耐药机制是分开研究的，但如之前所述，多种耐药机制可能在单个肿瘤中共同发挥作用，所以肿瘤耐药是一个复杂的现象。目前，整合治疗方法因其能防止耐药性的发展，在逆转肿瘤耐药上取得了一些突破，并且已被证明高于任何一种药物单独使用的疗效。因此，应该考虑和发展这种整合治疗方案，以抵消癌症耐药率的增加。在个性化治疗上，克服耐药性问题亟待解决。但是大量的药物整合都需要进行测试以找到每例患者的最佳匹配，因此结合人工智能系统地评价大量潜在药物整合的方法将会大大推进逆转肿瘤耐药和肿瘤治疗的研究进度。

肿瘤微环境（由免疫细胞、间质和脉管系统组成的周围空间）可能通过多种机制介导耐药性，包括防止肿瘤细胞的免疫清除，阻碍药物吸收和刺激旁分泌生长因子以表达癌细胞的生长。随着 ICB 被广泛应用，多种肿瘤均出现了对 ICB

治疗的耐药。利用人体免疫系统作用，发现肿瘤免疫系统的特点，寻找合适的靶点，成为近年来治疗肿瘤的新方向。利用肿瘤免疫系统异常的特点寻找合适的靶点，更精准地杀死肿瘤细胞，称为免疫检查点抑制剂疗法（immune checkpoint inhibitor therapy，ICI）。目前已经开发出PD-1单抗、CTLA-4（cytotoxic T lymphocyte-associated antigen-4）单抗及PD-1/CTLA-4整合疗法。CTLA-4是表达于活化T细胞的跨膜蛋白，具有很强的亲和力，可与CD86竞争性结合，从而阻断T细胞活化。研究表明，在肿瘤免疫系统中，CTLA-4与其配体的结合是肿瘤细胞免受T细胞攻击的重要机制之一。然而随着免疫治疗的广泛应用，获得性耐药的患者逐渐增加。获得性耐药的潜在机制为T细胞功能丧失，影响新抗原形成、提呈和（或）加工的遗传和表观遗传改变，破坏细胞毒性T细胞作用的细胞信号传导途径的改变，以及肿瘤免疫逃逸细胞株的形成。肿瘤在药物的作用下，可进化出为逃避免疫系统的先天性和适应性双臂，从而使ICI治疗效果降低。研究也发现，PD-1/程序性细胞死亡蛋白配体1（programmed death-ligand 1，PD-L1）的抗体派姆单抗（Pembrolizumab）或纳武单抗（Nivolumab）治疗产生耐药概率约为60%，而靶向CTLA-4的抗体伊匹单抗（Ipilimumab）治疗患者的有效率仅约为15%。对肿瘤微环境中免疫细胞内的免疫标记点的封锁是对抗肿瘤因微环境而形成耐药性的重要突破，该治疗方法已在一部分转移性癌症患者的治愈上取得了显著效果。同时，联合治疗成了新的研究热点与发展趋势，整合不同的免疫疗法和（或）其他疗法的整合治疗可能改善肿瘤微环境，抵消耐药的发展。确实也产生了化疗联合抗PD-1免疫治疗，以及PD-1抗体和CTLA-4抗体联合用药等整合疗法，有超过50种包括化疗、放疗、靶向疗法或其他联合ICB的治疗方法。运用整合疗法抑制肿瘤耐药性的同时，需要慎重考虑整合疗法的毒性和副作用。

六、小　结

综上所述，肿瘤细胞的耐药机制十分复杂，了解肿瘤耐药机制有助于增强药物治疗效果，提高肿瘤患者的生存率。克服肿瘤耐药需要更充足的理论研究及应对策略。从药学角度来看，改变药物剂型，研制新型纳米抗瘤药物可以改变部分抗瘤药物的耐药性问题。从病理学角度来看，在当前医学迅速发展的环境下，寻找更加精细的药物作用靶点成为治疗肿瘤耐药的新方向。在药物研发中应力求靶向精准，减少药物不良反应和耐药性，但后续治疗给机体带来的改变难以预测。为了解决这些耐药问题，目前临床已尝试使用ICI整合疗法，如ICI联合应用免疫增强剂（疫苗），靶向制剂（VEGF抑制剂、EGFR抑制剂），表观遗传修饰物（组蛋白脱乙酰酶抑制剂、低甲基化剂）等。近年来，CRISPR/Cas9基因编辑技术从基因水平修复缺陷细胞，为肿瘤免疫治疗研究带来了新的发展机遇。期待基因编辑技术的进一步改进和完善，以提高肿瘤的整合治疗效果。

（汪　进　李秋月　刘杉杉）

第11节 肿瘤细胞生物学研究技术与方法

一、肿瘤细胞的组织培养

在体内研究肿瘤的具体生物学行为是很困难的，因此我们需要利用细胞生物学技术建立肿瘤组织和细胞的体外培养体系进行推论。肿瘤细胞组织培养是指从体内取出新鲜肿瘤组织，在体外模拟体内生理环境，在无菌、适当温度和一定营养条件下，使肿瘤组织或细胞生存、生长和增殖并维持其某种特性的方法。肿瘤细胞的组织培养技术为肿瘤研究提供了大量生物性状相似的实验对象，便于长时间直接观察活细胞的形态结构和生命活动，并且易于对肿瘤细胞进行编辑或对物理、化学和生物因素的处理，从而进行试验研究。细胞培养技术是肿瘤生物学研究及肿瘤治疗手段开发最基本、使用最广泛的研究手段。但细胞培养技术仍具有局限性，人工体外培养环境与真实体内环境仍存在很大差距，肿瘤组织和细胞离体后往往会出现特性改变和单一化现象。因此，以肿瘤细胞为研究对象时，不应视其为与体内细胞完全一致，研究结果同样不能认同为体内实验结果，仍需要利用动物实验和临床试验行进一步验证。

离体培养细胞需要尽量严格准确地模拟细胞体内生存环境和条件，一般情况需要满足无菌无有害物质的培养环境、适宜的温度（一般在36.5℃ ±0.5℃）、5% CO_2 气体环境，以及细胞生存和增殖所必需的基本营养物质和合适的附着底物等条件。在进行肿瘤研究时，根据实验需要，可适当调整细胞培养环境，比如，进行肿瘤细胞缺氧研究时，需将细胞放置在低氧环境中培养；进行药物或肿瘤细胞代谢研究时，需在细胞培养基中添加一定浓度的药物或试剂。肿瘤细胞由于组织来源不同，生物学特性存在较大差异，对体外培养条件也有不同的要求，最常见的是细胞培养基的不同，在实际操作过程中，应根据肿瘤细胞类型，采用最适合的培养环境和培养基。由于体外培养的肿瘤细胞缺乏抗感染能力，所有操作要严格保持无菌，防止组织污染，同时避免接触紫外照射、化学试剂或任何有毒有害物质。

（一）组织取材

从体内取材时应在癌细胞集中、细胞活力较好的部位取材，尽量避免在坏死区取材，并去除肿瘤组织周围血液、脂肪等。严格保持无菌，如果所取肿瘤组织易被污染，可用含500~1000U/mL的青霉素、链霉素的D-Hanks溶液漂洗5~10min，将组织剪切成1mm^{3}大小，置于培养液中。取材后应立即进行细胞培养，如不能立即培养，4℃贮存，存放时间应在24h以内，存在时间过久或组织块过大，组织细胞容易坏死，影响细胞活力和质量。注意要详细记录组织来源个体的详细情况及组织种类。

（二）组织细胞解离

从体内取出的肿瘤组织大多含纤维成分，并且结合紧密。在放入培养瓶进行培养之前需要将组织剪成1mm^{3}以内大小的组织块或将组织细胞分散，使细胞解离出来，尽量达到单细胞水平。根据组织种类和培养需要，可采用机械法和化学法进行组织分散。

1. 机械分散法

可采用剪切法或者压挤法，无论用哪种方法，都应把组织块先剪成小块后再处理。剪切法一般采用眼科剪或手术刀将组织分割成1mm^{3}大小的组织块。压挤法是将组织置于注射器中反复推挤或置于无菌不锈钢纱网中用钝物压取。大部分肿瘤细胞采用机械分散法，即可将肿瘤细胞游离出来，成为细胞悬液。下面以压挤法为例，描述操作方法。

压挤法基本步骤：

（1）获得肿瘤组织后，先用BSS或者D-Hanks

洗去表面血污，预切成 5~10mm^3 的小块，置入 0.6mm 孔径不锈钢网筛中。

（2）10cm 细胞培养皿中放入 10mL D-hanks 液，将不锈钢网筛置于上方，用无菌试管末端压挤肿瘤组织，使之穿过纱网，最后，吹洗不锈钢网筛上残余的纤维包膜或血管等组织。

（3）用吸管收集培养皿的较大组织块，置入孔径为 0.1mm 不锈钢网筛中，进行再压挤，操作方法同上一步。

（4）吸取少许悬液镜检，如仍含有组织块，可用 20μm 孔径的不锈钢网筛重复压挤一次，以分散成单个细胞或细胞团。经过重复压挤，如仍含有较多组织碎块，可采用带 6 号注射针头无菌注射器，将组织碎块和细胞经针头压出，使细胞再次分散。

（5）收集细胞悬液，300g 离心 10s 或静置片刻，使残留组织碎块和红细胞沉淀，利用吸管吸取上层细胞悬液，300g 离心 3~5min，再用 D-hanks 液清洗一次细胞。台盼蓝染色，对活细胞率及数量计数，调整细胞悬液细胞浓度，接种至合适的培养容器中进行细胞培养。

2. 化学消化分离法

消化法是在把肿瘤组织剪切成较小体积的基础上，应用生化和化学手段将肿瘤组织分散成细胞团或单个细胞的方法。消化后的细胞悬液中加入相应细胞培养基制成细胞悬液，接种入培养瓶中，进行细胞培养。常见消化液有胰蛋白酶、EDTA 和胶原蛋白酶，作用机制各不相同，根据肿瘤组织的特性不同，可选用特定的消化手段。

1）胰蛋白酶和 EDTA 消化法 胰蛋白酶的应用最为广泛。胰蛋白酶与细胞普通传代常用胰酶不同。胰蛋白酶适于消化细胞间质较少的肿瘤组织，对于较硬的肿瘤组织消化效果较差。Ca^{2+} 和 Mg^{2+} 对胰蛋白酶的活性有一定抑制作用，在试剂配制和使用过程中应注意。血清中含有抑制胰蛋白酶活性的成分，因此在细胞传代时，用胰蛋白酶消化细胞后，可直接加入含有血清的培养液进行培养即可。EDTA 是一种非酶消化物，一般认为，上皮组织需要 Ca^{2+} 和 Mg^{2+} 才能维持组织的完整性，EDTA 能与 Ca^{2+} 和 Mg^{2+} 等形成螯合物，促进细胞相互分离，常与胰蛋白酶按一定比例混合使用，消化效果更佳。使用 EDTA 处理细胞后，因血清对其无中和作用，一定要用 Hanks 液冲洗干净，因残留在培养液中的 EDTA 对细胞会产生不良影响。

胰蛋白酶的消化作用与多种因素相关，pH 在 8~9 较好，温度一般在 37 ℃，浓度范围在 0.01%~0.5%，常用 0.25%，消化时间与组织类型和大小相关，消化时间在 20min 到数小时不等。第一次使用胰蛋白酶消化分离细胞时，往往需要进行预实验，以确定最佳浓度和消化时间。使用胰蛋白酶消化细胞法操作如下。

基本步骤：

（1）把肿瘤组织剪切成 3~5mm^3 的碎小组织块。

（2）在三角烧瓶或小烧杯中注入组织体积 30~50 倍的 0.25% 的胰蛋白酶（预加温至 37 ℃），加入组织碎块。

（3）在 37℃中消化 30~60min，每隔 5~10min 摇动一次，也可置于电磁搅拌器台上，如果需要的消化时间较长，中间可更换消化液，静置容器瓶 10min，待组织下沉后，移除 2/3 上清液，补加新胰蛋白酶液，继续消化。

（4）消化结束后，将组织液转移至离心管中，300g 离心 6~8min，吸除上清液。

（5）用 Hanks 液漂洗 2~3min，离心去上清，重复 3 次，吸取残留的胰蛋白酶。

（6）300g 离心 5min，去上清，加入细胞培养基悬浮细胞，采用 100μm 孔径的尼龙网或不锈钢纱网进行过滤，除掉未充分消化的较大组织块、纤维等。

（7）再以 Hanks 液漂洗细胞，收集细胞悬液，对细胞进行台盼蓝染色、镜检，对活细胞比例及活细胞数目计数。

（8）调整细胞浓度，选取状态良好、形态完整的细胞用于培养。

2）胶原蛋白酶（collagenase）消化法 胶原蛋白酶是一种由细菌中提取的酶，对胶原纤维有很强的消化作用，适用于分离含有大量坚硬结缔组织的肿瘤细胞，如黑素瘤细胞。上皮细胞本身对胶原酶有一定耐性，但胶原酶对细胞间质有较好的消化作用，可使上皮细胞与间质成分脱离而不受伤害，效果甚好。胶原蛋白酶需在 Ca^{2+}、Mg^{2+} 存在条件下，才能较好地激活。常用剂量为最终浓度 100~200U/mL。胶原蛋白酶消化作用缓和，且无须机械振荡，胶原蛋白酶法消化过程如下。

基本步骤：

（1）用 Hanks 液清洗切取肿瘤组织附着的血污，将组织剪切成 3~5mm^3 的小块。

（2）将组织碎块放入培养瓶中，并向瓶中加入 4.5mL 培养液，再注入等量浓度为 200U/mL 的胶原蛋白酶，使其终浓度为 100U/mL，pH 6.5。

（3）置 37℃消化 4~48h，如消化缓慢可延长至 3~5d，期间无须摇荡，根据实验需要，期间可换液一次。

（4）待组织块变软并散于瓶底，轻轻摇动培养瓶后即散成细胞团和单个细胞，制成细胞悬液，说明消化结束。

（5）转移细胞悬液至离心管，300g 低速离心 5min，去上清，重悬于 Hanks 液中，漂洗细胞，300g 低速离心 5min，弃上清。

（6）加入相应的细胞培养液制备成细胞悬液，取部分细胞进行台盼蓝染色并对细胞活性和活细胞数量计数，接种培养瓶进行培养。

根据肿瘤组织类型，往往需要同时采用胰蛋白酶和胶原蛋白酶消化，以获得状态好、纯度高的单个肿瘤细胞。胶原蛋白酶与胰蛋白酶并用时，可加入透明质酸酶，透明质酸酶对间质中含有大量透明质酸的组织较适用。除上述最常用的消化酶外，用于分离细胞的酶种类还有很多，如链霉蛋白酶、黏蛋白酶、蜗牛酶等，每种酶各有优缺点，对细胞损伤也不尽相同，在实验中可根据各种酶作用的特点和组织成分的不同加以选择。

细胞接种数量要足够多，创造培养细胞所必需的生物学环境，更换培养液时可换半量或1/4量，将 pH 维持在 7.2~7.4，利于肿瘤细胞的生长。获得的肿瘤细胞可传代培养进行细胞功能学实验，也可将获得的肿瘤组织块或细胞接种于实验动物，建立 PDX 动物模型。

（三）肿瘤细胞生长增殖研究技术

体外培养的肿瘤细胞表现出特定的生长增殖规律，通过检测细胞生长速度、细胞活性和增殖规律，可有效评估药物或特定基因对不同肿瘤细胞的活性、生长、增殖、成瘤能力和更新的影响。目前，肿瘤细胞生长增殖检测根据实验方案和目的可分为以下 5 类，即直接检测、代谢活性检测、DNA 合成检测、ATP 浓度检测和细胞增殖相关抗原检测。在这些方法中作何选择，主要取决于所研究的细胞类型和研究方案。

1. 直接检测

常用方法有细胞直接计数法、平板克隆形成实验和软琼脂克隆形成实验。悬浮生长的细胞一般采用细胞成球实验和有限稀释实验检测细胞自我更新能力。直接计数法一般采用染料排斥染色法检查细胞活力，常用染料有伊红、台盼蓝、苯胺黑等。死亡细胞由于细胞膜完整性被破坏，容易被染料着色，而活细胞细胞膜完整，不易着色，可通过直接染色，结合细胞计数检测活细胞比例和数量。

1）细胞直接计数法

基本步骤：

（1）用 0.25% 胰蛋白酶溶液消化处于对数生长期的单层培养细胞，收集消化的细胞于 10mL 离心管中。

（2）300g 离心 3min，弃上清。

（3）加入细胞培养基（含 10% 胎牛血清），制备单细胞悬液。

（4）细胞悬液与台盼蓝染液按 9∶1 混合，采用细胞计数仪对活细胞比例和数量计数。

（5）以培养时间作为横坐标、活细胞数量为纵坐标，绘制细胞的生长曲线。

注意事项：检测细胞生长曲线时，接种到培养板孔中的细胞数量应保持一致。接种数量应适当，不能过少或过多，否则所得到的生长曲线不能准确反映细胞生长状况。

2）平板克隆形成实验（colony formation assay）

基本步骤：

（1）取对数生长期的各组细胞，分别用 0.25% 胰蛋白酶消化成单细胞悬液，台盼蓝染色并对活细胞数量计数，调整细胞至所需浓度，并将细胞悬浮在 10% 胎牛血清的细胞培养基中备用。

（2）以每孔 700 个细胞接种于含 10% 胎牛血清培养基的 6 孔板中，轻摇使细胞分散均匀，

37℃、5% CO_2 培养箱中培养，每 3d 换一次液，培养 2~3 周。

（3）经常观察细胞生长状况，当培养皿中出现肉眼可见的克隆时（每个克隆 >50 个细胞），终止培养。弃去上清液，用 PBS 小心漂洗细胞两次，4% 多聚甲醛室温固定细胞 15min，结晶紫染色，然后用流水缓慢洗去染色液，空气干燥。

（4）显微镜下拍照，并计数大于 50 个细胞的克隆个数，计算克隆形成率。克隆形成率 =（形成的克隆数 / 接种细胞数）× 100%。

平板克隆形成实验方法简单，适用于贴壁生长的细胞。细胞悬液的制备和细胞接种密度是试验成功的关键。细胞一定要分散成单个细胞，不能有细胞团，接种密度不易过大。

3）软琼脂克隆形成实验（soft agarose colony formation assay） 软琼脂克隆形成实验通常在细胞培养板 6 孔板中进行，由两层琼脂或琼脂糖构成，上层为细胞接种层，琼脂糖浓度为 0.3%~0.4%；下层为铺底层，琼脂糖浓度为 0.5%~1.0%。上层软琼脂糖可使细胞分散成单个独立的细胞，下层琼脂糖作为支撑可防止细胞贴附生长，故琼脂浓度略高。

基本步骤：

（1）将琼脂糖与含 10% FBS 的 DMEM 培养基混合，分别制备含 0.7% 琼脂糖的底层琼脂糖培养基和含 0.35% 琼脂糖的上层琼脂糖培养基。在 6 孔板底层铺 0.7% 琼脂糖培养基，37℃孵育 30min 使之凝固。

（2）取对数生长期的各组细胞，0.25% 胰蛋白酶消化成单细胞悬液，台盼蓝染色并对活细胞数量计数，调整细胞至所需浓度备用。

（3）将一定数量的单细胞悬液与上层琼脂糖培养基（预热到 37℃ ~40℃）混合，移液器反复轻轻吹打，使细胞与上层琼脂糖充分混匀，将上层琼脂糖培养基覆盖在底层琼脂糖培养基上。

（4）37℃，5% CO_2 培养箱中培养 2~3 周。经常观察克隆生长状态，相差显微镜拍照，计数直径大于 50μm 的克隆，计算克隆形成率。

接种细胞数量可根据实验目的和细胞特性进行调整。克隆形成前细胞的状态、细胞分散程度、接种细胞密度、培养基成分、培养时间和计数方法等均会影响克隆形成实验的结果。实验前需要做预实验摸索最佳条件，以便得到更加准确的实验结果。若检查某种处理因素（药物、细胞因子等）对肿瘤细胞克隆形成能力的影响，可先将单细胞悬液用药物处理一定时间（如 24h 或 72h）后，洗去药物后再进行克隆形成实验，也可以每 3d 在软琼脂克隆形成实验的上层胶顶部培养基的表面添加药物浓缩液。

软琼脂克隆形成实验可以模拟体内半固液的状态，细胞在软琼脂中形成克隆的能力可以反映其恶性增殖程度、分化能力及细胞成瘤能力，也可检测肿瘤干细胞（CSC）的增殖状态，但一般不用来评价 CSC 自我更新能力。CSC 是细胞的一个亚群，在大多数肿瘤中被发现，负责不同恶性肿瘤的起始、复发、转移潜能和耐药性。细胞成球实验（sphere formation assay）和有限稀释实验（limiting dilution assay）是检测肿瘤干细胞在合适的条件培养基中自我更新能力的一种方法。一般用细胞球形成效率（sphere formation efficiency，SFE）表示药物或某种处理因素对肿瘤干细胞的起始和自我更新特性的影响。

4）细胞成球实验（sphere formation assay）

基本步骤：

（1）用 0.25% 胰蛋白酶消化肿瘤干细胞或直接将细胞球吹打成单个细胞，加入胰酶抑制剂终止消化，离心，加入无血清细胞培养基制备单细胞悬液。

（2）台盼蓝染色计数活细胞数，将一定数量细胞转入无血清干细胞培养基，采用低吸附性细胞培养板培养细胞 7~14d，对直径大于 40μm 的肿瘤细胞球计数，计算球形成率（sphere-forming efficiency，SFE），SFE=（形成的肿瘤球总数 / 接种的活细胞数）× 100%，并测量计算肿瘤球平均直径。

5）有限稀释实验（limiting dilution assay）

基本步骤：

（1）将肿瘤球分散为单细胞悬液，按每孔细胞数分别为 1、20、40、60、80、100、120 直至 200 个，将细胞接种到 96 孔板中，每 2d 补充一次新鲜培养基，7~14d 后观察每孔中肿瘤球形成情况，计算未形成肿瘤球的孔所占的百分比。

（2）以细胞数量为横坐标，未形成肿瘤球的孔所占百分比为纵坐标绘图，计算出回归曲线并求出 X 轴的截距，即形成 1 个肿瘤球所需要的最少细胞数，实验结果可反映干细胞的自我更新能力。形成 1 个肿瘤球所需要的细胞数越少，说明干细胞自我更新能力越强。每孔接种细胞数可根据干细胞特性和实验目的进行调整。目前有限稀释实验多见于胶质瘤干细胞的研究。

2. 细胞代谢活性检测

通过检测活细胞相关物质含量，反映肿瘤细胞活性。此类方法包含 MTT、CCK8、XTT、MTS 及 SRB 法，细胞活力检测法并不能最终证明检测样品中的细胞是否在增殖。

这类方法的实验原理基本类似，细胞线粒体的脱氢酶可将 MTT、MTS、CCK8 等试剂还原为有色产物，可在酶标仪上于不同波长（490nm、490nm、450nm）处检测 OD 值，在一定范围内，吸光度值与活细胞数目成正比，进而反映细胞数量。

MTT 是最早的检测方式，是 1983 年由 Mosman 建立的方法，MTT 为四唑盐，但存在一定缺陷，特别是还原产物不溶水，且对细胞有较大毒性，因此限制了其使用，目前基于 MTT 开发的 MTS、CCK8 等应用更加广泛。

各种方法的操作步骤基本类似，综述如下：

（1）对数生长期细胞消化为细胞悬液，计数，调整细胞浓度为 1000~3000 个细胞 / 毫升，每孔 100μL 接种于 96 孔板中。在 96 孔板的四周可以加入 PBS，防止细胞培养过程中液体蒸发过多影响结果。

（2）37℃，5% CO_2 培养，根据实验需要，可向培养基中加入待测药物。

（3）细胞培养一定时间后，或分别在实验处理后 0h、24h、48h、72h、96h 进行检测。检测方法：按说明书稀释比例配置含有检测试剂的培养基，弃去原培养基，加入含检测试剂的新培养基，将培养板在 37℃培养箱内孵育 1~4h。

（4）酶标仪检测吸光度，检测波长根据检测试剂说明进行设定。

操作过程尽量避光。要根据肿瘤细胞生长速度及本身代谢情况进行铺板。为了保证细胞生长曲线有良好的线性，接种细胞数量不宜过少或过多。

1）SRB 比色法 磺酰罗丹明 B（sulforhodamine B，SRB），一种水溶性粉红色阴离子染料，在酸性条件下可特异性地与细胞内碱性氨基酸结合形成复合物，在 515nm 波长下产生吸收峰，在一定范围内，吸光度值与活细胞数目成正比。

基本步骤：

（1）从培养箱中取出培养好的待检测细胞的 96 孔板样品。

（2）每孔加入 100μL TCA（30% 的三氯乙酸）固定细胞，4℃固定 1h。

（3）弃去固定液，去离子水洗 5~6 次，室温晾干或吹风机吹干。

（4）每孔中加入 0.4%（w/v）的 SRB 染液（1% 的乙酸配制）100μL，染色 30min 后倒掉染液，用 1%（v/v）乙酸冲洗 4 次，去除未结合的染料，直至在白色纸上倒扣轻拍无明显染料颜色，室温晾干。

（5）每孔加入 100μL 非缓冲 Tris-base 碱液（10mM，pH 10.5），溶解与细胞蛋白结合的染料，水平摇床上振荡 20min，采用酶标仪 515nm 处测定光吸收值。

操作中，应注意洗除染料时操作需迅速，避免用移液器吸取液体，防止动作过慢造成与细胞蛋白结合的染料的吸附。细胞固定后可以放置较长时间，与 MTS、CCK8 相比，检测时间可以自己掌握，不受限制，更适合大规模实验。但操作步骤烦琐，不适合悬浮细胞。

2）细胞 DNA 合成检测 通过监测肿瘤细胞内 DNA 合成水平评价细胞增殖能力，是检测细胞增殖最准确的检测方法之一。最经典的方法是胸腺嘧啶核苷（^{3}H-TdR）渗入法，胸腺嘧啶核苷（TdR）是 DNA 特有的碱基，也是 DNA 合成的必需物质。用同位素 ^{3}H 标记 TdR 即 ^{3}H-TdR 作为 DNA 合成的前体能掺入 DNA 合成代谢过程，通过测定细胞的放射性强度，可以反映细胞 DNA 的代谢及细胞增殖情况，但该方法耗时较长且具有放射性。

目前常用的方法是 BrdU（5- 溴脱氧尿嘧啶核苷）检测法，为胸腺嘧啶的衍生物，可代替胸腺嘧啶在 DNA 合成期（S 期），而且这种置换可以稳定存在，并带到子代细胞中。细胞经过固定和变性处理后，可用免疫学方法检测DNA中BrdU的含量（如采用鼠抗BrdU单抗特异性识别BrdU，再采用辣根过氧化酶标记或荧光标记的山羊抗鼠IgG二抗标记，最后用比色法或荧光法进行测定），从而判断细胞的增殖能力。BrdU法的一个缺点是需要DNA变性后才能与抗体结合，但这就破坏了DNA双链结构，影响了其他染料的结合染色，导致染色弥散、准确性降低等问题。EdU（5-乙炔-2′-脱氧尿嘧啶）可以解决这个问题。EdU可以在DNA复制时掺入新合成的DNA链中，通过一个“Click”反应，把荧光基团标记到新合成的含有EdU的DNA上面，通过检测荧光而了解细胞的增殖情况。EdU检测方法无须DNA变性和抗原抗体反应，只需细胞固定和透化处理，能够较好地保护细胞形态、DNA整体结构及细胞内抗原识别位点，操作简单方便。

EdU检测法基本步骤：

A. EdU标记

（1）将细胞完全培养基中按照500∶1的比例加入EdU溶液，制成2×EdU标记培养基。提前将2×EdU标记培养基预热，然后等体积加入细胞原有培养基中，获得1×EdU溶液，其中EdU的终浓度为10M。

（2）每孔加入300μL含EdU培养基孵育细胞2h，弃培养基，培养时间取决于细胞的增殖速度和生长状态。

B. 细胞的固定和通透

（3）PBS清洗细胞两次，每次5min，以除去未掺入DNA的残留EdU。

（4）每孔加入1.5mL 4%多聚甲醛细胞固定液，室温固定30min，弃去固定液，每孔加入150μL 2mg/mL甘氨酸，摇床孵育5min，以中和过量的多聚甲醛。

（5）弃甘氨酸溶液，每孔加入3mL PBS缓冲液，室温清洗5min。

（6）每孔加入3mL 0.5% Triton X-100细胞通透液，室温通透10min，弃细胞通透溶液，每孔加入3mL PBS缓冲液，室温清洗5min。

C. EdU染色

（7）每孔加入100μL配置好的检测混合液，以覆盖细胞为宜，避光、室温孵育30min。

（8）弃染色反应液，加入300μL 0.5% Triton X-100细胞渗透液清洗2~3次，每次10min。

（9）弃细胞渗透液，PBS洗细胞两次。

D. DNA染色

（10）将Hoechst 33342用PBS溶液1∶1000进行稀释得到终浓度为5g/mL的1×Hoechst染色液，每孔加入300μL 1×Hoechst染色液，室温避光孵育20~30min后，弃染色液。

（11）PBS洗细胞两次，去掉洗液。

E. 图像获取及分析

（12）荧光显微镜拍照，分析。

3）ATP浓度检测 三磷酸腺苷（ATP）是一切生物体新陈代谢的能量源泉，普遍存在于一切生物细胞内，为细胞内各种需能过程提供能量，是细胞生存的必需因素。细胞内的ATP含量受到严格的调控，死亡细胞或即将死亡的细胞几乎不含ATP，在细胞溶解物或提取物中测得的ATP浓度与细胞数之间存在严格的线性关系。因此，检测ATP也可以得到细胞增殖的信息。ATP检测可以用高压液相法、荧光、化学发光或同位素等方法实现。然而高压液相法烦琐且昂贵，检测时间需要30min以上，且不能直接测定ATP的量，灵敏度仅为毫摩尔/升级。同位素方法虽然灵敏度高，但污染大，而且需要严格的防护和废弃物处理流程，不适合大量使用。目前应用最广的方法基于萤火虫荧光素酶反应系统特异地测定ATP的生物化学发光法，通过催化荧光素氧化，消耗ATP。如果有ATP存在，则荧光素就会发光，发光效率极高，发光量与ATP含量呈很好的线性关系，可以反映细胞内ATP的含量。实验步骤可参考试剂盒说明书进行。

4）细胞增殖相关抗原检测 细胞增殖过程中会特异性表达某些蛋白，如Ki-67、PCNA、拓扑异构酶ⅡB和磷酸化组蛋白H3等。通过检测细胞增殖相关抗原可反映肿瘤细胞增殖能力。此方法一般用来检测肿瘤细胞在体内的生长增殖状态，需要进行组织切片，实验步骤同免疫组化法。

3. 肿瘤细胞凋亡研究技术

细胞程序性死亡（programmed cell death，PCD）是指细胞受到内部或外部某些刺激时，由细胞内部基因控制、一系列蛋白质分子参与的一种主动性消亡过程。目前最常研究的细胞程序性死亡形式包括细胞凋亡（apoptosis）、程序性细胞坏死（necroptosis）及细胞焦亡（pyroptosis）。细胞凋亡是一种不同于细胞坏死的细胞死亡方式，是在一定的生理或病理情况下，机体为维护内环境的稳定，通过基因调控激活内源性核酸内切酶而发生的细胞自动消亡的过程。英国的 Sydney Brenner、美国的 H. Robert Horvitz 和英国的 John E. Sulston 由于发现了细胞凋亡的规律，2002 年获得了诺贝尔生理学或医学奖。1972 年 Kerr 等根据细胞发生了与坏死完全不同的死亡过程而提出细胞凋亡的概念，但由于当时检测技术的限制，细胞凋亡现象只停留于形态描述，缺乏定性、定量、定位的依据，并未引起病理工作者的重视。20 世纪 80 年代末，随着分子生物学、细胞生物学等理论和技术的发展，细胞凋亡检测技术也有了很大的发展。细胞凋亡检测技术在肿瘤研究中应用广泛，包括肿瘤细胞和组织病理标本研究、肿瘤临床诊疗、新药研制、肿瘤放化疗效果评价及肿瘤治疗新策略研发等。目前，肿瘤细胞凋亡常见的检测方法有形态学检测法、磷脂酰丝氨酸外翻分析（Annexin V 法）、Annexin V/PI 双染色法、线粒体膜电位检测、DNA 片段化检测、TUNEL 法、caspase-3 活性检测法等。

细胞焦亡（pyroptosis）又称细胞炎性坏死，是一种程序性细胞坏死，表现为细胞不断胀大直至细胞膜破裂，导致细胞内容物释放，进而激活强烈的炎症反应。2001 年，Brennan 和 Fink 等首次使用希腊语“pyroptosis”来描述这种独特的程序性细胞死亡方式，“pyro”是指促炎介质的释放，“ptosis”表示下降，“pyroptosis”被称为细胞焦亡。近年来，细胞焦亡逐渐成为细胞程序性死亡的热门研究领域。相比于细胞凋亡，细胞焦亡发生得更快，并会伴随大量促炎症因子的释放。随着研究的深入，细胞焦亡的分子机制越来越清晰。细胞焦亡是炎症小体（NLRP3）介导的依赖于 caspase-1 的细胞程序性死亡，其机制为上游炎性小体激活 caspase-1、4、5、11 通过切割 Gasdermin 家族蛋白之一 GSDMD，使后者 N、C 两端的结构域分开，进而释放 N 端的片段。GSDMD 蛋白 N 端片段可以识别并结合细胞膜上的磷脂类分子，并进一步在细胞膜形成孔洞，导致细胞渗透压变化，最终使得细胞膜裂解，发生焦亡。另一方面切割 IL-1β 和 IL-18 的前体，形成有活性的 IL-1β 和 IL-18，募集炎症细胞聚集，扩大炎症反应。焦亡细胞最显著的特征表现为细胞不断肿胀直至细胞膜破裂形成 1~2nm 的小孔，继而发生细胞渗透性肿胀，胞内物质渗出，最后细胞膜破裂。细胞焦亡的检测方法包括形态变化的检测（扫描电镜观察细胞形态、TUNEL 染色、针对 GSDMD/GSDME 的免疫荧光染色），焦亡相关蛋白的检测（qPCR/WB 检测 caspase-1、4、5、11，GSDMD，Cleaved CASP-3 等；ELISA 检测 IL-1β、IL-18）及 MTT 细胞活力的测定。

越来越多的证据表明细胞焦亡与某些肿瘤发生发展及治疗反应有关，但细胞焦亡相关因子促进和抑制肿瘤发生发展的双重作用机制还有待进一步研究。期待细胞焦亡与肿瘤相关的基础研究不断完善，并向临床转化，为恶性肿瘤的防治带来新希望。

（四）肿瘤细胞黏附、迁移侵袭研究技术

细胞黏附是指细胞与细胞之间及细胞与细胞外基质之间的黏附，细胞黏附是细胞维持形态结构与功能的生物学现象，是细胞间信息交流的一种形式。同时，细胞黏附也是肿瘤细胞易发生浸润、转移等现象的分子基础。检测方法常用细胞黏附实验。肿瘤侵袭（tumor invasion）是指恶性肿瘤细胞从其起源部位沿组织间隙向周围组织浸润的过程，其标志是肿瘤细胞突破基底膜。肿瘤侵袭是肿瘤细胞、周围间质相互作用的结果，是肿瘤扩散的第一步。肿瘤转移（tumor metastasis）指恶性肿瘤细胞从原发部位侵入淋巴管、血管或体腔，至靶组织或靶器官，长出与原发瘤位置不同而组织学类型相同的肿瘤，形成转移瘤或继发瘤。肿瘤侵袭和转移是两个既有联系而又具不同特点的过程。侵袭性生长是转移的前提和基础，转移则是侵袭的继续和发展。在体外研究肿瘤细胞迁移和侵袭特性时，常用的技术方法有细胞划痕实验、Transwell 实验，以及检测细胞内迁移侵袭相关蛋白的表达。

1. 细胞黏附实验

预先用纤维粘连蛋白包被96孔板，风干，PBS清洗，BSA封闭，接种细胞37℃孵育90min，用PBS洗去未黏附细胞后，加入含FBS培养基培养4h，CCK8法检测细胞活力。

基本步骤：

（1）用PBS配制100μg/mL纤维粘连蛋白，按每孔100μL加入96孔培养板，4℃过夜。用PBS洗一次后，再用1% BSA在37℃封闭2h。用细胞培养基清洗两次后备用。

（2）对数生长期细胞消化为细胞悬液，计数，调整细胞浓度，接种于包被了纤维粘连蛋白的细胞培养板96孔板中。细胞常规培养30min至1h。

（3）取出培养板，吸弃培养基，PBS清洗细胞3次，除去未贴附细胞。

（4）CCK8法检测每孔OD值。计算细胞黏附率。

2. 细胞划痕实验

细胞划痕实验是研究细胞迁移最常用的体外实验方法。当细胞长到融合成单层状态时，在融合的单层细胞上人为制造一个空白区域，称为“划痕”。划痕边缘的细胞会逐渐进入空白区域使“划痕”愈合。

基本步骤：

（1）对数生长期细胞消化为细胞悬液，计数，调整细胞浓度，接种于细胞培养板6孔板中。

（2）待细胞均匀铺满，用枪头在细胞培养板上垂直划一条直线，注意枪头要垂直，不能倾斜，保证各组划痕宽度相近。

（3）PBS清洗细胞3次，除去悬浮细胞，加入无血清培养基继续培养细胞。

（4）分别在0h、12h、24h进行拍照分析。拍照时“划痕”的方向最好在视野内为水平或垂直。

细胞划痕实验是检测贴壁生长的肿瘤细胞运动的一种方法，简单易行，成本较低，划痕时可作十字划痕，方便标记每次拍照的细胞位置。细胞拍照可根据肿瘤细胞生长特性和速度选择适宜的拍照时间，也可利用活细胞显微成像系统，实时观测细胞迁移情况。

3. Transwell 实验

Transwell是利用一层膜（基质胶）将高营养的培养液和低营养的培养液隔开，细胞放在低营养的培养液里。为了寻找营养，细胞会往高营养的培养液里面迁移。是研究细胞共培养、细胞趋化、细胞迁移和侵袭的实验技术。应用基质胶后可模拟细胞分泌金属蛋白酶消化细胞外基质，转移至其他组织的过程，主要用来检测细胞侵袭能力。

基本步骤：

（1）无血清培养基培养细胞12~24h，去除血清对实验结果的影响。

（2）在无菌条件下将Matrigel胶冰浴融化，然后用无血清培养基稀释配制Matrigel，比例为1∶（4~8），稀释后在Transwell小室上室每孔铺40μL。

（3）37℃放置2h，至Matrigel胶凝固用无血清培养基水化30min。

（4）对数生长期细胞消化为单细胞悬液（无血清培养基），计数，调整细胞浓度，接种4×10^4细胞于Transwell上室中，下室加入含10%胎牛血清的细胞培养基，放入培养箱继续培养。

（5）24~48h后待细胞穿到下室，用棉签轻轻擦去基质胶和上室内的细胞。PBS清洗细胞一次。

（6）0.1%结晶紫固定染色10min，PBS洗去多余结晶紫。

（7）正置显微镜进行观察和拍照，随机选取多个视野进行细胞计数。

（五）端粒酶活性检测

19世纪80年代中期，研究人员逐步发现了端粒（telomere）及其DNA的分子结构。许多新结构和功能的揭示使端粒和端粒酶研究成为细胞生物学和医学关注的热点问题。近年来，有关端粒、端粒酶的研究异常活跃，而端粒、端粒酶与肿瘤的关系更成为肿瘤发生、发展及治疗的研究热点之一。端粒是端粒结合蛋白、尚未发现的相关蛋白及DNA一起构成的核蛋白复合体，是一种位于染色体末端独特的蛋白质-DNA结构，由上千个6碱基重复序列（TTAGGG）组成，是细胞必需的遗传组分，它的作用是维持端粒有足够的长度，保证基因信息在复制过程中的准确性，以防止染色体末端遗传信息的丢失。在正常情况下，每个细胞分裂周期都会使端粒变得越来越短，当端粒短到一定程度时就会发出信号，细胞停止分裂。因此，端粒在保护染色体的完整性和维持细胞周期复制等方面起重要作用。端粒酶能够特异性延长端粒 DNA，是由 RNA 和蛋白质亚基组成的一种特殊反转录酶在细胞染色体复制过程中，能够以自身 RNA 为模板，在染色体 3′末端合成重复序列，维持端粒的长度。端粒酶活性在正常细胞中水平很低，但在 85%~90% 的人肿瘤细胞样品中都能检测到端粒酶的活性。端粒长度和端粒酶活性的变化与细胞衰老、永生化和癌变密切相关。端粒、端粒酶活性的检测、抗端粒酶靶点的治疗研究，在肿瘤诊断、预后判断及治疗方面有着广泛的应用前景。端粒长度可通过 Southern 杂交分析技术进行检测。目前，端粒酶活性检测的首选方法是端粒重复序列扩增实验（telomeric repeat amplification protocol，TRAP）。端粒重复序列扩增实验是 1994 年由 Kim 建立，通过聚合酶链式反应（PCR）来扩增端粒酶产物，从而检测细胞裂解物中微量的端粒酶活性。通过凝胶电泳可以显示不同长度的阶梯条带，进而反映新增加的六核苷酸序列的拷贝数，根据条带的大、小、多、寡、深或浅表示端粒酶活性。其主要原理是：首先合成一个 18nt 的上游引物，端粒酶结合上游引物末端的 GTT 并合成 AGGGTTAG，然后每经过一次转位合成一个 GGTTAG 的六碱基重复序列，端粒酶灭活后，加入下游引物，经过多次变性—退火—延伸，扩增端粒酶延伸产物，将 PCR 产物进行凝胶电泳，再染色、分析结果。

基本步骤：

A. 端粒酶提取

（1）40~100mg 肿瘤组织用无菌眼科手术剪尽量剪碎，研磨器研磨，加入 40μL NP-40 Lysis buffer（含 β-巯基乙醇）；或（1~2）×10^6 细胞直接加入 40μL 预冷的 NP-40 Lysis buffer，悬浮细胞，涡旋振荡 10s，冰浴 30min，每间隔数分钟涡旋振荡一次，共 5~6 次。

（2）每分钟 13 000 转 4℃离心 20min。移取上清，分装 3~4 管，每管约 20μL。其中一份样品用于蛋白质浓度定量，暂时不用的样品迅速冷冻，-70℃保存。

B. 扩增

（3）配制反应体系，包含阴性对照管、阳性对照管。

H_2O	40.2μL
Trap buffer	5μL
dNTP	1μL
TS primer	1μL
Primer mix	1μL
BSA	0.4μL
Taq polymerase	0.4μL
Sample	1μL

阴性对照可采用 NP-40 裂解液或者热处理后的细胞裂解液。

（4）25℃反应 40min；95℃ 5min 灭活端粒酶。

（5）预变性 95℃ 3min；变性 95℃ 30s；退火 52℃ 30s；延伸 72℃ 45s；24~29 个循环；延伸 72℃ 10min；保存 4℃ 最长 5d，-20℃ 可保存 1 个月。

C. 10% 聚丙烯酰胺凝胶电泳

（6）制备 10% 非变性聚丙烯酰胺凝胶。配方：ddH_2O 32.5mL；40% 丙烯酰胺液（丙烯酰胺与双丙烯酰胺比例为 19∶1）12.5mL；TEMED 50μL；5×TBE 电泳缓冲液 5mL；10% APS 250μL。

（7）取 10μL PCR 产物与 2μL 上样缓冲液混合后加样，用 0.5×TBE 缓冲液作为电泳缓冲液，180V 电泳 2h。

（8）小心剥离凝胶，并置于 50% 甲醇、10% 醋酸溶液中，固定过夜。

（9）银染，拍照，分析结果。

因为端粒酶本身有 RNA 和酶功能基团，极容易被降解、失活。因此，应该按提取细胞总 RNA 的要求，尽量在低温条件下，快速操作。简化不必要的反复洗涤程序，提高提取液的蛋白质浓度，小量分装，尽量避免反复冻融。扩增反应前，测定每个样品的蛋白质浓度，并稀释至同一浓度，以保证端粒酶样品加入量基本一致。此外，为了让实验更具客观性，实验时务必设定阳性对照和阴性对照。

21 世纪是生命科学的世纪，细胞生物学作为生命科学发展的核心，为医学尤其肿瘤学研究提供了新思路、新策略和新方法，肿瘤细胞生物学因而也得到迅速发展。近年来飞速发展的细胞生物学技术，如显微成像、细胞和动物活体成像、示踪技术、荧光蛋白标记、流式细胞技术等在肿瘤研究中已体现了很高的应用价值。相信在不远的将来，随着各门学科和肿瘤学的不断整合，现今面临的肿瘤发生、发展中的难题和疑惑也会迎刃而解。

（卢彦欣）

第12节 肿瘤细胞生物学整合研究与展望

肿瘤，尤其恶性肿瘤是当前严重威胁人类健康和生命的一类疾病，它是由有分裂潜能的细胞受致癌因素作用后发生恶性转化和克隆性增生所形成的新生物。人类对肿瘤的研究经历了一个漫长的过程，19世纪显微镜的发明推动了人类对细胞的认识。1868年德国病理学家Virchow提出“一切组织都来源于细胞”的理论，并指出“肿瘤是细胞的疾病”。细胞是生命体的基本结构和功能单位。细胞生物学是以细胞为研究对象，从细胞整体、细胞超微结构和生物大分子水平上把细胞的形态结构与生理机能联系起来进行整合研究，把细胞的生命活动与生物体整体生命活动联系起来进行整合研究，从而揭示各种生命现象的物质本质及其规律的学科。将细胞生物学应用整合到肿瘤研究中，构建肿瘤细胞生物学，有助于揭示肿瘤演进各个环节的生物学特征及其分子机制，促进了肿瘤的分类、组织发生和病因学的研究。

透射电镜、电镜细胞化学、免疫电镜等技术在肿瘤研究领域的应用，使肿瘤组织的超微结构和来源直观地显示出来，对肿瘤组织的认识也不断深入，分类也越来越细致。肿瘤演进过程涉及肿瘤细胞之间及肿瘤与宿主之间一系列复杂的相互作用，包括肿瘤细胞的增殖与程序性死亡，肿瘤细胞与细胞、细胞与基质黏附力的改变，胞外基质的降解，细胞的运动，肿瘤血管生成，逃避宿主的免疫监视，耐药性的产生等，主要表现在细胞无限增殖、逃避生长抑制、抵抗细胞死亡、无限复制潜能、诱导血管生成、分化异常、具有侵袭力和转移性、对能量代谢的重编程和对免疫破坏的逃逸等特征。

增殖（proliferation）和分化（differentiation）是细胞生物学的两个基本概念，也是个体发育的基础。细胞增殖实现细胞数量的增多、组织和器官的增大及个体的生长，通过细胞分化出现细胞间形态与功能的差异、实现组织和器官的特定功能及个体的成熟。细胞增殖失控是肿瘤细胞的一个重要特征，受到细胞内基因的调控和细胞外因素的影响，与细胞周期，程序性细胞死亡（包括细胞坏死、凋亡、自噬、焦亡），细胞内代谢异常，端粒和端粒酶活性等紧密相关。细胞生物学知识体系和技术在肿瘤研究中的应用，快速推进了肿瘤细胞生物学的进展。细胞周期监控和驱动机制的紊乱是肿瘤细胞生长失控的根本原因。驱动机制的上调表现为细胞周期蛋白过度表达，减缓或抑制细胞分裂的蛋白下调或失活。

程序性细胞死亡（programmed cell death，PCD）是一个重要的生物学概念，包括凋亡（apoptosis）、坏死（necrosis）、自噬（autophagy）和焦亡（pyroptosis）。利用细胞生物学技术，研究人员逐渐揭开了凋亡、坏死、自噬及焦亡等生物学现象在肿瘤各个演进阶段的形态学特征、生化改变、基因调控机制和信号途径。我们通常认为肿瘤的发生与凋亡抑制密切相关，但也有研究显示*Bcl-2*高表达肿瘤预后较好，提示凋亡可能存在促瘤作用。因此对凋亡机制的系统研究及如何有效发挥凋亡在肿瘤防治中的作用，仍是肿瘤细胞生物学研究需要解决的问题。自噬在进化上高度保守，是依赖溶酶体对胞质蛋白和细胞器进行降解的过程。自噬主要是清除降解细胞内受损伤的细胞结构、衰老的细胞器及不再需要的生物大分子，同时也为细胞器的构建提供原料，即细胞物质的再循环。2016 年诺贝尔生理学或医学奖授予在细胞自噬领域做出杰出贡献的日本科学家大隅良典(Yoshinori Ohsumi)。长期以来自噬被认为是细胞的自救行为。但近年发现，在某些条件下，自噬也能导致细胞死亡。自噬对肿瘤生长是一把双刃剑，在肿瘤进展的不同阶段，自噬扮演的角色具有很大差异。在肿瘤发生早期，自噬发挥的是肿瘤抑制作用，当肿瘤进展到中、晚期阶段时，自噬功能出现异常，肿瘤细胞尤其是位于实体瘤内部血供不足的肿瘤细胞，利用自噬机制对抗营养缺乏和缺氧，此时，自噬发挥促肿瘤作用。坏死抑制被认为是一种被动死亡形式，并不被信号通路抑制剂阻断，但近年来研究发现，某些细胞坏死的同时具备凋亡的特点，也可被调控，包括继发性细胞坏死 (secondary necrosis)和坏死性凋亡 (necroptosis)。细胞焦亡，又称细胞炎性坏死，是近年来发现并被证实的一种新的程序性细胞死亡方式，研究表明促进焦亡相关基因表达，激活相关信号通路，启动焦亡形成，可有效控制肿瘤细胞的生长增殖。

肿瘤的发生与细胞染色体两端的端粒长度和细胞内端粒酶活性有关。除了生殖细胞、干细胞及极少数细胞外，人体绝大多数体细胞是不能维持端粒长度的，因此细胞经过有限次数的分裂后，最终走向衰老或凋亡。但来源体细胞的恶性肿瘤细胞却具有端粒酶 (telomerase) 活性，并发挥其合成端粒重复序列的功能，维持端粒长度，使端粒不会达到导致细胞死亡的临界长度，从而获得细胞的“永生性” (immortality)，使肿瘤细胞在体内或体外获得无限分裂增殖的能力。2009 年诺贝尔生理学或医学奖被授予 3 位美国科学家 (Elizabeth Blackburn、Carol Greider 和 Jack Szostak)，以表彰他们发现了端粒和端粒酶保护染色体的机制。端粒酶的激活参与了肿瘤发生发展过程，特别在肿瘤早期阶段具有重要意义，可能是许多肿瘤发生的先决条件。近年研究发现人端粒结合蛋白在维持肿瘤细胞端粒结构和功能中也发挥了重要作用。

代谢 (metabolism) 是细胞生物学的核心问题。肿瘤细胞与人体正常细胞在代谢上有很大不同，这主要体现在能量代谢 (energy metabolism) 和生物合成 (biosynthesis) 代谢上。正常细胞的能量代谢特点为经济高效，主要体现在使用葡萄糖在线粒体内进行氧化磷酸化 (oxidative phosphorylation，OXPHOS)。肿瘤细胞能量代谢发生重编程，特点表现在摄取葡萄糖能力增强和进行有氧糖酵解 (aerobie glycolysis) 的方式，这种看上去很不经济的能量供给方式对肿瘤细胞是必需的，它既为肿瘤细胞的不断生长提供能量，也为它们提供了生物合成的原料，这种现象被称为 Warburge 效应 (Warburge effect)。肿瘤细胞糖酵解代谢活跃的机制较为复杂，目前尚未完全明确。主要包括以下几个方面的因素：原癌基因的激活和抑癌基因的失活、低氧微环境、糖酵解调节机制异常、线粒体 OXPHOS 功能的损害等。葡萄糖并非肿瘤细胞能量的唯一来源，大多数肿瘤细胞还表现出消耗大量谷氨酰胺 (glutamine) 的特点。因此有学者提出，谷胺酰胺代谢 (glutaminolysis) 可能是某些肿瘤的另外一种能量替代途径，并因此产生耐药性。早在 1979 年 Reitzer 就提出培养的 Hela 细胞是利用谷氨酰胺而非葡萄糖作为能量来源，但谷氨酰胺作为能量来源仅见于某些肿瘤细胞，并不是所有的肿瘤细胞。

除能量代谢以外，肿瘤的生物合成代谢与正常组织也不相同，主要体现在核苷酸、脂质和蛋白质的合成上。正常组织的生物合成倾向使用较有效的途径，消耗较少的 ATP，并且活跃度较低。肿瘤细胞为了适应快速生长的需求，生物合成明显增强，所使用的方式也不是很经济，体现在消耗较多的 ATP。肿瘤细胞的核苷酸和脂质合成大多以从头合成 (de novo synthesis) 的方式来合成。正常细胞的能量代谢本身已经很复杂，加之肿瘤细胞的异质性，每一种类的肿瘤细胞都有自己的代谢特点，因此肿瘤细胞能量代谢更为复杂。肿瘤细胞独特的代谢方式既是挑战也是机遇，弄清肿瘤细胞的代谢机制对肿瘤代谢表型早期诊断和合理的靶向治疗具有重要意义。

细胞分化是细胞生物学研究的核心问题之一。细胞分化是通过细胞形态、结构、功能的特化而实现的，它也是在极其复杂的细胞内外因子的严密调控下经过多阶段完成的。正常情况下，细胞的分化与增殖相伴随、相关联，它们共同完成一个有机体的形成。恶性肿瘤的发生既涉及细胞增殖的失控，又存在细胞分化的异常。细胞分化是由细胞内遗传信息、细胞外因子作用、细胞信号转导和微环境共同调控的。细胞内基因的改变和外界因素的刺激都可改变细胞的分化状态和形态表型。正常未分化细胞发生分化障碍和（或）已分化细胞发生去分化（dedifferentiation），导致细胞的幼稚性、生长失控和功能异常，形成肿瘤细胞。因此，认识和弄清细胞分化的机制对于了解肿瘤的发生和演进机制及进行肿瘤防治都有重要意义。研究证实，应用分化诱导剂可使不成熟的恶性肿瘤细胞或去分化的肿瘤细胞逆转，向正常细胞分化，使肿瘤细胞的形态特征、生长方式、生长速度、基因表达等生物学特性均向正常细胞接近，甚至完全转变为正常细胞，这种现象被称为重分化或再分化（redifferentiation），也称诱导分化（induced differentiation）。采用此策略进行恶性肿瘤的治疗，称为诱导分化治疗（differentiation therapy）。诱导分化治疗的概念打破了20世纪50年代“一旦成为癌细胞，便永远是癌细胞”的观点。近年来，诱导分化治疗的研究已成为国际肿瘤研究的新热点。肿瘤的诱导分化研究和应用最多和最成功的是维甲酸诱导分化治疗急性早幼粒细胞白血病（APL）。目前，实体瘤诱导分化的研究工作尚多处于体外实验阶段。

有研究认为，细胞分化是通过干细胞内的一些结构蛋白和多肽因子来调控的。广义上，干细胞（stem cell）包括胚胎干细胞（embryonic stem cells，ESC）和成体干细胞（adult stem cell），它们同属一类具有增殖和分化潜能的细胞。早在20世纪50年代，研究人员就发现肿瘤存在异质性，只有很少一部分瘤细胞可以在体外软琼脂培养基上形成克隆，在异种移植模型中具有成瘤性。这类细胞拥有自我更新（self-renew）能力，并能分化成其他类型的组织，被称为肿瘤干细胞（cancer stem cell）。肿瘤干细胞具有多向分化潜能，在肿瘤生长和演进过程中可使瘤细胞呈现多向分化和“趋异性”（divergent）分化，从而使肿瘤成分出现多重性和异质性，并在肿瘤发生、转移、复发和耐药中发挥重要作用。肿瘤的发生与干细胞关系密切，有研究认为，恶性肿瘤的产生和发展主要是由于干细胞的分化受阻，而不是已分化成熟细胞的去分化。例如，白血病是公认的由于干细胞分化障碍所引起的恶性肿瘤。上皮组织中的成体干细胞出现过度增殖、发育和分化异常时，子代细胞可出现形态和功能异常，表现为化生（metaplasia）或不典型增生（dysplasia）。当病因持续存在，这些细胞经过一定时期可演变为肿瘤细胞，表现为原位癌（carcinoma insitu）。肝组织中的卵圆细胞也属于干细胞，在化学诱导的实验性肝癌发生中也是癌细胞的前体细胞。

肿瘤细胞与干细胞有很多相似之处，比如它们都具有快速更新和无限增殖能力、端粒酶活性高、都有不同的分化程度等。有关ES细胞的研究进展对肿瘤干细胞研究具有启示作用，由此，ES细胞生物学研究与肿瘤干细胞研究的整合可促进人们对肿瘤起源、发生、演进的理解与认识，并对肿瘤干细胞的诱导分化和靶向治疗产生积极推动作用。此外，应用细胞生物学技术对肿瘤干细胞的分布、数量和特性进行进一步研究，在肿瘤诊断、预后判断、选择治疗方案和确定、调整药物治疗剂量等方面具有重要价值。目前，由于肿瘤干细胞数量极少（仅占肿瘤细胞的0.001%~1%），并缺乏特异性标记物，肿瘤干细胞的分离、纯化仍然存在一定困难。尽管如此，随着细胞生物学的飞速发展和新技术、新方法的不断涌现，肿瘤干细胞的研究已经成为肿瘤生物学的研究热点，并将取得重大进展。

增殖失控、分化异常、具有侵袭和转移的能力是恶性肿瘤最基本的生物学特性，而侵袭和转移又是恶性肿瘤威胁患者健康乃至生命的主要原因。因此，研究肿瘤侵袭和转移的规律及其发生机制，对恶性肿瘤的防治有重要意义。肿瘤转移过程复杂，涉及多方面因素，包含肿瘤自身因素和肿瘤细胞所处的微环境。肿瘤侵袭和转移的机制迄今尚未彻底阐明，但随着细胞生物学和分子生物学的迅猛发展以及这些学科在病理学和肿瘤学的渗透，近年来对肿瘤转移某些环节的研究已经取得了很大进展，肿瘤转移的多数步骤已经比较清楚，然而，对于肿瘤侵袭转移机制的认识仍然十分有限，存在很多悬而未决的问题。20世纪50年代，在细胞三维培养系统中结合光镜和电镜系统，利用恶性肿瘤细胞和宿主组织之间相互关系，进行了体外侵袭实验，为侵袭的体外研究奠定了基础。20世纪70年代，将动物瘤细胞悬液、组织块及瘤细胞球体（spheroidal aggregate）等移植于同种或同基因动物，建立体内侵袭模型，结合小动物活体成像系统，得以对肿瘤体内转移进行研究。通过细胞生物学研究和超微结构观察，肿瘤从侵袭至转移包括局部侵袭、血管内渗、转运、血管外渗、微小转移灶形成和克隆形成等步骤。转移的效率很低，很少有肿瘤能够顺序完成侵袭—转移级联步骤。并且每一步都有独特的蛋白或分子发挥作用。包含细胞黏附分子（cell adhesion molecules，CAM）、基质金属蛋白酶（matrix metalloproteinases，MMP）、纤溶酶（plasmin，Plm）、半胱氨酸蛋白质酶、上皮-间充质细胞转化（epithelial-mesenchymal transition，EMT）相关蛋白和信号通路、癌相关成纤维细胞（carcinoma-associated fibroblasts，CAF）及肿瘤微环境。基质金属蛋白酶（MMP）可降解细胞外基质组分，使细胞获得侵袭性。由胞质内的信号转导通路活化的Rho家族小G蛋白参与调节细胞运动和肌动蛋白细胞骨架的组装。其中许多步骤都需要激活肿瘤细胞的EMT细胞生物学程序，使细胞获得侵袭和运动能力，并增强细胞的抗凋亡能力。此外，EMT使肿瘤细胞处于可进一步发展为肿瘤干细胞的状态，这反过来赋予了它们产生新的肿瘤克隆所必需的能力。许多进入血液循环的肿瘤细胞形成微栓塞，并滞留在各种组织的小动脉和毛细血管内，肿瘤细胞外渗出血管的能力可能依赖于类似其在早期侵袭和血管内渗中的行为。虽然在人类不同肿瘤中侵袭—转移级联的大多数步骤可能相似，但最后一个步骤——克隆形成，可能依赖于特定类型的转移性细胞和它们着床的宿主微环境之间复杂的相互作用。肿瘤的侵袭和转移依赖于一系列复杂的生物学步骤，某一个蛋白家族或信号通路很难说明肿瘤转移的表型和机制的全部。

肿瘤微转移也是目前肿瘤研究的一个热点，尚处于资料积累和机制探讨阶段。虽然微转移几乎不能形成临床上可以检测到的转移灶，但它确实提示肿瘤细胞已经扩散至全身，并且骨髓微小转移灶阳性的患者死亡或复发概率比无微小转移灶患者要高数倍。对乳腺癌、结肠癌、食管癌及黑色素瘤的研究均显示存在一定比例的微小转移灶，并且和患者预后紧密相关。目前，微小转移灶检测方法仍需改进，并且微小转移灶突然发展成生长型肿瘤的机制还不清楚。因此，肿瘤微转移这一课题有待深入研究，积累更多资料后才能用于指导实践。

血管生成是肿瘤生长和扩散所依赖的基本事件。肿瘤内的新生血管和淋巴管分别通过血管生成（angiogenesis）和淋巴管生成（lymphangiogenesis）实现的，并在肿瘤的生长和扩散（侵袭和转移）中起重要作用。从细胞生物学角度研究肿瘤中血管生成和消退规律及其机制，对认识血管生成在肿瘤发生、发展中的作用，采取有效的抗血管生成治疗（antiangiogenic therapy）具有十分重要的意义。然而，无论是在血管生成机制上，还是在抗血管生成治疗效果上，都存在着一些争议与挑战。比如，肿瘤微血管内皮异质性和微血管构筑（microvascular architecture）上的差异性的分子基础是什么？肿瘤内淋巴管与微血管的关系如何？抗血管生成对于肿瘤淋巴管生成的影响和意义也有待研究；肿瘤血管生成和承受高度乏氧的肿瘤患者同样面临较差的预后。研究这种差异和矛盾的细胞生物学基础不仅有助于进一步认识肿瘤血管生成机制，而且对判断肿瘤生物学行为（浸润和转移）、确定包括抗血管生成治疗在内的肿瘤治疗策略及评价疗效，可能都具有十分重要的意义。此外，建立在体监测肿瘤血管生成状态和对治疗反应的方法，也是十分重要和迫切的。

肿瘤淋巴管转移是上皮性恶性肿瘤扩散的主要途径。研究发现，肿瘤组织和周边组织内存在新生的淋巴管，新生微淋巴管密度（lymphatic microvessel density，LMVD）和淋巴管标志物的表达强度均与淋巴结转移密切相关。对肿瘤淋巴管转移的研究，有可能为治疗肿瘤转移提供新的研究思路。研究证实血管内皮生长因子 C（VEGF-C）及 VEGF-D 可诱导肿瘤淋巴管生成。肿瘤淋巴转移的一个可能机制是肿瘤新生淋巴管增多会增加肿瘤细胞进入淋巴系统的“门户”，从而增加肿瘤细胞的转移潜能。乳腺癌、结直肠癌、前列腺癌等原发性肿瘤的淋巴结转移与 VEGF-C 或 VEGF-D 明显相关，多因素分析还显示 VEGF-C 是预测术后 5 年生存率的危险因子。此外，淋巴管对肿瘤转移灶形成存在导向作用，淋巴管内皮细胞可分泌趋化因子促进肿瘤淋巴管转移。例如，淋巴结的特定淋巴管内皮细胞和微静脉内皮细胞特异高表达趋化因子 CCL21，可吸引 CCR7（CCL21 受体）表达阳性的肿瘤细胞发生淋巴结转移。

展望未来，我们可以设想未来 10 年会有对侵袭和转移理解上的重大进步。同样，在恶性生长中改变的能量代谢的作用也将会被阐述，包括解决这种代谢重编程是否为一种不相关联的能力，与长期维持增殖的核心标志是否可以分离。尽管抗血管生成治疗肿瘤尚有很多未解之谜，但这一策略已显示出其光明的前景。国内在肿瘤血管生成与消退的机制研究方面、抗血管生成新药研究方面，以及针对肿瘤血管内皮细胞进行抗血管生成免疫治疗和基因治疗方面，也有了良好的研究基础。我们相信，随着血管生成与抗血管生成机制研究的深入，以及更多、更有效的抗血管生成药物的开发，抗血管生成治疗策略将成为恶性肿瘤治疗方案的重要组成部分。除了肿瘤细胞，肿瘤还呈现出另一维度的复杂性：肿瘤不仅仅是一个由不断增殖的肿瘤细胞组成的孤岛，它们是由多种独特类型的肿瘤细胞和正常细胞构成的复杂组织，具有异质性。肿瘤细胞招募到的、表面看似正常的细胞，可形成肿瘤相关基质，通过形成肿瘤微环境促进肿瘤细胞获得一系列肿瘤的标志性特征，这些“正常细胞”积极参与到了肿瘤发生过程中，而非被动的旁观者。肿瘤微环境和基质细胞已经是肿瘤生物学研究的一部分，这一观念在更多的研究成果中得到了延伸和巩固。我们对其机制也越来越清楚，这必将对人类癌症治疗方法的开发产生越来越多的影响。

（卢彦欣）

参考文献

[1] Daniel B, Sarlos D P, Anetta N, et al. Recalling Cohnheim's Theory: Papillary Renal Cell Tumor as a Model of Tumorigenesis from Impaired Embryonal Differentiation to Malignant Tumors in Adults. International Journal of Biological Sciences, 2018, 14(7):784–790.

[2] Krivtsova O M, Lazarevich N L. Allele-specific gene expression in carcinogenesis. Uspehi Molekulrnoj Onkologii, 2016, 3(1):8–13.

[3] Tot T. Breast Cancer Multifocality//Schwab M. (eds) Encyclopedia of Cancer. Heidelberg: Springer, 2017.

[4] Sonohara F, Inokawa Y, Hayashi M, et al. Epigenetic modulation associated with carcinogenesis and prognosis of human gastric cancer (Review). Oncology letters, 2017, 13(5):3363–3368.

[5] Peiris-Pagès, Maria, Martinez-Outschoorn U E, et al. Cancer stem cell metabolism. Breast Cancer Research, 2016, 18(1):55.

[6] Sondag G R, Mbimba T S, Moussa F M, et al. Osteoactivin inhibition of osteoclastogenesis is mediated through CD44-ERK signaling. Experimental & Molecular Medicine, 2016, 48(9):e257.

[7] Zhang D, Park D, Zhong Y, et al. Stem cell and neurogenic gene-expression profiles link prostate basal cells to aggressive prostate cancer. Nature Communications, 2016, 7:10798.

[8] Ismail T M, Bennett D, Platthiggins A M, et al. S100A4 Elevation Empowers Expression of Metastasis Effector Molecules in Human Breast Cancer. Cancer Research, 2016, 77(3):780–789.

[9] Sanchez C G, Teixeira F K, Czech B, et al. Regulation of ribosome biogenesis and protein synthesis controls germline stem cell differentiation. Cell Stem Cell, 2016, 18(2): 276–290.

[10] Klein L, Robey E A, Hsieh C S. Central CD4+ T cell tolerance: deletion versus regulatory T cell differentiation. Nature Reviews Immunology, 2019, 19(1): 7–18.

[11] Li M O, Rudensky A Y. T cell receptor signalling in the control of regulatory T cell differentiation and function. Nature Reviews Immunology, 2016, 16(4): 220–233.

[12] Atlasi Y, Stunnenberg H G. The interplay of epigenetic marks during stem cell differentiation and development. Nature Reviews Genetics, 2017, 18(11): 643–658.

[13] Veres A, Faust A L, Bushnell H L, et al. Charting cellular identity during human in vitro β-cell differentiation. Nature, 2019, 569(7756): 368–373.

[14] Brunet T, King N. The origin of animal multicellularity and cell differentiation. Developmental cell, 2017, 43(2): 124–140.

[15] Annemann M, Plaza-Sirvent C, Schuster M, et al. Atypical IκB proteins in immune cell differentiation and function. Immunology Letters, 2016, 171(11):26–35.

[16] Peng M, Yin N, Chhangawala S, et al. Aerobic glycolysis promotes T helper 1 cell differentiation through an epigenetic mechanism. Science, 2016, 354(6311): 481–484.

[17] Chu L F, Leng N, Zhang J, et al. Single-cell RNA-seq reveals novel regulators of human embryonic stem cell differentiation to definitive endoderm. Genome Biology, 2016, 17(1): 173.

[18] Esteban-Martínez L, Sierra-Filardi E, McGreal R S, et al. Programmed mitophagy is essential for the glycolytic switch during cell differentiation. The EMBO Journal, 2017, 36(12): 1688–1706.
[19] Khatri A, Gu J J, McKernan C M, et al. ABL kinase inhibition sensitizes primary lung adenocarcinomas to chemotherapy by promoting tumor cell differentiation. Oncotarget, 2019, 10(20): 1874.
[20] Yan J, Zhao Q, Gabrusiewicz K, et al. FGL2 promotes tumor progression in the CNS by suppressing CD103+ dendritic cell differentiation. Nature Communications, 2019, 10(1): 1–15.
[21] Hida K, Maishi N, Torii C, et al. Tumor angiogenesis-characteristics of tumor endothelial cells. International Journal of Clinical Oncology, 2016, 21(2): 206–212.
[22] Jiang Z, Jiang X, Chen S, et al. Anti-GPC3-CAR T cells suppress the growth of tumor cells in patient-derived xenografts of hepatocellular carcinoma. Frontiers in immunology, 2017, 7: 690.
[23] Morita M, Sato T, Nomura M, et al. PKM1 confers metabolic advantages and promotes cell-autonomous tumor cell growth. Cancer Cell, 2018, 33(3): 355–367.
[24] Romero-López M, Trinh A L, Sobrino A, et al. Recapitulating the human tumor microenvironment: Colon tumor-derived extracellular matrix promotes angiogenesis and tumor cell growth. Biomaterials, 2017, 116: 118–129.
[25] Rath N, Morton J P, Julian L, et al. ROCK signaling promotes collagen remodeling to facilitate invasive pancreatic ductal adenocarcinoma tumor cell growth. EMBO Molecular Medicine, 2017, 9(2): 198–218.
[26] Brodie S, Lee H K, Jiang W, et al. The novel long non-coding RNA TALNEC2, regulates tumor cell growth and the stemness and radiation response of glioma stem cells. Oncotarget, 2017, 8(19): 31785.
[27] Mikami Y, Fujii S, Nagata K, et al. GLI-mediated Keratin 17 expression promotes tumor cell growth through the anti-apoptotic function in oral squamous cell carcinomas. Journal of Cancer Research and Clinical Oncology, 2017, 143(8): 1381–1393.
[28] Liao W, Gu C, Huang A, et al. MicroRNA-33b inhibits tumor cell growth and is associated with prognosis in colorectal cancer patients. Clinical and Translational Oncology, 2016, 18(5): 449–456.
[29] Yamada H, Hakozaki M, Uemura A, et al. Effect of fatty acids on melanogenesis and tumor cell growth in melanoma cells. Journal of Lipid Research, 2019, 60(9): 1491–1502.
[30] Li G, Wang K, Wang J, et al. miR-497-5p inhibits tumor cell growth and invasion by targeting SOX5 in non-small-cell lung cancer. Journal of Cellular Biochemistry, 2019, 120(6): 10587–10595.
[31] Alimova I, Pierce A, Danis E, et al. Inhibition of MYC attenuates tumor cell self-renewal and promotes senescence in SMARCB1-deficient Group 2 atypical teratoid rhabdoid tumors to suppress tumor growth in vivo. International Journal of Cancer, 2019, 144(8): 1983–1995.
[32] Quach N D, Kaur S P, Eggert M W, et al. Paradoxical Role of Glypican-1 in prostate cancer cell and tumor Growth. Scientific Reports, 2019, 9(1): 1–15.
[33] Altorki N K, Markowitz G J, Gao D, et al. The lung microenvironment: an important regulator of tumour growth and metastasis. Nature Reviews Cancer, 2019, 19(1): 9–31.
[34] Zhang Y, Cheng H, Li W, et al. Highly-expressed P2X7 receptor promotes growth and metastasis of human HOS/MNNG osteosarcoma cells via PI3K/Akt/ GSK3β/ β-catenin and mTOR/HIF1α/VEGF signaling. International Journal of Cancer, 2019, 145(4): 1068–1082.
[35] Martner A, Aydin E, Hellstrand K. NOX2 in autoimmunity, tumor growth and metastasis. The Journal of Pathology, 2019, 247(2): 151–154.
[36] Childress M A, Himmelberg S M, Chen H, et al. ALK fusion partners impact response to ALK inhibition: differential effects on sensitivity, cellular phenotypes, and biochemical properties. Molecular Cancer Research, 2018, 16(11): 1724–1736.
[37] Poudineh M, Labib M, Ahmed S, et al. Profiling functional and biochemical phenotypes of circulating tumor cells using a two-dimensional sorting device. Angewandte Chemie International Edition, 2017, 56(1): 163–168.
[38] Kocherova I, Kulus M, Dompe C, et al. Biochemical properties of cofactor and coenzyme metabolism in porcine oviductal epithelial cells–a microarray study. Medical Journal of Cell Biology, 2019, 7(3): 125–133.
[39] Poudineh M, Sargent E H, Pantel K, et al. Profiling circulating tumour cells and other biomarkers of invasive cancers. Nature Biomedical Engineering, 2018, 2(2): 72–84.
[40] Zheng Y, Wang G, Chen R, et al. Mesenchymal stem cells in the osteosarcoma microenvironment: their biological properties, influence on tumor growth, and therapeutic implications. Stem Cell Research & Therapy, 2018, 9(1): 22.
[41] Asadzadeh Z, Mansoori B, Mohammadi A, et al. microRNAs in cancer stem cells: Biology, pathways, and therapeutic opportunities. Journal of Cellular Physiology, 2019, 234(7): 10002–10017.
[42] Luo J, Xiong Y, Fu P, et al. Exosomal long non-coding RNAs: biological properties and therapeutic potential in cancer treatment. Journal of Zhejiang University-SCIENCE B, 2019, 20(6): 488–495.
[43] Tina Cascone, Jodi A. Mckenzie, Rina M. Mbofung, et al. Increased Tumor Glycolysis Characterizes Immune Resistance to Adoptive T Cell Therapy. Cell Metabolism, 2018, 27(5): 997–987.
[44] Wang C, Tong Y, Wen Y, et al. Hepatocellular Carcinoma-Associated Protein TD26 Interacts and Enhances Sterol Regulatory Element-Binding Protein 1 Activity to Promote Tumor Cell Proliferation and Growth. Hepatology, 2018, 68(5): 1833–1850.
[45] Pantel K, Speicher M R. The biology of circulating tumor cells. Oncogene, 2016, 35(10): 1216–1224.
[46] Masuda T, Hayashi N, Iguchi T, et al. Clinical and biological significance of circulating tumor cells in cancer. Molecular

Oncology, 2016, 10(3): 408–417.
[47] Carney W P, Neumann R, Lipton A, et al. Potential Clinical Utility of Serum HER-2/neu Oncoprotein Concentrations in Patients with Breast Cancer. Clinical Chemistry, 2020, 49(10):1579–1598.
[48] Laia C, Francesco D, Serena M, et al. TGF-β and the Tissue Microenvironment: Relevance in Fibrosis and Cancer. International Journal of Molecular Sciences, 2018, 19(5):1294.
[49] Shaney B, Victoria F, John P, et al. VEGF (Vascular Endothelial Growth Factor) and Fibrotic Lung Disease. International Journal of Molecular Sciences, 2018, 19(5):1269.
[50] Ali Suhail M, Leitzel Kim, Chinchilli Vernon M, et al. Relationship of Serum HER-2/neu and Serum CA 15-3 in Patients with Metastatic Breast Cancer. Clinical Chemistry, 2020, 48(8):1314–1320.
[51] Chamorro-Jorganes, A, Lee M Y, Araldi E, et al. VEGF-Induced Expression of miR-17–92 Cluster in Endothelial Cells Is Mediated by ERK/ELK1 Activation and Regulates Angiogenesis. Circulation Research, 2016, 118(1):38–47.
[52] David C J, Huang Y H, Chen M, et al. TGF-β Tumor Suppression through a Lethal EMT. Cell, 2016, 164(5):1015–1030.
[53] Wang J, He C, Zhou T, et al. NGF increases VEGF expression and promotes cell proliferation via ERK1/2 and AKT signaling in Müller cells. Molecular Vision, 2016, 22:254–263.
[54] Chen X, Wu Q, Depeille P, et al. Ras GRP3 Mediates MAPK Pathway Activation in GNAQ Mutant Uveal Melanoma. Cancer Cell, 2017, 31(5):685–696.e6.
[55] Lambert S A, Jolma A, Campitelli L F, et al. The Human Transcription Factors. Cell, 2018, 172(4):650–665.
[56] Sherr C J, Bartek J. Cell Cycle—Targeted Cancer Therapies. Annual Review of Cancer Biology, 2017, 1:41–57.
[57] Otto T, Sicinski P. Cell cycle proteins as promising targets in cancer therapy. Nature Reviews Cancer, 2017, 17(2): 93–115.
[58] Zachleder V, Ivanov I, Vítová M, et al. Cell Cycle Arrest by Supraoptimal Temperature in the Alga Chlamydomonas reinhardtii. Cells, 2019, 8(10): 1237.
[59] Hustedt N, Durocher D. The control of DNA repair by the cell cycle. Nature Cell Biology, 2017, 19(1): 1–9.
[60] Kohrman A Q, Matus D Q. Divide or conquer: cell cycle regulation of invasive behavior. Trends in Cell Biology, 2017, 27(1): 12–25.
[61] Uroz M, Wistorf S, Serra-Picamal X, et al. Regulation of cell cycle progression by cell–cell and cell–matrix forces. Nature Cell Biology, 2018, 20(6): 646–654.
[62] Humeau J, Bravo-San Pedro J M, Vitale I, et al. Calcium signaling and cell cycle: progression or death. Cell Calcium, 2018, 70: 3–15.
[63] Karimian A, Ahmadi Y, Yousefi B. Multiple functions of p21 in cell cycle, apoptosis and transcriptional regulation after DNA damage. DNA Repair, 2016, 42: 63–71.
[64] Du W W, Yang W, Liu E, et al. Foxo3 circular RNA retards cell cycle progression via forming ternary complexes with p21 and CDK2. Nucleic Acids Research, 2016, 44(6): 2846–2858.
[65] Wang Z, Yang B, Zhang M, et al. lncRNA epigenetic landscape analysis identifies EPIC1 as an oncogenic lncRNA that interacts with MYC and promotes cell-cycle progression in cancer. Cancer Cell, 2018, 33(4): 706–720.
[66] Swaffer M P, Jones A W, Flynn H R, et al. CDK substrate phosphorylation and ordering the cell cycle. Cell, 2016, 167(7): 1750–1761.
[67] Hydbring P, Wang Y, Fassl A, et al. Cell-cycle-targeting MicroRNAs as therapeutic tools against refractory cancers. Cancer Cell, 2017, 31(4): 576–590.
[68] Asad Ullah, Nazmul Islam Prottory, Yusha Araf, et al. Molecular Docking and Pharmacological Property Analysis of Phytochemicals from Clitoria ternatea as Potent Inhibitors of Cell Cycle Checkpoint Proteins in the Cyclin/CDK Pathway in Cancer Cells. Computational Molecular Bioscience, 2019, 9(3): 81–94.
[69] Hydbring P, Malumbres M, Sicinski P. Non-canonical functions of cell cycle cyclins and cyclin-dependent kinases. Nature Reviews Molecular Cell Biology, 2016, 17(5): 280–292.
[70] Chiu H C, Huang W R, Liao T L, et al. Mechanistic insights into avian reovirus p17-modulated suppression of cell cycle CDK-cyclin complexes and enhancement of p53 and cyclin H interaction. Journal of Biological Chemistry, 2018, 293(32): 12542–12562.
[71] rd M, Venta R, Mll K, et al. Cyclin-specific docking mechanisms reveal the complexity of M-Cdk function in the cell cycle. Molecular Cell, 2019, 75(1): 76–89.
[72] Sánchez-Martínez C, Lallena M J, Sanfeliciano S G, et al. Cyclin dependent kinase (CDK) inhibitors as anticancer drugs: Recent advances (2015—2019). Bioorganic & Medicinal Chemistry Letters, 2019: 126637.
[73] Levy JMM, Towers CG, Thorburn A. Targeting autophagy in cancer, Nature reviews. Cancer, 2017, 17(9): 528–542.
[74] Dikic I, Elazar Z. Mechanism and medical implications of mammalian autophagy, Nature reviews. Molecular Cell Biology, 2018,19(6): 349–364.
[75] Amaravadi RK, Kimmelman AC, Debnath J, et al. Targeting Autophagy in Cancer: Recent Advances and Future Directions. Cancer Discovery, 2019, 9(9): 1167–1181.
[76] Jing Z, Fei W, Zhou J, et al. Salvianolic acid B, a novel autophagy inducer, exerts antitumor activity as a single agent in colorectal cancer cells. Oncotarget, 2016,7(38): 61509–61519.
[77] Yao Z, Wan Y, Li B, et al. Berberine induces mitochondrial mediated apoptosis and protective autophagy in human malignant pleural mesothelioma NCI H2452 cells. Oncology Reports, 2018, 40(6): 3603–3610.
[78] Jiao YN, Wu LN, Xue D, et al. Marsdenia tenacissima extract induces apoptosis and suppresses autophagy through ERK activation in lung cancer cells. Cancer Cell International, 2018, 18: 149.
[79] Feng X, Zhou J, Li J, et al. Tubeimoside I induces accumulation of impaired autophagolysosome against cervical cancer cells by both initiating autophagy and inhibiting lysosomal function. Cell Death & Disease, 2018, 9(11): 1117.
[80] Wang L, Li J, Shi X, et al. Antimalarial Dihydroartemisinin triggers autophagy within HeLa cells of human cervical cancer through

Bcl-2 phosphorylation at Ser70. Phytomedicine: International Journal of Phytotherapy and Phytopharmacology, 2019, 52: 147–156.

[81] Lin MC, Lee YW, Tseng YY, et al. Honokiol Induces Autophagic Apoptosis in Neuroblastoma Cells through a P53-Dependent Pathway. The American Journal of Chinese Medicine, 2019, 47(4): 895–912.

[82] Wang M, Qiu S, Qin J. Baicalein induced apoptosis and autophagy of undifferentiated thyroid cancer cells by the ERK/PI3K/Akt pathway. American Journal of Translational Research, 2019, 11(6): 3341–3352.

[83] Lu HY, Zhu JS, Zhang Z, et al. Hydroxytyrosol and Oleuropein Inhibit Migration and Invasion of MDA-MB-231 Triple-Negative Breast Cancer Cell via Induction of Autophagy. Anti-cancer Agents in Medicinal Chemistry, 2019, 19(16): 1983–1990.

[84] Lee JE, Yoon SS, Moon EY. Curcumin-Induced Autophagy Augments Its Antitumor Effect against A172 Human Glioblastoma Cells. Biomolecules & Therapeutics, 2019, 27(5): 484–491.

[85] He X, Li H, Zhan M, et al. Camellia nitidissima Chi Extract Potentiates the Sensitivity of Gastric Cancer Cells to Paclitaxel via the Induction of Autophagy and Apoptosis. OncoTargets and Therapy, 2019, 12: 10811–10825.

[86] Zhang R, Chen J, Mao L, et al. Nobiletin Triggers Reactive Oxygen Species-Mediated Pyroptosis through Regulating Autophagy in Ovarian Cancer Cells. Journal of Agricultural and Food Chemistry, 2020, 68(5): 1326–1336.

[87] Wu Y, Si Y, Xiang Y, et al. Polyphyllin I activates AMPK to suppress the growth of non-small-cell lung cancer via induction of autophagy. Archives of Biochemistry and Biophysics, 2020, 687: 108285.

[88] 朱静，尚广彬，张洁，等．自噬在中医药治疗肿瘤中的作用研究进展．中国实验方剂学杂志，2019, 25(21): 220–226.

[89] Yang Q, Wu J, Luo Y, et al. (-)-Guaiol regulates RAD51 stability via autophagy to induce cell apoptosis in non-small cell lung cancer. Oncotarget, 2016, 7(38): 62585–62597.

[90] Zhou K, Wang L, Cheng R, et al. Elemene increases autophagic apoptosis and drug sensitivity in human cisplatin (DDP)-resistant lung cancer cell line SPC-A-1/DDP by inducing beclin-1 expression. Oncol Res, 2017[Epub ahead of print].

[91] Zhang P, Lai ZL, Chen HF, et al. Curcumin synergizes with 5-fluorouracil by impairing AMPK/ULK1-dependent autophagy, AKT activity and enhancing apoptosis in colon cancer cells with tumor growth inhibition in xenograft mice. J Exp Clin Cancer Res, 2017, 36(1): 190.

[92] Turner K M, Deshpande V, Beyter D, et al. Extrachromosomal oncogene amplifi-cation drives tumour evolution and genetic heterogeneity. Nature, 2017, 543(7643): 122–125. DOI:10.1038/nature21356 .

[93] deCarvalho, A C, Kim Hoon, Poisson L M, et al. Discordant inheritance of chromosomal and extrachromosomal DNA elements contributes to dynamic disease evolution in glioblastoma. Nat Genet, 2018, 50(5): 708–717. DOI:10.1038/s41588-018-0105-0.

[94] Lai F B, Liu W T, Jing Y Y, et al. Lipopolysaccharide supports maintaining the stemness of CD133(+) hepatoma cells through activation of the NF-κB/HIF-1α pathway. Cancer Lett, 2016, 378(2): 131–141. DOI:10.1016/j.canlet.2016.05.014.

[95] Che F Y, Yin J W, Quan Y C, et al. TLR4 interaction with LPS in glioma CD133+ cancer stem cells induces cell proliferation, resistance to chemotherapy and evasion from cytotoxic T lymphocyte-induced cytolysis. Oncotarget, 2017, 8(32): 53495–53507. DOI:10.18632/oncotarget.18586.

[96] 任雨虹，李军民．阿糖胞苷治疗急性髓系白血病的耐药机制研究进展．临床血液学杂志，2017, 30(3): 236–239.

[97] Biau J, Devun F, Verrelle P, et al. Dbait : un concept innovant pour inhiber la réparation de l'ADN et contribuer aux traitements des cancers [Dbait: An innovative concept to inhibit DNA repair and treat cancer]. Bull Cancer, 2016, 103(3):227–235. French. DOI: 10.1016/j.bulcan.2016.01.007. Epub 2016.

[98] Pistritto G, Trisciuoglio D, Ceci C, et al. Apoptosis as anticancer mechanism: function and dysfunction of its modulators and targeted therapeutic strategies. Aging (Albany NY), 2016, 8(4): 603–619. DOI:10.18632/aging.100934.

[99] Mohamed M S, Bishr M K, Almutairi F M, et al. Inhibitors of apoptosis: clinical implications in cancer. Apoptosis, 2017, 22(12): 1487–1509. DOI:10.1007/s10495-017-1429-4.

[100] Bansal A, Simon M C. Glutathione metabolism in cancer progression and treatment resistance. J Cell Biol, 2018, 217(7): 2291–2298. DOI:10.1083/jcb.201804161.

[101] Smith A G, Macleod K F. Autophagy, cancer stem cells and drug resistance. J Pathol, 2019, 247(5): 708–718. DOI:10.1002/path.5222. Epub 2019 Feb 4. PMID: 30570140; PMCID: PMC6668344.

[102] LoRusso P M. Inhibition of the PI3K/AKT/mTOR Pathway in Solid Tumors. J Clin Oncol, 2016, 34(31):3803–3815. DOI: 10.1200/JCO.2014.59.0018. Epub 2016 Sep 30.

[103] Tsubaki M. [MET/ERK and MET/JNK Pathway Activation Is Involved in BCR-ABL Inhibitor-resistance in Chronic Myeloid Leukemia]. Yakugaku Zasshi, 2018,138(12):1461–1466. DOI: 10.1248/yakushi.18-00142. PMID: 30504658.

[104] Leonetti A, Sharma S, Minari R, et al. Resistance mechanisms to osimertinib in EGFR-mutated non-small cell lung cancer. Br J Cancer, 2019, 121(9): 725–737. DOI: 10.1038/s41416-019-0573-8. Epub 2019 Sep 30. PMID: 31564718; PMCID: PMC6889286.

[105] Sun Z X, Shi K, Yang S X, et al. Effect of exosomal miRNA on cancer biology and clinical applications. Mol Cancer, 2018,17(1): 147. DOI: 10.1186/s12943-018-0897-7. PMID: 30309355; PMCID: PMC6182840.

[106] Bach D H, Hong J Y, Park H J, et al. The role of exosomes and miRNAs in drug-resistance of cancer cells. Int J Cancer,2017, 141(2): 220–230. DOI:10.1002/ijc.30669.

[107] Sang B, Zhang Y Y, Guo S T, et al. Dual functions for OVAAL in initiation of RAF/MEK/ERK prosurvival signals and evasion of p27-mediated cellular senescence. Proc Natl Acad Sci USA, 2018, 115(50): E11661-E11670. DOI:10.1073/pnas.1805950115.

[108] Amaral T, Meraz-Torres F, Garbe C. Immunotherapy in managing metastatic melanoma: which treatment when? Expert Opin Biol Ther, 2017, 17(12): 1523–1538. DOI:10.1080/14712598.2017.1378640.

[109] Jenkins R W, Barbie D A, Flaherty K T. Mechanisms of resistance to immune checkpoint inhibitors. Br J Cancer, 2018, 118(1):9–16. DOI:10.1038/bjc.2017.434.

[110] Vasan N, Baselga J, Hyman D M. A view on drug resistance in cancer. Nature, 2019, 575(7782): 299–309. DOI:10.1038/s41586-019-1730-1.

[111] Shieh, Y. et al. Population-based screening for cancer: hope and hype. Nat Rev Clin Oncol, 2016, 13: 550–565. DOI:10.1038/nrclinonc.2016.50.

[112] Papadimitrakopoulou V A, Han J Y, Ahn M J, et al. Epidermal growth factor receptor mutation analysis in tissue and plasma from the AURA3 trial: Osimertinib versus platinum-pemetrexed for T790M mutation-positive advanced non-small cell lung cancer. Cancer, 2020, 126(2):373–380. DOI: 10.1002/cncr.32503. Epub 2019 Nov 26. PMID: 31769875.

[113] Ribas A, Wolchok J D. Cancer immunotherapy using checkpoint blockade. Science, 2018, 359(6382): 1350–1355. DOI:10.1126/science.aar4060.

[114] Sharma P, Hu-Lieskovan S, Wargo J A, et al. Primary, Adaptive, and Acquired Resistance to Cancer Immunotherapy. Cell, 2017, 168(4): 707–723. DOI:10.1016/j.cell.2017.01.017.

[115] Eyquem, J. et al. Targeting a CAR to the TRAC locus with CRISPR/Cas9 enhances tumour rejection. Nature, 2017, 543(7643): 113–117. DOI:10.1038/nature21405.

[116] Bayraktar R, Van Roosbroeck K. miR-155 in cancer drug resistance and as target for miRNA-based therapeutics. Cancer Metastasis Rev, 2018, 37(1): 33–44. DOI:10.1007/s10555-017-9724-7.

[117] Ding B, Lou W, Xu L, et al. Non-coding RNA in drug resistance of hepatocellular carcinoma. Biosci Rep, 2018, 38(5): BSR20180915. DOI: 10.1042/BSR20180915.

[118] Smallegan M J, Rinn J L. Linking long noncoding RNA to drug resistance. Proc Natl Acad Sci USA, 2019, 116(44): 21963–21965. DOI:10.1073/pnas.1915690116.

[119] Yahya S M M, Fathy S A, El-Khayat Z A, et al. Possible role of microRNA-122 in modulating multidrug resistance of hepatocellular carcinoma. Indian J. Clin. Biochem, 2018, 33(1): 21–30. https://doi.org/10.1007/s12291-017-0651-8.

[120] Mihanfar A, Fattahi A, Nejabati, H R. MicroRNA-mediated drug resistance in ovarian cancer. J. Cell. Physiol, 2017, 234(4):3180–3191. DOI: 10.1002/jcp.26060. Epub 2017 Jul 14.

[121] Pan S T, Li Z L, He Z X, et al. Molecular mechanisms for tumour resistance to chemotherapy. Clin Exp Pharmacol Physiol, 2016, 43(8): 723–737.

[122] Panda M, Biswal B K. Cell signaling and cancer: a mechanistic insight into drug resistance. Mol Biol Rep, 2019, 46(5): 5645–5659.

[123] Sun Y. Tumor microenvironment and cancer therapy resistance. Cancer Lett, 2016, 380(1): 205–215.

[124] 温伯格 . 癌生物学 . 2 版 . 詹启敏 , 刘芝华 , 译 . 癌生物学 . 2 版 . 北京 : 科学出版社 , 2019:672–745.

[125] 郑杰 . 肿瘤的细胞和分子生物学 . 北京 : 科学出版社 , 2018: 58–212.

[126] Mukhopadhyay S, Goswami D, Adiseshaiah PP, et al. Undermining Glutaminolysis Bolsters Chemotherapy While NRF2 Promotes Chemoresistance in KRAS-Driven Pancreatic Cancers. Cancer research, 2020, 80(8): 1630–1643.

[127] Bizzarri M, Giuliani A, Cucina A, et al. Redifferentiation therapeutic strategies in cancer. Drug discovery today, 2020, 25(4): 731–738.

[128] Kong Y, Li Y, Luo Y, et al. circNFIB1 inhibits lymphan-giogenesis and lymphatic metastasis via the miR-486-5p/PIK3R1/VEGF-C axis in pancreatic cancer. Molecular cancer, 2020, 19(1): 82.

[129] Ndiaye PD, Pages G. VEGF-C and lymphatic vessels: a double-edged sword in tumor development and metastasis. Medecine sciences, 2019, 35(2): 132–137.

[130] Singhal M, Augustin HG. Beyond Angiogenesis: Exploiting Angiocrine Factors to Restrict Tumor Progression and Metastasis. Cancer research, 2020, 80(4): 659–662.

第 8 章 肿瘤免疫与肿瘤微环境

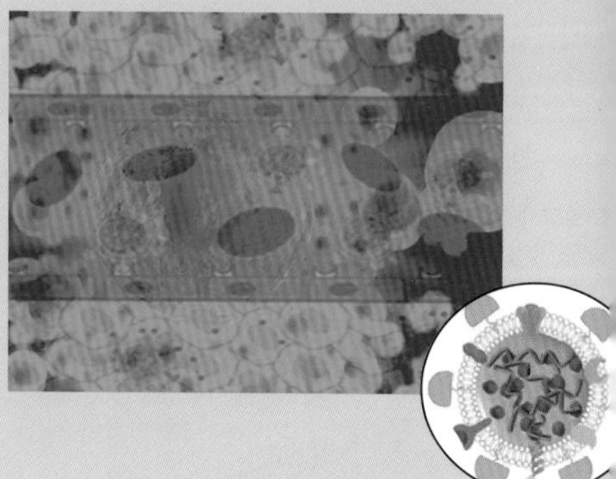

第 1 节　概　述

肿瘤是一类疾病的统称，涉及细胞的异常生长、入侵和扩散到身体的其他部位。肿瘤是指一群生长不受控制的细胞形成的硬性肿块，可以在原发位置生长和转移到人体其他部位形成转移灶。转移是造成肿瘤致死率居高不下的重要原因。所有的肿瘤细胞都表现出相似的几个特征，它们在缺乏适当的信号刺激时仍会不断地生长和分裂，甚至在受到抑制性信号刺激时仍会持续增长。除了不受限制地无限增长外，肿瘤细胞还可抑制自身的程序性死亡，同时具有诱导血管生成和浸润组织与转移的能力。从正常细胞到形成可检测到肿块，再到彻底的癌症，涉及恶性进展的多个步骤。

一、肿瘤与肿瘤微环境

肿瘤生物学专注于肿瘤生成、生长和转移的研究，目的在于全面了解诱发肿瘤产生的因素、肿瘤发生和发展的分子机制，并在此基础上寻找有效治疗癌症的生物医药靶点和临床疗法。近年来，随着研究的深入，人们发现构成肿瘤组织的细胞不仅只有肿瘤细胞，众多与免疫相关的免疫细胞也存在于肿瘤之中并对肿瘤的发生和发展具有重要影响。免疫细胞、成纤维细胞、血管组织、信号分子和细胞外基质等物质与肿瘤细胞不断相互作用，影响肿瘤细胞的生长与进化，共同组成了肿瘤微环境（tumor microenvironment）。与此同时，人体免疫系统的衰弱与肿瘤的发生和恶化息息相关，这也解释了肿瘤为何多发于老年人群。这些发现引发了人们对免疫系统在肿瘤发生与发展中的作用的关注，并且催生了一门崭新的学科——肿瘤免疫学。

二、肿瘤免疫学

肿瘤免疫学是肿瘤学与生物学的交叉学科，主要研究免疫系统在肿瘤发展过程中的作用。最著名的应用是肿瘤的免疫治疗，即利用免疫系统的作用治疗肿瘤。肿瘤免疫学的两个重点是肿瘤免疫监视（cancer immunosurveillance）和肿瘤免疫编辑（cancer immunoediting）。

免疫系统的一个重要作用是识别和消除肿瘤，即免疫监视。肿瘤免疫监视是 Burnet 和 Thomas 在 1957 年提出的理论，他们提出淋巴细胞在识别和消除不断出现的新生转化细胞中起着“哨兵”的作用。肿瘤免疫监视是重要的宿主保护过程，可通过抑制癌变和维持正常的细胞稳态来降低肿瘤发生率。由正常细胞转化而来的肿瘤细胞表面存在着正常细胞所没有的表面抗原，被称之为肿瘤抗原（tumor antigen）。对于免疫系统来说，这些抗原是“外源异体”的，它们可以引发免疫细胞攻击肿瘤细胞。肿瘤表达的抗原有几个来源：

一些来自致癌病毒，如人乳头状瘤病毒，它会导致子宫颈、阴道、阴茎、肛门、口腔和喉咙发生癌变。其他还有机体自身的蛋白质，在正常细胞中低水平表达，但在肿瘤细胞中达到高水平。其中一个例子是一种称为酪氨酸激酶的蛋白，当它在高水平表达时，会使某些皮肤细胞（如黑色素细胞）转变成黑色素瘤。肿瘤抗原的第三种可能来源是一些对调节细胞生长很重要的蛋白质，编码这些蛋白质的基因通常会发生突变，称为致癌基因。

也有人提出，免疫监视主要是肿瘤免疫编辑过程的一部分。肿瘤免疫编辑是免疫系统与肿瘤细胞相互作用的过程。它由消除（elimination）、平衡（equilibrium）和逃逸（escape）三个阶段组成。这些阶段通常被称为肿瘤免疫编辑的“三个 E”。适应性和先天免疫系统都参与免疫编辑。

消除期，也称为免疫监测（cancer immuno-surveillance），包括先天性和适应性免疫反应的肿瘤细胞。对于天然免疫反应，有些效应细胞，如自然杀伤细胞和 T 细胞被炎性细胞因子激活，这些细胞因子是由肿瘤细胞、巨噬细胞和肿瘤细胞周围的基质细胞释放的。被招募的肿瘤浸润的 NK 细胞和巨噬细胞产生白细胞介素 12 和干扰素 γ，通过细胞毒性机制杀死肿瘤细胞，如穿孔素、肿瘤坏死因子相关的凋亡诱导配体（TRAIL）和活性氧类。大多数肿瘤细胞在这一阶段被破坏，但其中一些存活下来，并能与免疫系统达到平衡。

癌症免疫编辑的下一步是平衡阶段，在这个阶段，选择脱离消除阶段并具有非免疫原性表型的肿瘤细胞能够继续生长。淋巴细胞和 γ-干扰素对基因不稳定和快速突变的肿瘤细胞施加选择压力，对消除具有抵抗力的肿瘤细胞变异体进入到逃逸阶段。它是肿瘤免疫编辑三个过程中最长的一个，可能会持续多年。在这个选择时期，新的肿瘤细胞变异出现了各种各样的突变，进一步增加了对免疫攻击的整体抵抗力。

在逃逸阶段，肿瘤细胞继续以不受控制的方式生长和扩增，最终可能导致恶性肿瘤。在肿瘤免疫编辑的研究中，由于不可能进行人体试验，基因敲除小鼠已被用作实验对象。淋巴细胞浸润是肿瘤相关免疫反应的反映。越来越多的证据表明，肿瘤细胞分泌的生物囊泡（如外泌体）有助于培育免疫抑制的肿瘤微环境。在逃逸阶段，在平衡阶段选择的肿瘤细胞变异突破了宿主机体的免疫防御，各种遗传和表观遗传变化进一步增加了免疫检测的阻力。在逃离免疫系统后，肿瘤开始发育和生长。

在消除阶段，免疫反应破坏了肿瘤细胞，从而抑制肿瘤。然而，有些肿瘤细胞可能获得了更多突变，从而改变了其特性，逃避免疫系统的识别。这些细胞可能进入平衡状态，免疫系统不能识别所有的肿瘤细胞，但同时肿瘤不会生长。这种情况可能导致逃避阶段。在这个阶段，肿瘤获得对免疫系统的优势，开始生长，并建立免疫抑制环境。鉴于免疫编辑的结果，肿瘤细胞克隆对免疫系统反应较差，且随着时间的推移，当识别出的细胞被消灭时，肿瘤细胞克隆在肿瘤中获得优势。这一过程可能被认为符合达尔文进化论的观点，即含有亲本致癌或免疫抑制突变的细胞存活下来，将其突变传递给子细胞，子细胞可能自身发生变异，并承受进一步的选择性压力。这导致肿瘤由免疫原性降低的细胞组成，很难被清除。这种现象已被证实是肿瘤患者免疫疗法的结果。

三、肿瘤免疫治疗

肿瘤免疫治疗（有时称为免疫肿瘤学）通过人工刺激免疫系统治疗癌症，提高免疫系统对抗疾病的天然能力。它是肿瘤免疫学基础研究的一个应用领域，是肿瘤学的一个新兴学科。肿瘤免疫治疗利用了这样一个事实，即癌细胞通常有肿瘤抗原，表面的分子可被免疫系统的抗体蛋白质检测到，并与之结合。肿瘤抗原通常是蛋白质或其他大分子（如碳水化合物）。正常的抗体与外部病原体结合，但是改良的免疫治疗抗体可以与肿瘤抗原结合，识别癌细胞，以便免疫系统抑制或杀死癌细胞。2018 年，美国免疫学家詹姆斯·艾利森（James P. Allison）和日本免疫学家本庶佑（Tasuku Honjo）获得了诺贝尔生理学或医学奖，因为他们发现了通过抑制负性免疫调节来治疗肿瘤的方法。

（魏天资　卢奕　张健）

第 2 节　肿瘤免疫学研究技术与方法

一、肿瘤抗原的种类和鉴定

肿瘤抗原是指细胞癌变过程中出现的异常/过度表达的抗原，以及新抗原（neoantigen）等抗原物质的总称，是临床肿瘤诊断和治疗的物质基础。依据抗原表达的特异性，肿瘤抗原主要分为肿瘤相关抗原（tumor associated antigen，TAA）和肿瘤特异性抗原（tumor specific antigen，TSA）。TAA 是指在肿瘤组织或细胞中高表达而在正常组织中低表达的抗原，没有严格的肿瘤特异性。TSA 是指只在肿瘤组织或细胞中表达而在正常组织中不表达的抗原。

（一）肿瘤相关抗原（TAA）

多数肿瘤相关抗原仅表现表达量的差异，包括：癌睾抗原（cancer-testis antigen，CT 抗原）如 MAGE-A4、NY-ESO-1、PIWIL2 等，胚胎抗原（cancer embryonic antigen），过表达抗原和组织特异性分化抗原等。已有的 CT 抗原包括 100 个以上的基因家族，是一类通常只在人类正常组织中的生殖系统（如睾丸、卵巢等）中表达，但在多种肿瘤中共表达的限制性表达的抗原是肿瘤免疫治疗的理想靶点。目前已有 280 多个 CT 抗原被鉴定，并根据该抗原是否定位于 X 染色体将其分为 CT-X 抗原（129 个）和非 CT-X 抗原（non-X CT 抗原），其中 CT-X 抗原具有更好的睾丸限制性和肿瘤组织限制性，是更理想的肿瘤治疗靶点，为了更好地对 CT 抗原进行理解和研究，包含每一个 CT 抗原的详细信息（包括基因名称、CT 编号、别名、所属 CT 家族、基因的染色体定位、在肿瘤组织和正常组织中的表达情况、是否能够引起机体细胞/体液免疫应答及疫苗开发情况等）的 CT 抗原数据库（CT Database：http://www.cta.lncc.br/index.php）、多个 CT 抗原来源的表位被鉴定以及相应的 TCR-T 细胞被成功构建并应用于临床治疗（例如针对 NY-ESO-1 开发的多款 TCR-T 细胞用于临床治疗）。胚胎抗原是一类在正常情况下表达在胚胎组织而不表达在成熟组织上，在细胞癌变过程中重新合成的具有人类胚胎抗原特性的蛋白质，临床上常用作诊断标志物，也用于肿瘤免疫治疗的靶点，如甲胎蛋白（AFP）、癌胚抗原（CEA）、妊娠期特异性 β_1 糖蛋白 PSG9 等。过表达抗原是一类在肿瘤组织和正常组织中均表达，但在肿瘤中异常升高的蛋白质，如 COX-2、MMP9、MTA1 及 VEGFR 等。肿瘤组织特异性分化抗原是特定的组织某一阶段产生的肿瘤中异常表达的抗原，如 gp100、Melan-A 等。

（二）肿瘤特异性抗原（TSA）

肿瘤特异性抗原，主要包括肿瘤细胞特异性突变产生的抗原（新抗原）和病毒相关的抗原。新抗原主要包括由基因突变产生的、插入或剪切导致的移码突变等产生的抗原。随着基因组学、蛋白质组学、结构生物学、免疫学、生物信息学及二代测序技术的发展，大量患者的肿瘤组织和正常组织的测序结果相继被报道，多个肿瘤新抗原被鉴定发现，例如 IDH1（R132H）、KRAS（G12D 和 G12V）、TP53（220C）及 PIK3CA（E545K 和 H1047R）等。病毒相关的抗原是一类导致肿瘤发生的病毒抗原的总称，包括 HBV 抗原（乙肝病毒表面抗原）、HBc 抗原（乙肝病毒核心抗原）、HPV 的 E6 和 E7 蛋白等。

（三）肿瘤抗原的鉴定方法

自 20 世纪 90 年代以来，人们先后建立了多种方法，例如 CTL（cytotoxic T lymphocyte）筛选法、多肽洗脱法、重组 cDNA 表达文库的血清学分析方法（SEREX）、cDNA 差示分析技术（cDNA RDA）、组合肽库技术、基因组杂交技术、蛋白质组学技术和二代测序技术等用于肿瘤抗原的发现和鉴定。CTL 筛选法是一种在体外用特异性细胞毒性 T 淋巴细胞（CTL）克隆筛选人类肿瘤抗原的方法，需要在体外建立自体的 CTL 克隆和肿瘤细胞株。多肽洗脱法是通过酸洗脱的方法将细胞表面与 MHC 分子结合的肿瘤抗原进行洗脱，随后用液质联用（LC-MS）的方法鉴定获得表位肽。SEREX 是 Sahin 等于 1995 年创立，基本原理是提取患者肿瘤组织的 mRNA 构建 cDNA 表达文库，利用患者自体血清筛选特异性反应的克隆，并对阳性克隆进行鉴定和表达分析。cDNA-RDA 技术是利用 RT-PCR 和减数杂交结合的方法鉴定两种细胞内差异的 mRNA 的技术。组合肽库技术是通过建立一个包含多个抗原表位序列的随机肽库，进行 T 细胞反应初步筛选的方法。基因组杂交技术是根据 DNA 增减变异表现出的突变特性进行肿瘤抗原鉴定的方法。蛋白质组学技术其优势是用双股寡核苷酸就能检测任何抗原。全基因组或全外显子测序技术是目前用于鉴定新抗原的重要手段。

二、抗原表位鉴定技术与方法

近年来肿瘤免疫治疗迅猛发展，也在临床治疗中取得了引人注目的结果。T 淋巴细胞特异性活化第一信号是 T 淋巴细胞表面的抗原识别受体 CD3-TCR 复合物与肿瘤细胞或抗原提呈细胞表面的抗原肽 -MHC 复合物的特异性识别与结合，是启动T淋巴细胞活化的第一步，其中的抗原肽（抗原表位）是决定 T 淋巴细胞应答特异性的物质基础，因此筛选鉴定肿瘤抗原中的抗原表位对于肿瘤疫苗的开发极为关键。

（一）抗原表位的种类

抗原表位是指抗原分子中决定抗原特异性的特殊化学基团。按照结合的淋巴细胞表面抗原识别受体的不同，将抗原表位分为 B 细胞抗原表位和 T 细胞抗原表位。T 细胞表位又根据其活化的 T 细胞类型将其分为 CD4 T（辅助性 T 淋巴细胞）细胞表位和 CD8 T 细胞（细胞毒性 T 淋巴细胞）表位。

（二）表位的预测方法

近年来，随着生物信息学、分子免疫学和结构生物学技术的快速发展，采用计算机模拟和实验相结合的方法开发了多个在线的表位预测软件，根据预测结果合成肽段，随后用 T/B 细胞功能实验进行鉴定。按照预测表位的类型将其分为 B 细胞表位预测方法和 T 细胞表位预测方法。

1. B 细胞表位预测方法

B 细胞表位包括线性表位和构象表位，但多数为构象表位，依赖于蛋白质的三维空间结构的发现，因此限制了 B 细胞表位预测技术的发展。目前 B 细胞表位的预测是通过单一或整合不同的算法和参数进行，主要包括抗原性（antigenicity）、亲水性（Hopp-Woods 和 HPLC scale 等）、电荷分布（charge distribution）可及性（accessibility）、可塑性（flexibility）及二级结构（secondary structure）预测，多款在线的 B 细胞表位预测软件相继开发，如 ElliPro 软件、BCIPEP 软件、ABCpred 软件，DiscoTope 软件、COBEpro 软件和 IEDB 软件等（表 8-2-1）。ElliPro 软件是一个以结构为基础地预测软件。BCIPEP 软件是一个线性 B 细胞表位预测软件，可以通过设置亲水性、可及性和转角等参数进行预测，该软件获取的结果涵盖多肽序列、免疫原性和抗原结构等信息，是一个较为完整地覆盖了广泛病原体抗原决定簇信息的 B 细胞表位数据库。ABCpred 软件是基于人工神经网络（artificial neural networks，ANN）预测线性 B 细胞表位的软件，研究者可以选择固定长度的表位进行预测。COBEpro 软件是一个预测线性 B 细胞表位的软件。IEDB 软件主要搜集和发布抗原表位的相关信息，不但可提供检索服务，还可提供 T 细胞表位 /B 细胞表位的预测和分析服

表 8-2-1 常见的 B 细胞表位预测软件及网址

预测软件	网址
ElliPro	https://www.ellipro.fr/VcNom-web/faces/login/login.jsf
BCIPEP	http://crdd.osdd.net/raghava/bcipep/
ABCpred	http://crdd.osdd.net/raghava/abcpred/
IEDB	http://tools.iedb.org/main/bcell/
COBEpro	http://scratch.proteomics.ics.uci.edu/
DiscoTope	http://www.cbs.dtu.dk/services/DiscoTope/
CEP	http://bioinfo.ernet.in/cep.htm

务，可以选择其中不同模块进行线性 B 细胞表位和构象 B 细胞表位的预测。

2. T 细胞表位预测方法

基于“反向免疫学”理论的免疫信息学表位预测方法问世后，目前已有多个表位预测软件应用于抗原表位的预测，大大提高了表位鉴定的效率。当前常用的 T 细胞表位预测软件（表 8-2-2）主要是通过几种算法来分析抗原表位与 MHC 分子的结合特征：包括人工神经网络（ANN）、量化基序法、超基序法和延伸基序法，不仅局限于单纯的 MHC 分子和抗原肽亲和力预测，很多软件也加入了蛋白酶体裂解位点预测、TAP 转运效率预测和抗原肽空间结构预测等手段，且整合运用多种预测方法大大提高了预测的准确度。

NetCTL 1.2 软件是一个整合预测软件，整合了肽 /MHC-Ⅰ类分子亲和力、蛋白酶体剪切和 TAP 转运能力等多个方面，能够对 12 种 MHC-Ⅰ类超型（如 HLA-A_2、HLA-A_3、HLA-A_{24} 等）限制性的表位进行预测，MHC-Ⅰ类分子结合和蛋白酶体剪切的预测是基于人工神经网络来进行，TAP 转运效率是基于权重矩阵进行预测，分值越高，是 CTL 表位的可能性也就越大。SYFPEITHI 软件是一个基于“MHC 配体和肽基序”算法的在线预测软件，包含 7000 多条能够结合 MHC-Ⅰ类和 MHC-Ⅱ类分子的表位肽，主要用于预测表位肽与 MHC 分子的亲和力，分值越高亲和力越强。

表 8-2-2　常见的 T 细胞表位预测软件及网址

预测软件	网址
NetCTL 1.2	http://www.cbs.dtu.dk/services/NetCTL/
SYFPEITHI	http://www.syfpeithi.com/
BIMAS	http://www-bimas.cit.nih.gov/cgi-bin/molbio/ken_parker comboform
IEDB	http://www.iedb.org/
NetMHCpan	http://www.cbs.dtu.dk/services/NetMHCpan/
NetMHCII	http://www.cbs.dtu.dk/services/NetMHCII/#opennewwindow
NetMHC 4.0	http://www.cbs.dtu.dk/services/NetMHC/#opennewwindow
NeoANT-HILL	https://github.com/neoanthill/neoANT-HILL

BIMAS 软件主要预测表位肽与 MHC 复合物的半量解离时间，分值越高，是 CTL 表位的可能性也就越大。IEDB 软件包含了 T 细胞表位预测和 B 细胞表位预测，在 T 细胞表位预测中，又可以分别通过预测表位与 MHC-Ⅰ/Ⅱ分子的结合力、蛋白酶体剪切 /TAP 转运和 MHC 结合能力，以及利用氨基酸特征及其在肽序列中的位置来预测肽 /MHC-Ⅰ类复合物的免疫原性来整合分析抗原表位的特性，也是近年来比较热门的 T 细胞预测的软件。NeoANT-HILL 是新开发的整合了多种免疫基因组分析和自动识别潜在新生抗原的算法，改善来自二代测序大数据下新抗原的检测，研究发现该软件可以预测候选的新抗原，预测免疫治疗中潜在分子标志物，还为 HLA 提供了几种绑定的预测算法，可以同时运行处理多个样本，为新抗原表位的研发提供了平台。

预测方法：打开对应的预测软件网址，选择单一或多个 MHC 分子，选择表位多肽的氨基酸残基个数，输入抗原的氨基酸序列，设置不同的阈值（NetCTL 1.2 阈值通常设定 >0.75；SYFPEITHI 阈值通常设定 >20；IEDB 的 IC50<500；NetMHC 阈值 <500nm 等）；点击“Submit”或者“Run”运行预测软件，获得预测结果。

（三）表位的质谱鉴定方法

质谱技术是近年来发展较为迅速的分析技术之一，除了对化学分子的分子量进行分析以外，还可以结合组学数据用于蛋白质或多肽分析和鉴定。

1. 免疫亲和质谱技术

免疫亲和质谱技术主要通过免疫亲和技术分离抗体结合多肽，随后使用质谱技术进行鉴定的方法，是 B 细胞表位的主要鉴定策略，主要方法有两种：一种是预先固定抗体，随后用蛋白酶水解目的蛋白，产生一系列肽段后，将固定的抗体与抗原一起孵育，然后用基质辅助激光解析电离与飞行时间质谱（MALDI-TOF MS）对抗原表位 - 抗体复合物进行分析。

2. 液质联用质谱分析技术

真核细胞能够通过其细胞表面表达的 MHC 分子将表位肽以肽 /MHC 复合物的形式提呈到细

胞表面，用一定强度的酸性缓冲液将表位多肽从细胞表面洗脱下来，随后通过液质联用对多肽进行分析和鉴定。

（四）表位的亲和力研究技术与方法

MHC 分子对表位肽有效提呈的前提是表位肽与 MHC 分子的高亲和力结合。MHC 分子一旦与表位肽形成复合物就能稳定存在，表位肽 / MHC 复合物通常有数小时到数天的半衰期，稳定性越高，T 细胞识别多肽和启动免疫反应的机会越大。因此通过生物信息学预测获得的抗原表位首先要进行表位肽与 MHC 分子亲和力和稳定性测定。

1. 表位肽结合力实验（peptide binding assay）

抗原加工相关转运物（transporters associated with antigen processing，TAP）在内源性抗原肽进入内质网与新合成的 MHC 分子形成复合物过程中起重要作用，TAP 缺陷将导致内源性抗原无法进入内质网进而形成肽/MHC 复合物到达细胞表面，因此 TAP 缺陷的细胞表面存在少量空载的、极易降解的 MHC-Ⅰ类分子，只有结合了外源性肽的 MHC-Ⅰ类分子才能稳定下来。依据这一原理，一些 TAP 缺陷的细胞株如 T2 细胞和 RMA-S 细胞等被用来测定表位肽与 MHC-Ⅰ类分子的结合力及肽 /MHC 分子的稳定性。通过将 T2 细胞与外源性多肽共孵育，并用相应的 MHC-Ⅰ类分子特异性抗体检测细胞表面 MHC-Ⅰ类分子的表达情况，间接反映多肽与 MHC-Ⅰ类分子的亲和力和稳定性。

2. 表位肽结合竞争抑制实验

不同表位肽与 MHC-Ⅰ/Ⅱ类分子的亲和力不同。在同一培养体系中，与 MHC-Ⅰ/Ⅱ类分子亲和力较强的多肽更易与 MHC-Ⅰ/Ⅱ类分子结合，且这种结合与表位肽的浓度有关。通过测定目标多肽竞争性抑制另一多肽与 MHC-Ⅰ/Ⅱ类分子的结合，可以计算目标多肽与 MHC-Ⅰ/Ⅱ类分子的相对亲和力。

3. 肽 /MHC 复合物稳定性实验（peptide/MHC complex stability assay）

T2 细胞或 RMA-S 细胞按一定浓度铺板，随后加入不同的候选表位肽，共孵育后洗去未结合的表位肽，加入 Brefeldin A 阻断高尔基体的运输途径。设定不同的时间梯度，继续孵育。孵育结束后，孵育相应的 MHC-Ⅰ类分子单抗，流式测定，即可得到稳定性结果 DC50。

（五）表位的体外免疫活性研究技术与方法

表位肽的体外免疫活性测定

表位肽的体外免疫活性测定主要是将筛选获得的表位肽体外刺激外周血单个核细胞（PBMC），对诱导获得的 CTL 进行功能测定。主要包括：PBMC 的分离，树突状细胞（DC）的诱导及鉴定，效应细胞的制备，CTL 细胞分泌细胞因子的测定 [酶联免疫斑点法（ELISPOT）、Tetramer 染色、胞内因子染色法（intracellular staining，ICS）] 及 CTL 细胞对肿瘤细胞杀伤能力的测定 [乳酸脱氢酶释放法（LDH）和 CFSE 荧光染料标记法等]。

（六）表位的体内免疫活性研究技术与方法

表位肽的体内免疫活性测定主要在转基因小鼠（表达相应的人 HLA-Ⅰ/Ⅱ类分子，如 HLA2.1/Kb 转基因小鼠、HLA-DR 转基因小鼠）中进行。主要步骤如下：①效应 CTL 的诱导。将表位肽与佐剂乳化后，皮下注射使小鼠免疫，免疫 3 次后取小鼠脾脏细胞。②体外用表位肽继续刺激脾脏细胞培养，测定 T 淋巴细胞的功能，如测定 T 细胞活化的标志物（CD107a、4-1BB 等），IFN-γ，IL-2 的释放（ELISA、ELISPOT、ICS 等方法），对肿瘤细胞的杀伤能力（LDH 法、CFSE 荧光染料标记法等）。

（七）表位肽的优化和改造方法

抗原表位与 MHC 分子和亲和力是影响细胞免疫应答的重要因素，对于亲和力较弱的抗原表位可以通过不同的修饰策略提高表位肽的亲和力，进而增强其免疫原性。结合 MHC-Ⅰ类分子的 CTL 表位肽 2 位和 9 位是主要锚定位点，有研究表明 CTL 表位肽的第 2 位氨基酸是亮氨酸（L）或甲硫氨酸（M），第 9 位氨基酸为 L、V 或异亮氨酸（I）时，表位肽与 HLA-A_2 分子的结合能力能够提高 10~100 倍，次要锚定位点 1 位酪氨酸（Y）时也能显著提高表位肽的结合能力。此外，也可通过引入非天然氨基酸来提高表位肽的免疫原性，如在 1 位引入 4-Cl-Phe 能够显著提高表位肽 PL2L60-P281、gp100-P154 和 MAGE-A3-P271 表位肽的结合力及免疫原性。还有一些研究发现对表位肽进行磷酸化修饰能显著提高表位肽的免疫原性。

（八）表位疫苗的构建与方法

表位肽单独免疫时免疫原性较弱，且在多数表位肽体内容易降解，半衰期较短，很难引起较强及持久的免疫应答，因此在表位疫苗的设计方面要考虑如何提高表位肽的免疫原性。主要从以下几个方面进行：①分枝状抗原表位（构象表位）疫苗的构建。将若干条抗原表位肽偶联于分支状的多聚赖氨酸骨架上，具有较广的肿瘤抗原覆盖和更强的免疫原性，但化学合成成本较高。②构建串联的多表位疫苗。将同一肿瘤抗原来源或多个肿瘤抗原来源的 CTL 表位优化组合，并引入 Th 表位（如 PADRE）和“向导序列”（如 TAT-PTD47-57 等），选择 furin 肽酶识别基序 RVKR、蛋白酶体优先切割位点 AAY（通常引入 C 端，促进表位的提呈）或柔性连接子 GSG/GGG/G4S 等，构建 DNA 疫苗或重组蛋白疫苗以获得较强的免疫应答反应。③在表位疫苗中引入 KDEL 基序。KDEL 基序是一种经典的内质网靶向转运信号，在表位肽的 C 端引入 KDEL 基序能有效促进偶联的外源性抗原进入 APC 内 MHC-Ⅰ类抗原提呈途径。④为了促进蛋白酶体对抗原的定向降解，还可将抗原表位与泛素融合构建多表位疫苗。⑤将表位疫苗与靶向 DC 的多肽序列偶联，能提高对抗原表位的加工提呈能力进而提高表位疫苗的免疫原性。

三、T 细胞受体（TCR）鉴定技术与方法

T 细胞受体（T cell receptor，TCR）是 T 淋巴细胞表面特异性识别抗原肽 /MHC 复合物和介导细胞免疫应答的表面受体，是人类基因组中多态性最高的区域之一。T 细胞受体库的多样性直接反映机体免疫应答的能力及状态。随着二代测序技术的发展，TCR 受体及 TCR 受体库的分析取得了较大进展。TCR-T 细胞免疫治疗的基本原理：利用病毒或非病毒的载体系统将特异性识别肿瘤抗原的 *TCR* 基因转导至患者外周血来源的 T 淋巴细胞中，经过添加不同刺激物（如 CD3/CD28 刺激性抗体、IL-2 等）体外大量扩增培养到一定数量后，回输到患者体内并注射辅助 T 淋巴细胞存活、增殖相关的刺激物，进而特异性杀伤肿瘤。目前已有针对 NY-ESO-1 抗原等多项 TCR-T 细胞临床试验陆续开展，且在治疗恶性黑色素瘤、上皮性肿瘤等恶性实体瘤中取得了显著临床效果，具有广阔的临床研究和应用价值。

（一）T 细胞受体的克隆技术与方法

TCR 受体的克隆主要通过以下步骤进行：

（1）TCR 的获取，TCR 的获取主要包含以下几种：①分离肿瘤患者自身存在的肿瘤浸润性 T 淋巴细胞（TIL），或用特异性抗原表位诱导产生的 T 淋巴细胞，挑选免疫活性较好的 T 细胞克隆。②将靶抗原肽免疫表达人 HLA 分子的转基因小鼠，获得抗原特异性 T 淋巴细胞克隆。③噬菌体展示技术筛选肿瘤抗原反应性高亲和力的 TCR。

（2）对获得的肿瘤特异性 T 细胞进行 TCR 测序，包括多重 PCR 法、5′ RACE 法、高通量 TCR 基因捕获法、单细胞测序法和 pairSEQ 测序法等，获得正确配对的 TCR α 和 TCR β 链的具体序列。

（3）5′ RACE 法克隆所需 TCR，随后利用重叠 PCR，构建 TCR α -P2A-TCR β 序列（P2A，微小核糖核酸病毒的多肽序列），并将该序列克隆入基因表达载体（常见的有逆转录病毒载体和慢病毒载体）。

（4）包装病毒，转染 T 淋巴细胞，制备 TCR-T 细胞。

（二）T 细胞受体组库技术与方法

为了应对环境中千变万化的抗原，机体内存在众多的 T 淋巴细胞克隆和 T 淋巴细胞受体

类型（10^{12}个以上），这些T淋巴细胞受体共同组成了一个极其丰富多样的T细胞受体库（TCR repertoire）。目前T细胞受体库的研究技术包括流式细胞术、免疫扫描谱系分析技术和高通量测序技术等。流式细胞术受限于Vα和Vβ各亚家族单抗的应用，主要用于分析T细胞各亚家族的分布和缺失。免疫扫描谱系分析技术主要用于研究Vα和Vβ各亚家族*CDR*3基因长度的多态性，不仅提供T细胞受体库的组成信息，还可动态监测TCR的变化，广泛应用于肿瘤的TCR免疫组库研究。高通量测序技术能够同时测定所有T细胞的CDR3序列，获取所有TCR的遗传信息，是目前TCR免疫组库研究中最常用的技术，TCR受体库测序，使用的是多重PCR（多对引物对CDR3区进行扩增）、5′ RACE（单对引物快速扩增cDNA的5′末端）结合单细胞转录组及单细胞VDJ测序进行扩增和建库。

（三）基于T细胞受体的免疫治疗技术与方法

TCR-T细胞的免疫治疗作为过继性细胞免疫疗法的一种，在实体瘤如恶性黑色素瘤的治疗方面取得了显著的临床效果。癌睾抗原和新抗原成为TCR-T靶抗原的首选。新抗原介导的TCR-T细胞的构建流程主要包括以下步骤：①肿瘤患者的肿瘤组织和对应的正常组织进行二代测序，通过序列比对后，获取肿瘤特异性的突变位点。②通过预测软件预测潜在的新抗原表位，合成多肽或构建编码突变抗原的串联微基因（tandem minigene，TMG）。③诱导突变抗原特异性T淋巴细胞，并对其功能进行检测，筛选获得突变抗原特异性反应T淋巴细胞。④对T淋巴细胞进行TCR测序，随后按照①中的方法构建TCR-T细胞。多款TCR-T细胞进行了临床试验，网站（https://www.clinicaltrials.gov）上可以查阅已经完成或正在进行的临床试验情况，目前关于TCR-T细胞治疗的临床试验开展了513项，已经完成了125项。其中以NY-ESO-1作为TCR靶点的免疫治疗目前已经开展了39项；以KRas G12V/G12D为靶点的临床治疗处于志愿者招募阶段。

四、肿瘤免疫微环境特征研究技术与方法

肿瘤免疫微环境中的细胞亚群包括肿瘤细胞、基质细胞、血管源性细胞、肿瘤相关成纤维细胞、免疫细胞，其中肿瘤浸润的免疫细胞不仅包括发挥效应功能的NK细胞和T细胞，还包括具有免疫抑制性的细胞亚群，如调节性T细胞（Treg）、调节性B细胞（Breg）、巨噬细胞以及髓系来源的抑制性细胞（MDSC）等。这些细胞之间通过分泌各种细胞因子如白细胞介素、转化生长因子（TGF-β）、干扰素、集落刺激因子（如GM-CSF和M-CSF等）、蛋白及代谢产物（如葡萄糖和氨基酸和脂肪酸等）进行信息传递，形成一个高度异质性的网络。肿瘤免疫微环境为肿瘤细胞的增殖和转移提供了适宜的环境，对肿瘤的发生及转移至关重要。精确地分析微环境中的组分并研究其相互作用机制对肿瘤的预测、干预及预后至关重要。

（一）免疫细胞亚群分析与鉴定

1. 生物信息学技术与方法

传统的免疫细胞亚群分析主要依赖于免疫组织化学、免疫荧光和流式细胞术等方法。这些方法最大的局限性在于样本需求量大，并且很难利用有限的样本充分挖掘样本信息。近年来，高通量测序技术的迅猛发展，推进了临床及实验样本的高通量检测，促进了相关大数据的累积。癌症和肿瘤基因图谱（TCGA）、基因表达数据库（GEO）和Oncomine等数据库汇聚了大量的高通量测序、基因芯片的结果，涵盖了几十种肿瘤类型样本的转录组、基因组及临床信息。这些数据为深入研究肿瘤微环境提供重要的资源，同时也提出了对数据处理及可视化工具的需求。近年来，各种基于基因组数据挖掘肿瘤免疫细胞浸润的生物信息学分析工具应运而生。

基因组学分析肿瘤组织细胞浸润可分为去卷积分析和基因集富集分析（GSEA）两种方法。去卷积分析，需要利用特定的表达谱矩阵文件，根据肿瘤组织或外周血细胞混合物样本的表达数据计算矩阵文件提供的特定细胞比例。目前基

于去卷积分析的工具有 CIBERSORT、TIMER、CellPred、DSection、ESTIMATE、DCQ 和 CoD 等。富集分析，可用于芯片或 RNA-seq 数据的样本间或单样本的分析，依赖于基因富集分析技术，目前开发的基于富集分析的工具有 xCell 等，TIP 在线分析工具整合了两种分析方法。

在此，简要介绍以下几种常用的免疫细胞浸润分析工具。

（1）CIBERSORT：CIBERSORT（cell-type identification by estimating relative subsets of RNA transcripts）（https://cibersort.stanford.edu/index.php）是斯坦福大学医学院 Alizadeh 研究团队开发的基于组织细胞混合物 RNA 的芯片或测序数据，分析并量化肿瘤部位免疫细胞密度的分析方法。CIBERSORT 工具可供全面分析组织样本中 22 种免疫细胞的浸润。该方法需要包含 22 种免疫细胞表型表达谱的特征矩阵，并基于线性支持向量回归来计算细胞比例。开发之初，该方法多适用于芯片表达矩阵的分析。目前，最新版的 CIBERSORTx 可以克服不同测序平台的技术差异，分析单细胞测序 scRNA-seq、组织测序及基因芯片的数据；还克服了不同的组织保存技术（新鲜、冷冻或福尔马林固定包埋）之间的差异，并使样本在不进行任何物理分离手段的情况下展现组织样本的细胞表达图谱。目前，CIBERSORT 已经广泛用于肿瘤免疫细胞浸润的分析。

（2）TIMER：TIMER（tumor immune estimation resource）（https://cistrome.shinyapps.io/timer/）是哈佛大学免疫信息学教授开发的基于对 TCGA 数据库中 23 种癌症类型免疫细胞浸润进行系统分析的综合资源在线分析工具。通过 TIMER 算法可以计算包括 B 细胞、$CD4^+$ T 细胞、$CD8^+$ T 细胞、中性粒细胞、巨噬细胞和树突状细胞在内的 6 种免疫细胞的浸润丰度，具有 7 个模块可供使用。基因模块可以检索目的基因与免疫细胞浸润的相关性；生存分析模块可以分析目的基因或免疫细胞浸润与预后的相关性，并以 Kaplan-Meier 图展示；突变模块的每种癌症类型中都提供了突变排名前 50 位或 10% 具有最常见的非同义突变的基因，用户可以分析突变或不突变状态下免疫细胞浸润的水平；SCNA（somatic copy number alterations）模块可以分析目的基因不同体细胞拷贝数变化与免疫细胞浸润的相关性；差异分析模块可以探索肿瘤与正常组织之间的差异基因表达；用户也可输入自己的数据，进行自定义分析。

（3）xCell：肿瘤微环境高度异质性的特点，决定了去卷积的分析方法具有一定的局限性，不同细胞类型之间具有依赖性，导致容易出现偏差，尤其当分析易于形成非常规表达谱的肿瘤样品时，严重影响可靠性，预测相近的细胞类型时也容易产生误差。此外，去卷积的方法依赖于参考矩阵的结构，限制了其在开发矩阵中的应用。因此，xCell 的开发者整合了 FANTOM、ENCODE、Blueprint、HPA 和 GEO 多个数据库中共 1822 个 RNA-seq 和基因芯片的数据，基于 ssGSEA 进行单样本分析，获得每个样本最可靠的特征集共形成了 489 个特征，并以此利用 64 种免疫细胞和基质细胞的基因表达数据进行浸润细胞的富集分析。xCell 有两种版本，在线版本（https://xcell.ucsf.edu/）可用于组织 RNA-seq 数据的分析，该工具还提供了可供分析单细胞测序数据的 R 版本。

（4）TIP：TIP（tracking tumor immunophenotype）（http://biocc.hrbmu.edu.cn/TIP/）工具系统整合了单样本富集分析（ssGSEA）和去卷积分析的 CIBERSORT 两种方法，可以高效直观地可视化肿瘤免疫循环各个步骤中抗瘤免疫活性和肿瘤浸润免疫细胞的情况。它主要通过收集文献报道的 178 个标志基因（含免疫检查点、细胞毒性分子、趋化因子和 MHC 分子），并利用 ssGSEA 计算标志基因的富集水平，对肿瘤免疫循环每个阶段的刺激性和抑制性的基因集进行 23 种免疫活动评分。此外，该工具借助于 CIBERSORT 构建了一个不同的基因表达矩阵 LM14，可用于分析 14 种免疫细胞的浸润情况。TIP 可用于分析 RNA-seq 和基因芯片两种类型的数据。

2. 单细胞测序技术与方法

肿瘤组织具有高度特异性，肿瘤免疫微环境中的每种细胞都存在于不同的环境，具有不同的功能和代谢状态。针对样本中不同区域、不同类型单个细胞的大量研究，才能完整描述肿瘤微环境中浸润免疫细胞的类型、功能或活性状态，以及不同细胞亚群之间相互作用和动态变化。单细胞测序技术利用二代测序技术对单个细胞从RNA水平、DNA水平或DNA甲基化水平进行分析，通过描绘其转录组、基因组和表观遗传学特征，展示单个细胞的功能及状态。联合单细胞测序技术和生物信息学的方法有助于解决肿瘤免疫中的关键问题，如揭示肿瘤发生发展及转移过程中免疫细胞类型及功能变化，揭示肿瘤对药物敏感或耐药过程中微环境的变化。目前，单细胞测序技术已被广泛用于肿瘤免疫微环境的研究。

研究者通过收集乳腺癌患者正常乳腺组织、癌组织、淋巴结及外周血样本，利用单细胞测序技术对近5000个免疫细胞进行了全面研究。揭示了乳腺肿瘤中免疫细胞的异质性，并详细分析了单个T细胞克隆性活化状态的范围，描绘了目前规模最大的免疫细胞浸润图景。以色列的研究团队，对25名黑色素瘤患者肿瘤样本中的免疫细胞进行单细胞转录组测序，并提出一直以来被认为功能耗竭的T细胞，在肿瘤微环境中其实是高度增殖、克隆和动态变化的。该研究展现的黑色素瘤微环境的免疫细胞浸润图景，证明了黑色素瘤的高度异质性，并指出这种抑制性可能是影响肿瘤免疫治疗的关键因素。国内张泽民教授团队也已经利用单细胞测序技术描绘了包括肺癌、肝癌和结直肠癌在内的多种肿瘤中免疫细胞浸润图景，展现了肿瘤免疫微环境的动态特征。在针对肝癌的研究中，与常规研究收集患者的癌组织和癌旁组织样本不同，还收集了肝癌患者的外周血、淋巴结和腹水中的免疫细胞进行研究。通过单细胞测序技术及生物信息学分析，发现腹水中淋巴细胞和髓系细胞的不同来源；还发现LAMP3+树突状细胞DC可能是成熟的DC，具有从肿瘤向淋巴结迁移的潜能。此外，该团队还在单细胞水平上分析了非小细胞肺癌和结直肠癌中免疫细胞的浸润图谱，揭示了肿瘤中不同类型T细胞亚群的分布、异质性及基因表达特征。这些结果将为肿瘤的个体化整合诊疗提供帮助。

（二）免疫因子分析技术与方法

常规检测免疫细胞因子的技术方法包括ELISA（酶联免疫吸附）和胞内因子染色。ELISA主要利用双夹心抗体法检测液相样本中免疫因子的含量，而胞内因子染色实验则侧重于分析分泌免疫因子的细胞，主要通过流式检测来完成。上述两种方法都有样本量小的局限性，在此，主要论述两种高通量的免疫因子分析方法。

1. 细胞因子微球检测技术

细胞因子微球检测技术（cytometric bead array，CBA），是一种基于微球和流式检测系统多重蛋白定量检测方法，它能同时对单个样品中多个指标进行检测。主要原理是，将可溶性的因子固定于与细胞大小类似具有不同荧光信号强度的微球，利用流式细胞仪对不同荧光信号强度的微球进行区分，进而检测样本中相应因子的含量。CBA与ELISA类似，都是利用抗原抗体结合的原理。与传统的ELISA方法相比，CBA是一种多元化和同步化的检测手段。CBA可以最多完成75个目的蛋白的同时检测，而且不同指标之间可以灵活搭配，因此在实现高通量的同时大大降低了样本量的需求。此外，CBA检测有灵敏度和准确度高的特点。

2. Luminex

即多功能液相芯片分析技术，与CBA类似，这也是基于微球和流式检测的多重蛋白定量检测方法。与CBA采用不同荧光强度的微球不同，Luminex使用的微球含有3种荧光免疫荧光，流式检测可以根据荧光比例不同区分500种不同的微球，比CBA法通量更高。与CBA法相同的是，Luminex同样具有高精确度和灵敏度，以及样本需求量低的特点。

五、免疫治疗药物相关技术与方法

人类在与肿瘤抗争的过程中，先后开发了手术切除、放疗、化疗和免疫治疗等治疗手段。并在对肿瘤的认识历程中，实现了三次革命性的突破。化疗药物的发现作为肿瘤治疗的首次突破，打破了肿瘤治疗依赖手术和放疗的局面。第二次突破是靶向治疗，显著提高了治疗效果。第三次突破是肿瘤免疫治疗，目标不再是肿瘤细胞，而是以调动全身免疫系统为理念，以增强机体免疫系统的功能为目的，进而行使抗肿瘤作用。肿瘤免疫治疗已经成为肿瘤治疗领域最具前景的方向之一。肿瘤免疫治疗包括抗体治疗（尤以免疫检查点抗体为代表）、过继细胞治疗和免疫因子相关的治疗等。

（一）单抗技术与方法

单抗是肿瘤免疫治疗中不可或缺的一部分。单抗可以通过多种机制发挥作用，包括直接靶向肿瘤细胞、改变宿主免疫反应、递送细胞毒性成分及 T 细胞受体重定向。在单抗的表现形式上，从最初的单一形式已经演变为双特异性抗体、抗体 – 蛋白偶联、抗体 – 小分子偶联等多种形式。

1. 直接靶向肿瘤细胞

利用针对肿瘤特异性抗原的单抗，能够使抗体在与肿瘤抗原结合时，借助于抗体依赖细胞介导的细胞毒作用（antibody-dependent cellular cytotoxicity，ADCC）和补体介导的细胞毒性（complement-mediated cytotoxicity，CMC），通过表达 Fc 受体的巨噬细胞杀死肿瘤细胞。

2. 改变宿主免疫反应

单抗还可以通过充分增强宿主的免疫系统，调动免疫细胞发挥肿瘤杀伤活性。肿瘤微环境中有很多对肿瘤细胞生存的有利因素，如血管内皮生长因子（VEGF），可以促进肿瘤内血管生长，为肿瘤生长提供丰富的营养进而促进肿瘤生长。VEGF 单抗（如贝伐单抗）可以通过抑制肿瘤微环境中的 VEGF，抑制肿瘤的血管生成进而利于免疫细胞的杀伤。类似的抗体并非直接作用于肿瘤细胞，不会造成肿瘤的直接杀伤，通常还会与其他具有细胞毒性的药物整合使用达到最佳效果。另外一方面，抗体还可直接改变肿瘤微环境中免疫细胞的功能状态。免疫检查点分子（immune checkpoint）是一系列功能非冗余的 T 细胞调节性受体如 PD–1、LAG–3、TIGIT、TIM–3、VISTA 等。正常生理状态下，免疫系统受到外界刺激而活化时，免疫检查点分子表达上调，并与抗原提呈细胞上的配体分子结合，发挥“刹车”的功能防止 T 细胞过度活化。而肿瘤细胞通常会上调免疫检查点分子配体的表达，利用免疫检查点受配体间的负性信号通路介导免疫逃逸。免疫检查点分子的抗体阻断，能够通过打破其介导的负性信号通路，通过恢复免疫细胞的功能而发挥治疗作用。基于免疫检查点阻断的单抗，已经获批用于非小细胞肺癌、转移性肾癌、膀胱癌和黑色素瘤等多种恶性肿瘤，并取得了突破性进展。目前，免疫检查点分子的抗体阻断已经成为肿瘤免疫治疗领域最具前景的方向。

3. 递送细胞毒性成分

可以通过在单克隆抗体上偶联具有细胞毒性的小分子药物、细胞因子等方法，使抗体到达肿瘤部位时利用携带的细胞毒性药物对肿瘤细胞特异性杀伤，或利用偶联的细胞因子（如常用的 IL–2、IFN-β 等）增强免疫细胞的功能，也就是抗体 – 药物偶联物（antibody-drug conjugates，ADC）。此外，放射性元素也可标记抗体，进行肿瘤的诊断和治疗。

4. T 细胞受体重定向

T 细胞免疫在肿瘤免疫中起关键作用。T 细胞识别肿瘤抗原并杀伤肿瘤具有 MHC 分子的限制性。通过设计靶向 T 细胞和肿瘤的抗体，并设计为双特异性抗体，即可消除这种限制性，使其能够同时连接肿瘤细胞和免疫细胞，增强免疫细胞的杀伤功能。目前此种双特异性抗体已经被 FDA 批准用于临床治疗，如 CD19 的特异性抗体。此外，嵌合抗原受体 T 细胞（chimeric antigen receptor T cells，CAR-T）杀伤肿瘤也不具有 MHC 分子的限制性。将在下文“过继细胞治疗”部分详细论述。

单抗可以通过这四个方面发挥抗肿瘤作用，但这些方面并非相互独立的，也可以通过不同方面的整合引起更强的抗肿瘤免疫反应。例如，利用免疫检查点抗体恢复 T 细胞功能的同时，也可与抗 VEGF 抗体联合，使增强免疫细胞功能和抑制肿瘤生长环境同时进行。为了避免 CAR-T 细胞的功能在所处的免疫抑制微环境中受到影响，也可设计让 CAR-T 细胞本身分泌免疫检查点抗体，这样既能通过 CAR-T 细胞运送免疫检查点分泌到肿瘤内部，解决抗体分子浸润性差的问题，还能避免 CAR-T 细胞及周围环境中免疫细胞功能受到抑制，进而起到更强的抗肿瘤免疫反应。

（二）细胞治疗技术与方法

过继细胞治疗（adoptive cell therapy，ACT）

是肿瘤免疫治疗的重要组成部分和未来发展方向之一。过继免疫细胞治疗，是指通过分离患者外周血或肿瘤组织中的淋巴细胞，经体外药物处理或基因工程改造，扩增培养后，回输到患者体内，激活人体免疫系统和杀伤肿瘤细胞。从发挥作用的特异性上，过继免疫细胞分为非特异性和特异性免疫细胞两大类。非特异性免疫细胞包括自然杀伤（NK）细胞、淋巴因子激活的杀伤（LAK）细胞、细胞因子介导的杀伤（CIK）细胞等。特异性免疫细胞包括肿瘤浸润性淋巴细胞（TIL）、树突状细胞－细胞毒性T淋巴细胞（DC-CTL）、嵌合抗原受体T细胞（CAR-T）和TCR工程改造的T细胞（TCR-T）等。

目前，过继免疫细胞治疗正从高异质性、低效的非特异性免疫细胞转向以CAR-T和TCR-T细胞为代表的成分明确、高效的特异性免疫细胞。CAR-T和TCR-T细胞利用基因工程手段改造T细胞受体，使T细胞对肿瘤细胞具有特异性的识别和杀伤，抗肿瘤效果显著。与TCR-T相比，CAR-T利用单抗片段特异性识别表达相应抗原的肿瘤细胞，具有非MHC限制性的特点，避免了部分肿瘤细胞通过降低MHC Ⅰ分子的表达而发生的免疫逃逸。此外，CAR-T技术具有模块化的优点，通用性强，通过采用识别不同抗原的高亲和力抗体，特异性杀伤各种肿瘤细胞。CAR-T已经成为肿瘤免疫治疗的重要技术。

构建CAR-T细胞的关键在于嵌合抗原识别受体，CAR-T细胞的嵌合抗原受体由胞外抗原结合区、跨膜区和胞内信号区三个部分组成。胞外区包括识别肿瘤抗原的抗体单链可变区片段（scFv）和铰链区。胞内信号区包括胞内共刺激结构域和CD3ζ或FcRγ的激活结构域。在胞内信号区域增加一个或两个共刺激结构域或转录因子，使CAR识别靶抗原后转录和表达促炎细胞因子或4-1BBL、CD40L等共刺激配体，募集其他免疫细胞（DC、M和NK等）移行到肿瘤微环境。

CAR-T细胞在白血病、淋巴瘤和骨髓瘤等液体肿瘤领域取得了重要进展，FDA已经批准两种CD19 CAR-T细胞产品。但CAR-T细胞在实体瘤的治疗中进展缓慢，有待进一步研究。

（三）细胞因子技术与方法

细胞因子属小分子多肽或糖蛋白。按照细胞来源，细胞因子分为淋巴细胞产生的淋巴因子（如IL-2、IL-3、IL-4、IL-5、IL-6、IL-9、IL-10、IL-12、IL-13、IL-14、IFN-α、IFN-γ及TNF-β等），单核－巨噬细胞产生的单核因子（包括IL-1、IL-6、IL-8、TNF-α、G-CSF和M-CSF等），以及其他细胞产生的细胞因子（如EPO、IL-7、IL-11、SCF、IFN-β等）。按照其主要功能，细胞因子可分为白细胞介素（IL）、干扰素（IFN）、肿瘤坏死因子（TNF）、集落刺激因子（CSF）、转化生长因子（TGF）-β和趋化因子家族等。细胞因子种类繁多，生物学活性广泛，作用机制各异。

细胞因子是由免疫细胞、血管内皮细胞和成纤维细胞等分泌的具有调节功能的小分子生物活性物质，是介导细胞通信的重要媒介。细胞因子可以在肿瘤免疫循环的各个阶段起作用，是肿瘤免疫治疗的关键。IL-2作为促进NK细胞和T淋巴细胞扩增的关键细胞因子，在细胞过继治疗中具有重要作用。目前，高剂量IL-2已被批准用于转移性肾细胞癌（RCC）和转移性黑色素瘤的治疗。通过聚乙二醇（PEG）修饰、免疫球蛋白Fc融合或与抗体偶联的方法，已经开发出新的具有良好药代动力学和药效学特征的基于IL-2的药物。GM-CSF能够促进髓样细胞如DC和巨噬细胞的扩增和活化，可用于在急性髓性白血病患者中促进骨髓移植后或诱导化疗后的髓细胞重构。此外，GM-CSF在胰腺癌的治疗中也具有重要作用。

此外，IL-1、IL-4、IL-7、IL-10、IL-12、IL-15、IL-21、IFN-γ和TNF-α等多种细胞因子也在肿瘤免疫治疗中展现出了越来越重要的作用。细胞因子治疗具有非特异性的特点，能够整体上调机体的免疫功能并杀伤肿瘤，但由于缺乏特异性容易引起严重的副作用。未来的研究能够将细胞因子限制在特定部位发挥作用，如采用纳米技术等，必将使细胞因子在肿瘤治疗中大放异彩。

（四）其　他

免疫检查点抑制剂、T 细胞治疗和细胞因子在临床上均取得了巨大的成功，此外还有一类免疫治疗药物——溶瘤病毒，也可以单独或与上述方法联用取得良好的治疗效果。溶瘤病毒是一类具有复制能力的肿瘤杀伤型病毒。通过基因改造，溶瘤病毒能够选择性在肿瘤细胞中扩增并杀死肿瘤细胞，而在正常细胞中不具备复制能力。肿瘤细胞在逃避免疫监视的过程中发生变异，表达能接受病毒侵入的受体，而溶瘤病毒能识别此类特异性受体进入肿瘤细胞。溶瘤病毒会随着肿瘤细胞快速的无限增殖而加速复制，并激活免疫反应，介导肿瘤细胞死亡并继续感染其他肿瘤细胞，持续并释放肿瘤相关抗原，使免疫系统产生免疫应答并清除肿瘤细胞。

溶瘤病毒疗法通过将天然或人工改造的病毒注射到肿瘤组织内，感染并杀死癌细胞，激活免疫反应。溶瘤病毒通过四个步骤来发挥免疫作用：首先是引发 T 细胞反应，用溶瘤病毒作为原位疫苗，杀死肿瘤细胞的同时还能释放肿瘤特异性抗原，而且溶瘤病毒能感染抗原提呈细胞，促进其功能成熟，并导致 I 型干扰素应答反应。第二步是 T 细胞的运输和浸润。除了本身诱导炎性因子分泌、招募免疫细胞的功能外，溶瘤病毒还可以被设计编码 T 细胞趋化因子进一步增强免疫细胞的浸润。第三步是解除免疫抑制，溶瘤病毒可以被设计分泌免疫检查点分子的阻断剂，避免溶瘤过程中激活的免疫细胞受到功能抑制。在最后杀死肿瘤细胞的环节，可以通过设计使溶瘤病毒上调抗原提呈相关分子（如 β_2M、TAP 和 MHC 分子）的表达，进一步增强免疫细胞的杀伤作用。

目前，在美国已经有 120 项针对溶瘤病毒的临床试验，并有 26 项处于Ⅱ期临床试验阶段，治疗种类涵盖了实体瘤、卵巢癌、头颈部肿瘤、肝癌等。通过对溶瘤病毒的改造和设计，能够使其与其他免疫治疗策略发挥协同作用，溶瘤病毒必将在未来的肿瘤免疫中发挥更大的作用。

（高艳锋　吴亚红　周秀曼）

第 3 节　肿瘤微环境组成与功能

一、肿瘤血管系统的构成与功能

血管生成发生在发育和血管重塑期间，是一系列导致新血管形成的受控事件，可支持不断变化的组织需求。血管和基质成分对促血管生成因子和抗血管生成因子响应，可在发育、伤口愈合和孕期进行血管重塑。然而，在诸如肿瘤的病理情况下，血管生成信号通路也可能被诱导。

肿瘤的大规模生长最终需要血液供应，为了获得这种血液供应，肿瘤细胞可以通过吸引和激活肿瘤微环境中的细胞来使平衡向刺激性血管生成的因子倾斜，从而驱动血管生成。血管生成反应的强度和质量最终取决于促血管生成和抗血管生成信号的总和。

（一）肿瘤血管生成的基本过程

血管生成是一个动态过程，通过该过程从现有血管形成新血管。在诸如伤口愈合，组织生长和女性生殖周期的生理过程中严格控制血管生成的过程。因此，在成人组织中，血管生成通常很少见，并且内皮细胞通常是稳定的。在静止的脉管系统中，大约只有 0.5%的内皮细胞表现出有丝分裂活性，而血管生成过程需要内皮细胞从静止状态过渡到活化状态。从内皮细胞活化到血管最终成形，这一过程涉及多个阶段和多种生长因子、底物分子和多种细胞类型。

在肿瘤中，营养和氧气供应以及代谢产物排出是通过复杂的肿瘤微脉管系统网络完成的。直到1970年初，还普遍认为肿瘤的脉管系统是由对坏死肿瘤细胞的炎症反应引起的。然而，血管生成研究之父 Judah Folkman 的研究让人们有了新见解。Folkman 假设在没有血管生成的情况下，肿瘤被限制在一定大小并进入休眠状态，同时提出了“抗血管生成”，即阻止新的毛细血管新芽募集到正在生长的肿瘤中。Folkman 还提出了使用针对肿瘤血管生成因子的血管生成抗体的可能性，使之作为抗癌药。

有3种较为常见的肿瘤血管生成方式：①最常见的出芽式血管生成，即肿瘤新生的血管源于先前存在的内皮细胞，以出芽的形式形成新的肿瘤毛细血管；②套叠式血管生成，在现有血管内腔中长出新壁，最终分成两个血管；③成血管细胞募集，肿瘤组织分泌促血管生成因子，动员并引导骨髓来源的循环内前体细胞到达肿瘤局部，直接参与肿瘤血管的形成。

血管生成过程主要是由肿瘤本身引发的，因为恶性肿瘤发展到特定大小，并且细胞变得缺氧。缺氧的特征是氧分压低于5~10mmHg，是肿瘤血管生成的根本原因。低氧癌细胞会分泌血管生成分子，包括生长因子、细胞因子、生物活性脂质或基质降解酶，这些分子会与相邻血管的血管内皮细胞上的受体结合并引发新血管的形成。其机制将在后续进行介绍。肿瘤血管的基本生成可以概括为以下4个过程：①血管生成因子的产生过多，与抑制因子失衡，导致内皮细胞激活，产生血管生成表型；②血管部位细胞外基质改变、基底膜降解，内皮细胞出芽、增殖和迁移；③新生内皮细胞索形成管状毛细血管襻及管腔；④新生血管管腔的贯通。

（二）肿瘤微血管形态和拟态

肿瘤血管生成是由肿瘤微环境中促血管生成调节剂和抗血管生成调节剂之间的不平衡所致，有利于前者，所以肿瘤的血管系统与正常的血管系统不同。正常的血管系统是通过小动脉、毛细血管和小静脉网络分层分布的。肿瘤微血管遍布整个肿瘤组织，其分布不均，无规则，分支紊乱，微血管密度最高的区域称为“血管热点区”；肿瘤微血管的管腔亦不规则，结构不完整；内皮细胞之间大部分有裂隙，缺少完整的基底膜，甚至有些肿瘤细胞可以直接与微血管的管腔相连接。肿瘤微血管的形态与正常血管不一致，其生物学特性也不一样，肿瘤微血管反应性低、通透性高、供氧能力低。

肿瘤微血管在生长旺盛的恶性肿瘤中密度较大，如骨肉瘤、肝癌、肾癌、内分泌肿瘤等。不同肿瘤的微血管在形态上有一定差异，比如胶质母细胞瘤微血管丰富，其内皮细胞呈不同程度增生、肥大；肝细胞癌血管壁薄、血窦扩张明显。

除了1971年Folkman提出的肿瘤生长依赖于血管生成的概念，随着研究的深入，一种不同于血管生成的肿瘤微血管生成方式被提出，即“血管生成拟态”，由 Maniotis 首次提出。实体瘤需要足够的血液供应才能生长，当实体瘤的直径大于2mm时，必须形成新的血管以维持足够的血液供应，否则，肿瘤会因缺血和缺氧而发生坏死。Maniotis 在黑色素瘤中发现了血管样的管道，管道内检测到红细胞，且有血流通过，但经过电镜和血管内皮细胞标志物检测，并没有发现血管内皮细胞的存在。因此他将这种新概念称为肿瘤血管生成拟态。此后，血管生成拟态已出现在几种恶性肿瘤类型的报道中，例如乳腺癌、肝癌、神经胶质瘤、卵巢癌、黑素瘤、前列腺癌和双向分化的恶性肿瘤。血管生成拟态属于类血管结构，具有微循环功能，与普通肿瘤微血管相比具有以下特征：①管腔无内皮细胞，而是基底膜样结构；②周围缠绕高侵袭性的肿瘤细胞；③呈管网状结构，PAS染色阳性；④存在于具有高度侵袭性的肿瘤组织内。

血管生成拟态形成的潜在机制有几种，例如上皮－间质转化（EMT）和肿瘤干细胞（CSC），以及各种促进血管生成拟态形成的信号途径，包括血管内皮（VE）－钙黏蛋白、促红细胞生成素产生的肝细胞受体 A_2（$EphA_2$）、磷脂酰肌醇3激酶（PI3K）、基质金属蛋白酶（MMP）、血管内皮生长因子受体1（VEGFR1）、单磷酸环腺苷（cAMP）、黏着斑激酶（FAK）和低氧诱导因子 HIF-1α。此外，非编码 RNA（如 lncRNA 和 miRNA）在恶性肿瘤的血管生成拟态形成中起关键作用。

（三）肿瘤血管生成的调控机制

参与血管生成的因素可分为环境因素、机械因素和化学因素。环境因素包括缺氧或内皮细胞产生的一氧化氮增加，这将进一步刺激血管生成因子的释放。此外，机械因素，即血流动力和剪切应力，可以刺激侧支血管网络的发展，并维持新形成血管的通畅。血管生成的机制主要受化学刺激的调节，如血管内皮生长因子（VEGF）、成纤维细胞生长因子、血小板衍化生长因子、血管生成素、肝细胞生长因子、缺氧诱导因子、胰岛素样生长因子、转化生长因子－β（TGF-β）、基质金属蛋白酶（MMP）和肿瘤坏死因子（TNF）。

血管内皮生长因子家族和介导其促血管生成作用的受体酪氨酸激酶已经引起广泛关注。这个结构相关的分子家族包括 VEGF-A、VEGF-B、VEGF-C、VEGF-D 和胎盘生长因子（PlGF），相关受体 VEGFR–1、VEGFR–2、VEGFR–3、神经纤毛蛋白 1（NRP–1）和神经纤毛蛋白 2（NRP–2）。肿瘤血管生成的主要介质是 VEGF-A，通常被称为 VEGF。VEGF 主要结合 VEGFR–2，参与血管生成的内皮细胞和骨髓源性内皮祖细胞高水平表达 VEGFR–2。VEGFR–1 结合 VEGF 的亲和力大约是 VEGFR–2 的 10 倍，但它的信号转导特性非常弱，其在 VEGF 介导的血管生成中的作用仍不清楚。VEGF-C 与 VEGFR–3 的结合可介导淋巴管生成。

VEGF mRNA 经过剪接后可产生 5 种变体，即 VEGF121、VEGF145、VEGF165、VEGF189、VEGF206 的循环异构体，其中以 VEGF121、VEGF165 最为主要。这些异构体通过 VEGFR–2 传递信号，VEGFR–2 是介导新生血管生成的主要 VEGF 受体 [在人体内称为激酶插入结构域受体（KDR），在小鼠称为胎肝激酶 1（flk–1）]。VEGF 在大多数类型的人类肿瘤中都有表达，而且表达增加往往与预后不佳有关。多种因素，如缺氧、低 pH、炎性细胞因子（如 IL–6）、生长因子（如碱性成纤维细胞生长因子）、性激素（雄激素和雌激素）和趋化因子（如基质细胞衍生因子 1）可导致肿瘤中 VEGF 表达诱导或增加。其他原因包括遗传诱导性变化，例如多种不同癌基因的激活或多种肿瘤抑制基因的丧失或突变失活。VEGF 与 VEGFR–2 的结合激活了一系列不同的信号通路，导致介导内皮细胞增殖和迁移、促进其存活和血管通透性的基因上调。例如，VEGF 与血管 VEGFR–2 的结合导致受体二聚化，随后激活细胞内的 PLCγ-PKC-Raf 激酶 –MEK– 有丝分裂原激活的蛋白激酶（MAPK）途径，启动 DNA 合成和细胞生长；同时激活磷脂酰肌醇 3′激酶（PI3K）–AKT 途径导致内皮细胞存活率的升高。此外，在某些情况下，VEGF 受体可能不在肿瘤细胞表面表达，而是在细胞内表达，在那里它们通过“内分泌”机制促进细胞存活。VEGF165 还可与 NRP 受体结合，与 VEGFR–2 共同作用调节血管生成。

正常的血管必须有保持静止状态的机制，同时保持对血管新生刺激的反应。Ang 和 Tie 就是提供这种开关的二进制系统。人类 Ang 家族由两个受体 Tie–1 和 Tie–2，以及三个配体 Ang–1、Ang–2 和 Ang–4 组成。Ang–1 作为 Tie–2 激动剂发挥作用，而 Ang–2 作为 Ang–1 拮抗剂发挥作用。Ang–4 尚未得到很好的研究，但被认为与 Ang–1 作用相似。因为还没有确定 Tie–1 的配体，其可能是 Tie–2 的负调节因子，但它的确切作用仍不清楚。Ang–1 在壁细胞和肿瘤细胞中表达，而 Ang–2 则由血管生成尖端细胞释放。在混合的内皮细胞中，Ang–1 诱导 Tie–2 在细胞 – 细胞连接处反式聚集，以维持内皮细胞的静止。Ang–1 还可增加周细胞覆盖和基底膜沉积，从而促进血管紧密性。在存在血管生成刺激剂的情况下，发芽的内皮细胞释放 Ang–2，后者可拮抗 Ang–1 和 Tie–2 信号，从而使壁细胞分离，血管通透性增加和内皮细胞出芽。相应地，小鼠的 Tie–2（也称为 TEK）缺乏会导致血管缺陷，而激活人类的生殖细胞和体细胞 Tie–2（TEK）突变会导致静脉畸形。肿瘤来源的 Ang–2 还通过募集表达促血管生成 Tie–2 的单核细胞（TEM）促进血管生成。

Ang–1 通过促进内皮细胞存活和血管成熟来刺激肿瘤生长，但它也抑制肿瘤细胞外渗并维持肿瘤外正常血管的完整性。当将 Ang–1 作为抗癌靶标时，这些相互冲突的生物活性值得谨慎对待。相反，Ang–2 可能是更具吸引力的治疗靶标，因为它刺激肿瘤血管生成并募集促血管生成的TEM，而Ang-2抑制则促进血管退化和正常化。鉴于Ang-2和VEGF协同促进血管生成，联合阻断VEGF和Ang在抑制肿瘤血管生成、转移方面更具优势。各种阻断Tie-2或Ang-2的药物正在进行早期临床试验。

肿瘤血管生成的其他机制包括：①血管选定，癌细胞沿宿主组织毛细血管生长；②套叠式血管生成，通过间质柱状结构插入已有血管的内腔，导致原有血管腔的分割和新生血管的形成；③肾小球血管生成，其生成始于肾小球体；④成血管细胞募集，骨髓来源的内皮前体细胞转化为内皮细胞，与基底膜、周细胞共同组成血管；⑤血管生成拟态，癌细胞充当内皮细胞并产生血管样结构。

（四）肿瘤血管生成在肿瘤生长和转移中的作用

肿瘤血管的生成对于肿瘤的生长是必不可少的，肿瘤组织的生长需要耗费氧气及大量的营养物质，肿瘤血管的生长给肿瘤提供了这些新陈代谢必需的物质。在肿瘤没有血供的情况下，仅仅通过弥散作用来获得氧气和营养物质，肿瘤的体积不超过$2mm^3$。肿瘤血管的生成同时也为肿瘤浸润和转移提供了机会，如果没有肿瘤血管生成，肿瘤细胞能够进入血液循环形成转移的概率极低。肿瘤新生血管的数量越多，肿瘤细胞侵袭进入血管的概率越大。通过前面的介绍可以知晓，肿瘤血管与普通血管相比，缺乏完整的结构，管壁薄弱，加上微环境中的各种因子如基质金属蛋白酶等的作用，基底膜变薄，使得游离的肿瘤细胞更易侵入血管，进入血液循环向远端转移。可以认为，血管生成是肿瘤生长转移中最基本的因素。

二、肿瘤淋巴管系统的构成与功能

（一）肿瘤淋巴管的生成与分布

淋巴系统是人体中的两个脉管系统之一。淋巴系统由淋巴管、淋巴结、淋巴细胞、集合性淋巴组织四部分构成。在生理条件下，它的主要功能是回收蛋白质、胃肠道的脂肪吸收，以及免疫细胞和抗原从外周到淋巴组织的运输。

淋巴管生成定义为在原有淋巴管的基础上形成新的淋巴管，被认为是出生后淋巴管生长的主要机制。此外，淋巴管重塑可能涉及原有淋巴管的扩张。一般来说，淋巴管生成是胚胎发生期间淋巴系统发育所必需的，但在健康的成年生物体中不会发生，除了少数例外，例如在女性生殖周期的卵巢和乳房组织中。然而，淋巴管的生成以及淋巴管的扩张在各种病理条件下都会被诱导，尤其是在急性和慢性炎症以及伤口愈合时，也会在各种类型的人类肿瘤和实验肿瘤模型中诱导发生。肿瘤淋巴管的生成是由于淋巴管生成通路的激活。在肿瘤中，淋巴管生成可发生在原发肿瘤内和（或）肿瘤周边，分别导致瘤内淋巴管（ILV）和瘤周淋巴管（PLV）的形成。ILV通常口径较小，在组织切片上呈塌陷状，管腔很少开放，而且数量较少。这可能是由于肿瘤内的高间质压力使淋巴管萎缩，也有可能由肿瘤细胞侵袭所引起。因此，ILV属于无功能淋巴管。另一方面，PLV通常表现为明显扩张，形状曲折，处于扩张状态，管腔多开放，数量较多，因此被认为是原发肿瘤液体和细胞排出的主要途径，对肿瘤的转移具有重要作用。值得注意的是，肿瘤淋巴管生成具有很强的异质性，某些肿瘤类型表现出非常低的淋巴管生长程度，甚至没有淋巴管生长。

（二）肿瘤淋巴管生成的调控机制

淋巴管生成需要复杂的细胞事件协调，包括增殖、发芽、迁移和管道形成，与血管生成中发生的过程相似。淋巴管内皮细胞（LEC）的存活、增殖和迁移依赖于VEGF-C和VEGF-D，这两个因子是驱动淋巴管生成最为重要的和研究最多的因子。VEGF-C和VEGF-D由肿瘤细胞和间质细胞表达，包括巨噬细胞和成纤维细胞。肿瘤微环境中的促炎细胞因子可以诱导肿瘤和间质细胞中VEGF-C的表达。此外，缺氧也可诱导VEGF-C mRNA的表达。

VEGF-C和VEGF-D均通过其同源受体VEGFR-3和共受体NRP-2发挥其淋巴管生成活性，这两种受体主要表达在淋巴管内皮细胞上。

VEGFR-3也有报道在一些肿瘤相关的血管上表达，表明VEGF-C和VEGF-D在一定条件下也能影响血管生成和血管通透性。VEGFR-3在一些炎性细胞如巨噬细胞中的表达也有报道，但目前尚不清楚在肿瘤微环境中是否也是如此。VEGF-C和VEGF-D都需要蛋白水解酶作用才具有活性，以达到与VEGFR-3的最大亲和力。VEGF-C和VEGF-D被激活后与特异性表达于LEC上的受体VEGFR-3结合。VEGFR-3与VEGF-C和（或）VEGF-D结合后形成二聚体，促进淋巴内皮细胞胞质的酪氨酸残基磷酸化，并引起下游分子Shc、Grb2磷酸化，促进淋巴管内皮细胞增殖、迁移和存活，从而形成新生的毛细淋巴管。不同的信号系统调节VEGF-C/VEGFR-3和VEGF-D/VEGFR-3轴，从而影响肿瘤淋巴管的生成。例如，WNT1可以抑制黑色素瘤细胞中VEGF-C的表达，从而导致黑色素瘤小鼠模型淋巴管生成减少和淋巴结转移延迟。前列腺素可通过VEGF-C促进肿瘤淋巴管生成。肿瘤细胞和免疫细胞表达的前列腺素环氧合酶-2（COX-2）和前列腺素受体EP_2、EP_3、EP_4等参与前列腺素合成的酶调节肿瘤微环境中VEGF-C的表达，从而增加肿瘤淋巴管的生成和体内转移。VEGF-D被证明可调节15-羟基前列腺素脱氢酶（15-PGDH）的表达，前列腺素和肿瘤淋巴管生成之间的进一步联系被确定，15-PGDH是一种分解内皮细胞前列腺素的酶，导致收集淋巴管中的LEC长时间暴露于前列腺素，并使这些血管增大，这与肿瘤细胞扩散速度增加有关。前列腺素对淋巴管生成的影响并不是癌症所特有的，它们也可以促进炎症背景下的淋巴管生成。

VEGF-A通过与血管内皮细胞上的VEGFR-2和VEGFR-1结合，对血管生长和通透性有很强的作用。然而，由于VEGFR-2也由LEC表达，VEGF-A通过直接诱导LEC增殖来刺激肿瘤淋巴管生成。VEGF-A诱导的骨髓源性炎症的募集也被认为有助于肿瘤相关淋巴管的生成。值得注意的是，VEGF-A似乎对乳腺癌引流淋巴结的淋巴管生成特别重要。

血管生成素系统由配体Ang-1、Ang-2和Ang-4（在小鼠中为Ang-3）及其受体Tie-1和Tie-2组成，它们主要在血液和淋巴系统的内皮细胞上表达。血管周细胞表达的Ang-1被认为是血管稳定因子，维持血管的静止和连接完整性，而由内皮细胞自身释放的Ang-2通过使连接不稳定并诱导血管生成而具有相反的作用。在实验肿瘤模型中，Ang-1和Ang-2均能出诱导淋巴管生成。

其他几种生长因子，包括FGF、EGF、PDGF和IGF也都与肿瘤相关淋巴管生成相关。FGF-2在肿瘤微环境中的表达可能通过直接作用于LEC与VEGF-C协同作用，以及间接诱导肿瘤细胞VEGF-C的表达，从而导致肿瘤淋巴管的生成。FGF-2不仅与FGFR-1相互作用，而且与LYVE-1（毛细血管内皮细胞高表达的细胞表面透明质酸受体）相互作用，这种相互作用可能是FGF-2诱导淋巴管生成所必需的。表皮生长因子也被认为是一种直接作用的淋巴管生成因子。抑制黑色素瘤细胞株中EGF的表达导致淋巴管生成减少，这可能是通过下调VEGF-C的表达来实现的。在小鼠纤维肉瘤系中过表达血小板衍化生长因子（PDGF），特别是PDGF-BB，可以诱导肿瘤淋巴管生成和淋巴转移。此外，在小鼠角膜实验中，IGF-1和IGF-2也具有促淋巴管生成活性，这种活性不依赖于VEGF-C。

除了以上提及的细胞因子，某些炎症因子（如上述的COX-2）、Prox1、NRP-2、Net、次级淋巴趋化因子（SLC/CCL-21）等亦直接或间接参与淋巴管形成的调节。

（三）肿瘤淋巴管在肿瘤发生发展中的作用

虽然淋巴管扩张在急性和慢性炎症条件下起着重要的保护作用，但淋巴管在肿瘤生长和进展中的作用正好相反。虽然肿瘤相关的淋巴管可能有助于缓解间质液体压力，但肿瘤已经适应了利用淋巴系统来获益，包括癌细胞利用淋巴管扩散。黑色素瘤和许多类型的上皮性癌中，包括乳腺癌和结直肠癌，常见肿瘤引流淋巴结转移，其通常与远处转移、总生存率和无进展生存时间有关。因此，前哨淋巴结（SLN）活检在许多癌症类型中是一个重要的预后工具。

淋巴管的解剖学特征有利于肿瘤细胞的转移。

淋巴管有以下结构特征：①毛细淋巴管具有盲端，由一层淋巴内皮细胞所构成，壁薄且无孔；②毛细淋巴管的内皮细胞连接不紧密，因而渗透性较强；③集合淋巴管具有平滑肌细胞，毛细淋巴管没有平滑肌细胞覆盖，基底膜不完整；④淋巴管的官腔要比血管的大，并且形状更加不规则；⑤淋巴管道通过锚丝连接胞外基质，通过锚丝的牵拉，使毛细淋巴管扩张，导致相邻的毛细淋巴管内皮细胞间连接开放，形成内皮细胞间通道。淋巴管的这些特性使肿瘤通过淋巴管转移成为可能。

三、肿瘤微环境中免疫细胞的分类与功能

自从炎症细胞首次在人类肿瘤中被发现以来，人们一直致力于更好地理解炎症细胞在癌症中的复杂作用。目前公认的是，异常的先天和适应性免疫反应通过选择侵袭性克隆、诱导免疫抑制和刺激癌细胞增殖和转移来促进肿瘤的发生。在肿瘤发展的早期阶段，细胞毒性免疫细胞如自然杀伤细胞（NK）和 $CD8^+$ T 细胞识别和清除更具免疫原性的癌细胞。免疫原性较低的癌细胞变异体无法被识别和清除。当肿瘤组织演变成临床可检测到的肿瘤时，不同的炎症细胞亚群会影响肿瘤的命运。例如，在许多实体瘤中，高水平肿瘤浸润的 T 细胞与良好的预后相关；另一方面，高水平的巨噬细胞浸润与较差的预后相关。肿瘤微环境中的免疫细胞可分为很多类。

（一）巨噬细胞

巨噬细胞是一种先天性免疫细胞，由渗入组织的循环单核细胞分化而来。在分化过程中，巨噬细胞能够感知感染和组织损伤并作出反应，在组织内稳态和修复中发挥关键作用。作为肿瘤相关慢性炎症的关键驱动因素，它们参与肿瘤进展的每一步，从早期肿瘤转化到转移进展再到治疗耐药。在肿瘤患者和临床前实验模型中，高级别肿瘤相关巨噬细胞（TAM）与预后不良和总生存率降低相关。

激活的巨噬细胞被称为促炎（M1 型由脂多糖和 γ-IFN 驱动）或抗炎（M2 型由 IL-4 或 IL-13 驱动）细胞。在癌变过程中，抗肿瘤巨噬细胞表现出类 M1 的极化，在清除更多的免疫原性癌细胞方面起相关作用。随着肿瘤的进展，TME 会引起类 M2 极化的 TAM，这是促肿瘤的。TAM 以不同的方式促进肿瘤进展，如刺激血管生成和淋巴管生成，刺激癌细胞增殖和上皮间质转化，重塑 ECM，促进转移，诱导抗肿瘤效应免疫细胞的免疫抑制。TAM 可以分泌细胞因子，如 IL-10 和 TGF-β，诱导免疫抑制，损害效应 T 细胞的活性，抑制树突状细胞（DC）的成熟。TAM 还通过分泌表皮生长因子（EGF）直接刺激癌细胞增殖，通过分泌血管内皮生长因子（VEGF）促进肿瘤血管生成，通过分泌金属蛋白酶（MMP）重塑 ECM。例如，巨噬细胞衍生的 MMP-9 促进肿瘤发生和血管生成。

尽管 TAM 大多起促瘤作用，但它们有时也可发挥抗瘤作用。例如，在稳态条件下位于不同器官微脉管系统中的非经典 NR4A1 + 巡逻单核细胞通过直接诱导 NK 细胞募集到转移部位来抑制 MMTV-PyMT 小鼠的肺转移。此外，TAM 介导组蛋白脱乙酰基酶抑制剂 TMP195 的抗瘤和抗转移作用，从而将 TAM 重新编程为高度吞噬的表型。

（二）中性粒细胞

中性粒细胞被认为是炎症发生过程中的关键因素，是最早被募集到受损组织的免疫细胞之一。可以通过吞噬作用、抗菌蛋白的分泌、中性粒细胞胞外捕获物（NET）的沉积及含蛋白酶颗粒的胞吐作用来消除病原体并调节炎症。在肿瘤患者中，高水平的肿瘤相关中性粒细胞（TAN），高水平的中性粒细胞和（或）高中性粒细胞 / 淋巴细胞比例与不同恶性肿瘤的不良预后相关。与巨噬细胞的 M1 / M2 表型相似，有人提出 TAN 以两种极化状态（分别称为 N1 和 N2）存在，分别具有促瘤和抗瘤作用。由于缺乏识别这两个亚群的特定标记，这种分类仍有争议。虽然目前还缺乏特异性的标志物来区分，但 TAN 明显存在功能异质性。TAN 的募集主要是由肿瘤和基质细胞分泌的 CXCR2 配体（如 CXCL1、CXCL2 和 CXCL5）介导的，此外 TGF-β 也与募集和重编程为 TAN 有关。

（三）NK 细胞

NK 细胞是一种先天免疫细胞，对感染或转化的细胞表现出快速而有效的细胞溶解活性。NK 细胞在其细胞表面具有广泛的抑制性和刺激性受体，用于免疫监测，这些抑制性受体针对缺乏主要组织相容性Ⅰ类（MHC-Ⅰ）的癌细胞，标志着它们处于程序性细胞死亡状态。相反，在正常细胞中，MHC-Ⅰ分子与其 NK 细胞上受体的结合对 NK 细胞功能有明显的抑制作用。NK 细胞有很好的抗肿瘤作用。在小鼠中，异常的细胞增殖诱导 NK 细胞上表达的配体维甲酸早期转录体 1（RAE1）的产生，该配体由刺激受体 NKG2D 识别。除了异常的细胞增殖外，DNA 损伤和 RAS 通路激活还诱导肿瘤细胞产生配体，NKG2D 可识别 NK 细胞上的配体。与 NKG2D 在免疫监测中的重要作用一致，NKG2D 受体缺陷的小鼠更容易发生肿瘤。除 NKG2D 以外，NK 细胞还具有不同的刺激性细胞表面受体，这些受体在结合到肿瘤衍生的配体后会激活 NK 细胞。NK 细胞激活后，主要通过释放细胞毒性穿孔素和颗粒酶清除肿瘤细胞，并通过产 TNF-α 或激活 TRAIL 和 FASL 途径直接与细胞接触来触发肿瘤细胞凋亡，从而介导肿瘤杀伤作用。

（四）树突状细胞

成熟后的树突状细胞（DC）是功能最强的抗原提呈细胞，能够在 MHC 分子存在情况下向 T 细胞呈递内源性抗原和外源性抗原。除脑实质外，DC 位于每个组织中，遍及整个身体。在肿瘤发展过程中，DC 会引发幼稚和记忆性 T 细胞，根据炎症情况和共刺激信号，抗原呈递可导致抗原耐受和触发效应 T 细胞反应。DC 在引发和巩固抗肿瘤适应性免疫应答中起着关键作用，但目前人们对 DC 在肿瘤免疫效应中的作用机制了解有限。

（五）T 细胞

T 细胞是适应性免疫系统的组成部分，充当免疫的协调者和效应者。作为人类肿瘤中仅次于 TAM 的第二大免疫细胞类型，T 细胞在多种癌症类型中得到了广泛研究。在肿瘤发生的早期阶段，如果产生足够的免疫原性抗原，幼稚的 T 细胞会在引流的淋巴结中被激活，然后迁移到 TME，清除免疫原性肿瘤细胞。肿瘤中高水平的 T 细胞浸润与黑色素瘤和乳腺癌、肺癌、卵巢癌、结直肠癌、肾癌、前列腺癌和胃癌的良好预后有关。

$CD8^+$ T 细胞是最主要的抗瘤细胞，当 $CD8^+$ T 细胞被 APC 启动和激活后，分化为细胞毒性 T 淋巴细胞（CTL），并通过胞吐含有穿孔素和颗粒酶的颗粒，发挥有效的抗瘤作用，导致靶细胞的直接破坏。同时，$CD4^+$ T 辅助细胞 1（Th1）通过分泌大量的促炎细胞因子介导抗瘤反应，如 IL-2、TNF-α 和 γ-IFN，不仅促进 T 细胞的启动、激活和细胞毒性，而且促进巨噬细胞和 NK 细胞的抗瘤活性和肿瘤抗原呈递增加。肿瘤中浸润的 $CD8^+$ T 细胞和 Th1 细胞因子的存在与许多恶性肿瘤的总体存活率和无病存活率的良好预后相关。

在 T 细胞依赖的过程中，大多数表达高免疫原性抗原的肿瘤细胞将在肿瘤发展的早期阶段被识别和杀死。免疫原性越低的肿瘤细胞越能逃脱 T 细胞的免疫控制并存活下来，这一过程被称为肿瘤免疫编辑。最终结果是，幸存的肿瘤细胞获得了免疫耐受的表型。同时，在肿瘤发展过程中，肿瘤细胞进化出模仿外周耐受的机制，能够阻止效应 T 细胞以及 TAM、NK 细胞和 TAN 等其他细胞的局部细胞毒反应。免疫检查点分子 CTLA-4 和 PD-1 作为 T 细胞功能的负调节剂起作用，与癌症的免疫逃逸有关。调节性 T 细胞（Treg）可以表达免疫 0987 抑制性受体 PD-1 和 CTLA-4 直接作用于 T 细胞，从而抑制其杀伤肿瘤细胞的功能，也可以分泌 TGF-β、IL-35 和 IL-10 作用于 T 细胞。Treg 还可通过竞争性消耗 IL-2 来抑制 $CD8^+$ T 细胞的生长与增殖。

（六）B 细胞

在淋巴器官的生发中心被激活后，表达高亲和力抗体的 B 细胞分化为分泌抗体的浆细胞和记忆 B 细胞，介导对病原体的体液免疫。尽管在不同肿瘤中已经观察到了 TME 中 B 细胞的存在，但与 T 细胞相比，B 细胞在肿瘤进展中的作用知之甚少。越来越多的证据表明，B 细胞可以促进和支持肿瘤生长。例如，在上皮癌变的转基因小鼠模型中，缺乏成熟的 B 细胞可以减缓肿瘤的进展。值得注意的是，B 细胞的过继转移可以恢复慢性炎症、血管生成和肿瘤生长。B 细胞促肿瘤作用的机制是多样的，比如通过分泌 IL-10 和 TGF-β 发挥免疫抑制；在人胰腺癌和 K-ras 驱动的小鼠胰腺肿瘤中通过 B 细胞来源的 IL-35 直接刺激肿瘤细胞增殖。此外，B 细胞通过免疫球蛋白沉积在 TME 中，通过 FcRγ 激活髓系细胞，间接刺激血管生成和慢性炎症。诱导免疫抑制的 B 细胞亚群因其功能而被称为调节性 B 细胞，由于缺乏与 Treg 中的 FoxP3 和 CD25 类似的特定标记物，对于其亚群的分类还没有共识。

四、肿瘤微环境中成纤维细胞的分类和功能

（一）肿瘤相关成纤维细胞的分类

成纤维细胞最早是在 19 世纪根据它们的位置和外观被描述的，并被定义为组织中合成胶原蛋白的细胞，是结缔组织中的非上皮性、非血管性、非炎性细胞，负责合成纤维基质，很可能具有间充质谱系。在肿瘤微环境（TME）中，具有不同或重叠功能的异质细胞群体有助于肿瘤的发生，其中成纤维细胞起至关重要的作用。目前在各种肿瘤间质中都发现了肿瘤相关成纤维细胞（CAF），其胞浆突起，呈纺锤形（表 8-3-1）。

CAF 根据来源进行分类，其可由多种细胞分化而来，已知的来源有：①由肿瘤组织中的成纤维细胞直接分化而来，在前列腺癌中，TGF-β 的作用可使成纤维细胞转化为 CAF；②在肿瘤基质中，内皮细胞可能通过内皮-间充质转变（EndMT）促成 CAF，表现为内皮标记物（例如 CD31）的丧失以及大量间充质标记物 [例如成纤维细胞特异性蛋白（FSP）和 α-平滑肌肌动蛋白（α-SMA）] 的表达；③肿瘤上皮性细胞通过上皮间充质转化途径（EMT）转化为 CAF；④由于间充质谱系相关的标记基因 *PPARγ*、*RUNX2* 和转录因子 SOX9 的表达，脂肪细胞也可以分化为 CAF；⑤间充质干细胞（MSC）是另一种的 CAF 前体细胞，是已知 CAF 来源中研究最多的细胞群。使用鼠模型进行的体外和体内示踪研究均提供了证据，证明骨髓源性 MSC（BM-MSC）可以分化为癌症（例如神经胶质瘤、乳腺癌、胰腺癌和胃癌）中大量的 CAF。骨髓间充质干细胞在被 CXCR6 及其配体 CXCL16 激活后可以分化为 CAF。

表 8-3-1 不同组织中的 CAF 标志物及其功能

标志物	组织	功能
α-SMA	乳腺	增加胶原蛋白的收缩力
TNC	结直肠	促进肿瘤侵袭
小窝蛋白-1	乳腺	收缩力和基质重塑
PDGFRα/β	乳腺	雌激素剥夺
肝素结合性 EGF	子宫	促进癌细胞增殖
骨桥蛋白	皮肤	通过旁分泌信号促进肿瘤生长
YAP 转录因子	皮肤	ECM 重塑所需
半乳凝素-1	乳腺	细胞迁移和转化
平足蛋白	肺	促进细胞侵袭
CD90	前列腺	–
利钠肽 B	卵巢	–

CAF 的来源或激活信号通路不同，可能会产生不同的亚群。来源于静息态的 CAF 可能有 4 个亚型：① F1 亚型，对肿瘤有抑制作用；② F2 亚型，对肿瘤有促进作用；③ F3 亚型可能构成特异性 CAF，其生长因子分泌体活性增强，从而影响肿瘤免疫、血管生成和癌细胞增殖或休眠；④ F4 亚型可以产生细胞外基质（ECM），具有重塑肿瘤微环境（TME）中 ECM 含量的能力。是否具有更多亚型需要进一步的探索。

不同的 CAF 在不同组织中存在异质性，其标志物存在差别，功能也不尽相同。

（二）肿瘤相关成纤维细胞的功能

肿瘤增殖过程涉及许多途径和信号，并且各种研究表明，CAF 通过细胞因子、趋化因子、外泌体和 ECM 的分泌以多种方式促进肿瘤发生发展，特别是增殖、侵袭和转移。CAF 还可能调节肿瘤的血管生成、免疫系统并增强新陈代谢。

促进肿瘤增殖被认为是 CAF 的特征之一，

CAF 在肿瘤发生中的重要作用可能与上皮细胞癌前阶段间质中成纤维细胞已被激活转化为 CAF 有关。来自肿瘤的成纤维细胞显示出潜在的增殖潜能，这表明成纤维细胞在体内可能有促进肿瘤发生的能力。CAF 可以改变人前列腺癌、正常人前列腺成纤维细胞和被 SV40 大 T 抗原永生的正常人前列腺上皮细胞（Tag-HPE 细胞）的上皮形态，减少细胞死亡并增强细胞增殖。此外，CAF 中的各种生长因子和细胞因子可以通过不同的机制促进肿瘤细胞增殖；例如，将从人乳腺癌组织中分离的 CAF 注射到裸鼠体内，由于基质细胞衍生因子 1（SDF-1）的分泌上调，从而导致上皮前体细胞的募集，促进了上皮肿瘤的发生，导致肿瘤的生长速度远远快于注射成纤维细胞的裸鼠。通过成纤维细胞生长因子 -2（FGF2）/FGF2 受体轴诱导激素非依赖性小鼠的肿瘤增殖活性，抑制 CAF 分泌的 PDGF 可以减少血管生成和肿瘤细胞增殖。

CAF 在维持癌症干性方面也起关键作用。CAF 可以通过表达胰岛素样生长因子（IGF）- Ⅱ来维持癌细胞的干性，甚至诱导干细胞样特性的重新获得。此外，CAF 条件培养液还能增加 OCUM12/SP 和 OCUM2MD3/SP 硬化性胃癌细胞的球状集落数和 CSC 标志物的表达水平，这一作用可被 TGF-β 抑制剂所阻断，提示 CAF 通过 TGF-β 信号介导了癌细胞的干化。CAF 能够以不同的方式明显影响肿瘤的增殖和干性，这表明它们在调节 TME 和促进肿瘤进展方面发挥了重要作用。

肿瘤转移是一个多阶段的过程，首先是癌细胞迁移并侵袭周围组织，然后突破基底膜，实现恶性细胞的浸润、扩散和外渗。在此过程中，一些存活的肿瘤细胞将异位定居于其他组织，最终形成肉眼可见的肿瘤。TME 中的趋化因子能够促进转移。原发性乳腺肿瘤基质中的 CAF 产生大量 SDF-1 和胰岛素样生长因子 1（IGF-1），这有助于具有超活化 SRC 的肿瘤细胞适应富含 SDF-1 的骨髓微环境，从而促进骨转移。在 CAF 中靶向半乳糖凝集素 1 可通过下调 CCL2 的表达显著抑制口腔鳞状细胞癌的转移。此外，作为骨形态发生蛋白（BMP）家族成员（如 TGF-β）的过表达生长 / 分化因子 15（GDF-15）的 CAF 发挥全身作用，以促进转移性前列腺癌细胞的恶性进展和扩散。

癌细胞可以通过 EMT 获得高侵袭性表型。CAF 可通过旁分泌 TGF-β /SMAD 诱导乳腺癌细胞进行 EMT。此外，CAF 分泌的 SDF-1 有助于增强乳腺肿瘤细胞的迁移和（或）侵袭行为。在食管鳞状细胞癌中也观察到了类似的效果，其中 CAF 释放的 HGF 与肿瘤细胞的受体 MET 相互作用以增强其侵袭性。

除了释放可溶性因子外，CAF 介导的 TME 重塑也可促进肿瘤的侵袭和转移。在结肠癌、乳腺癌和前列腺癌等恶性肿瘤中，富含胶原蛋白的基质可能增强 EMT 和（或）肿瘤细胞的侵袭性。CAF 使基质或基底膜产生间隙，以指导肿瘤细胞的集体入侵，这些肿瘤细胞以依赖 MMP 的方式和不依赖 MMP 的方式通过细胞间连接保持黏接。进一步的机制研究表明，CAF 上的 N- 钙黏蛋白与肿瘤细胞上的 E- 钙黏蛋白之间的主动异源黏附驱动癌细胞集体入侵。CAF 中 AP-1 样转录因子 YAP-1 的激活增强了原发肿瘤中的 ECM 硬化，从而促进了局部癌细胞的侵袭和血管生成。同样，乳腺癌 CAF 过表达的 CAV-1 也可触发微环境的生物力学重塑，这有利于癌细胞的定向迁移和侵袭。

“种子”在远处器官的转移性定植需要合适的“土壤”。研究表明，常驻成纤维细胞通过创造富含纤维粘连蛋白的环境，在转移前生态位的形成中起至关重要的作用，其中成纤维细胞过量产生的 SDF-1 可能会吸引 CXCR4+ 黑色素瘤或肺癌细胞。此外，在转移前生态位中高表达 S100A4 的成纤维细胞通过释放大量的 VEGF-A（促血管生成）和 Tenascin C（抗凋亡），在建立有利于乳腺癌细胞肺转移的促血管生成和抗凋亡微环境中发挥了关键作用。转移部位的 CAF 在 TGF-β 刺激下分泌 IL-11，激活肿瘤细胞内的 GP130/STAT3 信号，使转移的细胞具有生存优势，从而促进转移性结直肠癌的器官定植。

CAF 的肿瘤抑制作用。虽然 CAF 有很强的促肿瘤作用，但有些 CAF 亚群的肿瘤抑制功能已有报道，这进一步支持了 CAF 在 TME 中的异质性的概念。确实，据报道乳房 TME 包含至少两个可以通过 CD146 表达区分的 CAF 亚组。具体来说，

$CD146^+$ 的 CAF 赋予持续的雌激素依赖性增殖和他莫昔芬对腔乳腺癌细胞的敏感性，而 $CD146^-$ 的 CAF 抑制雌激素受体的表达和癌细胞对雌激素的敏感性，从而导致他莫昔芬的耐药性。

在 PDAC 小鼠模型中，无论是直接消除 α-SMA^+ CAF 还是抑制支持间质成纤维细胞的 Hedgehog 信号，都会导致疾病恶化，存活率降低。其潜在机制分别归因于诱导免疫抑制和血管生成。这些研究强调了在某些癌症具有抗癌 CAF 亚群的存在。在这种情况下，对 CAF 非选择性靶向治疗可能是无效的，甚至是有害的，这表明需要确定肿瘤中 CAF 亚群用于靶向治疗。因此，应该寻找更特异和更可靠的细胞表面标志物来区分促肿瘤和抗肿瘤的 CAF 亚群，以便进行精确的治疗。

五、肿瘤微环境中其他细胞成分与非细胞成分的功能

（一）肿瘤微环境中其他细胞成分及功能

1. 脂肪细胞

肿瘤的发生发展与肿瘤微环境中的脂肪组织存在密切关系，脂肪细胞能够分泌脂质、脂肪因子和炎性因子来影响肿瘤的发生发展。

微环境中脂肪细胞分泌的脂肪酸能被肿瘤细胞吸收，以供自身能量代谢。此外，其分泌的磷脂、花生四烯酸为肿瘤细胞的增殖提供物质基础。

肿瘤微环境中脂肪细胞分泌的脂肪因子主要有瘦素、内脂素、脂联素等。瘦素影响肿瘤细胞的生长和增殖、干涉细胞周期和抗凋亡。内脂素表现出促增殖、促血管生成和抗凋亡作用。脂联素的作用比较复杂，其发挥的效应与肿瘤细胞的类型有关。

肿瘤相关的脂肪细胞还能分泌 IL-6、IL-8、TNF-α、CCL2 等细胞因子和趋化因子，促进肿瘤的发生发展。

2. 骨髓来源的抑制性细胞（MDSC）

MDSC 是来源于骨髓祖细胞和未成熟髓细胞的异质性细胞，功能取决于其对 T 细胞的免疫抑制活性。MDSC 分为单核细胞样的 MDSC 和粒细胞样的 MDSC，两者都能诱导抗原激活的 $CD8^+$ T 细胞的抑制。

氨基酸代谢和氧化应激在介导 MDSC 抑制 T 细胞活性中起关键作用。这主要由两种机制介导：① T 细胞必需氨基酸的耗尽；②通过活性物质产生氧化应激。MDSC 可以通过 ARG1 的表达来代谢消耗 L- 精氨酸。同样，MDSC 可以通过其隔离作用导致 L- 半胱氨酸缺乏。这些氨基酸的耗尽导致 T 细胞受体 Z 链的下调和 T 细胞增殖的抑制。MDSC 亚群通过表达 NOS2、ARG1 和 NADPH 氧化酶诱导 RNI（例如 NO、过氧亚硝酸盐）和 ROI（例如 H_2O_2）的产生。这些活性物质下调 TCR 的 Z 链和 IL-2 受体信号，抑制 T 细胞的活化和增殖。单核细胞样 MDSC 主要通过 NO 诱导其抑制作用，粒细胞样 MDSC 主要通过 ROI 诱导其抑制作用。

（二）肿瘤微环境中非细胞成分的功能

1. 细胞外基质（ECM）

ECM 由胶原蛋白、蛋白聚糖、弹性蛋白、细胞外基质糖蛋白构成。肿瘤 ECM 在肿瘤的发生到转移中都起重要作用。ECM 中包含了一系列细胞因子、生长因子、趋化因子等，这些因子能与肿瘤细胞和微环境中其他细胞的表面受体结合，从而激活细胞内的信号通路，调节细胞的生物学行为，促进肿瘤的发生发展。ECM 在其中扮演储存库的角色。

2. 外泌体

外泌体（exosome）是由细胞内多泡体（multivesicular body，MVB）与细胞膜融合后，释放到细胞外基质中的一种直径约 30~100nm 的膜性囊泡，是最初由 Johnstone 等于 1987 年在研究网织红细胞向成熟红细胞转变过程中发现的由网织红细胞释放出的一种小囊泡。随后经过大量的研究证明了除网织红细胞，T 细胞、B 细胞、树突状细胞、血小板、肥大细胞、巨噬细胞、成纤维细胞、星形胶质细胞、神经元、上皮细胞，尤其是各种类型肿瘤细胞也能分泌，如人前列腺癌细胞系 PC3 和 DU145。

外泌体组成成分主要分为质膜成分和内含物两大类，含有能反映来源细胞生理病理状态及功能的特异性的蛋白质、mRNA、microRNA，且能被分泌到胞外环境中，广泛存在于血液、尿液、

乳汁、恶性肿瘤渗出液中，其最基本的一个功能是充当信使，介导来源细胞与邻近细胞及远处细胞间的信息交流，诱发靶细胞一系列生理变化。主要通过以下 3 种方式传递信息：①通过其膜表面的配体识别结合靶细胞或易感细胞受体，如树突细胞来源的抗原提呈性外泌体已被证明能有效诱发 T 细胞介导的免疫应答，此外，外泌体的配体受体信号通路还参与了血管生成、止血过程、肿瘤进程等；②通过出芽或与靶细胞膜融合传递其表面受体；③外泌体直接与靶细胞融合后，将其内含的蛋白质和 mRNA、microRNA 直接释放进入靶细胞。为此，学者将这类 mRNA、microRNA 形象地称为外泌体性的穿梭 RNA。

由此，也使得外泌体在免疫应答，肿瘤形成、侵袭、转移，肿瘤诊断、分型标志物，肿瘤及其他疾病的治疗、预后判断，药物传递、靶向治疗等方面发挥着关键作用，并具有诱人的临床应用前景，尤其是有望成为恶性肿瘤的诊断治疗的新方式。

（林日昇　张　健　卢奕　李　慧）

第 4 节　肿瘤微环境中各因素的相互作用

目前研究认为，癌细胞与基质细胞共存于复杂的环境中，并依赖其与肿瘤微环境（tumor microenvironment，TME）的紧密和塑性相互作用来生长和扩散。癌细胞会刺激先前已存在的血管，形成新的血管和淋巴管，以满足其对营养 / 氧气的高需求，促进肿瘤的生长。过去几十年的研究强调了肿瘤相关的血管和淋巴管系统在支持免疫逃逸和颠覆 T 细胞介导的免疫监视方面所起的关键作用，这也是肿瘤的主要标志。结构和功能异常的肿瘤脉管系统通过维持癌细胞的低氧，酸中毒和高组织压力为特征的环境，同时对 T 细胞的浸润产生物理屏障，从而有助于促进肿瘤发生发展和免疫抑制肿瘤微环境。此外，最近的研究表明，形成肿瘤血管的血液内皮细胞可以积极抑制 T 细胞的募集、黏附活性。同样，在发生肿瘤的过程中，淋巴管系统会发生剧烈的重塑，从而促进癌细胞的转移扩散和免疫抑制。

肿瘤微环境包括多种细胞类型（内皮细胞、成纤维细胞、免疫细胞等）和细胞外成分（细胞因子、生长因子、激素、细胞外基质等），这些成分围绕肿瘤细胞并受其滋养。肿瘤微环境不仅在肿瘤的发生、发展和转移中起关键作用，而且对治疗效果也有深刻影响，环境介导的耐药性是肿瘤细胞与其周围基质间不断串扰的结果。

肿瘤微环境显著影响治疗反应和临床结果。肿瘤或基质细胞分泌的可溶性因子可诱导微环境介导的耐药性。肿瘤细胞与基质成纤维细胞或细胞外基质成分的黏附也可减弱治疗反应。以微环境为靶点的治疗策略包括抑制细胞外配体 - 受体相互作用和下游通路，免疫细胞既可改善或阻碍治疗效果，又可在肿瘤微环境中改变其激活状态。

髓样来源的抑制细胞（MDSC）是异源的髓样来源细胞群，包括髓样祖细胞和未成熟的巨噬细胞、未成熟的粒细胞和未成熟的树突状细胞。这些细胞在肿瘤发生过程中扩增，并具有抑制各种 T 细胞反应的能力。髓样来源的抑制细胞还可主动转移到肿瘤部位，并迅速分化为肿瘤相关巨噬细胞。已经证明，髓样来源的抑制细胞与肿瘤相关巨噬细胞一起通过分泌补偿 VEGF 缺失因子来介导抗 VEGF 治疗的抗性，从而支持血管生成。

肿瘤相关的内皮细胞（TEC）与正常的内皮细胞在特征上不同，包括增殖、转移以及对生长因子（VEGF）和化疗药物的反应。越来越多的证据表明，肿瘤细胞触发肿瘤相关内皮细胞的免疫抑制活性，从而影响抗瘤免疫力和治疗反应。肿瘤血管显示出血流的混乱和白细胞的泛滥，这与血管的结构异常和畸变有关。肿瘤相关内皮细胞降低E-选择蛋白、细胞间黏附分子1（ICAM1）、ICAM2和血管细胞黏附分子1（VCAM1）的表达，会导致肿瘤特异性细胞毒性T细胞募集到肿瘤病变部位。而且，肿瘤相关内皮细胞选择性地使免疫抑制性髓样细胞从血液中转移到肿瘤中，从而削弱了抗瘤免疫力。除了调节免疫细胞的通透性外，肿瘤微环境中的肿瘤相关内皮细胞还可通过表达抑制性分子来抑制T细胞功能，例如程序性细胞死亡配体1（PDL1）和PDL2。肿瘤相关内皮细胞还可释放可溶性因子以影响T细胞反应和治疗效果，包括前列腺素E_2、IL-6、TGF-β和VEGF。

一、肿瘤血管系统与免疫细胞的相互作用

（一）肿瘤血管系统

血管生成在肿瘤生长和转移中起至关重要的作用，被认为是癌症的标志。与正常血管相比，肿瘤内脉管系统结构和功能特性发生改变，并导致缺氧。局部性肿瘤中的缺氧可以改变肿瘤细胞的基因表达，从而增加细胞存活率和对凋亡诱导的抵抗力。这种血管网络变化产生独特的肿瘤微环境，最终影响治疗反应。尽管许多生长因子调节血管生成过程，例如血小板衍化生长因子（PDGF）、成纤维细胞生长因子（FGF）和转化生长因子α（TGF-α）等，但血管内皮生长因子（VEGF）通常被认为是这个过程的关键因素。肿瘤细胞是VEGF的主要来源，而肿瘤微环境内的基质细胞同样也是VEGF的来源。据报道，微血管密度和VEGF表达是各种肿瘤预后不良的重要因素。

有人提出抗血管生成疗法可以弥补肿瘤血管的结构和功能缺陷，这一过程被称为血管正常化。肿瘤血管的正常化可以恢复正常的血管功能，并有助于防止肿瘤细胞获得与低氧微环境有关的侵袭性表型。此外，增加肿瘤灌注将增强化疗药物和放疗的效果。

生长超过几立方毫米的实体瘤需要诱导肿瘤血管生成，以满足其高能量需求和接收生长所需的营养素（例如氧气和葡萄糖）。肿瘤血管生成需要从已建立的血管床中形成新血管，因此不同于从骨髓源性内皮前体细胞从头开始形成血管的血管新生或具有肿瘤（干）细胞形成血管能力的血管生成类似物网络。新的肿瘤血管形成是一个动态且紧密协调的过程，涉及前缘的高侵入性和活动性尖端细胞（向促血管生成方向转移，并在关键的促血管生成VEGF-A/VEGFR-2轴的引导下进行）与下面的增殖细胞协同作用，从而延长了血管并生成了管腔。这种完全形成的血管募集周细胞和血管平滑肌细胞，从而促进稳定性、完整性和血液灌注的完成。

病理性血管生成主要由肿瘤微环境中促血管生成和抗血管生成信号之间的不平衡所驱动。关键的促血管生成因子包括但不限于VEGF-A、碱性成纤维细胞生长因子（bFGF）和IL-8。这些细胞因子普遍存在于肿瘤微环境和大量的血管抑制信号中，例如血管抑素和内皮抑素诱导促血管生成转换。事实上，癌细胞不仅分泌大量的VEGF，而且可以通过释放各种促血管生成分子，例如胎盘生长因子（PlGF）、VEGF-C、VEGF-D和血小板衍生的生长因子（PDGF）-C，从而促进VEGF非依赖性血管生成。此外，它们也可以以自分泌或旁分泌的方式对生存和转移性VEGF信号作出反应。尽管肿瘤血管生成意在支持肿瘤的血液供应，但最终血管网络的血管壁薄、灌注不充足，是不成熟且混乱的，甚至还会有渗漏。这种效果不佳且高度异常的血管生成却有助于维持促肿瘤原性和免疫抑制性肿瘤微环境，并对癌细胞如何逃脱抗癌免疫监视，转移和对免疫疗法的反应有深刻影响。

肿瘤血管是癌症治疗管理的关键目标。肿瘤细胞分泌高水平的促血管生成因子，有助于形成异常的血管网络，该网络的特征是血管组织混乱，未成熟和可渗透，从而导致灌注不良。由受损的肿瘤灌注产生的低氧微环境可以促进更具侵袭性的肿瘤细胞的选择，并且还可阻碍免疫细胞的肿瘤杀伤作用。此外，异常的肿瘤灌注还降低了化疗药物的扩散和放疗的效率。为了对抗这种有缺陷的表型，肿瘤脉管系统的正常化已成为一种新的治疗策略。通过恢复适当的肿瘤灌注和氧合作用，使血管正常化可以限制肿瘤细胞的侵袭性并

提高抗癌治疗的有效性。

低氧（即氧合较少）和酸性（由于癌细胞的厌氧糖酵解增加）的肿瘤微环境有助于选择具有遗传性和增强其侵袭性的表观遗传学改变的癌细胞。重要的是，缺氧和酸中毒促进了免疫抑制性免疫细胞的吸引 / 发育，降低了肿瘤浸润性效应 T 细胞的细胞毒活性，并阻碍了化疗和免疫疗法对实体瘤中的递送以及放疗 / 化疗和免疫疗法对癌细胞的杀伤。

（二）免疫细胞

固有免疫细胞（巨噬细胞、肥大细胞、中性粒细胞、树突状细胞、髓样来源的抑制细胞和自然杀伤细胞）和适应性免疫细胞（T 和 B 淋巴细胞）可以通过直接接触或与肿瘤细胞相互作用，从而杀死肿瘤细胞。通过趋化因子和细胞因子的信号传导，可以改变肿瘤的行为及其对治疗的反应，重要的是，免疫细胞既可以支持也可以阻碍治疗效果，其活化状态和在肿瘤微环境中的定位也可能不同。

众所周知，肿瘤相关巨噬细胞（TAM）是肿瘤微环境中治疗反应的关键调节剂。在实体瘤中，肿瘤相关巨噬细胞的主要来源是循环单核细胞，而不是在肿瘤内部增殖常驻的巨噬细胞。骨髓中的单核细胞来源于髓样祖细胞，它们可以通过血液循环进入肿瘤，然后分化为巨噬细胞。巨噬细胞可根据其极化状态分为 M1 和 M2 亚型。M1 巨噬细胞可被 Th1 细胞分泌的 γ 干扰素（IFN-γ）和微生物产物激活。相反，M2 巨噬细胞响应 Th2 细胞因子（例如 IL–4、L–10 和 IL–13）而分化。在肿瘤相关巨噬细胞的背景下，M1 巨噬细胞被认为具有肿瘤杀伤作用，而 M2 巨噬细胞则促进肿瘤的发生。M1 和 M2 肿瘤相关巨噬细胞都是可塑性的，并且是可逆的。肿瘤微环境在肿瘤相关巨噬细胞的功能极化调节中起主要作用。在肿瘤治疗期间，化疗剂可能引起肿瘤相关巨噬细胞错误的组织修复反应，可能会导致肿瘤生长的促进和抗瘤功效的限制。体外和体内证据表明，肿瘤相关巨噬细胞介导对某些化疗药物（5–FU、阿霉素、吉西他滨、紫杉醇、铂类化合物等）的抗性以及抗 VEGF 的治疗。而且，肿瘤相关巨噬细胞具有产生分泌几种抑制性细胞因子的能力，例如 IL–1β、IL–6、IL–10 和 TGF-β，从而有助于肿瘤微环境中的 T 细胞抑制。

免疫细胞可进入肿瘤床。低氧肿瘤微环境与高 VEGF-A、IL–10 和前列腺素 E_2（PGE_2）水平相关。这些因素共同诱导肿瘤内皮细胞上的 FasL 表达，一旦与 T 细胞上表达的 Fas 结合，就会激活细胞凋亡的膜受体通路而被杀死。由于 c–FLIP（一种已知的肿瘤坏死因子，FasL 和 TRAIL 诱导的凋亡抑制因子）的差异表达，与 Treg 相比，$CD8^+$ T 细胞受上述负面的影响更大。此外，与肿瘤相关的内皮细胞可以通过上调多功能内皮受体 CLEVER–1/stabilin–1 来优先促进 Treg 的募集，因此表明肿瘤内皮可以支持免疫抑制 T 细胞的募集和存活。另外，VEGF-A 介导细胞间黏附分子（ICAM）–1 和血管细胞黏附蛋白（VCAM）–1 等黏附分子的聚集缺陷，阻碍了免疫细胞的外渗。因此，除了刺激血管生成外，VEGF-A 还阻碍了有效的内皮细胞 – 淋巴细胞相互作用。此外，内皮素 B 受体 [ET-BR；低氧诱导因子（HIF）–1 受体调节的内皮素 1] 对肿瘤内皮细胞的抑制作用与 T 细胞黏附有关，因为 ET-BR 的中和作用会增加肿瘤浸润的淋巴细胞（TIL）并提高对免疫疗法的反应性。尽管这些黏附分子可以结合多种白细胞亚型，但仍不清楚哪种补偿信号维持单核细胞和中性粒细胞在肿瘤内的存在。

（三）肿瘤血管系统与免疫细胞的相互作用

针对这一作用的方法包括抗血管生成治疗、血管正常化和免疫治疗。针对 VEGF/VEGFR 轴的靶向已成为免疫治疗相关研究最优选的组合方法。最初，用抗血管生成剂（例如抗 VEGF 抗体贝伐单抗）的单药疗法通过阻断 VEGF/VEGFR 依赖性血管的存活和生长，被认为会饿死肿瘤，从而阻止了肿瘤进展并改善患者的存活率。尽管临床前期取得了令人鼓舞的结果，但这种称为血管阻断的靶向血管治疗并未在癌症患者中获得预期效果，也未能显示出明显的缓解率或生存获益。后来，临床前研究表明，血管修剪导致缺氧（而非缺血性）肿瘤面积增加，反而支持肿瘤生长和转移性扩散。

确实，抗 VEGF/VEGFR 治疗引起的缺氧可能部分归因于血管阻断策略后观察到的血管生成性复发和治疗抗性，这可能涉及不同的免疫抑制性免疫细胞群，包括 $Gr1^{+}$ $CD11b^{+}$ 和肿瘤相关巨噬细胞。最近的一项研究表明，这些髓样细胞是由癌细胞衍生的血管抑制趋化因子 CXCL14 募集，它促进了这些髓样细胞中的 PI3K 信号传导。

然而，在实验性小鼠模型中，贝伐单抗（Bevacizumab，一种结合 VEGF 同工型的重组人源化抗体）治疗可通过增加成熟（即被周细胞覆盖的）血管的数量，降低通透性，降低 IFP，并增加神经母细胞瘤异种移植物的灌注。这种血管正常化的作用是短暂的，因为观察到的拓扑替康（Topotecan）和依托泊苷（Etoposide）向肿瘤内渗透仅在贝伐单抗治疗后的前几天有所改善。另一项研究表明，DC-101（小鼠 VEGFR-2 特异性单抗）对神经胶质瘤异种移植物的治疗可增加血管正常化，这与 ICD 的诱导剂与放疗整合治疗协同作用的时间窗有关。

接受 TGF-β 诱导的 EMT 的癌细胞具有免疫细胞的特性，使其能在炎症过程中通过类似于 DC 的淋巴系统扩散。激活后，DC 获得趋化因子受体 CCR7 的细胞表面表达，从而使 DC 能有针对性地感知并向分泌 CCR7 配体 CCL21 的淋巴毛细血管迁移。淋巴毛细血管的内皮细胞为橡树叶形，并通过纽扣状连接，从而使细胞能够进入血管而不会发生连接紊乱。随后，DC 迁移至淋巴结，在淋巴结中与免疫系统的其他细胞相互作用并进行抗原呈递。最近研究表明，与活化的 DC 相似，经历 TGF-β 诱导的 EMT 的肿瘤细胞获得 CCR7 的表达，并有针对性地通过淋巴系统迁移。TGF-β 还可通过诱导淋巴内皮细胞中 CCL21 的表达增强 EMT 细胞向淋巴毛细血管的迁移。但 EMT 细胞如何在引流淋巴结内迁移并与免疫系统相互作用尚待确定。

二、肿瘤淋巴管系统与血管系统的相互作用

（一）淋巴系统

淋巴液从组织的细胞外液中产生，包含源自该组织的独特成分，反映当前的功能状态。因此，当从引流不同组织的淋巴管中取样时，淋巴的成分不同，并随组织经历生理或病理过程而随时间变化。当组织液进入初始淋巴管时发生淋巴生成，该淋巴管由不连续基底膜上的单层重叠内皮细胞（EC）组成，通常与血管周细胞稀疏结合。最初的淋巴管内皮细胞（LEC）通过“纽扣状”细胞间连接而连接，这些细胞间连接有助于收集组织液及其内容物。这些橡树叶形淋巴管内皮细胞的独特微结构创造了相邻细胞的重叠瓣，这些瓣在初始淋巴管壁中形成了主要的瓣膜结构。当组织液压力大于最初的淋巴管压力时，初级淋巴管内皮细胞瓣膜打开，细胞外液自由进入。当淋巴管内部的流体压力较高时，淋巴管内皮细胞瓣膜关闭，将新形成的淋巴液捕获在内部。功能上，主要的淋巴管内皮细胞瓣膜起单向阀的作用，对于产生淋巴至关重要。主要的淋巴管内皮细胞瓣膜还可使树突状细胞（DC）穿过并进入血管，而无须整合素的黏附或细胞周围的蛋白水解作用。树突状细胞和其他抗原提呈细胞（APC）被淋巴管内皮细胞和间质血流产生的局部趋化因子 CCL21 梯度吸引到最初的淋巴管。在进入最初的淋巴管后，树突状细胞可与淋巴管内皮细胞相互作用并在其行进到淋巴结时爬行。

收集的淋巴液的重要组分是来自周围组织丰富的抗原和体液因子。淋巴液通过收集淋巴管到达淋巴结，在淋巴结中积累转运的抗原和抗原提呈细胞。在正常体内平衡过程中，树突状细胞和记忆 T 细胞是通过淋巴管运输的最常见细胞，大多数时候，树突状细胞会采样自身抗原，维持未成熟状态，并在到达淋巴结后表达低水平的共刺激分子。通过这种方式，携带自身抗原的树突状细胞可以通过诱导无反应和克隆缺失来控制自身反应性 T 细胞的活性，这种介导作用是由信号分子介导的，例如细胞毒性 T 淋巴细胞相关蛋白 4（CTLA-4）和程序性死亡 1/ 程序性死亡配体 1（PD-1/PD-L1）。因此，淋巴结有助于在胸腺中产生的中枢耐受机制维持周围的自我耐受性。常驻淋巴结基质细胞，如淋巴管内皮细胞或成纤维细胞网状细胞（FRC）也通过它们表达周围组织抗原和免疫检查点分子来提高耐受性。相反，外

来抗原可刺激强烈的适应性免疫反应。由于外来抗原存在于表达高水平的共刺激分子的活化树突状细胞上，并从收集的淋巴管到达淋巴结，因此淋巴细胞受到刺激并开始分化为效应细胞。因此，通过淋巴管进行功能性转运对于维持淋巴结微结构和支持抗原提呈细胞与同源淋巴细胞之间的最佳相互作用是必不可少的。

（二）肿瘤淋巴管系统与血管系统相互作用

淋巴系统对于维持组织液平衡，将抗原和抗原提呈细胞转运至淋巴结以产生适应性免疫反应以及将消化道中吸收的脂质携带到血液循环至关重要。相应地，淋巴系统的破坏会导致淋巴水肿、局部免疫受损和肠道吸收不良。由于转移性癌细胞可以通过淋巴管扩散到淋巴结，因此淋巴系统也参与了癌症的发展。

最初的淋巴管中产生淋巴液后，它会朝着淋巴结行进，最终回到血液循环中。靠近最初级淋巴管的血管（预先收集和收集淋巴管），其被专门的淋巴肌细胞（LMC）的覆盖率增加了。与最初的淋巴管相反，收集淋巴管的淋巴管内皮细胞具有连续的拉链状连接模式，形成紧密的连接并减少正常情况下跨血管壁的物质运输。还包括腔内瓣膜，其主要由单层重叠内皮细胞和基质组成。这些瓣膜可通过在关闭时阻止远端向远端流动并保持正常功能来维持单向近端淋巴流动。两个腔内瓣之间的血管段称为淋巴结，它是淋巴系统的主要泵送结构。在生理条件下，淋巴肌细胞主动泵送和被动力（例如搏动的血流，骨骼或平滑肌的收缩，液压梯度和重力）都会驱动淋巴液流动。但是，在没有这些被动机制情况下，淋巴肌细胞介导的淋巴管自主收缩可以驱动淋巴液通过淋巴系统进入血液循环。许多信号分子调节淋巴收缩，包括淋巴肌细胞衍生的一氧化氮（NO）、钙信号传导和某些神经递质。

许多信号分子在淋巴管的形成和维持中协同作用。控制淋巴管内皮细胞生物学的两个主要信号通路家族是 VEGF/VEGFR 家族和 Ang/TIE（具有免疫球蛋白和表皮生长因子同源结构域的血管生成素 – 酪氨酸激酶）家族。VEGF-C 和 VEGF-D 激活 VEGFR-2 和 VEGFR-3 可以驱动淋巴管生成，生成后这些途径可以维持新的淋巴管。血管生成素分子刺激生成后的血管的生长、重塑和成熟。此外，许多其他信号分子，例如 ephrin-B_2、肝细胞生长因子和血小板衍化生长因子受体 β 对于分级淋巴管网络的生长、重塑和成熟至关重要。CD11b$^+$ 巨噬细胞在炎症和肿瘤诱导的淋巴管生成中也起重要作用，包括通过产生 VEGF-C 和 VEGF-D 而发挥其作用。

淋巴转移最初被认为是一个被动过程，现在认为是多个步骤进行调节的，包括肿瘤细胞吸引和进入淋巴管以及成功渗透到引流的淋巴结中。进入淋巴管的肿瘤细胞需要在低氧环境中生存。随后到达淋巴结的肿瘤细胞首先遇到没有血管的囊下窦（SCS）。在这里，它们经历缺氧，并选择更具侵袭性和转移性的克隆，而且缺氧会影响肿瘤细胞的新陈代谢。这种选择和适应可使肿瘤细胞能在无血管的囊下窦中生存，进一步传播或在囊下窦中进入休眠状态。已知血管生成是对缺氧环境的响应。然而，尚未观察到淋巴结转移中血管密度的增加。在一项使用活体显微镜纵向追踪小鼠模型中自发性淋巴结转移的研究中，未观察到发芽的血管生成。相反，囊下窦中的癌细胞会侵入淋巴结，在那里它们可以利用淋巴结的天然脉管系统，因而这些细胞不再经历缺氧。

实体瘤通常会引起周围淋巴网络的扩张。但是，功能性淋巴管仅限于肿瘤边缘和围绕肿瘤的周围区域。由于肿瘤缺乏肿瘤内功能性淋巴管，因此间质液压力升高，可改变淋巴液流向引流肿瘤的淋巴结。在实验性癌症小鼠模型中，淋巴管生成因子 VEGF-C 和 VEGF-D 的过表达会增强外周肿瘤淋巴管的生长，并增加淋巴结转移，这是因为癌细胞到达淋巴结的原因。淋巴管内皮细胞产生的 CCL21 也可通过 VEGF-C 增强，从而促进 CCR7$^+$ 肿瘤细胞的淋巴进入。因此，到达淋巴管的肿瘤细胞可以被动地或通过主动的信号传导机制进入。

引流肿瘤的淋巴管被肿瘤重塑，导致肿瘤通过淋巴管扩散到淋巴结。原发性肿瘤还能预处理引流肿瘤的淋巴结，既改变了淋巴结发起免疫反应的能力，又潜在地使淋巴结微环境更有利于肿瘤的生长。在淋巴结中形成的转移性病变缺乏内皮小静脉，并且缺乏淋巴细胞。这些属性使淋巴结难以产生和维持抗瘤免疫力。肿瘤来源的VEGF-C和VEGF-D会增加近端收集淋巴管的收缩，可能会增加淋巴流量和肿瘤细胞的扩散。如果防止了肿瘤引起的淋巴管重塑，癌细胞向淋巴结的扩散就会减少。学界认为，在收集引流黑色素瘤的淋巴管时，淋巴液流会促进转运中的扩散，肿瘤细胞最初扩散至原发肿瘤和淋巴结之间的组织，最终导致淋巴结转移。

最近的基因组研究试图更好地定义疾病从原发性肿瘤到远处转移的顺序。数据表明，人类淋巴结转移是多克隆的，并且具有与原发肿瘤相似的遗传组成。相反，在远处转移中已检测到克隆性病变。动物研究也显示出直接证据，表明淋巴结转移源自从原发性肿瘤中扩散的多个细胞。这些数据表明，与血管相比，肿瘤通过淋巴管的扩散存在根本差异。淋巴管将肿瘤细胞带到一个共同的位置即淋巴结。这样，随着新细胞在新微环境中站稳脚跟，淋巴结转移可以通过新细胞的到达而不断得到加强。相反，分支血管将转移细胞递送至单个器官中的多个位置，从而导致选择特定克隆的机会更大，该克隆将显示出与原发肿瘤的遗传差异。这些观察结果对淋巴结转移患者可能有多种含义。淋巴结转移的遗传多样性使得靶向单一分子途径治疗淋巴结转移具有挑战性，并且可能无法阻止疾病的进展。

三、肿瘤淋巴管系统与免疫细胞的相互作用

（一）肿瘤淋巴管系统与免疫细胞的相互作用

为了产生包括抗体形成在内的适应性免疫应答，抗原还需要到达驻留在B细胞滤泡中的滤泡树突状细胞（FDC），这对于B细胞活化很重要。在这方面，涉及多种机制，包括吞噬细胞向淋巴结的主动转运。但是，研究还表明，即使没有抗原提呈细胞，小的可溶性抗原也可到达淋巴结。此类抗原被囊底窦巨噬细胞（SSM）和B细胞加工并转运至滤泡树突状细胞。囊底窦巨噬细胞是驻留在组织中的巨噬细胞，其位置使它们可以在淋巴管内皮细胞之间伸展以捕获抗原。或者，抗原可以流入导管网络，该导管网络在淋巴结内构成一个管状系统，允许低于70kD的抗原进入并被驻留的吞噬细胞和滤泡树突状细胞捕获。B细胞从滤泡树突状细胞捕获特定抗原后，将其加工并提呈给树突状细胞激活的T细胞，发生克隆选择和随后的特异性抗体产生。激活的效应淋巴细胞可以离开淋巴结并扩散到血管中。这些细胞随后可以运输到炎症部位以执行细胞毒性作用，或者在B细胞的情况下，留在次级淋巴器官中产生抗体，或者转移到骨髓成为长寿浆细胞。因此，免疫细胞与组织和淋巴结中的淋巴管相互作用。它们还分泌可能通过淋巴管生成诱导淋巴系统重塑的因子，这在慢性炎症和肿瘤疾病中经常观察到。通过淋巴管生成而使肿瘤中的淋巴管系统扩张与淋巴转移增强有关。

淋巴管不仅是液体和细胞的转运系统，还是免疫系统的重要组成部分。淋巴系统充当固有免疫和适应性免疫之间的接口，并主动传达和感知周围的炎症刺激。处于引流淋巴结中的免疫反应在协调针对炎症反应原因的局部反应中起重要作用，并促进组织特异性免疫。在淋巴结中进行适应性免疫应答过程的重要部分是抗原提呈免疫细胞从外周到淋巴系统的活化和靶向转移。在这方面重要的细胞是具有吞噬和抗原提呈能力的树突状细胞（DC）。尽管树突状细胞不是唯一的转移细胞，但它们是适应性免疫系统激活的核心。在稳定状态下，它们在促进周围耐受方面也很重要，因此具有双重作用。激活后，树突状细胞获得转移特性，其特征在于细胞肌动蛋白机制的明显极化。树突状细胞的转移能力受其亚型和炎症提示的影响。周围组织中活化的树突状细胞并非随机转移，而是有针对性地向淋巴管转移，并进一步向引流淋巴结转移。树突状细胞通过淋巴系统定向转移的一个重要驱动力是趋化因子CCL21，它由淋巴管内皮细胞产生并分泌，其受体CCR7在活化树突状细胞的表面表达。通过其CCR7的表面表达，活化的树突状细胞具有感知并向表达CCL21的淋巴管内皮细胞转移的能力。

本质上，淋巴结（lymphnode，LN）是用于识别和提呈抗原以引发或耐受适应性免疫反应的组织。肿瘤会排出影响淋巴结微环境的各种分泌因子，从而促进免疫抑制。这抵消了抗瘤免疫力，并为癌细胞的播种和生长创造了一个良好的环境（转移前淋巴管生态位）。与此相一致，注射到淋巴结中但不是皮下注射的B16-F10细胞以$CD8^{+}$细胞依赖性方式被排斥。而且，与非前哨（non-sentinel）淋巴结和微转移阳性淋巴结相比，来自黑素瘤患者的无微转移的dLN具有增加的某些免疫刺激细胞因子的水平。这些包括IFN-γ（提示TAA特异性免疫）、IL-2（刺激B细胞和T细胞增殖）和粒细胞巨噬细胞集落刺激因子（树突状细胞成熟因子）。因此，最初在dLN中引发免疫反应，也足以防止定植。然而，肿瘤最终克服了这种保护作用。与此相符的是，在存在皮下B16-F10肿瘤的情况下，淋巴内注射B16-F10可导致有效的肿瘤生长。这可能是肿瘤来源的分泌因子和未成熟树突状细胞以及髓样来源的抑制细胞募集的结果。关于使用表达OVA的B16-F10黑色素瘤模型进行的前一项研究，额外的VEGF-C过表达导致dLN中产生IFN-γ的$CD8a^{+}$ OT-1细胞减少，这可能是由于淋巴流量增加和淋巴管内皮细胞介导的致耐受性事件。

因此，淋巴系统可以支持（排空TAA/TAA提呈的树突状细胞）以及减弱（致耐受性事件）抗瘤免疫反应。

（二）上皮－间质转化

1. 上皮－间质转化在癌症转移中的作用

上皮－间质转化（epithelial-mesenchymal transition，EMT）是一个发育过程，通过该过程上皮细胞转分化为间充质细胞，转移到胚胎的其他区域，并形成新的细胞类型。与其他发育过程类似，例如血管生成和淋巴管生成，上皮－间质转化在正常的健康组织中沉默。然而，上皮－间质转化的重新激活发生在包括慢性炎症、纤维化、伤口愈合和肿瘤在内的病理条件下，失去上皮特性，例如紧密连接和黏附连接的成分，以及黏液基底细胞的极性，并且细胞骨架被重组以支持更转移的状态。E-钙黏蛋白（E-cadherin）表达的丧失是上皮－间质转化最常见的标志之一，与许多类型的人类肿瘤中更具侵袭性的表型相关，对E-钙黏蛋白的调控已进行了广泛研究，已知多种诱导上皮－间质转化的转录因子，包括Snail1/2、ZEB1/2和Twist1/2因子可直接或间接抑制E-钙黏蛋白。这些上皮－间质转化因子的表达受涉及细胞干性和转化的信号传导途径（包括Ras、Notch和WNT信号传导）调节，并且通常与不良预后和肿瘤复发相关。紧密结合蛋白的丢失，包括柯萨奇病毒和腺病毒受体（CXADR）和闭合蛋白，是上皮－间质转化的其他标志，并导致上皮屏障的丢失。间充质蛋白（例如中间丝蛋白波形蛋白）表达的增加有助于增强上皮－间质转化细胞的转移特性。

上皮－间质转化细胞除了具有更多的转移能力外，还具有与癌症进展和转移相关的其他特性。这样，上皮－间质转化细胞可以避免衰老。扭曲因子（twist factors）可以通过抑制肿瘤抑制蛋白p16和p21以及诱导上皮－间质转化来解除癌基因诱导的衰老。此外，早期研究为上皮－间质转化在耐药性中的作用提供了证据。在抗阿霉素的细胞系中检测到高水平的波形蛋白，其中异源群体中的某些细胞具有典型的上皮－间质转化特征。这表明与药物治疗后的非上皮－间质转化细胞相比，上皮－间质转化细胞在生长能力上具有优势。耐药性通常伴随上皮－间质转化，并且已在乳腺癌和胰腺癌等几种癌症类型中见到报道。E-钙黏蛋白水平高与对表皮生长因子受体（EGFR）激酶抑制剂的敏感性有关，而E-钙黏蛋白水平低和间质表型的细胞则相反。表达上皮－间质转化标记的细胞还显示对诸如奥沙利铂和紫杉醇的药物具有更高的抗性。

2. 炎症作为上皮－间质转化诱导剂

最近，对肿瘤内的炎性环境引起了极大关注，并且发现浸润性免疫细胞同时发挥抗瘤作用和促瘤作用。肿瘤相关巨噬细胞（TAM），调节性T细胞和髓样抑制细胞（MDSC）的亚型已被确定为肿瘤进展和转移的启动子。这些细胞产生并分泌细胞因子，例如TGF-β，可以诱导上皮－间质转化，并通过切换免疫细胞的极化来促进免疫抑制性肿瘤微环境的产生。

TGF-β 在肿瘤和炎性组织中经常过表达。TGF-β 悖论是指其既作为肿瘤抑制剂又作为启动子的功能。通常，TGF-β 通过协调细胞凋亡来控制组织稳态，并抑制初期肿瘤的生长。然而，在肿瘤进展期间，TGF-β 从肿瘤抑制物转变为上皮－间质转化和对细胞死亡抗性的启动子。用 TGF-β 处理几周的乳腺癌细胞停留在上皮－间质转化中并避免凋亡。TGF-β 通过规范的 Smad 信号传导途径进行信号传导，该途径涉及受体 Smads2/3 的磷酸化和激活，然后与 Smad4 相互作用。Smad 复合物进入细胞核，在那里调节 TGF-β 靶基因的转录。但是，Smads 对 DNA 结合的亲和力很低，需要与辅因子相互作用才能实现靶基因特异性。Snail1 是上皮－间质转化的主要调控因子，作为 Smad3/4 的辅助因子，这一发现为 TGF-β 如何与 Ras-MAPK、Notch 和 WNT/bcatenin 等致癌途径协同作用产生了新认识。有趣的是，TGF-β 还可以促进内皮－间质转化（EndoMT），这也需要 Snail1 和 Smad 转录因子。内皮 / 间质转化可能有助于纤维化疾病中成纤维细胞 / 成肌纤维细胞的生成，但其在肿瘤转移中的作用尚不清楚。

3. 上皮－间质转化细胞劫持免疫系统以通过淋巴系统传播

尚不清楚是什么促使癌细胞通过淋巴系统扩散，以及上皮－间质转化是否有助于这一过程。但是，最近的数据为这个问题提供了一些新启示。实验表明，经历 TGF-β 诱导的上皮－间质转化的癌细胞通过淋巴系统传播的能力增强。使用新颖的三维共培养系统，分析了在聚合物珠上生长的上皮－间质转化细胞向包被有血液或淋巴管内皮细胞的珠转移能力，发现与血液内皮细胞相比，上皮－间质转化细胞优先向淋巴管转移。这些数据表明淋巴管内皮细胞可能产生吸引上皮－间质转化细胞的趋化因子。考虑到趋化因子受体 CCR7 及其配体 CCL21 在促进树突状细胞通过淋巴系统扩散中众所周知的作用，研究了 CCR7/CCL21 介导的趋化性是否可以在上皮－间质转化细胞靶向淋巴结中发挥作用。CCR7 受体起着树突状细胞和淋巴细胞激活剂的作用，对于靶向树突状细胞通过淋巴系统向淋巴结的转移起重要作用。此外还有研究表明 CCR7 介导癌细胞的淋巴扩散。

研究发现 CCR7 在经历 TGF-β 诱导的上皮－间质转化的癌细胞中被诱导。进一步研究表明，CCR7 介导了上皮－间质转化细胞的淋巴结转移。配体 CCL21 在淋巴管内皮细胞上表达，并作为树突状细胞转移的重要化学引诱剂。研究发现，淋巴管内皮细胞产生的 CCL21 对上皮－间质转化细胞向淋巴管内皮细胞转移的能力发挥重要作用。此外，数据显示 TGF-β 诱导了 CCL21 在淋巴管中的表达，但在血液内皮细胞中却没有。因此，癌细胞中 TGF-β 诱导的上皮－间质转化似乎激活了免疫系统用来引导树突状细胞通过淋巴系统转移的机制。与此相符，还有人发现淋巴管内皮细胞可能表达肿瘤细胞用于淋巴结转移的其他趋化因子。CXCR5 受体及其配体 CXCL13 与乳腺癌的上皮－间质转化和淋巴转移有关。发现趋化因子 CXCL12 在引流淋巴结的淋巴管内皮中上调，同时表达 CXCR4 受体的肿瘤细胞也在转移，与 TGF-β 诱导的上皮－间质转化相关。已显示另一种趋化因子 CCL1 促进表达受体 CCR8 的黑素瘤细胞向淋巴结进入，而 CCR8 功能的阻断导致淋巴结转移减少。CCR8 的抑制还阻止了肿瘤细胞进入淋巴结，在传入淋巴管中形成了肿瘤细胞的停滞。总之，这些结果表明，TGF-β 诱导的上皮－间质转化使癌细胞具有劫持各种趋化信号的能力，并将其用于在炎症过程中类似于活化树突状细胞的淋巴系统进行传播。

考虑到接受上皮－间质转化的癌细胞可能获得免疫细胞其他特性的可能性，研究人员对经过 TGF-β 治疗 2 周后允许采用上皮－间质转化程序的乳腺癌细胞进行了基因分析。有趣的是，在上皮－间质转化细胞中诱导了通常在髓样类型的免疫细胞（包括巨噬细胞和树突状细胞）中表达的基因簇。这些基因编码具有可变细胞内定位和分子功能的蛋白质，尽管其中一些以前与癌症转移有关，但其他却没有。从这些研究中得出的结论是，经历 TGF-β 诱导的上皮－间质转化的癌细胞具有免疫细胞的特征，而“间质”一词实际上不足以描述上皮－间质转化细胞的特性。未来的研究将进一步研究 EMT 细胞在多大程度上利用免疫细胞的特性扩散到淋巴结以及更远的位置。有趣的是，人体中仅有的与转移癌细胞具有通过血管系统扩散并传播到远处器官的能力的细胞就是免疫细胞。

四、成纤维细胞的复杂角色

放射生物学的早期研究主要集中在肿瘤细胞上，忽略了肿瘤微环境（tumor microenvironment，TME）中发生的复杂细胞相互作用。与肿瘤相关的成纤维细胞是指肿瘤中基质细胞的异质组，其在表型和表观遗传上与正常的成纤维细胞不同。尽管术语中，成纤维细胞是指特定类型的细胞，但与肿瘤相关的成纤维细胞实际上是形态不同的成纤维细胞样细胞，起源于不同的组织或前体细胞。肿瘤相关成纤维细胞（cancer-associated fibroblast，CAF）的主要来源是正常的成纤维细胞，它们通过肿瘤微环境转化而来。肿瘤相关成纤维细胞在肿瘤微环境内基质细胞中占很大比例，并已显示出提供支持肿瘤进展并允许少量肿瘤细胞逃避治疗的关键信号。肿瘤基质中存在大量肿瘤相关成纤维细胞与乳腺癌、肺癌和胰腺癌的临床预后不良有关。大多数活化的肿瘤相关成纤维细胞均来源于募集的常驻成纤维细胞，并响应许多生长因子和肿瘤微环境中富含的TGF-β、FGF2和PDGF等细胞因子而被激活。肿瘤相关成纤维细胞也可能源自骨髓间充质干细胞，并且可以源自驻留的上皮或内皮细胞，通过上皮－间质转化（EMT）或内皮－间质转化（EndoMT）在肿瘤基质内进行活化，肿瘤相关成纤维细胞发挥功能，包括细胞外基质（ECM）的合成和分泌以及蛋白水解酶的释放作为基质金属蛋白酶（MMP）和乙酰肝素酶导致ECM重塑。此外，肿瘤相关成纤维细胞构成生长因子和细胞因子的重要来源[包括基质细胞衍生因子1（SDF1）、肝细胞生长因子（HGF）、VEGF、PDGF等]，它们共同促进肿瘤生长、血管生成并有助于治疗抗性。

另外，据报道星形细胞、骨髓来源的纤维细胞、间充质干细胞，甚至内皮细胞、脂肪细胞、周细胞和平滑肌细胞都是肿瘤相关成纤维细胞的细胞来源。肿瘤相关成纤维细胞的组织学特征通常基于分子标记[例如α-SMA、FAP、S100A4和血小板衍化生长因子受体－β（PDGFR-β）]的阳性染色。但是，这些标记物许多存在于正常活化的成纤维细胞和其他细胞类型中，不能作为肿瘤相关成纤维细胞的排他性标记物。肿瘤相关成纤维细胞通过调节细胞外基质并分泌调节肿瘤增殖、侵袭和转移的细胞因子或生长因子来发挥其生物学功能。尽管早期研究声称肿瘤相关成纤维细胞具有促瘤作用，但越来越多的证据表明某些肿瘤相关成纤维细胞可能会抑制肿瘤的进展，可能是通过形成物理屏障来限制肿瘤细胞的生长和转移。肿瘤相关成纤维细胞的异质性最近引起了很多关注，并且已经做出努力来区分各种类型肿瘤中的不同肿瘤相关成纤维细胞亚群并对其进行分类。基于整联蛋白β1、α-SMA、FSP1、FAP、PDGFR和Caveolin1的表达，已在乳腺癌中验证了4种类型的肿瘤相关成纤维细胞。使用RNA测序已在肺癌中描述了五种肿瘤相关成纤维细胞亚型，每种亚型均具有特定的胶原蛋白表达模式，并具有与肌生成相关基因的独特表达。在胰腺癌中，肿瘤相关成纤维细胞已分为表达α-SMA的肌成纤维细胞CAF和表达IL-6的炎性CAF。这些研究中描述的肿瘤相关成纤维细胞的亚组是谱系分化的结果还是由一组特定刺激诱导的不同表型尚不清楚。考虑到肿瘤相关成纤维细胞的多样性，通过更全面的方法（例如基于单细胞的基因组学和蛋白质组学）进一步定义每个子组将很有趣。

通过细胞表面标志物直接靶向肿瘤相关成纤维细胞。消除肿瘤相关成纤维细胞的一种方法是通过抗体靶向疗法，这需要特定的表面膜标志物。如前所述，与正常成纤维细胞相比，肿瘤相关成纤维细胞中多种膜蛋白（例如FAP和S100A4）被上调，这些蛋白可能充当潜在的靶标。即使单个标记可能无法涵盖整个肿瘤相关成纤维细胞群体，但部分敲低可能会阻碍肿瘤生长、降低甚至消除肿瘤相关成纤维细胞治疗的耐药性。

成纤维细胞活化蛋白（fibroblast activation protein，FAP）是肿瘤相关成纤维细胞表达的表面蛋白，已被广泛研究为消除肿瘤相关成纤维细胞的治疗靶标。针对FAP的鼠源单抗F19（西布妥珠单抗，也称为BIBH1）在临床上是安全的，但在转移性结直肠癌的Ⅱ期临床试验中显示出有限的活性。通过将FAP抗体的scFV链与光敏铁蛋白纳米笼偶联，可以进一步增强靶向FAP阳性肿瘤相关成纤维细胞的特异性。作为单抗的扩展，嵌合抗原受体T细胞（CAR-T）也已用于消除FAP阳性肿瘤相关成纤维细胞。在间皮瘤和肺癌的鼠模型中，输注FAP-CART导致鼠肿瘤以FAP依赖性方式减缓生长。在胰腺癌的鼠模型中，FAP-CART减少了细胞外基质蛋白和糖胺聚糖，降低了肿瘤的血管密度并抑制了肿瘤的生长。目前尚未有FAPCAR-T临床试验的报道。然而，CAR-T行业在白血病的成功治疗中蓬勃发展。各种新颖的CAR构建体正在开发中，以促进CAR-T更好的生物活性。可以想象，这些进展可能会为将来的研究中针对FAP阳性肿瘤相关成纤维细胞的定位提供更易于使用的选择。

S1004A是另一种具有潜在治疗价值的肿瘤相关成纤维细胞标记。S100属于EF手形钙结合蛋白最大的亚家族之一，而S100A4的过表达与肿瘤的侵袭性密切相关。S1004A作为肿瘤相关成纤维细胞的标志物不如FAP特异，它在巨噬细胞以及一部分上皮细胞中表达。已有研究显示，中和S1004A功能的单抗可通过抑制肿瘤的发生、转移前环境的形成以及调节Th1和Th2细胞之间的免疫调节平衡来减少自发性乳腺癌小鼠模型中的肿瘤生长和转移。此外，抗S1004A抗体还可消除MiaPACA-2和M21-S100A4细胞免疫缺陷小鼠异种移植模型中的内皮细胞转移、肿瘤生长和血管生成。

同时，正在发现新颖的肿瘤相关成纤维细胞标记。发现肿瘤内皮标记物8（TEM8，也称为ANTXR1）在多种癌症中的肿瘤相关成纤维细胞和其他基质细胞中高表达。靶向TEM8（m825-MMAE）的ADC可以阻断原位胰腺肿瘤的生长以及已确定的结肠癌和乳腺癌转移。有趣的是，抗瘤作用是通过一种称为DAaRTS（药物激活和通过基质释放）的意外机制进行的，其中前药在基质中被吸收和积累，并释放出以对邻近肿瘤细胞发挥细胞毒活性。其他潜在的肿瘤相关成纤维细胞表面标记包括Podoplanin（PDPN）、PDGFRβ和TEM-1，它们均为膜蛋白，需要进一步表征组织特异性后才能用作可靠的肿瘤相关成纤维细胞标记。

（毛晨宇　卢奕　张健）

第5节　抗瘤治疗对肿瘤微环境的改变及意义

一、化疗对肿瘤微环境的改变

化疗目前依然是临床上治疗恶性肿瘤的主要方法之一。根据传统的药物分析，化疗药物可分为抗代谢药、烷化剂、植物、抗癌抗生素类、激素类等。通常，化疗药物在治疗恶性肿瘤的过程中，缩减病灶的同时也在一定程度上抑制机体内正常细胞生存，造成机体损伤，甚至会促进更适合恶性肿瘤发生发展的微环境形成。

在一些对肿瘤化疗的相关研究中发现，化疗会对肿瘤微环境包括非肿瘤细胞及细胞外基质产生影响。化疗不仅对宿主来源的免疫细胞，如肿瘤相关巨噬细胞（TAM）、肿瘤相关中性粒细胞（TAN）、髓源性抑制细胞（MDSC）、血小板等有影响，还对非免疫细胞如肿瘤相关成纤维细胞（CAF）、内皮祖细胞（EPC）以及细胞外基质（ECM）产生一定的影响，在化疗药物的作用下，这些组分也会发生相应的变化。

（一）化疗对肿瘤微环境中免疫细胞的影响

化疗可以促进M2型巨噬细胞发生极化，

加速 M2 型巨噬细胞的募集和激活，并分泌生长因子和细胞因子。临床上对卵巢癌、宫颈癌的铂类药物化疗会促进前列腺素 2（prostaglandin E_2，PGE_2）以及 IL-6 和两种炎症介质的分泌，诱导单核细胞朝 M2 型巨噬细胞分化。化疗后肿瘤血管周围的 TAM 增加，血管内皮生长因子 A（VEGF-A）释放增多，会促进肿瘤血管再生和肿瘤复发转移。在肿瘤发生发展过程中，淋巴结转移是肿瘤由良转恶的一个主要特征，与不良预后有直接关系。化学药物治疗作用后巨噬细胞诱导淋巴管生成增多。集落刺激因子（colony-stimulating factor 1，CSF1）是肿瘤微环境中 TAM 募集的关键因子。在乳腺癌小鼠模型中，紫杉醇常规化疗会诱导 CSF1 和 IL-34 分泌增多，导致小鼠机体内 TAM 募集。有报道显示，乳腺癌在紫杉醇化疗后，VEGF-C 与 VEGFR-3 升高，巨噬细胞分泌组织蛋白酶，促进乙酰肝素酶（heparanase，HPA）释放增多，诱导淋巴管增生，促进肿瘤转移。髓源性抑制细胞（MDSC）也是肿瘤微环境的重要组成部分，多来源于粒细胞和未成熟骨髓细胞，人 MDSC 细胞表面表达 CD33、CD14、CD11b，小鼠 MDSC 表达髓系细胞分化抗原（myeloid differentiation antigens，Gr-1）与 CD11b。在肿瘤发生机制中，MDSC 可以通过多种机制消减 T 细胞、NK 细胞、树突细胞的功能，促进肿瘤生长及侵袭的发生。化疗能诱导 MDSC 的生成增强，加速炎症反应，诱发肿瘤耐药，促进血管生成。氟尿嘧啶和吉西他滨治疗胰腺导管腺癌（pancreatic ductal adenocarcinoma，PDAC）后诱导的炎症反应能使 GM-CSF 分泌增加，诱导单核细胞分化为 MDSC，使 PDAC 相关微环境中的 MDSC 的数目上升，促进肿瘤发展。氟尿嘧啶治疗结肠癌，能诱导 MDSC 内的 Cathepsin-B 释放增多，激活 NLRP3 炎症小体，诱导 IL-1β 释放，刺激 $CD4^+$ T 细胞分泌 IL-17，降低化疗疗效。

中性粒细胞是体内固有免疫细胞，也是肿瘤微环境中多种免疫细胞之一，在肿瘤进展中起不可或缺的作用。TAN 有两种表型，即 N1（抗肿瘤表型）和 N2（促肿瘤表型）。TAN 通过释放 ROS，导致点突变及 DNA 损伤。在化疗过程中，氟尿嘧啶上调结肠内 CXCL1、CXCL2、CXCL3 水平，结合中性粒细胞的趋化因子受体 -2（CXCR2），显著增加结肠内中性粒细胞的水平，促进了炎症反应。

（二）化疗对肿瘤微环境中非免疫细胞的影响

在化疗过程中，化疗药物常可诱导宿主细胞和肿瘤细胞分泌基质细胞衍生因子 -1（SDF-1）、IL-8、VEGF，促进内皮祖细胞（EPC）从骨髓中动员到外周血循环，进入肿瘤组织中，进一步分化为成熟内皮细胞，参与肿瘤的血管生成。VEGF 是 EPC 的活化关键因子，与化疗后组织分泌的 VEGF 与 CEPC 水平上升直接相关。

肿瘤相关的成纤维细胞（CAF）在肿瘤的发生发展过程中起重要作用，它来源于多种不同种类的细胞，如骨髓祖细胞、平滑肌细胞、脂肪细胞、成纤维细胞、肌成纤维细胞等，且具有肌成纤维细胞（myofibroblasts）活化表型特征，特异性表达波形蛋白（vimentin）和 α - 平滑肌肌动蛋白（α -SMA）。CAF 的活化主要取决于肿瘤细胞和浸润的免疫细胞分泌的生长因子。在化疗过程中，化疗药物可以诱导肿瘤细胞和其他基质细胞分泌表皮生长因子（EGF）、CXCL12、FGF2、PDGF、TGF-β 来活化并募集 CAF，一些细胞因子如 IL-8、IL-11、VEGF 等的分泌也会募集内皮细胞进入肿瘤微环境中，促进肿瘤血管新生，获得化疗耐药能力，促进肿瘤增殖、侵袭和转移。

间充质干细胞（mesenchymal stem cells，MSC）在化疗过程中也会被动员并进入肿瘤微环境，MSC 主要分布于骨髓中，可以分化为脂肪细胞（adipocytes）、软骨细胞（chondrocytes）、成骨细胞（osteoblasts）等多种细胞。活化并被动员进入肿瘤微环境的间充质干细胞能提升肿瘤细胞化疗耐药的能力。MSC 通过诱导化疗耐药，促进血管和淋巴管生成，调节免疫反应促进恶性肿瘤的发展。化疗可通过多种途径活化 MSC，促进其分泌趋化因子和生长因子，如 IL-6、IL-8、CCL2 等，形成有利于肿瘤细胞增殖和侵袭的微环境。铂类药物（如顺铂、奥沙利铂）能活化 MSC，促进肿瘤耐药。顺铂能诱导 MSC 分泌 CXCL1、IL-6、IL-8、CCL2 等因子，增加乳腺癌细胞的干性，促进顺铂化疗耐药的产生。

这些非瘤细胞通过分泌细胞因子和趋化因子等方式作用于肿瘤细胞，改变肿瘤微环境，调节肿瘤细胞对化疗药物的反应，增强肿瘤细胞增殖、侵袭、迁移能力，促进肿瘤细胞免疫逃避及肿瘤血管生成。

（三）化疗对肿瘤微环境中细胞外基质的影响

肿瘤微环境中的细胞外基质是在肿瘤细胞周围影响肿瘤细胞形态以及增殖、迁移活动的重要组分，其成分主要包括弹性蛋白、胶原、糖蛋白、蛋白多糖，其中胶原蛋白占较高比例。通常，肿瘤细胞转移都会先将胞外基质降解。胞外基质降解再重塑的过程也是一个生物活性因子释放、改变肿瘤微环境的过程。化疗可以诱导肿瘤细胞分泌多种基质金属蛋白酶（MMP），降解多种细胞外基质蛋白，给肿瘤细胞的生长、迁移提供空间和途径。MMP-2是肿瘤转移过程中最重要的一种蛋白水解酶，能降解基底膜Ⅳ型胶原，被组织基质金属蛋白酶2抑制剂（TIMP-2）抑制。

综上所述，不同的化疗方案具有不同的抗瘤生物学机制，发挥不同的抗肿瘤作用。虽然化疗可以提前清除大量肿瘤细胞，然而化疗药物是肿瘤治疗过程中微环境改变的关键因素，化疗后肿瘤微环境中暴露大量肿瘤抗原和新抗原产物，会募集更多的免疫效应细胞，使肿瘤产生免疫抑制状态进而出现耐受。在今后的研究中，应进一步明确化疗对肿瘤微环境改变诱导肿瘤耐药性产生的机制，尝试将化疗和其他类型的靶向治疗整合，提高肿瘤治疗效果，改善肿瘤预后。

二、放疗对肿瘤微环境的改变

放疗是一种使用电离放射的疗法，通常作为控制或杀死恶性细胞从而成为治疗肿瘤的一部分，通常通过线性加速器进行递送。如果将放疗定位于身体的一个区域，那么放疗可能会治愈许多类型的肿瘤。它也可以用作辅助治疗的一部分，以防止原发性恶性肿瘤（例如乳腺癌的早期阶段）手术切除后肿瘤复发。放疗在治愈肿瘤中起核心作用。近几十年来，大多数有关改善治疗效果的研究都集中在调节放射线对肿瘤细胞的生物学作用上。最近发现，肿瘤微环境中的成分在决定治疗效果方面具有关键作用。

放疗可用于治疗50%以上的肿瘤患者并调养40%的治愈患者。从某种意义上说，改善放疗效果的研究几乎完全集中在肿瘤细胞本身，而忽略了肿瘤与其生长基质之间复杂的生物相互作用，即所谓的肿瘤微环境（TME）。大多数实体瘤的微环境与正常组织的微环境不同，这是因为脉管系统畸形，不足以充分灌注肿瘤组织。肿瘤的脉管系统供应不足会导致缺氧或缺氧区域。经典的放射生物学大多未能认识到放疗对TME的影响以及在其中引发的反应，这其实对决定治疗的成功或失败至关重要。此外，某些肿瘤模型的临床前研究表明的不良反应，尽管在某些临床经验未能明确证明是放疗所致，但放疗诱导的TME变化实际上可能在某些情况下促进了肿瘤的侵袭和扩散，促进了患者的侵袭和转移。因此，将放疗与新的生物学靶向方式相整合的尝试通常是基于其增加放疗诱导的肿瘤细胞死亡的潜力，而不是基于它们在TME2中重新构建生物过程的潜力。

TME可能最受辐射研究的成分是内皮细胞和肿瘤脉管系统。辐射会引起内皮细胞功能障碍，其特征是通透性增加，从基底膜下层脱落和凋亡。单次高剂量（8~16Gy）被发现与酸性鞘磷脂酶（ASMase）的上调有关，这会诱导内皮细胞凋亡。内皮细胞功能障碍和细胞凋亡可导致辐射后炎症和纤维化。在血管内，辐射产生血栓形成前状态，其特征在于血小板聚集，微血栓形成和炎性细胞与内皮细胞的黏附增加，随后分别进入血管周围间隙。

从结构上讲，脉管系统的照射会导致血管的剂量依赖性破坏，这尤其会影响微脉管系统。降低的血管密度会增加功能血管之间的距离，这意味着一些实质组织不会被灌注。随着时间的推移，受辐照的血管会变厚（主要是由于内膜层增厚），并且容易发生动脉粥样硬化。其他晚期形态变化也可能发生，包括血栓形成、纤维化和内壁坏死的发展。较大的单次辐射剂量（15~20Gy）可能会永久减少血流，这表明血管结构可能发生不可逆的变化。正常组织对辐射的早期和晚期反应是放疗中的剂量限制因素，会影响肿瘤患者的治疗效果和生活质量。

了解放射线对肿瘤微脉管系统功能状态的影响对于最大限度地提高放疗的效率至关重要。放疗引起的肿瘤血管变化仍然取决于总剂量和剂次大小，以及肿瘤本身的类型、位置和分期。肿瘤血管可根据它们的产生方式从而可能缺乏基底膜和细胞周壁，使其比周围正常组织中的血管更具渗透性和泄漏性，并且对放射线更敏感。一项最新研究通过观察单次改变剂量的放射可以促进肿瘤浸润的 $CD8^+$ T 细胞数量的快速增加，同时抑制髓样来源的抑制细胞（MDSC）。然而，当给予额外的辐射时，$CD8^+$ T 细胞的数量减少而 MDSC 的数量增加。该观察结果表明，精确的放射剂量和时间表对于确定免疫学上引发肿瘤微环境的最佳窗口至关重要。延长辐射递送可能不利于最初募集到肿瘤的淋巴细胞并促进免疫抑制。TME 中的内皮细胞具有快速增殖的特征，这有助于增强其固有的放射敏感性。每个内皮细胞都支持约 2000 个肿瘤细胞的生长，它们对放疗的反应（包括恢复和生存机制）自从被首次假定为肿瘤控制的关键靶点以来就一直是研究的重点。类似于正常组织的单次大剂量照射研究表明，在初期 6h 内，在纤维肉瘤和黑色素瘤异种移植模型中，这种剂量可诱导 ASMase 依赖性微血管损伤，并且随后肿瘤细胞死亡。辐射诱导的血管损伤加剧了肿瘤的缺氧，并通过增加诱导免疫细胞募集的细胞因子和趋化因子的产生来触发免疫反应。随后的肿瘤血运重建是通过缺氧诱导因子 -1α（HIF-1α）依赖性和 HIF-1α 依赖性骨髓来源细胞（BMDC）募集而发生的。

放疗导致 TME 中一系列相互联系过程的激活，包括炎症、循环性缺氧、免疫调节、血运重建、CAF 协调的 ECM 重塑和纤维化。这些变化以相互关联的方式在 TME 中发生。若干因素的重叠和广泛影响尤其突出了这一点，尤其是生长因子 TGF-β、VEGF 和 PDGF。细胞因子 TNF、CXCL12、IL-1、IL-2、IL-6 和 IL-10，以及转录因子 NF-κB 和 HIF-1。

TME 对放疗反应的研究导致了一系列令人兴奋的新型疗法的发展。考虑到 TME 对放疗的反应时间和相互作用，在这一领域发展合理的放疗药物整合将是一个巨大的挑战。尽管如此，经过精心设计的放疗与血管正常化、免疫调节和抗纤维化疗法的整合将有效地使治疗益处最大化，并最大限度降低使不良靶点效应以及转移和复发的可能性。尽管仍然存在许多问题，但整合后协同作用的潜力已经开始打开，这将成为肿瘤整合治疗的未来。

三、抗血管生成治疗对肿瘤微环境的改变

肿瘤血管新生是肿瘤发展、转移的一个关键因素，也是所有恶性实体瘤的共性，参与肿瘤发生发展的各个阶段。当实体瘤直径达到 2mm 左右时，就很难在周围环境中获得足够的氧气和营养，此时，肿瘤细胞就会分泌促血管生成因子进入肿瘤微环境诱导血管再生。促血管生成因子中比较重要的有 VEGF-A、胎盘生长因子（placenta growth factor，PLGF）和碱性成纤维细胞生长因子（basic fibroblast growth factor，bFGF）。这些促血管生成因子共同作用以动员周围血管的内皮细胞，通过调节细胞黏附分子促进内皮细胞增殖、迁移和血管形成。新生的血管可以为肿瘤细胞的生长提供更多的氧气和营养。根据肿瘤血管微环境的特性，可实施血管阻断策略。通过打破肿瘤内已形成的血管网络，阻断新生血管对肿瘤的营养供应。在整合疗法中，血管生成抑制剂在破坏以前建立的肿瘤血管系统时，一方面降低血管的分布密度，限制氧和营养物质的供给，另一方面使抗癌药物渗透到肿瘤深层发挥作用从而杀死癌细胞。在晚期肾癌中，使用 VEGF 抑制剂阿西替尼和派姆单抗整合治疗，在Ⅰ期临床试验中取得了良好效果。通过 VEGF 诱骗受体（VEGF-grab）与放疗相整合，可以有效抑制 VEGF-A 和 PLGF 的作用，进而抑制肿瘤细胞的血管新生，使肿瘤血管正常化，最终达到良好的抗瘤效果。但与其他抗瘤药物一样，抗血管生成治疗也存在耐药现象，短期应用反而会增加肿瘤转移和复发风险。

在抗瘤血管生成治疗后，肿瘤耐药性的产生以及复发的现象与在接受治疗后肿瘤微环境发生的一系列改变有非常密切的联系。这时肿瘤微环的改变主要包括以下几个方面。

抗瘤血管生成的治疗会加重肿瘤的缺氧，缺氧是肿瘤血管生成的主要驱动力。缺氧条件促使肿瘤细胞 HIF-1α 的表达量增多，细胞代谢情况也随之发生调整。抗血管生成治疗主要是通过减少破坏血管功能、肿瘤血管数目、减少肿瘤的氧气和营养物质供应而抑制肿瘤生长，在这样的药物作用下，肿瘤内缺氧的产生在所难免。众所周知，HIF-1α 是调节肿瘤细胞缺氧反应的重要转录因子，高表达的 HIF-1α 在肿瘤中较为常见。在肿瘤细胞中出现高表达 HIF-1α 的情况下能促进一系列基因的表达，调节肿瘤细胞生存生长过程中的氧气消耗、糖酵解情况，使肿瘤细胞更加适应缺氧的条件，进一步分化出更多耐低氧条件的细胞和高转移性细胞，使肿瘤的恶性程度加重。HIF-1α 表达量的增加还会促进血管生成因子的分泌代偿性增高，进一步促进新的血管生成，改善自身供养。另外，HIF-1α 表达量的增加可以影响一些基因的转录，如降低 E-钙黏蛋白的表达，促进肿瘤细胞上皮 - 间充质（EMT）转化，促进肿瘤浸润的发生和转移。由此可知，缺氧造成的肿瘤细胞 HIF-1α 的表达量增加是抗肿瘤血管生成治疗后微环境各种变化的驱动因子，而后 HIF-1α 通过多种机制和途径参与肿瘤发生、发展和转移，这是目前临床上抗血管治疗效果并不显著的重要原因。

抗肿瘤血管生成的治疗会导致多种促血管生成因子代偿性增加，诱导肿瘤复发。抗血管生成的治疗即使用血管生成抑制剂也不可能完全阻断所有血管生成的所有信号传导。血管的新生是许多因素共同作用的复杂过程，涉及种类繁多的生长因子和信号通路。在针对肿瘤的新生血管治疗过程中，胎盘生长因子、VEGF 和碱性成纤维细胞生长因子常出现代偿性增加，进而促进血管更加快速生长，以支持肿瘤的生长和侵袭，增强治疗抵抗力，并为休眠转移提供便利。肿瘤微环境中的间质细胞（主要是肿瘤相关成纤维细胞）可通过分泌 PDGF-C 支持肿瘤细胞生长及血管生成而导致抗 VEGF 耐药。研究发现抗 VEGF-2 在胰腺肿瘤治疗短期有效后，因成纤维细胞生长因子（FGF）-1、FGF-2 及血管生成素 -1（Ang-1）等表达上调导致肿瘤复发，而同时应用 FGF 相关蛋白阻断 FGF-1/FGF-2 信号通路，则可明显降低肿瘤的复发率。另外，肿瘤微环境中肿瘤浸润 NK 细胞和 $CD4^+$ T 细胞干扰素 - γ 会下调血管内皮细胞中 TNFSF15 的表达，而 TNFSF15 的下调是肿瘤血管新生的先决条件。

抗肿瘤血管生成的治疗会增加髓样抑制细胞募集，髓样抑制细胞（MDSC）是一群具有异质性骨髓来源且具备免疫抑制功能的细胞的统称，通常认为 MDSC 包括正常单核细胞、未成熟树突状细胞、巨噬细胞、粒细胞和其他早期分化阶段的髓系细胞等学界也经常将其分为分叶核和单核两种类别。在肿瘤和不同种类的病理条件下，MDSC 是免疫抑制网络的主要成员之一，通过产生基质金属蛋白酶 -9，MDSC 能参与诱导肿瘤血管生成。虽然使用抗血管生成的治疗在理论上可以阻止肿瘤细胞的继续恶化，但持续的抗血管生成药物的作用会导致肿瘤微环境出现缺氧，使机体内许多肿瘤相关炎性细胞、免疫抑制细胞，如肿瘤相关巨噬细胞、MDSC、调节性 T 细胞等被招募到肿瘤微环境，分泌 VEGF、IL-10、IL-6、TGF-β 等众多的细胞因子。这些细胞因子的聚集及对肿瘤微环境的作用会导致免疫抑制炎性微环境的产生，对肿瘤的进一步治疗造成免疫抑制微环境的恶性循环，从而引发代偿性的肿瘤血管新生，反而促进肿瘤的进一步生长或转移，甚至导致肿瘤免疫逃逸。

抗肿瘤血管生成的治疗会增加周细胞的覆盖。肿瘤血管由内皮细胞、周细胞、平滑肌细胞及基底膜组成。周细胞与内皮细胞的相互作用主要通过 VEGF 和 PDGF 两种生长因子作用。在肿瘤血管中，周细胞普遍存在，是内皮细胞的主要支持细胞，能够维持内皮细胞的生存，稳定血管结构，并且在内皮祖细胞还没被动员的情况下，周细胞也能单独启动血管生成。通常认为，周细胞的覆盖率是血管生成成熟的一个重要标志，周细胞的覆盖率越高，血管成熟度也相对越高。在抗血管治疗后，肿瘤细胞 HIF-1α 增加，可上调血小板衍化生长因子、血管生成素 1 和促血管生成素受体（Tie-2）基因的表达，与周细胞相互作用，促进内皮细胞的存活、稳定增殖及迁移，从而诱导新生血管成熟。另外，VEGF 抑制剂的抗瘤治疗后，血管生成素的表达量会出现代偿性增加，血管生成素作用于周细胞表面相应受体也会导致周细胞的募集，对肿瘤的抗血管生成治疗方案产生负面的治疗效果。另外，在抗血管生成药物的作用下，肿瘤血管中内皮细胞凋亡的情况加重，一种情况是周细胞丧失与肿瘤血管的接触，周细胞同血管壁结合松散使停用血管生成抑制剂后，周细胞突起进入肿瘤组织，通过合成Ⅳ型胶原和层黏连蛋白，形成新的基底膜，为肿瘤血管新生再提供一个支架，诱导血管新生；另一种情况是，周细胞与血管壁结合松散导致周细胞覆盖率降低，肿瘤易发生转移。由于周细胞对血管新生的独特作用，在抗血管生成的治疗过程中，同时靶向肿瘤血管周细胞和内皮细胞，可以减少进一步成熟血管比例，从而增加抗血管生成治疗的疗效。

抗肿瘤血管生成的治疗也会增加肿瘤细胞自噬。肿瘤的发生和发展过程中，自噬的调控机制比较复杂，而且具有两面性：早期，自噬可通过清除受损细胞器、促进蛋白分解代谢而发挥抑制肿瘤的作用；然而，在肿瘤进展中，在缺氧或营养受限的状态下，肿瘤细胞可通过自噬的作用降解、循环再利用细胞内物质，促进自身存活。而且，在抗血管生成治疗初期，肿瘤微环境中缺氧情况加剧，肿瘤细胞中的 HIF-1α 及 AMPK（AMP 依赖的蛋白激酶）的表达量增加，也会加快细胞自噬的进程，影响抗肿瘤血管生成的治疗。因此，在抗血管生成的治疗过程中，联合使用抑制肿瘤细胞自噬的方法可能有助于提高抗血管生成治疗效果。

四、免疫治疗对肿瘤微环境的改变

肿瘤微环境调控正成为免疫治疗领域的一个日益热门的研究课题，有关免疫检查点阻断和肿瘤免疫治疗的研究已将肿瘤免疫治疗推向了高潮。然而，肿瘤微环境由于其显著的异质性在抑制抗肿瘤免疫中起重要作用。许多肿瘤患者对单药治疗方法没有很好反应。因此，需要整合治疗以获得最佳治疗效果。靶向肿瘤微环境可为免疫治疗提供新思路，这种策略打破常规肿瘤治疗易耐受的情况，并为个性化整合医学奠定基础。

肿瘤免疫疗法通过激活免疫系统产生抗肿瘤作用正逐步成为治疗癌症的有益工具。然而肿瘤微环境的异质性经常是肿瘤免疫治疗的一大阻力。而且，肿瘤免疫治疗会加速肿瘤微环境异质性的增加，促进肿瘤免疫抑制微环境的形成，进而影响肿瘤免疫治疗的治疗效果。肿瘤细胞利用免疫系统的负调节机制，以在肿瘤微环境中建立全方位的免疫抑制状态，从而为肿瘤的生存与发展创造条件。因此，逐渐出现了靶向肿瘤微环境的免疫治疗手段，靶向肿瘤微环境中遗传相对稳定的基质细胞可以大大降低肿瘤免疫治疗的耐药以及复发的发生。近年来，免疫检查点抑制剂为肿瘤免疫治疗带来了新希望，是目前肿瘤免疫治疗的重点。免疫检查点抑制剂是激活免疫功能和使肿瘤微环境正常化的策略。免疫检查点抑制剂已成为治疗多种肿瘤的有效手段。抗 PD-1/PD-L1 单抗已成功应用于临床，并已被批准用于包括黑色素瘤、非小细胞肺癌、肾癌和膀胱癌在内的多种肿瘤类型。根据是否存在 TIL 和 PD-L1 表达，可将肿瘤微环境分为 4 种不同类型：①Ⅰ型（TIL^{+} $PD\text{-}L1^{+}$），其中肿瘤微环境为 $PD\text{-}L1^{+}$，并带有 TIL 驱动适应性免疫抵抗，表明它可能会受益于单药抗 PD-1/PD-L1 阻断剂；②Ⅱ型（TIL^{-} $PD\text{-}L1^{-}$），其肿瘤微环境为 $PD\text{-}L1^{-}$，无 TIL；③Ⅲ型（TIL^{-} $PD\text{-}L1^{+}$），其中肿瘤微环境为 $PD\text{-}L1^{+}$，没有 TIL，表明其是内在诱导的，存在需要招募 TIL 的过程；④肿瘤微环境为 $PD\text{-}L1^{-}$ 的Ⅳ型（TIL^{+} $PD\text{-}L1^{-}$）和 TIL，表明其他抑制途径在促进免疫耐受中的作用。对于Ⅱ型肿瘤，由于它们无法在肿瘤微环境中产生抗肿瘤免疫应答，因此应优先招募 T 细胞。肿瘤微环境的这种分层可以预测抗 PD-1/PD-L1 治疗的临床疗效，并使针对不同肿瘤微环境量身定制不同的整合治疗方案使肿瘤的治疗效果达到最佳。抗 PD-1/PD-L1 治疗可与抑制其他免疫检查点整合使用。值得注意的是，抑制 PD-1 可以刺激 T 细胞上表达的其他免疫检查点并增加抗 PD-1 的抵抗力。据报道，Claudin 低表达的乳腺癌是一种侵袭性较强的亚型，这种亚型常有不良预后，并出现 *EMT* 基因高表达的现象，利用免疫疗法可将调节性T细胞募集至肿瘤微环境，从而有效抑制抗肿瘤免疫反应。

通过调节肿瘤代谢来改善肿瘤微环境的免疫治疗方案是一个热门的研究课题。目前，吲哚胺 2，3 和二氧合酶（IDO）抑制剂抑制肿瘤代谢的免疫疗法已取得显著成果。肿瘤细胞代谢研究的重大突破也为与免疫疗法相整合提供了新选择。IDO 抑制剂依帕卡司他和抗 PD-1 抗体派姆单抗在临床试验中已被证明对晚期肿瘤具有良好的临床疗效和安全性，改善了肿瘤治疗的客观应答率和疾病控制率。缺氧和酸性的微环境与肿瘤代谢的后果有关，扭转肿瘤微环境的缺氧和酸性条件也被用作调节肿瘤微环境的策略。PX-478 是可以抑制缺氧诱导的 HIF-1α 水平的选择性抑制剂。此外，乳酸可以特异性上调 B 细胞淋巴瘤因子 2(Bcl-2)，增强对肿瘤细胞葡萄糖饥饿的抵抗力。在乳酸代谢异常的临床试验中，已确定改善肿瘤微环境的酸性条件有助于抗肿瘤治疗，目前顺铂和依托泊苷与 Bcl-2 抑制剂 AT-101 整合使用可增强抗肿瘤作用。另外，在靶向肿瘤微环境的免疫治疗过程中，调节肿瘤微环境中异质基质成分可以调节其免疫抑制条件。促进肿瘤血管的正常化、削弱 CAF 的功能可以有效地将氧气，药物或免疫细胞及其他成分运输到肿瘤组织，减少肿瘤增殖和侵袭。以 CAF 为靶标的肿瘤治疗目前还处于试验阶段。一种重要的策略就是阻断由癌细胞和 CAF 激活的信号通路。例如在小鼠胰腺导管腺癌中，以过度活跃的黏着斑激酶（FAK） 为靶标，使用 FAK 抑制剂（VS-4718） 不仅可以减少纤维化，还可减少肿瘤免疫抑制细胞的数量，进而提高患者的存活率。另一策略是抑制由 CAF 表达的成纤维细胞活化蛋白（FAP）。在荷瘤小鼠体内，通过使用 FAP 酶抑制剂 Talabostat，上调诱发抗肿瘤免疫反应的特异性趋化因子和细胞因子，可以实现抗肿瘤的目的。人源化单抗 Sibrotuzumab，针对 CAF 上的特异性抗原 FAPα，可阻断其蛋白酶的双重功能和信号转导，进而抑制肿瘤的进展、侵袭和转移进程，并降低其抗瘤免疫力的负调控。RO6874281 是一种双特异性抗体，包含靶向 FAPα 的 IL-2 变体。IL-2 变体不与调节性 T 细胞结合，可以阻止调节性 T 细胞的免疫抑制能力。该抗体通过特异性靶向 FAPα，不仅可以增加局部 IL-2 的浓度，还可激活肿瘤微环境中的免疫效应细胞。也可通过直接阻断 FAPα 来抑制肿瘤微环境的恶化。由于 FAP 在肿瘤基质中的表达始终如一，因此表达 FAP 特异性嵌合抗原受体的修饰性 T 细胞也已被工程化用于抑制肿瘤增殖并增强宿主免疫力。在肿瘤微环境中，以肿瘤浸润淋巴细胞为靶标的治疗中发现姜黄素不仅可以激活记忆 T 细胞和效应 T 细胞，还可防止调节性 T 细胞的形成，从而增强 T 细胞对肿瘤的杀伤作用。同时，姜黄素还可改变肿瘤微环境，增强 $CD8^+$ T 细胞的活性，进而更好地抑制肿瘤生长。此外，姜黄素和免疫疗法相整合，可以抑制 TGF-β、IDO 等多种免疫抑制因子，增加 T 细胞的募集，进而达到更好的抗瘤目的。

尽管成功地靶向了包括免疫检查点封锁在内的非肿瘤细胞成分，但在大多数肿瘤患者中，专注于单一免疫抑制靶点仍然无效。即使在对免疫检查点抑制剂有反应的肿瘤类型中，包括黑色素瘤、非小细胞肺癌和肾细胞癌，也很少有患者能够客观地控制肿瘤的进展。阻断或抑制一种免疫抑制信号后，肿瘤将通过其他机制进行代偿，以产生抗药性并降低该免疫疗法的疗效。肿瘤微环境异质性与免疫治疗反应之间的关联和互变仍然是一个重大挑战。将来，可能需要根据肿瘤微环境为每名肿瘤患者量身定制个体化的整合免疫疗法。为了改善早期肿瘤诊断并预测治疗效果和预后，新型免疫生物标记物的应用以及通过新型策略监测和评估肿瘤微环境的能力还需进一步深入探究。

（王富浩　张　健　卢　奕）

第6节 肿瘤血管生成与微环境的研究技术及方法

本节整合了在生物学研究血管生成的过程中可用于评估血管生成的体内、体外以及新兴的生物学测定方法，并对其操作及关键方面进行说明。

一、肿瘤血管生成常用的体外研究方法

（一）内皮细胞和单核细胞迁移

内皮细胞迁移是血管生成的标志之一，也是血管生成级联反应的早期步骤之一。该过程具有一个非常明显的特征，即内皮细胞的自主运动。当然，在一些特殊条件下，内皮细胞也会集体迁移，动员其中一组细胞产生趋向化运动，并通过前导细胞同后继细胞建立精确的层次结构。因此，剖析内皮细胞迁移的分子机制对于理解和治疗性控制该过程以抑制发芽（例如在肿瘤中）或刺激血管形成（例如在组织再生或伤口愈合期间）至关重要。同样，内皮细胞迁移分析已成功用于评估单核细胞的迁移反应。单核细胞积极参与血管生成，单核细胞的迁移反应同内皮细胞的迁移密切相关。最重要的是，CD14 阳性单核细胞可以很容易地从任何个体中分离并获得，不仅是人类，还包括小鼠。我们可以使用一系列测定法来定量和定性评估内皮细胞迁移。目前，使用最广泛的测定法包括伤口闭合的变化和博伊登室测定法。

（二）内皮细胞增殖测定

在机体处于稳态的条件下，内皮细胞是人体中最静止的细胞之一，增殖速率接近于零。而在受到刺激之后，通常是受伤、炎症或病理过程（如恶性生长）之后，它们会快速地被动员，接着进入细胞周期开始增殖。基于这些对内皮细胞增殖的影响，目前已经鉴定、验证并开发了许多种血管生成调节剂。因此，内皮细胞的增殖测定在一定程度上反映了血管生成的进程。理想的内皮细胞增殖测定方法应当快速、可重复、可靠并且在一定程度上排除操作者之间的差异。

在过去的几十年中，学界已经开发出许多研究细胞增殖的方法。通常，这些方法包括细胞计数，细胞计数被认为是增殖的金标准。至少在理论上，它是测量细胞群体增殖最直接的方法之一。DNA 含量的测定也是评判细胞增殖情况的方法，通过掺入标记的核苷酸类似物来检测 DNA 合成，测量 DNA 含量。也可采用检测增殖标志物的方法来测定内皮细胞增殖。细胞分裂是高度协调的过程，其中特定的蛋白质协同作用，并允许细胞通过细胞分裂的不同阶段。通常通过免疫化学方法检测这些蛋白质可以估计分裂细胞的比例。该方法可用于体外终点实验，也可用于评估组织切片中的活性 EC 增殖。最常用的标记是磷酸化组蛋白 H3（PH3），可标记处于 S 期的细胞，或者采用 PCNA 和 KI67 来标记除 G0 期以外的所有细胞周期阶段的细胞。随着研究手段的不断提升，细胞活力测定法的使用在研究细胞增殖中占据了主导地位。尽管不能进行最狭义的反映，但如果进行正确的话，这些测定法可以准确地代表活细胞的数量。而且这些方法随时可用，需要的处理和准备工作也较为方便。最著名的是 MTT 分析法，线粒体脱氢酶转化为不溶性紫色的甲瓒晶体。由于转化酶的量在给定的细胞群中高度稳定，因此甲瓒的生成（颜色强度）与活细胞的数量成正比。随后通过溶解含晶体的细胞和分光光度法对其进行定量。根据细胞增殖定义的广泛性，其范围可从狭义来描述，例如“细胞随时间分裂的比例”到更普遍的“群体倍增时间”，可以采用几种不同的测定方法。除此之外，不同的检测手段和设备也将决定特定方法的选择。

（三）主动脉瓣环实验

当大鼠或小鼠主动脉的外植体包埋在 ECM 凝

胶中时，它们具有离体出芽并形成分支微血管的能力。在该系统中，血管生成是由主动脉释放的内源性生长因子驱动的，并且由于解剖过程损伤了其生长。主动脉壁的这种特性最早是在 20 世纪 80 年代初期发现的，并进一步衍生出主动脉环测定法的发展，该方法现已广泛用于研究血管生成的基本机制并在测试促血管生成或抗血管生成的化合物功效中广泛应用。

主动脉环由 1~2 个月大的大鼠或小鼠的胸主动脉制成。从动物身上切除后，将主动脉转移至含有无血清内皮基础培养基（EBM）的 Felsen 皿中。在立体显微镜下，使用 Noyes 剪刀和显微解剖钳清除主动脉的血液和纤维脂肪组织。在解剖和摘取过程中注意不要拉伸、切割或压碎主动脉壁。在解剖的过程中，主动脉在 Felsen 皿的四个隔室中冲洗。然后使用解剖刀将主动脉管切成 0.5~1mm 长的环。其余的环通过使用分隔的 Felsen 皿依次转移到八个连续的无血清培养基浴中进行洗涤。然后将主动脉环分别嵌入到薄的由胶原蛋白、纤维蛋白或基底膜组成的凝胶中。凝胶凝固后，将 500μL 无血清 EBM 加入每种培养物中。每个实验组在四孔 NUNC 皿中包含一式四份培养物。将主动脉环培养物在加湿的 CO_2 培养箱中于 37℃孵育后用于实验。与现有的血管生成模型相比，主动脉环测定具有许多优势。与分离的 EC 不同，主动脉外植体的天然内皮并保留了其原始特性。血管生成调节剂可以抑制或刺激血管生成反应，并通过分子或免疫化学方法进行分析，而不会引起血清混淆。如体内伤口愈合期间所见，血管生成发芽是在周细胞、巨噬细胞和成纤维细胞的存在下发生的。新血管在不同发育阶段的超微结构可以通过电子显微镜进行评估。也可以通过对主动脉培养物的整装制剂进行免疫染色，用特定的细胞标记物识别不同的细胞类型。还可以从单个动物的胸主动脉中进行许多测定（20~25 个培养物 / 大鼠主动脉；10~15 个培养物 / 小鼠主动脉）。血管生成反应可以随时间定量，生成微血管生长曲线。主动脉培养物可用于研究血管退化的机制，该机制通常遵循在体内反应性血管生成过程中所见的主动脉血管生成反应。用病毒构建体转导的或从转基因小鼠中获得的主动脉环可用于研究特定基因产物在调节血管生成反应中的作用。

（四）淋巴管生成和血管生成分析

淋巴系统在体内维持组织液稳态，脂质吸收和免疫细胞运输中起关键作用。在肿瘤发生发展过程中，新淋巴管的形成有助于肿瘤细胞的发生与发展。淋巴管发育的遗传性或后天性不足会导致各种形式的淋巴水肿。动员淋巴生长的最重要的受体信号传导系统是 VEGF-C/VEGFR-3 系统。通过转基因过表达或病毒基因递送系统升高 VEGF-C 组织浓度会导致淋巴过度生长。相比之下，可溶性 VEGFR-3 细胞外结构域的过表达会抑制癌症模型中淋巴管生长。因此，在实验动物和人类中刺激或抑制淋巴管生长可能是改善或抑制淋巴功能的一个可用途径。常用研究淋巴管生成过程的体内技术有两种，一种称为耳海绵测定法，另一种称为病毒基因递送技术。迄今为止，人们已知有几种病毒基因递送载体，例如腺病毒、腺伴随病毒（AAV）、慢病毒 / 逆转录病毒和杆状病毒。耳海绵测定是研究原发肿瘤和前哨淋巴结在转移之前（转移前的状态）和转移后（转移状态）淋巴管重塑的合适模型。通过 AAV 进行基因传递代表了可靠且相对在遗传性或获得性血管疾病模型中进行基因治疗的廉价方法。AAV 提供了一种方便的方法，可在体内以及模拟内源基因自然表达条件下研究生物活性蛋白的生物学特性，例如血管生长因子。淋巴管生成因子也能刺激血管生长，VEGF-C 和 VEGF-D 的成熟形式不仅能够结合并刺激 VEGFR-3，而且能够结合并刺激 VEGFR-2。当对鼠骨骼肌施用 AAV/VEGF-C 或 AAV/VEGF-D 时会诱导血管生长，这在重组腺病毒转导的兔骨骼肌中也得到了证实。但是，通过使用生长因子的 VEGF-C 156S 突变体，降低 VEGF-C 156S 对 VEGFR-2 的结合亲和力，而 VEGF-C 156S 对 VEGFR-3 的结合亲和力则基本保持不变。从而降低 VEGF-C 对血管生成的作用，同时保留完整的淋巴管生成活性。

（五）鼠类尿囊外植体测定法

尿囊是一种胚外结构，其形成经历了血管

新生、血管重构，它对于建立绒膜尿囊胎盘和脐带循环至关重要。虽然相对于其他血管生成测定法，鼠类尿囊外植体测定法鲜为人知，这种测定法的确还是研究血管形成一般机制的强大工具。尿囊外植体测定法对于区分血管表型是原始的还是继发于其他胚胎遗传缺陷的血管表型是有用的，这些机制包括原始血管丛的重塑、成血管细胞分化、动脉和静脉的分化命运、发芽的血管生成，并通过壁细胞募集使毛细血管网络成熟。特别地，使用尿囊测定法也是在婴儿期研究血管新生和血管生成相关疾病的重要工具，是对血管生物学的重大贡献。例如，利用它来研究 VE- 钙黏蛋白、血管内皮蛋白酪氨酸磷酸酶和鞘氨醇 -1- 磷酸在血管生成中的作用。常规的实验方法是使用钨针从 E8.5 小鼠胚胎中解剖尿囊，然后分别放置在八孔培养皿（BD Biocoat）中的胶原蛋白或纤连蛋白包被的盖玻片上。将外植体在含有 15% 胎牛血清的 0.5mL 培养基（DMEM 4.5g/L 葡萄糖，10mM L- 谷氨酰胺，Pen-Strep）中培养 18h。然后洗涤外植体，并在室温下用 4% 多聚甲醛或甲醇 -DMSO（4∶1）固定 20min，然后进行免疫组化或 TUNEL 分析。

二、肿瘤血管生成常用的体内研究方法

（一）套叠式血管生成实验

血管生成一般分为发芽或非发芽两种过程。其中一种重要的非发芽机制是套叠式血管生成（肠内生长，也称为血管分裂）。尽管发芽和肠套叠均导致毛细血管网络的扩张，但该过程涉及不同的细胞机制，受不同因子的调节。发芽的血管生成（SA）的主要特征是局部血管扩张、血管通透性增加和细胞增殖。这个过程是由基质膜的蛋白水解引发的，继而增殖的内皮细胞迁移到细胞外基质中，经过内部重组形成血管腔，并最终与其他毛细血管连接。肠套叠血管生成的过程不仅在正常机体生理过程中可见，而且在包括肿瘤生长、结肠炎和神经退行性疾病等在内的病理条件下也十分常见。由于套叠式血管生成的 3D 复杂性，肠套叠性血管生成只能通过整合的方法进行适当研究。将通过体内延时研究获得的毛细血管中动态细胞变化，与通过透射电子显微镜从光学显微镜水平到超微结构水平的形态学数据进行匹配，可以提供复杂而详细的信息。如上所述，应首先通过活体显微镜检查记录感兴趣的部位。在体内记录后，可以取出、固定和处理通过显微镜观察到的区域，可以进行石蜡切片和免疫组化 LM 切片，也可以进行连续半薄切片和三维分析，例如使用 Imaris 软件。为了更深入了解这一过程中所涉及的形态学基质和组织成分，需要对同一组织进行透射电镜观察。

（二）体内栓血管生成实验

体内血管生成栓塞检测方法是用于评估促血管生成因子或抗血管生成因子的一种广泛使用的体内检测方法，其测定结果可靠，易于执行且无须特殊设备，可重复，可定量且快速。这种方法使用基底膜提取物（BME）或基质胶。通过将例如 0.1mL BME/ 基质胶注射到动物的皮下空间中来进行该测定。液体在体温下固化形成塞栓。随着时间的进展，血管会发芽到塞子中。每只动物只需要两个插入位点，安装快速，操作方便。这种方法可以在测试实验中加入多种不同浓度梯度的化合物，因此，还可用来评估药物筛选对血管生成或抗血管生成因子活性的影响。

体内血管生成栓塞测定法需要使用不含苯酚且生长因子含量低的 BME/ 基质胶。BME/Matrigel 在冰箱的冰上融化过夜。BME/Matrigel 中可以适当补充一些血管生成诱导剂，但必须在 4℃下将其与 BME/Matrigel 充分混合（不要现出涡流，因为会形成气泡），确保不会稀释基质，否则会降低胶凝特性。注射基质时，测试混合物或不含测试物质的对照应该是冷的，由于动物具有一定的温度，它会在皮下位置迅速胶凝。用 1 英寸的 21~25g 针头进行注射，通常在注射 2~4 次后针头会变钝，因此在实验过程中要经常更换注射针头。而后以 0.1mL 的速度缓慢注射到小鼠（n=3）两个腹股沟区域，针尖尽可能远离注射部位，以防止泄漏。在从针尖释放测试物质的位置会出现隆起。最好将注射器固定在适当位置静置约 30s，轻轻

旋转注射器移出针头，以帮助进一步密封注射孔。在实验结束时，杀死小鼠。切下包含塞子皮肤的方形部分，也可在插头周围割开皮肤，留出足够的空间，以免损坏插头。通常血管栓颜色为黄色，形态较小，但有时血管生成的程度不同，塞子可为粉红色或红色。无论是哪种测定方法，都需要一个无色塞栓做对照。解剖完成后，将塞栓用剪刀轻柔地取出，嵌在 HistoGel 中，而后固定以进行组织学检查，然后用 Masson 的三色素切片和染色。在各种体内血管生成测定中，栓塞测定法使用最广泛，因为它用途最广，成本最低且最容易执行。并且 1 周内即可获得结果。

（三）体内血管网络形成实验

体内血管网络形成测定法在技术上较为简单，结果也可靠，并可通过实验来评估体内人类 EC 的血管形成潜力。这种测定方法使用多种来源、不同功能的细胞进行测定，可以在植入之前通过遗传和（或）药理学操作来设置不同的条件以解决各种问题。也可以在所需的时间点从植入物中检索人（和鼠）细胞，以进行细胞和分子分析。该测定法还可使用来自患者的人内皮细胞或经过基因工程改造以表达人类突变的内皮细胞来模拟特定的血管病变进行研究。

在该测定中，人皮下注射至免疫缺陷小鼠后第 4 天，人内皮细胞（EC）和间充质细胞结合形成灌注的血管网络。该测定法构建了一个体内系统来研究人体血管的形成和功能，并可选择在植入前体外操作待植入细胞。简而言之，将人类 EC 悬浮在具有支持性间充质细胞的液体细胞外基质（ECM）或水凝胶中，然后将混合物皮下注射到免疫缺陷小鼠中。这种体内血管网络模型非常适合研究人类血管网络形成的细胞和分子机制。该测定法可用于一些功能丧失或功能获得实验。例如，可以通过在植入前在 EC 和（或）间充质细胞中进行 shRNA/siRNA 敲低或 *CRISPR*/*Cas*9 基因编辑来测试目的基因在体内血管网络形成过程中的作用。相反，可以使用逆转录病毒或慢病毒构建载体表达特定基因进行测试。抑或在植入前用药物处理人内皮细胞，这样操作可以增强药物与目标细胞的接触并避免了混淆的全身作用。目前，上述这些类型的实验已用于研究人的血管肿瘤和血管畸形。体内血管网络形成测定法的另一个优点是，人类 EC 和间充质细胞以及宿主细胞可以在任何所需的时间点轻松地从植入物中取回，并分类到纯化的种群中进行分子和生化分析，取回的人类 EC 和间充质细胞以及宿主细胞也可移植到第二只受体小鼠中进行后续研究。

三、肿瘤血管生成相关研究方法的进展

（一）基因芯片技术

基因芯片技术是研究细胞功能基因变化的有力工具，基因芯片又称 DNA 微矩阵，是生物芯片的一种，是将大量的靶基因（或基因片段）有序地、高密度地点在载体上制作而成。将待测样品用荧光染料标记制备成探针与芯片杂交，比较各组间靶标基因表达谱的差异。基因表达谱芯片是目前应用得最广泛的基因芯片，可以对基因群在个体特异性、组织特异性、发育特异性、刺激特异性等变化特征和规律进行描述。目前，基因芯片的发展趋势向着大规模、高通量和高特异性、高针对性方向发展。可以利用基因检测芯片有针对性地检测与血管生成相关的基因表达变化，验证基因表达谱的变化和细胞形态功能改变的一致性，为肿瘤预防及肿瘤治疗提供新的研究思路。

（二）3D 体外培养技术

无论是血管生成还是血管生成、血管网络的出现都需要将细胞连接成稳定的 3D 管，这一过程涉及细胞的分化、迁移、增殖、聚集和重排，形成索，然后形成血管腔。总之，这个过程被称为血管形态形成。随后，EC 招募血管周围基质细胞（周细胞）来稳定这个新形成的网络。

众所周知，体外实验对研究血管发生发展的过程发挥重要作用，相较于动物模型，应用 3D 培养技术模拟体内组织而构建的体外平台在剖析实验过程中更加简便。体外 3D 培养体系按照培养方式分类，主要包括自发性细胞聚合式体系、液体覆盖体系、回旋式旋转以及旋转瓶球体体系、

微载体珠体系。体外培养体系中常用的基质、支架材料又以胶原凝胶、糖胺聚糖、富含层黏连蛋白的ECM（细胞外基质）和人工基质胶等WCM成分为代表的天然材料，以及聚乳酸、聚乙醇酸、聚乳酸乙醇胺和聚乳酸A羟基乳酸共聚物等为代表的聚酯类可降解的合成材料。这些基质、支架具有与ECM相似的特性，因此更能模拟体内细胞的微环境，所构建的体外组织与体内组织的生物学特性相近。3D培养在肿瘤血管生成方面的研究主要包括内皮依赖性肿瘤血管生成、血管生成拟态两方面。血管组织再生需要细胞、细胞外基质和信号系统共同参与完成，然而在体外很难维持正常的细胞外基质和信号系统，即具备合适的pH、氧分压、细胞接种密度、生长因子和营养物质等基本要求。而三维细胞培养技术可为血管组织工程提供成熟化的新生血管技术。血管生成拟态是指肿瘤细胞通过自身变形和基质重塑直接形成特有的微循环管道，为肿瘤细胞的生长提供血流供应。这些方法各有优点和缺陷，在选用时，要根据自身实验目的和条件进行合理的挑选和改进。

（三）流式分析和细胞分选分析

肿瘤细胞会修饰原发部位的微环境，以促进肿瘤的生长和扩散。类似地，肿瘤细胞诱导系统性变化并改变（预期的）转移部位的微环境，以产生有利于肿瘤细胞生长和转移的基质。肿瘤微环境（TME）包含许多不同的细胞类型，特别是血液和淋巴管内皮细胞、肿瘤相关的成纤维细胞（CAF）、髓样和淋巴样炎性和免疫细胞。通过肿瘤血管的生成来为肿瘤细胞提供氧气和营养，并通过一些细胞因子和生长因子（血管分泌作用）以及转移的逃逸途径来促进局部肿瘤的生长和侵袭。与经典激活状态（M1）相反，募集的$CD11b^+$髓样细胞向另一种激活状态（M2）极化。M2极化的$CD11b^+$细胞通过释放趋化因子和生长因子（包括VEGF、FGF、TNF、PDGF和趋化因子）来促进肿瘤生长、侵袭、转移和血管生成。已有报道多种促进肿瘤的促血管生成$CD11b^+$细胞类型，包括VEGFR-1^+ $CD11b^+$、$Gr1^+$ $CD11b^+$髓样衍生抑制细胞（MDSC）、表达Tie-2的$CD11b^+$单核细胞和$cKit^+$ $CD11b^+$细胞。

传统方法是通过组织切片的免疫组化染色方式来分析肿瘤微环境。尽管组织学技术具有呈现组织形态的优势，但仍具有一些相关的局限性：它们需要在已经固定的组织上起作用的抗体；传统方法只能同时检测一个或几个标记物；染色的细胞无法回收用于进一步分析；样品消耗量大且费时费力。而且无法精确定量细胞数量和信号强度。为了规避这些限制，采用了一些替代技术。最初开发用于分析血源性细胞的流式细胞术（通常也称为FACS-荧光激活细胞分选）就是这种技术，现已广泛用于研究肿瘤微环境的细胞组成。此外，“真正的”流式细胞分选可以分离细胞用于进一步分析。分析型流式细胞仪和分选型流式细胞仪为常见的两种分析类型。流式细胞术和基于FACS的实验和分析提供了有关肿瘤血管生成以及肿瘤微环境和循环中相关细胞的重要（半）定量、高含量及准确信息。这是一项卓越而强大的技术，可用作筛选平台来测试分子和药物用于抗癌治疗的抗血管生成能力，也可用于在肿瘤进展过程中或对肿瘤反应进行肿瘤微环境组成的深入分析治疗干预。在临床研究中，FACS分析应始终与免疫组化研究相辅相成，以表征血管的形态和目标细胞的位置，特别是在研究新分子和药物抗血管生成作用时，有相当好的效果。

（四）微流控技术

血管再生是一个由预先存在的脉管形成新血管的过程，在发育、繁殖的生理过程中发挥重要作用。血管生成作为一个高度动态且由机体严格调控的过程,其异常表达常可能与多种病理相关。也正是由于这个原因，学界在血管生成的相关研究横跨了不同的领域，并在生物工程和肿瘤研究领域引起了特别关注。微流控技术是研究如何在微米和亚微米尺度下控制微小流体和颗粒的一种方法，是一个以分子分析、生化防御、分子生物学和微机电系统技术为基础发展起来的新兴技术。微流控芯片（microfluidics）是微流控技术的具体实现形式，是目前微全分析系统（micro total analysis system，μ-TAS）中发展最为迅速和热门的领域。该技术打破了传统血管生成模型研究的局限性，在实现特定目标的实验设计方面具有极大的灵活性。微流体系统为许多肿瘤相关情况下的血管生成研究提供更多可能性，即从正常生理过程的基本理解到新疗法的鉴定和测试与病理性血管生成有关的靶标。此外，微血管 3D 体外模型现在在不同领域开辟了新前景。微流控技术具有非接触、精确度高、组织培养、营养供应和废物清除等优点，不仅如此，其与传统的流体系统相比具有许多优势，尤其是强大的集成能力，可使实验中的反应、前处理及检测等流程都能集成到一个微流控系统中完成。其独特的优势，有逐渐取代传统的肿瘤血管生成体外模型的趋势。

用于血管生成建模过程的微流控技术不光可以模拟肿瘤细胞生长微环境，为肿瘤微环境下的相关问题研究提供一个简便的研究平台，还可给细胞提供一个立体的生长环境，揭示血管生成调控的生理和病例条件下的关键因素，实现对肿瘤微环境中细胞转移的各种关键参数进行动态调节，实时动态观察细胞如何适应肿瘤微环境的变化，并可实现在可溶性生化因子的浓度梯度分布下肿瘤血管细胞生长的研究。虽然目前微流控平台中一些模型尚局限于概念仍需验证，但微流控平台已经在血管生成模型中占据重要地位。不同的微流控芯片可以发挥不同作用，集成聚碳酸酯多孔膜的双层通道微芯片装置可以模拟细胞的相互作用，而具有多层微通道结构的微流控芯片，能筛选出最利于细胞生长的芯片通道条件，其芯片上复杂的微血管系统可以模拟血管生成的血液动力、细胞间相互作用以及生化和生物物理刺激的影响。

众所周知，肿瘤血管生成是一个比较复杂的过程，受到多种因子及胞内外生理、物理刺激的影响。目前，传统研究肿瘤血管生成的方法大部分只是通过单因素、二维甚至静态的方式进行研究，还不能实现对血管生成过程进行动态多维、多因子间的研究。传统的体外肿瘤血管生成模型常容易忽视肿瘤微环境对血管生成的影响，缺乏肿瘤微环境相应因子变化的模拟，这就导致最终获得的实验结果与实际情况存在巨大的差距。微流控技术可以轻松解决对培养环境中流体压力的精确控制的难题。在肿瘤微环境内高渗性肿瘤血管提高间质流体压力并改变流动模式，该异常流体压力可以通过刺激肿瘤细胞和内皮细胞进而促进肿瘤血管生成，推动肿瘤生长进程。利用微流控平台可以设计一种体外肿瘤细胞与内皮细胞共培养的微流控系统，以探究不同流动剪切应力对肿瘤血管生成的影响。利用微流控系统也可模拟肿瘤血管生成和转移。2014 年开发出的一种微流控平台，其芯片由七个微通道组成。微通道间由一组微柱连接，可经组织培养不同的细胞并可分析肿瘤血管生成、转移的各个过程。简而言之，微血管是由人脐静脉细胞（HUEVC）生成，它们在肺成纤维细胞 - 血管生成因子的刺激下能够在可灌注的微血管上自行组装，从而进行肿瘤血管生成和转移等方面的研究；还有一种针对白血病引起骨髓血管生成方面研究的微流控装置，该装置包括三个平行且相互连接的微通道，该平台由两种细胞培养通道组成，一侧用于内皮细胞培养（HUVEC），另一个用于白血病单细胞培养（例如 U937、HL60 和 K562 白血病测试的细胞系）或与骨髓基质细胞系共培养（例如 HS5）。共培养的细胞由胶原蛋白阻隔，两者均由内皮生长培养基（EGM）灌注。传统体外模型往往因其无法控制生化梯度和获取单细胞水平的图像而停滞不前。微流控技术下的体外模型能够很好地弥补这点缺憾。微流控平台通过访问图像来实现对生化和生物力学因素的采集，可以清楚地观察到肿瘤细胞系吸引的内皮细胞和诱导血管生成的过程，与此同时还能实现对内皮细胞与肿瘤细胞共培养环境中的机械、生化因素的精确控制，来完成对肿瘤血管生成影响因素的进一步探讨；2018 年报道了第一个在微流控芯片上设计的 3D 人肾癌模型。在该研究中，使用了来自患者供体的原代人肾癌细胞。将原供体来源的肿瘤细胞簇嵌入胶原蛋白基质中，并在经过连续流动的工程化人体微血管周围进行构图。不仅能够精确控制内皮细胞的化学刺激，而且具备优良的光学分辨率和原位监测在化学梯度变化下细胞形态的改变，这使出芽式血管生成的整个动态演变过程能得到真实的反映。使用这种建模的研究结果表明，人肾癌细胞刺激 EC 发芽，这是它们的表型，即供体依赖性的血管生成因子的表达。然后通过添加阻断血管内皮生长因子受体 2（VEGFR-2）的嵌合体成功地阻断了内皮的萌发。因此，该患者特定的血管化肿瘤模型已经证明了其潜在的潜力。

尽管在过去几年中已经鉴定或阐明了几种血管生成调节分子和信号传导途径，但必须了解其在不同病例情况下的调节机制，即在特定周围微环境中的信号传导机制。通过在这些微流体平台上整合脉管系统，可以增加芯片上器官模型的复杂性和生理相关性；另一方面，可以在各种正常生理和病理环境下研究血管生成。这种微血管模型除了在病理情况下阐明血管生成机制的巨大潜力外，还具有广阔的应用前景，可作为药物筛选平台，用于同时鉴定和测试病理血管生成的新潜在靶标/药物。此外，结合了脉管系统的微流体平台还发现了潜在的应用价值，即可筛选驱动血管生成的生物材料。微流控技术成功地用宏观尺度的方法真实地模拟血管的生成、入侵及外渗，并取得可喜成果。但即使是目前最先进的三维微血管灌注式模型仍然不具备趋化因子梯度定向诱导癌细胞趋化迁移的能力，且新生血管网的几何结构也难以预测。总之，微流控肿瘤－血管生成模型依然存在一系列需要解决的问题，包括微流控研究结果与临床肿瘤组织间情况的关联性问题、体内肿瘤微环境还原度问题、微流控建模的稳定性和可重复性问题等，这些问题都需要不断完善。随着人类对肿瘤血管认识的逐渐深入，多种血管生成方式已为人熟知。这为肿瘤血管体外模型的构建提供了更多方向，而微流控技术凭借其各项优势为肿瘤血管生成体外模型的研究提供了很好的研究前景。

（王富浩　张　健　卢　奕）

第7节　肿瘤免疫学整合研究与展望

一、概　述

近年来，随着肿瘤免疫学研究的突破性进展，免疫疗法得以在肿瘤治疗方面扮演着愈加重要的角色。时至今日，以免疫检查点阻断疗法为首的免疫疗法，包括细胞因子疗法、单抗、基因疗法、基因工程化T细胞及肿瘤新抗原疫苗等，在临床使用或试验中，已经成为除手术、化疗、放疗以外第四种治疗肿瘤的有效手段。尽管如此，免疫治疗依然存在诸多不足，如适应范围比较局限、治疗效果难以预测、出现假进展和超进展等。因此，肿瘤免疫学的未来发展方向将会是整合疗法。例如使用多种检查点抑制剂对肿瘤不同免疫靶点实现整合打击，或者与传统疗法相整合给肿瘤患者带来更大的生存获益。

二、免疫疗法与传统疗法的整合

肿瘤的发生和发展是一个复杂且涉及整体的过程，因此单一的疗法对肿瘤难以取得较好的效果。如何将传统的肿瘤治疗方法，如化疗和放疗，与免疫治疗整合起来，为患者制定合理有效的整合治疗策略，发挥“1+1>2”的治疗效果，这是一个十分重要的问题。

免疫治疗与化疗之间确定存在相当程度的相互作用。越来越多的证据证明化疗能够强化免疫疗法的疗效。传统化疗除了直接杀伤肿瘤细胞，还能诱导肿瘤免疫原性细胞死亡（ICD）。化疗药如蒽环类药物和奥沙利铂可以诱发ICD，增加肿瘤细胞的免疫原性，使肿瘤细胞释放肿瘤抗原和损伤相关分子模式（DAMP）。ICD在肿瘤中引起局部的免疫反应，并且招募外周血中的免疫细胞进入肿瘤。5-FU和顺铂也可增加$CD4^+$、$CD8^+$ T细胞对肿瘤的渗透。在缺乏免疫细胞浸润的肺腺癌模型中，奥沙利铂和环磷酰胺的联合使用募集了大量的$CD8^+$ T细胞进入肿瘤，提升肿瘤对于免疫疗法的敏感性，为免疫疗法适应证的扩展指出了发展方向。此外，多种化疗药物可以提升 CTL 的抗肿瘤效应，减少促进肿瘤发展的免疫细胞数目和比例，包括 M2 型巨噬细胞、MDSC 和 Treg 细胞。当然，反过来说，人体免疫系统也在一定程度上决定了化疗的疗效。免疫疗法也提高了患者对化疗的敏感性。一个例子是缺失 T 细胞的载瘤小鼠无法对化疗药物产生反应。与之相似，当小鼠的 $CD4^+$ 和 $CD8^+$ T 细胞被特异性清除后，化疗药物也无法起到抗瘤效果。

传统观点认为，放疗通过损伤局部肿瘤细胞 DNA 来治疗肿瘤。事实上，类似于化疗，放疗也能诱导肿瘤免疫原性细胞死亡，释放更多的肿瘤抗原。最近的研究表明放疗与针对 PD-1 的免疫疗法整合使用可以提高 CTL 的肿瘤细胞清除功能，减少免疫抑制性的 MDSC 在肿瘤里的聚集。放疗与免疫治疗的协同作用还体现在促进树突状细胞的抗原提呈能力，从而引发 $CD8^+$ T 细胞对肿瘤特异性的免疫反应。在 2012 年，有临床案例显示局部放疗在黑色素瘤患者身上产生了远位效应，即远处转移灶缩小，肿瘤特异性抗体水平升高，T 细胞活化，并出现新的抗肿瘤特异性抗体。这个有趣现象证明局部放疗有利于激活机体免疫应答。

放化疗与免疫疗法整合应用已在肿瘤的整合治疗中显示其独特的优势。大剂量化疗和放疗对肿瘤具有强大的杀伤功能，但美中不足的是少数肿瘤细胞会产生耐药性，引发后续的肿瘤复发和转移。而免疫疗法擅长于阻止肿瘤复发转移。通过两种疗法整合使用，可以实现取长补短，将抗瘤效应最大化的目标。

三、肿瘤免疫与免疫调节网络

整合肿瘤学提倡从患者整体出发，把握整体调控因素。肿瘤事实上也是一个复杂的整体。肿瘤微环境中存在多种免疫细胞，为了达到清除肿瘤细胞的目的，各种免疫细胞需要形成一个调控网络，协调抗肿瘤免疫反应。在正常机体中，肿瘤免疫反应的启动需要固有免疫细胞，如 NK、NKT 和 γδ T 细胞的参与。受到肿瘤抗原的刺激后，它们分泌干扰素，刺激其他固有免疫细胞启动免疫反应，例如分泌血管形成抑制因子 CXCL10、CXCL9、CXCL11 来抑制肿瘤中的新生血管形成。干扰素也可以从外周循环招募更多的巨噬细胞和 NK 细胞，激活它们的肿瘤清除能力。具有细胞毒作用的巨噬细胞和 NK 细胞通过分泌 IFN-γ 和 IL-12 相互激活，形成一个正循环，通过穿孔素、活性氧和肿瘤坏死因子相关凋亡诱导配体（TRAIL）来杀伤肿瘤。同时，树突状细胞吞噬死去的肿瘤细胞及肿瘤碎片，移行到引流淋巴结中，高效地摄取、加工处理和提呈抗原。在淋巴结中，树突状细胞与 T 细胞接触，利用表面的 MHC 分子向 T 细胞提呈肿瘤抗原，激发 $CD4^+$、$CD8^+$ T 细胞的抗瘤免疫能力。肿瘤特异性 T 细胞根据趋化因子浓度梯度的引导定向迁移到肿瘤中，产生抗瘤杀瘤的效果。

在肿瘤的免疫调节网络中，免疫抑制性细胞扮演了重要角色，导致机体无法发挥有效的免疫反应。深入了解免疫抑制性细胞的作用有助于改进免疫疗法。Treg 细胞与肿瘤诱导自身免疫维持有关，能够阻碍抗原提呈细胞的提呈抗原作用，抑制 $CD4^+$ 和 $CD8^+$ T 细胞的活化增殖。Treg 细胞在肿瘤中的浸润与较差的预后相关。如果用 CD25 单抗特异性清除 Treg 细胞，再配合免疫疗法治疗肿瘤，机体会产生更强的抗肿瘤免疫反应。

DC 是目前发现的功能最强的专职抗原提呈细胞，负责启动机体的免疫应答，诱导和维持机体抗肿瘤免疫。但在缺氧的肿瘤微环境中，肿瘤分泌的免疫抑制物质，如前列腺素 E_2 和 TGF-β 影响 DC 的生存、分化和成熟。出现功能障碍的 DC 不能有效地提呈肿瘤抗原，细胞表面的共刺激分子和黏附分子的低表达或不表达，使得 CTL 无法被激活，不能有效识别、杀伤肿瘤细胞。为了应对 DC 在肿瘤中的功能障碍，研究者将 DC 在体外扩增活化，并用各种肿瘤抗原刺激，制成 DC 疫苗然后回输到患者体内进行治疗。

上述提到的 Treg 和 DC 的免疫调节作用只是巨大免疫调节网络的冰山一角。不难想象，在肿瘤中各种免疫细胞的相互作用只会更复杂。如果缺乏对免疫系统的整体观，单纯地针对某一靶点进行免疫治疗，自然难以取得好结果。

四、肿瘤免疫学与多学科整合研究

随着科技进步，肿瘤研究已经走入了多学科整合诊疗时代。各个学科尖端技术的整合为肿瘤学的发展提供了充足的动力，带来了更多创新。学科整合提供了从不同视角重新审视肿瘤的机会。

将代谢组学与肿瘤学整合起来看，很快就会发现肿瘤细胞中存在大量的代谢异常。肿瘤细胞为了维持快速生长，被迫通过改变自身的代谢网络来提供更多能量，这被称为肿瘤代谢重编程。肿瘤代谢重编程最主要的特征是 Warburg 效应，即肿瘤细胞无论在有氧还是缺氧的条件下，都以糖酵解的方式代谢葡萄糖。肿瘤细胞内旺盛的糖酵解会大量消耗肿瘤微环境里的氧气，反应的产物乳酸会促进肿瘤转移，干扰免疫细胞的正常代谢。肿瘤代谢重编程还包括葡萄糖摄取和消耗增加、脂类和蛋白质合成加强，以及谷氨酰胺摄取和分解代谢增加。肿瘤的代谢异常还表现在代谢酶的异常。肿瘤细胞通过高表达吲哚胺 2, 3 二氧合酶（IDO）和色氨酸 2, 3- 二氧合酶（TDO）使色氨酸转变为犬尿酸及其代谢产物。色氨酸的缺乏和犬尿酸代谢产物的堆积会抑制T细胞的功能。同样，肿瘤细胞中胆固醇水平常常会异常升高，而肿瘤中渗透的免疫细胞胆固醇水平较低。针对胆固醇代谢途径的阿伐麦布（Avasimibe）可以抑制胆固醇酯化，从而提高免疫细胞和肿瘤细胞内游离胆固醇的含量。高浓度的胆固醇对肿瘤细胞产生毒性。胆固醇含量在免疫细胞的上升有助于其恢复抑制肿瘤的能力。免疫治疗与针对代谢靶点的调控结合已经成为肿瘤的重要治疗策略之一。

随着各种高通量组学技术的不断发展和应用，生物信息学在肿瘤免疫学的发展中起到了更重要作用。Gene Expression Omnibus（GEO）、The Cancer Genome Atlas（TCGA）、International Cancer Genome Consortium（ICGC）等数据库中积累了大量肿瘤样本数据，包括基因突变、拷贝数变化、DNA 甲基化、mRNA 表达、microRNA 表达及蛋白表达等。在大数据时代，肿瘤免疫研究需要更好地利用生物信息学的手段，从数据库中发掘出更多有用的信息。

综上所述，作为一个相对新生的学科，肿瘤免疫学已经成了肿瘤治疗研究最热门的方向之一。但是，肿瘤作为一个复杂的有机整体，通过各种各样的方法来抑制免疫系统。单纯的免疫疗法应用范围太窄，不能解决所有问题，也就不能解决根本问题。免疫治疗未来的发展方向应当是与传统疗法相整合，这样才能收到更好的疗效。同时，在研究中，也要更好地利用生物信息学和多组学分析的手段，开发更多新的肿瘤免疫靶点，更深入地了解肿瘤。相信随着肿瘤免疫学的不断完善，免疫疗法必将为肿瘤治疗带来新希望。

（杨 魏 张 健）

参考文献

[1] 曹雪涛 . 医学免疫学 . 6 版 . 北京：人民卫生出版社 , 2016.

[2] Ali M, Foldvari Z, Giannakopoulou E, et al. Induction of neoantigen-reactive T cells from healthy donors. Nature Protocols, 2019, 14(6): 1926–1943.

[3] 刘宝瑞 . 肿瘤个体化与靶向免疫治疗 . 北京：科学出版社 , 2017.

[4] Li T, Fan J, Wang B, et al. TIMER: A Web Server for Comprehensive Analysis of Tumor-Infiltrating Immune Cells. Cancer Res, 2017, 77(21): e108–e110.

[5] Aran D, Hu Z, Butte AJ. xCell: digitally portraying the tissue cellular heterogeneity landscape. Genome Biol, 2017, 18(1):220. DOI: 10.1186/s13059-017-1349-1.

[6] Xu L, Deng C, Pang B, et al. TIP: A Web Server for Resolving Tumor Immunophenotype Profiling. Cancer Res, 2018, 78(23): 6575–6680.

[7] Newman AM, Steen CB, Liu CL, et al. Determining cell type abundance and expression from bulk tissues with digital cytometry. Nat Biotechnol , 2019, 37(7):773–782.

[8] Azizi E, Carr AJ, Plitas G, et al. Single-Cell Map of Diverse Immune Phenotypes in the Breast Tumor Microenvironment. Cell, 2018, 174(5):1293–1308. e36.

[9] Li H, van der Leun A M, Yofe I, et al. Dysfunctional CD8 T Cells Form a Proliferative, Dynamically Regulated Compartment within Human Melanoma. Cell, 2019, 176(4): 775–789. e18.

[10] Zhang Q, He Y, Luo N, et al. Landscape and Dynamics of Single Immune Cells in Hepatocellular Carcinoma. Cell, 2019, 179(4): 829–845 e20.

[11] Guo X, Zhang Y, Zheng L, et al. Global characterization of T cells in non-small-cell lung cancer by single-cell sequencing. Nat Med, 2018, 24(7): 978–985.

[12] Zhang L, Yu X, Zheng L, et al. Lineage tracking reveals dynamic relationships of T cells in colorectal cancer. Nature, 2018, 564(7735): 268–272.

[13] Medeiros NI, Gomes JAS. Cytometric Bead Array (CBA) for

Measuring Cytokine Levels in Chagas Disease Patients. Methods Mol Biol, 2019, 1955: 309–314. DOI: 10.1007/978-1-4939-9148-8_23. PMID: 30868537.

[14] Faresjo M. A Useful Guide for Analysis of Immune Mediators in Cancer by Fluorochrome (Luminex) Technique. Methods Mol Biol, 2020, 2108: 3–13. DOI: : 10.1007/978-1-0716-0247-8_1. PMID: 31939166.

[15] Weiner GJ. Building better monoclonal antibody-based therapeutics. Nat Rev Cancer, 2015, 15(6): 361–370.

[16] Nevala-Plagemann C, Hidalgo M, Garrido-Laguna I. From state-of-the-art treatments to novel therapies for advanced-stage pancreatic cancer. Nat Rev Clin Oncol, 2020, 17(2): 108–123.

[17] Le DT, Wang-Gillam A, Picozzi V, et al. Safety and survival with GVAX pancreas prime and Listeria Monocytogenes-expressing mesothelin (CRS-207) boost vaccines for metastatic pancreatic cancer. J Clin Oncol, 2015, 33(12): 1325–33.

[18] Berraondo P, Sanmamed MF, Ochoa MC, et al. Cytokines in clinical cancer immunotherapy. Br J Cancer, 2019, 120(1): 6–15.

[19] Bommareddy PK, Shettigar M, Kaufman HL. Integrating oncolytic viruses in combination cancer immunotherapy. Nat Rev Immunol, 2018, 18(8): 498–513.

[20] Teleanu R I, Chircov C, Grumezescu A M, et al. Tumor Angiogenesis and Anti-Angiogenic Strategies for Cancer Treatment. J Clin Med, 2019, 9(1):84.

[21] Dieterich L C, Detmar M. Tumor lymphangiogenesis and new drug development. Adv Drug Deliv Rev, 2016, 99(Pt B): 148–160.

[22] Gonzalez H, Hagerling C, Werb Z. Roles of the immune system in cancer: from tumor initiation to metastatic progression. Genes Dev, 2018, 32(19/20): 1267–1284.

[23] Kalluei R. The biology and function of fibroblasts in cancer. Nat Rev Cancer, 2016, 16(9): 582–598.

[24] Bu L, Baba H, Yoshida N, et al. Biological heterogeneity and versatility of cancer-associated fibroblasts in the tumor microenvironment. Oncogene, 2019, 38(25): 4887–4901.

[25] Li I, Nabet B Y. Exosomes in the tumor microenvironment as mediators of cancer therapy resistance. Mol Cancer, 2019, 18(1): 32.

[26] Li J, Yang X, Guan H, et al. Exosome-derived microRNAs contribute to prostate cancer chemoresistance. Int J Oncol, 2016, 49(2): 838–846.

[27] Kalluri R. The biology and function of fibroblasts in cancer. Nat Rev Cancer, 2016, 16(9): 582–598.

[28] Karlsson M C, Gonzalez, S F, Welin J, et al. Epithelial-mesenchymal transition in cancer metastasis through the lymphatic system. Mol Oncol. 2017, 11(7): 781–791.

[29] Padera T P, Meijer E F, Munn L L. The Lymphatic System in Disease Processes and Cancer Progression. Annu Rev Biomed Eng 2016, 18: 125–158.

[30] Schaaf M B, Garg A D, Agostinis P. Defining the role of the tumor vasculature in antitumor immunity and immunotherapy. Cell Death Dis, 2018, 9(2):115.

[31] Steeg PS. Targeting metastasis. Nat Rev Cancer, 2016, 16(4): 201–218.

[32] Viallard C, Larrivee B. Tumor angiogenesis and vascular normalization: alternative therapeutic targets. Angiogenesis, 2017, 20(4): 409–426.

[33] Wang Z, Tang Y, Tan Y, et al. Cancer-associated fibroblasts in radiotherapy: challenges and new opportunities. Cell Commun Signal, 2019, 17(1): 47.

[34] Wu T, Dai Y. Tumor microenvironment and therapeutic response. Cancer Lett, 2017, 387: 61–68.

[35] Baumeister SH, Freeman GJ, Dranoff G, et al. Çoinhibitory pathways in immunotherapy for cancer. Annu Rev Immunol, 2016, 34: 539–573.

[36] Wei SC, Levine JH, Cogdill, et al. Distinct cellular mechanisms underlie anti CTLA 4 and anti PD 1 check- point blockade. Cell, 2017, 170(6): 1120–1133.e17.

[37] Zhu Y, Zang Y, Zhao F, et al. Inhibition of HIF-1αby PX-478 suppresses tumor growth of esophageal squamous cell cancer in vitro and in vivo. Am J Cancer Res,2017, 7(5): 1198–1212.

[38] Yu Y, Cui JW. Present and future of cancer immunotherapy: A tumor microenvironmental perspective (review), Oncol Lett, 2018, 16(4): 4105–4113.

[39] Smyth MJ, Ngiow SF, Ribas A , et al. Combination cancer immunotherapies tailored to the tumour microenvironment. Nat Rev Clin Oncol, 2016, 13(3): 143–158.

[40] Claire Viallard, Bruno Larrivee. Tumor angiogenesis and vascular normalization: alternative therapeutic targets. Angiogenesis, 2017, 20(4):409–426.

[41] Ishikawa S, Miyashita T, Inokuchi M, et al. Platelets surrounding primary tumor cells are related to chemoresistance. Oncol Rep, 2016, 36(2):787–794.

[42] Galluzzi L, Chan ta, Kroemer G, et al. The hallmarks of successful anticancer immunotherapy. Sci Transl Med, 2018, 10(459)：pii: eaat7807. DOI: 10.1126/scitranslmed. aat7807.

[43] Qiao J, Liu Z, Fu Y X. Adapting conventional cancer treatment for immunotherapy. Journal of molecular medicine, 2016, 94(5): 489–495.

[44] Pfirschke C, Engblom C, Rickelt S, et al. Immunogenic Chemotherapy Sensitizes Tumors to Checkpoint Blockade Therapy. Immunity, 2016, 44(2): 343–354.

[45] 杜娜雯，白日兰，崔久嵬. 肿瘤免疫逃逸机制及治疗策略. 中国肿瘤生物治疗杂志，2019, 26(4): 454–462.

[46] Cao X. Integrative strategy for improving cancer immunotherapy. J Mol Med (Berl). 2016, 94(5):485–487. DOI: 10.1007/s00109-016-1424-1. PMID: 27114349.

[47] 白日兰，白玲，崔久嵬，肿瘤与胆固醇：千丝万缕低相诉. 肿瘤代谢与营养电子杂志，2018, 5(2): 122–127.

[48] Yang W, Bai Y, Xiong Y, et al. Potentiating the antitumour response of CD8(+) T cells by modulating cholesterol metabolism. Nature, 2016, 531(7596): 651–655.

第 9 章 肿瘤侵袭与转移

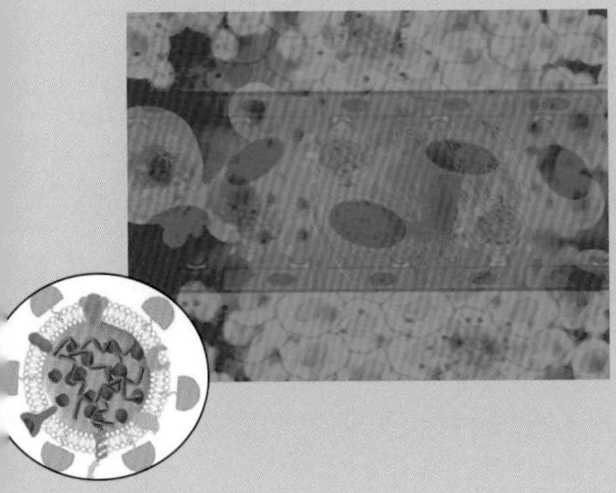

引　言

侵袭（infiltration）和转移（metastasis）是恶性肿瘤最为突出的生物学特征，也是导致恶性肿瘤复发和难以治愈的关键因素。明确肿瘤侵袭转移的基本概念、发生发展机制并针对肿瘤侵袭转移的关键环节研发靶向诊疗新策略，对遏制恶性肿瘤的演进与复发具有重要意义。国内外学者在研究肿瘤侵袭、转移机制方面已经取得诸多重要进展，使转移性肿瘤患者预后得到显著改善。然而，目前的治疗方法对于防止转移灶形成、限制转移灶生长及消除转移灶等方面的效果仍不尽人意。因此，深入阐明肿瘤侵袭、转移过程中的细胞生物学和分子生物学事件及机制，探寻早期预测、早期诊断和防治肿瘤转移的策略依然任重而道远。

本章以肿瘤侵袭、转移为中心，从整合医学视角介绍肿瘤侵袭、转移的基本概念与主要途径，重点介绍了上皮－间质转化过程、肿瘤微环境及肿瘤干细胞等因素如何启动并促进肿瘤侵袭、转移，为全面深入认识肿瘤侵袭、转移过程及开发新型整合治疗手段和药物提供理论依据。

第 1 节　肿瘤侵袭与转移的概念及主要途径

一、肿瘤侵袭与转移的基本概念

恶性肿瘤不仅在原发部位无限生长，还可通过侵袭过程对其周围正常组织产生破坏性作用。不仅如此，浸润到邻近组织的肿瘤细胞还可进入静脉血管、淋巴组织或神经鞘膜等自然腔道，并随循环系统移行到机体的其他远端组织和器官，形成新的继发性肿瘤。学界把肿瘤从原发部位到机体其他部位迁移的现象称为肿瘤的侵袭和转移。

（一）肿瘤侵袭（浸润）

肿瘤的侵袭（浸润），主要是指肿瘤细胞在原发部位得不到充分的营养供给时，可能通过各种途径和方式，对其周围正常组织结构造成破坏，并侵入邻近组织继续增生直到最终脱离原发肿瘤，不同程度地分散于周围组织中的这一过程。通过体内外观察肿瘤细胞侵袭过程的形态学特征，发现肿瘤细胞侵入邻近正常组织大致分为 4 个阶段：①原发肿瘤细胞向外周组织靠近；②肿瘤细胞用其丝状伪足紧紧附着于外周组织表面；③肿瘤细胞利用组织间存在的自然间隙，穿过基底膜，侵入正常组织内；④肿瘤细胞继续增殖，进一步侵入组织深部，形成新的癌巢，完成侵袭过程。临床证据表明，绝大多数恶性肿瘤的浸润是其向机体其他远端器官转移的前提条件。除此之外，某些良性肿瘤也具有浸润的特性。肿瘤的侵袭程度是恶性肿瘤危险程度的重要标志之一。一般而言，侵袭程度较轻或尚未发生侵袭的肿瘤可以通过治疗达到根治，反之，侵袭程度高的恶性肿瘤预后比较差。

（二）肿瘤转移

肿瘤细胞从原发部位脱落或侵袭到周围组织后，可以通过紧邻的淋巴管、静脉血管和直接接触种植等各种途径抵达不连续的部位，并继续生长形成新的与原发肿瘤病理性质相同的继发肿瘤的过程，称为转移。调查显示，高达 60% 的患者在明确恶性肿瘤诊断之时，都已有显性或隐性转移灶的存在，转移是区分肿瘤病情危险程度的最重要特征之一。但是，有时尽管原发肿瘤还比较小，甚至不能用肉眼发现时也发生了转移现象。因此，许多肿瘤患者无法得到及时有效救治导致的死亡，就是由于没有及时发现转移或是在切除原发肿瘤后因转移而复发。

二、肿瘤侵袭与转移的主要途径

肿瘤细胞可沿组织间隙扩张引起局部浸润，侵入淋巴管、静脉、神经鞘膜及各种自然腔道等，并经这些途径扩散，形成转移。常见的转移途径主要有以下三种。

（一）淋巴管转移

肿瘤细胞通过侵袭过程进入淋巴系统并沿淋巴管扩张。一般情况下进入淋巴管的肿瘤细胞可以在淋巴液的驱动下移行并定植于淋巴结，在营养充分的情况下无限增殖，直至形成新的癌灶，这是最常见的肿瘤转移方式。进入淋巴系统的肿瘤细胞，不仅可循淋巴液流向不同的淋巴结完成淋巴结转移，还可在淋巴结处通过侵袭过程，突破组织间包膜而转移到邻近正常组织。比如乳腺癌最常见的转移部位是腋窝淋巴结或锁骨上淋巴结。有时由于淋巴结或淋巴管被损坏导致淋巴液运行不畅，侵入淋巴管的肿瘤细胞出现“逆行性转移”，导致转移瘤不在其应该出现的淋巴结部位。例如，有些肿瘤出现皮肤转移现象就是由于皮肤毛细淋巴管有逆行性栓塞。大多数肿瘤最常见淋巴转移，而且淋巴管也是最早出现转移灶的地方，是晚期转移的重要标记。当肿瘤细胞沿淋巴管扩散到胸导管时，可在左颈内静脉和锁骨下静脉汇合处流入全身血液循环，而继发血管转移。

（二）血管转移

与淋巴转移相似，肿瘤细胞可以侵袭并进入血管。当肿瘤细胞进入血管后，可随血液循环到达全身各处。基于肿瘤细胞进入静脉系统的差异性会出现不同的转移偏好性。例如，当肿瘤细胞进入体静脉系统时，首先转移的器官是肺脏；侵入门静脉系统的一般转移至肝脏；而转移到骨、脊髓和脑部的肿瘤细胞，往往是通过侵袭到胸、腰和骨盆静脉系统而完成的。肿瘤转移是一个复杂而耗时的过程，并不是每一个出现在静脉血管里的肿瘤细胞都能转移到远处器官，很多肿瘤细胞在随着血液运行的过程中死亡，最终成功形成转移灶的肿瘤细胞只占极少数。血液循环系统中存活的少量细胞，可以到达身体的不同地方，一般随血流到肺，然后在肺内首先形成转移癌。肺内肿瘤可进一步侵入肺静脉，经左心而扩散到全身其他脏器，形成多部位的转移癌。尽管临床调查分析显示肿瘤转移到机体各器官的概率是不同的，比如最常见的转移器官是肝脏，其次是肺脏、骨髓和脑等，但具体的分子机制还不明确，有待进一步研究。相比淋巴管转移，血管转移是恶性肿瘤的晚期表现，患者预后一般不容乐观。

（三）种植性转移

肿瘤细胞可以穿过脏器壁层到达浆膜层，进而脱落，随机附着到胸、腹腔的表面。例如，肺癌常在胸腔内形成广泛的种植性转移，胃癌可直接播散至盆腔引起广泛转移。此外尚可见医源性转移，比如在手术瘢痕处、胃癌或结肠癌切除吻合口处、乳腺癌根治术植皮处等部位易发生医源性种植性转移。

（张佩景　卢　奕　张　健）

第2节　肿瘤侵袭与转移的分子调控机制

恶性肿瘤的防治是当今生命科学研究领域的一个难点，虽然各国政府在恶性肿瘤的防治研究方面投入了巨额资金，国内外医学研究人员也做了大量工作，但至今肿瘤对人类的生命健康仍有着极大的危害。侵袭和转移是恶性肿瘤的主要特征之一，也是导致肿瘤患者死亡的主要原因。有关肿瘤侵袭与转移的发生机制尚不明确。

一、肿瘤侵袭和转移是肿瘤发生、发展的早期事件

肿瘤细胞向远处扩散是临床肿瘤治疗中最具挑战的关键问题。过去人们认为远处转移瘤的出现通常是肿瘤进展到晚期才发生的事件，然而，越来越多的临床证据显示，原发肿瘤形成初始即有少数肿瘤细胞迁移播散到远处组织器官，比如骨髓，因此转移是肿瘤发生早期的事件之一。以前列腺癌为例，前列腺癌患者术后几年甚至十多年后，部分患者会发生肿瘤复发或转移，为探寻原因，人们对患者术前收集的骨髓样本进行了回顾性分析和检测，发现56%的患者骨髓样本中可以检测到前列腺癌细胞存在。通过建立实验动物肿瘤移植瘤模型，Shi等观察到当皮下肿瘤开始生长时，即处死小鼠，从长骨和胫骨中冲洗出的骨髓细胞中可以分离获得肿瘤细胞。这些结果均为转移是肿瘤发生的早期事件之一提供了直接的实验证据。肿瘤细胞从原发肿瘤部位的扩散以及随后播散到远处组织中涉及一个多步骤过程，称为侵袭-转移级联。以前列腺癌为例，前列腺癌细胞通过上皮-间质转化（EMT）获得侵袭表型，进而从原发部位脱落，形成单一细胞或一小簇细胞侵入血管形成循环肿瘤细胞（circulating tumor cells，CTC），其后随血液到达骨髓形成播散肿瘤细胞（disseminated tumor cells，DTC），DTC在骨髓中经历了休眠和激活后进一步向远端转移，再经过间质-上皮转化（mesenchymal to epithelial transition，MET）后在靶向器官远处定植和增殖形成远处转移瘤。远处组织中的这些肿瘤细胞起初是以休眠状态存在的，当外界环境改变，即肿瘤细胞的微环境发生改变时，休眠的肿瘤细胞重新活化增殖，进而形成转移瘤。肿瘤转移是一个复杂的过程，其分子机制尚不清楚，仍有许多问题需要回答。

二、肿瘤细胞播散和定植

（一）EMT肿瘤侵袭与转移的始动因素

上皮细胞间充质转化（EMT）作为一种细胞重塑的过程，在胚胎发育和器官形成中至关重要。近年来越来越多的研究表明，这种细胞的可塑性与肿瘤的转移关系密切。首先，肿瘤细胞发生上皮样表型向间充质样表型的转变；从而侵入血管形成循环肿瘤细胞（CTC），伴随血流播散至远处器官；最后经过间质-上皮转化（MET）过程在远处定植生长成为新的转移瘤。大多数CTC同时表达上皮和间质标志物。研究表明，活化的EMT过程在肿瘤细胞的播散中具有重要作用。

EMT驱动肿瘤细胞侵袭和转移的过程通过一系列EMT诱导转录因子（EMT-TF）进行调节，特别是Snail、Slug、Twist和Zeb1，这些转录因子（TF）调控肿瘤细胞EMT转化的作用已被证实。仍有部分TF（例如Zeb2、Foxc2、Prrx1等）在EMT进程中的调节作用尚待阐明。研究报道，肿瘤细胞EMT转化在几种类型的肿瘤发生、发展和转移中发挥重要作用，包括乳腺癌、结直肠癌、卵巢癌、胰腺癌、前列腺癌和肾癌等。EMT转化被越来越多地视为产生位于上皮和间充质之间的多个中间态频谱的细胞。因此，通常情况下转移性肿瘤细胞可能表现出明显的间充质特性，这有助于其转移扩散。此外，有报道强调了“部分EMT”状态的存在能够增强肿瘤进展和转移的

倾向。然而，通过人工方式，在肿瘤细胞中过表达 EMT-TF 诱导细胞处于完全间充质状态，完成 EMT 转化过程，完全间充质化的细胞失去了肿瘤起始能力，即失去了转移性集落的生长增殖能力。换句话说，上皮－间充质肿瘤细胞的相关表型可塑性对于转移性集落的形成及其随后的增殖生长至关重要。

在肿瘤细胞中，EMT 转化几乎总是由细胞从附近肿瘤相关基质接收到的异型信号触发的。因此，在肿瘤进展过程中，基质（由来自宿主组织的多种细胞组成，包括成纤维细胞、肌成纤维细胞、内皮细胞、骨髓细胞和淋巴细胞等）呈现出一种典型的在多种损伤的上皮组织愈合过程中出现的基质，即“活性”基质。这种“活性”基质释放各种信号，包括 TGF-β、Wnt 和某些白细胞介素，作用于周围的肿瘤细胞，诱导后者激活其先前沉默的 EMT 过程。这种激活通常是可逆的，事实上，已经激活 EMT 过程的肿瘤细胞可能通过间充质－上皮转化（MET）恢复到其祖先在 EMT 程序诱导前所处的表型状态。

（二）肿瘤细胞团簇的迁移与侵袭

虽然 EMT 被广泛认为是癌细胞扩散的一种重要方式，但其在原发肿瘤行为中的确切作用仍不明确。例如，原发肿瘤细胞的侵袭通常包括细胞团簇的聚集迁移到邻近组织，而不是单个癌细胞的扩散。这些细胞团簇的组织结构似乎与通过 EMT 的细胞的行为相冲突，并失去了细胞与细胞之间的相互作用，特别是那些由黏附连接介导的细胞与细胞之间的相互作用。因此，这些群组引发了这样一个问题，即 EMT 程序是否真的如上文所暗示的那样，是最终癌细胞传播的核心，还是仅仅代表了使癌细胞传播得以发生的几种细胞生物学程序中的一种。侵袭性肿瘤的边界常见细胞团的集体迁移，这种现象在乳腺癌和肺癌的病例中得到很好证明；其他类型的肿瘤细胞也存在相似的侵袭性过程。这些侵袭性细胞团中的细胞继续表达重要的上皮标记物，如 E- 钙黏蛋白，这有助于维持细胞团内单个上皮细胞之间的凝聚力。此外，某些乳腺癌转移集落的多克隆特性增加了这种可能性，即它们是由遗传异质性的播散细胞簇产生，而不是由单个播散细胞无性产生。

组织病理学分析证据显示，EMT 确实参与了细胞团的集体迁移。间充质表型的细胞常位于细胞团的前缘，通过释放各种蛋白酶，降解细胞外基质，保障了侵袭过程的完成。这种前导细胞还可能具有 EMT 相关的运动性，使整个队列能够向前移动。因此，位于侵入性边缘的细胞可能会为构成侵入性细胞团主体的跟随者铺平道路。

（三）MET 与肿瘤细胞远处定植

EMT 作为重要的始动因素参与了肿瘤转移的最初步骤，而最终转移瘤的形成则依赖于远处 MET 的发生，在对 Twist1、Prrx1、Id1 和 Snail 等 EMT/MET 诱导因子的研究结果均证明了这一观点。这就解释了为何远端转移瘤在与原发肿瘤的对比中，并没有表现出更高的间质样表型。近期更有研究发现，在乳腺癌转移瘤中，上皮样标志物 E- 钙黏蛋白的再次表达甚至高于其原发肿瘤。而 CTC 处于 EMT/MET 这种可逆性过程的中间环节，其表型特性就显得十分重要。研究表明 CTC 以单细胞和细胞集群两种形式进入血液循环，其中单细胞 CTC 更多呈现间质样表型，而细胞集群 CTC 则兼具上皮样和间质样（E/M）的表型。更重要的是，虽然细胞集群 CTC 的数量远远少于单细胞 CTC，但却展现出了更强的成瘤性和转移能力，且预后较差。这一现象提示，间质表型的肿瘤细胞至少部分逆转成上皮表型才能增殖成为转移瘤。由此设想，之所以细胞集群 CTC 形成转移瘤的能力更强，正是因为其在发生 EMT 获得更强的迁移、侵袭能力的同时，保留了上皮样表型的特性，EMT/MET 转化可塑性更强，更易于在短时间内完成 MET 转化从而形成远端转移灶。

虽然这种 EMT/MET 可塑性的机制尚不明确，但是一些最新的研究成果已提供了如下线索：①研究发现在神经母细胞瘤中，BORIS/CTCFL 的下调可以激活 Wnt/β-Catenin 通路，诱导 MET 的发生；②在乳腺癌中，锰超氧化物歧化酶通过调节细胞氧化还原反应环境（细胞内 O_2^- 和 H_2O_2 的比率）实现 EMT/MET 的转化；③分泌性骨桥蛋白（sOPN）可以触发 EMT 改变，而核内骨桥蛋白（iOPN）的积聚会诱导 MET 发生，从而促进远端转移瘤的形成。在iOPN介导的MET过程中，mi429直接作用于ZEB/E-钙黏蛋白轴发挥重要作用，同时还发现肿瘤微环境中的VEGF可以通过一种KDR/PLCγ/PKC依赖途径介导骨桥蛋白磷酸化并迁移入核；④同时也有研究证实EMT细胞往往具有耐药特性，对于化学药物治疗后转移灶复发具有重要作用。EMT/MET这种短暂性、可逆性转变在肿瘤转移多个环节中扮演核心角色，并将持续成为肿瘤研究的热点课题。

三、肿瘤细胞的休眠与激活

研究报道，即使是很小的肿瘤也能释放出数以百万计的肿瘤细胞，但许多肿瘤患者在很长一段潜伏期后从未复发或复发，也没有临床表现出疾病。在血液样本中发现的肿瘤细胞，即循环肿瘤细胞（CTC）的数量远远超过了明显的转移病灶的数量。肿瘤细胞在浸润到远处器官后存活下来，这种细胞被称为"播散性肿瘤细胞"（DTC），可以在肿瘤患者的骨髓中存活多年，但只有大约半数患者出现明显的转移。这些临床观察认为，转移定植是一个非常低效的过程，在这个过程中，大多数肿瘤细胞死亡，只有少数存活的细胞形成大转移。

（一）循环肿瘤细胞

由原发性肿瘤引起的单个肿瘤细胞和（或）多细胞团可侵入相邻正常血管组织或肿瘤细胞自身新组装的血管系统，产生肿瘤细胞血管内渗入，进入血管的肿瘤细胞称为循环肿瘤细胞（CTC），CTC存在是肿瘤细胞播散至远处器官的前提，在远处器官可形成新的转移性集落。虽然绝大多数的CTC可能很快被清除，但最近有报道称，即使是成簇的CTC也能通过毛细血管管腔移动，如同一个单细胞链一样，相互黏附在一起。研究发现，进入静脉循环的CTC簇远比单个肿瘤细胞在播撒转移定植时的效率高，其原因可能是细胞团簇可以避免各种类型的攻击，比如自然杀伤（NK）细胞在循环中的杀伤作用；此外，这些团簇停留在血管腔中具有优势，并且在渗出血管进入远端器官后的增殖方面具有某些尚未揭示的优势，这些优势有助于提高转移效率。

对CTC的研究已经确定了上皮和间充质标记物表达的显著异质性及表达两种细胞谱系标记物的双表型细胞的存在。例如，在转移性乳腺癌患者中，用多重RNA-ISH分析的CTC揭示了一系列上皮和间充质标志物表达，表明EMT是一个连续体。间充质标志物表达增加与三阴性和HER2阳性乳腺癌相关，也提示与治疗耐药性有关。在胰腺癌和前列腺癌小鼠模型中，上皮和间充质标记的CTC异质性也有报道。CTC中EMT的标记也与乳腺癌、结肠癌、肝癌和肺癌的晚期疾病或临床结局相关。上皮可塑性是CTC生物学的关键特征，未来的工作将继续确定其在转移中的作用。

最近的研究表明，肿瘤细胞的上皮可塑性不能简单地分类为上皮或间质。相反，肿瘤细胞可能具有一系列中间态。这种混合的上皮-间质状态被称为"部分EMT（P-EMT）"，并且可能受上皮蛋白内在化的调节，这与完全EMT中上皮基因的转录抑制相反。P-EMT PDAC细胞优选以CTC簇的形式传播，而经历了完整EMT的PDAC细胞则以单个CTC的形式入侵。此外，CTC团簇在几种EMT转录因子（如OCT4、NANOG、SOX2和SIN3A）的结合位点处显示出特定的DNA低甲基化。然而，CTC团簇的形成需要细胞黏附成分，例如普拉高珠蛋白，它们也是上皮标记，进一步支持了CTC群集的P-EMT状态。鉴于上皮可塑性在嗜有机性中的重要性，需要考虑P-EMT和CTC簇在器官特异性转移中的作用，并有待进一步研究。

（二）休眠的肿瘤细胞

如前所述，DTC在原发肿瘤形成的初期已经存在于远处器官，DTC呈休眠状态没有出现肿瘤转移灶。从临床角度看，治疗成功的原发肿瘤患者体内可能同时存在休眠转移细胞，即所谓无症状的微小残留病灶（MRD）。对于某些癌症，如乳腺癌、前列腺癌和肾癌，这种休眠状态将会持续多年，甚至在初步治疗后数十年。虽然没有直接证据证明转移灶的出现是由已存在的休眠DTC直接发展而来的，但骨髓中存在的DTC显然与最终临床复发的风险增加密切相关。这些结果揭示了休眠的生物基础解析具有重大的临床意义，因为DTC休眠期代表了一个关键的时期，即有针对性的治疗干预措施的窗口期，结果无论是针对性消除或抑制其再活化扩散都将可能成功防止危及生命的转移性疾病的最终发生。

1. 肿瘤细胞休眠的分子机制

休眠过程的启动可能来自对远处组织微环境中遇到信号的积极响应，也可能源于肿瘤细胞在原发肿瘤中驻留时所需信号的缺失。例如，对微环境中存在的生存信号作出反应的DTC可以避免破坏并长期存在。在一个经过充分研究的案例中，已嵌入骨髓并具有高SRC活性和CXCR4表达的乳腺癌细胞能够激活促生存通路，以响应骨源性CXCL12。DTC能够对这些生存信号作出反应，阻止TRAIL诱导的细胞凋亡，这是一种保守的组织防御机制，可以从相反的方向清除DTC。DTC的存活也与它们抵抗anoikis的能力有关，例如通过酪氨酸激酶受体TrkB的表达或通过Wnt2介导的非典型Wnt信号。

在某些靶组织的微环境中也发现了一些诱发休眠的信号。例如，骨髓中具有高浓度的TGF-β_2与刺激DTC产生的TGF-β-R1和TGF-β-R3结合而发挥作用，而使得头颈部鳞状细胞癌的细胞进入休眠状态。BMP配体家族成员也与转移性休眠有关。BMP7产生于骨基质细胞，BMP7可以诱导前列腺癌细胞休眠。在肺组织中，一些BMP配体表达，比如BMP4，这些配体是维持播散性乳腺癌细胞休眠状态的重要因子。许多诱导休眠的细胞因子能够激活p38 MAPK通路；结合有丝分裂信号的缺失，因此导致在DTC中呈现ERKlow/p38high的状态，进而使得细胞周期停止在G0/G1期和处于静止状态。

2. 休眠DTC的定位及机制

休眠的DTC常定位于特定的结构域（dormant niche），这些特定的结构域支持其生存，抑制其增殖，并且很可能对治疗药物产生耐药性。非常有趣的是，休眠的DTC利用这个显性陷阱原本是为组织中的干细胞群而保留的。典型的例子是前列腺癌细胞转移到骨骼，已经发现这些癌细胞通过CXCL12/CXCR4信号轴与造血干细胞（HSC）竞争骨内膜Niche的位置；该信号通路通常为造血干细胞的生理性调节作用所保留。DTC对干细胞Niche的竞争作用表明，其可能对HSC微环境中存在的静止和生存信号做出反应。

在多种器官包括肺、骨和大脑等，DTC存在于血管系统周围的微环境中，这一区域被称为血管周的Niche。目前尚不清楚这种现象是否代表它们在这个Niche的主动保留，或仅仅表明在最初从血管渗出后无法远离血管系统。已发现血管周围Niche中存在的因素能主动促进休眠，由此提示另一种替代机制。进而发现，血小板反应蛋白-1，由成熟内皮细胞产生并沉积在微血管基底膜中，能够使DTC限制在静止状态。此外，应用实时成像检查脑转移的研究中，观察到罕见的、单独的、达到长期休眠的DTC总是定位于血管周围区域，这表明该Niche在维持脑内休眠的DTC方面发挥了关键作用。

当DTC像单个细胞一样远离免疫抑制的原发肿瘤微环境时，它们必须保护自己免受免疫攻击。乳腺癌和肺癌细胞选择持续处于潜伏状态的能力后播散到远处器官，从而成功地逃避NK细胞的清除作用，通过抑制多种NK细胞的激活配体，进入静止状态。将肿瘤细胞接种到NK细胞缺乏的小鼠体内时，这些潜伏的肿瘤细胞就会生长起来，这表明先天免疫系统是休眠Niche的一个重要组成部分，能有效地迫使许多癌细胞进入静止状态。此外，另一个完全不同的过程是观察到抗原提呈树突细胞可以保护转移，这意味着适应性免疫系统控制转移瘤的生长。$CD4^+$和$CD8^+$ T细胞通过分泌IFN-γ控制休眠的原发肿瘤细胞，有证据表明$CD8^+$ T细胞可以将播散的视网膜黑色素瘤细胞保持在休眠状态。然而，目前对于肿瘤DTC中免疫介导的休眠机制了解甚少。

（三）肿瘤干细胞与转移

如上所述，EMT程序的激活能够驱动肿瘤细胞向远处解剖位置的物理传播，也可赋予这些细胞重要的干细胞特征，这似乎与转移性定植高度相关。因此，成功形成转移集落的一个显著先决条件是CSC所体现的肿瘤发生的特性。越来越多的证据（主要来自动物模型）在很大程度上支持了这一观点。MMTV-PyMT乳腺肿瘤模型中，肿瘤转移的能力依赖于干细胞群通过增强 Wnt 信号通路发挥作用。在人类乳腺癌细胞中，干细胞通路的激活，如 Wnt 和 Notch 信号通路，对于支持异种移植小鼠模型中的定植也具有重要作用。肺腺癌小鼠模型显示，转移进展与去分化过程有关，该过程通过 Nkx2-1 表达的缺失介导，类似于在干细胞样状态下运行。因此，肿瘤的转移潜能似乎与肿瘤细胞在到达远处部位后能够重新启动肿瘤生长的能力密切相关。这一概念意味着细胞状态是成功转移的关键决定因素，更具体地说，与 CSC 表观遗传状态相关。

近年来研究显示，在乳腺癌患者骨髓中检测到的 DTC 显示出 CSC 的特征。与此一致的是，在远处组织中处于潜伏状态的细胞也显示出 CSC 属性，包括 SOX2 和 SOX9 转录因子的表达。此外，单细胞表达分析已用于从乳腺癌异种移植（PDX）模型中不同器官分离得到的 DTC；一些器官由于存在休眠肿瘤细胞的量很少，因而几乎不产生转移性疾病。这些细胞表现独特的基因表达谱，与晚期进展及转移病损伤的肿瘤细胞相比，EMT、干细胞和存活 / 休眠基因的表达是其特征。将这些低负荷组织中分离出来的肿瘤细胞移植到新的受体动物体内时，其保留了它们的致瘤潜能，并且很容易产生更多的分化癌。这些研究为以下观点提供了进一步的证据，即干细胞样肿瘤细胞往往是转移性集落的基础，即使集落出现得很晚。有关肿瘤干细胞与肿瘤侵袭和转移的分子机制见相关章节。

（四）外泌体调节肿瘤迁移、侵袭和转移

肿瘤来源的外泌体（tumor-derived exosomes，TDE）参与不同癌症过程的形成、发展和转移，包括肿瘤微环境（TME）重塑、血管生成、侵袭、转移和耐药性。外泌体通过传输多种活性物质（蛋白质因子、RNA 等）启动或抑制受体细胞中的各种信号传导途径。TDE 在肿瘤侵袭与转移的不同阶段均发挥重要作用，包括促进肿瘤的血管生成、EMT、侵袭、和转移前 Niche 的建立等。TDE 含有肿瘤细胞的抗原分子，分泌后可将肿瘤细胞的抗原提呈给树突状细胞，从而诱导机体产生抗肿瘤的免疫效应，Son 等研究发现在胶质瘤患者体内装载有自体胶质瘤细胞来源的外泌体的树突细胞能有效诱导肿瘤特异性的 $CD8^+$ CTL 对肿瘤细胞的杀伤性。某些疾病状态下会使外泌体含有特殊的 microRNA，Kroh 等研究发现，与正常人相比，前列腺癌患者循环血液中的同源外泌体中就选择性地富含 miR-141，许多研究也证明了在其他一些恶性肿瘤患者中也有类似的表现。Van Rijn 等研究发现在恶性胶质瘤中其同源的外泌体中含有的 EGFR8 mRNA 与其特定的亚型有关，另外有研究发现黑色素瘤来源的外泌体能促进血管的生成、黑色素瘤骨转移，有利于其肿瘤微环境的形成，提示肿瘤来源的外泌体可以作为肿瘤诊断、预后和转移的标志物。目前利用自身恶性腹水来源的结合有 GM-CSF 的外泌体用于治疗结肠癌已经开展了 I 期临床试验，利用外泌体作为卵巢癌抗瘤疫苗也正在进行前期临床试验。鉴于外泌体（如含有来源细胞特异性抗原及免疫细胞来源的）在免疫应答、免疫调节中的重要作用，许多研究通过添加佐剂、为外泌体间接负载抗原肽、膜表面直接锚定方法、毒融合蛋白、导入细胞因子基因等方法增强外泌体的免疫功能。利用外泌体表面的配体能与特异性受体结合的特点，自体同源的外泌体具有稳定性、无免疫排斥性等优点，通过传染表达特异性配体的外泌体经电子穿孔后装载特异性治疗药物或核酸（如 siRNA）进行药物靶向输送及基因治疗，也成为一个肿瘤研究的新方向和肿瘤治疗的新方式。

四、肿瘤器官倾向性转移的分子机制

肿瘤转移具有明显的器官倾向性，不同类型肿瘤倾向性转移不同的靶器官（表 9-2-1）。Fidler 等以黑色素瘤细胞为模型，在实验肿瘤转移研究中证实，来源于某些部位的肿瘤细胞表现出更强转移到特定器官的能力，这些研究结果为 Paget 提出的“种子土壤学说”提供了有利的证据。然而决定肿瘤器官特异性转移的分子机制尚不清楚，因此临床上尚缺乏相应的预警诊断和治疗策略。

表 9-2-1 尸检发现转移到不同组织的发生率（%）

肿瘤器官	骨骼	肺	肝	脑	腹膜	参考文献
乳房	71	71	62	22	NA	（Lee, 1985）
前列腺	90.1	45.7	25	1.6	7	（Bubendorf et al, 2000）
肺	34	–	21	39	NA	（Riihimäki et al, 2014）
黑色素瘤	48.6	71.3	58.3	54.6	42.6	（Patel et al, 1978）
胰腺	25	55	62	NA	NA	（Kamisawa et al, 1995）
肾	44.5	74	34.5	NA	NA	（Johnsen et al, 1997）
甲状腺	13	78	20	18	13	（Besic et al, 2013）
胃	12	15	48	3	32	（Riihimäki et al, 2016b）
结肠	8	32	70	5	21	（Riihimäki et al, 2016a）
肝	8	44		1	9	（Lee et al, 1987）
卵巢	11.2	33.9	47.9	3	83.6	（Rose et al, 1989）

（一）肿瘤转移微环境

众所周知，远处转移器官并不是循环肿瘤细胞的被动接受者，而是在转移扩散发生之前，原发肿瘤有选择性积极地对其进行修饰。播下转移的“种子”需要肿瘤分泌因子和肿瘤脱落细胞外囊泡的作用，这些细胞外囊泡使远处转移点的“土壤”能够促进侵入癌细胞的定植和生长。所谓外囊泡即外泌体，肿瘤细胞产生的外泌体被靶向器官转移组织的特定细胞吸收，为肿瘤在特定组织中定植做准备。Burnett 团队证实在转移性乳腺癌细胞中某些器官特异性的信号通路可能被激活。尽管不同的远处器官具有其独特之处，在肿瘤转移过程中存在某些普遍性的原理。首先，肿瘤转移的倾向性通过播散前的“种子预选”或形成前转移 Niche 决定，这种作用可以解释为何转移的倾向性与原发肿瘤中特定基因表达谱相关。第二，特定的趋化因子和黏附因子可能促进 DTC 在特定器官中的保留。这个过程可能类似于免疫细胞归巢到不同的外周器官。第三，靶器官中不同的血管结构对肿瘤细胞外渗提出了特殊要求。例如，在不同器官中血液屏障的结构可选择具有不同能力破坏内皮连接的转移性种子。第四，微环境中独特的驻留细胞，以及这些细胞产生的分泌组和 ECM，共同决定了肿瘤细胞的到来。因此，准确描绘不同器官中各个 Niche 的图谱至关重要，特别是对于了解早期定植过程而言。第五，明显转移灶的建立取决于肿瘤细胞劫持驻留细胞和重塑土壤（ME）的能力。在这些最初的相互作用中，肿瘤细胞和夹带癌的微环境细胞可能形成难以终止的恶性循环。最后，上述所有过程都涉及“种子”（肿瘤细胞）和“土壤”之间的特定相互作用，在整个肿瘤细胞定植过程中这种相互作用是动态的，并且不断发展。

1. EMT 与器官倾向性转移

最近的一项研究表明，EMT 涉及肿瘤转移的器官倾向性。在这项研究中，研究者应用小鼠胰腺导管癌（PDAC）模型发现，肝和肺器官倾向性转移的转变依赖于 p120catenin（p120ctn）介导的上皮识别。转移性 PDAC 中 *p120ctn* 的缺失会将其转移倾向性从肝脏转移到肺部。实验表明，一个 *p120ctn* 等位基因即可使 E- 钙黏蛋白介导的细胞黏附发生。相比之下，双等位基因 *p120ctn* 缺失的细胞则表现出明显的肺倾向性转移，在该细胞中导入 *p120ctn* 亚型 1A 时即可恢复肝转移特性。*p120ctn* 缺陷细胞和 *p120ctn* 野生型细胞中 RNA-seq 结果显示，转移倾向性与上皮 - 间充质转化有相关的调控通路。

除了直接调节嗜有机性外，EMT 途径还可通过调节肿瘤细胞代谢来影响器官倾向性转移。通过分析人类肿瘤细胞系中的978个代谢基因表达，Shaul 等发现间充质细胞系共有 44 个上调的代谢基因，其中，EMT诱导后高表达嘧啶降解酶二氢嘧啶脱氢酶（DPYD）。Snail是EMT的关键转录阻遏物，通过抑制磷酸果糖激酶（PFKP）和果糖1，6-双磷酸酶1（FBP1）来重新编程乳腺癌中的葡萄糖代谢，将葡萄糖通量推向了戊糖磷酸途径，并赋予肿瘤细胞存活优势。因此，EMT可能与癌细胞中的代谢重编程相互作用并促进器官倾向性转移。

肿瘤浸润的免疫细胞，例如肿瘤相关的巨噬细胞（TAM）和MDSC可以促进EMT。另一方面，越来越多的证据表明EMT可以调节肿瘤免疫ME。Snail诱导肿瘤细胞EMT增加了Treg细胞的数量，减少了树突状细胞的数量，从而促进了黑色素瘤向肺的转移。在肺癌细胞中，EMT激活剂ZEB1抑制了EMT抑制剂miR200，从而减轻了miR200介导的对PD-L1（免疫检查点蛋白）的抑制，从而导致$CD8^+$ T细胞免疫抑制和肿瘤转移。此外，EMT诱导的E-钙黏蛋白和细胞黏附分子1（CADM1）调节NK细胞介导的转移倾向性免疫监视。EMT与肿瘤免疫ME之间的联系表明EMT可以通过调节免疫细胞来调节器官倾向性转移。

2. 免疫微环境与器官倾向性转移

肿瘤免疫ME和癌症免疫疗法方面的最新突破凸显了免疫细胞在转移形成中的重要性。免疫抑制细胞不仅帮助肿瘤细胞逃逸免疫监视作用并提高其在循环中的存活率，而且还积极参与目标器官ME的改造，为肿瘤定向转移提供物质基础。不同器官具有参与转移独特组织的驻留免疫细胞。巨噬细胞是组织驻留免疫细胞的主要类型，并且已经在多种转移环境中进行了广泛研究。例如，发现表达VCAM1的微转移可募集整合素a4b1阳性的破骨细胞，以加速其微转移向转移瘤的转变，表明肿瘤中破骨细胞的富集，有助于肿瘤细胞激活并发展为转移瘤。枯否细胞是肝脏特异性的组织驻留巨噬细胞，对DTC发挥吞噬和细胞毒活性。但是，它们也可以将CTC捕获在肝窦中，从而增加其在肝脏中定植的机会。枯否细胞的早期耗竭增加了转移负担，但肿瘤生长后期的耗竭则减少了转移。肺泡细胞是肺组织中的巨噬细胞，对CTC具有双刃剑的作用。肺泡巨噬细胞的杀肿瘤活性早已被认识。但是，最近的研究表明这些细胞也可以促进肺转移。肺泡细胞能抑制T细胞反应并产生促炎性介质白三烯B4分泌以促进肺转移。小胶质细胞是脑中驻留在组织中的巨噬细胞。它们的细胞毒性功能诱导癌细胞凋亡。然而，类似于其他组织驻留巨噬细胞，小胶质细胞也可促进其宿主器官的转移。Pukrop等研究表明小胶质细胞通过Wnt依赖性途径增强了大脑中乳腺癌细胞的侵袭和定植。此外，在乳腺癌细胞中，lncRNA XIST的缺失导致外泌体miR503的分泌增加，从而导致小胶质细胞的M2极化，进而促进转移。实际上，原发性肿瘤，CTC和（或）DTC能够重新组织驻留的巨噬细胞以促进转移细胞在宿主器官中的活化和进展。明确该过程相关基因和信号通路并确定如何阻断和逆转这些过程将具有重要的理论意义和临床价值。此外，最近的研究表明，不同器官中的组织驻留巨噬细胞具有不同的起源[胚胎来源的和（或）单核细胞来源的]，这可能与不同的功能相关。尽管来自不同来源的巨噬细胞可能执行类似的功能，它们的表观基因组景观仍然很独特，可能会影响它们受肿瘤驯化的能力。

（二）器官倾向性转移的新分子机制

1. 骨倾向性转移

乳腺癌和前列腺癌是转移好发到骨骼的主要肿瘤。骨和骨髓含有独特的细胞类型，包括成骨细胞、骨细胞和破骨细胞。正常生理情况下破骨细胞和成骨细胞维持骨的重建和平衡。DTC可以占据成骨细胞的活性部位（Niche）并促进破骨细胞生成，从而导致骨吸收增加。该过程从骨基质释放出多种因子，包括钙、胶原蛋白、糖蛋白、透明质酸、蛋白聚糖、生长因子、蛋白酶和细胞因子，这些因子促进肿瘤细胞的增殖，从而在成骨细胞、破骨细胞和肿瘤之间形成恶性循环。

1）骨转移的分子机制 肿瘤骨转移的过程涉及多种分子机制，有些机制（例如CCXL12/CXCR4介导的趋化性）在不同类型的癌症中很常见，而有些机制似乎是肿瘤类型甚至亚型特有的。雌激素受体阳性（ER^+）的乳腺癌细胞，与ER^-细胞相比，具有更强的骨倾向性。与ER^-相比，ER^+乳腺癌采用不同的骨定植机制。雄激素受体

（AR）是前列腺癌的主要驱动因素，长期以来一直认为去势抵抗的发展（即AR信号传导的独立性）与骨转移有关。然而，最近的系统研究明确了三类前列腺癌（PCS1、PCS2和PCS3），其中PCS2显示出更高的AR信号传导和骨转移倾向，提示AR在骨转移中具有意想不到的作用。最近的一项研究发现，*TMPRSS2-ERG*基因融合可以促进前列腺癌的成骨性骨转移，这表明特定的突变推动了骨转移。在肺癌中，多项研究表明，骨转移需要上皮标记物[例如CD24、盘状蛋白结构域受体1（DDR1）和黑素瘤细胞黏附分子（MCAM）]。对其他癌症包括黑素瘤、骨髓瘤、和膀胱癌已报告有骨转移。

2）骨骼中转移性Niche 骨Niche包括造血干细胞（HSC）、成骨细胞、血管内皮和神经Niche。这些Niche对于正常的骨骼发育和维持至关重要。越来越明显的是，不同的Niche维持着不同阶段的肿瘤转移研究。例如，骨骼血管形成能力强可能有助于肿瘤的进展和扩散。多项研究表明，血管周围的Niche通过肿瘤-内皮相互作用维持DTC休眠。另一方面，发现成骨Niche可促进转移进程。在前列腺癌中，成骨细胞的促肿瘤功能与HSC的Niche有关，这表明肿瘤细胞与HSC之间存在直接竞争。内皮细胞和成骨细胞在骨骼和骨髓中都是高度异质的，并表现出时空的相互作用。例如，H型内皮细胞（富含长骨生长板的CD31 high/Endomucin high正弦波血管）维持血管周围骨祖细胞，偶联成骨作用和血管生成。最近的一项研究采用连续微内镜多光子成像，历时数月为骨髓异常动态的脉管系统提供了证据。这些结果表明不同Niche之间存在潜在的重叠或相互转化，这可能会影响骨转移种子细胞命运。需要精确绘制异质性肿瘤，内皮细胞和成骨细胞的图谱，以探寻不同Niche的协同进化及其对转移进程的影响。

3）转移种子的预选和前转移Niche 如前所述，原发性肿瘤形成时可能已经发生骨倾向性转移。先前的研究表明，与肿瘤相关的成纤维细胞有助于创造类似于骨髓的细胞因子环境，从而选择更适合在骨髓ME中定植的肿瘤细胞进行传播。这被称为“种子预选”过程，可以解释为何原发性肿瘤的基因表达谱可用于预测骨转移。在转移细胞到达远处器官之前，肿瘤细胞就可以诱导“转移前Niche”的形成，这是远处器官中的一种支持性ME，有助于DTC存活、附着、侵袭、免疫逃逸和过度生长。例如，低氧性肿瘤可以通过分泌赖氨酰氧化酶（LOX）将骨髓细胞募集到转移前部位。其他因素包括miRNA，也可促进转移前Niche的形成。肿瘤来源的miR25-3p外泌体通过募集造血祖细胞（HPC）并诱导血管通透性和血管生成来促进转移前Niche的形成。

2. 肝转移倾向性

肝是实体瘤最易发生远处转移的器官之一，如乳腺癌、肺癌和胃肠道肿瘤。肝从门静脉和肝动脉接受双重血液供应，并且收缩压梯度要低得多。这种独特的结构特征允许CTC进入，并促进它们黏附在血管内皮上进行播散。例如，结肠和近端直肠的血液循环通过肝门系统，而远端直肠的血液则流向肺。这种血管组织与以下事实相关：大肠癌更倾向于肝转移，而肺是第二个优先转移的部位。的确，肝脏中捕获的结直肠CTC数量要多于外周血。此外，与内皮壁和基底膜结构完整的组织相比，肝窦的内皮层是有孔的，可能更容易渗出至血管外。

1）涉及转移细胞归巢和定居到肝脏中的基因和通路 系统研究已经确定有利于肝倾向性转移的肿瘤内在因素。通过对转移性乳腺癌的转录分析，鉴定出17个基因作为肝转移选择性基因谱。值得注意的是，这些基因大多数是参与钙黏蛋白和整合素信号通路的*ECM*基因。此外，结直肠癌细胞来源的肽基丝氨酸精氨酸脱亚氨酶4（PAD4）对ECM的瓜氨酸化作用对肝转移的生长至关重要，这与抑制PAD4蛋白改变EMT标记并减少转移相一致。此外，肿瘤细胞与肝细胞之间的直接整合和相互作用在肝倾向性转移中也起作用。例如，claudin-2在乳腺癌肝转移中广泛存在，但在骨或肺转移中不存在，它对肿瘤细胞-肝细胞相互作用和肝转移至关重要。

2）肝转移前Niche形成 肝转移取决于转移前Niche的形成。来自肿瘤细胞的各种循环因子，特别是以外泌体的形式，可以帮助建立转移前Niche。例如，来自富含巨噬细胞迁移抑制因子（MIF）的胰腺导管腺癌（PDAC）细胞的外泌体可以激活枯否细胞，诱导 TGF-β 的分泌。TGF-β 触发肝星形细胞产生纤连蛋白，从而促进骨髓来源的巨噬细胞募集并诱导肝特异性转移。几种肿瘤模型的外泌体蛋白质组学检测已确定了不同的外泌体，这些外泌体在不同的器官中建立了转移前 Niche。肝脏中的枯否细胞吸收 PDAC 分泌的整合素蛋白 αvβ5 的外泌体并释放促炎性 S100A8，从而导致肝倾向性转移。靶向整合素 αvβ5 能够抑制肝转移。此外，肝脏常驻细胞可促进转移前 Niche 的形成，支持 DTC 的生长。例如，肝细胞通过 IL-6/STAT3 血清淀粉样蛋白 A1 和 A2（SAA）信号，协调肝内髓样细胞的积累和纤维化，以指导转移前 Niche 形成。激活后，肝星形细胞会分泌生长因子和细胞因子（例如 PDGF、HGF 和 TGFb）来促进 ECM 降解，继之刺激血管生成并抑制免疫反应，从而为肿瘤细胞建立了适宜的 ME。

3. 肺转移倾向性

肺组织是乳腺癌、黑色素瘤和甲状腺等肿瘤中另一个常见的转移部位（表 9-2-1）。肺脏的生理特性使其非常适合肿瘤细胞定植和转移。广阔的表面积和众多的毛细血管为肿瘤细胞提供了黏附、外渗和定植的机会。同时，肺中的内皮层在内皮细胞和完整的基底膜之间具有紧密的连接，因此与骨骼和肝脏相比，拥有更严格的外渗屏障。肿瘤细胞采用的一种穿越内皮和基底膜的策略，通过增加肺内皮细胞中的黏着斑激酶（FAK）/E-选择素和 MMP9 表达来诱导离散性血管通透性灶的形成。

1）肺转移的肿瘤内在因素 原发性肿瘤中存在多种细胞内在的与肺转移相关的因素。转移性和非转移性乳腺癌细胞的转录组分析，揭示了涉及肺转移的 54 个基因谱，其中包括酸性和半胱氨酸分泌蛋白（SPARC）、血管细胞黏附分子 1（VCAM1）、血管生成素样 4（ANGPTL4）、ID1 和 Tenascin C（TNC）。肿瘤的这些内在因子可以破坏血管内皮细胞 - 细胞连接，增加肺毛细血管的通透性，并促进肿瘤细胞的跨内皮传递。例如，源自黑色素瘤的 SPARC 通过以内皮 VCAM1 依赖性方式诱导血管通透性和外渗促进肺转移。乳腺癌中的 TGF-β 诱导 ANGPTL4 促进外渗。其他因素可能与细胞增殖和存活有关。例如，ID1 表达选择性富集于乳腺癌的肺转移中，并介导肺定植和持续的细胞增殖。产生了 TNC，一种干细胞 Niche 的 ECM 蛋白，通过浸润肺的乳腺癌细胞增加与干细胞相关的信号传导（例如 Notch 和 Wnt）途径开始转移。

2）肺组织中的细胞外泌体和转移前 Niche 形成 与肝转移相似，肿瘤细胞通过分泌外泌体等可溶性介质，在肺中建立转移前 Niche。Liu 等发现肺癌和黑色素瘤衍生的外泌体 RNA 均可激活Ⅱ型肺泡细胞中的 Toll 样受体 3（TLR3）信号传导，诱导趋化因子分泌并募集中性粒细胞，以建立转移前 Niche。黑色素瘤还可产生外泌体，从而下调正常细胞中的干扰素 α 和 β 受体亚基 1（IFN-R1）和 IFN 诱导型胆固醇 25- 羟化酶（CH25H），以促进富含 $CD11b^+$ 髓样细胞和纤连蛋白沉积的转移前 Niche 形成。此外，乳腺癌细胞分泌整合素蛋白 α6β4 和 α6β1 阳性外泌体，进而增强了肺驻留成纤维细胞中促炎性 S100A4 的表达，从而建立了转移前 Niche 并促进了肺转移发生。此外，Keklikoglou 等发现化疗诱发的乳腺癌产生富含膜联蛋白 A6（ANXA6）外泌体，膜联蛋白 A6 是一种 Ca^{2+} 依赖性蛋白，可促进 NF-κB 依赖性内皮细胞激活，CC 基序趋化因子配体 2（CCL2）的诱导以及 $Ly6C^+$ $CCR2^+$ 单核细胞的扩增有利于建立肺转移。

3）促转移和转移抑制 Niche 肺常驻细胞可为多种类型肿瘤建立转移前 Niche，通过分泌大量趋化因子，例如 CXCL12 和 CCL21，这些趋化因子将过度表达 CXCR4 和 CCR7 的乳腺癌和黑色素瘤细胞导向肺部。成纤维细胞还有助于在肺中形成转移前 Niche。Liu 等报道，成纤维细胞分泌的组织蛋白酶 B（CSTB）通过 ANXA2 和 PI3K/AKT/mTOR 途径激活了硬脂酰辅酶 A 去饱和酶 1（SCD1），这是细胞增殖的关键调节因子，从而促进黑色素瘤细胞的转移和定植。除调节肿瘤细胞外，肺成纤维细胞还产生纤连蛋白以募集 VEGFR1 和整合素 α4β1 阳性骨髓来源的 HPC 到末端细支气管和细支气管静脉，从而提供了允许肿瘤细胞进入的 Niche。

与转移前Niche作用相反，最近一些研究表明，肺部也具有转移抑制Niche，可抑制肿瘤细胞的增殖。例如，周血管Niche表达血小板反应蛋白-1（thrombospondin-1，TSP-1）诱导乳腺癌细胞维持静止状态，当新生血管形成时，活化的TGF-β_1和骨膜蛋白被上调，这种抑制作用消失。在骨骼中也发现来自血管周围Niche TSP-1的抑制作用，表明不同器官之间存在共同的转移抑制机制。肺成纤维细胞分泌的骨形态发生蛋白（BMP）对肿瘤干细胞的自我更新具有抑制作用。然而，肿瘤细胞可分泌多肽N-乙酰半乳糖氨基转移酶14（GALNT14）来克服此效应。此外，CX3C趋化因子受体1（CX3CR1）阳性的单核细胞，被肺内皮细胞来源的CX3-趋化因子配体1（CX3CL1）吸引，进而募集并激活NK细胞以阻止肺转移。

4. 脑转移倾向性

大多数脑转移瘤来自肺癌、乳腺癌和黑色素瘤。正常生理情况下，大脑受到血脑屏障（blood-brain barrier，BBB）的保护。BBB是由一种连续无孔眼的内皮细胞通过紧密的接头连接在一起，并由基底膜、星形胶质细胞和周细胞支持。这些功能可以保护大脑免受病原体、肿瘤细胞的侵袭。然而，一些肿瘤细胞产生组织蛋白酶S水解连接黏附分子（junctional adhesion molecule，JAM）-B，并促进其通过血脑屏障的转运。它们还可释放富含miR-181c的外泌体，靶向PDPK1/cofilin调节的肌动蛋白，破坏血脑屏障。肿瘤细胞一旦扩散完成，血脑屏障的作用就可能从针对癌细胞的屏障转变为针对治疗的屏障。事实上，BBB可以保护脑转移瘤细胞免受许多化疗药物的侵袭。

1）**大脑基因**　与脑转移相关的基因和信号通路已被不同的研究者发现。研究报道，在临床样本中探寻脑中乳腺癌细胞的研究，鉴定出了17种与脑转移相关的基因。其中，PTGS2和EGFR配体HBEGF通常在肺和脑转移中表达，而α2，6-唾液酸转移酶ST6GALNAC5介导特异性脑转移。许多研究表明，脑转移性肿瘤细胞能够产生其他破坏BBB的因子。例如，乙酰肝素酶（一种有效的促血管生成酶）过表达介导乳腺癌脑转移和跨内皮迁移作用。通过miR-1258的HPSE的抑制作用能够抑制脑转移。

2）**星形胶质细胞对脑转移具有重要作用**　脑神经Niche主要由神经元和神经胶质细胞（星形胶质细胞、少突胶质细胞和小胶质细胞）组成。其中，星形胶质细胞是脑转移中解析最清楚的。星形胶质细胞通过分泌生长因子和细胞因子来支持神经元，这种能力可以被肿瘤细胞劫持以促进转移。例如，星形胶质细胞来源的IL-6、TGF-β和IGF-1可增加肿瘤细胞的增殖。富含星形蛋白的miR-19a外泌体也被肿瘤细胞吸收，从而减少PTEN（一种主要的肿瘤抑制因子）的表达。miR19a的星形胶质细胞特异性剥夺或星形胶质细胞外泌体分泌的阻滞，可以恢复PTEN的表达并抑制脑转移。此外，PTEN的缺失和肿瘤细胞诱导的CCL2表达会招募促转移的骨髓细胞。

肿瘤细胞与星形胶质细胞之间的相互作用可以促进肿瘤的生存和化疗的保护。Chen等发现，肿瘤细胞来源的原生钙黏蛋白7（PCDH7）促进由CX43组成的肿瘤细胞-星形胶质细胞间隙连接的组装。这些间隙连接将环状鸟苷单磷酸一腺苷单磷酸（cGAMP）转移至星形胶质细胞，激活干扰素基因（STING）通路的刺激因子，并释放支持肿瘤生长和化学抗性的炎性细胞因子。此外，来自反应性星形胶质细胞的纤溶酶以FasL依赖性方式诱导癌细胞死亡，并裂解肿瘤细胞来源的L1细胞黏附分子（L1CAM），该分子是血管共存和转移性生长所必需的分子。肺癌和乳腺癌细胞均可产生抑制星形胶质细胞溶血纤溶酶的丝氨酸蛋白酶抑制剂，从而启动脑转移。

（卢　奕　张　健）

第 3 节　肿瘤微环境与肿瘤侵袭转移

肿瘤细胞通过不同路径到达远端器官后，能否存活并最终形成新的转移灶，不仅取决于肿瘤细胞本身，还与转移器官是否营造出一个适宜的环境有关，这种转移前肿瘤微环境的形成是一个由多种细胞和细胞因子参与的复杂过程。肿瘤细胞能够顺利完成转移离不开肿瘤相关基质细胞，根据参与的过程和功能主要包括成纤维细胞、炎症细胞和免疫细胞等。

一、肿瘤相关巨噬细胞与肿瘤侵袭转移

肿瘤相关巨噬细胞（tumor-associated macrophages，TAM）属于巨噬细胞系的一种细胞，发现于肿瘤细胞附近，由外周循环中的单核细胞或组织中残留的巨噬细胞衍生而来，是肿瘤微环境的重要组成成分，在肿瘤发生及转移的环节中起关键作用。肿瘤细胞在准备转移前，释放趋化因子、集落刺激因子等吸引巨噬细胞和其他炎症细胞到达肿瘤周围的基质区域，随后 TAM 可穿透基底膜，协助肿瘤细胞突破基底膜到达周围正常组织。不仅如此，为了应对正常组织内免疫细胞对肿瘤细胞的攻击，TAM 可以产生Ⅱ型细胞因子抑制炎症反应，同时，TAM 和肿瘤细胞相互作用进而提高肿瘤细胞的侵袭性和运动能力。为了给肿瘤细胞供给营养，TAM 促进血管生成调节酶的释放，比如基质金属蛋白酶 MMP2、MMP-7、MMP-9、MMP-12 和环氧合酶 -2（COX-2）等促进新生血管形成，进一步促进肿瘤细胞的远处转移。为了促进转移肿瘤细胞的快速增殖，TAM 还可释放许多细胞因子及生长因子，比如 VEGF 和碱性成纤维细胞生长因子（bFGF）等。巨噬细胞的功能具有可塑性，可以通过改变自身分化（极化）状态来适应不同的生理环境，M1 和 M2 型巨噬细胞的功能是相反的，TAM 是属于 M2 型巨噬细胞，可促进肿瘤的发生发展。尽管近年来 TAM 分化的分子机制研究更加深入，但巨噬细胞如何从肿瘤抑制状态切换到肿瘤促进状态还不十分清楚。比如，乳腺癌中 TAM 的分化依赖于 Notch 信号通路的调控。与之不同的是，在前列腺癌中，TAM 的分化依赖于黏着斑激酶（focal adhesion kinase，FAK）/AKT/NF-κB 信号通路的调控。分子影像学的发展使活体状态下细胞和分子水平的定性及定量研究成为现实，应用活体共聚焦显微镜动态观察小鼠乳腺肿瘤中 TAM 的分布状况，从全新的角度加深了对肿瘤微环境的认识，更加明确了 TAM 在肿瘤侵袭与转移中发挥的重要作用。

二、肿瘤相关成纤维细胞与肿瘤侵袭转移

肿瘤微环境中存在大量的成纤维细胞，这些细胞能够抑制免疫细胞功能，同时可以促进 EMT 和参与肿瘤血管生成促进肿瘤的侵袭和转移。不仅如此，肿瘤相关成纤维细胞（cancer-associated fibroblasts，CAF）通过调控 HIF 和 NF-κB 等信号通路促进细胞氧化应激反应、自噬和糖酵解过程，为肿瘤转移后的定植生长提供营养丰富的微环境。CAF 还可分泌多种细胞因子、细胞外基质蛋白和蛋白水解酶类物质，包括血小板衍化生长因子（PDGF）受体、VEGF、基质细胞衍生因子 1（SDF1）、TGF-β、肝细胞生长因子（HGF）、胶原蛋白和纤维连接蛋白等，这些生长因子又可通过刺激转移生长相关的重要信号通路促进肿瘤细胞形成远处转移灶。已知表达趋化因子配体 14（CXCL14）的 CAF 可激活 NRF2（NRF2）和缺氧诱导因子 HIF-1α 信号通路，HIF-1α 信号通路已被证明在缺氧环境中促进新生血管的形成，而 NRF2 信号通路是机体抵抗内外界氧化和化学刺激的防御性通路，具有双重作用，在正常组织中可以抑制肿瘤的形成，而在肿瘤组织促进肿瘤细胞增殖，通过调控这两条信号通路的活化，

CAF 在肿瘤转移过程中扮演了重要角色。

三、髓源性抑制细胞与肿瘤转移

髓源性抑制细胞（myeloid-derived suppressor cells，MDSC）是一类在癌症、急慢性炎症和感染中异常增多的细胞，具有免疫抑制功能的细胞群体，包括髓源性祖细胞和未成熟的髓样细胞，可抑制 T 细胞和 NK 细胞的功能。正常情况下，存在于骨髓中的 MDSC 细胞很少表现出抑制活性，但肿瘤细胞产生的多种细胞因子，比如 COX-2、VEGF、IL-6、粒细胞巨噬细胞集落刺激因子（GM-CSF）等均可诱导 MDSC 在肿瘤细胞周围大量聚集并启动其抑制活性。当肿瘤组织过表达 COX-2 时，可以诱导前列腺素 E_2（PGE_2）的生成，进而与其受体 EP2 和 EP4 结合，激活 p38MAPK/ERK 信号通路，导致 TGF-β 分泌增加，从而介导 MDSC 抑制 NK 细胞的活性，最终使肿瘤细胞在离开原发部位形成新的转移灶前免遭杀伤性免疫细胞的清除。另外还发现 MDSC 产生的 IL-6 及 IL-6 可溶性受体 α（soluble interleukin 6 receptor α，Sil-6Rα）可持续激活 STAT3 进而促进乳腺癌细胞的侵袭。循环系统中高浓度的 GM-CSF 可增加骨髓、脾、原发肿瘤中 MDSC 的聚集，促进肿瘤转移灶的形成。研究还发现 MDSC 可分泌 IL-1β 和 TNF-α，通过激活 mTOR 信号通路促进转移定植后肿瘤细胞的增殖。以上研究表明 MDSC 在肿瘤组织中的聚集与转移密切相关，中和可诱导产生 MDSC 的介质或抑制肿瘤组织对 MDSC 的招募很可能成为治疗转移性肿瘤的新思路。

（张佩景　张　健）

第 4 节　肿瘤干细胞与肿瘤侵袭转移

一、肿瘤干细胞是肿瘤侵袭转移的“种子”细胞

肿瘤细胞侵袭转移能力并不均一，在异质性显著的肿瘤细胞群体中，肿瘤干细胞（CSC）具有更强侵袭转移能力，是肿瘤侵袭转移的“种子”细胞。CSC 是具有干细胞特性的瘤细胞亚群，可以驱动胶质瘤成瘤、进行自我更新并分化成异质性的瘤细胞群体，从而维持肿瘤生长。尽管 CSC 在肿瘤中含量极微，却是促进肿瘤侵袭转移并导致肿瘤耐药及复发的关键。研究表明，CSC 富集于肿瘤侵袭的前缘、循环肿瘤细胞团和远处转移灶中。与非干性肿瘤细胞（non-stem tumor cell，NSTC）相比，CSC 内与侵袭转移相关的信号通路高度活化，使 CSC 具有更强的可塑性，并能主动降解细胞外基质、入侵血管和淋巴管结构并在远处定植，形成转移灶，提示 CSC 是始动肿瘤侵袭发生和转移的关键。CSC 还具有始动肿瘤血管新生的能力，其高表达 CXCR4、VEGFR2 等受体，并大量分泌 SDF-1、VEGF、IL-8 等血管生成相关因子，还可转化分化为内皮细胞和血管周细胞，或形成血管拟态样结构的方式参与肿瘤血管新生，进而促进肿瘤侵袭转移。此外，CSC 中耐药基因高表达，抗凋亡信号通路高度活化，并具有更强、更高效的 DNA 修复反应，使其对传统放疗、化疗手段不敏感，从而促进肿瘤耐药和转移后复发。深入研究 CSC 侵袭转移的调控机制，研发靶向 CSC 而阻遏肿瘤侵袭转移的诊疗新策略具有重要意义。

二、肿瘤干细胞与“上皮间质转化”

如前所述，EMT 广泛涉及肿瘤细胞间质浸润、肿瘤细胞进入和穿出脉管结构、循环肿瘤细胞的

形成、在远处转移部位定植并始动转移灶形成等肿瘤侵袭转移的各个阶段，是促进肿瘤侵袭转移发生的关键事件。已有研究表明，CSC 的侵袭转移与 EMT 密切相关。一方面，低氧、强酸等环境因素刺激肿瘤间质成分产生的 PDGF、TGF-β、IL-6 等生长因子或炎症因子，能促使 CSC 内 Wnt、STAT3 等信号通路的激活，增强 Snail、TWIST、ZEB 等 EMT 相关转录因子（EMT-TF）的转录活性，促进 EMT 发生。另一方面，通过增强 EMT-TF 表达或采用 TGF-β 诱导肿瘤细胞发生 EMT，能显著增加肿瘤中 CSC 的数量，进而增强成瘤性和侵袭转移能力。EMT 过程中细胞黏附和细胞极性等上皮表型的抑制与细胞迁移、侵袭等间质表型的增强提示 CSC 具有极强的可塑性。研究发现，在特定时空条件下，CSC 可兼具上皮表型与间质表型的中间状态（intermediate state），并随肿瘤微环境变化以某一表型为主，以便于 CSC 的生存并促进肿瘤演进。例如，在皮肤鳞癌、肝细胞肝癌、肺癌、乳腺癌等模型中，CSC 可同时表达上皮和间质表型标记物，并与循环肿瘤细胞表型维持相关。在放疗、化疗等治疗条件下，CSC 可转换为间质表型，这一变化不仅能使其获得更强的迁移运动能力，还能诱导 CSC 增强 DNA 修复、调整代谢方式、促进药物排出，从而抵抗治疗，促进肿瘤的复发。

已有研究表明，EMT 介导的肿瘤侵袭转移和 CSC 干性表型在调控机制上存在许多共性。例如锌指蛋白家族 ZEB1 通过诱导 EMT 促进 CSC 克隆形成能力和干性表型。EMT 其他相关转录因子 TWIST、Slug 和 Snail 的高表达在促进肿瘤细胞 EMT 的同时，也能增强 CSC 的增殖、成瘤能力，促进肿瘤的发生和演进；上述分子的高表达还能诱导 CSC 发生治疗抵抗。在表观遗传调控方面，DNA 和组蛋白甲基化水平是影响 EMT 和 CSC 干性表型的关键，组蛋白甲基转移酶 EZH2 能通过调控 H3K27me3 抑制上皮表型标记物 E- 钙黏蛋白的表达，促进 EMT 的发生和肿瘤侵袭；EZH2 还参与调控多个 CSC 干性转录因子的活性，进而调控 CSC 标记物的表达，维持 CSC 干性表型。然而，决定 EMT 和 CSC 干性调控内在联系的核心分子机制和调控网络尚待阐明，明确上述表型调控的关键机制对研发阻断 CSC 侵袭转移的治疗新策略至关重要。

三、肿瘤干细胞与微环境相互作用促进肿瘤侵袭转移

CSC 与肿瘤微环境之间的相互作用十分密切，CSC 既可通过自我重塑而适应微环境，也可主动改造微环境以始动肿瘤侵袭转移并抵抗治疗。阐明肿瘤微环境诱导和维持 CSC 侵袭转移的机制，能加深认识 CSC 与微环境相互作用机制，且具有重要的临床诊疗价值。在肿瘤原发部位，CSC 多富集在肿瘤坏死区（necrotic niche）和围血管区（perivascular niche）。由缺氧、强酸等极端条件导致的活性氧（ROS）产生增多，可促进肿瘤细胞内 HIF 信号通路和氧化应激信号通路的活化，进而诱导肿瘤细胞获得并维持 CSC 干性表型。CSC 能通过分泌 VEGF 等因子诱导肿瘤血管生成。CSC 还通过分泌骨膜蛋白（periostin）和趋化因子，募集外周血来源的 MDSC、TAM、肿瘤相关中性粒细胞（tumor-associated neutrophil，TAN）。上述 CSC 微环境中浸润的免疫细胞以促肿瘤表型为主，能诱导免疫抑制微环境的产生，抑制 NK 细胞和 $CD8^+$ 效应 T 细胞对肿瘤细胞的杀伤能力；此外，这些免疫细胞还能旁分泌促血管生长因子诱导血管生成，进而促进肿瘤转移。肿瘤相关成纤维细胞也是原发肿瘤中 CSC 间质微环境的重要成分，能分泌多种生长因子维持 CSC 干性表型，进而促进肿瘤侵袭。

在肿瘤侵袭前沿区，Wnt、Notch、肿瘤坏死因子（TNF-α）、TGF-β 等间质细胞分泌的细胞因子和生长因子能维持 CSC 的生存和侵袭能力。例如，胶质瘤白质神经纤维束表达 Notch 配体 Jagged1，与 CSC 高表达的受体 Notch1 结合并激活下游通路，促进 CSC 沿脑白质神经纤维束定向侵袭。分布于胶质瘤侵袭前沿的 TAM 能旁分泌 TGF-β，刺激胶质瘤 CSC 高表达 MMP9，促进肿瘤侵袭。肿瘤侵袭前沿大量富集的 TAM 还能促进血管生成并提高血管通透性，重塑侵袭前沿微环境，进而促进恶性黑色素瘤转移。侵入血管的循环 CSC 能分泌巨噬细胞集落刺激因子

（macrophage-colony stimulating factor，M-CSF）和表皮生长因子（EGF）等促进CSC远端部位转移。循环CSC释放的外泌体能随血管运行至潜在转移部位，通过降解细胞外基质、促进正常细胞分泌趋化因子而改造潜在转移部位的微环境，以利于CSC定植。循环CSC穿出脉管并在远处部位定植后，CSC能发生间质上皮表型转化（MET），扩增形成转移瘤。CSC还能旁分泌多种细胞因子诱导转移瘤内血管生成，而新生血管高表达纤维连接蛋白（fibronectin）和内皮细胞黏附分子（VCAM）黏附外周血中单核细胞、中性粒细胞等，将其募集至转移瘤内并改造为促肿瘤表型的免疫细胞。反之，这些肿瘤间质细胞能分泌CSC生长所需的环境因子，并释放MMP和组织蛋白酶cathepsins降解细胞外基质，维持CSC干性表型和转移瘤生长。转移瘤细胞外基质中的整合素能激活并增强CSC的迁移运动能力。综上所述，CSC与微环境相互作用密切，在促进肿瘤侵袭和转移中发挥重要作用。

（张佩景　张　健）

第5节　肿瘤侵袭与转移诊疗的新进展

一、肿瘤侵袭与转移诊断的新进展

近些年，得益于癌症早期诊断技术的快速发展及医疗水平的显著提高，大多类型的原位癌可以通过手术达到治愈，部分类型的原位癌5年生存期甚至达到了100%。然而，癌细胞一旦扩散，治疗的难度将显著升高，肿瘤侵袭转移是造成癌症患者死亡的主要原因之一。因此，肿瘤侵袭转移的诊断显得尤为重要。随着诊断技术不断革新及新技术相继涌现，肿瘤侵袭转移的诊断增加了更多的选择。然而，在目前的医疗环境下，肿瘤侵袭转移的筛查和确诊还是更依赖传统的诊断方法。

（一）影像学检查手段的进展

影像学检查是指依靠一定的成像技术，拍摄人体的某些器官结构的图像，医生借助这些拍摄的图像来定位和诊断肿瘤，确定肿瘤是否扩散、评估特定治疗是否有效以及在何种程度上起作用的方法。影像学检查是目前用于肿瘤侵袭转移早期诊断及筛查的主要手段之一。

在临床上，常用的影像学的检查方法有骨扫描、CT扫描、MRI等。

1. 骨扫描

骨扫描可用于评估骨骼骨折并监视其他骨骼状况，例如感染和关节炎，同时也可用于检测癌细胞。在骨骼扫描过程中，将少量放射性物质注入静脉，在其穿过血流，收集在骨骼中后，由扫描仪使用核成像进行检测，以揭示骨骼中的细胞活性和功能。骨骼扫描可以检测从不同的主要部位（如乳房、前列腺或肺）转移到骨骼的肿瘤。

2. DEXA 扫描

DEXA扫描是双能X线吸收的缩写，可用于测量骨矿物质密度，帮助医生评估骨骼健康并确定骨质疏松症或骨折的可能性。该扫描还可帮助检测肿瘤是否已经转移或扩散到骨骼。

3. CT 扫描（也称为计算机轴向断层扫描或CAT扫描）

CT扫描是一种X线扫描程序，它使用计算机生成体内的3D横截面图像。与传统的X线不同，CT扫描可从许多角度进行拍摄，并将其组合以创建横截面图像，它可以提供骨骼、器官和组织极其详细的图像。CT扫描可用于查明肿瘤的位置，评估体内肿瘤的程度及评估疾病是否对治疗有反应。在某些情况下，CT技术可用于在手术过程中准确指导肿瘤治疗。

CT 的种类丰富，主要包括：

1）CT 血管造影（CTA） CTA 指在静脉注射含碘造影剂后，通过计算机进行重建以形成 3D 图像，从而显示血管系统的状态。CTA 可以进行更彻底的检查，包括体内几乎所有血管以及大脑、心脏、肺、骨盆、腹部和四肢的图像，同时 CTA 可以获得比 MRI 或超声成像更详细的图像。CTA 用于定位体内肿瘤，有助于确定肿瘤的位置，确定肿瘤是否已扩散以及在哪里进行肿瘤治疗。

2）正电子发射断层扫描（PET 扫描） 正电子发射断层扫描（PET）是一种磁共振成像技术，可创建详细的计算机化体内器官和组织的图像。PET 扫描可以揭示人体的机能，并发现异常代谢活动的区域。在 PET 扫描期间，首先要给患者注射葡萄糖（糖）溶液，其中含有非常少量的放射性物质，该物质被所检查的特定器官或组织吸收。通过 PET 扫描仪能够“看到”摄取葡萄糖的受损或癌细胞（癌细胞通常比正常细胞使用更多的葡萄糖）以及肿瘤使用葡萄糖的速率（可以帮助确定肿瘤的等级）。PET 检查可以早期发现体内是否存在微小病灶，尤其是恶性病灶，在转移性肿瘤的早期诊断方面发挥重要作用。

3）PET/CT 扫描 PET/CT 扫描是指将 PET 和 CT 相整合的技术，可在单个成像过程中揭示有关体内细胞和组织的结构和功能的信息。通过整合有关人体解剖结构和代谢功能的信息，PET/CT 扫描可提供比任何一项检查本身更详细的癌组织图像。PET/CT 扫描的主要作用在于判断是否有转移灶、治疗过的肿瘤分期、疗效、是否复发、转移。它能更好地评价淋巴结转移、骨转移、肝转移情况。

4. 磁共振成像（MRI）

MRI 是一种成像工具，旨在创建人体内部的详细横截面图片。MRI 系统可区分正常组织和患病组织，以精确定位体内的癌灶，MRI 在肿瘤诊断、分期和治疗计划中起重要作用。MRI 在人体软组织内的对比度比 CT 扫描更高。因此，它通常用于大脑、脊柱、肌肉、结缔组织和骨骼内部成像，因此，对揭示脑部转移灶、骨骼转移灶等也可能有用。

5. 超声波检测

超声波检测是指利用发出的超声波会反射到器官上并回荡到称为换能器的设备中，换能器处理反射波并将其转换为目标器官或组织的图像，并投影到计算机屏幕上。声波以不同的速度在不同类型的组织中传播，从而使医生能将肿瘤与正常组织区分开。因为超声可以识别异常组织的位置，也可用于查明肿瘤的位置。超声波通常用于探查腹部、乳房、心脏（心脏超声）、骨盆、前列腺、肾脏、睾丸和甲状腺的组织。

超声波测试通常是根据用于检查的身体部位来命名的，例如，乳房超声检查或腹部超声检查。医生也可使用内镜超声（EUS）对食管癌、胰腺癌、胃癌、直肠癌和胆管癌进行诊断和分期。在某些情况下，还可能将 EUS 用于治疗目的。支气管内超声（EBUS）主要用于诊断肺癌和分期，并确定疾病是否已扩散到身体的其他部位（例如淋巴结），还可用于肺和胸部周围淋巴结的组织或液体活检。

6. 其 他

肿瘤侵袭转移的影像学检测方法还有许多，包括 X 线、血管造影、食管造影、胸部 X 线摄影检测等。每一种检测手段都有其独特的优势，同时也伴随着相应的缺点。但这些检测方法在肿瘤侵袭转移的诊断中发挥重要作用。

（二）实验室检查

影像学现有的诊断技术，包括 MRI、超声、CT 或 PET 在转移性肿瘤检测中十分有效，然而，当医生怀疑肿瘤发生远处侵袭转移时，可能会使用各种实验室检查，并对该组织的样品进行分析。在进行癌症的实验室检查时，应检查血液、尿液、其他体液或组织的样本中是否存在异常细胞或肿瘤标志物，这些异常细胞或肿瘤标志物可以确定肿瘤是否发生了转移，肿瘤转移的部位及肿瘤进展情况。实验室检查同时可以查明肿瘤分期，确定治疗方案并评估肿瘤是否对治疗有反应。

1. 肿瘤标志物的检测

肿瘤标志物，是指特征性存在于恶性肿瘤细胞，或是由这些细胞异常产生，或是人体对肿瘤反应性产生的物质。它们存在于肿瘤细胞和组织中，也可进入血液和其他体液，包括酶类、激素类、糖蛋白类、癌基因类、胚胎抗原类、特殊蛋白类等。肿瘤标志物是临床诊断不可或缺的一类重要指标，从辅助诊断、监测复发、评价疗效、判断预后到指导用药，肿瘤标志物的应用贯穿整个诊疗过程。

目前，已经用于临床诊断的肿瘤标志物，部分只适用于监测肿瘤的发生，无法应用于检测肿瘤侵袭转移。例如，适用于肝细胞和生殖细胞肿瘤诊断的标志物（AFP），AFP 显著升高一般只提示原发性肝癌，但未发现与肿瘤大小、恶性程度有相关；适用于膀胱癌、肾脏或输尿管肿瘤诊断的膀胱肿瘤抗原（BTA），也未发现与肿瘤的转移相关。同时，部分肿瘤标志物既可用于检测肿瘤的发生，也可用于检测肿瘤的进展。癌胚抗原（CEA）在胃肠道恶性肿瘤患者中显著升高，CEA 的持续升高提示肿瘤的复发和转移；癌抗原 153（CA153）也可用于诊断女性转移性乳腺癌；促肾上腺皮质激素（ACTH）的水平在小细胞肺癌引起的副肿瘤综合征患者中显著升高，虽然 ACTH 无法用于诊断肺癌，但可作为肺癌转移的一个指标。肿瘤标志物已成为肿瘤转移筛查的一个重要环节。虽然肿瘤标志物的特异性和灵敏度限制了肿瘤标志物的发展，但由于检测方便，可操作性强的特性，肿瘤标志物在肿瘤侵袭转移诊断领域仍占有一席之地。

2. 组织活检

组织活检，又称活组织切片检查，是从患者的功能损伤组织取部分或全部样品做成切片，由病理学医师对其进行分析以确定病情的一种肿瘤诊断技术。

根据取样方式的差异，组织活检被分为不同的类型，主要包括：影像引导活检（包含超声波引导的活检、CT 引导的活检、MRI 引导的活检等），细针穿刺活检，真空辅助活检，切除活检，内镜活检，腹腔镜活检，骨髓穿刺和活检等。在检测过程中具体采用哪一种方案需要根据检查目的、肿瘤类型及肿瘤所处的部位确定。

时至今日，其他检测手段可能表明存在癌症，但只有活检才能做出诊断，组织活检被认为是确定肿瘤侵袭转移的金标准。虽然对于肿瘤侵袭转移的研究比较多，但由于肿瘤细胞的异质性，目前尚未找到更好的适用于不同类型的肿瘤诊断方法。因此，可以预见，短时间内，组织活检仍将作为诊断大多数类型肿瘤及确定肿瘤侵袭转移的主要方式。

（三）肿瘤侵袭与转移诊断新方法

随着对肿瘤转移研究的深入，肿瘤侵袭与转移机制越来越清晰，可用于检测肿瘤侵袭转移的靶点不断被发现，同时，得益于医学研究的进步，这些新的诊断靶点也可通过现代化手段进行检测，越来越多的肿瘤侵袭转移的检测新技术及检测新方法相继问世，不断丰富肿瘤侵袭与转移的诊断市场。

在众多的检测新技术中，肿瘤无创诊断技术，即液体活检（liquid biopsies），无疑最受瞩目。液体活检是对非固体生物组织（主要是血液）的采样和分析，是一种精确、安全、快速、廉价的肿瘤诊断方法。液体活检可用于检测肿瘤的发生并对肿瘤进行分期，同时也可以用于追踪患者对肿瘤治疗的反应。通过分析患者血液中与疾病相关的物质可以得到大量的信息，液体活检为研究者和临床医生提供了一种了解肿瘤基因变化的方法，通过液体活检可以了解哪些抑癌基因受损、哪些原癌基因被激活、基因拷贝数的变化及肿瘤相关基因表观修饰（如基因的甲基化）的异常改变。由于液体活检可以检测与肿瘤相关的基因改变，因此它们可用于对肿瘤进行分子分层，以指导最适合的靶向治疗，以进行个体化的肿瘤学治疗。目前，国内外许多公司（包括 Epic Sciences、Pathway Genomics、Illumina GRAIL、Epic Sciences、强生等）都在致力于研发基于血液检测的肿瘤诊断技术。

液体活检技术的问世标志着人类在攻克肿瘤的道路上又前进了一大步。2015 年液体活检技术被《MIT 科技综述》（*MIT Technology Review*）杂志评为年度十大突破技术之一；2017 年 6 月，世界经济论坛与《科学美国人》杂志的专家委员会联合选出的 2017 年度全球十大新兴技术榜单，其中肿瘤的无创诊断技术成功入选并荣膺榜首。

1. 液体活检中的类型及前沿进展

液体活检可在生物体液中寻找疾病生物标志

物的证据。目前，临床研究中，液体活检技术主要包括游离循环肿瘤细胞[CTC 检测、循环肿瘤 DNA（ctDNA）]检测、外泌体及循环 RNA（circulating RNA）检测，以及外泌体检测等。与传统的组织活检相比，液体活检具备实时动态检测、克服肿瘤异质性、提供全面检测信息等独特优势。

1）CTC 检测 液体活检中最古老、最先进的技术是分析 CTC，CTC 是成功地从肿瘤组织渗入到循环系统的肿瘤细胞，其可能潜在地渗入远处的组织中，形成明显的转移灶。它们的存在通常在病程早期就被发现，这是转移的先决条件。因此，它们的计数为诊断肿瘤患者及评估预后提供了巨大潜力，CTC 数量的检测已显示对多种转移性恶性肿瘤，包括转移性乳腺癌具有诊断价值。2004 年，美国 FDA 批准 Cell Search CTC 检测系统用于转移性乳腺癌的预后评估、无进展生存期和总生存期预测。这是第一个获得 FDA 批准用于临床的一代 CTC 检测系统。2007 年和 2008 年 FDA 又批准 Cell Search CTC 系统用于结直肠癌与转移性前列腺癌的检测。第一代 CTC 检测技术只能用于对 CTC 数量的检测，且局限于转移性乳腺癌、转移性结直肠癌和转移性前列腺癌。尽管 Cell Search CTC 检测技术仍不完善，但它标志着液体活检技术取得了实质性的进步。

学界一直没有停止对 CTC 检测的研究。英国的 ANGLE plc 公司推出了它们的主要产品——Parsortix 细胞分离系统。该系统使用微流控系统并从血液中捕获 CTC。与其他血液分离系统相比，该系统分离出的 CTC 尺寸更大，变形性更小。由于 Parsortix 使用的是无标记方法，不需要抗体与 CTC 结合，因此捕获的细胞可用于下游遗传分析，例如定量 PCR 测序。Parsortix 在欧盟已获得 CE 认证，可作为体外诊断设备使用，但迄今为止，该公司仅将其商业化用于研究用途，并且正在实施多个程序以证明 Parsortix 可用作临床诊断工具。该公司已与多家研究和医疗机构合作，研究了其系统作为多种肿瘤的诊断工具的用途，其中卵巢癌是其最先进的项目，其次是乳腺癌和前列腺癌。

2）ctDNA 检测 ctDNA 检测也是液体活检发展的一个重要的方向。ctDNA 是肿瘤细胞释放到血液循环系统中的 DNA，是 cfDNA 的一部分，它既是活细胞分泌的产物，也是坏死和凋亡细胞的产物。ctDNA 检测侧重于从基因层面获取突变信息，适用于肿瘤早期筛查、个性化用药指导、耐药性监测、预后判断等。

与 CTC 相似，ctDNA 作为肿瘤生物标志物具有多个优势，包括快速简便的采集、发生并发症的风险低（如疼痛或感染）以及更好体现肿瘤组织的异质性 - 基因表达通常在相同类型肿瘤的不同部位有所不同。因此，从单个部位进行活检可能无法获得完整的信息，而 ctDNA 可以提供整个肿瘤基因组的信息。

ctDNA 的检测平台目前有第二代基因测序和数字化 PCR，可分别对 ctDNA 的序列信息和序列数量做检测，适用于非小细胞肺癌、乳腺癌、结直肠癌、皮肤癌等常见肿瘤，检测的目标基因目前多以 *KRAS*、*PTEN*、*EGFR*、*BRAF* 等热门基因为主。2016 年 4 月，美国 FDA 批准了 Epigenomics 公司以血液为基础筛查结直肠癌的 EpiproColon 技术。EpiproColon（*Septin*9 基因甲基化检测试剂盒）能检测血液中 *Septin*9 基因 V2 区域发生甲基化的 CpG 岛 bisDNA 序列。临床数据显示 EpiproColon 可检出 68% 的病例。这是 FDA 批准的第一款基于 ctDNA 进行肿瘤筛查的产品。然而，目前临床上尚无用于诊断肿瘤侵袭转移的 ctDNA 产品，这个领域可能是以后研究的热点之一。

3）外泌体检测 外泌体是肿瘤诊断、肿瘤发展和肿瘤治疗的重要参与者。外泌体的主要功能是递送各种生物分子，包括蛋白质、多肽配体、DNA 和 RNA。肿瘤细胞分泌的外泌体在肿瘤发展和治疗中扮演的角色主要表现在以下方面：促进肿瘤细胞发展，侵袭和转移；促进肿瘤的血管新生；肿瘤免疫调节；肿瘤化疗的增敏作用。外泌体为“细胞化身”，因为它们带有可与其来源细胞类型相匹配的细胞表面标记，也可用于纯化它们。肿瘤外泌体被认为在准备转移性环境中和在肿瘤免疫抑制中起作用，因此可能是特别有效的治疗靶标。

通过超速离心法或磁珠法提取外泌体后，分离纯化出来的外泌体可以做蛋白研究，也可以做 RNA（microRNA 和 lncRNA）研究。目前外泌体的大部分工作还停留在科研阶段，后续的生物标志物开发和验证不多，而诊断和疗法的开发就更少。研究者认为，外泌体的定性和定量研究是个快速发展的市场，同时，循环生物标志物的市场也存在着机遇和挑战。

2. 液体活检的应用展望

相对于组织活检，液体活检分析具有明显的优势：与组织活检相比，液体活检的侵入性要小得多，因此不良反应更少；液体活检可进行基因层次的分析，因此可用于评估转移复发或转移进展的风险；液体活检可以实现治疗的分层和实时监控，可以更好地确定治疗目标。液体活检的简便性和频率优于组织活检。如果需要，可以轻松地重复进行该测试，并且可以根据需要经常使用该测试以监视患者的进度，同时液体活检通常比组织活检便宜得多。液体活检技术依靠这些优势吸引了众多开发者的关注，必将在将来的诊断市场中占据相当大的比重。

然而，液体活检也存在一定的局限性。液体活检尚未被认为是一种标准的测试程序，尽管越来越多地使用这些检测方法，但组织活检仍是确认和诊断疾病（包括各种肿瘤）和确定疾病特征的金标准。目前，液体活检还不能代替组织活检，而主要是作为组织活检的补充检查。该测试需要更多的临床实用程序支持。当前在医学界中没有广泛使用液体活检测试。需要在临床试验中对液体活检在医疗环境中的价值进行更多验证，以支持该试验的临床实用性。目前尚需要更多的研究来评估测试的准确性及其识别各种肿瘤类型的能力。尚不清楚液体活检是否可对肿瘤内所有基因克隆提供代表性样本，或者是否对肿瘤的特定区域有偏差。鉴于与血液样本中发现的血液分子相比，循环中的肿瘤细胞或 DNA 相对较少，因此该检测的检测能力（例如，液体活检检测的敏感性）面临挑战。

总之，肿瘤液体活检给临床医生和患者提供了一个强有力的崭新工具，技术在不断成熟，临床成功案例在不断积累，但液体活检仍是一项新兴技术，而且还面临着诸如费用报销等被更广泛接受的障碍，但它可以提供的好处似乎有可能确保该行业稳定增长。

二、肿瘤侵袭与转移的治疗进展

（一）肿瘤侵袭与转移常规疗法

对于许多肿瘤患者而言，治疗的目标是尝试治愈肿瘤，这意味着摆脱肿瘤，再也不会复发。然而，对于转移性肿瘤，治愈困难较大。因此，转移性肿瘤的治疗目包括：尽可能减少肿瘤的副作用；尽可能减少肿瘤治疗带来的副作用；提高肿瘤患者生活质量；延长肿瘤患者的生存期。常规治疗转移癌的方法可分为 3 种主要类型：①全身治疗，包括可以到达身体各个部位的化疗或抗癌药和放疗。②仅针对继发性肿瘤的局部治疗，包括局部手术和肿瘤切除或仅针对继发性肿瘤的局部放疗。③止痛，也称为姑息疗法，仅适用于晚期转移病例。

1. 手术治疗

恶性肿瘤发生了远处的转移，意味着癌细胞已经扩散，以往认为转移性肿瘤即为手术禁忌，然而许多学者对这些“禁区”进行了尝试。1927 年 Divis 首先在欧洲进行了报道；美国 Barney 和 Churchill 在 1939 年对肾癌肺转移的患者进行了肺转移瘤的手术切除，结果患者在术后存活了 23 年，这一报道打破了转移性肿瘤的手术禁忌，无疑已经消除了认为手术治疗不能在转移性疾病中起作用的教条主义。

对于单发脑转移，手术是很重要的一项治疗方式。手术可以快速缓解肿瘤压迫症状并且取得确定的病理诊断，可以做到有效的局部控制。存在肿瘤压迫造成致命性的病变，手术切除是最佳的选择之一。对于病变为单个病变且适合进行胰腺切除术的胰腺转移瘤患者，通常提倡手术切除。从回顾性研究中可以得出结论，即手术切除明显增加了结直肠癌引起的胰腺转移患者的生存期，在乳腺癌引起胰腺转移的情况下，积极的外科手术方法对于在胰腺疾病有限的特定患者中也可用于缓解症状。切除转移性乳腺癌的手术并不常见，但一项小型研究表明，如果肿瘤具有某些特征，某些女性可以从切除转移到肝脏的乳腺癌中受益，这些特征包括激素受体阳性、术前对化疗有反应、肿瘤在诊断为乳腺癌转移到进行了手术的间期没有增长。

随着医学的进步，一些新型的手术方式相继出现，如微创外科手术和精密放射外科手术。这些新的手术方式对于转移性肿瘤的治疗作用越来越显著，外科手术的作用也越来越引起人们的关注。

2. 放 疗

放疗是一种肿瘤疗法，使用高能 X 线或其他类型的辐射杀死癌细胞或阻止其生长。放疗有 3 种类型：①外部辐射使用由机器传递到肿瘤的高能射线。②内部放疗或近距离放疗使用放置在体内、肿瘤内或附近的放射性“种子”或“丸”；放射源释放能激发并杀死肿瘤细胞的能量粒子。③全身辐射涉及通常通过口腔或血管将放射性化学物质引入体内（静脉注射）。

放疗在杀死癌细胞和缩小脊柱转移性肿瘤方面有着悠久的历史，这就是为何放疗被广泛认为是此类疾病首选疗法的原因。放疗治疗转移性脊柱癌的其他好处包括：预防脊柱肿瘤复发，减小肿瘤大小，使其更易于手术切除；治疗不需要手术的脊柱肿瘤；同时放疗可以减轻骨转移，包括脊柱减轻脊柱肿瘤引起的疼痛。转移性乳腺癌的放疗通常是姑息治疗，主要治疗目的不在于延长生命，而在于缓解症状。因此转移性乳腺癌是可以治疗的，但通常不可治愈，经常受益于放疗，因为放疗控制疼痛非常有效。

在放射肿瘤学领域，将最新的肿瘤成像与精确的放疗递送系统融合在一起，为从经典的放疗范式向更简单的治疗方法转变提供了机会。立体定向放疗（SBRT）就是这样的一种新兴放疗技术，它与常规放疗的主要区别是大剂量的几个部分的递送，从而导致了高生物有效剂量（BED）。为了使正常组织毒性最小化，高剂量与靶标的构象以及远离靶标剂量快速下降至关重要。因此，SBRT 的实施要求对整个治疗过程的准确性有高度的信心。在 SBRT 中，放射几乎只针对肿瘤，而没有严重累及肿瘤的组织则可以幸免。但是，SBRT 独特的放射生物学特性可确保最大限度地控制肿瘤，而将正常组织并发症降至最低，这确实使 SBRT 与其他放疗技术脱颖而出。它可有效控制整个腹盆腔、胸腔、脊柱和脊柱旁部位的早期原发性和少转移性肿瘤。SBRT 已成为少转移性疾病患者一种可接受的治疗方式

3. 化 疗

对于远处转移，最常见的治疗方法仍然是化疗。扩散到远处的肿瘤已经进入血液，并且全身可能存在肿瘤细胞。通过给予一种可在全身移动的药物，希望它也将阻止肿瘤细胞在远处生长。化疗作为姑息疗法使用，在延长患者生存期和减缓症状方面有很好的效果。

化疗是骨转移常见的治疗方法，对于发生了骨转移的患者，一般会使用一种对原发肿瘤有效的化疗。例如，肺癌骨转移性患者，通常会使用对肺癌有效的药物。化疗可以帮助缩小骨转移的肿瘤大小，减轻疼痛但并不能使它们消失并远离，有时与放射线等局部治疗配合使用。对于肝转移瘤，一般认为它是无法手术的，只能通过姑息治疗来治疗。然而，近期肝转移的治疗发生了转变，在部分患者中使用外科切除术，然后进行化疗。即使对于无法手术的肿瘤，也有望改善其生存率。肝转移瘤化疗的方式同样取决于原发癌部位的类型及肝脏扩散的程度。当扩散仅限于肝脏时，仍可使用全身化疗。但是，其他治疗方法可能有效。当肿瘤仅分布在肝脏的少数区域时，可以通过手术去除肿瘤。

由于传统化疗无法跨越血脑屏障，因此一种称为靶向疗法的新疗法被用作治疗转移性脑肿瘤的主要化学疗法。这些药物可以识别和攻击癌细胞（靶标），并且对正常细胞的损害最小，同时可以防止癌细胞的生长和扩散。靶向疗法可以在手术后或与放疗整合使用以破坏残留的癌细胞。用于治疗转移性脑肿瘤的靶向疗法包括：曲妥珠单抗用于转移至大脑的乳腺癌；厄洛替尼用于已转移至大脑的最常见类型的肺癌（非小细胞肺癌）。

在极少数情况下，例如睾丸癌转移至肺部，化疗可以达到治愈肿瘤的目的。目前正在进行吸入式化疗的临床试验，希望将抗瘤化学药物直接有效地输送至肺部，从而降低药物的副作用。

4. 激素治疗

激素治疗药物会阻止某些激素的作用或减少其产生的量。这种疗法最常用于治疗乳腺癌和前

列腺癌，并且在这些癌症扩散到骨骼时也可以使用。例如，雌激素是一种促进乳腺癌进展的激素。药物可以降低雌激素水平或阻断雌激素对乳腺癌细胞的作用。当乳腺癌扩散到骨骼时，可能会阻止细胞生长，甚至导致肿瘤缩小。同样，称为雄激素的男性性激素可使大多数前列腺癌生长。降低雄激素水平或阻断其作用的药物可以帮助阻止或减缓这种肿瘤的生长。

5. 其 他

有些治疗方法虽然比较小众，但对于某一类型的转移瘤具有非常显著的效果。双膦酸盐是一组可用于治疗肿瘤已扩散到骨骼的药物。这些药物通过减缓破骨细胞的作用而起作用。这些骨骼细胞通常会溶解少量骨骼，以帮助其重塑并保持骨骼强壮。但是，当肿瘤扩散到骨骼时，破骨细胞通常会过度活跃，这可能会引起问题。通常用于治疗骨转移的双膦酸盐包括帕米膦酸盐（Aredia）和唑来膦酸（Zometa）。

（二）肿瘤侵袭与转移治疗的研究进展

1. 肿瘤免疫治疗

2018年美国科学家詹姆斯·艾利森（James P. Allison）和日本科学家本庶佑（Tasuku Honjo）荣获诺贝尔生理学或医学奖，表彰他们在肿瘤免疫治疗领域的开创性贡献。肿瘤免疫治疗再次引发关注。近年来，这种治疗方法已被证明可以成功地提高某些肿瘤患者的生存率，其中包括转移性前列腺癌和转移性肺癌。

1）肿瘤疫苗 疫苗是帮助人体抵抗疾病的药物。它们可以激活免疫系统，从而识别并破坏有害物质。目前，主要有两种类型的肿瘤疫苗，即预防疫苗和治疗疫苗。

（1）预防疫苗：病毒感染是导致几种肿瘤进展的原因，预防性疫苗在降低风险中起重要作用。例如，宫颈癌和头颈癌可能是由人乳头状瘤病毒（HPV）引起的，而肝癌则可能是由乙肝病毒（HBV）引起的。已经开发了几种疫苗，它们可以预防HBV和HPV感染，从而防止形成HBV和HPV相关的肿瘤。目前，通过FDA认证的用于预防肿瘤的疫苗有Cervarix®、Gardasil®、Gardasil-9®及乙型肝炎疫苗（HEPLISAV-B®）。

（2）治疗疫苗：肿瘤治疗疫苗，也称为治疗性疫苗，是一种免疫疗法。这些疫苗可增强人体对抗肿瘤的天然防御能力。医生给已经诊断出肿瘤的患者提供治疗疫苗，这些疫苗可以预防肿瘤复发，销毁体内其他治疗结束后残留的癌细胞，阻止肿瘤生长或扩散。肿瘤治疗疫苗主要分为RNA疫苗、多肽疫苗、树突状细胞（DC）疫苗和基因工程疫苗。

虽然大多数肿瘤疫苗是用于原位肿瘤的治疗，但部分肿瘤疫苗在转移性肿瘤的治疗上也显示出优势。例如，FDA批准的首个肿瘤疫苗Sipuleucel-T是为转移性前列腺癌患者研制的，该疫苗特异性识别过度表达于前列腺癌细胞的前列腺酸性磷酸酶（PAP）。临床数据显示，该疫苗可明显提高转移性前列腺癌患者的总生存率。PSA-TRICOM是针对前列腺癌设计的另一个肿瘤疫苗，它是一种重组病毒疫苗，该病毒主链基于痘病毒序列（来自牛痘或禽痘），可表达前列腺特异性抗原（PSA）以及三种免疫刺激性T细胞受体协同调节分子（LFA-3、ICAM-1和B7.1），这些共调节分子被用于激活宿主DC和细胞毒性T效应细胞，从而识别和杀死表达PSA的前列腺癌细胞。PSA-TRICOM作为重组痘病毒，是一种现成的疫苗，可以直接注射给肿瘤患者。在临床上，PSA-TRICOM疫苗接种未影响无进展生存，但确实将整体生存期延长了大约8个月。

目前，肿瘤疫苗的市场前景较好，有大量的产品仍处于开发阶段，相信未来肿瘤疫苗在肿瘤侵袭转移治疗中的作用一定会越来越重要。

2）单克隆抗体（单抗） 单抗攻击癌细胞特定的部分，它们可以在实验室中被制成；单抗可以“裸露”，这意味着它们可以单独起作用；同时，它们也可以被“整合”，从而可以整合到放射性颗粒或化学治疗药物上。

针对乳腺癌特异性HER2/neu受体开发的单抗是转移性乳腺癌一种新型的治疗方式。该抗体通过阻断HER2信号通路，从而抑制下游信号的传导，进而阻滞肿瘤细胞周期和减少肿瘤组织的血管生成，从而达到治疗转移性乳腺癌的目的。目前已经有多款针对这一靶点的单抗，例如裸露的单抗曲妥珠单抗、结合性单抗的曲妥珠单抗-

美坦新偶联物，以及FDA批准的单抗药物帕妥珠单抗。这些单抗对于转移性乳腺癌治疗非常有效，但仅对表达HER2/neu受体的乳腺癌有效。研究人员目前正在研究许多其他单抗作为其他类型转移性肿瘤的治疗方法。

3）免疫检查点抑制剂 免疫检查点蛋白在肿瘤免疫治疗研究领域占有重要的地位。免疫检查点是免疫系统的正常部分，它们的作用是防止强烈的免疫反应破坏人体健康细胞。当T细胞等免疫细胞表面的蛋白质被识别并结合于其他细胞表面（例如某些肿瘤细胞）的伴侣蛋白质时，免疫检查点就会起作用。这些蛋白质称为免疫检查点蛋白质。常见的免疫检查点蛋白包括细胞毒性T淋巴细胞相关蛋白4（CTLA-4）和程序性细胞死亡蛋白1（PD-1）等。当免疫检查点蛋白质和伴侣蛋白整合在一起时，会向T细胞发送“关闭”信号，从而防止免疫系统杀伤肿瘤细胞。称为免疫检查点抑制剂的免疫疗法药物通过阻止免疫检查点蛋白质与其伴侣蛋白整合而起作用。这样可以防止发送“关闭”信号，从而使T细胞杀死肿瘤细胞。

近几年来，免疫检查点治疗肿瘤已经取得了显著的成果：CTLA-4及PD-1/PD-L1封闭抗体被美国FDA批准用于治疗肿瘤且疗效显著，其他重要靶点的研究也在如火如荼地进行并相继进入临床研究阶段。

（1）CTLA-4：也称为CD152（分化簇152），是一种蛋白受体，可充当免疫检查点并下调免疫应答。CTLA4在调节性T细胞中组成性表达，但在激活后仅在常规T细胞中上调，这种现象在肿瘤中尤为明显。当与抗原提呈细胞表面的CD80或CD86结合时，它可以充当“关闭”的开关。CTLA-4抑制剂主要包括CTLA单抗，在肿瘤转移侵袭中起重要作用。

2011年3月25日FDA批准通过百时美－施贵宝公司生产的伊匹单抗（Ipilimumab），用于治疗不能手术切除的晚期黑色素瘤，并在2015年10月批准其作为辅助治疗药物用于Ⅲ期黑色素瘤患者。该药通过阻滞CTLA-4与B7分子配体结合，进而保障T细胞的活化和增殖，最终实现抗肿瘤作用。

由于CTLA-4抑制剂往往带来的是免疫增强作用，即提高机体免疫细胞杀伤作用，因此往往带来更多的毒副作用，这严重制约了CTLA-4抑制剂的发展。因此未来对于CTLA-4抑制剂的研发重点将会集中在其临床使用安全性上，用以解决较多的副作用及临床不良反应。

（2）PD-1/PD-L1：PD-1受体在活化的T细胞表面表达，其配体PD-L1和PD-L2在树突状细胞或巨噬细胞表面表达。PD-1和PD-L1/PD-L2属于免疫检查点蛋白家族，它们起共抑制因子的作用，可以抑制或限制T细胞反应的发展。PD-1/PD-L1相互作用可确保仅在适当的时间激活免疫系统，以将慢性自身免疫炎症的可能性降至最低。PD-1/PD-L1途径代表肿瘤细胞响应内源性免疫抗肿瘤活性而发挥的适应性免疫抵抗机制。

目前，PD-1抑制剂已在临床上得到应用，并且取得了不错的治疗效果。Nivolumab是一种由百时美－施贵宝公司开发的抗PD-1药物，已被批准用于治疗转移性黑色素瘤和鳞状非小细胞肺癌。由默克公司开发的PD-1单抗Pembrolizumab被批准用于治疗转移性黑色素瘤。同时，还有很多PD-1的抑制剂目前仍处于开发阶段。

单抗对免疫检查点的阻断在肿瘤治疗中的效果显著，但并非所有患者都对单一疗法有反应。将具有协同作用机制的药物整合起来，可以增强和拓宽免疫检查点抑制作用的抗瘤活性。这方面的一个例子是PD-1/PD-L1抑制性阻断剂与补充检查点抑制剂CTLA-4的联合使用，在黑色素瘤和非小细胞肺癌中取得的了非常好的治疗效果。

4）过继细胞疗法 过继细胞疗法，也称为细胞免疫疗法，是一种利用自身免疫系统细胞消除肿瘤的疗法。部分细胞免疫疗法涉及直接分离自身免疫细胞并简单地扩增其数量，部分细胞免疫疗法涉及对自身免疫细胞进行基因改造（通过基因疗法）以增强其抗癌能力。

人体免疫系统能够识别和消除已被感染或受损的细胞以及已癌变的细胞。在肿瘤情况下，被称为杀伤性T细胞的免疫细胞由于具有与癌细胞表面称为抗原的标志物结合的能力而具有特别的抗癌能力。细胞免疫疗法利用了这种天然能力，可以通过不同的方式进行动员。

（1）肿瘤浸润淋巴细胞（TIL）治疗：肿瘤患者具有天然存在的 T 细胞，通常能够靶向其癌细胞。这些 T 细胞是人体内最强大的免疫细胞，有几种类型。特别是杀伤性 T 细胞，能够以非常精确的方式识别和消除肿瘤细胞。

然而，仅这些 T 细胞的存在并不总是足以保证它们能够执行消除肿瘤的任务。一个潜在的障碍是，这些 T 细胞必须先被激活才能有效杀死肿瘤细胞，然后它们必须能够将该活性维持足够长的时间才能维持有效的抗瘤反应。另一个障碍是这些 T 细胞可能不存在足够数量。

试图解决这些问题的一种过继性细胞疗法称为肿瘤浸润淋巴细胞（TIL）疗法。这种方法的主要原理就是：收集已经浸润患者肿瘤的天然 T 细胞，继之进行体外激活和大量扩增。然后，将大量活化的 T 细胞重新注入患者体内，使其寻找并消灭肿瘤。

（2）T 细胞（TCR）工程疗法：TCR 疗法是将患者体内的普通 T 细胞分离出来，利用基因工程技术引入新基因，使转基因 T 细胞表达能够识别肿瘤细胞的 TCR、回输到患者体内从而杀死肿瘤细胞的治疗方法。

TCR 是 T 细胞表面的特异性受体，与 CD3 结合形成 TCR/CD3 复合物，通过识别并结合 MHC 提呈的抗原从而激活 T 细胞，促进 T 细胞的分裂与分化。TCR 的作用机制是向普通 T 细胞中引入新基因，使新的 T 细胞能够表达 TCR 从而有效识别肿瘤细胞，引导 T 细胞杀死肿瘤细胞。

TCR 细胞治疗的优点是可以获得各类肿瘤抗原特异性受体从而治疗各种肿瘤，缺点是会攻击带有与肿瘤相同抗原的正常细胞，并且插入的 TCR 与体内 MHC 特异性结合难度大，导致实际肿瘤特异性结合能力不强，在临床应用中还需要进一步改进。

（3）嵌合抗原受体（CAR）T 细胞疗法：先前提到的 TIL 和 TCR 治疗只能靶向和消除在特定情况下提呈其抗原的癌细胞（当抗原与主要组织相容性复合物或 MHC 结合时）。为了克服这一限制，学界为患者的 T 细胞配备称为 CAR 的合成受体，CAR 代表嵌合抗原受体。这一治疗方式称为嵌合抗原受体 T 细胞疗法，即 CAR-T 治疗。

CAR-T 的主要优势在于，即使不通过 MHC 将抗原提呈到表面，它们也能与癌细胞结合，这会使更多的癌细胞容易受到攻击。但是，CAR-T 细胞只能识别自身在细胞表面自然表达的抗原，因此潜在的抗原靶标范围比 TCR 小。鉴于其功能强大，工在针对多种肿瘤类型以多种策略探索 CAR-T。

目前 FDA 批准了两种过继性细胞疗法 Yescarta 和 Kymriah 分别用于治疗白血病和淋巴瘤。这些治疗方法已被证实治疗效果显著，即使是生存期仅仅几个月的晚期肿瘤患者也可以完全根除，在某些情况下强烈反应持续数月甚至数年。2019 年 10 月 29 日，全球首款 CAR-T 疗法 CTL019（商品名：Kymriah）在中国获批用于临床，本次申请的适应证为非霍奇金淋巴瘤。

在肿瘤侵袭转移领域，CAR-T 技术也开始崭露出头角。2016 年，一项发表在临床顶级期刊《新英格兰医学杂志》上的研究表明：先前仅能用来治疗血液肿瘤的 CAR-T 疗法在胶质母细胞瘤合并脊柱转移的一名患者体内成功消灭了所有的实体肿瘤。这是 CAR-T 疗法首次在实体瘤治疗中获得重大突破。2018 年 11 月，Sorrento 公司宣布，其公司生产的抗 CEA CAR-T 疗法显著增加了胰腺癌肝转移患者的总生存期，重要的是部分肝转移患者经治疗后，经 PET 扫描已没有肝转移灶。一项针对晚期转移性恶性肿瘤（包括肝细胞癌、胰腺癌、结直肠癌）的 CAR-T 研究也进行到了 Ⅰ 期临床阶段。该研究表明，晚期转移性恶性肿瘤患者经靶向 CD133 的 CAR-T 治疗后，可以获得更长的稳定生存时间，甚至可以部分缓解疾病。

2019 年 CAR-T 疗法在安全性、毒副作用方面取得了令人惊喜的结果。总体来看，全球正在进行的 CAR-T 治疗临床试验大多仍处于临床早期。截至 2019 年 5 月，全球 CAR-T 治疗临床试验注册的 507 项项目，CAR-T 治疗的市场前景不容小觑。

（4）自然杀伤（NK）细胞疗法：最近，过继性细胞疗法已开始纳入其他免疫细胞，例如自然杀伤（NK）细胞。临床上正在探索的一种应用涉及为这些 NK 细胞配备靶向肿瘤的 CAR。

2. 干细胞治疗

通常使用的传统手术或化疗方法无法根除转移性肿瘤细胞，并且在治疗后疾病复发极为普遍。近些年，采用干细胞疗法在肿瘤侵袭转移的治疗中显示出越来越高的希望。干细胞除具有自我更新和分化功能外，还具有免疫抑制，抗肿瘤和迁移特性。因为干细胞通过分泌生长因子和细胞因子，从而调节宿主先天免疫和细胞免疫的途径，同时它们可被操纵以逃逸宿主免疫反应，作为细胞间传递的试剂。干细胞还可分泌因子，例如 CCL2 / MCP-1，并与肿瘤细胞发生相互作用，改变肿瘤细胞的表型并发挥其内在的抗瘤作用。重要的是，许多人类的干细胞具有固有的肿瘤趋化特性，干细胞通过归巢并靶向原发性和转移性肿瘤灶，可以充当新型传递平台，经过生物技术改造的干细胞，可以稳定表达各种细胞毒制剂，从而发挥抗瘤作用。

最常见的干细胞是神经干细胞（NSC），NSC 以 Nestin、Sox2 和其他经典标记物的表达为代表，并在富含表皮和成纤维细胞生长因子的培养基中扩增。NSC 可以自我更新并分化为星形胶质细胞、神经元或少突胶质细胞，已被广泛用于治疗脑、乳腺、前列腺和肺部肿瘤。可以通过多种机制对干细胞进行修饰，有可能应用于肿瘤治疗。

1）酶 / 前体药物治疗 通过可以对 NSC 进行改造，使其表达能够将无毒前体药物转化为细胞毒性产物的酶。将经过修饰的干细胞移植到带有肿瘤的模型中后，它们会定位于肿瘤组织，在肿瘤组织中，外源酶将前体药物转化为细胞毒性分子，通过精确地控制药物释放的量、时间和位置，最终清除肿瘤细胞。酶 / 前体药物疗法也被称为自杀基因治疗，是第一个进入临床试验的 NSC 治疗方案。

胞嘧啶脱氨酶（CD）是目前在酶 / 前体药物治疗中使用的一种主要酶。CD 将前药 5- 氟胞嘧啶（5-FC）转化为有毒的 5- 氟尿嘧啶（5-FU）。该方式不仅在小鼠体内进行了验证，成功地抑制了胶质母细胞瘤（GBM）细胞，在人类临床试验中也得到了应用。人类 HB1.F3 细胞经过生物技术改造后可以表达 CD（HB1.F3.CD），HB1.F3.CD/5-FC 治疗具有出色的疗效和安全性。

2）分泌性药物 将干细胞改造成分泌性药物是干细胞治疗的另一个方式，改造后的干细胞可以充当药物工厂，成为在较长时间的内分泌抗瘤药，并克服各种肿瘤疗法的局限性，如系统毒性高和药物半衰期短。TNF-α 相关的凋亡诱导配体（TRAIL）是使用最广泛、分泌最广泛的治疗剂之一，可诱导肿瘤细胞凋亡。然而，它的半衰期短降低了其在体内的治疗效果。可以通过将表达 TRAIL 的干细胞封装在合成的细胞外基质（sECM）中来解决这种情况，在外科手术后将其引入 GBM 切除腔。包封的细胞可以在切除边缘连续释放治疗分子。这种方法延迟了恶性和侵袭性脑肿瘤的再生长，并增加了小鼠的存活率。还可以修饰干细胞以选择性地递送生长抑制蛋白（例如 IFN-β），从而使微环境不适用于肿瘤生长。表达 IFN-β 的 MSC 的迁移及其移入原发性乳腺肿瘤部位，发现肿瘤细胞的生长受到抑制，同时肝和肺转移得到缓解。

另有研究通过已建立的人类神经干细胞系 HB1.F3 NSC 生成了稳定的细胞池，该池分泌了大量的功能性全长抗 HER2 抗体，相当于曲妥珠单抗。NSC（HER2Ab-NSC）分泌的抗 HER2Ab 与过表达 HER2 的人乳腺癌细胞特异性结合，并抑制 PI3K/AKT 信号传导。在乳腺癌脑转移瘤（BCBM）小鼠模型中使用过表达 HER2Ab 的 NSC 的临床前实验表明，颅内注射 HER2Ab-NSC 可显著提高生存率，对于乳腺癌脑转移瘤具有较好的治疗效果。

3）病毒疗法 将干细胞改造成病毒的载体已在肿瘤侵袭转移过程中展示出独特的优势。与传统的减毒病毒不同，溶瘤病毒（OV）可以有条件地在肿瘤细胞中复制，OV 增加了在人体中的扩散，并躲避了免疫系统。OV 转导的 NSC 仍然能够归巢于肿瘤细胞，同时，NSC 传导的 OV 在体内具有比单独针对 GBM 病毒更好的抗瘤效果。同样，在放疗和替莫唑胺治疗后，NSC 传递的 OV 可以增加荷胶质瘤小鼠的存活率。

MSC 的病毒递送也是靶向肿瘤治疗的一种有前景的方法。将减毒麻疹病毒的强溶瘤活性与 MSC 独特的免疫特性和抗瘤特性相结合可以对抗肝细胞癌。麻疹病毒感染的 MSC 归巢于原位植入肝脏的肿瘤，不仅抑制了肝癌细胞的生长，同时可以有效抑制其远处转移。

4）纳米颗粒载体 基于纳米颗粒载体（NP）的输送系统通常包含高浓度的不溶性化学治疗剂，以及保护它们在恶劣的生物环境中不降解。通过使用干细胞作为NP输送剂，可以克服无法靶向微转移病变、在实体瘤中传播效率低下及其他局限性的问题。干细胞还可以减少单核细胞对纳米颗粒的无限制吸收，并保护治疗剂免受宿主免疫监视。与仅使用二氧化硅纳米球的游离药物或药物递送系统相比，这种方法增加和扩展了肿瘤内药物的分布并促进了肿瘤细胞的凋亡。因此，干细胞介导的基于NP的药物递送在癌症治疗中显示出广阔的前景，值得进一步研究。

干细胞技术可能为癌症治疗打开新的大门，干细胞迁移至实体瘤和微转移性病变，促进特定部位的抗肿瘤药物递送。通过改造干细胞来稳定表达各种抗瘤药，从而克服常规化疗药的半衰期短的问题。然而，克服干细胞疗法的局限性需要进行更多的研究，以更好地阐明正常干细胞与癌症干细胞之间的关系。对干细胞基本机制的更好理解将改善基于干细胞的再生医学和抗癌策略，并且对基于干细胞疗法更广泛的临床利用是必不可少的。

3. 质子治疗

质子疗法，也称为质子束疗法，是一种创新的肿瘤治疗方法，像标准X线辐射一样，质子疗法通过阻止癌细胞分裂和生长来破坏癌细胞。它不像常规放疗那样使用X线，而是使用质子发送高能束，可以比X线更精确地靶向肿瘤。在常规放疗中，能量束进入人体，穿过肿瘤，然后到达另一侧。这种“释放剂量”的辐射可能会影响肿瘤以外的健康组织。在质子治疗过程中，由于质子比常规辐射中使用的粒子大，因此可以在肿瘤细胞或组织内释放更多的能量，而在将能量传递给肿瘤后，质子运动停止，从而减少辐射暴露以及对健康组织的潜在损害。

1）质子治疗的发展 早在1946年，物理学家Robert R. Wilson就首次提出将质子运用于医疗的想法。20世纪50年代，核物理研究机构首次尝试使用质子放射来治疗患者，但仅应用于少数身体部位。另外，加速器设计的初衷并非为患者提供治疗，因为当时能量不足以治疗体内深处的肿瘤。在随后的30年中，研究和实验室应用迅速增多。1988年，质子疗法正式被FDA批准用于肿瘤治疗。1989年，英国的Clatterbridge肿瘤中心建立了世界上第一个基于质子治疗的低能量回旋加速器中心，该中心用于眼部肿瘤的治疗。2015年，我国的第一家质子治疗中心——上海质子重离子医院——正式建成开业，表明我国已跻身国际质子治疗先进队列。

2）质子治疗在原位肿瘤治疗上的应用 质子疗法可用于治疗多种类型的原位肿瘤，并可治疗体内任何地方的肿瘤。目前，质子治疗主要用于：

（1）对较高剂量的辐射（即剂量递增）反应良好的疾病部位，其中包括葡萄膜黑色素瘤（眼肿瘤）、颅底和脊柱旁肿瘤（软骨肉瘤和脊索瘤）及无法切除的肉瘤。在某些情况下，与传统的放疗相比，辐射剂量的增加可提示更高的“治愈”（即局部控制）可能性。

（2）质子治疗可用于乳腺癌、食管癌、头颈癌、脑和其他中枢神经系统肿瘤、肝癌、肺癌、前列腺癌等恶性肿瘤。因为这些恶性肿瘤邻近重要的结构（包括大血管、神经、重要脏器等），质子疗法可减少针对正常组织的剂量，从而防止这些关键结构受到损伤，减少不良反应及并发症。

3）质子治疗在肿瘤侵袭转移上的应用 虽然质子治疗对定义明确和局部存在的实体瘤（尚未扩散到身体其他区域的实体瘤）最有效，但如果肿瘤已经扩散（转移），依据转移的程度和其他因素，质子治疗仍然是一种选择。

目前，质子治疗在肿瘤转移侵袭中作用的研究主要集中在肝转移领域。2012年，《国际癌症会议杂志》上报道了质子疗法在乳腺癌肝转移中的应用。结果表明，在乳腺癌肝转移性肿瘤不适合手术切除或射频消融的患者中，质子治疗对于单发或多发及局部的肝转移患者具有治疗作用。2019年，日本的学者也报道，质子治疗可作为胃癌肝转移患者的治疗选择。美国加利福尼亚州洛马林达大学医学中心进行的一项临床研究，初步结果表明，质子放疗可以成功地治疗肝脏转移灶。因此质子放疗为罹患晚期癌症的患者提供了新希望。

质子治疗在其他类型转移性肿瘤中的研究也有一些报道。一项用质子疗法治疗脑转移的回顾性研究显示，脑转移患者经过质子治疗后的中位生存期可达 12.4 个月，具有一定治疗效果。同时，质子治疗是一种有效的脉络膜转移瘤治疗方法。质子治疗可以保留患者的眼球，实现局部肿瘤控制，并有助于避免疼痛和视力丧失。尽管在大多数情况下会发生并发症，但许多并发症轻微，并且与功能变化无关。相信随着研究的深入，质子治疗一定会在肿瘤的侵袭转移治疗过程中发挥越来越重要的作用。

4. 整合治疗

目前，单一疗法对肿瘤侵袭转移的治疗有很多弊端产生，比如容易产生治疗抗性等。因此，多种治疗方式的整合治疗是肿瘤侵袭转移治疗的一种趋势。有研究表明将结合 PD-1 的 PD-L2 Fc 融合蛋白（称为 AMP-224）与立体定向放疗（SBRT）加环磷酰胺整合用于肝转移的大肠癌患者中，不仅安全可行，同时疗效显著。

虽然整合治疗的获益趋势明显，但多药联用或多种治疗方式整合使用的安全性仍需进一步研究确证。因此，如何在具体的临床实践中权衡有效性和安全性，找到同时兼顾二者的整合给药模式、剂量范围和时间节点，需要新的研究不断探索和验证。

5. 中子治疗

中子治疗，即硼中子俘获治疗，是一门放射治疗学。在中子治疗过程中：首先将一种含硼的特殊化合物注射给肿瘤患者，这种化合物与癌细胞有很强的亲和力，进入人体后，迅速聚集于癌细胞内，而其他组织内分布很少。这种含硼化合物对人体无毒无害，对肿瘤也无治疗作用。此时用一种中子射线进行照射，这种射线对人体的损伤不大，但中子与进入癌细胞里的硼能发生很强的核反应，释放出一种杀伤力极强的射线，这种射线的射程很短，只有一个肿瘤细胞的长度，因此不会损伤正常的组织和细胞。

1）中子治疗的发展 1936 年，宾夕法尼亚州费城富兰克林研究所的 Locher 意识到中子治疗的潜力，并建议中子俘获用于治疗肿瘤。马萨诸塞州总医院的 Sweet 首先提出了一种用于治疗恶性脑瘤的技术，并于 1951 年提出了使用硼砂作为硼输送剂对抗所有脑瘤中最恶性的多形性胶质母细胞瘤的试验。美国于 1994 年开始进行中子治疗的临床试验。麻省理工学院对 22 例多形性胶质母细胞瘤患者进行了中子治疗治疗，Brookhaven 国家实验室也对 54 例胶质母细胞瘤患者进行了治疗，取得了非常好的疗效。1987 年，日本的三岛使用硼苯丙氨酸（BPA）作为硼化合物将中子治疗应用于恶性黑色素瘤，在临床上实现了中子治疗在中枢神经系统以外的肿瘤治疗中的应用。此外，还有澳大利亚、瑞典等 30 多个国家和地区正在开展中子治疗的实验研究。

2）中子治疗在肿瘤治疗上的应用 在中子治疗领域，最重要的一项临床进展是中子治疗在其他所有疗法均无效的头颈部区域复发性肿瘤患者中的应用。这些研究首先由日本学者 Kato 等发起，随后是其他几个日本团体及芬兰的学者参与。所有研究均采用 BPA 作为硼的输送剂，通常单独使用，但有时与硼氢化钠（BSH）组合使用。目前的研究表明：中子治疗对复发性鳞状细胞癌、复发性恶性脑膜瘤、局部复发性头颈癌等头颈部恶性肿瘤有显著效果，不仅可明显提高恶性肿瘤的总缓解率，同时可减少患者的不良反应。中子治疗在其他类型的肿瘤中也得到了应用。Suzuki 等用中子疗法治疗患有局部复发性胸壁肺癌的患者，接受治疗后 7 个月肿瘤消退，无急性或晚期不良反应。Sasaoka 应用中子疗法治疗了两名诊断为乳腺外派杰病（EMPD）患者，患者平均年龄在 70 岁以上。在这两个病例中，肿瘤均完全消退，更值得注意的是，在中子治疗后 12 个月，这两个案例中均未观察到复发或转移。

3）中子治疗在肿瘤侵袭转移上的应用 有研究表明，中子治疗可用于肿瘤侵袭转移的治疗。有学者通过建立透明细胞肉瘤（CCS）肺转移动物模型，证实了中子疗法可以在不损害正常组织的情况下显著抑制肿瘤细胞的生长，表明中子疗法可能是治疗 CCS 肺转移的潜在新疗法。类似的结果在大鼠肝转移模型中也得到了证实。这些研究充分体现了中子治疗在肿瘤侵袭转移治疗的市场前景。

近年来，中子治疗也逐渐在临床上用于肿瘤侵袭转移的治疗。2012年，日本学者在中子俘获治疗国际大会上报告，中子疗法可用于复发性胃癌伴左颈淋巴结转移患者的治疗，该类型的患者在中子治疗后2个月，肿瘤生长受到了明显抑制。日本明治药科大学的Yanagie及其同事使用中子疗法治疗了几例复发性直肠癌患者，尽管没有长期结果的报道，但有短期临床反应的证据。

BNCT的概念虽然在1936年得到发展，但在了解和理解其背后的理论，进行临床试验并将其投入临床使用方面一直在稳步提高。尽管现在BNCT尚未获得普及，但BNCT肯定会在不久的将来成为放射线治疗肿瘤侵袭转移领域的一个里程碑。

（常 明 卢 尖）

第6节 肿瘤侵袭与转移的研究技术及方法

恶性肿瘤已成为全球第二大致死性疾病，其中肿瘤转移是造成肿瘤患者死亡的主要原因，因此阐明肿瘤转移的分子机制对于提高肿瘤患者的预后至关重要。由于肿瘤转移分子机制尚不明确，故开发肿瘤迁移侵袭的研究方法和建立理想的转移模型已经成为研究肿瘤转移分子机制的重要基础。目前，肿瘤转移的体外研究方法主要有划痕实验、Transwell实验、3D培养、微流控芯片等。

一、划痕实验

细胞划痕实验（scratch assay）是一种简单便捷的用于检测细胞迁移能力的方法。将细胞铺在培养皿或培养板中，等细胞长满后用枪头或其他硬物在细胞的中央划线，继续培养至设定的时间（通常为24h）。在实验期间，通常需要定期通过显微镜拍照记录细胞的迁移情况。为避免细胞增殖和活力对实验结果的影响，通常使用无血清培养基继续培养来抑制细胞增殖。此外，在细胞接种之前，可在平板上涂上细胞外基质（ECM），这样可以观察细胞与细胞之间的相互作用以及细胞与基质的相互作用对细胞迁移的影响。为避免划痕宽度不一致而导致实验结果的差异以及在划板时损坏基质层，也有研究者开发出了电伤口愈合测定法（electric wound healing assay），在实验中使用电穿孔或高能激光脉冲诱导细胞死亡产生划痕，这样产生的划痕宽度一致且分布均匀；再通过细胞－基底电阻抗检测（electric cell-substrate impedance sensing，ECIS）观察细胞的迁移情况，从而提高实验的准确性和可重复性。但这种方法需要特殊的设备，并且电穿孔或激光脉冲后残留在划痕中的细胞残骸也会影响细胞的迁移。

屏障实验可以避免细胞间隙的不一致，并保持细胞外基质的完整性。在细胞接种之前放置一个含有两个小室的模具，两个小室之间由一定厚度的板子隔开，由此在细胞之间产生间隙，等细胞长满后，将模具移除，形成一道无细胞的间隙。也可以在两个小室中铺上两种不同的细胞，这样可以同时研究两种不同细胞之间的相互作用对细胞迁移的影响。这种方法的缺点是，产生的细胞间隙可能不够平坦从而造成实验的误差，并且有时细胞在培养过程中会黏附到小室壁上，导致它们随小室一起被移出。

二、Transwell实验

Transwell实验是研究细胞迁移和侵袭最常用的工具之一。该系统由两个腔室组成，通常将Transwell的小室放入培养板中。小室称为上室，培养板称为下室，中间由多孔膜隔开。对于肿瘤细胞迁移实验，通常将细胞接种到上室，下室包含化学吸引剂以研究化学梯度对细胞迁移的影响，经过特定时间的培养后，对进入下室的细胞进行计数。对于肿瘤细胞侵袭实验，需要事先在上室的膜上铺上一层细胞外基质胶，然后再接种细胞，其余方法与肿瘤迁移实验相同。此外，下室也可接种细胞，从而创建共培养系统，以观察两个不同细胞群之间分泌物的影响。也可以通过 Transwell 实验分析特定趋化因子、条件培养基和细胞共培养物对细胞迁移和侵袭的影响，帮助阐明细胞迁移侵袭所需的信号传导机制。在不同实验中，需要用到的多孔膜也不同，如果共培养体系中不涉及细胞的迁徙，不需要细胞穿过膜，可以选用 3μm 孔径以下的膜，因为孔径 <3μm 时细胞一般无法通过；如果需要涉及细胞的迁徙，如迁移和侵袭实验，则可以根据实际情况选用孔径为 5μm、8μm、12μm 的膜。

三、3D 培养

3D 培养是指能使细胞在三维空间结构中生长、迁移的培养方式。传统 2D 细胞培养是将让细胞在固体表面生长成一层单层细胞，但这样缺少细胞基质与细胞之间的相互作用，并且忽略了实体瘤的三维结构，为了模拟肿瘤组织的微环境和微解剖学特征，开发出了基于各种填充基质的 3D 培养，包括透明质酸（HA）、胶原蛋白、基质胶、聚丙烯酰胺水凝胶和复合水凝胶等。肿瘤细胞可以嵌入这种 3D 水凝胶系统中进行培养，并且与细胞外基质相互作用做出一些促进细胞迁移侵袭的反应，例如分泌基质金属蛋白酶（MMP）降解 ECM 中糖蛋白、糖胺聚糖和纤维蛋白 4。由于常规的 2D 肿瘤侵袭实验不能全面模拟肿瘤的微环境，因此在测试抗肿瘤侵袭药物效果时，这些实验并不理想。在许多情况下，2D 培养时，肿瘤细胞对抗侵袭药物不敏感，需要加大药物的使用浓度，而 3D 培养对抗侵袭药物的作用更敏感，可能不需要这么高的浓度。将血管样结构与内皮细胞整合到 3D 培养体系中也可研究血管周的侵袭。有学者通过在富含 HA 的基质胶中嵌入血管，观察肿瘤的血管归巢和随后沿血管的快速迁移。因此，通过 3D 培养可以观察肿瘤细胞的内渗和外渗行为。生物 3D 打印技术的进步使学者能够进行复杂微环境的模拟。一项研究利用生物 3D 打印技术将内皮细胞、基质细胞和永生化的神经母细胞瘤细胞排列成胶质瘤样水凝胶，能够模拟人类大脑的空间结构。这种模型相对于简化的 2D 侵袭模型能更好地阐述生物学相互作用，避免错误的实验结果，促进新型治疗方法的评估和开发。

四、微流控芯片

微流控芯片是一种在微米尺度下对流体进行精确操控的新技术，它可以把常规的细胞培养所涉及的反应和步骤集成在一个几平方厘米的芯片上，通过管道相连形成一个可控的流体体系。微流控技术可以更好地模拟生理条件下的肿瘤微环境，已经逐渐成为研究肿瘤微环境中癌细胞、基质细胞和细胞外基质之间相互作用的理想平台。不同微流控芯片通道的数量和布置方面有所不同。有的系统中，芯片由三条平行的通道组成，中间通道包含细胞外基质成分，两侧的通道中有一侧是肿瘤细胞，另一侧是内皮细胞，它们通过中间通道上的微孔相连。在外部生长因子和内皮细胞旁分泌因子的刺激下，经过一段时间的培养，中间通道上可以观察到微血管的形成和肿瘤细胞的侵袭，这种模型可以更好地在体外研究肿瘤动态的血管生成和侵袭过程。尽管微流控芯片的培养方式更接近于肿瘤的生理环境，能模拟可控的生物化学因素，但目前微流控芯片技术复杂、成本高，仍然面临着巨大的挑战。

（叶鑫宇　张　健　卢　奕）

第 7 节 肿瘤侵袭与转移的整合医学研究与展望

转移是影响肿瘤患者生存期的首要因素，肿瘤细胞的转移与扩散是导致 90% 肿瘤患者死亡的主要原因，如能解决这一问题，癌症即与良性肿瘤一样，可得到治愈。术后高转移复发率已成为进一步提高远期疗效的瓶颈，也是攻克肿瘤的关键。

一、肿瘤侵袭与转移机制的整合肿瘤研究

（一）肿瘤侵袭与转移理论的丰富和完善

在对恶性肿瘤转移认识的历史进程中，目前认为最具说服力的是 1889 年英国学者 Paget 提出的"种子和土壤"学说（seed and soil hypothesis）。该学说认为转移是转移的肿瘤细胞（种子）在适宜的"土壤"中生长和发展的结果。1973 年 Willis 通过临床标本解剖为该学说提供了依据，而基础研究的不断深入发展也进一步为该学说提供了证据。随着对肿瘤转移研究的深入，逐渐发现肿瘤细胞定植在转移靶器官前，原发肿瘤可以改造转移靶向部位的肿瘤微环境，促进转移的发生。因此，2005 年，Kaplan 等首次提出预转移龛（pre-metastatic niche，PMN）的概念，认为 PMN 的形成是转移最终实现的限速步骤。该学说认为原发瘤释放大量的可溶性因子（tumor-derived soluble factors，TDSF）、微囊泡等进入血液循环，到达特定转移部位后，招募骨髓来源的细胞（bone-marrow-derived cell，BMDC），重塑细胞外基质（ECM），诱导转移特定部位血管生成及通透性增强、代谢及基质重编程，进而在转移靶向部位形成免疫抑制肿瘤微环境，帮助转移的肿瘤细胞存活和定植，最终形成新的肿瘤转移灶。近年来对预转移龛的研究报道逐渐增多，多种肿瘤来源 TDSF、外泌体以及募集 BMDC 等在不同肿瘤动物模型的转移靶器官中相继鉴定发现，使该假说进一步获得了实验上的验证与支持，但目前预转移龛形成、调控机制等仍不是很明确。而转移龛（metastatic-niche）学说认为肿瘤微环境（TME）不但为肿瘤细胞提供了生存和增殖的土壤，还可改变肿瘤细胞的增殖和侵袭行为。该学说认为在肿瘤细胞转移早期，在肿瘤细胞周围形成转移龛或局部 TME，这种环境不同于正常的组织结构，能够极大地促进肿瘤灶的生长。该理论也得到一些实验证实，如在乳腺癌肺转移灶内发现了一类来源于 AT2 细胞的 CAP，这类细胞具有干细胞特性，不但能够自我更新和大量增殖，同时具有去分化特性和多分化的潜能，进而促进肿瘤细胞增殖和转移。另外，在恶性肿瘤中，上皮 – 间质转化（EMT）也常认为是肿瘤细胞的播散和转移机制。该学说认为 EMT 贯穿肿瘤播散转移的全过程，包括如何移动到肿瘤的侵袭性前端获得迁移和侵袭能力，侵入邻近组织和器官，肿瘤细胞侵入血液循环，在血流中存活，并促进细胞在远处转移部位渗出血管，最终播散至全身形成远处转移灶。但由于肿瘤本身的异质性、转移过程的复杂性都使 EMT 理论难以在体内实验中得到很好的研究和确认。我们通过分析伴与不伴转移的肝癌原发瘤基因表达谱，发现其差异明显，而不同大小、原发瘤与转移灶间无明显差异，提示促使肝癌转移基因改变在原发瘤中就已存在，小癌也可高转移，高转移与低转移倾向肝癌具有完全不同的基因表达谱。进而国际上首次提出"促使肝癌转移的基因改变主要发生在原发瘤阶段"的观点。

（二）肿瘤侵袭与转移的调控——分子、细胞到器官水平

恶性肿瘤转移是一个多因素、多步骤的过程，大量研究发现肿瘤转移促进基因（pro-metastatic gene）或转移抑制基因（metastasis suppressor gene，

MSG）影响转移。如在条件依赖致癌基因 *ErBb2*（也被称为 *Neu* 基因或 *HER2* 基因）小鼠乳腺癌动物模型中，转移灶会随着该基因的出现或消失而出现或消退。而 *nm23* 基因是第一个被发现的转移抑制基因，其抑制转移的作用已在多种类型的恶性肿瘤中得到证实。我们实验室经过一系列实验也证实骨桥蛋白（osteopontin，OPN）是调控肝癌转移的关键基因。但也有大量研究发现肿瘤转移促进基因或抑制基因并不足以赋予肿瘤细胞转移的能力，如在很多致癌性转化的小鼠模型中并没有观察到肿瘤自动发生转移的现象。而且转移过程除了在局部形成侵袭性病灶之外，肿瘤细胞还必须能进入循环系统转移到远处器官。在靶器官存活后进一步克隆定植，形成新的转移灶。随着对转移研究的深入，发现虽然大部分循环肿瘤细胞（CTC）在进入外周血后发生凋亡或被吞噬，但少数能够逃逸并在特定部位克隆定植成为转移灶，增加恶性肿瘤患者死亡风险。而靶向清除 CTC，可减少转移相关的肿瘤死亡。而且也逐渐认识到在肿瘤转移的过程中并非所有肿瘤细胞都起作用，可能只是一小部分赋予干性细胞特性和侵袭能力的肿瘤细胞——肿瘤干细胞（CSC），可以在合适的微环境因素的诱导下形成新的转移灶，但目前仍缺乏确凿的证据证明肿瘤干细胞是肿瘤转移的根源。另外，肿瘤转移过程还涉及细胞外基质降解、肿瘤血管生成和肿瘤微环境改变等。在多种参与破坏细胞外基质的酶当中，基质金属蛋白酶（MMP）类最为关键，在肿瘤侵袭转移中发挥着至关重要的作用。另外血管生成和淋巴管生成是肿瘤细胞形成远处转移的重要条件。同样，微环境在肿瘤转移过程中起着重要作用。肿瘤细胞在转移的过程中要逃避肿瘤微环境中免疫细胞的识别。一旦肿瘤细胞成功地定植在靶器官，它们可以改造靶器官的微环境，形成免疫抑制性微环境，有助于肿瘤细胞的克隆定植和转移灶的存活。

通过临床观察，发现肿瘤转移的发生不是随机的，而是具有倾向性——肿瘤转移的器官倾向性（organotropism），即不同类型的肿瘤倾向于转移到不同的器官。临床上最常见的四个肿瘤转移部位分别是骨髓、肺、肝和脑。如结肠癌易转移到肺和肝，乳腺癌易转移到肺、骨和脑，前列腺癌主要转移到骨，葡萄膜黑色素瘤通常转移到肝脏。脑肿瘤极少发生颅外转移，但脑却是其他肿瘤很容易转移的靶器官。同一种肿瘤的不同亚型也会有不同的亲器官性，例如腔上皮型乳腺癌很大一部分转移到骨，然而三阴性乳腺癌更容易转移到内脏器官。一般认为血流循环模式、肿瘤内在因子、靶器官微环境及肿瘤细胞与靶器官微环境的相互作用等导致肿瘤转移亲器官性的产生。

（三）肿瘤治疗与肿瘤转移

虽然很多患者在肿瘤治疗中取得了生存获益，但也有部分患者在治疗后出现肿瘤转移。如临床上最常见的在 ERBB2 阳性的乳腺癌患者在使用 ERBB2 抗体曲妥珠单抗（Trastuzumab）治疗后，脑转移的发生率会明显增加。一般认为导致这一现象是与脑部“血脑屏障”的特点有关，药物很难杀灭中枢神经系统中生存的肿瘤细胞，同时这些肿瘤细胞还会受到脑部微环境中存活信号的保护，发展成新的能适应中枢神经系统生存环境的能力，从而继续繁殖形成巨大转移灶。早在 20 世纪 70 年代，临床医生发现接受化疗药物治疗过的肿瘤比没有治疗过的肿瘤具有更强的侵袭性，动物实验也显示化疗不仅使转移灶的数目增多，而且也扩大了转移灶的分布。同样，在靶向治疗中，以索拉非尼为代表的抗血管生成药物在晚期肝癌治疗中占重要地位，但有报道发现，短期抗血管生成药物治疗后停药具有促进肿瘤转移的潜能。动物实验也提示索拉非尼在显示疗效的同时，促进肝癌局部播散和血行转移。在免疫治疗的一项回顾性研究也显示，接受 PD-1/PD-L1 治疗前合并两个以上转移灶的患者比例显著更多。而且体内外的研究均发现，某些特定部位的转移灶比原发灶具有更强的耐药性。肿瘤治疗促进转移机制比较复杂，例如治疗能激活、募集肿瘤干细胞，促使其产生耐药，并通过自我更新机制长期保留耐药性状，促进肿瘤进展。肿瘤细胞具有高度异质性、高突变等特点，易被缺氧、抗瘤药物等诱导，还可使恶性程度更高。

二、肿瘤侵袭与转移研究方法的整合医学研究

（一）肿瘤侵袭与转移的多组学整合研究

肿瘤转移是一个涉及肿瘤细胞本身、肿瘤细胞与其周围的微环境及宿主免疫状态相互作用的复杂过程，并涉及多种因素参与调节。基因组变异、表观遗传修饰变化、基因表达水平异常及免疫微环境的改变都可能是引起肿瘤侵袭转移的重要因素。但逐渐发现，尽管高通量的组学数据可以很好地解读分子图谱，使肿瘤侵袭转移的单一组学研究取得重大突破，但利用单一组学数据研究只能在某一水平上揭示肿瘤侵袭转移的相关分子信息，不足以阐述肿瘤侵袭转移的复杂过程，具有很大的局限性。如基因组水平研究虽然可以发现肿瘤中某些驱动基因的突变，但并不是所有的基因变异都会导致其表达水平的改变及功能异常进而引起转移。单纯的基因组学研究忽视了肿瘤的潜在基因组和表观遗传学组对基因和蛋白表达的直接和间接影响，以及肿瘤和免疫细胞的相互作用。肿瘤转移是一种复杂过程，该过程的任何一个变化都可能影响其他所有过程，因此对肿瘤转移的研究进行多组学整合医学分析有利于揭示转移的真正复杂性。为了系统地揭示肿瘤侵袭转移的过程及其机制，对多层次、高通量、多组学数据的整合医学分析势在必行。近几年来，全基因组测序、外显子测序、表观遗传学、转录组研究、蛋白质组学研究及单细胞测序等各种高通量技术平台为我们更加全面地了解肿瘤转移多组学关键信息提供了可能。2013 年，美国、中国、加拿大、欧盟、日本等发起组建的国际癌症基因组联盟设立泛癌全基因组分析协作组，旨在规范化采集常见癌种的样本及其多组学大数据，以期获得能够指导临床实践的分子特征。2018 年，来自 16 个国家针对 33 种最常见肿瘤的一万多个肿瘤样本进行基因测序，并将肿瘤基因组学、蛋白组学、表观遗传、临床数据和影像检查数据进行关联性对比并整合分析，挖掘出其中的有效信息，发现逾 300 种癌症致病基因，并根据分子特征对人类肿瘤类型进行了重新归类为 28 种亚型，成功绘制出泛肿瘤图谱（Pan-Cancer Altas）。因此，通过对来自不同组学如基因组学、转录组学、蛋白质组学、代谢组学和表观遗传学的数据进行整合医学分析，对高通量组学产生的海量数据进行降维、归一化、关联性分析和可视化处理，可建立不同组间数据的关系，进而全面探讨肿瘤侵袭转移的系统过程。特别是随着高通量测序、质谱技术以及计算机和算法的发展，进行多组学数据分析和整合策略，可发现肿瘤侵袭转移的关键基因及相关信号通路，多维解析转移过程。

尽管多组学数据整合已经得到了普遍重视并取得了一定进展，但不同组学数据的整合仍存在多种问题，使得现有的组学数据还没有被充分解读。大部分研究还集中于数据的预处理和可视化层次，有待寻找在生物学意义上整合多组学数据的新方法。总之，整合多组学数据分析可深度挖掘肿瘤侵袭转移过程中不同层次分子之间可能发生的相互作用，更加全面和系统地阐明肿瘤转移机制，发现具有肿瘤侵袭转移预测功能的生物标志物，探索新的治疗靶点。

（二）肿瘤侵袭与转移的精准预测

既往对肿瘤侵袭转移的研究主要以临床病理特征如肿瘤大小、分化程度、病理分级、淋巴结转移、血管侵犯及远处播散情况等为基础。虽然对临床抉择提供了一定指导作用，但临床上发现很多具有类似病理特征的患者，其转移潜能千差万别。有时小肿瘤比大肿瘤转移更快、更早，即使同部位、同类型的肿瘤转移的情况也可能不同。随着人类基因组图谱完成和高通量组学技术的出现及更新，通过评估患者的体细胞突变、拷贝数变异、DNA 重排、DNA 甲基化、mRNA 表达、miRNA 表达及蛋白质表达，可以有效地筛查侵袭转移高危患者，做到早发现、早治疗，大大提高患者的治疗效果。

目前在临床上利用肿瘤组织分子标记物预测肿瘤转移复发最成功的是乳腺癌分子预测模型，其用于评估患者疾病转移复发风险，并根据检测结果指导临床治疗。如乳腺癌 MammaPrint 检测已获 FDA 和德国妇科肿瘤协会（AGO）批准，用于预测淋巴结阴性乳腺癌患者 5~10 年内出现远处

肿瘤转移的低危和高危人群。虽然 MammaPrint 等在预测乳腺癌患者转移复发风险上具有积极意义，但基于国内现状很难广泛开展，存在应用范围有限的问题。2003 年复旦大学汤钊猷院士与美国国立卫生研究院（NIH）合作，采用基因芯片技术在全基因组范围内比较伴与不伴有肝内转移（癌栓或肝内播散）的肝癌之间基因表达谱的差异，建立了一个以基因表达谱为基础的肝癌转移分子预测模型。提示这一模型可以在肝癌尚未出现转移前就进行预测。在此基础上，复旦大学钦伦秀团队经过大样本回顾性和前瞻性研究，进一步优化确立"五基因预测模型"，这是世界上第二个经过临床大样本验证的癌转移预测模型。最近，中山大学附属肿瘤医院开展了迄今国际最大规模的鼻咽癌分子标志物研究，通过表达谱芯片对接受治疗后有无出现远处转移的鼻咽癌组织全基因组表达水平进行对比分析，筛选出 13 个远处转移相关的基因构建分子标签（DMGN），将患者分为高风险组和低风险组。结果显示，高风险组患者 5 年远处转移率明显高于低风险组。

随着细胞检测和基因测序技术的发展，液体活检被广泛应用于临床检测。液体活检主要包括循环肿瘤细胞（CTC）、循环肿瘤 DNA（ctDNA）和外泌体等方面。与传统的组织活检相比，液体活检具有实时、全面、无创等优势。FDA 在 2004 年、2007 年和 2008 年分别批准了 Cell Search 系统检测 CTC 用于转移性乳腺癌、结直肠癌和前列腺癌的预后、无进展生存期及总生存期预测的临床应用。2007 年美国临床肿瘤学会（ASCO）将 CTC 纳入了肿瘤标志物。2010 年，肿瘤 TNM 分期的 M 分期中加入 cM0（i+）一项，意为在血液、骨髓、淋巴结中发现单个肿瘤细胞。2012 年，当时的中国食品与药品监督管理局（CFDA）也批准首个 CTC 检测与分析系统用于临床 CTC 检测。ctDNA 检测已经逐步被应用于临床用药指导中。2014 年 9 月，欧盟批准了阿斯利康公司的易瑞沙血液 ctDNA 伴随诊断试剂盒用于非小细胞肺癌患者用药前 *EGFR* 突变检测；同年，阿斯利康联合罗氏制药开发的用于支持在研药物 AZD9291 的血液 ctDNA 伴随诊断试剂盒也进入了临床试验阶段。目前我国也有类似产品进入临床应用。2015 年液体活检技术被 MIT Technology Review 评选为十大技术突破之一，广泛应用于肿瘤研究。不过，这些研究真正应用于临床之前尚有很多工作有待完成。近年来液体活检也受到了一些质疑，尤其是最近美国 ASCO 与美国病理学家协会（CAP）共同发表的一篇文章，将矛头直指液体活检的临床有效性和实用性。因此大规模临床研究验证既是液体活检进入临床的重要环节，也是必不可少的。

尽管近年来有大量关于肿瘤转移预测模型的报道，但其中撰写的论文质量参差不齐，缺乏严谨性。目前涉及转移预测相关的报道规范主要有以下三个声明：REMARK 声明着眼于肿瘤标志物的研究，重点强调预后因子的报道规范；GRIPS 声明主要针对基于遗传性危险因素的预后预测；TRIPOD 声明的适用范围较广，对于肿瘤诊断和预后的预测模型都可采用，更强调多因素预测模型的构建以及验证过程的阐述。对于临床研究者而言，这些声明对相关研究的报道提出了更高要求。相信随着报道质量的提升，高质量的预测模型会更易被临床工作者接受，并更快应用于临床决策。

（三）临床前转移实验动物模型

研究肿瘤侵袭、转移和远处定植的机制有助于探索与肿瘤转移、预后相关的标记物，开发肿瘤治疗的靶点，在肿瘤研究中具有重要意义。以患者本身作为试验对象来探讨肿瘤侵袭、转移的机制存在诸多限制。因而，建立良好的临床前肿瘤转移研究模型有助于方便、高效地探究肿瘤转移的相关机制，开发肿瘤转移的防治措施。临床前转移实验动物模型包括基因工程小鼠模型、异种移植瘤模型及体外类器官技术模型等。

自 20 世纪 70 年代以来，细胞系衍生的异种移植瘤模型（CDX）已被广泛用于肿瘤研究，即将人源肿瘤细胞或组织种植于免疫缺陷小鼠中形成肿瘤，可通过将肿瘤细胞进行尾静脉注射、心脏注射、腹腔注射、皮下注射和原位注射方式转移到小鼠体内，或将肿瘤组织块转移到小鼠体内等方式构建小鼠肿瘤模型。异种移植瘤模型是最常用的活体肿瘤模型，具有操作简便、成瘤率高、可重复性高等优点，可用于模拟进展期肿瘤研究，在肿瘤侵袭、转移、治疗等方面具有重要意义。免疫缺陷小鼠品系如裸鼠或SCID（严重联合免疫缺陷）小鼠的开发，极大地促进了这一类模型的发展。复旦大学肝癌研究所利用来自同一个肝癌患者的肝内播散灶，成功建立了高转移性人肝癌裸小鼠模型LCI-D20和转移性人肝癌细胞系MHCC97。在此基础上，相继建立了不同转移潜能及转移能力逐级增高的人肝癌细胞株，从而构建起第一个具有我国肝癌患者典型生物学性状的转移复发模型体系。该模型体系涵盖了肝癌从不转移到广泛转移的整个临床病理进程，充分表现出肝癌细胞的异质性和高转移特性，研究人员很容易通过其内部的研究发现一些与转移相关的决定因素。

20世纪80年代，借助于原核显微技术，可将外源DNA直接导入小鼠生殖系，在合适的启动子驱动下，目的基因得以表达并赋予转基因动物的新表型，实现转基因动物模型的构建。基因工程小鼠通常保留了免疫活性，能较好地模拟患者的生理、病理环境，并且该肿瘤模型与肿瘤患者的发生发展过程具有较好的一致性，可用于研究癌前病变发展为进展期肿瘤的全过程。运用转座子技术、同源重组胚胎干细胞或者CRISPR-Cas9等技术，敲除抑癌基因或插入致癌基因，从而诱导小鼠自发形成肿瘤。转基因肿瘤小鼠模型在研究肿瘤转移方面具有重要意义，尤其在研究免疫细胞对肿瘤转移的调控作用具有重要价值。基因工程小鼠考虑到了肿瘤生长及其微环境，但受到可量化型、时间和成本的限制。

近年来，人源肿瘤异种移植模型（PDX）在临床前药物筛选及生物标记物鉴定等方面得到广泛应用。人源性原始肿瘤组织保留了基质细胞、上皮细胞及脉管系统等间质组分，因而比体外培养的肿瘤细胞进行异种移植模型更具优势。而且，有研究表明，相较于细胞悬液移植，肿瘤组织移植模型中的肿瘤增殖速度更快，侵袭性更强，转移率更高。PDX模型为探究肿瘤转移机制及靶向肿瘤转移药物的敏感性提供了良好的模型。但PDX模型的生成周期长，而且PDX的形成需要在免疫功能严重受损的宿主动物体内植入肿瘤，这使评估肿瘤细胞和免疫微环境的相互作用变得十分复杂，但PDX模型对转移机制的研究和生物标志物的开发仍具有重要意义。类器官（organoid）是近年提出的一种全新的体外细胞培养体系，由于其形成的立体生长结构与原代来源的器官相似度极高，是疾病机制研究和药物筛选的理想平台，也是极重要的前沿研究领域。肿瘤类器官是利用肿瘤患者细胞直接在体外构建成的三维肿瘤。近年来，肿瘤类器官研究迅猛发展，随着对干细胞研究的深入，类器官培养技术逐渐成熟，目前已经成功从原发结肠癌、前列腺癌、胰腺癌获得了类器官。相较于细胞系，类器官表现出独特的优势，肿瘤类器官也被视为较好的肿瘤研究模型。患者组织来源的肿瘤类器官能够较好地保留原代肿瘤组织的异质性特征，在基因组和组织学特征方面表现出与原代肿瘤组织高度相似性，因而在肿瘤转移研究中具有重要意义。Roper等借助内镜技术，构建了肠癌类器官原位种植模型，为进一步研究肠癌肝转移以及治疗提供了很好的研究模型。此外，通过建立原发灶、转移灶来源的肿瘤类器官，并可对比分析两种类器官在转录组学，基因组学、代谢组学等方面的差异。由于类器官培养能保持肿瘤原有的基因型和生物学特性，可以稳定传代，操作相对简单。2017年，类器官荣登*Nature Methods*年度生命科学技术。

目前用于研究肿瘤转移的临床前模型都证明是有效的，但每种模型又有其局限性。一个好的临床前模型，不仅能很好地反映肿瘤异质性、模拟肿瘤微环境，体现肿瘤细胞与基质的相互作用，包括人体的免疫作用，还需要费用、成本相对低廉，周期短等优势。

三、肿瘤侵袭与转移的个体化治疗整合研究

（一）分子分型指导肿瘤侵袭与转移的个体化治疗

随着肿瘤检测手段与治疗方案的成熟和进步，许多患者在癌症的早期与中后期都能得到有效治疗，但仍有大量患者出现治疗失败。肿瘤耐药是导致肿瘤治疗失败的主要原因，也是抗瘤治疗面

临的一大挑战，极大地限制了肿瘤药物的选择和使用。目前认为，异质性是影响实体肿瘤耐药的根本原因，而切实有效的分子分型是指导精准治疗的基础。

随着美国国立癌症研究院对肿瘤分子分型概念的提出，肿瘤分型开始从以组织形态学为基础转向以分子为基础，不再局限于肿瘤部位与病理形态，而是根据肿瘤患者的分子特征。2000 年，Perou 等开创了用基因表达谱研究乳腺癌分子分型的先河。2009 年，Gallen 共识首次将乳腺癌分成不同亚型，随即这一肿瘤分子分型的成功经验也应用于其他肿瘤。肿瘤分子分型可在分子水平上细化肿瘤的转移、复发及耐药特征。通过对肿瘤组织细胞恶性发展相关分子群的变化特征的检测，如癌基因、抑癌基因、转移基因、药物耐受基因、代谢基因、细胞分化基因等，真实体现肿瘤组织细胞的分子表达含量变化。目前乳腺癌分子分型的研究已深入到基因水平，其相关因子包括 *ER*、*PR*、*HER*-2 基因、Ki-67 蛋白表达等，这些生物学指标与肿瘤浸润、转移、复发等密切相关。在乳腺癌的分子分型中包含乳腺导管 A 型（luminal A、ER^+ 或 PgR^+、$HER2^-$），乳腺导管 B 型（luminal B、ER^+ 或 PgR^+、$HER2^+$），HER2 阳性型（ER^-/PgR^-/$HER2^+$）和基底细胞样型（basal-like、ER^-/PgR^-/$HER2^-$ 伴 cytokeratin $5/6^+$ 或 $HER1^+$）四种类型。如 luminal A 转移率低，且更容易发生非内脏转移；basal-like 型内脏转移率明显高于其他亚型。75% 的三阴性乳腺癌转移至肺、肝，90% 的 luminal A 型乳腺癌转移至骨，而 HER2 阳性增加了患者中枢神经系统的转移。提示乳腺癌转移是一个非随机过程，不同分子亚型的乳腺癌患者具有不同的远处转移机制。目前一些常见肿瘤如乳腺癌、卵巢癌、肺癌、胃癌、胰腺癌和结直肠癌等恶性肿瘤的分子分型已用于指导临床治疗的选择，而其他一些肿瘤如甲状腺癌、肝细胞癌、肾癌、前列腺癌、子宫内膜癌、皮肤癌和内分泌癌等肿瘤的分子分型也逐渐进入临床。临床医生可根据肿瘤细胞的某些分子改变将肿瘤分成若干个亚型，一方面可以对患者的临床转归作出预判，另一方面根据不同分子亚型采用不同的后续治疗。如威罗非尼（Vemurafenib）是口服 BRAF 抑制剂，能够有效地选择性抑制 BRAF V600 突变，当前已批准威罗非尼用于 BRAF V600E 突变的转移性黑色素瘤治疗中。因此，根据患者的分子特征，可以对肿瘤患者进行更加精细的分型，为将来可能的个体化医疗奠定基础，从而改善疾病预后。

（二）肿瘤侵袭与转移的中西医整合治疗

目前临床上手术切除是恶性肿瘤最常用的治疗手段，虽然可将癌灶局部切除，但存在残癌、癌灶，癌细胞还有可能发展并重新复发或转移，手术后有时还会带来术后的功能障碍，出现一些新的症状。而放疗、化疗及分子靶向治疗等在杀伤肿瘤细胞的同时，也破坏了人体正常的细胞和组织，对机体及器官产生一定的毒副作用，表现为骨髓抑制，胃肠道不良反应，甚至心脏、肝脏、肾脏等的功能都出现了一定程度上的影响。一旦过度治疗，使得患者免疫功能下降，反过来促进肿瘤的进一步扩散和转移。中医学认为肿瘤不是单独存在的个体，它是人体整体疾病的局部表现，治疗肿瘤不能单纯地采用手术、放化疗及靶向治疗、免疫治疗等，应该扶正与抗癌并举。恶性肿瘤的全身性异常表现、恶性肿瘤局部治疗对全身所产生的影响等都需要从整体出发，进行整合诊治，才能提高疗效。而且中医药对放化疗有减毒增效作用，通过中医扶正固本的方法增强人体免疫功能，抵抗肿瘤细胞。同时给予患者合理的营养、适当的锻炼、情绪调节及心理平衡等，构成一个整合的治疗体系预防肿瘤的转移复发。

近年来，中西医整合治疗肿瘤的方法推陈出新，特别是对于一些肿瘤出现转移的患者，中西医整合有很大的优势，不仅延长了肿瘤患者的生存期，而且减轻了患者治疗时的痛苦。例如，蒽环类药物是肿瘤化疗的常用药，它可以抑制肿瘤的生长及远处转移，但其对心肌细胞的毒副作用也是限制其使用的重要原因。而益气活血通络方可以抑制蒽环类化疗药物带来的心脏毒性作用，对患者的心肌具有保护作用。肿瘤中晚期大部分患者诊断为恶性肿瘤的同时其实也已发生了肿瘤的远处转移，5-FU 作为常见肿瘤的化疗药，可以抑制结肠癌、胃癌、乳腺癌、头颈部鳞癌及皮肤癌等的生长及远处转移，但在使用后会出现骨髓抑制等副作用，导致血小板、白细胞水平下降，影响化疗周期的正常进行。文献表明中药当归中提取的有效成分当归多糖能对 5-FU 导致的人骨髓基质细胞氧化损伤具有保护作用，可减轻氧化应激对造血细胞的影响。另外，肿瘤患者放化疗后采用中药辅助治疗不仅能减少不良反应，而且能增强抗癌效果。某些中药具有活血化瘀功效，可以扩张血管，增加血流量，改善微循环，从而提高瘤体内氧含量，改善乏氧细胞对放化疗的敏感性。如中药松友饮可有效抑制化疗后残余肝癌组织的转移潜能，延长残余肝癌再接种裸鼠的生存时间。松友饮与化疗药物联合应用可进一步提高肝癌化疗的疗效。在食管癌中 EGFR 高表达，EGFR 抗体与精氨酸 - 甘氨酸 - 天冬氨酸的整合，再与紫杉醇负载的红细胞纳米粒子整合，靶向作用于食管癌，结果显示紫杉醇具有放射增敏的效果。

伴随着现代医学的发展，肿瘤侵袭与转移的中西医整合治疗的临床研究已经进入到个体化、规范化的时代。但中西医整合治疗并不是简单的西药加中药，或某种西医手段加某种中医手段一起治疗，而是要整合中医和西医对恶性肿瘤的基本认识及各种肿瘤本身的生物特性及患者的身体状况、生活环境等，进行辨证施治，制定一个合理的、多学科参与的中西医整合治疗方案以实现最优化的整合医学效果。

（三）肿瘤侵袭与转移的整合治疗

肿瘤治疗一直是人类面临的巨大挑战，尽管近年来肿瘤的治疗手段在不断提高，从手术治疗、化疗、放疗、靶向治疗到免疫治疗，肿瘤治愈率已经较 20 世纪初有了较大提升，但治疗效果依然不容乐观。不同于放疗、化疗的细胞杀伤选择性差、毒副作用强的特点，靶向特异性抗瘤药物具有更高的选择性、低毒性的治疗效果，包括靶向酪氨酸激酶、肿瘤细胞周期相关因子、血管新生、组蛋白去乙酰酶抑制剂及肿瘤代谢异常等。免疫治疗作为近年备受肿瘤学界关注的革新疗法，曾于 2016 年被美国 *Science* 杂志评为年度最大突破，以 PD-1/PD-L1 抑制剂为代表的免疫疗法在多种肿瘤类型中获得突破性进展。尽管靶向治疗和免疫治疗在肿瘤的临床使用中显示了令人瞩目的疗效，但仍面临巨大挑战，如疗效不确定性、总体有效率低，甚至患者获益之后仍可出现耐药抵抗。因此，在肿瘤的治疗过程中，单一方法不能治愈肿瘤情况下，整合使用不同治疗手段可以弥补各自的不足，从而提高肿瘤的治疗效果。

早年的晚期肿瘤联合治疗方案中，对于发生转移的晚期肿瘤患者，常常采用手术前后辅助放化疗的辅助治疗模式。2015 年《临床肿瘤学》（JCO）报道的 ARTIST 研究显示，淋巴结阳性胃癌患者在 XP 整合放疗方案相比于术后单纯放疗，可以减少局部转移复发。近年来，随着靶向治疗和免疫治疗的不断突破，传统的放化疗手段与靶向治疗、免疫治疗等整合治疗越来越广泛应用于临床晚期癌症患者。临床试验证实，对接受过放疗的患者使用 PD-1 抑制剂会有更好的治疗效果，无进展生存期显著增加，并且对无法从 PD-1 抑制剂单独用药治疗获益的患者中，整合放疗能明显提高其联系。抗 PD-1 抑制剂（Keytruda）与化疗（卡铂 + 紫杉醇或白蛋白结合型紫杉醇）整合应用于转移性鳞状细胞非小细胞肺癌（NSCLC）的临床试验中，与化疗单独用药相比，PD-1 抑制剂与化疗整合应用表现出总体生存率和无进展生存期受益，该疗法被中国国家药品监督管理局（NMPA）批准为一线治疗 NSCLC 临床用药。同样，化疗整合免疫治疗在胃癌、肠癌和三阴性乳腺癌等治疗中也获得了较好的数据。2019 年，美国 FDA 授予靶向治疗药物乐伐替尼联合 PD-1 单抗 keytruda（K 药）用于一线治疗不能局部治疗的不可切除的晚期肝癌患者。而且 K 药整合乐伐替尼的“可乐组合”在肾透明细胞癌、晚期子宫内膜癌患者中也显示了很好的疗效。近期，PD-L1 单抗 Atezolizumab 联合抑制肿瘤血管生成的贝伐单抗用于治疗既往未接受过系统性治疗的不可手术切除的晚期肝癌患者，由于其给患者带来较好的生存获益，2020 年 3 月，NCCN 官网发布了 2020 年 V1 版《NCCN 肝胆癌临床实践指南》，该整合治疗方案成为肝癌史上全球首个认可的免疫联合的一线治疗方案。

针对不同治疗耐药机制开展的整合治疗有助于探索有效的新型治疗策略，给肿瘤患者带来更加持久的生存获益，可能成为未来肿瘤整合治疗的发展方向。

四、小　结

尽管目前肿瘤转移的机制、预测、治疗仍充满争议，但随着转移机制的深入研究、生物信息学的快速发展、大数据共享、转移模型的不断发展及治疗手段的日新月异，我们相信未来对转移的研究不仅可以预测复发转移的风险，更能对临床整合治疗有提示作用，进而给临床转移患者带来最大的生存获益。

（董琼珠）

参考文献

[1] Shi J, Wang L, Zou C, et al. Tumor microenvironment promotes prostate cancer cell dissemination via the Akt/mTOR pathway. Oncotarget, 2018, 9(10):9206–9218.

[2] Lambert AW, Pattabiraman DR, Weinberg RA. Emerging Biological Principles of Metastasis. Cell, 2017, 168(4):670–691.

[3] Li W, Kang Y. Probing the Fifty Shades of EMT in Metastasis. Trends Cancer, 2016, 2(2):65–67.

[4] Chung YC, Wei WC, Hung CN, et al. Rab11 collaborates E-cadherin to promote collective cell migration and indicates a poor prognosis in colorectal carcinoma. Eur J Clin Invest, 2016, 46(12):1002–1011.

[5] Jolly MK, Ware KE, Gilja S, et al. EMT and MET: necessary or permissive for metastasis? Mol Oncol, 2017, 11(7):755–769.

[6] Pastushenko I, Brisebarre A, Sifrim A, et al. Identification of the tumour transition states occurring during EMT. Nature, 2018, 556(7702):463–468.

[7] Gkountela S, Castro-Giner F, Szczerba BM, et al. Circulating Tumor Cell Clustering Shapes DNA Methylation to Enable Metastasis Seeding. Cell, 2019, 176(1/2): 98–112. e14.

[8] Malladi S, Macalinao DG, Jin X, et al. Metastatic Latency and Immune Evasion through Autocrine Inhibition of WNT. Cell, 2016, 165(1):45–60.

[9] Reichert M, Bakir B, Moreira L, et al. Regulation of Epithelial Plasticity Determines Metastatic Organotropism in Pancreatic Cancer. Dev Cell, 2018, 45(6):696–711. e8.

[10] Chockley P J, Keshamouni V G. Immunological Consequences of Epithelial-Mesenchymal Transition in Tumor Progression. J Immunol, 2016, 197(3):691–698.

[11] Chockley P J, Chen J, Chen G, et al. Epithelial-mesenchymal transition leads to NK cell-mediated metastasis-specific immunosurveillance in lung cancer. J Clin Invest, 2018, 128(4): 1384–1396.

[12] Nosaka T, Baba T, Tanabe Y, et al. Alveolar Macrophages Drive Hepatocellular Carcinoma Lung Metastasis by Generating Leukotriene B4. J Immunol, 2018, 200(5): 1839–1852.

[13] Xing F, Liu Y, Wu SY, et al. Loss of XIST in Breast Cancer Activates MSN-c-Met and Reprograms Microglia via Exosomal miRNA to Promote Brain Metastasis. Cancer Res, 2018, 78(15): 4316–4330.

[14] Celia-Terrassa T, Kang Y. Metastatic niche functions and therapeutic opportunities. Nat Cell Biol, 2018, 20(8):868–877.

[15] Gao Y, Bado I, Wang H, et al. Metastasis Organotropism: Redefining the Congenial Soil. Dev Cell, 2019, 49(3):375–391.

[16] Delliaux C, Tian TV, Bouchet M, et al. TMPRSS2:ERG gene fusion expression regulates bone markers and enhances the osteoblastic phenotype of prostate cancer bone metastases. Cancer Lett, 2018, 438:32–43.

[17] Reismann D, Stefanowski J, Gunther R, et al. Longitudinal intravital imaging of the femoral bone marrow reveals plasticity within marrow vasculature. Nat Commun, 2017, 8(1):2153.

[18] Peinado H, Zhang H, Matei IR, et al. Pre-metastatic niches: organ-specific homes for metastases. Nat Rev Cancer, 2017, 17(5):302–317.

[19] Lee JW, Stone ML, Porrett PM, et al. Hepatocytes direct the formation of a pro-metastatic niche in the liver. Nature, 2019, 567(7747): 249–252.

[20] Liu Y, Gu Y, Han Y, et al. Tumor Exosomal RNAs Promote Lung Pre-metastatic Niche Formation by Activating Alveolar Epithelial TLR3 to Recruit Neutrophils. Cancer Cell, 2016, 30(2):243–256.

[21] Ortiz A, Gui J, Zahedi F, et al. An Interferon-Driven Oxysterol-Based Defense against Tumor-Derived Extracellular Vesicles. Cancer Cell, 2019, 35(1):33–45 e6.

[22] Valiente M, Ahluwalia MS, Boire A, et al. The Evolving Landscape of Brain Metastasis. Trends Cancer, 2018, 4(3):176–196.

[23] Dongre A, Weinberg RA. New insights into the mechanisms of epithelial-mesenchymal transition and implications for cancer. Nat Rev Mol Cell Biol, 2019, 20(2): 69–84.

[24] Gupta PB, Pastushenko I, Skibinski A, et al. Phenotypic Plasticity: Driver of Cancer Initiation, Progression, and Therapy Resistance. Cell Stem Cell, 2019, 24(1):65–78.

[25] Agliano A, Calvo A, Box C. The challenge of targeting cancer stem cells to halt metastasis. Semin Cancer Biol, 2017, 44:25–42.

[26] Wang J, Xu S L, Duan J J, et al. Invasion of white matter tracts by glioma stem cells is regulated by a NOTCH1-SOX2 positive-feedback loop. Nat Neurosci, 2019, 22(1):91–105.

[27] Chaffer CL, San Juan BP, Lim E. EMT, cell plasticity and metastasis. Cancer Metastasis Rev, 2016, 35(4): 645–654.

[28] 唐劲天，郭亚军，顾晋，等．临床肿瘤学概论．北京：清华大学出版社，2011.

[29] Hazem El-Osta, Shahid K, Mills GM, et al. Immune checkpoint inhibitors: the new frontier in non-small-cell lung cancer treatment. Onco Targets Ther, 2016, 9: 5101–5116.

[30] Galluzzi L, Zitvogel L, Kroemer G. Immunological Mechanisms Underneath the Efficacy of Cancer Therapy. Cancer Immunol Res,

2016, 4(11): 895–902.

[31] Bernstein MB, Krishnan S, Hodge JW, et al. Immunotherapy and stereotactic ablative radiotherapy (ISABR): a curative approach? Nat Rev Clin Oncol, 2016, 13(8): 516–524.

[32] Sato Y, Matoba R. Recent Advances in Liquid Biopsy in Precision Oncology Research. Biol Pharm Bull, 2019, 42(3):337–342.

[33] Saenz-Antoanzas A, Auzmendi-Iriarte J, Carrasco-Garcia E, et al. Liquid Biopsy in Glioblastoma: Opportunities, Applications and Challenges. Cancers (Basel), 2019, 11(7):950.

[34] Singh RR. New Treatment Strategies for Metastatic Pancreatic Ductal Adenocarcinoma. Drugs, 2020, 80(7):647–669.

[35] Mohan D R, Lerario A M, Finco I. New strategies for applying targeted therapies to adrenocortical carcinoma. Curr Opin Endocr Metab Res, 2019, 8:72–79.

[36] Nam J, Son S, Ochyl L J, et al. Chemo-photothermal therapy combination elicits anti-tumor immunity against advanced metastatic cancer. Nat Commun, 2018, 9(1):1074.

[37] Nicosia L, Cuccia F, Mazzola R, et al. Stereotactic body radiotherapy (SBRT) can delay polymetastatic conversion in patients affected by liver oligometastases. J Cancer Res Clin Oncol, 2020,146(9): 2351–2358.

[38] Zhao L, Ma B, Yang Y, et al. Chemotherapy Reverses Anti-PD-1 Resistance in One Patient With Advanced Non-small Lung Cell Cancer. Front Oncol, 2020,10: 507.

[39] Tan WP, Tan WS. PD-L1/PD-1 Biomarker for Metastatic Urothelial Cancer that Progress Post-platinum Therapy: A Systematic Review and Meta-analysis. Bladder Cancer, 2019, 5(3): 211–223.

[40] Pourhassan HZ, Tryon D, Schaeffer B, et al. Autoimmune rhabdomyolysis and a multiorgan display of PD-1 inhibitor induced immune related adverse events during treatment of metastatic melanoma. Exp Hematol Oncol, 2019, 8:20.

[41] Knispel S, Stang A, Zimmer L, et al. Impact of a preceding radiotherapy on the outcome of immune checkpoint inhibition in metastatic melanoma: a multicenter retrospective cohort study of the DeCOG.J Immunother Cancer, 2020, 8(1): e000395.

[42] Brandberg Y, Johansson H, Hellstrm M, et al. Long-term (up to 16 months) health-related quality of life after adjuvant tailored dose-dense chemotherapy vs. standard three-weekly chemotherapy in women with high-risk early breast cancer. Breast Cancer Res Treat, 2020,181(1):87–96.

[43] Miller AL, Garcia PL. Developing effective combination therapy for pancreatic cancer: An overview. Pharmacol Res, 2020, 155:104740.

[44] Kang JI, Sufficool DC, Hsueh CT, et al. A phase I trial of Proton stereotactic body radiation therapy for liver metastases. J Gastrointest Oncol, 2019,10(1):112–117.

[45] Nedunchezhian K, Aswath N, Thiruppathy M. Boron Neutron Capture Therapy-A Literature Review. J Clin Diagn Res, 2016, 10(12): ZE01–ZE04.

[46] Liu Y, Cao X. Characteristics and Significance of the Pre-metastatic Niche. Cancer Cell, 2016, 30(5): 668–681. DOI:10.1016/j.ccell.2016.09.011.

[47] Ombrato L, Nolan E, Kurelac I, et al. Metastatic-niche labelling reveals parenchymal cells with stem features. Nature, 2019, 572(7771):603–608. DOI:10.1038/s41586-019-1487-6.

[48] Zhang X, Xiang J. Remodeling the Microenvironment before Occurrence and Metastasis of Cancer. Int J Biol Sci, 2019,15(1): 105–113. DOI:10.7150/ijbs.28669.

[49] Nimmakayala R K., Batra S K, Ponnusamy M P. Unraveling the journey of cancer stem cells from origin to metastasis. Biochim Biophys Acta Rev Cancer, 2019,1871(1): 50–63. DOI:10.1016/j.bbcan.2018.10.006.

[50] Zill, O. A. et al. The Landscape of Actionable Genomic Alterations in Cell-Free Circulating Tumor DNA from 21,807 Advanced Cancer Patients. Clin Cancer Res, 2018,24(15): 3528–3538. DOI:10.1158/1078-0432.Ccr-17-3837.

[51] Mishima Y, Paiva B, Shi J, et al. The Mutational Landscape of Circulating Tumor Cells in Multiple Myeloma. Cell Rep, 2017,19(1): 218–224. DOI:10.1016/j.celrep.2017.03.025.

[52] Gallo Cantafio ME, Grillone K, Caracciolo D, et al. From Single Level Analysis to Multi-Omics Integrative Approaches: A Powerful Strategy towards the Precision Oncology. High Throughput, 2018,7(4): 33. DOI:10.3390/ht7040033.

[53] Tang XR, Li YQ, Liang SB, et al. Development and validation of a gene expression-based signature to predict distant metastasis in locoregionally advanced nasopharyngeal carcinoma: a retrospective, multicentre, cohort study. Lancet Oncol, 2018, 19(3): 382–393. DOI:10.1016/s1470-2045(18)30080-9.

[54] Bos P D, Nguyen D X, Massagué J. Modeling metastasis in the mouse. Curr Opin Pharmacol, 2010, 10(5): 571–577. DOI:10.1016/j.coph.2010.06.003.

[55] Roper J, Tammela T, Akkad A, et al. Colonoscopy-based colorectal cancer modeling in mice with CRISPR-Cas9 genome editing and organoid transplantation. Nat Protoc, 2018,13(2): 217–234. DOI:10.1038/nprot.2017.136.

[56] Champiat S, Ferrara R, Massard C, et al. Hyperprogressive disease: recognizing a novel pattern to improve patient management. Nat Rev Clin Oncol, 2018,15(12): 748–762. DOI:10.1038/s41571-018-0111-2.

[57] Saâda-Bouzid E, Defaucheux C, Karabajakian A, et al. Hyperprogression during anti-PD-1/PD-L1 therapy in patients with recurrent and/or metastatic head and neck squamous cell carcinoma. Ann Oncol, 2017, 28(7): 1605–1611. DOI:10.1093/annonc/mdx178.

[58] Karczewski K J, Snyder M P. Integrative omics for health and disease. Nat Rev Genet, 2018, 19(5): 299–310. DOI:10.1038/nrg.2018.4.

[59] Finn RS, Qin S, Ikeda M, et al. Atezolizumab plus Bevacizumab in Unresectable Hepatocellular Carcinoma. N Engl J Med, 2020, 382(20):1894–1905. DOI:10.1056/NEJMoa1915745.

第 10 章
肿瘤干细胞

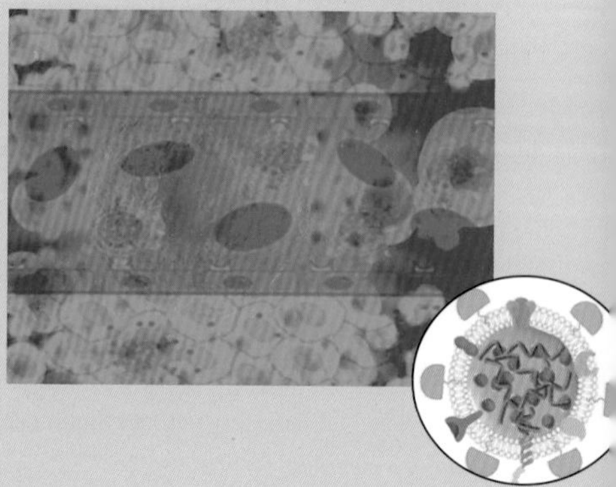

第 1 节　肿瘤干细胞的概念及特征

近年来，放化疗结合手术切除成为治疗实体肿瘤的主要方式。对于已经发生或可能发生转移或瘤体过大，对正常器官造成严重侵害的实体瘤，一般治疗方式是预先放、化疗，待瘤体缩小到可手术切除时，再行原位病灶手术切除。这些治疗方法均延长了患者的生存时间，但许多患者治疗后可能出现肿瘤复发和转移。术后复发和转移是肿瘤患者死亡的主要原因。因此，探索肿瘤复发和转移的原因变得极为迫切，探寻其机制并进行干预成为治愈肿瘤的关键所在。临床和基础研究始终关注着如何控制肿瘤的复发和转移。随着医学研究的深入，“肿瘤干细胞（cancer stem cell，CSC）”学说应运而生，即肿瘤中存在一小部分致瘤能力较强、分化程度较低的细胞，它们具备自我更新和不断多向分化的特性。肿瘤干细胞假说不同于肿瘤的突变起源假说，肿瘤干细胞能够在放、化疗杀伤下存活下来，由于其含量少且具有潜伏性，往往会导致肿瘤的复发和转移。深入了解肿瘤干细胞的生物学特性及其分子调控机制，发展整合靶向肿瘤干细胞和经典疗法的整合治疗方案，对于肿瘤的治愈具有重大临床意义。

肿瘤干细胞在肿瘤形成和生长中发挥决定性作用，是导致肿瘤复发、转移及化疗耐药的重要因素。肿瘤干细胞最初在白血病中被鉴定出来，随后在乳腺癌、胶质瘤、肝癌、结直肠癌、黑色素瘤等诸多恶性肿瘤组织中发现了肿瘤干细胞的存在。肿瘤干细胞主要具有以下几个生物学特征：①肿瘤干细胞具有特定的表面标志物和（或）特定激活的信号转导通路；②相对于普通肿瘤细胞，肿瘤干细胞处于细胞周期静息或休眠状态；③生命周期较长的肿瘤干细胞可以生成生命周期相对较短、分化的普通肿瘤细胞；④肿瘤干细胞抵抗传统的放、化疗，因为其对药物外排能力和解毒能力增强，而且肿瘤干细胞中 DNA 损伤修复能力也显著增强；⑤肿瘤干细胞可以诱导产生促肿瘤的微环境。

肿瘤干细胞学说的提出和发展经历了漫长的时间和大量的论证。19 世纪中叶，德国学者 Rudolf Virchow 首次提出所有疾病源于细胞的理论；20 世纪出现了明确的理论和支撑性实验结果。自 1994 年肿瘤干细胞在急性髓系白血病中被发现，学者们已在神经胶质瘤、乳腺癌、肺癌、胃癌、肝癌、结直肠癌及黑色素瘤等诸多恶性实体肿瘤组织中鉴定和发现了肿瘤干细胞。肿瘤干细胞不仅在肿瘤起始过程中发挥重要作用，在肿瘤的进展中也扮演着不可或缺的角色，低分化肿瘤干细胞多处于静息状态，使其更容易逃逸目前的治疗手段，进而导致肿瘤发生多处远处转移。

（刘翠翠　强健坤　柳素玲）

第 2 节　肿瘤干细胞研究的常用技术

自我更新和分化能力是肿瘤干细胞（CSC）最重要的两个生物学特性，针对这两个特性，学者开发了多种方法分离和鉴定 CSC，每种方法都有优缺点，所以需要寻找更特异的标志物，或整合应用几种标志物，或整合不同的分析方法来分离和鉴定肿瘤干细胞。

一、肿瘤干细胞标志物

不同来源肿瘤组织中的 CSC 具有组织特异性，在同一种来源的肿瘤组织中 CSC 标志物的表达又与肿瘤组织不同的组织学类型和肿瘤分化程度有关，分析这些不同分子标志物分离得到的 CSC 及其生物学特征对将这些标志物应用于临床诊断和治疗有重要意义。1997 年，研究发现只有 $CD34^{+}CD38^{+}$ 细胞表面标记物标记的髓样白血病细胞可以在 T/B 细胞缺陷的小鼠体内形成肿瘤，被用于标记髓系肿瘤干细胞。2003 年，美国密歇根大学 Clarke 研究团队采用流式细胞术的方法利用上皮细胞特异性抗原（epithelial specific antigen，ESA）联合 CD24 和 CD44，发现仅 200 个 $CD24^{-}$ $CD44^{+}$ 标记的乳腺肿瘤细胞可在免疫缺陷小鼠体内成瘤，首次从乳腺癌中分离出富集乳腺肿瘤干细胞（breast cancer stem cell，BCSC）群体，这也是自血液病中发现肿瘤干细胞存在之后，第一次在实体瘤中分离得到的肿瘤干细胞群体；2007 年他们又发现乙醛脱氢酶（aldehyde dehydrogenase，ALDH）可以作为乳腺肿瘤干细胞生物标志物，且乳腺肿瘤细胞的成瘤数目降低到 50 个。后来，这两类生物标记物被广泛应用到乳腺肿瘤干细胞的研究中。随着肿瘤干细胞研究的不断深入，更多的标志物被用来标记和分离肿瘤干细胞，表 10-1-1 中列出了目前几种常见肿瘤中的 CSC 标志物。

二、微球形成实验

除了使用生物标志物来鉴定肿瘤干细胞外，细胞微球实验也是体外鉴定肿瘤干细胞存在和富集肿瘤干细胞的重要研究策略。肿瘤干细胞对失巢凋亡具有很强的耐受能力，可以在无血清悬浮培养条件下从单细胞增殖为多细胞形成微球并持续生长；与此相反，由于失巢凋亡现象，非肿瘤干细胞在无血清悬浮培养条件下不能或很少形成

表 10-1-1　常见肿瘤组织中的肿瘤干细胞标志物

肿瘤类型	肿瘤干细胞标志物
脑肿瘤	$CD44^{+}$，$ALDH^{+}$，$CD133^{+}$，$CD24^{+}CD44^{+}$，等
乳腺癌	$CD24^{-}CD44^{+}$，$ALDH^{+}$，$CD133^{+}$，$EpCAM^{-}CD49f^{+}$，等
前列腺癌	$CD24^{-}CD44^{+}$，$CD133^{+}$，$ALDH^{+}$，$CD117^{+}$，$EpCAM^{-}CD49f^{+}$，等
肺癌	$CD166^{+}$，$CD166^{+}CD44^{+}$，$CD133^{+}$，$ALDH^{+}$，等
肝癌	$CD133^{+}EpCAM^{+}$，$CD90^{+}$，$CD133^{+}CD44^{+}$，$CD13^{+}$，等
结直肠癌	$LGR5^{+}$，$CD133^{+}$，$CD24^{+}$，$CD44^{+}CD166^{+}EpCAM^{+}$，等
胃癌	$LGR5^{+}$，$CD133^{+}$，$CD44^{+}CD24^{+}$，$ALDH^{+}$，$CD90^{+}$，等
胰腺癌	$CD44^{+}CD24^{+}EpCAM^{+}$，$CD133^{+}CXCR4^{+}$，$LGR5^{+}$，等
血液肿瘤	$CD34^{+}CD38^{-}$，$ALDH^{+}$，$CD138^{-}$，$CD47^{+}CD96^{+}$，等

微球，且形成的微球不可进行传代。基于此原理，将细胞系或肿瘤组织消化成单个细胞，并在无血清的特定环境中进行悬浮培养至成球，根据微球的大小和个数判断肿瘤中干细胞的数量和成瘤能力。微球形成实验可分为一次微球形成实验和二次微球形成实验，将一次微球形成实验形成的微球消化后所得的单细胞再次进行铺板为二次微球实验，一次微球形成实验主要解释其形成能力和 CSC 的自我更新能力，二次微球实验主要解释 CSC 的再生能力。

三、细胞梯度稀释成瘤实验

截至目前，细胞梯度稀释实验和二次成瘤实验是体内研究肿瘤干细胞的主要策略。体内梯度细胞稀释移植瘤形成实验的理论基础是肿瘤干细胞具有很强的成瘤能力，几百、几十甚至几个肿瘤干细胞即可在免疫缺陷小鼠体内形成移植瘤，而在相同条件下，即使数量很多的普通肿瘤细胞也很少或者很难形成移植瘤。该实验需要使用可能的肿瘤干细胞生物标志物的辅助，通过流式分选或磁珠分选得到细胞并进行有限的梯度稀释，将不同稀释梯度的肿瘤细胞移植到免疫缺陷小鼠体内，一段时间后观察小鼠移植瘤形成情况及癌巢内肿瘤细胞的分化情况。另外，将移植瘤组织剥离再次消化并分选纯化后，重新进行梯度稀释和体内移植瘤形成实验，即所谓的二次成瘤实验。这一实验技术已经成为肿瘤干细胞研究领域中鉴定肿瘤干细胞存在的“金标准”，可以在体内同时验证肿瘤干细胞的自我更新能力和分化状态。研究显示，利用 BCSC 标志物分选出的 $ESA^{+}CD24^{-}CD44^{+}$ 表型乳腺癌细胞只需要 200 个细胞就可以在 NOD/SCID 小鼠乳腺脂肪垫中形成肿瘤组织，而从同一肿瘤组织中分离出来的不具有这种表型的细胞即便多注射 100 倍也无法形成肿瘤。

四、细胞谱系追踪实验

细胞谱系追踪实验最初被应用于研究特定肿瘤的不同组织或细胞类型来源，目前也被应用于 CSC 研究中。细胞谱系追踪实验中，通过使用特定细胞特异性标志分子或干细胞相关分子的启动子驱动特定标记蛋白（如 GFP，绿色荧光蛋白；或 RFP，红色荧光蛋白）在肿瘤亲本细胞和子代细胞间的持续表达，使在动物体内追踪单一肿瘤细胞来源的细胞群体成为可能。如 CSC 研究中，通常在转入了持续激活的癌基因或失活的抑癌基因的正常上皮细胞中进行不同标记，当细胞完成转化并形成肿瘤组织后，便可以通过检测不同标记分子的表达分布判断肿瘤的来源细胞类型或特征。同时，在携带标记的肿瘤细胞形成的肿瘤组织中，可通过流式细胞分选技术或磁珠分选技术将不同分子标记的细胞分离开来，而后再通过有限稀释体内移植实验，便可判断是哪一种标志物富集了 CSC 群体。

（刘翠翠　强健坤　柳素玲）

第3节 肿瘤干细胞调控的分子机制

肿瘤干细胞在肿瘤组织中的自我更新和分化能力受到了多种细胞内、外环境和信号通路的调控，肿瘤干细胞的重要特性是具有自我更新和分化能力，而这两种能力在正常干细胞中是受严格调控的，自我更新的失调可能是肿瘤发生的关键原因之一。近年来，越来越多的研究表明，肿瘤干细胞的自我更新和分化能力受到多种细胞内、外环境和信号通路的调控。

一、内源性调控

许多在干细胞中调控干性的信号通路或转录因子在肿瘤中都出现异常，这些异常可能是促使干细胞向肿瘤干细胞转化的原因。直到最近十几年，研究发现一些信号通路在正常干细胞中调控干细胞的自我更新，如 Notch、Hedgehog、Wnt 及转录因子 Bmi1；但是这些信号通路在肿瘤干细胞中由于突变的累积及表观遗传的改变而失调。

（一）Notch 信号转导通路

Notch 信号转导通路广泛存在于脊椎和无脊椎动物，进化上高度保守。经典的 Notch 信号通路主要通过相邻细胞的 Notch 配体（包括 Delta-like 1/3/4，Jagged1/2）和 Notch 受体（Notch1/2/3/4）相互作用，Notch 蛋白经过剪切并释放胞内段（NICD）进入胞浆，而后 NICD 进入细胞核并与转录因子 CSL 结合形成 NICD/CSL 转录激活复合物，进一步激活 HES、HEY、HERP 等 bHLH 转录抑制因子，发挥生物学作用。

大多数情况下，Notch 信号通路的激活都与 CSC 的干性维持有关。研究显示，在多种肿瘤（如白血病、直结肠癌、肺癌、乳腺癌等）来源的肿瘤干细胞中，Notch1/4 信号通路激活并参与调控肿瘤干细胞的自我更新和分化过程。相较于普通乳腺肿瘤细胞，肿瘤干细胞中 Notch1 和 Notch4 的活性分别上调了 4 倍和 8 倍；而降低 Notch1 或 Notch4 的表达则可在体外抑制乳腺肿瘤干细胞的自我更新能力，并在体内抑制其成瘤能力。同时，激活 Notch1 信号通路也可增加乳腺肿瘤细胞对多柔比星和紫杉醇的药物耐受性。由于肿瘤组织特异性及肿瘤细胞内其他复杂信号转导通路的活化程度不同，Notch 信号通路对肿瘤的调控作用变得非常复杂，同一 Notch 分子在两种不同的肿瘤中可能发挥相反的调控作用。如 Notch3 在乳腺癌中的表达下调与不良预后密切相关，抑制 Notch3 的表达反而促进了乳腺肿瘤干细胞的自我更新与耐药。在肝癌研究中发现，*Notch*1 基因在 CSC 中的表达高于非 CSC，抑制其配体 Jagged1 的表达会减少 CSC 比例和抑制肿瘤形成能力；但同时也有报道发现，过表达 *Notch*1 可诱导肝癌细胞周期阻滞并导致细胞凋亡，最终抑制肝癌的发生发展。

（二）Wnt/β-catenin 信号转导通路

Wnt/β-catenin 信号通路不仅参与调控正常组织成体干细胞的自我更新和分化过程，而且在肿瘤干细胞中也发挥了重要的调控作用。正常组织中，Wnt/β-catenin 转导通路可以通过经典信号通路（β-catenin 依赖性）和非经典信号通路（β-catenin 非依赖性）两条途径进行信号转导，在细胞分化、运动及与此相关的胚胎发育和成体组织再生过程中都发挥重要作用；在肿瘤中，Wnt/β-catenin 信号通路参与了 CSC 自我更新和 CSC 形成体内转移灶的调控。

Wnt/β-catenin 信号通路参与调控多种 CSC 表面标志物表达，如 LGR5、EpCAM、CD44 及 CD24 等都是 Wnt 通路的下游靶基因。在乳腺癌研究中发现，LEF1、cyclin D1、β-catenin 及 TCF4 等 Wnt 信号通路相关分子在 CSC 中高表达。抑制 Wnt 配体的表达可以降低干性相关基因 *CD*44、*ALDH*1 和 *Sca*1 的表达，抑制肿瘤球的形成和减少乳腺癌细胞中 CSC 数量。更有趣的是，分析未转移或转移的乳腺癌临床组织中CSC内Wnt相关基因，结果显示，发生转移的肿瘤组织的CSC中Wnt/β-catenin信号通路相关基因TCF4、Dvl明显富集。在胃癌中，过表达Wnt分子可以上调肿瘤细胞中CD44分子的表达水平，抑制Wnt信号通路可以降低胃癌肿瘤微球的自我更新能力。在肝癌中，EpCAM分子胞内段EpICD进入胞浆后可以与β-catenin分子结合参与Wnt通路下游靶分子调控。

（三）TGF-β信号转导通路

TGF-β属于TGF-β超家族，后者还包括生长分化因子（GDF）、骨形成蛋白（BMP）和活化素（activins）等亚家族，其蛋白都属于生长因子。TGF-β家族分子的信号转导依赖于SMAD家族蛋白的级联激活，而不同的SMAD倾向于介导不同TGF-β超家族成员的胞内信号转导。另外，对于TGF-β分子，当它作为配体与TGF-β受体结合后，可以促使胞浆中的SMAD2和SMAD3发生磷酸化，后者继而与SMAD4蛋白形成复合物并进入细胞核中发挥下游靶基因的转录调控作用。

TGF-β分子表达于人体多种组织，参与调控正常干细胞和肿瘤干细胞的生长和分化。与Notch信号通路在肿瘤中的调控作用类似，TGF-β信号通路对肿瘤干细胞的调控作用也具有双重性。在乳腺癌中，TGF-β促进CSC分化为普通肿瘤细胞以降低肿瘤组织中CSC的富集，从而抑制乳腺癌细胞的成瘤能力。但也有报道发现TGF-β可以增加乳腺癌Claudin（low）与乳腺癌CSC-s的比例；而在$HER2^+$乳腺癌亚型中，抑制TGF-β信号通路的激活会导致CSC比例的下降。在很多肿瘤来源的CSC中，TGF-β都扮演富集CSC亚群的作用，如肝癌、胃癌、皮肤癌及胶质瘤等。如在肝癌中TGF-β通过抑制DNA甲基转移酶活性与激活SMAD信号转导促进CSC细胞表面标志物CD133分子的表达。而在胶质瘤中，TGF-β选择性诱导胶质瘤CSC自我更新但对正常胶质瘤祖细胞没有显著作用，这种调控作用与TGF-β对CSC中LIF-JNK-STAT信号通路的选择性激活有关。因此，鉴于TGF-β信号通路在不同肿瘤或同一肿瘤不同亚型中的差异调控作用，针对TGF-β信号通路开发靶向CSC治疗策略时需要整合医学思维考虑特定肿瘤的组织特异性和其所在的微环境多方面因素。

（四）Hedgehog信号转导通路

Hedgehog（Hh）首先在普通果蝇中被鉴定，是一种高度保守信号从细胞膜传递到细胞核的进化途径。该信号转导通路不仅参与调控胚胎发育过程，而且也参与调控多种肿瘤的发生和发展过程。Hh信号通路在多种肿瘤（如胃癌、结直肠癌、乳腺癌、胰腺癌、肝癌、胶质瘤）中都处于异常激活状态，通过配体非依赖性、配体依赖性和旁分泌型的配体依赖性三种激活方式发挥其生物学效应。Hh信号通路主要由三种配体Hh（SHH、IHH和DHH），细胞表面跨膜受体（PTCH和SMO）及下游转录因子（GLI）共同构成。在没有与配体结合时，PTCH可以通过抑制SMO激活来抑制Hh信号通路激活，而当配体Hh与PTCH结合后，PTCH对SMO的抑制作用被解除，使得下游转录因子（GLI1、GLI2和GLI3）得以激活并进入细胞核内调控下游靶基因的表达。

Hh信号通路的异常激活是由相关基因突变（配体非依赖型）或Hh信号分子过度表达（配体依赖型–自分泌或旁分泌）引起的。在乳腺癌中，Liu等发现，相对于非干细胞PTCH1，Gli1和Gli2分子在CSC中表达水平上升。在从小鼠移植瘤模型中分选得到的胃癌CSC中Hh配体表达增高，同时胃癌CSC中*Shh*、*Ptch*和*Gli*基因mRNA表达上调。肝癌中Hh信号通路相关分子SMO在CSC中表达高于非CSC细胞群。同时，Hh信号通路在肝癌CSC中激活，调控这些肿瘤细胞的耐药和形成远处转移灶的能力。几种Hh信号通路抑制剂，如Vismodegib和Sonidegib，已被研发用于肿瘤治疗。这些药物被认为是有前途的肿瘤治疗方法，特别是对于难治性/晚期肿瘤患者。

（五）BMI1

*BMI1*基因是多梳基因（polycomb group genes，PcG）家族中重要成员之一，通过染色体表观遗传学调控作用参与干细胞的增殖、分化和衰老，

并与器官发生和肿瘤形成过程有关。BMI1 的表达增高可以在多种肿瘤来源的 CSC 中发现，如乳腺癌、肝癌、胶质瘤、胃癌、直结肠癌、胰腺癌及卵巢癌等。在乳腺癌中，BMI1 可以通过对 Hh 信号通路的调控作用影响 CSC 的体外自我更新能力和在免疫缺陷小鼠体内的成瘤能力。肝癌中分离得到的 CSC 亚群中 BMI1 表达增高，沉默 BMI1 的表达可以下调肝癌细胞系中 SP 群细胞比例并抑制肝癌细胞的体内成瘤能力。而抑制多星型胶质瘤分离的 CSC 中 BMI1 的表达则可以使这群肿瘤细胞无法再形成新的移植瘤组织。

二、外源性调控

在正常组织中，干细胞集中在充满血管和基质细胞的区域，也称为“干细胞微环境”（stem cell nich，SCN）。这种微环境被认为可保护干细胞免受凋亡刺激，并在干细胞自我更新和分化之间保持一种动态平衡。事实上，有人认为，肿瘤的发生、发展和结局也取决于其赖以生存的肿瘤微环境，而 CSC 类似于正常干细胞，也处在一个对维持其干性至关重要的微环境中，以建立自我更新和分化之间的动态平衡。肿瘤生长到一定体积时，缺氧微环境开始产生，并促进促血管生成因子（如 VEGF）的大量表达，后者作用于周围小血管，在增加其通透性的同时使血管中一些凝血因子漏出。然后在组织因子的作用下激活纤溶系统并将纤维蛋白水解，进一步促进了血管的形成、炎性细胞的趋化并重塑局部组织结构，此为肿瘤微环境的雏形。肿瘤微环境一旦形成，众多免疫细胞，如 T 细胞、骨髓来源的抑制性细胞、巨噬细胞、粒细胞等，以及一些非免疫细胞（如成纤维细胞、间充质干细胞和内皮细胞等）都趋化至此，构成了肿瘤微环境主要的基质细胞，最终导致了肿瘤的免疫逃逸、无限增殖和转移（图 10-3-1）。本文就从缺氧微环境和免疫微环境两个重要方面阐述微环境对 CSC 恶性进展的调控作用。

（一）缺氧微环境对 CSC 的调控

在缺氧微环境中，细胞中缺氧相关基因的表达依赖于缺氧诱导因子（hypoxia-inducible factor，HIF）的激活，HIF 可以结合到基因启动子区中的缺氧调控元件（hypoxia-regulated element，HRE）并调控相关基因的转录活性；同时，缺氧及 HIF 对多种肿瘤的 CSC 增殖和干性的维持发挥至关重要的作用。缺氧后 HIF 通过激活 EMT 转录因子，刺激 CSC 中的上皮－间充质转换（EMT），导致 E-cadherin 表达丧失，促进肿瘤发生转移。缺氧微环境还可通过促使 CSC 处于静息状态来提高 CSC 对传统化疗药物的耐药能力。如研究显示，缺氧可以通过激活 Notch 信号通路及促进 SOX2 的表达而提高卵巢癌细胞中 CSC 的比例并增强肿瘤细胞对紫杉醇的耐药性；而降低三阴性乳腺癌细胞中 HIF-1α 的表达可导致肿瘤细胞中 CSC 的减少并增强肿瘤细胞对吡柔比星的敏感性。此外，HIF 促进基质细胞的分化或增殖，包括树突状细胞（DC）、内皮细胞（EC）、髓源性抑制细胞（MDSC）及肿瘤相关巨噬细胞（TAM）。除了调节改变 T 细胞功能的细胞外，HIF 还直接促进 T 细胞不同功能亚群的激活和分化，包括细胞毒性 T 细胞（CTL）、调节性 T 细胞（Treg）和 T 辅助细胞（Th17）。这些微环境中细胞基质的变化都间接调控了 CSC 生物学功能（表 10-3-1）。

（二）免疫微环境对 CSC 的调控

肿瘤微环境形成过程中众多免疫细胞都会趋化到肿瘤细胞周围，而肿瘤的免疫逃避是肿瘤能够最终形成的基础。由于 CSC 的低增殖率和对免疫介导杀伤的高抗性，当大量普通肿瘤细胞被免疫系统清除时，CSC 仍然可以逃避免疫系统的损害，而在这个免疫逃逸的过程中，除了肿瘤干细胞异质性和遗传变异的持续增加，微环境中各个免疫细胞也发挥了不可或缺的作用。

1. 细胞毒性 T 细胞

细胞毒性 T 细胞（CTL）在肿瘤细胞的免疫反应中起非常重要的作用，因为它们能以抗原特异性的方式识别肿瘤细胞。肿瘤干细胞可以通过免疫抑制因子的分泌增加或激活能够导致 T 细胞不应答或凋亡的“免疫检查点”等多种策略逃避 $CD8^+$CTL 的浸润和杀伤作用。$CD8^+$T 细胞通过细胞受体（TCR）协同共刺激分子，识别 MHCI 分子抗原进而激活 CTL 并发挥杀伤作用。而 CSC 细胞表面表达低水平 MHC-Ⅰ和 MHC-Ⅱ蛋白，抑制 T 淋巴识别并降低免疫杀伤作用。头颈癌 $CD44^{+}$CSC 选择性表达 PD-L1，后者可以与 T 细胞表面 PD1 受体结合并抑制 T 细胞的功能。另一方面，CSC 能够通过在自身周围创建非干细胞的“保护盾”，使 CSC 和 CTL 之间产生一种物理屏障来避免抗瘤免疫反应。有人认为，只有当微环境中有足够的葡萄糖供应时，易死于营养缺乏的 CTL 才能成倍增加；而这种屏障促进了非干细胞和 CTL 之间对葡萄糖等共同资源的竞争，使 CTL 丧失能力，从而对免疫逃避作出另一种贡献。

2. 自然杀伤细胞

传统上，自然杀伤（NK）细胞被定义为能够以不依赖 MHCI 的方式杀死病毒感染或肿瘤细胞的固有淋巴样细胞。与肿瘤相关巨噬细胞和中性粒细胞在肿瘤发展过程中同时具有促瘤活性或抗瘤活性不同，NK 细胞仅仅发挥抗瘤活性；约 95% 的外周血 NK 细胞表达 Fas- 配体（Fas L 或 CD95L）和 TNF 相关凋亡诱导配体（TRAIL），通过死亡受体和颗粒依赖性途径发挥强烈的细胞毒性活性。NKG2D、NKp30、NKp44 及 NKp46 是 NK 细胞表面的活化再受体，而其抑制性再受体是 KIR、CD94/NKG2A 和 CD300a。NK 细胞关键激活受体的配体，如 NKG2D，包括 MHC-Ib 分子（例如 MICA 和 MICB），这些分子在细胞应激（如快速增殖、病毒感染和 CSC 浸润）后被上调。

CSC 通过多种免疫逃逸机制逃避免疫杀伤。

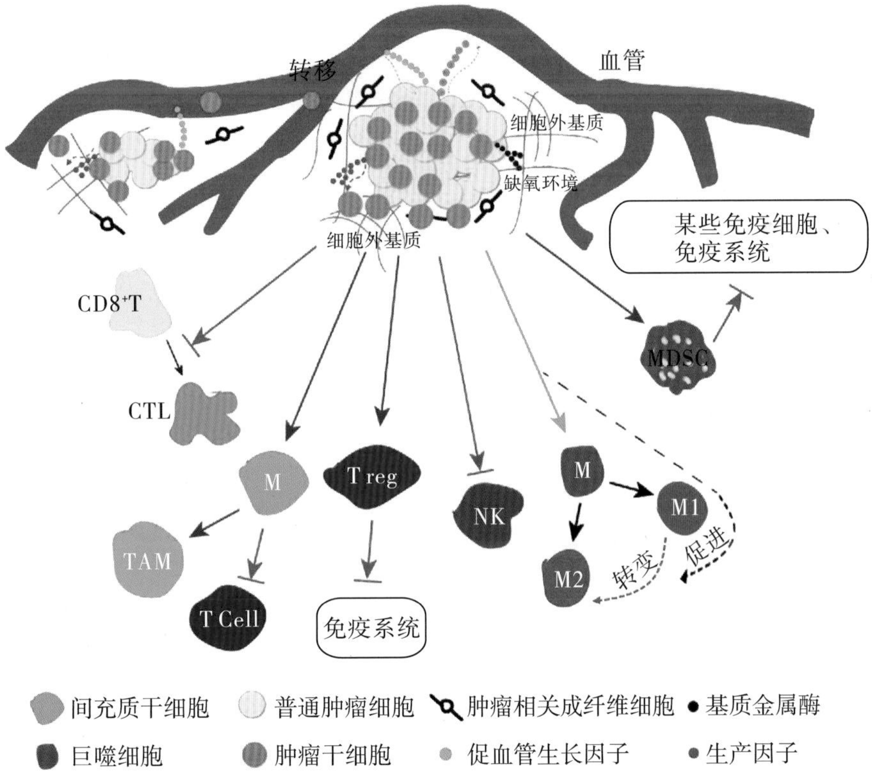

图 10-3-1 肿瘤干细胞及其微环境细胞之间的相互作用

肿瘤干细胞（CSC）在静脉血管附近形成其特有的微环境，保护其维持 CSC 较强的成瘤能力和自我更新能力。一方面，CSC 在细胞外基质处于缺氧状态时，产生一些有助于该细胞生长和进展的因素，如内皮细胞分泌促 CSC 生长因子，CSC 又可产生血管内皮生长因子 VEGF 促进血管生成，CSC 进入血管，在循环系统中穿梭，导致肿瘤转移。另一方面，CSC 通过多种途径来保护其免受各种免疫细胞的杀伤，如 CSC 阻止 $CD8^{+}$T 细胞向具有杀伤功能的 CTL 的分化，CSC 招募和激活 Treg 和 MDSC 等免疫抑制细胞来抑制免疫应答，CSC 抑制 NK 细胞的细胞毒性功能，CSC 通过招募巨噬细胞并促进 M1 型巨噬细胞向 M2 型巨噬细胞转变等。CTL（Cytotoxic T lymphocytes）：细胞毒性 T 细胞；NK（Natural Killer）：自然杀伤细胞；M（Macrophages）：巨噬细胞；M1（Type 1 Macrophages）：1 型巨噬细胞；M2（Type 2 Macrophages）：2 型巨噬细胞；TAM（Tumor-associated macrophages）：肿瘤相关巨噬细胞；MDSC（Myeloid-derived Suppressor Cell）：髓系免疫抑制性细胞；Treg（T-regulatory cell）：调节性 T 细胞首先，CSC 对 NK 细胞介导的细胞毒性的适应性高于非肿瘤干细胞，增加了 CSC 逃逸 NK 细胞的杀伤作用。由于 NK 细胞表面活化受体特别是 NKp30 和 NKp44 表达上调及其相应配体在 CSC 表面的表达上调，使 CSC 对 NK 细胞介导的细胞毒性作用变得不那么敏感。此外，CSC 具有某些特性使其能够阻断 NK 细胞功能并增加 NK 细胞受体的抑制性配体。NK 细胞对 CSC 杀伤减少的另外一个原因是 NK 细胞在某些 CSC 的微环境中竞争性杀伤单核细胞，单核细胞与 CSC 之间的相互作用也会导致 CSC 对 NK 细胞的细胞毒性产生抵抗性，这是肿瘤细胞逃避免疫破坏和加速转移的机制之一；另一个有助于 CSC 免疫逃避的重要策略是 NK 和 T 细胞产生的 IL-22 可以促进 CSC 表型。与 CAR-T 细胞相似，CAR-NK 细胞是一种新的细胞免疫治疗抵抗恶性肿瘤的工具，基因修饰后的 NK 细胞可以重新认知和杀伤靶肿瘤细胞，这将进一步推动肿瘤免疫治疗的发展（图 10-3-1）。

3. 肿瘤相关巨噬细胞

单核细胞和巨噬细胞是指在组织稳态和免疫中具有特殊作用的白细胞亚群。一般情况下，单核细胞在相应炎症或病原体应激时发生分化，而组织驻留的巨噬细胞对组织稳态及控制炎症感染至关重要。巨噬细胞根据其细胞的特性可以分为两种极化亚型，即 M1 亚型和 M2 亚型。在肿瘤组织内部，同时存在 M1 样和 M2 样巨噬细胞，共同参与了肿瘤细胞生物特性的调控。M1 亚型巨噬细胞主要参与一些组织的炎症反应，而 M2 亚型巨噬细胞则是一种肿瘤促进细胞，又被称为肿瘤相关巨噬细胞（tumor-associated macrophages，TAM），它们通过诱导 T 细胞不应答、生成特定胞外基质成分、修复受损组织和诱导血管新生等作用促进肿瘤细胞的生长和转移。

在几种自发瘤小鼠模型中，肿瘤的进展在很大程度上与肿瘤中巨噬细胞从 M1 型到 M2 型的表型转变有关（表 10-3-1）。被 IFN-γ 等细胞因子激活的 M1 样巨噬细胞，可以产生高水平的活

表 10-3-1 影响肿瘤干细胞及其微环境的细胞因子

肿瘤干细胞微环境中相关因子	来源	功能
TGF-b, IL-4, IL-6, IL-10, PGE_2	肿瘤干细胞	保护肿瘤干细胞，防止被损伤
CXCL12, IL-6, IL-8	间充质干细胞	促肿瘤干细胞富集和干性维持
TGF-b	Treg	促进肿瘤干细胞上皮间充质转化
IL-17	Treg	促进肿瘤干细胞分化
IL-22	NK /T 细胞	维持肿瘤干细胞特征
IL-12, IL-23, CXCL19 和 CXCL10	M1 型巨噬细胞	杀伤肿瘤干细胞的免疫细胞的分化
Ⅱ型细胞因子	M2 型巨噬细胞	促进肿瘤干细胞生长
MFG-E8, IL-6	髓系免疫抑制性细胞	促肿瘤形成和肿瘤干细胞化疗抵抗
PDGF, TGF-b, IL-8, CXCL12	髓系免疫抑制性细胞	促进肿瘤干细胞增殖和侵袭
iNOS, ROS, COX-2, TGF-b	髓系免疫抑制性细胞	抑制免疫系统、促进肿瘤干细胞
Lactate	肿瘤相关成纤维细胞	使肿瘤干细胞处于酸性微环境并促进转移
MMP	肿瘤干细胞	重塑细胞外基质促进肿瘤转移
Cathepsins	肿瘤干细胞	重塑细胞外基质促进肿瘤转移
Kallikreins	肿瘤干细胞	重塑细胞外基质促进肿瘤转移
HIF	间充质干细胞	调控肿瘤代谢，维持肿瘤干细胞干性
VEGF	肿瘤干细胞、Tregs	促进肿瘤形成，维持肿瘤干细胞干性

性氮和氧中间体并在 CSC 微环境中分泌促炎和免疫刺激细胞因子，如 IL-12、IL-23、CXCL19 及 CXCL10；反之，这些细胞因子又刺激 Th1、Th17 和 NK 细胞的发育，进而抑制肿瘤的生长。被 Th2 细胞因子（如 IL-4、IL-10 和 IL-13）及肿瘤间充质干细胞激活的 M2 型巨噬细胞（TAM），作为肿瘤微环境的主要组成部分以多种方式调节 CSC 功能。当 CSC 招募 TAM 来到微环境后，TAM 即可通过刺激 CSC 的增殖和存活，以及血管生成和淋巴管生成，进而逃逸有效的 T 细胞杀伤作用而促进肿瘤的进展。如在乳腺癌中，TAM 和 CSC 的直接接触可以激活肿瘤细胞表面的 EphA4 受体，后者导致细胞中 NFkB 信号通路的激活并促进了 CSC 的自我更新。而在肝癌中，TAM 是肿瘤微环境中 TGF-β 和 IL-6 分子的主要来源，它们促进了肝癌 CSC 的富集。另外，在低氧条件下，HIF-1α 和 HIF-2α 有助于 TAM 产生促血管生成细胞因子 VEGF-α，而后者促进 CSC 诱导血管生成和肿瘤转移。研究显示 CSC 与 TAM 的相互作用可以诱导 TAM 分泌 MFGE8 和 IL-6，后者进一步增强了 CSC 对化疗药物的耐受能力。此外，TAM 通过分泌 PDGF、TGF-β 和干性细胞因子 IL-8 及 CXCL12，激活 CSC 中的 Hedgehog 通路并促进 CSC 的增殖和侵袭。M1 和 M2 型巨噬细胞在不同的肿瘤微环境处于动态变化之中，通过靶向抑制抗炎细胞因子 IL-10，或靶向激活 TLR-7 的促炎因子 CD40、IL-12、IL-8 及 TNF-α，将 TAM 重新编程为抗肿瘤 M1 型巨噬细胞，可以有效地逆转肿瘤的进展。

4. 髓系免疫抑制性细胞

髓系免疫抑制性细胞（MDSC）是一群造血干细胞分化来源的未成熟的早期髓系细胞。研究人员普遍认为，在正常生理条件下，MDSC 不能终末分化为成熟的单核细胞或者中性粒细胞释放入循环系统；在某些病理条件下，如 CSC 微环境，这群未成熟髓系细胞大大扩增，从而产生高度免疫抑制活性。在小鼠中，这群细胞具有 $CD11b^+Gr1^+$ 的特征性表面分子表达，而在人体中，它们的表型为 $Lin^-HLA^-DR^-CD33^+$ 或 $CD11b^+CD14^-CD33^+$。人类肿瘤组织中 MDSC 的一个重要特征是它们与人类外周血中性粒细胞非常相似，因此，浸润到 CSC 微环境的 MDSC 似乎是一种中性粒细胞的改良版本，并适应了 CSC 的微环境，发挥其免疫抑制功能。在小鼠和人类中的研究都发现了两种不同类型的 MDSC：多形核 MDSC（PMN-MDSC），其在形态学和表型上与中性粒细胞相似；单核 MDSC（M-MDSC），其在形态学和表型上与单核细胞相似。在肿瘤组织和外周淋巴器官中，都可以观察到 MDSC 的富集。外周淋巴器官主要富集免疫抑制活性有限的 PMN-MDSC；与 PMN-MDSC 相比，M-MDSC 在肿瘤微环境中更加丰富、免疫抑制性功能更强，且向 DC 细胞和巨噬细胞分化受到抑制的 M-MDSC 可迅速分化为 TAM。

MDSC 在肿瘤微环境中通过促进精氨酸酶 Arginase、诱导型一氧化氮合酶（INOS）、活性氧（ROS）、环氧合酶 -2（COX-2）及 TGF-β 等的分泌发挥免疫抑制作用，这些因子共同抑制了 T 细胞的增殖和细胞杀伤作用。最近研究表明，这群细胞浸润到肿瘤微环境中并发挥免疫抑制作用，部分是通过影响 CSC 功能。有趣的是，相对于非化疗耐受的肿瘤细胞，化疗药物耐受的 CSC 在很大程度上更能分泌细胞因子，诱导 MDSC 和 M2 巨噬细胞富集。如 BCSC 可以通过分泌粒细胞集落刺激因子（G-CSF）招募 MDSC 到其微环境中，招募来的 MDSC 不仅可以抑制 T 细胞活性，也可以通过 IL6/STAT3 和 Notch 信号通路的激活增强 BCSC 的自我更新能力，共同促进乳腺癌的发生发展。CSC 通过产生细胞因子如 CCL2、CCL15、CXCL5 和 CXCL12 等招募 MDSC 至肿瘤微环境，后者促进 CSC 干性的维持。值得注意的是，MDSC 与其他免疫抑制细胞群体也存在密切的相互作用。研究表明，MDSC 通过分泌 TGF-β 促进具有促肿瘤作用的中性粒细胞浸润，损伤 T 细胞和 NK 细胞效应，尤其抑制 $CD8^+T$ 细胞的激活和其效应功能。另外，诱导 Treg 细胞也是 MDSC 抑制 T 细胞功能的最重要机制之一（表 10-3-1；图 10-3-1）。

5. 调节性 T 细胞

CSC 和免疫细胞之间错综复杂的联系也包括调节性 T（Treg）细胞，越来越多的研究表明 Treg 细胞有助于 CSC 的免疫逃逸。Treg 是一类具有显著免疫抑制功能的 $CD4^+$T 细胞亚群，能够抑制其他细胞的免疫应答，在维持机体免疫平衡、预防自身免疫疾病、移植排斥和肿瘤浸润方面发挥重要作用。调节性 T 细胞可分为天然产生的自然调节性 T 细胞（natural Treg，nTreg）和诱导产生的调节性 T 细胞（induced Treg，iTreg）。

iTreg 是表达 $CD4^+CD25^+FOXP3^+$T 细胞亚群，FOXP3 是 iTreg 细胞发育和发挥功能的重要转录调节因子。许多研究表明，CSC 积极地向肿瘤微环境中招募免疫抑制 Treg 细胞。除了免疫调节功能外，这些 Treg 细胞通过多种途径维持 CSC 干性（表 10-3-1；图 10-3-1）。如缺氧环境下，$FOXP3^+$ Treg 细胞可以通过分泌 IL-17 诱导结肠癌 CSC 中 AKT 与 MAPK 信号通路的激活并导致 CSC 的自我更新能力增强。抑制胶质瘤 CSC 中 STAT3 信号通路的激活可以逆转 CSC 引起的 $FOXP3^+$ Treg 细胞在肿瘤组织中的富集作用。另外，Treg 分泌 VEGF-α 增强 CSC 促血管生成能力，进而调控 CSC 干性和肿瘤进展。Treg 还能产生 TGF-β，后者可以诱导上皮间充质转换（EMT），促进干细胞比例和肿瘤转移。

6. 辅助性 T 细胞

辅助性 T 细胞（T-helper cell），即 Th 细胞，是 T 细胞的一个主要功能性亚群，表达 $CD4^+$ 和 TCR-α/β，识别抗原受 MHC Ⅱ类分子限制，在体液免疫和细胞免疫应答中均具有辅助性和效应性功能。Th2 细胞可通过多种途径间接促进 CSC。Th2 细胞可以产生和分泌白细胞介素，包括 IL-4、IL-5、IL-9、IL-10、IL-13 及 IL-25。其中 Th2 分泌的细胞因子 IL-4 和 IL-13 能刺激肿瘤微环境中巨噬细胞发展为极化或交替激活的 M2 巨噬细胞，间接促进了 CSC 干性。此外，Th2 细胞通过与肿瘤微环境中的间充质干细胞相互作用，间接维持 CSC 干性。Th17 细胞促进 MDSC 的免疫抑制作用，从而提供了 Th17 促进 CSC 的一种间接途径。另外，Th17 细胞通过分泌 IL-17 和 IL-22，激活 CSC 中 STAT3 信号通路的激活，间接维持 CSC 干性并促进肿瘤生长。相反，有报道表明 Th17 细胞能够与 Th1 细胞联合增加 IFN-γ 和 IL-17 的分泌，反过来招募抗肿瘤 CTL 抑制肿瘤生长。因此，Th17 细胞在肿瘤发生过程中可能具有多重功能，有待充分阐明。

（刘翠翠　强健坤　柳素玲）

第 4 节　靶向肿瘤干细胞在整合医学中的临床意义

由于肿瘤组织中存在具有自我更新和耐药能力的 CSC，因此有效的肿瘤治疗手段不仅可以杀伤分化的普通肿瘤细胞，而且也可有效杀伤 CSC 亚群；同时，还不引起对机体正常细胞的毒性作用。由于 CSC 细胞和微环境中各成分间广泛存在的相互作用，单一分子的靶向药物或特定信号通路的抑制剂可能只能产生有限的治疗作用，未来的研究也需要探索不同治疗策略的整合，或将多种治疗手段进行整合以最大限度抑制所有肿瘤（干）细胞的生长和转移。期待未来能够从 CSC 理论出发，利用整合医学的治疗思维开发适合不同肿瘤的特异性整合治疗策略，最终使肿瘤患者得到治愈。

前文提到，CSC 相关信号通路、缺氧微环境和免疫微环境从不同角度、不同层面发挥了对 CSC 自我更新能力的调控作用；因此可以整合肿瘤干细胞的不同靶点开发杀伤肿瘤的有效方案。目前，肿瘤研究中针对 CSC 开发的靶向治疗策略大致可以分为靶向杀伤携带CSC标志物的肿瘤细胞、抑制CSC自我更新相关信号通路、诱导CSC分化、破坏CSC自我更新依赖的缺氧和免疫微环境几个方面。实际上这几种策略之间具有很高的相关性和重叠性，如抑制CSC自我更新的相关信号通路，同时可能也会影响CSC标志物的表达和CSC依赖的微环境的稳定，而诱导CSC分化的同时必然会影响CSC的自我更新相关信号通路的激活，这都为整合医学治疗策略奠定了理论基础。

靶向CSC的特征，研究开发出多个靶向不同特定位点的治疗策略。例如，抗血管生成药物在抑制肿瘤血管网形成的同时，可以抑制肿瘤细胞的生长及肿瘤组织中CSC的自我更新能力；肿瘤干细胞致敏的T细胞回输至动物体内后出现靶向杀伤肿瘤干细胞的能力；肿瘤干细胞致敏的树突状细胞疫苗可以在体内有效诱导对肿瘤细胞的免疫反应。抑制MDSC在肿瘤组织中的招募或M2样巨噬细胞的形成、抑制特定免疫相关因子（如IL-6、IL-8、CCL2等）的表达或通过特异性抗体抑制免疫检查点（如PD-1、PD-L1）的功能等，都可以破坏肿瘤组织中免疫微环境的平衡，从而达到抑制肿瘤干细胞自我更新的目的。临床上可整合不同的治疗靶点，开发出多个整合治疗策略。如PD-1抑制剂与抗血管生成药物整合，比如O药（纳武利尤单抗）与卡博替尼整合在临床上对尿路上皮癌、膀胱癌、生殖细胞癌及前列腺癌的治疗都取得了很好疗效；K药（帕博利珠单抗）与乐伐替尼整合在临床上对非小细胞肺癌、肾癌、子宫内膜癌及恶行黑色素瘤的治疗也取得了很好的疗效；而且T药（阿特朱单抗）与贝伐替尼整合在治疗肾癌上堪比挑战一线治疗药物索坦。

（刘翠翠　强健坤　柳素玲）

参考文献

[1] Murar M, Vaidya A. Cancer stem cell markers: premises and prospects. Biomark Med, 2015, 9: 1331–1342.

[2] Lathia JD, Mack SC, Mulkearns-Hubert EE, et al. Cancer stem cells in glioblastoma. Genes Dev, 2015, 29(12): 1203–1217.

[3] Rycaj K, Tang DG. Cell-of-Origin of Cancer versus Cancer Stem Cells: Assays and Interpretations. Cancer Res, 2015, 75: 4003–4011.

[4] Madjd Z, Erfani E, Gheytanchi E, et al. Expression of CD133 cancer stem cell marker in melanoma: a systematic review and meta-analysis. Int J Biol Markers, 2016, 31(2): e118–125.

[5] Huang CP, Tsai MF, Chang TH, et al. ALDH-positive lung cancer stem cells confer resistance to epidermal growth factor receptor tyrosine kinase inhibitors. Cancer Lett, 2013, 328(1): 144–151.

[6] Lee CH, Yu CC, Wang BY, et al. Tumorsphere as an effective in vitro platform for screening anti-cancer stem cell drugs. Oncotarget, 2016, 7: 1215–1226.

[7] Kreso A, Dick JE. Evolution of the cancer stem cell model. Cell Stem Cell, 2014, 14: 275–291.

[8] Hsu DM, Shohet JM, Kim ES. In vivo Lineage-tracing Studies in a Cancer Stem Cell Population in Neuroblastoma. Bio Protoc, 2014, 4(8): e1104.

[9] Lenos KJ, Lodestijn SC, Lyons SK, et al. A marker-independent lineage-tracing system to quantify clonal dynamics and stem cell functionality in cancer tissue. Nat Protoc, 2019, 14(9): 2648–2671.

[10] Goto N, Fukuda A, Yamaga Y, et al. Lineage tracing and targeting of IL17RB$^+$tuft cell-like human colorectal cancer stem cells. Proc Natl Acad Sci, 2019, 116(26): 12996–13005.

[11] Bray SJ. Notch signalling in context. Nat Rev Mol Cell Biol, 2016, 17: 722–735.

[12] Takebe N, Miele L, Harris PJ, et al. Targeting Notch, Hedgehog, and Wnt pathways in cancer stem cells: clinical update. Nat Rev Clin Oncol, 2015, 12: 445–464.

[13] Wang D, Xu J, Liu B, et al. IL6 blockade potentiates the anti-tumor effects of gamma-secretase inhibitors in Notch3-expressing breast cancer. Cell Death Differ, 2018, 25: 330–339.

[14] Du R, Liu B, Zhou L, Wang D, et al. Downregulation of annexin A3 inhibits tumor metastasis and decreases drug resistance in breast cancer. Cell Death Dis, 2018, 9: 126.

[15] Nusse R, Clevers H. Wnt/beta-Catenin Signaling, Disease, and Emerging Therapeutic Modalities. Cell, 2017, 169: 985–999.

[16] Colak S, Ten Dijke P. Targeting TGF-beta Signaling in Cancer. Trends Cancer, 2017, 3: 56–71.

[17] Bellomo C, Caja L, Moustakas A. Transforming growth factor beta as regulator of cancer stemness and metastasis. Br J Cancer, 2016, 115: 761–769.

[18] Oren O, Smith BD. Eliminating Cancer Stem Cells by Targeting Embryonic Signaling Pathways. Stem Cell Rev, 2017, 13: 17–23.

[19] Siddique HR, Saleem M. Role of BMI1, a stem cell factor, in cancer recurrence and chemoresistance: preclinical and clinical evidences. Stem Cells, 2012, 30: 372–378.

[20] Grivennikov S I, Greten F R, Karin M. Immunity, inflammation, and cancer. Cell, 2010, 140 (6): 883–899.

[21] Korkaya H, Liu S, Wicha M S. Breast cancer stem cells, cytokine networks, and the tumor microenvironment. J Clin Invest, 2011, 121 (10): 3804–3809.

[22] Raggi C, Invernizzi P, Andersen J B. Impact of microenvironment and stem-like plasticity in cholangiocarcinoma: molecular

networks and biological concepts. J Hepatol, 2015, 62 (1): 198–207.

[23] Moore KA, Lemischka IR. Stem cells and their niches. Science, 2006, 311 (5769): 1880–1885.

[24] Alison MR, Lim SM, Nicholson LJ. Cancer stem cells: problems for therapy? J Pathol, 2011, 223 (2): 148–162.

[25] Bao B, Azmi AS, Ali S, et al. The biological kinship of hypoxia with CSC and EMT and their relationship with de-regulated expression of miRNAs and tumor aggressiveness, Biochim. et Biophys. Acta (BBA)-Rev. Cancer, 2012, 1826 (2): 272–296.

[26] Lau EY, Ho NP, Lee TK. Cancer Stem Cells and Their Microenvironment: Biology and Therapeutic Implications. Stem Cells Int, 2017: 3714190.

[27] Peng G, Liu Y. Hypoxia-inducible factors in cancer stem cells and inflammation. Trends Pharmacol Sci, 2015, 36 (6): 374–383.

[28] Jewett A, Tseng H C, Arasteh A, et al. Natural killer cells preferentially target cancer stem cells; role of monocytes in protection against NK cell mediated lysis of cancer stem cells. Curr Drug Deliv, 2012, 9 (1): 5–16.

[29] Castriconi R, Dondero A, Bellora F, et al. Neuroblastoma-derived TGF-β1 modulates the chemokine receptor repertoire of human resting NK cells. J Immunol, 2013: 1202693.

[30] Dambrauskas Z, Svensson H, Joshi M, et al. Expression of major histocompatibility complex class I-related chain A/B (MICA/B) in pancreatic carcinoma. Int J Oncol, 2014, 44 (1): 99–104.

[31] Bruttel VS, Wischhusen J. Cancer stem cell immunology: key to understanding tumorigenesis and tumor immune escape? Front Immunol, 2014, 5: 360.

[32] Rezvani K, Rouce R, Liu E, et al. Engineering natural killer cells for cancer immunotherapy. Mol Ther, 2017, 25 (8): 1769–1781.

[33] Ginhoux F, Jung S. Monocytes and macrophages: developmental pathways and tissue homeostasis. Nat Rev Immunol, 2014, 14 (6): 392–404.

[34] Yang L, Zhang Y. Tumor-associated macrophages: from basic research to clinical application. J Hematol Oncol, 2017, 10 (1): 58.

[35] Yang J, Liao D, Chen C, et al. Tumor-associated macrophages regulate murine breast cancer stem cells through a novel paracrine EGFR/Stat3/Sox–2 signaling pathway. Stem Cells, 2013, 31 (2): 248–258.

[36] Noy R, Pollard JW. Tumor-associated macrophages: from mechanisms to therapy. Immunity, 2014, 41 (1): 49–61.

[37] Plaks V, Kong N, Werb Z. The cancer stem cell niche: how essential is the niche in regulating stemness of tumor cells? Cell Stem Cell, 2015, 16 (3): 225–238.

[38] Safarzadeh E, Orangi M, Mohammadi H, et al. Myeloid–derived suppressor cells: important contributors to tumor progression and metastasis. J Cell Physiol, 2018, 233 (4): 3024–3036.

[39] Ugel S, De Sanctis F, Mandruzzato S, et al. Tumor-induced myeloid de-viation: when myeloid-derived suppressor cells meet tumor-associated macrophages. J Clin Invest, 2015, 125 (9): 3365–3376.

[40] Kumar V, Cheng P, Condamine T, et al. CD45 phosphatase inhibits STAT3 transcription factor activity in myeloid cells and promotes tumor-asso-ciated macrophage differentiation. Immunity, 2016, 44 (2): 303–315.

[41] Welte T, Kim IS, Tian L, et al. Oncogenic mTOR signalling recruits myeloid-derived suppressor cells to promote tumour initiation. Nat Cell Biol, 2016, 18: 632–644.

[42] Peng D, Tanikawa T, Li W, et al. Myeloid-Derived Suppressor Cells Endow Stem-like Qualities to Breast Cancer Cells through IL6/STAT3 and NO/NOTCH Cross-talk Signaling. Cancer Res, 2016, 76: 3156–3165.

[43] OuYang LY, Wu XJ, Ye SB, et al. Tumor-induced myeloid-derived suppressor cells promote tumor progression through oxidative metabolism in human colorectal cancer. J Transl Med, 2015, 13 (1): 47.

[44] Wan YY. GATA3: a master of many trades in immune regulation. Trends Immunol, 2014, 35 (6): 233–242.

[45] Maccalli C, Parmiani G, Ferrone S. Immunomodulating and Immunoresistance Properties of Cancer-Initiating Cells: Implications for the Clinical Success of Immunotherapy. Immunol Invest, 2017, 46: 221–238.

第 11 章 肿瘤代谢

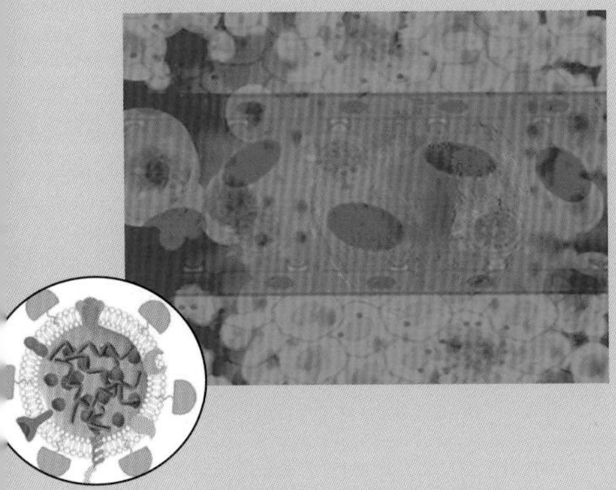

引　言

代谢是生命的主旋律，所有细胞的根本代谢需求是获得必需的营养物质以维持基本的生存，并行使其功能。一方面，细胞的生存依赖于产生足够的能量；另一方面，在能量代谢上，快速增殖的细胞与静态的分化细胞（非增殖）的需求又截然不同。增殖细胞需要复制合成大量的核苷酸、脂质与蛋白质等原材料，同时也必然产生和消耗大量的能量。因此，肿瘤细胞对葡萄糖摄取的增加和乳酸的大量产生与异常排泌是最早被发现的肿瘤特征性标志，并且成为 ^{18}F-DG（氟 18- 脱氧葡萄糖）正电子发生扫描成像（PET）技术诊断实体瘤的分子基础和理论依据。近年，随着二代测序技术与现代高通量组学技术的发展，肿瘤代谢不仅成了肿瘤研究的前沿与热点，还推动着肿瘤代谢学和代谢生物学的发展，使之成为独立的前沿学科。

葡萄糖摄取的增加与肿瘤代谢程序的重编程，不仅是肿瘤代谢的特征性标志，也是正常免疫细胞与内皮细胞增殖活化的特征标志。肿瘤的代谢改变与异常代谢物的产生，不仅是启动肿瘤发生，促进肿瘤发展演变的驱动因素，也是肿瘤早诊断与防控的主要突破方向。未来有望通过对肿瘤细胞及其免疫代谢微环境的调控和矫正，实现从源头上阻断和控制肿瘤发生、发展的目的。

目前，肿瘤代谢的研究，也从对肿瘤细胞代谢特征的认识，拓展到代谢对肿瘤细胞生物学行为的影响，以及肿瘤细胞、肿瘤微环境中的间质细胞、免疫细胞之间的代谢共生及其对肿瘤微环境的改造。对细胞癌变的认识，也从主要专注于癌基因与抑癌基因突变对肿瘤细胞克隆起源与进化演变的影响，延伸到细胞代谢重编程与异常代谢物对表观调控、基因表达、驱动基因突变、蛋白翻译后修饰（PMT）及肿瘤发生、发展的影响。在肿瘤的诊治领域，目前的重心仍然是以基因突变或基因组变异为主的肿瘤诊断标志物和治疗靶标的发现与应用；但是，随着代谢组学技术的兴起，肿瘤代谢与传统放疗、化疗、分子靶向治疗、免疫治疗——包括免疫监测点抑制剂的治疗应答和治疗耐受的影响，逐渐成为近年肿瘤研究的前沿热点。未来随着突变代谢基因（如 IDH1、IDH2 等）与异常代谢物（如 2- 羟戊二酸、IDO1 等）作为肿瘤诊断标志物和治疗靶标在临床的应用，可能将从观念上改变肿瘤治疗的传统范式——从对肿瘤和肿瘤细胞“赶尽杀绝”的治疗模式，转变为通过干预肿瘤细胞的代谢重编程、改造肿瘤免疫及代谢微环境，达到遏制肿瘤发展、甚至是逆转肿瘤恶性生物学行为的作用，从而让携瘤患者获得与肿瘤长期和谐“共存”的治疗目的。

第 1 节　肿瘤的代谢特征

代谢异常作为肿瘤的特征性标志是 20 世纪初 Warburg 在观察和比较肿瘤细胞与正常细胞对葡萄糖的不同代谢方式时总结出来的，并得到了广泛的证实。但肿瘤细胞的代谢与正常组织细胞的代谢究竟有什么区别，肿瘤细胞的代谢有什么样的标志性特征呢？最近，Thompson 等通过对肿瘤代谢生物学的系统性梳理，提出了肿瘤在代谢上表现出的 6 个标志性特征，它们分别是：①对葡萄糖和氨基酸的摄取异常；②随机模式的营养素获取；③糖酵解中间产物的异常利用与还原单位 NADPH 的获得；④氨基酸代谢异常与对氮的需求增加；⑤肿瘤异常代谢物对基因表达与表观调控的影响；⑥肿瘤与微环境的代谢互作与共生。虽然不是所有的肿瘤细胞都同时具备这六个标志性代谢特征，但一个肿瘤所表现出来的某种特征性代谢生物学标志，却可能正是对该肿瘤进行精准分类和精准治疗的依据。

一、肿瘤对葡萄糖与氨基酸的摄取异常

葡萄糖和谷氨酰胺是支撑哺乳动物细胞存活和生物合成的两种主要营养素，为了满足肿瘤细胞增殖相关的生物合成需求，肿瘤细胞必须增加对环境中这些营养物质的摄取和利用。通过葡萄糖和谷氨酰胺的分解代谢，细胞才能在获取充足能量的同时，产生并维持合成和组装生物大分子的各种原材料、碳基、氮源和代谢中间体。此外，葡萄糖和谷氨酰胺碳骨架的受控氧化，可为细胞提供 NAD（P）H 和 FADH2 形式的还原单位，从而介导能量三磷酸腺苷（ATP）合成过程中呼吸链上的电子传递，并在促进 ATP 产生的同时，消除或者抵消伴随 ATP 合成产生的大量氧自由基，维持细胞的氧化还原稳态。与不增殖的终末分化细胞或正常组织相比，肿瘤对葡萄糖的摄取和消耗显著增加，这一代谢特征在肿瘤中得到广泛证实，也是 PET 成功用于实体肿瘤的临床诊断、疾病分期与治疗应答监测的基础。

谷氨酰胺是第二种可被细胞摄取、利用的营养物质，它既可为细胞生长提供必需的碳源和底物，还为从头合成不同的含氮化合物提供氮源（还原氮），比如嘌呤和嘧啶核苷酸，6- 磷酸葡萄糖胺，以及非必需氨基酸生物合成所需的氮。哺乳动物的细胞可从头生产非必需氨基酸，必需氨基酸则需要从胞外获得，而谷氨酰胺在细胞摄取必需氨基酸中也起作用，这是因为质膜中氨基酸反转运蛋白在转运和摄入必需氨基酸的同时，必须向胞外释放和外排谷氨酰胺。因此，细胞以外排谷氨酰胺的方式，促进必需氨基酸的大量转运和摄入，包括亮氨酸、异亮氨酸、缬氨酸、蛋氨酸、酪氨酸、色氨酸及苯丙氨酸。

培养的 HeLa 细胞在最佳生长状态下（对数生长期），对谷氨酰胺的需求量比对其他氨基酸的需求要高出 10~100 倍，谷氨酰胺是艾氏腹水癌、肝癌和恶性肉瘤中消耗最快的氨基酸。研究显示，^{18}F 标记的谷氨酰胺示踪剂，可在不便使用 ^{18}F-DG 示踪剂的特定情况下，作为 PET 成像的替代方案，例如，成像定位大脑部位的肿瘤。

与单细胞生物不同，多细胞生物对营养素的摄取受生长因子信号的严格调控，当缺乏生长因子时，组织细胞不仅无法消耗大量的葡萄糖，甚至无法维持细胞基本的能量需求，而影响细胞的存活。如果同时引入葡萄糖转运蛋白 1 和糖酵解途径的关键限速酶己糖激酶（HK），则细胞对葡萄糖的利用就不再依赖生长因子的调控。同样，细胞与细胞外基质（ECM）的相互作用也影响对葡萄糖的摄取和利用，在脱离细胞外基质的条件下，培养的乳腺上皮细胞对葡萄糖的摄取受损，导致线粒体电位低下和 ATP 水平降低，说明正常细胞对葡萄糖的摄取并不单纯由能量需求所驱动，也受胞外刺激的影响，以严格调控葡萄糖的摄入。虽然正常细胞需要基质黏附与生长因子信号来维持生存和增殖，但癌细胞通过积累致癌性突变，可摆脱对这些外部信号刺激的依赖。在这些突变事件中，PI3K 激酶的扩增突变、其负调节剂磷酸酶和张力蛋白同源物（PTEN）和肌脂醇多磷酸 4-磷酸酶 B（INPP4B）的遗传改变，以及上游受体酪氨酸激酶（receptor tyrosine kinases，RTK）的突变激活与基因扩增，可致肿瘤细胞对葡萄糖摄取与利用的异常增加。PI3K/AKT 信号传导是 RTK 及细胞外基质的信号汇聚点，是葡萄糖摄取的主要调控节点（图 11-1-1）。PI3K/AKT 信号既促进 GLUT1 mRNA 的表达，又促进 GLUT1 蛋白从内膜到细胞表面的转运。AKT 还可增强 HK 的活性，HK 使胞内葡萄糖分子磷酸化，从而阻止其回流到胞外空间。AKT 通过对磷酸果糖激酶（PFK）的活化，催化糖酵解不可逆的关键步骤。单独表达持续活化的 AKT 可刺激糖酵解，而外源表达的 AKT 足以维持在生长因子缺乏条件下的细胞形态、活力、线粒体膜电位和 ATP 水平。AKT 的持续活化还可防止由细胞黏附丧失而引起的 ATP 水平降低和失巢凋亡。但是，PI3K/AKT 信号传导并不是唯一增强葡萄糖摄取、利用的致癌因子，其他致癌信号蛋白，如 Ras 与 C-myc，也可以上调 GLUT1 mRNA 表达，并增加细胞对葡萄糖摄取和消耗。

转录因子 C-myc 是细胞代谢和利用谷氨酰胺的主要驱动力，其在增殖细胞中表达上调，又在肿瘤中被扩增。C-myc 不仅诱导谷氨酰胺转运蛋白（ASCT2/SN2）的转录，还促进谷氨酰胺酶

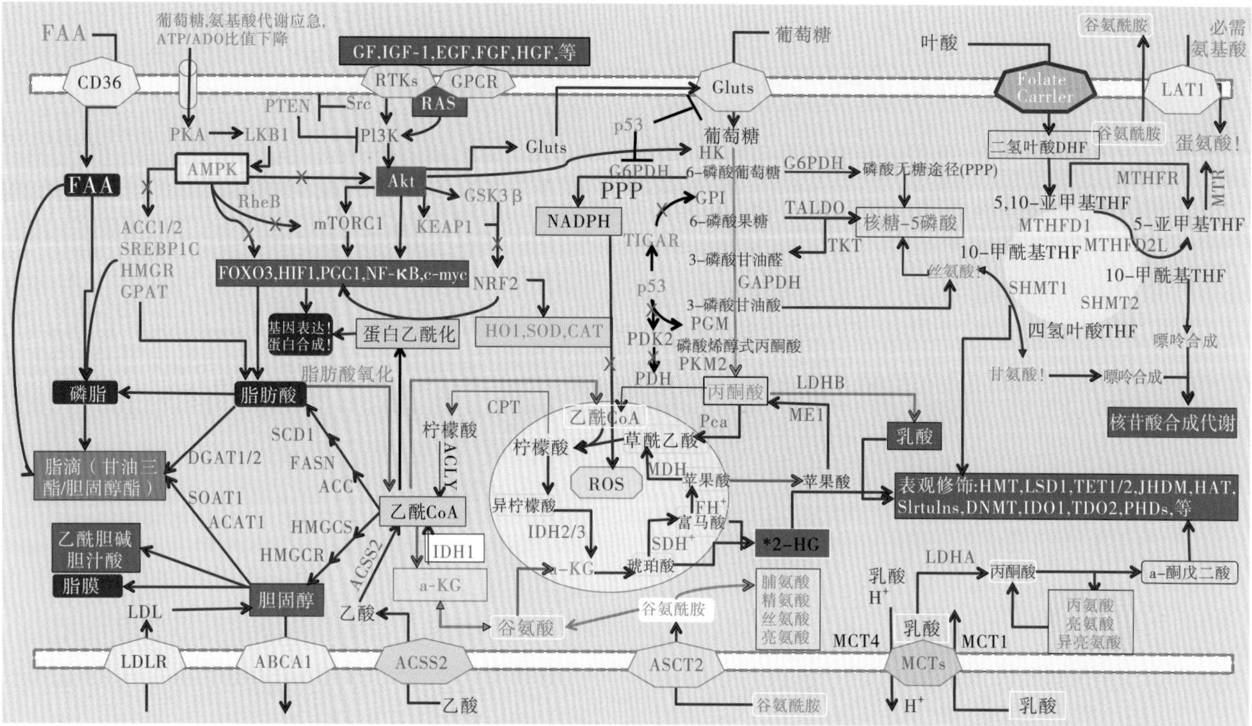

图 11-1-1　代谢物与细胞生长因子信号转导之间的对话（Crosstalk）及其对细胞代谢和基因表达的调控机制

*：突变基因

（GLS1）、磷酸核糖焦磷酸合成酶（PRPS2）和氨基甲酰基磷酸合成酶 2（CAD2）的表达。GLS1 通过将谷氨酰胺转化为谷氨酸，促进转运蛋白 ASCT2 对谷氨酰胺的摄取。谷氨酸却不能通过转运而离开细胞，但随着其在胞内的积累，可充当胱氨酸反转运蛋白（xCT）的交换底物，刺激半胱氨酸的摄取。除了 C-myc 正调控谷氨酰胺的输入外，Rb 肿瘤抑制蛋白家族也可负调控谷氨酰胺的摄取。Rb 家族蛋白的缺失，有利于依赖 E2F 的 ASCT2 和 GLS1 的表达上调，从而上调谷氨酰胺的摄取和利用，而 C-myc 和 E2F 的协同作用使 DNA 复制至关重要的代谢底物谷氨酰胺得以大量进入细胞。因此，癌基因的异常激活和（或）肿瘤抑制基因的失活，将癌细胞锁定在不断从细胞外环境中摄取所有可用的葡萄糖、谷氨酰胺和必需氨基酸的状态，并使细胞增殖不受细胞生长信号的控制。

二、肿瘤的随机模式营养素获取

尽管肿瘤细胞对葡萄糖和氨基酸的亲和力高，但营养物加速消耗与肿瘤血供不足使体内的癌细胞仍面临营养缺乏的状况。为了解决代谢前体合成的供不应求，一些癌细胞会获得突变并具备利用其他途径获取必需营养素的能力。例如，血浆和组织间液富含可溶性蛋白，但细胞外蛋白通常并不被用作氨基酸的来源，而表达突变 *ras* 或 *c-src* 基因的细胞，能够通过巨胞饮作用将大量胞外液吸收到巨大的囊泡中并转运到细胞内，然后囊泡与溶酶体融合，被吞噬的蛋白质经过蛋白酶降解，释放出游离氨基酸。在完全缺乏游离氨基酸的培养基中，补充白蛋白可恢复 K-ras^{G12D} 驱动的小鼠胰腺癌细胞的增殖。

与 Ras 的作用相反，尽管 PI3K/AKT 信号通路具有刺激低分子量营养物质吸收的能力，但它通常不增强肿瘤对细胞外蛋白质的利用。利用西罗莫司抑制 AKT 下游哺乳动物西罗莫司靶标复合物 1（mTORC1）的活化，却可使细胞增加从胞外蛋白中回收氨基酸，并在缺乏必需氨基酸的情况下维持细胞生长。因此，在氨基酸充足的条件下，mTORC1 抑制细胞外蛋白质作为营养被利用，在游离氨基酸不足的情况下，则将其用作应急来源。除可溶性细胞外蛋白外，也可从对凋亡细胞碎片（凋亡小体）的吞噬作用中回收游离氨基酸，肿瘤细胞甚至还可通过细胞吞噬过程将整个活细胞吞噬、消化，并回收游离氨基酸，以支撑细胞存活和增殖。这样的营养获取方式可能有利于肿瘤细胞在环境胁迫下肿瘤内部的细胞竞争，导致更具攻击性的细胞亚群的出现。

在快速生长的肿瘤中心，由于缺乏血管输送营养而出现了缺氧区域，这会抑制许多生物的合成反应。例如，缺氧损害了硬脂酰辅酶 A 去饱和酶 1（SCD1）催化的脂肪酸从头合成中双键的引入，造成不饱和脂肪酸种类的不足。为了补充缺少的脂肪酸，低氧区细胞以单个含酰基链的溶磷脂形式从周围环境中导入“现成的”不饱和脂肪酸。因此，在低氧条件下，去除血清脂质会触发某些癌细胞的内质网应激和凋亡。在多种肿瘤中都发现了脂蛋白脂肪酶和单酰基甘油脂肪酶（MAGL）的表达升高，且其与肿瘤侵袭性相关。因此，利用随机性的营养获取模式，肿瘤细胞能够在不利的代谢条件下生存与增殖。

三、肿瘤对糖酵解中间产物的利用与还原单位 NADPH 的获得

肿瘤细胞的增殖不仅增加了细胞所需的营养物质的数量，同时也改变了养分使用的方式。当肿瘤细胞处于静止状态时，葡萄糖被优先用于线粒体乙酰辅酶 A（Acetyl-CoA）的生成，然后在三羧酸（TCA）循环中进行氧化。从 TCA 循环的氧化反应中提取的电子通过 NAD^+/NADH 和 FAD/$FADH_2$ 进入电子传输链，形成电化学梯度，促进 ATP 的产生。还原碳在增殖细胞中的主要用途是用于各种大分子的生物合成，这其中包括脂肪酸、胆固醇、戊糖和己糖衍生物、甘油、核苷酸及非必需氨基酸。为此，增殖细胞必须将获得的营养物首先转化为多种结构中间体，包括胞质 Acetyl-CoA、携带一碳的叶酸循环单元和 S- 腺苷甲硫氨酸（SAM），以及一系列糖酵解和 TCA 循环的中间体。另外，生物合成反应本质上是还原性的，而细胞用于生物合成反应的还原当量的指定供体是 NADPH，因此，增殖细胞必须分配一部分含碳底物用于生产 NADPH。

令人费解的是，尽管肿瘤细胞消耗了大量葡萄糖并暴露于氧气充足的环境，癌细胞也并未利用糖酵解与 TCA 循环耦合所提供的生物能优势。相反，在富含葡萄糖的培养基中生长时，肿瘤细胞会将多余的丙酮酸转化为乳酸，然后将其排泌到胞外。对肿瘤细胞线粒体功能状态的检测发现，肿瘤细胞总体上具有功能性线粒体，且保留了氧化磷酸化的能力。这说明 Warburg 效应不是因为线粒体呼吸链的缺陷，而是一种受调控的代谢状态，这在生物合成需求增加时，对细胞可能是有益的。那么，增殖细胞为什么要将过量的丙酮酸转化为乳酸，而不是将过量的丙酮酸转运到线粒体以维持氧化磷酸化呢？相对于对前体分子的需要，增殖细胞的 ATP 消耗仅适度增加，NADPH 形式的还原当量被大量消耗，而线粒体氧化磷酸化却进一步减少了 NADPH 的合成，因此，只有通过将过量的丙酮酸转化为乳酸，才可防止线粒体 TCA 循环导致的 NADH 积累，同时减少 ATP 的合成，阻止因产生过量 ATP 而引起对糖酵解的负反馈抑制，从而促进胞浆糖酵解的持续进行。

糖酵解代谢的许多中间体会被分配到糖代谢的分支途径中，以产生多种生物大分子合成的前体。这其中最主要的一个分支途径是磷酸戊糖途径（PPP），在该分支途径的 6- 磷酸葡萄糖被部分氧化以生成 NADPH 和核苷酸的骨架结构核糖 5- 磷酸（R5P）。肿瘤细胞显著地提高了对 PPP 的利用，该代谢途径中的关键酶，如转酮醇酶 1（TKTL1）和转醛缩酶（TALDO），在肿瘤中也过度表达。癌基因和抑癌基因均可调节 PPP 活性，例如，Ras 驱动的恶性转化可介导 R5P 生物合成酶的转录上调；野生型而非突变型 *p*53 则通过直接结合并失活 PPP 限速酶 [葡萄糖 6 磷酸脱氢酶（G6PD）] 而抑制 PPP。在肝癌患者组织基因芯片的研究发现，在糖酵解中催化 F1，6BP 裂解生成磷酸二羟基丙酮（DHAP）和 3- 磷酸甘油醛（GAP）的醛缩酶（Aldolase B），在肝癌患者组织中表达显著下调，同时伴随 PPP 限速酶 G6PD 的表达上调，且与患者生存期短、预后差有关。由于醛缩酶可显著增强抑癌基因 *p*53 对 G6PD 的抑制作用，因此，在肿瘤细胞中醛缩酶的表达下调，可解除对 G6PD 的抑制作用，导致 PPP 代谢增强，以提供肿瘤细胞快速增殖所需要的合成原料，NADPH 与谷胱甘肽等还原单位。这揭示了肿

瘤细胞代谢重编程调控的一种全新机制，即肿瘤细胞中醛缩酶的丢失促使其发生代谢重编程，导致 PPP 代谢分流增强并促进肿瘤的生长。

在糖酵解途径中跟随葡萄糖 -6- 磷酸的果糖 6- 磷酸也可以离开糖酵解，并被用作已糖胺生物合成的底物。已糖胺生物合成的第一个重要步骤是谷氨酰胺果糖 6 磷酸氨基转移酶 1（GFAT1），催化由果糖 6 磷酸酯和谷氨酰胺生成 6 磷酸氨基葡萄糖。通过生成 N- 乙酰氨基葡萄糖（GlcNAc）（一种 N 和 O 糖基化的底物），为细胞糖基化反应及硫酸乙酰肝素与透明质酸的生物合成提供底物，增强受体介导的信号传导，并调节包括 C-myc 在内的一些蛋白质的稳定性。

大分子合成中使用的下一个糖酵解中间体 DHAP，它被 3- 磷酸甘油脱氢酶 1（GPD1）转化为 3- 磷酸甘油（3-PG），用于膜磷脂的生物合成。3-PG 作为丝氨酸、甘氨酸生物合成的前体，可生成甲基供体基团和 NADPH，这是将代谢物从糖酵解途径分流促进细胞生长的主要方式。代谢通量研究显示，癌细胞可在丝氨酸的生物合成及其随后的分解代谢中利用多达 50% 的葡萄糖衍生碳。在乳腺癌和黑色素瘤中，丝氨酸生物合成的限速酶 3- 磷酸甘油酸脱氢酶（PHGDH）被扩增，而 PHGDH 的扩增是肿瘤细胞在体外和体内生长所必需的。

丝氨酸在细胞中具有独特的代谢作用，是所谓的一碳或叶酸循环的主要底物（图 11-1-1）。在线粒体中的丝氨酸羟甲基转移酶 2（SHMT2）和细胞质中的 SHMT1 催化的反应中，其 γ - 碳可以转移到载体分子四氢叶酸（THF）中，生成 5、10- 亚甲基 -THF 和甘氨酸。然后，5，10- 亚甲基 -THF 经历一系列的氧化 - 还原转化，生成一碳四氢呋喃 -THF。一碳四氢呋喃 THF 可作为嘌呤、胸苷的生物合成底物和 SAM 的生产底物，后者也是细胞甲基化修饰的主要底物。此外，一碳四氢呋喃 THF 的逐步氧化，可产生全部细胞 NADPH 的 50%。因此，缺氧驱动的 SHMT2 的表达，不仅可保护细胞免受缺氧导致的氧化应激损伤，且有助于细胞的生物合成。一碳代谢途径中的四氢叶酸亚甲基四氢叶酸脱氢酶 2（MTHFD2）是肿瘤中上调表达最频繁的代谢酶之一，说明一碳代谢途径的改变可能是肿瘤发生的常见现象。

由于糖酵解的各种中间体可参与生物合成的不同反应，糖酵解分支途径中的限速酶（如 G6PDH、TKTL、PHDGH、SHMT2 等）在肿瘤中表达上调。为了平衡糖酵解的生物合成，并提供维持 TCA 循环的丙酮酸，增殖细胞进化出一种新的机制来调节丙酮酸激酶（PK）催化的酵解终产物丙酮酸的产生。通常肝脏和肾脏表达组织特异性 PK 同工型 PKL（肝）或 PKR（肾），其他组织都表达 PKM（肌肉）形式的 PK。PKM 有两个剪切变体——PKM1 和 PKM2，虽然 PKM1 产生丙酮酸的效率更高，但大多数增殖细胞和癌细胞都主要表达 PKM2 变异体。与 PKM1 不同，PKM2 的活性受到严格监管，PKM2 可被酪氨酸磷酸化抑制，而被丝氨酸磷酸化激活。这样生长因子信号转导的结果是抑制 PKM2 的活化，导致糖酵解中间产物的积累。此外，PKM2 还可通过葡萄糖代谢的副产物过量积累而被变构激活，其中包括琥珀酰氨基咪唑甲酰胺（SAICAR），这也是 R5P 生物合成的中间产物。

糖酵解作为细胞增殖的通用生产线，可为许多生物合成过程提供代谢中间体。未用于生物合成的任何多余的糖酵解通量都优先转换为乳酸，以保持足够的 NAD+ 库来维持糖酵解的继续，同时避免生成大量 NADH，产生对线粒体 TCA 循环的抑制。线粒体甘油 3- 磷酸脱氢酶（mGPDH）定位于线粒体外膜，使用 FAD 作为电子受体，mGPDH 催化的反应可降低糖酵解产生的 NADH，因此，肿瘤中 GPDH 活性的增加，可避免柠檬酸和 NADH 在线粒体的储积。由于进入线粒体 TCA 循环的丙酮酸将被转化为柠檬酸并分泌到胞质中，再被分解为 Acetyl-CoA 和草酰乙酸（OAA）。胞质 OAA 被转化为苹果酸，可重新输入到线粒体中以维持 TCA 循环的完整性，而 Acetyl-CoA 则充当脂质生物合成和蛋白质乙酰化的前体。

癌基因的激活有助于协调增殖细胞的代谢适应，例如，*c-myc* 协同增加 PDK1、乳酸脱氢酶 A（LDH-A）、单羧酸转运蛋白（MCT）等的表达，从而减少丙酮酸进入线粒体，促进乳酸的产生和向胞外空间的排泌。除 *c-myc* 外，β-catenin/TCF 信号也可促进 MCT1 和 PDK1 转录。而低氧或在各种致癌环境中稳定表达的 HIF-1α，可触发并上调 LDH-A 和 PDK1 的协同转录。

在增殖细胞中，超载的电子传输链导致大量氧自由基（ROS）的产生，这可能是癌基因诱导的细胞衰老（OIS）现象的基础。*B-raf* 或 *raf* 突变基因过表达，可引发严重的氧化损伤和 OIS。通过引入丙酮酸脱氢酶激酶 1（PDK1）的异位表达，负调控丙酮酸脱氢酶（PDH）的活化，可阻止丙酮酸转化为 Acetyl-CoA，从而减少 OIS 导致 ROS 的产生。而 PDH 磷酸酶 2（PDP2）上调 PDH 的活化，绕过 BRAF 突变诱导的 OIS，可促进肿瘤的发生。ROS 的过度产生不利于细胞的生长和存活，而肿瘤 NADPH 生成的相对增加，则有助于维持肿瘤细胞的生存和增殖。作为蛋白磷酸酶（如 PTEN）的抑制剂与 Src 激酶家族和丝裂原激活的蛋白激酶（MAPK）的激活剂，ROS 水平的升高促进 HIF-1α 和类红细胞衍生样核因子 2（NRF2）转录因子的激活，可进一步促进肿瘤的发生、发展。

NRF2 与 ROS 量效关系：NRF2 可提供针对氧化应激的诱导型闸门开关和防御系统，在正常无 ROS 压力的基础条件下，通过一系列抗氧化剂基因的表达来维持细胞氧化还原稳态。但是，当暴露于中等程度的急性氧化应激时，细胞首先通过激活 NRF2 诱导编码解毒酶的基因［如 SOD、过氧化氢酶（CAT）、过氧化物酶（PRX）、谷胱甘肽过氧化物酶（GPX）、谷胱甘肽（GSH）、硫氧还蛋白还原酶（TXN）、G6PD 等］表达，来适应 ROS 的增加和 NADPH 的生成。如果由 NRF2 诱导的抗氧化剂系统的容量饱和，不足以抵抗额外的氧化应激，或者长时间的氧化应激，则会导致 KLF9 活化和 NRF2 的下调，而过量的 ROS 突破了 NRF2 主导的应急防御能力，就会触发氧化还原的其他开关，从而激活抗氧化转录因子网络中的其他成员，如 P53、HIF-1、NFkB、FOXO、PGC1 等。由 NRF2 主导的应急防御力饱和时，抗氧化转录因子网络的这些其他成员可被同时激活，或者不同的 ROS 阈值下被分层激活，导致各种不同的细胞反应，包括代谢重编程、损伤修复、细胞周期停滞、衰老、细胞凋亡及铁死亡等。

除糖酵解中间体的合成与利用异常外，正常组织中脂肪酸的从头生物合成需求很低，而肿瘤的发生与脂质生成的急剧增加有关。特别是 PI3K/AKT 激活，可扩展胞质 Acetyl-CoA 池，Acetyl-CoA 是脂肪酸从头生物合成的底物。AKT 激活 ATP 柠檬酸裂合酶（ACL），后者催化柠檬酸裂解为 Acetyl-CoA 和 OAA，促进 TCA 的底物循环，生成大量 Acetyl-CoA。肿瘤从头合成脂质的能力增加，不仅是促进脂质双层的形成，而且使细胞能够改变其质膜构成，产生有利于抗氧化的饱和脂肪酸，以此作为适应氧化应激的手段。脂肪酸链的生物合成始于 Acetyl-CoA 羧化酶（ACC）对胞质 Acetyl-CoA 的羧化，生成丙二酰辅酶 A；丙二酰辅酶 A 再通过脂肪酸合酶（FASN）进一步组装成长链脂肪酸。参与脂肪酰基链生物合成的三个主要酶（ACL、ACC 和 FASN）在恶性转化细胞中表达上调，故肿瘤组织脂肪酸的含量增加。除了产生脂肪酸外，基于丙二酰辅酶 A 的胆固醇从头合成在肿瘤发生中也起作用，而胆固醇的代谢异常可影响肿瘤的进展与抗肿瘤免疫应答。因此，通过抑制限速酶羟甲基戊二酰辅酶 A 还原酶（HMGCR）干扰胆固醇的生物合成，可恢复乳腺癌细胞的正常腺泡形态。

细胞生长依赖的主要营养底物是谷氨酰胺，谷氨酰胺被谷氨酰胺酶代谢转化为谷氨酸，而谷氨酸在线粒体中通过谷氨酸脱氢酶或氨基酸转氨酶转化为 α-酮戊二酸（α-KG）。大多数增殖细胞依靠持续供应谷氨酰胺来维持 TCA 循环中间体的完整性，特别是在 C-myc 转化的细胞中，谷氨酰胺的缺乏导致 TCA 循环的崩溃并触发细胞死亡，可通过添加 OAA 或 α-KG 来挽救。将谷氨酰胺衍生的 α-KG 氧化成 OAA，不仅有助于维持细胞合成柠檬酸的能力，而且生成的 OAA 可以转化为苹果酸，进而可以通过苹果酸酶 1（ME1）进一步氧化为丙酮酸，而该反应以不依赖葡萄糖的方式产生 NADPH。在低氧或某些致癌环境导致葡萄糖衍生的 Acetyl-CoA 缺乏的情况下，α-KG 为脂肪酸的从头合成提供柠檬酸来源，后者通过 α-KG 的还原羧化生成 Acetyl-CoA，作为胞质脂肪酸合成的原料。此外，胞外乙酸也可被癌细胞用作生物合成 Acetyl-CoA 来源，通过吸收外源乙酸并将乙酸衍生的碳掺入从头合成的脂肪酸中，乙酸在 Acetyl-CoA 合成酶 2（ACSS2）催化的反应中被转化为 Acetyl-CoA，该酶也是乳腺癌扩增的基因之一。因此，肿瘤细胞不仅可以通过 α-KG 的还原羧化，而且可以通过增加血浆和间质液中游离乙酸的利用来增加 Acetyl-CoA 的合成。此外，ACSS2 的上调也可再循环由组蛋白与非组蛋白去乙酰化释放的乙酸。

四、肿瘤对氮的需求增加

增殖细胞必须从头合成许多含氮分子，包括核苷酸、非必需氨基酸和多胺。癌基因 *c-myc* 和 *E2F* 的转录作用导致细胞对谷氨酰胺的摄取增加，谷氨酰胺是含有两个还原氮原子的非必需氨基酸，它是在细胞之间转运还原氮的主要途径。谷氨酰胺的酰胺基团是生物合成嘌呤和嘧啶碱基必不可少的氮源。尿嘧啶和胸腺嘧啶的生物合成需要一个谷氨酰胺分子，胞嘧啶和腺嘌呤分别需要两个，而构建鸟嘌呤碱基则需要三个分子的谷氨酰胺。此外，嘧啶环和嘌呤环的组装都利用了天冬氨酸，天冬氨酸来源于 TCA 循环代谢产物 OAA 和谷氨酸，两者都是谷氨酰胺的分解代谢产物。谷氨酰胺是核苷酸生物合成中的关键结构原件，因此，谷氨酰胺水平是限制细胞周期进程速率的关键因素，在某些细胞环境中，谷氨酰胺的缺乏会导致细胞周期停滞在 S 期。

癌基因 *c-myc* 通过上调多种核苷酸生物合成酶的表达，协调核苷酸的生物合成。在 *c-myc* 调控的靶标中，PRPS2 催化嘌呤生物合成的第一步，CAD 触发构建嘧啶环的级联反应。*c-myc* 的其他靶标有胸苷酸合酶（TS）、肌苷单磷酸脱氢酶 1（IMPDH1）和 IMPDH2。因此，*c-myc* 不仅促进谷氨酰胺的吸收，还促进其在嘌呤与嘧啶碱基生物合成中的利用。除了 *c-myc*，突变型 *p53* 也促进核苷酸生物合成相关基因的表达，其中包括 IMPDH1 和 IMPDH2、GMP 合成酶（GMPS）、核苷补救酶脱氧胞苷激酶（DCK）及胸苷激酶（TK1）。此外，CAD 酶的活性通过 MAPK 和依赖 mTORC1 的 S6K 的磷酸化来调节，激活的 CAD 可依据胞内谷氨酰胺的水平调控嘧啶的生物合成。除了参与核苷酸的生物合成外，谷氨酰胺还可通过谷氨酰胺酶（GLS）直接脱酰胺生成谷氨酸，GLS 以 *c-myc* 依赖的方式在癌细胞上调表达。谷氨酰胺衍生的谷氨酸作为氮的供体，通过转氨作用产生许多非必需氨基酸。

天冬酰胺由天冬酰胺合成酶（ASNS）催化从天冬氨酸合成，并利用谷氨酰胺的酰胺氮。虽然结构上与谷氨酰胺相似，但天冬酰胺是哺乳动物细胞唯一不分解代谢的氨基酸。尽管如此，天冬酰胺在谷氨酰胺缺乏的情况下，对细胞存活仍至关重要。在肿瘤 ASNS 通常是表达上调，并与不良预后有关，但在急性淋巴细胞白血病中 ASNS 的表达缺失，导致天冬酰胺营养缺陷与天冬氨酸蓄积，故通过重组的细菌 L- 天冬酰胺酶消耗血浆天冬氨酸，可以有效治疗这种肿瘤。

精氨酸尽管是非必需氨基酸，但可成为条件性的必需氨基酸。精氨酸是 4 个氮原子的载体，是多种含氮化合物的前体，其中包括多胺、肌酸、胍丁胺和脯氨酸生物合成的前体 5- 羧酸吡咯啉。精氨酸的从头合成是尿素循环的有机组成部分，精氨酸在琥珀酸裂解酶（ASL）催化的裂解反应中，从精氨酸琥珀酸酯衍生而来，精氨酸琥珀酸酯由来自瓜氨酸和天冬氨酸的精氨酸琥珀酸酯合酶（ASS1）产生。在黑色素瘤、肾细胞癌和肝细胞癌中 ASS1 和 ASL 的表观遗传沉默引起的蛋白表达下调，与患者不良预后和化疗耐药有关。因此，肿瘤的精氨酸营养缺陷，亦可作为肿瘤营养干预的途径。

此外，*c-myc* 调控的非必需氨基酸代谢重塑还涉及脯氨酸的代谢。脯氨酸可以由谷氨酸或精氨酸衍生的鸟氨酸中间体 5- 羧酸吡咯啉生成，脯氨酸生物合成中的 5- 羧酸吡咯啉还原酶（PYCR1）被 C-myc 上调表达。整合分析发现，PYCR1 是肿瘤中最常见的过表达基因之一。介导脯氨酸降解的脯氨酸氧化酶（POX）受 C-myc 通过 miR-23b 的负调控，后者也是 *p53* 转录调控的靶标。脯氨酸池的增加可促进胶原蛋白的产生和细胞外基质沉积，并促进肿瘤的侵袭。与碳相似，氮的代谢在肿瘤发生过程中，也可能经历复杂的重编程（详见第 2 节）。

五、肿瘤异常代谢物驱动的基因表观调控改变

驱动肿瘤发生的生长和生存信号的异常激活

有利于癌细胞代谢的重编程，从而增加营养素的获取和生物合成。但代谢网络本身不只是生长信号的被动接受者，还直接反馈细胞代谢状态的信息给各种调节酶，包括纪录和去除染色质表观遗传标记的一系列酶类。

当细胞代谢的葡萄糖超过维持细胞活动对生物能的需要时，累积的关键代谢物是胞质 Acetyl-CoA。胞质 Acetyl-CoA 是乙酰化组蛋白与非组蛋白质的专用底物。组蛋白乙酰化对细胞营养和信号状态的变化非常敏感，通过添加和去除葡萄糖，引入致癌的 K-ras 突变体或 AKT 的持续活化，可增加组蛋白整体的乙酰化水平，进而促进广泛增强的基因表达。对胶质母细胞瘤和前列腺肿瘤样本的免疫组化分析发现，AKT 激活水平与整体组蛋白乙酰化状态密切相关。活化的 AKT 通过活化 ACL 扩大线粒体 Acetyl-CoA 池，从而将胞浆柠檬酸转化为 Acetyl-CoA 和 OAA，而葡萄糖和致癌基因驱动的整体组蛋白乙酰化，可通过抑制 ACL 来阻断。除 Acetyl-CoA 外，P300 组蛋白乙酰转移酶可利用巴豆酰辅酶 A 作为巴豆酰化底物，巴豆酰辅酶 A 由赖氨酸、色氨酸及短链脂肪酸丁酸酯的分解代谢产生。通过串联质谱法已鉴定出许多新颖的组蛋白标记，如甲酰化、丙酰化、丁酰化、丙二酰化、巴豆酰化、乳酰化及琥珀酰化等，对这些代谢标记物的进一步研究，可提升代谢物对基因表达整体调控模式的认识。

细胞中的许多甲基化反应，包括在组蛋白尾端的甲基标记，DNA 上的胞嘧啶甲基化，以及 mRNA 上的腺苷甲基化，都是利用 S- 腺苷甲硫氨酸（SAM）作为甲基供体。SAM 是一碳代谢途径的产物，由丝氨酸分解代谢启动。组蛋白和 DNA 甲基化对 SAM 水平敏感，乙酰基和甲基标记的去除亦受细胞代谢状态的调控。Sirtuins 是一类脱乙酰基酶，催化从组蛋白和非组蛋白中去除乙酰标记，并利用 NAD^+ 作为辅因子，而 FAD^+ 充当赖氨酸特异性脱甲基酶 LSD1 的辅因子。这些酶对 NAD^+ 或 FAD^+ 辅因子水平变化的敏感性，可在促进细胞能量储备的同时，协调整体的翻译后修饰和表观遗传学变化。

细胞中大量的翻译后修饰是由 α-KG 依赖性双加氧酶家族成员进行的，依赖 α-KG 的双加氧酶包括 DNA 脱甲基酶 TET 家族、组蛋白脱甲基酶 Jumonji C 家族、mRNA 脱甲基酶 FTO 和 ALKBH5 及脯氨酰羟化酶（PHD）家族，它们参与调节 HIF1a 的水平，以响应氧供应与氧化应激。α-KG 依赖性双加氧酶的反应机制涉及将共同底物 α-KG 氧化成琥珀酸，因此，细胞内的 α-KG 水平可以直接影响这些酶的活性。此外，α-KG 依赖性双加氧酶很容易受到其反应产物琥珀酸和富马酸的反馈抑制。而琥珀酸脱氢酶（SDH）的双等位基因丢失（一种在家族副神经节瘤、嗜铬细胞瘤及部分散发性胃肠道间质瘤中发现的改变）会大量产生琥珀酸。同样，在家族性癌症综合征遗传性平滑肌瘤病和肾细胞癌、副神经节瘤和嗜铬细胞瘤中也发现了富马酸代谢酶富马酸水合酶（FH）的丢失和富马酸的积累。在 SDH 和 FH 缺失的肿瘤，显示许多与双加氧酶抑制作用一致的表型特征，其中一个特征就是 DNA 甲基化的整体性增加及 HIF-1α 表达水平的升高。因此，在 SDH 缺失的肿瘤，添加可透过细胞膜的 α-KG 可以逆转其恶性表型。

调节 α-KG 依赖性双加氧酶活性的另一类酶是异柠檬酸脱氢酶Ⅰ（DH1）和 IDH2。在神经胶质瘤、软骨肉瘤、胆管癌及急性髓细胞性白血病（AML）中发现功能获得性 IDH1 和 IDH2 突变，IDH 的突变可能是这些肿瘤的起始病因。与野生型 IDH 不同，突变的 IDH 更多使用 α-KG 作为底物，并催化其转化为 2- 羟基戊二酸 D- 对映异构体（D-2-HG）。由于 2-HG 与 α-KG 的结构相似，因此可作为 α-KG 依赖性双加氧酶的竞争性抑制剂。IDH 突变驱动的神经胶质瘤、白血病和软骨肉瘤显示了 CpG 岛超甲基化，再现了 SDH 和 FH 缺陷型肿瘤中见到的高度甲基化表型。AML 中的 IDH 突变与 TET2 甲基胞嘧啶羟化酶的失活突变相互排斥，说明 IDH 突变是表观遗传重塑的真正驱动力。突变的 IDH 等位基因的异位表达或外源 D-2-HG 的处理，足以诱导 DNA 和组蛋白高度甲基化，并阻止细胞分化。而抑制胶质瘤 IDH1 突变体和白血病 IDH2 突变体，可显著促进细胞分化。目前，2-HG 的丰度已用于 1H 磁共振波谱的 IDH 突变神经胶质瘤成像。此外，即使没有 IDH 突变，有些肿瘤也会显示 2-HG 升高，例如，三阴性乳腺癌中 2-HG 水平升高。在透明细胞肾癌中还发现 2-HG 的 L 对映异构体（L-2-HG）特异性增加，对 α-KG 依赖性双加氧酶具有相似，但不相同的抑制作用。由于 LDH-A 和苹果酸脱氢酶（MDH）使用共同底物 α-KG，而 L-2-HG 水平可随缺氧而增加，因此，L-2-HG 可能是细胞对缺氧应激的代谢介质（图 11-1-1）。

六、肿瘤与微环境的代谢共生

细胞代谢状态不仅影响肿瘤细胞自身，而且还可能影响肿瘤附近其他细胞的命运。在遗传稳定的细胞类型，例如，与肿瘤相关的成纤维细胞（TAF）、内皮细胞，以及免疫细胞，如 T 细胞、巨噬细胞、树突状细胞（DC）、Treg、自然杀伤细胞（NK）、自然杀伤 T 细胞（NKT）等，由于它们存在于肿瘤附近，因此会经历特征性的表型改变。肿瘤细胞如何重编程其微环境以协助肿瘤生长和扩散是一个亟待研究的领域，很显然，肿瘤细胞对胞外葡萄糖和谷氨酰胺的高利用率导致细胞外乳酸的积累。乳酸水平的升高通过减弱树突状细胞和 T 细胞的活化及单核细胞的迁移，促进了免疫容受性微环境出现（具体机制将在第 3 节做进一步阐述）。另外，乳酸刺激常驻巨噬细胞极化至所谓的 M2 状态，M2 在免疫抑制和伤口愈合中起作用，同时也有助于促进肿瘤血管生成。乳酸还促进 HIF-1α 的稳定并激活内皮细胞中的 NF-κB 和 PI-3K 信号传导，诱导肿瘤相关基质细胞分泌促血管内皮生成因子（VEGF）。乳酸水平的增加可刺激成纤维细胞产生透明质酸，这有助于肿瘤的侵袭和迁移。

乳酸通过单羧转运蛋白 MCT1 分泌到细胞外空间，与 H^+ 的共转运结合，引起细胞微环境的酸化（图 11-1-1；详见第 3 节）。线粒体脱羧反应中产生的过量 CO_2 也会促进细胞外酸化，CO_2 扩散到细胞外空间，在那里被胞外碳酸酐酶转化为 H^+ 和 HCO_3^-。缺氧时碳酸酐酶（CA），尤其是 CAIX 亚型的表达增加，促进胞外酸化，可刺激活化基质金属蛋白酶（MMP）和组织蛋白酶的蛋白水解活性，引起胞外基质成分的降解，并增强肿瘤的侵袭性。许多实体瘤过表达色氨酸降解双加氧酶吲哚胺-2，3-双加氧酶（IDO1）和色氨酸-2，3-双加氧酶（TDO2），它们催化色氨酸向其衍生物犬尿氨酸的转化，而色氨酸的消耗触发了对效应 T 细胞的氨基酸剥夺，引发其凋亡。此外，积累的犬尿氨酸可作为芳烃受体（AhR）的配体，犬尿氨酸以依赖于 AhR 的方式促进调节性 T 细胞（Treg）的表型演化，进一步抑制机体的抗瘤免疫反应（详见第 4 节）。而犬尿氨酸还通过 AhR 增强癌细胞的自分泌信号传导，促进细胞外基质的降解与肿瘤的侵袭。IDO1 的小分子抑制剂目前已进入临床试验。

同样，肿瘤微环境对癌细胞的代谢也有深远的影响，肿瘤通常面临营养不足和缺氧的环境，缺氧阻碍细胞进行氧化磷酸化和其他需要氧的反应，并破坏氧化还原稳态平衡，影响细胞信号传导和转录程序。癌细胞与其微环境之间的相互作用，进一步固化癌细胞的异常代谢，并促进肿瘤高转移性异质性亚群的产生。

（廖　勇）

第 2 节　肿瘤的代谢重编程

一、代谢重编程及对肿瘤生长的作用

肿瘤细胞能在高氧压下仍维持高水平糖酵解的进行，导致乳酸生成增加。通过酵解代谢大量葡萄糖的同时，为合成代谢提供充足的碳源。基于肿瘤糖代谢的这一特征，研究者将 ^{18}F-DG-PET 与计算机断层扫描结合用于临床实体瘤及其转移灶的检测，能够获得 >90% 的灵敏度和特异度。这既验证了肿瘤对葡萄糖的异常摄取，同时也说明肿瘤细胞与周围正常组织在代谢编程上的差异。

在正常（非增殖）细胞中，葡萄糖通过在胞浆的酵解代谢成为丙酮酸，丙酮酸进入线粒体通过丙酮酸脱氢酶（PDH）转化为 Acetyl-CoA，或者通过丙酮酸脱羧酶（PDC）降解为 OAA，Acetyl-CoA 通过 TCA 循环和氧化磷酸化作用被完全氧化，产生能量 ATP、CO_2 和 H_2O（每分子葡萄糖生成 38 个 ATP）。在肿瘤细胞中，糖酵解倾向中止于两个步骤之一：一是肿瘤细胞通过有氧糖酵解将葡萄糖更多地转化成乳酸；二是肿瘤细胞中的 Acetyl-CoA 通常被引入截断的 TCA 循环中，最终结果是 Acetyl-CoA 被输出到胞质中，用于脂肪酸的合成，并作为细胞生长和增殖的基础。在这个截断的 TCA 循环中，柠檬酸优先通过三羧酸转运蛋白输出到胞质中。一旦进入胞质溶胶，柠檬酸就会被 ACL 裂解，生成 OAA 和 Acetyl-CoA。OAA 还原为苹果酸，然后重新导入线粒体并在基质中再转化为 OAA（同时生成可抑制 TCA 循环的 NADH），并与 Acetyl-CoA 合成柠檬酸，以完成柠檬酸的底物循环。那么，肿瘤代谢重编程后产生的这样奢侈的糖酵解与截断的 TCA 循环改变，对肿瘤生长究竟有什么有利作用呢？

首先，在有氧糖酵解的条件下，肿瘤细胞可以生活在波动的氧张力下（因为远处血管的血流动力学不稳定），这对完全依赖氧化磷酸化产生 ATP 的细胞可能是致死性的。

第二，癌细胞产生碳酸和乳酸，乳酸是有氧糖酵解的主要终产物。这些酸在酸化环境的同时促进肿瘤侵袭，并抑制抗肿瘤免疫效应。肿瘤细胞产生的乳酸可以被基质细胞吸收（通过 MCT1 和 MCT4）来再生丙酮酸，丙酮酸可以被排出，用于氧化磷酸化以补充癌细胞的能量。这样就产生了一个代谢共生的微生态系统，其中厌氧成分（癌细胞）和嗜氧成分（非转化基质细胞）参与互补的代谢途径，从而缓冲和回收厌氧代谢产生的乳酸，以维持癌细胞的存活和生长。

第三，肿瘤可以通过 PPP 代谢葡萄糖，生成 NADPH，从而确保细胞对有害的微环境和化学治疗剂氧化损伤的防御能力。此外，NADPH 可以促进脂肪酸的合成。PPP 的非氧化部分（其中 PPP 的中间产物 R5P 可回到糖酵解中）受转酮酶（TKL）控制，而 TKL1 在多种肿瘤中过表达。

第四，癌细胞使用糖酵解途径的中间体进行合成代谢反应（例如，6– 磷酸葡萄糖用于糖原和 R5P 合成，磷酸二羟基丙酮磷酸用于三酰甘油和磷脂合成，丙酮酸用于丙氨酸和苹果酸合成）。丙酮酸激酶（PK）的同工型 PKM2 可将磷酸烯醇丙酮酸（PEP）去磷酸化为丙酮酸，PKM2 在肿瘤中高表达，但除了脂肪细胞外，成人组织中几乎不表达。这种 PKM2 同工酶有从四聚体（高）到二聚体（低）活性形式，低活性的二聚体 PKM2 具有代谢优势，可致丙酮酸上游的磷酸代谢产物积累，有利于氨基酸、核酸和脂质前体的合成，同时减少乳酸的产生。在增殖的癌细胞中，丙酮酸可能进入截断的 TCA 循环。TCA 循环截断的最终结果是，Acetyl-CoA 从线粒体基质中输出，用于合成脂肪酸、胆固醇和类异戊二烯。FASN 通过 Acetyl-CoA、丙二酰辅酶 A 和 NADPH 合成长链脂肪酸，在许多癌症中 FASN 都表达上调或被激活。因此，整个代谢（特别是糖酵解和 TCA 循环）被重组，以适应细胞生长与增殖相关的代谢需求，但却很难调和乳酸的增加（这会导致本来可以用于合成代谢反应的碳的净损失）、PK活性的降低（减少丙酮酸产生的同时，也减少了乳酸的产生）与截断的TCA循环（这将消耗更多的丙酮酸）。

细胞代谢的重编程是原癌基因和肿瘤抑制基因突变导致的恶性转化的主要原因。增殖代谢在很大程度上取决于线粒体的代谢重编程，肿瘤抑制因子*p*53的激活将影响到过度消耗葡萄糖的肿瘤细胞的存活，而*p*53的缺失可以增强糖酵解中间体的产生和细胞存活，但在*p*53缺失引起的代谢重编程细胞中，线粒体代谢仍然至关重要。因此，用治疗糖尿病的药物二甲双胍（线粒体电子传输链复合物1的抑制剂）治疗有*p*53缺陷的肿瘤效果显著。

二、肿瘤代谢重编程的机制

（一）低氧诱导因子HIF-1的激活与肿瘤代谢重编程

肿瘤线粒体通常相对较小，没有线粒体脊裂，并且缺乏ATP合酶的β-F1亚基。因此，氧化磷酸化（OXPHOS）的缺陷曾被用来解释Warburg现象。线粒体DNA（mtDNA）突变可促进肿瘤的进展，比如在头颈部鳞状细胞癌表达由突变的线粒体基因编码的蛋白NADH脱氢酶亚基2，可同时刺激有氧糖酵解，ROS的产生和肿瘤的生长。有氧糖酵解的主要机制之一在于HIF-1的激活，HIF-1是稳定的β亚基和不稳定的α亚基组成的异源二聚体形成的异二聚体转录因子家族。在人类已发现了3个HIF-α家系同源物（HIF-1α、HIF-2α和HIF-3α）和2个HIF-β亚基同源物（ARNT和ARNT2），HIF-1α广泛存在，而HIF-2α和HIF-3α仅在特定组织中选择性表达。由于氧依赖性脯氨酰羟化酶（PHD）和VHL泛素连接酶的顺序作用，它们在常氧条件下合成但被降解，在低氧或VHL突变下稳定并活化。活化的HIF-1通过上调GLUT1，已糖激酶（HK1和HK2，催化糖酵解的起始步骤）和LDHA刺激葡萄糖转化为丙酮酸和乳酸。此外，HIF-1通过PDH激酶1（PDK1）的表达抑制PDH，从而减少丙酮酸向Acetyl-CoA的转化。由于Acetyl-CoA通常进入TCA循环，产生电子供给体NADH和FADH2，分别将电子提供给呼吸链复合体Ⅰ和Ⅱ，因此，通过抑制PDH，HIF-1损害了线粒体的氧化磷酸化。此外，HIF-1通过激活细胞色素C氧化酶（COX）亚基COX4-2和LON（一种降解COX4-1的蛋白酶）来促进线粒体适应缺氧。而HIF-1与C-myc协同作用，通过诱导HK2和PDK1的表达，促进有氧糖酵解。

除了降低O_2张力外，还可以通过TCA循环的两种酶FH与SDH的致癌突变诱导HIF-1的活化。SDH还是呼吸链复合物Ⅱ的功能成员，FH或SDH亚基（SDHB、SDHC和SDHD）的功能缺失突变可诱导TCA循环中间体富马酸或琥珀酸的积累，从而竞争性地抑制依赖于α-KG的HIF-1α脯氨酰羟化酶（PHD），阻止以氧依赖性方式降解HIF-1α。因此，不同癌基因与抑癌基因的突变表达，决定了癌细胞在什么水平上的代谢重编程，而后者主导了肿瘤细胞从呼吸抑制到有氧酵解代谢模式的转换，这些变化均与癌基因*ras*、*myc*、*PI3K*、*AKT*、*mTORC*1等的活化和（或）抑癌基因*PTEN*/*p*53的失活有关。

（二）RAS-GLUT1途径的致癌激活

*ras*的活化通过上调GLUT1对葡萄糖摄取重编细胞的代谢程序。经典致癌基因*K-ras*和*B-raf*是同一信号通路中的一对效应子，它们经常以互斥的方式在多种肿瘤中突变，并通过刺激*GLUT*1的上调表达来促进肿瘤细胞的代谢失调。GLUT1是普遍存在的哺乳动物葡萄糖转运蛋白，在低血糖时会出现生理性表达增加。*GLUT*1在具有*K-ras*或*B-raf*突变的结直肠癌细胞中，是持续上调的3个基因之一，*GLUT*1的上调会增加葡萄糖的摄取。*GLUT*1的上调除了具有促进肿瘤发生的潜在作用外，还促进低血糖和低氧环境中肿瘤细胞的存活，从而间接增加癌细胞的增殖和侵袭性表型。在晚期宫颈癌患者中，*GLUT*1表达与转移之间存在相关性，揭示癌细胞代谢与表型之间的直接联系。

（三）PTEN 对代谢通路的调节

PTEN 是 PI3K 信号通路最重要的负调节子，除了其典型的 PI3K 抑制性功能外，PTEN 还可以 PI3K 非依赖的方式充当肿瘤抑制因子。PTEN 网络调节广泛的生物学功能，从膜结合生长因子受体到核转录因子的信息交流，PTEN 通过其脂质和蛋白质磷酸酶活性，以及其他非酶机制起作用。PTEN 除调节细胞增殖和存活的能力外，它还调节基因组稳定性、细胞迁移、干细胞自我更新及肿瘤微环境。而 PTEN 的活性可以通过突变、表观遗传沉默、转录抑制、异常蛋白定位及翻译后修饰来调节。

位于 10q23 染色体上的 *PTEN* 是最常见失活的肿瘤抑制基因。在散发性子宫内膜癌、胶质母细胞瘤与前列腺癌中，*PTEN* 等位基因的突变频率高达 50%~80%，而在乳腺癌、结肠癌和肺部肿瘤中的突变率在 30%~50%。癌症基因组学研究表明，人类基因组中选择性的纯合缺失最频发的肿瘤抑制基因是 *PTEN*。除广泛的体细胞基因突变或蛋白质水平的丢失与变异外，*PTEN* 的种系突变可导致 PTEN 错构瘤综合征，并增加罹患其他肿瘤的风险。PTEN 通过多种机制抑制肿瘤发生，包括磷酸酶依赖性和非依赖性、亚细胞定位和蛋白质相互作用及对细胞过程的调节。PTEN 磷酸酶活性作用的主要靶标是肿瘤中最重要的细胞生长和存活信号通路之一的 PI3K/AKT/mTORC1。PTEN/PI3K 途径还可能影响细胞增殖和肿瘤发生过程中代谢途径的关键步骤，在 PTEN 细菌人工染色体转基因小鼠模型的研究发现，PTEN 通过 PI3K 依赖性和非依赖性功能参与对代谢途径的调控。过表达 PTEN 的转基因小鼠体型减小，细胞数量减少，能量消耗增加和体脂堆积减少。从这些小鼠衍生的细胞显示出葡萄糖和谷氨酰胺摄取降低，线粒体氧化磷酸化增加，以及对致癌转化的抵抗。人体研究发现，携带 PTEN 杂合子丢失的 Cowden 综合征患者，患肥胖症和肿瘤的风险增加，但对胰岛素敏感性增强，患糖尿病的风险降低。由于 PTEN 具有调节胰岛素信号的能力，因此它在调节葡萄糖摄取中起一定作用，脂肪细胞中 PTEN 的过表达可抑制胰岛素刺激的葡萄糖摄取。在正常生理条件下，PTEN 并不参与调节 GLUT4 的膜转位和胰岛素的代谢，但是，通过基因操纵 PTEN 表达，发现 PTEN 参与调节 GLUT1 的膜转位与表达，并在恶性转化细胞（如甲状腺癌细胞）中调节葡萄糖的摄取。另外，PTEN 还通过抑制 FOXO1、PPARγ 和 PGC1α 参与糖异生的调节。

（四）PI3K/AKT/mTORC1 通路与代谢重编程

PI3K/AKT 途径的激活是人类自发性肿瘤中最常见的病变，活化的 PI3K/AKT 导致葡萄糖吸收和糖酵解增强，诱导关键的 GLUT 膜转位与表达，己糖激酶 HK 与磷酸果糖激酶 1（PFK1）的激活，通过磷酸化让细胞捕获并储积葡萄糖，进一步重编程线粒体代谢，驱动肿瘤的发生。AKT 诱导 PFK-2 依赖性变构活化，促进葡萄糖参与糖酵解的代谢通量增加。当然，PI3K/AKT 调节并增加进入线粒体代谢与生物合成途径的碳通量，例如，脂肪酸、胆固醇和类异戊二烯的合成都需要 Acetyl-CoA。线粒体 Acetyl-CoA 不能直接输出到胞质，而必须首先与 OAA 缩合，通过专门的线粒体酶柠檬酸合酶的催化形成柠檬酸，然后柠檬酸输出到胞质中，通过 ACL 将其转换为 Acetyl-CoA。AKT 正是通过磷酸化激活 ACL，促进线粒体柠檬酸从 TCA 循环转移到 Acetyl-CoA 的生产。抑制 ACL 对于减少葡萄糖摄取，抑制体外肿瘤细胞增殖特别有效，并可减少 AKT 驱动的肿瘤发生。ACL 对柠檬酸的分解可防止柠檬酸发生胞质的堆积，而柠檬酸是糖酵解的主要负性变构调节剂，因此，对线粒体柠檬酸代谢的重编程可能是 PI3K/AKT 致癌活性的重要机制。

在 PI3K/AKT 下游的 mTORC1 对细胞生长的调节作用与线粒体代谢相关，mTORC1 的主要功能之一是增强蛋白质合成，包括氨基酸的生成，有几种氨基酸的前体衍生自线粒体代谢中间体的氨基转移，OAA 可以被氨基转移生成天冬氨酸，而天冬氨酸可用作天冬酰胺的前体；同样，α-KG 可以被氨基转移生成谷氨酸，然后可转化为脯氨酸、精氨酸和谷氨酰胺。大多数肿瘤细胞的增殖依赖于这些代谢物的内源合成，而不是外源性补充。

（五）myc 激活与肿瘤线粒体代谢重编程

与 PI3K、AKT 和 mTORC1 一样，myc 转录因子除了增强糖酵解作用外，还具有重要的代谢作用。myc 促进线粒体基因表达和线粒体生物发生。致癌性 myc 的活化通过增强 GLS 的表达，GLS 将谷氨酰胺脱氨为谷氨酸，从而促进谷氨酰胺在线粒体的利用。表达致癌性 myc 的细胞生存与增殖都表现对谷氨酰胺依赖和成瘾，当去除谷氨酰胺或利用药物抑制 GLS 活化，可阻碍表达 myc 的 B 细胞异种移植瘤的生长，说明重编程谷氨酰胺代谢对于 myc 驱动的恶性肿瘤的生长和存活至关重要。

（六）*p53* 与肿瘤代谢重编程

尽管在转录水平上由 *p53* 控制的代谢程序比较清楚，但代谢改变对 *p53* 的影响与代谢过程中 *p53* 如何控制其不同靶基因的表达仍不明确。通过整合反映细胞代谢状态的多个输入信号，*p53* 可以充当代谢传感器，进而协调适应性代谢反应。*p53* 驱动的代谢反应的结果受细胞和组织背景的影响，而 *p53* 信号通路和代谢途径在功能上是交织在一起的，这不仅影响肿瘤，也影响正常组织稳态与其他人类疾病的发生，包括衰老。

p53 在新陈代谢中的多重作用既有助于应激反应，也对维持细胞稳态和保证应激条件下的细胞存活至关重要。*p53* 调控糖酵解和线粒体呼吸，并高度参与多种代谢途径的信号整合（图 11-1-1）。这些 *p53* 的生理功能包括 *p53* 介导的糖酵解、TCA 循环和氧化磷酸化的调控、*p53* 与磷酸戊糖途径（PPP）、*p53* 对脂质代谢的控制、*p53* 与铁代谢和铁死亡、*p53* 与氨基酸代谢、*p53* 与核苷酸合成、*p53* 与氧化还原稳态平衡，以及 *p53* 介导的凋亡与自噬调节等。

p53 还是代谢变化的关键传感器，无论是体内还是体外实验的环境条件（温度、光周期等），特定的遗传背景或独特的微生物群，均可影响 *p53* 对关键代谢活动的调控。*p53* 及其信号通路的其他成分，共同协调在不同组织中的代谢活性，以在机体整体水平上维持能量代谢与氧化还原稳态。因此，除了其在肿瘤中被公认的“基因组守护者”外，也许应该将 *p53* 视为“能量稳态的守护者”。

在大多数细胞类型中，*p53* 可限制糖酵解通量，并与分支的合成代谢途径（如 PPP 和丝氨酸合成途径）协调，部分维持氧化还原的稳态。*p53* 负调控几种合成代谢途径，包括从头合成脂肪酸，并同时刺激脂质分解代谢。*p53* 通过控制脂质转运、储存、修饰及利用等多种作用，在全身和细胞水平上调节脂质代谢。作为限制增殖的一种机制，*p53* 在氨基酸代谢中的整体功能可能是将其从蛋白质合成中移出。*p53* 影响代谢和细胞命运的另一个重要功能是通过控制铁代谢。

从进化的角度看，*p53* 与代谢之间的联系可能是自然选择过程导致了 *p53* 基因网络的出现，*p53* 在营养物存储和利用中的重要性保证了机体在食物有限的时期内适当的能量稳态。机体细胞通过由 *p53* 操控的基因网络调节细胞生存和在营养缺乏条件下各种生物过程的适应性反应，这些过程，如 DNA 复制或蛋白质翻译，将消耗大量能量。在构成无数反馈回路的基因中，*p53* 发挥着核心作用并共同定义了一种遗传缓冲体系，可确保能量和氧化还原稳态的平衡。该网络的破坏可能导致人类疾病，包括肿瘤。大量证据显示，野生型与突变型 *p53* 在代谢中的重要性和作用不同，但都通过对代谢网络的调控影响肿瘤的进展。

野生型 *p53* 在肿瘤与代谢重编程中的作用：随着越来越多的 *p53* 功能被发现，*p53* 在肿瘤抑制中的主要作用与功能却引起了争议。*p53* 在调节细胞凋亡、细胞周期阻滞和衰老中的功能可能是 *p53* 主要的抗肿瘤机制。然而，与 *p53* 基因敲除小鼠不同，*p21* 基因在介导 *p53* 依赖的细胞周期阻滞和衰老中起更关键作用，因为 *p21* 基因敲除小鼠不易发生早发性肿瘤，这表明 *p53* 的抑癌作用与其诱导的细胞周期阻滞与衰老关系不密切。*PUMA* 基因敲除小鼠也不像 *p53* 基因敲除小鼠那样容易发生肿瘤，这说明 *p53* 介导的细胞凋亡对于 *p53* 的肿瘤抑制功能可能不是必不可少的。甚至 p21、*PUMA* 和 *Noxa* 联合基因敲除的小鼠（p21-/-puma-/-noxa-/-）仍可对抗早期肿瘤的发生。同样，在表达 *p53* 三个乙酰化位点突变（K117R+K161R+K162R）的小鼠，虽然呈现出

*p*53 介导的凋亡、细胞周期停滞和衰老的功能受损，但这些小鼠却依然不容易发生早发性肿瘤，说明 *p*53 的这些功能对于 *p*53 介导的肿瘤抑制是必须的，但仍然是不完整的。因为在这些小鼠中，*p*53 保留了调节代谢的能力，其中包括诱导 GLS2 和 TIGAR 的表达，以及抑制葡萄糖的摄取和糖酵解，这也支持 *p*53 对能量代谢的调节在 *p*53 的肿瘤抑制中起着更为关键的作用。考虑到代谢变化在肿瘤发生中的关键作用，*p*53 在调节代谢方面的功能很可能极大地体现了 *p*53 在肿瘤抑制中的作用。

功能获得性 *p*53 突变在肿瘤代谢重编程中的作用：*p*53 是人类肿瘤中最常见的突变基因，与其他许多肿瘤抑制基因（如 *RB*、*APC* 和 *VHL*）在肿瘤中因缺失或截断突变失活不同，大多数 *p*53 突变都是错义突变，导致产生全长的突变蛋白。与肿瘤相关的 *p*53 突变蛋白不仅失去了野生型 *p*53 的抑癌功能，而且还获得了与野生型 *p*53 无关的新致癌功能，称为功能获得性 *p*53 突变。这些突变 *p*53 的获得性功能包括促进细胞增殖、血管生成、浸润转移及耐药性。突变 P53 蛋白获得性功能的验证是通过在野生型 *p*53 缺失的肿瘤细胞中异位表达突变 P53 蛋白或敲除内源性 *p*53 突变基因实现的。对突变型 *p*53 敲入小鼠模型的研究，同样也证明了突变型 P53 蛋白在体内的功能获得。表达 R172H 或 R270H 点突变 *p*53 的小鼠，分别相当于两个人类肿瘤突变“热点”，即 R175H 与 R273H。与 *p*53-/- 小鼠相比，它们的肿瘤谱发生了改变，并且转移性肿瘤更明显。对 Li-Fraumeni 综合征患者家族谱系研究显示，与 *p*53 的种系缺失相比，*p*53 的种系错义突变还与肿瘤的发病年龄早（约 9 岁）有关，这两者在肿瘤发生年龄上的差异也支持突变 *p*53 功能获得性假说。

功能获得性 *p*53 突变可以引起肿瘤代谢重编程，而成为 *p*53 突变促进肿瘤发生的新机制。突变 P53 蛋白可促进肿瘤脂质代谢，通过结合并激活转录因子 SREBP，诱导甲羟戊酸途径中的基因表达，调节包括胆固醇和类异戊二烯合成相关的脂质代谢。甲羟戊酸途径的激活与肿瘤发生的多个方面有关，包括增殖、存活、浸润及转移。此外，突变P53蛋白可诱导脂肪酸合成相关基因的表达，例如 FASN。在培养的细胞和 *p*53 *R172H* 敲入小鼠中，突变 P53 蛋白促进糖酵解和 Warburg 效应，这是突变 *p*53 获得的一种新功能。突变 P53 蛋白的这种获得性功能主要是通过激活 RhoA/ROCK 信号通路来实现的，RhoA/ROCK 信号通路又促进了 GLUT1 向质膜的转位，因此促进了肿瘤细胞中葡萄糖的摄取。抑制 RhoA/ROCK/GLUT1 信号传导可抑制肿瘤细胞中的糖酵解，阻碍突变型 *p*53 在小鼠模型中促肿瘤生长的作用。突变 *p*53 还可诱导糖酵解关键限速酶 HK2 的表达，促进糖酵解。含有 *p*53 R175H 突变的黑素瘤细胞可利用外源丙酮酸，在葡萄糖耗尽的情况下提高肿瘤存活率，说明突变 P53 蛋白在介导肿瘤代谢中具有重要作用，为突变 P53 蛋白在肿瘤发生中的功能获得提供了新的证据。

通常，突变的 P53 蛋白和野生型 P53 蛋白调节相同的细胞生物学过程，但产生相反的生物学效应。例如，在代谢调节中，野生型 *p*53 抑制糖酵解，而突变型 *p*53 通过不同的机制促进糖酵解。尽管野生型 *p*53 可以调节代谢的许多其他方面，但不同形式的 *p*53 突变体对肿瘤代谢的影响如何尚不明确。显然，并非所有的 *p*53 突变都是等效的，因为不同的 *p*53 突变与不同的临床预后有关。

过去十多年，对肿瘤代谢重编程机制的研究已成为肿瘤研究的前沿之一。尽管 Warburg 对肿瘤线粒体认识有误，但他对肿瘤代谢异常的关注是有预见性的。现有的证据也支持代谢程序的改变是通过癌基因与抑癌基因突变对细胞代谢重编程而实现；肿瘤在演化过程中，通过克隆进化筛选，产生更具代谢适应性的克隆，因此，代谢重编程成为肿瘤的核心特征标志。针对肿瘤代谢重编程机制的肿瘤代谢调节治疗策略，未来将开启新的肿瘤治疗范式，也是逆转肿瘤的努力方向。

此外，肿瘤代谢的改变与肿瘤的主要特征标志息息相关，代谢重编程也可能是非代谢致癌事件的结果，主要的致癌事件（如生长因子信号通路的持续性激活，HIF-1α 的持续性活化与 *p*53 的失活）可能同时驱动了肿瘤代谢程序的重编程和肿瘤的经典特征标志，例如自主生长、耐药、对抗细胞凋亡、无限复制及血管生成；而肿瘤的经典特征标志亦可能通过代谢重编程来调节和实现。因此，氧化磷酸化过程中的主要代谢缺陷可导致肿瘤细胞的凋亡抗性，而肿瘤局部代谢的失调，则可能是导致机体系统性免疫抑制、肿瘤免疫逃逸、局部浸润、全身播散或远处转移的主要原因。

（廖 勇）

第3节 乳酸代谢与肿瘤酸性微环境

细胞对葡萄糖的利用是产生 ATP 或其他形式的代谢中间体，并最终以 CO_2 和 H^+ 终止。在有氧条件下，O_2 与 H^+ 质子结合形成 H_2O，因此，O_2 充当细胞内的解毒分子。在相对能够耐受和适应短暂缺氧的组织（如骨骼肌），缺氧启动糖酵解并产生乳酸，后者通过与 H^+ 质子链接的 MCT 被转运（挤压）出细胞，产生酸性细胞外 pHe；一旦恢复供氧，酵解就终止，代谢程序的这种短暂转变现象被称为“Pasteur 效应”。长期耐力训练通过促进血管生成[重建动脉树和（或）增加血管阻力]来增加肌肉血流量，因此增加了氧压水平。间歇性缺氧可导致细胞死亡，而骨骼肌细胞则通过线粒体的破坏和（或）萎缩获得了异常的生物学特性，从而能适应这种缺氧变化。Pasteur 效应是缺氧期间葡萄糖在细胞质中的最经济、最有效被利用的方式。Pasteur 效应的机制虽然还不清楚，但与线粒体的内外信息交流有关，可能是通过直接的代谢偶联，经由线粒体膜上的 HK2 与线粒体的互相作用而实现。因为存在相应的“Crabtree 效应”，即细胞增加的葡萄糖浓度可以反过来抑制 TCA 循环和线粒体氧化磷酸化，因此，可以认为胞质糖酵解代谢与线粒体内氧化磷酸化之间的交流是双向性的。由于 HK2 控制有限的代谢底物二磷酸腺苷（ADP）进出线粒体，因此，HK2 产物磷酸己糖的贮积导致的 HK- 线粒体互作被认为是直接导致“Crabtree 效应”的原因。这说明，肿瘤持续存在的细胞有氧酵解可能主要是反映肿瘤细胞线粒体内外信息偶联的异常，而不是线粒体氧化磷酸化的损伤。

肿瘤细胞可在氧气存在下进行糖酵解，并产生乳酸，即有氧酵解或“Warburg 效应”。肿瘤细胞有氧糖酵解上调的结果是在细胞内产生碱性 pHi 环境（约 7.3）和细胞外的酸性 pHe（约 6.5）。由于蛋白质的表达调控、蛋白质与配体结合的亲和力以及重要的离子通道酶的活性等都是 pH 敏感性的，因此，细胞内外 pH 的细微变化，都可能对细胞的生物过程产生较大影响，甚至影响到细胞存活。

一、细胞内外 pH 对肿瘤细胞增殖与存活的影响

Pouyssegur 等认为碱性细胞内 pHi 促进细胞增殖，基于 pHi 的增殖反应取决于转运蛋白活性的增加或降低，如 Na^+-H^+ 交换剂 1（NHE1）驱动的碳酸氢盐转运蛋白（CAIX）及 H^+/K^+-ATPase 质子泵。在正常的细胞周期调控中，胞内 pHi 会伴随细胞周期的进程而改变，pHi 的升高从 G1 期开始持续到 S 期末，在 G2 达到高峰（约 7.3），并在 M 期回复（约 6.8），而降低胞内 pHi 甚至可以导致 G2/M 阻迟。对成纤维细胞系的研究表明，cyclin B 水平的降低与细胞分裂周期磷酸酶 Cdc25 水平的升高，导致 Cdc25 对 Cdk1-pTyr15 的去磷酸化而被抑制；而 pHi 的不断增加，通过活化 Wee1 激酶引起 Cdk1-Tyr15 磷酸化，导致活性 Cdk1 的表达增加，从而促进细胞进入 G2/M 期。

而凋亡细胞具有更高的酸性细胞内 pHi，溶质的这种酸化可调节线粒体中半胱天冬酶（Caspase）的激活，引起细胞凋亡；通过激活 Na^+-H^+ 交换通道蛋白使胞质碱化，则使 pH 依赖性核酸内切酶失活，并抑制细胞凋亡。在死亡受

体介导的细胞凋亡反应过程中，pHi 的降低是线粒体介导的细胞凋亡过程中 caspase 早期活化的标志，因为 pH 的降低会导致线粒体释放细胞色素 c。Caspase 是通过细胞色素 c 激活的，这个过程需要胞质的 pH 处于 6.3~6.8。

二、肿瘤细胞调节细胞内外 pH 的重要性

在正常细胞中，胞质内的离子转运蛋白将细胞内 pHi 严格调节至接近中性值（约 7.2），这些转运蛋白的活性不仅受 pHi 的变化调节，还受细胞内或细胞外信号的调节，例如癌基因、生长因子信号传导、代谢负担、低氧及渗透压变化。与正常细胞相比，肿瘤细胞中的 pHi 升高（7.3~7.6，正常为 7.2），而细胞外 pHe 降低（6.5~7.0，正常为 7.4），肿瘤细胞中这种反向的 pH 梯度可能是肿瘤发展的早期事件，并随肿瘤的进展而增加。

如果细胞中没有净产酸（或碱），即使没有专门的调节系统，组织的 pH 也可以保持恒定。但基本上所有组织（包括肿瘤）都是酸的净产生者，因为线粒体呼吸和发酵（无氧酵解）代谢分别产生大量的 CO_2 和乳酸。遗传和表观遗传的变化，以及氧的耗竭，又使肿瘤的新陈代谢趋向于糖酵解表型，为了提供充足的 ATP，就必须上调这种低产能的代谢通道，从而加剧乳酸的输出。由于肿瘤的血流异常与血液灌注不足，为有效缓解这种酸性负担设置了障碍，其结果是细胞外低 pHe 成了肿瘤微环境的化学特征。

肿瘤的快速增殖和增加的代谢产酸，这与肿瘤细胞内 pHi 较高好像是矛盾的，原因是肿瘤细胞同时上调表达了质膜离子转运蛋白（pHi 调节剂），包括 Na^+-H^+ 交换子 1（NHE1）、碳酸酐酶（CA）、MCT1/4 和 Na^+ 驱动的 HCO_3^- 交换器 NBCe 等。肿瘤细胞将 pHi 调节至碱性设定点（约 7.3）的结果是，它会产生有利于乳酸解离的胞质环境，因此，在扩散受限的组织中，胞内乳酸的显著堆积，可产生功能性后果，如抑制糖酵解和细胞周期进程。肿瘤细胞的 pH 失调，也使得肿瘤的增殖、迁移等细胞过程对微小的 pHi 变化都敏感，因此，对肿瘤 pHi 的调控可成为新的抗瘤治疗策略。

肿瘤环境酸化对代谢程序的重要性与肿瘤独特的代谢重编程，可满足肿瘤在恶劣环境下的生存和发展。肿瘤的整个代谢过程都受到有效机制的调节，使其在酸性环境下，也能使肿瘤细胞的 pHi 保持在碱性范围内。由于肿瘤细胞的代谢程序改变，癌细胞向肿瘤微环境分泌大量的乳酸。乳酸是通过 MCT4 从细胞释放出来的糖酵解产物，随后它可以被其他癌细胞吸收，这一过程称为代谢共生。HIF-2α 是帮助调节酸中毒反应代谢的关键调节剂，而 HIF-1α（即低氧诱导的转录因子 1）显示出下调的活性。在子宫颈，结肠以及咽部的肿瘤细胞中，HIF-2α 在低 pH 条件下被激活，可导致谷氨酰胺的代谢增强。谷氨酰胺的代谢受到谷氨酰胺转运蛋白或 GLS1（谷氨酰胺酶），而不是谷胱甘肽酶的表达调节。

肿瘤细胞长期与低 pH（酸性）环境的接触，可导致表型变异，急性暴露于低 pH 与抑制生长有关，这与葡萄糖酵解获得核糖的减少有关，该步骤产生的核糖将用于核苷酸的生物合成。在急性低 pH 条件下，谷氨酰胺和脂肪酸可能有助于合成核糖。在适应低 pH 条件的癌细胞发展过程中，肿瘤进化并获得适应细胞生存需求（如生物能源和抗氧化剂）与满足增殖的生物合成需求（脂质和蛋白质等）的能力。

三、pH 与肿瘤血管生成的相互作用

肿瘤脉管系统在肿瘤发展中起非常关键的作用，也是肿瘤微环境的特征标志之一。酸性 pHe 是促进肿瘤血管生长的支持介质，它通过刺激肿瘤细胞过表达 VEGF 和 EGF 支持肿瘤血管的生长，因此，VEGF 过表达也是一种适应肿瘤环境酸化和低氧的代偿策略。在这两个相反的因素中，肿瘤发展出异常的脉管系统，其特征是由内皮细胞组成的血管形成，并掺入了由恶性细胞转化形成的类内皮细胞，即模拟血管生成，从而导致“肿瘤与脉管系统的镶嵌”。VEGF，也被称为血管通透性因子（VPF），是新生血管形成过程的驱动力。它的表达被酸性 pH 激活，可导致血管渗漏、氧合减少、糖酵解增多及更低的 pH，从而形成正反馈回路，促进更多的 VEGF 产生。而肿瘤氧供的增加，则可导致线粒体 Krebs 循环的激活，因此

可以减少肿瘤间质酸化的形成，并削减VEGF的循环产生。

贝伐单抗是一种可作为VEGF拮抗剂的单抗，它对转移有抑制与预防作用，因此有非常好的临床应用前景，但还不能确定它是靶向内皮细胞还是靶向肿瘤索中的肿瘤细胞和内皮细胞。如果仅靶向内皮细胞，则可能导致由肿瘤细胞组成的肿瘤索的血管模拟形成（肿瘤的血管重塑）；如果同时以肿瘤索中的肿瘤细胞与内皮细胞两者为靶标，则可减少肿瘤血管的存在，但同时它通过对缺氧耐受表型的压力筛选，可诱导肿瘤种群结构的改变，选择性清除氧化型的肿瘤细胞，而保留耐受缺氧的亚群，这些耐受缺氧的肿瘤细胞可能正是未来肿瘤转移的主要细胞亚群。

四、乳酸脱氢酶（LDH）：肿瘤与间质的代谢联结

LDH是主要的代谢酶，既可将丙酮酸转化为乳酸，反之亦然。LDH在调节肿瘤与基质之间的营养交换中起重要作用。LDH在多种肿瘤中存在表达水平失调，包括胰腺癌、乳腺癌、鼻咽癌、胃癌、膀胱癌及子宫内膜癌，因此，LDH可能也是治疗肿瘤潜在的新靶标。

LDH是属于2-羟酸氧化还原酶家族的糖酵解途径的四聚酶，它位于细胞内，在催化丙酮酸转化为乳酸的同时，将NADH再生为NAD^+。LDH由两个不同的亚基LDHA（M）和LDHB（H）组成，由位于染色体11p15.1和12p12.1上的LDHA和LDHB基因编码。这两个亚基可以5种不同的组合形式在组织中形成同型或异型四聚体，这5种关联同工酶为LDH-1（4H）、LDH-2（3H1M）、LDH-3（2H2M）、LDH-4（1H3M）及LDH-5（4M）。不过，在脊椎动物中仅发现4个LDH同工酶，即LDHA、LDHB、LDHC及LDHD。其中前3个使用L-乳酸盐，而第4个LDHD使用D-乳酸盐。LDHA同工型主要在骨骼肌中表达，优先将丙酮酸转化为乳酸，而LDHB同工型主要在心脏和大脑中表达，优先将乳酸转化为丙酮酸。*LDHC*，也称为*LDHX*，是睾丸特异性基因，*LDHC*在乳腺癌细胞的过表达与肿瘤的侵袭与迁移有关。但在肾细胞癌患者样品中，LDHC表达显著上调，且与较短的无进展生存期呈正相关。LDHD在肿瘤中则是两种不同亚型的纯合变异，导致其酶功能丧失与D-乳酸浓度升高，这也说明LDHD在人类D-乳酸代谢中起主要作用。在透明细胞肾癌（ccRCC），LDHD的表达下调是预后不良的重要预测指标，且与总生存期差有关。单个*LDHA*或*LDHB*基因的敲除，除影响LDH活性外，不影响乳酸分泌，而*LDHA/B-DKO*（双敲除）则完全抑制LDH活性与乳酸分泌，并影响糖酵解。在常氧条件下，LDHA/B-DKO细胞通过将酵解代谢转为氧化磷酸化（OXPHOS），可降低细胞增殖而保留其生存能力，而在低氧条件下，LDHA/B-DKO对糖酵解有抑制作用，可完全终止细胞的体外生长。

肿瘤细胞中，即使在有氧情况下，糖酵解产生的丙酮酸大部分也被引导离开线粒体，借助LDH产生乳酸（Warburg效应），并通过有氧酵解过程，产生不同的前体分子，从而有利于肿瘤细胞的增殖。因此，同时靶向LDHA和LDHB可阻断细胞的能量补充和代谢中间体供应，阻止肿瘤的生长，并最终改变肿瘤细胞的代谢表型。

（一）LDHA与肿瘤

在人类肿瘤中，LDHA有助于丙酮酸快速转化为乳酸，从而最大限度地减少丙酮酸进入线粒体的TCA循环。高水平的LDHA通过促进上皮向间质转化、血管生成、细胞骨架重塑、增加细胞运动性、浸润和迁移，帮助肿瘤转移、定植和增殖。HIF-1调节糖酵解通路的编码基因之一即是LDHA，并呈氧压依赖性的调节——氧压越低，表达越高。

低于21%（常氧）的氧气浓度称为低氧，低氧等级又分为：生理性低氧，2%~9%；轻度缺氧，1%~5%；缺氧，<1%；极度乏氧，<0.1%。低氧可激活低氧诱导因子（HIF）的转录因子表达。HIF-1是由两个亚基HIF-1α和HIF-1β组成的转录因子，对微环境中的低氧敏感。在LDHA的启动子区域存在两个HIF-1转录结合位点HIF-1识别的缺氧反应元件（HRE）。*LDHA*也是C-myc应答基因，LDHA过表达对于C-myc介导的细胞恶性转化是必需的。此外，LDHA与C-myc的另

一个靶基因 *rcl* 相互作用，*LDHA* 与 *rcl* 协同作用，共同诱导锚定非依赖性生长。同样，转录因子 FOXM1 促进 LDHA 的过表达，而抑癌基因 *KLF4* 负性调控 LDHA 的转录活化。

此外，LDHA 磷酸化还通过改变细胞代谢促进肿瘤转移。研究表明，人类表皮生长因子受体 2（HER2）和禽肉瘤病毒癌基因 V-*src* 同源物（SRC）通过酪氨酸 10 残基的磷酸化激活 LDHA，进一步促进癌细胞的侵袭与转移。在肿瘤细胞中，LDHA 被酪氨酸磷酸化，FGFR1 酪氨酸激酶对 LDHA 和 LDHB 的差异调节导致酪氨酸磷酸化增加 LDHA 的稳定性，而启动子甲基化可降低 LDHB 的表达，最终使细胞代谢从氧化磷酸化转变为有氧糖酵解类型。

在鼻咽癌，LDHA 的表达还受组蛋白去甲基化酶（如 JMJD2A）的表观调控。JMJD2A-LDHA 信号传导途径的激活可上调上皮 - 间质转化（EMT），而 EMT 也是肿瘤干细胞（CSC）的特征之一。JMJD2A-LDHA 信号通路正是通过上调 EMT 相关基因（如 *Snail*、*Slug*、*E-cadherin*、*N-cadherin*、纤连蛋白、波形蛋白）和干性相关基因（如 *OCT4*、*SOX2*、*Nanog* 和 *myc*）的表达，促进肿瘤进展。

（二）LDHB 与肿瘤代谢

LDHB 在不同肿瘤中的表达也可以作为治疗反应的预测性代谢指标，在乳腺癌中，LDHB 表达是新的辅助化疗反应评估的标志。具有糖酵解与基底样表型的乳腺癌细胞系表达高水平 LDHB，稳定敲低 LDHB 可降低肿瘤细胞对糖酵解的依赖性。口腔鳞状细胞癌（OSCC）患者的 LDHB 蛋白水平升高与对新辅助化疗的反应不良，糖酵解依赖性高及治疗效果差有关。总体而言，OSCC 中高水平的 LDHB 表现出较差的总体生存率、无病生存率和对紫杉醇的抵抗；相反，敲低 LDHB 使 OSCC 细胞系对紫杉醇敏感，并诱导细胞凋亡。在骨肉瘤细胞系中，LDHB 的 mRNA 水平在转移组织中表达升高，并与患者的晚期复发与总体预后不良有关。

癌细胞表现出代谢适应性，在葡萄糖缺乏情况下，LDHB 有助于通过乳酸维持自噬。食用乳酸代替葡萄糖可以模拟癌细胞的葡萄糖缺乏状态，并促进自噬。LDHB 通过控制溶酶体活性和自噬，在癌细胞的代谢适应性上发挥重要作用，它使氧化表型癌细胞优先使用乳酸而不是葡萄糖，从而促进氧化和酵解两型细胞的增殖。LDHB 还可控制氧化型和酵解型癌细胞的溶酶体酸化，囊泡成熟和细胞内蛋白水解。LDHB 作用是在乳酸和 NAD^+ 转化为丙酮酸和 NADH 的过程中产生质子（H^+）。产生的质子（H^+）可促进癌症中的溶酶体酸化和自噬。LDHB 调节细胞自噬中的机制之一是通过与蛋白去乙酰化酶 Sirtuin 5（SIRT5）结合，通过在赖氨酸 329 位上使 LDHB 脱乙酰基来提高 LDHB 的酶活性，从而导致自噬作用增强和癌细胞的生长加速，因此，靶向 SIRT5/LDHB 通路可能对 LDHB 阳性肿瘤的治疗非常有用。

（三）LDH 介导的肿瘤与基质 CAF 之间的代谢共生

肿瘤通过改变其自身的代谢可塑性和对肿瘤微环境（TME）的代谢改造或重编程，获得对环境应激的适应能力和灵活性。肿瘤通过与基质细胞的沟通对话，帮助肿瘤细胞满足其代谢需求。肿瘤细胞实现此目标的方法之一是招募创建“肿瘤微环境”中看似正常的细胞，这些看似正常的肿瘤相关基质细胞（tumor-associated stromal cell，TASC）不是被动的旁观者，而是通过 TME 整体的代谢重编程，支持恶性细胞的生长。TASC 通过提供额外的营养作为旁分泌因子来支持肿瘤细胞，并补充局部脉管系统提供的营养储备。

在肿瘤微环境中，与肿瘤相关的成纤维细胞（CAF）是最异质和最丰富的 TASC 基质细胞类型，可能来自间充质，是实体瘤中与肿瘤细胞并存的具有间充质样特征的优势细胞类型。在 TME 中，CAF 的存在对支持自噬的肿瘤细胞生长起主要作用。肿瘤细胞主要以酵解代谢方式将葡萄糖转化为丙酮酸并产生乳酸，产生的乳酸随后通过乳酸转运蛋白 MCT4 的表达增加而离开肿瘤细胞。TME 中乳酸浓度的增加会触发邻近基质细胞，例如，hMSC/CAF 中的 MCT1、LDHB 表达，然后这些基质细胞吸收了肿瘤挤出的乳酸。在 CAF 中存在的 LDHB 的帮助下，流入胞内的乳酸被转化为丙酮酸和NADH，所产生的丙酮酸可满足CAF的能量需求，因此，减少了CAF对葡萄糖的消耗和利用，从而通过这样的代谢互作，获得与肿瘤细胞共生。

肿瘤细胞与成纤维细胞之间对话的另一种方式是形成双向互作的信号传递回路，该双向互作回路是由诸如细胞因子和其下游信号效应因子等分泌成分组成的信号传导网络，这种正反馈回路的信号循环有利于促进肿瘤生长。肿瘤介导的基质代谢重编程驱动整个TME中的代谢变化，并通过基质－肿瘤代谢的耦合提供肿瘤细胞生长必须需代谢资源。然而，目前几乎所有的抗癌疗法都专门针对癌细胞，显然，未来应该设计更新颖的整合治疗策略，以有效阻断肿瘤与TASC基质细胞的互作，尤其是对于基质丰富的实体肿瘤。

（四）血清LDH酶谱变化与肿瘤患者的临床预后

当细胞受损时，细胞中存在的LDH会释放到血流中，因此，通过对血清LDH酶谱分析测定，可作为实体肿瘤的预后观测指标。整合分析研究显示，血清LDH水平升高与实体瘤患者（如肾细胞癌、前列腺癌、胃癌、黑色素瘤、鼻咽癌及肺癌）的不良生存率之间存在高度相关性，说明LDH可作为晚期癌症患者预后预测的生物标志物。整合分析研究还显示，血清LDH水平以及TNM分期可以更准确地预测肿瘤发生的风险，并可作为预测整体生存期（OS）、无病生存期（DFS）及远处无转移生存期（DMFS）可靠的独立生物标记物。血清LDH也是胸腺癌患者和高级别骨肉瘤患者中无进展生存期（PFS）降低的独立预测因子与骨骼转移的强力预测因子。肝细胞肝癌（HCC）患者术前血清LDH水平越高，肝切除术后OS和DFS的预后越差；同样，鼻咽癌患者术前血清LDH水平越高，其OS和5年DFS率则越低。

血清LDH不仅是OS的重要预后指标，还可作为对化疗反应的预测指标。血清LDH水平是吉西他滨姑息治疗的晚期胰腺癌患者OS的预测指标，并且与全身炎症反应有关；血清LDH水平也是鼻咽癌（NPC）接受新辅助化疗（NCT）和常规放疗（RT）或同期放化疗治疗患者OS预后的独立预测指标。晚期三阴性乳腺癌（TNBC）患者（年龄>40岁）基线LDH水平显著升高（>250U/L），并且血清LDH水平与转移部位的转移灶数量多少与不良预后之间也有较强的相关性。

五、乳酸转运及转运蛋白MCT在肿瘤的表达调控

（一）LDH的代谢底物——乳酸

乳酸是一种3-碳羟基羧酸，通常被认为是厌氧代谢的废物。乳酸在人体内生产与消耗乳酸的细胞之间穿梭，在人体的正常生理中起至关重要的作用，可作为机体主要的替代能源、糖异生的主要前体、信号分子和乳酰化表观修饰的活性基团。乳酸在耐力训练中可作为体内的替代燃料，神经元星形胶质细胞通过乳酸穿梭作为大脑的能源，乳酸还经常充当内分泌激素。在人体中，乳酸主要由葡萄糖和丙氨酸合成，并主要由骨骼肌、心脏和大脑消耗和释放。在正常情况下，乳酸主要在肌肉中产生，由肝脏清除，并可通过Cori循环在肝脏中转化为葡萄糖，从而成为替代能源。乳酸向丙酮酸的相互转化依赖LDH酶的催化，而乳酸完全氧化需要足够的氧浓度和健康的线粒体。肿瘤细胞中乳酸的含量很高，乳酸以多种方式促进肿瘤生长，肿瘤乳酸水平与较高的转移、复发和较差的治疗结果之间存在临床相关性。存在于TME中的乳酸可以被肿瘤细胞作为次级能源代谢，可穿梭回邻近的癌细胞、基质细胞和血管内皮细胞中。乳酸主要通过MCT1/4与质膜结合的单羧转运蛋白的转运进出细胞，其中MCT1主要参与乳酸的摄取，而MCT4参与乳酸的释放。

（二）肿瘤的乳酸转运

肿瘤代谢程序的重编程产生的主要代谢物是乳酸，其跨膜的转运需要属于单羧酸酯转运蛋白家族的转运蛋白MCT 1~4的摄取与排泌，MCT促进单羧酸盐（包括乳酸、丙酮酸、乙酰乙酸和β－羟基丁酸酯）的跨膜转运，细胞表面糖蛋白CD147作为MCT乳酸转运必不可少的伴侣蛋白。MCT1和MCT4亚型与癌细胞的高糖酵解表型密切相关，这些转运蛋白对单羧酸表现出不同的亲

和力。在大多数组织中都有 MCT1 表达，它与乳酸的摄取 / 胞外排泌有关，而 MCT4 在高酵解组织的乳酸输出中发挥重要作用。MCT 的表达与细胞定位因肿瘤而异，MCT 蛋白在多种实体肿瘤中均表达上调，例如结肠癌、成胶质细胞瘤、乳腺癌、前列腺癌、胃癌等，因此，这些转运蛋白有望成为肿瘤的治疗靶标。

（三）肿瘤中 MCT 的表达调控

MCT 由溶质载体 16（*SLC*16）基因家族编码。在该家族的 14 个成员中，MCT1/SLC16A1、MCT2/SLC16A7、MCT3/SLC16A8 和 MCT4/SLC16A3 与 H^+ 质子一起传递单羧酸根离子，这些被动转运蛋白主要定位在质膜上，它们可以根据底物的浓度梯度双向运行。其中，MCT2 是对单羧酸盐亲和力最高的转运蛋白，其次是 MCT1。尽管乳酸不是 MCT 的唯一底物，但乳酸是体内含量最丰富的，特别是在肿瘤中浓度高达 40mM，因此，后面主要讨论 MCT 与肿瘤中乳酸的转运。

生理上，MCT 的表达水平受转录、转录后、翻译和翻译后调控的影响。在转录水平上，运动可上调肌肉中 *MCT*1 和 *MCT*4 基因的表达，可能是运动对一磷酸腺苷（AMP）激活的蛋白激酶（AMPK）与过氧化物酶体增殖物激活的受体 γ 共激活因子 1-α（PGC-1α）通路激活的结果。缺氧可刺激 MCT4 的转录，因为该基因的启动子区域存在缺氧反应元件（HRE），使其成为 HIF-1 的直接靶基因。缺氧还能够诱导 MCT1 和 MCT2 转录。其他可以影响 MCT 表达的转录因子有活化 T 细胞的核因子（NFAT）、NFkB、HIF-2、myc 等。

MCT 蛋白的稳定性与其在质膜和亚细胞定位及其功能有关，MCT 与多功能免疫球蛋白家族的伴侣糖蛋白存在物理互作，CD147/basigin 是 MCT1、MCT3 和 MCT4 的主要伴侣，而 gp70/embigin 是 MCT2 的主要伴侣。CD147 和 gp70 分别与 MCT 的跨膜结构域 TM3-6 和 C 末端结构域相互作用。功能活跃的 MCT1 形成二聚体，该二聚体与细胞膜上的两个 CD147 蛋白相互作用。这些功能单元可以募集额外的蛋白质以形成超复合物，MCT1 与 L6 细胞线粒体中的细胞色素 c 氧化酶（COX），MCT1 和 MCT4 与碳酸酐酶 CA2 和 CA6 相互作用，从而共同促进乳酸跨膜运输，而与 CA 催化活性无关。MCT 及其相关伴侣蛋白的稳定性相互依赖，分子伴侣的丧失可导致 MCT 在细胞内囊泡中与质膜上的表达异常。在单层上皮细胞中，CD147 可确保 MCT1 极化，而 MCT3 和 MCT4 相互影响 CD147 极性。*CD*147 基因表达是由缺氧诱导的，这也可能是缺氧诱导 MCT1 表达的原因。MCT 在细胞质膜上的水平取决于它们的周转率和回收率，c-AMP 信号转导将 MCT1 靶向内皮细胞中的自噬体和溶酶体，从而减少质膜上功能性 MCT1 的聚集。

肿瘤高水平的 MCT 表达，从转录的角度看，可能有几种不同的机制参与肿瘤 MCT 的异常表达。缺氧可通过 HIF-1 直接激活 MCT4 的表达，或间接诱导其他两种亚型 MCT1、MCT2 和 MCT4 基因的表达。致癌性 myc 信号传导可直接触发 MCT1 和 MCT2。MCT1 还是 Wnt 信号通路的直接靶基因，Wnt 激活与糖酵解中的乳酸输出增加耦合。NF-κB 信号传导和 *p*53 功能丧失可进一步触发 MCT1 转录。PGC-1α - 雌激素相关受体 α（ERRα）信号支持 MCT1 的转录，并且在运动荷瘤小鼠中该轴受到抑制。胞外酸化可以激活 HIF-2 和 myc，从而刺激 MCT1 的转录。谷氨酰胺水平可影响 HIF-1 活性和 MCT4 表达。最后，细胞外乳酸刺激其与受体 GPR81 的结合，可触发未知的信号级联反应，从而增加胰腺导管腺癌（PDAC）细胞系中 *MCT*1 和 *MCT*4 基因的表达。相反，MCT 表达降低可能是由于基因启动子的过度甲基化，导致乳腺癌中 *MCT*1 和结直肠癌的 *MCT*4 的表达沉默。

在雌激素受体下游起作用的 miR-342-3p 缺失会增加三阴性乳腺癌（TNBC）细胞中 MCT1 的表达；而 miR-1 间接调控 MCT4 的表达，其作用可能是通过降低 Smad3-HIF-1 信号转导，最终导致酵解性结直肠癌细胞中 *MCT*4 的表达下降。在营养胁迫条件下观察到 MCT1 蛋白翻译后的稳定性变化，可能涉及依赖线粒体活性氧（mtROS）的机制。葡萄糖剥夺诱导自噬并激活 Wnt-β-catenin 信号传导，而 β-catenin 的下调降低了肝癌细胞中 MCT1 的表达，从而使自噬与 MCT1 的高表达呈正相关。此外，在乳腺癌和前列腺癌细胞系中，MCT1、MCT4 和 CD147 与透明质酸受体 CD44 复合物存在互作，其中，CD44 可以作为 MCT1 和 MCT4 的附加伴侣，而 CD44 信号转导的减弱会降低乳腺癌细胞系中 MCT 的质膜表达，并削弱其对乳酸的转运活性。

（四）MCT 与 TME 中乳酸的交换和“代谢共生”

长期以来积累在细胞外基质中的乳酸被认为只是代谢废物，但现有证据表明，这种富含能量的代谢产物是富氧癌细胞亚群的能源底物。MCT 不仅在癌细胞中，而且在基质细胞中也表达，并在肿瘤中发挥多种活性，包括在代谢交换和代谢信号传导（图 11-3-1）。表达 MCT1 的氧化性癌细胞能够摄取表达 MCT4 的酵解癌细胞所分泌的乳酸，由于氧化性癌细胞优先使用乳酸作为氧化燃料，因此它们保留了葡萄糖，从而使酵解性癌细胞更容易获得葡萄糖。这种合作关系被称为肿瘤细胞间的“代谢共生”。除 MCT 外，乳酸还可通过连接蛋白 43 有效地从细胞间转移到细胞内，连接蛋白 43 形成细胞间通道，允许乳酸从其生产细胞扩散到肿瘤合胞体的消耗部位。

乳酸一旦存在于氧化性癌细胞的胞质溶胶中，就会被 LDHA 氧化为丙酮酸，这意味着 $NADH^{+}H^{+}$ 中的 NAD^{+} 同时被还原。丙酮酸和 NADH（通过苹果酸－天冬氨酸穿梭物）可以为 TCA 循环提供燃料。在非小细胞肺癌（NSCLC）模型中，尤其是在小鼠原位移植后，乳酸对 TCA 循环的贡献超过了葡萄糖。在转移性肿瘤中情况可能相反，骨转移中的酵解乳腺癌细胞通过乳酸促进氧化性破骨细胞代谢，促进骨吸收，从而有利于肿瘤转移灶的形成。与葡萄糖驱动的线粒体呼吸相比，氧化乳酸代谢为富氧癌细胞提供了至少四个优势。首先，与有氧糖酵解相比，每消耗 1 个乳酸分子产生的 ATP 产量高 7.5 倍。其次，优先利用乳酸的肿瘤细胞将多余的能量用于糖酵解酶的合成和维持，以及糖酵解过程中葡萄糖和 6- 磷酸果糖的磷酸化。LDH-A 对乳酸的氧化还为细胞提供了能量丰富的 NADH，它可以通过苹果酸－天冬氨酸穿梭为线粒体电子传输链（ETC）提供燃料。最后，LDH-1 催化的反应促进了溶酶体的酸化和自噬小泡的成熟。自噬对于氧化性癌细胞特别重要，因为这一过程对于氧化蛋白质和细胞器（包括线粒

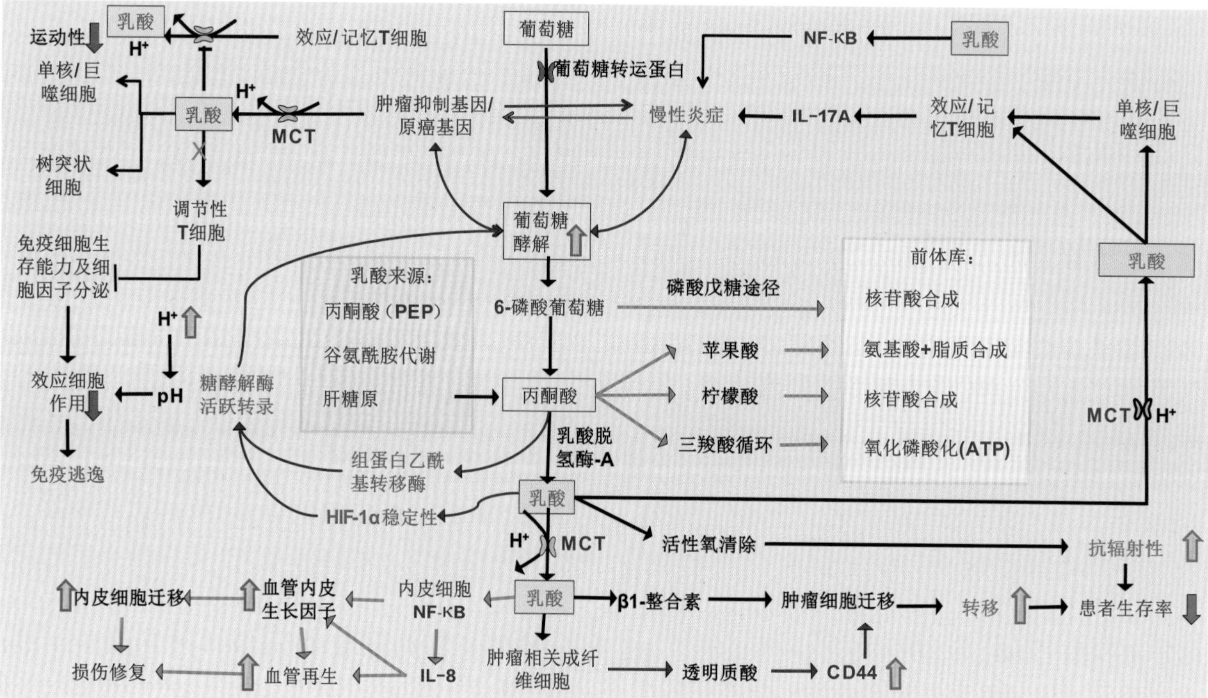

图 11-3-1 肿瘤乳酸代谢及其对免疫微环境的改造与肿瘤转移和免疫逃逸

体）的再循环是必需的，这些线粒体可能会因自身的 mtROS 产生而受损。此外，由于 MCT 是被动转运蛋白，因此高浓度的外源性乳酸可抑制乳酸从高度酵解细胞中流出，这是抗癌免疫的一个严重问题，细胞外乳酸会损害细胞毒性 T 淋巴细胞（CTL）和活化的单核细胞的糖酵解活性，影响它们的增殖和功能，从而增强肿瘤的免疫抵抗力（导致肿瘤的免疫耐受和免疫逃逸）。

基于（+）-[^{18}F]-3- 氟 -2- 羟基丙酸酯（18-Flac）作为乳酸示踪剂的正电子发生扫描成像（PET），可跟踪肿瘤中乳酸的氧化代谢和肿瘤与基质细胞之间的乳酸交换及代谢共生。从代谢的观点来看，低氧癌细胞别无选择，只能进行厌氧糖酵解才能生存，因此必须获取大量的葡萄糖。比较而言，氧化型癌细胞可以使用几种不同的代谢燃料，当附近的酵解型细胞提供乳酸（通常是 MCT4 依赖的排泌过程）时，它优先使用乳酸作为葡萄糖的氧化燃料（通常是 MCT1 依赖的摄取过程），这增加了酵解型癌细胞的葡萄糖利用率。氧化型癌细胞也可通过迫使宿主细胞进行糖酵解代谢而获得额外的乳酸，当无法获得乳酸或抑制 MCT 时，氧化型癌细胞会转换为基于葡萄糖的新陈代谢，从而使其他细胞失去这一重要资源，最终“饿死”缺氧的癌细胞。因此，MCT1 和 MCT4 抑制剂可以阻止肿瘤中的乳酸交换，破坏肿瘤与基质 TASC 之间的代谢共生关系。

（五）MCT 促进肿瘤的转移

在人类中，高 MCT1 和高 MCT4 表达通常与不良预后相关，而 MCT2 表达与良好的预后相关。临床数据显示，MCT1 的高表达与大肠癌的浸润和多种肿瘤类型的转移有关。与原发肿瘤相比，在转移性 NSCLC 中 MCT1 过表达，而黑色素瘤中 MCT4 过表达，这提示 MCT1 和 MCT4 对转移过程的贡献。研究证实 MCT1 可诱导乳腺癌、肺癌、胶质母细胞瘤和骨肉瘤细胞系的迁移和侵袭。从机制上讲，抑制 NF-κB 信号传导与敲低 MCT1 减少骨肉瘤细胞迁移的机制偶合，即沉默 MCT1 的表达可抑制 NF-κB 信号传导及癌细胞的迁移和体内原发性肿瘤的转移扩散，恢复其表达的同时也恢复了癌细胞 NF-κB 依赖性的迁移，因此，MCT1 可以直接或间接与 NF-κB 信号通路的上游成分相互作用。此外，基质细胞中的 MCT1 活性也可能有助于转移：阻断内皮细胞和破骨细胞中的乳酸流入，均可削弱肿瘤诱导的血管生成和骨吸收。

与 MCT1 相似，敲低 MCT4 的表达同样会阻碍肿瘤的迁移和转移，MCT4 沉默可导致溶酶体中 CD147 的异常积累，上皮性标记物 E-Cadherin 的上调和间充质标记物 Vimentin 的下调。MCT4，可直接与迁移细胞的扁平伪足上的 β-integrin（整联蛋白）相互作用，而 MCT4 活性的丧失可能会改变跨膜局部 pH 梯度，并影响整联蛋白的信号传导和细胞黏附。CD147 是 MCT1 和 MCT4 共有的分子伴侣蛋白，可通过激活基质金属蛋白酶来触发癌细胞的迁移、浸润和转移。鉴于乳酸代谢在肿瘤侵袭性和治疗反应上的重要作用，因此，应该在临床进一步探索乳酸代谢与乳酸转运抑制剂与经典抗瘤疗法，特别是分子靶向药物和免疫疗法的整合。

六、代谢物乳酸驱动的受体信号传递与肿瘤

除了作为代谢底物外，乳酸还是调节基因表达和蛋白质激活的信号分子。乳酸确实可以被认为是一种促进肿瘤代谢物信号，它影响与肿瘤进展相关的过程，如肿瘤血管生成、氨基酸代谢、组蛋白去乙酰化酶（HDAC）、GPR81 信号传导和抗肿瘤免疫（图 11-3-1）。细胞内的乳酸可激活 NDRG3-Raf-ERK1/2 信号通路促进肿瘤生长。一旦输出（通常依赖于 MCT4 的过程），细胞外乳酸可与氧化型癌细胞中的乳酸受体 GPR81 结合，支持线粒体的生物效应、乳酸运输和信号传导。它也可以进入细胞（通常是 MCT1 依赖性过程），从而促进促血管生成与谷氨酰胺分解。同样，内皮细胞也表达 MCT1，因此可以摄取乳酸，并触发促血管生成信号的传导。

（一）乳酸与乳酸受体 GPR81 的激活

细胞外乳酸可以结合 GPR81，GPR81 是一种乳酸激活的 G 蛋白偶联受体。在生理环境中，GPR81 的活化可在体外抑制脂肪细胞的脂解作

用，并在体内降低循环中游离脂肪酸（FAA）的浓度。GPR81 在 PDAC 和乳腺肿瘤组织及一些肿瘤细胞系中表达上调，GPR81 在转录上刺激并诱导 MCT1、MCT4、CD147 和 PGC-1α 的表达，从而促进乳酸摄取和氧化（乳酸）代谢。因此，GRP81 上调表达促进，而其下调则抑制 PDAC 异种移植瘤在小鼠的生长。在乳腺癌细胞中，沉默 GPR81 的表达可减少促血管生成因子引起的 ATP 产生，刺激细胞凋亡和 CREB 依赖性基因转录，同时抑制异种移植瘤的血管生成和肿瘤生长，说明乳酸对 GPR81 的刺激既支持癌细胞对乳酸的摄取，又支持乳酸诱导的血管生成，因此通过与细胞内乳酸摄取与代谢的协同作用，可促进肿瘤的生长和进展。

（二）乳酸诱导肿瘤血管生成

乳酸是促血管生成剂，在氧化型癌细胞和内皮细胞中，乳酸通过 MCT1 流入，并被 LDH-A 氧化，生成丙酮酸，作为促血管生成的胞质信号。相比之下，由于不利的跨膜 pH 梯度，高度酵解的癌细胞对乳酸大量涌入具有抵抗性。丙酮酸，而不只是乳酸，本身也被认为是一种伪低氧信号，其作用于 HIF 脯氨酸羟化酶（PHD1~3），尤其是 PHD2。在氧气和辅因子 α-酮戊二酸和维生素 C 的存在下，PHD 酶催化 HIF-1α 在脯氨酸残基上的羟基化，促进 HIF-1α 亚基经由蛋白酶体介导的靶向降解。在低氧条件下（0.05%~5%O_2），PHD 和 HIF-1 抑制因子（FIH-1）被抑制，HIF-1α 蛋白稳定，并易位进入细胞核，与 HIF-1β 二聚并与 p300/CREB 结合，从而激活低氧转录程序。PHD 和 FIH-1 属于 Fe（Ⅱ）/2-氧戊二酸酯依赖性双加氧酶（OGDD）超家族，可将 HIFα 上的目标残基羟基化。这些酶也是 O_2 传感器，因为它们的 Km 约为 100μM，而组织中的氧气浓度约为 10~30μM，因此，细胞内 O_2 浓度成为生理条件下这些酶活性的限制性调控因素。同样，细胞内丰富的 α-KG 也调节 PHD 的活性，从而控制对低氧环境的反应；α-KG 的 PHD Km 约为 50μM，非常接近其在细胞内的生理浓度。因此，即使在氧足够丰富的背景下，PHD 活性也可以被氧化剂或 α-酮戊二酸竞争性抑制，故 α-KG 含量的轻度变化也可能干扰 PHD 活性，从而导致肿瘤细胞代谢的明显改变。这样，由乳酸大量产生的丙酮酸，通过 α-酮戊二酸竞争与 PHD 的结合，致常氧情况下，氧化型癌细胞中的 PHD 活性被抑制，使 HIF-1α 蛋白不被降解而稳定表达，从而形成伪低氧。

另一个 PHD2 靶标，N-myc 下游调节基因 3（*NDRG3*），也是肿瘤中的血管生成调节剂。在常氧条件下，PHD2 靶向 *NDHD3* 的蛋白酶体降解。但是，在长时间缺氧与细胞内乳酸积累的情况下，激活 *NDRG3* 及 Raf-ERK 通路，从而支持肿瘤的生长和血管生成。尽管 *NDRG3* 受 PHD2 负调控，但胞内乳酸并不是通过抑制 PHD2 活化来影响 *NDRG3*，而主要是通过直接结合 *NDRG3* 来刺激其活化。在内皮细胞和巨噬细胞中，乳酸的促血管生成作用还与 VEGF（poly）ADP-核糖基化的减少有关，即 NAD^+ 依赖的翻译后修饰限制了 VEGF 的活性。LDH-A 和（聚）ADP-核糖基转移酶竞争 NAD^+：乳酸氧化成丙酮酸降低了 NAD^+ 的水平，从而使 VEGF（聚）ADP-核糖基化被抑制。

（三）乳酸刺激氨基酸代谢

在表达 MCT1 的癌细胞中，乳酸的第 2 种信号传导活性与其对氨基酸代谢的正向调节有关。在这些细胞中，乳酸源性丙酮酸对 PHD 的抑制作用不仅会导致 HIF-1α 蛋白稳定，而且还会导致 HIF-2α 稳定和 HIF-2 活化。HIF-2 可以增强 myc 信号传导，从而通过增强谷氨酰胺转运蛋白 ASCT2 和 GLS1 的表达，促进谷氨酰胺的摄取和代谢。而且，乳酸诱导的谷氨酰胺代谢可激活 mTOR，mTOR 是关键的营养传感器和细胞生长的主要调节剂，可刺激蛋白质合成。

（四）乳酸抑制组蛋白去乙酰化酶与乳酰化修饰

乳酸抑制 HDAC，导致组蛋白高度乙酰化、染色质紧密度降低和基因表达改变。乳酸诱导的过度乙酰化促进 DNA 修复，并促进癌细胞对化疗的抵抗，而 GPR81 沉默和 MCT1 抑制均可干扰此过程。因此，乳酸诱导的组蛋白超乙酰化将细胞外乳酸与细胞内表观调控、基因组稳定性和治疗耐受联系起来。在对巨噬细胞的极化表型研究发现了乳酸的一种全新功能——可参与组蛋白赖氨酸乳酰化修饰，以调节巨噬细胞中的基因表达和表型变化。使用暴露于细菌的 M1 巨噬细胞作为模型系统，发现组蛋白赖氨酸乳酰化与赖氨酸乙酰化修饰具有不同的时相性——在 M1 型巨噬细胞极化的后期，组蛋白的乳酰化作用增强，可诱导涉及伤口愈合的稳态基因表达。说明 M1 型巨噬细胞中内源性“乳酸钟”可通过开启基因的表达，促进巨噬细胞极化与表型转化，维持机体内稳态的平衡。因此，与组蛋白的乙酰化与去乙酰化等表观调控一样，组蛋白赖氨酸乳酰化修饰可能代表了一个全新的、与机体乳酸代谢状态直接相关的表观调控机制，这增进了对乳酸生理功能及其在各种病理状况（包括感染和肿瘤）中作用的了解。

（五）乳酸诱导的免疫耐受

在肿瘤中，乳酸通过抑制 T 细胞增殖、树突状细胞（DC）成熟和自然杀伤（NK）细胞活化来削弱抗瘤免疫力，促进肿瘤的免疫逃逸与免疫耐受（图 11-3-1）。在 T 细胞增殖时，活化的 CTL 依赖于糖酵解并通过 MCT1 输出乳酸，乳酸以剂量依赖的方式反馈性抑制细胞毒性 T 淋巴细胞（CTL）的增殖。由于转运蛋白的活性是由跨质膜的乳酸和质子的浓度驱动的，因此在肿瘤区域已经积累起来的乳酸会阻止乳酸从 T 细胞内流出，从而阻止 CTL 的增殖。在分子机制上，乳酸可抑制 T 细胞和 NK 细胞中 NFAT 的表达。鉴于 MCT1 对于免疫应答中 CTL 增殖的重要性，MCT1 抑制剂被开发作为防止组织器官移植排斥的免疫抑制剂。在抗原呈递 DC 中，乳酸可通过降低 NF-κB 与 DNA 的结合效率来阻挠 DC 成熟。相反，乳酸促进骨髓来源的抑制细胞（MDSC）中外周血单核细胞的分化，降低 NK 细胞的活性，从而进一步促进了肿瘤的免疫抑制作用。敲低肿瘤细胞中 LDHA 的表达可导致肿瘤生长被抑制，在增加 NK 细胞活性的同时，减少了 MDSC 的数量。生酮饮食在一定程度上可阻止肿瘤内乳酸的积累，部分重现 LDHA 敲低的这种抗瘤作用。

在细胞微环境中，免疫细胞和其他细胞面临竞争以共享营养物质，例如葡萄糖、氨基酸、脂肪酸和代谢产物（包括乳酸）。肿瘤通过增加葡萄糖的消耗，限制 T 细胞对葡萄糖的摄取与代谢，减弱 T 细胞 mTOR 活性、糖酵解能力和 IFN-γ 的产生，进一步促进肿瘤的发展。幼稚的 T 细胞依赖于氧化磷酸化，但会通过增强糖酵解代谢以满足其活化与增殖的代谢需求，这种对糖酵解代谢的依赖性将 T 细胞（包括 $CD4^+$Th1，Th2 和 Th17 效应细胞）与 Treg 细胞从代谢上区分开来。乳酸提供肿瘤细胞和基质细胞之间的免疫代谢偶联，并通过削弱 $CD8^+$T 细胞的细胞毒性功能，上调抑制分子，下调共刺激分子，增加免疫抑制细胞因子的产生，抑制单核细胞向 DC 的分化并最终抑制免疫监视。TME 中的高乳酸水平可通过多种方式帮助 Treg 细胞的代谢适应，其一是通过 Treg 的转录因子 Foxo3 的活化，抑制糖酵解和增强氧化磷酸化来代谢重编程 T 细胞，从而使 Treg 在低葡萄糖和高乳酸的条件下有效地发挥作用。炎性信号通路（NF-κB）在肿瘤与基质相互作用中也起重要作用，乳酸通过 MCT-1 直接进入内皮细胞并激活 IκBα 的磷酸化降解，以刺激 NF-κB 自分泌 IL-8 来调节肿瘤微环境，促进肿瘤细胞的迁移、血管生成和肿瘤生长（图 11-3-1）。而巨噬细胞活化与 mTORC2-IRF4 信号轴介导的巨噬细胞的代谢重塑与代谢重编程有关，这是其替代激活不可或缺的。乳酸的信号转导也可抑制机体的抗瘤免疫，乳酸可激活 IL-23/IL-17 促炎信号通路的转导，并促进巨噬细胞向 M2 型表型转变。前述的组蛋白翻译后修饰——组蛋白赖氨酸乳酰化可调节巨噬细胞中基因的表达，在伤口愈合过程中诱导出类似 M2 的表型，因此，肿瘤组织中乳酸产生的增加，可通过组蛋白赖氨酸乳酰化这种表观遗传修饰，促进巨噬细胞向 M2 表型的转变。

（六）肿瘤酸性微环境对 ECM 的结构重塑

细胞外基质（ECM）是细胞胞外的一个三维分子网络，可为周围细胞提供结构和生化支持。在肿瘤演变过程中，ECM 的结构与组成均与缺氧和酸性肿瘤微环境密切相关，ECM 的主要成分包括纤维蛋白，例如胶原蛋白、弹性蛋白、纤连蛋白和层黏连蛋白，以及蛋白聚糖（PG），对于转移的几个环节，包括从周围基质的脱离、迁移和局部浸润等，ECM 和酸性 TME 之间的相互作用都很重要。肿瘤转移的早期事件可能是受细胞内、外局部 pH“失衡”——“反向 pH 梯度”的驱动，酸性的细胞外 pH 通过诱导和激活 ECM 消化酶，包括基质金属蛋白酶和组织蛋白酶，来刺激癌细胞的迁移过程。在生理条件下，MMP 具有控制各种器官结缔组织稳态的作用；然而，在酸性 TME 中，这些酶的丰度和活性被高度激活，从而成为 ECM 重塑中的关键驱动因素。此外，在基质降解过程中，还释放出螯合的促肿瘤形成因子，包括生长因子、细胞因子和趋化因子，这些因子进一步增强与肿瘤细胞浸润迁徙相关的信号传导。

肿瘤酸性微环境与脂滴代谢及肿瘤转移：肿瘤酸性微环境可影响肿瘤细胞的代谢表型，并增强其转移潜能。外源脂质［（如 FA、脂蛋白（LP）或细胞外囊泡（EV）］和内源脂质（通过 FASN 的转录激活产生）均可存储在脂滴（LD）中，赋予肿瘤脂质负载的表型，同时增加其转移的潜力。酸性 TME 可以不同的方式影响脂质的代谢，局部酸中毒和缺氧会通过肝素糖基化蛋白（HSPG）刺激外源性 LP 的内化；而甾醇调节元件结合蛋白（SREBP）可以在酸性条件下通过 pHi 的改变被活化。此外，在适应酸中毒的细胞中谷氨酰胺代谢增加，为脂肪酸的合成提供底物 AcCoA 的来源。

LD 是由中性脂质和胆固醇酯在胞质区室中积聚并被单层质膜包裹形成的亚细胞器，质膜周围被脂蛋白和其他特定的外壳蛋白包围。LD 的异常积累见于多种类型的肿瘤，LD 的积累受酸中毒、缺氧与抗瘤治疗等环境压力的影响，并可由胞内新生脂肪和（或）通过对胞外脂质的摄取介导。SREBP 是脂肪合成程序的主要调节器，它控制胆固醇的稳态并调节脂质摄取［如低密度脂蛋白受体（LDLR）］和胆固醇的生物合成（如 HMGCoA 合成酶和还原酶等靶基因的表达），胞外酸中毒通过 SREBP 的核易位间接激活 SREBP 信号通路。伴随细胞外酸中毒增加的 pHi，致 SREBP 相关基因的表达激活，但 pHi 变化与 SREBP 激活的机制仍不清楚。溶血磷脂酰胆碱酰基转移酶 2（LPCAT2；磷脂酰胆碱合成中的关键酶）的表达增加，与 LD 含量增加相关，并与结肠癌中的 LD 共定位。LD 促进化疗耐药性，而阻碍 LD 的形成，可抑制与逆转耐药的表型。在实验性肺癌模型中，载有 LD 的癌细胞转移潜能增加，同样，在前列腺癌患者的转移灶中发现 LD 有过量蓄积。此外，抑制胆固醇的酯化作用可通过下调 Wnt/β-catenin 通路抑制前列腺癌模型中转移灶的发展。PTEN 是 SREBP 脂肪生成途径的负性调节剂，在前列腺癌中普遍缺失，在转移性前列腺癌的模型中，PML 和 PTEN 的共同丢失可通过 SREBP 的激活，驱动肿瘤的转移，而抑制 SREBP 依赖性新生脂肪的形成，可抑制前列腺癌细胞的生长和转移。在转移性胰腺癌中，通过阿维西米（Avasimibe）抑制酰基辅酶 A 胆固醇酰基转移酶 -1（ACAT-1）来防止游离胆固醇的酯化，减少 LD 中胆固醇酯的异常蓄积，可显著抑制胰腺癌细胞的迁移和侵袭及其向淋巴结和肝脏的转移扩散，这是因为非酯化游离胆固醇的积累可引起内质网应激升高，进一步可导致细胞凋亡。在神经胶质瘤模型中，阿维西米治疗后的游离胆固醇蓄积，可致胶质瘤细胞的死亡，并延长荷瘤动物的存活时间。尽管 LD 在转移过程中的确切作用仍不清楚，但 LD 可能充当信号脂代谢产物的底物库，类花生酸（如前列腺素、白三烯）是源自花生四烯酸代谢的信号脂，在炎症反应和肿瘤发生等病理过程中发挥重要作用，因此，LD 与肿瘤的发生、发展有关联。

上述证据主要涉及内源性脂质代谢的作用，胞外脂质源在转移中亦起作用。CD36 参与脂肪酸和胆固醇的摄取及 FA 代谢的信号转导，靶向 CD36 的中和抗体可抑制肿瘤转移，CD36 对于转移的初始步骤很重要，阻断 CD36 的作用，致 LD 的积累和脂毒性。腹膜腔中的常驻脂肪细胞可在卵巢癌细胞中诱导肿瘤 CD36 表达，可增加肿瘤细胞对脂肪酸的摄取和积累，因此，沉默 CD36 的表达可导致转移性卵巢癌细胞的迁移和集落形成能力受损。此外，脂肪酸结合蛋白 4（FABP4，一种低氧诱导的脂质转运蛋白）也在卵巢癌转移中发挥作用，FABP4 在转移细胞中的过表达可促进脂肪酸的有效摄取和内化，从而有利转移肿瘤细胞的生长。同样，FABP7 水平的升高与乳腺癌患者的较低生存率和较高的脑转移发生率相关，FABP7 在 HER2 阳性乳腺癌细胞的代谢重编程中发挥重要作用，FABP7 通过上调关键转移基因（如整合素、*Src* 和 *VEGFA*），促进糖酵解表型和脂质小滴的储存，从而促进 HER2 阳性转移肿瘤细胞的生长及其在脑微环境中的代谢适应和生存。微环境的脂肪酸可能是来自局部组织中脂肪细胞的分泌，因此，转移性肿瘤可通过与 TME 中的正常脂肪细胞在脂肪酸代谢与利用上的相互作用，形成一个肿瘤转移的代谢“共生”模式。

（廖　勇　李祖俐　王　全）

第 4 节　肿瘤代谢与肿瘤免疫

一、代谢与免疫

免疫细胞的分化、成熟可能随着局部环境变化的影响而波动，细胞的代谢信号与代谢产物不仅为免疫细胞增殖与存活提供了底物和能量，而且还引导免疫效应细胞的功能活化和细胞分化。与肿瘤细胞不同，免疫细胞不受“达尔文进化压力”的影响而使它们适应发展中的肿瘤，但不可避免地会受到局部营养剥夺的影响。因此，免疫细胞必须在代谢上适应这些环境的变化，以执行其必要的功能。此外，肿瘤细胞中发生的代谢变化会影响免疫细胞功能，并有助于肿瘤的免疫逃逸。

肿瘤的高度异质性，也可能与广泛的免疫细胞浸润肿瘤组织有关，在适应性免疫细胞中，比较清楚的是浸润肿瘤的 T 淋巴细胞，包括各种不同的表型亚群（$CD4^+$ 和 $CD8^+$），不同的功能效应［免疫效应细胞（Teff）、记忆 T 细胞（Tm）］和不同的分化状态［$CD4^+$ 辅助 T 细胞（Th1/2）、$CD4^+$Th17、$CD4^+$ Treg 或 Teff］。T 细胞可直接或通过刺激在肿瘤微环境中的其他免疫细胞间接影响肿瘤的生长和发展，基于此机制开发的增强机体的抗肿瘤免疫治疗已获批进入临床，包括 T 细胞抑制性 PD-1 受体或 PD-L1 配体阻滞剂或基因工程改造的嵌合抗原受体（CAR）转导的 T 细胞（CAR-T）。

先天性和适应性（获得性）免疫细胞的相互作用是有效免疫应答的基础，在人类肿瘤中最先发现的免疫效应细胞是属于先天免疫的巨噬细胞。尽管它们的作用是促进先天性免疫和适应性免疫（吞噬、清除死亡或垂死细胞及细胞碎片），但肿瘤在很大程度上将它们重新改造成为促进肿瘤生长和扩散的表型。代谢如何调节免疫细胞的分化、功能与可塑性表型？以 T 细胞的活化和分化过程中的代谢变化为例，经过抗原刺激活化的 T 细胞表现为有氧糖酵解，脂肪酸合成和氨基酸合成为主的代谢表型，以支持其克隆扩增和产生细胞因子的代谢需要；而幼稚和记忆性 Tm 细胞则主要表现为利用脂质氧化和氧化磷酸化来获得能量以维持细胞的静止状态。尽管有研究表明，Th 细胞的代谢编程取决于其所处解剖位置局部的代谢微环境，然而，目前还不清楚代谢程序上的差异是如何支持 T 细胞分化为不同功能性的效应细胞亚群，如 $CD4^+$ Th1、Th2 和 Th17 T 细胞。肿瘤巨噬细胞的免疫代谢也是肿瘤免疫学领域的一个前沿领域，尤其是代谢对巨噬细胞的极化与表型转化及其抗瘤免疫功能活化的影响。

二、肿瘤免疫代谢微环境

肿瘤灶的形成涉及肿瘤细胞、肿瘤浸润的免疫细胞、肿瘤周围的基质细胞和包裹它们的细胞外基质，且在这些细胞成分及其代谢物之间存在双向的相互作用，从而形成了一个非常特殊的肿瘤微环境，该环境参与了细胞癌变发生、发展的所有阶段，包括肿瘤的远处转移。由于该微环境既涉及肿瘤局部的免疫、肿瘤与基质细胞之间的代谢共生与互相作用，还影响到肿瘤异常代谢物与基质细胞和免疫细胞之间复杂的网络信号传递与对话，因此，本文简称为“肿瘤免疫代谢微环境（TIME）”。

基质细胞与TIME之间的相互作用是通过一系列细胞的自分泌与旁分泌及其信号通路来维持的，这包括Notch、Foxp3、转化生长因子β（TGFβ）及IFN-γ等不同的信号通路。在肿瘤发生的早期阶段表现出的局部炎性微环境，可能有COX-2/PGE_2和TLR/MyD88信号通路的协同作用；而肿瘤灶局部的缺氧、酸性pH改变、细胞外基质的浓缩与抑制性免疫表型等是TIME的共有特征，这样的特征可能支撑了肿瘤的发生与发展，但也有助于未来针对TIME的这些特征开发不同的肿瘤诊断与治疗策略，例如，基于物理的脉冲靶向热疗或纳米靶向药物（纳米药物、纳米颗粒、纳米载体和携带超小型金纳米卫星的纳米颗粒），基于TIME免疫分子的靶向治疗药物（siRNA、抗PD-1、抗VEGF、抗HIFα抗体），和靶向肿瘤赖以生存的TIME局部治疗性疫苗等；当然，还可针对TIME的酸化和低氧等代谢特征，开发对原发肿瘤与转移灶示踪定位的肿瘤分子诊断新技术与靶向肿瘤异常代谢微环境的肿瘤代谢治疗新策略。

三、肿瘤相关基质细胞（TASC）

肿瘤基质中不同的细胞群体，包括固定的组织成纤维细胞、周细胞、内皮细胞和脂肪细胞，以及骨髓间充质细胞（BMSC），可以被来自肿瘤细胞或肿瘤微环境的刺激激活。它们的激活导致肿瘤相关成纤维细胞的产生，这些成纤维细胞表现出与细胞来源、瘤内位置、肿瘤组织部位和疾病分期及患者个体差异性相对应的表型与功能上的异质性。不同的TASC亚群，各自通过产生不同的效应分子和细胞-细胞间接触与对话，调节细胞外基质、免疫细胞浸润与活化、肿瘤细胞增殖、转移、血管生成及治疗抗性。非活化或部分活化的成纤维细胞都可能表现出抗瘤活性。

（一）肿瘤相关成纤维细胞（CAF）

CAF是具有各种功能的TIME的关键组成部分，包括肿瘤ECM基质形成和重塑，广泛参与肿瘤细胞的信号对话与相互作用，以及与浸润性白细胞的对话，因此，CAF是优化针对TIME治疗策略的潜在靶标。然而，目前对CAF的细胞起源和CAF功能的异质性认识还比较局限，TIME中的CAF可能参与了包括肿瘤的发生、发展、转移、血管生成和化疗耐药等不同环节。辅助CAF参与这些肿瘤发生发展环节的效应机制可能包括CAF分泌的基质结构成分（如胶原蛋白Ⅰ~Ⅱ、纤连蛋白、腱糖蛋白C和骨膜素），基质酶［MMP、脂氧合酶（LOX）、组织金属蛋白酶抑制剂（TIMP）］，细胞因子，生长因子［TGF-β、VEGF、PGE_2、CTGF、基质衍生因子1（SDF-1）］和胞浆蛋白（结蛋白、波形蛋白、α-SMA），可能还包括CAF表型标记的小窝蛋白Cav-1和MCT4等质膜蛋白。在TIME中，CAF可能是起源于局部常驻的成纤维细胞，通过成纤维细胞旁分泌信号与肿瘤细胞之间的直接或间接信号对话，成熟、分化并产生肌成纤维细胞的表型。诱导成纤维细胞活化的信号分子包括各种细胞因子，如TGF-β、IL-1β。活化的肌成纤维细胞/CAF显示出MMP失调、ROS水平升高，因而增加了器官纤维化与肿瘤发生和恶性转化的机会。

CAF可能是活化成纤维细胞的异质性与可塑性的细胞亚群，在TIME中的占比很大，例如，CAF可分别占乳腺癌和胰腺癌肿瘤灶的70%和90%。CAF可促进肿瘤的生长、转移和对治疗的抵抗。此外，CAF主要通过代谢物的分泌产生更硬和纤维化的ECM，进而影响肿瘤细胞的氧供与代谢。成纤维细胞活化成CAF还同时伴随着代谢表型的转变，表现为酵解为主、分解代谢活性增加和细胞自噬，并分泌出多种代谢产物以支持肿瘤细胞的生长与代谢。

在异种移植模型中，CAF与乳腺癌细胞MDA-MB-231共注射时，CAF中PKM1的表达可引起炎症，并且增加乳酸的产生量（约1.5倍），高于含PKM2的成纤维细胞。表达PKM2的成纤维细胞Beclin-1和组织蛋白酶B表达上调，而

Cav-1 表达丧失，这是自噬和糖酵解的标志。由于胰腺癌中 JAK/STAT、JNK、雌激素及 Src 信号转导异常激活，Cav-1 的表达失调，导致线粒体功能障碍、ROS 升高，并刺激有氧糖酵解。在胰腺癌细胞中，miR-21 可介导 CAF 的代谢重塑，miR-21 是人类的单链微小 RNA（miRNA），可靶向 STAT3、MAPK、AKT 及 AP-1 等各种生存信号通路。CAF 与人胰腺癌细胞（BxPc-3）的共培养，可促进 LHDA、PKM2 和 miR-21 的高表达，而 miR-21 抑制剂预处理 CAF 和 BxPc-3 的共培养体系，则 PKM2，LDHA 和 MCT 的表达显著降低。CAF 还具有通过外泌体介导的物质转输功能，可将大量蛋白质［PKM2、超氧化物歧化酶 2（SOD2）、硫氧还蛋白、苹果酸脱氢酶及半乳凝素 -1］和脂质转移至人前列腺癌细胞（DU145）的能力，但从癌细胞到成纤维细胞的反向转运则少见，甚至不存在。

CAF 对 ECM 的组成成分和组织结构起关键作用，CAF 产生和分泌的胶原蛋白在 ECM 的沉积，可能是肿瘤进展期胶原蛋白密度增加的主要因素。胶原蛋白密度的变化与肿瘤细胞代谢的变化有关，高密度胶原蛋白凝胶可减少氧气消耗量，减少通过 TCA 循环代谢的葡萄糖量，同时增加使用谷氨酰胺为 TCA 循环提供燃料的数量，这与糖酵解基因的表达抑制，参与氧化谷氨酰胺代谢、丝氨酸合成和一碳代谢酶的增加有关。此外，在 TIME 中，ECM 可通过基质降解酶的作用不断进行重塑，其中，透明质酸的降解可增加葡萄糖转运蛋白 GLUT1 的质膜定位，增加肿瘤细胞对葡萄糖的摄取与利用，并促进癌细胞迁移。

（二）内皮细胞

内皮细胞是形成血管内壁的特殊类型的细胞，在许多生理过程中起至关重要的作用，包括调节血管舒缩、血细胞和白细胞的运输，维持血液流动性，新生血管形成，以及先天和适应性免疫。血管内皮细胞是细胞动态平衡，白细胞正常追踪和肿瘤发展的关键因素。在正常组织和肿瘤中，趋化因子、血小板衍生生长因子（PDGF）、血管内皮生长因子（VEGF）、EGF 和 HIF1-α 等可溶性因子对促进内皮细胞增殖、分化、形成新血管过程至关重要。缺氧诱导的 HIF1-α 和 NF-κB 信号的激活，导致 PKM2 在肿瘤中的表达增加与 VEGF-A 因子的分泌。敲除 *PKM2* 的表达，可在体内外抑制肿瘤增殖，诱导凋亡并减少血管形成。PKM2 还会刺激结肠异种移植肿瘤的内皮细胞增殖与血管生成，促进内皮细胞的迁移及 ECM 的连接。乳腺癌中 PKM2 的上调与 VEGF-C 的异常表达呈正相关，敲除 *PKM2* 可下调 VEGF-C 的表达并抑制肿瘤细胞的增殖、转移和淋巴管浸润。PKM2/HIF-1/vGPCR 信号通路可促进卡波西肉瘤相关疱疹病毒（KSHV/HHV8）的血管生成和肿瘤生长，HIF-1 的上调导致促血管生成因子，如 VEGF、PDGF、TGF-α、TGF-β、血管生成素 2（ANGPT2）及血管生成素样 4（ANGPTL4）的表达增加。由于肿瘤 PKM2 的酶活性低，导致糖酵解的终产物丙酮酸与乳酸的积累，可通过抑制脯氨酰羟化酶 PDH2 活性，激活 HIF-1/NF-κB 信号通路，并促进新生血管的形成。

（三）肿瘤相关的脂肪细胞

脂肪细胞（CAA）的主要功能是将能量以脂肪酸和甘油三酯的形式存储在脂滴（LD）中。在哺乳动物，存在两种类型的脂肪细胞，即具有大量线粒体并参与维持体温的棕色脂肪细胞及参与脂肪储存的含有大的脂滴的白色脂肪细胞，而机体为了保持能量稳态，需要在棕色和白色脂肪之间保持适当的平衡。脂肪细胞通过释放脂肪因子，如 IL-8，促进脂肪酸被癌细胞的摄取利用，并通过向肿瘤细胞提供归巢的方式，在某些肿瘤（如腹腔内肿瘤）的发生中发挥作用。肥胖被认为是慢性低度炎症，炎症引起的巨噬细胞募集以及 AMPK、P53 和 HIF 等信号通路上调被认为是乳腺癌发生的危险因素之一。

TIME 中与肿瘤相关的脂肪细胞（CAA）在促进肿瘤生长和药物治疗应答中起重要作用。CAA 提供燃料、生长因子和细胞因子，并可转分化为其他基质细胞，从而改变肿瘤的生长、转移和对药物的治疗应答。脂肪细胞浸润肿瘤或被募集到肿瘤组织中，并与基质成纤维细胞，血管内皮细胞；炎性细胞和免疫细胞等一起构成肿瘤灶的一部分。

CAA 是前脂肪细胞从头分化成熟而来，不同于肿瘤组织内的间充质干细胞，这些细胞可能在其起源处未表现出可识别的脂肪细胞特征，但受 TIME 中环境因素的影响会变成存储过多脂质的脂肪细胞或脂肪细胞样细胞。与乳腺癌细胞长时间孵育后，成熟的脂肪细胞会失去其脂质含量并表现出成纤维细胞样形态，表明它们可能对扩充 CAF 有帮助。脂肪细胞可重塑细胞外基质，脂肪组织可将肿瘤与周围环境分离，这可能也是脂肪细胞对肿瘤侵袭的响应，并成为肿瘤组织的一部分。肿瘤驯化的 CAA 并不与肿瘤细胞发生直接物理接触，可存在于远端组织和器官中，但肿瘤产生的生长因子和细胞因子可能会影响 CAA 的生物学功能，同时促进肿瘤自身的生长和扩散。当转移癌细胞行进到远处器官时，与转移相关的脂肪细胞就会产生。这些转移肿瘤可能会短暂或持久地接触远处组织中的脂肪细胞。狭义的 CAA 可能仅包括肿瘤内和肿瘤周围的脂肪细胞。

肿瘤内和肿瘤周围的脂肪细胞：在 TIME 中，脂肪细胞、肿瘤细胞和其他基质细胞之间的相互作用是由旁分泌因子和细胞表面分子介导的。CAA 会产生一系列生长因子、细胞因子和脂肪因子，从而影响并促进肿瘤的生长、存活和迁移。例如，CAA 经常释放成纤维细胞生长因子（FGF）、瘦素（leptin）、脂联素、IL-1β、IL-6、肿瘤坏死因子 α（TNF-α）、CCL2 及 CCL5。相反，癌细胞产生的信号分子可能触发肿瘤内脂肪细胞和肿瘤周围脂肪细胞的脂解，甚至影响人体所有脂肪库的整体脂解程序。源自肿瘤的 TNF-α 和 IL-6 可诱导脂肪萎缩，表现为肿瘤的恶病质，这是人类肿瘤患者中常见的全身性疾病。恶病质引起的脂肪和肌肉萎缩代表整体的能量代谢失衡，故也称为消耗综合征，而白色脂肪褐变会耗散能量，从而促进恶病质的发展。在肿瘤患者中，恶病质危害生活质量，使患者不能耐受抗瘤药物治疗，大量恶病质患者可能是死于治疗，而不是死于肿瘤。

CAA 在肿瘤生长和转移中的作用有脂肪细胞可通过刺激肿瘤的增殖、迁移和存活来影响肿瘤的细胞生物学行为。脂肪细胞促进肿瘤发生和发展的可能机制包括：①为肿瘤细胞膜和细胞器组成提供脂质；②释放内分泌激素、生长因子、细胞因子和脂肪因子；③参与肿瘤细胞的代谢重编程；④产生肿瘤入侵所必需的蛋白酶；⑤募集非脂肪细胞的基质细胞，例如炎性细胞和血管内皮细胞等。

在 CAA 存在的情况下，肿瘤细胞可能会将其代谢程序从糖酵解提供能量转换为依赖脂质产生能量，从而有利于肿瘤的浸润和转移。CAA 还产生各种蛋白酶来促进肿瘤的浸润和转移，例如，CAA 表达高水平的金属蛋白酶 11（MMP11，也称为 stromelysin-3），可促进癌细胞浸润周围组织。脂肪细胞产生一系列细胞因子和脂肪因子，可募集并激活 TIME 中的炎症细胞，肿瘤相关的巨噬细胞（TAM），特别是抗炎性 M2 型巨噬细胞，促进肿瘤的浸润和转移。CAA 在肿瘤血管生成中也起重要作用，而肿瘤血管生成是肿瘤生长和转移的关键过程。因此，CAA 在调节肿瘤的生长和转移中起复杂作用。远离肿瘤组织的健康脂肪细胞还可通过提供脂质分子、脂代谢产物和生长信号来极大地促进肿瘤生长。肿瘤恶病质相关的脂肪萎缩可能代表了肿瘤扩展对脂质供应和需求不断增长的结果。

CAA 与肿瘤放疗和靶向治疗耐药性：放疗的有效性在很大程度上取决于氧分子的可用性与离子辐射所产生和释放的活性氧（ROS）。超重和肥胖被认为是一种系统性、慢性低度炎症，并伴有氧化应激的持久性增加。肥胖的脂肪细胞衍生的脂肪因子和细胞因子，包括瘦素、脂联素、TNF-α 和 IL-6，可诱导 ROS 的产生与氧化应激，氧化应激会降低游离氧分子的利用率，并有助于增强抗辐射性。肥胖的脂肪组织通常经历组织缺氧，并且肥胖的脂肪细胞在肿瘤组织中的募集又进一步促进了肿瘤的缺氧，从而导致肿瘤对放疗的抵抗。成熟的脂肪细胞通过激活 Chk1 介导的信号通路产生可溶性细胞因子来提高乳腺癌细胞的存活，脂肪源性细胞因子还可刺激恶性肿瘤细胞产生高水平的 IL-6，从而保护肿瘤细胞免受放疗损伤。在分子水平上，脂肪细胞分泌因子对肿瘤细胞中 AKT 信号通路的激活与放疗抗性的产生有关，这也支持肥胖与放射抵抗之间的因果关系。肥胖还通过增强食管腺癌的遗传不稳定性而导致肿瘤对放疗的耐受性。

除了放射抗性，脂肪细胞还赋予肿瘤对靶向治疗药物的抗性。对 HER2 阳性乳腺癌患者的大型临床研究表明，肥胖与曲妥珠单抗耐药性之间有潜在关联：脂肪细胞和前脂肪细胞通过产生高水平的炎症细胞因子和脂肪因子，包括 IL-6、TNF-α 和瘦素，抑制自然杀伤细胞产生和分泌 IFN-α，从而抵抗曲妥珠单抗和他莫昔芬的敏感性，促进肿瘤细胞的存活。在肿瘤组织内和邻近区域、甚至是远处组织中的 CAA 可通过多种机制（包括旁分泌、自分泌和内分泌的信号传导、代谢物与代谢重编程等）显著影响肿瘤的生长、转移和药物敏感性，因此，靶向 CAA 和脂质代谢是未来肿瘤整合治疗的一种有效方法和策略。当然，肿瘤的治疗不能单纯依赖靶向 CAA 的治疗，还必须同时结合针对恶性肿瘤细胞的治疗。

四、肿瘤相关中性粒细胞（TAN）

中性粒细胞是血液中最丰富的白细胞，是炎症和感染过程中的第一道防线。作为机体免疫防护的重要组成部分，中性粒细胞也参与了肿瘤的发生发展。肿瘤相关中性粒细胞（TAN）构成了肿瘤微环境中浸润性免疫细胞的重要组成部分。但是，TAN 在肿瘤免疫中的作用与功能一直存在争论。在肿瘤中，TAN 通过释放蛋白酶，增加血管生成，加速肿瘤生长，辅助肿瘤的侵袭和转移。TAN 通过抑制 T 细胞和 NK 细胞的活化来限制抗瘤免疫反应，部分原因是通过产生 ROS 来损坏淋巴细胞的功能和活化。此外，TAN 还可通过募集巨噬细胞和 Treg 细胞，以促进肝细胞癌的进展和对索拉非尼的耐药性。中性粒细胞通常是高度依赖葡萄糖酵解获得能量的细胞群体，几乎没有线粒体或仅有无功能的线粒体。然而，在葡萄糖利用受限的情况下，与肿瘤相关的中性粒细胞却利用线粒体呼吸来支持 ROS 的生成，导致磷酸戊糖途径（PPP）衍生的 NADPH 受到限制。因此，在代谢表型上，氧化性 TAN 与健康宿主的酵解性中性粒细胞不同，TAN 可以在营养受限的条件下，例如晚期肿瘤的低糖环境下，维持 ROS 介导的对 T 细胞功能的抑制作用，从而有益于肿瘤的生长。再次说明肿瘤细胞和 TIME 中免疫细胞共享燃料的代谢“共生”关系，同时，也有望针对 TAN 的线粒体代谢特征，开发新的抗肿瘤治疗策略。

五、肿瘤浸润嗜酸性粒细胞（TAE）

嗜酸性粒细胞是进化保守的多效性细胞，是过敏性疾病（如哮喘）关键的效应子。在肿瘤组织中，有嗜酸性粒细胞浸润并通过与肿瘤细胞相互作用，直接或通过参与形成肿瘤微环境而间接调节肿瘤进展。嗜酸性粒细胞可对多种环境刺激做出反应，合成和分泌各种效应分子，包括可能杀死肿瘤细胞的独特颗粒蛋白，也可能分泌促血管生成和基质重塑的可溶性介质而促进肿瘤生长。肿瘤患者外周血中嗜酸性粒细胞的增多与嗜酸性粒细胞在肿瘤的浸润，既是肿瘤微环境的组成部分，也可能是对各种治疗的应答反应。更好地了解这些细胞的功能与活性，不仅有助于解析 TIME 的细胞成分，而且也有利于开发新的抗瘤治疗策略。

（一）嗜酸性粒细胞生物学

嗜酸性粒细胞起源于骨髓中的多能性 $CD34^+$ 祖细胞，在稳态条件下，它们发展成为表达 IL-5 受体 -α（IL-5Rα）谱系标记的嗜酸性粒细胞。尽管外周血中嗜酸性粒细胞祖细胞的数量很少，但多数细胞可响应细胞因子和趋化因子信号而分化为成熟的嗜酸性粒细胞，其中最重要且特定于嗜酸性粒细胞谱系特有的信号因子是 IL-5。通过 IL-5Rα 介导的 IL-5 信号传导不仅对嗜酸性粒细胞的分化和成熟至关重要，而且对嗜酸性粒细胞的扩增、从骨髓中释放和在循环中存活都起关键作用。成熟的嗜酸性粒细胞表达多种表面受体，包括生长因子、细胞因子、趋化因子、黏附分子、磷脂酰丝氨酸，甚至是共抑制受体。其中，人的 IL-5Rα（小鼠的 Siglec-F）、CC 趋化因子受体 3（CCR3）和结合唾液酸的免疫球蛋白样凝集素 8（Siglec-8）在嗜酸性粒细胞中的选择性表达，并与髓样细胞标记物（例如 CD11b，也称为整联蛋白 αM）结合，是作为嗜酸性粒细胞流式细胞术选择性分选和检测的标记物。成熟的嗜酸性粒细胞的一个特征是存在嗜酸性的次生颗粒，嗜酸性粒细胞蛋白是高度阳离子化的蛋白质，也是嗜酸性粒细胞抗肿瘤活性中的重要效应分子。这些颗粒内包含一个由蛋白聚糖2（PRG2）和PRG3分别编码的Ⅰ型与Ⅱ型主要碱性蛋白（MBP）晶体核心，以及一个由嗜酸性粒细胞阳离子蛋白（ECP）与嗜酸性粒细胞衍生的神经毒素（EDN，也称为核糖核酸酶A家族成员2）组成的基质，嗜酸性粒细胞过氧化物酶（EPX）和各种预先储存的细胞因子、趋化因子与一些可溶性介质，包括γ干扰素（IFN-γ）、IL-4、IL-6、IL-10、IL-12、IL-13及TNF-α。MBP可以破坏脂质双层的完整性，并对肿瘤细胞与呼吸道上皮细胞有细胞毒性；EPX通过催化卤化物（Cl^-，Br^-和I^-），假卤化物（SCN^-）和一氧化氮代谢物的氧化，形成活性氧形态和活性氮代谢物，诱导氧化应激并随后导致细胞死亡；而ECP和EDN是具有抗病毒活性的核糖核酸酶。

活化的嗜酸性粒细胞经过“零碎脱粒”过程，选择性释放其颗粒内容物（包括特定的细胞因子和颗粒蛋白），并维持细胞的存活；具有分泌能力的嗜酸性粒细胞的次级颗粒也可在胞外DNA陷阱（DNA trap）存在的情况下通过细胞溶解而释放。活化的嗜酸性粒细胞的另一个特征是脂质小体的形成，这些脂质小体作为炎症介质（包括类花生酸和TNF）的储存库，并可在炎症反应中分泌释放。

（二）嗜酸性粒细胞成熟与向肿瘤微环境的归巢

嗜酸性粒细胞在骨髓中从髓样公共祖细胞（CMP）分化产生，该分化成熟过程受不同转录因子差异表达的调控；而嗜酸性粒细胞谱系的定向分化主要由IL-5介导，IL-33、粒细胞巨噬细胞集落刺激因子（GM-CSF）和IL-3共同参与。成熟的嗜酸性粒细胞表达的各种细胞表面受体分子、黏附分子和整联蛋白等，有助于它们以IL-5依赖性的方式从骨髓转移过渡到外周血中。循环中的嗜酸性粒细胞通过与内皮细胞表达的黏附分子［如细胞间黏附1（ICAM1）与血管细胞黏附分子1（VCAM1）］的相互作用，在趋化信号作用下迁移到肿瘤微环境中。引导嗜酸性粒细胞向肿瘤迁移的主要途径之一是由趋化因子配体CCL11/CCL24通过CCR3受体的传递实现的。肿瘤来源的CCL24和CCL11，以及巨噬细胞来源、成纤维细胞来源，甚至嗜酸性粒细胞来源的CCL11，均可促进嗜酸性粒细胞向TIME的归巢；此外，肿瘤来源的CCL3、CCL5或未知的分泌因子，也可支持嗜酸性粒细胞的迁移。嗜酸性粒细胞表达的TLR4与ST2，后者是晚期糖基化终产物（RAGE）的受体，使它能够响应肿瘤坏死细胞报警蛋白［如IL-33和高迁移蛋白家族1（HMGB1）］的趋化作用而发生定向迁移。当然，局部微生物群的改变也可直接或间接影响嗜酸性粒细胞在TIME中的积累。

（三）TAE的抗瘤活性

TAE可通过直接和间接机制介导抗瘤反应。直接作用方面，源自$CD4^+$ T细胞和源自2型先天性淋巴样细胞（ILC2）的IL-5可增强TAE的存活，并通过IL-5Rα被激活。IL-18和IL-33可增强TAE细胞上LFA1、CD11b及ICAM1的表达，促进细胞间的识别和黏附。TAE对IL-5、IL-33、CCL11、IFN-γ和TNF-α的应答反应是分泌细胞毒性蛋白，如MBP、ECP、EDN和颗粒酶，它们可诱导肿瘤细胞死亡。此外，TAE来源的IL-12和IL-10可通过增强肿瘤细胞上E-钙黏蛋白的表达，增强其黏附力来减少肿瘤细胞的转移性迁移。TAE还表达与自然杀伤（NK）细胞相关的激活受体，例如2B4、NKG2D和LY49，它们可以结合肿瘤细胞上的配体，包括主要主要组织相容性复合体Ⅰ（MHC Ⅰ）类，MHC Ⅰ类相关蛋白A、B和CD48，从而诱导对肿瘤细胞的细胞毒性。而间接作用机制方面，TAE通过释放IFN-γ间接促进抗肿瘤免疫，IFN-γ以自分泌方式或与$CD8^+$ T细胞衍生的IFN-γ结合，分泌CXCL9和CXCL10，从而诱导$CD8^+$ T细胞迁移和随后的细胞毒性。单纯$CD8^+$ T细胞的过继转移不能诱导对肿瘤的免疫排斥，如同时过继转移T细胞与活化的TAE细胞，则导致T细胞的大量浸润和抗肿瘤免疫。另外，IFN-γ和TNF-α激活的TAE细胞支持巨噬细胞向抗瘤表型的极化改变。最后，TAE还促进以

IFN-γ 和 TNF-α 升高为特征的 TIME 形成，刺激促炎性巨噬细胞的激活，并通过使脉管系统的正常化来支持其抗瘤免疫。显然，IFN-γ 和 IFN-γ 诱导的信号通路活化是 TAE 抗瘤活性的关键调节剂，促成 TAE 细胞直接和间接的抗瘤作用。

（四）TAE 的促瘤活性

TAE 还可通过多种机制促进肿瘤生长。TAE 细胞来源的 CCL22 可以促进免疫抑制性 Treg 细胞向肿瘤微环境迁移。另外，TAE 细胞表达 IDO，可通过犬尿氨酸途径催化 L- 色氨酸的氧化降解，导致效应 T 细胞应答的抑制，并诱导抑制性免疫。此外，源自肿瘤细胞的胸腺基质淋巴细胞生成素（TSLP）可增加 TAE 细胞中 IL-4 和 IL-13 的表达，而 IL-13（也包括 IL-4）可使巨噬细胞极化为促肿瘤的 M2 表型，即以免疫抑制为特征的激活状态。原位移植肿瘤细胞系到缺乏 TNF-α 受体的小鼠，导致 IL-13 表达增加、TAE 的积累，并诱导表达产生 M2 型标志物的巨噬细胞。表型分析显示，IL-13 表达仅限于浸润的嗜酸性粒细胞，而通过 IL-13 中和抗体处理，可降低荷瘤小鼠中表达 M2 特征的巨噬细胞，说明 TAE 来源的 IL-13 可能是引起 TIME 中 M2 巨噬细胞极化的主要因素。同时，肿瘤细胞来源的 TSLP 还增加诱导血管生成的血管内皮生长因子 A（VEGFA）的表达。当然，TAE 也可合成并释放大量其他促肿瘤的生长因子，例如 EGF 和 TGF-β_1，它们可以共同诱导肿瘤细胞的生长和上皮间质转化（EMT）。最后，TAE 细胞可通过分泌基质金属蛋白酶（包括 MMP2 和 MMP9）诱导基质重塑，从而促进肿瘤的远处转移与定植。

（五）TAE 作为肿瘤新生物标志或治疗靶标的可能性

TAE 可能是各种肿瘤治疗形式中潜在的细胞生物标志物和（或）终末效应细胞。作为对免疫检查点封闭疗法的回应，血液循环中相对嗜酸性粒细胞数和绝对嗜酸性粒细胞计数的增加与患者的预后相关，包括对治疗的反应和患者的长期生存。在机制上，CTLA4 抗体的免疫检查点封闭治疗增加了嗜酸性粒细胞向肿瘤的浸润，而嗜酸性粒细胞的浸润还取决于 $CD4^+$ T 细胞和 $CD8^+$ T 细胞，它们都表达和分泌 IL-5、CCL11 和 CCL5 等趋化因子。源自嗜酸性粒细胞与 T 细胞的 IFN-γ 促进血管正常化，也与 CTLA4 抗体治疗的反应有关。二肽基肽酶 4（DPP4）是Ⅱ型跨膜蛋白，能够切割并降解各种趋化因子，包括 CCL11；使用 DPP4 抑制剂西他列汀治疗，可导致 CCL11 的表达增加，以及随后嗜酸性粒细胞在 TIME 中的积累和脱颗粒，从而抑制肿瘤生长。此外，西他列汀可诱导肿瘤来源的 IL-33 的表达，这是增加 CCL11 表达和诱导嗜酸性粒细胞依赖性抗肿瘤免疫所必需的。而 IL-33 可以直接和间接促进嗜酸性粒细胞的抗肿瘤活性，IL-33 可直接诱导嗜酸性粒细胞脱粒并产生颗粒依赖性肿瘤细胞毒性，IL-33 还通过间接诱导嗜酸性粒细胞分泌的 CXCL9 和 CXCL10，刺激 $CD8^+$ T 细胞在 TIME 的募集。

在 TIME 中，嗜酸性粒细胞表现出直接或间接的抗肿瘤活性，当然，也有促肿瘤作用的证据，介导嗜酸性粒细胞表现肿瘤促进或肿瘤抑制表型的精确信号和确切机制仍待阐明。总之，嗜酸性粒细胞在 TIME 中发挥作用，并影响肿瘤的预后和对治疗的反应，对相关机制的深入研究，将有助于开发新的抗瘤治疗模式和（或）增强现有免疫检查点的疗效。

六、肿瘤浸润淋巴细胞（TIL）

T 细胞活化后，在短时间内发生巨大的遗传表型变化，形成不同的功能细胞亚群以执行不同的功能。根据细胞因子的分泌和相关蛋白的表达，$CD4^+$ T 细胞可分为 Th1、Th2、Th17，以及滤泡辅助性 T（Tfh）和 Treg。$CD8^+$ T 细胞一旦被激活，就会伴随大量的 IFN-α 和 TNF-α 分泌，并表现出强烈的细胞毒性。然而，持续暴露于肿瘤抗原会导致 TIL 的功能丧失，例如，$CD8^+$ T 细胞的耗竭，导致肿瘤的免疫逃逸。

T 细胞可能是机体中克隆繁殖能力最强的细胞，T 细胞的激活和功能活化必然伴随相应的新陈代谢变化，并严格依靠代谢表型转换来维持其差异化的免疫功能。T 细胞活化的主要阶段通常有 3 个不同的代谢过程：首先，由于低水平的氧化磷酸化和线粒体呼吸作用，成熟的幼稚 T 细胞可以处于静止状态；其次，通过 TCR 和共刺激受体对 T 细胞的刺激活化，引发从氧化代谢到糖酵解、脂代谢的剧烈转变，其特征是从细胞外环境摄取葡萄糖和其他营养物质的增加，在底物水平磷酸化过程中通过糖酵解产生能量 ATP，将丙酮酸转化为乳酸，并为 T 细胞活化增殖过程中大分子的生物合成提供原料；第三，记忆性 T 细胞主要是氧化性细胞，但它们也有开启糖酵解机制的分子钟开关或“扳机”，这种组合既可确保 Tm 的长期存活，又可对抗原应答做出迅速反应。

通常糖酵解－脂肪生成和脂解－氧化通路是互斥的，并沿代谢通量的分流机制设定几个关键的检查点进行相互调节。例如，在营养供应不足或其他应急压力条件下，AMPK 被激活并负性调节 mTOR 的下游靶标，从而抑制多种生物合成途径，例如脂肪酸合成（由 ACC 介导）和胆固醇合成。由于丙二酰辅酶 A（ACC 反应的产物）是肉毒碱棕榈酰转移酶 1α（CPT1α，脂肪酸氧化的关键酶）的主要抑制剂，即细胞必须在 mTOR 驱动的合成代谢与 AMPK 驱动的分解代谢之间来回做选择，提示在脂肪酸的合成与氧化之间存在相互排斥的调节关系。当然，这两个互斥的程序在特定条件下确实可以共存，如记忆 T 细胞就保持了摄取葡萄糖并将其转化为脂肪酸的能力，然后执行细胞内在的脂解作用，以促进线粒体氧化，但这显然是进入一个“无效”循环，其生理意义尚未完全阐明。

T细胞信号通路中存在许多免疫代谢的环节，因此可以实现免疫状态与细胞内代谢的对应和匹配。TCR 和 CD28 共刺激可直接激活 mTOR，mTOR 是糖酵解开关的主要协调器；CD28 引发线粒体脂肪酸氧化，从而驱动适当的记忆发育；不参与糖酵解的 3- 磷酸甘油醛脱氢酶（GAPDH）可抑制转录后 IFN-γ 的表达；而肿瘤坏死因子受体相关因子 6（TRAF6）是一种可以被肿瘤坏死因子受体（TNFR）超家族的一些受体激活的衔接子，通过线粒体脂肪酸氧化促进免疫记忆的产生和维持。

（一）效应 T 细胞

T 细胞在针对病原体的细胞免疫中起重要作用。天然 T 细胞只需要低耗量以防止细胞萎缩并保持细胞存活与迁移进入循环。然而，活化的 T 细胞对细胞因子和白介素的应答，启动的快速增殖与分化，在代谢上需要大量合成生物大分子的原材料，以发展或建立针对病原体的特异性免疫反应。为了达到这种高代谢需求，Th 细胞亚型（如 Th1、Th2 和 Th17）主要通过增加 GLUT1 和糖酵解酶的表达使细胞转变为有氧糖酵解，而获得大量营养素（如葡萄糖和氨基酸）的摄入和合成需要的代谢中间产物。然而，$CD4^+$ Treg 却表现为下调 GLUT1，增加脂肪酸氧化这样的代谢转换现象。但是，IL-2 等细胞因子刺激的代谢表型转变，由于 TIME 中葡萄糖供给的限制，将损害 TCR 诱导的效应 T 细胞的增殖与效应分子（如 IFN-γ）的表达分泌，从而抑制效应 T 细胞的杀瘤功能。

由于 T 效应细胞必须从淋巴结或脾脏中营养丰富的环境转移到远处的感染或病变部位，因此它们必然会经历限制性更强的乏氧与缺氧代谢环境。T 细胞的生物能谱分析表明，T 细胞在激活（遇到抗原）以执行效应功能的过程中发生动态的变化，活化的 T 细胞向有氧糖酵解的转变，将细胞的代谢切换到以生长、增殖和生物能积累的合成代谢程序，产生子细胞，因此，该程序对 ATP 和代谢中间产物的需求增加。这种代谢程序的重编程是通过 T 细胞受体（TCR）信号进行的，该信号可促进葡萄糖和氨基酸转运蛋白的协同上调，从而调节营养物质的吸收并促进 T 细胞的分化成熟，同时，抑制产生 ATP 的分解代谢途径，例如脂肪酸 β－氧化（FAO）。与非增殖细胞的代谢一致，静止的幼稚 T 细胞（尚未遇到抗原）糖酵解速率较低，并主要通过氧化葡萄糖衍生的丙酮酸或与 FAO 衔接产生 ATP。

同样，长寿命的抗原特异性记忆 T 细胞是静止的群体。它们具有类似于幼稚 T 细胞的代谢特征，即对氧化磷酸化的依赖性增加，对养分的吸收和生物合成速率降低，与线粒体质量的增加相一致。新生儿 $CD8^+$ T 细胞糖酵解代谢的增强足以消除记忆 $CD8^+$ T 细胞的形成，因此，这种线粒体依赖性记忆表型在二次暴露于抗原期间，通过 TCR 活化由线粒体快速产生 ATP 提供细胞生物能优势，因此，记忆 T 细胞可能被认为是代谢依赖性的，并通过线粒体代谢促进了对再感染的快速回忆反应。

癌细胞与 T 细胞之间存在代谢上的相互作用和营养竞争，是致癌性转变的关键驱动因素。快速生长的癌细胞增加的葡萄糖成瘾和糖酵解速率会消耗周围微环境中的大部分营养，导致肿瘤施加的代谢限制极大地抑制了 T 细胞反应性。重要的是，糖酵解机制的下调，使这些 T 细胞无法产生细胞因子，无法发展为肿瘤特异性 T 效应细胞，从而导致无反应状态。葡萄糖剥夺可以通过改变 IFN-γ 的产生来阻止肿瘤浸润 $CD8^+$ T 细胞的功能。AMPK 在不良的营养条件下因 AMP 与 ATP 比例的增加而被激活，在调节 IFN-γ mRNA 的翻译中也起关键作用。选择性删除 T 细胞中的 AMPK 会阻碍肿瘤内 $CD8^+$ T 细胞中 IFN-γ 和颗粒酶 B 的产生。葡萄糖的缺乏还可以通过磷酸烯醇丙酮酸（PEP）抑制 T 细胞受体（TCR）依赖性的 Ca^{2+} 信号通路的激活和活化 T 细胞的核因子（NFAT）信号传导，导致对 T 细胞功能的抑制；相反，在营养丰富的微环境中，T 细胞代谢增加（糖酵解），并导致 IFN-γ 产生和抗瘤免疫反应的增强。

肿瘤微环境的酸化为 T 细胞带来了一系列代谢障碍：①血管生成不良的肿瘤区域，缺氧可以通过 HIF-1α 诱导的酵解增强，影响 T 细胞功能；②肿瘤和基质细胞释放的乳酸，以及随之而来的细胞外酸化，可抑制 T 细胞的效应功能并损害抗瘤免疫力；③肿瘤和基质细胞对营养物质（葡萄糖、氨基酸和脂肪酸）的大量捕获与利用，产生代谢受限状态，导致 T 细胞的饥饿。通过糖酵解中间体 PEP 的代谢活性直接确定下游 TCR 信号的钙通量，发现 T 细胞与肿瘤细胞之间的葡萄糖竞争是决定 T 细胞抗肿瘤活化的关键事件。不仅是糖酵解，线粒体代谢对于 T 细胞最佳的抗瘤活性也至关重要。

程序性死亡配体 1（PD-L1）是存在于正常细胞和癌细胞中的跨膜蛋白，可与 T 细胞上存在的检查点受体 PD-1 相互作用，这种相互作用可开关 T 细胞对表达 PD-L1 细胞的杀伤活性，因此，在自身免疫和抗肿瘤免疫中起着至关重要的作用。PD-L1 介导的“免疫检查点负调控”通常发生在外周效应 T 细胞识别组织中的抗原时，即效应 T 细胞迁移进入肿瘤组织，与肿瘤细胞或免疫细胞之间传递识别信号期间。大部分肿瘤细胞就是利用自身高表达的 PD-L1 或 CTLA4（发生在 T 细胞对抗原产生初次响应时）介导的“免疫检查点负调控”，来抑制细胞毒性 T 细胞的免疫活性，逃避免疫系统的“追杀”，并造成 T 细胞耗竭，从而有利于肿瘤的免疫逃逸与扩增繁殖。

在分子机制上，在肿瘤细胞中 PD-L1 的表达或许不依赖于肿瘤微环境中的炎症信号，AKT、STAT3 信号通路的激活可诱导表达 PD-L1。PKM2 二聚体通过与 PD-L1 启动子区域结合上调肿瘤 PD-L1 表达，限制 T 细胞对肿瘤的免疫反应，而 PKM2 的 RNA 沉默会抑制脂多糖（LPS）诱导的 PD-L1 表达。C-myc 信号在 PKM2 的转录后修饰水平中起作用，导致 PKM2 在瘤细胞中的高表达。在 T 细胞表面发现的一些共刺激分子如 CD43 也影响 PKM2 的表达，以及 T 细胞的增殖、活化与迁移。在肺癌、结肠癌和唾液腺癌中，也观察到 CD43 蛋白的异常表达。活化 T 细胞的核因子 1（NFAT1）通过抑制癌细胞的生长和分化而起抑瘤作用，作为 PKM2 的底物，PEP 通过抑制 T 细胞内质网中钙的摄取来参与钙依赖性 NFAT1 信号的激活。因此，葡萄糖不足的 TIME，可通过下调 AFAT1 信号传导而减弱 T 细胞的抗瘤活性。

（二）代谢与 Treg 诱导、增殖和功能分化

调节性 T 细胞（Treg）被认为是维持免疫稳态，防止自身免疫和过度炎症所必需的职业 $CD4^+$ T 细胞亚群。在人类多种自身免疫性疾病，可能涉及 Treg 功能异常或缺陷；相反，在小鼠模型和人类肿瘤患者，TIME 中 Treg 的比例均显著增加，并与患者不良预后有关（仅少数例外，如结肠癌）。因此，现在认为 Treg 耗竭或阻断是引发有效抗瘤免疫力的必要步骤。在外周淋巴器官和血液中，甚至在肿瘤部位，Treg 的表达高于效应 T 细胞，而抗 CTLA-4 抗体可能通过抗体依赖性细胞介导的细胞毒性（ADCC）和 Treg 耗竭发挥抗瘤作用，因此，针对 CTLA-4 的抗体成为第一个获批作为“免疫检查点抑制剂”进入临床的抗体

药物。Treg 被认为是非常特殊的 $CD4^+$ T 细胞亚群，存在于所有组织和器官中。因此，Treg 仍能够以“先天性”方式迅速响应任何免疫和代谢信号。由于 Treg 对外界信号的高度敏感性，以及其可以开启在“耐受性”和“免疫性”之间的转换，因此可以将其视为营养物感测和免疫反应之间的关键环节之一，这可能是通过进化选择而实现的优化能量与资源匹配的机制。

Treg 在其发育和功能分化的不同阶段中，受免疫信号和外界营养物的影响，可在静息和增生之间切换。在 $CD25^+$ Treg 被发现时，它被认为是免疫无能细胞。在致耐受性或亚免疫原性刺激导致次佳增殖水平的条件下，有利于常规 T 细胞（Tconvs）向 Treg 的转化；但是，从头诱导的 Treg 可以大量增殖，并可在增殖过程中保留其免疫抑制的功能。Treg 的一个亚群可能在幼稚动物的淋巴器官中占 Treg 群体的大多数，它们在遇到自身抗原时在胸腺中发育，称为胸腺 Treg（tTreg）。一定比例的 Treg 可以在外周器官中发育，以应非自身分子（如共生和食物抗原）的免疫应答，因此在肠道中高度表达，并被称为外周 Treg（pTreg）。迄今为止，尚无可靠的标记物来示踪分析胸腺与外周血发育过程对 Treg 池的实际贡献，但有几种方案能够在体外诱导来自 Tconv 的 Treg 分化，即所谓的 iTreg。在新生儿生命的早期阶段，tTreg 经历了一次大规模的增殖浪潮，这可能是它们的首次增殖爆发。在小鼠中，独特的 Treg 池在围生期会大大扩展，并持续很长时间，通过诱导 T 细胞免疫无反应性，在抑制自身免疫中起重要作用。发育后，Treg 分布在整个血液中循环，并聚集于淋巴和非淋巴器官。在后者中，组织驻留型 Treg 具有组织特异性的分子标记特征和专门的功能。Treg 从中央（cTreg）到效应子调节性 T 细胞（eTreg）的这种极化是响应抗原刺激与局部炎症刺激下发生的，并遵循由 NF-κB、Blimp 和 IRF4 等转录因子驱动的特定分子程序的激活。驻留在组织中的 Treg 不仅发挥免疫抑制功能，而且还行驶一些非免疫活性，例如维持组织稳态和促进损伤后的组织再生。在生理条件下，骨髓和内脏脂肪组织中 Treg 的频率和数量相对较高；但在病理条件下，如病毒引起的慢性感染或发生肿瘤的情况下，Treg 库可能会缓慢而持续性扩大，直到破坏其抗病毒或抗瘤保护性免疫特性。这种高度动态的发育与增殖行为，说明 Treg 能根据其所接收的免疫信号与不同的养分供给来切换其代谢并行驶其功能。

Treg 细胞对于外周免疫耐受及预防自身免疫和组织损伤至关重要。在自身免疫，肿瘤和非淋巴组织中，一定比例的 Treg 细胞对特定的环境信号做出反应，并显示出改变的稳定性、可塑性和组织特异性。代谢程序在控制 Treg 细胞的这些过程中起关键作用，例如营养素、维生素和代谢产物及细胞内在的代谢程序，可协调 Treg 细胞的稳定性、可塑性和组织特异性、异质性。肿瘤微环境中存在大量的 Treg 细胞，这是有效抗瘤治疗的主要障碍。从肿瘤分离的 Treg 细胞通常处于活化状态，其代谢特征不同于淋巴组织的 Treg 细胞。它们的转录组与非淋巴组织中的“组织 Treg 细胞”具有高度相似性。Foxo1 在调节肿瘤中的 eTreg 细胞中起重要作用，Foxo1 的过度激活会优先消耗 eTreg 细胞，从而增强 $CD8^+$ T 细胞功能和抗瘤免疫力。在 Treg 细胞中靶向 PI3K/AKT/Foxo 途径可打破 Treg 细胞屏障，Treg 细胞中 PI3Kp110δ 的失活也会释放细胞毒性 $CD8^+$ T 细胞，并诱导肿瘤消退和延长生存期，这也说明，代谢信号传导中的细微扰动可能会影响驻留于肿瘤的 Treg 细胞稳态和功能。尽管与非淋巴器官中的 Treg 细胞相似，但潴留于肿瘤的 Treg 细胞表达独特的分子特征，如 CCR8、肿瘤坏死因子受体超家族成员 8（TNFRSF8）和 CXCR3 等的高表达，这些可成为肿瘤免疫疗法的重要靶标。

肿瘤内 Treg 细胞的起源：在人类肿瘤中，相对于总的 $CD3^+$ T 细胞或 $CD8^+$ T 细胞而言，$Foxp3^+$ 细胞的比例与多种肿瘤的生存率呈负相关。Treg 细胞的频率占总 $CD4^+$ T 细胞的比例可能非常高，在鼠 B16 原位肿瘤中，使用核内 Foxp3 染色可明确定义的 Treg 细胞高达 $CD4^+$ T 细胞总数的 60%~80%。

癌细胞经历从氧化磷酸化到有氧糖酵解的转变，癌细胞中的这种代谢变化导致 TIME 环境中葡萄糖和谷氨酰胺的耗竭，致局部 T 细胞采取无反应或功能衰竭的状态，同时也影响潴留在肿瘤内的 Treg 细胞的形成和功能分化——葡萄糖剥夺可以驱动 Foxp3 表达，使 T 细胞从常规 Tconv 细胞分化向 iTreg 细胞的表型转移。同样，肿瘤细胞也与 T 细胞竞争细胞外氨基酸，尤其是谷氨酰胺和亮氨酸，氨基酸代谢和消耗可促进常规 T 细胞中 mTORC1 的活化，从而促进 T 细胞向 Th1、Th2 和 Th17 细胞分化，但对 iTreg 细胞的分化作用影响较小。而氨基酸转运蛋白 ASCT2 和 SLC7a5（LAT1）的表达沉默，则可导致常规 Tconv 向 Treg 细胞的分化；同样，胞外谷氨酰胺供给限制，引起胞内 α-KG 的减少，可促进 iTreg 细胞而不是 Th1 细胞的生成。Treg 细胞可以诱导 DC 中氨基酸酶（如精氨酸酶 1、组氨酸脱羧酶或苏氨酸脱氢酶）的消耗，通过 TGF-β 和 IL-10 分泌来进一步消耗 TIME 环境中的氨基酸。DC 对氨基酸酶的消耗可进一步抑制 mTORC1 活化，从而与 TGF-β 协同诱导 Treg 细胞的生成，这再次说明 TIME 中的养分利用可以部分地通过诱导 Treg 细胞产生，从而抑制 T 细胞的抗瘤免疫。

除葡萄糖和氨基酸外，肿瘤细胞还会干扰环境中脂肪酸的浓度，在肿瘤微环境中脂肪酸的可利用性和多样性是如何精确调节尚不清楚，但小鼠 iTreg 细胞优先使用 FAO，而短链脂肪酸可以促进 iTreg 细胞分化。在脑肿瘤中，表达 CD36 和 SLC27A1（脂肪酸转运蛋白）的 Treg 细胞百分比更高；而用磺基 -N- 琥珀酰亚胺基油酸酯（SSO）或 FAO 与依托莫司（Eto）抑制脂质摄取可防止在这种环境下 Treg 细胞的免疫抑制能力。在正常稳态下，Treg 细胞依靠 mTORC1 介导的脂肪生成来扩展和发挥功能，而在 MC38 肿瘤微环境中，增殖的 Treg 细胞也依赖脂肪酸的从头合成来积累细胞内脂质，并为 Treg 细胞扩增补充必需的原材料。

营养物质以外的代谢因子也有助于 Treg 细胞在 TIME 的积累，由于缺乏血管，缺氧在肿瘤组织中很常见。HIF-1α 通常在缺氧时上调，而 HIF-1α 是 iTreg 细胞分化的负调节剂，同时促进 Th17 细胞分化。但是，HIF-1α 是体内 Treg 细胞最佳抑制活性所必需，在神经胶质瘤小鼠模型，缺氧情况下 HIF-1α 可以将葡萄糖从线粒体中分流，而 Treg 细胞则依赖脂肪酸来进行线粒体代谢；这种机制为 Treg 细胞在低糖肿瘤微环境中的茁壮成长提供了优势。由于肿瘤的高酵解速率，肿瘤微环境积聚了肿瘤细胞产生的过量乳酸，乳酸分泌的主要结果是导致 TIME 微环境酸化，从而抑制 $CD8^+$ T 细胞介导的抗肿瘤免疫。从机理上讲，常规效应 T 细胞通过将丙酮酸转化为乳酸来维持糖酵解，从而平衡 NAD^+/NADH 的比例，而 Treg 细胞不需要很高的糖酵解速率，因此可以通过外源乳酸的氧化来平衡 NAD^+/NADH 稳态。因此，肿瘤造成的低葡萄糖和高乳酸 TIME 环境，为 Treg 细胞提供了代谢优势。此外，氧化应激是肿瘤微环境中的另一个代谢特征，Treg 细胞对氧化应激比 Teff 更为敏感，并可能触发 Treg 细胞的凋亡，但凋亡的 Treg 细胞可通过 CD39 和 CD73 将大量的 ATP 转化为腺苷来介导超强的免疫抑制作用，这说明潴留在肿瘤中的 Treg 细胞通过氧化应激的无意死亡而维持并放大了其抑制免疫的活性。因此，TIME 中 Treg 细胞的代谢适应与其抑制活性高度相关，确定肿瘤 Treg 细胞的精确代谢状态，对设计合适的抗肿瘤免疫治疗非常重要。

（三）代谢限制下的 Treg 扩张与肿瘤免疫逃逸

肿瘤的标志特征是肿瘤细胞逃避免疫的识别，尤其是效应 T 细胞反应的抑制能力。在导致这种结果的机制中，Treg 的局部积累起至关重要的作用。在大多数恶性肿瘤患者及实验模型中，循环及肿瘤部位的 Treg 比例均显著增加；这种扩张的机制可能包括先前存在的组织驻留性 Treg 的增殖，循环中 Treg 的募集以及常规 Tconv 细胞向 pTreg 的转化。因此，肿瘤浸润的 Treg 池由 tTreg 和 pTreg 的混合群体组成，可能识别不同的抗原库，执行特定的活性功能，并对局部增殖和稳定信号表现出不同的敏感性。肿瘤部位的大多数 Treg 表现出效应子表型，其特征表现为与抑制功能相关分子的高表达和离体抑制活性的增强。Treg 可以抑制实验模型中的抗肿瘤免疫力，而通过特异性单抗清除 $CD25^+$ Treg 细胞或 $Foxp3^+$ Treg，可唤醒控制肿瘤生长的抗瘤免疫力。在人类肿瘤中，肿瘤部位 Treg 的密度越高，预后越差，这证实了这些 Treg 细胞对宿主抗瘤免疫的有害作用。组织浸润的、激活的 Treg 还可以通过两性调节蛋白直接刺激上皮细胞的生长来促进细胞的恶性转变。从代谢的观点来看，TIME 对 Treg 的进化选择，可能源自 Treg 在代谢重编程的能力，使其在这种不利环境中得以生存和增殖。与效应 T 细胞相比，浸润肿瘤的 Treg 在细胞表面显示更高水平的 GLUT1，表达更高水平的糖酵解相关基因，以更高的糖酵解通量代谢葡萄糖并产生乳酸；在人源化小鼠模型中，使用 TLR8 激动剂（抑制糖酵解）或 2-DG 预处理人 Treg 可以逆转其在体内抑制抗肿瘤反应的能力。对葡萄糖的竞争是 T 细胞衰老的主要诱因，并且 Treg 可能与肿瘤细胞合作，消耗肿瘤微环境中的葡萄糖并饿死效应 T 细胞。因此，在低葡萄糖，高乳酸条件下，例如在肿瘤微环境中，Treg 可能具有选择性的代谢优势。

显然，Treg 在其生命的不同阶段和不同的活动中可以使用不同的代谢途径，包括糖酵解。一般而言，mTOR 驱动的“糖酵解 – 脂肪生成轴”是 Treg 发育和迁移所必需的，但 Foxp3 驱动的“脂解 – 氧化代谢轴”与 Treg 抑制功能更密切相关。这两个轴是否必须共存于同一个 Treg 细胞中以实现完全的免疫调节活性，或者是否可以分为不同的 Treg 亚型或 Treg 活动的不同阶段，尚待阐明。Treg 通过不同代谢程序进行转换的能力可使其特别能够适应不利的微环境，在肿瘤微环境支持 Treg 代谢活化的信号中，与 TNFR 相关的信号起关键作用，这些受体在不同类型与不同部位肿瘤的 Treg 中高表达，并可能促使其表现与代谢程序匹配的免疫功能与效应表型。

Treg Foxp3 表达的代谢调控：环境代谢物，细胞内代谢中间体和信号通路均调节 Treg 细胞中 *Foxp3* 的表达。①树突状细胞（DC）表达 IDO，驱动色氨酸代谢以促进 TGF-β 和抑制 IL-6 的产生，并增加 Foxp3+Treg 细胞的生成。②维生素 A 代谢产物全反式视黄酸（RA）与 TGF-β 诱导的 Smad 激活一起增加 *Foxp3* 表达。维生素 C 通过 Tet 甲基胞嘧啶双加氧酶维持 Foxp3 CNS2 区的去甲基状态，从而稳定 *Foxp3* 的表达。维生素 D_3 代谢物 1,25- 二羟维生素 D_3 通过与维生素 D 反应元件区（VDRE）结合来增加 *Foxp3* 基因表达。③细胞溶解释放的细胞外 ATP 和 NAD^+ 激活 P2X7 受体并诱导 Treg 细胞 Foxp3 不稳定性。④细胞代谢增加 NAD^+/NADH 比例，激活 Sirtuin-1 的去乙酰酶活性并破坏 Foxp3 蛋白的稳定性，而乙酰辅酶 A 则增加 Foxp3 蛋白的乙酰化水平并增进其稳定。⑤ ROS 促进 SENP3 驱动的 Bach2 去 SUMO 化（deSUMOylation）和核定位，从而稳定 Foxp3 的表达。⑥短链脂肪酸可能通过抑制 HDAC 介导的 *Foxp3* 基因的表达沉默和 Foxp3 蛋白去乙酰化作用来稳定 *Foxp3* 表达。⑦ mTORC1 的无限制激活与糖酵解，抑制 *Foxp3* 的表达并降低 Treg 细胞的抑制活性。⑧ LKB1 阻止 STAT4 激活并与 *Foxp3* 基因保守的非编码序列 2（CNS2）结合，从而防止炎性细胞因子引起的去稳定作用。LKB1 还通过激活甲羟戊酸途径来调节 *Foxp3* 表达。

（四）肿瘤浸润性 B 细胞（TIL-B）

B 细胞是免疫系统的一部分，是淋巴细胞的亚型，可分化为浆细胞和记忆细胞。浆细胞最终分化为抗体生成细胞和记忆细胞，后者有助于保持对攻击抗原的记忆。B 细胞源自骨髓干细胞，在免疫应答和免疫系统相关疾病（如自身免疫和同种免疫）中起重要作用。肿瘤 B 细胞的浸润常见于淋巴结和淋巴样结构的引流，以及某些与肿瘤相关的 TIME 中（如乳腺癌和卵巢癌）。尽管，肿瘤浸润性 $CD8^+$ T 细胞多数参与的是机体抗瘤免疫作用，然而，肿瘤浸润性 B 细胞（TIL-B）和浆细胞的作用却仍然存争议，是否应设计免疫疗法来增强或抑制这些 TIL-B 细胞，目前也存在分歧。

B 淋巴细胞从静止状态过渡到活化、快速增殖和大量产生抗体以履行其功能并完成体液反应的过程，必然面临能量供给波动与适应性代谢挑战，细胞外刺激和细胞内信号传导之间的受控互作对 B 细胞命运的决定起至关重要的作用，这种代谢与功能活化之间平衡与适应性改变，不仅影响到机体的抗瘤免疫应答，还可促进 B 细胞本身的恶性转化。正常 B 细胞的增殖分化与命运决定受特定的代谢、营养与环境因子的影响与引导，活化的 B 细胞响应能量和生物合成需求的变化，必然需要进行代谢重编程，以协调和适应增殖代谢活动与营养物质供给与利用之间的平衡。在 LPS 刺激后，外周血免疫无力的 B 细胞仅适度增加其糖酵解速率，而未受刺激的 B 细胞则表现出乳酸生成和有氧糖酵解的平行上调；在 LPS 或 B 细胞受体（BCR）激活后，B 细胞有氧糖酵解速率增加同时伴随葡萄糖转运蛋白 GLUT1 的表达上调和稳定性增加；而抑制糖酵解后，BCR 介导的 B 细胞增殖受阻。BCR 通过激活下游 PI3K-AKT 的信号传导在 B 细胞活化、分化和生存中起关键作用，PI3K-AKT 信号网络同时参与调节营养物的获取，利用和生物合成，从而将受体介导的信号与细胞代谢整合在一起。因此，如何在不同的人类肿瘤和肿瘤不同的阶段中通过代谢调控 B 细胞亚群发育、分化，都值得进一步更深入的研究。

B 细胞在肿瘤免疫中可能表现正、反两方面的作用。一方面，B 细胞促进 T 细胞介导的抗瘤反应，进而阻碍肿瘤的发展，在 B 细胞缺失小鼠接种 B16 黑色素瘤后，与对照野生型相比，$CD4^+$ 和 $CD8^+$ T 细胞的诱导显著受损；另一方面，对 B 细胞缺陷型 μMT 小鼠的研究却发现，B 细胞缺陷小鼠增强了 $CD4^+$ T 细胞的启动能力，并有助于 $CD8^+$ T 细胞介导的抗瘤免疫。此外，B 细胞还通过产生和分泌 TGF-β，介导细胞免疫反应的抑制。因此，TIL-B 细胞在肿瘤免疫中的作用还需要根据临床大样本，按照不同的肿瘤类型、疾病进展、局部浸润的免疫细胞亚群，包括不同表型的 B 细胞亚群（如调节性 B 细胞），与特定的 TIME 情况，开展更深入的研究。

最近对 19 种肿瘤近 69 项研究的整合分析，评估了 TIL-B 与肿瘤预后的关联性，绝大多数研究通过免疫组化检测 CD20 评估 TIL-B 在 TIME 分布情况，发现其中 50.0% 的报告 $CD20^+$ TIL-B 有积极的预后效果，而其余的则呈中性（40.7%）或阴性（9.3%）效果；但这些预后效果的差异并非归因于肿瘤类型、肿瘤临床病理因素或不同的检测技术方法。TIL-B 的预后意义通常与 $CD3^+$ 和（或）$CD8^+$ T 细胞的预后意义一致，并且当存在 TIL-B 和（或）PC 时，$CD8^+$ T 细胞的患者预后效果通常更好。此外，从基因表达数据的分析，也发现绝大多数情况下肿瘤组织 TIL-B 的存在有积极的预后效果。尽管需要更深入的研究，但这些证据支持 TIL-B 在抗瘤免疫中发挥积极作用，说明在肿瘤免疫治疗的设计策略上应考虑增强这些 TIL-B 反应。

七、肿瘤相关巨噬细胞（TAM）

巨噬细胞被认为是免疫反应的保护性和致病性驱动因子，它们的激活分为经典与替代或 M1 和 M2。M1 刺激，例如粒细胞巨噬细胞集落刺激因子（GM-CSF）、Toll 样受体（TLR，细胞内的模式识别受体）、IFN-γ、LPS 或 TNF-α 显示 Th1 依赖性反应；而 M2 刺激，例如巨噬细胞集落刺激因子（M-CSF）、IL-4、IL-10、IL-13 及糖皮质激素显示 Th2 依赖性反应。TAM 执行多种功能，涉及一些受体和不同的分子，如 TLR、一氧化氮（NO）、ROS，各种类型的炎症标志物，如 TNF-α、细胞因子、趋化因子、破坏组织的蛋白酶及不同类型的干扰素。

在大多数人类实体瘤中，TAM 占髓样浸润的最大比例（最多 50%）。TAM 的高度异质性不仅存在于不同的肿瘤患者中，而且还存在于同一患者的不同恶性病变和特定肿瘤病变区域。在 TIME 中，特别是在高度进展的恶性肿瘤中，大多数 TAM 倾向于 M2 极化，这与肿瘤的生长、免疫抑制性微环境的构建、侵袭转移，以及患者的不良预后密切相关。

脂质代谢改变对巨噬细胞的影响：巨噬细胞是在组织中广泛存在的多样化细胞群，组织特定的微环境定义了它们的特征。在炎症状态下，巨噬细胞以协调的方式发挥独特的促炎或抑炎作用，其中起始状态以 M1 型为标志，而 M2 型则定义了炎症消退的开始，上皮化并返回到稳态阶段。巨噬细胞的 M1 和 M2 表型均依赖于专门的脂质介体，脂质类别从促炎性花生四烯酸（AA）衍生的脂质介质转变为抗炎的二十二碳六烯酸（DHA）和二十碳五烯酸（EPA）衍生的脂质介质，它们将巨噬细胞推向分化状态，从而调控炎症并重建体内组织稳态平衡。TAM 在促进肿瘤生长中发挥主要作用，肿瘤化疗产生的细胞碎片可以刺激 TAM 分泌促炎性细胞因子，从而促进肿瘤的生长；而 DHA 产生的一类前体脂类介质可以促进炎症的消退，逆转这种作用，并抑制促肿瘤的炎症。

巨噬细胞在炎症过程中以高度协调的方式发挥重要作用，在炎症发生期间，需要花生四烯酸衍生的脂质介质，例如前列腺素和白三烯等促炎介质。M1 到 M2 的转换是由脂蛋白介导的，脂蛋白也来自 AA。炎症的消退状态需要 DHA 和 EPA 衍生的促进炎症消退的脂质介质（SPM），例如脂毒素（lipoxins）、消炎素（resolvins）、保护素（protectins/neuroprotectins）及 Maresins（从 DHA 衍生的巨噬细胞消炎介质，包括 MaR1 和 MaR2）。

八、树突状细胞

树突状细胞（DC）以其神经细胞样树突形态命名，根据其来源、表型和细胞因子分泌，可分为骨髓来源的 DC（BMDC，如 Dectin1 和 Dectin2）和浆细胞样 DC（pDC，如 $CD304^+DC$、$CD123^+DC$、$CD16^+DC$）。树突状细胞通过模式识别受体感知病原体相关的分子模式或损伤相关的分子模式后，从不成熟的耐受状态被激活，形成成熟的免疫刺激表型，然后使用 MHC Ⅰ类或Ⅱ类分子分别激活 $CD8^+$ 或 $CD4^+$ T 细胞，这个过程同时伴随代谢的变化。不成熟的 BMDC 依靠脂肪酸氧化在线粒体电子传输链中进行氧化磷酸化，以满足其能量需求；激活后，伴随糖酵解的突然增加，DC 会增加涉及抗原呈递的多种分子（如 MHC 分子、细胞因子等）的表达。

脂质代谢改变对 DC 抗原呈递的影响：含饱和脂肪酸（SFA）的高脂饮食与肿瘤的发生和发展呈正相关，尽管 SFA 和多不饱和脂肪酸（PUFA）都可以在各种病理条件下具有免疫调节作用，但在肿瘤发生发展的背景下，它们对免疫系统的作用尚不明确。肿瘤细胞通过调控脂肪酸合成途径来积累 SFA，肿瘤细胞会优先从周围环境中吸收 SFA，同时从其脂质库中排除 PUFA。细胞脂肪酸池的改变可导致基因表达改变及生物膜的结构改变。在肿瘤中，脂质代谢的改变可影响脂质抗原的呈递、识别及随后的细胞毒性 T 细胞（CTL）和 NKT 细胞的活化。树突状细胞（DC）是体内的专业抗原呈递细胞（APC），DC 的有效抗原呈递导致 $CD8^+T$ 细胞的活化增强和细胞毒性反应。富含 SFA 的高脂饮食会严重损害 DC 激活幼稚 T 细胞的能力；除 SFA 外，PUFA 还可以减弱被 DC 呈递的抗原的免疫原性。用高水平的棕榈酸（PA）处理的抗原呈递细胞，其细胞表面的Ⅰ类 MHC 含量显著降低，导致 APC 和淋巴细胞的结合受损。这种作用主要是由于高 PA 产生的膜缺陷，影响膜结合的动力学变化。此外，油酸（单饱和脂肪酸）与 PA 共同处理，将 PA 螯合到脂质液滴中，可抵消其对细胞膜结构的作用，这也对 DC 抗原呈递具有重要影响，因此，即使存在 PA 也可以挽救 APC 的抗原呈递能力。

除了用外源性脂肪酸外，内源性脂肪酸还从质和量上影响 DC 的抗原呈递。阻断细胞固有的脂肪酸合成，DC 的数量大大减少，而抑制 FA 合成后 TLR 在 DC 上的表达上调，同时导致炎性细胞因子的产生增加及 DC 对抗原的捕获增强。这说明由 DC 介导的抗原呈递所引发的免疫应答，取决于脂肪酸的性质和水平。

肿瘤细胞会改变 DC，从而导致 DC 功能障碍和抗原呈递效率低下。DC 可吸收肿瘤微环境中的脂质，从而显著影响其抗原呈递能力和免疫原性。在生长过程中，肿瘤 TIME 中会积聚高水平的甘油三酯（TAG）。与来自幼稚小鼠的 DC 相比，来自荷瘤小鼠的 DC 显著富集 TAG，DC 中脂质的这种积累主要是通过 DC 清道夫受体 A 的表达上调来实现。另外，来自荷瘤小鼠 DC 中的高脂质含量，对抗原的加工机制也产生不利的影响。同样，肿瘤患者外周血中的 DC 显示脂质过量，影响了 DC 数目，损害其抗原呈递能力。基于 DC 的肿瘤疫苗治疗不成功的原因之一，就是由于这些 DC 细胞在循环中或在肿瘤微环境中俘获并积累的脂质过量，导致随后抗原性丧失。因此，利用抗原脉冲或转导自体单核细胞离体产生自体 DC，并在体外使 DC 成熟，就可以产生靶向肿瘤的 DC 疫苗，从而在肿瘤微环境中规避这种抑制机制。这种 DC 疫苗策略也被用于避免肿瘤对 DC 成熟的其他免疫抑制作用。同样，高脂质含量诱导的 DC 功能缺陷也可通过降低脂质水平来逆转，从而恢复其抗原呈递功能并增强基于 DC 的肿瘤疫苗的功效。肿瘤相关 DC 的抗原交叉呈递缺陷，也是由于脂质体在 DC 中积累所致，因此，在肿瘤微环境中的脂质代谢改变，可以直接影响肿瘤部位和周围 DC 的功能。

九、NK 细胞

NK 细胞是免疫系统的重要组成部分。它们不仅与抗瘤、抗病毒感染和免疫调节有关，而且在某些情况下还参与超敏反应和自身免疫性疾病的发生。目前，NK 细胞已成为肿瘤免疫疗法的重要靶标，因为它们无须事先致敏即可以不同方式杀死肿瘤细胞。然而，TIME 的低氧、高度酸化、营养缺乏及免疫抑制，改变了 NK 细胞活化与抑制之间的平衡，最终限制了 NK 细胞的功能。

NK 细胞是先天免疫系统的一部分，是一种源自普通祖细胞（如 B 和 T 细胞）的淋巴细胞，具有对肿瘤和病毒感染的细胞自发地响应与溶细胞作用。NK 细胞的活化导致多种细胞因子（IFN-γ、TNF-α、GM-CSF）和趋化因子（CCL1~5 和 CXCL8）的释放。在人类，NK 细胞在功能上根据 CD56 和 CD16 标记的表达而分类，CD56lowCD16^{+}NK 细胞类型通过特异性识别靶细胞的方式产生细胞因子而杀死靶细胞，而 CD56hiCD16^{-}NK 细胞类型（外周淋巴器官的主要 NK 细胞亚型）则产生大量细胞因子（IFN-γ）、TNF-α 和 GM-CSF，持续获得细胞毒性淋巴细胞或自然杀伤细胞功能，并向 TIME 渗透。

（一）NK 细胞的代谢与活化

NK 细胞具有功能特征性代谢构型，氧化磷酸化用于满足体内代谢的平衡需求，经过短期刺激（6h）后，氧化磷酸化仍是 NK 细胞新陈代谢的主要形式。然而，当 NK 细胞在更长的时间（>18h）内被激活时，它们会同时上调氧化磷酸化和糖酵解，其新陈代谢的主要形式也将转变为糖酵解。这种代谢转变让 NK 细胞产生执行其功能所需的生物合成前体，并可增强它们的寿命，从而增强它们与适应性免疫系统的并行运行能力。

活化的 NK 细胞将葡萄糖代谢为丙酮酸，丙酮酸在线粒体被转化成 Acetyl-CoA，然后再转化成柠檬酸。代谢物追踪实验表明，NK 细胞采用独特的代谢构型，利用柠檬酸 – 苹果酸穿梭为氧化磷酸化提供燃料。因此，NK 细胞没有像大多数细胞一样使柠檬酸盐通过线粒体 TCA 循环，而是将其输出到细胞质中，然后将其转化为 Acetyl-CoA 和 OAA。然后，将 Acetyl-CoA 用于乙酰化反应（对于先天免疫很重要）或产生脂肪酸，而 OAA 则转化成苹果酸，然后苹果酸再穿梭回到 TCA 循环，最终导致了细胞溶质 NAD^{+} 的产生，它是糖酵解酶 GAPDH 的重要辅因子，而 NADH 则被导入电子传输链以支持 ATP 的产生，这样的代谢编程，促进了 NK 细胞功能应答所需的糖酵解和氧化磷酸化的增加。NK 细胞的线粒体在与肿瘤细胞接触时会去极化，并使它们重组到与癌细胞接触的位置。线粒体自噬，即去除缺陷的线粒体，对于 NK 细胞记忆的发生至关重要，该过程是以活性氧（ROS）依赖性方式发生。mTOR[mTORC1 和（或）mTORC2] 的磷酸化与骨髓和脾脏中 NK 细胞的成熟有关。此外，在使用条件性敲除小鼠的 Raptor（mTORC1 的亚基）和 Rictor（mTORC2 的亚基）调节鼠 NK 细胞成熟中，mTORC1 和 mTORC2 都发挥作用。虽然 mTORC1 促进 mTORC2 活性，但 mTORC2 抑制 mTORC1 活性，从而抑制 NK 细胞功能和 SLC7A5（氨基酸转运蛋白）的表达。除了 mTOR 信号传导外，在 NK 细胞中，SREBP 对于糖酵解与氧化磷酸化的调节至关重要，这是因为部分由于参与柠檬酸 – 苹果酸穿梭的主要转运蛋白 SLC25A1 的表达受其调控。因此，抑制 SREBP 也会抑制 NK 细胞功能。C-myc 是另一对 NK 细胞代谢至关重要的转录因子，C-myc 通过氨基酸转运蛋白 SLC7A5 严格控制氨基酸的摄取与利用，氨基酸尤其是精氨酸导入细胞，可调节 NK 细胞的代谢和功能。

（二）NK 细胞免疫疗法

NK 细胞可以多种方式用于肿瘤治疗，包括作为肿瘤的过继细胞疗法。与 T 细胞不同，NK 细胞不是抗原特异性的，因此，肿瘤细胞很难通过抗原突变逃脱 NK 细胞的天然抗瘤免疫反应。重要的是，NK 细胞不太可能诱发移植物抗宿主病，同样，NK 细胞也不太可能促进细胞因子释放综合征（细胞因子风暴），这种现象在 T 细胞疗法中偶尔发生，但是致命。

抗肿瘤的抗体治疗可在体内刺激 NK 细胞的 ADCC 活性，从而促进肿瘤杀伤。自体细胞转移疗法涉及被治疗患者自身的 NK 细胞，而同种异体 NK 细胞转移疗法则涉及利用来自第三方的细胞治疗，包括来自健康供体的脐带血、干细胞或 NK 细胞系。这些 NK 细胞可以通过药理或遗传方法进行离体修饰操作（CAR-NK、iPSC-NK），以使其在输入患者体内后具有增强的抗瘤作用。

尽管自体（针对患者自身的 NK 细胞）的 NK 细胞转输安全且耐受性良好，但同种异体（第三方）NK 细胞疗法可能也是最有希望的抗瘤过继细胞治疗。在同种异体疗法的情况下，对于预后较差的急性髓细胞性白血病（AML）患者，NK 细胞输注结合高剂量化疗和 IL-2 输注可导致 NK 细胞在体内扩增，且在 19 例受治患者中，有 5 例获得完全血液学缓解。在神经母细胞瘤中，高剂量的 NK 细胞输注及抗双唾液酸神经节苷脂 2（GD2）免疫疗法可改善无进展生存期，并且患者 NK 细胞的 NKG2A 表达增加。在目前的所有报道中，患者对 NK 细胞输注的耐受性良好，没有毒性报告。

随着基因工程的技术进步和成熟，NK 细胞免疫疗法的前景比较乐观。其中，CAR-NK 细胞正在各种血液和实体肿瘤中进行临床试验测试。CAR-NK 细胞具有改良的表面受体，可使它们更有效地靶向肿瘤。工程化的诱导性多能干细胞定向分化来源的自然杀伤细胞（iPSC-NK）细胞和 iPSC-T 细胞，是以表达由 NKG2D 的跨膜结构域、2B4 共刺激结构域（CD244）和 CD3ζ 信号结构域组成的 CAR 重组结构体。与非 CAR 对照组相比，这些高活性 CAR-NK 细胞和 CAR-T 细胞在卵巢癌的小鼠模型中均表现出增强的抗瘤活性。然而，CAR-T 细胞疗法具有显著的毒性，例如，血浆 IFN-γ、TNF-α 和 IL-2 水平的持续增加，以及浸润器官中的器官病理性损害；而 CAR-NK 细胞疗法则没有这样的问题。在免疫缺陷小鼠的白血病异种移植模型中，CAR-CD19-NK 细胞的输注，获得 100% 的总存活率，而 CAR-CD19-T 细胞则为 20%。此外，脐血来源的 CAR-CD19-NK 细胞在淋巴瘤异种移植模型治疗中，显著延长了受治动物的生存期。

由于从 PBMC 或干细胞中分离 NK 细胞的成本非常昂贵，而且费时，因此，如何生产“现成的（off-the-shelf）”NK 细胞疗法，即将 NK 细胞相对无限地生产、储存和供应，是目前面临的一个技术挑战和值得积极追求的治疗方法。NK-92 是源自人类 NK 细胞淋巴瘤患者的转化细胞系，可通过直接的细胞毒性和细胞因子产生而自发杀死癌细胞。NK-92 细胞也已于 2017 年获得美国食品药品监督管理局（FDA）的批准用于临床试验。与赫赛汀、西妥昔单抗和帕妥珠单抗联合使用时，CAR-NK-92 细胞（CD19 和人 CD3ζ 转导的 NK-92 细胞）具有更高的抗瘤活性，并具有更高的 ADCC 效率。虽然同种异体供体 NK 细胞是一种可能性，但在这种情况下 CAR-NK 细胞也可能是极好的工具，如果可以将 CAR-NK-92 细胞开发为“现成的”或“通用的”NK 细胞治疗方法，那么抗体和 CAR-NK-92 细胞对患者的整合治疗可在未来成为现实。

十、NKT 细胞

天然杀伤性 T 细胞（NKT）是 CD1d 限制性 T 细胞，主要识别脂质抗原。这些细胞与适应性和先天性免疫细胞具有共同特征，并具有多种免疫调节作用。它们以与先天免疫细胞相似的方式，对刺激做出快速反应并分泌大量细胞因子，从而放大和调节免疫反应。作为 T 细胞，它们表达 T 细胞受体（TCR），并像常规 T 细胞一样以抗原特异性方式应答。NKT 细胞至少有两种亚型，即Ⅰ型和Ⅱ型，它们的 TCR 性质不同，这两种亚型通常在肿瘤免疫中具有相反的功能，其中Ⅰ型促进，而Ⅱ型抑制肿瘤免疫，彼此交叉调节，形成一个免疫调节轴。肿瘤具有多种逃避免疫监视的机制，这样的机制涉及肿瘤脂质组成的改变，以及有助于肿瘤生长并逃避机体抗瘤免疫力的脂质和脂肪酸的积累。由于 NKT 细胞主要识别脂质抗原，因此肿瘤脂质代谢谱的改变，也将潜在改变和影响其免疫调节功能的脂质抗原库。

肿瘤脂质从头合成途径的上调与抑制性脂质（如 DHA）的丢失，导致脂质在肿瘤中的差异积累，从而利于肿瘤生长，并为生物膜提供了能源和物质基础。脂质池的改变以 NKT 依赖性或 NKT 非依赖性方式影响免疫应答，改变的脂质可以直接用作 NKT 细胞的抗原，并调节其在抗瘤免疫中的作用；同时，脂质改变也会影响 NKT 细胞的归巢。因此，鉴定脂质代谢改变，以及促进其上调或阻止其上调的分子机制，可能对肿瘤的免疫治疗具有潜在的价值和临床意义。

当肿瘤细胞暴露于化疗或电离辐射治疗导致肿瘤细胞凋亡时，神经酰胺会释放出来，而神经酰胺是可以由 CD1d 递呈并被 NKT 细胞识别的主要脂质种类，因此，肿瘤经放、化疗后释放的神经酰胺对 NKT 细胞的激活，可能会调节机体的抗瘤免疫反应。在 4T1 肿瘤模型中，与 I 型 NKT 细胞完整的野生型小鼠相比，放疗显著增强了 I 型 NKT 细胞缺陷小鼠肿瘤的消退，而通过 NKT 细胞激动剂 α-GalCer 诱导并增强机体的抗瘤免疫力，并未增强野生型小鼠对放疗的反应，说明暴露于肿瘤衍生脂质的 I 型 NKT 细胞具有潜在的免疫抑制作用。神经节苷脂是另一种可结合并激活 NKT 细胞的脂质成分，肿瘤脂质库的改变也可导致神经节苷脂的改变。据报道，神经节苷脂双唾液酸神经节苷脂 2（GD2）和双唾液酸神经节苷脂 3（GD3）在肿瘤中过表达，并能调节肿瘤的生长和转移。用表达 GD3 的黑色素瘤细胞免疫的小鼠，GD3 反应性 NKT 细胞受到 CD1d 限制；GD3 通过竞争与 CD1d 的结合而在体内和体外消除了 α-GalCer 介导的 NKT 细胞活化。此外，肿瘤中 VEGF 水平的升高会增强卵巢癌中 GD3 水平，用 GD3 处理表达 CD1d 的 APC，也可显著抑制 NKT 细胞的活化，这表明作为富含 GD3 的肿瘤脂质抗原，可以通过干扰 CD1d 呈递给 NKT 细胞的脂质抗原，抑制卵巢癌模型中的抗瘤免疫。总之，炎性疾病和肿瘤微环境中脂质的改变可能会影响 NKT 细胞功能并微调机体免疫反应，对其背后生物学特性的了解，可以开辟新的抗瘤免疫治疗途径，例如靶向促进肿瘤的脂质（如 GD3）和（或）使用抑制肿瘤的脂质（如 DHA）作为佐剂，可增强抗瘤免疫性。

脂质对 NKT 细胞归巢的影响：免疫细胞在损伤部位的定位对于炎症和组织稳态至关重要。在肿瘤中，很少有 NKT 细胞位于肿瘤部位。在成神经细胞瘤患者中，CCR2（由 NKT 细胞表达）和 CCL2（由 MYCN 非扩增神经母细胞瘤细胞亚群表达）介导 NKT 细胞归巢到神经母细胞瘤。而有 NKT 细胞浸润的患者生存期显著长于无浸润细胞的患者，说明 MYCN 抑制了 CCL2 的表达，从而在小鼠模型和人类患者中均阻止了 NKT 细胞归巢到肿瘤部位。在转基因小鼠模型中，抑制 MYCN 导致肿瘤生长减慢和存活率提高。同时，在用 MYCN 抑制剂处理的神经母细胞瘤细胞中有大量的脂滴，表明脂质代谢物可能参与肿瘤消退。

白细胞功能相关抗原 1（LFA-1）影响肝脏 NKT 细胞的积累，而 LFA-1 缺陷小鼠的 NKT 细胞明显减少。同样，LFA-1- 细胞间黏附分子 1（ICAM1）的相互作用对于小鼠体内组织 NKT 细胞也很重要，因此 LFA-1 或 ICAM1 的阻滞导致联体共生小鼠循环中 NKT 细胞的快速释放。在 NKT 细胞表面表达的趋化因子受体 CXCR6 及其特异性配体 CXCL16（在肝、肺和脾细胞中表达的跨膜趋化因子），可将表达 CXCR6 的 NKT 细胞归巢至肝脏中，该途径也是脂质依赖性的，因为肠道微生物组中脂质胆酸的代谢会影响 CXCL16 的表达，从而影响 NKT 细胞归巢到肝脏和抑制肝癌的能力。

迄今为止，肿瘤中的大多数免疫疗法都集中在识别抗原肽的传统 T 细胞上。然而，在临床前小鼠模型中，脂质反应性 NKT 细胞已成为肿瘤免疫中的主要免疫调节细胞之一。通常可接受的是 I 型 NKT 细胞发挥抗瘤作用，而 II 型 NKT 细胞具有相反的作用，与常规 T 细胞相比，I 型和 II 型 NKT 细胞均构成淋巴细胞的一小部分，但两种 NKT 细胞类型均介导了实质性的免疫调节作用。因此，对它们在正常和肿瘤条件下的差异调节更深入的了解，可能会揭示出新的、对抗瘤免疫治疗有益的调控节点和治疗靶点。与 DNA 和蛋白质的功能研究不同，目前，脂质代谢的失调与脂质的结构和功能在细胞恶性转化和肿瘤生长过程中的作用认识有限，而脂质的变化可以对免疫反应产生整体的影响，也可以 NKT 依赖性和 NKT 非依赖性方式影响机体的抗瘤免疫。

十一、肿瘤代谢的整合医学研究方向

肿瘤的产生是机体代谢与稳态的失衡，是系统性的问题。从机制上来说，代谢对肿瘤的影响，在分子层面是代谢与代谢物质，通过代谢通路与信号传递，基因的转录调控与蛋白翻译后修饰，对基因表达，蛋白活化等的影响；在细胞层面上，是代谢物，尤其是代谢小分子对细胞生理，生化，细胞结构、功能，细胞对物质代谢需求，能量储备与氧化还原稳态，尤其是细胞命运（存活、生长、增殖、分化、细胞衰老或者死亡）等在时间与空间上精细与实时调控，是细胞应对局部区域微环境变化的应激和适应的结果，也是疾病（如感染与慢性炎症等）状态下机体组织细胞对病理性损伤的应答、修复、代偿和选择性、适应性代谢的结果；在整体水平上是整个机体的物质与能量代谢，生命表征，生理与病理条件下的机体活动与环境应答，免疫活化与稳态维持等的代谢应答与结果。

肿瘤发展也是一个复合而混杂的过程，其中遗传或表观遗传现象与能量稳态，细胞器活动（如线粒体功能）和细胞整体代谢组相互作用。这些相互作用过程是在炎症介导的肿瘤微环境中发生的，该环境可以促进肿瘤进展或抑制其发展。另外，与炎症环境相关的转录程序改变触发的肿瘤细胞代谢的改变可进一步导致肿瘤细胞转移。转移导致肿瘤细胞扩散到身体其他组织，是肿瘤患者死亡的主要原因，因此，有必要了解转移过程中肿瘤细胞的代谢要求，尤其是特定的代谢方式、代谢通路与代谢流的变化如何进一步影响细胞的转移播撒及其定向在特定转移组织器官中定植的代谢特征及分子机制，是从代谢水平上预防和阻止肿瘤转移、延长患者带瘤生存的基础和必要前提条件。就驱动肿瘤转移的 TIME 而言，可能有两种主要的预防与治疗策略：一种集中于增加可阻碍肿瘤迁移、浸润和转移的细胞外 pHe；另一个是降低细胞内 pHi，促进肿瘤细胞的凋亡。由于实体瘤组织中的 pH 失调与 Warburg 效应和缺氧有关，通过 NHE1、H^+ 泵 V-ATPase、CA-IX、LDH、MCT-1 及 GLUT-1 的过表达，进一步加剧了肿瘤细胞内外 pH 的失衡，促进肿瘤微环境酸化与对 TIME 的改造，是驱动肿瘤转移的主要环境因素，因此，针对这些质子交换剂的活化机制及质子转运通道蛋白（转运载体）的靶向药物研发，可能是另外一个合适的阻碍肿瘤转移的治疗策略。在肿瘤转移的复杂过程中，肿瘤转移干细胞（CMSC）的存在被认为是驱动肿瘤转移发生的根源，而且还与肿瘤的治疗抗性相关。当前的治疗药物尚不能特异性地靶向 CMSC，因此它们不能完全根除肿瘤。如何针对不同肿瘤类型中这些 CMSC 特征性的代谢表型，开发独特的针对 CMSC 特征性代谢异常的治疗药物与制剂，可能是未来面对高度异质性的肿瘤，如何选择性、有效性地精准清除 CMSC 的一个策略与方向。

代谢是解决肿瘤难题的关键，靶向代谢被认为是用于肿瘤治疗有前途的治疗方法，适当设计的代谢干预措施同样可以精准地重塑免疫细胞功能并挽救机体的抗瘤免疫。因此，对 TIME 中 TASC、免疫细胞及肿瘤细胞的代谢进行整体评估，将可以更准确地设计未来的肿瘤治疗策略。目前尚无针对肿瘤携带者宿主中特定细胞类型的“代谢药物”，因此，离定向干预细胞代谢治疗还很遥远，后者可以选择性地抑制有害的免疫细胞和肿瘤细胞的异常增殖代谢，同时保护正常的细胞代谢活动。

肿瘤的整合免疫疗法可能更能体现出免疫治疗的优越性。一方面，可减少肿瘤靶向结合的非特异性，减少治疗过程中对正常细胞的杀伤，并尽可能地将免疫系统引起的细胞毒性局限在肿瘤组织中（靶向药物）；另一方面，可解除肿瘤细胞和免疫细胞之间的免疫负调控，提高免疫细胞对肿瘤细胞的细胞毒性（免疫负调控抑制），使其更好地发挥肿瘤杀伤抗体药物的抗瘤作用。然而，可以预见，这些制剂药物中的一些至少可以优先地靶向肿瘤部位的代谢活跃细胞。根据这种观点，由于与其他浸润性 T 细胞相比，Treg 在肿瘤部位的相对丰度及更强的代谢活化作用，因此 Treg 可能对代谢干预治疗更敏感；而特异性抗肿瘤抗体（或小分子药物）与 CAR-NK-92 类免疫细胞的整合治疗可能是更实际、通用，也更有前景的治疗模式。但是，如前述，考虑到免疫表型对细胞代谢的高度依存性，在通过基因工程与细胞工程改造与生产“现成的”或“通用的”NK 或 CAR-NK 细胞时，如何能够在代谢表型上维持批量生产的、治疗用工程细胞稳定的免疫表型，将面临技术上的挑战。

（廖　勇）

参考文献

[1] Faubert B, Solmonson A, DeBerardinis RJ. Metabolic reprogramming and cancer progression. Science, 2020, 368(6487): eaaw 5473.

[2] Kuenzi BM, Ideker T. A census of pathway maps in cancer systems biology. Nat Rev Cancer, 2020, 20(4): 233–246.

[3] Crispo F, Condelli V, Lepore S, et al. Metabolic dysregulations and epigenetics: A bidirectional interplay that drives tumor progression. Cells, 2019, 8: 798.

[4] Lin X, Xiao Z, Chen T, et al. Glucose metabolism on tumor plasticity, diagnosis, and treatment. Frontiers in Oncology, 2020, 10(4): 317.

[5] Laplagne C, Domagala M, Naour AL, et al. Latest advances in targeting the tumor microenvironment for tumor suppression. Int J Mol Sci, 2019, 20: 4719.

[6] Mora J, Mertens C, Meier JK, et al. Strategies to interfere with tumor metabolism through the interplay of innate and adaptive immunity. Cells, 2019, 8: 445.

[7] Chamoto K, Hatae R, Honjo T. Current issues and perspectives in PD-1 blockade cancer immunotherapy. Int J Clin Oncology, 2020, 25: 790–800.

[8] Aminzadeh-Gohari S, Weber DD, Vidali S, et al. From old to new-Repurposing drugs to target mitochondrial energy metabolism in cancer. Seminars in Cell & Dev. Biology, 2020, 98: 211–223.

[9] Avolio R, Matassa DS, Criscuolo D, et al. Modulation of mitochondrial metabolic reprogramming and oxidative stress to overcome chemoresistance in cancer. Biomolecules, 2020, 10: 135.

[10] Ma L, Zong X. Metabolic symbiosis in chemoresistance: Refocusing the role of aerobic glycolysis. Frontiers in Oncology, 2020, 10(1): 5.

[11] Desbats MA, Giacomini I, Prayer-Galetti T, Montopoli M. Metabolic plasticity in chemotherapy resistance. Frontiers in Oncology, 2020, 10(3): 281.

[12] Platten M, Nollen EAA, Rohrig UF, et al. Tryptophan metabolism as a common therapeutic target in cancer, neurodegeneration an beyond. Nat Rev Drug Discov, 2019, 18(5): 379–401.

[13] Moldogazieva NT, Mokhosoev IM, Terentiew AA. Metabolic between HIF–1, GLUT1, and AMPK. Cancers, 2020, 12: 862.

[14] Vettore L, Westbrook RL, Tennant D. New aspects of amino acid metabolism in cancer. Br J Cancer, 2020, 122(2): 150–156.

[15] Florey O, Overholtzer M. Macropinocytosis and autophagy crosstalk in nutrient scavenging. Philos Trans R Soc Lond B Biol Sci, 2019, 374(1765): PMC6304738.

[16] Hu B, Lin JZ, Yang XB, Sang XT. Aberrant lipid metabolism in hepatocellular carcinoma cells as well as immune microenvironment: A review. Cell Prolif, 2020, 53(3): e12772.

[17] Zeng JD, Wu WKK, Wang HY, Li XX. Serine and one-carbon metabolism, a bridge that links mTOR signaling and DNA methylation in cancer. Pharmacol Res, 2019, 149: 104352.

[18] Hayes JD, Dinokova-Kostova AT, Tew K. Oxidative stress in cancer. Cancer Cell, 2020, 38 (8): 1–31.

[19] Ge T, Yang J, Zhou S, et al. The Role of the Pentose Phosphate Pathway in Diabetes and Cancer. Front Endocrinol, 2020, 11: 365.

[20] Liu B, Huang ZB, Chen X, et al. Mammalian target of rapamycin 2 (mTOR2) and C-MYC modulate glucosamine-6-phosphate synthesis in glioblastoma (GBM) cells through glutamine: fructose-6-phosphate aminotransferase 1 (GFAT1). Cell Mol Neurobiol, 2019, 39(3): 415–434.

[21] Payen VL, Mina E, Hee VFV, et al. Monocarboxylate transporters in cancer. Mol Metabolism, 2020, 33: 48–86.

[22] Koundourous N, Poulogiannis G. Repreogramming of fatty acid metabolism in cancer. British J Cancer, 2020, 122: 4–22.

[23] Leung J, Gaudin V. Who Rules the Cell? An Epi-Tale of Histone, DNA, RNA, and the Metabolic Deep State. Front Plant Sci, 2020, 11: 181.

[24] Ciccone V, Filippelli A, Angeli A, et al. Pharmacological Inhibition of CA-IX Impairs Tumor Cell Proliferation, Migration and Invasiveness. Int J Mol Sci, 2020, 21(8): 2983.

[25] Muller AJ, Manfredi MG, Zakharia Y, et al. Inhibiting IDO pathways to treat cancer: lessons from the ECHO-301 trial and beyond. Semin. Immunopathol, 2019, 41(1): 41–48.

[26] Baltazr F, Afonso J, Costa M, et al. Lactate Beyond a Waste Metabolite: Metabolic Affairs and Signaling in Malignancy. Frontiers in Oncology, 2020, 10: 231.

[27] Rabinowitz J, Enerback S. Lactate: the ugly duckling of energy metabolism. Nat Metabolism, 2020, 2(7): 566–571.

[28] Rihan M, Nalla LV, Dharavath A, et al. Pyruvate Kinase M2: a Metabolic Bug in Re-Wiring the Tumor Microenvironment. Cancer Microenvironment, 2019, 12: 149–167.

[29] Zahra K, Dey T, Ashish, et al. Pyruvate kinase M2 and cancer: The role of PKM2 in promoting tumorigenesis. Frontiers in Oncology, 2020, 10: 159.

[30] Liu j, Zhang C, Hu W, et al. Tumor suppressor p53 and metabolism. J Mol Cell Biol, 2019, 11(4): 284–292.

[31] Blandino G, Valenti F, Sacconi A, et al. Wild type-and mutant p53 proteins in mitochondrial dysfunction: emerging insights in cancer disease. Semin Cell Dev Biol, 2020, 98: 105–117.

[32] Grzes M, Oron M, Staszczak Z, et al. A driver never works alone-interplay networks of mutant p53, MYC, RAS, and other universal oncogenic drivers in human cancer. Cancers, 2020, 12(6): 1532.

[33] Pupo E, Avanzato D, Middonti E, et al. KRAS-driven metabolic rewiring reveals novel actionable targets in cancer. Frontiers in Oncology, 2019, 9 (8): 848

[34] Kreuzaler P, Panina Y, Segal J, et al. Adapt and conquer: Metabolic flexibility in cancer growth, invasion and evasion. Molecular Metabolism, 2020, 33: 83–101

[35] Chang H, Cai Z, Roberts TM. The Mechanisms Underlying PTEN Loss in Human Tumors Suggest Potential Therapeutic Opportunities. Biomolecules, 2019, 9: 713.

[36] Gozzelino L, Santis MCD, Gulluni F, et al. PI(3, 4)P2 Signaling in Cancer and Metabolism. Frontiers in Oncology, 2020, 10: 360.

[37] Lacroix M, Riscal R, Arena G, et al. Metabolic functions of the tumor suppressor p53: Implications in normal physiology, metabolic disorders, and cancer. Molecular Metabolism, 2020, 33: 2–22.
[38] Berkmann JC, Martin AXH, Ellinghaus A, et al. Early pH changes in musculoskeletal tissues upon injury—aerobic catabolic pathway activity linked to inter-individual differences in local pH. Int J Mol Sci, 2020, 21(7): 2513.
[39] Becker HM. Carbonic anhydrase IX and acid transport in cancer. Br J Cancer, 2020, 122(2): 157–167.
[40] Becker HM, Deitmer JW. Transport Metabolons and acid/base balance in tumor cells. Cancers, 2020, 12(4): 899.
[41] Alfarouk KO, Ahmed SBM, Ahmed A, et al. The interplay of dysregulated pH and electrolyte imbalance in cancer. Cancers, 2020, 12 (4): 898.
[42] Swietach P. What is pH regulation, and why do cancer cells need it? Cancer and Metastasis Reviews, 2019, 38: 5–15.
[43] Bang-Rudenstam A, Cerezo-Magan M, Belting M. Pro-metastatic functions of lipoproteins and extracellular vesicles in the acidic tumor microenvironment. Cancer and Metastasis Reviews, 2019, 38: 79–92.
[44] Mishra D, Banerjee D. Lactate dehydrogenases as metabolic links between tumor and stroma in the tumor microenvironment. Cancers, 2019, 11: 750.
[45] Urbanska K, Orzechowski A. Unappreciated role of LDHA and LDHB to control apoptosis and autophagy in tumor cells. Int J Mol Sci, 2019, 20(9): 2085.
[46] Shi L, Yan H, An S, et al. SIRT5-mediated deacetylation of LDHB promotes autophagy and tumorigenesis in colorectal cancer. Mol Oncol, 2019, 13: 358–375.
[47] Mishra R, Hladar S, Suchanti S, et al. Epigenetic changes in fibroblasts drive cancer metabolism and differentiation. Endocrine-Related Cancer, 2019, 26: R673–R688.
[48] Khan AA, Allemailem KS, Alhumaydhi FA, et al. The biochemical and clinical perspectives of lactate dehydrogenase: an enzyme of active metabolism. Endocr Metab Immune Disord Drug Targets, 2020, 20(6): 855–868.
[49] Forkasiewicz A, Dorociak M, Stach K, et al. The usefulness of lactate dehydrogenase measurements in current oncological practice. Cell Mol Biol Lett, 2020, 25: 35.
[50] Felmlee MA, Jones RS, Rodringuez-Cruz V, et al. Monocarboxylate transporters (SLC16): Function, regulation, and role in health and disease. Pharmacol Rev, 2020, 72(2): 466–485.
[51] Dana P, Saisomboon S, Kariya R, et al. CD147 augmented monocarboxylate transporter-1/4 expression through modulation of the Akt-FoxO3-NF-κB pathway promotes cholangiocarcinoma migration and invasion. Cell Oncol, 2020, 43(2): 211–222.
[52] Brown TP, Ganapathy V. Lactate/GPR81 signaling and proton motive force in cancer: Role in angiogenesis, immune escape, nutrition, and Warburg phenomenon. Pharmcol Ther, 2020, 206: 107451.
[53] Lund K, Traueisen M, Pedersen S, et al. Why Warburg works: Lactate controls immune evasion through GPR81. Cell Metab, 2020, 31(4): 666–668.
[54] Zhang D, Tang Z, Huang H, et al. Metabolic regulation of gene expression by histone lactylation. Nature, 2019, 574(7779): 575–580.
[55] Lane AN, Higashi RM, Fan TWM. Metabolic reprogramming in tumors: Contributions of the tumor microenvironment. Genes & Diseases, 2020, 7 (1): 185–198.
[56] Ayala MAM, LiZ, Dupage M. Treg programming and therapeutic reprogramming in cancer. Immunology, 2019, 157: 198–209.
[57] Paolillo M, Schinelli S. Extracellular matrix alterations in metastatic processes. Int J Mol Sci, 2019, 20(19): 4947.
[58] Chan CYK, Yuen VWH, Wong CCL. Hypoxia and the metastatic niche. Adv Exp Med Biol, 2019, 1136: 97–112.
[59] Kaur SP, Cummings BS. Role of glypicans in regulation of the tumor microenvironment and cancer progression. Biochem Pharmacol, 2019, 168: 108–118.
[60] Sutoo S, Meada T, Suzuki A, et al. Adaptation to chronic acidic extracellular pH elicits a sustained increase in lung cancer cell invasion and metastasis. Clin Exp Metastasis, 2020, 37(1): 133–144.
[61] Cruz ALS, Barreto EDA, Fazolini NPB, et al. Lipid droplets: platforms with multiple functions in cancer hallmarks. Cell Death Dis, 2020, 11(2): 105.
[62] Navrro-Imaz H, Chico Y, Rueda Y, et al. Channeling of newly synthesized fatty acids to cholesterol esterification limits triglyceride synthesis in SND1-overexpressing hepatoma cells. Biochim. Biophys. Acta. Mol. Cell. Biol. Lipids, 2019, 1864(2): 137–146.
[63] Bi M, Qiao X, Zhang H, et al. Effect of inhibiting ACAT-1 expression on the growth and metastasis of Lewis lung carcinoma. Oncol Lett, 2019, 18(2): 1548–1556.
[64] Lupien LE, Bloch K, Dehairs J, et al. Endocytosis of very low-density lipoproteins: an unexpected mechanism for lipid acquisition by breast cancer cells. J Lipid Res, 2020, 61(2): 205–218.
[65] Cordero A, Kanojia D, Miska J, et al. FABP7 is a key metabolic regulator in HER2+ breast cancer brain metastasis. Oncogene, 2019, 38(37): 6445–6460.
[66] McGuik S, Audet-Delege Y, St-Pierre J. Metabolic fitness and plasticity in cancer progression. Trends in Cancer, 2020, 6(1): 49–61.
[67] Lasche M, Emons G, Grundker C. Shedding new light on cancer metabolism: A metabolic tightrope between life and death. Frontiers in Oncology, 2020, 10: 409.
[68] Yano H, Andrews LP, Workman CJ, et al. Intratumoral regulatory T cells: markers, subsets and their impact on anti-tumor immunity. Immunology 2019, 157: 232–247.
[69] Shi RC, Tang YQ, Miao HM. Metabolism in tumor microenvironment: Implications for cancer immunotherapy. Med Comm, 2020, 1: 1–22.
[70] Schworer S, Vardhana SA, Thompson CB. Cancer metabolism drives a stromal regenerative response. Cell Metabolism, 2019, 29(3): 576–591.
[71] Thapa B, Lee K. Metabolic influence on macrophage polarization and pathogenesis. BMB Rep, 2019, 52(6): 360–372.
[72] Nazemi M, Rainero E. Cross-talk between the tumor microenviron-

ment, extracellular matrix, and cell metabolism in cancer. Frontiers in Oncology, 2020, 10(239): 1–7.

[73] Sahai E, Astsaturov I, Cukierman E, et al. A framework for advancing our understanding of cancer-associated fibroblasts. Nat Rev Cancer, 2020, 20(3): 174–186.

[74] Coleman MF, Cozzo AJ, Pfeil AJ, et al. Cell intrinsic and systemic metabolism in tumor immunity and immunotherapy. Cancers, 2020, 12: 852.

[75] Yang X, Li Y, Zhou L, et al. Role of Exosomes in crosstalk between cancer-associated fibroblasts and cancer cells. Frontiers in Oncology, 2019, 9: 356.

[76] Sobierajska K, Ciszewski WM, Sacewicz-Hofman I, et al. Endothelial cells in the tumor microenvironment. Adv Exp Med Biol, 2020, 1234: 71–86.

[77] Attane C, Milhas D, Hoy AJ, et al. Metabolic remodeling induced by adipocytes: A new Achilles' heel in invasive breast cancer? Curr Med Chem, 2020, 27(24): 3984–4001.

[78] Attane C, Muller C. Drilling for oil: Tumor-surrounding adipocytes fueling cancer. Trends Cancer, 2020, 6(7): 593–604.

[79] Cao Y. Adipocyte and lipid metabolism in cancer drug resistance. J. Clin. Invest, 2019, 129(8): 3006–3017.

[80] Shaui ME, Fridlender ZG. Tumour-associated neutrophils in patients with cancer. Nat Rev Clin Oncol, 2019, 16(10): 601–620.

[81] Pacella I, Piconese S. Immunometabolic checkpoints of Treg dynamics: Adaptation to microenvironmental opportunities and challenges. Frontiers in Immunology, 2019, 10(8): 1889

[82] Shi H, Chi H. Metabolic control of Treg cell stability, plasticity, and tissue-specific heterogeneity. Frontiers in Immunology, 2019, 10(2716): 1–17.

[83] Piro G, Carbone C, Carbognin L, et al. Revising PTEN in the era of immunotherapy: New perspectives for an old story. Cancers, 2019, 11: 1525.

[84] Chamoto K, Hatae R, Honjo T. Current issues and perspectives in PD–1 blockade cancer immunotherapy. Int J Clin Oncology, 2020, 25: 790–800.

[85] Kato T, Fahrmann JF, Hanash SM, et al. Extracellular vesicles mediate B cell immune response and are a potential target for cancer therapy. Cells, 2020, 9: 1518.

[86] Hargadon KM. Tumor microenvironmental influences on dendritic cell and T cell function: A focus on clinically relevant immunologic and metabolic checkpoints. Clin Transl Med, 2020, 10: 374–411.

[87] Slattery K, Gardiner CM. NK cell metabolism and TGF-implications for immunotherapy. Frontiers in Immunology, 2019, 10 (12): 2915.

[88] Wang L, Dou M, Ma Q, et al. Chimeric antigen receptor (CAR)-modified NK cells against cancer: Opportunities and challenges. 2019, 74: 105695.

[89] Zhang J, Zhen H, Diao Y. Natural killer cells and current applications of chimeric antigen receptor-modified NK-92 cells in tumor immunotherapy. Int J Mol Sci, 2019, 20(2): 317.

[90] Shankar K, Capitini CM, Saha K. Genome engineering of induced pluripotent stem cells to manufacture natural killer cell therapies. Stem Cell Res Ther, 2020, 11(1): 234.

[91] Tiwary S, Berzofsky JA, Terabe M. Altered lipid tumor environment and its potential effects on NKT cell function in tumor immunity. Frontiers in Immunology, 2019, 10(9): 2187.

第 12 章 肿瘤外泌体

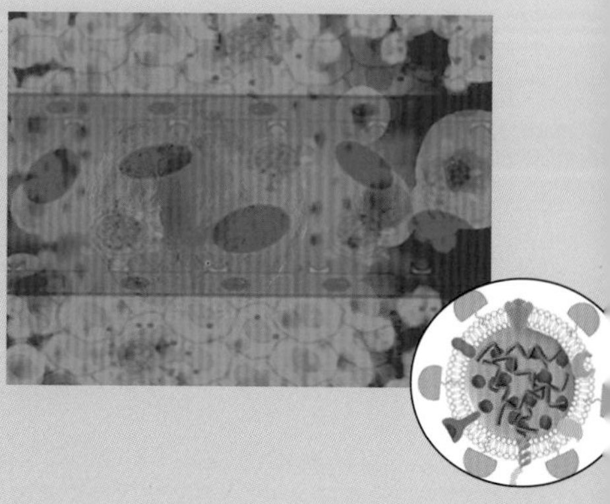

第 1 节　外泌体概述

一、外泌体的概念与形成机制

外泌体是由细胞分泌的均质囊泡，直径在 40~100nm。早在 1946 年，便有人观察到了外泌体的存在，但由于其一直被当作细胞废弃物而未引起特别的关注。直到 1987 年，两位科学家 E.G. Trams 和 R.M. Johnstone 首先在体外培养的绵羊红细胞上清液中发现了一种具有膜结构的小囊泡，并将其命名为“exosome”（外泌体），外泌体研究才重新受到了重视。19 世纪 90 年代，G. Raposo 发现免疫细胞可以分泌抗原提呈外泌体，这类外泌体携带着黏附因子、共刺激因子等细胞因子，参与 T 细胞依赖的抗肿瘤反应，为外泌体的研究开辟了新的方向。2007 年，对于外泌体的研究又有了重大突破，H. Valadi 等发现细胞间能够通过外泌体中的 RNA 进行遗传物质的交换，外泌体因此搭建起了细胞之间相互交流和影响的桥梁。随之在肿瘤研究方面，有学者发现肿瘤细胞与周围正常细胞的外泌体有显著差异，肿瘤细胞分泌的外泌体可以促进肿瘤的生长和转移，而正常细胞产生的外泌体则具有杀伤肿瘤细胞的作用，从而激发了学者对外泌体的肿瘤生物学的研究热情。学者深入研究发现，细胞膜表面内吞作用形成的早期内涵体是外泌体形成过程的起点，在其逐渐成熟发展为晚期内涵体的过程中，膜内向出芽形成多泡体，其多个管腔囊泡包裹着细胞质中的蛋白质、脂类、mRNA、microRNA（miRNA）等生物小分子，此即外泌体的前体。之后，大部分的多泡体或晚期内涵体会与溶酶体融合，其内容物受到降解，而少部分膜表面含有 CD63、溶酶体跨膜蛋白的多泡体，则会与细胞质膜发生融合，并再次外向出芽进入胞外，形成外泌体。外泌体在血液、唾液、尿液、淋巴液等各种体液中都广泛存在，但不同细胞分泌的外泌体在组成成分上具有差异。大量证据表明，携带着各类生物小分子的外泌体作为微环境中的“运输货舱”在细胞间的通讯中发挥着重要作用。因此不难理解外泌体在多种生理和病理过程中发挥作用，包括抗原表达、细胞迁移、血管新生、肿瘤侵袭等，不同的细胞来源又赋予了外泌体不同的功能。例如，纤维肉瘤细胞的趋化作用依赖于其中富含多种促细胞运动活性物质的外泌体的分泌；在胃癌的进展过程中，外泌体的分泌促进了新生血管的生成，加速肿瘤细胞的侵袭转移，这说明肿瘤细胞外泌体在肿瘤发生、发展的各阶段均起作用。另外，由于在人体内具有良好的稳定性，以及具有避免被自身免疫识别的特点，外泌体还被广泛用作理想的药物等分子的载体。总之，在作为生物标志物用于肿瘤的诊断和预后监测、作为靶向性小分子药物载体用于肿瘤治疗等方面，外泌体的作用及应用越来越受到重视。

二、外泌体摄取机制

细胞除了可以分泌外泌体外，还可通过直接融合或内吞作用的方式摄取外来外泌体，以此进行细胞间通讯。其中内吞作用是摄取外泌体的主要途径。外泌体的细胞内吞又可以由多种内吞方式介导，包括网格蛋白依赖的内吞、受体介导的内吞、巨胞饮和吞噬作用，还包括网格蛋白非依赖性内吞等。

1. 直接融合

由外泌体囊泡膜与细胞膜融合产生。外泌体通过与受体细胞膜直接融合的方式将其内容物转移到细胞中，如在低 pH 条件下这种直接融合的摄取方式在肿瘤细胞被观察到。然而，这种融合的分子机制尚不明确。

2. 受体介导的内吞作用

外泌体表面的配体与细胞膜上的受体结合后，利用网格蛋白和衔接蛋白 2（AP2）复合物在细胞膜上的聚合诱导细胞膜内陷形成囊泡内吞。如携带 miRNA 的 PC12 细胞来源的外泌体通过网格蛋白介导的内吞作用而被骨髓间充质干细胞摄取，从而介导生物学作用。

3. 巨胞饮

在巨胞饮过程中，肌动蛋白纤维驱动细胞膜突起形成内陷，对细胞外液和小颗粒进行非特异性内吞。Na^+-H^+ 交换和磷脂酰肌醇 3 激酶（PI3K）的活化对巨胞饮的摄取方式至关重要。据报道，携带以 K-ras（G12D ）为靶点的 siRNA 及 shRNA 的外泌体，通过巨胞饮的方式被胰腺癌细胞摄取，从而起到肿瘤的靶向治疗作用。

4. 吞噬作用

吞噬作用是一种由肌动蛋白介导的内吞作用，需要特定的调理素受体、清道夫受体或 Toll 样受体配合，也被发现是外泌体摄取的一种手段。外泌体的吞噬作用依赖于肌动蛋白细胞骨架和 PI3K 等的活化。据报道，单核 / 巨噬细胞系能够以吞噬的方式摄取红白血病（K562）和 T 细胞白血病（MT4）细胞分泌的外泌体。

5. 网格蛋白非依赖性内吞

脂筏介导的内吞为非网格蛋白依赖性内吞，据报道，脂筏介导的内吞作用可以介导胶质母细胞瘤来源的外泌体的摄取。

通常情况下，外泌体的作用是通过所携带内含物在进入细胞质，甚至进入细胞核后释放而引起。然而外泌体也可通过其膜表面与细胞表面受体 / 配体的相互作用而触发并传导信号，而无须进入细胞内。例如，包括外泌体在内的细胞外囊泡（extracellular vesicles，EV）通过受体 - 配体相互作用促进神经干 / 前体细胞与微环境之间的通信、游离干扰素 IFN-γ 与 EV 上的 IFN-γ 受体 1（EV-associated interferon gamma receptor 1，IFNGR-1）结合形成 IFN-γ/IFNGR-1 复合物，随后作用于靶细胞并活化靶细胞 STAT1 信号转导。

受体细胞对外泌体的摄取具有细胞特异性，不同的细胞有不同的摄取外泌体的机制，取决于细胞的类型及其生理状态，以及外泌体表面的配体对细胞表面受体的识别，特异性细胞表面与外泌体表面分子的相互作用是外泌体细胞靶向和黏附作用的关键环节。

三、外泌体提取与鉴定技术

样品的收集和细胞外囊泡（EV）的提取会影响后续下游分析的结果。因此，设计样品收集和 EV 提取方法时，必须考虑下游分析的预期要求。在制备 EV 时血浆通常是首选原料而不用血清，因为在制备血清时，血块的凝结过程会对 EV 产生不利的影响。EV 也可以从条件培养的细胞培养液中分离。然而由于完全培养液中的血清可能含有 EV，是提取和检测 EV 成分的主要污染源，所以细胞应该用无血清培养液或用清除后不含 EV 的血清配置的培养液培养。

1. 外泌体提取

EV 的提取方法往往根据其不同的生物物理或生物化学特性设计，包括大小、质量密度、形状、电荷及抗原暴露等。

（1）超速离心法：超速离心法是 EV 提取最常用的方法。首先通过低速离心（300×g）除去细胞碎片，再用高速离心（100 000×g）沉淀和浓缩 EV。然而此方法仍存在不少缺点，包括需要用到较昂贵的超速离心机、处理过程费时费力、容易产生蛋白质聚集、病毒等成分的污染及需要大量样本。

（2）密度梯度离心法：应用介质在超速离心时产生的密度梯度来分离EV，蔗糖和碘黄醇是最常用的密度介质。蔗糖梯度离心法是一种传统方法,有助于对外泌体按不同的囊泡密度实现分离。等渗梯度法（如碘黄醇梯度）则有利于更好地保持囊泡的生物物理性质。密度梯度离心法制备的EV具有更高的纯度，不含蛋白质等污染物，但和超速离心法一样费时、费力且产量低。

（3）尺度排阻色谱法：尺度排阻色谱法通过凝胶介质来分离囊泡和其他分子。这种凝胶由含有特定大小孔隙分布的球形小珠组成，当样品进入凝胶时，小尺度分子扩散到孔隙中，而大尺度分子则受到排阻被直接洗脱。因此，不同分子按尺度大小依次得到分离。同时，不同尺度分子的分离效率可以通过色谱柱填料孔径大小及色谱柱长度的选择进行调整、不同量或体积的样本分离可以通过色谱柱直径大小进行调整。近年来，该分离方法也得到广泛应用。

（4）超滤法：超滤法通过滤膜上微孔截留EV的同时去除其余杂质以达到提取与纯化的目的,超滤过程需要施加正压,或通过离心产生压差。与传统的超速离心方案相比，超滤法提高了外泌体囊泡提取效率。

（5）沉淀法：沉淀法通常基于聚乙二醇，一种无毒稳定的水溶性聚合物，通过降低EV的水合作用促使EV聚集沉淀，在低离心力作用下，EV沉淀产物很容易得到分离。此法重复性较好，避免了长时间的超离心操作。但是此法容易产生非均相聚合物颗粒,可能会影响EV的鉴定等用途。

（6）免疫亲和捕获法：免疫亲和捕获法使用固定在表面上的单克隆抗体来捕获暴露特定配体的EV。 基于此类配体（通常是蛋白质）的免疫捕获可以分离出特定的EV亚群，如通常可用针对4次跨膜蛋白CD9、CD63、CD81等常见EV标记，以及肿瘤相关标记的特异性抗体捕获EV。

2. 外泌体鉴定

显微镜被广泛用于观察EV的物理特征，例如囊泡的大小和尺度分布、浓度和形态等。常规光学显微镜的衍射极限接近于EV大小，较难获得这些囊泡的清晰图像，因此，可以通过电子显微镜（EM）或原子力显微镜（AFM）得到高分辨率的EV图像。

（1）扫描电子显微镜：扫描电子显微镜（SEM）是EV研究中公认的可靠技术。SEM通过用聚焦的电子束扫描物体表面来产生EV样品的图像。电子与样品中的原子相互作用产生的信号可提供三维表面形貌等信息。不过由于样品需要固定并脱水，EV通常会出现形变。

（2）透射电子显微镜：透射电子显微镜（TEM）是表征EV的另一种常用技术。聚焦电子束透过样品薄层成像具有更高的分辨率，能够达到1nm以上。此外，TEM还可以通过免疫金标记（immuno-EM）成像进行分子表征。

（3）纳米粒子跟踪分析：纳米粒子跟踪分析（NTA）基于光学粒子跟踪，用于确定粒子的密度和大小分布。在束光照射下，样品中单个粒子的布朗运动轨迹通过摄像机记录下来用以计算平均运动速度和扩散率，推算浓度和大小分布。为了提高测量精度，需要优化摄像和分析条件。

（4）可调电阻式脉冲传感：可调电阻式脉冲传感（TRPS）可以替代NTA用于测量EV密度和尺寸分布。这项技术是基于纳米尺度上的库特原理，通过测量囊泡穿越聚亚胺酯膜上大小可调的纳米孔而产生的离子电流的瞬态变化来实现。

（5）外泌体组成鉴定：除了形态等物理特征鉴定外，外泌体的组成鉴定和定量分析对外泌体的分选机制及肿瘤生物学作用研究有重要意义。免疫印迹可能是最常用的蛋白分析技术，用于分析EV相关的蛋白，例如CD9、CD63、CD81等4次跨膜蛋白，它们是外泌体的标志分子。其他生化、免疫及分子生物学技术都可用于分析鉴定外泌体的分子组成，揭示外泌体的功能调节原理。

最后，EV的高度异质性和微小尺寸对外泌体的提取与准确鉴定，以及EV与非EV成分的辨别在技术上造成较大的困难，还需要新技术的突破与开发。

（张海洋　应国光　巴　一）

第 2 节　外泌体在肿瘤发生发展中的作用

一、外泌体与肿瘤发生

近年来研究表明，外泌体参与了肿瘤发生、发展的多个阶段。外泌体中的一些差异表达的RNA和蛋白质可以在不同阶段影响胃肠道恶性肿瘤及其他肿瘤的发生、发展。

细胞分泌的外泌体经细胞外液可传递到邻近或远处的细胞并发生融合，从而外泌体中包含的生物活性分子可能参与靶细胞的各种生理或病理过程，包括促进恶性肿瘤的增殖、分化、自噬和凋亡等生物学过程。由于脂质双层膜能有效保护外泌体内容物免受细胞外环境的破坏，因此，外泌体中RNA及蛋白质的含量差异可作为疾病，特别是癌症发生及进展的信号，具有重要的临床意义。研究外泌体中内容物和寻找可靠有效的生物标记物，是近些年来一个重要的研究方向。例如，肝癌细胞分泌的外泌体中microRNA-103增高并促进肝癌细胞转移，外泌体来源的miRNA-130a通过靶向血管内皮细胞促进胃癌血管生成。细胞表面蛋白聚糖glypican-1（GPC1）是一种肿瘤外泌体特异性蛋白，在胰腺癌来源的外泌体中富集并且特异性携带突变型K-ras mRNA。GPC1（+）外泌体的含量与肿瘤负担和手术前后患者的生存相关，可以作为早期胰腺癌非侵入性诊断和筛查的潜在标志物。恶性肿瘤通常依靠有氧糖酵解产生ATP维持其恶性增殖及诱导化疗耐药，奥沙利铂耐药的肠癌细胞可通过分泌外泌体传递circRNA到敏感细胞，通过海绵吸附作用下调miRNA-122，进而上调糖酵解相关通路促进肠癌细胞奥沙利铂耐药的发生。

肿瘤微环境（TME）是近些年来肿瘤研究及临床关注的热点，主要由肿瘤细胞、周围基质细胞及非细胞部分组成。作为实体肿瘤在人体内的生存所在，肿瘤微环境对肿瘤细胞的生存、侵袭、转移甚至耐药性的产生起着重要的维持及促进作用。外泌体作为体内不同细胞间信号传递的载体，参与运输和交换大量的miRNA和其他物质到周围的细胞，是肿瘤微环境组成与调节的重要因素。当外泌体被受体细胞摄取后，在胞内释放的miRNA等内容物能够通过参与调节免疫应答、抑制细胞凋亡、促进血管新生等促进肿瘤生长。肿瘤来源的外泌体还可以通过促进血管内皮细胞的迁移、侵袭及新生血管的形成来促进肿瘤的转移，如胃癌外泌体miRNA-135b通过抑制内皮细胞中FOXO1的表达促进血管生成。肿瘤相关成纤维细胞（cancer-associated fibroblasts，CAF）是肿瘤微环境中最常见的基质细胞，CAF可以分泌富含蛋白质，脂质和RNA的外泌体，从而影响肿瘤的微环境。例如，CAF分泌的外泌体miRNA-181d-5p具有促进乳腺癌细胞的上皮－间质转化、增殖、侵袭、迁移，以及抑制其凋亡的作用。肿瘤相关巨噬细胞（TAM）是肿瘤微环境中与癌症转移相关的重要免疫细胞，研究表明结肠癌细胞CXCL12/CXCR4通路激活上调miRNA-25-3p、miRNA-130b-3p、microRNA-425-5p等的表达，并通过外泌体运载到巨噬细胞诱导巨噬细胞的M2极化，M2极化的巨噬细胞通过促进上皮－间质转化和分泌血管内皮生长因子促进结肠癌细胞发生肝转移。

总之，外泌体是在体内不同细胞间传递信号分子的载体，构成了一类新的细胞间通讯模式。人体中多种细胞都可以分泌外泌体，并通过体液循环系统把外泌体中运载的分子传递到特定的靶细胞，进而影响疾病的进程。外泌体中促癌或抑癌相关生物活性物质的含量高低对肿瘤的发生、发展起着重要的调控作用。

二、外泌体与肿瘤侵袭转移

肿瘤细胞脱离原发部位向远处器官的转移涉及肿瘤细胞的局部侵袭、免疫逃逸、循环系统侵入及继发部位定植等多个环节，外泌体在其中均发挥重要作用。

1. 外泌体在原发肿瘤部位的调节

原发肿瘤部位包括原发肿瘤病灶及其周围的环境或肿瘤微环境（TME）。TME 包含多种非恶性细胞，包括血管内皮细胞、免疫细胞和肿瘤相关成纤维细胞（CAF）、细胞外基质及分泌到组织间隙的其他因子，从而构成复杂且高度异质性的肿瘤环境。肿瘤内部的乏氧条件及酸性环境可以诱导功能性外泌体的生成与释放，进而影响肿瘤转移、血管形成及免疫抑制。无论是肿瘤细胞来源外泌体或者基质细胞来源外泌体都具有异质性，包括大小、形态、组成或生物学机制上的差异，它们构成一个复杂的相互作用网络，对肿瘤的发生与进展可能起到正反两方面的作用。

2. 外泌体参与肿瘤的器官特异性归巢过程

循环肿瘤细胞（CTC）向特定器官的归巢在肿瘤转移过程中具有重要意义。器官特异性是指肿瘤定植的部位选择并不是随机的，而是靶器官中肿瘤细胞与基质相互作用的结果，即 CTC 只有在与靶器官细胞及微环境相容的情况下才能造成定植并形成转移灶。用黑色素瘤培养液处理的小鼠模型中，肺癌细胞形成的新转移灶被重新定植到了黑色素瘤相关的转移部位，这表明肿瘤衍生的因子有助于诱导肿瘤细胞的器官特异性归巢。研究表明，相对于对照组中人工脂质体于局部和远处淋巴结的均匀分布，黑素体则更倾向在前哨淋巴结内积聚，于是在黑素体定位后，会促进基质沉积和血管增生，从而促进黑色素瘤淋巴转移。研究还表明，与细胞募集相关的分子和细胞外基质等，如血管内皮细胞生长因子、整合素、MAPK 及 TNF-α，能够影响外泌体在淋巴结的积聚。

3. 外泌体与肿瘤转移前生态位的形成

在转移灶形成之前，原发肿瘤具有调节转移靶器官的微环境从而为后续转移营造条件的特性，这种微环境被称为转移前生态位，可以被认为是一种具有肿瘤细胞包容性和定植支持性的组织微环境，它的形成涉及一系列分子与细胞成分的改变，并为外来肿瘤细胞的定植及最终转移灶的形成创造有利条件。肿瘤源性的外泌体可以通过募集相关分子在转移前生态位的营造中发挥重要作用。研究表明，采用基于外泌体的人工转移前生态位 M-trap，即一种在 3D 支架上嵌入外泌体的肿瘤细胞捕获装置，可以作为一种有效的手段降低转移细胞及其环境之间的相互作用。转移前生态位内的血管生成、淋巴管生成、免疫的调节和重编程等决定了 CTC 在到达后在该位的存活、定植或休眠，而这些生物学过程受到肿瘤来源外泌体的严密调控。

4. 外泌体促进肿瘤细胞的循环和转移

原发肿瘤细胞诱导形成的转移前生态位具有适当的微环境促进器官特异性转移的发生。在这一过程中，外泌体对于转移性 CTC 逃逸免疫监控、在循环血液中存活及在宿主器官中成功定植十分重要。

三、外泌体与肿瘤药物抵抗

由于早期诊断技术的进步和治疗方案的优化，多种恶性肿瘤的临床预后得到改善，但抗肿瘤药物尤其是化疗药物长期应用产生的耐药现象仍是目前肿瘤治疗的重要挑战。因此，阐明肿瘤耐药机制是寻找克服或逆转肿瘤耐药策略的必要前提。近年来研究发现，肿瘤细胞及基质细胞分泌的外泌体可以将其内容物转运到细胞外及受体细胞中，从而改变受体细胞的表型，进而诱导或增强耐药性。

1. 耐药性通过外泌体从肿瘤耐药细胞向敏感细胞的传递

异质性是恶性肿瘤的重要特征之一，通常表现在同一瘤体内不同的肿瘤细胞间也存在不同的特性或差异，包括对化疗药物不同的敏感性。根据这一特性，可以将肿瘤细胞分为耐药细胞和敏感细胞。这种对化疗药物的敏感性可以在细胞之间通过外泌体传递，如耐药肿瘤细胞来源的外泌体可以传递其耐药性给敏感细胞从而使其获得耐药性，这种现象对肿瘤化疗耐药及放疗耐受的形成起到重要作用。

外泌体可以通过传递耐药细胞中的 miRNA 介导肿瘤耐药进程。例如，外泌体可以通过对 miR-155-5p 的传递抑制受体细胞 GATA 结合蛋白 3（GATA3）和 p53 诱导核蛋白 1（TP53INP1）从而促进紫杉醇敏感胃癌细胞向耐受细胞转化。同样，lncRNA 也可被包装于外泌体中参与肿瘤细胞间耐药性传递，如当食管癌耐药细胞外泌体中前列腺雄激素调节转录物 1（lncRNA-PART1）被传递到敏感细胞后通过结合并调控 miR-129/Bcl-2 通路促进敏感细胞对吉非替尼耐药。

除了非编码 ncRNA 外，外泌体也可以通过对特定 mRNA 或蛋白的转运影响肿瘤耐药。研究表明，DNA 甲基转移酶 1（DNMT1）mRNA 转录本在卵巢癌细胞条件培养基外泌体中高度富集，并可通过外泌体与受体细胞共孵育上调受体肿瘤细胞 DNMT1 的内源性表达，使受体细胞对顺铂产生耐受。Torreggiani 等研究发现，骨肉瘤多药耐药细胞可以通过分泌携带多药耐药 1（MDR1）基因转录本 mRNA 及其产物 P- 糖蛋白（P-gp）的外泌体，使敏感细胞产生对多柔比星的治疗抵抗。

2. 基质细胞外泌体调节肿瘤细胞药物敏感性

随着肿瘤的进展，肿瘤来源的外泌体可能导致肿瘤细胞和肿瘤微环境中基质细胞之间的串扰，如成纤维细胞、血管内皮细胞和免疫细胞等，这些基质细胞同样也会借助外泌体传递相应的内容物影响肿瘤耐药。

研究表明，来自肿瘤相关成纤维细胞（CAF）的外泌体可以通过 Wnt 诱导癌细胞去分化而增强结直肠癌的化疗抵抗；吉西他滨处理的 CAF 通过外泌体上调胰腺导管腺癌（PDAC）细胞 Snail 表达进而增强耐药性。此外，肿瘤相关巨噬细胞来源的外泌体可通过 miR-365 抑制 PDAC 细胞的体内外吉西他滨敏感性。

3. 外泌体直接介导药物分子的外排

肿瘤细胞可以在外泌体的形成过程中直接包裹进入细胞的药物分子并通过外泌作用降低药效。Shedden 等使用荧光标记的多柔比星进行脉冲追踪实验，显示了肿瘤细胞通过外泌体对荧光示踪药物的外排现象。后续在多种肿瘤细胞中，发现细胞内体和多泡小体（MVB）的界膜上含有大量的药物转运蛋白（如 P-gp 等），当这种转运分子被激活后，胞内的化疗药物分子及其代谢产物可被转运至内体，内体进一步聚集形成 MVB，MVB 与细胞膜融合后，药物便以外泌体为载体从胞内排放至胞外，以致肿瘤细胞产生耐药性。

四、外泌体与肿瘤的免疫调节

外泌体存在于各种体液中，可运载细胞膜表面抗原、免疫刺激因子等生物活性成分广泛参与免疫调节。近年来大量研究表明外泌体在调节免疫应答及肿瘤免疫微环境中也发挥重要作用，从而参与肿瘤发生发展过程。

肿瘤来源的外泌体（TEX）可携带大量肿瘤特异性抗原，包括 RNA 和蛋白质等生物活性物质。TEX 可将抗原在细胞间转移，通过抑制 T 细胞和 NK 细胞的功能阻碍前体细胞分化为成熟抗原呈递细胞等影响免疫系统运行。TEX 可通过抑制宿主免疫应答来促进肿瘤转移，然而同时也可引起抗肿瘤免疫，因此探索肿瘤来源外泌体对免疫反应的影响在肿瘤免疫治疗中具有重要意义。

1. 肿瘤免疫微环境调节

肿瘤细胞来源的外泌体可促进癌旁正常组织的恶化，进而促进肿瘤的转移。TEX 可携带亲本癌细胞的基因组 DNA、mRNA 和 miRNA 并运载到肿瘤微环境中，重新编程免疫靶细胞并影响其发育、成熟，并能够作为免疫细胞抗肿瘤活性的信息载体。

2. 抗肿瘤免疫反应调节

研究发现黑色素瘤细胞分泌的外泌体可通过触发免疫监视引发循环单核细胞的先天免疫反应来清除癌细胞、抑制肿瘤细胞肺转移。而胶质细胞瘤分泌的外泌体可抑制髓源性抑制细胞 MDSC 的分化并促进其增殖。

3. TEX 的免疫激活作用

TEX 可以将肿瘤特异性抗原通过树突状细胞递呈到 $CD8^{+}$T 细胞进而引起 T 细胞依赖的杀伤作用清除自体或异体肿瘤，因此 TEX 可在肿瘤免疫治疗中作为肿瘤排斥性抗原的供体。TEX 携带的蛋白及 miRNA 也可以通过增强免疫刺激作用提高抗肿瘤免疫反应，活化宿主抗肿瘤免疫。如在外源性 IL-15 作用下，外泌体可促进 NK 细胞的活化、增殖与成熟，增强 NK 细胞的免疫监视功能。

4. TEX 的免疫抑制作用

TEX 表面存在免疫抑制分子，这些分子可以通过多种途径负向调节免疫应答。如 TEX 能够影

响 $CD4^+$ 和 $CD8^+$ 效应 T 细胞的增殖、活化和凋亡。又如热应激下肿瘤细胞分泌的外泌体可通过 IL-6 将调节性 T 细胞转化为 Th17 细胞抑制肿瘤生长。TEX 也可通过调节 DC 的分化、成熟和抗原提呈而产生免疫抑制效应。

目前，手术和放化疗等传统疗法对肿瘤的控制作用有限，免疫疗法也尚未成熟，因此随着 TEX 在肿瘤免疫调控中作用研究的进一步深入，外泌体的应用可能在肿瘤免疫治疗中起到独特的作用。

（张海洋　应国光　巴　一）

第 3 节　外泌体在肿瘤诊断和预后预测中的应用

一、外泌体 ncRNA 与肿瘤诊断和预后预测

非侵入性检测是肿瘤筛查和早期诊断的重要手段，随着液体活检技术的不断发展，外泌体在这方面的特殊作用受到广泛关注。相比于传统的液体活检，外泌体有自己独特的优势：首先，它们容易富集；其次，它们能有效保护内容物免受各种酶的降解；而且，外泌体携带不同种类的肿瘤相关分子，可以为肿瘤的检测和诊断提供多种途径，其中非编码 RNA（non-coding RNA，ncRNA）在肿瘤诊断和预后预判中具有较好的前景。

ncRNA 主要包括微小 RNA（miRNA）、长链非编码 RNA（lncRNA）、环状 RNA（circRNA）等，在基因转录、转录后及蛋白翻译水平发挥调控作用，并可以通过外泌体的转运参与细胞的多种病理生理学发展过程。ncRNA 由于外泌体的保护在体内有良好的稳定性，因此对其含量变化进行检测有助于肿瘤的辅助诊断及预后判断，成为肿瘤检证新技术。随着越来越多的肿瘤相关外泌体 ncRNA 的发现，开发可靠实用的肿瘤诊断标志物的工作将具有重要意义。

1. miRNA 与肿瘤诊断和预后

miRNA 是长度约为 19~22 个核苷酸的内源性 RNA，通常通过对 mRNA 的结合影响其稳定性及蛋白翻译，在细胞中参与调控多种生理病理过程。在复杂的分子调控网络中，一种 miRNA 可能调控多个靶基因产物的表达，同时，一个靶基因也可能受多种 miRNA 的调控。miRNA 可以在肿瘤细胞中作为致癌因子或抑癌因子出现异常表达，因此体液中的 miRNA 可作为肿瘤的生物标志物加以研究和应用。而外泌体作为体液 miRNA 有效稳定的转运载体，对其负载的 miRNA 含量变化的检测则可以较好地反应肿瘤细胞中 miRNA 的总体状态及肿瘤的进展情况，因此外泌体 miRNA 可能是有效的肿瘤诊断和预后生物标志物。

如在食管鳞状细胞癌患者的血浆中，外泌体 miR-21 含量增高并与疾病晚期临床指标相关。在早期肠癌患者的血浆外泌体中，可以广泛监测到由 let-7b-3p、miR-139-3p、miR-145-3p 及 miR-150-3p 组成的 miRNA 谱系，它具有优于血浆游离 miRNA 的诊断效果和价值。目前发现的具有肿瘤标志物价值的外泌体 miRNA 还有与前列腺癌相关的 miR-1290 和 miR-375，肺腺癌特异的 miR-181-5p、miR-30a-3p、miR-30e-3p 及 miR-361-5p，以及肺鳞癌特异的 miR-10b-5p、miR-15b-5p 及 miR-320b 等。

2. lncRNA 与肿瘤诊断和预后

lncRNA 是长度大于 200 个核苷酸的 RNA 分

子，可以与多种蛋白质和核酸特异性结合。研究表明，lncRNA 以外泌体为载体，可以稳定地存在于血清、血浆和其他体液中，且不受内源性 RNA 酶降解。lncRNA 通过外泌体被靶向运送至受体细胞，并可以发挥类似内源性 lncRNA 一样的生物学作用，参与调控细胞生长、增殖和凋亡等多种生物学过程。

研究表明，lncRNA 转录本通常起抑制作用，并可能具有肿瘤生物标志物的潜在用途。例如，外泌体 lncRNA GAS8-AS1 和 LPAR4 可以用作甲状腺癌诊断标志物。与正常细胞相比，结肠癌细胞的外泌体 lncRNA UCA1 水平显著上调，提示其可能是一种结肠癌生物标志物。结肠癌外泌体中另一种 lncRNA FLANC 相比正常结肠细胞外泌体显著上调，并且高水平 FLANC 与生存预后相关，提示外泌体 FLANC 也可能是有应用价值的结肠癌诊断标志物。另外，食管癌细胞分泌的外泌体中 lncRNA PCAT1 含量高于健康志愿者；在膀胱癌外泌体中的 LNMAT2 具有增强肿瘤淋巴管生成和体内淋巴转移的作用；这些外泌体 lncRNA 都可能作为无创生物标志物用于临床诊断。

3. circRNA 与肿瘤诊断和预后

circRNA 是一种新型内源性环状 ncRNA，可以通过类似 miRNA 吸附海绵的作用间接调节基因蛋白产物的表达，被认为是肿瘤发生发展的重要因子。与 miRNA 不同的是，circRNA 本身就因为环状结构具有良好的稳定性，并且其表达具有细胞与组织特异性，表明它们可能是较理想的分子检测对象。此外，circRNA 在外泌体中富集，在多种癌与癌旁正常组织中circRNA表达差异显著，因此外泌体 circRNA 在肿瘤诊断和预后判断方面的研究不断推广。

目前发现多种外泌体 circRNA 可以作为肿瘤标志物加以应用。如在胃癌血浆外泌体中，circ-KIA1244 丰度与 TNM 分期和淋巴转移呈负相关。在胰腺导管癌组织和血浆外泌体中，circ-IARS 的含量均高于对照组。在早期肝细胞癌中，以 circ-CDYL 为中心的调控网络能更好的反映疾病的进展。此外，通过对 circ-Score 的检测能够对Ⅱ/Ⅲ期结肠癌术后患者的复发风险进行有效分类，以作为预后判断方法的补充。

二、外泌体 cfDNA 与肿瘤的诊断和预后

循环游离 DNA（circulating free DNA，cfDNA）通常是指长度为 140~180bp 的双链 DNA 小片段，常出现在外周血和其他组织液中，是目前液体活检常用检测对象之一。一般认为 cfDNA 来源于细胞凋亡或者病理性死亡后的细胞裂解，人体血清中的 cfDNA 浓度在正常情况下维持在相对稳定的水平，而当细胞大量凋亡或处于高水平代谢状态时，cfDNA 浓度显著升高。

在肿瘤中，来自肿瘤组织或细胞的 cfDNA 称为循环肿瘤 DNA（ctDNA）。随着现代测序技术的不断发展，ctDNA 检测的敏感性与特异性均得到明显提升，即使在肿瘤形成早期也可以被检测出来。然而，裸露的 cfDNA 或 ctDNA 由于受血液中多种因素的影响片段往往不完整，使液体活检结果存在一定程度的假阴性。例如，携带 EGFR T790M 突变的非小细胞肺癌患者对 EGFR 抑制剂治疗不敏感，但由于血液中裸露的高质量 ctDNA 的丰度很低，难以通过常规手段对 T790M 突变进行检测。然而，近来发现细胞可以通过外泌体主动释放 ctDNA，针对被血浆外泌体保护的 ctDNA 检测 T790M 则克服了上述缺点，成为一种检测基因突变的非侵入高灵敏的替代方法。

多项研究发现，对于 BRAF、KRAS 和 EGFR 突变，血浆外泌体 ctDNA 检测要比血浆裸露 ctDNA 检测具有更高的灵敏度，外泌体 ctDNA 等位基因突变频率检测结果与患者生存情况也有良好的相关性。

另外，通过应用 ddPCR 和 BEAMing 等不同检测平台进行比较，表明外泌体 ctDNA 检测结果全面优于裸露 ctDNA 结果，其中另一个原因可能是外泌体 ctDNA 来源于活的癌细胞，而裸露 ctDNA 则来自死亡的癌细胞。

目前对于外泌体 ctDNA 的检测仍有几方面的难点：①如何从外泌体核酸中将 ctDNA 有效分离并富集；②外泌体 ctDNA 浓度过低时，如何提高检测方法敏感性但不牺牲特异性；③如何精确定量标本中的突变片段。在大多数肿瘤患者尤其是早期肿瘤患者体内，ctDNA 占 cfDNA 的比例非常

低（通常 <1%），因此需要更可靠的 DNA 文库构建与测序技术来进行 ctDNA 的检测。

最后，虽然目前还没有广泛的临床有效性证据和临床实用案例支持外泌体 ctDNA 检测在肿瘤临床诊断中的应用，但鉴于肿瘤基因分型在肿瘤诊断中是一个重要且快速发展的领域，外泌体 ctDNA 在肿瘤临床中的检测应用应该会占有一席之地。

三、外泌体蛋白与肿瘤诊断和预后

外泌体除了含有多种核酸分子以外，还含有大量蛋白质，如 CD9、CD63、CD81、TSG101 等。特别值得注意的是肿瘤外泌体中的蛋白质含量与原始肿瘤细胞高度一致性，外泌体蛋白能够较好地代表其来源细胞的分子特征甚至细胞状态。此外，不同组织来源的外泌体蛋白在组成和功能方面存在差异，这种差异可作为疾病的诊断标志。因此，外泌体蛋白本身可以组成一个循环生物标志物库，在疾病发生、发展及预后预判的非侵入性诊断中具有重要价值。

外泌体蛋白成分复杂，大致可以分为两类，第一类是外泌体特异的，参与其结构形成的蛋白质；第二类是与细胞来源有关的蛋白质，包括肿瘤相关蛋白。近年来，学者对第二类外泌体蛋白特别是肿瘤来源外泌体蛋白质组进行了大量研究，发现了多个潜在的外泌体蛋白标志物，这些蛋白可分别用于肺癌、乳腺癌、前列腺癌、胰腺癌、卵巢癌、肠癌及恶性胶质瘤的检测和诊断。例如，GPC1 阳性外泌体在早期胰腺癌患者的血清中丰度显著高于正常人群，可以用于胰腺癌的诊断；非小细胞肺癌患者尿液外泌体及肺组织中均含有高水平的富亮氨酸 α2 糖蛋白 1（LRG1），表明 LRG1 可作为非小细胞肺癌的诊断标志物；胶质瘤患者血清外泌体中聚合酶 I 转录本释放因子（PTRF）与肿瘤分级相关，可以作为肿瘤诊断的生物标志物，而其外泌体 EGFR、EGFRv Ⅲ、CD63 又可以作为恶性胶质瘤诊断与预后监测指标；外泌体来源的 CD24 和 EpCAM 可以用于乳腺癌的诊断，而在接受手术的乳腺癌患者外泌体纤连蛋白水平显著降低，表明外泌体 EDIL3 和纤连蛋白也可以作为乳腺癌预后反应指标；对外泌体中细胞外基质蛋白，发育内皮基因 1（*Del-1*）的表达水平检测可以提高对早期乳腺癌的辨别能力，并可将恶性乳腺癌、良性乳腺肿瘤和非癌组织加以区分；在卵巢癌中，外泌体 TGF-β_1、MAGE 3/6、CD24、EpCAM、CA125 可以作为其诊断与监测指标；尿液外泌体 PCA-3、TMPRSS2-ERG 可以用来对前列腺癌进行诊断及监测。

最后，研究表明肿瘤细胞分泌的外泌体在数量上远多于正常细胞，因此外泌体蛋白在肿瘤早期检测、诊断和预后判断方面有着广阔的应用前景。

（张海洋　应国光　巴　一）

第4节 外泌体在肿瘤治疗中的应用

一、外泌体的药物载体特性

传统抗肿瘤药物在临床应用中存在组织选择性低、毒性高等缺陷。为了克服这些障碍，纳米技术得到了广泛的研究，并开发了多种纳米载体，包括病毒、化学偶联、脂质体、白蛋白及聚合物等纳米载体，其中仅有两类载体目前被应用于肿瘤的临床治疗，即白蛋白和脂质体，其他大多数纳米材料均因存在体内血液毒性作用及被单核吞噬细胞快速清除的缺陷而阻碍了它们的临床应用。

外泌体作为纳米级的天然产物，不仅能够在体内长距离移动传递生物活性物质到达受体细胞，且较人工纳米材料相比具有低免疫原性、低血液毒性、高生物相容性及血脑屏障通透性等优点。在肿瘤中，肿瘤外泌体还具有“归巢”特性。因此，外泌体可能成为一种新型高效药物载体用于肿瘤的临床治疗。

外泌体来源广泛，体内活细胞均能产生外泌体。目前研究的外泌体母细胞主要有巨噬细胞、间充质干细胞（MSC）、293T 细胞、树突状细胞等，但不同来源的外泌体其膜表型各异，因此如何进行标准化从而能够制备稳定的临床药物载体是主要难点之一。

从外泌体的载药范围来看，外泌体可以通过脂质双层膜构成的内囊运送水溶性药物，同时也可通过脂质融合的方式运送疏水性药物。目前研究显示其可运输的药物有小分子化疗药物、细胞因子，以及 RNA、DNA 核酸药物等。例如，外泌体被用于运载 miR-214 的反义 RNA 逆转胃癌对卡铂的耐药；靶向标记的外泌体中包载 TNF-α 在动物体内具有良好的肿瘤靶向性和疗效，相比直接应用 TNF-α 具有较小的副作用；外泌体载运的阿霉素表现出高度的抗肺癌活性；外泌体还被用于基因载体靶向抑制神经鞘瘤的生长。

从外泌体装载药物的方式来看，可以在外泌体或者母体细胞两个方面进行优化。例如，阿霉素和紫杉醇等小分子药物可以通过共培养方式直接进入或者附着在外泌体上；miRNA 等可以通过转染方式进入外泌体或母细胞：在 150~250V 电压下，外泌体双分子膜层被短暂打开孔道，药物利用此电穿孔特性进入外泌体，此种转染效率约为 20%，优于共培养方式。但更理想的装载方式尚有待进一步发现。

二、外泌体形成与释放的抑制与肿瘤治疗

外泌体作为包载多种生物活性分子的胞外囊泡的主体负责在细胞间传递信号，在不同类型的细胞中发挥相应的生理和病理学作用。大量研究表明，与非癌细胞相比，癌细胞通常释放更多的外泌体。肿瘤来源的外泌体可以通过调节抗肿瘤免疫、肿瘤增殖与自分泌、化疗耐受、血管生成等参与肿瘤发生、进展和转移，因此深入阐明外泌体本身的生物发生机制及其组成可能为肿瘤治疗提供新途径。然而，尽管外泌体从发现至今已经经历了较长时间，但我们对其生物学的理解仍很粗浅，特别是对外泌体形成、释放及介导细胞间相互作用等关键环节的确切分子机制还缺乏深入的阐释。外泌体生成、释放及其靶细胞选择是外泌体介导细胞间信息交换的三个阶段，也是肿瘤外泌体研究的重要内容及通过外泌体进行肿瘤靶向干预的立足点。

外泌体作为晚期内涵体或多泡体与质膜融合释放的囊泡，经历了从早期内涵体向内萌芽、多泡体向内萌芽封装成前外泌体、与细胞膜融合萌芽产生纳米尺度分泌囊泡等环节，整个过程受不同的分子途径精密调控，并可以大体以内涵体分选转运复合物 ESCRT 依赖和非依赖的方式分为两类。囊泡蛋白分选相关蛋白 VPS4A 在早期内涵体

出芽过程中与 ESCRT 协同作用，已有研究报道它的潜在抑癌活性在肝细胞癌中受到抑制，这可能体现了外泌体生物发生及其货物分选过程的重要性，因此，该类分子也可能是癌症治疗的相关靶点。另外，神经酰胺参与了内体向内萌芽形成多囊泡的过程，是外泌体分泌的调节剂，可以促进多囊泡体产生并释放外泌体，而鞘磷脂的神经酰胺形成是由中性神经鞘磷脂酶 2（nSMase2）介导的，通过用 siRNA 或小分子抑制剂 GW4869 抑制 nSMase2 可以减少神经酰胺的形成，从而抑制外泌体的分泌。许多研究证明，神经酰胺合成与癌细胞外泌体有关，敲除 nSMase2 可减少乳腺肿瘤血管生成和转移，GW4869 通过减少分泌的外泌体 PD-L1 使乳腺癌对免疫检查点敏感，然而该途径可能是细胞特异性的，因为这种抑制作用对有些肿瘤细胞系外泌体的分泌没有影响。

在外泌体释放方面，多泡体与质膜的融合是外泌体释放的关键步骤，其过程受多种分子的调节。多项研究表明，Rab 家族小 GTPase 在调控胞内囊泡转运的膜融合过程中发挥重要作用，并可能是理想的外泌体通路靶点。例如，Rab27a 促进外泌体释放，通过 RNAi 技术下调 Rab27a 不仅抑制了外泌体介导的信号传导及嗜中性粒细胞，还抑制了小鼠 4T1 细胞的生长和肺转移。例如，右美托咪定诱导的乳腺癌细胞转移与 Rab11 介导的外泌体释放相关，敲降 Rab11 下调了外泌体跨膜丝氨酸蛋白酶 TMPRSS2 及其介导的 EMT 过程，也可能是抑制乳腺癌转移的新靶点。

囊泡相关膜蛋白 VAMP7 和 SNAP23 是分别定位在 MVB 膜上的 V-SNARE（囊泡 SNARE）蛋白和靶细胞膜上的 T-SNARE（靶标 SNARE）蛋白，二者相互作用促进多囊泡体膜与质膜的融合，参与调节外泌体的释放。吉西他滨诱导胰腺癌细胞中 miR-155 的表达，这与外泌体分泌增加和化学抗性转移到周围细胞有关，通过敲低 miR-155 或 Rab27B 减少外泌体分泌可减弱这些表型。

三、外泌体与肿瘤靶向治疗

外泌体作为载体运用于肿瘤的治疗仍处于初步的摸索阶段，仍有许多问题需要解决。纳米载体到达肿瘤部位需要克服多重障碍，包括血液循环、肿瘤的浸润、药物的内化与释放等。值得关注的是，外泌体具有潜在的靶向性，其膜表面经一定修饰后对肿瘤细胞有选择性。针对外泌体表型的多样性，目前开展了关于细胞膜结合人工纳米颗粒的研究，从而结合了载体的标化特性和仿生纳米递送系统的药物传递效率。今后此种成熟、稳定、标准化的靶向外泌体的成功构建，将可能为肿瘤治疗提供较理想的手段。

肿瘤治疗技术的关键之一是特异的靶向性，保障在杀伤肿瘤细胞的同时不对正常组织细胞造成不当的损害。外泌体在靶向药物递送方面具有独到之处。

作为药物载体，外泌体与脂质体、聚合物颗粒等传统载体相比具有以下优势：①外泌体是细胞天然产物且可从患者自身获得，因此具有低毒性和低免疫原性，避免在体内被单核巨噬细胞等捕获和清除；②外泌体囊泡的纳米级尺度赋予其较高的生物屏障通透性；③外泌体的磷脂双分子层结构保障了其在胞外环境中的稳定性；④磷脂双分子层结构使得包裹药物只有在与（靶）细胞膜融合后才被释放，有利于提高药物特别是溶解度低、半衰期短的化疗药物的功效；⑤可通过对外泌体表面膜蛋白的表达设计，指导或提高对靶细胞的识别或选择性。外泌体的这些特点或优势使其成为肿瘤靶向药物递送的理想候选载体。

在靶向选择性方面，主要有天然靶向性外泌体和改造型靶向性外泌体两类：

1）天然靶向性外泌体 某些外泌体本身可能含有天然的组织特异的靶向性膜蛋白，如 Jang 等的研究发现 U937 巨噬细胞产生的外泌体具有肿瘤内皮细胞靶向性，此靶向作用可能是由外泌体表面的整合素 LFA-1 与内皮细胞上的 eCAM 受体相互作用所介导。又如原发胶质母细胞瘤细胞外泌体则通过表面信号素 Sema3A 靶向肿瘤内皮细胞上的 NRP-1 受体增强血管通透性从而破坏血脑屏障的完整性。这些外泌体的靶向性质由其本身组成决定。

2）改造型靶向性外泌体 当外泌体自身缺乏理想的靶向性质或靶向能力不足时，可以通过基因工程手段设计所需靶向分子，并使它在外泌体表面表达。目前有如下 3 种用于改造构建靶向性外泌体的方法：

（1）靶向表位插入法：此法将一个相对较小的具有所需靶向特性的表位（肽或蛋白质片段）添加于一个野生型外泌体膜蛋白的暴露末端，以获得外泌体的靶向特性。Alvarez-Erviti 等首先利用该方法将与乙酰胆碱受体特异性结合的靶向肽狂犬病毒糖蛋白配体 RVG 加到未成熟树突状细胞来源的外泌体膜蛋白 lamp2b、lamp2b-RVG 融合表达载体转入未成熟树突状细胞产生的外泌体经超速离心提取后，再通过电穿孔法载入 BACE1 基因的 siRNA。实验表明，这样得到的外泌体可穿过小鼠血脑屏障并在神经细胞中对 BACE1 的 mRNA 达到 60% 的敲降效果。当 El-Andaloussi、Limoni 等将靶向肽 RVG 分别更换为细胞穿透肽 Tat 和 DARPins 后，外泌体所载 siRNA 可被特异递送至人骨肉瘤细胞 LucU20S 和人表皮生长因子受体 2（HER2）阳性乳腺癌细胞进行功能调节。此方法的缺点是添加的靶向表位有可能会在胞内被切割和降解而不能有效地呈现于外泌体表面，对此的解决办法之一是在靶向表位与 Lamp2b 融合体的 N- 末端引入糖基化基序，从而保护靶向表位在外泌体生物合成过程中免受降解，所得外泌体对 Neuro2A 神经母细胞瘤细胞的递送效果提高了 2 倍。另外，靶向表位的添加是否会影响外泌体蛋白的正常功能也应该加以考虑。

（2）靶向表位构建法：此法以一个外泌体本身可能并不含有的膜蛋白的跨膜结构域部分为基础，添加一个具有靶向作用的多肽，使所得外泌体增加靶向特征。如 Shin-ichiro Ohno 等将由 12 个氨基酸组成的 EGFR 特异性识别肽 GE11 与 PDGFR 的跨膜结构域相连接构建了一个融合跨膜表位，带有此表位的外泌体在小鼠体内将针对 let-7-a 的 miRNA 传递至 EGFR 阳性的乳腺癌细胞并抑制了荷瘤生长。Liang 等采用相同的策略将可特异识别肝细胞表面 SR-B1 受体的载脂蛋白 A1 和 CD63 的跨膜结构域相连接，转染 HEK293T 细胞获得的靶向外泌体可被 HepG2 细胞摄取，并通过所装载的 miR-26a 抑制了肿瘤细胞的迁移和增殖。

（3）内源表位过表达法：一种相对简单但不常用的方法是，对外泌体来源细胞中原有的具靶向作用的配体进行过表达从而增强外泌体靶向性。例如，在大鼠脉络膜上皮细胞 Z310 中过表达叶酸受体 -α 后，所得外泌体可以通过脑室内注射穿过血脑脊液屏障在脑实质中蓄积。同样，Lee 等通过动物试验表明，荷瘤小鼠皮下注射由 MHC- Ⅱ 过表达黑色素瘤细胞 B16F1 产生的外泌体后，瘤体生长受到抑制，总生存率提高了 20%。

（张海洋　应国光　巴　一）

第 5 节　外泌体在肿瘤整合研究中的挑战和展望

自外泌体作为细胞外释的膜囊产物被发现以来，我们逐渐认识到它在参与细胞间物质与信息交流及功能调控中所起的重要作用，并利用这些特点发展出一系列以外泌体为基础的肿瘤诊断和治疗技术。然而，目前的外泌体技术还存在不少缺点，这对它在临床上的真正应用与推广造成障碍。

首先，目前实验所用外泌体主要由细胞生成分泌，因此受细胞来源、培养液成分及培养状态等复杂因素的影响难以形成规范化、规模化的生产和标准化质控，从而影响外泌体产物的质量、特性、稳定性及应用效果。其次，外泌体的分离纯化仍旧存在耗时长、效率低、规模小等缺点，缺乏中试与后续规模化制备基础。再次，目前方法制备的外泌体难以去除其他与外泌体类似的含膜组分，包括细胞碎片或其他细胞外囊泡等，这无疑在应用中可能造成难以归咎或分辨的副作用。另外，外泌体在治疗中的有效应用还需要在药物分子的装载、靶向分子的设计等方面加以优化等。因此，实现外泌体在临床上的广泛应用首先必须研究建立更高效可靠的外泌体制备与分离技术。对此，人工合成可能是今后不可回避的解决途径，但是外泌体的合成技术还有待突破。

在质控方面，外泌体及其负载分子检测与鉴定手段的灵敏度、准确度、特异性、广谱性及标准制定等也还需要大量的研究，这有赖于将来各种高新技术的发明、应用与整合。

另外，目前外泌体作为早期诊断标志物和临床治疗技术等方面仅处于研究探索阶段，缺乏多中心、大样本的临床试验与评估。

最后，虽然外泌体技术从现有理论与实验结果来看不乏独到之处，然而真正在临床上用好这些技术并不简单，还需要从多方面进行整合思考与设计，因为这并不是一个单纯地从外泌体本身出发的技术问题，也不是把肿瘤靶点简单纳入进来就完美了，还需要从整体上对外泌体与正常组织、与免疫及其微环境、与血管及淋巴循环系统，甚至与其他外泌体之间等的潜在作用及其反作用加以通盘考虑。同时，在分子层面上也不能忽视信号的负反馈调控作用。更重要的问题在于，针对肿瘤本身的异质性，包括在分子层面、治疗抵抗层面，特别是对外泌体反应层面的异质性问题如何认识及应对也需要在目前研究的基础上进一步从整体的角度加以思考与布局。

总之，外泌体研究及由外泌体衍生而来的各种外泌体技术对于从理论上充分认识肿瘤发生、发展规律，以及从临床出发挖掘肿瘤诊断、预后监测、临床治疗等方法和手段具有深刻的科学意义和广阔的应用前景，做好外泌体的整合研究将是实现这一愿景的重要保障。

（张海洋　应国光　巴　一）

参考文献

[1] Greening DW, Gopal SK, Xu R, et al. Exosomes and their roles in immune regulation and cancer. Seminars in cell & developmental biology, 2015, 4(40): 72–71.

[2] Li X, Yang L, Chen LL. The Biogenesis, Functions, and Challenges of Circular RNAs. Molecular cell, 2018, 71 (3): 428–442.

[3] He C, Zheng S, Luo Y, et al. Exosome Theranostics: Biology and Translational Medicine. Theranostics, 2018, 8 (1): 237–255.

[4] Kamerkar S, LeBleu VS, Sugimoto H, et al. Exosomes facilitate therapeutic targeting of oncogenic KRAS in pancreatic cancer. Nature, 2017, 546 (7659): 498–503.

[5] Ko J, Bhagwat N, Black T, et al. miRNA Profiling of Magnetic Nanopore—Isolated Extracellular Vesicles for the Diagnosis of Pancreatic Cancer. Cancer research, 2018, 78 (13): 3688–3697.

[6] Huang K, Fang C, Yi K, et al. The role of PTRF/Cavin1 as a biomarker in both glioma and serum exosomes. Theranostics, 2018, 8 (6): 1540–1557.

[7] Yang H, Zhang H, Ge S, et al. Exosome-Derived miR-130a Activates Angiogenesis in Gastric Cancer by Targeting C-MYB in Vascular Endothelial Cells. Molecular therapy: the journal of the American Society of Gene Therapy, 2018, 26 (10): 2466–2475.
[8] Bai M, Li J, Yang H, et al. miR-135b Delivered by Gastric Tumor Exosomes Inhibits FOXO1 Expression in Endothelial Cells and Promotes Angiogenesis. Molecular therapy: the journal of the American Society of Gene Therapy, 2019, 27 (10): 1772–1783.
[9] Wang H, Wei H, Wang J, et al. MicroRNA-181d-5p-Containing Exosomes Derived from CAFs Promote EMT by Regulating CDX2/HOXA5 in Breast Cancer. Molecular therapy. Nucleic acids, 2019, 11(19): 654–667.
[10] Lobb RJ, Lima LG, Moller A. Exosomes: Key mediators of metastasis and pre-metastatic niche formation. Seminars in cell & developmental biology, 2017, 67: 3–10.
[11] Qiu GZ, Jin MZ, Dai JX, et al. Reprogramming of the Tumor in the Hypoxic Niche: The Emerging Concept and Associated Therapeutic Strategies. Trends in pharmacological sciences, 2017, 38 (8): 669–686.
[12] van Niel G, D'Angelo G, Raposo G. Shedding light on the cell biology of extracellular vesicles. Nature reviews. Molecular cell biology, 2018, 19 (4): 213–228.
[13] Dagogo-Jack I, Shaw AT. Tumour heterogeneity and resistance to cancer therapies. Nature reviews. Clinical oncology, 2018, 15 (2): 81–94.
[14] Kang M, Ren M, Li Y, et al. Exosome-mediated transfer of lncRNA PART1 induces gefitinib resistance in esophageal squamous cell carcinoma via functioning as a competing endogenous RNA. Journal of experimental & clinical cancer research: CR, 2018, 37 (1): 171.
[15] Hu YB, Yan C, Mu L, et al. Correction: Exosomal Wnt-induced dedifferentiation of colorectal cancer cells contributes to chemotherapy resistance. Oncogene, 2019, 38 (35): 6319–6321.
[16] Richards KE, Zeleniak AE, Fishel ML, et al. Cancer-associated fibroblast exosomes regulate survival and proliferation of pancreatic cancer cells. Oncogene, 2017, 36 (13): 1770–1778.
[17] Binenbaum Y, Fridman E. Transfer of miRNA in Macrophage-Derived Exosomes Induces Drug Resistance in Pancreatic Adenocarcinoma. Cancer research, 2018, 78 (18): 5287–5299.
[18] Fanini F, Fabbri M. Cancer-derived exosomic microRNAs shape the immune system within the tumor microenvironment: State of the art. Seminars in cell & developmental biology, 2017, 67: 23–28.
[19] Guo X, Qiu W, Liu Q, et al. Immunosuppressive effects of hypoxia-induced glioma exosomes through myeloid-derived suppressor cells via the miR-10a/Rora and miR-21/Pten Pathways. Oncogene, 2018, 37 (31): 4239–4259.
[20] Borrelli C, Ricci B, Vulpis E, et al. Drug-Induced Senescent Multiple Myeloma Cells Elicit NK Cell Proliferation by Direct or Exosome-Mediated IL15 Trans-Presentation. Cancer immunology research, 2018, 6(7): 860–869.
[21] Guo D, Chen Y, Wang S, et al. Exosomes from heat-stressed tumour cells inhibit tumour growth by converting regulatory T cells to Th17 cells via IL-6. Immunology, 2018, 154 (1): 132–143.
[22] Maas SLN, Breakefield XO, Weaver AM. Extracellular Vesicles: Unique Intercellular Delivery Vehicles. Trends in cell biology, 2017, 27 (3): 172–188.
[23] Szabo G, Momen-Heravi F. Extracellular vesicles in liver disease and potential as biomarkers and therapeutic targets. Nature reviews. Gastroenterology & hepatology, 2017, 14 (8): 455–466.
[24] Fan Q, Yang L, Zhang X, et al. The emerging role of exosome-derived non-coding RNAs in cancer biology. Cancer letters, 2018, 414: 107–115.
[25] Dragomir MP, Knutsen E, Calin GA. SnapShot: Unconventional miRNA Functions. Cell, 2018, 174 (4): 1038–1038 e1.
[26] Min L, Zhu S, Chen L, et al. Evaluation of circulating small extracellular vesicles derived miRNAs as biomarkers of early colon cancer: a comparison with plasma total miRNAs. Journal of extracellular vesicles, 2019, 8 (1): 1643670.
[27] Shao M, Yang Q, Zhu W, et al. LncHOXA10 drives liver TICs self-renewal and tumorigenesis via HOXA10 transcription activation. Molecular cancer, 2018, 17 (1): 173.
[28] Bhan A, Soleimani M, Mandal SS. Long Noncoding RNA and Cancer: A New Paradigm. Cancer research, 2017, 77 (15): 3965–3981.
[29] Barbagallo C, Brex D, Caponnetto A, et al. LncRNA UCA1, Upregulated in CRC Biopsies and Downregulated in Serum Exosomes, Controls mRNA Expression by RNA-RNA Interactions. Molecular therapy. Nucleic acids, 2018, 12: 229–241.
[30] Huang L, Wang Y, Chen J, et al. Long noncoding RNA PCAT1, a novel serum-based biomarker, enhances cell growth by sponging miR-326 in oesophageal squamous cell carcinoma. Cell death & disease, 2019, 10 (7): 513.
[31] Chen C, Luo Y, He W, et al. Exosomal long noncoding RNA LNMAT2 promotes lymphatic metastasis in bladder cancer. The Journal of clinical investigation, 2020, 130 (1): 404–421.
[32] Vo JN, Cieslik M, Zhang Y, et al. The Landscape of Circular RNA in Cancer. Cell, 2019, 176 (4): 869–881 e13.
[33] Chen S, Huang V, Xu X, et al. Widespread and Functional RNA Circularization in Localized Prostate Cancer. Cell, 2019, 176 (4): 831–843 e22.
[34] Wang Y, Mo Y, Gong Z, et al. Circular RNAs in human cancer. Molecular cancer, 2017, 16 (1): 25.
[35] Tang W, Fu K, Sun H, et al. CircRNA microarray profiling identifies a novel circulating biomarker for detection of gastric cancer. Molecular cancer, 2018, 17 (1): 137.
[36] Li J, Li Z, Jiang P, et al. Circular RNA IARS (circ-IARS) secreted by pancreatic cancer cells and located within exosomes regulates endothelial monolayer permeability to promote tumor metastasis. Journal of experimental & clinical cancer research: CR, 2018, 37 (1): 177.
[37] Soung YH, Ford S, Zhang V, et al. Exosomes in Cancer Diagnostics. Cancers (Basel), 2017, 9 (1): 8.
[38] Moloudizargari M, Asghari MH, Abdollahi M. Modifying exosome

release in cancer therapy: How can it help? Pharmacol Res, 2018, 134: 246–256.

[39]Yang Y, Li CW, Chan LC, et al. Exosomal PD-L1 harbors active defense function to suppress T cell killing of breast cancer cells and promote tumor growth. Cell Res, 2018, 28 (8): 862–864.

[40] Chi M, Shi X, Huo X, et al. Dexmedetomidine promotes breast cancer cell migration through Rab11-mediated secretion of exosomal TMPRSS2. Ann Transl Med, 2020, 8 (8): 531

[41] Gudbergsson JM, Jøsson K, Simonsen JB, et al. Systematic review of targeted extracellular vesicles for drug delivery—Considerations on methodological and biological heterogeneity. J Control Release, 2019, 306: 108–120.

[42] Tarasov VV, Svistunov AA, Chubarev VN, et al. Extracellular vesicles in cancer nanomedicine. Semin Cancer Biol, 2019, S1044-579X(19): 30179–8.

[43] Joyce DP, Kerin MJ, Dwyer RM. Exosome-encapsulated microRNAs as circulating biomarkers for breast cancer. International Journal of Cancer, 2016, 139 (7): 1443–1448.

第 13 章 肿瘤进化发育学基础

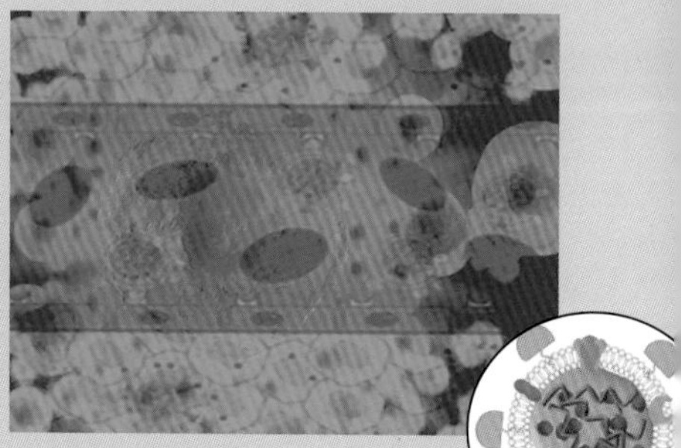

第 1 节　慢性非可控性炎症与肿瘤的发生和发展

急性炎症反应迅速，可促进机体免疫防御系统维持平衡状态，维护机体内环境的稳定，类似中医理论中的“阳”；当刺激源（包括病原体和衰老等造成的体内变性蛋白抗原等）持续低强度刺激，同时由于心理、精神和机体免疫系统等某些功能较弱时，不能及时清除外来抗原和体内刺激源，炎症反应就无法恢复到原有正常水平的平衡状态，机体免疫系统和病理抗原之间将建立新的“病理平衡”，形成非可控持续性炎症状态，类似中医理论中的“阴”。机体“阴－阳”之间相互渗透、相互依托，形成矛盾统一的平衡状态。“阳”和“阴”之间看似一个哲学问题，其实是机体存在一系列相互制约并以“平衡状态”存在的细胞、分子和信号通路方面的生物学基础（图 13-1-1）。在不同环境、心理、生理等因素影响下，

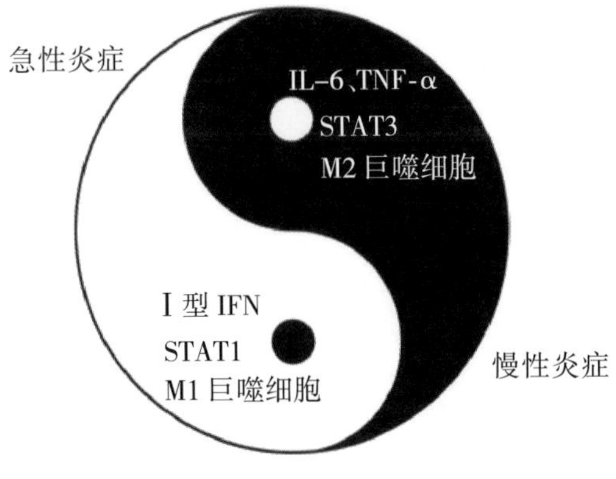

图 13-1-1　急性炎症与慢性炎症的动态关系

若机体持续处于慢性炎症状态，对表达“外来抗原”的自身组织细胞进行“有限效果”的攻击，就会造成人体正常组织和细胞不同程度坏死、增生和纤维化，从而促进了包括恶性肿瘤、心血管疾病、糖尿病、过度肥胖、慢性阻塞性肺疾病及神经系统退行性变等慢性病的发生和发展。

一、炎症的种类和主要形成机制

（一）炎　症

炎症是平时所说的“发炎”，是机体对于刺激的一种防御反应，表现为红、肿、热、痛及功能障碍。引起炎症的原因有感染性因素和非感染性因素两大类，感染性因素包括病毒、细菌、立克次体、原虫、真菌、支原体、衣原体、螺旋体、寄生虫等。非感染性因素有严重的创伤、烧伤及大手术后机体应激产生的免疫应答。机体接触了紫外线、放射线或化学物质（如芳香类的物质），也可导致炎症的发生。此外，机体免疫反应状态异常时，比如免疫反应过度，也可造成组织损伤而引起炎症。通常情况下，炎症是人体对刺激源自动产生的防御反应，是有益的；但在大多数情况下，炎症是有害的，主要是对人体自身组织的慢性攻击；而发生在透明组织的炎症可导致不良后果等。炎症反应是临床常见的病理过程，可以出现在机体不同部位的组织和器官，例如毛囊炎、

扁桃体炎、肺炎、肝炎、肾炎等。急性炎症平时具有红、肿、热、痛、机能障碍等变化，常伴有发热、白细胞增多等全身反应。这些变化产生的实质是机体与致炎因子进行抗争的表现，这种抗争贯穿炎症全过程。致炎因子作用于机体后，一方面引起免疫炎症细胞对组织细胞的损伤，使局部组织细胞显现变性、坏死；另一方面，诱导机体抗病机能增加，以利于清除致炎因子，使受损组织得到修复，从而使机体的内环境及内环境和外环境之间达到新的平衡。可见，炎症是一种损伤和抗损伤动态调控的平衡，是动物物种在进化过程中形成的一种自我调节和保护机能。

炎症是伴随多种疾病状态的一种共有的病理现象，炎症只能发生在有血管分布的组织内。炎症一词的意思是“放火”，可以是急性的，也可以是慢性的。现代医学揭示了炎症的分子基础。炎症的基本病理变化通常概括为局部组织的变质、渗出和增生。变质就是炎症局部组织所发生的变性和坏死；渗出是指炎症局部组织血管内的液体和细胞成分通过血管壁进入组织间质、体腔、黏膜表面和体表的过程；而在致炎因子、组织崩解产物或某些理化因子的刺激下，炎症局部的巨噬细胞、内皮细胞和成纤维细胞可发生增生。在急性炎症或炎症的早期，往往出现渗出性和变质性病变，而在慢性炎症或炎症的后期，以增生性病变较显著。

（二）急性炎症和慢性炎症

炎症通常可依病程经过分为两大类：急性炎症和慢性炎症。急性炎症起病急骤，持续时间短，一般几天到1个月，以渗出病变为其特征，炎症细胞浸润以粒细胞为主，粒细胞在杀灭病原体过程中也能自身死亡变成脓细胞。急性炎症表现为炎症的基本特征，当炎症因素如病原体感染或组织损伤消除后，炎症反应随即终结，这种炎症也被称为可控性炎症。慢性炎症持续时间较长，数月到数年，常以增生病变为主，其炎症细胞浸润则以巨噬细胞和淋巴细胞为主。在某些因素（如病原体）持续存在、免疫遗传倾向导致免疫应答能力较弱和过度或缺乏某些营养素等因素的作用下，或者持续的低强度抗原刺激、靶组织处于长期或过度反应时，炎症无法从抗感染、抗组织损伤模式下转变成对自身组织造成持续损伤的状态，导致炎症反应持续进行，表现为慢性炎症或非可控性炎症。慢性炎症会引发多种慢性疾病，尤其是恶性肿瘤和代谢综合征（如糖尿病、高血压、肥胖症等）。在很多情况下，急性炎症和慢性炎症能够共存很长时间，两者之间交替存在，主要由宿主自身免疫状态决定。慢性炎症急性发作或急性损伤往往对机体造成严重损害，如慢性乙型肝炎急性发作导致肝衰竭，风湿性关节炎导致急性运动功能障碍，哮喘病急性发作导致急性呼吸困难，克罗恩病和溃疡性结肠炎急性发作导致肠道功能急性紊乱等。

（三）炎症细胞的种类

无论是感染性炎症（微生物感染）还是无菌（无微生物感染）性炎症，均有炎症免疫细胞参与。参与炎症免疫反应的细胞统称为“炎症细胞”。炎症细胞主要分为两大类：一类为组织固有细胞，包括巨噬细胞、肥大细胞和内皮细胞等；一类来自血液循环的细胞，包括淋巴细胞、浆细胞、粒细胞（嗜酸、嗜碱性、中性）和单核细胞等。在炎症反应中，淋巴细胞和巨噬细胞是起核心作用的免疫细胞。不同性质的炎症和在炎症的不同阶段，炎症细胞的种类有一定变化。急性炎症的早期（尤其是在24h内），炎症渗出以中性粒细胞为主；在急性炎症中期（24~48h）以单核细胞浸润为主。细菌感染，尤其是常见革兰阳性（G^+）细菌感染情况下炎症细胞以中性粒细胞为主，病毒感染则常以淋巴细胞浸润为主，寄生虫感染或过敏反应以嗜酸性粒细胞浸润为主。然而，在严重革兰阴性（G^-）细菌感染和内毒素中毒情况下，炎症细胞水平可以整体降低。

二、肿瘤微环境中炎症细胞及主要促癌炎症介质

（一）肿瘤微环境

慢性炎症是恶性肿瘤得以发生的先决条件。恶性肿瘤细胞的生长依赖于肿瘤细胞和微环境的支持和选择作用。与正常细胞相同，实体瘤细胞

在早期需要持续且恒定的血液循环以维持氧气和营养物质供应,同时将代谢废物排出细胞外。但是,与正常细胞不同的是,肿瘤细胞会无节制地生长,正常组织血管结构无法满足肿瘤细胞的这种需要。作为代偿，肿瘤细胞通过诱导新血管生成建立自己的血管系统。在肿瘤组织（直径 2~3mm 及以上时）内，肿瘤微环境会变得恶劣，但是在恶劣的微环境条件下选择出来的肿瘤细胞则能上调相关基因表达，从而合成有利于自身生存的功能蛋白质，以增强自身生存能力和侵袭、转移的潜能，同时降低局部抗肿瘤免疫反应，为自身生长创造条件。

在肿瘤恶劣微环境的要素中，缺氧是最关键的因素。缺氧可以直接诱导肿瘤细胞产生血管内皮细胞生长因子等一系列因子，这些因子的释放可以诱导相关生理和病理过程，包括血管床基底膜被酶解破坏，内皮细胞移行进入细胞间质并分化形成血管芽，最终形成新血管。由于血管内皮细胞生长速度远低于肿瘤细胞，肿瘤血管生成速率不能与肿瘤形成速率同步，因此肿瘤血管呈不规则状态，多种因素导致肿瘤微血管结构无法满足向肿瘤细胞输送营养和氧气、排出代谢废物的需求。这样血管结构常导致肿瘤处于慢性而非急性缺氧状态，导致糖酵解增强、乳酸增加、pH 降低。肿瘤细胞一般能够将质子从细胞内主动转移到细胞外，导致细胞内 pH 升高、细胞外 pH 降低，形成细胞膜内外酸碱度差。这一点与正常细胞有明显的不同。当然，单纯由于糖酵解产生乳酸无法完全解释肿瘤细胞外微环境的酸性水平，其他的机制如 ATP 水解、谷氨酰胺分解、二氧化碳产生和重碳酸盐耗竭等均起重要作用。

肿瘤局部缺氧常伴有局部核苷腺苷（ADO）的集聚，浓度在 50~100μM。与之形成鲜明对照的是，ADO 水平在正常组织中的浓度介于 10~100nM，相差千倍。ADO 集聚主要由于癌细胞在缺氧应急情况下主动释放 ATP 到细胞外。被释放到细胞外的 ATP 经过对缺氧 / 缺氧诱导因子（hypoxia-inducible factor，HIF）敏感的膜结合胞外酶 CD39 和 CD73 催化，转化成 ADO。ADO 通过结合肿瘤细胞和免疫细胞表面的腺苷 A2A 受体发挥作用。A2A 受体被结合激活后，调节了先天免疫和后天免疫系统，促进肿瘤免疫逃逸发挥免疫抑制特性。

肿瘤微环境增加了肿瘤细胞对多种治疗的抵抗能力。放疗是射线对靶标细胞 DNA 作用，其中包括射线直接作用和射线通过其他分子高效渗透和损伤 DNA 而发挥的间接作用。哺乳动物组织中，水分占 70%，多数间接作用粒子由水分子产生。在缺氧状态或富氢状态，自由基与氢离子发生反应，靶 DNA 得到保护。但在氧分子存在条件下，氧分子可以和自由基反应形成产物，这个产物最终可以导致靶 DNA 损伤。很多转化细胞，甚至癌细胞在移植到新的部位和新的宿主都无法生存和生长，即使恶性程度较高的癌细胞被移植到了新的组织中，也只有很少一部分具有肿瘤干细胞表型的细胞亚群能够勉强生存下来，适应新环境后逐渐开始生长和转移。肿瘤中具有起始肿瘤克隆增殖能力的细胞被称为肿瘤干细胞（cancer stem cells，CSC）或肿瘤起始细胞（tumor-initiating cells，TIC）。CSC/TIC 往往居于能够维持细胞可变性、逃避免疫攻击和修饰其转移功能的特殊壁龛内。目前肿瘤研究焦点之一是 CSC 或 TIC 在肿瘤发生和治疗中的作用。肿瘤干细胞是肿瘤细胞无限增殖和放、化疗抵抗的种子，占整个肿瘤活细胞的 1%~25%，是肿瘤治疗的主要靶细胞。最近研究证据提示，缺氧通过诱导 HIF 等能够促进肿瘤干细胞生成和维持。缺氧可以直接保护肿瘤干细胞免受致死性放射线的杀伤。在化疗方面，肿瘤血管特征决定了化疗药物难以到达肿瘤部位，同时肿瘤细胞间隙液压高也保护了肿瘤细胞不容易受到化疗药物的攻击。但是，一些化疗药物和肿瘤靶向药物的设计能够针对肿瘤组织内部毛细血管特征、液压特点和 pH 特征，可以使药物在肿瘤内迅速集聚达到靶向杀伤肿瘤细胞的目的。此外，肿瘤微环境同时促进了肿瘤转移和复发，最可能的机制是缺氧促进一系列促进肿瘤转移的细胞因子和趋化因子的表达所致。

（二）肿瘤微环境相关细胞和炎性分子

肿瘤生长和侵袭需要一个合适的环境，这个环境就是肿瘤微环境。肿瘤发生细胞从周围组织和血液循环中招募非肿瘤细胞，构建了肿瘤微环境。肿瘤细胞和肿瘤微环境诸要素之间相互作用、相互选择和相互适应在恶性肿瘤进化和发育起关键调控作用。肿瘤微环境包括间叶干细胞、肿瘤相关纤维细胞、内皮细胞、免疫细胞、脂肪细胞、能分化成肿瘤转移细胞的CSC、间叶干细胞、细胞因子及各种类型的小分子组成的细胞外基质（extracellular matrix，ECM）。肿瘤与基质细胞通过旁路信号通路和物理相互作用，促进肿瘤与基质细胞的共进化进程。肿瘤微环境促进肿瘤细胞诱导、选择和扩增。肿瘤细胞通过分泌细胞因子/趋化因子吸引间质细胞，进一步形成具有一定细胞和细胞间质的肿瘤微环境，影响癌细胞的浸润和扩增，形成了一个对立统一的整体。肿瘤微环境影响肿瘤发生和进展作用可以体现在两个方面：在多数情况下，肿瘤微环境促进肿瘤进化发育，为肿瘤靶向肿瘤微环境阻遏肿瘤进化发育提供了靶标；但在某些情况下，肿瘤微环境还阻遏和逆转肿瘤的进化发育进程，这种肿瘤微环境需要进行培育和充分利用。肿瘤微环境对肿瘤进化发育过程中表现的这两种截然相反的特性可能与微环境中功能细胞的特性及主要细胞群之间的优势功能相关。

1. 肿瘤微环境相关细胞

1）癌相关成纤维细胞（cancer-associated fibroblasts，CAF） 成纤维细胞是结缔组织中最主要的多功能细胞类型，其主要功能是储存细胞外基质和基底膜的主要成分、调节相关上皮细胞的分化、调控免疫反应和介导组织稳态。

2）间叶干细胞/基质细胞（mesenchymal stem/stromal cells，MSC） MSC是一组基质前体细胞组成的异质性细胞群，参与正常组织稳态维持过程中的组织修复，并与应对组织损伤和肿瘤的病理基质反应密切相关。虽然来自肿瘤MSC和正常组织MSC在表面标志和功能上有一些相似之处，但是两种MSC在某些表型特性上有很大的不同：正常组织MSC能降低炎症和癌细胞的增殖；而来自肿瘤MSC则促进癌细胞生长和侵袭。

3）肿瘤相关巨噬细胞（tumor-associated macrophages，TAM） TAM来源于组织巨噬细胞，也可能来自外周血，如来自骨髓和脾脏的巨噬前体细胞，是一类重要的促癌调节细胞。巨噬细胞通常被认为是免疫系统的重要效应细胞。巨噬细胞在维护正常组织稳态和促进肿瘤发生中所起的不同作用主要是因为其表型特征不同。巨噬细胞在功能上具有可塑性，能改变自己的极性以适应不同的生理/病理环境。

4）肿瘤相关中性粒细胞（tumor-associated neutrophils，TAN） 中性粒细胞（表达生物标志CD66b）是机体清除细菌感染的主要效应免疫细胞，它对肿瘤的作用主要取决于中性粒细胞所处的环境。根据肿瘤微环境的不同，中性粒细胞可以通过旁分泌促进肿瘤生长或抑制肿瘤生长的细胞因子和趋化因子影响肿瘤的进展。

5）Treg细胞 恶性肿瘤侵袭和进展的首要步骤是逃避宿主免疫和免疫抑制。在肿瘤微环境中存在多种免疫抑制性免疫细胞，其中之一就是Treg细胞。在正常生理状态下，Treg细胞能够调节T细胞和B细胞的激活和扩增，在维持NK细胞的稳态中起关键调控作用。但是，Treg细胞在肿瘤微环境中具有抑制性免疫调节功能，主要是Treg细胞在应对不同的环境因素刺激作用下具有不同的调节功能。

6）骨髓来源的抑制性细胞（Myeloid-derived suppressor cells，MDSC） MDSC是肿瘤微环境中存在的一种免疫抑制性免疫细胞，主要负责肿瘤免疫逃逸。MDSC的发现引起了人们对肿瘤相关骨髓组织生成的重视。在功能上，MDSC被定义为免疫抑制性的、未成熟的且能在应对感染和创伤应激等各种损害的反应中主要维护正常组织稳态的髓样细胞。

7）内皮细胞 缺氧导致新血管生成是恶性肿瘤微环境中的普遍特征。缺氧信号系统可以通过增加肿瘤细胞和MDSC的PD-L1表达、增强$CD8^+$T细胞CTLA-4的表达，使肿瘤细胞免受T细胞介导的免疫杀伤，促进肿瘤转移。缺氧和HIF还可召集Treg、MDSC和TAM到肿瘤微环境促进免疫抑制。更重要的是缺氧环境通过诱导HIF-1和HIF-2等促进血管内皮细胞增生。依赖于血管内皮细胞的新血管生成程度与肿瘤侵袭和不良预后密切相关。

2. 肿瘤微环境的主要炎症分子

肿瘤是在慢性活动性炎症微环境这样一个不良生存环境中经历去分化、选择和适应等步骤进化而来。炎症微环境是由大量细胞因子和趋化因子驱动的，而这些细胞因子和趋化因子可以由肿瘤细胞分泌，但在大多数情况下是由以上描述的在肿瘤微环境中募集的功能细胞分泌的。肿瘤微环境最引人注意的现象是由于肿瘤细胞迅速生长导致的局部缺氧，反式激活缺氧诱导因子 HIF-1α 和 HIF-2α 等，后者促进 VEGF 等肿瘤新血管生成等细胞因子高表达。同时有些重要转录因子，如 STAT3、NF-κB 在维持慢性炎症状态方面起重要作用；有些重要的促炎细胞因子如 IL-1、IL-6、IL-8 及 TNF-α 等在肿瘤局部内环境中高表达，同时招引炎症细胞以维持组织的炎症状态。大量的炎症分子在肿瘤进化发育不同阶段起作用。这些促炎因子在肿瘤微环境中持续存在为肿瘤的发生和发展提供了有利条件。由于该领域炎症介质较多，不再一一论述，详情参见《癌症进化发育学》。本节重点论述能够用于在肿瘤细胞或免疫细胞的细胞膜中表达的，并可以在肿瘤免疫治疗中作为治疗靶标的关键分子。

三、慢性炎症及其相关信号通路在癌症进化发育中的作用

肿瘤微环境中非肿瘤细胞支持细胞和细胞间质在肿瘤细胞进化和发育过程中通过配体-受体结合启动信号通路促进炎-癌转化。

（一）NF-κB 信号通路与“炎-癌”转化过程

哺乳动物的转录因子 NF-κB 家族由 P50、P52、REL、REL-A 及 REL-B 组成。这些蛋白质二聚化后形成有功能的 NF-κB。在没有受到刺激的细胞中，大部分 NF-κB 二聚体通过与细胞质中 3 个抑制因子 IκBα、IκBβ、IκBε 中的一个结合而处于无活性状态。各种信号通过降解 IκB 的方式来活化 NF-κB。活化的 NF-κB 进入细胞核内与 DNA 结合以诱导靶基因转录。当脂多糖、细胞炎性因子、TNF-α、IL-1 及丝裂原等在内的多种刺激因子持续刺激机体，NF-κB 持续激活，慢性炎症发生，这样就形成了一种有助于肿瘤发生的微环境。由于 NF-κB 可以有效诱导 caspase-8 同源 FLICE 相互作用蛋白的表达，而这种蛋白能够有效抑制死亡受体诱导的细胞凋亡，从而通过抑制细胞凋亡促进了肿瘤的发生、发展。因此，体细胞 NF-κB 的异常激活可以通过减少细胞凋亡促进肿瘤进化。相反，当抑制 NF-κB 通路的持续激活后，肿瘤的进化过程也被有效抑制，这可能与肿瘤细胞失去了适宜的炎症微环境有关。结直肠癌和肝细胞癌的体外实验结果都显示慢性炎症引起的 NF-κB 信号通路的异常活化能够促进癌变过程。

值得注意的是，NF-κB 信号通路与其他炎症信号途径之间存在十分复杂的相互作用，并通过这些相互作用影响调节着肿瘤的发生、发展进程。研究表明，磷酸化的 IκB 激酶（IKKβ）和 MAPK 激酶 4/7（MKK4/7）可以反馈激活 NF-κB 和 JNK。由于 JNK 信号通路能够促进细胞增殖和抑制凋亡，因此，JNK 与 NF-κB 的相互作用可以放大促癌作用。这些结果表明，在复杂慢性炎症过程中，不同炎症信号通路之间的相互影响和作用可能会放大促癌效应。

（二）JAK-STAT3 信号通路与“炎-癌”转化过程

JAK 是一种非受体型酪氨酸蛋白激酶。该族成员有 7 个同源区（JH1~7），其中 JH1 区为激酶区，JH2 区为伪激酶区。JAK 既能催化与之相连的细胞因子受体发生酪氨酸磷酸化，又能磷酸化多种含特定 SH2 区的信号分子从而使其激活。信号传导及转录激活因子（signal transducers and activators of transcription，STAT）含有 SH2 和 SH3 结构域，可与特定的含磷酸化酪氨酸的肽段结合。当 STAT 被磷酸化后，发生聚合成为活化的转录激活因子形式，进入胞核内与靶基因结合，促进其转录。STAT 家族中，研究最为广泛的是 STAT3 分子。在应用斑马鱼肿瘤的发生模型探讨 IL-6/STAT3 信号通路与肝癌发生的关系时发现，IL-6 在斑马鱼肝脏高表达会导致大量炎症因子及细胞浸润，最终促进 HCC 发生。在这一过程中，

PI3K/AKT和JAK-STAT3炎症信号通路异常活化。其中PI3K/AKT与炎症细胞的浸润密切相关，而JAK-STAT3与HCC的发生发展密切相关。这两个信号通路的相互作用促进了“炎–癌”转化过程，而抑制这一途径能够促进癌症发生逆过程的进程。

此外，STAT3信号通路与其他信号通路之间也存在十分复杂的相互作用。如STAT3和NF-κB之间表达在人肝癌组织中呈负相关。因此，JAK-STAT3信号通路与其他炎症信号通路一起相互影响、相互作用，从而调节“炎–癌”转化的进程。

（三）MAPK信号通路与“炎–癌”转化过程

丝裂原活化蛋白激酶（mitogen-activated protein kinase，MAPK）是一种能被细胞因子、神经递质、激素、细胞应激及细胞黏附等刺激而激活的丝/苏氨酸蛋白激酶。MAPK通路的基本组成是一种保守的三级激酶模式，包括MAPK激酶（MAP kinase kinase kinase，MKKK）、MAPK激酶（MAP kinase kinase，MKK）和MAPK，这三种激酶能依次激活，共同调节细胞的生长、分化、应激反应及炎症反应等多种重要的细胞生理/病理过程。

JNK是MAPK家族中研究最为广泛的一种蛋白激酶。它由3个基因编码，JNK1和JNK2基因在全身广泛表达，JNK3呈限制性表达，仅见于脑、心脏和睾丸。在未受刺激的细胞中，JNK主要存在于胞质内，但核内也有一定分布。在受到刺激后，JNK迅速而显著地聚积于核内，并导致相应基因表达改变，在细胞周期、生殖、凋亡和细胞应激等多种生理和病理过程中起重要作用。当JNK短暂激活时，它能够促进细胞的存活和增殖；而当JNK持续激活时，将导致细胞凋亡或肿瘤抑制。

（四）PI3K/AKT/mTOR信号通路与“炎–癌”转化过程

PI3K/AKT/mTOR信号通路中，起关键作用的几个分子为PI3K、AKT、mTOR及PTEN。PI3K是一种胞内磷脂酰肌醇激酶，具有丝/苏氨酸激酶的活性，也具有磷脂酰肌醇激酶的活性。PI3K可使磷脂酰肌醇2磷酸（PIP2）转化为磷脂酰肌醇3磷酸（PIP3），从而使蛋白激酶B（PKB又称AKT）从细胞质转移到细胞膜上并磷酸化激活。激活后的AKT通过直接磷酸化mTOR，或者通过失活结节性硬化复合物2，从而维持Rheb的GTP结合态，然后增强mTOR的激活。这些作用可激活蛋白的翻译，增强细胞的生长。肿瘤抑制基因*PTEN*编码的产物可以实现PI3K/AKT信号通路的负性调节，抑制细胞增殖和促进细胞凋亡。*PTEN*基因在多数人类肿瘤中突变或缺失，PI3K/AKT/mTOR通路随之会异常激活。在慢性炎症下，PI3K/AKT/mTOR通路的异常激活能够促进肿瘤进展、恶性转化及抑制凋亡等过程。另外，AKT还能激活IκB激酶（IKKα），导致NF-κB的抑制剂IκB的降解，从而使NF-κB从细胞质中释放出来发生核转位，激活其靶基因而促进细胞存活。这些研究结果都表明PI3K/AKT/mTOR通路的异常激活促进了“炎–癌”转化过程。

（五）其他与“炎–癌”转化过程相关的信号通路

Wnt/β-catenin信号通路能引起胞内β–连锁蛋白（β-catenin）积累，从而调节基因表达。Wnt信号在人体发育中起重要作用，其异常表达或激活能引起肿瘤。炎症因子TNF-α、IL-6或IL-1α大量分泌时与Wnt/β-catenin通路异常激活有关。Wnt/β-catenin通路异常激活引发的慢性炎症反应能够促进肿瘤恶化。事实上，Wnt/β-catenin信号通路异常激活在多数肿瘤中都有发现。例如，多数骨肉瘤细胞系中都有发现Wnt/β-catenin信号通路异常激活；约30%的原发性肝癌中也发现Wnt/β-catenin信号通路异常激活；RXRα可以通过异常激活Wnt/β-catenin和NF-κB信号通路来促进胆管癌细胞增殖，从而促使胆管癌恶化。这些研究结果都显示Wnt/β-catenin信号通路异常激活可以促进肿瘤的发生发展。

TGF-β/Smad信号通路：在癌变的早期阶段，TGF-β作为一种肿瘤抑制因子通过阻断细胞生长周期，在肿瘤进展过程中起着抑制肿瘤的作用；而在癌变中后期TGF-β转而促进细胞增殖，从而促进肿瘤的发生、发展。例如，在正常的胰腺细胞中，高水平的 TGF-β 可通过 G1/S 期阻滞来抑制细胞增殖。而在慢性炎症的情况下，TGF-β 可以激活 JNK，从而促进肿瘤的发生。同母系 Hep3B 肝癌细胞系相比，子代细胞显示出更高的侵袭与迁移特点，这是 TGF-β 信号通路异常激活，并通过诱导 JNK 信号通路的下游基因 c-Jun/AP-1 的表达和活性来实现的。这些数据表明，TGF-β 信号通路在肿瘤进化中末期起着促进“炎－癌”转化的关键作用。

（六）癌症信号通路异常激活促进“炎－癌”转化的可能机制

人体内环境的平衡靠免疫系统来维持。当机体损伤或感染后，机体受到刺激，免疫系统会做出相应反应，当这种刺激源源不断地刺激缺乏反应能力或能力低下的免疫系统时，免疫系统应答就会持续产生，引起慢性炎症，并对人体组织进行攻击从而造成结构和功能损害，进而发生“炎－癌”转化。动物实验表明，慢性炎症可以影响血管生成、细胞增殖、肿瘤体积及总体肿瘤发病率。这一过程可用肿瘤进化发育学的假说来解释。假说描述的致癌过程发生在非可控性炎症微环境下，遵循达尔文进化理论：非可控性炎症促进肿瘤发生和发展并贯穿以“变异－选择－适应”为特征的肿瘤进化发育过程的始终。在活动性非可控性炎症条件下，促炎介质通过反式激活核酸编辑酶及其类似物表达，促进宿主基因组变异。绝大部分变异细胞被免疫系统清除，少数“变异”细胞通过改变原有生存信号通路和模式，在炎症微环境及免疫细胞作用下获得了克服衰老、掠夺营养和无限繁殖等能力而被选择出来，具有肿瘤起始细胞功能。

炎症通路促进肿瘤进化的作用可以通过肿瘤进化发育学说来解释。首先，促炎因子的大量生成可以引起基因组的不稳定。作为免疫反应的一部分，炎症相关信号转导途径的激活可在许多疾病中发生。虽然短暂的炎症产生对机体是有益的，但这些炎症信号通路的持续激活却通常会导致系列不良反应。持续性炎症可以增加脱氧核糖核酸突变率，并通过减少 DNA 错配修复基因表达和活性导致整体遗传不稳定性。在这一过程中，胞苷脱氨酶 APOBEC 在信号转导途径中发挥强大的内生性诱变因子的作用。慢性炎症期间，NF-κB 等信号通路异常激活，使 APOBEC 基因高表达，引发基因突变；此外，持续性的炎症反应也可增加 DNA 甲基转移酶的表达，基因组出现广泛甲基化，启动子区甲基化的发生会导致基因沉默。在炎症微环境及免疫细胞作用下，有利于细胞生存的突变及表观遗传修饰被选择出来，包括 DNA 错配修复基因 *hMLH*1 和抑癌基因，如 *APC*、*CDKN*2、*BRCA*1、*p*21 等，这些基因的表达改变或缺失使有些细胞的克服衰老、掠夺营养和无限繁殖等能力被选择出来，具有肿瘤起始细胞功能，促进了肿瘤的进化过程。

其次，通过相关炎症信号途径的异常激活，细胞增殖、迁移等能力上升，促进癌变过程。炎症信号途径的异常激活大致可分为两类，一类为相关体细胞突变。当这些突变发生在炎症信号通路中，使得炎症反应持续发生时，这些突变就可有效促进细胞的生长、增殖和迁移能力，突变的体细胞从而获得生存优势。另一类炎症信号途径的异常激活则表现为表观遗传学上的改变，如相关基因甲基化。因此，在慢性炎症作用及免疫系统筛选下，具有肿瘤起始特性的细胞内的炎症信号通路发生持续异常激活，能有效促进肿瘤的发生、发展。

炎症信号途径在“炎－癌”转化过程中发挥十分关键的作用。正常情况下炎症分子网络通过负向调节等机制维持内环境的平衡，一旦组织损伤和（或）感染引起慢性炎症，异常体细胞突变或表观遗传修饰发生改变，包括 NF-κB、MAPK、PI3K/AKT/mTOR、Wnt/β-Catenin 及 TGF-β/Smad 等在内的多条炎症信号通路异常激活，它们通过各自或相互作用的方式，调节下游基因表达，从而增加致癌风险。

（丁一波　陈一凡　殷建华　蒲　蕊　曹广文）

第 2 节　进化和发育的基本规律

一、达尔文进化论的基本观点

生物学家查尔斯·罗伯特·达尔文（1809—1882 年）经数年环球考察，长期实践和理论研究，编著了《物种起源》这部伟大著作，阐明了生物从低级到高级、从简单到复杂的发展规律，奠定了“生物进化论”的基础。1871 年，达尔文又出版了《人类的由来及性选择》，列举了众多证据阐明人类是由已灭绝的古猿演化而来的。“进化论”至今仍受“神创论”的宗教信仰者的反对。目前，达尔文关于物种起源的假说已成为主流学派理论——“进化论”，得到了全球大部分学者的支持。生物进化论有几个基本观点：①所有生物均在不断地发生变异，亲代的大部分特征会遗传给子代，但子代和亲代之间又存在明显差异。遗传过程中会出现不同程度的改变并长期积累，引起生物类型较大的改变，这是渐进的过程；②所有生物都面临自然选择和生存竞争。生存竞争主要包括生物之间争夺生存资源的斗争；生物为生存适应不断变化的自然环境。自然选择使不能适应新环境的旧物种灭绝、新物种适应了新环境而不断产生。这种生存斗争体现了“物竞天择，适者生存”的自然规律。自 5 亿年前寒武纪生命大爆发，生物界物种分化始终遵循这一客观规律。由于高级生物器官功能的分化和生存条件的复杂化，只有适应自然环境变化的生物变异型才有机会生存下来。从群体角度来说，种群的遗传特点或遗传组合在适应环境后，使变异种群在自然环境的长期选择作用下延续。在生存斗争中，食物是决定动物能否生存下来的重要因素。动物为食物而迁徙，强壮的个体在成功争夺食物和交配权后获得延续其基因的权利，这本身也是“物竞天择，适者生存”的结果。同样，人类发展也是自然选择的结果，而非“神创论”所谓的超自然能力创造。与动物不同的是，人类从用火开始，通过制造和应用工具而获得生存所必需的食物和住所，在与大自然斗争中为了获得生存权和繁殖权，形成了社会。因此，“变异—选择—适应”是生物进化的基本规律，也是达尔文进化论的精髓。

不仅生物进化存在达尔文进化论的基本规律。在人类社会中，社会环境对人才的“自然选择”不容忽视。在公平积极的社会环境中，会出现较多的栋梁之材；但在缺乏公平、正义和监督的社会环境中，管理阶层的贪腐就会盛行。因此，社会环境选择了适合相应环境的群体。社会环境和自然环境交融的背景中，人类任何疾病都不是单纯的生物学原因造成的。从生物学、社会学的角度考虑疾病原因并针对病因进行控制的方法是预防医学的精髓。人口寿命延长、各种工业污染加重、生活压力增加等多重因素导致了恶性肿瘤的形成，这不是生物学单一因素可以解释的。从某个角度来说，恶性肿瘤细胞与机体其他免疫细胞甚至肿瘤微环境中的非肿瘤细胞之间符合某种“社会性”规律：慢性炎症介导的肿瘤微环境中的炎症细胞和不良生存环境将恶性肿瘤细胞选择出来，发展到最后可毁灭机体。流行病学和进化论在恶性肿瘤研究领域的有机整合，有望对肿瘤的有效预防和控制产生质的飞跃。

二、与达尔文进化论相关的进化观点

我们推崇达尔文进化论，因为这种论点符合生物界甚至社会运行的基本规律，这种观点代表了一种普适性理论。但是任何一种理论的提出均有一定的时代背景，均有在当时社会背景下对世界探索能力的局限性和自身认识过程。

（一）达尔文进化论之前的进化论观点

最具有代表性的是法国博物学家让·巴蒂斯特·拉马克（1744—1829 年），他也是生物学的奠基人之一。他在《动物学哲学》里提出生物进化的学说，在进化学说史上产生了重大影响。拉马克的生物进化学说为达尔文提出进化论提供了一定的理论基础，是进化论的倡导者和先驱。拉马克在《动物学的哲学》和《无脊椎动物的系统》两本书中提出了与进化相关的观点，主要论点有：①地球有悠长的历史，并非像神创论说的只有几千年，且地球表面经历了不断变化。②生命存在于生物体与环境条件的相互作用之中，低级生物可由非生命物质产生，植物和动物有共同的基本特征，即生命即运动，生物体内液体的流动和消化与排泄都是运动的表现，生命是连续变化和发展的。③物种之间没有明确的界限，只有相对的稳定性；物种在外界条件影响下能发生变异，现代物种的直接祖先是古代物种，物种一般不会消失，种间斗争在动物界普遍存在，种内斗争却不常有。④生物进化的动力，一是生物天生具有向上发展的倾向，二是环境的变化，生物为适应环境的改变发生变异，环境变化的大小，决定着生物发生变异的程度，环境的多样性是生物多样性的原因。⑤在植物和低等动物中，环境改变可引起功能的改变，随之引起结构的改变，在有神经系统的动物中，环境改变首先引起生活需要的改变，随之引起习性的改变，继而引起身体结构的变化；经常不用的器官会萎缩退化，经常使用的器官会进化，这些后天获得的性状能够遗传给后代，随着一代代的积累，会形成生物的新类型，如长颈鹿的祖先由于环境改变，需要伸颈取食树上的叶子，促使颈和前肢逐渐变长，这些性状遗传给后代并经过世代的积累，终于进化成为长颈鹿。⑥物种进化遵循由简单低级到复杂高级的顺序，进化过程呈树状，可向上或向各个方面发展，人类大概由高级猿类发展而来。

拉马克的进化思想对进化论的建立有伟大的贡献。但由于历史局限性，拉马克对进化原因的解释有些地方显得不足，如“环境改变必然引起生物发生与之相适应的变异”缺乏证据支持；“器官用进废退”是正确的，但这种后天获得的性状，在不改变基因的前提下是无法遗传给后代的。有些观点只是一些猜测，不能对物种起源和生物进化做出肯定的论证。

（二）达尔文进化论之后的进化论观点

1. 现代遗传学的诞生和发展

19 世纪 60 年代，奥地利生物学家孟德尔从豌豆的杂交实验中探索出颗粒遗传规律。他证明在繁殖传代的过程中，遗传物质可发生分离和重新组合。20 世纪初遗传学建立，摩尔根等提出染色体遗传学说，揭示了遗传的基本规律。

2. 新达尔文主义

19 世纪末，一些新的进化学说被学界提出。荷兰著名的植物学家和遗传学家德弗里斯通过月见草属的变异研究，反对渐变论，提出突变论，即“突变造就物种”。某些拉马克学说的追随者们仍强调获得性遗传，认为这是进化的主要因素。德国生物学家魏斯曼在 1883 年用实验来证明获得性遗传的错误，强调自然选择生物进化的动力，即新达尔文主义。

3. 现代综合进化学说

20 世纪 20~30 年代，费希尔等通过结合生物统计学与孟德尔的颗粒遗传，形成了群体遗传学，重新阐释了达尔文的自然选择学说。瓦伦丁等又结合遗传学、动物学、分子生物学等领域的研究，建立了现代整合进化论，发展了达尔文学说，强调进化的渐进性，否定获得性遗传，认为进化基于群体而不是个体，并重新肯定了自然选择的关键作用。

4. 分子进化的中性学说

1968 年日本分子生物学家木村资生推算了核酸、蛋白质中的核苷酸及氨基酸的置换速率，同时发现置换所得的改变并不影响生物大分子的功能，提出了分子进化中性学说，简称“中性学说”。中性学说的内容有：①分子进化速率恒定，对于表型进化速率不同的物种，当特定蛋白质结构与功能本质不变，则分子进化速率相对稳定。②生命生存制约性低的分子与对生存制约性高的分子相比，突变率、置换率更高。③进化过程中，对分子功能改变较小的突变容易发生，同义突变的发生频率高于非同义突变。④具有新功能的基因一般起源于基因重复，基因重复是生物进化的前奏，随后原基因维持原来的生命功能，新基因可能因其有害性而被淘汰，也有可能因环境适应性而被保留。⑤中性突变包括有害程度轻微的突变，分子进化中遗传漂变对中性突变在群体中的固定发挥着重要作用。

简单来说，这一学说认为多数突变都是中性的，进化主要是中性突变“遗传漂变”的结果，与自然选择无关。这是中性学说和达尔文进化论的不同地方。中性突变有：①同义突变，不影响氨基酸组成的核酸变异。决定一个氨基酸的密码子大多不止一个，三联体密码子中第3个核苷酸往往不影响氨基酸的组成。②非功能性突变，内含子与重复序列基因片段不直接转录，不改变蛋白质氨基酸构成。③不改变功能的突变，虽然结构基因的一些突变改变了蛋白质分子的氨基酸组成，但不改变其功能。如不同物种的细胞色素c的氨基酸组成有差异性，但生理功能却是相同的。根据中性学说，以上三种突变频率很高。人体绝大多数突变都是中性突变，无论是正常组织还是肿瘤组织均存在大量这类突变，它们对肿瘤的选择性生长优势没有作用，环境选择对这类变异没有多大作用。

细胞分裂会随机产生突变，在生物进化过程中存在中性突变，逐代累积的中性突变不影响物种的生命活动，最终保留下来。木村在强调遗传漂变对进化作用的同时，没有否认选择的作用，他承认生物的表现型是在自然选择下进化的，中性学说是对达尔文主义的补充和发展。

病毒的进化速率较为稳定。用于病毒溯源的系统进化分析，即通过多株病毒序列的差异性确定病毒之间的亲缘性。在没有选择压力下，病毒核苷酸序列的变化主要是由其复制次数所决定，稳定且有规律，可以作为“分子时钟”的参考。但由于宿主有免疫功能，病毒难以在完全没有选择压力的环境下生存和繁殖。以乙型肝炎病毒（hepatitis B virus，HBV）为例，HBV的逆转录过程缺乏模板自动矫正功能，故其随机变异速率介于RNA病毒和DNA病毒之间，可被视为中性变异。但随着免疫系统对HBV的杀伤，形成对病毒变异的选择压力并导致定向选择。免疫系统和HBV间的相互选择，促进了肝细胞癌的发生和发展。可见，中性学说与达尔文学说并不矛盾。中性变异是暂时的、局限的、相对的；生存优势选择是永远的，物种的进化动力是环境选择，肿瘤的进化发育也符合这一自然规律。

三、癌症的发生和发展过程遵循生物进化的基本规律

（一）肿瘤进化概念的提出

19世纪70年代，美国Peter C. Nowell教授基于白血病研究中的经验，结合“费城染色体”及其在血液系统恶性肿瘤中的作用，首次提出“癌症进化”观点。他提出肿瘤发生发展的过程为体细胞变异推动的一种生物进化过程，是循序渐进的癌细胞亚克隆选择的结果。他认为肿瘤发生发展过程和达尔文自然选择有惊人的相似性，类似于一种无性生殖的、在单细胞水平和准种水平上进行的进化。认为多数肿瘤源于单个细胞，并且肿瘤进展主要是由于原发肿瘤中一些克隆后天获得的遗传不稳定性，在一系列的正向选择条件下选择出了侵袭性较强的癌细胞克隆。相比于正常细胞，肿瘤细胞显现出明确的遗传不稳定性。这种遗传不稳定性在某些选择压力存在下，细胞遗传学发生改变，导致肿瘤进展高度个性化。Nowell教授提出的肿瘤进化观点的大部分内容已得到肿瘤基因组学研究的支持。以上观点的提出对深刻理解肿瘤发生及发展的基本规律具有里程碑式的作用。

（二）肿瘤进化的基本规律

近年的肿瘤细胞生物学和基因组学研究已经确证了对肿瘤作为达尔文进化适应体系的基本认识：①肿瘤是分类学上异常的准种，特点是具有不同来源和变异谱的细胞亚群，每种肿瘤具有不同的特征，同种肿瘤在不同个体中也不同。②不同肿瘤进化的时间差异很大，即便在同一患者中，癌细胞克隆的结构、基因型和表型也随着时间的推移而变化，同时发生的肿瘤的不同亚克隆间既有重叠也有不同的组织适应性。③肿瘤的变异数量差异很大，从十几个到成千上万个。其中绝大多数是无促癌功能的“乘客”变异，少数是有促癌功能的“驱动”变异，各种癌症变异的构成差异很大。④癌细胞通过遗传变异及表观遗传的改

变获得一系列能够向周围组织扩张、自我扩增和更新、浸润和远组织转移等表型性状，这些表型性状与正常发育、生理和组织修复过程具有某些相似性。⑤晚期转移性恶性肿瘤及恶性程度较高的肿瘤几乎都能逃避各种治疗，产生抗药性。以上肿瘤特性的大部分，都能用传统进化论的基本规律进行解释。机体的内环境生态和癌细胞本身在癌症进化中均发挥重要作用，且两者间存在相互作用。因此，应从机体生态系统和癌细胞两方面认识肿瘤进化规律。

1. 放开肿瘤进化限制的生态系统

肿瘤克隆遗传多样性的形成和亚克隆选择均在特定组织生态系统中进行。完整健康的组织结构可完全限制癌症的进化过程。组织结构限制，如将干细胞限制在胃肠道组织隐窝中，对肿瘤克隆扩增进行限制，需外源信号刺激才能使细胞增殖和生存。人体组织有机体是一个进化了 10 亿年之久的生态系统，其复杂的解剖结构和信号网络已经进化为能够优化和整合多种细胞组织的综合功能，清除衰老及变异细胞，抑制变异细胞扩增，监督肿瘤发生，在促进肿瘤进化和控制肿瘤进化间建立了严格调控的平衡状态。当平衡受损，多细胞间的功能链可迅速修复这种损伤。然而，机体生态系统并非一个隔离的系统，还常受外界因素所影响。致癌物暴露、慢性感染、不良饮食习惯及体育锻炼对能量、激素水平等对机体组织微环境和癌细胞自身均有着重要的影响。遗传、环境和炎症及局部刺激激活一些间叶细胞和基质成分促进癌症进化。当组织内环境改变，无法调节这种平衡时，某些变异细胞脱离组织生态系统的控制，保留了自我更新能力并持续扩增，导致缺氧，诱发新血管生成，后者促进肿瘤的侵袭和转移。致癌物暴露、先天遗传、慢性炎症等因素导致机体组织“生态”改变，削弱了组织生态的屏障作用，使肿瘤起始细胞得到重新进化机会。肿瘤微环境生态系统是复杂的、动态的。癌细胞和肿瘤微环境间的相互作用通常是互惠的，癌细胞通过调节肿瘤微环境，使其生存环境最适合肿瘤细胞生存竞争。例如，肿瘤进化依赖于有支持肿瘤生长的支持细胞和透明质酸等间质及细胞 / 趋化因子组成的肿瘤微环境。慢性炎症导致基质细胞产生炎症介质和趋化因子分泌增强，促进免疫细胞浸润等微环境转化。转化后的生态环境为癌细胞脱离束缚提供有利环境。肿瘤进化不会在稳定均一的微环境中选择出更加恶性的表型，不同的生态环境使从原发癌选择出具备迁移和转移的细胞亚克隆成为可能；当有迁徙性的癌细胞入侵新的生存环境后，新环境提供新的选择压力，使癌细胞进一步多样化；放、化疗等细胞毒性治疗杀死大部分癌细胞后，组织生态系统随之改变。经重塑的组织生态为残存的变异细胞提供新的选择压力及新的资源和机会。肿瘤间质及其特殊集聚地可保护肿瘤细胞免于放、化疗杀伤，为肿瘤复发创造了条件。研究发现，通过矫正原发肿瘤微环境的措施能够显著抑制肿瘤的转移，提示两个问题：①据统计，约 4% 的肿瘤患者可不经治疗自愈，可能是全身环境变化（如降低全身炎症水平），导致肿瘤微环境发生改变，癌细胞进化生态改变，促进肿瘤凋亡。②中医药“固本”疗法对肿瘤有一定疗效，可能是通过改变机体生态系统，为癌细胞进化提供一个不良环境。从生态和进化角度来说，系统性运动不仅能调节神经内分泌功能、提高局部血液供应，还能改善局部代谢、降低炎症程度，进而改变癌细胞进化依赖的生态环境，有望延长患者的生存时间。

2. 肿瘤发生和转移的进化过程

1）肿瘤的发生 细胞癌变需突破四道屏障：①细胞周期阻抑；②细胞凋亡；③限制细胞分裂总次数的端粒酶；④细胞黏附屏障。肿瘤发生是由组织学上正常细胞中的单个细胞起始的癌细胞克隆进化过程。该过程依赖于合适的体细胞突变或表观遗传改变，启动癌基因表达。但不是启动任何癌基因都能使细胞癌变，如激活 AKT 信号通路突变细胞并不形成肿瘤。当突变细胞表达某些合适的癌基因，如单个高表达 ERBB2 的突变细胞可启动细胞级联变化，包括由上皮层转位到腔内，表现出早期上皮恶性肿瘤的特征。变异细胞的转位，可能促进细胞凋亡或静息状态表达癌基因的细胞亚克隆的扩增以驱动克隆进化，这主要取决于已有变异能否允许细胞在转位后的锚地生存和生长。因此，单个表达癌基因细胞从上皮组织中开始长出来需经历高度调节的过程。这种细胞转位机制允许突变细胞逃避肿瘤抑制性微环境，启动适应新环境生存和不断扩增的克隆选择过程。

2） **肿瘤的转移** 关于肿瘤转移在国际上主要有两大流派：可称为“传统派”和“现代派”。“传统派”是基于19世纪Paget提出的种子–土壤学说，认为癌组织中极少数具有转移能力的细胞亚群穿过原发癌，进入循环，在合适的转移组织中“异地安家”形成新克隆。“现代派”的诞生基于Ramaswamy的肿瘤表达组学研究，他们发现具有转移能力的原发癌与转移癌基因表达谱一致，而与非转移/转移能力低的原发癌基因表达谱有质的区别，认为原发癌的异质性决定了肿瘤转移，提出了原发肿瘤中存在转移分子标签的概念。两种流派曾发生激烈交锋，然而两种理论均涉及一个相似的基本问题，即肿瘤转移的异质性问题。新一代测序技术为解决这个争端提供了契机。在成神经管细胞瘤研究中发现，同一个患者的不同转移癌亚克隆间基因变异谱高度相似，但是与原发癌间有很大区别，且转移克隆具有转移癌特异性的遗传变异，提示原发癌中仅有极少数克隆可发生转移。表观遗传对启动子和超级启动子调节作用的巨大差异参与决定了成神经管细胞瘤各亚组之间的转移能力异质性。因此对原发癌样本的顺式基因调节元件结构修饰情况的测定可能用于预测肿瘤转移潜能。急性白血病研究中发现，复发克隆常是一个最主要白血病原始克隆进化而来。现代测序技术明确了肿瘤转移克隆是源自原发癌中极少细胞亚克隆，变异后获得了适应转移部位微环境的能力，且具有自己独特的变异特点。可见，“传统派”的肿瘤转移观点更符合肿瘤进化的基本规律。

我们认为，慢性炎症为肿瘤转移或复发提供环境条件，有转移能力的癌细胞经变异导致变形运动增强、基质溶解酶分泌、新环境适应和无限增殖能力形成转移瘤，这个过程是癌细胞“变异–选择–适应”的进化结果。因此，肿瘤的发生应该是在某个单一细胞种系上积累了多种变异，且这些变异是在不同进化阶段逐渐获得的，并在环境选择压力下，最能适应环境的亚克隆得以扩增。转移细胞通过逆向分化，启动上皮间质转化程序，具备“干细胞”特性和较强的克隆形成能力及耐药性，在基因变异谱和亚克隆结构方面与转移能力低的肿瘤有本质的不同。达尔文进化规律贯穿了肿瘤整个进化过程的始终。

四、肿瘤的主要进化方式

达尔文进化体系的一个基本规律是，具有自我繁殖个体的遗传变异是无目的性的，经自然选择，选出最适应生态环境的变异种群，而经选择后的种群性状倾向归一化。肿瘤进化过程就是一个明确的达尔文进化系统。肿瘤最早发生的变异在基因组DNA序列水平上有所侧重，且肿瘤变异谱能够反映特定遗传毒性暴露（如吸烟和化疗特征性变异），或涉及特定的基因修复过程。肿瘤中最常见的遗传不稳定方式也可反映曾经的暴露经历和某些环境致癌物导致的选择压力。然而，许多编码基因的变异在最初是无目的和随机的。只有最适应环境的变异才有机会表现出最适性状，体现出自然选择的无穷魅力。

（一）病灶变异种类对肿瘤进化的推动作用

癌细胞克隆选择包括选择优势或“驱动”病灶、选择中性或者“乘客”病灶、有害的病灶及增加其他遗传变异率的病灶与改变这些病灶适应性效果环境之间的相互作用。“驱动”病变指那些在多种肿瘤中均发现的比背景突变率高的、与克隆扩增有关的、类型已知的突变，特别是那些影响已知肿瘤发生相关的细胞过程的突变。研究表明“驱动”基因变异在克隆选择方面具有一定竞争优势。在免疫缺陷小鼠中接种癌细胞后，具有“驱动”变异的细胞克隆是成瘤的主要克隆，这种基因组学改变是肿瘤细胞进入进化通道的决定因素。“乘客”状态至今还不明确，需要具体情况具体分析。任何变异都可能导致生物学改变，但这种生物学改变可能会被其等位基因或者其他基因所代替，无法体现出来。例如，单个等位基因缺失可能不影响功能，只有另外一个等位基因也同时缺失时，其对功能的影响才能展现出来。

（二）肿瘤克隆进化的动力学

体细胞进化动力学主要取决于变异的频率和克隆扩增速率间的交互作用。不同基因组区域、不同类型肿瘤的基因组变异频率差异很大。基因组的不稳定状态会增加碱基序列变化、染色体重排和基因融合的比例。相比于遗传改变的速率，表观遗传改变的速率要快很多，表观遗传改变很可能是克隆进化的主要决定因素。探索克隆扩增动力学变化，需要连续地从活体组织中采集肿瘤样本进行分析。早期各克隆平行扩增的情况在后期被极少数优势亚克隆所替代。在细胞转化的早期即出现大规模克隆扩增的情况较少，后期少数克隆大规模扩增的现象是源自早期肿瘤中存在的有特定遗传变异的亚克隆，携带促癌变异的亚克隆在晚期肿瘤、转移肿瘤及接受化疗的患者中采集的系列样本中均得到证实。

（三）肿瘤进化的点断平衡学说和渐进论

“点断平衡”是一种进化理论，认为由化石记录的进化史并不是一个缓慢而稳定的演化过程，而是呈现跳跃式进行的；而“渐进论”认为进化是一个缓慢而稳定的演化过程。两种观点均建立在已知肿瘤克隆发生了基因组重大改变的基础上。目前两种观点争论的焦点是肿瘤进化是因多种基因组改变而按顺序逐渐进行的克隆扩增，还是因为急性刺激而能在基因组范围内产生“病灶”的单个灾难性有丝分裂造成的点断进化，还是由少见克隆主要突变的积累造成的。代表渐进论观点的有 Nowell 教授的克隆进化学说、Bielas JH 博士提出的“变异表型”观点（肿瘤变异增加促进恶性表型和不良预后）及 Heng HH 博士提出的“随机核型变化”观点（染色体不稳定性引起随机的染色体组型改变，导致肿瘤随机进展）。肿瘤内部肿瘤细胞克隆系谱重建提示，携带祖先基因组的肿瘤克隆并没有在后续克隆扩增中灭绝。这为重建肿瘤细胞家系的进化史提供了条件。“跳跃式”进化模式反映了有效种群扩张速度显著超过基因组进化速度的一个癌细胞亚群的突然出现。我们认为“渐进式”和“跳跃式”进化模式都存在，且在不同组织类型肿瘤中表现程度不同。临床上，肿瘤经过初次治疗后可“潜伏”很长时间，当时机成熟，癌细胞会“苏醒”并迅速扩增，最终导致患者死亡。

五、肿瘤进化中表型的生态选择与基因组变异的关系

肿瘤微环境及机体免疫系统对变异细胞的选择影响癌细胞的发生、复发和转移的进化方向。“物竞天择，适者生存”是达尔文自然选择的核心内容。人体组织是肿瘤进化的主要场所。肿瘤发生离不开炎症微环境、肿瘤复发和转移需肿瘤微环境对肿瘤细胞进行选择和“调教”。从细胞发生体细胞变异到肿瘤发生所需的时间反映细胞不停变异、选择并最终挣脱组织微环境束缚的肿瘤进化过程。在肿瘤发生、发展的过程中，肿瘤大小受到机体组织的严格限制。癌细胞的倍增时间（1~2d）远超过整体肿瘤生长的倍增时间（60~200d），提示大量的癌细胞在分裂前死亡。由此可见，瘤体内自然选择和生物界自然选择一样，均需经历对生存空间及资源的激烈竞争。各种肿瘤治疗手段为肿瘤进化增添了新的选择压力，改变了肿瘤细胞自然选择的动态过程。治疗致使大批肿瘤细胞死亡也为变异细胞提供了新的选择压力，导致耐药。许多肿瘤治疗措施是具有遗传毒性的，治疗后能够生存下来的癌细胞对抗细胞毒性治疗产生耐药，某些耐药癌细胞的恶性程度会进一步增加。目前已在癌细胞中发现了数以万计的遗传和表观遗传改变。那么，是否能够通过越来越多的分子分析就完全了解肿瘤？为了回答这个问题，首先应了解生物界自然进化经验，其中最吸引人的莫过于洞穴鱼的进化故事。

洞穴鱼是生活在洞穴、深水井和地下河流的黑暗水中的鱼类，包括 19 个硬骨头鱼种系，86 个属。所有的洞穴鱼形态上都高度相似，体形较小、无眼、触觉感知器官发达。洞穴鱼失去眼睛是一种“被驱动的适应”，关闭一个感染的入口、节省能量及神经系统从视觉到触觉的重新分配。洞穴鱼展现了趋同性进化（不同种系有相似的生物学性状）和退行性进化（随着时间的延长，无

用的性状消失）的特点。墨西哥丽脂鲤是一种可在洞穴和地表水两种环境生存的鱼类。这类鱼为了解与洞穴适应相关的分子和遗传变化动力学提供了良好的模型。研究发现，墨西哥丽脂鲤在不同地点多次适应洞穴环境，由环境选择出相似表型的洞穴丽脂鲤种群。但适应表型每一步进化的出现都遵从不同的遗传轨迹，不同种群遗传背景各异。对生活在地表水和洞穴中的种群进行遗传分析，对确定种群产生适应的基因组变化方面有帮助。然而，单纯遗传研究易导致偏颇的结论：①对多个洞穴的多种群鱼只根据遗传变化进行分类，会导致它们功能表型的显著相似性的环境适应性没有得到足够的重视。②可能混淆原因和结果，如认为洞穴鱼的遗传变化导致它们能够适应洞穴生活，事实上是洞穴提供进化机会在先，洞穴鱼出现适应性表型和遗传变化在后。

洞穴鱼的进化故事有助于我们认识肿瘤进化过程。首先，肿瘤是具有生态和进化特点的多基因疾病。洞穴鱼从地表水表型开始进化，是因为洞穴提供了一个新的生态机会，而遗传改变为早期洞穴鱼提供了可遗传的变异，以适应新环境，促进进化。人体上皮组织一般是完整、严密且稳定的，在正常条件下肿瘤是不会发生的。但在衰老、环境刺激、慢性炎症等情况下，组织完整性和控制能力下降，限制细胞扩增的能力下降，组织生态允许并促进变异细胞亚群的进化。从这个角度来看，肿瘤的发生可能并不在于上皮细胞的突变，而更在于控制组织干细胞扩增和分化的间叶细胞中发生的体细胞变异。间叶细胞变异开创了有利于肿瘤发生的生态环境。肿瘤细胞中存在大范围的遗传变异，其中驱动性改变是不断扩增的上皮细胞在合适微环境中的一种表型适应。这种适合肿瘤细胞进化的微环境并非转化细胞的局部效应所致，而是由不同的、局部或全身性的能够改变正常组织动力学的“疾病”状态所致。其次，对肿瘤基因组进行分类分析对了解肿瘤生物学机制作用有限，因为进化适应性（自然选择的表型）发生在基因型改变后。进化适应性是一个功能特性，基因型是支撑功能特征的结构特征。多个结构特征对应一个功能特征，如沙漏和石英晶体是有相似功能的设备，测定时间这一功能出现在设备被使用之后。在洞穴鱼和肿瘤进化过程中，基因的功能发挥源自大量不同的遗传改变。类似的，不同患者的肿瘤表现了趋同进化过程。起源于不同类型细胞的肿瘤最终展现了相似的表型特征——侵袭和转移。此外，同洞穴鱼进化类似，癌细胞种群也展示了“返祖”的进化特征，“再分化”是几乎所有肿瘤的共性特点。癌细胞丧失其起源的上皮细胞特定的功能，变成可维持自身持续生长的肿瘤干细胞。

单从基因变异来解释肿瘤发生发展过程的观点是有偏颇的。慢性炎症、衰老、环境暴露、先天遗传变异等因素导致正常组织发生局部和全身性改变，提供了肿瘤发生的进化机会。每次进化机会通过多种遗传变异而进化出表型趋同性。癌细胞具有很强的表型相似性，但每种肿瘤支撑这种表型的遗传通路可能是特异的。临床上，每种肿瘤都有自己的变异特征。因此，在寻求建立肿瘤预防策略上不应聚焦于癌细胞突变，而应更加重视维护正常组织的完整性，特别是维护支撑正常组织的间叶细胞功能。应用新的测序技术发现大量肿瘤变异后，学者们满怀热情忙于鉴定肿瘤预后基因标签、攻击突变基因产物等。这种热情和乐观必须被达尔文的进化动力学展现的冷现实所降温：适应性进化发生在基因组变化之后。

我国的生物医学人员熟知编码基因 DNA 转录成 mRNA，再翻译成蛋白质，成为生命基本结构和功能单元。以上思路可被理解为基因决定了生命。肿瘤是一种基因疾病，几乎所有肿瘤细胞的染色体都失去了正常细胞的二倍体特征，表现为多倍体等形态学改变及基因结构和功能的异常。因此，很多肿瘤病因学研究侧重于肿瘤的基因组学研究。这些思维定式可能会带来一系列问题：难以说明遗传的变化是疾病的原因还是结果，难以通过寻求改变肿瘤进化的生态环境以阻碍肿瘤进化进程，难以通过维护人体组织的完整性以降低肿瘤进化机会，建立预防策略等。我们认为，在肿瘤基因组变异相关的信号途径在肿瘤的预后预测和靶向治疗方面，相比肿瘤早期的遗传改变，进化后期如复发转移和再发阶段经环境选择出来的遗传改变更单纯，更能指示肿瘤的恶性表型，也更能体现遗传对恶性表型的“贡献”，其相关的信号途径更能作为治疗靶点。因此，应运用整合医学提倡的反向思维分析国际上不断出现的新“热点”，不盲目跟风，根据肿瘤发展的内、外因素等多方面整合考虑肿瘤发病机制。从进化角度研究肿瘤发生、发展过程将有助于揭示疾病的本质，进而制定有效的防控措施。

（刘 岩 李 萍 曹广文）

第 3 节 APOBEC 家族与基因不稳定性

一、APOBEC 家族在癌症进化中的核心作用

（一）基因不稳定性是癌症进化的基础

变异是进化的前提条件。急性过量的变异固然有害，但缓慢、非致命的变异则导致了群体多样性，保证有足够的基因型种类供环境压力进行筛选淘汰，最终选择出适应性最强的变异亚型。根据是否可以遗传给子代个体，可以初步将突变分为两类：发生在生殖细胞，可以遗传给子代个体的称为种系突变；发生在体细胞，在变异细胞亚群中传递的称为体细胞突变。物种进化依赖于种系突变，而肿瘤进化则依赖于体细胞突变，尤其是其中能带来生存优势的关键变异。因此，增加基因不稳定性的机制就是启动肿瘤进化过程的原始动力。

导致基因不稳定性的主要机制有三种：①遗传物质复制的正常生理过程存在一定的错误率，比如基因组中自发的脱氨基现象、DNA 聚合酶进行核酸链聚合时产生错误。这类变异的数量常与年龄相关，随着年龄的增加而逐渐累积。②外源性诱变因素暴露，比如吸烟、紫外线、辐射损伤等。这类变异的程度与暴露的方式、程度和时间相关。③内源性诱变因素暴露，比如载脂蛋白 B mRNA 编辑酶催化多肽家族（apolioprotein B mRNA-editing enzyme catalytic polypeptides，APOBEC）过表达，或者 DNA 修复机制缺陷。这类变异的水平取决于内源性基因损伤 – 修复失衡的程度及相关的病理因素。

从肿瘤防控角度看，生理性错误导致的突变无法避免，其累积程度的决定因素是年龄，因此无法进行干预。年龄相关体细胞变异的发生率极低，短期内无法提供肿瘤进化所需的变异基数。外源性暴露引发的肿瘤种类有限，且易于进行干预防控。相对而言，导致内源性暴露的病理因素则更为复杂，其中是否有共性机制？产生的重要体细胞突变有何特征？肿瘤基因组学的进步为解答上述问题提供了重要线索。

（二）基因组研究提供肿瘤突变谱的“全景”信息

从 19 世纪末到 20 世纪初期，人们发现染色体形态在肿瘤细胞中的显著变异。以此提出假设，认为肿瘤是发生遗传物质改变的细胞亚群大量扩增的结果。此后，DNA 作为遗传信息载体的事实被发现，相关研究进一步明确了 DNA 损伤造成的变异是肿瘤发生的原因。1982 年学界第一次分析出了致癌的 DNA 序列改变（在 *HRAS* 基因第 12 密码子上 G>T 的碱基替换），开创了致癌基因变异研究的新时代。通过对重要功能性癌基因和抑癌基因的研究，发现了许多单基因上的关键变异。但限于当时的技术条件，相关研究速度和数量仍然有限。新一代测序技术的出现和发展使基因突变研究进入了“组学”的大数据时代，使人们不再局限于单个基因突变的分析，而是从全基因组变异的角度整合分析肿瘤基因变异规律，从中摸索肿瘤基因组进化途径的痕迹。在肿瘤基因组研

究中，“驱动突变”和“突变标签”是描述肿瘤突变“全景”信息的重要概念。

1.“驱动突变”与“乘客突变”

目前认为体细胞突变是随机分布的，其中少部分发生在控制细胞修复、增殖、分化、凋亡及与微环境相互作用的关键基因上，对肿瘤发生具有促进作用，被称为“驱动突变”；剩余的绝大部分突变对于变异细胞的生存与增殖没有显著促进作用，被称为“乘客突变”。“驱动突变”赋予变异细胞掠夺营养、无限增殖及占据组织空间的生存优势，也使变异细胞更能耐受遗传不稳定性带来的毒性作用，便于体细胞突变的不断积累。在相同组织微环境的选择压力下，携带有害变异的细胞被清除，而携带驱动突变的细胞则更易扩增，细胞丰度不断扩大并逐步进化为有干细胞特性的肿瘤起始细胞（tumor initial cells，TIC）。依据上述定义，确定“驱动突变”的绝对证据应是通过生物学功能实验确定其可以赋予变异细胞生存优势。但在基因组水平上可先通过突变的位置、频率及不同个体间重复性上展开分析，从数量过于巨大的突变中指明进一步研究的方向。在关键功能性位置上高频出现的突变可能是具有重要功能的驱动突变，在微环境反复筛选下累积升高。另一方面，虽然单一“乘客突变”的重要性不如“驱动突变”，但其整体的突变规律则反映了诱导基因组不稳定性的重要机制，其描述手段即“突变标签”。

2.“突变标签”

人类肿瘤基因组含有数量巨大的变异，信息丰富且极其复杂。不同体细胞诱变机制作用的靶序列和诱导的碱基替换类型均有不同，必然带来不同的变异规律。因此，每个个体累积在肿瘤细胞中的体细胞突变集合间都有差别。但是经过肿瘤微环境的选择和适应，携带体细胞突变的前体TIC和TIC显示了一定的变异共性特征，反映了促进肿瘤发展的内在规律性。既往为了研究基因突变的产生来源，人们往往从一个典型的肿瘤基因入手（如TP53），通过重叠多个样本的测序结果来总结体细胞变异规律。而新一代基因测序技术突破了规模上的限制，通过单个癌症样本就可以得到数千个体细胞变异，更为全面而准确的癌症体细胞突变目录由此产生。从肿瘤基因组集合的高度出发，既往被忽视的“乘客突变”都被利用起来，产生了描述变异来源和特点的有效手段——“突变标签”。变异种类多样，小到单个碱基的置换，大到转座子移位及拷贝数改变，其中90%~99%都是“乘客突变”。这些突变大部分处在非功能区，对肿瘤的发生、发展无影响。正因为这样，“乘客突变”也较少受到肿瘤发生过程中选择压力的作用而发生偏倚，因此可以提供反映基因不稳定性最初来源的“标签”。当前基因组使用的“突变标签”由三个基本信息组成：①碱基突变的类型（如胞嘧啶转化为尿嘧啶，C>U）；②碱基突变前后的基因序列，以三联碱基的形式展现（如TCW，C为突变位点，T和W代表突变前后序列，W指代T或A）；③突变所在的位置（如正义链、有丝分裂点附近、基因重组片段连接处等）。基于不同肿瘤的大规模“突变标签”研究很多，所得到的一个重要的共性结果就是APOBEC家族相关的“突变标签”是多数肿瘤中的共性分子事件。

（三）APOBEC促进体细胞变异是增加遗传不稳定性的共性机制

最早的多肿瘤“突变标签”分析是由英国剑桥的维康桑格研究所（Wellcome Trust Sanger Institute）的肿瘤基因组计划（Cancer Genome Project）进行的。该研究从30个肿瘤类型共7000例样本中提取了近500万个体细胞突变，从中确定了超过20种“突变标签”。在众多变异标签中，与年龄相关的只有一种，分布极为广泛，几乎出现在所有肿瘤基因组中。其定义是发生在CpG双核苷酸碱基背景上，由5碳端甲基化的胞嘧啶核苷发生自发脱氨基反应，经由后续DNA复制和错误修复导致的C>T变异。这一标签描述了唯一与年龄相关的变异机制，因此也是唯一可在一生中自然增长累积的变异。而发生频率仅次于年龄标签的，就是APOBEC家族标签。

一般的诱变机制仅对应一种“突变标签”，而APOBEC家族相关的“突变标签”包括两种：一个指TCW上的C>T置换，另一个是TCW上的C>G或C>A置换，它们都发生在TCW（W是指A或T）三联碱基序列上。在研究涉及的30种肿瘤基因组中近一半（16/30）的肿瘤都含有遵循APOBEC突变模式的体细胞变异，例如膀胱癌、胃癌、肺腺癌、淋巴瘤及急/慢性淋巴细胞白血病等。另外，从突变标签整体位置上看，另一个重要特征是APOBEC“突变标签”的成簇性出现。这种局限性的高频突变灶最早是在乳腺癌的基因组变异研究中发现的，被形象地命名为“Kataegis”（希腊语，意为“暴风雨”）。Kataegis区通常位于基因组重排区附近，集中于数千碱基范围内，包含的突变数目从几个到几千个不等，被1到数百个碱基对所分隔。APOBEC标签分布的广泛性在后续的多个全基因组、外显子组及转录组研究中均得到了重复。值得注意的是，在线粒体基因组损伤中也反映出了APOBEC突变的特征：NADPH-细胞色素还原酶基因的突变频率占线粒体基因组突变的60%~70%，其中均为C>T和G>A突变。这一得到反复验证的现象说明了APOBEC诱变机制是不同肿瘤进化过程中增加遗传不稳定性的共性机制。APOBEC“突变标签”的规律与该家族的分子功能及制衡机制密不可分。

二、APOBEC致突变的原理和特征

（一）APOBEC家族成员的基本分子结构

目前已知的APOBEC家族成员有11个，包括APOBEC1（A1）、APOBEC2（A2）、APOBEC3A-H（3A、3B、3C、3D、3E、3F、3H）、APOBEC4（A4）及活化诱导脱氨酶（activation induced cytidine deaminase，AID）。AID和APOBEC1的编码基因位于12号染色体短臂1区3带（12p13），A2的基因座位于6号染色体，编码A3家族7个亚型的基因则串联排列在22号染色体长臂（22q13.2~13.32）。A4位于1号染色体上。除A4是通过生物信息学方法所发现，目前功能尚不明确外，所有该家族的成员都通过催化胞嘧啶发生脱氨基反应而发挥重要的生理功能。

脱氨基活性是APOBEC家族成员的共性功能，实现该功能的胞嘧啶脱氨基结构域（cytidine deaminase domain，CDD）为His-X-Glu-X23-28-Pro-Cys-X2-4-Cys（His、Glu、Pro、Cys分别代表组氨酸、谷氨酸、脯氨酸及半胱氨酸，X代表任意氨基酸）。这一序列的空间构象是由2个β转折和4个α螺旋结构组成的凹陷型结构域，可以结合单链核苷酸暴露出的碱基分子。该结构对TCW三联碱基序列有偏好性，在锌离子（Zn^{2+}）、水分子及NH_2^-离子的介导下，释放NH_3的同时将胞嘧啶彻底转化为尿嘧啶。APOBEC家族中AID、A1、A2、A3A、A3C、A3G和A4只有一个CDD，其他的成员（A3B、A3F、A3G、A3D、A3E）均有2个。值得注意的是，CDD的数量与APOBEC脱氨基活性之间无显著相关性，比如A3A的诱变活性显著强于A3B。

（二）APOBEC家族的制衡机制

促进基因不稳定性是物种进化和肿瘤进化的遗传学基础，而维持基因稳定性则是生物物种延续和细胞生存的基础。在机体众多的遗传修复机制中，碱基切除修复通路（base excision repair，BER）的尿嘧啶DNA转葡萄糖基酶（uracil-N-glycosylase，UNG）是制衡其强大核酸编辑功能的关键分子。首先，针对的碱基类型上，UNG可以特异性识别APOBEC诱导的C>U突变，切除尿嘧啶，形成无嘌呤/嘧啶位点（apurinic，AP位点），诱发核酸链水解以消除错配。其次，在作用靶点上，APOBEC家族对单链DNA（single strain DNA，ssDNA）的脱氨基活性是对双链DNA（double strain DNA，dsDNA）的200~300倍，而UNG对ssDNA的尿嘧啶切除活性也比对dsDNA高出50倍。第三，在亚细胞分布上，APOBEC家族可以在细胞核内发挥功能，威胁人体基因组。相应的，UNG核内亚型（UNG2）的活性明显高于其线粒体亚型（UNG1）。值得注意的是，UNG只是BER通路的启动分子，在后续的修复过程会有不同的结果。在UNG识别并切除APOBEC导致的C>U后形成AP位点，后续BER分子修复方向有：①在AP插入C，以修复原突变；②插入腺嘌呤（A）形成C>A突变；③插入鸟嘌呤（G）形成C>G突变；④一段距离内AP位点过多，水解酶直接切除核苷酸片段。因此，APOBEC家族

引发的不只是 C>T 突变及其互补链上的 G>A 突变，也会产生少量的 C>G 和 C>A 突变。同时，UNG 配合下的核苷酸片段降解也是 APOBEC 家族抗病毒的重要机制。可见，UNG 的作用存在双面性：一方面降解 / 修复 *APOBEC* 突变；另一方面又有可能产生新变异。一项下调 UNG 的细胞模型试验很好地总结了 UNG 的作用效果：低水平的 UNG 会导致 *APOBEC* 突变数量增加，但突变种类降低。在缺乏 UNG 基因的患者体内，APOBEC 家族的编码水平明显增高。因此，肿瘤序列研究所检测的体细胞突变水平反映的是 A3 编辑和 UNG 介导的 DNA 修复过程保持动态平衡的结果。

（三）APOBEC“突变标签”与其分子功能的关系

了解 APOBEC 诱变机制及相关修复机制后，再来看 APOBEC“突变标签”，可以发现二者有明显的一致性。首先，TCW 三联碱基序列背景。机体内诱导 AP 位点和 C>T 转换的其他生化过程很多，包括自发性胞苷脱氨基（如 DNA 聚合酶活性错误）或化学诱导性胞苷脱氨基反应（如紫外线损伤引起的错误校正旁路）。区分不同来源的胞嘧啶置换突变就需要对突变位点邻近碱基序列的测序分析。APOBEC 对于 5′ 方向邻近胸腺嘧啶、3′ 方向邻近胸腺嘧啶或腺嘌呤的胞嘧啶残基会优先进行反应。因此目前的研究都仅把发生在 TCA、TCT 三核苷酸序列背景的胞嘧啶碱基置换定义为 APOBEC 变异标签。而在 APOBEC 家族体细胞突变模式所描述的相似序列背景下，A1、A3A 和（或）A3B 与人类肿瘤的发生发展关系更为紧密。

第二，突变发生频率较高的位置也提示 APOBEC 的作用特点。成簇性突变模式 Kataegis 对 TCW 碱基序列背景有更高的亲和性。一些基因簇上所有的突变都发生在一条核酸链上，被称为紧密连锁的单链一致性簇集突变。这种突变往往发生基因片段重排的断点上。这就说明这种突变是双链 DNA 断裂（double-strand break，DSB）修复异常，引起 ssDNA 产生的结果，而 ssDNA 正是 APOBEC 酶的理想底物。这就解释了为什么在乳腺癌、多发性骨髓瘤、前列腺癌及头颈部肿瘤的全基因组测序分析中的现象，即簇集性变异中符合 APOBEC 作用基序的碱基替换发生率更高。除此之外，本节后面会介绍 AID 属于获得性免疫的重要组成部分，其诱导的体细胞超突变对免疫球蛋白的成熟至关重要。也因此，B 淋巴细胞起源的肿瘤中，编码免疫球蛋白的基因座上均反复出现变异簇的位点多处于 AID 在发挥生理功能时的位置。

第三，“突变标签”的种类。一般的突变诱导机制仅对应一种突变标签，而 APOBEC“突变标签”包含两种模式：TCW 中的 C>T 及 C>A/G。前者主要来源于 APOBEC 的原始作用，而后者来源于 UNG 引发的修复错误。在 B 淋巴细胞癌细胞系 BC-1 中，就仅能检测到 TCW 的 C>T 模式突变。该细胞系中 UNG 启动子区被严重甲基化，导致 UNG 表达水平非常低，是引发其 APOBEC 标签突变单一化的原因。

三、APOBEC 是炎 – 癌转化的桥梁

（一）APOBEC 家族在物种进化间的地位

物种进化中有这样的规律，对生物生存越重要的功能基因约保守，而与环境适应性相关的性状基因则会沿进化树方向逐渐复杂化。脊椎类动物中均有 APOBEC 成员，但种类数量差异很大。沿进化树方向，越高等的动物数量越多。APOBEC 成员中最为古老的是 AID 和 A2，在各进化水平的生物体内均有表达。AID 的氨基酸序列在人和鱼类之间存在 70%~74% 的相似性，A2 的氨基酸序列在两者之间的相似性也已到 68%~70%。AID 和 A2 均为单脱氨基结构域成员，进入哺乳类动物阶段，双脱氨基结构域的 APOBEC 酶才出现。啮齿类动物（如小鼠）中 A3 的亚型仅有 1 种，灵长类动物至少有 7 种，人体中则含有 11 种。从进化论的角度推测，这种多样性应是环境选择压力作用的结果，且与逆转录病毒的免疫反应相关。含双催化中心的 APOBEC 成员具有抗反转录病毒活性。最突出的例子是 A3G，氨基酸序列与其他保守亚型的差异较大且抗病毒作用显著，是人和灵长类动物中特有的 APOBEC 成员。当然，逆转录

病毒并不特异性地感染哺乳类动物，对其他低等动物同样形成了长期的选择压力。因此这一因素并不是唯一的选择压力。此外，APOBEC 成员有众多的生理功能，也有利于物种适应其他环境压力。其中，A1 能编辑载脂蛋白 B（apolipoprotein-B，apo-B）mRNA 上的特定位点，使终止密码子提前出现，导致截断性 apo-B（apo-B48）的产生；A2 是一种在结构上比 A1 更为保守的胞苷脱氨酶，与心肌、骨骼肌和早期胚胎特异性发育相关。A3G 在乳腺和胎盘组织中高表达，提示其在胚胎发育等方面可能有作用。与肿瘤进化及肿瘤“突变标签”最密切的 AID 和 APOBEC3 亚型的生理功能则与免疫反应密切相关。

（二）APOBEC 家族是免疫系统的重要组成部分

1.APOBEC 亚群的固有免疫作用

APOBEC 的胞嘧啶脱氨基活性对单链核苷酸有特异性，因此对于逆转录病毒（如 HIV）和部分 DNA 病毒（如 HBV）基因组的损伤更显著。A3 家族通过直接损伤病毒基因组进而达到抗病毒作用，组成了固有免疫系统的一环。A3G 的抗 HIV 的作用是最早被阐明的机制，也是 A3 其他亚型清除逆转录病毒的代表性机制。HIV 复制的过程包括：RNA 逆转录成为 DNA-DNA 前体基因编码子代 RNA- 病毒蛋白颗粒包裹子代 RNA 并出芽 - 感染新细胞并释放 RNA。在病毒蛋白颗粒包裹子代 RNA 时，A3G 会一同进入病毒颗粒，在感染新细胞后一并释放。逆转录酶合成病毒前体基因 DNA 单链后，A3G 攻击该 DNA 链并产生高达 25% 的 C>U 突变。此类突变有三种结局：①直接依据突变碱基合成双链，正链 DNA 形成 G>A 突变，负链 DNA 形成 C>T 突变，此类突变产生密码子转变，甚至引入终止密码子，从而阻碍氨基酸链合成。②前体 cDNA 因为含有 C>U 突变，无法进行转录本合成。③ C>U 突变被 UNG 识别并启动碱基切除修复通路，将前体 DNA 降解。A3 家族成员中，*A3B* 和 *A3F* 的基因与 A3G 同源性较高。A3B 与 A3G 序列相似度达 50%，A3F 与 A3G 的启动子区序列相似度达 90%。这两个分子也可以发挥 A3G 一样的抗反转录病毒作用。

HBV 病毒虽属于 DNA 病毒，但具备 RNA 病毒特性。因为其正链存在缺失，复制过程中需先延伸并形成共价闭合环状 DNA（covalent closed circle DNA，cccDNA），以此为模板形成 RNA/DNA 中间体，之后再逆转录以形成子代 DNA。其中前体 RNA 单链是 APOBEC 易于攻击的靶分子。APOBEC 攻击 HBV 前体 RNA 的时机与抗 HIV 的过程一样，先包被入病毒颗粒并一同进入下一个细胞。APOBEC 作用下 HBV 基因组变异率约为 1.5 个 /100 碱基，除引发抗 HIV 类似的结局外，还介导多种其他的抗 HBV 机制，其中以降解 cccDNA 的机制尤为重要。cccDNA 分子结构稳定，维持了 HBV 感染慢性化、导致病毒清除不彻底和反弹现象。肝细胞在炎症因子作用下激活淋巴毒素 β 受体（lymphotoxin β receptor，LTβR）和干扰素 α 受体（interferon-α receptor，IFN-αR），分别诱导 A3B 和 A3A 表达上调。经 HBV 核蛋白介导，A3A 和 A3B 与 cccDNA 结合并诱导大量 C>U 突变，UNG 识别该突变启动碱基切除修复通路产生大量 AP 位点。AP 位点核酸内切酶（AP-endonuclease，APE）识别 AP 位点并引发 cccDNA 的大面积断裂、降解。大部分的 HBV 会因 APOBEC 的各类抗病毒机制清除，但少量 HBV 会幸存，并携带 APOBEC 特征性的突变。这不仅有利于其逃逸免疫反应，也增添了促进疾病恶性转化的风险。

2.AID 在获得性免疫反应中的重要作用

抗体，或称免疫球蛋白（immunoglobulin，Ig）是脊椎动物对包括病毒在内的多种病原体产生适应性免疫应答的主要成分。抗体的分子结构为一个或多个“Y”字形单体，每个单体又包含 2 条重链和 2 条轻链。重链相对保守，仅有 5 种亚型（α、δ、ε、γ 及 μ），对应 5 种抗体类型（IgA、IgD、IgE、IgG 及 IgM）。轻链有恒定区和可变区 2 个结构域，虽然仅有 λ 和 κ 两种亚型，但变异程度却更高。正是依靠轻链可变区的重新编辑，才能结合不同类型的病原体，连接不同类型的重链后引发不同的免疫清除效果，这一过程促进免疫球蛋白成熟。

免疫球蛋白成熟的过程包括体细胞突变（somatic hypermutation，SHM）和种类转换重组（class switch recombination，CSR）两种方式。前

者负责轻链可变区的再编辑，而后者决定了与轻链结合的重链类型。在分子水平上，DNA 能控制几种不同的高亲和性的抗体形成，伴随 B 细胞与抗原之间的多次冲突，抗体轻链可变区基因发生碱基替代，通过 SHM 实现免疫球蛋白基因多样化，针对不同抗原产生应答。而针对同一抗原，抗体可变区不做改变，恒定区重链则发生替换，通过 CSR 改变抗体效应分子的功能。

作为一种在 B 淋巴细胞表达的胞苷脱氨酶，AID 在两种通路中都起到核心作用。AID 引起的突变和碱基切除修复通路（base excision repair，BER）或错配修复通路（mismatch repair，MMR）的共同作用是产生高亲和力抗体所必需的。同时，AID 通过将转换恒定区重链 μ 转换为 α 和 γ 进而分别将抗体种型由 IgM 转换为 IgG、IgA 和 IgE。缺乏 *AID* 基因的患者往往在免疫功能缺陷的同时出现免疫球蛋白种类失衡，反复处于炎症或自身免疫紊乱的状态。

（三）慢性炎症环境下 APOBEC 家族高表达与遗传不稳定性

虽然脱氨基作用是人体成熟的免疫防御机制，但所有满足三联碱基特点的核酸链都是 APOBEC 的靶点，人和病毒的核酸链都可以被攻击。目前认为防止 APOBEC“误伤”人体基因组的机制有两类：其一是 APOBEC 的诱变活性特征。APOBEC 更易于攻击核苷酸单链，同时需要一定的结合与作用时间。相较于缺乏保护且拷贝数较多的病毒核苷酸链，人体基因组一般以双链超螺旋结构存在，并处于组蛋白的保护之下，而复制和翻译时双链打开的时间一般短于 APOBEC 结合并作用所需的时间。其二是后续修复机制的制衡。因此，作为炎症免疫的一部分，A3/AID 在急性炎症反应中发挥清除病原体的功能，短时期内对人体有利。但是，当功能不全的免疫系统受到病原体的持续刺激时，炎症出现慢性化，A3/AID 长期异常表达，产生损伤正常基因组的副作用从而启动肿瘤进化过程。因此，APOBEC 家族发挥了炎 - 癌转化的桥梁作用。

炎症，特别是由病原体感染导致的非可控性慢性炎症，已被大量基础、临床及流行病学研究证实为明确的致癌因素。世界范围内，20%~25% 的肿瘤都由微生物慢性感染所导致的慢性炎症促成。慢性炎症状态下，基质细胞分泌大量炎症介质，免疫细胞种类失衡，NF-κB 和 STAT3 等信号通路持续激活。A3/AID 成员作为参与炎症免疫防御机制的重要分子，在正常组织中只有痕量表达。而在感染引发炎症时，在肿瘤坏死因子 α（tumor necrosis factor-α，TNF-α）、干扰素（interferon，IFN）和白介素（interleukins，IL）等炎症因子的刺激下，由 NF-κB 和 STAT3 信号通路调节，A3/AID 成员的表达即可显著上调。但其作用是双相性的：急性炎症期通过抑制病毒复制、诱导致死性突变产生及介导抗体成熟以清除病原体；在病原体导致的慢性炎症环境下持续异常表达，损伤人体基因组，引发致癌突变。

APOBEC 家族高表达引发肿瘤进化的能力已在生物模型研究和人群研究中得到广泛证实。在 AID 转染的小鼠模型中，AID 的结构性表达可以诱发癌基因 *TP*53 发生体细胞突变，导致肝癌（13.75%）、肺癌（8.75%）和胃癌（1.25%）的发生。此外，A3B 高表达也在致肝癌等动物模型上得到了验证。“慢性肝炎—肝硬化—肝癌”三部曲、慢性胃炎—胃癌及原发性硬化性胆管炎—胆管癌是典型的炎—癌转换过程。在上述几类癌症相关炎症疾病的组织中，APOBEC 家族均呈高表达状态。而且在 APOBEC 家族上调的慢性炎症组织中，*p53*、*c-myc*、*INK4A*/*p*16 等癌基因编码区已经有多种体细胞突变的积累。从大量事实中可以看出，APOBEC 家族可将已知的肿瘤高危感染、免疫反应、致癌基因及体细胞突变等肿瘤发生、发展的关键因素串联起来，形成了肿瘤进化启动机制的初步架构。

四、APOBEC 家族促癌机制的复杂性

（一）APOBEC 家族与遗传易感性的密切关系

APOBEC家族是后天体细胞突变的主要来源，但其翻译表达也受到先天遗传易感性的调节。目前认为，A3A 和 A3B 是导致 APOBEC“突变标签”

的主要亚型，它们的编码基因前后相联。A3B 缺失是人群中常见的拷贝数变异，会导致 A3A 最后一个外显子、A3A 和 A3B 的间区、A3B 启动子及 A3B 编码区绝大部分序列的缺失，产生一个 A3A 编码区结合 A3B 最后一个外显子的融合基因 A3AB。A3AB 的功能与 A3A 基本相同，但是活性更高。在膀胱癌的研究中显示，A3B 缺失的先天遗传易感性会导致 APOBEC 标签突变数量增加。除拷贝数变异外，单核苷酸多态性也影响了 APOBEC 家族对肿瘤风险的作用。A3B 启动子区的 rs2267403 位点及 UNG 增强子区的 rs3890995 位点就分别影响了 A3B 和 UNG 的表达水平。炎症因子 IL-6 可以上调 APOBEC3B 同时下调 UNG 的表达，导致基因损伤 - 修复失衡。而 A3B 的 rs2267401-G 的基因型和 UNG 的 rs3890995-C 基因型可以进一步加强这种失衡效应，从而增加了突变产生的水平。有趣的是，遗传多态性的研究也反映出了 APOBEC 作用的复杂性。膀胱癌的研究发现，rs17000526-A 基因型与 rs17000526-G 基因型相比可以显著促进 A3B 表达并增加基因组中 APOBEC 标签突变的数量。但是预后队列中，rs17000526-AA 纯和型患者的预后反而最好，rs17000526-GG 纯和型的次之，rs17000526-AG 杂合型患者的预后最差。这提示细胞对遗传毒性的耐受程度影响了 APOBEC 的最终致癌效果。在细胞耐受的范围内，APOBEC 引发的突变数量越多，产生驱动突变的可能性越高，越容易筛选、促进肿瘤起始细胞进化。但超过细胞耐受时，突变可能损伤细胞生存复制的基本功能，促进其凋亡，使其无法开始进化过程。事实上，这只是 APOBEC 促癌机制复杂性的一个方面，以 APOBEC 为线索可以发现众多不同癌症的共性进化机制。

（二）APOBEC 标签突变规律与肿瘤进化的异质性

除基础的共性突变外，不同肿瘤甚至同一肿瘤的不同亚型都必然有其特异性的进化道路。在全基因组层面，所有肿瘤组织里均可探及 APOBEC 标签突变，在成簇性变异中尤其突出。但在外显子层面，不同组织来源的肿瘤之间出现了差别。在膀胱癌、乳腺癌、头颈部癌、肺腺癌、肺鳞癌及宫颈癌中的外显子测序数据中，APOBEC 来源的体细胞突变占据数量上的优势，最高可达外显子总突变量的 68%。而在另一些种类中，如结肠腺癌、前列腺腺癌、肾透明细胞癌及急性白血病中则不可探及。此外，*APOBEC3B* 源性变异的出现频率在乳腺癌不同亚型中有明显差别，HER2 富集的亚型中明显偏高。不同亚型的宫颈癌中 APOBEC 标签突变的数量也有显著差异。在 HPV 阳性患者组织中，APOBEC 标签突变占据绝对优势比例；而非 HPV 导致的宫颈癌组织中则没有高水平的 *APOBEC* 突变。对于肝细胞癌来说，A3B 的表达水平与所有肝细胞癌患者的预后均有显著关联，但是 APOBEC 标签突变的数量仅与非 HBV 感染的患者预后有关。同时，促进 APOBEC3B 过表达的遗传多态性又增加了 HBV 高危突变产生的风险。因此可以推测，APOBEC3B 在不同病因的肝细胞癌（hepatocellular carcinoma，HCC）进化过程中均发挥了重要作用，但是具体机制不同。在非 HBV 感染引发的 HCC 中，APOBEC3B 应是通过直接损伤人体基因组而促进肿瘤进化；在 HBV 感染引发的 HCC 中，APOBEC3B 应是通过诱导高危 HBV 变异体产生，后者促进 HCC 的进化发育。

基因组学虽然揭露了肿瘤突变的全景，但这只提供了一张静态的“快照”，并不能说明一个连贯的动态过程。“突变标签”所提供的线索是生物信息学基于大数据（绝大多数是横断面研究和回顾性研究取得的）提供的推论。但是这还不足以深入解释动态过程。为此，剑桥大学、加利福尼亚大学及牛津大学的肿瘤、细胞生物和大数据专家联合，进行了多细胞系、多时间点的测序实验，将多张静态的基因组“快照”串联起来，对突变产生的动态过程进行了初步描绘。他们将 40 种癌症的 1001 种人类肿瘤细胞系及 577 个人移植物宿主模型细胞纳入该研究中，所有的细胞先统一进行全外显子测序以确定细胞突变谱的本底信息，针对各种突变标签类型选择了最具有代表性的 28 个细胞系进行培养。对原代细胞及后续数代单克隆亚群进行测序，从而发现了不同“突变标签”的动态产生规律。外源性诱变机制的“突变标签”在体外培养的细胞中不再增加，比如吸烟和紫外线损伤导致的突变，提示脱离暴露源后突变就不再产生，也不会引发进一步的自我扩增机制。有些“突变标签”是由于基因修复分子缺陷导致的，属于内源性诱变机制的一种，这部分标签持续增加，数量随着细胞传代次数和培养时间的增加稳步提升，反映了此类诱变机制作用的稳定性。虽然 APOBEC 也属于内源性诱变机制，但是却显示出完全不同的复杂动态规律。首先，在不进行任何刺激的情况下，APOBEC“突变标签”呈无规律的突发性增长。在连续培养传代的过程中，会突然在某一代中显著增高，同一原代细胞来源、同时建立、相同条件培养的细胞单克隆姐妹细胞株中也会出现巨大差异。第二，在任何细胞系中，APOBEC“突变标签”与 APOBEC 表达水平均没有相关性，说明当前检测到的 APOBEC“突变标签”数量是检测前的某一个时段以突发性的情况产生的。这一节点时间如何确定？在 APOBEC“突变标签”发生突发性增长的时间点，APOBEC 的分子水平是保持不变还是也发生突发性增长？目前这些均不清楚。第三，病毒感染情况与 APOBEC“突变标签”的动态增长规律没有绝对相关性。比如 BC-1 和 JSC-1 是两株携带 EB 病毒的 B 淋巴细胞系，其中 APOBEC“突变标签”持续增长；而 SiHa 和 SW756 两株携带 HPV 的宫颈癌细胞系中，APOBEC 相关突变却没有显著增长。没有下代病毒的 BT-474 和 MDA-MB-453 乳腺癌细胞中，APOBEC“突变标签”又呈现了持续增长。上述复杂的动态规律说明，APOBEC 虽然是多种肿瘤进化的共性机制，但是具体作用的方式差异很大。

（三）APOBEC 家族促进乙肝病毒与肿瘤共进化

嗜肝病毒在宿主间的进化非常保守，但是作为嗜肝病毒的一种，HBV 在慢性感染致癌过程中存在非常明显的“突变—选择—适应”进化过程。HBV 逆转录酶缺乏校正功能，使 HBV 随机变异率较其他 DNA 病毒高。而宿主的炎症 - 免疫环境促进并选择了优势突变。野生型的 HBV 具有感染优势，早期感染、急性感染及能够突破胎盘进行母婴传播的 HBV 均以野生型为主。在此后乙肝致癌的“三部曲”过程中，HBV 变异逐渐产生并积累。其中部分变异型可以逃避免疫系统对病毒及病毒感染细胞的杀伤，获得生存机会，使得感染得以继续进而致癌。因此，致癌阶段的 HBV 大多以变异型存在。这种致癌突变型 HBV 感染能力较野生型显著降低，致癌性增强，并随患者因 HCC 死亡而终止进化过程，呈“末路进化”特征。HBV 基因组中包含 4 个开放读码框，其中核心启动子区和前 S 区变异是 HCC 相关 HBV 变异的主要表现形式。

在这个过程中，APOBEC 家族不仅与参与免疫逃逸有关的前 S 区变异，更重要的是可以通过诱变 HBV X 蛋白（hepatitis B virus x protein，HBx），产生更易发生病毒基因整合的突变体。HBV X 区易被 A3 编辑，产生羧酸端截断的 HBx 蛋白（C-terminal truncated hepatitis B virus x protein，Ct-HBx）。Ct-HBx 是 HBx 整合到肝细胞基因组的常见形式。通过肝癌基因组分析，发现 15 号染色体上的 *TERT* 基因是 HBV 整合的优先靶点，整合的片段以 HBx 片段为主，而且整合数量过高与预后不良相关。除了与整合突变的关联性，Ct-HBx 蛋白自身也可以有效促进 HCC 的侵袭性和转移性。体外研究发现，A3 诱导 HepG2 细胞产生的 Ct-HBx 突变体可以显著提高肿瘤细胞的集落形成和增殖能力。另外，人群研究显示，促进 A3B 表达的遗传易感性也会增加 HBV 高危突变和病毒基因组上 APOBEC“突变标签”的发生风险。

（四）APOBEC 家族促癌的其他机制

APOBEC 的脱氨基活性是其生理和病理功能的基础。但除了诱导突变外，APOBEC 也可以通过其他机制促进肿瘤的进化发育。APOBEC3B 的过表达可以广泛降低组蛋白甲基化水平（H3K27me3），而这一表观遗传改变对于趋化因子 CCL2 启动子的作用尤为明显。解除甲基化抑制后，CCL2 作用增强，增加了肿瘤相关巨噬细胞（tumour-associated macrophages，TAM）和骨髓来源的抑制性细胞（myeloid-derived suppressor cells，MDSC）数量，促进了免疫细胞种类失衡，营造了利于 HCC 逆向发育的免疫微环境。这也提示，APOBEC 在表观遗传水平发挥作用进而诱导肿瘤逆向发育的机制同样值得深入挖掘。

（刘文斌　曹广文）

第 4 节　肿瘤异质性

肿瘤异质性是指同一类型的恶性肿瘤在患者之间（肿瘤间异质性）或者在同一患者的肿瘤内部（肿瘤内异质性），在基因型和表型上存在的差异。过去的几十年，病理学者反复报道了包括乳腺癌和肺癌在内多种肿瘤组织内癌细胞非常明显的形态学异质性。肿瘤异质性不仅体现在形态学上，也体现在生长速度、侵袭和转移、免疫逃逸等恶性表型上。这些表型的异质性实质上是源于遗传不稳定性导致的遗传学和表观遗传学的多样性，在外部各种环境的压力驱动下，选择出来的多种亚群体。研究肿瘤异质性，对阐明癌症多极性、多部位不平衡进化的方式、肿瘤组织活检诊断、肿瘤预后预测分子群、肿瘤靶向治疗及其耐药性的预测均有重要意义。

一、肿瘤异质性的类型

肿瘤异质性通常包括个体内肿瘤的异质性和个体间肿瘤的异质性。个体内肿瘤的异质性又包括空间异质性（同一肿瘤的不同区域、同一肿瘤患者的不同转移灶之间）与时间异质性（原发肿瘤与转移肿瘤之间）。个体间肿瘤异质性是指不同个体间相同组织类型恶性肿瘤的异质性。

（一）肿瘤内的异质性

1. 空间异质性

肿瘤组织内不同部位细胞的基因变异有比较大的区别，主要是因为每次细胞的分裂都会获得几个变异，可以用两个细胞从它们共同且最近的祖细胞分裂到它们这一代所需的时间，区别两个细胞变异的数量。两个肿瘤细胞在肿瘤中空间距离越远，越能够表现出这种区别。这与达尔文进化论中物种形成的道理类似：在不同岛上长期生存的同种生物比在同一岛上的同种生物更加倾向有不同的性状（表型），这是环境长期选择的结果。

2012 年英国癌症研究所的 Charles Swanton 博士在《新英格兰医学杂志》发表了一篇标志性论文，提出了肿瘤组织内异质性和分支进化问题，引起肿瘤学领域的高度关注。研究者对肾癌原发灶及转移灶手术切除样本的不同区域进行外显子测序、染色体畸变、染色体倍体等分析发现，体细胞突变在同一肿瘤标本的不同解剖区域之间存在的差异率高达 63%~69%，而且几种重要的功能基因（如 mTOR 激酶的自动抑制区）和多种肿瘤抑制基因（包括 *SETD2*、*PTEN*、*KDM5C*）的变异在同一肿瘤不同区域的分布大相径庭。有趣的是，同一肿瘤不同区域的预后预测基因表达标签在不同区域完全不同，有的区域基因表达标签预测预后效果良好，而有的区域基因表达标签预测预后效果较差。此外，在同一肿瘤不同区域还观察到不同的等位基因失衡和倍体异质性。在这之前已有几个课题组在同一肿瘤样本进行的二代测序研究中发现了类似的问题——肿瘤基因组进化上的非均衡性。事实上，肿瘤内部异质性问题早在几十年前就已被发现。对实体瘤染色体的研究发现，同一个肿瘤具有一致的染色体异常结构现象是非常罕见的。

同样，单个基因研究中也发现，不同肿瘤部位基因变异的方式和频率有所不同。对原发肿瘤进行多点深度测序已经揭示了肿瘤细胞多个亚克隆种系的存在，这种瘤内的高度异质性在绝大部分的肿瘤类型中均有报道，如乳腺癌、肺癌、肝癌、结直肠癌、肾癌、前列腺癌、胰腺癌、脑胶质瘤、黑色素瘤等。有证据表明从原发癌组织的不同解剖部位检测出的组织表达标签对预后预测作用可以是相反的，这一点对数年前风靡一时的组织芯片技术通过某分子表达研究恶性肿瘤预后的研究形成冲击。因此，应该应用显微切割技术从原发癌中的多个部位采样进行二代测序研究，才有可能得到相对准确的与预后相关的体细胞变异和基因表达标签。从这个角度讲，组织芯片虽然可以同时研究大量个体的组织基因表达情况，但大量的预后分子信息还需要应用大块组织进行免疫组化研究验证，即应用组织芯片研究预后相关基因表达时，需要辅以组织切片以确定基因表达的异质性。

2. 时间异质性

远处转移是恶性肿瘤致死的主要原因。肿瘤内的时间异质性主要体现在原发灶与转移灶的遗传差异上，其具有以下进化规律和特点。

1）转移灶由肿瘤细胞在新的微环境压力下进化形成 对单个肿瘤样本进行超深度测序发现，在恶性肿瘤发生发展过程中肿瘤起源细胞的突变频率异常，部分体细胞变异在所有肿瘤细胞中均存在。其中一定比例的变异在原发癌和转移癌中均存在，属于共性体细胞变异，这些体细胞变异形成了系统进化树的树干；一定比例的变异只在原发癌或转移癌中存在，部分体细胞变异在原发肿瘤中集中出现，形成原发肿瘤进化枝，而另外一小部分体细胞变异集中存在于转移组织中，形成转移癌进化枝。以上提示同一个肿瘤不仅在原发癌中存在突变差异，而且原发癌在进化上和转移癌有所不同。例如，在一个同时有原发肾癌和转移肾癌的研究中，体细胞变异和染色体倍数介于原发癌和转移癌之间的是 R4 区域获得的测序样本，提示 R4 区域中可能存在肿瘤转移的起始细胞群。在原发癌和转移癌中常见的体细胞变异进化树差异提示原发癌和转移癌在进化上面临不同的选择压力，而转移癌适应了新环境，这一过程同样遵循达尔文的进化规律：变异—选择—适应。体细胞变异进化树中，与转移复发有关的各种分枝，也就是能够指示癌细胞转移的体细胞变异的异质性。

2）同一恶性肿瘤不同转移灶之间存在异质性 这是由不同组织的微环境所决定的，是肿瘤内空间和时间异质性的共同反映（即时空异质性）。转移癌患者存在单个转移灶的情况很少，恶性肿瘤常转移到多个组织器官。如果每一个转移灶均由一个遗传背景不同的发生细胞所致，那么肿瘤靶向治疗或化疗可能难以获得良好的效果。阐明不同转移灶之间的遗传异质性，对于指示靶向治疗等具有重要的临床意义。那么，不同转移灶之间究竟有多大程度的遗传异质性呢？事实上，异质性程度可以非常大。在相同患者的不同转移灶之间，平均一个肿瘤转移灶可以有 20 种以上克隆的遗传存在差异。因为每一个肿瘤转移灶都由原发癌中一个发生细胞克隆扩增而来，来自原发癌中不同解剖部位的转移发生细胞应该具有明显的异质性。但庆幸的是，这种转移灶之间明显的遗传异质性绝大多数是由“乘客变异”所致。在目前发表的各种恶性肿瘤的多数转移遗传异质性研究中，发现驱动变异主要存在于肿瘤系统进化树的“树干”，当然也有少数例外。这个发现进一步说明了转移所需要的遗传变异即转移潜能，存在于转移发生之前并对靶向治疗有效的患者中，其治疗的有效性体现在所有的转移灶，而不是只体现在个别转移灶。

3）转移灶内部存在异质性，可在环境压力下继续发生动态演变和进化 该特点其实也是肿瘤内空间和时间异质性的整合体现。虽然一个转移灶是由一个携带一组体细胞突变的发生细胞克隆扩增而来，但每次克隆扩增，也是每一次细胞分裂都会引入新的突变。虽然转移发生细胞携带的变异使转移灶对某种靶向治疗（或化疗）敏感，但新引入的变异可能为药物抵抗埋下了种子。与原发肿瘤需要手术切除和放疗等局部治疗不同，转移癌需要全身靶向治疗和化疗。早期靶向治疗有效的患者最终会复发。多数起始转移灶一般会复发，而且复发的时间也惊人的一致。这个复发时间是由在靶向治疗开始前就存在于各个转移灶的耐药突变所决定的，即既存的耐药性。现代医学影像学手段能够检测到的转移灶已经含有数十亿个细胞，其中有几千个细胞已经携带了耐药变异。因此，复发只是一个时间问题，这个时间取决于已知耐药变异的发生频率和肿瘤细胞生长速率。即便是获得的耐药性机制，也是在治疗前已存在的耐药性遗传变异的基础上，经药物选择而发生的。源自临床样本的肺癌细胞，在经吉非替尼处理后，既有 T790M 突变细胞衍生的早期耐药亚克隆，又有发生在表观遗传水平的 T790M 变异的晚期耐药细胞亚群。

总之，肿瘤内的遗传异质性首先提示，从一个肿瘤组织获得很少的肿瘤样本进行的二代测序分析无法获得肿瘤瘤体内各亚克隆癌细胞进化全貌，基于多点取样的单细胞测序，甚至是液体活检技术追踪循环肿瘤 DNA（ctDNA）的遗传特征才能重塑肿瘤进化史（图 13-4-1）。

（二）个体间肿瘤异质性

个体间肿瘤异质性是肿瘤学者最熟悉的一种异质性，是相同组织类型的恶性肿瘤在不同患者之间的差异。这种差异一方面来自人体遗传易感性，如种系遗传变异决定了药物代谢和血管对药物的通透性。当然，个人的心理素质、免疫状态和行为习惯可能通过免疫功能和状态影响肿瘤的发生、发展和对药物的疗效。另一方面，肿瘤患者之间的异质性很大部分由肿瘤内体细胞变异的差异决定。虽然两个乳腺癌患者个体间体细胞变异差异高达几十个，但只有少量的变异发生在同一个基因上，这条基因就很有可能是驱动变异基

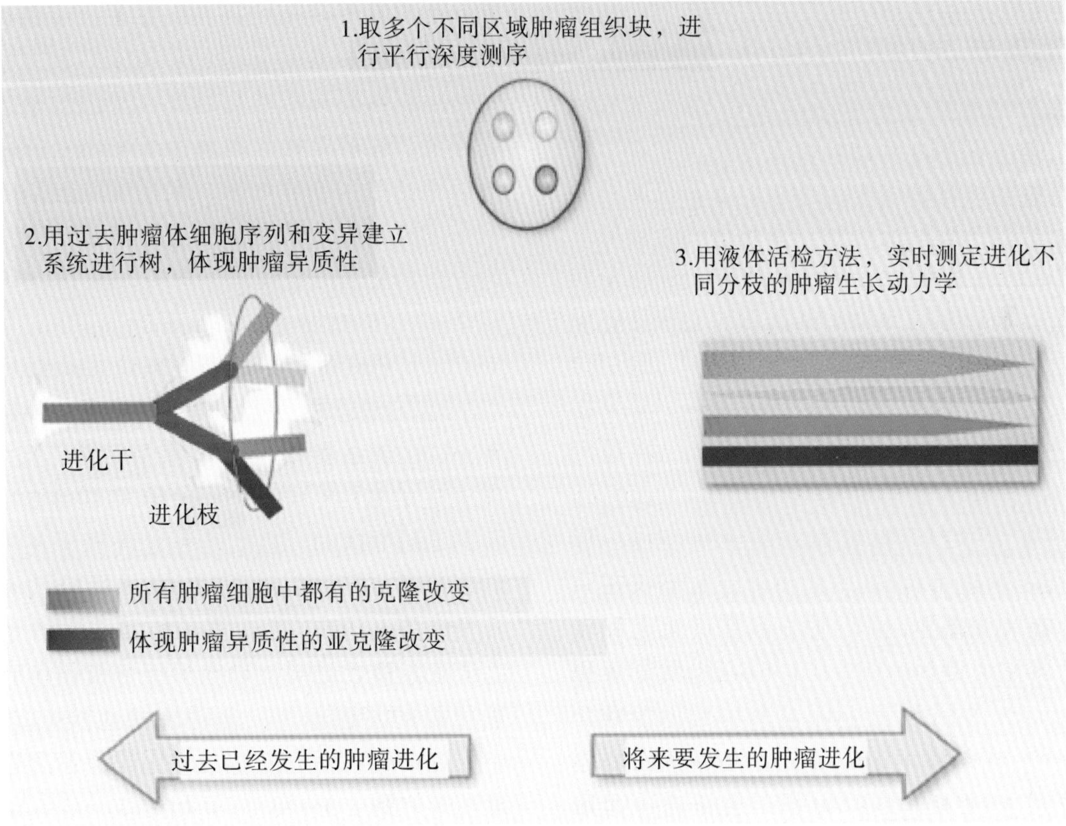

图 13-4-1　追踪肿瘤在时空上的进化

步骤 1：从单个肿瘤组织的不同区域及同一个患者的远处转移灶取样进行平行分析。步骤 2：蓝色标记表示所有样本出现的克隆型改变，代表“祖先”事件，出现在肿瘤发生、发展的早期，因此作为肿瘤系统发生树的“树干”；亚克隆改变（棕色标记）出现在肿瘤发生、发展的后期，因此是作为肿瘤系统发生树的“分枝”。亚克隆改变构成肿瘤异质性的基础，具有适应肿瘤治疗和肿瘤进化的能力。步骤 3：液体活检采用树干的变异变化作为校正，通过比较亚克隆等位基因的变异频率，纵向评估不同亚克隆生长的动态变化。

注：引自 Cancer Discover, 2017. DOI:10.1158/2159-8290.CD-17-0343.

因。即使发生在同一驱动基因上的体细胞变异，变异位点也有一定差别。同一基因不同的变异位点所影响的基因的生物学性状可以不同，如 *KRAS* 基因 G12D 变异（氨基酸 12 位点由甘氨酸变为天冬氨酸）的临床意义与该基因 G13D 变异明显不同。肿瘤患者个体间的异质性是设计肿瘤统一规范的治疗方案的最大障碍之一。了解相同组织类型肿瘤个体之间的异质性的分子机制和生物学标志，并以此确定何种肿瘤患者恶性程度高、预后差或对某种治疗（如靶向治疗）有效就显得非常重要。一般认为，染色体稳定性差、驱动变异及驱动基因多、肿瘤干性信号通路明显活跃的恶性肿瘤预后不良。对可预见的预后差的恶性肿瘤患者加强术后随访的同时，要做好术后联合靶向治疗的准备。

二、肿瘤异质性产生的相关机制

肿瘤异质性产生的主要驱动因素是基因组的不稳定性。在恶性肿瘤的进化发育过程中，基因组可出现染色体的丢失与获得、染色体易位、全基因组复制、染色体碎裂、高频体细胞突变、*Kataegis* 突变等各种不稳定现象。以下列举了近年来肿瘤学领域密切关注的肿瘤异质性产生的相关机制。

（一）APOBEC 与肿瘤异质性

APOBEC 酶类是肿瘤相关体细胞变异最主要的促突变原之一。最新研究的主要促突变原是 APOBEC 家族成员的 DNA 胞苷脱氨酶作用。APOBEC 诱导的体细胞突变在肿瘤异质性的形成中起关键作用，主要有以下几方面的证据：①在肿瘤细胞系（如乳腺癌和卵巢癌细胞系）中，体细胞的变异依赖于 APOBEC3B 的存在，并与 APOBEC3B 表达水平呈正相关。②肿瘤组织中 APOBEC3B 表达水平高，预示肿瘤预后不良，主要是因为内源性的 APOBEC 所致突变能够持续为处于选择压力下的肿瘤细胞进化提供多种变异机会以供选择，这点在包括雌激素受体阳性的乳腺癌等恶性肿瘤中已得到验证。③大量耐药变异发生在胞嘧啶碱基，这些耐药变异的很大部分发生在 APOBEC3 偏好的 5′ TC 二核苷酸序列，如 *BRAF* 基因 V600 突变的恶性黑色素瘤对 BRAF 抑制剂（维罗非尼或达拉菲尼）治疗产生抵抗，主要是由于 MEK1、MEK2 或其他信号通路基因的胞嘧啶突变，这个突变是典型的 APOBEC3 介导的脱氨作用诱导产生。APOBEC 还可能在转移灶的耐药性位点形成过程中起重要作用。④位于 *PIK3CA* 癌基因上的驱动变异主要是由 APOBEC 介导产生，如在头颈癌等恶性肿瘤中，APOBEC 介导了 85% 以上的 PIK3CA 克隆变异。激活 PIK3CA 的变异，在只携带螺旋结构域 CT 转位的 HPV 阳性头颈癌，与携带螺旋结构域和激酶结构域均突变的 HPV 阴性癌症中分布不同。且前者是 APOBEC3B 为主介导的，后者可能是 APOBEC 家族其他成员介导的。⑤ APOBEC3 偏好的 5′ TC 二核苷酸序列发生的特征性 C>T 和 C>G 变异是肿瘤进化的早期和晚期均存在的重要分子事件，可以发生在肿瘤系统进化树的“树干”和“分枝”。肿瘤组织内部异质性与局部 APOBEC 表达水平密切相关，也就是说，高表达 APOBEC 的肿瘤区域肿瘤细胞基因变异增多，肿瘤细胞亚克隆基因组不稳定性增加，肿瘤细胞亚克隆扩增增加，进化为恶性表型的机会就显著增多。图 13-4-2 描述了几个非小细胞肺癌（non-small cell lung cancer，NSCLC）患者肿瘤组织不同部位 APOBEC3B 转录水平存在一定的差异性，在其中一个肺腺鳞癌患者（L002）的肿瘤手术切除组织中，APOBEC3B 高表达的 R1 区域 APOBEC3B 特征性 5′ TC 决定簇的 C>T 和 C>G 变异频率显著高于 APOBEC3B 低表达的 R3 区域。在最近的早期 NSCLC 瘤体内异质性研究中，揭示了 APOBEC 介导变异的动态变化过程。APOBEC 变异标签常位于肿瘤系统进化树的“树干”，这种现象在 NSCLC 的腺癌中更加明显，而且发生在基因组复制之后、亚克隆变异之前。APOBEC3B 相关变异经常发生在肿瘤驱动基因上，如 *PTPRD*、*PIK3CA*、*EP*300、*TGFBR*1 及 *AKAP*9。

此外，C>T 转换在 CpG 位点和 CpG 岛相对富集，导致启动子 CpG 岛超甲基化改变，基因表达受到影响，提示表观遗传在肿瘤异质性形成中起重要作用。炎症微环境通过上调 AID/APOBEC3，影响关键基因甲基化是肿瘤逆向发育的重要驱动因素之一。

（二）染色体外 DNA

染色体外 DNA（extrachromosomal DNA，ecDNA）是指存在于染色体外的 DNA，包括线粒体 DNA、叶绿体 DNA 和质粒 DNA 等。20 世纪 60 年代，肿瘤生物学者就发现了一些肿瘤细胞中 ecDNA 的存在。但由于当时缺乏量化的工具，无法对 ecDNA 的功能和生物学特征做进一步探讨。2014 年来自美国的学者发现，ecDNA 在脑胶质母细胞瘤耐药性的形成中发挥了重要作用。他们发现肿瘤细胞可以通过消除 *EGFR* 突变基因的染色体拷贝，进而产生对靶向药物厄洛替尼的抗性。2017 年 *Nature* 报道，40% 的肿瘤细胞系中 ecDNA 中均被发现，这些 ecDNA 表达驱动肿瘤生长和存活相关的癌基因的多个拷贝，可能有助于肿瘤的异质性表现和肿瘤进化。研究人员曾经量化了来自 117 位患者的肿瘤细胞系、8 个非肿瘤人类细胞样本和 10 个永生非肿瘤细胞系，共计 2572 个细胞中的 ecDNA 水平，结果发现将近 40% 的肿瘤类型和近 90% 的脑肿瘤异种移植模型均含有 ecDNA，且 ecDNA 的水平在肿瘤中变化很

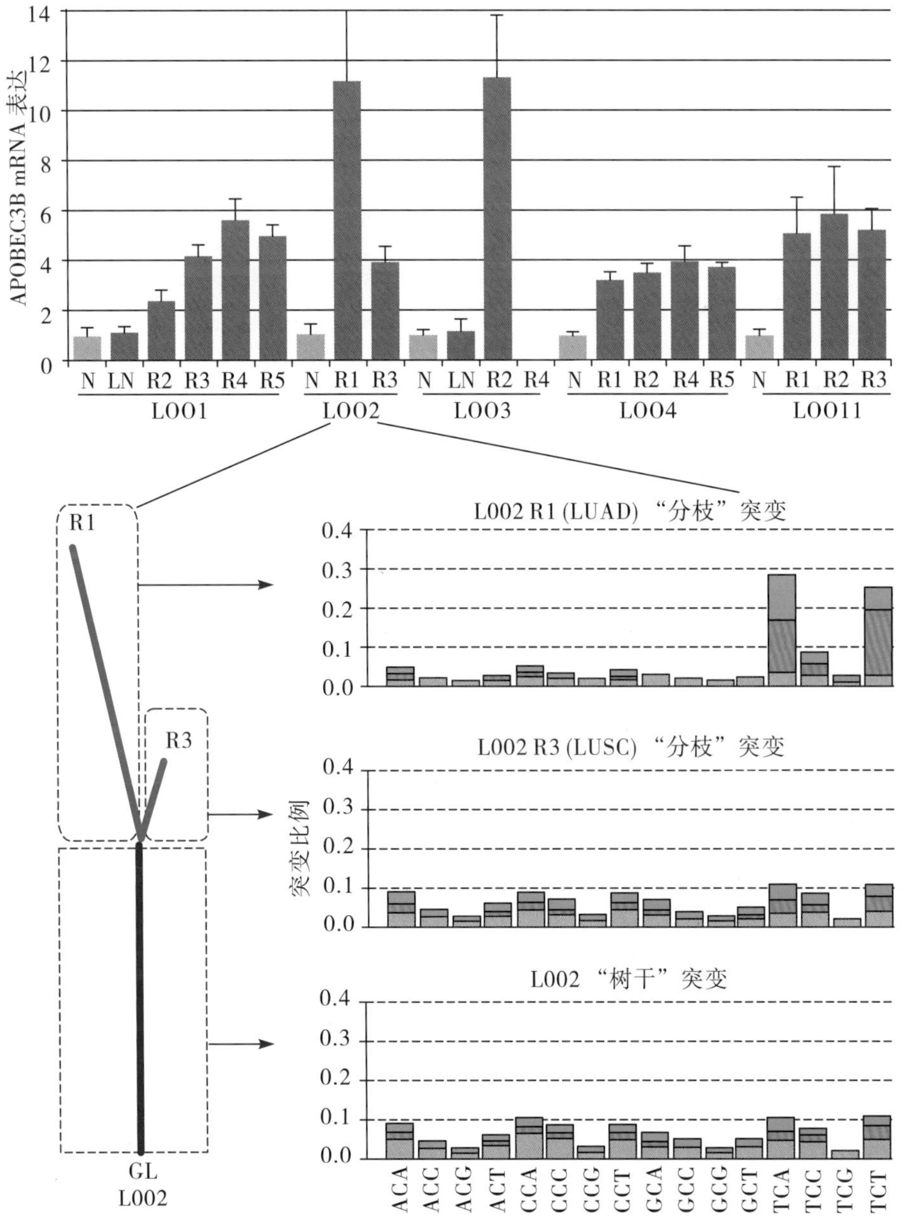

图 13-4-2　非小细胞肺癌（NSCLC）组织内 APOBEC3 的表达异质性及与相关变异的关系

大，而在正常细胞中 ecDNA 几乎从未被检测到。进一步研究发现，致癌基因都完全在 ecDNA 上或者在 ecDNA 和染色体上扩增，而不是在该基因染色体的正常位置上扩增，由此表明这些致癌基因具有很大的流动性，且因为 ecDNA 不含有着丝粒，在肿瘤细胞分裂时会随机分配到子细胞中，从而导致肿瘤细胞之间的 ecDNA 数目差异很大，最终使肿瘤细胞表现为高度异质性。

三、肿瘤异质性与肿瘤进化及临床诊疗策略

肿瘤组织的时间和空间异质性可为阐明肿瘤进化机制提供可靠线索。体细胞变异的数量与患者的年龄具有显著相关性，提示早期获得的大量体细胞变异是由于衰老导致。在所有肿瘤细胞均存在的克隆型突变，反映了在肿瘤进化相对早期出现的体细胞变异事件，包括了促进肿瘤细胞选择性生长优势的驱动变异和数量庞大的乘客变异或中性变异。体细胞变异事件可在细胞基因组复制和染色体扩增时确定出现的时间次序，因为在基因组复制前发生的变异至少可以存在于两个染色体拷贝上，而在基因组复制后发生的变异只能出现在一个染色体拷贝上。应用这个策略能够阐明不同变异事件在驱动克隆扩增和肿瘤瘤体内异质性形成中的作用。

由于肿瘤恶性表型和侵袭性的类似性，而且体细胞变异又存在巨大的差异性，因此有些学者还提出了肿瘤异质性在某种程度上反映了肿瘤的趋同表型进化。所谓趋同进化是指不同的物种在进化过程中，由于适应相似的环境而呈现出表型上的相似性，如哺乳纲的鲸和海豚、爬行类的鱼龙等都具有与亲缘关系很远的鱼类相似的体型，主要是满足在水中追逐食物所需要。在肿瘤恶性表型的选择上，不同的体细胞变异作用于不同基因，不同基因可能影响了共同的肿瘤进化信号通路，最后导致了肿瘤的趋同表型：侵袭和转移。趋同进化可以用来解释肿瘤遗传异质性的一般性原因，但是这种表型趋同性一定是肿瘤组织内微环境免疫选择的结果。高水平体细胞变异的异质性为癌细胞进化提供了更多选择的机会。

在临床上，具有高水平的体细胞变异异质性的恶性肿瘤往往更具有侵袭性，但肿瘤微环境对变异细胞的选择决定了恶性肿瘤的进化方向。肿瘤细胞需要合适的变异来增强其自身的克隆扩增能力，稳定的微环境能够选择出最适表型。肿瘤组织内细胞异质性可受环境条件所制约，如血供改变或新血管生成等。例如在乳腺癌组织周边区域，CA9、GLUT1 和 Ki67 高表达，与肿瘤产酸微环境的侵袭、扩增表型一致；肿瘤中心区域细胞比周边区域密度高 20%，其表达的分子群（如 CA12 等）指示位于中心区域肿瘤细胞处于稳定的和非扩增的表型；中心区域血管密度持续低于周边区域，而且对肿瘤抗原的淋巴细胞免疫反应也在周边区域较强。因此，肿瘤组织内部异质性是在肿瘤内部不同环境因素选择压力下形成的，肿瘤细胞体细胞变异的产生是随机的，但是压力选择是有方向的，就是向最适应自己发展的方向进化，向其他方向进化的亚克隆逐渐被微环境所淘汰。肿瘤进化发育学基本原理和方法可为揭示肿瘤异质性形成机制和肿瘤异质性的临床应用（如耐药性问题）提供更多客观线索。

肿瘤组织内异质性主要用于：①绘制肿瘤进化图谱。肿瘤组织样本中含有丰富的肿瘤进化信息，可以用来确定体细胞克隆型及亚克隆型变异及其各部分的进化关系，明确肿瘤系统发生树的“树干”和“分枝”，从而确定终止肿瘤进化发育的有效靶点。②确定预后标志。需要多点采样进行基因表达和驱动基因变异分析，建立能明显大体区分肿瘤异质性区域的分子标志，确定能够具有代表性采样的区域；在应用免疫组化方法确定生物标志进行肿瘤预后预测时，应先用大块样本确定生物标志在肿瘤组织中的异质性分布，以充分了解应用组织芯片研究预后指标研究中存在的问题。监测肿瘤进展：结合液体活检技术可以实时跟踪肿瘤在外界环境压力下（如靶向治疗等）的进展。③提供治疗策略。提供靶向“树干”的终止肿瘤整体进化治疗策略，靶向转移和耐药“分枝”的特异性治疗策略；确定通过改善微环境而改变肿瘤早期进化方向，建立终止肿瘤向复发、转移方向进化的方法和措施。④监测肿瘤进展。克隆型改变或克隆型进化是肿瘤时空异质性改变的重要标志，结合液体活检技术纵向实时追踪肿

瘤在各种外界环境压力下（如靶向治疗）的进展，可进一步指示治疗策略。此种策略尤其适合各种情况下不适合外科手术的肿瘤患者，如肿瘤远处转移患者等。该策略的关键是 ctDNA 的数量与肿瘤的病理类型、位置、分期、肿瘤的状态（坏死、代谢等）有关，需要明确可测量的 ctDNA 的时间窗。例如，大部分高分期的卵巢癌、肝癌及胰腺癌、膀胱癌、肺癌、结肠癌、胃癌、乳腺癌发生转移的患者，与成神经管细胞瘤患者、胶质瘤患者和肾癌、前列腺癌、甲状腺癌发生转移的患者相比，更易检出 ctDNA。

肿瘤组织间异质性主要应用在人群层面：①确定何种危险因素暴露人群更加容易发生肿瘤，强调种系遗传和环境之间的交互作用，也就是根据遗传背景警示暴露的危险性，建立肿瘤特异性预防和控制措施。②确定何种患者患癌后更加容易复发、转移，建立稳定的肿瘤预后预测指标，在不同人群的队列研究中确定其预测价值。③确定何种干预措施能够降低肿瘤的发生、复发和转移。对某些癌前期病变人群需要何种干预措施能更加有效地阻止肿瘤进化，如 HBV 感染人群抗病毒治疗问题，对哪些 HBV 慢性感染者抗病毒治疗能够降低和推迟 HCC 的发生，确定哪些 HBV-HCC 患者将从抗病毒治疗预防术后复发中受益。

（谭晓契　曹广文）

第 5 节　肿瘤进化发育学的基本原理

一、“肿瘤进化发育学”概念的提出

（一）进化和发育的相关性

进化生物学研究自然界不同物种之间从简单低等生物到复杂高等生物的进化关系，发育 / 生殖生物学研究生物个体从受精卵发育到复杂的成体及通过生殖传代的物种延续循环机理。“发育”和“进化”是两个完全不同的生物学概念，但是它们之间存在内在紧密联系：①在形态学上，生物进化的几个主要进程有从单细胞到水生动物、从水生动物到陆生动物、从有尾脊椎动物到人类；人类胚胎发育过程同样演绎了从单细胞（受精卵）到水生动物（胚胎在羊水中发育）、从水生动物到陆生动物（出生后像陆生动物一样，具有肺脏气体交换的功能）、从有尾脊椎动物（人胚胎时期有尾巴）到人类的进化过程。可见，人类在短短的胚胎发育阶段演绎了一个漫长的生物进化过程。这种发育和进化过程的相似性不是偶然的，其中必定有某些决定性的内在因素起作用。②在发育中起作用的关键基因在生物进化中也会起不可或缺的作用。在果蝇、水母、脊椎动物到人类中均存在的在进化上高度保守的基因的同源异形盒基因（homeobox genes，*HOX*）和 Hedgehog（Hh）信号通路。进化和发育通过功能保守蛋白如 HOX 和 Hedgehog 等基因顺式调控序列的变异 – 选择建立了紧密的内在联系。这种发现迫使发育遗传学家去面对进化的概念；同样也迫使进化生物学家去面对一个全新的动物多样化形成机制中遗传外显问题。探索“发育”和“进化”两个不同生命过程的内在联系，有望阐明生命过程中内在的普遍规律，提升人类社会促进健康、提高生命质量的能力。

过去几十年，在研究个体发育过程中的进化问题中，对个体从单细胞发育成各个不同的器官组织研究，经过相关基因研究的不断深入，尤其是动物中 *HOX* 基因被发现，使基因型与表型联系了起来。21 世纪初，学者正式提出了进化发育生物学（evolutionary developmental biology，Evo-Devo）的概念。进化发育生物学是一门整合了进化生物学、发育生物学、分子遗传学、胚胎学及古生物学等多个学科的思想和研究方法的综合性学问。进化发育生物学的定义较复杂，至今缺乏统一定义，其中比较有代表性的有三种：①通过比较不同生物的发育过程，来确定生物间的亲缘关系及发育过程的进化；②这是一门揭示生物表型遗传变化发育机制的学科，旨在发现和理解表型起源和进化的分子机制，并由此打开基因型与表型之间“黑箱”的学科；③这是研究目的在于揭示发育过程和发育机制在进化中是如何被修饰的，以及曾有或现有的多样性是如何从这些变化中产生的一门学科。从这些定义的复杂性来看，进化发育生物学这门学科还不成熟，处于早期阶段，还有待于进一步完善，并根据所研究的具体内容进行进一步分类和细化。我们认为进化发育学（Evo-Dev，为了与“进化发育生物学”有所不同，去除“Evo-Devo”中的“o”）较恰当的定义应该是“探索进化过程中个体发育和表型变化过程之间的关联机制，也就是说探索在进化过程中控制发育的机制是如何变化的，或者说机体发育过程是如何进化的”。据我们了解，在此之前尚没有将“进化”和“发育”这两个不同概念整合起来揭示肿瘤发生、发展基本规律的“癌症进化发育学”概念，当然也没有这样的理论体系。

（二）癌症进化发育学概念的提出

1. 在进化上保守的发育相关分子在肿瘤发生、发展中的关键作用

肿瘤发生过程和胚胎发育过程有部分重叠效应，就是都存在干细胞问题。一些在生物进化史上非常保守的转录因子家族往往负责细胞生存、扩增、分化和形成组织器官等关键的发育过程，而且在癌症发生、发展过程中起关键作用。在胚胎时期表达的蛋白质，往往是肿瘤的标志物。这里我们重点论述以下三个代表性转录因子家族。

1）***HOX*** *HOX* 基因是在果蝇、脊椎动物和人类均存在的非常保守的基因，这类基因编码蛋白是具有同源结构域的一个转录因子家族。*HOX* 基因是一个高度保守的 183 个碱基对，被称为同源异型盒 DNA 序列。同源异型盒可以编码一个 61 个氨基酸的同源结构域。同源结构域由能够结合 DNA 特异序列以转录激活或抑制靶基因的螺旋－转角－螺旋基础结构所组成。HOX 蛋白在邻近同源结构域还有能够结合辅助因子的一个六肽基序。人类有 39 个 *HOX* 基因，分为 A、B、C、D 4 个簇，分别定位在染色体 7p15、17q21、12q13 和 2q31 位置。每个簇有 9~11 个平行同源 *HOX* 基因，根据它们从 3′ 到 5′ 染色体位置，分别被命名 1~13。*HOX* 基因主要负责维持细胞多分化潜能、决定细胞命运、促进多细胞器官分化等生命早期系列活动，在动物胚胎发育过程中起关键调节作用。在胚胎发育过程中，*HOX* 基因表达遵循一定的时空模式，即 3′*HOX* 基因在胚胎最早表达，位于前部的区域；5′*HOX* 基因在胚胎后期表达，常表达在后部区域。*HOX* 基因在胚胎发育和一些组织中发挥向多向性分化的作用。在胚胎发育过程中 *HOX* 基因最先表达，调控范围较广的生物学过程，包括肢体形成、前后轴形成、颅面形态发生、中枢神经系统发育、胃肠道器官及生殖器官的形成。在动物发育过程中 HOX 表达的时空顺序调控了细胞前后轴节段性发生顺序，并操纵组织分化，如在女性生殖器官发育过程中，*HOXA* 基因在非常局限的区域表达，控制穆勒管按正确轴方向发育，特别是 *HOXA*9、*HOXA*10、*HOXA*11 及 *HOXA*13 分别调控穆勒管分化成输卵管、子宫、下子宫段和子宫颈、宫颈和阴道上段等。*HOX* 基因在成年期持续表达，其在成年女性器官中表达方式与在胚胎发育的情况基本相似。在生理条件下，*HOX* 基因的表达受到表观遗传、早期发育转录因子和 ncRNA 所严格调控。目前发现能够调控 *HOX* 基因表达的有维甲酸（维 A 酸）、维生素 D、睾酮、黄体酮及雌激素。维甲酸通过结合其受体（RA receptors，RAR）在胚胎发育中起关键调控作用。RAR 是配基激活核受体家族成员，RAR 同源或异源二聚体复合物能够被招募到 *HOXA*1、*HOXB*1 和 *HOXD*4 基因近端启动子区域以增强 *HOX* 基因的转录；维生素 D 及其受体在造血细胞和子宫内膜细胞中调节 *HOXA*10 和 *HOXA*11 基因的表达；睾酮通过结合雄激素受体在子宫内膜癌细胞中降低 *HOXA*10 和 *HOXA*11 基因的 mRNA 转录；黄体酮受体通过结合黄体酮上调肌细胞、子宫内膜和内膜间质细胞中 *HOXA*10

和 *HOXA*11 的表达，促进乳腺的形态发育；在乳腺细胞内，*HOXA*5 通过结合黄体酮受体基因启动子唯一的 HOX 结合区直接激活黄体酮受体基因表达。雌激素在女性生殖器官的胚胎发育和成年子宫内膜的功能分化中是必需的，雌激素能够调节几种 *HOXA* 基因，如 *HOXA*10 和 *HOXA*1。*HOX* 基因表达还可以被启动子 CpG 岛甲基化所调节。*HOX* 基因是主要的转录调控分子，能够整合外源信号，通过激活或抑制大量下游基因及 miRNA 和 lncRNA 而调节生物学过程，包括细胞类型规范、分化、运动、扩增及凋亡。HOX 蛋白通过激活特异性转录是细胞能够协调复发的细胞过程，如细胞分化等机体发育过程和生物维持基本特性的稳态。

通过体细胞变异和（或）表观遗传修饰改变了 *HOX* 基因的表达水平和方式。经过改变了的 HOX 蛋白会在启动肿瘤发生过程及随后的转化、扩增、新血管生成、迁移和转移等多步骤过程起关键作用。在肿瘤状态下，*HOX* 基因表达受炎症分子、促癌 ncRNA 分子 [如 miRNA 如 miR-196a（调控 *HOXB*7）] 和 lncRNA[如 HOTAIR（调控 *HOXC*11）] 等、DNA 甲基化、性甾体激素、共刺激分子所诱导表达。*HOX* 基因表达后，本身作为转录因子，能够调控 *TGF-*β_1、*CCL*2、*E-Cadherin*、*P-Cadherin*、*EGFR*、*FGF*-2、*BRCA*1、β1-integrin 等基因表达，导致肿瘤细胞扩增、浸润、细胞生存、肿瘤转移、肿瘤炎症。肿瘤发生过程包括在胚胎发育过程中必需的信号通路和正常干细胞自我更新的失调，可能是因为 *HOX* 基因表达的失调。在肿瘤中 *HOX* 基因表达失调有 3 种形式：①与正常组织相比，肿瘤组织中 *HOX* 基因过度表达或再激活；②肿瘤组织中 *HOX* 基因低表达或表达被封闭；③ *HOX* 基因表达时空特征紊乱。HOX 分子通过调节细胞分化、扩增、黏附、转移和凋亡等生物学过程驱动肿瘤的形成和进展。一些 *HOX* 基因在肿瘤中的表达改变具有重要的临床意义，如 *HOXA*9 基因在超过 50% 急性髓细胞白血病中高表达，而且与不良预后高度相关；某些 *HOX* 基因在肿瘤进展过程中调节肿瘤微环境变化，影响肿瘤进化发育过程；某些 *HOX* 基因促进肿瘤化疗抵抗，甚至对肿瘤三苯氧胺（一种抗雌激素，用于治疗妇女乳腺癌）治疗产生抵抗（*HOXB*7、*HOXB*13）。

2）Hedgehog Hedgehog（Hh）信号通路是多细胞生物发育最关键的调节因子之一。Hh 信号最早在其控制果蝇幼虫表皮形态中发挥作用而被认识。Hh 只在果蝇体内一个非常狭小的空间表达，通过转基因和基因敲除等研究方式确定了 Hh 在果蝇器官发育中的作用。Hh 是古代动物发育 - 进化工具盒的一部分，常在发育过程中负责塑造新的组织结构。这条信号通路在所有真后生动物（指所有具有细胞组织的动物）之间高度保守，但有时其效应又是可变的和多方向的。果蝇中只有一个 *Hh* 基因，而脊椎动物有 3~5 个，体现在进化中非常保守基因根据物种基础功能需要进行基因扩增。所有 Hh 蛋白均由 N 末端“Hedge”域和 C 末端“Hog”域构成。“Hedge”域介导蛋白的信号活性；“Hog”域可被进一步分为类似于自我剪接内含肽的“N 末端 Hint 域”和结合胆固醇的“甾酮 - 识别区域”。Hint 域促进全长 Hh 蛋白在内质网中剪切，产生能共价结合胆固醇的 C 末端。被剪切的 Hh 蛋白 N 末端被棕榈酰化，这个棕榈酰化对 Hh 发挥活性是必须的。二重的脂质化使 Hh 蛋白变得高度疏水性，使 Hh 能保留在浆膜中，传递信号的同时还可作为细胞形态发生素。非脂质化 Hh 可被果蝇和哺乳细胞分泌到细胞外，而且被脂质化的 Hh 也可以单体和复合体形式，通过脂蛋白或外泌体形式分泌到细胞外发挥生物学作用。在脊椎动物中的相应 Hh 分子空间局限性表达在肢体发育早期起到类似作用：调节细胞增殖、塑型相应的附件、促进神经管发育。除此之外，Hh 还参与肾上腺、小脑、眼睛、脸、胃肠道、头发毛囊、肾脏、长骨、肺、胰腺、垂体腺、前列腺、骨骼肌及牙齿的发育；与此同时，Hh 在组织稳态和一些器官，如膀胱、气道、心脏和鳍的损伤修复和再生方面发挥重要作用。

哺乳动物经典的 Hh 信号通路可以被三种配基所启动。这三种配基是 DHH（Desert hedgehog）、IHH（Indian hedgehog 和 SHH（Sonic hedgehog）。它们结合 12 次跨膜蛋白受体 Patched1（PTCH1）和 Patched2（PTCH2）。一旦与配基结合，PTCH 受体解除对 SMO，一种 7

次跨膜 G 蛋白偶联信号转导分子的抑制作用，激活信号通路，导致胶质瘤相关癌基因类似物（GLI）转录因子向细胞核转位，激活 Hh 信号通路的级联反映。GLI 转录因子有 3 种：GLI1 只能作为转录激活因子，GLI2 和 GLI3 可以根据具体情况可以作为转录抑制因子，也可以转录激活因子。在细胞核内，GLI 转录因子结合 DNA，调节 Fox、cyclin D 和 myc 等参与组织发育、分化、上皮间质转化（EMT）和维持干细胞特性等关键基因的转录。哺乳动物胚胎的正常发育过程包括几个关键调节细胞增殖、分化的重要信号通路，包括 Hh 通路、Wnt 通路、TGF-β 通路及 Notch 通路。Hh 信号通路在胚胎发育早期能促进细胞生长、分化、组织塑型和新血管生成，这些功能类似于肿瘤细胞为了生存和转移所需要的功能。Hh 受体被 Hh 蛋白转录激活，在所有组织中发挥基础负反馈作用。Hh 受体的顺式调控序列研究提示 Hh 受体在发育不同时期表达或组织特异性表达受多种不同的增强子调控，增强子参与启动子特异性相互作用，以协调在每种组织中个体化信号，而不影响塑造其他组织。在动物基因组中发现的最古老的顺式调控序列能够解释 PTCH 受体如何在保持基础核心功能不变的情况下，驱动动物形态学方面发生很大的适应性。在成人组织中，Hh 通路的活化常被限制在迅速自我更新和调节组织修复组织的干细胞亚群中以维持机体稳态。

Hh 信号通路是调节细胞命运、分化和组织稳态的关键信号通路之一。Hh 信号通路功能失调是人类某些发育异常和恶性肿瘤等疾病的重要原因。在 Hh 配基过表达、其受体失去功能突变或者转录因子失调时，Hh 通路被异常激活，参与了多种组织类型肿瘤，如乳腺癌、前列腺癌、肝细胞癌、胰腺癌及脑瘤的启动、进展和转移过程。慢性炎症是肿瘤发生和发展的重要原因。肿瘤微环境中炎症状态通过上调 Hh、NF-κB 和 TGF-β_1 等信号通路促进癌细胞扩增、EMT、新血管生成和转移。核苷结合含有低聚反应域蛋白 2 信号在炎症性肠病中的重要促炎分子，可以激活 SHH 和上调 GLI1，进一步加强促癌慢性炎症反应。Hh 信号通路主要通过以下途径发挥免疫抑制、促进肿瘤的作用：①下调 MHC I 分子，降低 $CD8^+$ T 细胞毒性，下调抗癌免疫；②上调 SOCS1，降低 STAT1，降低对免疫抗癌有益的急性炎症；③上调 STAT6，上调 Th2，降低急性炎症。因此，Hh 通路作为肿瘤靶向干预靶点被广泛研究，取得了一定的效果。

3）myc myc（C-myc）是一种在胚胎发育、体细胞再编程和肿瘤中均起重要作用的转录因子，成为联系胚胎发育和肿瘤形成的桥梁分子。胚胎干细胞（embryonic stem，ES）是能发育成机体各器官的多能干细胞，其多能状态受包括 Oct4、Sox2 和 Nanog 等核心转录因子、表观遗传调节、ncRNA 和信号通路所维持。核心多功能转录因子和 myc 等转录因子整合能使已经分化的细胞重编程，逆向分化成“干性”状态。虽然 myc 表达能极大增强可诱导性多能干细胞（iPS）的形成，但其本身并非多能网络的核心成员。作为转录因子，myc 占据了比核心转录因子多得多的基因组靶基因转录调控区，其靶基因主要参与了细胞代谢、细胞周期和蛋白质合成信号通路；而核心转录因子靶基因主要与发育和转录相关过程有关。myc 所占据的启动子与组蛋白 H3 赖氨酸 4 三甲基化（histone H3 lysine 4 trimethylation，H3K4me3）标签呈显著正相关，而与组蛋白 H3 赖氨酸 27 三甲基化（histone H3 lysine 4 trimethylation，H3K27me3）标签呈显著负相关，提示 myc 与表观遗传调节有密切关联。值得注意的是，H3K4me3 标签与 ES 细胞的基因激活和开放染色体结构密切相关；在非 ES 细胞中，myc 与组蛋白乙酰转移酶（histone acetyltransferases，HAT）存在相互作用，而加入组蛋白乙酰转移酶抑制剂能提高 iPS 细胞的生成，提示 myc 在全基因组范围内表观遗传变化相关的体细胞再编程中起关键作用。最近研究表明，ES 细胞有 3 组相互独立的基因表达标签：核心标签（包括 Oct4、Sox2 和 Nanog 等核心多能转录因子）、polycomb 抑制因子复合物（polycomb repressor complex，PRC）标签（包括 Polycomb 复杂因子，H3K4me3 标签有关）和 myc 标签（包括 Max、nMyc、E2F4、Dmap1、AcH3、AcH4 和 H3K4me3 标签等）。在 ES 细胞中，myc 与高度保守的蛋白复合体 NuA4 HAT 存在明显相互作用，myc、Max、Dmap1、Tip60、Trrap 及 Ep400 在 myc/NuA4 HAT 复合体存在密切的相互作用，形成分子网络；而在非 ES 细胞中，转录因子（如 myc、p53 和 E2Fs）需要 NuA4 HAT 复合体以激活下游靶基因。

ES 细胞和成人干细胞均具有的标志性特征，即分化过程被阻滞，出现自身不断更新能力，这也是癌细胞的部分特征。多能因子（如 Oct4 和 Nanog）表达在某些肿瘤细胞也存在。myc 参与多种肿瘤的发生和转移，以及在诱导 iPS 方面的效应提出了一个关键的问题：癌症和 ES 细胞状态之间存在某种以 myc 为中心的内在联系。造成转移、复发、耐药的肿瘤干细胞与 ES 细胞之间有非常多的相似性，也就是说，肿瘤干细胞与 ES 细胞之间分享了以 myc 为中心的基因表达标志。myc 与组蛋白乙酰化有密切关系，而组蛋白乙酰化可以启动被组蛋白封闭的基因表达。我们前期应用 *c-myc* 转基因制造出了小鼠前列腺癌模型（小鼠自然状态下几乎不可能生前列腺癌），提示 myc 高表达可以强力诱导肿瘤。myc 有可能在促癌过程中促进了在胚胎发育时期表达而出生后被封闭的基因重新表达，成为肿瘤标志。

综上所述，在生物进化过程中最保守，而且在脊椎动物和人类发育早期起基础调控作用的基因在人类肿瘤发生发展过程中起关键促进作用。在胚胎发育中起基础调控作用的，分别以 HOX、Hh 和 myc 基因产物为中心的分子调控网络在多种肿瘤发生、发展过程中非常活跃，提示肿瘤进化与胚胎发育之间存在某些内在的共性分子机制。肿瘤的发生和转移的过程是变异细胞进化和发育协同促进的结果，其内在规律遵循以“变异—选择—适应”为基础的达尔文进化规律。

2. 恶性肿瘤进化发育的特点：逆向发育和“干性”选择

1）恶性肿瘤进化发育具有逆向发育特征 肿瘤相关生物标志物如癌胚抗原（carcinoembryonic antigen，CEA）和甲胎蛋白（α-fetoprotein，AFP）均是在胚胎期出现的蛋白质，出生后基因被封闭，肿瘤发生后又重新表达。编码 C2H2 锌指蛋白转录因子（成对的半胱氨酸 - 半胱氨酸或组氨酸 - 半胱氨酸残基结合一个锌分子，形成与特定的 DNA 序列作用的指状结构的转录因子）的保守基因 *SALL4*，在维持胚胎干细胞多能性和自我更新方面起关键作用。该基因在人类胚胎期肝脏中高表达，而在成年肝脏中消失；但在 HCC 中 *SALL4* 又呈现高表达，且与肿瘤“干性”密切相关。*SALL4* 通过招募由组蛋白脱乙酰基酶（HDAC）参与的核小体重塑 NuRD 复合物，通过影响 PI3K-AKT 信号通路发挥促癌作用。同时，肿瘤抑制基因 *PTEN* 可以直接被 *SALL4* 所抑制。*SALL4* 在 HCC 中表达预示 HCC 侵袭表型和预后不良。

组织器官缺损后再生具有差异性，如肝脏切除 75% 后，人体可以重新生长出功能和大小类似的肝脏，但是机体断肢或断指后不可能再重新长出原来的组织；表皮和内脏损伤的修复是修复到恰到好处就停止，不再继续修复性生长以超过（或高出）原来的大小等，这些组织生长和分化过程都是受基因表达严格调控的。精子和卵子两个半合子结合，形成受精卵二倍体细胞。受精卵细胞在胚胎发育过程中发育成机体各个不同的组织、器官，应该是一部分基因群的表达被启动而另一部分基因的表达被封闭的结果。基因表达被关闭的机制很有可能是通过组蛋白修饰进行，表观遗传和 ncRNA 等途径也可能参与其中。随着婴儿降生、其供氧方式由胎盘变成了肺脏以后，胚胎阶段表达的绝大部分基因在出生后关闭，少部分在机体损伤时短暂表达，如急性肝损伤时的 AFP 表达。但是，胚胎时期表达的蛋白在肿瘤发生过程中重新表达，成为肿瘤标志物，如 AFP、CEA 和 SALL4 等。肿瘤组织中绝大多数癌细胞已经分化，扩增能力有限，但是肿瘤起始细胞是肿瘤的主要恶性细胞亚群，具有“干细胞”特性。这些证据提示肿瘤进化具有“逆向发育”和“去分化”的退化特征。

2）恶性肿瘤进化发育的“干性”选择 胚胎发育过程，是由受精卵分裂成 ES 细胞，经过细胞扩增到一定程度，向各种不同组织分化、形成特异性组织和器官的功能细胞，绝大部分分化后的细胞不在具有自我扩增能力；而恶性肿瘤的发育方向与胚胎发育过程正好相反，一般认为恶性肿瘤细胞是来自其起源细胞——已经分化了的功能细胞，经过系列去分化，逐渐“返祖”，形成不断扩增、侵袭生长且不分化的肿瘤细胞，其中小部分肿瘤细胞退化成所谓的“肿瘤干细胞”，负责恶性肿瘤细胞的起始、不断扩增并发挥转移、耐药的功能。形成肿瘤干细胞的过程同样需要经历在微环境免疫压力下的选择过程，只有在肿瘤微环境间叶细胞、细胞间质和细胞因子的帮助和重塑下，能有效适应新环境的肿瘤细胞才能克隆扩增，具备越来越强大的掠夺营养、在缺氧环境下生存和扩增并改造微环境的“肿瘤干细胞”能力。

上皮－间质转化（epithelial-mesenchymal transition，EMT）是指上皮细胞失去其上皮特征而获得了间充质细胞特征（形态学、细胞结构及其生物学功能）的过程。EMT 通常发生在胚胎发育的关键阶段，但 EMT 对肿瘤的发生和转移同样重要。和在胚胎发育中一样，EMT 在癌症组织中呈现局灶性分布，而不是广泛分布，可能是癌症细胞对微环境的反应所致。EMT 及其中间状态是器官纤维化和癌症转移的重要驱动因素。EMT 可能在癌前期病变阶段就开始起作用，特别是在炎症位点部位出现，提示 EMT 是肿瘤发生过程中早期分子事件，与在肿瘤早期出现脱落性癌细胞时间相关，在肿瘤转移前沿区域最为明显。在肿瘤侵袭前沿，诱导 EMT 和肿瘤细胞的“干性”是肿瘤转移的前提。EMT 过程涉及一种或几种 EMT 转录因子的表达，而且这些转录因子的表达常伴随肿瘤“干性”特征的出现。EMT 过程受基因转录调控，主要 EMT 转录因子包括 SNAI1、SNAI2、ZEB1 及 TWIST1。SNAI1 和 TWIST1 在原发间质细胞形成中促进 EMT 过程。TWIST1 募集核小体调节因子，包括 SIN3A、HDAC1、HDAC2、赖氨酸特异性去甲基化酶 -1、PRC2 成分及 G9a/Suv39H1 组氨酸甲基转移酶。ZEB1 启动子可以发现非活性（H3K27Me3）和活性（H3K4Me3）组蛋白标志，可能参与促进 EMT 形成。肿瘤侵袭过程中发生 EMT 的肿瘤上皮细胞有可能获得了干细胞样特性，包括自我更新能力和抗凋亡刺激的能力。虽然 EMT 在癌细胞干性选择方面具体作用机制尚有待阐明，但有理由相信，EMT 在癌细胞逆向进化和发育中起重要作用。

3. 肿瘤进化发育学说能真实反映肿瘤发生、发展过程中的自然规律

在过去几十年肿瘤的分子生物学和细胞生物学研究中，学界热衷于报道某些基因或基因产物和 ncRNA 的高表达或表达封闭对肿瘤细胞生物学行为的影响，探索基因表达改变所影响的信号通路等。但是，这些基因或基因产物和 ncRNA 在正常人体中是存在的，在正常条件下发挥正常生理功能，否则这些基因将会在人类长期进化过程中被逐渐淘汰。肿瘤进化发育学理论明确指出这些基因可以通过两种途径影响肿瘤的进化过程：①通过体细胞变异或可遗传变异与环境的交互作用，改变了相应分子一级、二级甚至三级结构，进而改变了分子在正常信号调控网络中的功能和作用，在体内生态环境的选择压力下，改变了基因的细胞具有选择性生长优势，促进肿瘤的进化和发育；②外来刺激和内在慢性非可控性炎症通过表观遗传如启动子 CpG 岛甲基化和组蛋白乙酰化等方式改变了正常细胞内相应基因表达水平和表达方式，在体内生态环境压力作用下，选择出了因这些基因表达改变而获得了选择性生长优势的细胞亚群。通过从环境致癌因素暴露引发遗传损伤和表观遗传学改变、嗜中性粒细胞等炎症细胞浸润、基因突变和选择，经过一系列癌前期变化最后发展到肿瘤乃至转移整个过程代表了肿瘤进化发育过程。肿瘤进化同样遵循着环境对物种遗传选择的自然规律。慢性炎症可启动 NF-κB 和 Wnt/β-catenin 等在进化上相对保守的信号通路，整合了肿瘤发生的病理机制和胚胎发育的生理机制。肿瘤术后复发率远高于危险因素暴露人群的肿瘤发生率，主要是因为手术切除时肿瘤处于整个进化过程的中间阶段。因此，“肿瘤进化发育学说”能客观地反映环境因素通过与遗传因素相互作用促进肿瘤发生发展的自然规律。

我们在 2014 年首次提出了“肿瘤进化发育学”基本理论框架，在随后的研究中系统论述了“肿瘤进化发育学”这一相对完整的理念。作为一种新理论，“肿瘤进化发育学”的定义应该是“研究在环境暴露和免疫遗传基础上维持的非可控炎症微环境条件下，体细胞“突变—选择—适应”在肿瘤发生、发展过程中的基本变化规律和关键促癌信号网络，并以指导肿瘤特异性预防、预测和靶向治疗的一种新理论”。我们认为“肿瘤进化发育学”的基本理念能够比较真实且全面地反映肿瘤进化发育的客观规律，并在这一基础上开展有针对性的肿瘤积极预防和靶向治疗，应该以投入 – 产出更加合理的形式使患者最大获益。

二、“肿瘤进化发育学”作为肿瘤基础症理论关键的证据链

由于没有合适的细胞模型和动物模型，我们研究 HBV 致癌机制的主要手段是大规模流行病学研究方法、分子病毒学方法和肿瘤分子生物学方法。在 HBV 致癌队列或 HBV 致癌“三部曲”的各个检测点研究 HBV 致癌过程中，发现了“肿瘤进化发育学”零碎的证据。对这些零碎证据进行整合，我们提出了“肿瘤进化发育学”理论框架。随后，在结直肠癌（colorectal carcinoma，CRC）、胃癌、肾细胞癌（renal cell carcinoma，RCC）、前列腺癌（prostate cancer，PCa）、胆管癌和胆囊癌进行了验证研究。根据这些研究结果，我们提出了支撑“肿瘤进化发育学”的系列证据。主要证据如下文所述。

（一）免疫遗传和环境之间的交互作用与慢性炎症的维持

前文所述，慢性炎症是机体免疫系统应对持续损伤，消耗自身组织器官的过程，是多种慢性病（包括肿瘤）的重要原因。关于慢性炎症的形成机制目前尚缺乏统一的认识。我们认为慢性炎症的维持需要有至少一个刺激源不断地在刺激体内缺乏能力或者是功能偏低的免疫系统，后者对人体组织进行攻击可以造成系列结构和功能的损害。在 HBV 慢性感染情况下，HBV 抗原在肝细胞表面表达刺激先天免疫和后天由 T 细胞介导的免疫系统对肝细胞造成杀伤，但免疫系统又无法彻底清除被 HBV 感染的肝细胞。但是在抗病毒压力下，病毒复制能力被显著抑制，肝脏局部炎症会得到显著缓解，HBV 得以长期在肝细胞中复制，导致炎症慢性化。慢性胃、肠道炎症是胃癌和结直肠癌的重要原因，其直接证据就是非甾体抗炎药阿司匹林可以降低结直肠癌和胃癌发生，并在环氧合酶 2（COX–2）阳性结直肠癌和胃癌中降低的术后复发和转移。慢性炎症需要不断存在的刺激源和功能不全的免疫系统之间的相互作用来维持，从而建立了病理平衡。目前研究的困境是任何一种动物模型和细胞模型都无法准确模拟在人体慢性炎症的病理平衡。我们应用大规模人群样本开展流行病学研究，发现人类Ⅱ类白细胞抗原（HLA- Ⅱ）-DP、-DQ 和 -DR 及关键验证信号通路 STAT3 和 NF-κB 关键基因先天遗传易感性与 HBV 感染的慢性化具有显著关联。此外，我们还发现 HBV 感染时机（围生期和少儿期感染）是 HBV 慢性感染的重要病因；HBV 基因型（如 HBV 基因型 C）是成人急性乙肝慢性化的独立危险因素。因此，在免疫不全或主要免疫功能基因具有某些先天遗传倾向的条件下，病原体感染是导致和维持慢性感染的基础；而功能不全的免疫系统对病原体抗原和人体表达自身变异抗原的组织细胞进行低效且连续不断的免疫攻击是形成非可控性炎症的直接原因。由多种免疫细胞、细胞因子和趋化因子参与维持的非可控性炎症病理平衡通过某些炎症介质改变了细胞生活周期原有的信号通路，为肿瘤的进化发育创造了条件。

（二）非可控性炎症促进了肿瘤进化发育过程

慢性感染、吸烟、肥胖、饮酒、放射、紫外线过度暴露、持续暴露于环境污染及高热量饮食等肿瘤危险因素是通过诱导慢性炎症而促进肿瘤的发生和发展。慢性炎症促进绝大多数肿瘤的进化发育过程，其中最具有代表性的是 HCC 和 CRC。慢性非可控性炎症导致肝脏组织细胞的反复坏死和增生极大地提高了 HCC 的发生机会。受前列腺素 E_2（PGE_2）调控的 COX–2 在 CRC 发生和发展过程中发挥了重要作用。长期使用非甾体类抗炎药物（如阿司匹林）能够显著降低 CRC 的发生、术后复发及 HCC 术后复发和转移；抗病毒治疗显著降低肝脏炎症，进而降低 HCC 的发生和复发。治疗糖尿病的药物二甲双胍对女性卵巢癌和乳腺癌、男性前列腺癌具有明确的治疗作用，可能是通过抑制某种形式的炎症信号分子而起作用。转录因子 STAT3 和 NF-κB 是肿瘤相关的两种最主要的炎症信号通路分子，能够被肿瘤危险因素所诱导活化。实体瘤体内缺氧和厌氧代谢形成的酸性环境能够进一步激活 NF-κB，化疗药物和放射也可以通过激活 NF-κB 而促进并选择了肿瘤

的“干性”特征，进而产生化疗和放疗抵抗；抑制 STAT3 和 NF-κB 活性就能抑制肿瘤的生长和侵袭能力。慢性非可控性炎症为肿瘤进化发育提供了必要条件。慢性非可控性炎症的维持主要靠免疫平衡的失调。我们分析了慢性炎症在 HCC 发生和术后复发过程中所起的作用，认为肿瘤组织或癌旁病理学“正常”组织的免疫细胞 Th1/Th2 样细胞因子平衡、调节性 T 细胞（Treg）/$CD8^+$ T 免疫细胞平衡和中性粒细胞 /$CD8^+$ T 细胞平衡的失调是 HCC 发生和复发的重要因素。因此，非可控性炎症建立的病理平衡不但促进肿瘤的发生，也促进肿瘤的复发和转移，也就是促进肿瘤进化发育过程。

（三）HBV 致癌过程演绎了肿瘤进化发育过程

1.HBV 的进化问题

慢性 HBV 感染的免疫耐受阶段，HBeAg 阳性，病毒载量较高，免疫反应较弱。但是 HBV 慢性感染到某个特定阶段如 17 岁、35 岁等免疫重建阶段，HBV 抗原被识别，抗 HBV 免疫反映被唤醒，常出现慢性乙肝急性化，形成活动性肝炎。在活动性乙肝，尤其乙肝 e 抗原（HBeAg）转换（由 HBeAg 阳性转变成抗 HBe 抗体阳性）后，HBV 变异逐渐增加，进化速度大大加快。HBV 的复制过程存在逆转录步骤。由于其逆转录酶缺乏自动矫正功能，导致 HBV 基因组的碱基年替换率达（1.5~5.0）$\times 10^{-5}$ 个 / 位点。炎症因子通过促进 AID/APOBEC，进一步促进 HBV 变异。病毒变异在一定框架内是随机的，这个框架就是病毒某些关键位点是其生存和繁殖所必需的，在这些位点产生了突变容易导致病毒被生存淘汰，因此变异也就无法遗传下来。AID/APOBEC 促进的 HBV 变异具有 C>T 的基本特征。随机变异和有方向的免疫选择决定了 HBV 致癌变异有一定的变异特点。HBV 致癌变异主要特点是病毒的 $CD8^+$ T 细胞抗原表位的逐渐缺失，显然这种 HBV 变异株是免疫选择的结果。事实上，携带 HCC 相关变异的 HBV 在感染早期可以通过胎盘屏障，由母亲传播给新生儿，但是造成新生儿感染的基本上是野生 HBV；在 1~15 岁儿童期建立 HBV 慢性感染后，HCC 相关变异逐渐被免疫选择出来，但是仍然较其母亲（相差 25 年左右）体内 HBV 所携带 HCC 相关 HBV 变异发生率要低。随着感染者年龄增长，HBV 变异被逐渐累积。早期出现的主要病毒变异为 A1762T/G1764A，而其他重要肿瘤相关 HBV 变异如 T1753V、C1653T、G1899A 和前 S 区缺失是晚期产生的致癌 HBV 变异。这种致癌 HBV 变异不足以维系 HBV 种系的存在，在导致 HCC 等终末期肝病后随着患者死亡而被淘汰。脊椎动物嗜肝 DNA 病毒在长期物种进化过程中非常保守，全基因组进化分析显示与人类进化距离最近的猿类嗜肝病毒与人类嗜肝病毒处于一个进化分枝，而啮齿类动物和鸟类的嗜肝病毒与 HBV 的进化距离也与这些动物与人类的进化距离大体一致（图 13-5-1）。我们的研究恰恰说明 HBV 类嗜肝病毒在物种进化中呈现高度保守的主要原因：只有野生病毒才有感染优势，能够世代往替传播以维护种系的存在和稳定性，每次感染都从野生型开始；而 HCC 相关变异是感染患者体内，经免疫选择形成的，属于“没有出路”的病毒变异。

基于以上 HBV 进化原理，我们应用来自社区的 HBeAg 阳性的无症状乙肝表面抗原（HBsAg）携带者的 HBV 全基因组序列确定各 HBV 基因亚型的野生序列或标准参考序列，在此基础上分析 HCC 和肝硬化相关变异，发现多种 HCC 相关 HBV 变异，主要集中在 HBV 增强子Ⅱ－前 C 区（靠近 HBx 的 3′ 端）和前 S 区。我们还发现，这些 HCC 相关 HBV 变异从慢性乙肝—肝硬化—HCC 的 HBV 致癌“三部曲”过程中种类和频率均逐渐累加，可以预测 HCC 和肝硬化的发生和发展。在乙肝患者前瞻性队列研究中，我们还发现基线乙肝患者中 A1762T/G1764A、C1653T 和 T1674C/G 变异可以显著预测 HCC 的发生，而这些变异能够显著提高由年龄、性别和肝硬化等人口学数据所建立的 HCC 预测系统对 HCC 发生的预测能力。因此，HCC 相关 HBV 变异至少是慢性乙肝患者或慢性 HBV 携带者人群发生 HCC 最可靠的预测指标。

以上 HBV 变异数据均来自血清中 HBV。HBV 是由肝细胞合成的，肝细胞中的免疫反应对 HBV 的致病和致癌至关重要。我们发现血清、癌

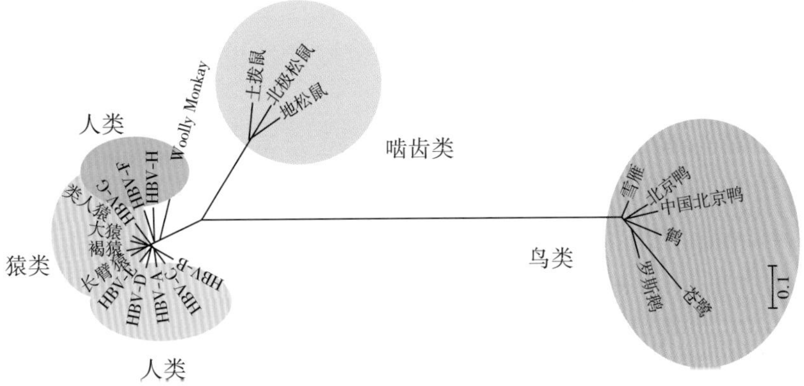

图 13-5-1 嗜肝病毒在其脊椎宿主动物间的进化关系

旁“正常”肝组织和 HCC 组织中 HBV 进化步调不一致：癌旁“正常”肝组织中 HBV 变异种类和频率（进化程度）一般要略高于同一患者的 HCC 组织；血清中 HBV 的进化程度高于癌旁“正常”肝组织中 HBV。这说明 HBV 变异常发生在 HCC 发生之前的一段时间内，而且癌组织内免疫微环境不利于 HBV 变异的选择。由于癌旁病理“正常”组织中肝细胞具有正常功能，应该能够合成和释放变异型 HBV 进入外周血循环。正常肝脏每天产生 HBV 可达 10^{13}，而 HBV 在外周血中的半衰期为 1.2d。手术切除的癌旁病理“正常”组织中肝脏是典型的癌前期病变，而且进入肿瘤进化的中期阶段。手术切除 HCC 的 2 年后再发，一般认为不是原来 HCC 细胞弥散到肝脏造成，而是重新发生的 HCC。在肝脏炎症环境下这种机会将非常高。因此，HCC 术后 5 年生存期为 30% 左右，而非手术 HCC 的 5 年生存期为 10% 左右。在血清和癌旁组织的 HBV 基因组中 A1762T/G1764A 等核心启动子变异还可以预测 HCC 术后复发和死亡。说明 HBV 在癌旁组织中的进化从未停止，直至患者死亡。

2.HCC 相关 HBV 变异的形成机制

HCC 相关 HBV 变异是如何产生的呢？ HCC 相关变异的产生忠实地遵循了“变异—选择—适应”的达尔文进化法则。首先，HBV 复制过程中存在一个逆转录步骤，HBV 逆转录酶缺乏自动矫正能力，导致在 HBV 前基因组 RNA 逆转录成基因组 DNA 过程中，处于 HBeAg 阳性阶段的 HBV 慢性感染者的 HBV 年变异率为（1.5~5）$\times 10^{-5}$ 核苷酸替换 / 位点。因此在细胞水平，HBV 病毒的变异频率介于 DNA 病毒和 RNA 病毒之间。重要的是，在 HBV 复制引起肝脏炎症条件下，促炎核因子和炎症介质如 NF-κB 和 TNF-α 等反式激活一种能够将 DNA 和 RNA 中的胞嘧啶（C）脱氨成尿嘧啶（U）的胞苷脱氨酶的基因表达，后者可以在病毒 RNA 的负链中造成 C–U 转换，在正链 DNA 中造成 G–A 转换，从而不相匹配，形成变异。这种酶在小鼠体内被称为 AID，在人体中的对应物为人 APOBEC3 胞苷脱氨酶。事实上，人类 AID/APOBEC 家族至少有 11 个成员，包括 AID、APOBEC1（A1）、APOBEC2（A2）、APOBEC3A（A3A）、APOBEC3B（A3B）、APOBEC3C（A3C）、APOBEC3DE（A3DE）、APOBEC3F（A3F）、APOBEC3G（A3G）、APOBEC3H（A3H）及 APOBEC4（A4）。AID 和 APOBEC1 的基因定位于染色体 12p13，APOBEC2 定位于染色体 6，APOBEC3 亚家族 7 个基因（A3A–A3G）以头尾相接的方式定位于染色体 22q13.2~13.32。慢性炎症通过诱导 AID/APOBEC3 表达，在抑制 HBV 复制的同时促进 HBV 的突变，增加了 HBV 变异频率。位于 HBx 蛋白 3′ 端的核心启动子区的变异受 AID/APOBEC3 的影响最大；而且对促癌作用明显的 3′ 端截断型 HBx（Ct-HBx）的产生有决定性影响。AID/APOBEC3 对 HBV 基因组的致突变作用被 UNG 所切除修复。在人类细胞中，细胞核型 UNG（UNG2）的活性远高于线粒体型 UNG（UNG1）。炎症介质对 HBV 基因组的致突变作用取决于 APOBEC3 与

UNG 的平衡。其次，除了 AID/APOBEC3 导致病毒变异具有一定的方向外，大多数 HBV 突变并没有固定的方向性，HCC 特征性 HBV 变异是免疫选择的结果，而且大多数 HBV 变异在 HCC 发生之前被选择出来。我们应用流行病学的方法研究主要免疫和炎症信号通路关键基因如 *STAT3*、*NF-κB* 和 *HLA-DP*、*HLA-DQ*、*HLA-DR*，发现能够促进 HBV 感染慢性化的主要基因单倍型或等位基因显著地选择了能促进 HCC 的 HBV 变异。也就是说，能够增加 HCC 风险的 HBV 变异，是通过促进 HBV 慢性化的炎症信号相关基因遗传特性决定的免疫反应所选择出来的。在炎症 – 免疫微环境下，绝大多数突变 HBV 被炎症环境下的抗病毒免疫所淘汰，只有极少部分能够促进肝细胞再生的变异型 HBV 才能生存下来，逐渐演变成对促进 HCC 生成的炎症微环境非常“适应”的 HBV 变异克隆。这种变异型病毒只适应癌前肝细胞，对正常肝细胞感染能力较差。HBV 慢性感染到致癌过程中存在“变异—选择—适应”的病毒进化过程。

3.HCC 相关 HBV 变异的主要生物学功能和病因学价值

美国著名学者 Ann Lok 实验室将携带以 A1762T/G1764A 为基础的多重 HBV 变异的 *HBx* 基因或全长 HBV 转入肝细胞或 HCC 细胞，发现携带联合变异的 HBx 或全长 HBV 能够显著促进 p21 肿瘤抑制蛋白的降解、增强 S 期激酶相关蛋白 2（SKP2）而明显促进细胞生长和侵袭能力，SKP2 蛋白在肝组织中的表达能够显著促进 HCC 的发生和进展。HBV 前 S 区变异与 HCC 关系密切，变异性 *HBV S* 基因有明确的促癌作用。将在前 S2 区含有 F141L 突变的 HBV 大 S 蛋白（*preS1*/*preS2*/*S*）基因转入肝细胞系，能够通过下调 P53 和 P21 抑癌分子相关信号通路功能并显著上调 CDK4 和 cyclin A 等细胞周期蛋白，进而显著促进肝细胞的增殖。转染含有 F141L 突变的 HBV 大 S 蛋白肝细胞的体外克隆形成能力是转染野生型 HBV 大 S 蛋白肝细胞的 2 倍。从流行病学病因推导原则来看，HBV 变异是 HCC 的病因，队列研究证实 HBV 变异的乙肝患者更加容易发生 HCC。当然这取决于建立队列时纳入基线人群时 HBV 感染者处于 HBV 致癌“三部曲”的哪个阶段。可见，经过免疫选择出来的 HBV 变异促进了 HCC 的进化发育。

4.HCC 基因组进化问题

最近发现，HCC 相关体细胞变异主要涉及染色质重塑基因（*ARID1A*、*ARID1B* 和 *ARID2*）、p53/RB 肿瘤抑制信号途径（IRF2、TP53 和 CDKN2A）、Wnt/β-catenin 干性信号途径（RPS6KA3-AXIN1 和 NFE2L2-CTNNB1）及 *RAS*/*PI3K* 癌基因相关途径（PTEN、PIK3CA、K-RAS 和 N-RAS）相关分子等。这些变异主要在 HCC 进化后期被发现。有趣的是，有些肿瘤相关体细胞变异与特定肿瘤环境危险因素密切相关，如 HCC，具有肿瘤抑制特性的 *IRF2* 基因失活性变异只发现在 HBV 相关 HCC，这种失活变异导致主要肿瘤抑制基因 *p53* 功能不全；染色质重塑基因的体细胞变异在酒精性 HCC 中检出率高，而且是主要变异；氧应急代谢的激活和 *RPS6KA3* 基因的失活性体细胞变异与 WNT/β-catenin 信号通路密切相关，提示两种信号途径在 HCC 发生中有协同作用。在丙型肝炎（HCV）相关 HCC 癌旁肝硬化组织中瘦素受体基因（*LEPR*）突变频率达 54.5%，能够降低 STAT3 磷酸化，增加 HCC 发生易感性；25% 的肝硬化癌前病变存在端粒酶逆转录酶启动子变异，在肝肿瘤中该变异与 CTNNB1 的激活显著相关。这些研究提示 HCC 癌前病变中存在驱动 HCC 进化的体细胞变异。然而，单个基因驱动性体细胞变异频率在肿瘤个体中是不高的，如 *ARID1A* 和 *ARID2* 两种具有 HCC 代表性的体细胞变异基因在肿瘤组织（*vs* 癌旁组织）的突变率分别为 16.8% 和 5.6%。这样一个检出率无论在肿瘤诊断还是早期预测，甚至在肿瘤治疗方面都缺乏直接的使用价值。临床和公共卫生学者很难从中判定出它们对肿瘤的预防、诊断和治疗中有什么用途，那么这些体细胞变异的主要用途是什么呢?

5. 体细胞变异通过影响信号通路以驱动肿瘤进化

虽然每个肿瘤个体单个基因体细胞变异频率不高，但是存在不同基因发生多种不同组合的变异。这些变异还与环境暴露有关。这些日益更新的肿瘤体细胞变异数据在同一组织类型恶性肿瘤中具有显著的异质性，也就是说该患者没有这个关键变异，就可能有另外一个功能类似的关键体细胞驱动变异。因此，这些变异在基因组层面上应用意义不大，但是在系统生物学方面意义巨大。系统生物学在研究肿瘤信号通路中的作用不可替代。单个肿瘤患者基因组中发生不同的基因变异可能影响了同一个关键信号通路，而这个关键的促癌或促进癌症“干性”信号通路及其关键节点分子在肿瘤靶向治疗、早期发生和转移的预测和早期诊断方面具有重大应用前景，其中调控网络核心分子是新的治疗靶标和诊断生物学标志的主要来源。目前研究证明 PI3K/AKT/mTOR、NF-κB/TNFα、RAF/MAPK/ERK、TGF-β_1、JAK、Wnt/β-catenin 和 STAT3/IL-6 信号通路在 HBV-HCC 侵袭过程中起重要作用，可用来作为 HBV-HCC 的预后预测指标和靶向治疗的分子靶标。

三、肿瘤进化发育学说的核心思想

（一）“肿瘤进化发育学说”的基本框架

根据国内外相关研究进展，尤其是我们自己在 HBV-HCC、CRC、胃癌、RCC 和前列腺癌（PCa）等方面的系列研究结果，提出了“肿瘤进化发育学说”理论框架。现以 HBV 致癌分子机制中的重要分子事件为例，详细阐述“肿瘤进化发育学说”的基本内涵。

HBV 慢性感染到致癌过程中的一个非常突出的分子事件是 HBV 特征性的变异，尤其是发生在 HBV 基因组的 X 基因 3′端核心启动子区和前 S 区。最著名的 HCC 相关变异有 A1762T/G1764A、C1653T、T1753V 及 preS 缺失等。大量样本分子流行病学研究证实以下 HBV 变异，HBV 基因组核心启动子区（C1653T、T1753V、A1762T/G1764A、T1674C/G 和 C1766T/T1768A）、前 C 区（G1899A、C2002T、A2159G、A2189C 和 G2203A/T）及前 S 区（T53C、preS2 起始密码子变异、preS1 缺失、C2964A、A2962G、C3116T 和 C7A）显著增加 HCC 发病风险。而且 HBV 基因型 B 型和 C 型在 HBV 基因组中两个重要区段的 HCC 相关变异谱存在一定程度的差异，但是与 HCC 密切相关的主要 HBV 变异的位点在 HBV 基因型 B 和 C 基本相似。如前所述，我们研究了从母婴传播到 15 岁儿童之间 HCC 相关 HBV 变异的发生规律，发现母亲外周血中 HBV 变异可以通过胎盘进入新生儿脐带血中，但是真正造成婴儿 HBV 感染者几乎全部是 HBV 野生型准种，提示野生型 HBV 准种感染新生儿肝脏组织过程中具有明显优势；在 1~15 岁儿童中，虽然整体 HCC 相关 HBV 变异频率远低于对应的母亲，体现了病毒变异具有中心进化特点，但是以 A1762T/G1764A 为代表的 HCC 相关 HBV 变异随年龄的增加而增加，A1762T/G1764A 是早期出现的 HCC 相关变异，而 C1653T 和 T1753V 是晚期出现的 HCC 相关变异。以上研究表明，处于 HBeAg 阳性阶段的野生型 HBV 具有感染优势，形成新的感染往往以野生型为主，但是形成慢性感染后，HBV 经历一个“致癌”的进化过程，而且 HCC 相关 HBV 变异的种类和频率随着 HBV 致癌过程后期更接近于 HCC 发生而逐渐增加；在促进肿瘤发生后，还能在癌旁肝组织中进化，促进 HCC 术后复发，并随着患者的死亡而被淘汰。因此 HCC 相关 HBV 进化应该是一个“末路”进化过程，因为这种变异体难以传播出来形成新的感染流行株。所以，在中国流行的 HBV 致癌能力高，主要是主要 HBV 基因型 C 和遗传相互作用的结果，而不是 HBV 相关变异在本地区“世代更替”的流行所致。但是在中国江苏省启东地区流行的 HBV 似乎是个例外，因为该地区 HBV 流行株中 A1762T/G1764A 变异在非 HCC 的 HBV 感染者中的基础水平就很高，原因尚不清楚。启东地区 HBV 中 A1762T/G1764A 变异基础水平高可能与该地区 HCC 发生率高有一定的关系，但不太可能是主要原因，因为启东地区湿热，食物霉变机会大。霉菌产生的黄曲霉素 B1 污染了食物（玉米和花生）与 HBV 在致癌的贡献率上可能存在某种交互作用。HCC 队列研究发现，HBV 变异 A1762T/G1764A 在随后能够发生 HCC 的感染者中出现的频率显著高于不发生 HCC 的 HBV 慢性感染者，能够准确预测 HCC 的发生。此外，在癌旁组织中存在的以 A1762T/G1764A 为基础的变异也可以预测 HCC 术后复发和不良预后。进一步研究发现，促进 HCC 的 HBV 变异的主要特征是病毒表面 $CD8^+$ T 细胞抗原表位的缺失。由此可见，HBV 变异主要是由免疫选择所决定的。我们还发现，以 A1762T/G1764A 为基础的联合 HBV 变异可以显著提高单个 HBV 变异对 HCC 预测的特异性，说明 HBV 变异及其组合对 HCC 发生具有良好的预测价值。

那么，HCC 相关 HBV 变异是如何形成的呢？在 HBV 复制过程中有一个 RNA 逆转录过程，正常条件下 HBV 突变频率介于 RNA 病毒和 DNA 病毒之间。在炎症条件下，HBV 突变频率和 HCC 相关变异的免疫选择均明显增强。主要是因为促炎介质能够反式激活一种核苷脱氨酶表达，后者促进 HBV 变异。虽然病毒出于本身生存的需要对某些变异有一定的抵抗作用，影响病毒自身复制和生存的变异无法在生存选择中得到延续，但是免疫选择在形成 HCC 特征性变异中起关键的决定作用。大规模流行病学研究发现，HLA-Ⅱ抗原基因 *DP*、*DQ* 和 *DQ* 先天遗传多态性及在乙肝致癌过程中起决定作用的炎症信号通路 STAT3 和 NF-κB 等关键基因的先天遗传多态性决定了免疫系统参与的炎症反应对 HCC 特征性 HBV 变异具有明确的选择作用。而 HCC 相关 HBV 变异（A1762T/G1764A、T1753V、preS1 起始密码子变异、preS 缺失）可以显著增加 HCC 发生机会。这些具有人种特征性的 HLA-Ⅱ等免疫基因及 STAT3 和 NF-κB 等炎症信号网络关键基因的主要遗传多态性不但影响 HBV 感染的慢性化，而且促进 HCC 相关 HBV 的变异选择，体现了遗传因素通过基因功能影响了对环境致癌因素的“优化”过程。遗憾的是，影响 HLA-Ⅱ类抗原表达的遗传多态位点中，促进 HBV 慢性化、促进 HCC 发生的基因型在中国人群中是主要基因型，在白色人种和（或）部分其他人种中是少见基因型，这可能是 HBV 在中国人群中容易慢性化和容易致癌的重要原因之一；有趣的是，促进丙型肝炎病毒（HCV）自动清除或对干扰素治疗有效性与 *IL28B* 基因（编码Ⅲ型干扰素，IFN-3）的遗传多态位点 rs12979860 C/C 基因型密切相关，中国人群中 rs12979860 的 CC 基因型高达 84.1%，高于其他人种，这也可能是 HCV 在中国人群中流行不高的重要原因之一。

HCC 相关 HBV 变异具有促进 HCC 恶性表型的功能，这一点我们在细胞水平和“睡美人”转座子小鼠模型的研究得到证实。与转染野生型 HBV 相比，转染变异型 HBV 明显促进肝细胞生长、侵袭能力和克隆成瘤能力加强。由于“睡美人”转座子小鼠模型是将 HBV 基因整合到小鼠肝细胞基因组中，可以很好模拟人早期感染 HBV 导致整合的现状。在“睡美人”转座子小鼠模型中，与肝细胞基因组内整合野生型 HBV 相比，整合变异型 HBV 基因显著促进 HCC 发生，无论是 *HBx* 基因还是 *LHB* 基因均可以显著增强 HBV 基因的致 HCC 能力。

在慢性活动炎症条件下，肝细胞经常发生坏死、增生，肝细胞基因组活跃，炎症带来的活性氧簇和活性氮簇也容易引起染色体氧化应激损伤，造成体细胞突变和 CIN 等基因组改变。重要的是，促炎介质如 IL-6 和 TNF-α 等能够结合启动子以反式激活核苷脱氨酶 AID/APOBEC 表达，这一效应在促癌 APOBEC3B 启动子中更加明显。AID/APOBEC 表达在有 HBV 肝细胞中促进 HBV 变异，可能是因为 HBV 基因组拷贝数占有绝对优势；在没有 HBV 的肝细胞中促进宿主体细胞基因组变异。非组织特异性 AID 转基因动物可以诱导动物多种恶性肿瘤的发生，其中发生频率最高的恶性肿瘤就是 HCC，主要原因是 AID 诱导宿主基因组体细胞变异。AID/APOBEC 诱导的 HBV 变异还是体细胞变异均可促进 HCC 进化发育。在 HBV-HCC 组织中 HCC 相关体细胞变异频率可以相差很大，如 ARID2 变异率介于 1.8%~5.8%，而 ADAR1 的变异率可达 71.7%。发生体细胞变异的肝细胞绝大部分被生存淘汰，只有很少部分肝细胞通过 HBV 变异的整合、体细胞驱动变异和表观遗传修饰如组蛋白乙酰化和非编码 RNA 等分子机制，激活了关键的炎 - 癌转化相关细胞信号通路，如染色质重塑基因（*ARID1A*、*ARID1B* 和 *ARID2*）、P53/RB 肿瘤抑制信号途径（IRF2、TP53 和 CDKN2A）、Wnt/β-catenin 干性信号途径（RPS6KA3-AXIN1 和 NFE2L2-CTNNB1）及 *RAS*/*PI3K* 癌基因相关途径（PTEN、PIK3CA、K-RAS 和 N-RAS）等，使这种“幸运”的肝细胞获得了逆向进化（或逆向分化）机会，发展成具有肿瘤起始细胞的“干样”特征。部分肝细胞在炎症环境下获得 EMT 机会，创造了合适肿瘤生长的微环境，肿瘤起始细胞适应新环境，使肿瘤起始细胞具备掠夺营养、无限繁殖等“干样”能力，表达了胚胎蛋白，如 AFP 等 HCC 标志。在整个 HBV 促进 HCC 进化发育过程中，无论病毒变异还是宿主基因组变异，均存在一个“变异—选择—适应”的进化过程，遵循达尔文的生物进化学说。但是和达尔文进化学说不同的是，HBV 致癌进化发育是一个“逆向发育”过程。

HBV 整合到宿主基因组是环境因素（HBV）和宿主（肝细胞）相互作用的典范。事实上，HBV 整合基本上是个随机过程，在急性乙肝中就少量存在。只有“恰当的 HBV 基因”整合到“恰当的肝细胞基因组位点”才能在所促进的选择性生长优势中被选择出来。我们发现，3′ 端截短型 HBx 基因（Ct-HBx）的整合在 HCC 中的发生率显著高于癌旁肝组织；HBV 整合位点集中于染色体转录活跃区和重复序列区包括长散在重复序列（long interspersed nuclear elements，LINE）和短散在重复序列（short interspersed nuclear elements，SINE）和 Alu 序列。最近高通量技术平台证实 HBV 整合常发生在 10 号染色体和 17 号染色体，导致染色体稳定性改变和拷贝数变异，HBV 整合断裂点常出现拷贝数变异，或者形成 HBV- 宿主融合基因，影响癌基因和肿瘤抑制基因功能，诱发 HCC。端粒酶逆转录酶（telomerase reverse transcriptase，TERT）基因和混合细胞系白血病 4（mixed-lineage leukemia 4，MLL4）基因位点是最常见 HBV 整合断裂点。TERT 在克服细胞衰老方面起重要作用，其基因定位于染色体 5p15.33，在多种肿瘤中上调。*MLL4* 基因编码组蛋白甲基转移酶，在癌细胞基因组表观遗传修饰方面起重要作用。在 HCC 细胞中，HBV 基因整合到 *TERT*、*MLL4* 和 *CCNE1* 基因位点往往会改变基因组的稳定性和基因表达水平，与 HCC 不良预后密切相关。有意思的是，HBV 在 *FN1* 基因位点处整合只发现在正常细胞和癌旁细胞中，并不在肿瘤组织中，提示 HBV 在 *FN1* 基因的剪切整合并非随机事件。此外还发现 HBV 在其他基因位点的整合，包括 ANGPT1、CCNG1、FAS、MSMB、P62、PHACTR4、RBFOX、ROCK1、SENP5 及 SMAD5。在 *HBV* 基因，尤其是 *Ct-HBx* 基因整合不但促进 HCC 的发生，而且促进 HBV-HCC 术后复发。我们发现术后残肝基因组中整合了 *Ct-HBx* 基因的患者很容易复发，而且抗病毒治疗也不会降低 HBV-HCC 的复发转移率。这些 HBV 整合事件在致癌过程中也同样存在“整合变异—选择—适应”的进化过程。在活动性炎症环境下，肝细胞持续坏死、增生、纤维化，细胞分裂周期速率加快，HBV 基因组容易整合到肝细胞基因组中，这个过程在早期应该是个随机过程。绝大部分整合了部分 HBV 基因组的肝细胞不适应炎症导致相对供血不足的缺氧、代谢物淤积和纤维化的微环境，出现坏死；只有很少部分在“恰当的”染色体位点如 *TERT*、*MLL4* 和 *CCNE1* 基因位点整合了“恰当的” *HBV* 基因如 Ct-HBx 的肝细胞才能获得选择性生长优势，适应了炎症微环境，实现了克隆扩增，逐渐演变成 HBV-HCC。

我们在国际上首次提出了 HBV 致癌的“肿瘤进化发育学”基本理论框架是在 HBV 致癌人群研究中提出来的，广泛适应于各种恶性肿瘤的发生、发展过程。我们在 CRC、胃癌、胆管癌、胆囊癌、PCa 及 RCC 研究中也证实了关键炎症信号通路的关键分子在这些肿瘤发生、发展中的关键作用。“肿瘤进化发育学”的基本理论结构有可能代表了炎症促进肿瘤发生、发展的一般规律，适用于绝大部分恶性肿瘤，包括实体瘤和血液系统恶性肿瘤。在“肿瘤进化发育学”学说体系中起关键作用的炎症促癌核心信号网络（或通路）很有可能发展成监测肿瘤进化进程（包括肿瘤发生、术后复发和转移）的生物标志，也可能从中选择用于肿瘤靶向治疗的重要分子靶标，用以阻遏肿瘤进化发育进程。慢性 HBV 感染通过炎症促进“肿瘤进化发育”主要环节如图 13-5-2 所示。

（二）“肿瘤进化发育学说”提出过程中的几个关键问题

1.HBV 致癌的“三部曲”演变过程中的 HBV 变异规律

我们前期的大量研究发现，HBV 基因组核心启动子和前 S 区变异在乙肝致癌“三部曲”

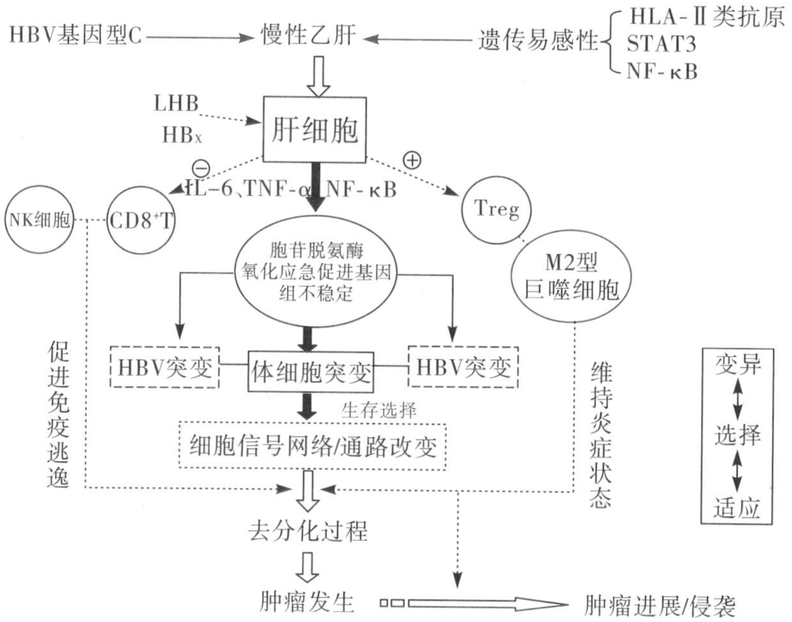

图 13-5-2　以 HBV 致癌为例说明"肿瘤进化发育学说"基本理论架构

LHB：大 HBV 表面抗原（包括 S 蛋白、前 S1 和前 S2）；HBx：HBV X 蛋白；Treg：调节型 T 细胞

过程中逐渐累加。虽然 IFN-α 和淋巴毒素 β 受体激动剂分别能激活肝细胞 APOBEC3A 和 APOBEC3B，对肝细胞核内 HBV cccDNA 造成 90% 以上的消除，但残留 HBV cccDNA 可在短期恢复复制 HBV，并且 APOBEC 对宿主基因突变和 HBV 变异的促进作用已经得到大量实验证实。经过免疫选择的 HBV 变异及其联合可有效预测和促进 HCC 的发生和发展。

2. 肿瘤进化具有"逆行发育"和"去分化"特征

进化和发育两个不同生物学过程通过功能保守蛋白如 Hox 和 Hedgehog 等建立了紧密的内在联系；胚胎干细胞中以 myc 为中心的分子调控网络在多种肿瘤中非常活跃，提示肿瘤进化与胚胎发育之间存在某些共性机制。*SALL4* 基因在人类胚胎期肝脏中高表达，而在成年肝脏中消失；但是在 HCC 中 *SALL4* 又呈现高表达，且与肿瘤"干性"密切相关。*SALL4* 通过招募由组蛋白脱乙酰基酶（HDAC）参与的核小体重塑 NuRD 复合物，通过影响 PI3K-AKT 信号通路发挥促癌作用。EMT 通常发生在胚胎发育的关键阶段，但 EMT 对肿瘤转移同样重要。肿瘤侵袭过程中发生 EMT 的上皮细胞一方面形成间叶细胞，帮助肿瘤建立和适合自身生长的肿瘤微环境，另一方面有可能促进上皮细胞获得"干细胞样"特性，包括自我更新能力和抗凋亡能力。肿瘤组织中绝大多数癌细胞扩增能力有限，但是 TIC 是肿瘤的主要恶性细胞亚群，具有"干细胞"特性。胚胎时期表达的蛋白在肿瘤发生过程中重新表达，成为肿瘤标志物，如 AFP、CEA 和 SALL4 等。这些证据提示肿瘤"干细胞"的进化具有"逆行发育"和"去分化"特征。

3.AID/APOBEC 等核酸编辑酶是连接炎 – 癌过程的桥梁

慢性炎症微环境中，IL-6 和 TNF-α 等促炎细胞因子持续高表达，IL-6/STAT3 和 NF-κB/TNF-α 信号通路持续性活化。这些"阴"性炎症因子在转录水平促进了人体 APOBEC 活化。APOBEC3A-3H 对 HBV 有明显的抑制作用，同时还具有强大的基因组编辑功能。AID/APOBEC 能有效地将 C-U 转化，产生 U-G 不匹配，这种脱氨效率在单链 DNA 中是双链 DNA 的 200~300 倍。促进病毒 DNA 发生 G>A 或 C>T 的变异。APOBEC3 是产生致癌能力更强的 Ct-HBx 变异所必需的。这可能是慢性炎症促进致癌 HBV 变异重要机制之一。此外，APOBEC 促进核酸编辑并非针对病毒，AID 转基因动物中 13% 自发产生 HCC，主要是通过对动物基因组的编辑而实现。

目前已经证明，APOBEC 对基因组的编辑作用在乳腺癌、宫颈癌、头颈癌、膀胱癌等多种肿瘤中非常明显。但是，APOBEC 对基因组的编辑作用受 UNG 的制约，因为 UNG 能够特异性切除 DNA 中的尿嘧啶。人类细胞核中 UNG（UNG2）远比线粒体中的 UNG（UNG1）高效，抑制 UNG 能够显著提高 APOBEC 对病毒的抑制作用，HBV cccDNA 能被 A3G 介导甲基化所高度抑制，而这一过程能被 UNG 介导的碱基切除修复途径迅速修复。APOBEC 与 UNG 的平衡是 HBV 和宿主基因组稳定性的前提。

4. 炎症微环境选择了肿瘤起始细胞

目前绝大多数实体瘤，甚至某些血液系统恶性肿瘤均与慢性炎症有关。HBV 致癌过程是一个典型的炎症促进肿瘤进化发育过程。在这个进化过程中 HBV 本身经历了“突变—选择—适应”。细胞癌变需要突破四道屏障：①控制细胞分裂的细胞周期阻抑；②控制细胞增殖的凋亡；③限制细胞分裂总次数的端粒酶；④阻滞细胞转移的细胞黏附屏障。由于环境暴露、先天遗传、慢性炎症和细胞衰老等因素导致局部或全身组织“生态”改变，削弱了这些屏障作用，使间叶组织中的癌症起始细胞获得了重新进化的机会，导致基因组不稳定、基因异常表达和体细胞变异。慢性炎症导致基质细胞产生炎症介质[如类花生酸类物质（PGE_2、白三烯）]、细胞因子和趋化因子分泌增强，促使组织微环境异常转化、功能失调的免疫细胞浸润、上皮细胞的完整性降低等。这些异常改变在肿瘤进化发育中起重要作用。肿瘤进化同样遵循环境对物种选择的自然规律。慢性炎症可启动 NF-κB 和 Wnt/β-catenin 等在进化上相对保守的信号通路，是肿瘤干细胞重要标志。细胞间黏附分子 1（ICAM-1）是 HCC 干细胞的主要标志之一。在外周血循环肿瘤细胞中，ICAM-1 阳性肿瘤细胞具有更强的致瘤能力，它在外周血中存在预示 HCC 患者预后很差。恶劣的炎症微环境通过不断的坏死 - 增生，选择了生命力极强的肿瘤细胞亚克隆。从广义上讲，通过炎症对组织器官进行重塑是机体适应环境变化的重要途径，环境因素通过遗传易感性诱导炎症反应，进而促进肿瘤进化发育过程。

5. 肿瘤进化发育的整合生物学研究

随着分子生物学的迅速发展，在过去 20 年肿瘤分子基因研究有了很大的发展。根据肿瘤相关研究文献，针对特定基因开展肿瘤研究，应用细胞模型、动物模型及人群病理样本证明某基因及其修饰在肿瘤中如何重要等。目前肿瘤分子研究非常重视在肿瘤中高表达 / 低表达的基因或 ncRNA 及对肿瘤生长、侵袭的影响。但是存在以下问题：①过分强调单个基因的作用，尤其是没有了解在肿瘤进化发育真实情况下整体、全面的分子之间相互作用规律，在此基础上发现最有用的关键分子进行研究。当然，人体基因组中只有不到 2% 的序列是编码基因，任何一个基因的存在都是机体生长发育等生理活动所必要的、合理的，但并不代表在肿瘤发生这个病理过程中是合理的、必要的。②目前发现了某些信号通路（如 NF-κB 信号通路等）在肿瘤发生和转移中起重要作用，但是 NF-κB 信号通路绝非肿瘤所特有，它在很多良性疾病中比较活跃，也在机体应激反应中起重要作用。③目前肿瘤研究常采用“形而上学”的研究方式，即在体外细胞水平或实验动物体内让其他因素不变而研究一个基因或一个分子的功能，但这并不能反映整体内细胞和分子处在有规律运动的实际情况。有些肿瘤模型制作过于人工化，无法准确反映肿瘤在整体内长期进化发育的真实情况。④存在“知其然而不知其所以然”的问题，如发现肿瘤细胞中基因异常或者肿瘤生长和转移，但是很少探究基因为什么异常，基因异常是肿瘤的原因还是结果。缺乏大规模人群前瞻性流行病学队列研究对分子在肿瘤发生、发展中的作用进行整体评估。

整合生物学利用数字基因组信息和环境信号两大基本生物信息，整合多层次组学数据，构建动态网络和发掘功能亚网络研究肿瘤的发生和进展，为肿瘤病因学研究提供了重要方法。整合生物学方法的核心内容可以用在三个关键词表示：整合、动态、干涉。根据整合全基因组关联分析（genome-wide association study，GWAS）、cDNA 表达谱、ncRNA 表达谱和 NGS 各种不同层级的大数据资料，首先从整体和全面的角度分析和整合各种高通量数据在癌症进化发育过程中的动态变化，建立分子与分子、基因与环境、遗传与表观遗传之间错综复杂的动态网络。对网络进行外部干涉，根据能级越低越稳定的原理探究网络的变化规律，从中发现重要枢纽分子。可见，整合生物学先从整体角度富集最重要的分子事件，首先构建信号调控网络，然后发现关键信号通路，最后再落实到具体基因和分子上。这样做的出发点主要是避免以偏概全，避免系统误差（偏倚），找到对肿瘤进化发育起关键作用的分子事件。根据肿瘤进化规律，肿瘤进化后期尤其是复发转移阶段往往富集关键的分子事件。我们应用高通量的方法分析了 HBV-HCC、RCC 和胃癌晚期富集的关键分子群、应用整合生物学方法分析公共数据库中 CRC 高通量表达数据，构建调控网络，再应用流行病学前瞻性队列研究确定关键分子在肿瘤手术切除组织中的表达对肿瘤术后复发转移及对化疗反应的预测效果。这种预测将对提高患者生存，选择术后治疗措施更有价值。

如前所述，应用 NGS 检测单个体细胞变异在某种类型肿瘤人群中的最高检出率不会很高，难以直接用于肿瘤发生和转移的预测、诊断和治疗。但是患者个体的肿瘤组织中往往同时存在多种功能类似的体细胞变异。这些体细胞变异往往通过改变细胞周期等主要信号通路发挥促进肿瘤进化发育的作用。虽然单个基因变异用途有限，但多种体细胞变异通过影响主要信号网络发挥作用。因此，应用整合生物学的方法阐明肿瘤体细胞变异对主要信号网络（或通路）的影响，并从信号网络（或通路）中发掘出能够决定肿瘤进化发育主要功能的关键治疗靶标和能够指示肿瘤进化发育进程的生物学标志。

四、性别相关恶性肿瘤的进化发育问题

人类性别相关肿瘤分为性别专有肿瘤和性别高发肿瘤。性别专有肿瘤指性别专有器官发生的恶性肿瘤，如男性前列腺癌和女性宫颈癌等。性别高发肿瘤是指在男女两性均有的器官中发生明显不同的肿瘤，如 HCC 在男性中的发病率是女性的 3~4 倍，男性 CRC 发病率是女性的 2 倍，男性胃癌发病率是女性的 2 倍。虽然男性的社会角色导致肿瘤危险因素（如吸烟、饮酒和工作环境污染等）暴露增加，但是无法解释两性肿瘤发生率的巨大差异。性激素在肿瘤发病性别差异方面起重要作用。雌激素与雄激素存在交错的联系，性激素受体与肿瘤微环境的交互作用及相关的共调节信号网络在肿瘤的发生及进展过程中扮演了重要角色。雄激素及雄激素受体（AR）参与了炎症引发的癌变及恶性进展的过程。*AR* 基因位于 X 号染色体长臂 q11-12，是由配体介导进而调节靶基因表达的转录因子。肿瘤微环境中，巨噬细胞持续释放的炎性细胞因子和趋化因子通过 *AR* 基因实现信号转导从而影响肿瘤恶性进展。巨噬细胞的浸润是致癌过程中引发慢性炎症的关键步骤，它可通过调节 AR 介导的炎症趋化因子 /C-C 趋化因子配体（CCL4）/STAT3 信号途径来实现。就 HBV-HCC 而言，脊椎动物叉头蛋白 A（FOXA）和非编码 RNA（ncRNA）对 HCC 发病的性别差异也起到了一定作用。翼状螺旋转录因子 *FOXA* 基因家族包括 *FOXA*1、*FOXA*2 和 *FOXA*3 三个成员，分别由不同基因编码，在脊椎动物发育早期起重要调控作用。在既往研究中发现人 *FOXA*1 基因是核类固醇受体信号的关键调控者，其中部分是通过调控 AR 或雌激素受体（ER）的活性。*FOXA*1 和 *FOXA*2 通过募集 ERα 或 AR 到肝脏对应的靶点，进而调控雌激素或雄激素参与的信号通路。

根据“肿瘤进化发育学说”，性别差异肿瘤进化发育过程应该是性激素受体调控信号调控下的“变异—选择—适应”的进化过程。促炎细胞因子可上调雄激素受体（androgen receptor，AR）基因表达，后者联合促炎细胞因子诱导 AID/APOBEC 等核酸编辑酶基因表达，产生体细胞变异（HBV 变异），变异细胞（或 HBV）绝大多数被免疫和（或）生存选择所淘汰，只有少数细胞适应了炎症和雄激素存在的微环境而生存下来。在雄激素存在条件下，只有生存依赖于 AR 信号通路的细胞才具有生存优势，它们被选择出来，在炎症环境中逐渐实现逆向分化，成为肿瘤“干细胞”，促进这些肿瘤在男性中高发。男性肿瘤的进化和发育同样遵循“变异—选择—适应”的进化规律。AR 介导的信号途径不但在前列腺癌发生和发展中发挥主导作用，也存在于其他男性高

发肿瘤中；反之亦然，即在男性高发肿瘤的进化发育中普遍存在着 AR 介导的致癌信号转导途径也同样在前列腺癌进化发育中起类似作用。正常 AR 介导的信号通路不会导致癌变，只有“被改变”了的 AR 相关信号途径才能致癌。这种 AR 介导的信号途径在男性高发肿瘤进化和发育中起核心作用。我们用图 13-5-3 表示男性高发肿瘤进化发育机制。女性肿瘤发生率明显低于男性的可能原因之一，是雌激素对某些炎 - 癌转化过程起抑制作用。男女均可以患病但在女性中多发的恶性肿瘤（如乳腺癌），依赖 ER 信号途径生长的乳腺癌起始细胞就需要在雌激素环境下进化发育。

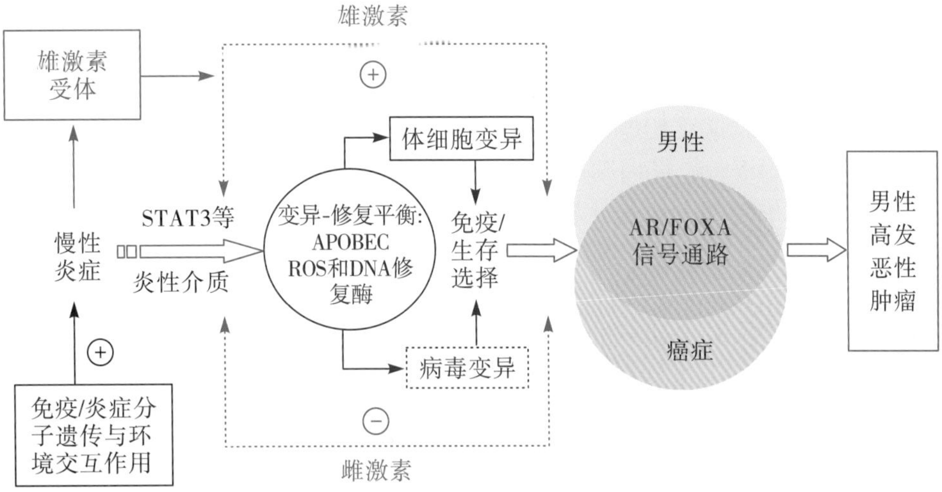

图 13-5-3　慢性炎症促进癌症在男性中高发的进化发育过程

（曹广文）

第 6 节　进化发育学说与肿瘤的特异性防治

“遗传变异，自然选择，适者生存”是达尔文进化论的基本观点，而癌细胞在进化发育过程中也遵循优胜劣汰的原则，在不同的肿瘤微环境中，各种突变型的癌细胞亚克隆被筛选出来，经过不断的增殖形成实体瘤，最后出现浸润和转移，在晚期肿瘤中表现为逃避免疫检查、耐药，甚至更强的干性特征。因此，不同个体之间的肿瘤存在特异性，这种特异性在临床治疗中体现为诊断、治疗上的差异及预后的差异，究其根本是肿瘤分子生物学上的差异。

如何控制肿瘤、降低肿瘤死亡率是目前治疗肿瘤的焦点。要实现这个目标，关键是要探索肿瘤发生的易感因素，并能有效判定哪种癌前病变能够发展为早期癌症及哪种早期肿瘤容易发生侵袭，但前提是要阐明肿瘤发生、发展及转归的规律。晚期肿瘤治疗效果一般较差，所以肿瘤控制的重点应该放在发现患癌高危人群，并开展特异性预防，即早期诊断和早期治疗。对于不同发展阶段的肿瘤应采用针对性措施，对那些早期治疗效果明显优于晚期的肿瘤，早期发现才有实际意义，而对某些中晚期肿瘤，选择合适的治疗方式（如靶向治疗）可有效阻断肿瘤进展，延长有效生存期或实现带瘤长期生存是肿瘤治疗的前途所在。人类对肿瘤控制的方法均根植于对肿瘤发生和发展的分子机制有深入、全面的了解。

癌细胞一般都具有非常强的增殖能力，这是癌细胞得以繁殖生存的基本能力。在局部肿瘤组织中可使增殖最大化的细胞往往有较多的机会将细胞中的基因转移到下一代中。当前肿瘤的疗法存在一个普遍问题，就是研究者力图尽快、尽可能地消除肿瘤从而抑制肿瘤，这会使癌细胞不断进化及对治疗产生一定的耐受性，同时研究者也希望能够有效抑制肿瘤发生转移。如果人类的干预措施并不能够消除所有的恶性肿瘤细胞的话，有些细胞就会逃脱治疗攻击并且生存下来，往往会获得更高的潜能来不断增殖，进而变得更加恶性，最终发生肿瘤转移导致患者死亡。学界越来越清楚地意识到，通过深入剖析多细胞有机体所产生的肿瘤抑制机制，并且将进化理论应用到肿瘤疗法中，或许能帮助改善当前技术来有效控制细胞的恶性进展，并且减少治疗的失败。

“肿瘤进化发育学说”的提出有两个目的：①帮助肿瘤研究者发掘不同肿瘤共同的、具有普遍意义的发生和发展规律，体现中国学者在肿瘤这个重要健康问题上的独立思考。②帮助肿瘤患者或抗癌工作者找到有效的特异性预防肿瘤新策略，发现肿瘤发生和复发转移新标志和靶向治疗肿瘤的新靶标。“肿瘤进化发育学”最终服务于肿瘤控制的两个基本需求：一是采用投入产出合理的方式开展肿瘤早期特异性预防以降低发生率；如果不能降低肿瘤发病率，也应采取有效干预措施，如 HBV 感染导致的 HCC 进行选择性抗病毒治疗等，推迟恶性肿瘤发生和早期侵袭的时间。肿瘤早期特异性预防的重点和关键是在肿瘤发生前确定何种危险因素暴露人群更容易发生肿瘤，鉴定高危癌前病变，提高肿瘤病因学认识，并针对性地采取投入产出合理的公共卫生措施以降低人群肿瘤发生率、推迟发病时间，这一点可能是解决肿瘤问题的根本措施，但是目前被严重忽略。二是采用特异的、多靶点的肿瘤靶向治疗以降低晚期肿瘤的病死率和人群年龄标化死亡率。应该开展针对进化晚期肿瘤的有效靶向、个体化治疗，以提高患者生存质量、延长有效生存时间，而不是盲目治疗，浪费医疗资源。近年来美国学者提出了一种新型治疗手段——“适应疗法”，这个疗法的提出就是基于肿瘤进化的思路。该疗法并不是一味地杀伤尽可能多的癌细胞，而是使用低剂量的药物，维持一部分对药物敏感的癌细胞的存活，从而使对化学药物耐受的细胞类群处于受压制的状态。很长一段时间，临床的治疗方案一直是选择使用高剂量的化学药物刺激，这是因为临床一致认为剂量越高，杀死的细胞数量就越多。然而，根据肿瘤进化的观点，高剂量的治疗是最没有可能控制肿瘤的，这是因为高剂量的药物会无形中筛选出对药物具有抗性的细胞亚群，从而使它们在没有竞争者的环境中自由生长。

“肿瘤进化发育学说”指出，在遗传倾向性存在的条件下，外来因素（如病毒感染）容易导致慢性炎症，去除慢性感染，就可以降低炎症，进而降低肿瘤的发生率和延长肿瘤患者的有效生存，做到肿瘤特异性预防，实现预防医学在疾病控制方面的最大魅力——治未病。“肿瘤进化发育学说”还提出，经过“变异、选择和适应”的进化过程，肿瘤起始细胞通过“干性”信号通路获得选择性生长优势，应用系统生物学方法发现维持和促进肿瘤进化进程的关键功能亚网络的枢纽分子，并针对枢纽分子选择高效靶向抑制剂阻断信号通路是晚期肿瘤治疗的希望。因此，“肿瘤进化发育学说”不但在肿瘤预防、预测预警和早期诊断方面有广泛的应用前景，而且对肿瘤的靶向治疗有重要指导意义。

一、“肿瘤进化发育学说”在肝癌特异性防治中的应用

“肿瘤进化发育学说”源于我们在乙肝病毒致癌作用的研究，乙型肝炎病毒（HBV）所致肝细胞癌（HCC）过程完整演绎了肿瘤进化发育过程。下面我们以 HBV 所引起的 HCC 的防治研究为例，说明“肿瘤进化发育学说”在肿瘤特异性预防和治疗中的应用价值。

（一）如何确定 HBV 慢性感染后 HCC 的高发人群

1.HBV 变异与宿主遗传易感性在乙肝病毒致癌过程中具有交互作用

由于缺乏能模拟 HBV 在人体内真实致癌过程的细胞模型和动物模型，了解 HBV 致癌的进化发育机制最直接的证据一般来自大样本人群流行病学研究。先天遗传易感性来自父母遗传，在个体发展过程中一般不会变化，因此遗传流行病学研究常采用病例对照研究设计，进行全基因组关联分析，发现了很多肿瘤遗传易感位点，但是大多数易感位点基因型与肿瘤风险的关联度并不高，而病毒对 HCC 的风险性达到几十甚至上百。虽然 HBV 环境因素贡献很大，但绝大多数 HBV 慢性感染者在 75 岁之前并不发生 HCC。因此，HBV 只有感染了具有合适遗传背景的人群才能发生 HCC。

必须明确指出，虽然单核苷酸基因型（SNP）在个体发育过程中不发生变化，但必须和后天发育过程中出现的体细胞突变区别开来。HBV 变异对 HCC 的促进作用只有在一定的炎症免疫基因型条件下才能实现，如在携带促进 HBV 慢性化的单核苷酸基因型的人群中，只有 HBV 变异才能促进肝炎患者的肝硬化和 HCC 的发生；我们研究发现 C1653T、T1674C/G 和 G1896A 等 HBV 变异与促进 HBV 免疫清除的 HLADP 基因型之间的交互作用显著地降低肝硬化的风险；在 HBV 基因型 C 感染的人群中，T1674C/G 或 G1719T 变异与促进 HBV 免疫清除的 HLADP 基因型（rs9277535AA）之间的交互作用显著地降低 HCC 的风险。这些研究表明，不但 HCC 相关 HBV 变异的产生与宿主免疫遗传易感性有关，而且 HBV 变异对 HCC 的促进作用也依赖于人群特定的免疫遗传背景和癌症相关基因的遗传背景。这种特殊的遗传特征和环境在肿瘤发生中的交互作用，对确定哪种 HBV 感染者更易发生 HCC 具有重要价值。

流行病学病例对照研究只能说明肿瘤等疾病结局和暴露因素（如 SNP 基因型）之间的统计学关联，理论上不能确定病因关系；而流行病学队列研究能够确定肿瘤等疾病的病因。采用设计良好的流行病学队列研究，尤其是数据质量更可靠的前瞻性队列研究可以确定某些遗传因素和某些 HBV 指标及其他环境暴露（如黄曲霉素 B_1 等），在 HBV 致癌过程中的交互作用。确定何种 HBV 感染者在何种遗传背景和环境暴露下更加容易发生 HCC，阐明 HBV 致癌进化发育过程中的各个关键环节，并针对各个关键环节建立实时、恰当且具有针对性的干预措施以阻断 HCC 进化发育过程，可以有效降低 HCC 的发生率并推迟发病时间。因此，建立长期观察的 HBV 慢性感染者队列研究具有极其重要的意义。

以“肿瘤进化发育学说”的观点比较 HBV 致癌队列研究和其他疾病的队列研究，有以下特点：①其他疾病的队列主要研究内容是确定基线危险因素暴露与疾病发生之间的关系，在多数情况下只需要确定不同基线暴露人群的疾病发生率差异即可；但在 HBV-HCC 进化中存在这样一个事实，即 HBV 致癌过程中，由于病毒和宿主免疫之间持续的相互作用，病毒浓度和乙型肝炎 e 抗原（HBeAg）的状态是变化的，在年轻感染者，HBeAg 阳性的病毒浓度较高；随着感染时间的延长，HBeAg 转换，病毒浓度可以下降 1~2 个数量级，在研究病毒浓度和（或）HBeAg 状态作为暴露因素时，这种暴露在后续观察时间内可能已经不存在了，所以在 HBeAg 转换后再确定病毒浓度与肝病之间的关系结果更加可信。②随着慢性炎症持续时间的延长，免疫因素对 HBV 变异的选择加深，主要是 HCC 相关 HBV 变异的频率和种类均不断增加或累加，在研究 HBV 变异作为暴露因素时，这个暴露水平在不断地增加。因此，在 HBV-HCC 发生队列和预后队列中，需要获取不同随访时间段的外周血生物样本以监测乙肝病毒水平、HBeAg 转换情况和 HBV 变异发生频率。这样才能更加准确地反映这些变化的危险因素暴露与 HCC 之间的因果关系，确定肿瘤发生前的危险性检测点，有利于开展投入产出合理的肿瘤预防工作。

2. 采用病例对照研究与队列研究的互补优势研究 HBV 致癌过程

建立 HBV 慢性感染者队列是确定 HCC 病因和制定有效预防控制措施最重要的研究策略。流行病学病例对照研究能够发现 HBV 致癌过程的不同阶段中表现出来的分子事件与 HCC 危险性之间的统计学关联；而队列研究能够确定何种分子事件暴露与 HCC 发生之间的因果关系。但是，HBV 致癌一般需要几十年时间，队列研究往往因为随访时间长，存在依从性差、失访率高和患者自行采取各种正规的抗病毒治疗和大量非正规的综合治疗措施等问题，对研究结果可能造成较大的干扰。事实上，长期观察以社区为基础的 HBV 慢性感染者获得 HCC 的数量往往很少，显著低于以医院为基础的乙肝患者，因为肝炎症状较明显的患者往往选择去医院接受治疗，而炎症反复发作本身就是 HCC 发生的重要原因。

目前 HBV 慢性感染的自然史已经很明确，采用自然史中不同节点的病例进行横断面研究可以弥补前瞻性队列研究的缺陷。此外，结合回顾性队列和前瞻性队列，有望节省队列研究的随访时间，从而获得相互补充的结果。尽管如此，队列研究对确定何种 HBV 感染者更易发生 HCC、何种 HBV-HCC 患者术后更易复发转移，以及采取何种特异性预防措施降低 HCC 发生率、延长 HBV-HCC 患者的有效生存期具有重大意义。

3.HBV 变异、人口学和临床指标对 HCC 发生和术后复发的预测作用

我国香港和台湾的队列研究证实，年龄超过 40 岁、男性、肝硬化、HBV 浓度升高（≥ 10^4 拷贝 / 毫升）、HBeAg 阳性、HBV 基因型 C2 和基因型 B2）、清蛋白降低、转氨酶升高和胆红素升高是 HBV 慢性感染者发生 HCC 的主要危险因素。我们开展了以医院乙肝患者（排除纳入研究 1 年内发生失代偿肝硬化和 HCC 的患者）为基础的回顾性结合前瞻性队列研究（又称混合型队列研究）。长期随访（随访 18 406 人年）证实，年龄超过 40 岁、男性、肝硬化是乙肝患者发生 HCC 的独立危险因素。以 A1762T/G1764A 为基础的 HBV 变异组合在随后能够发生 HCC 的感染者中出现的频率显著高于后期不发生 HCC 的 HBV 慢性感染者，能够显著预测 HCC 的发生和死于 HBV 相关终末期肝病（HCC 和肝衰竭）的风险。我们还发现，基线 HBV 变异（入院时采集的血样中 HBV 变异）的组合可以显著提高在中国香港和台湾队列研究中发现的人口学指标和临床检测指标对 HCC 发生的预测作用。这是首次在我国大陆地区开展的 HBV 慢性感染人群发生 HCC 的大规模队列研究，为 HCC 的预测和预防奠定了基础。

（二）HBV-HCC 的特异性预防

1.HBV 慢性感染者 HCC 的预防

接种 HBV 疫苗是预防 HBV 感染，尤其是儿童 HBV 慢性感染的有效手段。在我国台湾，由于在全省范围内大规模接种乙肝疫苗较早（1984 年），已有资料证实儿童 HCC 发生率显著下降，对成人 HCC 的预防作用尚待系统评估。大陆地区普遍接种 HBV 疫苗较晚（上海 1987 年，全国其他地区 1992 年），对 HCC 发病率的影响尚待评估。疫苗接种不能对已经发生 HBV 慢性感染人群的感染状态造成影响。对于目前我国接近 1 亿的 HBV 慢性携带者来说，控制 HCC 的主要预防措施是抗病毒治疗。为了防止抗病毒治疗带来的耐药性流行、降低社会经济负担，只有对能够发生 HCC 的慢性携带者（32% 男性和 9% 女性 HBV）进行积极抗病毒治疗，实时监测已发现早期有手术切除机会的 HCC 才有价值。因此，事先确定何种 HBV 慢性感染者能够发生 HCC 显得更加重要。

我们在以上大规模慢性 HBV 感染者队列中发现，标准抗病毒治疗可以显著降低乙肝患者 HCC 发生率和肝病死亡。进一步研究发现，抗病毒治疗只能在携带以 A1762T/G1764A 为基础的 HBV 变异组合的乙肝患者中预防 HCC 发生，对没有 HBV 变异的乙肝患者抗病毒治疗不能显著降低 HCC 的发生率。进一步分析发现抗病毒治疗能够显著降低 A1762T/G1764A 和 C1653T 变异对 HCC 的危险性，但是不能降低 T1753V 对 HCC 的危险性，显示了肿瘤进化发育学对肿瘤个体化预防的贡献。因此，基线 HBV 变异数据对开展 HCC 的积极特异性预防至关重要。

2. HBV-HCC 术后复发的预防研究

我们以社区（上海市杨浦区）为基础的流行病学研究证实，手术切除和肝移植是目前治疗 HCC 的有效方法，直接证据是接受手术治疗的 HCC 患者 3 年和 5 年生存率要显著高于未接受手术治疗的患者，当然，这里无法排除能及时发现

肝癌并接受手术切除人群具有较好的社会经济条件及医保措施对生存率的影响。但是，即使接受了外科治疗，仍有接近 70% 的 HCC 患者 5 年内死于 HCC 复发。确定 HCC 术后复发的危险因素对术后采取治疗措施提高 5 年生存率意义重大。我们研究了外周血 HBV 浓度和 HBV 变异及切除的 HCC 组织和癌旁病理学“正常”组织中基因表达、HBV 整合等信息对 HCC 术后复发的影响，发现在外周血中，HBV-DNA 浓度增加、HBV 基因型 C 及其 HCC 相关 HBV 变异、嗜中性粒细胞 / 淋巴细胞的比例增加、高浓度巨噬细胞游走抑制因子和高浓度骨桥蛋白预示 HCC 预后不良；在肿瘤组织中，嗜中性粒细胞 /$CD8^+$ 淋巴细胞的比例增加、Treg 细胞 /$CD8^+$ 淋巴细胞的比例增加、促进新血管生成因子增加、细胞生长或生存促进因子增加及炎症信号通路增强预示 HCC 术后早期复发；在癌旁肝组织中，高浓度 HBV-DNA、以 A1762T/G1764A 为基础的 HBV 变异、高浓度巨噬细胞、高浓度活化的形状细胞和肥大细胞、巨噬细胞克隆刺激因子及其受体高表达、胚胎生长因子高表达、Th1 样细胞因子向 Th2 样细胞因子转换、炎症相关基因表达及促癌信号通路的活化能够预测 HCC 晚期复发。

在以上诸多HBV-HCC不良预后危险因素中，可以干预的指标是病毒浓度。在预后队列中，我们首先应用随机队列方法开展 HBV-HCC 术后抗病毒治疗，发现抗病毒治疗可以显著降低肝脏炎症，提高患者生存率、延长生存期。在此基础上计算合理样本量，开展随机对照临床试验，结果发现：①抗病毒治疗可以显著延长 HBV-HCC 术后生存期；②抗病毒治疗可以在 6 个月内显著缓解肝脏炎症，有利于残肝再生；③手术切除癌旁组织中存在以 *CtHBx* 基因形式整合到患者基因组上的患者，抗病毒治疗不能延长有效生存期。该研究结果对 HBV-HCC 的三级预防具有重要实际指导作用。

（三）肿瘤进化发育学说对乙型肝炎致癌“4P 模式医学”的贡献

检验一种医学理论是否具有实用价值在于两个方面：①能否反映疾病发生、发展的客观规律；②能否用来指导疾病的预测、预防、诊断及治疗的实践。“肿瘤进化发育学说”能够反映炎 – 癌转化的客观规律，整合了炎症因子促进体细胞变异和促进表观遗传调控基因表达机制，对肿瘤发生、发展理论具有重要创新。在实践方面，“肿瘤进化发育学说”在以下两个方面能够服务于 HCC 控制的基本需求：①用于指导 HCC 早期预防和干预，以降低发生率、推迟 HCC 发病时间；②开展针对性的 HCC 治疗以降低 HCC 病死率。HCC 早期预防的关键是在肿瘤发生前确定何种 HBV 感染人群容易发生 HCC，并有针对性地采取投入产出合理的抗病毒治疗措施以降低 HCC 发生率、推迟发病时间，这一点可能是解决我国 HCC 问题的根本措施；另一方面是开展针对晚期肿瘤的有效靶向、个体化整合治疗，以提高患者生存质量、延长有效生存时间。

在遗传易感性存在的条件下，“肿瘤进化发育学说”提出 HBV 感染容易导致慢性炎症，而抗病毒治疗可降低炎症，进而降低 HCC 的发生率和延长 HCC 患者的有效生存时间，做到 HCC 特异性预防，实现 HCC 预防工作“关口前移”，以达到预防医学“治未病”的目的。HBV 及其癌变前肝细胞经过炎症促进的“变异、选择和适应”的进化过程，使肿瘤起始细胞经“干性”信号网络获得逆向进化机会，表现出肿瘤进化的异质性，针对枢纽分子选择高效靶向抑制剂阻断信号通路是晚期肿瘤治疗的希望。因此，“肿瘤进化发育学说”不但为 HCC 预防、预测和预警及早期诊断提供了广泛的应用前景，而且对 HCC 的新一代靶向治疗有重要指导作用，体现了“4P 模式医学”，即预测性（predictive）、预防性（preventive）、个体化（personalized）和大众参与性（participatory）。该学说不但在 HCC 的预防和控制领域发挥作用，也将对几乎所有组织类型恶性肿瘤的发病机制研究及公共卫生预防和控制方面发挥建设性指导作用。“肿瘤进化发育学说”不但对结肠癌等其他“狭义”炎症相关肿瘤，而且对所有的“广义”炎症相关恶性肿瘤的预测、个体化预防和靶向治疗均有重要的指导作用。

二、“肿瘤进化发育学说”在其他肿瘤中的应用

肝炎向肝癌的发展过程具有明显的进化特点，其他常见肿瘤虽然具有各自的进化特点，但是由炎症进化发展成癌的背景是一致的。炎症与肿瘤之间的联系是一个快速进展的研究领域，流行病学证据表明伴随炎症的发生而发挥作用的宿主免疫系统在不同肿瘤的发生与进展中起到非常关键的作用。然而，炎症促进肿瘤发生的分子机制仍未完全阐明。如何在炎症进展为肿瘤的阶段控制进展，将是肿瘤特异性防治的关键所在。

炎症性肠病是结肠炎相关性癌的一个重要危险因素。长期以来，来源于结肠活检的异型增生组织学证据是确定肿瘤风险和决定临床管理的“金标准”。然而，异型增生的组织学检查也存在一定限制，例如，组织学活检取材的焦点性等常常使随机的活检检测存在假阴性，病理学解释存在人为性差异，以及肿瘤也可发生于无任何明显征兆的可检测性异型增生等，部分限制了组织活检的价值。因此，选取更新的分子标志与异型增生组织学证据互补评测肿瘤风险应是一个更为恰当的评估策略。

食管癌是我国最常见的恶性肿瘤之一，早期食管癌手术治疗后 5 年生存率可达 90% 以上，而中晚期食管癌 5 年生存率仅为 10%~15%，所以早期诊断食管癌对降低死亡率具有重要意义。采用免疫组化等方法检测生物学分子标记物在食管癌组织中的表达情况，分析发生不同分子变化的食管癌患者的生存风险，进一步了解食管癌预后的分子机制，对食管癌的诊治与效果的评估及预测预后均有指导价值。

手术治疗是目前胃癌得到根治的有效方式之一，标准根治手术的开展使胃癌疗效得到一定程度的提高，但近年来的临床研究证实，手术范围的无限扩大并不能进一步提高对胃癌的治疗效果。进一步提高疗效有赖于以手术为主的整合治疗。术后辅助化疗明显延长了胃癌术后患者的总体生存期和无病生存期，术前新辅助化疗使部分患者获得根治手术准入，提高了根治手术率，即使是姑息化疗，也在一定程度上延缓了晚期并发症的出现，提高了晚期胃癌患者的生活质量。近年来，靶向治疗作为肿瘤治疗的一种新手段，在胃癌治疗中也显示出一定疗效，逐渐受到学界的重视。

从 20 世纪 50 年代早期开始，肺癌就已经成为很多国家恶性肿瘤死亡的首要原因。肺癌的生存率很大程度上取决于最初诊断时肺癌的分期。而炎症在肺癌发生过程起重要作用，引发慢性炎症的原因可为传染性病原体，也可是其他环境危险因素的暴露，如石棉、二氧化硅和吸烟等。肺部炎症性疾病与肺癌的发生相关，包括慢性阻塞性肺疾病、肺炎、肺结核等。且动物实验也证实炎症与肿瘤发生、发展相关。炎症在肺癌的发生、发展过程中起很大作用。吸烟引起炎症，香烟烟雾中除了含有已知的致癌物质外，还含有高浓度的氧化剂。香烟烟雾通过生成活性氧化剂物种（ROS），导致肺部慢性炎症状态。吸烟在早期基因变异和缺陷基因增多的过程中扮演重要角色。肺癌在体内潜伏时间可长达 20 年，而且，早期潜伏的变异基因可能存在多样性，单个肿瘤的不同部分可能存在不同种类的变异基因，致使针对某种基因变异的靶向治疗失效。吸烟导致最初的基因变异可能出现在确诊前的 20 年前。此后，变异基因可以在体内静默潜伏，直至某一次新的变异突然激发集体变异，致使病情加重，癌细胞扩散。这解释了为何 2/3 的肺癌患者确诊时已到晚期。肺癌的早发现非常关键，对于预防、早期诊断乃至选择合理的治疗策略具有十分重要的医学和社会意义。肺癌是一种异质性疾病，它的发生和发展是一个多阶段、多步骤并逐渐演化的过程。

肾癌是一种具有高度异质性的肿瘤，目前的研究表明，肾癌不仅在不同患者之间存在发生、发展及预后的差异，甚至在同一患者体内还存在肿瘤组织的生物学差异，这就为肿瘤的特异性治疗提出了巨大的挑战。近年来，随着对肿瘤分子生物学的深入研究，许多肿瘤分子标志物陆续被发现。如肾癌中部分细胞具有与胚胎干细胞表面相同的标志物 CD133、CD44、CD105，且这三种标志物在阳性患者的预后评估中较阴性患者均更差；肾癌对放化疗不敏感，免疫疗法对肾癌的治疗更为理想，在最近的 10 年中，美国 FDA 批准上市了 7 种用于肾癌晚期治疗的靶向药物，分别

是依维莫司、舒尼替尼、阿西替尼、索拉非尼、帕唑帕尼、西罗莫司、贝伐单抗联合干扰素，均在一定程度上延长了肾癌患者的生存时间，但是肾癌的高度异质性，以及肾癌晚期肿瘤细胞对药物的耐受反应使靶向药物的治疗效果不能令人满意，因此根据肿瘤进化发育学原理，对肾癌患者进行“精准医疗”可能是将来解决肾癌异质性难题的最终手段。

前列腺癌为多病灶的异质性肿瘤，是在慢性炎症的环境中，经过炎症因子及致癌物的反复刺激导致前列腺细胞异常增生而发生。它的发生完全符合肿瘤进化发育学说对肿瘤进化的描述，因此根据进化发育学说的指导，对前列腺癌炎症早期的分子事件进行预测预警对预防及治疗前列腺癌至关重要。但是目前还没有明确的肿瘤分子标志物用于前列腺癌的预测，绝大部分的分子标志物仅限于实验室研究阶段，因此尽快筛选出特异性较强的分子标志物是临床早发现、早诊断、早治疗的关键。

宫颈癌的发生与高危型 HPV 的持续感染有必然联系。目前大量的研究表明，高危型 HPV 的持续感染会加速宫颈癌的发生，以及宫颈癌由良性向恶性转化的步伐。宫颈癌的发生虽然存在宿主易感性和环境 / 行为的协同作用，但 HPV 的感染是必不可少的，因此宫颈癌可防、可控，HPV 疫苗目前是宫颈癌预防的一级预防措施。但是对于已经感染的患者，早期筛查技术尤为重要。HPV 感染产生的持续性炎症会导致体细胞突变，最终导致肿瘤的发生，其发展过程符合肿瘤进化发育学假说的原理，同时对宫颈癌样本做通路富集分析的结果显示干性通路被明显富集，进一步支持了肿瘤进化发育学的观点；因此，对宫颈癌患者的早期筛查可以借助肿瘤进化发育学说的原理，对早期炎 – 癌转化中关键的分子事件和节点进行探索，提供有个体化的整合诊疗方案。

卵巢癌的发生涉及遗传因素、环境因素和炎症因素，其中炎症因素的作用已在部分研究中得到证实，发现卵巢癌的分期和预后与慢性炎症的严重程度相关，且高水平的炎性因子可以促进肿瘤的生长，降低患者对化疗的敏感性。因此，根据肿瘤进化发育学假说，控制炎症发生并进行早期筛查是预防卵巢癌发生的重要手段，可以在最大程度上提高患者的生存时间和生存质量，同时节省公共医疗和卫生资源。但目前临床缺乏“早发现”的手段，大部分患者在确诊时已属于晚期，而手术及化疗等传统手段对晚期患者的效果较差，所以靶向治疗和免疫治疗就成为目前临床治疗的突破口。靶向药物治疗可以降低普通药物对患者机体的普遍损伤，免疫治疗可以帮助免疫功能紊乱的晚期患者提高免疫系统对肿瘤的杀伤作用，整合两种手段可以有效地延长患者的生存时间。

（曹广文）

参考文献

[1] Horsman MR, Vaupel P. Pathophysiological Basis for the Formation of the Tumor Microenvironment. Front Oncol, 2016, 6: 66.

[2] Cammarota F, Laukkanen MO. Mesenchymal stem/stromal cells in stromal evolution and cancer progression. Stem Cells Int, 2016, 2016: 4824573.

[3] Wargo JA, Reddy SM, Reuben A, et al. Monitoring immune responses in the tumor microenvironment. Curr Opin Immunol, 2016, 41: 23–31.

[4] Galdiero MR, Bianchi P, Grizzi F, et al. Occurrence and significance of tumor-associated neutrophils in patients with colorectal cancer. Int J Cancer, 2016, 139: 446–456.

[5] Rankin EB, Giaccia AJ. Hypoxic control of metastasis. Science, 2016, 352: 175–180.

[6] Sun B, Zhang DF, Zhao N, et al. Epithelial-to-endothelial transition and cancer stem cells: two cornerstones of vasculogenic mimicry in malignant tumors. Oncotarget, 2016, 8(18): 30502–30510.

[7] Mariucci S, Rovati B, Bencardino K, et al. Flow cytometric analysis of circulating endothelial cells and endothelial progenitors for clinical purposes in oncology: A critical evaluation. Mol Clin Oncol, 2016, 4: 909–917.

[8] Zhou SL, Zhou ZJ, Hu ZQ, et al. Tumor-associated neutrophils recruit macrophages and T-regulatory cells to promote progression of hepatocellular carcinoma and resistance to Sorafenib. Gastroenterology, 2016, 150(7): 1646–1658.

[9] Kim JM, Chen DS. Immune escape to PD-L1/PD-1 blockade: seven steps to success (or failure). Ann Oncol, 2016, 27(8): 1492–1504.

[10] Huang PY, Guo SS, Zhang Y, et al. Tumor CTLA-4 overexpression predicts poor survival in patients with nasopharyngeal carcinoma. Oncotarget, 2016, 7(11): 13060–13068.

[11] Becht E, de Reyniès A, Giraldo NA, et al. Immune and stromal classification of colorectal cancer is associated with molecular subtypes and relevant for precision immunotherapy. Clin Cancer Res, 2016, 22(16): 4057–4066.

[12] Li Y, Jia HX, Yu WC, et al. Nomograms for predicting prognostic value of inflammatory biomarkers in colorectal cancer patients after radical resection. Int J Cancer, 2016, 139(1): 220–231.

[13] Xu XW, Chang WJ, Yuan J, et al. Periostin expression in intratumoral stromal cells is prognostic and predictive for colorectal carcinoma via creating a cancer-supportive niche. Oncotarget, 2016, 7(1): 798–813.

[14] Steinbichler TB. Tumor-associated fibroblast-conditioned medium induces CDDP resistance in HNSCC cells. Oncotarget, 2016, 7: 2508–2518.

[15] Chanmee T, Ontong P, Itano N. Hyaluronan: A modulator of the tumor microenvironment. Cancer Lett, 2016, 375(1): 20–30.

[16] Turley EA, Wood DK, McCarthy JB, et al. Carcinoma Cell Hyaluronan as a "Portable" Cancerized Prometastatic Microenvironment. Cancer Res, 2016, 76: 2507–2512.

[17] Li R, Zhang H, Liu H, et al. High expression of C-C chemokine receptor 2 associates with poor overall survival in gastric cancer patients after surgical resection. Oncotarget, 2016, 7(17): 23909–23918.

[18] Nywening TM, Wang Gillam A, Sanford DE, et al. Targeting tumour-associated macrophages with CCR2 inhibition in combination with FOLFIRINOX in patients with borderline resectable and locally advanced pancreatic cancer: a single-centre, open-label, dose-finding, non-randomised, phase 1b trial. Lancet Oncol, 2016, 17(5): 651–662.

[19] Petljak M, Alexandrov LB, Brammeld JS, et al. Characterizing Mutational Signatures in Human Cancer Cell Lines Reveals Episodic APOBEC Mutagenesis. Cell, 2019, 176(6): 1282–1294.

[20] Siriwardena SU, Chen K, Bhagwat AS. Functions and Malfunctions of Mammalian DNA-Cytosine Deaminases. Chem Rev, 2016, 116(20): 12688–12710.

[21] Middlebrooks CD, Bandy AR, Matsuda K, et al. Association of germline variants in the APOBEC3 region with cancer risk and enrichment with APOBEC-signature mutations in tumors. Nat Genet, 2016, 48: 1330–1338.

[22] Liu W. Genetic polymorphisms predisposing the interleukin 6-Induced APOBEC3B-UNG imbalance increase HCC risk via promoting the generation of APOBEC-Signature HBV mutations. Clin Cancer Res, 2019, 25(18): 5525–5536.

[23] Wang D, Li XJ, Li J, et al. APOBEC3B interaction with PRC2 modulates microenvironment to promote HCC progression. Gut, 2019, 68 (10): 1727–1728.

[24] Lin CY, Erkek S, Tong Y, et al. Active medulloblastoma enhancers reveal subgroup-specific cellular origins. Nature, 2016, 530(7588): 57–62.

[25] Khurana E, Fu Y, Chakravarty D, et al. Role of non-coding sequence variants in cancer. Nat Rev Genet, 2016, 17(2): 93–108.

[26] Lloyd MC, Cunningham JJ, Bui MM, et al. Darwinian dynamics of intratumoral heterogeneity: not solely random mutations but also variable environmental selection forces. Cancer Res, 2016, 76(11): 3136–3144.

[27] Miller KR, Patel JN, Ganapathi MK, et al. Biological role and clinical implications of homeobox genes in serous epithelial ovarian cancer. Gynecol Oncol, 2016, 141(3): 608–615.

[28] Lee RT. Hedgehog signalling. Development, 2016, 143(3): 367–372.

[29] Liu WB, Wu JF, Du Y, et al. Cancer Evolution-Development: experience of hepatitis B virus-induced hepatocarcinogenesis. Curr Oncol, 2016, 23(1): e49–56.

第 14 章 肿瘤学研究的模式生物技术

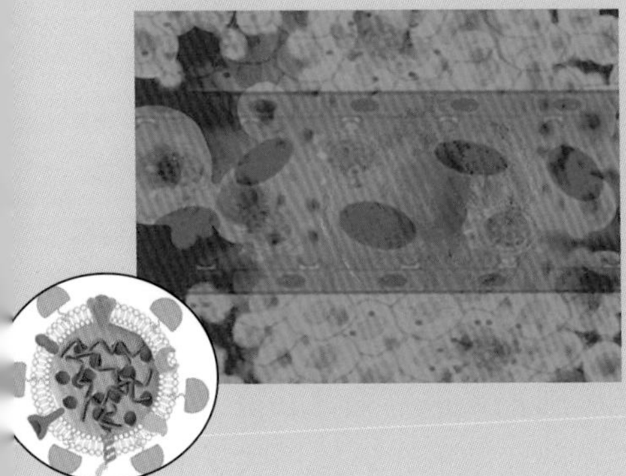

引 言

整合医学从人的整体出发将医学及其相关学科领域的知识理论和临床专科实践经验加以整合，并基于社会、环境、心理的现状进行修正和调整，成为全面和深入认识人体健康、治疗人类疾病的新医学体系。

为此，在揭示肿瘤发生、发展和侵袭转移的过程和机制研究中，各种模式动物及新检测技术和方法都发挥了巨大作用。目前，常用于肿瘤学研究的模式生物有小鼠、大鼠、斑马鱼等。这些模式生物具有遗传背景清晰、遗传改造技术成熟、繁殖能力强、繁殖周期短等特点，而且与生命结构和功能相关的基本基因组与人类的相似度高。模式生物的上述特点，保证了针对不同模式生物恶性肿瘤研究的可行性和有效性，也使科研人员以较低成本快速获取大量生理或病理实验数据成为可能。例如，以小鼠为模式动物建立的肿瘤研究平台已广泛用于人血液肿瘤和肺癌、肝癌、结肠癌、前列腺癌、乳腺癌等绝大多数实体瘤的成因、发生发展过程和机制、转移过程和机制、检测和治疗等研究，帮助人们深入认识肿瘤本质。同时，模式动物的肿瘤研究平台也是转化医学研究的重要工具，广泛应用于抗瘤治疗药物的筛选，抗瘤新疗法和技术的研发和优化。近年来，随着“肿瘤精准医疗”理念的发展，人源化模式动物的构建成为热点。作为最接近人类临床实际情况的肿瘤模型，人源肿瘤组织异种移植模型（PDX）在肿瘤药物评估、靶点筛选及个性化整合治疗等方面发挥着重要作用，极大地推动“肿瘤精准医疗”进程。不断发展的成像技术和数据处理技术帮助学界能够实时、更清晰地多维度呈现模式动物组织器官内的肿瘤发生、发展和转移的细胞，为肿瘤发生、发展和转移的早期诊断及干预治疗提供多维度精准的在体数据。

第1节 小鼠在肿瘤发生和发展研究中的应用

一、PDX小鼠模式动物在肿瘤侵袭转移研究中的应用

人源肿瘤异种移植模型（patient-derived tumor xenograft，PDX）是一种将肿瘤患者的肿瘤组织移植至重症免疫缺陷型小鼠（NSG）体内，并使肿瘤组织在小鼠体内生长而构建成的一种肿瘤模型。从患者来源的异种移植模型（PDX）已经成为转化研究和临床前测试的重要平台，已被用于肿瘤相关研究的方方面面，如研究肿瘤转移的机制、新的治疗靶点及治疗效果、新的治疗整合方案、根据耐受性和敏感性及初级和次级耐药性制定的最佳方案等。通过向严重免疫缺陷小鼠（或大鼠）移植人的外周血单核细胞、$CD34^+$造血干细胞（HSC）或人胸腺组织，可以构建免疫系统人源化的小鼠（或大鼠）模型。目前，基于免疫系统人源化小鼠建立的PDX动物模型能够帮助研究者更好地研究人的免疫系统在肿瘤侵袭和转移过程中的作用，并在抗瘤药物筛选与疗效研究中展示了独特的应用优势。

过去10年间，一些机构已经建立了患者来源的异种动物肿瘤移植模型，这些模型总体上代表了不同类型和亚型的肿瘤。如乳腺癌，所有乳腺肿瘤亚型都已建立了PDX模型。在机制研究方面，过去常采用人类癌细胞系进行异种移植，与之相比，患者来源的异种移植更有效地反映了肿瘤的

异质性，其生物学性质保持得更加完整，与临床相似度更高。在临床应用上，患者来源的异种移植模型更准确地反映了已知肿瘤类型对药物的敏感性。同时，从人体新鲜肿瘤样本中获得的异种移植物可以通过连续传代来维持和扩增，而不会改变在第一次传代时生长的肿瘤遗传和生物学特性。基本方法如图 14-1-1 所示。

通过全外显子组测序，Ding 等证实了从原发性乳腺癌获得的异种移植和其脑转移之间的巨大相似性。在 85 例从结直肠癌患者肝转移瘤中获得的患者来源的异种移植的研究中，分别使用抗 EGFR 单抗（西妥昔单抗）和安慰剂进行治疗，在 *K-ras* 野生型的异种移植中，西妥昔单抗诱导了 16.7% 的应答率，这一结果与使用西妥昔单抗或帕尼单抗的患者的应答率（13%）非常相近。

二、RIP1-Tag2 转基因小鼠模型在肿瘤发生研究中的应用

RIP1-Tag2 小鼠模型是 Hanahan 和 Folkman 在开拓研究中使用最早的致癌小鼠模型之一，用于鉴定和表征血管生成转换和胰腺神经内分泌瘤的多步进展。由于肿瘤发展迅速且血管形成性高，使它成为从早期到今天开发和评估抗血管生成疗法的反应和复发的非常有价值的临床前工具。RIP1-Tag2 模型对药物疗效的研究预测有助于推动临床试验，该试验是 Douglas Hanahan 在研究正常组织致癌转化的过程中，出于对新开发的转基因技术的浓厚兴趣，利用功能强大的大鼠胰岛素启动子在胰岛 β 细胞中表达病毒癌基因 SV40 T 抗原从而研发成功的 RIP1-Tag2 小鼠。RIP1-Tag2 小鼠是评估抗血管生成药物治疗反应和复发的一个强有力的模型。RIP1-Tag2 模型的临床前研究预测了两种已批准疗法的疗效，尽管该模型是多灶性的，快速进行性的，并由病毒癌基因驱动，但它与人类相似。由于有些原始神经外胚叶肿瘤（PNET）患者在可用的靶向治疗方面取得了进展，因此需要进一步开发治疗反应的生物标志物，以及来自人源化小鼠模型中耐药性肿瘤的患者衍生异种移植（PDX）模型，来鉴定有益的辅助或并行治疗。β 胰岛细胞癌变的 RIP1-Tag2 模型已在研究中发挥了主要作用，即提示了肿瘤血管生成的机制基础，对抗血管生成疗法引起的环境压力的适应性提出了宝贵的见解和关于临床成功和失败的预测。

三、MMTV-PyMT 乳腺癌小鼠模型在乳腺癌发生和发展中的应用

MMTV-PyMT 小鼠乳腺癌模型由 Guy、Cardiff 和 Muller 于 1992 年构建，已被广泛用于乳腺癌进展的多个方面研究，例如血管生成的调控、癌细胞的扩散及转移性移植。通常，早期恶性转变发生在 8~12 周龄，并与多核性细胞增加、白细胞在髋臼周围的浸润及血管生成有关。血管生成的转变（将静态、非血管生成的脉管系统转换为活

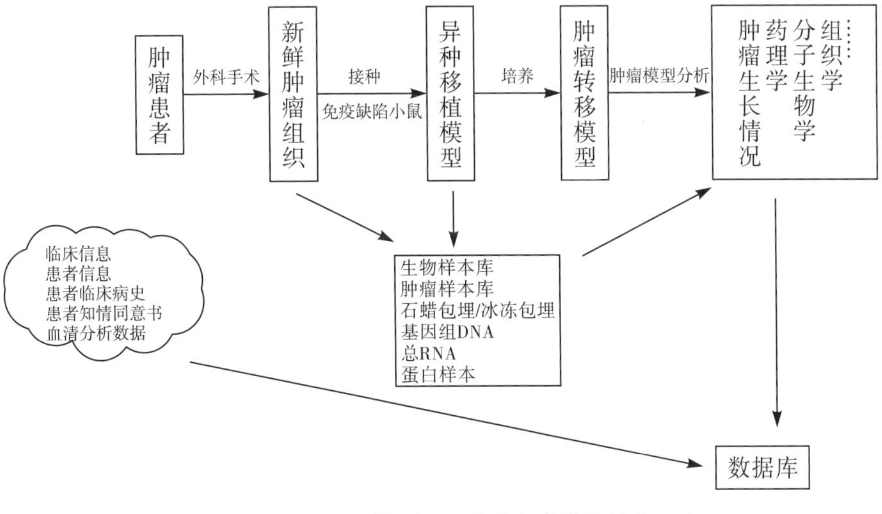

图 14-1-1　PDX 模型用于肿瘤侵袭转移基本方法

跃生长且浸润的脉管系统）通常划为良性病变向恶性进展的界线。从恶变前到恶变的过程中血管分布和密度发生变化。在早期腺癌中，病变中心的腺泡结构被小的实性结节取代，实性结节显示出多核性和细胞间异型性增加，高密度的血管网络在实性结节区域变得很明显，而周围的恶变前腺泡与血管生成无关。在 MMTV-PyMT 小鼠中，腺癌而非癌前腺瘤的发展伴随血管生成。值得注意的是，在早期或晚期腺癌中均发现了高密度和低密度血管网络。转基因（自发性）肿瘤中血管的特征和密度的变化可能受多种参数控制，包括时空调节的促血管生成因子和抗血管生成因子、炎性介质的表达及生物物理力，它们可以动态控制不同肿瘤微环境中的血管功能及血管的生长和消退。MMTV-PyMT 小鼠也常用于抗血管生成治疗的临床前试验，它可以提供用于研究抑制血管生成的动力学和血管正常化抗血管生成药物的模型。

尽管在原发性腺癌中已广泛研究了血管生成，但我们对 MMTV-PyMT 小鼠中有关控制肺转移血管形成的机制知之甚少。由于宏观的肺转移仅在衰老的小鼠（12~16 周龄）中才可见，因此多灶性原发肿瘤的形成可能会严重限制研究者对转移灶的检查。

四、血管生成性肿瘤植入小鼠模型在肿瘤发生和发展中的应用

肿瘤可作为异种移植物或同基因移植物植入小鼠体内，也可在生长肿瘤的器官部位进行皮下或原位植入。目前已经有许多血管生成性肿瘤模型，例如神经胶质瘤（U87 人胶质母细胞瘤、小鼠 GL261 神经胶质瘤），乳腺肿瘤（MDA-MB-231、66cL4 小鼠），肺癌（人 LNM35），黑色素瘤（B16 小鼠黑色素瘤），前列腺肿瘤（人前列腺 CWR22Rv1 肿瘤）。肿瘤细胞可以单细胞悬液的形式注射，包埋在基质（如基质胶）中，也可以植入类器官。可以构建体转导细胞（如荧光素酶），并且在成像之后观察肿瘤发展。肿瘤植入物模型对于破译肿瘤血管生成及相互作用具有重要价值。唯一的缺点是异种移植中缺乏适应性免疫系统，因此在解释数据时要严谨。血管生成性肿瘤植入模型的另一个挑战是植入部位。通常，最好是原位植入肿瘤细胞，因为这种情况下存在正常的宿主组织，可用于表征肿瘤血管生成的许多分子机制。

五、基因工程小鼠模型在肿瘤发生和发展中的应用

基因工程小鼠模型（genetically engineered mouse models，GEMM）通过基因组表达的改变而产生，例如癌基因的激活和抑癌基因的失活。基因编辑过的小鼠会产生原发性恶性肿瘤，然后产生包括大脑在内的其他器官转移。许多肿瘤发生、发展中的原癌基因和抑癌基因都是从 GEMM 的研究使用中获得的。特别是通过诱导体内原癌基因的表达或者是条件性敲除抑癌基因的方法可以帮助理解肿瘤的发生和转移性扩散的机制。使用 GEMM 优点是这些模型可以反映癌变过程中特定基因突变的影响，并且这些小鼠具有完整的免疫系统和特定物种的微环境，能更准确地展现肿瘤发生、发展的过程及肿瘤细胞与组织微环境之间的相互作用。GEMM 的主要缺点是大部分基因工程小鼠很少发生转移，并且其发生是不可预测的。即使发生转移也需要很长时间，在转移发生之前，特定基因的突变会导致胚胎致死或者严重的发育缺陷或不育。

（苏 莉 翁 俊 郭丽娟 王富浩
张 健 卢 奕 叶鑫宇）

第 2 节　肿瘤发生和转移常用小鼠模型的建立方法

一、皮下注射法

皮下注射法是将肿瘤细胞接种到小鼠皮下形成皮下移植瘤，是应用最早和最广泛的肿瘤移植模型。皮下注射的部位通常为颈部、腋窝、肋旁背外侧。皮下注射操作简单，且肿瘤的发生和生长情况易于观察和记录。然而，因为肿瘤细胞在皮下易被纤维组织包绕，所以远处转移率通常很低。尽管如此，皮下的特殊结构对研究肿瘤转移并非全无益处。在小鼠的背部腋窝下注射肿瘤细胞，肿瘤易生长，淋巴转移率较高，是构建淋巴转移较为理想的模型。

二、尾静脉注射法

尾静脉注射法（intravenous inoculations）将肿瘤细胞通过尾静脉注射到小鼠的体内建立转移模型（图 14–2–1）。肿瘤细胞经尾静脉注射后，先通过肺部的毛细血管网进入动脉血液循环系统，可造成全身多发转移灶。虽然尾静脉注射转移模型已广泛使用，但由于肿瘤细胞较为黏稠易聚团，一般会被困在小鼠肺部微血管，导致过早出现转移，这也是其应用的局限性所在。尾静脉注射主要形成肺转移，可能后期会造成远端器官的转移，主要用于建立肿瘤转移（血行通路）模型或血癌模型或肿瘤肺转移。

三、左心室注射法

左心室内注射是研究肿瘤细胞循环、血管外渗和远处转移的常用技术，但是由于左心室注射是非直观性操作，失败的概率极高，因此这是一项极具挑战性的技术（图 14–2–1）。肿瘤细胞在进入小鼠左心室后，通过体循环转移到全身的不同部位，最终造成不同器官的转移，可以很好地模拟肿瘤的血道转移过程。但左心室注射发生转移的小鼠的百分比，以及转移的位置和数量都不太确定，这主要取决于细胞系。一般多造成骨、脑等部位转移。

四、原位接种法

原位注射是将肿瘤细胞移植于小鼠相应器官，

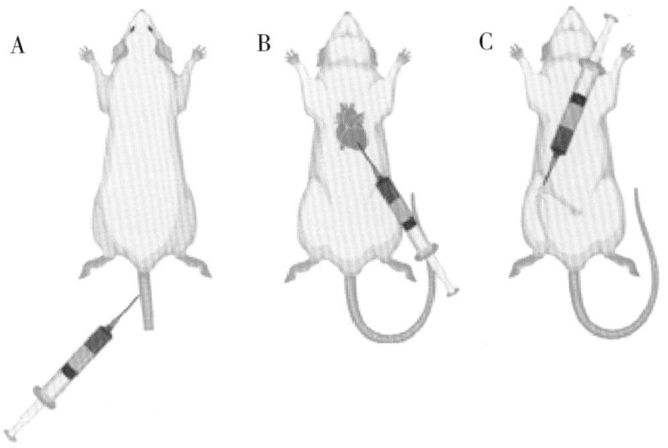

图 14–2–1　A. 尾静脉注射；B. 心内注射；C. 骨内注射

例如将乳腺癌细胞注射到小鼠的乳腺脂肪垫，将前列腺癌细胞注射到前列腺。根据肿瘤类型，原位注射的技术难度可能有所不同。该模型能够更好地模拟肿瘤从生长到远处转移的全过程，与临床肿瘤发生的情况最为接近，广泛用于抑制肿瘤转移和生长的药物筛选，但通常原位注射法形成转移瘤的效率不高，且花费的时间较长。

（叶鑫宇　卢　奕　张　健）

第 3 节　器官倾向型肿瘤转移小鼠模型的建立方法

一、骨转移模型

骨转移是很多肿瘤最常见的转移部位，比如乳腺癌、前列腺癌、肺癌。对于大多数肿瘤，在实验动物中产生自发性骨转移很少见。因此，大多数骨转移模型都需要体内注射瘤细胞。研究骨转移的常用注射技术是尾静脉、心内（左心室）、骨内（胫骨或股骨）或原位注射（如乳腺或前列腺）。每种注射技术都有优缺点，必须根据特定的研究目的加以考虑。

原位接种是将肿瘤细胞或组织接种到肿瘤的原发部位而发生骨转移，但是发生骨转移的概率通常比较低，主要取决于细胞系。前列腺癌的原位接种模型相对来说比较成功。有研究人员将前列腺癌细胞注射到小鼠的前列腺组织中，可以得到包括骨转移在内的不同阶段的转移模型，但骨转移的发生率还是比较低。

左心室注射可以很好地模拟体内肿瘤转移，通过左心室注射将肿瘤细胞注射到小鼠体内，然后从骨髓腔中分离肿瘤细胞进行体外培养，再将该细胞通过左心室注射的方式注射到小鼠体内，重复 3 次，得到骨转移的前列腺癌细胞系。

局部骨内注射法是将癌细胞直接注射到骨骼（如股骨或胫骨）中，也是研究骨转移的一种常用方法，这是一种相对简单的技术，致瘤率高，重复性好。骨内注射瘤细胞或组织的缺点是只能用于研究肿瘤细胞转移到骨髓腔之后的步骤，不能用于研究肿瘤细胞如何到达骨髓腔。尽管从技术上讲它不是转移模型，但可以利用它对肿瘤与骨髓腔微环境之间的相互作用进行有针对性的研究。

尾动脉（caudal arteries，CA）注射法将癌细胞传递到后肢的骨髓中，缩短骨转移形成的时间。CA 注射几乎不会引起小鼠急性死亡，能够注射更多的癌细胞来加快小鼠肿瘤发育。尾静脉注射很少会转移到骨骼。尾静脉注射后，癌细胞接触的第一个毛细血管床是肺血管。与其他方法相比，尾静脉注射更适合研究肺转移，在骨转移研究中并不经常有用。

二、脑转移模型

脑转移在肺癌、乳腺癌、肾癌、大肠癌中最常见，脑转移的患者预后非常差，中位生存期只有 4 个月。构建脑转移模型对于研究脑转移的分子机制至关重要。目前建立脑转移模型通常采用左心室内注射、颈动脉注射、原发瘤原位注射及直接脑内注射。

原位接种模型与肿瘤转移的临床表现最为接近，能够更好地模拟脑转移瘤发生、发展的各个步骤。早期研究发现，肿瘤细胞原位接种不同于临床晚期，难以形成转移灶。近些年，通过研制高转移特性的细胞株、基因工程技术改变接种的微环境等手段使原位接种模型研制取得了明显的进展。目前，研究使用较多的原位脑转移模型有肺癌、黑色素瘤和乳腺癌。将人非小细胞肺癌（NSCLC）A549 细胞系注入裸鼠的左肺中，可以观察到 60% 的小鼠发生脑转移，并且通过组织病理学染色均为显示 CK7（+）和 CK20（-）的低分化肿瘤。在 SCID 小鼠中进行皮下注射人黑色素瘤高度转移细胞系 113/6-4L 后接受治疗，动物的存活时间延长，但最终会出现脑转移。在这些脑转移瘤中产生了两个新的细胞系 131/4-5B1 和 131/4-5B2。它们通过皮下注射后形成原发肿瘤，长到一定体积后再进行切除，在切除后 97~180d 可以形成脑转移。将 FGF 转染的人乳腺癌细胞 MCF-7 注射到无胸腺雌性裸鼠的右上乳腺脂肪垫中，3 周后可以观察到包括大脑在内的多个器官中出现了微转移，在 35% 小鼠的脑中发现了明显的转移灶。原位模型的缺点有成模潜伏期较长，常需要 7~12 周或以上，一般产生多个器官的转移。

左心室内注射是构建脑转移模型的常用方法之一。将细胞进行左心室注射后，肿瘤细胞会首先转移到脑和腹部器官及骨中，再转移到肺部。左心室注射技术要求高，发生脑转移小鼠的比例和位置都不确定。有研究人员将黑色素瘤细胞 B16-F1 细胞进行左心室注射，等到发生脑转移之后，收集脑肿瘤并建立黑色素瘤脑转移细胞系 B16-B1。此后，又反复进行心内（ICD）注射并选取脑转移瘤建立了两种脑转移细胞系：转移到脑膜的 B16-B7b 细胞和转移至前脑的 B16-B7n 细胞系。经过 3 次传代后，获得了 B16-B10-b 和 B16-B10-n，在注射到小鼠体内后几乎每只动物都有脑转移。

颈动脉（intracarotid artery，ICA）接种可以模拟瘤细胞血行脑转移。颈动脉注射虽在直视下操作，但注射技术要求高，注射瘤细胞数量与体积受限，易发生注射局部肿瘤生长，此外 ICA 注射在很大程度上将肿瘤细胞直接靶向大脑，这在肿瘤归巢研究中是不利的，通常还涉及在注射后进行永久性结扎颈动脉，这会改变大脑的正常血液供应，故较少应用。有研究人员将高侵袭性黑色素瘤细胞 B16-BL6 进行小鼠颈内动脉（ICA）注射后，可以在脑膜和脑室中产生脑转移瘤。

脑内注射是将肿瘤细胞直接接种到特定脑区，它可以快速形成肿瘤，尤其适用于一些无明显脑转移特性的肿瘤细胞株。但是，这种模型并不是严格意义上的转移瘤模型。因为它们仅反映转移过程的最后一步，无法用于研究脑转移过程中的相关机制。有研究人员将患者的脑转移瘤活检样本直接植入免疫缺陷大鼠的大脑中，开发了一种与临床上脑转移相关性更强的模型。用这种方法形成的脑转移瘤具有与临床上相似的放射学特征，都表现出扩张性生长、对比增强、区域坏死和水肿。此外，20 种常用的临床肿瘤标记物的免疫组化显示患者肿瘤与相应的异种移植瘤之间的表达非常相似。通过比较患者脑转移瘤和动物脑异种移植物的 DNA 拷贝数表达，还发现两者之间染色体畸变的惊人相似，这表明异种移植未导致克隆选择。

基因工程小鼠模型（GEMM）是研究脑转移模型的另一种方法。在一些 GEMM 模型中，可以通过遗传修饰导致肿瘤形成，并发生脑部转移。有研究人员使用 Trp53 和 Rb1 失活的体细胞，开发了一种神经内分泌性肺肿瘤的小鼠模型，产生的小鼠肺癌与小细胞肺癌表现出惊人的相似性，随后发生包括大脑在内的肺外转移。在引入视网膜癌基因的转基因小鼠模型中，小鼠的皮肤中会产生黑色素细胞瘤，然后转移到脑、肝、肾、脾、肺及淋巴结等部位。这些实验表明，GEMM 模型在脑转移形成研究中具有非常可观的前景。

三、肝转移模型

肝脏是消化道肿瘤晚期转移最常见的部位。目前建立肝转移模型的主要方法有：原位接种法、脾脏种植法、门静脉种植法、肝脏直接种植法。

原位接种法是将癌细胞系或组织植入原发部位或皮下层（异位移植），这会导致在注射部位形成原发性肿瘤，然后自发形成肝转移。在结肠癌中最常用的细胞系是 HCT116 和 HT29。原位移植模型在组织学、血管、基因表达和转移过程方面与人类肿瘤相似。因此，该模型主要用于自发性肝转移模型。为了确保肝转移的有效发展，体内选择高转移性肿瘤细胞是一项重要策略。植入肿瘤的转移潜能可以通过连续传代来增加。在这种方法中，转移瘤细胞在体外被扩展并重新植入原发部位中数代，以获得更高的致瘤性和转移能力。这种具有高度转移潜力的原位移植模型已被证明可以有效地产生肝转移。原位自发性肝转移模型的主要优点是转移性扩散遵循自然过程，能够研究转移过程中的所有步骤，并且它的转移机制与人类相似。因此，该模型适用于预测人类肿瘤中的药物反应。该模型的缺点是从原发部位到形成肝脏的自发转移的可预测性和重复性都较低。另外，发生肝转移需要很长时间，有时需要切除原发性肿瘤以减少实验动物的肿瘤负担才能允许转移的形成。

脾脏种植法和门静脉种植法。脾脏种植法是将肿瘤细胞直接注入脾脏，通过血管浸润发生肝转移。门静脉种植法是将肿瘤细胞直接注入门静脉，肿瘤细胞回流至肝脏发生肝转移。这两种模型都能够使肿瘤细胞达到肝微循环而不经历原发部位的肿瘤生长和血管浸润的步骤，然后被滞留在肝脏中，最终形成肝转移。为了增加肝转移的效率，与自发模型一样，进行连续体内筛选获取转移性更强的细胞系是必需的。这两种模型的主要优势是肿瘤细胞被直接注射到全身循环中，因此转移需要很短的时间。与自发转移模型相比，这两种模型的重复性更好，转移形成率更高。此外，使用这些模型可以控制引入循环的肿瘤细胞的数量和类型，这对于实验设计非常有利。这两种模型的主要缺点是它不能代表整个转移过程，只能用于研究肿瘤转移的晚期。

肝脏种植模型是将肿瘤细胞或组织直接注入肝脏。这种模型的优点是操作简单，重复性好，转移瘤形成率高，生长速度快；它的缺点也很明显，由于它并不是真正意义的转移瘤，所以只能用于肿瘤细胞到达肝脏之后的研究，无法用于中间转移机制的研究。

基因工程小鼠模型（GEMM）是建立肝转移模型的一种方法。有研究人员建立了结直肠癌的GEMM，肝转移率相当高。该模型是通过将Adeno-Cre注射到LSL-KRASG12V/Apcflox/flox小鼠的结肠中，结肠中Cre的腺病毒给药会导致APC肿瘤抑制因子的丧失，致癌性KRASG12V的激活及散发性结直肠癌的产生，进而引起肝转移。该模型可以限制癌细胞的过度生长，避免动物过早的死亡，并导致了肿瘤的进展和肝转移的形成。

四、肺转移模型

肺是恶性肿瘤转移率最高的器官，但肿瘤肺转移的机制目前尚不明确，因此建立理想的实验动物肺转移模型十分必要。目前建立肺转移模型的主要方法有原位接种法、尾静脉注射法、皮下注射法。

原位接种法是将肿瘤细胞或组织植入小鼠的原发部位，虽然操作困难，但这样能够更好地模拟肿瘤发生发展的全过程。在肾癌模型中，将人肾癌细胞SN12-PM6植入裸鼠的右肾实质，5周后50%小鼠出现肺转移，7周后100%出现肺转移。在骨肉瘤模型中，将骨肉瘤细胞UMR106注射到小鼠的骨髓腔，10d后能形成肺转移。在乳腺癌模型中，将4T1-luc细胞注射到小鼠的乳垫中，几乎所有的小鼠在30d后可以形成肺转移。

尾静脉注射法是目前建立肺转移模型最常用的方法，它操作简单，重复性好，肺转移形成率高。对于乳腺癌、肝癌、前列腺癌、黑色素瘤，尾静脉注射的肺转移率几乎是100%。

皮下注射法是将肿瘤细胞注射到小鼠的背部皮肤或腋下，这种方法虽然操作简单但转移率非常低。不过目前也有成功形成肺转移的报道，有研究人员将 1.5×10^6 个人乳腺癌MDA-MB-231植入小鼠的腋下，8周后可以观察到肺转移的形成。小鼠肝癌细胞和人鼻咽癌细胞SUNE-1大量皮下注射也能形成部分肺转移。

（叶鑫宇　卢奕　张健）

第 4 节 斑马鱼模式动物在肿瘤发生和发展研究中的应用

斑马鱼（zebrafish，拉丁名 *Danio rerio*）被应用于肿瘤功能性基因研究、肿瘤药物开发及肿瘤转移方面的研究受到了越来越多的重视。斑马鱼的基因组与人类有 87% 的相似度，与高等脊椎动物相比，组织和器官高度保守，同时它的血管、心脏、骨骼、肝脏、肾脏等器官在组织解剖、细胞组成及发育机制方面与高等哺乳动物高度相似；其次，斑马鱼饲养成本低，且繁殖效率高，发育周期短，从受精卵发育为自由游动的小鱼仅需 2~3d 的时间。最后，斑马鱼胚胎通体透明，在显微镜下可以非常清晰地观察到标记肿瘤细胞发生、发展和转移的过程，相对于小鼠，在斑马鱼体内能更好地对转移灶进行持续观察和成像，同时还可实时检测肿瘤细胞对药物的反应情况。这些优势使利用斑马鱼模型进行高通量肿瘤药物筛选成为可能。

一、斑马肿瘤转移模型的建立

使用荧光染料对肿瘤细胞进行标记，并注射到斑马鱼卵黄囊中，注射后 48h 进行荧光显微镜成像，带荧光的肿瘤细胞分布在斑马鱼的全身，此时可根据研究目的展开相应的研究，如统计斑马鱼体内荧光的分布可证明肿瘤细胞的转移能力（图 14–4–1）。

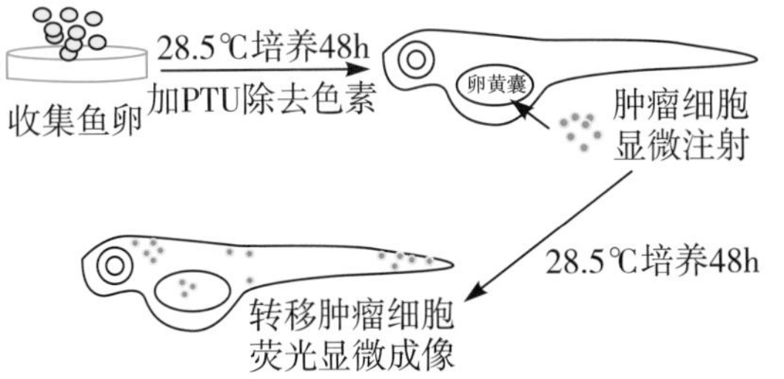

图 14–4–1 斑马鱼显微注射原理图

二、斑马鱼模式动物在肿瘤研究中的实例

2009 年，Marques IJ 等将人胃肠道肿瘤细胞移植到了斑马鱼幼鱼体内，移植 24h 后，肿瘤细胞表现出了侵袭和转移的特性，而非肿瘤组织细胞则没有这种特性。肿瘤细胞在透明的斑马鱼胚胎侵袭的过程中，通过高分辨率的荧光显微镜可以实时追踪到肿瘤细胞在血管中的循环、迁移和微转移灶的形成的过程。这证明，将人类肿瘤细胞移植到斑马鱼体内来分析肿瘤细胞的转移行为的方法是可行的。在后来的研究中，该团队用同样的分析方法对胰腺癌浸润转移相关分子做了类似分析。2006 年，Topczewska 和 Hendrix 通过将荧光标记的人的黑色素瘤细胞移植到正在发育的斑马鱼胚胎中，黑色素瘤细胞分泌 Nodal 蛋白到微环境中，致使斑马鱼胚胎体轴异常发育。2007 年，Stoletov 和 Klemke 等将人乳腺癌细胞 MDA-MB-435 及肉瘤细胞 HT1080 移植到斑马鱼体内发现，HT1080 细胞在移植后发生了转移，而 MDA-MB-435 细胞则没有发生转移，这一结果与小鼠动物模型中的结果相一致（图 14–4–2）。MDA-MB-435 细胞不能引起斑马鱼体内的血管生成，但在过表达 VEGFA 后，荧光显微镜中发现斑马鱼主血管处额外长出了新的血管。

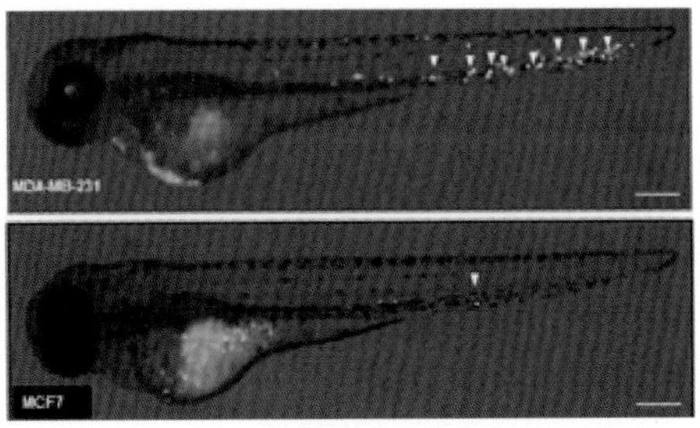

图 14–4–2 乳腺癌细胞斑马鱼体内转移成像图

（苏 莉 翁 俊 郭丽娟 柯惠川）

第 5 节　肿瘤发生和发展的动物模型成像技术

一、肿瘤活体成像技术

活体成像技术是实时监测动物转移模型的一种重要研究方法。常规的成像技术包括磁共振成像（MRI）、计算机断层扫描（CT）、正电子发射断层扫描（PET）和单光子发射断层扫描（SPECT），已广泛用于监测动物模型中转移瘤的形成。MRI 和 CT 提供高分辨率的三维解剖图像，而 PET 能够检测转移性病变，具有非常高的灵敏度和特异度。

生物发光成像技术和荧光成像技术也在实验动物活体成像中被广泛应用（图 14-5-1）。生物发光成像技术可以有效检测表达萤火虫荧光素酶（一种发光的光蛋白）的肿瘤细胞，实现了体内肿瘤生长可视化。此外，它非常灵敏、快速且易于操作。荧光成像也已被用于检测肿瘤生长。也有研究人员利用维多利亚水母绿色荧光蛋白（GFP）荧光标记过的肿瘤细胞实现对转移细胞的实时追踪。这些光学成像方法可用于监测体内单个转移细胞，并提供有关转移生物学的新见解，尤其是在转移的早期阶段。

二、多光子显微技术在小鼠肿瘤发生和发展研究中的成像应用

多光子显微技术（MPM）是使用多光子显微镜对标本进行成像的技术。通常用红外或近红外激光作为激发光源，红外光比可见光在生物组织中的穿透力更强，直至组织深度达数百微米，同时对生物样品的光损伤小。因此，多光子激光扫描显微镜能够更好地对一定厚度的生物组织，甚至整个器官的层析三维成像，以及对活组织成像。利用多光子显微技术可以在仅用一个波长激发后同时被扫描来自内源性荧光团的天然荧光（TPEF）和二次谐波产生信号（SHG）。TPEF 信号主要是通过细胞质和线粒体荧光团的激发产生的，主要成分是还原的烟酰胺腺嘌呤二核苷酸（NADH）和氧化的黄素腺嘌呤二核苷酸（FAD），也可以是胞外分子，如黄素和胶原蛋白。而 SHG 信号通常来自细胞外基质的胶原蛋白。因此多光子显微技术可以提供与标准组织学相当的高分辨率光学组织化学，诸如荧光寿命成像或光学氧化还原比之类的功能参数可提供其他客观信息。在一项 440

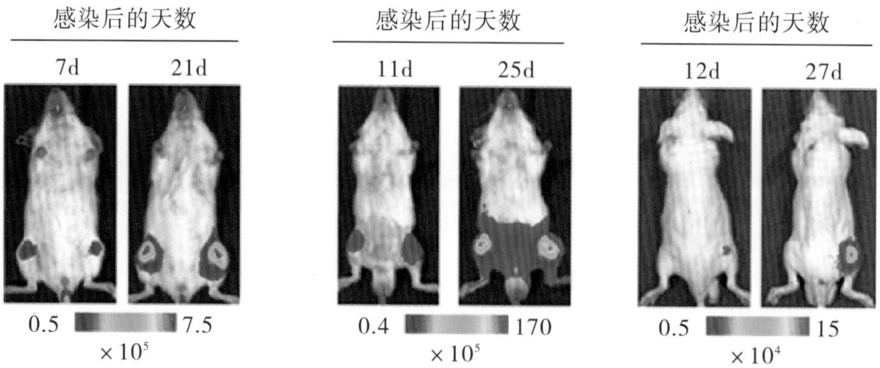

图 14-5-1　注射荧光素后的小动物活体成像图（Takahiro Kuchimaru，2020）

个样本亚群的分析中，MPM 对恶性组织的灵敏度为 94%，特异度为 96%，准确率为 95%。

多光子显微镜（MPM）最早由 Denk 等在 1990 年提出，自此以后，在体外和体内，在活的动物甚至人体内，已经确立了许多实际的用途。目前，三维（多光子层析成像，MPT）甚至四维（荧光寿命成像，MPT 膜）信号检测已成为可能。MPM 图像的分辨率与标准染色技术 [如苏木精 – 伊红（HE）染色等] 图像分辨率相当。

通过 MPM 检测，根据 TPEF 信号（例如 NCR）中细胞器的比例可以发现肿瘤。通过 SHG 信号分析胶原蛋白的含量和分布可以获得更多信息，这在 HE 染色切片中通常不容易检测到。在大多数情况下，恶性肿瘤的既定标准传统上是基于 HE 染色，包括核细胞比（NCR），细胞核多态性，包括染色质浓缩和有丝分裂，以及凋亡性细胞。

在基础研究中，三光子激发荧光是一种很有前途的技术，与 TPEF 相比，在活体小鼠中，在高达 500μm 的深度下，其光学切片和分辨率都有改善。较长波长的激发导致更深的组织穿透，更弱的散射，因此在更深的组织层中具有更好的分辨率。该技术尚未用于实体瘤患者。由于基底膜是乳腺癌进展过程中的一个关键屏障，随着乳腺癌的进展，肿瘤细胞侵袭周围组织并向远处器官扩散，最终通过破坏基底膜导致转移，因此，及时成像这些标志对乳腺癌的早期诊断至关重要。基底膜位于上皮和基质之间。由于上皮细胞能够产生两个光子激发的荧光（TPF）信号，并且基质主要由胶原蛋白组成，因此能够发出强烈的二次谐波产生（SHG）信号，因此基于多光子显微镜（MPM）TPF 和 SHG 信号的变化可能有助于可视化其他成像方式无法检测到的基底膜轮廓。Label-free 方法利用多光子显微镜（MPM）基于双光子激发荧光信号和二次谐波发生信号分析正常和恶性乳腺组织基底膜的形态。简单地通过可视化多光子图像上出现的形态学特征，就可以容易地识别出癌性病变。正常乳腺组织结构高度有序，导管由单层柱状上皮、基底膜（上皮和基质的界面）和基质构成，基底膜完好，表面光滑平整；而乳腺癌组织失去了其有组织的结构，正常情况下观察到的基底膜被肿瘤细胞取代，基底膜缺失，肿瘤细胞的特征是大小和形状不规则，细胞核增大，核质比增加。Wu 等使用 MPM 基于固有非线性光学对比度来观察正常和癌性乳腺组织基底膜的原位形态，对成像进行分析，可以分辨出肿瘤的侵袭转移，可疑细胞穿过基底膜交叉是侵袭性的标志。

三、DeepMACT 技术在小鼠肿瘤发生和发展研究中的成像应用

由于肿瘤转移往往是肿瘤治疗失败的原因，大多数肿瘤患者死于远处转移，因此，需要建立可靠检测 PDX 模型小鼠体内所有单个转移灶和扩散肿瘤细胞的成像技术，以及快速、准确地量化大规模成像数据的算法，能够全面、客观地检测整个体内的扩散性肿瘤细胞，探索临床前小鼠模型中肿瘤转移和药物靶向的机制，从而为改进治疗方法的发展做出重大贡献。

基于深度学习清除组织的肿瘤转移分析技术（DeepMACT deep learning based metastasis analysis in cleared tissue）解决了以上技术问题：首先，基于最近开发的一种压力驱动的基于纳米抗体的全身免疫标记技术，即 vDISCO 技术 [nanobody（VHH）-boosted 3D imaging of solvent cleared organs]，可将肿瘤细胞内特异荧光蛋白的信号增强两个数量级，消除了细胞内源性的荧光蛋白的干扰，实现了对组织深处荧光蛋白信号的可靠成像和定量，能够透过小鼠的骨骼、皮肤和高度自发荧光的组织对亚细胞细节进行成像和量化，还可对全身的微转移瘤进行可靠的成像。第二，开发了一种基于卷积神经网络（CNN）的有效深度学习方法，并针对 vDISCO 成像数据和转移分布模式对其进行了优化，从而解决了成像数据大规模处理的问题。为了方便 DeepMACT 用户，技术开发者提供了在 PyTorch 中实现的 DeepMACT 完整功能演示版本。由于算法已经经过训练，用户可直接使用 DeepMACT 对自己数据进行预测，只需将 DeepMACT 演示版中的数据集替换为用户自定义数据，然后将数据提供给 DeepMACT。DeepMACT 基本步骤如图 14-5-2 所示。

Pan C 等将表达 mCherry 和萤火虫荧光素酶的

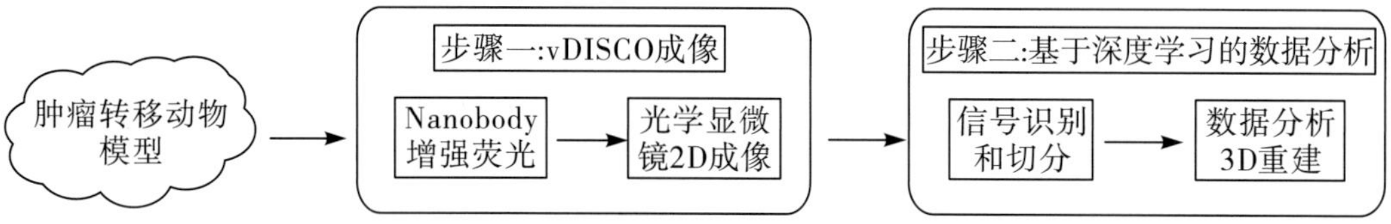

图 14-5-2 DeepMACT 基本步骤

人 MDA-MB-231 乳腺癌细胞移植到 NSG 小鼠的乳腺脂肪垫中，继续饲养 6~10 周以便肿瘤生长并发生转移。同时，作者也在该模型中注射了荧光标记的 6A10 治疗抗体，该抗体已被证明可以降低肿瘤负担。然后使用 vDISCO 技术对小鼠进行处理和成像。在光学显微镜成像后，使用深度学习算法分析整个小鼠身体的三维图像，可以清晰地对全身每一个转移灶甚至单个转移肿瘤细胞进行成像和分析。通过这个方法，研究者不仅获得了肿瘤的全身成像，还发现治疗性抗体 6A10 的上靶效率为 77%，而影响其上靶效率的关键因素为肿瘤微环境。

（苏 莉 翁 俊 郭丽娟 王富浩 卢 奕 叶鑫宇 张 健）

参考文献

[1] Bousquet G, Janin A. Patient-derived xenograft:an adjuvant technology for the treatment of metastatic disease. Pathobiology, 2016, 83(4):170–176.

[2] Cai R, Pan C, Ghasemigharagoz A, et al. Panoptic imaging of transparent mice reveals whole-body neuronal projections and skull-meninges connections. Nat Neurosci, 2019, 22(2):317–327.

[3] Dobrolecki LE, Airhart SD, Alferez DG, et al. Patient-derived xenoraft (PDX) models in basic and translational breast cancer research. Cancer Metastasis Rev, 2016, 35(4):547–573.

[4] Li H. Microcirulation of liver cancer, microenvironment of liver regenera-tion, and the strategy of Chinese medicine. Chin J Inter Med, 2016, 22(3): 163–167.

[5] Lorger M, Felding-Habermann B. Capturing changes in the brain microenviroment during initial steps of breast cancer brain metastasis. Am J Pathol, 2010, 176(6): 2958–1971.

[6] Marques I, Weiss F, Vlecken D, et al. Metastatic behaviour of primary human tumours in a zebrafish xenotransplantation model. BMC Cancer, 2016, 9:128.

[7] Nowak S, Alitalo K, Allen E, et al. Consensus guidelines for the use and interpretation of angiogenesis assays. Angiogenesis, 2018, 21(3): 425–532.

[8] Ozcelikkale A, Moon H, Linnes M, et al. In vitro microfluidic models of tumor microenvironment to screen transport of drugs and nanoparticles. WIREs Nanomed. Nanobiotechnol, 2017, 9(5): 10.1002/wnan.1460.

[9] Price T, Peeters M, Ruff P, et al. ASPECCT:panitumumab versus cetuximab for colorectal cancer–authors' reply. Lancet Oncol, 2014, 15(8): e303.

[10] Pan C, Schoppe O, Cai R, et al. Deep Learning Reveals Cancer Metastasis and Therapeutic Antibody Targeting in the Entire Body. Cell, 2019, 179(7): 1661–1676.e19.

[11] Sun T, Haberman A, Greco V, et al. Preclinical Advances with Multiphoton Microscopy in Live Imaging of Skin Cancers. J Invest Dermatol, 2017, 137(2): 282–287.

[12] Takahiro K, Kataoka N, Nakagawa K, et al. A reliable murine model of bone metastasis by injecting cancer cells through caudal arteries. Nature Communications. 2018, 9(1): 2981.

[13] Thomas D, Thirumaran A, Mallard B, et al. Variability in endogenous perfusion recovery of immunocompro-mised mouse models of limb ischemia. Tissue Eng Part C Methods, 2016, 22(4): 370–381.

[14] Varna M, Bousquet G, Ferreira I, et al. Stability of preclinical models of aggressive renal cell carcinomas. Int J Clin Exp Pathol, 2014, 7(6): 2950–2957.

[15] Wang T, Ouzounov D, Wu C, et al. Three-photon imaging of mouse brain structure and function through the intact skull. Nat Methods, 2018, 15(10): 789–792.

[16] Wu X, Chen G, Qiu J, et al. Visualization of basement membranes in normal breast and breast cancer tissues using multiphoton microscopy. Oncol Lett, 2016, 11(6): 3785–3789.

[17] Zeng L, Li W, Chen CS. Breast cancer animal models and applications. Zool Res, 2020, 41(5): 477–494.

第 15 章 肿瘤分子医学

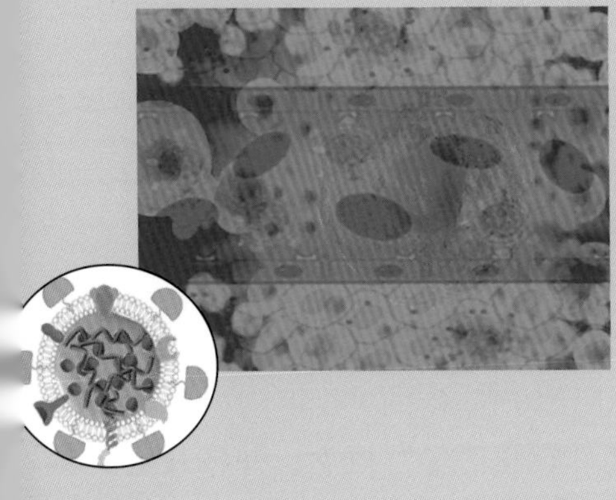

引　言

分子医学（molecular medicine）是指对分子结构和机制的研究，可用于分析疾病的基本分子和遗传特性，发展分子干预和防治方法，分子医学着重强调疾病的分子机制，同时涉及生物学、医学、物理、化学等学科技术领域的有机整合。分子医学的核心任务是阐明人类疾病在分子、细胞和整体水平的生理、病理机制，并将有关成果转换为临床预测、诊断、预防和治疗的有效手段，是功能基因组时代生命科学发展的大趋势。分子医学的切入点是强调细胞和分子现象，对疾病的认识和操作是在分子和基因水平上进行的，有别于生物学偏重于基础研究机体和器官的观点。分子医学的发展为人类从细胞内部的微观生理学和分子生物学水平上寻找病因提供了新思路和方法。

第1节　肿瘤分子医学概述

一、分子医学是当代基础医学研究的前沿热点

（一）分子医学

分子医学关注的主体内容不同于单纯的分子生物学研究，更侧重分子机制在医学领域中的应用。不仅包括从分子水平阐述基因组、基因、基因转录及其调控，细胞周期和信号转录等分子医学基础；更侧重于主要疾病病理变化的分子机制及其关键性研究技术。疾病的分子机制探索是通过细胞内部的微观生理学和分子生物学手段寻找病因，是有效治疗疾病的前提之一。近年来，迅速发展的分子诊断、分子影像、个体化治疗是本领域的重点方向。在疾病的基因诊断方面，从广义上讲，大多数疾病都可以从遗传物质的变化中寻找出原因。从技术上看，只要找到与疾病相关的基因，基因诊断便可以实现。随着“人类基因组计划”的进程，将大大加快疾病相关基因的发现与克隆，基因诊断将成为疾病诊断的常规方法。如单基因疾病的诊断，一般可在临床症状出现之前做出诊断而不依赖临床表型。有遗传倾向的疾病易感基因的筛查，如高血压、冠心病、肥胖等。对外源性病原体如病毒、细菌、寄生虫等引起的传染病也可快速进行鉴别。

分子医学的研究还包括蛋白质的相互作用、修饰、降解、转位的生物学效应和不同信号转导通路之间的相互应答，疾病相关非编码RNA分子及其可能的作用靶点，单核苷酸多态性（SNP），生物标志分子（biomarker）的发现，疾病相关基因的转录开放与关闭，从基因到蛋白多个层面的信息网络等。在基因层面上，人类基因组计划破译了人类的遗传密码，国际人类基因组单体型图计划（HapMap）和肿瘤基因组剖析计划（CGAP）也正在进行，这将有望揭示人类基因中单个核苷酸的差别与不同疾病之间的内在关系，特别是可以检测正常、癌前和肿瘤细胞整合的分子学特征，使每个人都能预知未来的健康状况，并获得个性化处方。在蛋白质层面上，信号转导通路中的蛋白激酶功能异常与肿瘤形成的关系被广泛研究。这些研究结果将成为疾病机制研究、药物靶点筛选及毒副作用观测的基础。

（二）转化医学

在过去的半个世纪里，分子医学发展迅猛，基础研究和临床实践之间出现了鸿沟。虽然发表了大量分子生物学基础研究的成果和文章，但只有少数结果在临床阶段得到进一步验证，极少有研究结果被实际应用于临床。1996年，《柳叶刀》杂志首次提出了“转化医学”概念，并将其定义

为“基础研究新发现与临床实践之间的桥梁”，包括：基础研究向临床研究的转化即所谓的 B2B（bench to beside）、临床研究向公众健康即应用研究的转化 B2P（bench to public）。

转化医学的提出旨在消除基础研究和临床医学之间的障碍，弥补基础研究人员和临床医生之间的差距，最终提高临床诊疗水平，造福患者。转化医学以促进医学研究观念的转变为目标，强调多学科交叉研究与合作的整合，放弃只注重结果而忽视实用价值的研究模式。与传统的研究相比，转化医学还包括培训、研究以及帮助研究人员进行临床研究的基础设施方面的投资。美国国立卫生研究院（NIH）将新的转化医学模式制定为 5 个步骤：流行病学调查、病因学调查、干预设计、临床研究阶段、推广应用。

（三）分子医学与转化医学的整合是当代医学发展的前沿热点

分子医学这一建立在微观分子基础上的医学研究进展始终与其转化研究密不可分。分子医学正是在转化医学理念倡导下，不断发展和完善。分子医学共性技术体系核心的发展推动分子医学的转化研究进程。因此，要了解并发展分子医学，必须首先从当代转化医学的进展进行剖析。自 2003 年美国 NIH 启动转化医学以来，经研究院所、企业、政府等机构 300 多位专家和公众代表的论证与完善，形成了优先转化项目的框架协议。转化医学强调医学研究的整体性，如何整合优化全部研究资源；同时也期望建立一个更高效、更多产出的医学研究管理系统。良好的临床医学和基础研究的整合转化发展，将大大加快分子医学发展的步伐。

目前，分子医学在医学基础研究领域取得了长足的进展，如人类基因组计划、蛋白质组计划、癌症基因组计划等全球性的基础研究使人们有可能从基因水平洞悉肿瘤细胞与正常细胞的差别，发现致病基因和易感基因，进一步了解肿瘤细胞转移耐药机制和遗传性疾病、非感染性疾病的可能发生机制。一方面，分子医学通过与转化研究结合，分子医学的成果能更多地应用于临床；另一方面转化研究也加速了分子医学的不断发展和完善，使得强调从分子层面上阐明疾病机制和精准治疗思路的分子医学成为当代医学科学的前沿热点。

二、肿瘤分子医学及其转化研究

肿瘤的发生发展是一个多阶段、多基因突变累积导致的复杂病变过程。研究已确定肿瘤相关蛋白和基因突变与肿瘤的恶性生物学行为及预后相关，但仍缺乏明确而有效的分子医学手段将其用于临床诊断和治疗。因而，肿瘤的早期诊断、特别是非侵袭性的肿瘤早期诊断日益受到关注。例如，通过检测血液中的核酸或蛋白标志物，对易感人群进行早期筛查成为肿瘤诊断研究的一个新热点。同时，上述非侵袭的诊断方法亦有助于进行肿瘤分型，进行个体化整合治疗并实时跟踪监测肿瘤治疗效果，以及判断预后等。

每一个个体的每种肿瘤都包含不同类型的基因差异，因此不同的整合治疗方案为临床所需。通过个性化靶标检测，实现个体化用药，无疑将大幅度提高肿瘤治疗的精确性，减少盲目和无效治疗。个体化治疗整合已成为肿瘤临床治疗的发展方向。

选择合适的整合治疗方案，提高药物的有效性和降低毒副作用，需要依据每个肿瘤患者的特定基因信息，确定基因类型或预测指标，靶标检测是实施肿瘤个体化整合治疗的前提和基础。靶向基因表达水平（mRNA）直接影响特定化疗药物疗效，通过靶标基因表达检测选择合适的化疗药物，避免无效化疗，提高患者生存质量，如 *ERCC*1 mRNA 表达水平决定铂类药物的治疗有效率和患者生存率，*RRM*1 表达水平决定吉西他滨治疗效果。此外，单核苷酸多态性（SNP）主要影响药物的代谢，从而影响疗效或毒副作用，如伊立替康的疗效和毒副作用均和 UGT1A1 多态性相关，FDA 已经要求在该药标签中加注该基因多态性检测提示。随着临床肿瘤研究的进展，以“突变体”检测为核心的靶向用药检测体系正在逐步确立。美国国立综合癌症网络（NCCN）已将 *EGFR*、*K-ras*、*BRCA*1 等突变和 *ERCC*1 表达检测分别列入相关肿瘤的临床治疗指南。

随着分子医学的深入研究，基于分子医学研究成果的 5P 医学［预测（predictive）、预防

(preventive)、个体化(personalized)、参与(participatory)及精准(precision)]的发展，以及临床实践中5P医学用于肿瘤的早期诊断、指导临床个体化整合治疗以及配合生物治疗方面有广阔前景。5P医学将更加深入地体现“以人为本”的整合医学理念，更好地促进和保障人类健康。

(陈志南　李　玲　范　静)

第2节　肿瘤分子标志物

肿瘤生物标志物(tumor biomarker，TMB)是指在肿瘤产生和发展过程中，主要由肿瘤细胞本身合成、分泌的，或是机体对肿瘤细胞反应而异常表达的一类物质。TMB广泛存在于肿瘤患者组织细胞的细胞核、细胞质和细胞膜上，能进入血液、尿液等体液和排泄物中，可用生物化学、免疫学、分子生物学及测序分析等方法进行检测。TMB具有肿瘤特异性或与肿瘤有一定的关联性，可用于评价生理、病理过程及其差异，或对药物干预反应有指示作用，可作为肿瘤个性化整合治疗预测因子，在肿瘤的早期筛查诊断、预后判断和疗效监测中发挥重要作用。

TMB发现至今已有100多年历史。由于具有标本易获取、检测操作便捷、非侵入性、价格低廉、易于动态监测疾病等优点，自20世纪60年代开始，TMB作为肿瘤诊断及监测治疗效果的参考指标在临床上被广泛采用，并逐渐发挥重要作用。随着人类基因组测序等大规模生物数据库的建立，基因组学、蛋白质组学和代谢组学等高通量组学的发展以及各种新型检测手段的兴起，更多的新型TMB被发现和应用于临床；例如，根据高危人群TMB特点，在肿瘤发展早期萌芽阶段即可预警肿瘤发生，同时有可能判断其临床预后及转归。另一方面，针对单一肿瘤标志物在疾病诊断应用中的局限性，临床中又逐步采用多肿瘤标志物整合诊断技术，大大提高了肿瘤检测的准确性和灵敏度。

应用于临床的肿瘤标志物具有指示性强、跟踪预测性强以及易于检出等特点，常见的有癌胚蛋白、肿瘤抗原、酶类标志物、激素、糖类抗原等。随着生物技术的发展，各种高灵敏性及高特异性的新型标志物不断被发现，其中具有代表性的有癌基因、抑癌基因及其产物，肿瘤DNA与miRNA，各类细胞因子及其受体，以及肿瘤干细胞等。根据来源不同，肿瘤生物标志物大致分为抗原类、酶类、激素类、核酸类、肿瘤干细胞类、循环肿瘤细胞类、肿瘤相关病毒类、肿瘤微环境及代谢产物类、免疫治疗相关类；从检测水平上肿瘤标志物可分为血清、细胞、分子与遗传标志物。

一、抗原类

此类包括胚胎性抗原、糖蛋白抗原和其他蛋白抗原类。

胚胎性抗原较早应用于临床，主要包括临床常用的甲胎蛋白(AFP)、癌胚抗原(CEA)和胰胚胎抗原(POA)等，分别应用于肝癌、结直肠癌和胰腺癌的筛查诊断、疗效观察和预后判断。

糖类抗原是目前临床最常用的肿瘤标志物，可用灵敏度高的化学发光和电化学发光技术进行检测，主要常见的包括有：CA19-9，应用于胃肠道肿瘤的诊断及预后判断，对于胰腺癌较敏感；卵巢癌相关抗原CA125，应用于卵巢癌的早期筛查、诊断及预后判断；乳腺癌相关抗原CA153，应用于乳腺癌治疗后的预后监测；细胞角蛋白片段19抗原21-1(CYFRA21-1)，应用于非小细胞肺癌的辅助诊断及预后判断；鳞状细胞相关抗原SCC是宫颈癌较好的肿瘤标志物；糖蛋白抗原

CA242 可作为胰腺癌和结肠癌校好的肿瘤标志物；糖蛋白抗原 CA72-4 对于胃癌的检测特异性较高；糖蛋白抗原 CA50 是一种唾液酸酯和唾液酸糖蛋白，因其高表达于肺癌、肝癌、胃癌等多种肿瘤而被称为广谱肿瘤标志物。

其他类蛋白质抗原包括广谱肿瘤标志物的铁蛋白、组织多肽抗原（TPA）及组织特异性肿瘤抗原蛋白，如 PIVKA Ⅱ、PSA、SCC、Pro-GRP、HE4、BRCA1/2、Her2 等，用于肿瘤的诊断和辅助诊断；也包括癌基因蛋白 *ras* 基因蛋白、*C-myc* 基因蛋白及 *p*53 抑癌基因蛋白等，在肿瘤预测中具有较高的应用价值。

二、酶　类

肿瘤发生发展过程中，机体内某些酶的活力或同工酶发生改变，在临床上可通过检测酶类标志物的活性进行肿瘤疗效判断和预后监测。酶类标志物存在广泛、灵敏度高，例如：碱性磷酸酶（ALP）以骨骼和肝脏中含量最高，是恶性肿瘤骨转移的重要监测指标；神经元特异性烯醇化酶（NSE）是中枢神经系统损伤标志物，可作为肺癌筛查及辅助诊断指标，有效监测疗效和预后，但作为单一诊断指标时敏感度低，常需整合多个标志物进行诊断；乳酸脱氢酶（LD）在癌细胞的有氧糖酵解代谢中起重要作用，与霍奇金淋巴瘤、小细胞肺癌等肿瘤的预后密切相关。

三、激素类

肿瘤发生过程中常伴随激素或激素受体的变化，因而激素类肿瘤标志物可作为肿瘤诊断的重要依据。激素的变化包括原位激素和异位激素的变化，如人绒毛膜促性腺激素（HCG）是滋养细胞合成分泌的糖蛋白类激素，在妇科肿瘤的诊断和动态监测上，β-HCG 具有重要诊断价值且特异性高。此外，激素类还包括人胎盘催乳素（HPL）、促肾上腺皮质激素（ACTH）、生长激素（GH）和甲状旁腺激素（PTH）。受体类有雌激素受体和黄体酮受体，在乳腺癌组织细胞中受体数量发生明显的变化，是必要的诊断监测指标。

四、核酸类

核酸类物质如 DNA（癌基因、抑癌基因、ctDNA、cfDNA）和 RNA（miRNA、lncRNA、cirRNA）可在外周血被检测到，是基于基因检测技术的预测性肿瘤标志物，在肿瘤早期诊断、疗效监测、预后判断等方面具有重要的临床价值。分析循环 DNA（ctDNA）、循环游离 DNA（cfDNA）等，具有无创、方便、动态观测等特点，具有较高精确度和特异性，又称液体活检技术，是目前肿瘤基因诊断的重要方法。基于表观遗传学的液体活检技术，如分析 cfDNA 中 5hmC（5- 羟基嘧啶）修饰，对肿瘤早期筛查的特异度和敏感度更强，可作为新的肿瘤标志物。

（一）DNA 类

癌基因及抑癌基因类主要包括 *N-myc*、*C-myc*、*H-ras*、*K-ras*、*p*53（172101q 染色体）、*WT*1（11p13 染色体）、*NF*-1（17q11.1q 染色体）、*DCC*（13q21.3 染色体）等。常见癌基因包括：*N-myc* 基因异常表达于神经母细胞瘤、视网膜母细胞瘤等，*C-myc* 基因异常表达于乳腺癌、巨细胞肺癌、急性粒细胞性白血病等，*H-ras* 基因异常表达于黑色素瘤、皮肤鳞癌、膀胱癌等，*K-ras* 基因异常表达于结肠癌、骨肉瘤、胰腺癌等，*C-erb-2* 异常表达于胃腺癌、肾腺癌、乳腺癌。常见抑癌基因包括：肺癌、结肠癌、胃癌等 *p*53 基因异常表达，Wilms 肿瘤中 *WT1* 基因异常表达，神经纤维瘤 NF-1 异常表达，结肠癌时 *DCC* 基因异常表达，乳腺癌 *erb-B2* 基因异常表达。通过聚合酶链反应（PCR）和二代测序（NGS）方法，针对癌基因和抑癌基因的变化进行检测，是肿瘤早期诊断的有效方法，在多种恶性肿瘤发生预测中起到重要作用。

关键基因的变化：肿瘤的发生是多因素影响而造成的，包括原癌基因与抑癌基因的突变以及基因突变的渐次累加，一定程度上可将肿瘤看作是一种基因病。有些关键基因的突变是导致细胞异常增殖和恶性转化的主要原因，如 *EGFR* 突变、*BRAC*1 突变、*ALK* 突变等。这类突变主要是由于单核苷酸多态性（single nucleotide polymorphism，SNP）发生突变所致。SNP 主要是指在基因组水平上由单个核苷酸的变异所引起的DNA序列多态性，包括转换、颠换、缺失和插入，其数量很多，多态性丰富。

EGFR突变对于肿瘤的发生发展有重要影响，如非小细胞肺癌中常出现*EGFR*突变后异常表达的现象，并影响细胞的增殖、分化、转移以及细胞内环境。*EGFR*基因SNP突变通常位于外显子18–21号，包括19号外显子缺失突变（19del）、21号外显子点突变（21L858R）。临床上ARMS-PCR和Super-ARMS PCR方法可用于检测非小细胞肺癌患者肿瘤组织和血液标本中*EGFR*基因突变情况。

DNA损伤修复异常影响基因组稳定性，进而导致细胞早衰、免疫缺陷以及恶性转化等的发生。乳腺癌易感基因（breast cancer susceptibility Genes，BRCA）通过同源重组整合参与DNA双链断裂的修复。*BRCA*1/2基因作为HR修复的关键抑癌基因，其编码蛋白参与DNA双链损伤的修复、细胞生长和防止异常细胞分裂导致肿瘤的发生。*BRCA*1/2基因突变和其他HR修复缺陷与卵巢癌、前列腺癌、乳腺癌及胰腺癌的发生发展密切相关。针对*BRCA*基因在肿瘤发生发展中的作用，可采用高通量基因测序分析乳腺癌高危人群中的*BRCA*1/2突变基因携带情况，评估其临床乳腺癌风险。

DNA甲基化检测：甲基化包括CpG岛高甲基化和基因组DNA低甲基化，是表观遗传学的研究热点，是肿瘤发生的重要因素之一；通过测序技术和芯片技术对甲基化检测，可用于肿瘤早期诊断和肿瘤分期分型。如PCDH17甲基化可用于胃癌的早期无创筛查的生物标志物，Syndecan–2甲基化用于结肠癌早期筛查具有较高敏感性和特异性，SEPT9甲基化可用于早期结直肠癌患者的诊断。

（二）RNA类肿瘤生物标志物

微小RNA（micro RNA，miRNA）：miRNA是真核生物中具有调节功能的内源性单链非编码小分子RNA，长度约22个核苷酸，在外周血、石蜡包埋组织及新鲜肿瘤组织中具有良好稳定性，可作为肿瘤诊断、治疗的生物标志物。miRNA依据其作用靶mRNA分子不同，作为原癌基因或抑癌因子参与肿瘤进展，是肿瘤筛查、早期诊断、指导治疗、判断预后等重要靶点。如miRNA–155可在多种肿瘤中高表达，作为肿瘤早期诊断和治疗监测分子。前列腺癌中，外泌体、miRNA–107和miRNA–574–3p可作为诊断标志物，miRNA–375和miRNA–141是判断前列腺癌进展的敏感标志物，miRNA–1290和miRNA–375可作为预后判断标志物。乳腺癌中，miRNA–105和miRNA–939可分别用于鉴别早期乳腺癌与转移性乳腺癌，也用于乳腺癌亚型和分期。

长链非编码RNA（long non-coding RNA，lncRNA）：lncRNA是一类长度超过200个核苷酸的非编码RNA分子。lncRNA异常表达与肿瘤的发生发展、转移以及耐药性密不可分，且其在肿瘤转移组织和正常组织、原发性组织的表达具有明显差异，可作为新的肿瘤生物标志物，可用于肿瘤的早期诊断。lncRNA对肝细胞癌具有一定的诊断价值，可单独或作为AFP的补充，显著提高HCC诊断灵敏度和特异度。lncRNA种类众多，结构多样，分子调控机制复杂，能够在转录、转录后等多种基因表达水平参与细胞乃至整个生命活动的调节，应用于临床尚需要进一步研究。

环状RNA分子（circular RNA，circRNA）：circRNA是指不具备3′末端多聚腺苷酸poly（A）尾巴和5′末端帽子并且借助于共价键即磷酸二酯键所形成的共价闭合环状的非编码RNA分子。circRNA同样是由原始转录本经过一系列的剪切加工过程形成，采用的是反式剪切方式。原始转录本中主要包含有内含子和外显子两种序列。根据序列成分的不同，则可将circRNA进行如下分类：内含子circRNA、外显子circRNA、外显子–内含子circRNA以及基因间型circRNA。circRNA在形态结构上的特殊性，不存在有裸露的末端，对细胞内的核酸外切酶、核酸内切酶不敏感；其他各种非编码RNA以及编码RNA相比，circRNA能够更加稳定地存在于细胞质中。由于circRNA有半衰期较长和特异性表达的特点，可将其作为肿瘤诊断、判断预后的重要检测手段。

（三）循环核酸类

循环肿瘤DNA包括ctDNA和cfDNA，通过血浆循环肿瘤细胞和游离 DNA 的测定，为肿瘤发病风险预测、早期诊断和转移复发提供监测。如结肠癌 *APC*、*K-ras* 等突变提示肿瘤复发，灵敏度和特异度接近 100%。肿瘤易感基因 *BRCA*1/2、*PPMID* 基因突变可用于乳腺癌和卵巢癌高危人群早期预警和筛查。

循环 RNA：通过 NGS 方法可用检测循环 RNA，与循环 DNA 相比较，循环 RNA 具有更高的组织特异性和肿瘤特异性，如 Bmi-1 mRNA 用于宫颈癌检测，BIRC5 mRNA 用于结直肠癌检测，其诊断价值明显优于传统肿瘤标志物 CA125 和 CEA 等。

五、肿瘤干细胞类

肿瘤干细胞（cancer stem cell，CSC）是指存在于肿瘤组织中，具有干细胞低分化和无限增殖能力细胞的总称。相比于肿瘤细胞而言，CSC 具有更强的扩散转移和增殖能力，具有特异性表面标志分子以及异常活化的信号通路，可用于肿瘤早期诊断及肿瘤干细胞靶向治疗。目前常见的肿瘤干细胞表面标志物包括 CD13、CD24、CD29、CD44、CD90、CD133、CD176、EpCAM、$Lgr5^+$、ABCG2A、LDH1 等，用于乳腺癌（$CD44^+$、$CD24^-$），胰腺癌（ESA^+、$CD44^+$、$CD24^+$），急性白血病（CD34/CD38/CD133），慢性髓细胞白血病（Ph^+、$CD34^+$、$CXCR4^+$）等的预后评估。

六、循环肿瘤细胞类

循环肿瘤细胞（circulating tumor cells，CTC）是指由肿瘤原发病灶或转移病灶释放至外周血液循环系统的一类肿瘤细胞的统称；多个 CTC 聚集、黏附，继而可形成 CTC 团。19 世纪 70 年代，CTC 首先被澳大利亚内科医生托马斯发现并命名；19 世纪 90 年代，英国科学家提出 CTC 的“种子和土壤”假说，认为 CTC 可作为原发灶和转移灶的“种子”，病灶为其提供基本的生存条件和场所；后续研究中，CTC 被证实与肿瘤的发生、发展、转移具有密切联系。此外，CTC 在肿瘤的分期分型、预后与疗效评估、肿瘤复发与耐药检测等多个方面均可作为重要的参考依据。

CTC 具有一般肿瘤细胞的特性，因此可利用其与正常血液细胞间基因组的差异、与肿瘤相关基因特异性表达蛋白质或特异性抗体来进行分离、富集和检测。美国食品药品监督管理局（FDA）基于 CTC 特异性表达的细胞表面抗体 EpCAM，批准了 CTC 检测的 CellSearch 体系（Veridex）；其缺点是需要大量用于检测的血液样本、由单一或少量几种抗体所得到的检测结果会存在偏差和遗漏。此外，基于 CTC 在细胞形态、大小、表面电荷分布、膜两侧离子浓度梯度和电位梯度等物理学特性上与正常血液细胞存在差异，逐步被应用于其分离、纯化和检测中；虽然准确检测的困难还无法克服，但在简化操作流程、降低检测成本、减少样本用量等方面有了极大提升。

七、肿瘤相关病毒类

肿瘤相关病毒类标志物能包括引起人或动物细胞恶性转化的病毒（如 EBV、HPV 和 HTLV-1 等）以及病毒相关抗体（如 VCAIgM、VCAIgG、EAIgG、EBNAIgG 等）。

八、肿瘤微环境及代谢产物类

肿瘤细胞为维持自身在快速增殖过程中对能量和物质的需求，往往发生基因组、代谢过程以及相关通路中的重编程，不仅肿瘤细胞自身所产生代谢物种类和数量发生改变，而且肿瘤微环境中其他多种来源的代谢物也发生改变。肿瘤细胞内源性代谢产物主要来自糖类、脂类、蛋白质（氨基酸类）的代谢；外源性代谢产物主要来自通过食物消化吸收而存在于循环系统和肿瘤微环境中的维生素、微量元素以及短链脂肪酸等。这些肿瘤代谢产物广泛参与到多种酶的竞争性抑制、结合进而抑制或活化关键蛋白、间接调控基因表达等多种过程。因此，肿瘤代谢产物的检测方法和手段，能够作为肿瘤监测和诊疗的辅助手段，有利于寻找新的治疗靶点，开辟新的治疗途径。

乳酸：在细胞癌变的病理条件下，即使机体组织氧供充足，肿瘤细胞也更倾向于葡萄糖代谢生成乳酸的代谢途径，这一现象在 1924 年被著名的生物化学家瓦博格称为 Warburg effect，即有氧糖酵解。由于乳酸在肿瘤组织的含量与肿瘤的扩散转移和患者预后情况密切相关，被称为肿瘤相关代谢产物，即“癌代谢物”（onco-metabolite）。因此，乳酸含量的高低也是诊疗肿瘤和其他与乳酸含量相关疾病的重要指标，其主要检测方法包括：血浆乳酸测定（比色法）和全血乳酸测定（分光光度法）。

肿瘤微环境酸碱度改变：肿瘤发生发展过程中，其周围局部环境发生特异性改变，形成肿瘤微环境。肿瘤微环境具有营养缺陷、炎性浸润、乏氧、血管生成增加以及低 pH 等的特点。其中，pH 偏低的现象称为肿瘤酸性微环境，是肿瘤微环境的特征性标志，是肿瘤的普遍特征，其形成的主要原因是肿瘤细胞外乳酸等酸性物质的积累和转运微循环系统的失调。酸性微环境对肿瘤细胞的影响复杂多样，可降低细胞基因组稳定性导致更多的有害突变，也可改变细胞外基质进而促进肿瘤细胞的侵袭和转移，还可抑制抗癌药物对肿瘤细胞的疗效。此外，肿瘤酸性微环境还可调节 T 细胞活性进而对肿瘤免疫逃逸产生影响。

九、免疫治疗疗效相关类生物标志物

（一）肿瘤免疫源性生物标志物。

针对肿瘤自身的免疫源性，出现了如 DNA 损伤修复（DDR）、微卫星不稳定性（MSI）、肿瘤突变负荷（TMB）、肿瘤新抗原（neoantigen）和 HLA 对肿瘤新抗原的提呈等方面的免疫治疗生物标志物，其中 MSI 和 TMB 是高效的肿瘤免疫治疗生物标志物。

MSI：MSI 是遍布于基因组中的短串联重复序列，以（CA/GT）n 最为常见，n 通常为 15~60 次。与正常细胞相比，MSI 表现在肿瘤中微卫星简单重复序列的插入或缺失而造成其长度改变，出现新微卫星等位基因的现象。高度微卫星不稳定性（MSI-H）在临床已被认为是 CRC 制定辅助治疗方案和反应预后的重要分子标志物。

TMB：TMB 是每 Mb 编码基因组中基因变异的总数。患者具有高突变负荷（TMB-H）常常预示着较好的免疫治疗客观缓解率（ORR），较持久的临床生存期。尽管 TMB 尚处于发展阶段，存在有较多问题，但就预测肿瘤免疫治疗临床疗效和新抗原应用方面而言，TMB 作为一个全新的标志物具有良好的临床应用前景。

DDR：DNA 不断受到内源性和外源性因素的损伤，需要多种基因修复途径的协同作用以维持正常的基因组完整性。常见的 DNA 损伤修复方式有 O—6- 甲基鸟嘌呤 DNA 甲基转移酶（MGMT）、DNA 错配修复（MMR）、同源重组（HR）、核苷酸切除修复（NER）和碱基切除修复（BER）。肿瘤 DNA 修复通路相关基因的突变或表达的变化与临床靶向治疗、免疫治疗疗效相关。

（二）肿瘤微环境相关类生物标志物

PD-L1：肿瘤细胞可以通过表达 PD-L1 抑制细胞毒性 T 细胞（cytotoxic T cell，CTL）参与的抗肿瘤免疫，PD-L1 的表达也是最早被认为可以预测 PD-1/PD-L1 抑制剂临床疗效的生物标志物。在很多肿瘤中已显示出 PD-L1 过表达与 PD-1/PD-L1 抑制剂疗效显著相关。

（三）免疫治疗预后类生物标志物

免疫不良事件相关标志物包括 CXCL9、CXCL10、CXCL11 和 CCL19 等。这些标志物或许可以帮助临床筛选出治疗中可能发生自身免疫副作用风险的患者，从而避免不必要的治疗风险。

免疫治疗 HPD 的生物标志物：*EGFR* 突变及 MDM2 扩增，可以成为预测 HPD 发生的潜在标志物。

（四）展　望

随着分子生物学及组学技术的飞速发展，以及芯片技术、质谱技术、单核苷酸多态性高通量筛选技术的不断兴起，肿瘤生物标志物的研究已进入前所未有的蓬勃发展时代。检测技术的进步使肿瘤标志物在肿瘤发生发展过程中的机制不断被揭示，对疗效和预后的预测作用不断被确认，不同药物作用的靶点不断被开发。更加敏感、特异、重复性好且能为病情变化、治疗指导提供准确信息的理想标志物将会不断被发现，并将为全面参与肿瘤的预警、筛查、诊断、评估、疗效预测、治疗选择、预后判断及随访过程提供重要帮助。肿瘤标志物在肿瘤的整个预防、诊断、治疗、预后过程中发挥重要作用，随着肿瘤学及相关学科的发展，我们必将攻克难关发现更加灵敏、更加准确、特异度更高的肿瘤标志物从而更好地指导和推进基础研究及临床应用的发展。

（邢金良　赵自云　韦三华　陈勇彬
崔 悦　陈志南　李 玲）

第 3 节　肿瘤分子标志物研究技术与方法

当前，传统的肿瘤标志物分析检测方法主要包括生物化学方法、免疫学方法及分子生物学方法三大类，其中免疫学方法在临床中最常用。近年来，脱落细胞学检测、液体活检、非编码 RNA 检测、组学和电镜技术等各项新技术发展迅猛，并逐渐应用于肿瘤标志物的发现中。

一、生物化学方法

（一）肿瘤标志物的临床生化检测

生化分析仪已经在临床生化检验中普遍使用。生化分析仪集自动化技术、光学、微电子技术和计算机技术于一体，具有高效率、高质量的特点。生化分析仪主要采用紫外分光光度法、免疫透射比浊法、均相酶免疫分析法、酶促反应法等原理进行检测；它可以对血液样本以及尿液、脑脊液、胸腔积液、腹腔积液等多种来源的样本进行测定。还有一些常见且与肿瘤密切相关的生化仪上检测的项目：乳酸脱氢酶（LDH）、γ-谷氨酰转肽酶（γ-GT）、碱性磷酸酶（ALP）、肌酸激酶（CK）、酸性磷酸酶（ACP）、α-岩藻糖苷酶（AFU）、核糖核酸酶（RNase）、恶性肿瘤特异性生长因子（TSGF）、唾液酸（SA）。

（二）肿瘤相关特种蛋白检验

肿瘤的特种蛋白检验目前主要应用免疫浊度分析法，其基本原理是可溶性抗原、抗体在特定的电解质溶液中特异性结合，形成小分子免疫复合物（<19S），在增浊剂的作用下，形成免疫复合物微粒（>19S），使反应液出现浊度。当一定波长的光源照射这些免疫复合物微粒时，光线的强度产生改变。根据检测器的位置及其所检测光信号的性质差异，特种蛋白分析仪方法可分为散射比浊法和透射比浊法。免疫球蛋白及轻链、β_2-微球蛋白（β_2-MG）、铁蛋白、血清铜蓝蛋白（CER）等都是目前临床上用于肿瘤鉴别诊断的特种蛋白。临床上已经采用自动化特种蛋白分析仪检测这些肿瘤标志物。自动化的特种蛋白分析仪标本用量少，稳定性好，同一份标本可以检测几十种项目。

二、免疫学检验方法

免疫学方法是在临床中使用最多的方法，主要包括化学发光免疫分析（CLIA）、酶联免疫测定（ELISA）、放射免疫分析（RIA）、免疫荧光测定（IFA）和免疫组化分析（IHC）。

（一）化学发光免疫分析（CLIA）

CLIA 是将高灵敏度的化学发光技术与特异性的免疫反应相整合，用于检测抗原或抗体的方法，是当前肿瘤标志物检测普遍使用的技术。自动化的 CLIA 系统具有灵敏度高、特异度好、分析速度快、操作简便、易于标准化等优点，灵敏度与放射性免疫测定相当，没有污染，近年来在临床诊断中得到广泛应用，并已取代放免技术，在肿瘤筛查与诊断中有非常重要的作用。临床上用于常规CLIA检测的肿瘤标志物，包括甲胎蛋白、癌胚抗原、总前列腺特异抗原、游离前列腺特异抗原、β_2-微球蛋白、鳞状上皮癌相关抗原、CA19-9、CA125、CA153等。

化学发光免疫分析根据发光原理的不同分为直接化学发光免疫分析、化学发光酶免疫分析和电化学发光免疫分析三类。

直接化学发光免疫分析：是用化学发光剂（吖啶酯）直接标记抗体（或抗原）与待测标本中的抗原（或抗体）、磁微粒包被的抗体（或抗原）反应，通过磁场的作用，分离结合与游离的化学发光标记物。结合的部分经发光促进剂发光反应，根据其发光强度可计算出待测物的含量。其反应类型包括夹心法和竞争法。

化学发光酶免疫分析：是以酶标记生物活性物质进行免疫反应，免疫反应复合物上的酶再作用于发光底物，在信号试剂作用下发光，用发光信号测定仪进行发光测定。根据酶促反应物不同，可分为荧光酶免疫分析和化学发光酶免疫分析。目前常用的标记酶为辣根过氧化物酶（HRP）和碱性磷酸酶（ALP）。HRP最常用发光底物是鲁米诺及其衍生物。其反应模式主要有夹心法和竞争法。

电化学发光免疫分析：是一种以顺磁性微粒为固相载体，以电化学发光剂三联吡啶钌标记抗体（抗原），以三丙胺（TPA）为电子供体，在电极表面由电化学引发的特异性电化学发光反应。这种分析方法通过抗原抗体反应和磁颗粒分离技术，根据三联吡啶钌在电极上发光强度的大小来检测标本中待测物的含量。

（二）酶联免疫吸附测定

酶联免疫吸附测定（ELISA）是利用酶催化底物的生物放大作用提高抗原抗体免疫反应敏感性的一种标记免疫技术，即用酶标记抗体或抗原，通过酶催化底物显色反应来测定抗原或抗体的存在，进行定位、定性或定量检测。ELISA测定的特异性和敏感性都非常高，最低检出限可达pg级别，几乎可用于检测所有的可溶性抗原抗体。目前已广泛用于甲胎蛋白、癌胚抗原、前列腺特异性抗原等肿瘤标志物测定。

ELISA可用于测定抗原，也可用于测定抗体。在这种测定方法中有三个必要的试剂：固相的抗原或抗体，即“免疫吸附剂”（immunosorbent）；酶标记的抗原或抗体，称为“结合物”（conjugate）；酶反应的底物。可设计出各种不同类型的检测方法，如夹心法（双抗体夹心法测抗原、双抗原夹心法测抗体）、间接法和竞争法。

酶联免疫技术主要分为酶免疫测定（EIA）和酶免疫组织化学技术两大类。EIA主要用于液体标本中各种抗原或抗体的定性或定量检测，又分为均相酶免疫测定和异相酶免疫测定。酶免疫组织化学技术主要用来检测抗原在组织标本中的分布的位置，又分成酶标记抗体免疫组化技术和非标记抗体免疫组化技术。

酶联免疫斑点试验是从单细胞水平检测分泌抗体细胞或分泌细胞因子细胞的检测技术，整合了细胞培养技术和ELISA技术，是定量ELISA技术的延伸和发展，主要用于细胞因子分泌细胞的定量测定。其原理是利用抗体捕获培养细胞所分泌的细胞因子，并以酶联免疫斑点显色方式将其表现出来。酶联免疫斑点试验可在96孔微孔板上进行，板孔底部覆盖膜载体，膜上包被特异性单抗。微孔中加入待检细胞及抗原刺激物进行培养，细胞受刺激后产生的分泌因子被单抗捕获。被捕获的细胞因子可进一步与生物素标记的抗体结合，加入酶标链霉亲和素与生物素结合后，生成膜特异抗体-细胞因子-生物素标记抗体-酶标链霉亲和素复合物；加入底物显色，酶催化底物产生不溶性色素，沉淀于局部膜上形成斑点，斑点的颜色深浅程度与细胞因子的含量有关。

发光酶免疫试验：发光酶免疫试验是将高灵敏度的发光测定技术与高特异度的酶免疫分析技术相整合，用于检测微量物质的新型标记免疫测定技术。该试验的基本原理是利用参与催化某一发光反应的酶来标记抗体或抗原，在抗体-抗原反应后加入化学发光底物或荧光底物，酶催化和分解底物发光，由光学仪器检测发光强度，最后通过标准曲线计算出被测物的含量。常用的方法类型有用于大分子抗原检测的双抗体夹心法、用于抗体检测的双抗原夹心法和用于多肽类小分子抗原测定的竞争法。

电化学发光“夹心”ELISA 法：是在电化学分析的一个重要分支技术。该法原理同双抗体夹心法，检测平台基于全自动电化学发光免疫分析仪。已被广泛用于 CEA、AFP、PSA、HER2、SCC、CA125、CA19-9 等肿瘤标志物的检测。电化学酶联免疫分析检测平台的发展和应用，使得肿瘤标志物检测的敏感度显著提高，同时确保了检测的标准化和自动化，大大减小了批间和批内等误差，使检测结果更加稳定和准确。

（三）放射免疫分析

放射免疫分析（RIA）是以抗原及其特异性抗体的免疫反应为基础，利用同位素标记抗原和非标记抗原（待测物）对一定量特异性抗体的竞争结合，以放射性测量为定量手段，获得待测样品中抗原浓度的技术。放射免疫分析具有灵敏度高（可达 ng~pg 水平）、特异性强、操作简便、重复性好、准确性高等优点，解决了以往化学分析、生化分析和仪器分析达不到的超微量分析，因而得到广泛应用。经过半个多世纪的发展，RIA 检测品种已多达近千种，而且其检测领域及品种仍在不断扩大。RIA 检测范围可覆盖目前临床使用的所有肿瘤标志物检测。

放射性核素衰变释放的射线有三种：α、β和 γ，常用在放射免疫标记技术中作为标记用放射性核素有 γ 和 β，其中常用的标记核素有释放 γ 射线的 ^{125}I、^{131}I、^{57}Co 和 ^{51}Cr，其中以 ^{125}I 最为常用，用 γ 计数器进行测定。β 射线常用 ^{3}H、^{14}C 和 ^{32}P 等，^{3}H 最为常用，使用液体闪烁计数器进行测定。

（四）免疫荧光检测

荧光免疫检测是将抗原抗体特异性结合、荧光标记技术整合起来，用荧光检测仪检测特异性荧光强度，从而对液体标本中的微量物质进行定量的检测。时间分辨荧光免疫分析（time-resolved fluorescence immunoassay，TRFIA）和荧光偏振免疫分析（fluorescence polarization immunoassay，FPIA）是常用的两大荧光免疫分析方法。临床上可用TRFIA测定的肿瘤生物标志有血清甲胎蛋白、前列腺特异抗原、神经元烯醇化酶、癌胚抗原等。FPIA 是临床药物浓度监测的首选方法，可用于监测急性淋巴白血病患者氨甲蝶呤血药浓度，在患者个体化用药中发挥重要作用。

TRFIA：利用具有双功能基因结构的螯合剂，将镧系元素标记到抗体（或抗原）上，经免疫反应形成复合物；由于镧系元素能发出荧光，故分离除去未结合成分后，并采用解离 - 增强技术（DELFIA）放大有效荧光，利用时间分辨荧光仪测定荧光强度，从而推测出待测物质的含量。该技术的标记物是镧系元素，其中 Eu3+ 最常用。TRFIA 技术具有极长的荧光衰退时间（镧系元素 60~900μs，而普通荧光 1~100ns）；Stokes 位移大（大约 290nm，Eu3+ 发射光 613nm、激发光 340nm）；发射峰狭窄；信号增强。TRFIA 技术类型有：竞争法、夹心法、间接法等。TRFIA 是超灵敏度检测技术，它克服了酶标志物的不稳定、化学发光仅能一次发光、电化学发光的非直接标记等缺点，并且无放射性污染，变成继放射免疫分析之后标志物成长的一个新里程碑，已广泛用于 TPSA、CEA、AFP、SCC、CA125、CA50、CA19-9、$β_2$ - 微球蛋白等肿瘤标志物检测。

FPIA：常用于测定半抗原的药物浓度。其基本原理是荧光物质经单一平面的蓝偏振光（485nm）照射后，吸收光能跃入激发态，随后恢复至基态，并发出单一平面的偏振荧光（525nm）。标本中待测抗原与荧光标记的小分子抗原竞争结合有限量的特异性大分子抗体。反应平衡后抗体结合荧光标记物的量与标本中待测抗原浓度的量呈反比。当待测抗原浓度高时，大部分抗体被其结合，由于其分子小，在液相中转动速度较快，测量到的荧光偏振程度也较低。荧光偏振程度与待测抗原浓度呈反比关系。

（五）免疫组化技术

免疫组织化学（immunohitochemistry，IHC）或称免疫细胞化学（immunocytochemistry，ICC），是通过观察组织或细胞切片中抗原数量及其分布，对抗原进行定位、定性及定量研究的技术。它把免疫反应的特异性、组织化学的可见性巧妙地整合起来，借助显微镜（包括荧光显微镜、电子显微镜）的显像放大作用，在细胞、亚细胞水平检测各种抗原物质（如蛋白质、多肽、酶、激素、病原体以及受体等）。

1. 免疫组化技术种类

免疫组化染色方法按标记物质的种类，如荧光染料、酶（主要为辣根过氧化物酶和碱性磷酸酶）、胶体金、亲和素等，可分为免疫荧光技术、免疫酶标技术、免疫金技术和亲和免疫组化技术等。

免疫荧光技术：是最早建立的免疫组化技术。该技术是将已知抗体标上荧光素，经与组织细胞的抗原结合反应后，在荧光显微镜下观察细胞或组织内相应的抗原表达。在激发光的照射激发下，抗原抗体复合物中荧光素会发出一定波长的荧光，从而可确定组织中抗原的定位，进而进行定量分析。常用于标记抗体的荧光素有异硫氰酸荧光素（fluorescein isothiocyanate，FITC，绿色荧光）、罗丹明（rhodamine，红色荧光）等。免疫荧光技术由于特异性强、灵敏度高、快速简便，在临床病理诊断中应用很广。

免疫酶标技术：是以酶标记的抗体与组织或细胞相应抗原结合；然后加入酶的底物，生成有色的不溶性产物或具有一定电子密度的颗粒，通过光镜或电镜，对细胞表面和细胞内的各种抗原成分进行定位研究。免疫酶标技术具有定位准确、对比度好、染色标本可长期保存等优点，是目前最常用的技术，并得到了广泛的实际应用；此外，已衍生出多种标记方法，如过氧化物酶－抗过氧化物酶（PAP）法、亲和素－生物素－过氧化物酶复合物（ABC）法、链霉菌抗生物素蛋白－过氧化物酶连结（SP）法等。

免疫金技术：免疫金技术是以胶体金等金属颗粒作为抗体标记物的免疫组化技术，其中胶体金标记最为常用。胶体金是金的水溶胶，有大小不同的颗粒，能迅速稳定地吸附蛋白，且不影响蛋白的生物学活性。因此，胶体金标记一抗、二抗或其他能特异性结合免疫球蛋白的分子（如葡萄球菌A蛋白）等可作为探针，对组织或细胞内抗原如多糖、糖蛋白、蛋白质、多肽、激素和核酸等生物大分子进行定性、定位甚至定量研究。胶体金电子密度高，所以免疫胶体金技术特别适合于免疫电镜的单标记或多标记定位研究。此外，胶体金本身呈淡至深红色，因此也适合进行光镜观察；如应用银加强的免疫金银法则更便于光镜观察。目前，已有甲胎蛋白免疫胶体金检测试剂盒，用于定性检测原发性肝癌及其他AFP升高性疾病。人粪便血红蛋白胶体金测定试剂盒主要用于直肠癌的筛查。

亲和免疫组化技术：除了抗原抗体具有高度特异性结合外，生物素和亲和素、激素与受体、植物凝集素与糖类等亲和物质对也具有特异结合反应，因而被用于免疫组化技术的抗体标记、信号放大及显色等阶段。亲和免疫组化技术即通过将荧光素或酶标抗体的活性部位与亲和物质如亲和素交联，进而对抗原物质进行检测的技术，如亲和素－生物素－过氧化物酶复合物（ABC）法、链霉菌抗生物素蛋白－过氧化物酶连结（SP）法，可对抗原抗体结合的信号强度进行放大，极大提高了免疫组织化学技术的灵敏度，已在临床广泛应用，其中SP法最常用。

此外，按染色步骤，免疫组化染色方法可分为直接法（一步法）和间接法（二步、三步或多步法）；与直接法相比，间接法的灵敏度显著提高。

2. 免疫组化技术的临床应用

肿瘤临床中，IHC的主要应用有：鉴别肿瘤的良恶性质；确定肿瘤临床分期分型；判断肿瘤细胞起源与转移瘤的原发部位；发现肿瘤微小转移灶，实现早期诊断；指导肿瘤治疗和判断预后；研究病原体与肿瘤的关系。

鉴别肿瘤的良恶性质：如淋巴瘤良恶性质判定可通过IHC方法，使用免疫球蛋白轻链抗体检测B淋巴细胞的增生性质来实现；如为单克隆性增生，只表达免疫球蛋白轻链，对于恶性淋巴瘤诊断有很大参考价值。

确定肿瘤临床分期分型：IHC可准确地对肿瘤类型进行判断并分期分型，对于疾病的治疗与预后具有重大参考意义。例如，乳腺癌的基因类型分为Luminal A型、Luminal B型、HER2阳性和基底样乳腺癌4个类型。临床工作中可根据ER、PR、HER2和Ki67的IHC检测结果，进行相应分型：Luminal A型Ki67和HER2均为低表达；Luminal B型可分为两种，一种为Ki67为任何水平但HER2阳性，另一种为Ki67指数增高亚型。乳腺癌的不同分子亚型，相应治疗策略不同，如HER2阳性患者给予细胞毒联合抗HER2治疗，而三阴性乳腺癌预后最差，给予细胞毒治疗。

判断肿瘤细胞起源与转移瘤的原发部位：特定类型的组织细胞表达特定的抗原，如前列腺上皮可用前列腺特异性抗原（PSA）标记；特定抗体可与细胞中特定的抗原相结合，从而判定肿瘤来源，如平滑肌肌动蛋白抗体阳性反应可反映出肿瘤是否为平滑肌来源。因此，对于组织器官起源或原发灶来源不明的肿瘤，IHC 是确定原发部位的最常用手段，如恶性原发性骨 Ewing 肉瘤现在已被 IHC 证明起源于神经内分泌系统。在鉴定转移瘤的原发灶方面，如 IHC 检测 PSA 阳性提示为前列腺癌转移，甲状腺球蛋白阳性则提示来自甲状腺。

发现肿瘤微小转移灶，实现早期诊断：常规病理学方法诊断微小、单个转移肿瘤灶困难，但可通过 IHC 技术对转移灶的分子改变进行分析，因而有助于实现早期诊断。例如，常规病理切片证实为阴性的淋巴结，IHC 检测后淋巴结转移率可达 25%。类似的，常规病理切片认为没有骨髓受累的有 1/4 经 IHC 检测发生了骨髓的转移。

指导肿瘤治疗和判断预后：IHC 对肿瘤治疗和预后评估有重大意义。如 5% 的非小细胞肺癌（NSCLC）患者存在棘皮动物相关蛋白 4（EML4）与间变性淋巴瘤激酶（ALK）重排形成的融合基因，此类患者 ALK 抑制剂治疗的疾病有效控制率可达 80%，因此，对这类患者进行基因筛查确诊意义重大。

检测肿瘤相关性病毒：利用 IHC 可对某些恶性肿瘤的病毒病因学研究提供有力手段。IHC 染色检测人类乳头状瘤病毒（HPV）可帮助区分宫颈腺癌（HPV 阳性）和子宫内膜腺癌（HPV 阴性），判断预后，如 HPV 阳性的食管鳞癌预后好于 HPV 阴性的食管鳞癌。肿瘤中 EBV 相关的基因及其蛋白随着 EBV 潜伏类型的不同而变化，EBV 核抗原 2（EBNA2）IHC 染色可有效检测Ⅲ型潜伏相关肿瘤中的 EBV。

三、分子生物学方法

分子生物学方法是从基因水平检测标志物，主要包括聚合酶链反应（PCR）、核酸杂交技术、基因与蛋白质测序技术等。分子生物学技术具有敏感、特异、快速等优势。

（一）PCR 技术

PCR 是被广泛应用的简单、敏感、高效、特异和快速的检测技术，其中检测特异位点甲基化的技术称为甲基化特异性 PCR。在肿瘤检测中，PCR 技术的应用有：①大部分白血病和淋巴瘤存在某些染色体易位，易位会产生新的融合基因。PCR 是检测融合基因确定染色体易位的首选方法。② HPV 感染与宫颈癌的发病关系较为密切。在良性损害中，HPV DNA 以环状 DNA 游离体存在于宿主细胞染色质外；但在大多宫颈癌中，HPV DNA 则整合到宿主细胞的基因组中。利用 PCR 对细胞学检查后结果为 ASCUS 级的患者进行 HPV DNA 检测，以确定下一步处理方案。③结直肠癌癌变是一个涉及原癌基因激活、抑癌基因失活等多基因、多阶段、多步骤渐进演化的积累过程。采用 PCR 技术可检测结直肠癌的 *K-ras* 基因及 *p*53 抑癌基因。RT-PCR 是目前建立的早期检测结直肠癌微转移的最佳方法。

（二）核酸分子杂交技术

核酸分子杂交是分子诊断中的经典方法，按照碱基互补配对的原则，利用分子杂交特性对特定核酸序列进行检测，包括原位杂交（ISH）和荧光原位杂交（FISH）、Southern 杂交、Northern 杂交。

（三）基因测序技术

基因测序是一种新兴基因检测技术，可以从血液或唾液中测定出基因全序列，预测可能患某种疾病。循环游离肿瘤 DNA（ctDNA）测序技术通过检测外周血或体液中 ctDNA，可在疾病早期检出肿瘤，进行肿瘤的早期筛查。ctDNA 包含 DNA 点突变、微卫星不稳定性、甲基化等诸多其他变异信息。高通量测序技术的发展迅速，使得研究者可以对 ctDNA 进行全基因组测序。Dawson 等证实：在监测肿瘤负荷的敏感性和动态性方面采用基因测序技术检测 ctDNA 均优于循环肿瘤细胞检测和传统的肿瘤标志物检测。

精准治疗是肿瘤治疗过程中一直以来的热门话题，高通量基因测序技术的出现促进了肿瘤精准医疗的进展。部分肿瘤患者基因组存在特征性的改变：甲基化水平的改变，*EGFR*、*TP*53、*KRAS*、*BRCA*1、*BRCA*2 基因突变等。该类的变异可以利用高通量测序技术被精确检出，有助于制订精准的治疗措施，包括通路靶向药物或分子靶向药物的使用和放化疗的应用。同时，应用高通量测序技术对比肿瘤原发灶与复发灶基因序列的差别，对于评估化疗效果及了解耐药的潜在机制有作用。

（四）蛋白电泳技术

蛋白电泳技术在肿瘤的临床应用包括：分析肿瘤患者血清蛋白的组分变化，检测肿瘤患者的血红蛋白、尿蛋白、脑脊液蛋白，检测和鉴定肿瘤抗原。肿瘤蛋白电泳技术临床应用的新进展包括：将凝胶电泳－蛋白质谱技术相整合鉴定肿瘤蛋白抗原、将免疫共沉淀－凝胶电泳技术相整合鉴定肿瘤抗原互作蛋白。

（五）质谱技术

质谱技术是通过正确测定蛋白质的质量而进行蛋白质分子鉴定、蛋白质分子的修饰和蛋白质分子相互作用的研究。根据不同质荷比便可得到相对分子质量、分子结构等多种信息的分析方法。由于其具有高分辨力、高精度等特点被广泛用于多个领域。但长期以来，质谱方法仅限于小分子和中等分子的研究。

基质辅助激光解吸飞行时间质谱和电喷雾电离质谱是经过改进的质谱技术，可将大分子“软电离”，产生稳定分子离子，是测定大分子分子量的有效方法。前者利用基质吸收激光的能量，得到肽质量指纹谱，通过检索数据库以鉴定蛋白质；后者利用电喷雾法，液相化多肽以鉴定蛋白质。这两种方法能保证电离时样品分子的完整性，不会使离子碎片化。

基质辅助激光解析电离飞行时间质谱：近年来，基质辅助激光解吸/电离飞行时间质谱已将生物质能谱作为基本检测技术，建立了多种DNA序列分析方法。它主要由基质辅助激光解吸电离离子源（MALDI）和飞行时间质量分析仪（TOF）组成；基质辅助激光解吸电离飞行时间质谱（MALDI-TOF-MS）的研究和应用相对成熟，原理主要是使用高浓度的小分子基质（如二羟基苯甲酸，白芥子酸等）和Sanger测序反应产物混合，然后用激光脉冲照射，基质将吸收能量转移到要分析和电离的样品上，即所谓的基质辅助激光解吸电离过程。随后，可以通过飞行时间质谱仪进行检测来获得模板的序列信息。

表面增强激光解吸电离飞行时间质谱：SELDI-TOF-M 的原理是利用激光脉冲辐射解吸核心池中的分析物形成带电离子。绘制出的质谱图是根据不同的质荷比，将这些离子在仪器场中飞行不同的时间长度而来。此图也可通过计算机软件处理后不仅能形成模拟光谱，还能直接显示样品中蛋白质的相对分子质量、含量等信息。如果将其与普通人或某些疾病患者的光谱，甚至是基因库中的光谱进行比较，就可以发现并捕获新的异种蛋白及其特征。该技术的优点是被测样品不需要特殊处理，可以直接取样检测，用量小，检测速度快。缺点是无法获得差异蛋白的定性信息，实验的重复性不好。

四、细胞学检验

（一）脱落细胞学检验

脱落细胞是指自然管腔器官内表面黏膜正常的情况下，人体器官的黏膜上皮细胞经常性脱落更新；病变的黏膜上皮细胞如阴道上皮、支气管黏膜上皮、肾盂膀胱移行上皮、乳腺导管上皮等都是自然脱落的上皮细胞。脱落细胞检验的优点在于无创性取材或微创性取材；应用范围广泛，可应用于全身各系统器官；诊断的灵敏度和特异度较好；难以手术获得组织时也可提供形态学诊断依据；可代替部分冰冻切片检查。目前脱落细胞学在肿瘤疾病的临床应用主要有恶性胸腔积液、子宫颈癌、肺癌、恶性淋巴脱落细胞学检查。

脱落细胞学也存在局限性，有一定的误诊率，如良性改变但某些特征似恶性，高分化肿瘤因标本量少易误诊为不典型增生或不能做出恶性的诊断；低分化肿瘤易做出恶性的诊断，但难以鉴别组织类型；有时不能确定肿瘤的具体位置，不能全面观察病变组织结构，难以判断是否为浸润性癌；不易对肿瘤细胞进行组织学分型。

（二）流式细胞术检测

流式细胞术（FCM）是用流式细胞仪测量液相中的悬浮细胞或颗粒（0.5~50μm）的一种分析技术；它可每秒高速分析上万个细胞，并能同时从一个细胞中测得多个参数对细胞进行鉴别和计数，如细胞大小、细胞粒度、细胞表面面积、核浆比例、DNA 含量、RNA 含量、蛋白质含量等，具有速度快、精度高、准确性好的优点，是当代最先进的细胞定量分析技术之一。

DNA 含量分析：细胞癌变过程中伴随 DNA 含量的改变，DNA 非整倍体细胞是恶性肿瘤的特异性标志，通常采用流式细胞术分析 DNA 倍体及增生活性。

耐药性分析：流式细胞仪还用于研究化疗药物的耐药机制，多药耐药性相关蛋白包括 P 糖蛋白、多药耐药相关蛋白等，通过药物外排泵的作用降低细胞中药物的聚集。用 FCM 检测肿瘤细胞的多药耐药相关蛋白的表达水平，能有效监测临床肿瘤化疗效果及指导临床合理选择、调整药物。

免疫表型分析：肿瘤的发生发展以及预后都与机体的免疫功能状态密切相关，通过 FCM 检测细胞因子和特异性淋巴细胞亚群或异常免疫细胞可在肿瘤的辅助诊断、临床分期、指导用药、治疗过程质量监控、疗效判定以及预后中发挥重要作用。对血液系统肿瘤，FCM 进行免疫表型分析主要用于鉴别髓系和淋系肿瘤。

五、液体活检

液体活检主要是指针对循环肿瘤细胞（CTC）的富集和循环肿瘤 DNA（ctDNA）的检测；主要从血液等非实体组织中取样，优点在于能够早期筛查和检测出肿瘤标志物。近年来研究还发现，肿瘤细胞释放的外泌体（exosome）的量较大，这些外泌体与肿瘤的发生、发展、转移以及耐药性具有一定的相关性，因此围绕外泌体进行的肿瘤标志物检测研究逐渐开始展开。随着医学以及相关检测技术的不断发展，非侵入性取样虽不能完全取代侵入性取样，但已逐步显现其优越性。

（一）CTC 检测

CTC 是一类从原发肿瘤灶中脱落，进入血液循环的细胞，可通过循环系统到达远处器官，同时也是肿瘤转移的基础。CTC 有六大临床应用：①早期诊断，CTC 能够早于影像学发现更小的肿瘤；②辅助确诊，CTC 计数结果可作为辅助诊断指标判断肿瘤的良恶性；③辅助分型分期，CTC 检测是 TNM 传统分期系统的有效补充，指导下一步治疗；④快速评估疗效，根据 CTC 个数进行治疗效果的快速评估，无创且快速；⑤辅助评估生存期，根据 CTC 个数预估存活时间是一个比较好的量化指标；⑥实时监控，可根据 CTC 的数量判断是否产生耐药性或转移复发，对放化疗的疗效进行实时监控，有助于及时调整用药。

血液循环中肿瘤细胞的含量甚微，检测 CTC 的前提是对循环系统中的 CTC 进行富集，同时要求检测方法的灵敏度和特异度高。应用流式细胞术，以白细胞共同抗原 CD45、上皮细胞标志细胞角蛋白（cytokeratin，CK）和肿瘤特异性单抗等进行多色标记，是一种检测外周血肿瘤细胞的定量分析的方法。

（二）ctDNA 检测

循环 DNA 实质上是机体内源性 DNA 的降解产物。常见的游离循环 DNA 有两种，一种是游离在血液等体液中的 DNA（cfDNA）；另外一种是循环肿瘤 DNA（ctDNA）。ctDNA 经脱落或细胞凋亡后释放进入循环系统，是特征性的肿瘤生物标志物且能在血液中被检测并进行计数，可以定性、定量和追踪，在肿瘤诊断和治疗中具有很高的价值，同时因其具有无创性，故而广泛应用于肿瘤早期诊断、发展过程、监测预后判断及个性化用药指导。

ctDNA 具有易降解（半衰期短，多在两小时以内）、含量低（但比 CTC 多）等缺点，给精准检测带来了困难。虽然提取检测难度大，但 ctDNA 检测灵敏度正逐步提升。根据技术平台的不同，ctDNA 检测方法可分为两类：①基于聚合酶链的 PCR 技术；②基于新一代测序（NGS）技术的高通量检测方法。PCR 平台简便快捷、特异性高、灵敏度高，但其通量低，不能发现新的突变。NGS 能检测血液中低水平 ctDNA 所需的高灵敏度和特异度；除了针对单个基因或一组基因，NGS 还能鉴定 ctDNA 中肿瘤来源的全基因组改变。利用 ctDNA 中的基因突变，进行肿瘤的动态监测，可以更早地发现疾病复发或靶向药的耐药性。

（三）外泌体检测

外泌体是指含有复杂 RNA 和蛋白质的、直径为 30~150nm 的小膜泡。目前，外泌体特指盘状囊泡（40~100nm）。肿瘤外泌体携带着丰富的生物信息，是肿瘤细胞向细胞外传递信息的工具。因外泌体在生物体内存在的广泛性和获取的便利性，使这种肿瘤细胞的特殊分泌物在肿瘤精准诊断和治疗上具有巨大的应用潜力，有望成为一种肿瘤临床预估或诊断的新工具。

测量手段的局限性限制了外泌体的研究和应用。限制外泌体科研和临床应用的关键问题一直是外泌体的分离纯化。目前已有多种应用于外泌体的提取和分离的技术，如超速离心、免疫磁珠、超滤、沉淀或试剂盒等方法。在下游分析方面，分离纯化出来的外泌体既可以做蛋白，也可以做 RNA（microRNA 和 lncRNA）检测，并且相比其他在生物体液如血液或尿液中发现的生物标志物，外泌体生物标记表现出较高的特异性和稳定性。这使得外泌体作为一种生物标志物对于临床诊断非常重要。

六、非编码 RNA 检测

人类基因组由编码基因和非编码基因组成，但仅 2% 的基因为蛋白编码基因，其余为非编码 RNA（non-coding RNA，ncRNA）。目前研究发现 lncRNA 和 miRNA 与肿瘤关系密切，在多种肿瘤中表达异常，可作为新的肿瘤标志物和治疗靶点。

miRNA 是长度在 18~22 个核苷酸的非编码单链小 RNA 分子，长链非编码 RNAs（long noncoding RNA，lncRNA）是由 RNA 聚合酶Ⅱ转录的长度大于 200 个核苷酸的非编码 RNA。目前，miRNA 已经用于临床检测。

ncRNA 目前常用的检测方法为 Northern 杂交、微阵列分析、实时荧光定量 PCR 及原位杂交。四种检测方法各有利弊，可以相互整合应用。

Northern 杂交是一种利用与目标序列互补的探针检测 RNA 的方法，具有高的灵敏度，良好的重复性，可直接检测 ncRNA 的存在和表达情况。一般有同位素标记探针和寡核苷酸探针。由于 Northern 杂交的灵敏性高，可用于检测针对部分表达水平相对较低的 ncRNA。

微点阵（microarray）分析也是基于杂交的原理来检测 ncRNA。微点阵采用高密度的荧光标记探针与 RNA 样本杂交，通过荧光扫描获得荧光值，并借助相应软件进行分析。微点阵具有高通量的优势，可用于筛查。

实时荧光定量 PCR 技术是一种 DNA 扩增技术，是指在 PCR 反应体系中加入荧光基团，利用荧光信号积累实时监测整个 PCR 进程，通过内参或者外参法对待测样品中的特定 DNA 序列进行定量分析。起始目标核酸的拷贝数越高，Ct 值就越小，就可以越快观察到荧光强度的显著增加。目前常用的有 SYBR Green 法和 Taqman 探针法。

原位杂交可以直观展示出 ncRNA 的时间和空间的表达模式，是分析 ncRNA 表达的组织和时序特异性的有力工具。

七、组学技术

肿瘤是复杂的全身性疾病，涉及 DNA、RNA、蛋白质和代谢物水平的多种异常。根据中心法则衍生的组学方法分别为基因组学、蛋白质组学和代谢组学。

（一）基因组学

基因组是指一个生物体所有遗传物质的综合。基因组学是将全部基因作图，进行核苷酸序列分析、基因定位和基因功能分析的一门学科。基因组学在全基因组范围内寻找与肿瘤发生发展相关的基因变化，从根源上探索肿瘤的易感机制、发病机制。另外，基因组学也为新的肿瘤亚型鉴定，肿瘤的基因治疗等提供技术平台。基因组学的研究方法主要有 DNA 芯片技术、mRNA 差异显示技术、双相凝胶电泳技术及质谱技术等，其中基因芯片是基因组学的一项重要技术。基因芯片是经过荧光标记待检样品中的核酸，通过与芯片上特定位置的核酸探针利用碱基互补配对原则，使目的 DNA 与探针在膜条上通过核酸分子进行杂交反应，其荧光标记在特定波长激光激发下会发出荧光信号，其信号强度表征样品中被检测到的目标核酸分子或基因的总量或浓度，从而实现待测样本的基因检测。

（二）蛋白质组学

蛋白质组学是对细胞中所有的蛋白质信息进行研究。在恶性肿瘤发生发展过程中，必然会发生一系列蛋白谱的改变。肿瘤蛋白组学是通过发现肿瘤组织或细胞系、血浆和正常样本之间的差异蛋白来初步筛选肿瘤相关蛋白的方法。蛋白质组学技术的优点是高通量、小型化、自动化，已经被广泛应用于临床肿瘤研究。该技术为肿瘤标志物的研究建立了一个良好的平台，同时也提供一个正常和癌组织的蛋白质表达图谱，可直接用于筛查肿瘤标志物，并为临床诊断提供可靠依据。

多数患者是在发生某些症状和体征后才检测相关标志物，在病程早期难以发现某些肿瘤标志物异常，或是难以对标志物完成高通量检测。蛋白组学不同于其他检测方法，不局限于每次仅可检验单一肿瘤标志物，该技术采用多变量分析的方法来检测多个与肿瘤相关的蛋白质或蛋白质组；同时，研究蛋白质表达模式和功能模式，在总体网络水平对细胞内信号转导途径进行理解，可以提示肿瘤的发病机制，发现肿瘤早期筛查的检测和治疗的标志物。

蛋白质组学采用双向电泳技术、质谱技术和蛋白质芯片。双相电泳是蛋白组学中的经典技术，利用蛋白质的等电点和相对蛋白质分子质量的不同来分离蛋白质。蛋白质被电泳分离后再应用质谱技术进行逐一的鉴定。蛋白芯片又称蛋白质微阵列，是指将蛋白质或某些分子作为配基，按一定顺序固定在固相载体的表面形成微阵列，用标记了荧光的蛋白质或其他分子与之结合，洗脱去掉未结合的部分，通过荧光扫描等方式检测芯片上各点的荧光强度，分析蛋白质间或蛋白质与其他分子间的相互作用。蛋白芯片检测法具有快速、便携、成本低和操作简单等特点，已广泛地应用到肿瘤标志物的筛选与确定中。目前，前列腺癌、大肠癌、肺癌都已经有蛋白芯片生产出来。相比于 ELISA 等传统检测方法，蛋白芯片其灵敏度显著提高，更重要的是它可进行多指标联合检测。

（三）代谢组学

代谢组学是将模式识别方法和生物信息学整合起来，对生物体内产生的小分子内源性代谢产物进行高通量、定性、定量分析，跟踪其在生物液体和组织内的动态变化；从多个方面如基因调节、酶动力学、代谢反应的介质环境改变对细胞状态的影响进行系统的分析。应用于代谢组学分析的技术主要是磁共振波谱法（NMR）和质谱（MS）。

肿瘤细胞由于遗传学和表观遗传学突变导致代谢表型发生变化，异常代谢过程中的中间产物和终产物均有可能作为标志物提示肿瘤的发生和发展。应用代谢组学技术后可以从机体的动态代谢途径寻找肿瘤特异性代谢产物是研究的热点。目前，代谢组学在肿瘤中的应用主要包括早期诊断、预测和监测治疗反应、发现新的治疗靶标。该方法在前列腺癌、大肠癌、胰腺癌、白血病、乳腺癌、卵巢癌、口腔癌、肝癌、膀胱癌等肿瘤标志物筛选中广泛应用。

八、电镜技术

电子显微镜（electron microscope，EM）是以电子束为光源，利用电磁透镜成像，并将特定的机械装置和高真空技术相整合构成的一种精密的电子光学仪器。EM 技术应用是建立在光学显微镜基础之上的，光学显微镜分辨率为 0.2μm；透射 EM 分辨率为 0.2nm，在光学显微镜的基础上放大了 1000 倍。

（一）电子显微镜的分类

EM 按结构和用途主要分为透射式电子显微镜（transmission electron microscope，TEM）和扫描式电子显微镜（scanning electron microscopy，SEM）。

TEM 因电子束穿透样品后，再用电子透镜成像放大而得名，常用于观察那些用普通显微镜所不能分辨的细微物质结构。TEM 的分辨率为 0.1~0.2nm，放大倍数为几万至几十万倍。由于电子易散射或被物体吸收，故穿透力低，必须制备更薄的超薄切片（通常为 50~100nm）。

SEM 的电子束不穿过样品，仅以电子束尽量聚焦在样本的一小块地方，然后一行一行地扫描样本，主要用于观察固体表面的形貌。扫描电子显微镜的分辨率主要决定于样品表面上电子束的直径。放大倍数是显像管上扫描幅度与样品上扫描幅度之比，可从几十倍连续地变化到几十万倍。SEM 不需要很薄的样品；所得图像有很强的立体感；SEM 能利用电子束与物质相互作用而产生的次级电子、吸收电子和 X 线等信息分析物质成分。

（二）电子显微镜技术在肿瘤诊断与实验鉴别诊断中的应用

EM 成为诊断疑难肿瘤的一种新工具，比如无色素性肿瘤、嗜酸细胞瘤、肌原性肿瘤、软组织腺泡状肉瘤及神经内分泌瘤这些在光镜很难明确诊断的肿瘤，利用 EM 可以明确诊断。EM 能够清楚识别细胞和细胞间质中的超微结构，有些肿瘤细胞奇形怪状，大小不一，从外形上根本无法判断组织学类型，但在超微结构下可以显示组织分化的特点，进而可以确诊和鉴别相应的肿瘤类型。

细胞凋亡与肿瘤有着密切的关系，EM 对细胞凋亡的研究起着重要作用，因此利用 EM 观察细胞的超微结构病理变化和细胞凋亡情况，将为肿瘤的诊断和治疗提供重要依据。

此外，EM 观察的是组织细胞、生物大分子、病毒、细菌等结构，能够观察到不同病变的病理结构，也可以鉴别一些肿瘤疾病。肿瘤细胞在超微结构上与正常细胞有差异，主要表现在细胞器和超微结构分化不同步。EM 技术通过超微结构观察可以区分黑色素瘤、肉瘤及腺癌和间皮瘤；可区别胸腺瘤、胸腺类癌、恶性淋巴瘤和生殖细胞瘤；可区别纤维肉瘤、恶性纤维组织细胞瘤、平滑肌肉瘤和恶性神经鞘瘤以及区别梭形细胞癌和癌肉瘤。

九、小　结

肿瘤标志物的应用越来越广泛，临床对检测技术的要求也在不断地提高。肿瘤标志物检测中不同的检测方法在优点和短处上都有些许不同，如何将不同方法进行整合，提升肿瘤标志物的检出能力，是研究者需要关注和探讨的问题。如何在肿瘤早期检出低含量肿瘤标志物，一直是临床肿瘤诊断的主要目标。未来肿瘤标志物筛选技术的发展方向是高通量和高精确度。利用各种先进的技术手段，找出针对某种肿瘤的特异度和灵敏度均很高的肿瘤标志物，接着通过临床验证，汇聚已有标志物检测结果进行整合诊断，增强整合诊断的检出率和准确率，为临床的整合治疗提供更多更准确的信息。

（邢金良　崔兆磊　王　峰　陈志军　崔　悦　陈志南　李　玲）

第 4 节　肿瘤分子标志物的临床应用

早期筛查、发现、诊断和早期治疗是提高肿瘤治愈率、改善预后的关键所在。由于肿瘤标志物往往在肿瘤早期或肿瘤未形成较大肿块前即可被检测到；因此，肿瘤标志物检测已成为目前肿瘤早期发现的有效措施，并被列入健康体检的常规检测项目。此外，肿瘤标志物还应用于肿瘤普查、筛查；肿瘤的诊断、鉴别诊断与分期；肿瘤患者手术、化疗、放疗疗效监测；肿瘤复发的指标；肿瘤的预后判断；寻找不知来源的转移肿瘤的原发灶等。

传统血清肿瘤标志物浓度的动态变化在一定程度上可反映恶性肿瘤治疗后的疗效。肿瘤的疗效监测应按照血清肿瘤标志物的定期随访原则，在恶性肿瘤治疗结束后，针对血清肿瘤标志物的半衰期不同，选择不同的监测时间和周期。

一、肺　癌

同一种肿瘤或不同类型的肿瘤可以产生相同的肿瘤标志物，同一肿瘤也可产生多种不同的肿瘤标志物，因此肿瘤标志物的特异性有限。为提高肿瘤标志物的辅助诊断价值，肿瘤的早期筛查可联合使用多个肿瘤标志物进行整合检测分析。

肺癌是我国最常见的恶性肿瘤，发病率和死亡率均居首位。目前，用于肺癌早期筛查的生物标志物主要有血清肿瘤标志物、肺癌自身抗体、循环肿瘤细胞和血清微小 RNA 等。

（一）血清肿瘤标志物

在血清肿瘤标志物方面，美国国家临床生物化学研究院（NACB）和中华医学会检验医学分会等均推荐神经元特异性烯醇化酶（NSE）、胃泌素释放肽前体（ProGRP）、细胞角蛋白片段 19（CYFRA21-1）、鳞状上皮细胞癌抗原（SCC）和癌胚抗原（CEA）。CA125、CA19-9、TPA 和 Fer 等也与肺癌有一定关联性，可联合用于肺癌的辅助诊断。由于这些肿瘤标志物单一检测时肺癌的灵敏度和特异度均不够理想，常采用多个血清肿瘤标志物整合对肺癌进行早期筛查。但不同标志物整合检测效率不同，采用 4 种标志物（CEA+CYFRA21-1+proGRP+SCCA）联合检测，灵敏度可达 76.6%，特异度可达 94.4%。

神经元特异性烯醇化酶（NSE）：NSE 是烯醇化酶同工酶，由 α、β、γ 三个亚基组成 αα、ββ、γγ、αβ 和 αγ 五种二聚体同工酶；其中 γγ 亚基组成的同工酶主要在神经元和神经内分泌细胞内合成，命名为 NSE。NSE 在周围神经组织恶性肿瘤、神经外胚层来源的恶性肿瘤及中枢恶性肿瘤中多升高。小细胞肺癌（SCLC）的筛查首选 NSE，阳性率高达 65%~100%；NSE 也可用于 SCLC 的鉴别诊断和疗效监测。肺癌复发时血清 NSE 升高往往早于临床表现。值得注意的是，神经内分泌细胞瘤（如嗜铬细胞瘤、胰岛细胞瘤、甲状腺髓样癌、黑色素瘤、视网膜母细胞瘤等）血清 NSE 也可增高；某些良性肺部疾病和神经系统疾病（如结核、脑膜炎、脑缺血、脑梗、颅内出血等）可有血清 NSE 水平升高；红细胞中含有丰富的 αγ 混合体，因此溶血易造成 NSE 检测假阳性。

细胞角蛋白片段 19（CYFRA21-1）是细胞角蛋白 CK19 的可溶性片段，与单抗 KS19.9 和 BM19.21 结合，故称 CYFRA21-1。CYFRA21-1 在肺癌中表达丰富，是 NSCLC 最敏感的 TMB。CYFRA21-1 对于不同组织类型 NSCLC 的诊断敏感性不同，在鳞状细胞癌、腺癌、大细胞癌中的阳性率分别约为 67%、46%、67%。CYFRA21-1 血清水平随肿瘤分期的增加逐渐升高，与肿瘤的恶性程度和转移相一致，可作为肺癌手术和放化疗后判断早期复发的有效指标。CYFRA21-1 在大多数上皮和间质肿瘤中可能会升高，因此其肿瘤特异性较差。此外在许多良性疾病和急慢性感染

（如肺炎、结核、肝硬化、肾功能衰竭）等情况下也可见升高。

胃泌素释放肽前体（ProGRP）：ProGRP 是胃泌素释放肽（GRP）前体结构，广泛用于临床小细胞肺癌（SCLC）的辅助诊断、疗效监测及预后评估，且其对 SCLC 的特异性优于 NSE，二者整合可提高对 SCLC 诊断的敏感性。约 30% 的未分化非小细胞肺癌（NSCLC）可见 ProGRP 升高，通常 <150pg/mL。神经内分泌瘤也可发现 ProGRP 升高，如果 ProGRP>150pg/mL，可优先考虑 SCLC 或神经内分泌瘤。NACB 指南建议，若无肾功能受损，ProGRP>200pg/mL 应高度怀疑肺癌，>300pg/mL 尤其要考虑诊断为 SCLC。一些良性疾病，如肝脏疾病和胸腔积液也可导致 ProGRP 的少量增加，但通常 <100pg/mL；在其他良性疾病升高的情况较少，若有也通常 <100pg/mL。肾衰竭是造成 >100pg/mL 假阳性的主要原因。

鳞状上皮细胞癌抗原（SCC）：血清 SCC 升高可见于 25%~75% 的肺鳞状细胞癌。SCC 在肺癌中最重要的应用是辅助诊断，与 CEA 和 CYFRA21-1 整合可用于 NSCLC 的鉴别诊断。部分良性疾病如银屑病、天疱疮、特应性皮炎类皮肤疾病、肾功能不全、良性肝病、乳腺良性疾病、上呼吸道感染性疾病等，可引起 SCC 浓度升高。样本处理过程中也应注意避免皮肤或唾液污染而导致的 SCC 假性升高。

癌胚抗原（CEA）：CEA 是一种广谱的肿瘤标志物，在结肠癌、直肠癌、胰腺癌、肺癌、乳腺癌、胃癌，转移性恶性肿瘤中均可升高，在恶性肿瘤治疗监测和疗效评价中有重要价值。血清 CEA 水平在大细胞肺癌和肺腺癌中升高最明显，敏感性高。CEA 与 CYFRA21-1 等整合可用于 NSCLC 的鉴别诊断。CEA 也可用于进展期肺癌的疗效和复发监测，用于 NSCLC 尤其是肺腺癌的预后评估。CEA 在多种良性疾病，如结肠炎、胰腺炎、肝脏疾病、肺气肿、支气管哮喘、卵巢囊肿、甲状腺功能亢进中也可升高。大量吸烟者中有 20%~40% 的人 CEA 轻度升高，一般 >2.5μg/L，少数 >5μg/L。

（二）肿瘤自身抗原

肿瘤自身抗体出现早于临床症状，灵敏度高；健康人血清中没有或含量很低，特异性好；且血清半衰期长，稳定性较好。相比血清肿瘤标志物，自身抗体检测在肺癌的早期诊断中更占优势。肺癌中，7 种自身抗体整合被称为 Early CDT-Lung 检测，中国选择的 7 种肺癌自身抗体包括 p53、GAGE7、PGP9.5、CAGE、MAGEA1、SOX2、GBU4-5 进行研究，这些肺癌抗体整合的诊断灵敏度为 61%，特异度为 90%；对Ⅰ期和Ⅱ期非小细胞肺癌的灵敏度分别为 62% 和 59%。自身抗体联合检测有助于肺癌的早期诊断，但灵敏度存在不足，应联合其他技术手段，对肺癌进行更有效的早期筛查。

二、原发性肝癌

原发性肝癌包括肝细胞癌（hepatocellular carcinoma，HCC）、肝内胆管癌（intrahepatic cholangiocarcinoma，ICC）和 HCC-ICC 混合型三种不同病理类型，在发病机制、生物学行为、组织学形态、治疗方法以及预后等方面差异较大，其中 HCC 占 85%~90%。

国内常用于临床肝癌早期筛查和诊断的血清标志物是血清 AFP 及其异质体（AFP-L3）、异常凝血酶原（PIVKA Ⅱ）、α-L-岩藻苷酶（AFU）、γ-谷氨酰转移酶（γ-GGT）及同工酶（γ-GT）等。还有一些新型生物标志物也在研发中，包括 miRNA、circRNA、肝脏异常代谢产物等。“液体活检”也可作为肝癌早期诊断依据，特别是对血清 AFP 阴性人群。

（一）血清肿瘤标志物

甲胎蛋白（AFP）：血清 AFP 是由胎儿肝脏和卵黄囊合成的一种血清糖蛋白，出生后 AFP 合成受抑制，血清中很难检测到。当肝脏或生殖腺胚胎组织发生恶变时，相关基因被激活，又重新合成 AFP，导致血清中 AFP 明显升高。HCC 时 AFP 升高，阳性率可达到 67.8%~74.4%。血清 AFP 对于 HCC 和滋养细胞恶性肿瘤的诊断具有较高价值，是当前诊断肝癌和疗效监测首选指标。血清 AFP ≥ 400μg/L，排除妊娠、慢性或活动性肝病、生殖腺胚胎源性肿瘤及消化道肿瘤后，高度提示肝癌。血清 AFP 轻度升高者，应作动态观察，并与肝功能变化对比分析，有助于诊断。

甲胎蛋白异质体（AFP-L3）：AFP-L3 是 AFP 三种亚型之一，是 HCC 高特异性的肿瘤生物标志物，预测 HCC 的正确率为 94%，早于影像学 3~28 个月。AFP-L3 在良性肝病中不升高，能很好地区别 HCC 和良性肝病；且与肿瘤组织的大小、分化和恶性特征有关，其特异性比 AFP 更高，达 92%，但灵敏度只有 37%~49%。由于 AFP-L3 与 AFP 具有较强的相关性，因此临床上常以甲胎蛋白异质体比率（AFP-L3 和 AFP 的比率，AFP-L3%）出现来判断肝癌风险，阈值多采用 10%。如血清中 AFP-L3 与 AFP 比率达到 10% 以上时，即使 AFP 的含量很低，也提示肝癌的高发生率风险，影像学阴性也不能排除这种风险。

α-L- 岩藻糖苷酶（AFU）：AFU 是一种溶酶体酸性水解酶，广泛存在于人体组织细胞，参与糖蛋白、糖脂和寡糖的代谢。AFU 在 HCC 患者血清中增高，是 HCC 的临床生物标志物之一，也是 HCC 的首选血清肿瘤标志物。81.2% 的 HCC 患者血清 AFU 升高，与 AFP 联合检测可使原发性肝癌的诊断阳性率达到 93.1%。AFU 检测对于 HCC 的治疗监测、预后判断和复发监测有较大的临床价值。血清 AFU 在转移性肝癌、肺癌、卵巢癌、乳腺癌、宫颈癌中也可增高，在肝硬化、慢性肝炎和消化道出血等疾病中也有轻度增高。

高尔基体蛋白（GP73）：GP73 是 Ⅱ 型高尔基体跨膜蛋白，是诊断原发性肝癌的潜在新型标志物。GP73 在正常肝组织中低表达或几乎不表达，但在肝炎、肝硬化等疾病，特别是肝癌中呈高表达。GP73 诊断 HCC 的灵敏度和特异度分别为 69% 和 75%，优于 AFP，但血清 GP73 水平易受肝硬化的影响。GP73 可作为评价肝癌介入治疗效果的评价，其水平高低与 AFP 无明显相关性，可反映肝癌患者的肝功能状态。GP73 联合 AFP 和 AFP-L3 检测可提高 HCC 诊断的特异度和灵敏度。

异常凝血酶原（PIVKA Ⅱ）：PIVKA Ⅱ 又称维生素 K 缺乏或拮抗剂诱导的蛋白质，是一种凝血酶原前体，该前体在正常肝细胞中发生羧化并以凝血酶原的形式分泌和释放。肝细胞癌变时，γ- 谷氨酰羧化酶活性下降，从而导致凝血酶原前体在肝癌组织中过度表达，因此其对 HCC 有较好的诊断价值，灵敏度达到 88.2%，特异度为 85.7%，对 HCC 的诊断价值优于 AFP；如与 AFP 联合检测，特异度可达到 98.6%。

γ- 谷氨酰转移酶（GGT）：GGT 主要存在于细胞膜和微粒体上，参与谷胱甘肽的代谢，在肝癌患者血清中明显升高，而在健康人体内几乎检测不到，曾被认为是 HCC 的特异性标志物，但用于诊断 HCC 的灵敏度仅为 43.8%。此外，GGT 诊断 HCC 缺乏特异性，在急慢性肝炎、肝硬化时 GGT 中等程度升高；急慢性酒精性肝炎，药物性肝炎，GGT 也可升高；其他如脂肪肝、胰腺肿瘤、胰腺炎和前列腺肿瘤时 GGT 也可轻度升高。

同工酶（γ-GT）：γ-GT 有三种形式，γ-GT2 对肝癌灵敏度和特异度较高，在 AFP 阴性的 HCC 中阳性率为 86.4%，如与 AFP 整合检测，HCC 的诊断正确率达到 94.4%。

（二）液体活检

近年来，“液体活检”即检测循环游离 miRNA、循环肿瘤细胞（CTC）、循环肿瘤 DNA（ctDNA）、循环游离 DNA（cfDNA）等，在肿瘤早期诊断和疗效评价等方面展现出重要价值。肝癌“液体活检”也取得较多进展，相比于血清 AFP 等临床常用血清学分子标志物具有更高的灵敏度和特异度。利用特定基因的表观遗传修饰特征，如甲基化、5-hmc 等也可用于肝癌早期诊断。

循环游离 miRNA：循环游离 miRNA 组合对于辅助肝癌早期诊断具有较高价值。如利用 7 种血浆 miRNA 表达水平建立的整合肝癌诊断模型可准确地诊断早期肝癌，灵敏度达 86.1%，特异度达 76.8%。而且，miRNA 灵敏度较传统肝癌标志物 AFP 高；在 AFP 无法做出判断的患者中，仍能做出准确诊断（灵敏度 77.7%，特异度 84.5%）。有研究者建立 miRNA 分类器（miR-29a、miR-29c、miR-133a、miR-143、miR-145、miR-192 和 miR-505），诊断 AFP 阴性肝癌灵敏性达 80.0%，特异度达 91.1%，并且对于肝癌高危人群的早期筛查尤其有价值，能够从高危人群中灵敏地发现小肝癌患者。此外，miR-939、miR-595 和 miR-494 可区分肝硬化患者有无肝癌；miRNA-21 是肝癌早期反应标志物；miR-15b 和

miR-130b 整合检测提高了肝癌检测的灵敏度和特异度，即使在早期低 AFP 肝癌患者。

CTC：CTC 检测可成为一种肝癌预后预测和疗效评价的临床新工具。例如，外周血 EpCAM+CTC 具有干细胞样特性，是肝癌切除术后早期复发的独立预测指标；检测 CTC 对经导管动脉化疗栓塞术治疗后及放疗后肝癌复发和进展具有预测作用；不同部位的 CTC 能预测不同转移类型。

ctDNA：ctDNA 是由肿瘤释放至外周血的特异性突变 DNA 片段，能够反应肿瘤的基因组信息，可用于早期诊断、监测肿瘤进展及对治疗反应等。ctDNA 用于肝癌早期诊断的灵敏度和特异度均优于血清 AFP，还可反映肝癌术后动态变化。

（三）代谢标志物

运用液相色谱 - 质谱分析技术，鉴定和验证了一组新型的肝癌组合代谢标志物：苯丙酰色氨酸、甘氨酸胆酸。结果显示，该组合标志物能够从肝硬化高危人群中发现肝癌患者，灵敏度达 92.1%，特异度达 82.9%；联合 AFP 诊断 AFP 阴性肝癌患者，准确率达 80.6%~100%；联合 AFP 在肝癌发生前 1 年对高危人群提供风险预测，准确率高达 88%；提示这两个标志物也可用于肝癌早筛应用。

三、胃　癌

临床常将血清肿瘤标志物［癌胚抗原 CA724、CA19-9、CEA 和组织多肽抗原（TPA）等］用于胃癌的检测，但在进展期胃癌中，上述标志物的阳性率仅为 20%~30%，在早期胃癌中灵敏度和特异度均较低。近年来发展了一些新的早期诊断生物标志物作为胃癌的筛查指标，包括血清胃蛋白酶原、胃癌相关抗原、胃泌素 17、幽门螺杆菌（Hp）抗体；上述标志物可结合临床常用的血清肿瘤标志物（CA724、CA19-9 和 CEA）辅助诊断胃癌、评价治疗效果和监测预后。分子标志物，如癌基因（STAT3、BMP4）、抑癌基因（PTEN、BTG1、ARHI），外泌体 miRNA（miR-452、miR-148a），长链非编码 RNA 和 DNA 甲基化分析在胃癌组织或血液中检测这些新型的遗传学和表观遗传学异常，也有助于胃癌的早期诊断。

血清胃蛋白酶原（PG）：胃蛋白酶原按生化和免疫化学特性分为 PG Ⅰ和 PG Ⅱ，PG Ⅰ由胃底腺的主细胞和颈黏液细胞所分泌，反映胃泌酸腺细胞功能；PG Ⅱ由胃底腺、贲门腺、幽门腺、十二指肠腺所分泌，PG Ⅱ升高与胃底腺管萎缩、肠上皮化生或假幽门腺化生、异型增生有关。PG Ⅰ浓度和 PG Ⅰ与 PG Ⅱ比值下降对于萎缩性胃炎（胃癌高风险）具有提示作用，其诊断截断值为 PG Ⅰ ≤ 70μg/L 且 PG Ⅰ与 PG Ⅱ比值≤ 3。胃癌患者胃部切除后，PG Ⅰ与 PG Ⅱ的浓度显著下降，肿瘤复发时，血清 PG Ⅰ与 PG Ⅱ的浓度明显回升，因此血清 PG 浓度可作为胃癌术后复发的监测指标。我国胃癌早期筛查专家共识也将 PG Ⅰ <70μg/mL 和 PG Ⅰ / Ⅱ <3.0 作为针对无症状健康人群胃癌筛查的界限值，并推广应用，取得了较好的筛查效果。

胃癌相关抗原（MG7-Ag）：MG7-Ag 属于分泌性糖蛋白，是鼠源性抗人胃癌单抗 MG 识别的一种肿瘤标志物，称为 MG7-Ag。MG7 抗原表达在胃癌前疾病，胃癌前病变和胃癌的阳性率依次为 40.5%、61.0% 和 94.0%，胃癌前病变 MG7 抗原的假阳性率仅为 12.8%，可提示胃癌的高风险。从胃癌、萎缩性胃炎伴肠上皮化生、胃黏膜糜烂溃疡到浅表性胃炎，血清 MG7-Ag 呈逐渐下降趋势，提示 MG7-Ag 可作为早期胃癌的血清学筛查指标。

胃泌素 17（G-17）：G-17 主要由胃窦黏膜的 G 细胞分泌，直接进入血液循环。人体中有生物活性的胃泌素 95% 以上是 α - 酰胺化胃泌素，其中 80%~90% 是胃泌素 17（G-17），5%~10% 是胃泌素 34（G-34）。血清 G-17 检测可以反映胃窦部黏膜萎缩情况，G-17 浓度变化可用于鉴别不同类型的萎缩性胃炎。在胃癌患者中，G-17 水平显著升高。

糖类抗原 CA724：CA724 是一种肿瘤相关糖蛋白，是胃癌的首选血清肿瘤标志物。CA724 增高见于 65%~70% 的胃癌。CA724 与胃癌患者肿瘤分期、黏膜受累、肝转移和腹膜侵犯有关，可用于胃癌辅助诊断、治疗后随访以及复发预后判断指标。CA724 和 CEA 联合检测可提高胃癌诊断的敏感性和特异度。CA724 在少部分良性胃肠道疾病和感染性疾病中也有升高，在大肠癌、乳腺癌和胰腺癌中也有不同程度升高。

幽门螺杆菌（Hp）抗体：Hp 是一种革兰阴性螺旋状杆菌，在胃上皮细胞定居繁殖，在健康人中有较高的感染率（35.5%~59.4%）。Hp 感染与多种消化道疾病相关，可引起胃炎、消化道溃疡、黏膜相关的淋巴细胞瘤，甚至导致胃癌。胃癌中幽门螺杆菌的阳性率高达 90%。血清 Hp 抗体检测可以检出 Hp 现症感染情况，可作为胃癌的预测指标。

血清 Hp 抗体与 PG 联合检测可用于评估胃癌发生风险，筛查胃癌高风险人群。中国早期胃癌筛查专家共识指出，将 PG Ⅰ ≤ 70μg/mL 且 PGR ≤ 3 界定为 PG 阳性，血清 Hp 抗体滴度 ≥ 30U/mL 界定为 Hp 阳性。根据血清学结果，可将筛查人群分为四类：A 组 Hp（-）PG（-）；B 组 Hp（+）PG（-）；C 组 Hp（+）PG（+）；D 组 Hp（-）PG（+）。ABCD 组分别表示：无 Hp 感染的健康人；没有慢性萎缩性胃炎的 Hp 感染者；Hp 感染的萎缩性胃炎患者；有广泛萎缩性胃炎的肠上皮化生的患者。这些组别罹患胃癌风险依次升高，A 组最低，B 组高于 A 组，C 与 D 组无显著差异，表明萎缩性胃炎发生胃癌的风险与 Hp 感染抗体阳性或阴性无明显关系。

四、结直肠癌

结直肠癌是我国发病率最高的肿瘤，并且每年以 4.2% 的速度增长，超过国际增长速度（2%）。目前临床应用的血清肿瘤标志物主要包括 CEA 和 CA19-9。近年来发展了多种粪便及血液学 RNA 和 DNA 分子标志物，特异度和灵敏度较高，适用于结直肠癌的早期筛查。

（一）血清抗原类标志物

CEA 是最早发现与结直肠癌有关的标志物，迄今仍然广泛用于临床，是结肠癌的首选血清肿瘤标志物，灵敏度为 43%~69%。随着肿瘤进展，灵敏度逐渐增加，Dukes D 期患者灵敏度为 89%，特异度均在 90% 以上。因此 CEA 目前主要用于疗效观察和监测术后转移、复发。

糖类抗原包括 CA19-9、CA50、CA724、CA242、CA M26、CA M29、CA M43 等。但糖类抗原对结直肠癌的诊断灵敏度和特异度均较低。整合检测 CEA 与糖类抗原，灵敏度可提高到 45.6%，特异度提高到 92.5%。其他血清抗原研究较多的有：尿激酶型纤溶酶原激活剂（u-PA）、M2 型丙酮酸激酶（M2-PK）、可溶性黏附分子 CD26、层黏连蛋白、CCSA-2（人大肠癌专一抗原 2）、TIMP-1（人基质金属蛋白酶组织抑制剂 1）、肿瘤前凝血素（CP）和簇连蛋白等。TIMP-1 诊断结直肠癌的灵敏度为 60%，特异度为 98%。

（二）血清分子生物标志物

近年来，分子生物学标志物的研究进展较快，其灵敏度、特异度不断提高，有望成为结直肠癌早期筛查的主要手段。

血液 DNA 标志物包括基因突变和甲基化标志物，如甲基化 *SEPT9*（*mSEPT9*）基因是结直肠癌早期发生发展过程中的特异性分子标志物，血浆 *SEPT9* 甲基化是结直肠癌筛查的肿瘤标志物之一。国外大型临床研究显示，在结直肠癌Ⅰ期患者中，SEPT9 DNA 甲基化的灵敏度为 35.0%，Ⅱ期为 63%，Ⅲ期为 46.0%，Ⅳ期为 77.4%；SEPT9 甲基化特异度为 91.5%（95%CI 89.7%~93.1%；粗略特异度：91.4%）。然而，对于进展期腺瘤来说，SEPT9 甲基化灵敏度仅为 11.2%。国内一项大规模临床试验发现其诊断结直肠癌的灵敏度和特异度分别为 74.8% 和 87.4%，均高于 FIT 检测。目前市场已有的 *SEPT9* 基因甲基化检测试剂盒，如 Colo Vantage、Epi proColon 等，均用于检测血浆中 *SEPT9* 基因的甲基化状况，灵敏度较高，对Ⅰ期和Ⅱ期结直肠癌的灵敏度达 84% 以上，Ⅲ期和Ⅳ期的敏感度达 100%。此外，P16 启动子基因甲基化，hMLH1 启动子区甲基化，*SDC2* 基因甲基化等在结直肠癌的筛查中灵敏度较高，也可作为潜在的结直肠癌标志物，目前仍处于临床前研究中，但血液 DNA 标志物的灵敏度和特异度均低于粪便。

血液 RNA 标志物研究较多，如 CEA、细胞角蛋白、肿瘤相关抗原 L6、鸟苷环化酶 C 等的

mRNA 检测，单个 mRNA 标志物检测诊断结直肠癌灵敏度在 70% 左右，整合检测可提高到 89%。目前用于结直肠癌整合诊断较好的几个 mRNA 标志物包括 L6 mRNA、GCC mRNA 和 hTERT，其灵敏度为 79%~92%，特异度为 90%~100%。

血液 miRNA 也可作为结直肠癌早期诊断指标，如血清 miR-21 和 miR-92a，结直肠癌患者血清 miR-21 和 miR-92a 显著高于正常对照人群，其灵敏度可达 89%，但特异度较差，限制了其应用。

（三）粪便分子生物标志物

粪便中 DNA 分子标志物主要包括 DNA 突变标志物和甲基化标志物，如粪便 *K-ras*、*TP*53、*APC* 基因的突变检测，波形蛋白甲基化检测等；粪便 RNA 类标志物，如粪环氧化酶 2（COX-2/PTGS2）信使 RNA 和便 MMP7 mRNA，前者诊断结直肠癌的灵敏度为 87%，特异度为 100%，MMP7 mRNA 检测的灵敏度为 65%，两者整合其灵敏度可达 90%。粪便中 *NDGR*4 和 *BMP*3 的异常甲基化检测在结直肠癌早期筛查中，优于粪便免疫化学检测（FIT）。这两个基因甲基化可检测到 92.3% 的结直肠癌，而隐血仅检测到 73.8% 的结直肠癌；异常甲基化可检测到 42.4% 的晚期癌前病变，而 FIT 检测到 23.8% 的病变；对高度发育不良的息肉，69.2% 由甲基化检出，而 FIT 仅检出 46.2%；对于大于 1cm 的锯齿状息肉，42.4% 可被异常甲基化检出，5.1% 由 FIT 检出。2014 年，FDA 批准了对大便进行基因异常甲基化检测用于筛查结直肠癌。此外，*APC*、*ATM*、*SFRP*2、*CDKN2A*、*GATA*4、*GSTP*1、*HLTF*、*MLH*1、*MGMT*、*RASSF2A*、*SFRP*2、*TFPI*2、*VIM* 和 *WIF*1 等基因异常甲基化在结直肠癌的早期筛查也得到很多研究。与 FOBT（14% 灵敏度和 95% 特异度）相比，粪便中这些基因异常甲基化检测的灵敏度和特异度分别达 46% 以上和 90% 以上。国内有已批准的大便 *SDC*2 基因甲基化检测试剂盒，应用于结直肠癌的早期筛查和早期诊断。

结直肠癌患者粪便中也可检出 miR-21、miR-92a，大便中 miR-92a 的灵敏度和特异度分别为 71.6% 和 73.3%，miR-21 的灵敏度和特异度分别为 55% 和 73.3%，均低于血清。

五、卵巢癌

卵巢癌是常见妇科恶性肿瘤之一，是死亡率最高的妇科恶性肿瘤。卵巢癌早期缺乏特异性临床症状和体征，目前尚无有效的检测手段，早期检查率仅 25%。临床常用的血清肿瘤标志物包括 CA125、HE4、CA724 和间皮素。

（一）糖类抗原 CA125

CA125 即黏蛋白 16，是卵巢癌首选血清肿瘤标志物。50% 以上早期患者和 90% 的晚期患者均有血清 CA125 水平升高。目前，临床上常用血清 CA125 水平 >35U/mL 作为判断恶性卵巢肿瘤的临界值。但 20% 卵巢癌患者血清中无法检出 CA125；在部分良性妇科疾病如卵巢上皮性良性肿瘤、子宫肌瘤和部分消化系统肿瘤如胃癌、肝癌、结肠癌、胰腺癌中 CA125 可升高，因此 CA125 诊断特异性较差。在卵巢癌早期筛查中，作为单一肿瘤标志物具有一定局限性；但 CA125 对绝经后妇女卵巢癌筛查价值较大，而且 CA125 持续升高表示其预后较差。临床整合分析年龄，CA125 随时间变化程度和 CA125 水平等指标，根据一定的算法将筛查人群分为高、中、低三个等级，称为卵巢癌风险评估法则。这一法则显著提高了 CA125 检测的效率，将检测卵巢癌的灵敏性由 62% 提高到 82%，特异度保持在 98%，有效提高了卵巢癌的早期诊断效率。

（二）人附睾蛋白

人附睾蛋白（human epididymis protein，HE4）是一种酸性抑制蛋白，对卵巢癌诊断的特异性最高，是鉴别诊断的最佳标志物。不同类型卵巢癌 HE4 表达率有差异，透明细胞卵巢癌 50%，浆液性卵巢癌为 90%，子宫内膜样卵巢癌完全表达，而黏液性卵巢癌不表达。与 CA125 相比较，HE4 具有更高的灵敏度和特异度；且卵巢癌复发时，HE4 升高早于 CA125，对于预测卵巢癌复发优于 CA125。HE4 检测结果可能受肝肾功能的影响，因此 HE4 与 CA125 联合检测早期卵巢癌可达到灵敏度和特异度的最佳状态。根据大量研究结果和相关统计分析数据，研究人员提出了卵巢癌风险预测模型（risk of ovarian malignancy algorithm，ROMA）罗马指数，用于评估卵巢癌发病风险的水平。ROMA 指数综合了患者经期情况、年龄、CA125 和 HE4 检测值，并采用线性逻辑回归计算公式。这一计算方法提高了 HE4 的灵敏度和 CA125 的特异度，因而显著提高了卵巢癌的风险预测准确性。

（三）间皮素

间皮素（mesothelin，MSLN）是 CA125 的结合蛋白，表达于体腔间皮细胞膜，是卵巢癌早期筛查具有潜在价值的标志物。70% 的卵巢癌患者其血清或尿液中 MSLN 水平显著升高。MSLN 与卵巢癌分期和分级有关联性，晚期及低分化卵巢癌患者血清 MSLN 水平显著高于早期及高分化患者。MSLN 与 CA125 联合检测灵敏度和特异度均高于单项检测，在卵巢癌诊断、良恶性鉴别、临床分期和预后判断方面具有重要意义。此外，肾小球滤过率均一化后的尿间皮素水平，可在 42% 的早期卵巢癌（Ⅰ期和Ⅱ期）和 75% 的晚期（Ⅲ期和Ⅳ期）卵巢癌出现升高；因此，在卵巢癌早期检测中，尿间皮素检测可作为血 CA125 检测的有效补充。

（四）其　他

CA724 是胃肠道和卵巢肿瘤的标记物，增高见于 67% 的卵巢癌。CA724 与 CA125 整合检测可提高卵巢癌的检测灵敏度。

近年来，新的卵巢癌的诊断标志物包括：共刺激分子 B7 同源体 4（B7H4）、甲壳质酶蛋白 -40（YKL-40）、溶血磷脂酸（LPA）、骨桥蛋白（OPN）等。其他标记物，如 miRNA，循环肿瘤细胞（CTC）、循环肿瘤 DNA（ctDNA）、循环游离 DNA（cfDNA）等也可用于卵巢癌早期诊断、疗效监测和预后评估。这一领域是目前的研究热点，研究者希望在提高早期诊断率的同时可指导治疗，实现个体化整合治疗。

六、胰腺癌

胰腺癌起病隐匿，进展迅速，早期诊断不典型，就诊时大部分患者已属于中晚期。目前已有多个血清标志物用于胰腺癌早期诊断的研究中，但尚没有一种有足够的敏感性和特异度的标志物能够筛查和发现早期胰腺癌变。

（一）糖类抗原 CA19-9

CA19-9 是目前胰腺癌临床诊断最具价值的首选血清肿瘤生物标志物，其诊断的灵敏度及特异度均可达 80%；与 CEA 或 CA50 同时测定，灵敏度可进一步提高。CA19-9 连续检测对病情进展、手术效果和预后评估也具有重要价值。但在早期胰腺癌，CA19-9 灵敏度较低；对直径 <2cm 的早期胰腺癌，其阳性率仅为 37%，因此不能单独用于胰腺癌早期诊断。CA19-9 属于唾液酸化 Lewis 血型抗原，有 5%~10% 的人不表达 Lewis 类抗原，部分胰腺癌患者血清 CA19-9 浓度可不升高。此外，CA19-9 在胃癌、结肠癌中也见升高；在胆系感染，急性胰腺炎等疾病中也常常升高。

（二）糖类抗原 CA242

CA242 是一种唾液酸碳水化合物，主要在胰腺癌和结肠癌患者血清中高表达，在急性胰腺炎或良性胆道疾病中不表达，有较好的特异性。此外，患者血清 CA242 的表达程度与胰腺肿物的位置具有相关性，如在胰头癌诊断中，CA242 较 CA19-9 有更好的灵敏度。同时检测胰腺癌患者血清中 CA19-9、CEA、CA125、CA242 这四项指标诊断胰腺癌的灵敏度与特异度分别达 87.69% 和 91.54%。

（三）其　他

MUC 家族的主要成员有 MUC1 和 MUC4，与胰腺癌发生关系密切。针对 MUC1 的单抗 PAM4 对于胰腺癌有很高特异性，对胰腺癌诊断有重要价值。PAM4 诊断Ⅰ期病变的灵敏度和特异度分别为 54% 和 75%，总诊断灵敏度和特异度分别为 81% 和 95%。此外，PAM4 可检测胰腺癌前病变。

血清巨噬细胞抑制细胞因子-1（MIC-1）似为比CA19-9更敏感的胰腺癌标志物。在胰腺癌与正常对照人群中，MIC-1明显优于CA19-9；大多数胰腺癌患者的MIC-1水平升高，而CA19-9只有62%升高。但也有报道指出MIC-1在胰腺癌与慢性胰腺炎的鉴别中无明显优势。

此外，胰腺癌基因相关标志物如癌基因、抑癌基因、端粒酶、DNA甲基化、miRNA、CTC和蛋白组学也为胰腺癌的诊断提供了新的标志物。

七、前列腺癌

前列腺癌是我国发病率明显升高的6种男性癌症之一，发病率位居男性恶性肿瘤的第6位。临床常用血清学标志物首选PSA，前列腺碱性磷酸酶（PAP）也用于前列腺癌的辅助诊断。

（一）前列腺特异性抗原

前列腺特异性抗原（prostate specific antigen，PSA）是主要由前列腺泡和导管上皮细胞分泌的单链糖蛋白。PSA水平是前列腺癌早筛早诊、疗效观察和预后判断的最有效标志物。一般认为，血清PSA<4.0ng/mL为正常，PSA>10ng/mL则患前列腺癌的危险性增加。PSA分为总PSA（tPSA）和游离PSA（fPSA）；fPSA指游离在血浆中不被结合的PSA，肿瘤患者血清中fPSA水平低于良性病变者。fPSA/tPSA在前列腺癌早期诊断中有一定作用，可提高前列腺癌诊断的灵敏度和特异度。tPSA及fPSA升高，而fPSA/tPSA比值降低常提示前列腺癌；尤其是当4ng/mL<tPSA<10ng/mL而fPSA/tPSA<0.1时，患有前列腺癌的可能性高达56%；若fPSA/t PSA>0.25，前列腺癌的可能性只有8%。国内推荐fPSA/tPSA>0.16为正常参考值。但是，PSA仅具有组织特异性而无肿瘤特异性，良性前列腺增生、前列腺炎、尿路感染、肛门指检、前列腺按摩、膀胱镜检查和前列腺手术等因素均可引起PSA升高。

（二）前列腺碱性磷酸酶

前列腺碱性磷酸酶（PAP）是一种前列腺外分泌物中能水解磷脂酸的糖蛋白。前列腺癌时，血清PAP水平明显升高，其升高程度与肿瘤的发展呈正相关。前列腺癌术后PAP升高常提示肿瘤的复发、转移。前列腺良性疾病如前列腺肥大，前列腺炎时PAP也可有不同程度升高。

（三）前列腺新型标志物

近年来开发了血清及尿液中特异性及敏感性高的新型标志物，如前列腺癌抗原3（prostate cancer antigen 3，PCA3）、前列腺特异性膜抗原（prostate specific membrane antigen，PSMA）和前列腺癌融合基因*TMPRSS-ERG*等。

PCA3是继PSA后唯一一个获得FDA批准的前列腺癌生物标志物。*PCA3*基因编码的一种非编码RNA在95%的原发性前列腺癌标本中过表达，具有成为前列腺穿刺活检替代手段的潜在价值。尿液中PCA3 mRNA与PSA mRNA的比值（PCA3评分）可提高前列腺癌诊断的特异度和灵敏度。血清和尿液中PSMA水平被有助于区分前列腺增生与前列腺癌。

尿沉淀物中TMPRSS2-ERG融合转录产物对前列腺癌的预测灵敏度为37%，特异度为93%，且TMPRSS2-ERG与前列腺癌的病理分期、Gleason评分以及死亡密切相关。

八、乳腺癌

乳腺癌位居女性肿瘤发病率之首，死亡率为女性肿瘤第二位。早发现、早诊断及早治疗极其重要。目前，临床用于乳腺癌早期诊断的手段多为临床检查、影像学检查和病理穿刺活检。

乳腺癌的临床肿瘤标志物主要是CA153，CA153在早期乳腺癌阳性率仅为20%~30%，不能用于早期筛查和早期诊断。主要用于乳腺癌患者治疗监测和预后评估。CA153在乳腺癌术后升高提示肿瘤复发或转移，其升高早于影像学检查和临床症状出现。血清CA153升高还可见于子宫肌瘤、卵巢癌、肝癌、胰腺癌、肺癌等；乳腺、肝脏和肺部良性疾病也可见CA153轻度升高。因而，单一肿瘤标志物灵敏度和特异度较差，难以满足临床诊断需要，需要寻找更好的早期诊断标志物。临床可见乳腺癌患者血清CEA和CA125升高，

CA153、CA125 和 CEA 整合检测，可提高检测的敏感性。

近年来随着液体活检技术的发展，循环肿瘤细胞（CTC）、循环肿瘤 DNA（ctDNA）、循环游离 DNA（cfDNA）等逐渐用于乳腺癌的早期诊断、疗效监测和预后评价。多种小分子的 miRNA、incRNA 和 circRNA 也可用于乳腺癌的早期诊断。

（邢金良　韦三华　潘志文　崔　悦
陈勇彬　陈志南　李　玲）

第 5 节　分子诊断试剂盒

一、分子诊断主要技术

分子诊断是根据通过分子生物学方法检测出的患者体内遗传物质结构或表达水平的变化结果而做出判断的技术，是预测医学、预防医学的重要检测方法，既可进行个体疾病的诊断，也可进行病情的监测和评估。分子诊断主要针对与疾病相关的各种生物标志物，如蛋白抗原、酶、激素、基因（包括免疫活性分子基因）、ctDNA、非编码 RNA、细胞代谢物的检测。目前，进入临床应用的分子诊断技术主要分为核酸检测和生物芯片两大类。核酸检测中，有聚合酶链式反应、基因测序技术、单核苷酸多态性、连接酶链反应和荧光原位杂交技术；生物芯片技术中，又分为基因芯片和蛋白芯片技术。

（一）核酸检测

聚合酶链反应（polymerase chain reaction，PCR）是指将模板 DNA、引物和四种脱氧核糖核苷三磷酸（dNTP）在 DNA 聚合酶作用下，发生酶促聚合反应，扩增出所需目的 DNA 的技术。该技术不仅适用于基因的分离、克隆和核苷酸序列分析，还适用于突变体和重组体构建、基因表达调控研究、基因多态性分析、遗传病和传染病诊断、肿瘤机制探索、法医鉴定等诸多方面，并具有特异性强、敏感性高、操作简便、快速、样品处理简单等优点。

基因测序：将 DNA 化学信号转变为计算机可处理的数字信号的检测技术。目前，已发展了第一代 Sanger 测序技术，以罗氏 454 技术、Illumina 公司 Solexa/HiSeq 技术和 ABI 公司 SOLID 技术为标记的第二代高通量测序技术，以 PacBio 公司 SMRT 和 Oxford Nanopore Technologies 纳米孔技术为标志的第三代单分子测序技术。第二代高通量测序技术是肿瘤检测的主流技术。

单核苷酸多态性（single nucleotide polymorphisms，SNP）检测：是指分析由于单个核苷酸碱基的改变而导致核酸序列多态性的技术。在不同个体的同一条染色体或同一位点的核苷酸序列中，绝大多数核苷酸序列一致而只有一个碱基不同的现象，即 SNP。SNP 在人类基因组中数量较多，发生频率较高，是考察遗传变异的最小单位。

连接酶链式反应（ligase chain reaction，LCR）：是在连接酶扩增反应（ligase amplification reaction，LAR）或连接酶检测反应（ligase detection reaction，LDR）基础上，引入热稳定的连接酶而建立的新技术。在 DNA 连接酶作用下，通过连接与模板 DNA 互补的两个相邻寡核苷酸链，快速进行 DNA 片段的扩增。LCR 既可扩增，又可测定 DNA 异常，特异性强，灵敏度高，是目前检测已知序列中有无点突变的最佳方法。

荧光原位杂交技术（fluorescence in situ hybridization，FISH）：依靠核酸探针杂交原理，应用非放射性荧光物质在核中或染色体上显示 DNA 序列位置的方法。该技术可进行 DNA 序列的定性、定位、相对定量分析，具有快速、安全、灵敏度高以及探针可长期保存等特点。

（二）生物芯片

生物芯片（biochips）技术是近年发展起来的将分子生物学与微电子技术相整合的分子检测技术。最初主要用于DNA序列测定、基因表达谱鉴定和基因突变体检测和分析，因而称为DNA芯片或基因芯片技术；后来扩展至免疫反应、受体结合等非核酸领域，出现了蛋白质芯片、肽类芯片、糖类芯片、免疫芯片、细胞芯片、组织芯片及微流控芯片等各类芯片技术，因此统称生物芯片。生物芯片能够同时检测多个靶点，具有快速有效的特点，但其成本高、开发难度大、只用于科研和药物筛选等用途。各类芯片技术中，相对而言，蛋白质芯片产业在国际上成熟度不断提高，应用较广。

二、分子诊断标志物

为了提高对疾病的早期检测、鉴别诊断、疗效观察及预后判断，人们从疾病相关细胞的化学特性、病理形态、免疫反应和基因表达产物等各方面，寻找各种特异性强、灵敏度高的疾病标志物，并取得了较快进展。分子诊断标志物的研究对疾病分子诊断及疗效评估极其重要。用于分子诊断的标志物包括突变体类、基因表达类和基因多态性类、DNA甲基化、非编码RNA等。

（一）突变体类

非小细胞癌患者表皮生长因子受体（EGFR）基因外显子19缺失或外显子21 *L858R*突变的存在能预测EGFR-酪氨酸激酶抑制剂（EGFR-TKI）治疗（如厄洛替尼）的获益，这些突变被称为EGFR敏感突变。EGFR敏感突变在白种人患者中的发现率约为10%，而在亚裔患者中则高达50%，具有明显的种群特点。未携带*EGFR*敏感突变的患者不应在治疗中接受EGFR-TKI的治疗。携带*EGFR*突变（表皮生长因子受体外显子20的*T790M*突变）的非小细胞肺癌患者对靶向药物（易瑞沙、特罗凯）敏感，而非突变（野生型）患者对上述靶向药物则不敏感。携带*EGFR*突变体（S492R）患者对西妥昔单抗不显示疗效，但对帕尼单抗疗效较好。因此，*EGFR*突变/*K-ras*野生型的患者是最适宜西妥昔单抗靶向用药人群。*K-ras*突变提示铂类化疗效果较差。

*K-ras*和*B-raf*无突变的结肠癌患者对靶向药物（爱必妥和帕尼单抗）疗效好。*K-ras*突变状态也能预测非小细胞癌患者EGFR-TKI缺乏疗效。*B-raf* V600E突变阳性的转移性非小细胞肺癌患者可从达拉菲尼/曲美替尼联合治疗中获益。

C-kit/PDGFRA：C-kit外显子11突变、PDGFRA（血小板衍生生长因子受体α多肽）非*D842V*突变患者可从伊马替尼（格列卫）的治疗中获益，而*exon*9、*PDGFRA*的*D842V*突变和*C-kit*/*PDGFRA*野生型患者不能从中获益。

POLE/POLD1：在除黑色素瘤外的皮肤肿瘤、子宫内膜癌、黑色素瘤、结直肠癌、和膀胱癌等多个肿瘤可检测到*POLE*/*POLD*1突变，二者基因突变的频率分别为2.79%和1.37%；*POLE*或*POLD1*基因突变的患者TMB（肿瘤突变负荷）显著高于未携带者。在接受免疫治疗的实体瘤患者群体中，*POLE*或*POLD1*突变的患者总生存显著优于未携带者，可作为预测免疫治疗生存获益的独立指标。

AR-V7是AR（雄激素受体）剪接变异体之一。去势治疗抵抗的前列腺癌患者其循环肿瘤细胞AR-V7阳性时，则不能从恩杂鲁胺和阿比特龙治疗中获益，或许与对恩杂鲁胺和阿比特龙耐药有关。

（二）基因表达类

HER2（人表皮生长因子受体2）阳性约占全部乳腺癌患者的20%~25%，该类型乳腺癌侵袭性较高，预后较差。HER2阳性患者须进行曲妥珠单抗和（或）帕妥珠单抗HER2靶向治疗。

成纤维细胞生长因子受体4（*FGFR*4）基因异常扩增常见于肝癌、乳腺癌和横纹肌肉瘤患者中，*FGFR*4异常高表达，患者预后较差。抑制*FGFR*4信号通路能显著降低其侵袭性，表明*FGFR*4是潜在的治疗靶标。

切除修复交叉互补基因1（*ERCC*1）参与铂

类化疗耐药发生，其表达水平与多种肿瘤铂类化疗疗效和生存期呈负相关，即表达水平低的患者对铂类药物敏感，反之表达水平高的患者表现耐药。因此，《NCCN 非小细胞肺癌的临床治疗指南（2010）》中明确指出："在接受铂类化疗前进行 ERCC1 mRNA 表达水平检测可提高治疗有效率和患者生存率。"

乳腺癌 1 号基因（*BRCA*1）表达水平低的患者对铂类药物敏感，反之表达水平高的患者表现耐药。抗微管药物（紫杉醇、多西紫杉醇、长春碱、长春新碱和长春瑞滨等）的疗效与肿瘤组织中 *BRCA*1 基因的 mRNA 表达水平正好相反，即 *BRCA*1 基因表达水平高的患者对抗微管类药物敏感，反之表达水平低的患者表现耐药。

核糖核苷酸还原酶 M1(RRM1)mRNA 低水平的肺癌患者对吉西他滨敏感性相对较高，药物疗效较好，中位生存期延长。而且，专家建议 RRM1 高表达的患者应避免使用吉西他滨。

人微管蛋白 β3（TUBB3）与抗微管化疗药敏感性的关系最密切。低 TUBB3 表达水平的肿瘤患者接受紫杉醇类或长春碱类化疗的效果较好，中位生存期较长。反之，TUBB3 高表达的患者的抗微管类化疗疗效较差。

STMN：*STMN*1 基因在肿瘤中 mRNA 的表达水平与患者预后直接相关；其表达水平越高，患者生存率越低，肿瘤发生转移的风险越高。而且，STMN1 mRNA 的表达水平与抗微管类化疗的疗效密切相关。STMN1 低表达的肿瘤患者接受长春瑞滨/顺铂治疗的效果较好，中位生存期较长，反之，STMN1 高表达的患者接受长春瑞滨/顺铂的疗效较差。

胸苷酸合成酶（TYMS）：临床研究表明，低 TYMS mRNA 水平的肿瘤患者接受氟类化疗的效果较好，中位生存期较长；反之，TYMS 高表达的患者对氟类疗效较差。此外，培美曲赛的疗效与 TYMS 的 mRNA 表达水平呈负相关。

（三）基因多态性类

亚甲基四氢叶酸还原酶（MTHFR）、二氢嘧啶脱氢酶（DPD）：MTHFR 高活性削弱 5-FU 抗瘤作用。MTHFR 的常见 C677T 突变导致 MTHFR 活性降低，可增强 5-FU 敏感性。DPD 是 5-FU 降解途径中的起始酶和限速酶。DPD 多态性有 G/G、G/A、A/A 三种类型，其 G/G 型不增加 5-FU 毒副作用，G/A 及 A/A 活性降低，增加患者发生不良反应的危险性。

细胞色素 Cytochrome P450 19A1(CYP19A1): CYP19A1 rs4646（G>T）SNP 是乳腺癌患者接受芳香化酶抑制剂治疗疗效的有效预测指标。含 *CYP19A*1 基因 rs4646 突变的患者使用芳香化酶抑制剂药物疗效明显优于野生型患者。

细胞色素 P450 2D6（*CYP2D6*）：*CYP2D6* 基因多态性影响他莫昔芬（三苯氧胺）治疗显著影响乳腺癌患者的复发率和生存期。美国 FDA 已于 2006 年建议患者在接受他莫昔芬治疗前首先对 CYP2D6 的基因型进行检测。中国人中 CYP2D6 常见的功能减弱等位基因突变型为 *CYP2D6**3（约占 1%）、*CYP2D6**4（ 约 占 1%）、*CYP2D6**5（约占 6%）、*CYP2D6**10（约占 53%），此外，基因重复突变（gene duplication，约占 2%）能使 *CYP2D6* 功能增强。

尿苷二磷酸葡萄糖醛酸转移酶 1A1（UGT1A1）：野生型 UGT1A1（6/6）在接受伊立替康治疗时产生毒副作用风险较低，而 UGT1A1*28 突变型杂合子（6/7）产生毒副作用的概率为 12.5%，突变型纯合子（7/7）则有 50% 产生毒副作用的可能性。患者在使用伊立替康前先检测是否带有 UGT1A1*28 突变。

FGFR：*FGFR* 基因多态性对于乳腺癌患者化疗有一定的指导作用。在 FGFR rs1966265 中，相对于 *GG* 和 *AG/GG* 基因型的患者说，*AA* 基因型患者对于新辅助化疗有更显著的疗效。而在 rs2420946 中，CC 基因型的患者比 *TT* 和 *CT/TT* 基因型的患者更易受化疗毒性副作用的影响。

myc：*myc* 是一类重要的癌基因。研究表明，在 *myc* 的启动子区域 rs6983267（G>T）的多态性与子宫颈癌的易感性相关；相对于 GG 和 G/T，含有 T/T 多态性的携带患者其肿瘤组织表达 *myc* 更高，并促进疾病进展。

共济失调毛细血管扩张突变基因（*ATM*）多态性与多种肿瘤发生有关。位于 ATM 启动子区域的 rs189037 与肺癌、乳腺癌以及口腔癌的发生有关，并且带有该突变的患者预后更差的。

白细胞介素-17A（IL-17A）的基因多态性与结肠癌治疗反应性相关。在结肠癌患者中，IL-17A G197A 多态性对辅助化疗和术前放疗的疗效都不理想，而 IL-17F A7488G 则对辅助化疗有着较好反应性。利用 IL-17F 的基因多态性可将患者进行分型，选择合适的治疗方案，减低副作用。

SNP 风险评分模型：基于6个SNP（LINC01372 rs4718593，OR8D2 rs7934644，SRGAP3 rs17050001，C22orf39 rs9618567，MARCKS rs7739947，HIRA rs4479520）状态的肾癌术后复发风险整合评分模型计算出Ⅰ~Ⅲ期肾癌术后患者危险评分，结合患者临床资料，以预测患者复发的可能性，指导术后个体化整合诊疗决策，可避免过度治疗或者治疗不足。

（四）microRNA

miR-200 家族包括 miR-200a/b/429 和 miR-200c/141，在肿瘤转移中起着非常重要的作用。乳腺癌、肺癌和卵巢癌中，miR-200 表达下调能促使 ZEB1（锌指转录因子 1）过表达，E-Cadherin（E 钙黏附蛋白）表达下调，激活 EMT 通路，促进肿瘤发生。miR-200 的靶基因还包括白细胞介素-8（IL-8）和趋化因子配体 1（CXCL1），这还与肿瘤血管生成有关。

miR-21：miR-21 位于 17q23.2，具有促癌作用。在乳腺癌、肺癌、肝细胞癌、卵巢癌和前列腺癌中，均有 miR-21 的扩增。miR-21 的过表达会导致 SMAD7 的下调，进而激活 EMT，促进肿瘤转移。另外，在非小细胞肺癌的 *K-ras* 模型中，miR-21 的敲低也会导致癌细胞成瘤能力降低。

miRNA 分层模型：对于Ⅱ期结肠癌患者，基于 6 个 miRNA（miR-21-5p、miR-20a-5p、miR-103a-3p、miR-106b-5p、miR-143-5p 及 miR-215）的整合分层模型可用于预测复发，以及能否从辅助化疗中获益从而指导个体化整合治疗。

（五）DNA 甲基化

结直肠癌 SEPT9 V2 的启动子区域高甲基化导致该基因表达缺失，是结直肠癌 cfDNA 甲基化的标志性位点。检测外周血中 SEPT9 DNA 甲基化可用于早期结直肠癌的筛查。SEPT9 甲基化检测阳性率随着结直肠癌进展呈上升趋势，SEPT9 甲基化水平与肿瘤恶性程度有关，SEPT9 甲基化检测是结直肠癌肿瘤筛查和早期诊断的有效方法。

六氧-甲基鸟嘌呤-DNA-甲基转移酶（MGMT）基因启动子富含 CpG 岛。在脑胶质瘤组织中，甲基化 MGMT 与肿瘤的耐药性有关；MGMT 启动子甲基化提示胶质母细胞瘤（GBM）患者预后较好。

ctDNA 甲基化：基于 10 个 ctDNA（循环肿瘤 DNA）甲基化标记，利用机器学习算法开发建立的肝癌整合诊断与预后模型 cd-score，可有效用于肝癌与肝脏类疾病的鉴别诊断，还可以根据分期、治疗与否、手术是否残留和肝癌复发等肿瘤负荷情况与甲基化水平的关联性，用于肿瘤疗效预测和监测肿瘤复发，指导个体化整合治疗。

CpG 甲基化模型：基于 *PITX*1、*FOXE*3、*TWF*2、*EHBP*1*L*1 和 *RIN*1 这 5 个基因 CpG 甲基化开发的分类模型，可有效预测肾透明细胞癌患者预后，并将患者区分为高危和低危群体，指导个体化整合诊疗。

三、分子诊断试剂盒

肿瘤的发生发展是多基因、多通路、跨层面遗传与环境因素共同作用的结果。分子诊断技术已大范围应用到肿瘤个性化整合治疗、药物治疗监测、药物代谢基因组学等领域，POCT 检测、法医、人群健康筛查与体检、重大疾病预警与诊断、公众分子基因档案建立等方面的应用成为未来的发展趋势。通过基因突变筛查，评估患病风险，进行针对性的预防和早期诊断，可以达到避免或延缓肿瘤发生，提高生活质量的目的。

目前，*EGFR*、*K-ras*、*BRAF*、*PI3K*、*CKIT* 等基因的伴随诊断试剂盒已获批应用于对应靶向药物的临床用药筛选。分子诊断试剂盒上市产品中，基于 PCR 技术的试剂盒占据总产品的 80% 以上；此外，依次是杂交技术产品、基因芯片技术产品、基因测序技术产品。

（一）肺　癌

肺癌的发生率居全球肿瘤发生率的第一位。

新型分子诊断公司日益关注肿瘤诊断，研究主要从突变、基因扩增、微卫星不稳定、甲基化和基因表达等不同方面开展，重点是早期筛查。目前已上市分子诊断试剂盒主要如下：

SHOX2 甲基化检测试剂盒（Epigenomics AG 公司）：依据定量 PCR 技术，用于肺癌早期诊断。

EGFR/CEP 7 FISH 探针诊断试剂盒（Abbott 公司）：用于肺癌 *EGFR* 基因扩增检测，筛选患者合适的靶向药物及判断预后。

AmoyDx ROS1 融合检测试剂盒（艾德生物）：用于检测 NSCLC 患者的 *ROS*1 基因融合状态、筛选适合用药患者。*ROS*1 融合在亚洲 NSCLC 发生概率约为 2.4%，NCCN 临床实践指南将 *ROS*1 融合检测纳入 NSCLC 一线治疗流程，明确 NSCLC 治疗前应检测 *EGFR*/*ALK*/*ROS*1 基因状态的临床要求，推荐将克唑替尼和塞瑞替尼作为存在 *ROS*1 重排患者的一线治疗。

cobas EGFR MutationTestv2 基因突变检测试剂盒（罗氏公司）：用于检测非小细胞肺癌患者 EGFR 外显子 19 缺失和外显子 21 的 L858R 替代突变，可检测 42 种变异，包括 EGFR 耐药的 T790m 变异，筛选靶向用药适合人群。

（二）乳腺癌淋巴结转移

乳腺癌淋巴结转移分子诊断试剂盒：用于检测乳腺癌患者是否存在淋巴结转移。临床试验结果证实，BLN 试剂盒对 416 例患者淋巴结检测结果与病理报告高度一致；该检查预测乳腺癌患者肿瘤转移的准确性接近 88%，而对于非转移性乳腺癌患者其预测准确率接近 94%。

乳腺癌 21 基因检测试剂盒（Oncotype DX）：利用 RT-qPCR 技术，检测乳腺癌肿瘤组织中 6 组共 21 个不同基因的表达水平，包含增殖组、侵袭组、HER2 组、雌激素组和其他组的 16 个乳腺癌相关基因以及 5 个内参基因，将检测结果量化为复发评分（recurrence score，RS），从而预测 10 年内远期复发风险和化疗获益。通过检测 21 个基因，观察它们之间的相互作用来判断肿瘤特性，从而可预测乳腺癌复发指数以及接受化疗的效益比。

（三）淋巴瘤

美国 In vivo Scribe 公司提出了基于 PCR 方法的克隆性检测诊断淋巴瘤，并研制出一系列基因重排、染色体易位和基因突变检测试剂盒及对照品，涵盖了 *Ig* 基因重排（*IGH*/*IGK*/*IGL*）、*TCR* 基因重排（*TCRB*/*TCRD*/*TCRG*）、*Bcl*/*JH* 转位、*BCR*/*ABL* 转位、*FLT*3 突变以及 *PML*/*PARα* 转位等检测指标，可广泛应用于白血病、淋巴瘤和淋巴组织增生性疾病的诊断和分型。该试剂盒验证了超过 400 个经欧洲 / 美国淋巴瘤分类（revised European/American lymphoma，REAL）确认的临床样本，并且这些验证是由 37 个不同地区的独立实验室分别完成的，保证了产品的稳定性和可信性。籍此标准化的分子检测，有助于实现超前的个性化医疗。其中 IdentiClone™ 和 LeukoStra™ 系列产品获得欧盟 CE 认证。

（四）卵巢癌

FDA 已批准卵巢恶性肿瘤风险评估法则（ROMA）联合蛋白 HE4 和 CA125 血液测试的销售和使用。研究表明，用 ROMA 检测 HE4 和 CA125 水平，在测定绝经前、后女性卵巢癌风险性上，显示出高度精确性，95% 的上皮细胞卵巢癌被正确地归类为高风险性。通过提高分层卵巢癌患者方法的敏感性与特异性，ROMA 测试，可测定患卵巢癌的风险，使那些高风险的人能接受妇科学肿瘤专家的指导。

*BRCA*1/2 突变检测试剂盒：FDA 批准的 Foundation Medicine 公司的 Foundation Focus CDx BRCA 产品，用于鉴定携带 *BRCA* 突变的晚期卵巢癌患者。通过 NGS 检测 *BRCA* 基因的全部外显子，用生信算法完成对各种突变类型的分析。*BRCA* 基因参与修复损伤的 DNA 以及正常工作下抑制肿瘤生长，15%~20% 的卵巢癌患者携带有 *BRCA* 突变。具有 *BRCA*1/2 有害阳性突变的患者，则可从接受 PARP 抑制剂 Rubraca（Rucaparib）治疗中受益。

（五）急性髓性白血病

*FLT*3–*ITD* 基因突变检测试剂盒：Midostaurin

伴随诊断试剂盒 LeukoStrat CDx FLT3 Mutation Assay 由 Invivoscribe Technologies Inc 基于普通 PCR 定性检测 FLT3 内部串联区突变而开发，用于急性髓性白血病（AML）患者 FLT3-ITD 及 D835、I836 点突变的诊断检测。*FLT3* 基因是Ⅲ型酪氨酸激酶家族成员的原癌基因，*FLT3* 基因突变是 AML 最常见的基因突变，突变类型主要有两种即近膜区的内部串联复制（ITD）突变和酪氨酸激酶结构域（TKD）点突变如 D835 突变；其中，ITD 突变见于 17%~26% 的 AML 患者，*TKD* 突变见于约 7% 的 AML 患者。*FLT3* 基因发生突变，有可能破坏正常血细胞的增殖分化与凋亡，导致白血病发生，是独立的预后不良因素。新诊断的 *FLT3* 阳性患者接受 Rydapt 加化疗后，对比单独化疗总生存率显著提高，死亡的风险降低 23%。

（六）前列腺癌尿液基因检测

Gen-Probe PCA3 基因检测试剂盒（Gen-Probe 和 DiagnoCure 公司）获欧盟批准，可辅助诊断前列腺癌。直肠指诊后，会有前列腺细胞脱落并进入尿液，采用该试剂盒可对这些细胞中的 PCA3 信使 RNA（mRNA）进行定量检测。PCA3 在正常或良性增生的前列腺组织中不表达，而在癌性前列腺细胞中表达，可显著上调达 60~100 倍。研究表明，PCA3 评分升高，前列腺组织活检阳性率亦升高，PCA3 检测法诊断前列腺癌的特异度（74%）显著高于 PSA 检测法（17%）。

（七）结直肠癌

Extended RAS Panel：Illumina 公司与 Amgen 公司基于 MiSeqDx 平台合作开发的诊断试剂盒，可以检测 *K-ras* 和 *N-ras* 基因的 56 个变异，以确定转移性结直肠癌患者是否会从帕尼单抗（Panitumumab）治疗的获益。携带 *ras*（包括 *K-ras* 和 *N-ras*）突变的结直肠癌患者中，帕尼单抗不起作用。

Epi proColon：基于 PCR 方法检测血液中 *SEPT9* 基因甲基化。*SEPT9* 甲基化作为结直肠癌特异的生物标记物，可用于结直肠癌的早期筛查和早期诊断。

（八）泛癌种基因检测

MSK-IMPACT：FDA 批准的 MSK-IMPACTTM 是一种基于 NGS panel 的杂交捕获技术，对实体瘤患者组织样本的 468 个基因全部外显子和特定内含子进行深度测序、通过生信流程进行突变分析和微卫星不稳定 MSI 分析，结合 MSKCC 开发的 OncoKB 数据库对检测数据进行解读。

F1CDx：Foundation Medicine 公司针对多种实体瘤的二代测序体外诊断（IVD）检测产品 FoundationOne CDx（F1CDx）检测实体瘤患者 FFPE 样本的 324 个基因多种突变及特定融合，并进一步分析两个基因组学特征：MSI 和 TMB。检测结果可用于指导 17 种靶向药物的临床使用。检测 324 个基因的突变，理论上覆盖到全部实体瘤（肉瘤除外）。该方法被 FOA 批准用于五大癌种（非小细胞肺癌、黑色素瘤、乳腺癌、结直肠癌、卵巢癌）的伴随诊断。

研究表明，与低 TMB 相比，高 TMB 患者的免疫治疗效果更好。NCCN 专家组将 TMB 纳入指南作为可能有助于识别适合接受纳武利尤单抗联合式不联合伊匹单抗一线治疗的转移性非小细胞肺癌患者的生物标志物；而 MSI 作为结直肠癌及其他实体瘤预后和制定辅助治疗方案的重要分子标志物，FDA 批准派姆单抗、伊匹单抗用于治疗 MSI-H 或 dMMR 的实体瘤患者，这是首款不依照肿瘤来源，而是依照分子标记物进行区分的抗肿瘤疗法。

（陈志南　李　玲　杨向民　范　静　罗俊航　罗迪贤　张思河　赵　蒲　苟兴春　胡劲松）

第 6 节　肿瘤分子成像

一、分子成像主要技术

分子成像是应用医学影像学手段、通过显示组织、细胞和亚细胞水平的特异分子标志物，反映机体分子水平的变化，进而对机体生物学行为进行影像学定性和定量研究。分子成像技术是将遗传信息、生物化学分子与成像探针相整合，用精密成像技术检测，再通过一系列图像后处理技术，显示机体组织器官在分子和细胞水平上的生物学变化。

经典的影像诊断（X 线、CT、MRI、超声等）主要显示分子改变的终效应，即在器官发生了器质性变化之后，才能进行观察，仅能用于具有解剖学水平改变的疾病检测，可谓“解剖成像”。分子影像技术为“功能成像”，具有“看得早”的特点，即能够探查疾病过程中细胞和分子水平的异常，在尚无解剖改变的疾病前检出异常，可为探索疾病发生、发展和转归、评价药物疗效提供更有效手段。

分子成像技术不仅可用于疾病早期发现和精确诊断，还可基于分子探针的特异性和定位性，为外科手术提供分子成像手术导航系统。通过影像的精确导航，疾病的治疗可更加准确、更加系统、更加完善，更加彻底。分子成像手术导航的应用，为疾病早期临床诊断和精确手术治疗提供强有力的支持，有划时代的医学意义。近年来，以最大限度减少患者创伤为目标的微创治疗和将创伤降至最低点的无创治疗，是医学领域发展而出现的疾病治疗新手段。由于微创治疗或无创治疗过程中没有生成传统治疗中的伤口，无法对病灶进行直接的肉眼观察，所以更需要分子成像的精确导航，以便能够准确地将病变组织在不扩大病变区域的前提下，完全完成治疗。对于无创治疗或微创治疗来说，分子成像不仅起到导航的作用，同时也起到监控成像和疗效评价的作用。

除了临床医学的重大应用价值之外，分子成像在基础研究中也具有重大意义。传统的动物实验方法，需要在不同时间点分别处死动物，得到的却是多个时间点因个体差异造成误差的实验结果。相比之下，采用分子成像方法，通过对同一组实验动物不同时间点进行跟踪、记录同一观察目标（标记细胞及基因）的移动及变化，获得的数据更为真实可信。目前，最常用的是动物活体内光学成像系统，主要采用生物发光与荧光两种技术在活体动物体内进行生物标记，通过成像系统来监测被标记动物体内分子及细胞等的发展进程，以及进行相关的药物治疗研究。国内、外实验动物成像的主要手段包括结构成像(解剖成像）及功能成像（分子成像）。以光学成像、micro-PET、micro-SPET 为代表的动物功能成像技术不但能即时反映活体动物内的细胞分布及基因表达，还能动态观察活体动物体内分子生物学过程，活体光学成像与 micro-CT、MRI、超声等结构成像手段的有机整合，为动物实验提供了更客观的数据、更确切的分子生物特性。

值得关注的是分子成像技术对活体内干细胞进行示踪，已成为分子面像研究的热点之一。这是由于分子成像技术，在干细胞监测示踪方面，具有其他技术无法比拟的优势：较高的灵敏度、无创性动态监测、细胞分子水平、高通量连续成像。此外，干细胞分子影像学在移植干细胞的示踪与定量评价方面也发挥着越来越大的作用。

近年来，随着计算机技术以及图像整合技术和分子标记探针技术的不断成熟，基于多功能分子探针，将多种影像技术相整合而诞生的多模态显像，已成为分子医学成像发展的趋势。分子影像对影像医学的发展有很大的推动作用，使影像医学从对传统的解剖、生理功能的研究，深入到分子水平的成像，探索疾病的分子水平的变化，分子成像对新的医疗模式的形成和人类健康有着深远的影响。

1. 多模态分子成像技术

多模态分子成像技术的基础之一是影像学技术，主要包括磁共振成像（magnetic resonance imaging，MRI）、单光子发射计算机断层成像（single photon emission computed tomography，SPECT）、正电子发射断层成像（positron emission tomography，PET）、光学成像（optical imaging，OI）、超声成像（ultrasonic imaging）等。MRI有很高的空间分辨率，且不受组织深度影响，但其敏感性较低；核医学PET/SPECT成像灵敏度高、特异性强、易定量，不受探测深度的限制，但其空间分辨率低；OI具有灵敏度高、成本低、速度快的优点，不但能够检测微小病灶，对细胞进行靶向在体示踪，而且还能用于反映体内分子生物学事件的细节过程，但其缺点是穿透深度低（仍适用小动物整体在体成像），空间分辨率低，目前还难以准确定量。

由于不同成像技术各有其优劣势和适用性，将各种成像技术整合，发展多模态整合成像技术已经成为当前分子影像领域的发展趋势。MRI/CT精细的空间分辨率、核素成像成熟的检测方法和光学灵敏灵活的成像方式，可以相辅相成，互为补充，通过多模态分子成像，可同时具备结构、功能和分子三种成像的优势。通过把来自不同成像设备的多模态图像进行配准和整合，实现对体内生物过程的准确定位定量研究，使医学影像更科学、全面和准确，从而在肿瘤研究及临床应用中发挥重大作用。斯坦福大学建立的MIPS成像系统，通过多学科知识支撑，成功用于临床多模态整合分子成像。

2. 多功能分子探针标记技术

1）分子成像探针制备 分子成像探针制备是分子成像的关键环节。分子成像探针从分子水平识别并特异性结合于病灶，在靶点处产生特异性显影，将影像学诊断真正应用到分子基因水平，极大提高了对微小病灶的影像诊断能力。常用的靶分子有抗体、单链抗体、短肽、小分子配体等，靶向分子与靶标结合的特异性和亲和力，是决定分子成像探针成败的首要因素。此外，靶向分子的分子量大小、理化性质、免疫原性等条件，也对探针构建有重要影响。分子量越大，越难穿透生物屏障，且容易引起免疫反应，信号强度也不高。

分子成像探针由特异性配体、影像学对比剂以及连接剂构成。理想的分子成像探针具有以下特点：能够产生较强信号，具有较高灵敏度；对靶点较高亲和力和特异性；能够抵御体内化学物质的降解；通过肝肾途径代谢，无细胞毒性。分类上，分子成像学探针尚无统一标准，依据所用对比剂种类的不同分为靶向性探针和可激活探针（智能型探针、感应性探针），后者更能反映分子成像学的理念和纳米探针的设计原则。

（1）靶向性探针：包括主动靶向型和被动靶向型。主动靶向型探针是借助纳米载体及各类成像剂（荧光素、核素、顺磁性复合物等），将探针与对靶病灶中具有特异性亲和力的靶分子（抗体、肽、小分子化合物等）连接，通过与组织靶点的直接结合而成像。被动靶向型探针是利用组织、器官或靶病灶特定生理或病理生理特点，设计合成相应的分子探针，在不借助靶向剂的条件下，达到在靶组织或病灶区被动富集的目的。靶向性探针的主要缺点是背景噪声较高，探针引入体内一段时间血中游离的对比剂被代谢清除后，靶目标的影像信息才能被更好地显示出来。目前，靶向性探针有肽类分子探针（如特异性抗体、受体的配体和肽），化学合成法合成的小分子探针及核酸类探针，主要用于显示分子结构及分布。

（2）可激活探针：可激活探针也称智能探针，该种探针可特异性激活靶分子或在靶分子处激活，从而显示靶分子，其信噪比较高。目前已开发的有磁性复合物和荧光复合物。如可用于酶活功能成像的可激活定靶荧光探针，这类探针没有或者很少发射荧光，而当探针中的多肽接头被酶分子切除，荧光基团得以释放，便可发射荧光以供检测。因此，可激活探针的背景信号通常很低，但造影和检测的灵敏性却高于活性探针。酶靶点主要限于蛋白酶，包括组织蛋白酶、半胱氨酸天冬氨酸特异蛋白酶等。另如Swager等设计的NIAD-4染料，能跨越血脑屏障特异地检测转基因小鼠脑中类淀粉-β沉积物，当结合于凝集的类淀粉纤维时，在 610nm 的荧光发射可增加 400 倍。由于造影机制不依赖于探针是否快速从循环和非靶点部位清除，应用靶点激活的小分子荧光色素是一种非常有用的细胞内靶点成像途径。在心血管系统，目前已开发了数种光学和 MRI 可激活探针，这些智能探针有广阔的应用前景。

2）多模态分子成像探针制备 适应多模态分子成像的需要，发展多模态分子成像探针，是当前分子成像探针发展的趋势和热点。当前，尤其纳米技术是构建多模态探针的有效手段。纳米颗粒包括磁性纳米晶体、脂质体纳米颗粒、纳米量子点等，经工程化修饰后可连接多个活性基团，制备高效靶向分子影像探针。如磁性纳米晶体颗粒耦联靶向分子，并进行光学或核素标记，是制备多模态分子探针的出色工具。

应用中，根据所用影像学检查手段的不同，可将分子探针分为核医学探针、MRI 探针、光学探针或超声探针等。目前，PET/SPECT 等探针临床应用较多，技术也相对成熟，磁共振分子探针及光学分子探针是目前研究重点和热点。上述任何一种分子探针均具有其局限性，均没有能提供关于组织的所有结构、功能和分子的信息。因此，采用不同信号源（磁介质、核素、光学物质）双重或多重标记，用多功能连接分子复合标记具有多靶标结合部的双模态或多模态分子组成探针，成为研究的最新方向，是多模态分子影像发展的分子探针基础。

目前，将各类不同模态的分子探针进行有效整合，初步形成了包括 PET- 光学、SPECT- 光学、PET-MRI 等在内的多种新型双模态探针。

PET- 光学成像双模态分子成像探针：PET 具有高分辨率优点，但空间分辨率较低，且价格高昂。光学显像无辐射、稳定性好，适合反复显像，且组织穿透力近年得以增强，成为分子显像的重要分支。PET- 光学双模态探针目前为数不多，且很大程度上集中在体外和小动物成像。包括基于 ^{64}Cu- 量子点的 PET- 光学成像双模态探针、基于 ^{86}Y- 近红外的 PET- 光学成像双模态探针。

SPECT- 光学成像双模态分子成像探针：SPECT 整合了 γ 照相机和断层显像的能力，突出优点是可反映人体功能和代谢方面的变化，其与光学成像的整合，已成为分子显像的一个重要分支。目前研究的探针包括基于 ^{111}In- 红外的 SPECT- 光学整合成像双模态探针、基于 ^{99}mTc- 红外的 SPECT- 光学整合成像双模态探针、基于 ^{99}mTc- 荧光的 SPECT- 光学整合成像双模态探针。

PET-MRI 整合成像双模态分子探针：MRI 能在亚毫米水平上提供高分辨率组织信息的生物参数，并能提供三维结构成像，但靶向特异性差、灵敏度低，限制了其临床应用。PET 和 MRI 两种影像技术存在协同作用的最大互补。因此，PET-MRI 双模态探针具有极大应用前景，基于此双模态探针已逐步应用到临床诊断。目前已有的探针包括：基于 ^{124}I- 纳米材料的 PET-MRI 整合成像双模态分子成像探针、基于 ^{64}Cu- 纳米材料的 PET-MRI 整合成像双模态分子成像探针、基于 ^{111}In- 超顺磁纳米的 PET-MRI 整合成像双模态分子成像探针。

MRI- 光学整合成像双模态分子成像探针：基于 MRI 和光学整合成像的分子影像探针，是双模态成像中发展相对成熟的领域，如钆螯合剂、氧化铁纳米粒子与光学基团的整合使用，已广泛应用到生物医药研发和临床应用中。

除双模态分子成像探针外，随着分子成像学与其他技术间跨学科交叉整合，新型多模态分子整合成像探针不断涌现，生物活性相继得以证实，但应用仍处于初期阶段，技术上的准确性、重现性和标准化方法的建立等均仍有待进一步提高。另外，虽然目前报道的各种双模态和多模态分子探针的研究较多，但多数只是通过不同的仪器，分别对多功能探针进行检测，未实现真正的图像整合。在今后的研究中，只有在同一仪器上进行多模态整合，同时提供更多的医学信息，才能达到多模态整合的目的。建立简便的适合多数探针的可临床应用的纳米载体平台以及制备智能化、靶向性的纳米分子探针，有可能成为未来研究的重要方向。

纳米材料由于其具有的特殊性质及易于修饰、活性基团多、体内循环时间长、具有 EPR 效应（即在肿瘤组织透过性增强及滞留效应）等众多优点，被广泛应用于多模态纳米分子探针的研究中。多模态纳米分子探针可以通过两种方式来制备：一种是在原有探针基础上，增加其他探针，如在超顺磁氧化铁颗粒上连接荧光分子、量子点和放射性核素等探针，实现MRI-光学和MRI-PET/SPECT成像；在量子点纳米粒上连接钆、放射性核素等探针，实现光学-MRI和光学-PET/SPECT等成像；另一种方式是制备纳米载体，如脂质体、树枝状聚合物、二氧化硅、高分子聚合物、病毒衣壳蛋白等，在载体上连接多种探针。

二、常用分子成像探针

1. 核医学分子成像探针

采用放射性核素标记的探针，用于蛋白质功能、基因表达即受体分子显像。

1）**蛋白质功能分子显像** 如2-^{18}F-2-脱氧-D-葡萄糖（FDG）是目前临床应用最广的PET代谢探针，用于己糖激酶和葡萄糖转运蛋白表达显像，可显示糖代谢的程度，已被广泛用于肿瘤诊断。^{18}F-3′-脱氧-3′-氟代胸腺嘧啶（FLT）用于测定细胞增殖和内源性胸腺嘧啶激酶活性，可用于多种肿瘤的鉴别诊断。

2）**基因表达分子显像** 包括反义PET显像和报告基因显像，在人类基因组计划显像研究中曾发挥重要作用。如利用正电子核素标记某一特定序列的反义寡脱氧核苷酸制成的探针，可用于反义PET显像，经体内核酸杂交与相应靶向mRNA相整合，反映目标DNA的转录情况。

3）**受体分子显像** 可采用6-^{18}F-L-多巴（FDOPA）进行多巴胺能神经递质显像，^{18}F-β-CIT-FP进行多巴胺能转运蛋白显像，3-N-（ω-^{18}F-氟乙基）螺环哌啶酮（^{18}F-FESP）进行多巴胺能受体显像。前两者用于评估体内突触前多巴胺功能失调疾病的鉴别诊断，后者反映体内突触后多巴胺受体功能变化，主要用于神经精神系统疾病（如帕金森病等）的鉴别诊断、监测疗效和估测预后。

2.MRI分子成像探针

采用MRI探针进行MRI检查，具有无创伤、无射线辐射危害和时空分辨力高等特点，但靶向对比剂的敏感性尚较低，需要强大的信号扩增系统来提高其敏感性。氧化铁磁性纳米颗粒具有更大尺寸，适当表面修饰后，可获得更长血液循环时间，有助于提高MRI质量。以磁性氧化铁颗粒为核心、构建具有生物识别功能的靶向磁共振分子成像探针，是重要的发展趋势。高温热分解法制备的高质量磁性纳米晶体在肿瘤体内诊断方面取得突破性进展，大大提高了MRI分子成像的检测灵敏度。此外，MRI探针半衰期较长，适用于观察活体细胞的动态迁徙过程。常用探针包括：

1）**超顺磁性探针** 此类探针包括超顺磁性氧化铁颗粒（SPIO）、超微超顺磁性氧化铁颗粒（USPIO）和单晶体氧化铁纳米复合物（MION）等。SPIO的直径大小对其进入网状内皮系统的部位有较大影响，一般直径较大的主要为网状内皮系统摄入，而USPIO则主要进入淋巴结及骨髓之中；MION可与转铁蛋白构建分子探针。

2）**基于报告基因系统探针** 此类探升包括酪氨酸酶-黑色素系统（反映酪氨酸酶基因的转移与表达）、β-半乳糖苷酶系统（反映细胞内β-半乳糖苷酶的活性）和转铁蛋白受体（TfR，如转铁蛋白-单晶体氧化铁颗粒和抗TfR抗体-单晶体氧化铁颗粒）等。

3）**RGD探针** 美国国立卫生研究院Chen等研发的肿瘤新生血管靶向性探针^{18}F标记RGD多肽^{18}F-FPP-RGD2、趋化因子受体CXCR4靶向性探针^{18}F-F-T140多肽和MMP蛋白酶靶向性光学探针取得快速发展，尤其是用RGD多肽作为MRI探针，可以高分辨率确定肿瘤新生血管，达到定位诊断的作用。

3. 光学分子成像探针

光学探针包括光子、荧光基团等标记的探针，用于活体动物体内光学成像、追踪肿瘤生长和分布状况、疾病发展过程、特定基因表达等。常用探针包括多种荧光基团标记探针、远红外标记探针、荧光素酶基因标记系统及绿色荧光蛋白（GFP）等。

4. 超声分子成像探针

超声探针借助微泡对比剂显影，可发现疾病早期细胞和分子水平的异常改变。主要利用微泡外壳固有化学成分与靶向细胞结合、或利用微泡表面配体或抗体与细胞表面受体或抗原相结合的作用进行显像。如具有白蛋白和脂质外壳的微泡，可黏附于白细胞壁而显影，可用于显示炎症反应的部位和程度。超声分子显像具有无创伤、无射线辐射危害、价格低廉、检查方便等优点。伴随技术进步，其靶向对比剂的定位精确度将不断提高，超声分子显像可在疾病的早期诊断和治疗中发挥更大的作用。

5.X 线计算机断层成像探针

X 线计算机断层成像探针主要是纳米发光材料，纳米发光材料指基质的粒子尺寸在 1~100nm 的晶体。目前广泛使用的是稀土纳米发光材料。此外，其他类型的纳米发光材料包括量子点、金纳米颗粒与聚合物点等。X 线计算机断层成像可以同时进行功能和结构成像，成像深度与成像敏感度高且成像空间分辨率较高，应用前景很大。

三、肿瘤分子成像常用探针

进行肿瘤分子成像常用的靶向探针有抗体、短肽、核苷酸等，靶向的目标为蛋白、基因、microRNA 等。

1. 抗体标记探针

以磁微粒标记单抗，作为组织特异性对比剂，通过抗体与肿瘤内抗原特异性反应实现，已用于肝细胞癌临床诊断。转铁蛋白受体过度表达见于人类的许多恶性肿瘤，如乳腺癌、膀胱癌、肺癌、慢性淋巴细胞性白血病、非霍奇金淋巴瘤等。利用氧化铁纳米颗粒标记转铁蛋白，形成探针，可以靶向结合肿瘤细胞中的转铁蛋白受体。用放射性碘 -131 标记的美妥昔单抗 -HAb ^{18}F（ab′）2（商品名：利卡汀）用于治疗原发性肝癌，阻止肝癌转移。HAb18G/CD147 分子为多种恶性肿瘤的分子影像诊断提供了新的靶点，进一步发展分子靶向探针，可为肿瘤早期诊断、预后判断、疗效监测及耐药逆转提供新的靶向分子探针。

2. 短肽标记探针

将 Gd-DTPA 颗粒与小分子多肽 CLT1 结合形成的探针，能靶向结合与肿瘤血管形成有关的纤维蛋白 - 纤维连接蛋白，可精确评估肿瘤新生血管形成，对肿瘤诊断及治疗反应性有重要指导意义。含有 RGD 序列的小分子多肽，对整合素具有高度的选择性与亲和力，利用 RGD 与整合素 $\alpha v\beta 3$ 的高度亲和力，将 SPIO RGD 应用于 MRI 成像，可精确检测肿瘤新生血管形成，评价肿瘤治疗的疗效。

3. 核苷酸探针

反义核苷酸在 mRNA 到蛋白质的翻译水平发挥作用，可作为探针早期发现及诊断肿瘤。以磁颗粒利用化学交联的方法标记反义核苷酸，生成原癌基因反义探针，不仅结构稳定，且体积小，易于穿过血管及组织间隙，到达靶细胞；反义核酸在抑制异常表达基因的同时，不存在外源基因整合到宿主细胞 DNA 分子的过程，往往只有肿瘤细胞才有这种异常基因的高表达，反义基因治疗本身就有一定的靶向性，所以说反义核苷酸为肿瘤诊断及基因治疗提供了一种行之有效的方法，可望为分子成像学研究提供新的契机。

4.miRNA 探针

利用磁性纳米颗粒结合寡核苷酸 anti-miRs，阻断 miRNA 对靶基因表达的调控，可用于异常表达 miRNA 的疾病检查及治疗。miRNA 参与肿瘤多药耐药的调控，能够以一些耐药关键 miRNA 分子（miR-15/16、let-7 及 miR-34a 等）为分子探针靶点，为肿瘤耐药的分子影像监测提供新策略。以荧光素酶为报告基因，将与待测 miRNA 序列互补的 3′ UTR 与报告基因连接构建融合载体，使报告基因表达受 miRNA 调节，实现 miRNA 荧光显像及 PET 显像的多模态监测。

（陈志南　李　玲　杨向民　范　静　王忠良
孙夕林　刘　刚　毛景松）

第 7 节 肿瘤分子成像的应用

肿瘤分子成像是最为活跃的研究领域之一，多层次、多模态分子成像方法均有应用，各系统肿瘤均有涉及。如核医学分子成像主要通过 PET、SPECT 两种成像技术对肿瘤进行研究，具体包括相关探针研究、肺癌、前列腺癌、乳腺癌等方面研究。MRI 分子影像学方面：葡糖胺、肽类与蛋白质靶向探针以及纳米磁粒子等 MRI 探针技术的发展迅速。此外，PET 和 MRI 有机整合不但具有 MRI 较高空间分辨率和动态增强对比成像的特点，还通过整合 PET 与 MRI 分子探针，检测靶标分子的代谢过程，对肿瘤早期诊断与治疗以及药物研发等方面产生重大影响。光学分子成像用于淋巴成像及血管内皮生长因子分子成像，进行肿瘤治疗监测等。超声分子成像是最近才用于肿瘤研究，针对卵巢癌细胞的叶酸受体进行靶向超声研究，结果显示叶酸靶向超声微泡对叶酸受体过表达的卵巢癌细胞有较高亲和力。归纳起来，肿瘤分子成像应用有以下几个方面：

一、肿瘤代谢

肿瘤细胞代谢特点之一是高葡萄糖代谢，摄取 ^{18}F- 氟脱氧葡萄糖较多，因此 FDG-PET 技术在临床得到广泛应用。肿瘤代谢还具有氨基酸及胆碱转运量增加的特点，因而 ^{11}C 和 ^{18}F 标记的甲硫氨酸、酪氨酸等以及人工合成的甲基酪氨酸，可在癌灶中精确成像。此外，^{14}C- 甲基标记的胆碱，可用于针对酪氨酸激酶受体级联反应，从而使分子成像技术在信号转导通路可视化中的应用成为可能，也为检测改变肿瘤信号转导通路的药物在体内的作用，提供了可能性。

二、肿瘤血管生成

利用生物兼容性特性，把经过放射性核素修饰的高亲和力的分子探针，注入体内与肿瘤血管内皮特异性表达的分子靶标结合，从而显示肿瘤血管的生成情况，进行肿瘤血管生成显像。肿瘤血管生成有关的受体或蛋白质靶点显像，包括血管内皮生长因子（VEGF）受体显像、整合素 αvβ3 显像等。用 ^{99}mTc 标记 VEGF 的一条单体，可用来评估 VEGF 受体对肿瘤治疗药物帕唑帕尼的反应。使用 ^{64}Cu 标记的 αvβ3 人源抗体 Abegrin，可进行临床药代动力学特征描述、定位靶向治疗以及优化药物剂量；使用整合素结合短肽 RGD（精氨酸 - 甘氨酸 - 天冬氨酸）的放射性配体 ^{18}F-AH111585，可显示使用抗瘤药紫杉醇后的肿瘤血管分布改变。

三、肿瘤侵袭转移

表皮生长因子受体（EGFR）与肿瘤的高侵袭性及转移关系密切，高表达 EGFR 可增加肿瘤细胞的黏附、迁移及侵袭能力，促进肿瘤转移。对 EGFR 抗体进行核素标记，可以进行 EGFR 显像，观测肿瘤的转移情况。除此之外，表皮生水因子（EGF）是 EGFR 的天然配体，与 EGFR 具有高度亲合性，亦适合行 EGFR 显像。

（孙夕林 陈志南 李 玲 杨向民 范 静）

第 8 节 肿瘤个体化治疗

个体化治疗其核心是充分考虑患者个体的遗传因素、一般状况（如性别、年龄、体重、病理生理特征等）以及同时服用其他治疗药物等综合因素，制定针对个体安全、有效、合理的整合治疗方案。医生应用先进的分子医学检测技术，对个体的药物相关基因（受体基因、转运体、突变体和药物代谢酶等）进行检测；根据患者个体的基因型和基因表型状况制定给药方案，对患者"量体裁衣"合理用药，以提高药物的优效性，降低毒副反应，减轻患者的痛苦和经济负担。基于基因导向的个体化整合治疗体现了药物基因组学与临床医学的完美整合，是当代医学理念的重要发展，是整合医学具有划时代意义的重要方向。

肿瘤细胞的基因突变类型和肿瘤的治疗选择及预后的判断有着密切的关系。由于肿瘤的异质性存在，每一个肿瘤的基因突变类型都是不同的，因此需要专门针对这一类型的突变基因进行针对性药物治疗。例如，*EGFR* 或者 *K-ras* 突变的检测，能够对肿瘤的抗药性和适合药物进行预测。未来，对肿瘤患者组织进行个性化基因分析，制订个性化整合治疗方案，将是肿瘤治疗的必然选择。

一、分子靶向药物

分子靶向药物是基于肿瘤细胞与正常细胞间的差异（包括编码及非编码基因、突变体、代谢酶、信号转导通路和关键分子等不同拷贝数、表达量），特异性地抑制肿瘤细胞生长、增殖，促进其凋亡、坏死。具体的药理作用的机制包括调控细胞增殖信号、调节血管生成转导途径、平衡抑癌基因和癌基因功能、稳定基因组抑制突变等。

分子靶向药物主要包括大分子靶向治疗制剂和小分子靶向治疗制剂。前者是以抗体、融合蛋白药物为主要代表；后者是小分子化合物。小分子靶向治疗制剂比化疗药物更有效、副作用更小，目前已在临床广泛应用，如酪氨酸激酶抑制剂易瑞沙（吉非替尼）用于治疗肺癌，格列卫（甲磺酸伊马替尼）用于治疗慢性粒细胞性白血病和胃肠道间质细胞瘤。大分子靶向药物如抗体药物，是近年来复合增长率最高的一类药物，在生物制药中所占份额已超过 1/3。全球销售额前 20 的药物中，有 7 种是抗体药物，其销售额已超过 700 亿美元。仅 2014 年获批的抗体药物达到 6 个，至 2015 年美国食品药品监督管理局（FDA）批准的抗体药物数量再创新高（51 个），如利妥昔单抗是受体基因抑制剂，用于非霍奇金淋巴瘤治疗；曲妥珠单抗是信号转导抑制剂，用于治疗乳腺癌。这类药物又被称为"生物导弹"。

（一）易瑞沙

易瑞沙（吉非替尼）是一种选择性表皮生长因子受体（EGFR）酪氨酸激酶抑制剂（TKI），是全球最早进入临床的 EGFR-TKI 药物，适用于治疗既往接受过化疗或不适于化疗的局部晚期或转移性非小细胞肺癌（NSCLC）。

《新英格兰医学杂志》刊登的一项研究表明，易瑞沙对于晚期 NSCLC 的治疗效果优于通过静脉给药的化疗。易瑞沙泛亚洲研究（Iressa Pan Asian Study，IPASS）证明，对经选择的亚裔非小细胞肺癌患者，与标准两联化疗相比，易瑞沙用于一线治疗的无进展生存期、客观缓解率、耐受性及生活质量获益方面，均具有统计学的显著性优势。

（二）格列卫

格列卫是分子靶向药物最成功的范例。该药是 Bcr-Abl 酪氨酸激酶的选择性抑制剂，能够与 Abl 激酶的 ATP 结合位点相互作用，阻止下游蛋白的磷酸化。Kantarjian 等研究表明，对慢性期患者，IFN 治疗失败后给予伊马替尼补救治疗，所获近期结果细胞遗传学缓解率为 60%，其中完全缓解者达 40%。近 4 年的随访结果显示，仍有 230 例（88%）患者存活，196 例（75%）维持于慢性期。

格列卫在胃肠间质瘤（GIST）中的作用也令人瞩目。Demetri GD 等的一项多中心研究报告显示：147 例晚期 GIST 患者经治疗后，在可评价的 140 例患者中有 79 例获得部分缓解（PR，53.7%），41 例获得病情进展（SD，27.9%），共 81.6% 的患者临床受益，88% 的患者存活一年以上。这些结果均表明，对软组织肉瘤的治疗上，伊马替尼取得了以往历史上从未达到的优秀成绩。

（三）安维汀

安维汀（贝伐珠单抗）是针对血管内皮生长因子的人源化单抗。2003 年，美国 Duke 大学 Herbert Hurwitz 等报道了贝伐珠单抗（Bevacizumab）治疗晚期结肠癌具有显著疗效。这项研究被认为是自伊马替尼以来的又一分子靶向治疗的重大进展，也是抗血管新生药物可以取得肿瘤患者生存期延长的首次报告。

2005 年美国肿瘤学会年会上报告的美国东部肿瘤协作组（ECOG）3200 号研究证实：贝代珠单抗与 FOLFOX-4 方案整合，治疗复治的晚期结肠癌，FOLFOX-4 化疗组的中位生存期从 12.5 个月缩短至 10.7 个月，无进展生存期从 7.4 个月缩短至 5.5 个月。此外，ECOG 4599 号研究对非鳞癌性非小细胞肺癌的前瞻性Ⅲ期随机研究结果证实：贝代珠单抗整合泰素和卡铂与单纯化疗相比，中位生存期提高 2.3 个月，有效率为 27.2%。因此，ECOG 宣布该方案为治疗结肠癌新的标准方案。

（四）西妥昔单抗

西妥昔单抗是目前唯一获准上市的特异性针对 EGFR 的 IgG1 单抗，无论是单药治疗还是整合放、化疗，它在 EGFR 表达阳性的恶性肿瘤治疗中，均能发挥出色的抗瘤活性，并显著增强化疗或放疗的疗效。2004 年 2 月，FDA 批准西妥昔单抗联与伊立替康整合用于 EGFR 表达阳性、伊立替康治疗失败或耐药的复发或转移性结直肠癌，或单药治疗用于不能耐受化疗者。此外，晚期头颈部鳞癌也是常见的 EGFR 阳性的恶性肿瘤，西妥昔单抗在其治疗中亦表现出较佳的抗瘤作用。《新英格兰医学杂志》报道了一项关键性随机对照研究（BOND），在伊立替康治疗失败的转移性结直肠癌患者中，比较了西妥昔单抗与伊立替康整合与西妥昔单抗单药的疗效。结果显示，整合治疗组的疗效明显优于单药组，两组疾病控制率分别为 55.5% 和 32.4%，总缓解率分别为 22.9% 和 10.8%，中位至疾病进展时间（TTP）分别为 4.1 个月和 1.5 个月。本项研究值得关注的是西妥昔单抗可能逆转化疗耐药。分层研究显示，无论以往化疗方案如何（是否用过奥沙利铂），西妥昔单抗整合伊立替康整合组的缓解率和 TTP 均显著优于单药组，这提示西妥昔单抗与伊立替康的整合治疗可作为伊立替康治疗失败后的首选方案。

（五）利卡汀

利卡汀是我国首个具有自主知识产权肝癌单抗，也是全球第一个用于肝癌的大分子靶向药物，由第四军医大学陈志南院士团队经 20 余年努力，获得的针对 CD147 分子的新靶点抗体药物。该药 2005 年获得国家生物制品一类新药证书，2007 年上市（国药证字 S20060064）。Ⅱ期临床研究结果，该新药临床控制率（CR+PR+MR+SD）86.3%，临床有效率（CR+PR+MR）27.40%，临床缓解率（CR+PR）8.22%，32 个月的生存率 31.03%，中位生存时间 20 个月，显示了较好的疗效及安全性。目前，该药已累计治疗肝癌病例 2300 余例，并开展了Ⅳ期临床研究：①抗复发治疗：60 例中晚期肝癌肝移植后抗复发治疗，治疗组与对照组相比，一年复发率降低了 30.42%，生存率提高 24.79%；②整合治疗：利卡汀与介入化疗（TACE）整合组与单用 TACE 组相比，生存率提高 14.30%。该新药配套的 CD147 免疫组化检测试剂盒“凯美汀”也已于 2013 年上市。

虽然以上靶向药物近年在临床广泛应用，效果较好，但仍然存在较大个体差异，体现出同一药物对于不同人群有不同作用，使得药物临床有效率高低不等。研究表明，没有一种药物是适合于所有患者的，如赫赛汀（曲妥珠单抗）治疗乳腺癌的有效率仅为 15%~26%，其根本原因是该药对 HER2 阴性和 HER2 外显子 19 缺失或外显子 21 突变的患者几乎都无效；而 *C-kit* 基因 Exon9/10 无突变患者则对小分子靶向化疗药物伊马替尼药物反应敏感。

因此，发展药物基因型和基因表型的检测试剂，对患者药物反应进行预测就显得十分重要，这种“一药一盒”的临床举措是提高患者治疗优效率的重要途径。通常，针对小分子靶向药物的基因型检测试剂主要针对代谢酶、转运体、突变体和受体基因，采用方法为外显子基因测序、实时定量 PCR、生物芯片等；而针对大分子药物（抗体等）可采用受体基因检测、表达蛋白免疫组化检测、血清学 ELISA 等生物标志物检测等。

二、个体化整合治疗方案

根据患者分子表型（受体基因、突变体、代谢酶等）检测结果，制定个体化整合治疗方案，有助于选择适合患者的药物，提高治疗的针对性，最大程度提高药物优效性、最大限度降低毒副作用、节约治疗时间、降低成本。

（一）靶标基因 mRNA 水平检测

肿瘤组织中 *ERCC*1/*RRM*1/*TYMS*/*TUBB*3 等靶标基因 mRNA 表达水平可以分别预测患者对铂类、吉西他滨、氟尿嘧啶类、抗微管类等常用化疗药物的反应。对肿瘤标本进行 *ERCC*1、*RRM*1、*TYMS*、*TUBB*3 *m*RNA 表达水平检测，可揭示不同类型的 NSCLC 患者对铂类药物、第三代化疗药物（吉西他滨、多西他赛、培美曲赛）治疗的敏感性与耐药性，进而以整合医学思维指导靶向治疗药物的针对性选择与用药。

EGFR TKI 治疗过程中，MET 扩增可通过 PI3K 使 ERBB3 活性增加 20%，导致获得性耐药。因此，MET 抑制剂可逆转该耐药性，相关临床试验已经开展；另外，EGFR 抑制剂和 MET 抑制剂双重应用以逆转耐药的临床试验也已在进行中。

（二）突变体检测

基因多态性与药物疗效显著相关。例如，EGFR 的 *S492R* 突变导致该类患者对西妥西单抗（Cetuximab）的治疗无反应，但是转用帕尼单抗（Panitumumab）则有更好的治疗效果。此外，EGFR T790M 突变可改变酪氨酸激酶区构象，阻止厄罗替尼、吉非替尼的结合，导致患者对厄罗替尼、吉非替尼耐药。

EGFR 基因突变与 EGFR-TKI 疗效：肺癌靶向治疗中，EGFR-TKI 应用最为广泛。作为二线治疗，EGFR-TKI 已被证明可使患者临床获益，但在无选择的人群中，一线治疗并不获益。研究表明，亚洲、女性、腺癌、无大量抽烟史等临床病理学特征与 EGFR-TKI 疗效相关，原因是这部分人群的酪氨酸激酶区更易发生突变。为此，这一筛选方法可将 NSCLC 区分出新的分子生物学亚型。如一项研究运用这些临床病理学特征进行 NSCLC 患者筛选，筛选出的晚期肺腺癌患者给予吉非替尼一线治疗。12 个月无进展生存期（PFS）显示，吉非替尼组为 24.9%，传统的化疗对照组（紫杉醇 + 卡铂，PC）为 6.7%。另在 261 例 EGFR 突变患者中，吉非替尼组较化疗组无病生存期（DFS）显著改善；而在 *EGFR* 突变阴性患者中，PC 方案化疗组 PFS 较长。此外，吉非替尼耐受良好，3/4 级不良反应较化疗组显著下降。由此可见，通过检测 *EGFR* 突变、对有选择的患者进行个性化 EGFR-TKI 一线治疗切实可行。

K-ras 基因突变指导结直肠癌治疗：临床研究资料证实，*K-ras* 基因突变状态与针对 EGFR 的药物，如西妥昔单抗（Cetuximab）和帕尼单抗（Panitumumab）等的疗效有关。*K-ras* 基因是 EGFR 信号通路中的重要分子之一，位于染色体 12p12.1 上，编码 21KD（p21）蛋白。突变型 *K-ras* 基因不受上游 *EGFR* 基因状态的影响，始终处于激活状态，仅野生型 *Kras* 基因受上游 EGFR 信号刺激的影响，这也是具有突变型 *K-ras* 基因患者对抗 EGFR 药物治疗无效的理论基础。检测 *K-ras* 基因突变，对判断这些肿瘤是否能够选择 EGFR-TKI 治疗及了解治疗效果具有重要意义。

EML4-ALK 突变指导肺癌治疗：EML4–ALK 融合蛋白是最新报道的 NSCLC 分子靶点。染色体 2P 反转导致了 EML4 和 ALK 胞内激酶区融合。*EML4–ALK* 在 NSCLC 的发生率较低，仅有 1%–7%，但 *EML4–ALK* 代表了 NSCLC 一种独特的亚型。141 例 NSCLC 患者的遗传学筛查研究发现，19 例发生 *EML4–ALK* 突变，31 例 *EGFR* 突变，且

EML4-ALK 和 *EGFR* 突变互相独立。与 *EGFR* 突变及两种基因均为野生型患者相比，*EML4-ALK* 突变患者更年轻，多为男性，更倾向于不抽烟或少量抽烟者。因此，这些临床病理特征有助于筛选 *EML4-ALK* 突变患者，并选择个体化 *EGFR-TKI* 治疗药物。

（三）代谢酶检测

CYPA12A 位点多态性与 EGFR-TKI 疗效：EGFR-TKI 在人体主要经过细胞色素 P450（CYP）在肝脏进行代谢。对 EGFR-TKI 治疗患者细胞色素 P450 A1（CYPA1）的基因多态性检测发现，CYPA12A 位点的遗传多态性与 EGFR-TKI 疗效密切相关，且其 M1/M1 纯合型的疗效显著优于 M1/M2 和 M2/M2 型。

胸苷酸合成酶（TS）基因多态性与 5-FU 疗效：肿瘤治疗中 TS 是 5-FU 作用的重要靶点。TS 基因多态性主要通过影响 TS mRNA 稳定性而影响其表达，从而改变个体对肿瘤的易感性以及对 5-FU 化疗药物的敏感性。与 5-FU 疗效相关的基因多态性存在于 TS 基因启动子 5′区和 3′ UTR 区。5′区 28bp 核苷酸片段重复多态（TS2R 和 TS3R）可影响基因表达，其中 2R 表现为 *TS* 基因低表达，3R 表现为 TS 基因高表达。3′区 6bp 核苷酸片段缺失或插入多态则表现为 *TS* 基因低表达。3R 等位基因可导致 TS 表达水平升高，促进细胞过度增殖以及逃避衰老和凋亡，是肿瘤的危险因素。3R/3R 的 TS mRNA 表达是 2R/2R 的 3.6 倍、2R/3R 的 2.1 倍。因此，3R/3R 基因型和 2R/2R 相比，前者的预后明显较差。另外，28%~56% 的 3R 等位基因上存在 G>C 的单核苷酸多态，2R/3G、3C/3G、3G/3G TS mRNA 高表达，2R/2R、2R/3C、3C/3C TS mRNA 低表达。低表达组 5-FU 疗效优于高表达组，且其生存期明显长于高表达组。

UGT1A1 多态与 CPT-11 化疗副反应性：CPT-11 在体内通过羧酸酯酶转化为活性代谢产物 SN-38，肝脏内的尿苷二磷酸葡萄糖醛酸转移酶 1A1（UGT1A1）使 SN-38 转化为极性更强的失活化合物—葡萄糖醛基化 SN-38。当 SN-38 水平升高时，出现 CPT-11 的主要不良反应腹泻和白细胞减少症。*UGT1A1* 表达具有很高的变异，因而 SN-38 的葡萄糖醛基化率在不同个体中的差异最高达 50 倍。最常见的变异为在启动子去 TATA 盒中插入一个双核苷酸（TA），产生等位基因 UGT1A1*28，它可使 SN-38 的葡萄糖醛基化下降，引起体内活性 SN-38 的显著升高，增加毒副作用发生和程度。研究发现，严重毒性反应发生在 UGT1A1*28 杂合子和 UGT1A1*28 纯合子携带患者，且 UGT1A1 基因型与中性粒细胞绝对计数显著相关。就比例而言，在出现严重的腹泻或中性粒细胞减少患者中，15% 病例为 UGT1A128 纯合子或 31% 为杂合子携带者；无明显毒副反应发生的患者中 UGT1A128 纯合子和杂合子携带者分别仅占 3% 和 11%。因此，对患者进行 *UGT1A1* 基因型的鉴定，有助于临床对 CPT-11 严重毒副反应的预测。

为实现疾病的有效治疗，必须建立符合患者分子表型的个体化整合治疗原则 / 方案。通过建立丰富的个人基因数据库将为整合医学提供不可或缺的基因数据资源基础平台和技术支撑工具。基于这一平台，将疾病基因组图谱与正常人群基因组图谱比对，通过检测发现疾病相关变异基因，为疾病的预警、诊断和合理用药提供依据。基于基因导向的个体化整合论疗体现了药物基因组学与临床医学的完美整合，是整合医学具有划时代意义的重要方向。总之，唯有“有效”的个性化整合治疗方案，才能有效地发挥出药物的疗效，降低药物的不良反应，实现对疾病的控制或消除，使患者康复并真正享有积极健康的生活质量。

（苟兴春　杨向民　张思河　范　静　赵　蒲
胡劲松　陈志南　李　玲）

第 9 节　肿瘤分子医学的产业市场现状

在医疗追求精准化、个性化的大背景下，分子医学产品的产业化前景日趋广阔。2009 年，包括辅助技术、体内外诊断和分子影像在内的全球分子诊断产品市场就已达 90 亿美元；同年，全球 DNA 测序包括试剂和测试仪器市场已经达到 7 亿美元。2013—2019 年，全球分子诊断市场规模由 57 亿美元增长至 113.6 亿美元，年增速保持在 10% 以上；同期我国分子诊断市场规模由 25.4 亿元增加至约 132 亿元，年均增速约为全球增速两倍。随着发达国家和新兴市场国家（主要是拉丁美洲和环太平洋地区）医疗保健系统的实施，分子诊断产品市场还将呈持续增长态势。就产业竞争格局而言，全球前十大分子诊断企业市场份额中，美国和欧盟占比已接近九成；就产品布局而言，肿瘤分子诊断产品市场增长最为迅速，未来分子诊断在医学领域最大的市场是肿瘤早期筛查。

随之增长的是全球诊断成像设备市场，据 Evaluate Med Tech 统计，2017 年全球医学成像设备市场规模达到 395.45 亿美元；预计到 2025 年，全球医学成像设备市场规模将达到 529 亿美元。目前，全球医学成像设备被少数几个国家大型跨国公司垄断。

一、分子医学新技术、新模式

作为分子诊断技术领域的一项重要新技术，二代高通量基因测序技术的出现使基因检测成本大幅下降，并奠定了其商业化应用基础。从产前无创筛选到肿瘤的个性化用药，二代测序的应用范围正逐步拓宽，市场空间也持续扩容。从全球范围来看，测序市场规模增长最快的是亚洲市场，其中中国和印度的市场增长率均超过了 20%，是全球增长最快的国家。2018 年全球基因测序市场规模达到 102.0 亿美元，其中中国基因测序产业规模达到 92.0 亿元，占全球市场份额的 9%~10%。随着基因测序概念和技术不断迭代发展，高通量测序技术正在逐渐成为分子诊断领域的重要组成部分。

测序技术近些年已经经过了四代发展，第一代为 Sanger 技术。第二代以 2005 年左右 Roche 公司的 454 技术，Illumina 公司的 Solexa、HiSeq 技术和 Life Tech 公司的 SOLiD 技术为标志，优点是通量大、精度高（99%）、价格相对低廉（千元以内），速度快（3~5d），目前已经非常成熟，是市场主流，但缺点是读长（reads）较短，后期比对基因组数据和生物信息学处理复杂。第三代如 Pacific Biosciences 公司的 SMRT 单分子实时测序技术，利用 DNA 聚合酶，测序过程无须进行 PCR 扩增，可同时测甲基化，也可进行 RNA 测序，可以提供更长的 reads，但目前比起二代成本较高，通量和准确率不够高。第四代如 Oxford Nanopore Technologies 公司的 MinIon 纳米孔单分子测序技术，始于 20 世纪 90 年代，利用纳米孔测序技术，其特点是单分子测序、测序 reads 长（超过 150kb）、测序速度快，测序数据实时监控、仪器体积小。由于四代测序技术各有优缺点，应用领域也不尽相同，因此第一代测序技术仍未被淘汰，目前的测序市场是四代测序技术并存的局面，但市场上主要应用的还是高通量测序又称第二代测序平台。

目前有 2500 多种疾病已经有了对应的基因检测方法，并在美国临床合法应用，甚至基因检测已成为美国疾病预防的常规手段之一。美国癌症基因组图谱（The Cancer Genome Atlas，TCGA）收集了原发性肿瘤手术中切除的肿瘤组织并进行基因测序，已经建立了 30 个最常见癌症类型的测序资料数据。我国华大基因等也积极地开发了相应的测序仪器试剂并提供技术服务。除了 DNA 测序，RNA 测序也是未来重要方向。

测序技术的突破，极大提升了研究人员发现

肿瘤相关基因突变的能力。大规模基因突变信息与肿瘤临床表现（如药物敏感性）的相关性分析，可以发现指导临床用药的肿瘤新分子标志、药物反应性分子标志，帮助选择哪些特定药物用于特定的 DNA 突变组合，即实施医疗和的精准化个性化治模式，以提高用药的效率与效益。

精准医疗是为患者量身定制最佳治疗方案以实现治疗效果最大化和副作用最小化的整合医疗模式。从本质上，精准医学是生物科技和数字科技整合的产物。它希望为每个患者的个体特征定制医疗，并不是像字面上意味着为每个患者创建特有的药物或医疗设备，而是指根据患者对疾病的易感性、疾病的生物机制和预后、对治疗的反应不同等将分类成不同亚群，针对性地进行预防或治疗，减少费用和副作用。未来，在积累了庞大数据量之后，组建强大的人工智能团队将是更大的挑战，只有把这些数据进行深入挖掘、分析，才有可能更精准地投入医疗应用。

精准医疗的重点不在“医疗”，而在“精准”。从基因组学的历史使命——“人类基因组计划筹备”开始，“基因组学”概念就被系统生物学家做了很多的研究。从最早的中心法则（信息流从 DNA 到蛋白质的整个流动过程），到目前的系统生物学（信息网络的形成），都是迈向“精准”的过程。与个体化医疗相比，精准医疗更重视“病”的深度特征和“药”的高度精准性；但最主要是在对人、病、药物整合深度认识基础上，才能形成的高水平医疗实践。精准医疗只是作为下一代诊疗思路，比传统诊疗手段更具有精准性和便捷性，一方面通过基因测序可以找出肿瘤的突变基因，从而迅速确定对症药物，省去患者尝试各种治疗方法的时间，提升治疗效果；另一方面，基因测序只需要患者的血液甚至唾液，无须传统的病理切片，可以减少诊断过程中对患者身体的损伤。精准医疗模式的实践，将有可能改善肿瘤患者的诊疗体验和诊疗效果。

此外，人工智能、互联网 +、大数据和健康管理等新兴医疗新模式将为分子诊断行业与精准医疗模式开辟新天地，进一步提升行业与医疗发展空间。

二、分子靶向药物快速发展

分子靶向药物以肿瘤细胞分子机制为基础，针对特异性的分子靶点研发药物，可以针对变异基因、蛋白或者特定的受体和通路，比起传统的化疗药物疗效好，副作用大大减少。目前主要有：信号转导抑制剂，诱导细胞凋亡的靶向药物，血管生成抑制剂，免疫系统类药物等。常见的是针对癌细胞信号通路的酶或者生长因子受体的靶向药物，如单抗（-mab）和酪氨酸激酶抑制剂（-nib，替尼）。第一个真正意义的靶向药物是 2001 年上市的伊马替尼，为酪氨酸激酶抑制剂（TKI），针对慢性粒白血病患者的融合基因变异。目前，针对肿瘤类型和亚型基因，开发的有效治疗药物已有很多，不少药物在批准上市后还逐渐开发出更多的适应证。例如，吉非替尼和厄洛替尼能够抑制肺癌患者 EGFR 酪氨酸激酶（TK）胞内磷酸化；西妥昔单抗和帕尼单抗则针对 EGFR 受体。乳腺癌药物曲妥珠单抗（赫赛汀）靶向 HER2 受体，最初适用于乳腺癌晚期治疗，后来发现对于其他 HER2 阳性的肿瘤症治疗也有效果。

抗体药物、疫苗、核酸药物与细胞 / 基因治疗等是生物医药产业发展三个重要部分，其中抗体靶向治疗药物是近年来复合增长率最快的一类生物技术药物，2018 年全球抗体销售额已达 1152 亿美元，显示出了良好的发展前景。国内抗体药物起步较晚，但发展迅速，源于国内市场对抗体药物的需求巨大。2018 年我国抗体药物产业总体市场规模约 144.09 亿元，仍以进口品种为主，以抗瘤抗体药物占据市场份额最高，达 24.6%。

靶向药物进一步发展出现新型的抗体偶联药物（antibody drug conjugates，ADC），即将抗体和细胞毒素连接起来，通过抗体向肿瘤部位递送和释放细胞毒性药物，从而提高化学疗法的功效并减少全身暴露和毒性。截至目前，已有 7 个 ADC 药物获批，仅 2019 年上市 3 款，占到已上市 ADC 药物的接近一半。如 PADCEVTM（Enfortumab vedotin-ejfv），是直接靶向尿路上皮肿瘤高表达蛋白 Nectin-4 的首创 ADC，用于治疗先前患有局部晚期或转移性尿路上皮癌的成年患者，也是 FDA 批准的首个治疗这类患者的疗法。

Enhertu（fam-Trastuzumab deruxtecan-nxki）靶向 HER2，用于治疗无法切除或转移性 HER2 阳性的乳腺癌患者。Polivy（以前称为 Polatuzumab）靶向 CD79b，与利妥昔单抗和化疗苯达莫司汀联合应用，用于先前至少两次治疗失败的或复发的弥漫性大 B 细胞淋巴瘤患者。但 ADC 药物结构非常复杂，开发涉及抗体、细胞毒素，以及复杂的化学偶联技术，生产工艺和监管难度大于传统的生物药和小分子化学药。

三、免疫疗法的突破

免疫系统识别和控制肿瘤生长的概念可以追溯到 1893 年。当时，William Coley 使用活细菌作为免疫刺激物治疗肿瘤，但临床疗效有限，肿瘤免疫治疗的发展缓慢。在过去的几十年里，人们对肿瘤如何逃避免疫系统的了解取得巨大的进展，“肿瘤免疫疗法”被《科学》杂志评为 2013 年的年度突破。越来越多疗法的成功也显示，机体免疫系统的激活对于成功治疗肿瘤极其重要。

免疫刺激剂的种类众多，其中人工合成的脂质体 L-MTP-PE 是免疫调节剂最好的例子。它是一种合成的细菌细胞壁模拟成分，能够诱导免疫系统，尤其是巨噬细胞的激活。联用细胞因子，如 IFN 家族、IL-2 可以激活 T 细胞和 NK 细胞，增强其抗肿瘤反应。但是免疫刺激剂毒性较大，容易引发细胞因子风暴，已逐渐被更安全的方法所替代。

目前肿瘤预防的疫苗有宫颈癌疫苗。治疗性疫苗方面，前列腺癌疫苗 Sipuleucel-T（Provenge，普罗文奇）是 FDA 批准的首个肿瘤疫苗，它利用自体免疫细胞，呈递重组前列腺酸性磷酸酶（PAP）抗原蛋白。

抗体治疗已被用于肿瘤治疗，并显示出广阔的应用前景。其优点之一是具有肿瘤特异性，而非患者特异性。1997 年，首个批准用于成人临床的单抗是靶向 CD20 的单抗利妥昔单抗，被批准用于非霍奇金淋巴瘤和慢性淋巴细胞白血病。新型抗体形式—双特异性抗体由于具有双靶向特点（即同时特异性靶向两个抗原或一个抗原的两个不同表位），因而具有巨大的治疗前景，超过 85 个双特异性抗体目前处于临床开发阶段，约 86% 的用于肿瘤治疗评估。尤其是，使 T 细胞重定向的双特异性 T 细胞接合器（bispecific T cell engager，BiTE）是目前抗体药物治疗的新趋势。BiTE 抗体分子通过肿瘤特异性抗体连接并激活 T 细胞。一方面，BiTE 与肿瘤细胞抗原（如 EGFR）结合，另一方面，BiTE 与效应 T 细胞上的表面抗原（如 CD3）受体结合，特异性靶向肿瘤组织效应 T 细胞使之激活，使之产生能杀伤肿瘤的蛋白质，导致肿瘤细胞溶解。2014 年，CD19/anti-CD3 BiTE（Blinatumomab） 获 FDA 批准，用于治疗急性 B 淋巴细胞白血病；2017 年，又被 FDA 批准用于治疗复发或难治性 B 细胞淋巴瘤。

免疫检查点 PD-1/PD-L1 和 CTLA-4 的发现为肿瘤治疗开拓了全新篇章，詹姆斯·艾利森和本庶佑为此获得 2018 年诺贝尔生理学或医学奖。第一个免疫检查点阻断剂为易普利姆玛（Yervoy），该阻断剂针对 CTLA-4，可激活杀伤性 T 细胞，用于治疗晚期黑色素瘤。随后，PD-1 抗体药物 Opdivo（Nivolumab）、Keytruda、Libtayo，以及 PD-L1 抗体药物 Tecentriq、Bavencio、Imfinzi 相继获批并在晚期肿瘤治疗中获得了很好疗效。基于对化疗药物特别是铂类药物免疫作用的新认识，PD-1/PD-L1 阻断剂联合化疗药物在小细胞肺癌、非小细胞肺癌和乳腺癌的Ⅲ期临床试验表明，整合方案具有更强的疗效。目前，人们正在探索免疫检查点阻断剂与化疗、放疗的整合治疗方案，这将为肿瘤的整合治疗提供新思路。

除了风头正盛的免疫检查点阻断剂，近年来过继性免疫细胞疗法的新突破、新认识，也使其身份从“非主流疗法”逐渐转变为“标准疗法的辅助疗法”。与传统直接攻击癌细胞的疗法不同，过继性免疫细胞疗法通过增强体内的免疫细胞来攻击杀伤癌细胞。该疗法包括嵌合抗原受体 T 细胞（CAR-T）、NK 细胞和肿瘤浸润淋巴细胞（TIL）治疗。近两年，CAR-T 获得颠覆性的突破。具体地，CAR-T 是从患者血液中分离出 T 细胞，通过外源基因转染技术，把识别肿瘤相关抗原的单链抗体（scFv）和 T 细胞活化序列的融合蛋白表达到 T 细胞表面，这样 scFv 通过跨膜区与 T 细胞胞内的活化增殖信号域偶联，经回输患者体内后可大规模扩增，能够以非 MHC 限制性的模式表现强效的抗癌作用。在 2017 年和 2018 年，Tisagenlecleucel 和 Axicabtagen-ciloleucel 分别最先获得 FDA 和 EMA 批准的两种细胞癌免疫疗法，被用于治疗急性淋巴细胞白血病（ALL，Tisagenlecleucel）和弥漫性大 B 细胞淋巴瘤（DLBCL、Tisagenlecleucel 和 Axicabtagen ciloleucel）。目前，CAR-T 细胞疗法在血液系统恶性肿瘤治疗中取得了巨大的突破并展现出强大实力，但其局限性是副作用风险大（细胞因子释放综合征），费用非常昂贵。对于实体瘤，开发能克服免疫抑制性肿瘤环境、具有肿瘤可及性和浸润性，以及优化的 CAR-T 功能方法和技术，是目前研究的焦点。与 CAR-T 细胞相比，肿瘤浸润的反应性 T 细胞可通过其天然（未修饰的）T 细胞受体识别杀伤肿瘤细胞。应用时可从肿瘤组织或肿瘤引流淋巴结中分离，经过筛选扩增后回输。目前，在胆管癌、结直肠癌和乳腺癌的治疗中显示了显著疗效，但需要进一步扩大研究。未来，建立在基因型和基因表型基础上的不同类型的细胞免疫疗法将会造福更多的肿瘤患者。

肿瘤的免疫治疗是一个迅速发展的领域。目前正在进行的关于检查点阻断剂的研究结果将会扩大 CPI（肿瘤检查点阻断剂）的使用，以增加患者群体（如新的肿瘤实体、手术前后使用、特殊患者群体使用）的数量，并可能为 CPI 确定新的整合治疗方案。过继 T 细胞治疗面临的主要挑战是如何将这种治疗模式转化应用到实体瘤，解决方案可能包括更先进的 CAR-T 细胞，及开发更先进的肿瘤反应性使用方案。

（苟兴春　杨向民　张思河　赵　蒲　陈志南
范　静　李　玲　胡劲松）

第 10 节　肿瘤分子医学的发展趋势

一、分子诊断项目的整合检测

分子诊断项目协同检测是分子医学转化研究及早期诊断的优化途径和趋势。目前，越来越多的分子检测已被用于临床诊断和分型，并被列入美国国立癌症综合网络（NCCN）、FDA 和国家食品药品监督管理总局（CFDA）指南中，基因诊断将成为肿瘤诊治的常用方法。肿瘤的发生发展通常都是多基因、多通路、跨层面的遗传与环境因素共同作用的结果，但是以往的检测都是单基因单项目的检测，如肺癌早期诊断所用的 SHOX2 甲基化检测、EGFR/CEP 7 FISH 探针或 *EGFR* 基因突变检测等，应用结果受到一定限制。为此，Genexpression 公司推出 10 个基因整合组成的 mRNA 检测试剂盒和 Orion 公司推出 68 种基因整合的肺癌表达谱检测试剂盒，灵敏度 90%，特异度达到 80%，大大提高了检出的灵敏度和特异度。多种项目的整合和协同检测大大优化了早期诊断的准确性和可靠性，成为发展的重要方向。

分子诊断是体外诊断中发展最为迅速的一部分。依据疾病特有的突变、甲基化和表达差异等分子标记，分子诊断具有了更高的灵敏性和特异度。当前，分子诊断技术大范围应用到肿瘤个性化治疗、昂贵药物治疗监测、药物代谢基因组学等，POC 检测、法医、人群健康筛查与体检、重大疾病预警与诊断、公众分子基因档案建立等方面的应用成为未来的发展趋势。

二、分子成像多探针、多模态的整合检测

分子成像的基础是将遗传信息、生物化学

与成像探针整合，用精密成像技术检测，再通过一系列图像后处理技术，显示机体组织器官在分子和细胞水平上的生物学变化。分子成像技术能够在尚无解剖改变的疾病前检出异常，在探索疾病的发生、发展和转归，评价药物的疗效中起到连接分子生物学与临床医学之间的桥梁作用。

目前，分子成像正向多探针、多模态整合检测方向发展。因不同成像技术各有其优劣势和适用性，将各种成像技术整合，发展多探针、多模态成像技术已经成为当前分子成像领域的发展趋势。如MRI/CT的整合成像具有精细的空间分辨率、成熟的检测方法和光学灵敏灵活的成像结果，可以相辅相成，互为补充，通过多模态分子成像，可同时具备结构、功能和分子三种成像的优势。此外，多靶点特异的分子探针如抗体、单链抗体、短肽、小分子配体等探针整合成像可大大提高信噪比，具有广阔的应用前景。另外，构成多功能连接分子复合标记具有多靶标结合部的双模态或多模态分子探针，成为分子成像研究的最新方向，也是多模态分子成像研究基础。

纳米技术是构建多模态探针的有效手段，经工程化修饰后纳米颗粒包括磁性纳米晶体、脂质体纳米颗粒、纳米量子点等可连接多个活性基团，制备高效靶向分子成像探针。将磁性纳米晶体颗粒耦联靶向分子，并进行光学或核素标记，可实现多模态分子成像，是制备多模态分子探针的出色工具。总之，分子分像多探针和多模态整合检测的发展，可达到诊疗或实验效果的最大化和干扰最小化，为疾病的早期诊断和提供个性化治疗奠定基础。

三、精准的个性化治疗处方

过去的6年是精准医疗蓬勃发展的黄金期。基于新一代基因测序技术（NGS）的基因检测技术为临床分子检测和个体化整合治疗带来了革命性变化。基因检测正在成为从研究到临床不可缺失的一部分。通过建立丰富的个人基因数据库将为整合医学提供不可或缺的基因数据资源基础平台和技术支撑工具。基于这一平台，将疾病基因组图谱与正常人群基因组图谱比对，通过发现疾病相关变异基因的检测，能够为疾病的预警、诊断和合理用药提供依据。但目前大多数医疗检测信息化系统中，并没有包含基因检测数据。只有将基因数据与临床数据整合为一体，才能实现基于大数据的个体化整合诊疗。

精准医疗行业主要的技术推动因素是测序技术的发展、生物医学分析技术的突破和大数据技术的进步。医疗大数据作为精准医疗的基础，支撑精准医疗技术的进步。美国《21世纪癌症治疗法法案》的颁布为肿瘤研究和精准医疗提供了近20亿美元的资金，世界各国都在大力推动自己的精准医疗事业的发展。近几年，中国在精准医疗领域发布的政策非常密集，正在加速推进行业监管的跟进。同时，精准医疗指南也提出了“队列、大数据、生物标记物、精准预防、精准治疗”等重点方向，将为分子医学和转化医学的发展做出更大的推动作用。

（苟兴春　杨向民　张思河　赵　蒲　陈志南
范　静　李　玲　胡劲松）

第 11 节 肿瘤分子医学的整合研究与展望

随着肿瘤分子医学的发展，越来越多的新型肿瘤标志物被挖掘，并被应用于肿瘤的早期发现、早期诊断及预后判断，其特异度和灵敏度不断提高。为进一步提高肿瘤标志物的灵敏度，针对不同肿瘤的多个标志物联合诊断技术成为近年来的热点；同时，以 PD-1/PD-L1 和 CTLA-4 免疫检查点为代表的肿瘤免疫微环境新标志物的研发为肿瘤治疗提供了新的探索方向，随之的各种免疫检查点抑制剂的研究成为目前肿瘤免疫疗法新的突破。当今，人工智能成为信息时代发展的大趋势，其在生物大数据领域的发展应用，蛋白芯片检测系统和人工神经网络不仅为发现新的肿瘤标志物提供了技术支持，同时联合检测肿瘤标志物在肿瘤的普查及诊断的准确性方面也有明显发展优势。

一、临床常见肿瘤标志物概述及联合标志物的精准判断

同一肿瘤或不同类型的肿瘤可有一种或几种肿瘤标志物呈现异常，而同一种肿瘤标志物又有可能在不同肿瘤中出现。肿瘤标志物升高，不一定就是肿瘤，某一些肿瘤并不分泌相关蛋白，所以肿瘤标志物正常也不能排除肿瘤。利用单一的肿瘤标志物监测恶性肿瘤往往准确率不高，特异性达不到预期，故临床上逐渐开始重视多个肿瘤标志物整合监测肿瘤的方法。目前，临床上常见的整合诊断肿瘤标志物检测技术以 C12 蛋白芯片技术为例，包括 AFP、CA125、CA19-9、CEA、CA153、CA242、Ferritin、β-HCG、NSE、HGH、f-PSA、PSA 共 12 种肿瘤标志物，应用于多种临床常见肿瘤的早期筛查、早期诊断、治疗预后追踪。

临床实践中，肿瘤标志物整合检测已得到广泛开展，临床上可以选择 2~3 项灵敏度与特异度高度互补的肿瘤标志物构成组合，进行整合检测，为临床肿瘤的辅助诊断、病情及治疗监测、预后估计等提供正确指导。常见肿瘤筛查组合包括：卵巢癌（CA19-9、AFP、CA125），非小细胞肺癌（CYFRA21-1、NSE、SCC、CEA），小细胞肺癌（NSE、CEA、CA125），肝癌（AFP、CEA、CA19-9），胰腺癌（CA19-9、CEA、CA242），结/直肠癌（CEA、CA242、CA19-9），前列腺癌（tPSA、fPSA），乳腺癌（CA153、CEA、CA125），骨肉瘤（Ki-67、CD99、P53），胃癌（CEA、CA724、CA19-9）等。

二、肿瘤免疫微环境新标志物的研发和推广应用

肿瘤免疫治疗是基于对肿瘤微环境、肿瘤细胞和免疫系统之间关联性的研究而逐渐兴起的肿瘤治疗新方向，限制抗肿瘤反应的免疫激活负调控因子（免疫检查点）的释放，使多种肿瘤患者产生了前所未有的持久肿瘤反应率，这可以通过抗体阻断细胞毒性 T 淋巴细胞相关蛋白 4（CTLA-4）或程序性细胞死亡 1（PD-1）通路等来实现。除 PD-1/PD-L1 和 CTLA-4 外，基于其他免疫检查点如 TIM-3、LAG-3、Siglec-15、VISTA、CD39/CD73/A2aR、Ptpn2、GITR、LIGHT 和 ICOS 等的肿瘤免疫疗法也在不断深入探索中。

程序性死亡受体 1（PD-1）/程序性死亡配体 1（PD-L1）通路的免疫检查点目前是肿瘤治疗领域的一大热点，PD-1 与 PD-L1 结合成为抗肿瘤 T 细胞效应功能的主要负调控因子。肿瘤微环境中炎症诱导的 PD-L1 表达导致 PD-1 介导的 T 细胞耗竭，抑制抗瘤细胞毒性 T 细胞反应。目前 PD-1 单抗（Pembrolizumab、Nivolumab）和 PD-L1 单抗（Atezolizumab）已成为多种恶性肿瘤的标准治疗方法。

CTLA-4 是肿瘤免疫检查点研究的另一大热点，CTLA-4 在 T 细胞受体（TCR）参与和通

过 CD28 的共刺激信号后，转位到细胞表面，与 CD28 竞争结合关键的共刺激分子（CD80、CD86），并介导抑制性信号进入 T 细胞，导致增殖和活化均停滞。其抗体阻断检查点可以使同基因动物模型中已建立的肿瘤消退，全人源 CTLA-4 阻断抗体（Ipilimumab 和 Tremelimumab）在晚期肿瘤患者的临床试验，特别对晚期转移性黑色素瘤患者效果最为明显。Ipilimumab 是首个显著延长转移性黑色素瘤生存期的治疗药物，Tremelimumab 处于研究阶段，其他 CTLA-4 阻断抗体最近已进入临床试验。

TIM-3（*HAVCR*2）属于 *TIM* 基因家族。TIM-3/Gal-9（半乳糖凝集素 -9，为 TIM-3 的 4 个配体之一）可通过负性调节 T 细胞免疫抑制肿瘤免疫。TIM-3 抑制剂在临床前研究中显示出与 PD-1 抑制剂相似的疗效，TIM-3 可能是 PD-1 阻断抗体耐药的标志物。PD-1、TIM-3 或 LAG-3 抑制剂能增强 T 细胞对肿瘤抗原的应答，并具有协同功能，整合使用 TIM-3 和 PD-1 阻断可能比单独阻断 TIM-3 或 PD-1 更有效。*siglec*-15 是 *siglec* 基因家族成员之一，在人癌细胞和肿瘤浸润的髓系细胞上广泛上调，其表达与 B7-H1（PD-L1）相互排斥，在体外和体内抑制抗原特异性 T 细胞反应。其基因消融或抗体阻断放大了 TME 中的抗瘤免疫，并在一些小鼠模型中抑制了肿瘤生长。目前，一项首次人体 Ⅰ 期临床试验正在进行中，以检测人源化 mAb（NC318）对 *siglec*-15 在实体瘤中的作用。

抑制性免疫检查点淋巴细胞活化基因 -3（*LAG*-3）抑制 T 细胞活化和细胞因子分泌，在维持免疫稳态方面发挥着特殊的抑制作用，免疫稳态在各种类型的淋巴细胞上表达，因此对各种类型的淋巴细胞有不同的抑制作用，并且协同 PD-1 作用抑制免疫反应。抗 LAG-3 和抗 PD-1 的整合免疫疗法在对抗 PD-1 耐药性方面有显著的疗效，BMS-986016（抗 LAG-3 抗体）与 Nivolumab（抗 PD-1 抗体）整合在既往抗 PD-1/PD-L1 治疗无效的黑色素瘤患者中获益。

T 细胞活化的免疫球蛋白抑制 V 型结构域（VISTA）因其在幼稚 T 细胞上也有表达，表明 VISTA 与 PD-1/PD-L1 和 CTLA-4 相比在更早阶段就抑制 T 细胞活性。在多种小鼠模型中，其在肿瘤微环境（TME）中表达上调，在抗瘤免疫的形成中起关键作用，已被证实参与了肿瘤发生和发展，是潜在的抗瘤治疗靶点。抗 VISTA 单药治疗在多种临床前模型抑制肿瘤生长，目前 VISTA 抗体（JNJ-61610588）正处于 Ⅰ 期临床试验中。VISTA 介导免疫抑制调控，作为 T 细胞和骨髓细胞治疗的潜在靶点，并协同其他抗体（抗 PD-1/PD-L1）作用可以增强 T 细胞应答。

CD39/CD73/A2aR，CD39 在实体瘤以及慢性淋巴细胞白血病中表达量增加，CD39 阻断可能刺激多种肿瘤的抗瘤免疫性。CD39 抑制剂 POM-1 在临床前试验中被证实在黑色素瘤荷瘤小鼠有效，已被用作体外抑制剂，但不具有完全特异性。BY40 和 BA54G 作为潜在药物能特异性结合人 CD39，并有效地阻断 CD39 酶活性；其阻断抗体 OREG-103/BY40 目前处于临床前发展阶段。

CD73 过表达能够促进肿瘤生长，抗 CD73 的小分子抑制剂或单抗，在小鼠肿瘤模型中能有效地抑制肿瘤的生长和转移。如 MEDI 9447（特异性单克隆抗体）在人体临床试验中正在针对晚期实体瘤患者进行研究；在小鼠模型中整合 CD73 单抗可显著增强 PD-1/CTLA-4 单抗的抗癌活性。腺苷 A2a 受体（A2aR）在纹状体和参与炎症反应的细胞中高度富集，敲除对纹状体的神经行为功能介导的记忆表型的形成至关重要；其拮抗剂 Preladenant 和 Vipadenant 分别在晚期临床阶段、Ⅱ 期研究后停止，目前在鼠类模型中研究 A2aR 抑制剂（SCH58261、SYN115、ZM241365、SPTP 和 CPI-444）。针对 CD39、CD73 和 A2aR 这些潜在治疗靶点，开发的新药有望激活免疫反应，使 TME 中的 ATP 增加，腺苷减少，从而使免疫系统更好地对肿瘤展开攻击。

蛋白酪氨酸磷酸酶非受体型 2（Ptpn2）首次发现在 T 细胞恶性肿瘤（T 细胞急性淋巴细胞白血病和非霍奇金淋巴瘤）中缺失，通过增强 IFN-γ 介导的对抗原呈递和生长抑制的作用而增加了免疫疗法的功效，还可负调节致癌融合蛋白 NUP214-ABL1 的酪氨酸激酶活性，其遗传变异与肺癌风险增加有关，敲除可使肿瘤潜伏期显著缩短，过度表达则抑制细胞增殖和 ERK2 的磷酸化。

目前正在研究 Ptpn2 抑制剂以及一种关闭 Ptpn2 信号的小分子药物。

糖皮质激素诱导的 TNF 受体（GITR）：增强 GITR/GITRL 共刺激信号的作用则有助于机体清除感染、发挥抗瘤免疫作用。GITR 激动剂不仅在免疫原性强的肿瘤，而且在免疫原性差的肿瘤中抑制肿瘤生长并延长存活率，表明 GITR 的靶向激活免疫系统没有肿瘤特异抗原依赖性，GITR/GITRL 拮抗剂可能具有广谱抗癌的潜能。GITR 激动剂调节体内代谢而增强体内 $CD8^+$ T 细胞增殖和效应功能，与其他免疫调节剂的整合使抗肿瘤效果的叠加。目前 4 种 GITR 激动剂（TRX518，MEDI1873、GWN323、INCAGN01876）正在被单独研究或与其他检查点抑制剂联用。

LIGHT（CD258）在某些肿瘤中的异位表达导致 T 细胞和 NK 细胞的活化以及周围的肿瘤基质组织的特异性T细胞免疫应答增强和肿瘤清除。将表达 LIGHT 的腺病毒注入肿瘤内，使得 LIGHT 在肿瘤内部的成功表达；使用短肽将 LIGHT 递送至肿瘤内，通过诱导肿瘤微环境细胞的收缩性来恢复胶质母细胞瘤血管系统的正常化，减少血管的渗透从而增强免疫疗法，有望成为肿瘤治疗的有效手段。

可诱导协同刺激分子（ICOS）/ 配体（ICOSL）相互作用是肿瘤相关记忆 $CD4^+$ T 细胞免疫抑制的调控机制，其表达与预后相关。ICOS 途径对于有效响应 CTLA-4（或其他免疫检查点）抑制是关键。ICONIC 临床试验中联合 Nivolumab 的 ICOS 激动剂抗体 JTX-2011，有良好的耐受；ICOS 激动剂 GSK3359609 也正在Ⅰ期临床试验中与 Pembrolizumab 整合应用进行评估；MEDI-570（特异性的单抗）正处于外周 T 细胞淋巴瘤滤泡变异或血管免疫母细胞性 T 细胞淋巴瘤患者的Ⅰ期研究中。

三、人工智能学习标志物多靶点的整合应用与准确判读

人工智能相比人脑的优越性在于可更高效地处理海量数据，人工智能在生物大数据领域的广泛参与，也促进了肿瘤研究领域的不断发展。目前发展较成熟的人工智能的肿瘤标志物检测技术以蛋白芯片检测系统和人工神经网络（artificial neural network，ANN）为主，以及二者的整合运用，人工智能技术在该领域的运用可以大大提高组织原位检测指标对肿瘤的预测诊断效率。

蛋白芯片检测系统采用整合检测的方法同时对多种肿瘤指标进行检测将大大提高肿瘤的检出率。生物芯片是近年来在生命科学领域中迅速发展起来的一项高新技术，它主要是通过微加工技术和微电子技术在固体芯片表面构建的微型生物化学分析系统，以实现对细胞、蛋白质、DNA 以及其他生物组分的准确、快速、大信息量的平行检测及整合分析，有高通量、微型化和自动化的特点。芯片上集成的密集排列的分子微阵列，能够在短时间内分析大量的生物分子，使人们快速准确地获取样品中的生物信息，效率将会是传统检测手段的成百上千倍。多肿瘤标志物蛋白芯片检测系统（C-12）是基于抗原抗体特异性反应的原理，同时对 12 种肿瘤标志物（AFP、CEA、CA125、*CA*153、NSE、CA19-9、CA242、PSA、f-PSA、β-HCG、Ferritin 和 HGH）进行检测。采用 C-12 系统，对临床常见的恶性肿瘤患者及对照组（健康人群和良性疾病患者）的血清进行检测，与其他检测方法（化学发光分析、时间分辨荧光免疫分析、IRMA 等）相比其敏感性、特异性均显示出优越性。据文献报道，芯片系统检测 1147 例肿瘤患者后显示总体敏感性为 68.18%，对肝脏、胰腺和卵巢肿瘤的敏感性较高，对胃肠道肿瘤的敏感性较低，检测 793 例健康人后特异度为 97.1%，将芯片系统应用于 15 867 人的体检，结果有 16 例随后被证实患有肿瘤。运用蛋白芯片技术联合检测多种肿瘤标志物可以明显提高恶性肿瘤诊断的敏感性，可应用于预后及疗效观察，同时也可以作为无症状人群早期肿瘤普查手段之一，尤其对肿瘤高危人群的防癌普查具有一定的意义。

人工神经网络是理论化的人脑神经网络的数学模型，是基于模仿大脑神经网络结构和功能而建立的一种信息处理系统，是现代计算机人工智能（artificial intelligence，AI）最重要的分支，其最大的能力在于整合已有的海量信息，提高人们分析、处理信息的效率。经过以

感知器（perceptrons）为代表的第一代 ANN 和以 Hopfield 网络和 BP 网络为代表的第二代 ANN 的发展，目前的第三代 ANN 以机器深度学习（deepchine learning，DML）为特点，通过机器学习对相关资料进行大数据的整合与分析，将有助于解决目前肿瘤研究精准医学发展所遇到问题。人工神经网络技术由于其较强非线性信息处理能力和自适应、自学习功能及容错性和并行计算等优点，已广泛用于肿瘤诊断领域。它不光起到检测可疑病变和分类的作用，还能挖掘出用于检测和分类的潜在特征标志物。国内外许多学者已成功地将人工神经网络技术用于肿瘤标志物的检测，以识别恶性肿瘤，Que SJ 等利用 ANN 建立的胃癌相关血液生物标志物和临床病理参数，在提高预测胃癌患者长期生存率效率方面显示出明显的优势，证明 preope-ANN 模型能准确预测 GC 患者的长期生存，其预测效率不劣于 pTNM 分期；Yang 等应用 ANN 模型分析整合检测的肿瘤标志物指标以诊断胰腺癌，结果发现 ANN 模型可以显著提高胰腺癌诊断功效；余捷凯等通过生物信息学的方法筛选出了检测大肠癌的最优化标志物组合：CEA、CA19-9、CA242、CA211、CA724，对 CEA<5ng/mL 的 86 例样本进行了人工神经网络模型预测，其准确率为 96.5%，证实了人工神经网络模型预测结肠癌的敏感性比单个血清标志物 CEA 高得多；在其他恶性肿瘤如肺癌、肝癌、乳腺癌等也均有相关报道。

伴随检验技术的提升，以及生物芯片等新兴技术的出现，将大量曾经因技术限制未发现的生物标志物如 DNA 片段、抗原抗体、microRNA 等检出，而 ANN 与蛋白质芯片技术的整合能对分析这些标志物与肿瘤之间的关系起到非常大的帮助，国内外已经有很多学者用蛋白质芯片系统联合检测血清肿瘤标志物与人工神经网络整合，对恶性肿瘤诊断率以及肿瘤的普查具有重要意义。

四、结　语

随着人类对肿瘤认识的不断加深，分子医学发展的必要性与迫切性已经得到了医疗界和各国政府的广泛重视。特别是分子医学新技术、新模式的发展，如表观遗传学揭示甲基化是如何调节基因表达；新组学（蛋白质组和代谢组等）揭示疾病生物学的其他层面，对进一步理解肿瘤生物学和开发肿瘤治疗药物有重要的作用。此外，基于基因检测的分子诊断数据及肿瘤治疗的临床试验数据的整合和标准化，新的数据统计和风险预测模型等将为精准治疗的下一步发展奠定基础。随着各项配套技术的日趋成熟与完善，以分子诊断、分子成像和个体化整合治疗为发展内容的分子医学将在肿瘤的预警、早期诊断和个体化治疗等中发挥越来越重要的作用，同时也将为解决危害人民健康的重大肿瘤医学问题带来希望。

（陈勇彬　陈志南　范　静　李　玲）

参考文献

[1] Yu Y, Yin YH, Min L, et al. Challenge in the new era: Translational medicine in gastrointestinal endoscopy and early cancer. Chronic Dis Transl Med, 2020, 5(4): 234–242.

[2] 林东，孟光兴 . 我国医药产业共性技术发展研究 . 合作经济与科技，2019, (12): 28-30. DOI: 10.3969/j.issn.1672-190X.2019.12.011.

[3] 束月霞，赵丽丽，蒋皆恢，等 .X 射线发光光学断层成像的研究进展 . 科学通报，2017, 62(33): 3838-3850. DOI: 10.1360/N972017– 00238.

[4] 王培军，沈爱军 . 分子影像学探针的研究现状与展望 . 中国医学影像技术，2017, 33(10): 1445-1446. DOI: 10.13929/j.1003-3289.201707087.

[5] Kakimi K, Karasaki T, Matsushita H, et al. Advances in personalized cancer immunotherapy. Breast Cancer, 2017, 24(1): 16-24. DOI: 10.1007/s12282-016-0688-1.

[6] Kruger S, Ilmer M, Kobold S, et al. Advances in cancer immunotherapy 2019-latest trends. J Exp Clin Cancer Res, 2019, 38(1): 268. DOI: 10.1186/s13046-019-1266-0.

[7] Wedekind MF, Denton NL, Chen CY, et al. Pediatric Cancer Immunotherapy: Opportunities and Challenges. Paediatr Drugs, 2018, 20(5): 395-408. DOI: 10.1007/s40272-018-0297-x.

[8] Jaffee EM, Dang CV, Agus DB, et al. Future cancer research priorities in the USA: a Lancet Oncology Commission. Lancet Oncol, 2017, 18(11): e653-e706. DOI: 10.1016/S1470-2045(17)30698–8.

[9] 董亚辉，宋展 . 基因芯片筛选原发性肝癌患者的差异表达基因 . 河南医学研究，2016, 25(3): 393–395.

[10] Herbst RS, Baas P, Kim DW, et al. Pembrolizumab vrsus docetaxel for previously treated, PD-L1-positive, advanced nonsmall-cell lung cancer (KEYNOTE-010): a randomise controlled trial. Lancet, 2016, 387(10027): 1540-1550.DOI: 10.1016/S0140-6736

(15)01281–7.

[11] 刘丹丹，韩雷，于津浦．肿瘤免疫治疗疗效和预后相关生物标志物的研究进展．中国肿瘤生物治疗杂志，2019, 26 (10): 1148–1155.

[12] 王红阳．精准医疗时代的肿瘤生物标志物发展．山东大学学报(医学版), 2018, 56(10): 1–2.

[13] 马远征，杨露，毛开云，等．全球肿瘤生物标志物研发与应用态势分析．生物产业技术，2017, 1(1): 21–27.

[14] 朱春霞，周善学，胡桂梅，等．PCDH17 基因甲基化检测对胃癌早期诊断的价值研究．浙江医学，2019, 41(9): 876–880.

[15] 刘晓龙，汪丽燕．Syndecan-2 甲基化在结肠癌筛查中的研究进展．世界最新医学信息文摘，2019, 19(8): 167–168.

[16] 杨攀，王萍，周细武．循环 miRNA-155 作为肿瘤生物标志物的研究进展．中国细胞生物学报，2016, 38(10): 1281–1287.

[17] 陈膺仲，宫小勇，郑伟，等．外泌体在前列腺癌诊断治疗中的研究进展．临床误诊误导，2018, 31(3): 112–115.

[18] 蔡婉，李世宝．外泌体在乳腺癌的研究进展．临床与病理杂志，2018, 38(9): 1997–2001.

[19] 李蒋鹏，李敬东．长链非编码 RNA 对肝细胞癌的诊断价值．中国普外基础与临床杂志，2019, 26(10): 1243–1247.

[20] 王翠晓，高静．血清高尔基体蛋白 73、甲胎蛋白异质体 3、甲胎蛋白和 α-L- 岩藻糖苷酶水平诊断原发性肝癌的效能分析．实用肝脏病杂志，2019, 22(1): 113–116.

[21] 马铭，谢明瑞．新肝癌血清标记物 GP73 在肝癌介入治疗前后的变化及预后的关系．实用癌症杂志，2018, 33(11): 1756–1762.

[22] 张华，王新华，刘利辉，等．血清异常凝血酶原、甲胎蛋白检测对肝细胞癌诊断价值的比较研究．实验与检验医学，2019, 37(3): 368–371.

[23] 王洁，尹香利．胃癌的分子诊断及治疗研究进展．延安大学学报(医学科学版), 2017, 15(3): 76–79.

[24] Wang N, Wang L, Yang Y, et al. A serum exosomal microRNA panel as a potential biomarker test or gastric cancer. Beochem Biophys Res Commun, 2017, 493(3): 1322–1328.

[25] 庄文婷，于世娇，赵淑华．肿瘤标志物对卵巢癌诊断的研究进展．中国实验诊断学，2019, 23(2): 358–361.

[26] 任帅，汤汇涓，王中秋．肿瘤标志物在胰腺癌中的研究进展．现代肿瘤学，2019, 27(3): 512–515.

[27] 罗苑芳，吴婷婷．前列腺癌相关生物标志物的研究进展．中国医刊，2019, 54(6): 607–610.

[28] 程瑶，牟文博，辛华．乳腺癌新型肿瘤标志物研究于应用进展．广东化工，2019, 12: 97–98.

[29] 刘翾，李映良，仲罗平，等．循环肿瘤 DNA 在乳腺癌中的研究进展．癌症进展，2019, 17(19): 1126-1129, 1173.

[30] Xu R, Rai A, Chen M, et al. Extracellular vesicles in cancer implication for future improvements in caner care. Nat Rev Clin Oncol, 2018, 15(10): 617–638.

[31] 国家消化系统疾病临床医学研究中心（上海），国家消化道早癌防治中心联盟，中华医学会消化内镜学分会，等．中国早期结直肠癌筛查流程专家共识意见 (2019, 上海). 中华内科杂志，2019, 58(10): 736–744.

[32] 杜奕奇，蔡全才，廖专，等．中国早期胃癌筛查流程专家共识意见(草案)（2017 年，上海）. 胃肠病学，2018(2): 8–14.

[33] 中国抗癌协会泌尿男生殖系统肿瘤专业委员会前列腺癌学组．前列腺癌筛查专家共识．中华外科杂志，2017, 55(5): 340–342.

[34] 钱相君，曲春枫，鲁凤民．肝癌肿瘤标记物在超声筛查监测早期肝细胞癌中的作用不可或缺．肝脏，2019, 24(8): 851–853.

[35] 李亚男，余秋波．循环肿瘤细胞的检测及临床应用．国际检验医学杂志，2017, 38(8): 1084–1087.

[36] 卢荣，陈强，施纯玫．循环肿瘤细胞 (CTC) 生物学特性及其在胃癌中的研究进展．实验与检验医学，2017, 35(2): 135–139.

[37] 赵倩雯，司徒博，郑磊．循环肿瘤细胞检测与临床应用进展．南方医科大学学报，2017, 37(10): 1423–1426.

[38] 王亚婷，杜娟，黄韵，等．循环肿瘤细胞检测临床应用现况研究．齐齐哈尔医学院学报，2017, 38(14): 1613–1617.

[39] 安成，程实，王涛，等．循环肿瘤细胞生物物理特性的研究．检验医学与临床，2016, 13(9): 1280–1283.

[40] 曹铁留．循环肿瘤细胞临床研究进展．中国实用医药，2019, 14(18): 189–190.

[41] 方超，周总光．循环肿瘤细胞检测方式及临床应用．中华结直肠疾病电子杂志，2019, 8(5): 501–504.

[42] 陈晓瑞，王绍靖，崔雪萍．循环肿瘤细胞检测方法及临床应用的研究进展．生物医学工程与临床，2019, 23(6): 746–751.

[43] 罗磊，潘明新．循环肿瘤细胞富集检测技术和临床应用进展．肝癌电子杂志，2017, 4(2): 24–31.

[44] 李昂，孙建立．循环肿瘤细胞的研究进展及其在肺癌中的应用．临床与病理杂志，2018, 38(1): 175–181.

[45] 陈玲玲，冯珊珊，范祖森，等．非编码 RNA 研究进展．中国科学：生命科学，2019, 49(12): 1573–1605.

[46] 刘琳，付婷，牟相成，等．核仁小 RNA 在肿瘤发生发展中的研究进展．癌症进展，2019, 17(16): 1885–1888.

[47] 胡江平，贺更生．核仁小 RNA 在肿瘤发生发展中的研究进展．癌症进展，2018, 16(7): 816–819.

[48] 黎梨，廖俊，黄赞松 .LncRNA 调控常见肿瘤的研究进展．右江民族医学院学报，2018, 40(6): 607–610.

[49] 梁先春，黄秋林．胃癌相关性 microRNA 的研究进展．医学理论与实践，2020, 33(3): 371–373.

[50] 刘欢妹，靖长友，张曙光，等．环状 RNA 在肿瘤领域中的研究进展．癌症进展，2019, 17(22): 2612–2616.

[51] 王晓敏，黄敏．代谢产物调控肿瘤信号通路的分子机制研究进展．药学学报，2019, 54(10): 1755–1770.

[52] 赵士菊．肿瘤相关脂肪细胞分泌的脂肪因子、炎性因子和代谢产物对恶性肿瘤促进作用的研究进展．当代医药论丛，2017, 15(21): 1–2.

[53] 李思憬，卫晓慧，何进勇，等．肿瘤相关脂肪微环境与肿瘤的恶性发展．肿瘤防治研究，2018, 45(4): 242–246.

[54] 王鹤飞，萧铠昊，赵维洋，等．肿瘤微环境代谢对 T 细胞的影响．生命的化学，2018, 38(3): 427–432.

[55] 白日兰，白玲，崔久嵬．肿瘤与胆固醇：千丝万缕低相诉．肿瘤代谢与营养电子杂志，2018, 5(2): 122–127.

[56] Walker C, Mojares E, Hernández Del Río, et al. Role of Extracellular Matrix in Development and Cancer Progression. Int J Mol Sci, 2018, 19: 3028.

[57] Matsumoto A, Stephenson-Brown AJ, Khan T, et al. Heterocyclic

boronic acids display sialic acid selective binding in a hypoxic tumor relevant acidic environment. Chem Sci, 2017, 8(9): 6165–6170.

[58] 高宁，杨斌，王慧文，等．非小细胞肺癌患者肿瘤组织和血液样本 EGFR 基因突变的对比研究．中国医师杂志，2019, 21(12): 1865–1867.

[59] Findlay GM, Daza RM, Martin B, et al. Accurate classification of BRCA1 variants with saturation genome editing. Nature, 2018, 562: 217–222.

[60] Camuzi Diego, isis salviano soares de Amorim, Luis Felipe Ribeizo Pinto, et al. Regulation Is in the Air: The Relationship between Hypoxia and Epigenetics in Cancer. Cells, 2019, 8(4): 300.

[61] Ando N, Hara M, Shiga K, et al. Eicosapentaenoic acid suppresses angiogenesis via reducing secretion of IL-6 and VEGF from colon cancer-associated fibroblasts. Oncol Rep, 2019, 42(1): 339–349.

[62] Cuadrado A, Rojo AI, Wells G, et al. Therapeutic targeting of the NRF2 and KEAP1 partnership in chronic diseases. Nat Rev Drug Discov, 2019, 18: 295–317.

[63] Wang J, Lu Q, Cai J. et al. Nestin regulates cellular redox homeostasis in lung cancer through the Keap1-Nrf2 feedback loop. Nat Commun, 2019, 6(10): 5043.

[64] 巩晓瑞，马锐．肿瘤标志物的临床意义及研究进展．医学与哲学，2018, 039(024): 48–52.

[65] 肖泽文，陶冀．CTC、ctDNA 在结直肠癌诊断中的研究进展．现代肿瘤医学，2019, 27(10): 193–197.

[66] 朱宗林，陈镜清．肿瘤标志物联合检测对卵巢癌的诊断价值．中国卫生标准管理，2019, 10(23): 112-114. DOI: 10.3969/j.issn.1674-9316.2019.23.045.

[67] 袁莉．肿瘤标志物联合检测在肺癌诊断中的效果．健康大视野，2019, (21): 272, 271.

[68] 张晓进，买买提伊明·吐尔逊，葛金莲．多种血清肿瘤标志物联合检测应用于胃癌辅助诊断的价值评价．医药前沿，2019, 9(33): 137–138.

[69] 朱星宇，陈楠，刘伦旭，等．人工神经网络在肺癌相关研究中的应用现状．中国肺癌杂志，2019, 22(04): 65–69.

[70] Hou Q, Bing ZT, Hu C, et al. RankProd Combined with Genetic Algorithm Optimized Artificial Neural Network Establishes a Diagnostic and Prognostic Prediction Model that Revealed C1QTNF3 as a Biomarker for Prostate Cancer. EBioMedicine, 2018, 32: 234–244.

[71] Afshar S, Afshar S, Warden E, et al. Application of Artificial Neural Network in miRNA Biomarker Selection and Precise Diagnosis of Colorectal Cancer. Iran Biomed J, 2019, 23(3): 175-183. DOI: 10.29252/.23.3.175.

[72] Que SJ, Chen QY, Qing-Zhong, et al. Application of preoperative artificial neural network based on blood biomarkers and clinicopathological parameters for predicting long-term survival of patients with gastric cancer. World J Gastroenterol, 2019, 25(43): 6451-6464. DOI: 10.3748/wjg.v25.i43.6451.

[73] Kawakami E, Tabata J, Yanaihara N, et al. Application of Artificial Intelligence for Preoperative Diagnostic and Prognostic Prediction in Epithelial Ovarian Cancer Based on Blood Biomarkers. Clin Cancer Res, 2019, 25(10): 3006–3015. DOI: 10.1158/1078–0432.CCR-18-3378.

[74] 刘嘉琛，李丰．低氧诱导因子 2 在肿瘤发生发展中的作用和机制．生命科学，2017, 11: 1100–1107.

[75] 杨梦思，周娜，王志钢，等．转录因子 HIF-1α 及其信号通路在疾病发生中的作用研究进展．生物技术通报，2016, 32(8):8–13.

[76] Pezzuto, Aldo, Elisabetta Carico. Role of HIF-1 in cancer progression: Novel insights. A review. Current molecular medicine, 2018, 18(6): 343–351.

[77] Lin, Hua, Hongwei Liu. Hypoxia on vhl-deficient cells to obtain hif related genes through bioinformatics analysis. bioRxiv, 2019: 863662.

[78] Pezzuto A, Carico E. Role of HIF-1 in Cancer Progression: Novel Insights. A Review. Current Molecular Medicine, 2018, 18(6): 343–351.

[79] Albadari N, Deng S, LI W. The transcriptional factors HIF-1 and HIF-2 and their novel inhibitors in cancer therapy. Expert opinion on drug discovery, 2019, 14(7): 667–682.

[80] Sebastian Łaźniak, Anna Lutkowska, Żaneta Wareńczak-Florczak, et al. The association of CCAT2 rs6983267 SNP with MYC expression and progression of uterine cervical cancer in the Polish populationArch Gynecol Obstet, 2018 , 297(5): 1285–1292.

[81] Qiu Jiliang, Peng Baogang, Tang Yunqiang, et al.CpG Methylation Signature Predicts Recurrence in Early-Stage Hepatocellular Carcinoma: Results From a Multicenter Study. J Clin Oncol, 2017, 35(7): 734–742.

[82] Wei JinHuan, Feng ZiHao, Cao Yun, et al. Predictive value of single-nucleotide polymorphism signature for recurrence in localised renal cell carcinoma: a retrospective analysis and multicentre validation study. Lancet Oncol, 2019, 20(4): 591–600.

[83] Zhang Jia-Xing, Song Wu, Chen Zhen-Hua,et al. Prognostic and predictive value of a microRNA signature in stage II colon cancer: a microRNA expression analysis. Lancet Oncol, 2013, 14(13):1295–1306.

[84] Xu RuiHua,Wei Wei, Krawczyk Michal, et al. Circulating tumour DNA methylation markers for diagnosis and prognosis of hepatocellular carcinoma. Nat Mater, 2017, 16(11): 1155–1161.

[85] Wang Feng, Zhao Qi, Wang YingNan, et al. Evaluation of POLE and POLD1 Mutations as Biomarkers for Immunotherapy Outcomes Across Multiple Cancer Types. JAMA Oncol, 2019, 5(10):1504–1506.

[86] Rajesha Rupaimoole, Frank J Slack. MicroRNA therapeutics: towards a new era for the management of cancer and other diseases. Nat Rev Drug Discov, 2017, 16(3): 203–222.

第 16 章
肿瘤研究新技术

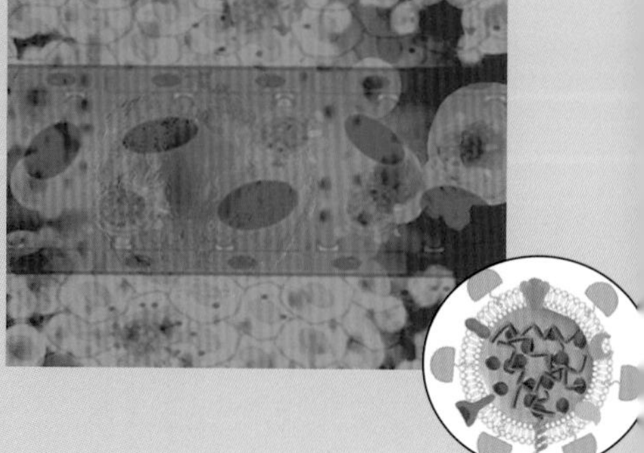

第 1 节　肿瘤纳米技术

一、概　述

整合医学是指从人的整体出发，将医学各领域最先进的理论知识和临床各专科最有效的实践经验分别加以有机整合，并根据社会、环境、心理的现实进行修正、调整，使之成为更加符合、更加适合人体健康和疾病诊疗的新的医学体系。随着多学科交叉技术与临床肿瘤医学的快速发展，产生了一个新的交叉综合性领域，就是整合肿瘤学。近十多年来，随着纳米医学的快速发展，纳米技术与肿瘤学的基础研究与临床实践深度整合，出现了一个新的分支，即整合纳米肿瘤学。这是一个快速发展的交叉领域，在肿瘤的预警、诊断、治疗与预防方面，发挥不可替代的作用，已成为新的交叉学科前沿，也是当前各国前沿科技优先发展的核心领域之一。

整合纳米肿瘤学是一门充分体现交叉的学科，从人的整体出发，充分利用纳米技术的独特优势，解决临床肿瘤预防、预警、早诊、治疗过程中面临的系列挑战与关键医学难题，开展基础与临床转化研究，推动研究成果的临床转化；它的研究范围涉及肿瘤学的各个方面，包括肿瘤的预警、早期筛查、早期诊断、肿瘤可视化诊疗、纳米药物递送系统、纳米治疗药物、纳米效应基础上的物理干预治疗、纳米免疫治疗、纳米治疗机器人等，使得肿瘤的诊疗模式向个体化整合诊疗方向迅猛发展。

纳米技术正在快速发展，如何利用纳米小尺寸效应、纳米表面效应、量子效应、纳米结构独特的声、光、电、热、磁等性质来提高肿瘤标志物检测的灵敏度与特异性，提高肿瘤的治疗效果，设计良好生物相容性的肿瘤相关纳米探针并解决活体成像理论问题，设计并可控合成纳米药物、纳米药物递送载体，发展新型的纳米治疗技术，充分发挥纳米技术在肿瘤诊疗技术研发中的关键作用，是目前生命科学对纳米技术提出的最具挑战性的问题，也是纳米技术发展面临的一项国家重大战略需求。本节对整合纳米肿瘤学近五年取得的主要进展进行总结，讨论了术语、概念及发展趋势，存在的挑战，目的是推动纳米技术在整合肿瘤学中的应用，解决肿瘤基础研究与临床转化研究中的关键医学难题与关键技术瓶颈。

二、整合纳米肿瘤学的进展

近 5 年来，整合纳米肿瘤学在肿瘤标志物的超敏感检测、多功能纳米影像探针与诊疗一体化技术、创新型纳米药物和纳米递送载体、DNA 纳米技术、RNA 纳米技术、纳米自组装技术、纳米传感器、智能化纳米诊疗机器人方面均已取得重大进展，部分进入临床试验 / 应用阶段，但纳米材料的潜在毒性、次级效应、代谢途径、生物降解能力仍存在基础科学问题，基于纳米效应的新型纳米生物检测技术、高效的纳米免疫治疗载体、诊疗一体化纳米成像探针、纳米药物的设计与有效性和安全性评价，纳米药物毒副作用的避免或降低是该领域面临的重要研究方向。

（一）肿瘤标志物纳米检测技术

近5年来，肿瘤标志物纳米检测技术取得了重大进展。纳米检测技术包括单个基因SNP位点检测，纳米孔测序，SERS芯片基础上与痕量呼气标志物的整合检测及唾液标志物的整合检测技术，纳米粒子SPR效应基础与单个microRNA的整合检测技术等，特别是人工智能算法建模相整合的系列检测技术，显著提高了检测的精准度，部分技术已进入临床应用。

1.纳米等离子体探针的可控制备及SNP基因检测

单核苷酸多态性（SNP）检测是DNA生物传感领域的研究热点和难点。利用DNA折纸结构纳米级可寻址性质，提出了DNA纳米探针标记SNP位点的全新SNP放大模式，在单分子水平下实现了原子力显微镜直读SNP信息的目标。基于DNA纳米折纸结构设计的探针可有成千上万种选择，克服了SNP直读技术中荧光分子探针可供选择的种类较少的缺点（图16-1-1）。相较于超分辨荧光显微镜的分辨率20~50nm，原子力显微镜的分辨率是0.2~0.3nm。就单分子水平成像而言，原子力显微镜成像可获得更多的信息。由于原子力显微镜获取的图像有极为精确的标尺，相邻SNP的位置可以被准确地测量出来，进而得出SNP位置的准确信息。该方法操作简便、耗时较短且花费较低，有望用于高危群体的发现、疾病相关基因的鉴定、药物的设计和测试以及生物学的基础研究等。

2.SERS芯片用于唾液标志物检测

从患者唾液中筛选出12个挥发性有机小分子标志物，将其整合可用于早期胃癌筛查。制备氧化石墨烯单层，采用原位合成金纳米粒子的方法，制备金纳米粒子氧化石墨烯，在超声的作用下，卷成管状结构，在薄膜上制备成SERS（surface enhanced raman scattering）芯片。唾液标志物吸附在SERS芯片表面可被检测，实现了胃癌的筛查与早期胃癌、进展期胃癌与正常人的区分，SERS增强系数为108。在临床标本检测数据的基础上，利用深度学习SVM分析软件，建立了唾液诊断深度学习理论模型，实现了唾液筛查早期胃癌，小组病例初步结果，精准度达到97.18%，灵敏度96.88%，特异性97.44%。

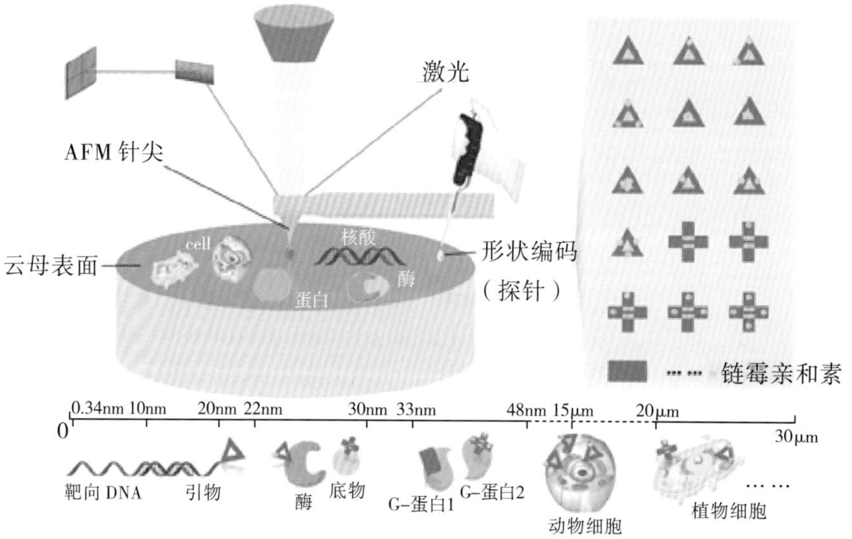

图16-1-1 利用DNA纳米探针的AFM精确识别患者样本中的基因信息SNP
DNA：脱氧核糖核酸；SNP：单核苷酸多态性；AFM：原子力学显微镜

3.SERS 芯片用于呼出气体标志物的纳米检测技术

筛选出16个呼出气体小分子标志物整合用于区分早期胃癌、进展期胃癌与健康人。制备的银微球能够增强拉曼分子SERS信号达到1015倍，检测灵敏度为：10~15M；研发了整合空心银微球的微流控SERS芯片。结合机器学习理论模型，小组病例初步结果，早期胃癌筛查的准确率达到97.4%，大样本临床验证正在进行。

4. 基于分支滚环扩增技术的外泌体定量检测方法

筛选出能特异性结合胃癌细胞外泌体的适配体，设计了以该适配体为连接探针长度为63个碱基的挂锁探针，适配体和胃癌外泌体经过孵育后通过膜过滤的方式去除未结合的适配体，将结合适配体的外泌体洗脱并高温处理，将分离的适配体与挂锁探针相互作用，形成闭合的环状模板，在后续扩增中加入与环状模板部分序列相同的第二引物，该引物与扩增产物杂交后能够引发支链扩增，形成长度梯度的双链核酸。最后，利用SYBR Green Ⅰ与双链核酸的双螺旋小沟区域结合后能发出强烈荧光的特点，产物荧光信号与初始外泌体浓度呈正相关，实现了胃癌外泌体的定量检测，灵敏度可达到每毫升1个外泌体。

5. 二硫化钼纳米片基础上的 microRNA 检测技术

二硫化钼（MoS_2）是一种新型的二维层状纳米材料，具有层状结构和新颖的物理光电化学性质。MoS_2 因其具有大的表面积而成为一种理想的基底材料，可与丰富的纳米材料（如贵金属、金属氧化物）和有机分子杂化形成新型纳米复合材料。这些纳米复合材料具有优越的光电性能，实现了对生物和化学分子的高灵敏检测。利用硫堇和金纳米粒子共修饰的 MoS_2（MoS_2-Thi-AuNPs）纳米复合材料，设计了一种简单、快速无标记miRNA-21检测策略。材料中硫堇（Thi）不仅作为电化学指示剂而且还作为 $HAuCl_4$ 的还原剂，有利于形成金纳米颗粒，也为实现无标记检测提供了可能性。滴涂在玻碳电极表面的 MoS_2-Thi-AuNPs 纳米复合材料连接捕获DNA形成了一个识别层，当目标miRNA-21与探针DNA杂交抑制Thi和电极之间的电子转移，从而导致信号的减少。通过测量Thi电化学信号，实现对肿瘤核酸标志物miRNA-21免疫标记、线性范围1.0pM至10nM、检测限0.26pM的高灵敏检测。还将金铂核壳双金属纳米颗粒功能化到单层二硫化钼表面，可控制备了 MoS_2-Au@Pt 纳米复合材料，利用材料良好的催化氧化性能，实现了对生物分子的高灵敏无酶电化学分析检测。

6. 基于 MoS_2 构建双嵌段 DNA-AuNPs 探针检测 ctDNA

采用锂离子插入剥离法制备 MoS_2 纳米片。双嵌段DNA-AuNPs探针通过加盐老化的方法进行制备。具有不同长度polyA的识别序列（A5capture，A10capture、A20capture、A30capture）与AuNPs以相同摩尔比（20∶1）混合，在25℃室温下轻摇过夜。随后，加入1M PBS（100mM PB，1M NaCl，pH 7.4），每隔半小时加1次，分5次加入，使混合溶液终浓度为0.1M PBS（10mM PB，0.1M NaCl，pH 7.4）。继续轻摇36h后，离心去除多余的DNA（12 000转/分，20min，10℃），用0.1 M PBS溶液反复清洗三次。得到的polyA介导的DNA-AuNP分散在储备溶液（0.1M PBS，pH 7.4）中。将1μM PIK3CA ctDNA与20μL 10nM双嵌段DNA-AuNPs探针室温下杂交10min后，加入Exo Ⅲ反应30min，Exo Ⅲ终浓度0.1U/μL。然后将探针用0.1M PBS稀释到100μL，向混合溶液中加入 MoS_2，使终浓度为10μg/mL，孵育90min后进行UV-vis表征，记录吸光度变化。实现单个PIK3CA ctDNA检测。

7. 单分子 microRNA 检测的“智能”等离子体纳米生物传感器

金银核壳纳米立方体（Au-Ag NC）局域表面等离子体共振（LSPR）生物传感器由于具有较好的化学稳定性、灵敏性，免标记，能够实时和快速检测等优点。与修饰单链DNA（1D）和发夹型DNA（2D）探针相比，3D纳米结构的DNA探针具有更强的空间定位能力以及对靶分子的捕获能力。我们采用四面体结构探针DNA修饰Au-Ag NCs，利用四面体纳米结构DNA（tsDNA）尺寸、顶点位置及引入的功能化序列可以被精确控制的特点，开发了tsDNA功能化的单颗粒局域表面等离子体共振（LSPR）光学探针；并基于此探针构建了“智能”等离子纳米生物传感器；不仅实现了胃癌标志物 miRNA-21 单分子水平的检测（检测限：1aM；检测动态范围：1aM~1nM），还实现了基于 DNA 的逻辑计算和生物记忆。该技术在生物分子灵敏分析、临床诊断等领域中具有广泛的应用前景。

8. 高架桥型微流控芯片用于循环癌细胞的分离

研究者结合磁珠捕获癌细胞技术，研发了高架桥型微流控芯片用于循环癌细胞的捕获与分离。该芯片设置了上部和下部两层通道，利用免疫磁珠识别循环肿瘤细胞，然后样品进入微流控通道下部通道，再经由磁场区域时，在磁场作用下，磁珠捕获的患者循环中的癌细胞（CTC）将进入上部通道而被分离出来。利用该芯片，实现红细胞、白细胞去除，以及胃癌细胞回收和定量，灵敏度达到 3mL 血液中可发现 2 个癌细胞，特异性 >98%。

采用胃癌特异性标志物胃泌素受体的抗体来捕获胃癌细胞，胃癌细胞捕获后被磁性芯片吸引，通过高架桥方式进入高一层的微孔道，白细胞、红细胞仍存在于底层的微孔道，这样可以高效分离，而且存活率高，分离率达到 93.2%，细胞存活率达到 97.5%。

9. 指导用药的分子分型微流控芯片

把磁性纳米粒子的巨磁阻效应、等温扩增与核酸杂交检测、仿生微混合器、微流控芯片技术集成在一起，制备成便携式微流控巨磁组（GMR）传感系统，在 20min 即可精准分型诊断，实现对 *HER2*、*K-ras*、*VEGF*、*EGFR*、*PIK3CA*、*PD-1*/*PD-L1* 突变快速基因分型的整合检测。

10. 纳米粒子标记的整合式芯片检测技术

该技术提出了纳米粒子标记的整合式芯片的新原理方法，解决了多指标检测的灵活整合检测问题。在此基础上，研究者研发了幽门螺杆菌分型检测芯片。幽门螺杆菌是一级致胃癌危险因子，建立幽门螺杆菌的分型诊断方法是预防早期胃癌的重要手段。利用整合式芯片的原理，研究者与合作公司一起克隆表达幽门螺杆菌 CagA、Vac A 与尿素酶，制备了带有 CagA、Vac A 与尿素酶检测位点的芯片，采用金纳米团簇进行标记 CagA、Vac A 与尿素酶抗体，建立了检测 CagA、Vac A 与尿素酶的荧光定量蛋白芯片检测方法；研制了芯片阅读仪，建立了阈值与检测标准；建立了企业标准。

11. 多种血液标志物整合检测的微流控芯片

研究者用同步整合检测 CEA、CA19-9、CA125、VEGF、CA724、Gastrin 17、PGI 与 PG Ⅱ 的巨磁阻抗（GMI）微流控芯片对收集的 500 例临床血液标本进行了检测，结果发现该技术可有效筛选出胃癌患者，符合率大于 90%。在此基础上研发的针对胃癌血液标志物 CEA 快速检测的手持荧光光谱仪可对层析芯片检测结果进行扫描，定量分析，检测结果可以上传数据库与手机。

（二）以智能手机为基础的检测系统的研制

胃癌标志物 CA724 与 CEA 快速检测的层析芯片和基于智能手机胃癌标志物检测结果定量分析的软件系统，实现了检测结果的定量分析，自动上传数据到云管理系统与云数据库，方便家庭与野外检测结果分析。

1. 结合人工智能算法的磁性纳米免疫层析检测芯片

基于磁性纳米粒子标记的消化道肿瘤标记物 CA724 免疫层析检测芯片可用于定性检测 1U/mL、定量检测 0.38U/mL（临床阳性界值为 6U/mL）（图 16-1-2）。

配套磁性层析芯片的检测设备能实现层析芯片单指标或者多指标的快速、定量检测。针对磁性免疫层析芯片的超灵敏检测平台可以实现层析芯片上弱磁信号的快速、准确检测。整个平台由三个部分组成，设备检测终端、免疫层析芯片以及数据服务端。检测终端是整个平台的主要部分，由超灵敏磁性传感器、机械传动装置以及数字信号电路等部分组成，用于实现芯片信号的提取、放大和传输。免疫层析芯片由磁性纳米粒子作为探针标记物，用于不同疾病的检测，包括 CA724、CA19-9、CEA、cTnI、CKMB 和 Myo 等。数据服务端是整个系统的数据处理部分，可以实现样本信息的存储、查询、优化处理以及数据的远程共享。在数据信号处理方面，采用了机器学

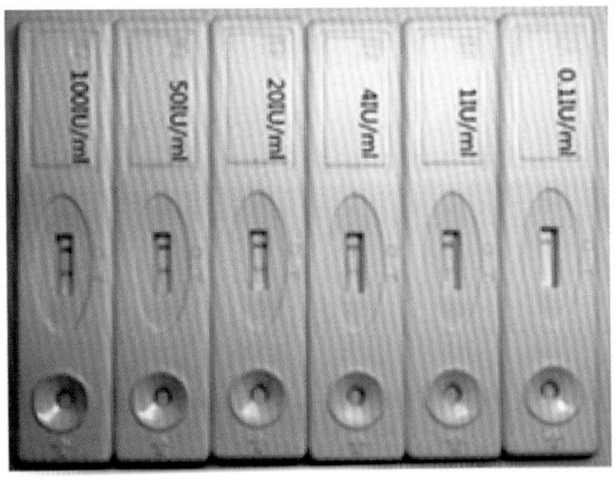

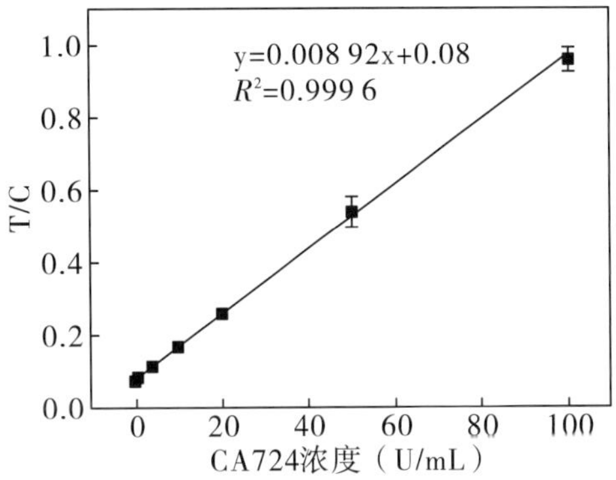

图 16-1-2 消化道肿瘤标记物 CA724 免疫层析检测芯片

习的方法，针对低浓度芯片的信号实现了准确的分类处理，大大提高了弱信号芯片的检出率和准确性。最终，通过临床样本验证该平台具有较高的灵敏度和特异性，与临床检测一致性表现良好，具有较高的临床应用价值。

2. 基于编码微球的肿瘤多指标整合检测技术

基于聚集诱导发光（AIE）材料微米球和纳米球的新型液相芯片多指标整合检测体系采用 SPG 膜乳化法将具有不同发光性能的 AIE 分子包覆进入聚合物基体，获得了粒径均一可调、发光性能优异可调、稳定性好的 AIE 微米球和纳米球。采用单波长编码的方式成功获得了 30 种荧光编码，进一步以 AIE 微米球为编码微球，以 AIE 纳米球为荧光报告分子，结合流式细胞仪成功构建了新型液相芯片检测系统，并实现了 5 种过敏原抗体的同时检测。由于 AIE 纳米球的优异荧光放大效应，该系统的检测灵敏度与采用商用荧光染料作为报告分子的液相芯片检测体系比要高 2~5 倍。将其应用于过敏原患者血清样本的检测结果发现其检测性能与过敏原临床检测金标准（ImmunoCAP）方法的结果相当，进一步证明该检测系统的有效性，为将该系统进一步应用于肿瘤标志物的多指标检测打下了坚实的基础。

（三）肿瘤整合诊疗一体化纳米技术的进展

肿瘤诊疗一体化的概念首先由 Harrell and Kopelman 在 2000 年提出，诊疗一体化要求整合影像诊断和治疗的功能于一体，这样就使得在同一时间段和注射剂量的条件下实现了影像诊断和治疗的双重功能。多功能的纳米探针是实现肿瘤诊疗一体化的前提与基础，主要包括特异性识别关键靶点分子、纳米粒子及具有治疗功能的药物组成。近 5 年来，建立了一系列高效创新型整合诊疗一体化多功能分子成像探针，实现了“诊断同时治疗，治疗同时监测”，为肿瘤分子水平靶向治疗提供了新手段。

1. 磁性纳米粒子基础上整合诊疗一体化纳米探针

倪健等首次证明 ATP 合成酶亚单位在 94.7% 胃癌组织中高表达，制备了人源化的单抗 HAI-178，制备了 HAI-178 抗体偶联荧光磁性纳米粒子探针，实现了胃癌靶向双模态成像与磁热治疗，证明了 HAI-178 抗体具有治疗胃癌功能。

崔大祥等首次研制了花状的 Fe_3O_4@Au-HPG-Glc 纳米探针，靶向胃癌组织，利用外加磁场可实现胃癌组织中纳米花粒子的转动，绞杀胃癌组织，首次提出磁力刀的概念，同时实现 MRI 与磁热治疗，取得增强的治疗效果。

2. 量子点基础上的整合诊疗一体化纳米探针

利用 RNase A 具有的耐高温与抗瘤活性制备出 RNase A 辅助合成 CdTe 量子点，然后与 RGD 连接，制备 RGD 偶联的 RNase A-QDs 探针。量子点靶向纳米探针，具有较好的生物相容性，能够主动靶向体内的胃癌细胞，进入胃癌细胞质，并释放出 RNase A 酶，破坏 mRNA，抑制 mRNA 翻译成蛋白，显著抑制胃癌细胞的生长。

在此基础上，制备的 HER2 抗体连接的 RNase-QDs 纳米探针利用活体肿瘤组织，进行了活体移植，制备出原位胃癌模型，最终实现了

3mm 直径原位胃癌的靶向荧光成像，同时抑制胃癌细胞的生长，延长了荷瘤小鼠的生存时间。此探针由 2.7nm 直径的量子点组成，在体内分布迅速，靶向性好，经过肾脏排泄出体外，对体内脏器无明显毒性，具有较好的安全性。

BRCAA1（AF208045）是 1999 年发现的一个新的肿瘤相关基因，定位于 1q42.1–q43，属于 ARID4B 家族。此蛋白的对应单抗已制备成功，经200多例胃癌组织标本免疫组化染色实验显示，此蛋白在 65% 的胃癌组织中高表达，此单抗与荧光磁性纳米粒子连接成的纳米探针，能够主动靶向裸鼠 5mm 直径的皮下胃癌，实现了胃癌靶向荧光成像与 MRI。在外加磁场下，通过这一技术可实现胃癌的局部治疗，具有临床转化应用前景。

3. 纳米碳点基础上的整合诊疗一体化纳米探针

碳点是一种近似球型且直径 <10nm 的零维半导体纳米晶体，由极少分子或原子组成的纳米团簇。碳点的粒径一般只有几纳米，分子量只有几千到几万。碳点通常由 C、H、N、O 四种基本元素组成。碳点经修饰后波长会相应增加。碳点的发光特性主要表现在光致发光和电化学发光，其中荧光性能是碳点最突出的性能。作为一种有潜力在诸多领域发挥重要作用的纳米物质，碳点的优良荧光性质主要有：激发光宽且连续、一元激发、多元发射；荧光稳定性高且抗光漂白；荧光波长可调，有些碳点具有上转换荧光性质；碳点是优良的电子给体和受体，具有光诱导电子转移特性。特别重要的是：碳点具有极好的水溶性，能够规模化制备，并且成本低廉，不含有重金属，呈现出环境友好，可以安全使用。

沈广霞等采用硝酸氧化煤烟的方法制备了碳点，并对碳点进行了系统的安全性评价。结果表明：制备的碳点无急性毒性、亚急性毒性与基因毒性，具有强烈的荧光信号。把光敏剂 Ce6 与碳点偶联在一起，发现碳点的荧光信号能通过 FRET 途径转移给 Ce6，显著增强了 Ce6 的荧光信号，同时也增强了 Ce6 的光动力学治疗功能。由于实体庙的高通透性和滞留 EPR 效应存在，观察到 Ce6 偶联的碳点探针，能够在鼠胃癌模型中聚集，呈现出增强的荧光成像与光动力学治疗效应，显著抑制了裸鼠携带的胃癌生长。制备的 Ce6 偶联碳点具有如下优势：增强了复合物的水溶性与稳定性；增强了 Ce6 的体内循环时间，穿透膜屏障与肿瘤血管的能力，增强了在肿瘤部位的聚集；碳点间接激发 Ce6，使得 Ce6 发挥治疗功能。提高在肿瘤部位的聚集；碳点间接激发 Ce6，使得 Ce6 发挥治疗功能。由于碳点具有好的生物相容性，Ce6 已在临床应用，因此，在临床胃癌的成像诊断与同步治疗方面具有广阔的应用前景。

利用色氨酸作为软模板，辅助合成的碳点具有显著增强的荧光信号；对其表面进行 PEI 修饰，可以随带 siRNA，能用于胃癌的靶向成像与治疗。RNA 酶辅助合成碳点，把碳点的量子产率提高了 24%，证明碳点能够进入肿瘤细胞核，是一种好的递送载体。以蜂蜜为原料，通过微波热裂解控制行核，所生成的尺寸高度均匀的纳米碳探针具有高效近红外体内成像特性，可用于光声成像，使淋巴结光声对比信号提高 51 倍。

张英鸽、王玉霞教授等课题组研制的 20nm 纳米活性炭，通过国家安全性评价中心的评价，获得国家 FDA 批准，商品名为卡纳琳，国药准字号 H20041829。在此基础上，制备的透明质酸 -ICG- 偶联的 PEG 修饰的纳米活性炭的动物实验表明：制备的纳米探针能够确定胃癌的手术边界，与转移淋巴结。经 40 例临床试验表明（图 16-1-3）：制备的纳米活性炭水溶性良好，更容易进入淋巴管，发现转移淋巴结，能清晰显示手术边界与转移淋巴结。在典型病例中，该方法一次性显示出 18 个转移淋巴结。

4. 金纳米粒子基础上的整合诊疗一体化纳米探针

RGD 耦联的树形分子修饰的金纳米棒探针：该探针具有两个吸收峰，一个是在 520nm 处，另一个是在 820nm 左右。第二个吸收峰处在近红外区域，能够吸收近红外光产生热效应，既可用于肿瘤的荧光成像与热成像，也可用于肿瘤的光热治疗，具有广阔的临床应用前景。但是，金纳米棒在合成时常采用有毒的表面活性剂 CTAB（cetyltrimethylammonium bromide），如何消除 CTAB 毒性是金纳米棒在生物医学应用之前必须解决的问题。李志明等利用树形分子置换金纳米棒表面的 CTAB 分子，成功制备了树形分子修饰

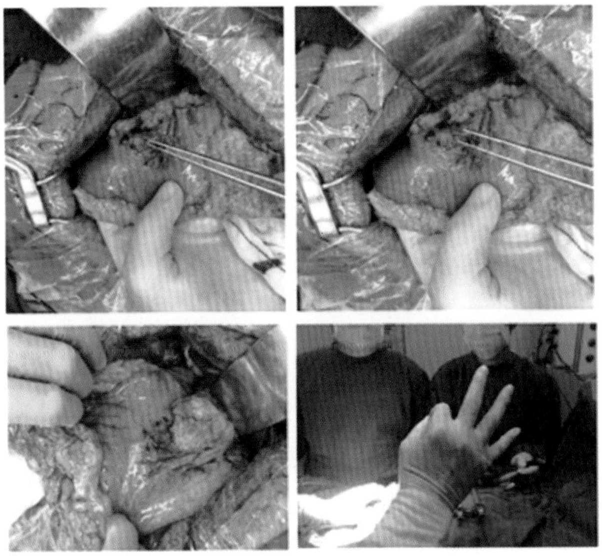

图 16-1-3　透明质酸 -ICG- 偶联的 PEG 修饰的纳米活性碳探针在人胃癌转移淋巴结中的示踪

ICG：吲哚菁绿；PEG：聚乙二醇

的金纳米棒，然后与 RGD 肽连接，制备的纳米探针能主动靶向体内肿瘤血管，在近红外光照射下，可杀死肿瘤细胞，显著抑制肿瘤生长。动物实验表明：此探针可使部分局部肿瘤组织消失。

叶酸耦联的金纳米棒探针：黄鹏等制备了叶酸连接的硅修饰的金纳米棒探针。动物实验表明，制备的纳米探针能够靶向体内胃癌组织，实现了 5mm 直径皮下胃癌组织的近红外荧光成像，CT 成像与局部光热治疗。金纳米棒进入肿瘤细胞后，能够显著增强肿瘤细胞对放疗的敏感性，可减少 20%~35% 的剂量，此现象在临床肿瘤放疗方面具有广阔的应用前景。

在此基础上，陈守慧等制备了银纳米粒子修饰的金纳米棒。该探针与 VEGF 抗体偶联后，能够靶向胃癌的血管。金纳米棒既实现胃癌组织的光声成像，也实现了胃癌组织的光热治疗，同时还实现了胃癌组织的 SERS 超灵敏检测和肿瘤边界定位（图 16-1-4）。

消化道肿瘤光声成像 PEG 修饰的金纳米棱镜探针：消化道是一个空的腔道，如何实现消化道肿瘤的靶向识别是一个挑战性难题。超声对深部肿瘤组织检查具有重大现实意义，但超声主要依据经验进行诊断，如果能实现深部肿瘤组织的靶向成像并增强检测信号，则可以实现临床深部组织肿瘤的精准诊断。鲍晨晨等设计并制备了金纳米棱镜，采用 PEG 对棱镜表面进行了修饰。细胞实验表明，PEG 修饰的金纳米棱镜能够主动进入肿瘤细胞。动物实验表明：制备金纳米棱镜能够进入体内肿瘤组织，在激光的激发下，能够显著增强胃癌细胞的光声成像信号，与金纳米棒相比，增强的信号强度明显高，在光声成像方面具有显著优势，同时也可产生热，可用于肿瘤的同步治疗。

胃癌干细胞靶向光声成像与光热治疗的金纳米星探针：大量的研究表明胃癌干细胞是胃癌复发转移的基础。前期的研究表明：胃癌干细胞表面表达 CD24、CD44、CD133、CD166、EpCAM 等分子标志物，利用 CD44 抗体成功地分选出胃癌干细胞，通过分选出的胃癌干细胞，制备了胃

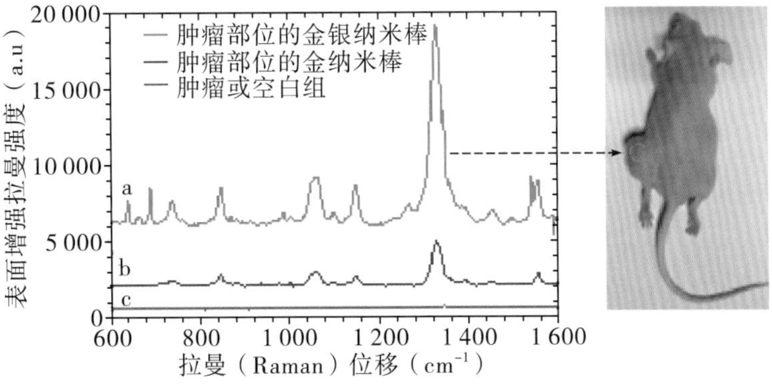

图 16-1-4　银修饰的金纳米棒靶向皮下胃癌后的拉曼光谱检测

癌裸鼠模型。为了实现体内胃癌干细胞的靶向成像与同步治疗，设计并合成了金纳米星，然后用PEG进行了表面修饰，偶联CD44-V6抗体。结果表明：CD44-V6抗体偶联的金纳米星能够主动靶向体外培养的胃癌干细胞，并能够被胃癌干细胞吞噬，呈现出强烈的荧光信号。在胃癌干细胞的裸鼠模型的尾静脉注射制备的纳米探针2h后，纳米探针就在胃癌组织的血管部位聚集，利用光声成像设备，获得清晰的胃癌血管光声成像图，也利用热成像设备，观测到肿瘤部位的温度达到65.4℃左右，可显著破坏局部肿瘤组织，实现局部胃癌组织的光热治疗。与对照组相比，制备的纳米探针能够用于胃癌干细胞的靶向成像与同步光热治疗，显著抑制肿瘤的生长，具有非常好的临床转化前景。

幽门螺杆菌整合诊疗一体化的金纳米星探针：全球约75%的胃癌可归因于幽门螺杆菌引起的炎症和损伤，世界卫生组织将幽门螺杆菌定义为一级致癌物。预防胃癌必须解决幽门螺杆菌的分型诊断与治疗问题。$CagA^+$幽门螺杆菌与胃癌发生发展密切相关。研发了pH敏感的幽门螺杆菌的靶向成像与光热治疗的GNS@Ab纳米探针，测序证明该探针不影响肠道菌群，不被胃肠道吸收，7d内排出体外，目前正开展临床转化研究。

荧光成像与光动力学治疗的金纳米团簇探针：AuNCs由几个到几十个金纳米原子组成，粒径小于2nm，具有亚纳米结构。这种独特的结构使金纳米团簇与大的金纳米棒和纳米颗粒有着截然不同的理化性质。金纳米团簇与量子点一样具有量子限于效应，但是由于其粒径接近费米波长，费米能级粒径使得其无法支持量子等离子效应，费米能级附近能带分裂成独立的能级，从而使AuNCs具有类似于分子样的光学性质，电子在不同能级之间跃迁产生荧光。金纳米团簇具有传统有机染料无法比拟的理化特性，具有荧光信号强、荧光稳定性好、抗光漂白作用强等特性。因此，金纳米团簇所具有良好的物化特性和生物相容性使得它在生物标记领域得到了广泛的应用。

为了探讨金纳米团簇在双模式成像应用的可能性，张春雷等制备了二氧化硅包覆的壳核型金纳米团簇（$AuNCs@SiO_2$），保持了金纳米团簇的荧光性能，并且壳核型的结构可以保护金纳米团簇不受外界复杂环境的干扰和影响，从而稳定金纳米团簇的物化性质。将叶酸与$AuNCs@SiO_2$偶联，用于胃癌细胞靶向荧光成像和胃癌动物模型双模式成像的研究。实验证明：制备得到的$AuNCs@SiO_2$光稳定性好，易于表面修饰和功能化，并且保持着AuNCs良好的荧光性质等多种特性。MTT实验结果显示：制备得到的$AuNCs@SiO_2$-FA在高浓度的剂量下对胃癌细胞和正常细胞都保持者较低的细胞毒性，说明$AuNCs@SiO_2$-FA具有安全有效、生物相容性好的特性，能够进一步广泛应用于生物纳米检测中。通过三组细胞荧光成像实验结果对比和分析，制备得到的生物纳米探针$AuNCs@SiO_2$-FA能够特异性靶向胃癌细胞，用于胃癌细胞靶向荧光成像。CT成像结果显示，$AuNCs@SiO_2$在裸鼠胃癌肿瘤模型中有着明显的CT信号。我们也把金团簇与光敏剂Ce6偶联制备的纳米探针，实现了胃癌的荧光与CT双模态成像与光动学治疗。

张春雷等也发现手性金纳米团簇呈现出GSTP1依赖性的细胞毒性效应。只有癌细胞株存在GSTP1甲基化，D-GSH-AuNCs才能够抑制对应的胃癌等细胞的生长。此结果表明：特殊的金纳米结构具有选择性抑制癌细胞的功能。

得克萨斯大学达拉斯分校Jie Zheng课题组在合成金纳米团簇的过程中，采用具有放射性金元素的同位素如^{198}Au，合成出来的金纳米团簇不仅保留了自身荧光和CT成像的功能，还将具备SPECT成像的能力。^{198}Au掺杂到小粒径金纳米颗粒（约2.6nm）的合成原料中，这样就合成了同时具有近红外荧光（发射峰在810nm左右）成像和SPECT成像的双模态成像能力的探针，借助于这两种成像方式，可以更直观地理解该金纳米颗粒所具有的类似于小分子的药物（代谢）动力学行为。在静脉注射10min后就可以在肾脏部位观察到强烈的SPECT信号，1h后在膀胱部位观察到强烈的荧光信号和SPECT信号，24h在小鼠体内已经不能明显探测到荧光和SPECT信号，说明其在体内滞留时间短。由于该金纳米颗粒可以通过肾脏和泌尿系统快速排出体外，产生体内非特异性聚集和体内毒性的概率大大降低，因此具有进一步发展成携带药物并具有治疗功能的纳米探针平台的潜力。

5. 上转换纳米粒子基础上的整合诊疗一体化纳米探针

稀土氟化物上转换发光纳米晶体，为 980nm 近红外光激发，发射光波长为 400~800nm。由于有窄发射峰、长荧光寿命、光稳定性与低毒性的特点，上转换纳米粒子在生物医学工程中具有广阔的应用前景。研究者通过油相与离子相两相法合成了上转换稀土氟化物纳米晶，可将上转换纳米粒子的体积控制在 25nm 以下。马介柄等制备的上转换纳米粒子偶联叶酸，成功地获得皮下胃癌模型的 CT 成像、荧光成像与核磁共振成像。叶酸偶联上转换纳米粒子探针实现了胃癌的 NIR 荧光、CT 与磁共振三模态成像，使化疗药物可以靶向输送与治疗。对上转换纳米粒子进行的安全性评价证明：在一次性诊断剂量范围内，上转换纳米粒子是安全的。

6. 其他无机纳米粒子基础上的整合诊疗一体化纳米探针

陈峰等研制了 $Eu^{3}+/Gd^{3+}$ 双掺杂的羟基磷灰石纳米棒探针，实现了胃癌的靶向荧光、磁共振与 CT 三模态成像，同时载有布洛芬已烷，实现了成像同时缓释药物治疗，取得了非常好的效果。研制了 Eu^{3+}/Gd^{3+} 双掺杂的磷酸钙纳米囊泡，利用双亲共聚物辅助合成，实现了长期释放药物与肿瘤近红外荧光及 MRI。

凌代舜等基于碳酸氧铋成功制备了一种可经肾清除的智能响应型中空管状组装体，并将其开发为 CT 成像介导放化疗协同治疗肿瘤的高效、安全的纳米诊疗制剂。他们首先合成了超小尺寸碳酸氧铋纳米点，随后使用溶剂热法将其组装为中空碳酸氧铋纳米管。相较于小尺寸纳米点，中空碳酸氧铋纳米管在体内有较长的循环时间，并更易渗漏肿瘤部位的血管，随后实现肿瘤富集。有意思的是，中空纳米管状组装体在肿瘤组织的微酸环境中会缓慢解组装为纳米点，随后扩散至血液并经肾清除，一定程度上避免了纳米材料在体内长期蓄积可能导致的毒性问题。以中空碳酸氧铋纳米管为基础，他们继续开发了肿瘤放化疗协同治疗纳米体系。一方面，在 X 线照射下，富集在肿瘤部位的碳酸氧铋纳米管可以实现肿瘤特异性 CT 成像和放疗增敏。另一方面，他们利用中空纳米管比表面积较大这一特点，将脱盐酸后的阿霉素负载在管道内部。细胞和动物实验均证实，与单一放疗或化疗方法相比，放化疗整合治疗可以显著提高肿瘤细胞内 ROS 水平并加重 DNA 损伤，最终诱导肿瘤细胞凋亡。可见，此碳酸氧铋智能响应型管状组装体为构建高效、无毒的纳米诊疗制剂提供了新思路。

刘庄课题组发展了一种同时负载辣根过氧化物酶（HRP）及其底物 ABTS 的脂质体纳米探针（Lipo@HRP&ABTS）。在过氧化氢存在的环境中，这一探针具备高强度的近红外光吸收，不仅能完成生化测定中普遍存在的显色反应还能实现肿瘤的光热治疗。该探针可参与和过氧化氢相关的炎症光声成像，其检测限可达亚微摩尔水平。

马萨诸塞大学医学院的韩纲教授设计了一类新型灯泡可驱动的新型有机光动力纳米颗粒。第一类材料是咔唑乙烯基取代的碘化 BODIPY 光敏剂（Car-BDP），该光敏剂具有强的近红外光吸收和高的单线态氧量子效率。通过具有肿瘤靶向性的叶酸（folic aicd，FA）的聚乳酸 - 聚乙二醇 - 叶酸（PLA-PEG-FA）包裹以后得到了具有肿瘤靶向性的纳米颗粒（Car-BDP-TNM），该纳米颗粒粒径均匀，并且在生理条件下稳定。Car-BDP-TNM 有宽的近红外光吸收、高的单线态氧产生效率和良好的光稳定性。将 Car-BDP-TNM 应用于光动力治疗，家用卤素灯泡就可以有效抑制在深层组织下肿瘤细胞的生长，而且对正常细胞具有较小的光损伤。

7. 纳米粒子标记的系列干细胞探针

干细胞技术与纳米技术是两个不同领域快速发展的技术。最近几年，这两个领域相互交叉，逐渐形成了一个新出现的领域，即干细胞纳米技术。研究者把纳米技术应用到干细胞的研究与开发过程中，可以解决干细胞研究中的系列问题，促进干细胞技术的发展。干细胞分成两种，即胚胎干细胞与成体干细胞。胚胎干细胞是指一类起源于胚胎，处于未分化状态，可以长期自我分化和自我更新，具有在一定条件下分化形成各种组织细胞潜能的细胞。

成体干细胞是指一种存在于已分化组织中的未分化细胞，这种细胞能自我更新并能特化形成组成该类型组织的细胞。成体干细胞存在于机体的各种组织器官中。成年个体组织中的成体干细胞在正常情况下大多处于休眠状态，在病理状态或在外因诱导下可以表现出不同程度的再生和更新能力。

阮静等从骨髓中分离出骨髓基质干细胞，并对骨髓基质干细胞进行了鉴定，然后利用荧光磁性纳米粒子标记了骨髓基质干细胞，尾静脉注射进入荷胃癌的裸鼠模型。结果表明：注射后 2h，荧光磁性纳米粒子标记的骨髓基质干细胞就在体内肿瘤部位聚集，注射后 14d，体内肿瘤部位仍存在强烈的荧光信号。手术切下的重要脏器荧光成像表明，注射的骨髓基质干细胞主要集中在肿瘤部位，他们的结果首次表明，荧光磁性纳米粒子标记的骨髓基质干细胞能够主动发现体内的胃癌细胞。利用荧光磁性纳米粒子的特性，实现了肿瘤部位的荧光成像与磁共振成像。利用外加磁场，也实现了肿瘤的局部磁热治疗，显著抑制了肿瘤的生长，延长了荷瘤鼠的生存时间。

研究者利用 DiR 近红外荧光染料标记了鼠胚胎干细胞，通过小动物成像系统，观察到 DiR 标记的胚胎干细胞能够主动靶向识别体内的胃癌细胞，实现了体内胃癌细胞的近红外荧光成像。也证明了 CXCR4-CXCL12 轴在靶向体内胃癌过程中发挥了主要作用。他们利用树形分子修饰的磁性纳米粒子，转染了 *Oct*4、*Sox*2、*LIN*28 与 *Nanog* 四种基因进入 293T 细胞，在条件培养基的培养下，成功地制备出人多潜能的干细胞（iPS）。也收集了培养 72h 的 iPS 细胞的培养基，与胃癌细胞 MGC803 细胞共培养。结果表明：胃癌细胞的生长被抑制；iPS 细胞分泌的产物具有抑制胃癌细胞生长的功能。利用荧光磁性纳米粒子标记了人 iPS 细胞，尾静脉注射进入荷瘤裸鼠体内，研究结果表明，人 iPS 细胞逐渐在体内胃癌细胞周围聚集，利用荧光磁性纳米粒子的特性，实现了胃癌细胞的靶向荧光成像与 MRI。在体外磁场作用下，热成像仪测到肿瘤局部温度达到 45℃以上，而重要脏器温度在 38℃，所以，利用外加磁场对体内肿瘤实施磁热治疗，具有一定的安全性。实验表明：利用外加磁场磁热治疗肿瘤 1 个月，治疗组的肿瘤显著小于对照组。研究结果首次表明：荧光磁性纳米粒子标记的人 iPS 细胞，能主动靶向识别体内胃癌细胞，结合外加磁场，能实现体内肿瘤的磁热治疗。利用患者自身的骨髓基质干细胞或胚胎干细胞，或 iPS 细胞，被纳米粒子标记后，既可实现荧光成像，又可实现局部肿瘤治疗，具有临床转化前景。

8. 用于胃癌靶向与同步治疗的 RNA 纳米粒子

崔大祥等设计制备了针对 *BRCAA*1 基因沉默的 RNA 纳米粒子，如图 16-1-5 所示，选择叶酸作为靶向胃癌的分子，选择三条链作为 *BRCAA*1 基因的 siRNA 片段；选择了 pRNA-3WJ 作为载体，制备出 RNA 纳米粒子，如图 16-1-6 所示。结果表明：纳米粒子能主动靶向胃癌，并逐渐在胃癌组织聚集；显著抑制 *BRCAA*1 基因与蛋白的表达，抑制胃癌的生长，呈现出显著的治疗效果。这是首次证明 RNA 纳米粒子在活体肿瘤治疗中显现出明显的抑制肿瘤生长的效应。也证明了 RNA 纳米粒子具有很好的生物相容性，能在肿瘤部位高效聚集，有用于靶向治疗的优势。

9. 针对肿瘤微环境反应的整合诊疗一体化纳米探针

针对肿瘤微环境 pH、ROS 与乏氧条件，岳彩霞等设计制备了 pH 敏感的自组装纳米粒子，该探针首先将维生素 E 琥珀酸聚乙二醇酯（TPGS）与 pH 敏感的 TCAD 抗肿瘤药物偶联，形成自组装胶束，继而将 Ce6 装载到胶束中，在到达肿瘤部位后，pH 敏感的部位会断裂释放出抗瘤药物。同时利用光敏剂 Ce6 的近红外荧光成像性能，在

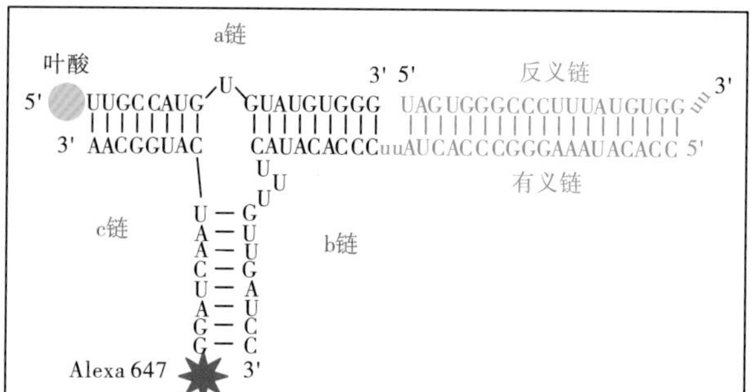

图 16-1-5　RNA 纳米粒子结构

近红外光照下对肿瘤进行光照的同时，同步实现了肿瘤的光动力学治疗。这种兼具靶点化疗及光控靶点光动力学治疗的双重疗法，在对肿瘤进行近红外荧光成像的同时，极大提高了肿瘤的治疗效率，并降低了化疗药物的副反应，有望大大提高肿瘤的治愈率及改善患者的生活质量。

近红外光激发的 ROS 激活的 Ce6-CPT-UCNP 纳米探针，是一种 ROS 敏感的硫醇 linker，将化疗药物喜树碱连接在硫醇 linker 上（缩写为 TL-CPT）；同时以光敏剂 Ce6，TL-CPT 和羧基化的 PEG 对上转换发光纳米粒进行修饰（Ce6-CPT-UCNPs）。以 980nm 激光照射，UCNPs 发射出 645~675nm 荧光，而 Ce6 能吸收 645~675nm 光产生 ROS，ROS 不仅能用于光动力治疗，也能切断 ROS 敏感的硫醇 linker，释放化疗药物 CPT。纳米颗粒也可用于荧光成像。体内成像实验表明此纳米颗粒可用于肺的原位癌成像。体内治疗实验表明：在 980nm 激光的照射下，Ce6-CPT-UCNPs 可用于光动力治疗和化疗的整合治疗。实现了近红外荧光成像与化疗 - 光动力学的整合治疗。

GNS@$CaCO_3$/ICG 探针实现 pH 反应的药物释放，利用 NIR 诱发金纳米星光动力学治疗与 ICG 的光热治疗。针对肿瘤微环境的 MMP2 高表达的肿瘤细胞，通过 cy5 修饰的 MMP2 肽与喜树碱、视黄酸自组装的纳米药物，可实现体内肿瘤的靶向递送与化疗。线粒体靶向的 NIR 诱发的热敏脂质体可实现光热、光动力与化疗的整合治疗。

宋华等合成了羧基功能化的 Pluronic P123 嵌段共聚物，把缺氧诱导因子 HIF1-α 抗体连接到制备的嵌段共聚物上，利用疏水基团与紫杉醇药物自组装，形成了 HIF1-α 抗体连接的紫杉醇纳米靶向胶束，通过细胞与动物模型，证实了此胶束能够实现紫杉醇的高效靶向递送与治疗。

随着个体化整合治疗理念的普及，现代纳米医学更加关注肿瘤异质性和适合患者的个体化整合治疗方案。纳米诊疗制剂在这方面有其独特的优势，具有很好的应用前景。但是更重要的是研究者要打破传统观念，寻找更加高效的治疗方法。比如，物理集成的诊断和治疗纳米颗粒在一些应用上有一定优势。除了递送传统化疗药物，也可以利用纳米载体递送免疫制剂。免疫治疗可以诱导持久的和全身的抗瘤免疫反应，尤其对转移性

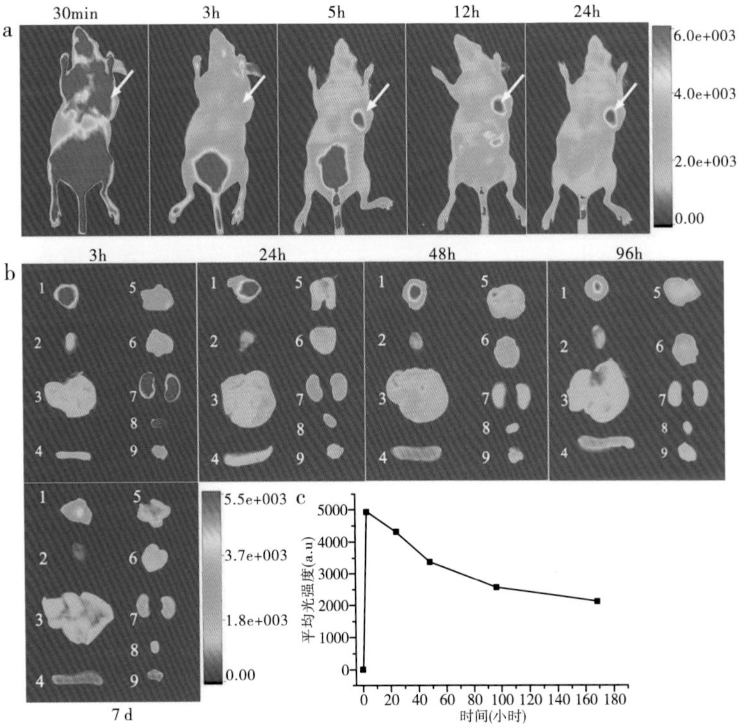

图 16-1-6　RNA 纳米粒子靶向胃癌荧光图

肿瘤有很好的效果。很多免疫治疗制剂可以有效递送到靶组织，提高疗效，降低副作用。虽然纳米诊疗制剂有很大潜力，但在临床转化过程中仍有很多困难。应该深刻理解纳米颗粒与肿瘤之间的相互作用、诊断与治疗之间的整合，更多地关注纳米制剂的工业化生产、长期毒性、监管方案。这样，才能实现有效的个体化整合治疗。

（四）抗瘤纳米药物的研究

随着整合纳米肿瘤学的不断发展，抗瘤纳米药物的研发也取得了突破性进展，迄今已有43个纳米药物用于肿瘤的临床治疗（表16-1-1），并取得了良好的治疗效果。如紫杉醇酯质体、阿霉素脂质体、鸭胆子油乳剂及伊立替康脂质体等。全球生物医药正在进入纳米科技时代。纳米药物在肿瘤治疗中具有一定的优势，它能够提高药物的肿瘤靶向性，提高药物的稳定性，改善药物的动力学行为，提高生物利用度以及降低药物的毒副作用等，通过构建具有pH响应性、酶响应性、还原响应性及外界光、热、磁等刺激响应性纳米载药系统，还能达到精确控制药物释放的目的。此外，纳米药物还可包载多种成像、诊断和治疗药物，实现药物的共输送、共定位，实现多功能多疗法整合应用。目前，抗瘤纳米药物研究主要集中在靶向输送药物，调节肿瘤微环境，肿瘤基因疗法及肿瘤免疫治疗等方面。

1. 纳米药物的肿瘤靶向递送

化疗药物的发现为肿瘤的临床治疗做出了巨大贡献，但化疗药物的毒副作用也给肿瘤的治疗带来挑战。基于纳米技术的药物递送系统在靶向递送抗瘤药物方面具有独特的优势。肿瘤组织存在高渗透性和滞留效应（EPR效应），纳米药物能够通过EPR效应被动靶向至肿瘤部位。主动靶向是利用靶向分子对特定细胞、组织等的亲和性实现纳米药物对肿瘤的靶向递送，常用的靶向基团包括抗体及其片段、靶向肽、穿膜肽、适配体、整合素及其配体等。

随着国内外学者对新型纳米载体靶向系统的深入研究，开发了一系列新型主动靶向纳米载药系统，其中，以脂蛋白、白蛋白和细胞膜等为代表的仿生纳米药物因其靶向性高、生物相容性好已成为研究热点。Gao等构建的脂蛋白仿生纳米药物包载转录激活因子5的siRNA能够穿透血脑屏障，靶向胶质母细胞瘤，下调转录激活因子5的表达，促进胶质母细胞瘤的凋亡。Zhan等通过短的无毒肽Aβ25-35修饰脂质体与载脂蛋白的脂质结合结构域的特异性相互作用来暴露载脂蛋白的受体结合结构域，这样可以实现脑靶向递送。人血白蛋白可与血管内皮细胞表面的受体gp60结合，介导药物进行跨膜转运，增加了药物在肿瘤细胞内的蓄积。Zhao等分别将光敏剂二氢卟吩e6（Ce6）和奥沙利铂连接到人血白蛋白，并通过乏氧敏感的偶氮苯基将二者偶联为100~150nm的纳米载药系统（HCHOA）。HCHOA靶向至肿瘤部位，在乏氧肿瘤微环境作用HCHPOA下迅速分解为直径小于10nm的纳米粒，显著增强肿瘤深部渗透，实现了光动力疗法和化疗药物的协同抗瘤功效。

近5年来，基于细胞膜的仿生纳米系统在靶向递送药物至肿瘤部位方面取得了一系列进展。常用的细胞膜载体研究主要集中于红细胞膜、间充质干细胞、单核/巨噬细胞和肿瘤细胞膜等。红细胞膜修饰的纳米系统具有延长循环功能，可通过EPR效应蓄积至肿瘤部位，在红细胞膜表面修饰肿瘤靶向基团可进一步提高药物递送效率（图16-1-7）。Cai等制备了PLGA包载光敏剂ICG的内核，并提取MCF-7细胞的细胞膜，成功制备了肿瘤细胞膜包覆的仿生纳米载药系统（ICNPs）。ICNPs具有同源靶向肿瘤细胞、光热响应性和荧光/光声成像特性，实现了高空间分辨率和深度穿透及实时监测体内动态分布，同时结合光热疗法提高肿瘤治疗效果。Jiang等开发了巨噬细胞膜包被的肿瘤微环境响应性释放的靶向纳米递释系统，巨噬细胞膜可通过细胞外微环境刺激脱落，内核被肿瘤细胞摄取后，在胞内pH条件下迅速释放药物，提高了抗瘤治疗效果。Lu和Zhang等共同报道了一种基于配体修饰的细胞膜技术包覆药物纳米晶的靶向药物递送系统。通过利用亲和素-生物素间相互作用的插入方法，将靶向肽修饰在红细胞膜表面，经肿瘤靶向肽c（RGDyK）修饰后，对小鼠的皮下移植瘤和原位脑胶质瘤均能实现较好的药物靶向蓄积和治疗效果。

表 16-1-1 全球上市的纳米药物及其适应证

药品名	适应证	上市国家	上市时间
AmBisome	全身性真菌感染	美国	1997
DaunoXome	波氏肉瘤	美国	1996
DepoCyt	恶性淋巴瘤脑膜	美国	1999
DepoDur	慢性疼痛	美国	2004
Doxil	艾滋病、多发性骨髓瘤、卵巢瘤	美国	1995
Inflexal	流感	瑞士	1997
Marobo	急性淋巴细胞白血病	美国	2012
Mepact	骨肉瘤	欧洲	2009
Meocet	转移性乳腺癌	欧洲	2000
Visudyne	黄斑变性	美国	2000
Abelcet	系统性真菌感染	美国	1995
Amphotec	系统性真菌感染	美国	1996
Trior	高胆固醇血症、高甘油三酯血症	美国	2004
Triglide	高胆固醇血症、高甘油三酯血症	美国	2004
Copaxone	多发性硬化症	美国	2014
Eligard	前列腺癌	美国	2002
Genexol	转移性乳腺癌、胰腺癌	韩国	2001
Opaxio	恶性胶质硫瘤	美国	2012
Renzgel	高磷血症	美国	2000
Zinostation stimalamer	肝癌	日本	1994
Kadcyla	转移性乳腺癌	美国	2013
Ontak	T 细胞淋巴瘤	美国	2006
Adagen	腺苷脱氨酶缺乏症	美国	1990
Cimzia	克罗恩病、类风湿性关节炎	美国	2008
Neulasta	发热性嗜中性白细胞减少症、恶性血液病	美国	2002
Oncaspar	急性淋巴细胞白血病	美国	1994
Pegasy	乙型和丙型肝炎	美国	2002
Peglntron	丙型肝炎	美国	2001
Somavert	肢端肥大症	美国	2003
Macugen	黄斑变性	美国	2004
Mircara	慢性肾功能衰竭	美国	2007
Emend	止吐剂	美国	2003
Megace ES	厌食、恶病质	美国	2005
Rapamune	免疫抑制剂	美国	2002
Feridex	肝脏和脾脏病变 MRI	美国	1996/2008
Feraheme	缺铁性贫血慢性肾脏疾病	美国	2009
NonoTherm	胶质母细胞硫、前列腺癌和胰腺癌	欧洲	2013
Gendicine	肿瘤	中国	2003
Rexin-G	实体瘤	菲律宾	2007
Diprivan	镇静、催眠、麻醉	美国	1989
Estrasorb	更年期激素替代疗法	美国	2003
Fungizone	系统真菌感染	美国	1966
Tricor	高胆固醇血症、高甘油三酯血症	美国	2004
Abraxane	转移性乳腺癌、非小细胞肺癌	美国	2005

AmBisome: 安必素；DaunoXome: 枸橼酸柔红霉素脂质体；DepoCyt: 脂质体阿糖胞苷注射剂；DepoDur: 吗啡硫酸盐延时释放脂质体注射剂；Doxil: 长循环阿霉素脂质体；Inflexal: 流感疫苗 Inflexal；Marqibo: 硫酸长春新碱脂质体注射液；Visudyne: 维速达尔；Abelcet: 两性霉素 B 脂质复合物；Amphotec: 安浮特克；Adagen: 聚乙二醇偶联的腺苷脱氨酶；Cimzia: 赛妥珠单抗；Neulasta: 培非格司亭（聚乙二醇化重组人粒细胞刺激因子）；Oncaspar: 培加帕酶；Pegasy: 培基化干扰素 ct-2a 注射剂；Peglntron: 佩乐能（聚乙二醇化干扰素 α-2b）；Somavert: 培维索孟冻干粉注射剂；Macugen: 哌加他尼钠；Mircera: 连续性红细胞生成素受体拮抗剂；Emend: 阿瑞匹坦胶囊；Megace ES: 醋酸孕甾酮口服混悬液；Rapamune: 西罗莫司；Tricor: 非诺贝特；Triglide: 非诺贝特 IDD-P；Copaxone: 醋酸格拉替雷注射剂；Eligard: 醋酸亮丙瑞林；Genexol: 注射用胶束化紫杉醇；Opaxio: 聚谷氨酸衍生化的紫杉醇前药；Renagel: 盐酸司维拉姆片；Zinostatin stimalamer: 净司他丁斯酯；Kadcyla: 恩美曲妥珠单抗（赫赛莱）；Ontak: 地尼白介素；Feridex: 超顺磁氧化铁注射液（菲立磁）；Feraheme: NanoTherm: 氧化铁纳米药物；Gendicine: “重组腺病毒-p53 抗癌注射液”（注册商标名：“今又生”）；Rexin-G: 一种嵌合逆转录病毒载体；Diprivan: 丙泊酚；Estrasorb: 雌二醇外用乳剂；Fungizone: 两性霉素 B；Tricor: 非诺贝特（Fenofibrate）新片剂；Abraxane: 注射用混悬液（紫杉醇，白蛋白结合型）

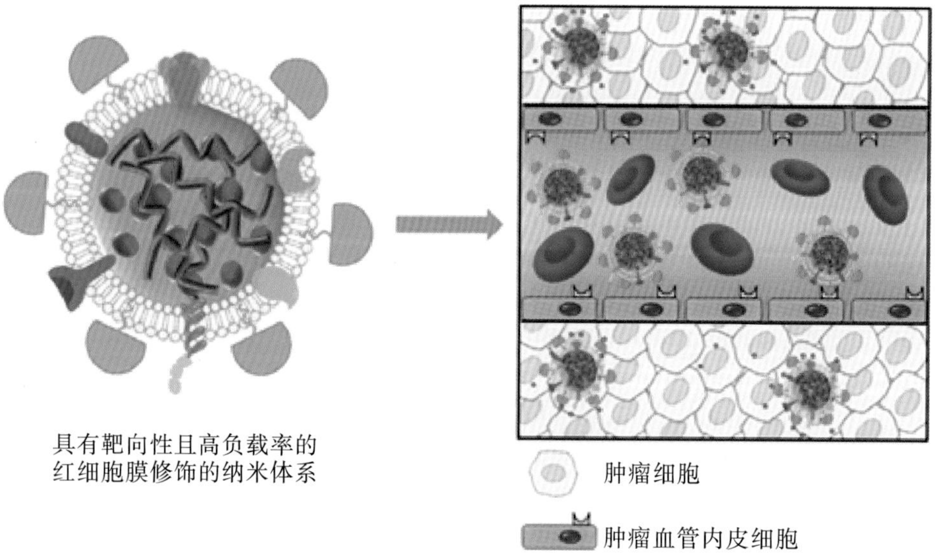

图 16-1-7 c（RGDyK）靶向肽修饰的红细胞膜包覆的纳米晶药物递送系统

2. 纳米药物调节肿瘤微环境

肿瘤微环境是由肿瘤细胞、巨噬细胞、树突状细胞、成纤维细胞、T 细胞、B 细胞、髓样抑制性细胞以及细胞外基质、细胞因子、蛋白酶血管和淋巴管等共同构成的复杂环境，具有组织缺氧、微酸性、血管异常生成、高还原性等与正常组织不同的特点，肿瘤可通过多种机制逃避免疫系统的识别和攻击从而实现肿瘤的生长和转移。因此，调节肿瘤微环境成为肿瘤治疗的研究热点。目前，应用纳米技术靶向肿瘤微环境主要集中在调节肿瘤乏氧微环境和肿瘤相关巨噬细胞等。

肿瘤的乏氧微环境抑制相关免疫细胞的抗瘤活性，促进肿瘤细胞增殖、侵袭和转移等的发生。针对肿瘤部位的乏氧微环境，运用纳米技术靶向并调控肿瘤乏氧微环境，提高肿瘤部位氧含量，已成为肿瘤治疗新兴的靶点和策略。Liu 等合成透黏膜递送载体氟化壳聚糖，与内消旋四（4- 羧苯基）卟啉偶联的过氧化氢酶组装的纳米粒（图 16-1-8），通过过氧化氢酶催化肿瘤内源 H_2O_2 缓解肿瘤组织乏氧微环境。Zhao 等开发的氟烷链功能化的中空介孔二氧化硅纳米载体可同时输送声敏剂和氧气，PANC-1 胰腺癌模型中能够有效输送氧气至肿瘤乏氧部位，缓解了乏氧微环境。

肿瘤相关巨噬细胞（TAM）促进肿瘤的产生和增殖，提高肿瘤细胞的侵袭和转移能力，协助血管生成，促进肿瘤转移细胞在远处组织的种植，促进肿瘤的转移。因此，肿瘤相关巨噬细胞成为抑制肿瘤增殖和转移的关键靶点。Huang 等针对结肠癌细胞和 M2 型 TAM 高度表达富含半胱氨酸酸性分泌蛋白（SPARC 蛋白）和甘露糖受体，制备的甘露糖化白蛋白纳米粒实现对结肠癌细胞和 TAM 的双重靶向，上调肿瘤细胞内 ROS 水平，增强肿瘤细胞凋亡，抑制肿瘤新生血管的生成，逆转 M2 型 TAM，抑制耐药结肠癌细胞的增殖。Zhang 等构建了基于清道夫受体 B1 型靶向肽（SR-B1）和 M2 巨噬细胞结合肽的双靶向纳米粒，通过包载抗 CSF 的小干扰 RNA，特异性阻断肿瘤相关巨噬细胞的生存信号，显著消除 M2 样 TAM，减少黑色素瘤的生长。Chen 等构建的新型纳米载药系统将 M2 型肿瘤相关巨噬细胞重编程逆转为 M1 型巨噬细胞（图 16-1-9），同时抑制溶酶体质子泵和蛋白水解活性，通过促进肿瘤相关抗原在细胞质中的释放来增强 TAM 的抗原呈递和 T 细胞功能，从而清除肿瘤、抑制转移并预防其复发。

3. 基于纳米药物的肿瘤基因疗法

肿瘤基因治疗通过输送相关基因片段至肿瘤细胞内，为肿瘤治疗提供新的方法。“今又生”（Gendicine）利用腺病毒和抑癌基因人 *p53* 基因重组，是世界上首个被批准上市的基因治疗药物。随着 CRISPR/Cas9 基因编辑工具的出现，为肿瘤基因药物的治疗带来新的契机。自 2016 年四川华西医院开展首个 CRISPR/Cas9 用于肿瘤治疗的临床实验，已有多个基于 CRISPR/Cas9 技术的肿瘤基因疗法进入临床实验。常用的基因药物载体为病毒类载体和非病毒类载体两大类。病毒类载体以腺病毒类载体为主，转染效率高，但存在潜在免疫原性、细胞毒性和基因重组的风险，非病毒类载体在实现递送基因药物的同时，避免了病毒类载体的潜在风险。

基于纳米技术的基因疗法在肿瘤治疗中具有明显的优势。基因药物容易受到蛋白酶等的降解，纳米药物可以保护基因在到达靶细胞前不被降解，在实现递送基因药物的同时，避免了病毒类载体的潜在风险，具有良好的生物安全性。随着纳米技术的发展，越来越多的新型、高效纳米基因载体应用于肿瘤治疗的研究中。Sahay 等制备

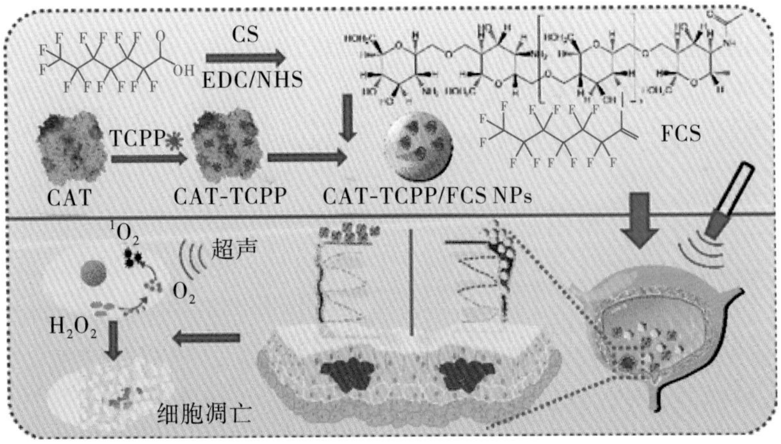

图 16-1-8　基于过氧化氢酶的氟化壳聚糖纳米粒缓解肿瘤乏氧微环境，提高肿瘤超声治疗疗效

CAT：过氧化氢酶；TCPP：内消旋四（4- 羧苯基）卟啉；CAT-TCPP：过氧化氢酶和内消旋四（4- 羧苯基）卟啉的复合物；CS：壳聚糖；FCS：氟化壳聚糖；CAT−TCPP/FCS：过氧化氢酶、内消旋四（4- 羧苯基）卟啉和氟化壳聚糖的复合物；H_2O_2：过氧化氢

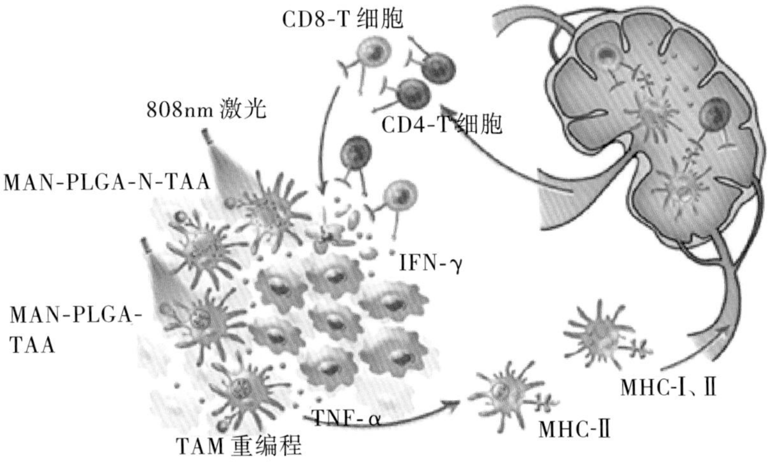

图 16-1-9　纳米药物重编程逆转 M2 型肿瘤相关巨噬细胞

MAN-PLGA-N-TAA：甘露糖 − 聚乳酸 / 羟基乙酸共聚物 − 碳酸氢铵 − 肿瘤抗原复合物；MAN-PLGA-TAA：甘露糖 − 聚乳酸 / 羟基乙酸共聚物 − 肿瘤抗原复合物；TNF-α：肿瘤坏死因子 −α；IFN-γ：γ 干扰素；MHC- Ⅰ：主要组织相容性复合体 Ⅰ；MHC- Ⅱ：主要组织相容性复合体 Ⅱ

了包含 C-24 烷基植物甾醇的脂质纳米粒，该纳米粒呈多面体状，具有更优秀的细胞摄取和保留能力，可作为 mRNA 的运输载体。Guo 等通过纳米技术改变箭头状 RNA 的方向来控制细胞外囊泡膜上的配体，通过控制细胞外囊泡上锚定的核酸适配体或叶酸实现对细胞靶向输送，在前列腺癌异种移植瘤模型、原位乳腺癌模型和患者来源的结直肠癌异种移植瘤模型中均显示了良好的基因输送能力和抑制肿瘤生长的能力。Song 等基于上转换纳米粒设计了 CRISPR-Cas9 的近红外光响应纳米载体（图 16-1-10），上转换纳米粒作为“纳米能量转换器”，将近红外光转换成局部紫外光，裂解光敏剂，从而精准释放 Cas9-sgRNA，通过外源控制的方法为深部组织中的靶向基因编辑和肿瘤治疗提供了巨大潜力。

4. 纳米药物介导的肿瘤免疫治疗

肿瘤的免疫疗法已经成为肿瘤治疗的重要策略之一，在阻止肿瘤生长、复发和转移方面具有良好效果。目前，免疫检查点抑制剂（PD-1/PD-L1 单抗、CTLA-4 单抗等单抗类药物），以 Kymriah 为代表的嵌合抗原受体 T 细胞，以及以 Sipuleucel-T 为代表的自体细胞肿瘤疫苗在临床上获得应用并取得了一定效果。肿瘤免疫疗法为肿瘤治疗领域带来新的革命，但是由于肿瘤免疫疗法普遍存在肿瘤部位蓄积量低、患者响应率低等缺点，同时由于肿瘤细胞所处的肿瘤微环境可以通过多种机制逃避免疫系统的识别，从而导致肿瘤免疫疗法的失败。因此，常规的肿瘤免疫疗法不能完全满足临床需求，寻找高效、低毒的新型肿瘤免疫疗法仍是亟须解决的重大问题。

随着纳米药物的快速发展，纳米载药系统被广泛用于肿瘤免疫治疗的研究中，并取得了一定进展。Li 等采用可酸活化的阳离子胶束共输送光敏剂（PS）和小分子干扰 RNA（siRNA），通过抑制肿瘤细胞的 PD-L1 的表达，增强光动力疗法诱导的肿瘤免疫疗法，在 B16-F10 黑色素瘤异种移植肿瘤模型中显示显著增强的抑制肿瘤生长和远处转移的功效。Liu 等构建了甘露糖修饰的肿瘤疫苗，

采用聚合物材料 PLGA 包载 Toll 样受体 -7 激动剂咪喹莫特，外层包覆肿瘤细胞膜作为抗原，这样能够促进抗原呈递细胞的成熟化，增强肿瘤免疫效应的产生。Zhou 等构建了包载奥沙利铂前药和 PEG 化光敏剂的纳米系统（图 16-1-11），能够特异性蓄积至肿瘤并深部穿透至肿瘤内部，在肿瘤微酸环境和酶响应下快速释放药物，诱导肿瘤细胞免疫原性细胞死亡，与 CD47 阻断剂的联用进一步促进树突状细胞成熟，促进 DC 细胞呈递抗原，有效抑制原发性和继发性肿瘤生长，抑制肿瘤转移并防止肿瘤复发。

单一的肿瘤免疫疗法响应率低，免疫激活能力不足，在临床研究和应用中仍有其局限性。因此，

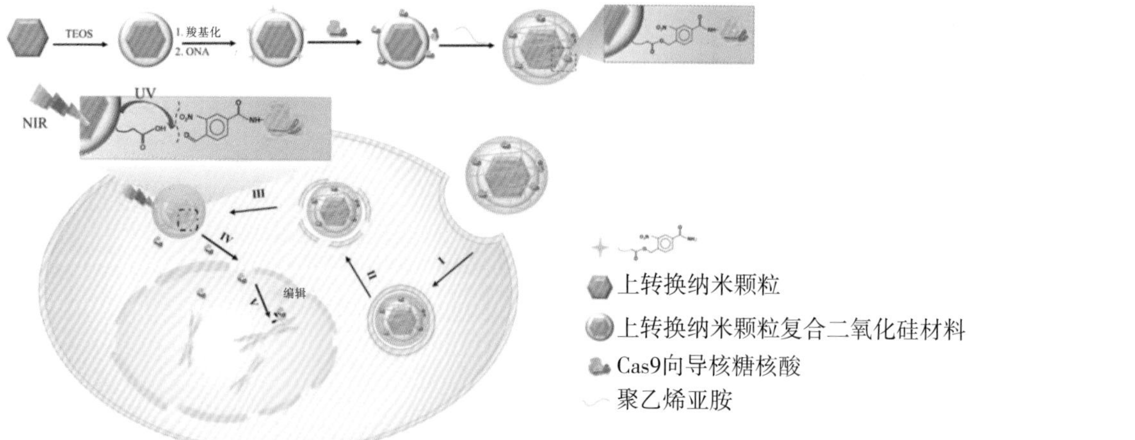

图 16-1-10 近红外光控制的响应性释放 Cas9-sgRNA 上转换纳米载体

UCNPs：上转换纳米颗粒；TEOS：正硅酸乙酯；NIR：近红外光；ONA：4-（羟甲基）-3- 硝基苯甲酸；UV：紫外；$UCNPs@SiO_2$：上转换纳米颗粒复合二氧化硅材料；Cas9-sgRNA：Cas9 向导核糖核酸；PEI：聚乙烯亚胺

基于光动力、光热、放疗等多种手段相整合的肿瘤免疫疗法成为研究重点。Cai 等将人血白蛋白通过分子间二硫键与血红蛋白杂交，制备出一种装载光敏剂 Ce6 的杂化蛋白氧纳米载体用于肿瘤的光动力疗法，该方法可提高三阴性乳腺癌免疫治疗效果。该纳米粒可提高 $CD8^+$T 细胞在肿瘤中的浸润，提高 PDT 诱导免疫原性细胞死亡，激活体内的树突状细胞、T 淋巴细胞和自然杀伤细胞，抑制原发肿瘤增殖并有效抑制远处肿瘤和肺转移。Dong 等开发了协同光疗和化疗的多功能纳米平台增强肿瘤免疫疗法，化疗药物促进 CTL 浸润，并促进 M1 型巨噬细胞极化，联合皮下注射 PD-L1 抗体进一步增强抗瘤疗效。Wang 等构建了基于 PD-L1 免疫检查点抗体（αPD-L1）的抗体药物递送系统共输送光敏剂分子 ICG 和 αPD-L1（图 16-1-12），该系统增加抗体纳米粒的瘤内蓄积并延长滞留时间，实现 αPD-L1 抗体在肿瘤的缓慢释放，协同 ICG 的光动力效应诱导肿瘤部位炎症反应，提高肿瘤免疫原性，促进细胞毒性 T 淋巴细胞瘤内浸润。

放疗可以增强对“冷”肿瘤的免疫识别，从而导致多样化的抗肿瘤 T 细胞反应，Morris 等开发了一种细菌膜包被的 PC7A/CpG 复合内核，结合放疗增强肿瘤的免疫识别，提高在树突状细胞中的摄取，激活树突状细胞和效应 T 细胞。

美国学者研发的 BXQ-350（人体天然表达的蛋白质——激活蛋白 C 与脂肪分子 DOPS 形成的纳米气泡组成）已经进入 I 期临床试验。这是一

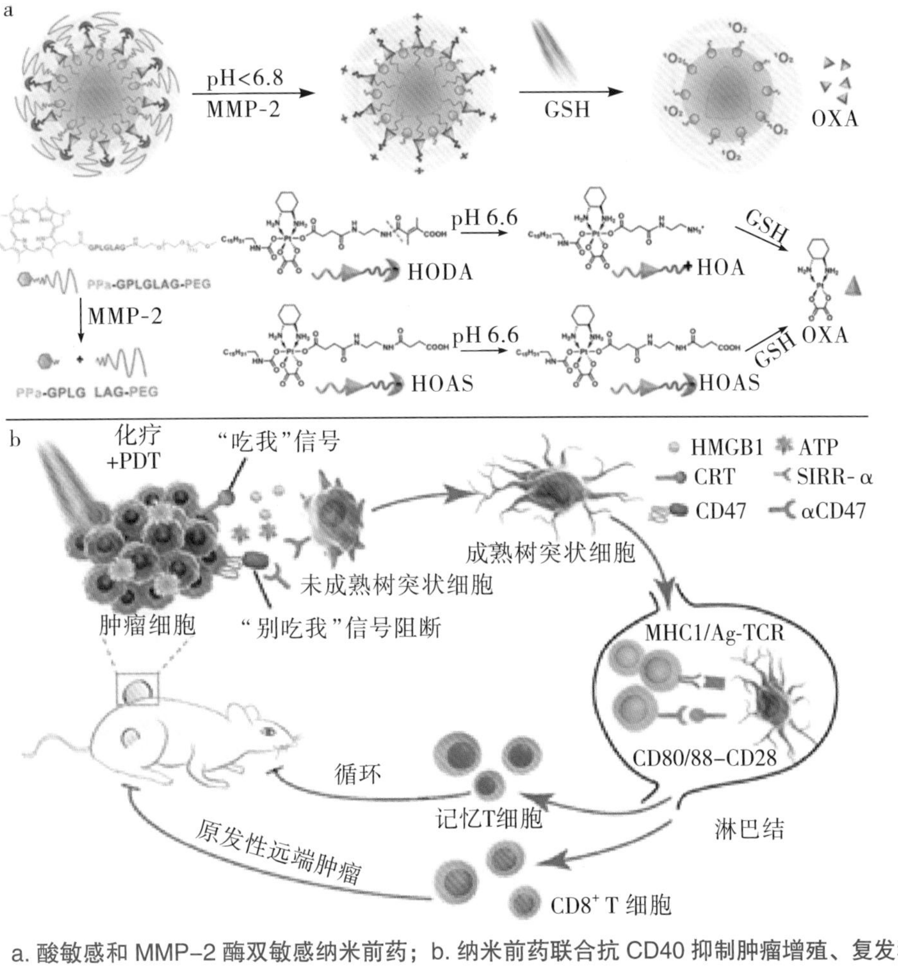

图 16-1-11 a. 酸敏感和 MMP-2 酶双敏感纳米前药；b. 纳米前药联合抗 CD40 抑制肿瘤增殖、复发和远端转移

MMP-2：基质金属蛋白酶 2；GSH：谷胱甘肽；OXA：奥沙利铂；PPa：脱镁叶绿酸 a；GPLGLAG：GPLGLAG 多肽；PEG：聚乙二醇；HOA：十六烷基－奥沙利铂二亚乙基胺；PDT：光动力治疗；HMGB1：高迁移率族蛋白 B1；CRT：钙网蛋白；CD47：整合素相关蛋白；ATP：腺嘌呤核苷三磷酸；SIRR-α：信号调节蛋白 α；αCD47：CD47 抗体

种可以选择性靶向癌细胞并杀伤癌细胞的治疗药物，同时不会对周围健康组织产生影响，而且还能穿过血脑屏障，在治疗恶性脑瘤方面疗效显著。

放疗是利用放射线治疗肿瘤的一种局部治疗方法，目前已成为临床上最常用、最有效的恶性肿瘤治疗手段之一。但放疗仍存在辐射剂量高、对健康组织副作用大，特别是肿瘤细胞放射抵抗性强等缺点。随着纳米医学的发展，具有良好生物相容性和安全性的多功能纳米材料在肿瘤放疗应用中已受到广泛关注并展现出良好潜力。将其作为放疗增敏剂或放疗增敏剂载体引入肿瘤放疗，有可能克服目前制约肿瘤放疗的诸多难题，为推动放射治疗的进一步发展提供新机遇。

理想的放疗增敏剂应具备以下要求：首先，放疗增敏剂应具有良好的生物相容性和安全性，以保证增敏剂能进入肿瘤组织并对健康组织和正常细胞无毒或毒性作用很小；其次，放疗增敏剂应具有合适时长的生物半排期，以保证增敏剂和药物在体内的有效浓度；再次，由于肿瘤区域的微环境与正常组织有差异，需要增敏剂可以特异性、靶向性的增敏肿瘤细胞，特别是能够针对乏氧肿瘤细胞，而对正常细胞增敏作用小甚至无增敏作用；最后，在脑肿瘤中要易于通过血脑屏障。

常用的增敏纳米材料有金、银、铂等贵金属纳米材料；含钆、铪、钽、钨、铋等重金属元素的纳米材料；铁氧体类纳米材料；半导体纳米材料等。2017 年喻学锋研究团队通过整合金纳米棒的放射增敏特性和硒纳米颗粒的抗瘤活性，设计出核壳结构的金 / 硒纳米复合体系，并将表面修饰双靶向分子作为一种新型的纳米放疗增敏剂，实现肿瘤靶向的整合放化疗法。该纳米复合体系表现出显著的肿瘤靶向能力、良好的生物安全、高效的放疗增敏和显著的抗瘤效果。法国 HTherAguix 公司开发的 AGuIX 已进入脑转移瘤的临床试验。但纳米增敏剂的研究仍处于起步阶段，既充满希望又有很多问题亟待解决。

总之，化疗、放疗等手段在肿瘤的临床治疗中得到广泛应用，但常规化疗和放疗等手段具有严重的毒副作用，容易引起肿瘤的复发和转移，导致临床治疗的失败。单抗、免疫检查点抑制剂、肿瘤疫苗等新兴肿瘤免疫疗法也面临着药物输送效率低、患者响应性差等巨大挑战。纳米药物能够靶向输送药物至肿瘤部位，提高疗效，已成为抗瘤药物研究热点。新型纳米药物的研究和开发极大地丰富了肿瘤治疗手段，在靶向输送药物、调节肿瘤微环境、输送基因药物、增强肿瘤免疫治疗等方面具有优势，为肿瘤的治疗提供了新的契机。

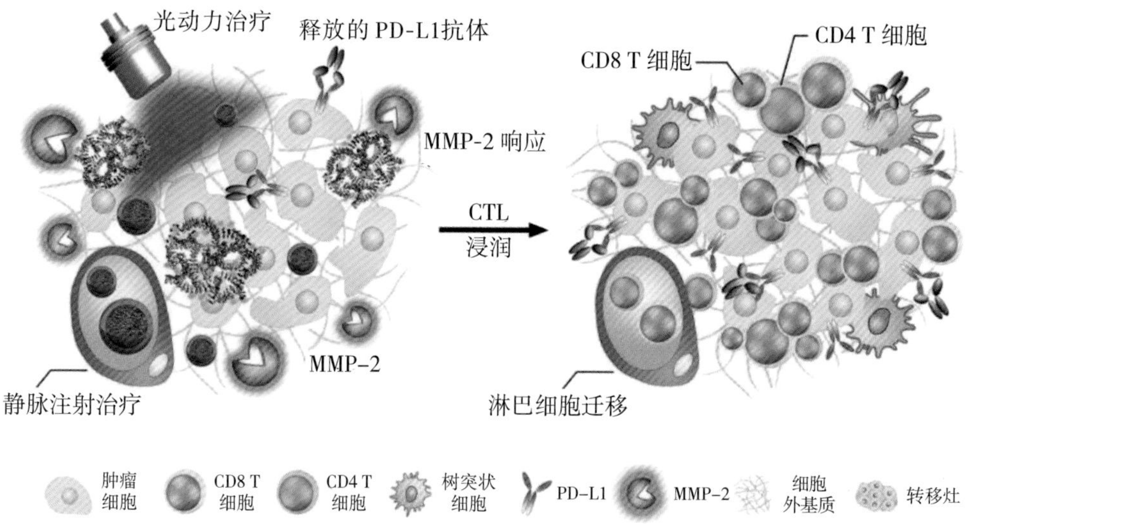

图 16-1-12　PD-L1 免疫检查点抗体协同光动力疗法增强肿瘤免疫原性
PD-L1：程序性死亡受体配体 1；MMP-2：基质金属蛋白酶 2；CTL：细胞毒性 T 淋巴细胞

（五）纳米酶在肿瘤诊疗中的应用研究

2004 年，Scrimin 及其同事共同提出了纳米酶的说法。纳米酶是指一类具有酶学特性的纳米材料。它的催化性质和天然酶很相像，能够在温和条件下催化酶的底物，具有催化效率高，稳定性好，易制备储存等优点。而且，纳米酶的催化性质具有可调控性，可以通过改变纳米材料的大小、形状、结构、组成等定向开发出所需要的纳米酶。最近五年来，纳米酶在肿瘤诊疗中的应用研究取得快速进展。

Shi 课题组在树枝状的介孔硅上修饰葡萄糖氧化酶和四氧化三铁纳米颗粒，构建 GOD-Fe_3O_4@DMSNs 纳米复合酶。GOD 能够催化肿瘤细胞内部的葡萄糖，产生过氧化氢。产生的过氧化氢能够被四氧化三铁氧化生成羟自由基，从而达到氧化治疗的作用（图 16-1-13）。

（六）肿瘤高效纳米递送系统的研究

纳米药物载体控释系统开展最多、最有价值的研究就是用于抗肿瘤药物载体。研究表明，纳米粒子缓释抗瘤药物延长了药物在肿瘤内的存留时间，减缓了肿瘤生长，与游离药物相比，延长了患瘤动物的存活时间。由于肿瘤细胞有较强的吞噬能力，肿瘤组织血管的通透性也较大，所以，静脉途径给予的纳米粒子可在肿瘤内输送，从而可提高疗效，减少给药剂量和毒性反应。

体内和体外实验均证明，把亲脂性免疫调节剂胞壁酰二肽或胞壁酰二肽胆固醇包裹到纳米胶囊中，其抗转移瘤作用比游离态药物更有效。阿霉素 A 的聚氰基丙烯酸异丁酯纳米粒子的体内外抗肝细胞瘤效果均明显优于游离的阿霉素 A。另

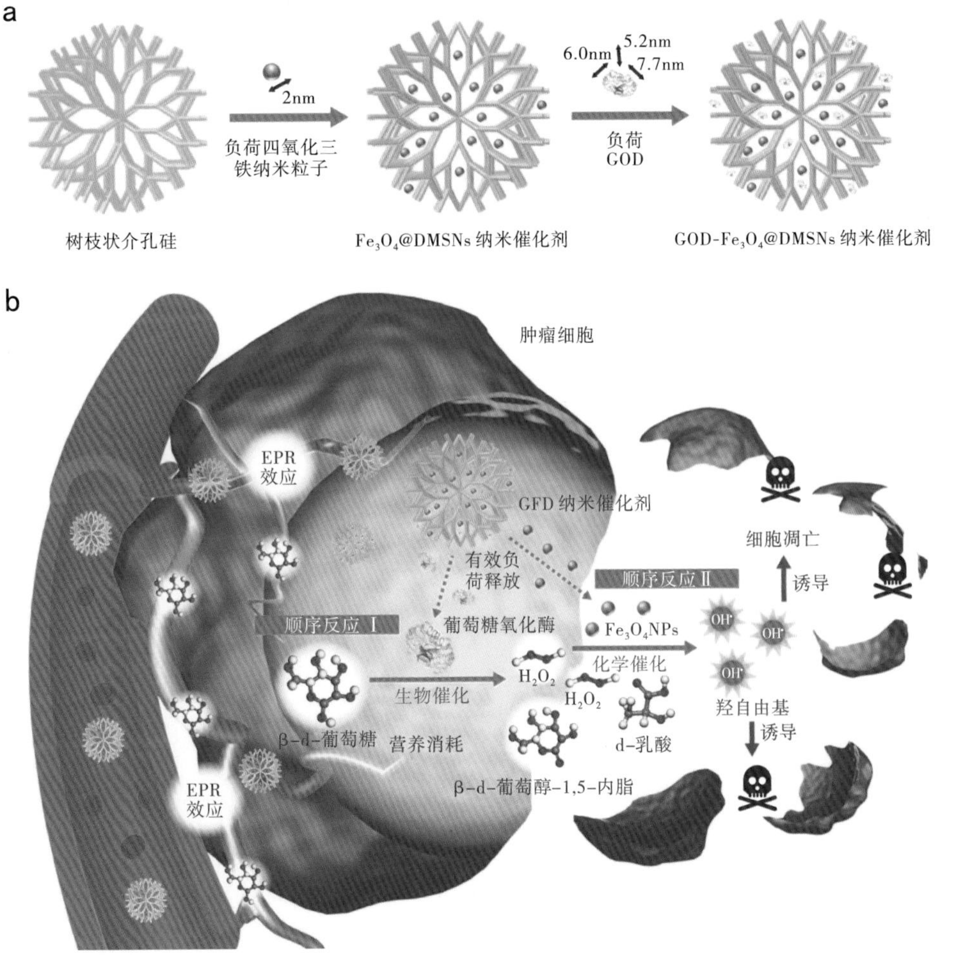

图 16-1-13　GOD-Fe_3O_4@DMSNs 纳米复合酶用于肿瘤的氧化治疗

Fe_3O_4 NPs：四氧化三铁纳米粒子；GOD：葡萄糖氧化酶；GFD：葡萄糖和四氧化三铁；EPR：高通透性和滞留

外，吸附于聚氰基丙烯酸烷基酯纳米粒子上的寡核苷酸已被证实提高了其核酸酶的稳定性，并形成了更理想的细胞定位。

通过对纳米粒子的修饰，可以增强其对肿瘤组织的靶向特异性。如把抗肿瘤药ZnPcF16QN包裹到聚乳酸（PLA）纳米粒子和聚乙二醇（PEG）修饰的PLA纳米粒子，给小鼠静脉注射后，发现前者的血液浓度较低，因为PEG修饰的纳米粒子能减少网状内皮系统的摄取，同时增加肿瘤组织的摄取。有研究者把较新的抗癌药紫杉醇包裹在聚乙烯吡咯烷酮纳米粒子中，体内实验以荷瘤小鼠肿瘤体积的缩小和存活时间的程度来评价药效。结果表明，含紫杉醇的纳米粒子比同浓度游离的紫杉醇疗效明显增加。有人采用动态法观察阿霉素磁粒子在兔体内的磁靶向定位结果，发现阿霉素具有超顺磁性特性，在给药部位近端和远端磁区均能产生放射性富集，富集强度为给药量的60%~65%，同时其在脏器的分布显著减少，证实了阿霉素具有较强的磁靶向定位功能。2017年，Stegh和Mirkin通过联合研究证明由多个短片段的RNA密集地排列在球形聚合物脂质纳米颗粒表面所构成的抗癌药物可以改变肿瘤细胞的遗传组成成分并且减缓肿瘤细胞分裂的能力，目前已经获得FDA批准，并且作为一种试验性新药正处于多形性胶质母细胞瘤的早期临床试验中。上海交通大学高小玲研究员通过构建内核包载siRNA的重组高密度脂蛋白纳米载体，将RNAi药物安全递送入脑，并借助Ras激活的肿瘤细胞依赖于巨胞饮“营养蛋白”维持生长和生存的特征，高效靶向Ras激活依赖型脑胶质母细胞瘤，实现精准靶向治疗。

肿瘤高效率递送系统必须符合安全、有效、可控的原则；RNA纳米递送系统具有良好的生物相容性，通过设计与可控的制备，可开发出高效率的肿瘤治疗药物递送系统。目前研究表明，RNA纳米药物能够靶向肿瘤，而不在肝脾等部位聚集，呈现出显著优势。例如：崔大祥等设计制备了针对BRCAA1基因沉默的RNA纳米粒子，选择叶酸作为靶向胃癌的分子，三条链作为*BRCAA1*基因的siRNA片段，pRNA-3WJ作为载体，制备出RNA纳米粒子。结果表明：能主动靶向胃癌，并逐渐在胃癌组织聚集；显著抑制*BRCAA1*基因与蛋白的表达，抑制胃癌的生长，呈现显著的治疗效果。也证明了RNA纳米粒子具有很好的生物相容性，是一种高效的递送载体。

DNA具有很好的生物相容性，通过精确设计与制备，可制备出DNA纳米机器，可用于肿瘤的靶向成像与治疗，具有明显的优势。

目前，针对肿瘤微环境的系列药物递送系统已有很多报道。如崔大祥课题组开发的针对肿瘤微环境pH变化的系列纳米药物递送系统，实现了化疗药物的靶向递送与整合治疗；针对MMP2敏感的纳米药物，实现了化疗药物的高效率递送与整合治疗；针对线粒体的ROS敏感的自组装纳米药物，实现了肿瘤的靶向成像与光动力学治疗；系列自组装基础上的纳米药物递送系统，实现了肿瘤的靶向成像与整合治疗。

利用骨髓基质干细胞、iPS细胞的靶向肿瘤的特性，荷载不同形貌金纳米粒子，实现了肿瘤的光声成像、双光子成像与光动力学治疗。由于自体干细胞具有很好的生物相容性，因此，干细胞基础上的药物递送系统具有较好的安全性。

CT与MRI是对脑肿瘤最理想的辅助检查方式，它们不仅能够准确清晰地显示肿瘤位置，也能为定性诊断提供重要信息。脑肿瘤——特别是恶性胶质瘤、成神经母细胞瘤等侵袭性强，肿瘤与正常组织的边界不清楚，导致肿瘤切除不完全极易复发，所以对肿瘤的边界确定十分重要。因此，研发毒性小、灵敏度高的显影剂势在必行，而纳米粒子由于颗粒的尺寸、与生物分子大小的匹配等特点，可以作为良好的造影剂。近年来，这方面取得较多的研究成果。例如，梁高林教授课题组与中科院强磁场科学中心钟凯研究员课题组合作，发明一种能在化疗肿瘤内“智能”自聚集的磁共振纳米造影剂——四氧化三铁复合纳米粒子，该纳米粒子在凋亡肿瘤细胞内的半胱天冬酶的控制下，智能化地自聚集成大尺寸磁性纳米粒子，可显著增强肿瘤的横向MRI信号。中科院自动化所田捷团队联合国内外专家，研发了一种新型DNA折纸结构载体包裹的纳米金造影剂，结合采用新兴的光声成像技术和光热治疗手段，在乳腺肿瘤的整合诊疗一体化研究方面取得重要进展。2017 年，Gambhir 等报道发明了一种可以进行三模态 MRI- 光声成像 - 拉曼成像的纳米粒子，能够准确地帮助描绘活体小鼠术前和术中脑肿瘤的边缘，这种新的三模态纳米粒子方法有望实现更准确地脑肿瘤成像和切除。通过纳米材料一体化实现整合治疗一体化是脑肿瘤治疗的重要发展方向。

潘碧峰等报道：第 5 代树形分子修饰的磁性纳米粒子能够随带大量反义核酸高效进入胃癌细胞，并且在细胞内释放反义核酸，释放的反义核酸与 mRNA 结合，抑制靶基因翻译成蛋白质，最终抑制肿瘤细胞生长。树形分子修饰的磁性纳米粒子阻止了细胞内源性酶对反义核酸的快速降解，延长了作用时间，增强了反义核酸的治疗疗效。利用磁性纳米粒子特性，结合体外磁场，可实现磁热治疗与细胞核 MRI。利用叶酸或 RGD 修饰树形分子，可实现反义核酸、siRNA 等的靶向递送治疗与同步的细胞内成像。关于树形分子修饰的磁性纳米粒子高效进入肿瘤细胞的机制。结果发现，树形分子能够诱导细胞表面出现瞬间纳米孔，纳米探针可利用此孔快速进入肿瘤细胞，提出了纳米探针进入细胞新机制的假说。此机制也被理论计算的结果所证实，树形分子通过表面正电荷与细胞膜表面的负电荷相互作用，能够瞬间诱导细胞表面出现纳米孔，这个孔很快又被闭合（图 16-1-14）。

总之，基于纳米材料的高效递送系统是一个开发方向，具有临床转化前景。

（七）肿瘤纳米免疫治疗技术的研究

肿瘤免疫疗法是一种针对人体免疫系统而非直接针对肿瘤的疗法，已有百年历史。自 1986 年

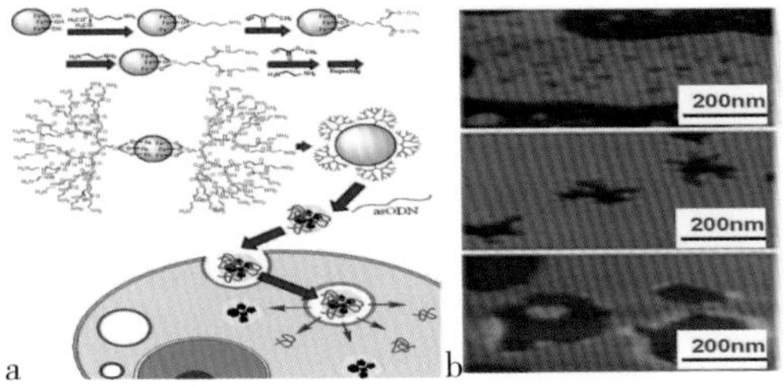

图 16-1-14 a. 原理示意图；b. 诱导细胞膜表面出现纳米孔
asODN: 反义核酸

研究者利用脂质体递送抗原作为肿瘤疫苗开始，人们不断探索运用纳米技术进行抗瘤免疫治疗的策略，纳米技术因其独特的生物学特性在肿瘤免疫治疗中发挥重要作用。

张智红教授课题组开发了一种双靶向 M2 型肿瘤相关巨噬细胞（M2-like TAM）的多肽 - 脂质纳米颗粒（M2NP），并以 M2NP 为载体递送 siRNA，建立了分子靶向的肿瘤免疫治疗新策略。该方法具有生物相容性好、系统性双重靶向运输、特异性剔除 M2-like TAM、高效免疫激活等优点，取得了较好的杀灭肿瘤细胞的效果。

韩国团队通过表面工程让人体蛋白包含 Sirpa 变体（FHSirpa），形成能够拮抗人和小鼠 CD47 的纳米笼，改善 CD47 介导的免疫疗法。Stephan 等利用纳米颗粒携带 T 细胞基因编辑工具，从而对天然的 T 细胞受体进行改造，之后将其与编码“嵌合抗原受体（CAR）”的基因联合使用，从而使改造后的T细胞能够靶向肿瘤细胞发起攻击，取得很好的效果。

细胞因子诱导的杀伤细胞（cytokine-induced killer，CIK），是将人外周血单个核细胞在体外用多种细胞因子（如抗 CD3 单抗、IL-2 和 IFN-γ 等）共同培养一段时间后获得的一群异质细胞。由于该种细胞同时表达 $CD3^+$ 和 $CD56^+$ 两种膜蛋白分子，故又被称为 NK 细胞样 T 淋巴细胞，兼具有 T 淋巴细胞强大的抗瘤活性和 NK 细胞的非 MHC 限制性杀瘤优点。崔大祥课题组报告了一种新方法来组装金纳米团簇（GNCs）成稳定的单分散纳米颗粒（NPs）负载氯 Ce6 分子。GNCs-Ce6 NPs 的荧光强度约为 GNCs 的 4.5 倍。将制备好的 GNCs-Ce6 NPs 与 CD3 抗体（Ab）偶联，进一步标记 CIK 细胞，构建 CIK 细胞给药系统（Ce-6GNCs-Ab-CIK）。Ce6-GNCs-Ab-CIK 对 MGC-803 荷瘤小鼠具有较高的肿瘤靶向性和良好的治疗效果。这得益于 GNCs-Ce6-Ab NPs 与 CIK 细胞的协同治疗作用。GNCs-Ce6-Ab-CIK 策略可为肿瘤靶向成像和整合治疗提供一个理想的肿瘤免疫治疗平台。

树突状细胞 DC-CIK 治疗肿瘤已被作为第三类治疗技术在临床获得应用。崔大祥课题组利用丝列霉素处理胃癌细胞，阻止胃癌细胞的生长，

然后在 PEG 存在条件下与 DC-CIK 细胞进行融合，制备成胃癌疫苗，采用近红外量子点标记技术，可以看到标记的胃癌疫苗能够主动靶向体内的胃癌组织，经过 30d 的治疗，体内胃癌基本消失。研究表明，近红外量子点标记的疫苗具有靶向成像与免疫治疗胃癌的功能。

刘彬等报道通过向人外周血单个核细胞（PBMCs）来源的 NK 细胞中加载含 Ce6 的碳酸钙包覆金纳米星（GNSs），构建新型的纳米平台 GNS@ $CaCO_3$/Ce6-NK 用于肿瘤靶向治疗。结果表明：GNS@$CaCO_3$/Ce6-NK 细胞高效靶向肿瘤组织，在激光照射下诱导细胞内 ROS 生成，GNSs 表面的 $CaCO_3$ 涂层在细胞摄取过程中表现出明显的 Ce6 传递和保护作用。制备的多功能 GNS@$CaCO_3$/Ce6-NK 细胞具有荧光成像和光声成像的双功能，通过增强光热 / 光动力治疗和免疫治疗，取得很好的杀瘤效果。

金纳米颗粒因其独特的性质，在肿瘤的成像和治疗方面有广泛的应用前景。刘彬等报道了一种新的纳米平台 GNPs@PSS/PDADMAC-siRNA（GNPs-siRNA）的设计和制备，该纳米平台使用聚（4- 苯乙烯磺酸钠）（PSS）和聚（- 二烯丙基二甲基氯化铵）（PDADMAC）对 GNPs 进行连续包覆，以携带小干扰 RNA（siRNA）。程序性死亡配体 1（PD-L1）除了在免疫系统中起重要的检查点基因的作用外，最近还发现其通过内在的信号活动对癌细胞的存活起至关重要的作用。刘彬等成功地将人 PD-L1 siRNA 连接到 GNPs@PSS/PDADMAC 表面，得到了 GNPs-hPD-L1 siRNA 整合纳米平台。实时细胞分析表明，GNPs-hPD-L1 siRNA 具有显著的抑制人肺癌细胞增殖的能力。随后的体外和体内实验证实 GNPs-hPD-L1 siRNA 不仅充当航母 siRNA 载体，而且还抑制 hPD-L1 表达，同时实现了光声（PA）成像和光热治疗，显著抑制人类肺癌细胞的生长。

光动力疗法（PDT）的低效率是由于肿瘤缺氧和肿瘤细胞的适应性免疫抵抗 / 逃避，而目前出现的免疫检查点疗法恢复了固有的免疫能力，但不能直接攻击肿瘤细胞。刘岩磊等报道了一种结合 PDT 和免疫治疗的整合纳米平台，以增强光动力治疗效果，同时抑制肿瘤细胞的抵抗 / 逃避。为了实现这一目标，他们制作了 Mn@$CaCO_3$/ICG 纳米颗粒，并将其装入 PD-L1 靶向 siRNA。结果表明，由于 $CaCO_3$ 对负载的 ICG 和 MnO_2 产生的氧气的保护，在体外观察到的光动力治疗效果增强。体内实验表明，纳米平台可以有效地将负载的药物传递到肿瘤组织，显著改善肿瘤缺氧，进一步提高了 PDT 在体内的治疗效果。此外，siRNA 的协同作用使介导免疫抵抗 / 逃避的检查点基因 PD-L1 沉默，从而产生了惊人的治疗效果，激活了免疫系统。基于 PD-L1 阻断的整合治疗策略有很大的发展潜力，有望成为一种高效、强效增强 PDT 的治疗方法，并能产生强大的抗瘤免疫反应。

如何激发强烈的抗瘤免疫反应已成为肿瘤治疗的热点。刘岩磊等报道了首例人类诱导多能干细胞（iPSs）荷载 MnO_2@Ce6 纳米探针用于肿瘤光动力学治疗和增强免疫治疗。将 Ce6 光敏剂与 MnO_2 纳米颗粒连接，将合成的 MnO_2@Ce6 纳米探针导入经丝裂霉素处理的 iPSs 中，形成 iPS-MnO_2@Ce6 纳米探针。iPS-MnO_2@Ce6 在体内积极靶向肿瘤，酸性微环境触发 MnO_2 与 H_2O_2 相互作用，释放大量氧气，减轻肿瘤缺氧。PDT 产生大量的单线态氧，破坏 iPS 细胞，释放出共享的肿瘤抗原，激活了对肿瘤先天和适应性免疫反应，增强树突状细胞的成熟，诱导效应 T 细胞和自然杀伤细胞被激活和调节性 T 细胞减少，iPS-MnO_2@Ce6 可显著抑制肿瘤生长和转移，降低肿瘤模型小鼠的死亡率。负载 MnO_2 纳米探针的人 iPSs 是一种很有前途的同步光动力治疗和增强免疫治疗肿瘤的纳米药物，具有临床转化前景。

（八）整合纳米肿瘤学面临的挑战

整合纳米肿瘤学面临巨大的挑战。人体是一个复杂的系统，神经网络系统遍布全身，分子、细胞、组织与器官之间的协调作用，维护了整体的功能正常运转。纳米材料、纳米探针、纳米药物以及纳米器件等进入人体后，在实现其功能的同时，如何影响人体其他器官、细胞及组织的功能，需要大量的研究来证实，这是一个巨大的挑战。纳米材料、纳米探针、纳米药物以及纳米器件进入人体后，希望都到达相应肿瘤治疗的部位。但到达治疗部位的纳米材料及器件只是大部分，还有少部分到达其他部位，如何影响其他部位的仍不清楚，需要大量的研究来证实其体内的安全性。目前还缺少系统的实验与方法，定量地研究纳米材料及器件等的结构、力学、形变等，其中建立理论模型也面临巨大的挑战。

整合纳米肿瘤学需要大量的精准纳米材料、精准纳米探针、精准纳米药物、精准纳米器件和精准纳米智能仪器。体外诊断的纳米材料及纳米机器对人体无影响，但进入人体的纳米探针与纳米机器如何实现可控精准的制造，规模化制备，也是一个巨大的技术挑战。分子印刷、自组装、软蚀刻以及原子力操纵可以实现部分制造功能，但如何实现精准的组装又是一个巨大的挑战。由于纳米材料、纳米探针、纳米器件等是一个创新性很强的新生事物，如何建立统一的制造标准，如何建立严谨的评价标准，这也是一个巨大的挑战。

（九）整合纳米肿瘤学的技术前景

整合纳米肿瘤学充分利用纳米技术的优势来解决肿瘤诊断中面临的理论问题与技术问题，实现肿瘤的精准诊疗。特别是微纳制造技术驱动了诊疗技术向智能化、自动化、微型化、个性化方向发展。石墨烯、碳纳米管、量子点、金纳米棱镜、金纳米团簇等新一代纳米材料和纳米技术驱动生物医用材料向高性能、高生物相容性、可诱导分化生长方向发展。纳米探针的设计与制造，可使分子成像更精准，实现肿瘤整合诊疗一体化。纳米技术与中药整合，实现中药纳米化处理，可显著提高中药的水溶性、安全性及药效；特别是DNA纳米技术与RNA纳米技术的发展，使得安全、高效的纳米药物能够被开发出来。纳米技术与化学药物的整合，可解决药物的溶解性与安全性等问题。纳米技术与测序技术整合，开发新一代纳米测序技术，形成核心的纳米测序仪器与关键性的前沿技术，自主研发的产品与创新能力显著提高，可形成自主的核心竞争力。

总之，纳米技术与肿瘤医学的整合，形成整合纳米肿瘤学，具有突出的技术优势，展现出巨大的应用前景，随着整合纳米肿瘤学的稳步发展，必将产生巨大的经济效益与社会效益，改变现在的世界，使生活更加美好。

（崔大祥　刘惠琴　孙天盟　李亚平）

第2节　肿瘤单细胞技术

一、概　述

肿瘤是最复杂和最具异质性的疾病之一。肿瘤的发生、发展、转移、复发和耐药等过程中肿瘤细胞的异质性在基因组、转录组和蛋白质组学等方面均广泛存在且不断变化。传统宏观分析最可能得到的是一群细胞基因表达的平均值，且存在混杂因素，而肿瘤细胞亚群间的异质性信息无法被挖掘出来。单细胞测序（single cell sequencing，SCS）是一种理想的研究肿瘤异质性的方法。通过获取特定阶段单个肿瘤细胞的基因组、转录组以及细胞表观遗传学数据信息，可以深度分析肿瘤的异质性、肿瘤发生和发展的各种基因变异、耐药性产生等，为肿瘤诊疗提供新思路。

细胞分离、高通量测序及基因组扩增技术的发展为SCS的实现提供了有力保障。2009年，Tang等首次报道了基于高通量测序的单细胞RNA-seq技术，证明了单个细胞在全基因组规模上转录本变体的复杂性。2011年，由Cold Spring

Harbor 实验室和 MD Anderson 癌症中心开发并报道了 SCS 新技术，该技术能突破传统肿瘤基因组研究的瓶颈，如混合样品测序无法判断具体突变来源及频率，无法解释肿瘤的发生、发展及演化过程中的细节，难以区分主动与被动突变，靶细胞系测序无法排除体外培养时产生的新突变等问题。

二、单细胞测序的流程

SCS 主要包括以下 4 个步骤：单细胞分离、核酸扩增、高通量测序和数据分析，其中单细胞分离和核酸扩增是核心技术。

（一）单细胞分离技术

单细胞分离是在单细胞水平进行生物医学研究的第一步，也是至关重要的一步。分离的单细胞数目、单细胞存活率、单细胞活性状态决定了后续实验的成功与否。因此，选择合适的单细胞分离技术对于进行单细胞水平的研究是至关重要的。从最初的口吸管法到如今的微流控技术，单细胞分离技术已取得长足进步，极大地推进了单细胞水平的研究工作。

1. 基于培养的方法

1）连续稀释法 使用酶对组织和细胞进行消化从而制备成细胞悬液，通过梯度稀释的方法对样品进行连续稀释至每微升约一个细胞。该方法操作方便、成本低、不依赖于特殊仪器，已成功地应用于不同组织的干细胞体外克隆形成分析研究。但是，该方法对梯度稀释度计算依赖性强，容易出现分离误差或细胞丢失，而且耗时长、通量低，不能准确过滤目标细胞。

2）软琼脂培养法 利用实体瘤细胞能在软琼脂上生长并形成克隆的原理，可将少量的肿瘤细胞从大多数非恶性细胞内进行分离并纯化。该方法主要应用于新鲜采集的肿瘤标本内单个肿瘤细胞的筛选。

2. 基于仪器分选的方法

1）显微操作技术 显微操作技术利用显微操作器在直视下分离特定细胞，是分离胚胎期内细胞团或单个胚胎干细胞的经典方法。最原始的显微操作法为口吸管法，操作者可以在显微镜视野下选择形态较好的细胞，以口腔吸吮为动力对细胞进行几乎无损伤的吸取，但对操作人员的熟练度要求较高且对身体健康存在潜在威胁。显微操作器的出现使整个操作过程更加简单可控。操作者可通过显微操作仪手动或自动化地实现单细胞获取。手动可控性高，成本低；但通量低、人力投入大，容易对靶细胞造成机械损伤以及细胞识别错误率较高，不利于大规模应用及商品化推广。

2）激光捕获显微切割术 通过激光脉冲熔化肿瘤组织切片上的热塑薄膜，将冷却后的细胞固定于黏附膜上，快速、准确地从组织样品中获得单细胞悬液，从而进一步分析细胞的异质性。该技术可以显示细胞的空间位置，无须大量细胞悬液即可快速准确地分离细胞。但激光捕获显微切割术（LCM）的缺点是成本高、通量低、自动化程度低、精度有限；细胞核很容易被切割，导致一些染色体片段的丢失，切割过程中还可能掺杂相邻细胞的原生质体成分或受损的细胞核。大多数 RNA 在制备单细胞悬液时被降解，因此这种方法不适合转录组分析。

3）荧光激活细胞分选技术 荧光激活细胞分选技术（FACS）主要利用流式细胞术和单流激光束结合荧光素标记的抗体，将标本中的细胞群处理后形成有序的单细胞队列并快速通过激光束，根据特定的分子标记及其物理性质（如细胞大小和荧光散射）可以高效、快速地分离目标细胞。该方法的优点是具有更高的通量、更高的精确度和灵敏度并可以根据需要进行特定或非特定的细胞分离；在免疫表型、细胞周期、凋亡、亚种群、肿瘤诊断等领域都得到了广泛运用。这种方法需要大量的细胞悬液，而且检测到的荧光信号强度相对较低，不适合于低丰度细胞的分选。有些低表达的标记物可能无法识别，可能存在丢失特定类型细胞的风险。此外，仪器中高速流动液体可能会对分选的细胞造成机械损伤，降低细胞活性。

4）免疫磁珠分离法 免疫磁珠分离法（IMS）属于磁珠激活细胞分选技术（magnetic activated cell sorting，MACS）。利用磁珠将细胞表面抗原与特异性单抗结合。在外界磁场的作用下，表面抗原与磁珠相连的细胞被吸附并保留，但未与磁珠相连的细胞不能在磁场中保留，从而可以快速分离目标细胞，并避免细胞在捕获过程中受到损伤。尽管操作方法相对复杂，但这种技术已被成熟用于循环肿瘤细胞（circulation tumor cell，CTC）的检测中。

5）微流控技术 微流程技术又被称为“芯片上的实验室”，主要根据靶细胞的特性（直径、表面抗原、电极等）在微尺度上分离靶细胞。该技术充分利用了流体通道的各种功能，如通道本身直径可调（10~100μm）和各种功能修饰（捕获分子、抗体、电极等）。与其他方法相比，微流控技术平台结合 SCS 技术提高了基因组扩增的准确度和反应效率，降低了 SCS 产生的技术噪声，减少了样品的细胞污染率和试剂消耗。微流控技术平台目前已经商业化，并显示出良好的应用前景。例如，Fluigm 公司开发的 C1 单细胞扩增仪的原理是在微流控芯片上进行细胞裂解、反转录和 cDNA 扩增，然后利用转座子构建测序文库，大大提高了文库构建的流量。但是，它的主要缺点包括捕获所需要的细胞数量大，所分析的细胞要大小均一。另一种有前途的技术是基于微滴的微流体技术，它允许将水液滴分散在连续的油相中。与标准微流体腔室相比，该系统所需要的体积更小，从而可以以更低的成本操作和筛选成千上万个细胞。10x Genomics 公司的 Chromium 系统提供高捕获效率的单细胞 RNA 3′末端的高通量分析。这种高通量的处理方法能够分析足够异质的生物空间中的稀有细胞类型。但是，临床样本必须谨慎处理，以建立不会干扰现有细胞特征的适当环境。

（二）核酸扩增

与常规技术从细胞中提取的核酸不同，单个细胞中 DNA 或 RNA 的含量在 pg 水平（$1g=1\times10^{12}pg$），远远低于任何测序技术所需的量。因此，通过全基因组扩增（whole-genome amplification，WGA）和全转录组扩增（whole-transcriptome amplification，WTA），进行 DNA 或 RNA 高保真和无偏倚的足够拷贝数的扩增已成为 SCS 的关键点。

1. 全基因组扩增

全基因扩 WGA 是使单细胞测序成为现实的另一个里程碑，是单细胞分离和测序之间的桥梁。通过溶解单细胞获得的高覆盖率单基因组，WGA 有效扩增，可在不增加任何序列偏差的情况下大幅增加 DNA 的总量。有些基于热循环聚合酶链反应（PCR）的方法可用于 WGA，包括简并寡核苷酸 PCR（DOP-PCR），连接反应介导 PCR（LM-PCR）和引物延伸预扩增 PCR（PEP）。该技术也可用基于非 PCR 的等温反应的扩增方法，例如多重置换扩增（MDA），基于引物酶的 WGA，以及基于多重退火循环扩增循环（MALBAC）等。

1）PCR 为基础的扩增技术 由于无法完全覆盖基因组，在基因序列中容易引入错误和非特异性的扩增产物，导致不同的基因组位置存在较高的扩增偏差，出现较低的扩增效率和较高的错误率。DOP-PCR 是最初常用的技术。由于该技术是指数扩增，对细胞基因组的物理覆盖率一般低于 10%，扩增效率不高，故而该方法应用受限。

2）非 PCR 为基础的扩增技术 目前常用的技术包括 MDA 和 MALBAC 法。MDA 可以实现整个基因组的高保真度，均匀扩增，并且可以扩增大 10~100kb 的片段，从而为整个基因组提供完整的序列数据。MDA 的最大优势在于使用 phi29 DNA 聚合酶可在较低的恒定温度条件下催化 DNA 延伸反应，并能高效处理更长的扩增产物。最重要的是，通过应用指数扩增法，MDA 可以从单细胞基因组或外显子组获得更高的覆盖率（>90%）。但是 MDA 也有一些缺点，例如非特异性扩增，整个基因组覆盖率不均匀，等位基因的丢失率高（高达 65%），以及污染或干扰引起的偏倚以及随机引物和模板之间的差异引起的扩增等。可将荧光标记掺入反应体系中，实现扩增过程的可视化监测。

MALBAC 是一项创新技术，其核心原理是通过 MDA 五轮预扩增生成完整的扩增产物。增加退火步骤以实现链中的自锁，形成闭环分子以避免指数扩增。然后通过常规 PCR 进行线性扩增。由于模板更加均匀，相关的偏倚可以减小到最低程度。通过 MALBAC 技术，全基因组测序的准确率大大提高，并且可以更轻松地识别出某些特殊细胞类型之间的遗传差异。对 SNP、CNV、INDEL 等变异也能进行精确的检测。目前 MALBAC 具有较高覆盖率、良好扩增一致性、较少扩增偏倚、较高扩增效率的特点，但在过程中可能会出现较高的假阳性率。总体而言，MDA 的扩增效率更高，实验步骤更简单，MALBAC 的扩增均匀性较好，但扩增效率相对较低。

2. 全转录组扩增

从分离出的单细胞中提取 RNA 后，下一步是将获取的 mRNA 反转录成 cDNA，通过传统 PCR 或其他体外转录方法扩增整个转录组。目前 WTA 大体包括基于 PCR 指数扩增、体外转录线性扩增和 phi29 聚合酶扩增三类方法。

为避免 rRNA 和 tRNA 的干扰，均采用 oligo（dT）引物进行反转录获得第一链 cDNA。传统 PCR 扩增需要首先在 cDNA 的两端加上锚定序列，然后利用锚定序列进行 PCR 扩增。根据第二链 cDNA 合成步骤所采用的方法又可分为末端加尾法、模板转换法及随机引物法。末端加尾法（Brady/Tang 方法）采用末端脱氧核糖核酸转移酶在第一链 cDNA 的 3′末端加上一连串脱氧核苷酸（A 或 G），然后用多聚互补寡核苷酸（T 或 C）引物合成第二链 cDNA。模板转换法（包括 Smart-Seq、Smart-Seq2 和 STRT-Seq）利用反转录酶的末端转移酶和模板转换活性合成第二链 cDNA。当到达 mRNA 的 5′末端时，反转录酶通过末端转移酶活性在第一链 cDNA 的 3′端加上数个脱氧胞苷酸 C，以一段 3′端含有鸟苷酸残基 G 及 5′端含锚定序列的寡核苷酸与胞苷酸退火形成模板，利用反转录酶转换模板，以该寡核苷酸为模板继续延伸引入转录本 5′端的锚定序列。随机引物法（SMA）采用随机序列寡核苷酸引物合成第二链 cDNA。

体外转录扩增法（CEL-Seq）首先用一条结构为 5′ –T7 RNA 聚合酶启动子序列 oligo（dT）–3′的引物进行反转录，随后合成第二链 cDNA，这样合成的第二链 cDNA 可以作为 T7RNA 聚合酶的模板用于体外转录，不需要再引入锚定序列。该方法的优势在于线性扩增，能够减少 PCR 指数扩增所造成的偏差，但扩增效率较低。

Phi29 聚合酶是一种从枯草芽孢杆菌噬菌体 phi29 中克隆出的 DNA 聚合酶，具有链置换和很强的连续合成特性，被广泛用于单细胞基因组扩增。在反转录之后将第一链 cDNA 环化，然后利用 Phi29 聚合酶进行连续的滚环扩增，提高了扩增的效率。

（三）高通量测序

高通量测序也称为深度测序或二代测序（next generation sequencing，NGS），是测序技术发展中的一个里程碑。SCS 旨在通过 NGS 技术确定单个细胞的基因组序列信息，并获得细胞间遗传物质和蛋白质差异的信息，从而更好地了解单个细胞在微环境中的功能。SCS 测序主要包括单细胞基因组测序（DNA 测序），转录组测序（RNA 测序）和表观遗传测序，可以揭示不同阶段细胞功能和特征的不同方面。单细胞基因组测序是对选定细胞的全部基因组序列进行非选择性、均匀扩增，然后利用外显子捕获技术进行高通量测序。转录组测序是利用高通量测序技术进行 cDNA 测序，从而获取特定器官或组织在某一状态下的几乎所有转录本，更有助于深入理解细胞分化、细胞重编程及转分化等过程和相关的基因调节网络，尤其适合研究早期胚胎发育中高度异质的干细胞和细胞群。表观遗传测序可以证明基因调控的不同方面，包括 DNA 甲基化、组蛋白修饰、染色质结合结构、调控蛋白及染色体空间结构与转录复合物形成之间的相互作用等。

1. 单细胞基因组测序

从分离出的单细胞中提取 DNA 后，将单细胞的整个基因组进行扩增，然后通过 NGS 技术进一步进行单个细胞的 DNA 序列信息分析。最后，可以准确检测出许多不同的遗传变化。单细胞基因组测序（single-cell genomic sequencing）提高细胞差异的分辨率，从而可以更好地了解单个细胞在其微环境中的功能。例如，在肿瘤中，对单个细胞的 DNA 测序可以揭示不同细胞亚群携带不同突变的信息，使用单细胞测序可以观察到这些体细胞突变和拷贝数偏差的模式，单细胞分辨率可以揭示基因嵌合或肿瘤内遗传异质性在肿瘤发展或治疗反应中的作用，从而研究肿瘤的遗传进化。因为癌细胞在不断地变异，所以研究癌细胞在基因水平上是如何进化的就非常有意义。

2. 单细胞转录组测序

前文所述 WTA 之后是文库构建和测序。单细胞文库构建是获得每一个细胞转录组信息的重要环节。生成单细胞转录组测序（scRNA-seq）文库所需的常见步骤包括细胞裂解、逆转录为第一链 cDNA、第二链合成和 cDNA 扩增。根据 scRNA-seq 方法的不同，逆转录引物还将添加其他核苷酸序列，例如用于 NGS 平台上检测的衔接子（adaptor）序列，特别分子标识符（UMI），可以明确标记单个 mRNA 分子，以保留有关细胞来源的信息。然后，利用测序技术比如 NGS 汇集每个细胞中扩增和标记的 cDNA 并进行测序。如何提高构建文库的通量，并降低测序成本是 scRNA-seq 技术面临的实际问题。高通量测序的条码法（barcoding）有效地提高了分析的通量，即对每个单细胞的转录组加上一段条码序列，混合建库并测序，最终通过辨别条码序列将不同单细胞的测序数据区分开来。基于微流控芯片的高通量单细胞定量 PCR 分析平台具有高通量及自动化的优势。2013 年，Fluidigm 公司的 C1 单细胞自动制备系统面世，在微流控芯片中进行细胞裂解、反转录与 cDNA 扩增，然后采用 Illumina 的 Nextera 试剂盒利用转座酶技术构建测序文库，显著提升了建库通量。随后，研究者基于微流体及条码法建立了 MARS-seq、Drop-seq 和 inDROP-seq 等单细胞测序方法。2017 年，10x Genomics 平台基于微滴的核酸条形码分配系统可提供数以百万级的携带唯一 DNA 条形码的微滴，能够同时一次性获得大量单细胞的基因表达和免疫组库数据。之后报道的便携式 Seq-Well 技术、Microwell-seq 高通量单细胞测序平台及 SPLit-seq 技术均在实现高通量的同时，降低了测序的成本。图 16-2-1 显示了 scRNA-seq 技术发展的时间轴。

3. 单细胞表观遗传测序

除了基因组本身，表观遗传修饰（特别是 DNA 甲基化）和不同的染色质成分在基因表达调控中也起重要作用。SCS 技术的飞速发展使在单细胞水平上测量 DNA 甲基化成为可能。目前，亚硫酸氢钠单细胞还原表达测序法在各个领域得到了广泛应用。通过限制性消化和亚硫酸氢盐转化 CPG 富集区（如 CPG 岛）可以获得单细胞的 DNA 甲基化模式，这可能间接反映了大多数基因的表达水平。

（四）数据分析

高通量数据的准确解释是基因测序的核心部分。单细胞数据分析的基本流程与传统测序分析相似，数据分析前要移除接头序列、连接序列、标签序列、低质量碱基和污染 DNA，区别在于 SCS 需要采用不同的分析方法进行数据预处理。分析数据的方法主要有两种：一种方法是通过实验方法或计算机算法将核酸文库进行标准化，以降低扩增偏倚；另外一种方法是将亲缘关系很近的单细胞测序数据进行混合分析，以提高样品的平均覆盖度。生物信息学分析软件如 SmashCell、

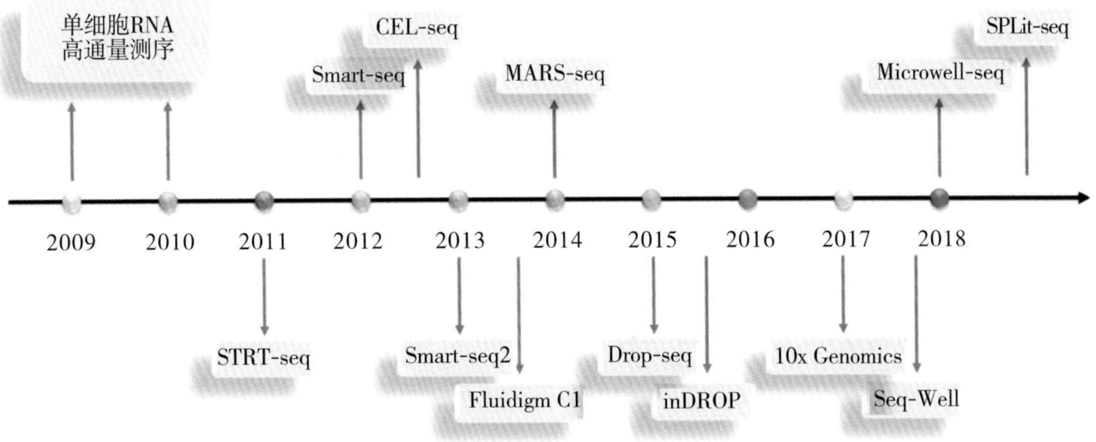

图 16-2-1 scRNA-seq 技术发展的时间轴

Velvet-SC 和 SPAdes 等都能高效便捷地完成序列拼接和测序数据分析。

以 scRNA-seq 为例，下文简要概述一下数据分析之前一些必要的步骤及应用较广泛的方法。

1. 质量控制

灵敏度是指 scRNA-seq 捕获单个细胞内全部 mRNA 的比例。技术噪声是指 scRNA-seq 技术的系统误差所导致的测量值的波动，主要通过对同一样本或外源 mRNA 进行反复多次测量来判定。scRNA-seq 的局限性包括转录本覆盖率的偏倚，低捕获效率和测序覆盖率使得 scRNA-seq 数据的技术噪声水平要高于批量 RNA-seq 数据。即使对于最敏感的 scRNA-seq 方案，也经常出现无法检测到某些特定转录本的现象（称为脱落事件）。通常，scRNA-seq 实验可从破碎或死亡或与多个细胞混合的细胞中生成一部分低质量数据。这些低质量的单元格将阻碍下游分析，并可能导致对数据的误解。因此，在获得 scRNA-seq 转录组测序结果后，数据的质量控制对于鉴定和去除低质量的细胞至关重要。

2. 批次效应校正

批次效应（batch effect correction）是高通量测序实验中数据变化的常见原因。scRNA-seq 的创新和不断降低的成本使许多研究能够分析大量细胞的转录组。大规模的 scRNA-seq 数据集可能在不同的时间由不同的操作员分别生成，也可以使用不同的细胞解离方案、文库制备方法或测序平台在多个实验室中生成。这些因素会引入系统误差并混淆技术和生物学变异性，从而导致一批数据中的基因表达谱与另一批基因表达谱有系统性差异。因此，批次效应是 scRNA-seq 数据分析中的主要挑战，可能会掩盖潜在的生物学现象并导致虚假结果。为了避免错误的数据集成和解释，必须在进行下游分析之前纠正批次效应。

3. 数据标准化

为了正确地解释来自 scRNA-seq 数据的结果，归一化是通过调整由捕获效率、测序深度、缺失和其他技术效果引起的不希望有的偏差来获得目标信号的重要步骤。由于起始材料含量低和具有挑战性的实验方案，scRNA-seq 的技术噪音是一个明显的问题。scRNA-seq 数据的标准化将有益于下游分析，包括细胞亚群鉴定和差异表达调用。

细胞亚群鉴定是通过 scRNA-seq 数据分析来鉴别特定条件或组织内的细胞亚群，以揭示细胞的异质性。值得注意的是，应在质量控制和 scRNA-seq 数据标准化后进行细胞亚群鉴定，否则可能会引入伪影。根据是否使用先验信息可以将对小区进行聚类的方法分为两类。如果在聚类中使用了一组已知标记，则该方法基于先验知识；也可以使用无监督的聚类方法通过 scRNA-seq 数据从头识别细胞群体。

差异表达分析对于发现不同亚群或细胞群之间显著差异表达的基因（differential gene，DEG）非常有用。DEG 对于解释两个比较条件之间的生物学差异至关重要。考虑到 scRNA-seq 数据的复杂特征，研究人员应选择专门设计用于 scRNA-seq 的工具来鉴定 DEG。通过差异表达基因有助于进一步发掘不同细胞亚群的新型特异性标志物。通过对差异基因进行富集分析，可以确定不同细胞亚群处于活跃状态的信号通路的特性，从而更好地理解细胞异质性。

4. 降维和特征选择

scRNA-seq 数据具有高维性，降维和特征选择（dimensionality reduction and feature selection）是处理高维数据的两种主要策略。降维通过最优地保留原始数据的关键属性来将数据映射到更低的维度空间中，以便更好地进行分析。降准包括线性降维算法和非线性降维算法等。特征选择则删除了无用信息的基因，并识别最相关的特征，以减少下游分析中使用的维数。通过执行特征选择来减少基因数量，可以在很大程度上提高大规模 scRNA-seq 数据计算的能力。

5. 拟时分析

许多生物系统中的细胞表现出连续的状态谱，并涉及不同细胞状态之间的转变，可以通过基于 scRNA-seq 数据重建细胞轨迹和伪时间，对一部分细胞内的这种动态过程进行计算建模。拟时间是沿着系统中连续发展过程的轨迹排列的细胞，可以识别轨迹开始、中间和结束状态的细胞类型。除了揭示跨细胞间的基因表达动态，单细胞轨迹推断还可以帮助识别触发状态转变的因素。拟时分析通常被用于发育生物学研究中的谱系追踪，用于展现细胞如何从低分化程度的干细胞或前体细胞向高特异性细胞分化的过程。

三、单细胞测序与肿瘤

（一）循环肿瘤细胞的检测

循环肿瘤细胞（CTC）是指由实体瘤病灶（原发灶或转移灶）释放进入外周血循环的肿瘤细胞，是恶性肿瘤患者远处转移和术后复发的重要原因。CTC 是液体活检研究最早、最成熟的检测方法，已成为最具发展潜力的肿瘤无创诊断和实时监测的方法之一。早期阶段 CTC 的检测主要以单纯计数为主，无法准确反映真实病情。表型分析进一步加深了对 CTC 的认识，而 SCS 将 CTC 检测带入功能分析阶段，为肿瘤无创诊断和预后监测开辟了新领域。2013 年，Ni 等首次对肺癌患者 CTC 进行全基因组、外显子组测序，结果发现同一患者的不同 CTC 具有高度一致的全基因组 CNV，且与其转移瘤的 CNV 一致，提示 CNV 与肿瘤的转移密切相关。在不同的肺腺癌患者中 CTC 的 CNV 具有高度的相似性，与小细胞肺癌患者的 CNV 明显不同，说明特定的 CNV 与肿瘤的形成与转移有关。在 1 例肺腺癌患者的肝脏转移灶中观察到肿瘤表型转变为小细胞肺癌，对其进行标准的小细胞肺癌的治疗后疗效显著，说明治疗方面可基于 CTC 中 CNV 的改变。另外在治疗过程中，研究者发现 CTC 中的 SNV/INDEL 会发生改变，而 CNV 模式则保持相对稳定。因此这就为今后根据 CNV 对肿瘤进行分型及治疗奠定了基础。

SCS 技术可对肿瘤原发灶细胞、CTC、肿瘤转移灶细胞进行分离，并揭示细胞之间基因组的关系，为深入研究肿瘤转移、远处种植等提供研究方法。2015 年，Lawson 等应用 SCS 对不同分期乳腺癌的原发灶及转移灶细胞进行测序分析，发现早期转移灶中肿瘤细胞的基因表达水平与原发灶有明显差异，而晚期则变得十分相似。原发灶肿瘤细胞中存在一群微量的干细胞样克隆亚群，同时在早期转移灶肿瘤细胞中检测到多种干细胞基因的表达，并证实这些细胞能分化产生体腔样转移细胞，提示干细胞样克隆亚群在乳腺癌转移中有重要作用。2017 年，Leung 等通过对结直肠癌患者原发灶和肝转移灶肿瘤细胞进行 SCS 分析发现，结直肠癌原发灶肿瘤细胞首先进化出倾向肝转移的突变基因，然后发生肝脏的远处转移，这个过程可以是单克隆或多克隆，同样证明 CTC 及原发灶肿瘤干细胞样克隆亚群是肿瘤转移的关键。目前 CTC 单细胞测序已成功应用于乳腺癌、结直肠癌、前列腺癌等多种恶性肿瘤的复发监测及预后评估中，证实了其实用价值。

（二）肿瘤耐药的研究

肿瘤耐药在临床上非常常见，尤其晚期肺癌患者化疗中的多重耐药（multidrug resistance，MDR）难以避免，往往造成患者的复发。肿瘤耐药未得到有效解决。通过 SCS 技术对耐药复发的实体瘤进行分析，可以更深入进行肿瘤耐药机制的研究。2014 年，Lee 等分别对未化疗、化疗有效和紫杉醇耐药的转移性乳腺癌患者的肿瘤细胞进行 RNA-seq，结果发现耐药的肿瘤细胞群存在多种与其他两组不同的 RNA 变异，并阐述了化疗有效的肿瘤细胞在紫杉醇诱导下的转录谱变化。2018 年，Kim 等对三阴性乳腺癌患者的未经化疗和化疗后的肿瘤组织进行单细胞基因组和转录组同步测序，结果提示耐药基因是化疗对已存在的突变基因克隆选择的结果，而耐药肿瘤细胞的转录谱是在化疗后经重编码而获得的。微流体单细胞生物芯片分析技术可在单细胞水平了解药物与目标细胞的相互作用，评估药物敏感性。通过 SCS 技术，有望发现新的耐药基因，筛选新的有效抗癌药物。

（三）SCS 在肿瘤中的研究进展

无论在实体肿瘤还是血液肿瘤领域，SCS 在基础研究中，主要涉及肿瘤干细胞、肿瘤异质性、肿瘤发生发展及演化机制、肿瘤转移机制、肿瘤免疫微环境等的研究；在临床研究中，SCS 主要涉及肿瘤的早期诊断、个体化治疗、预后评估及复发检测等的研究，大多数研究往往覆盖基础与临床中的多个领域，本节分别就 SCS 在实体肿瘤与血液肿瘤方面的研究。

1.SCS 在实体瘤中的研究

早期的 SCS 研究进行了三阴性乳腺癌细胞的

CNV 分析，结果提示 CNV 往往发生在乳腺癌的早期。随后研究者对三阴性乳腺癌和 ER（+）乳腺癌分别进行 SCS 分析，研究了乳腺癌的克隆演变，揭示了乳腺癌亚型有多种变异，基因重组等结构改变出现在肿瘤早期且保持相对稳定，点突变在肿瘤发展过程中不断进化，从而导致了大量的基因多样性。三阴性乳腺癌患者的肿瘤细胞在进化的过程中变异率会逐渐增加，而 ER（+）患者的变异具有相对稳定性，因此此类患者的治疗效果相对较好。全转录组测序检测显示，在紫杉醇（100nM）作用 5d 后，MDA-MB-231 转移性乳腺癌细胞株的单个细胞之间的基因表达具有高度异质性。虽然大多数细胞被杀死，但少量的耐药细胞存活下来，它们表达了影响细胞黏附、细胞表面信号传导和微管组织 / 稳定化的独特 RNA 变体。

肺癌领域除了对 CTC 进行 SCS 分析外，还研究了单细胞水平上的分子异质性并确定了预后不良的多个相关基因。通过肿瘤细胞异质性对化疗药物反应影响的研究，指出单细胞 RNA-Seq 可能有助于检测罕见的潜在耐药亚克隆。

结肠癌的线性进化模型已经得到广泛认可，*APC* 及 *p*53 基因突变在肿瘤进展中起关键作用。研究者通过对结肠癌患者肿瘤组织进行单细胞外显子测序，检测到两个细胞亚群，大部分肿瘤细胞含有 *APC* 和 *p*53 突变基因，小部分则以 *CDC*27 和 *PABPCI* 突变为主。学者发现了结肠癌克隆起源的一个新癌基因 SLC12A5，通过功能特征分析发现该基因具有潜在的致癌作用。通过检测体细胞突变等位基因频率谱也揭示了结肠癌克隆起源的异质性。通过结肠癌的 SCS 分析，学者发现新的克隆起源，从而更充分地了解肿瘤的异质性；同时揭示了癌相关基因的隐性遗传改变、某些功能通路的富集，以及可能在结肠癌发生发展中发挥重要作用的融合蛋白的存在。

2017 年，北京大学、首都医科大学和美国 AMGEN 公司研究团队合作在 *Cell* 杂志发表的研究论文指出：研究人员通过对超过 5000 个 T 细胞的单细胞测序数据及分析，首次在单细胞水平上描绘了肝癌微环境中的免疫图谱，发现可能的肝癌靶点基因并初步验证了个别基因的功能。学者在单细胞水平对肝癌肿瘤微环境中 T 淋巴细胞的转录组及 T 细胞受体（TCR）序列进行整合分析。这一分析以生物信息学分析为基础，通过对 T 细胞进行亚群分类、发展轨迹分析及比较不同亚群中 T 细胞克隆的分布，来探索不同亚群之间的关系并鉴定每个亚群特异的基因表达，从而揭示肿瘤中的 T 细胞在功能、分布和发展状态等方面的独特性质。TCR 数据分析发现：肝癌内存在大量肿瘤组织特异的克隆增生的 T 细胞，但是这些细胞大多处于耗竭状态，从而揭示了肿瘤细胞逃逸免疫监视的原因。

清华大学研究团队使用单细胞 RNA 测序技术，从跨越胃癌前病变和早期胃癌（EGC）患者的胃窦黏膜活检组织中构建了 32 332 个高质量细胞的单细胞图谱。然后构建了跨不同病变的胃上皮细胞的细胞和分子特征的单细胞网络。研究发现腺黏液细胞在化生过程中倾向于获得肠道样干细胞表型，并且提出了 OR51E1 可以作为恶性病变早期内分泌细胞的独特标志物。研究还发现，HES6 可能是杯状前细胞簇的标志物。最后，研究人员确定了一组 EGC 特有的标志物，对 EGC 的精确诊断具有临床意义。这项研究提供了人类胃肿瘤在恶变前和恶变早期病变中的无与伦比的见解，显示了 scRNA-seq 在分析肿瘤进展中的作用。

胶质母细胞瘤是常见的颅内恶性肿瘤，由于生长速度快、侵袭范围广，以及对传统和靶向治疗的固有抵抗性，在临床上具有独特的挑战性。研究者通过对新发胶质母细胞瘤的 SCS 分析，证明了表皮生长因子受体（EGFR）突变的异质性，表明 EGFR 突变具有多种克隆亚型，在胶质母细胞瘤中单个肿瘤中的多元、互斥、独立的 EGFR 功能获得性突变的趋同进化。研究提示 EGFR：突变在胶质母细胞瘤发生发展中具有重要作用，EGFR 突变的异质性可能导致治疗耐药，携带多种 EGFR 变异的胶质母细胞瘤患者可能需要多种通过不同机制发挥作用的 EGFR 抑制剂的整合治疗。

肾透明细胞癌是肾癌中常见的类型之一，其特点是突变率较低，患者间的共有突变较少。研究者对 1 例肾透明细胞癌患者进行了单细胞全外显子测序分析，结果显示肿瘤内未检测到明显的细胞亚克隆群，但存在许多罕见的突变，在肿瘤细胞群体内不同的细胞突变频率拥有不同的碱基突变谱。学者通过描述基于单细胞水平的肿瘤内基因景观图发现了与肾透明细胞癌发生和演变有关的其他功能基因，如 *LRRK2*、*SRGAP3*、*AHNAK* 等。该研究为肾透明细胞癌在单细胞水平的肿瘤内遗传结构提供了一个前所未有的重要视角，并揭示了遗传结构的复杂性。另外一项研究应用单细胞 RNA-seq 技术对肾透明细胞癌原发灶及其肺转移灶进行检测，结果显示，在原发灶和转移灶之间，以及各自的单细胞之间，*EGFR* 和 *C-src* 原癌基因通路等治疗靶向通路的表达和激活存在显著差异，而 EGFR 和 C-src 通路激活状态的异质性与药物敏感性与单细胞水平上的差异有关，单细胞的高分辨率转录谱分析为治疗耐药性奠定了分子基础。

膀胱癌的 SCS 研究发现，所有肿瘤细胞都来源于共同的祖细胞，但随后的基因组进化产生了变异。相关基因的突变可能启动膀胱癌的发生，并导致遗传上截然不同的细胞谱系，从而影响对治疗的抵抗力。在重要的膀胱癌相关通路中，包括 MAPK、JAK-STAT、Notch、PI3K 和 VEGF，检测到多个基因在细胞间存在异质性，由于这些通路代表了抗肿瘤治疗的重要靶点，基因表达的异质性可能会影响肿瘤对治疗的反应。

2.SCS 在血液肿瘤中的研究

血液系统恶性肿瘤具有高度异质性，存在多种克隆亚群，并随时间推移发生演变。常规检测仅分析了部分主要克隆，而肿瘤干细胞和微小克隆无法检出，结果忽略了一些与耐药、疾病进展及复发相关的克隆。应用 SCS 技术可检测克隆的异质性，鉴别不断演变的克隆，最终指导个体化整合治疗。

研究发现急性淋巴细胞白血病（ALL）和急性髓系白血病（AML）均具有克隆异质性特征，在复发时存在克隆演变，可能增加了与复发有关的新突变。骨髓增生异常综合征（MDS）进展为 AML 的过程也检测到类似的克隆演变模式。通过 SCS 技术，可深入了解 MDS 向 AML 转变过程中的克隆改变，并针对起始克隆进行靶向治疗。

根据既往白血病发生发展过程中遗传事件顺序的研究结果，无法确定儿童 ALL 诊断时的实际克隆结构，而通过 SCS 技术，初步确定了发展成为 ALL 过程中突变事件的时间顺序。研究者发现 ETV6–RUNX1 移位发生在子宫中，其次是基因组结构变异导致发生癌前演变，随后发生胞嘧啶突变驱动分支演变，产生多个优势克隆，最终出现最优势克隆，导致 ALL 发生。

原发性血小板增多症（ET）是典型的骨髓增殖性肿瘤，巨核细胞的持续增殖导致循环中的血小板过剩。虽然超过半数的 ET 患者携带 *JAK2* 基因突变，但已知其他基因的突变会影响疾病表型和临床结果。研究者通过对 *JAK2* 阴性患者的单细胞进行全外显子测序，筛查在 ET 发生和进展中的驱动基因，证实了 ET 为单克隆来源的疾病。SCS 为分析疾病的遗传学结构及克隆进化提供了新思路。

慢性粒细胞白血病（CML）被认为是一种遗传复杂性较低的疾病。酪氨酸激酶抑制剂（TKI）是一种有效的 BCR-ABL 基因靶向药物，可显著改善预后。然而，因为 CML 干细胞对 TKI 的耐药性，大多数患者治疗后复发，即使这些细胞少量存在。通过对正常干细胞、BCR-ABL（+）和（–）干细胞进行 SCS 分析，发现了新候选基因的差异表达，也发现与 CML 治疗反应差相关的 TNF-α 和 TGF-α 在 BCR-ABL（–）干细胞中表达失调。结果表明，细胞外因素破坏了 CML 中正常的干细胞 / 祖细胞。此外通过对确诊到缓解再至进展不同阶段的慢性髓性白血病（CML）的干细胞进行 SCS 分析，可在缓解期就识别出大样本细胞群体分析中所不能检测到的耐药性干细胞亚群。

多发性骨髓瘤（MM）患者在治疗过程中几乎都会复发，且随着复发次数的增加，逐渐发展至难治性肿瘤。在此过程中，MM 不断的克隆进化和遗传异质性起到重要的作用。应用 SCS 技术对 CTC 进行检测，可识别到致癌基因，并确定更丰富的驱动突变。SCS 较骨髓穿刺检测有明显优势，能够在单细胞水平上早期发现骨髓瘤细胞的突变模式和克隆层次，从而实现早期针对耐药克隆的治疗。

四、展　望

2011 年《自然 - 方法》杂志将 SCS 列为年度值得期待的技术之一，随后在 2013 年，《科学》杂志将其列为年度最值得关注的六大领域榜首。在肿瘤研究的道路上，SCS 无疑是一个具有里程碑性质的技术，已成为精准医疗的重要代表手段。SCS 技术可实现对不同患者肿瘤细胞间、同一患者异时异位肿瘤间或者同一肿瘤组织内细胞间的异质性分析，通过在单细胞水平上基因组、转录组、表观遗传组的扩增、测序和分析，深度揭示肿瘤的发生、发展、治疗、耐药等过程中的肿瘤细胞高度异质性及克隆演变特征。尽管单细胞技术已经帮助学界从单细胞水平更加深刻地认识了肿瘤的发生和发展，但仍有几个问题亟待解决。细胞在组织中的空间位置与其功能和生理活性息息相关，而目前流程化的 SCS 技术也只是将一块组织制成单细胞悬液，使得原本处于组织中不同空间位置的细胞混在一起，测序结果丢失了细胞原本的空间信息。最近，基于 SCS 技术的“空间转录组技术”将细胞空间信息与细胞转录组信息整合在一起，但仍存在通量较低、成本高、细胞间易交叉“污染”、细胞易丢失等问题。随着单细胞分离测序、设备平台及生物信息学分析技术的不断发展，SCS 技术逐渐成熟，而成本也逐步降低，有望广泛应用于临床，实现肿瘤精准诊断、动态监测及探讨个体化整合治疗，最终提高肿瘤患者的生存率。

（甄亚男　肖瑞雪　张　健　卢　奕）

第 3 节　RNA 干扰在肿瘤靶向治疗中的应用

一、概　述

肿瘤是目前造成死亡的主要原因之一，是全球仅次于心脑血管疾病的第二大死因，2015 年约就有 880 万人死于肿瘤。从全球情况看，近 1/6 的死亡是由肿瘤造成。一直以来，肿瘤治疗手段主要依赖于外科手术的切除以及常规的化疗、放疗等方法。化疗和放疗的原理都是干扰和破坏快速的细胞生长分裂，从而达到杀死或减缓癌细胞生长的目的。这种方法固然能杀死肿瘤细胞，但其目标是快速分裂的细胞，因此肿瘤细胞和某些正常细胞（肠道上皮细胞）的正常生命活动也会受到干扰。因此在过去的十几年中，为了避免化疗药物这一缺陷，使其仅仅靶向癌细胞，学界做了许多积极探索。随着分子生物学的各项突破，对癌细胞发生发展分子机制有了清晰的了解，新一代的肿瘤治疗方法已经逐渐走入人们的视野，并在一线临床的治疗中发挥了重要作用，这就是本文要探讨的肿瘤靶向治疗。靶向治疗，顾名思义是针对肿瘤相关的特异性分子靶点所设计的药物，像常规化疗一样，靶向疗法使用的化合物可抑制肿瘤的生长和转移。但是，靶向肿瘤疗法的作用机制与标准化疗不同，靶向治疗通过把特定的基因或蛋白质作为药物作用的目标来抑制癌细胞的生长和扩散，这些基因和蛋白存在于癌细胞或者与癌细胞生长相关的细胞中（如血管细胞），而不存在于执行正常生命活动的细胞中。与传统肿瘤治疗方法相比，专注于特定肿瘤所特有的分子变化的肿瘤靶向治疗方法可能对许多特殊类型的肿瘤（包括肺癌、结肠直肠癌、乳腺癌、淋巴瘤和白血病）更有益。尽管大多数肿瘤靶向治疗方法均处于临床前和临床试验的各个阶段来验证其作为新型治疗肿瘤的手段可单独使用或与其他方案整合使用，但美国食品药品监督管理局（FDA）自 2000 年以来已批准了 15 种以上的肿瘤靶向治疗药物。

目前，靶向肿瘤治疗主要有三种类型，即单抗、小分子抑制剂、免疫毒素。小分子药物通过阻断参与癌细胞增殖的特定酶和生长因子受体（GFR）[如表皮生长因子受体（EGFR）]来发挥作用。格列卫（甲磺酸伊马替尼）是一种获准用于治疗慢性粒细胞性白血病（CML）的小分子药物，也被批准用于治疗胃肠道间质瘤（GIST）。格列卫的原理是通过靶向位于肿瘤细胞上的异常酶而发挥抑制肿瘤的功效。另一种小分子抑制剂吉非替尼（Gefitinib）被批准用于治疗非小细胞肺癌（NSCLC），并靶向 EGFR。除了这两种药物外，许多其他小分子抑制剂目前正处于临床试验的各个阶段。另一类肿瘤靶向疗法是单抗，单抗通过多种机制发挥作用，例如当下十分热门的免疫疗法通过抑制癌细胞存活所必需的配体－受体相互作用，抑制癌细胞对免疫系统的负反馈而发挥其抗癌作用，并同时募集和激活免疫系统。此外，还可通过单抗的靶向作用，向癌细胞携带致命毒素，也就是第三种靶向治疗类型—免疫毒素。

此外，另一新兴肿瘤靶向治疗手段是 RNA 干扰技术。RNA 干扰（RNA interference，RNAi）是目前日趋发展和逐渐成熟的一门新兴的基因沉默技术，被誉为 21 世纪十大发现之一，其作用机制是通过内源性或外源性双链 RNA（double-stranded RNA，dsRNA），在基因转录后水平上介导细胞内 mRNA 发生特异性降解，导致靶基因表达沉默，从而产生相应功能表型的缺失。RNA 干扰可以特异性抑制某些癌变过程中重要基因的突变或基因的过量表达，从而达到在分子层面上对肿瘤进行靶向治疗的目的。随着 RNA 干扰技术的不断完善，针对各种恶性肿瘤的 RNAi 已经取得了肯定效果，同时 RNA 干扰的技术手段也为肿瘤的靶向基因治疗策略开辟了一片新天地。

二、RNAi 技术的介绍

RNA 干扰（RNAi）被认为是基因沉默的高度特异性方法，在治疗各种病理状况（如心血管疾病、病毒感染和肿瘤）方面具有巨大潜力。由于其出色的特异性和效率，RNAi 被认为不仅是功能基因组学的重要工具，而且还被视为针对疾病相关基因 mRNA 的基因特异性治疗活性的重要手段。

（一）RNA 干扰技术的发现

当感知到外源遗传物质（RNA 或 DNA）时，许多生物会进行高度特异性的反击，使入侵的核酸序列沉默，以免其整合到宿主基因组中或破坏细胞的生命活动。这些以序列为导向的免疫机制的核心是双链 RNA（dsRNA）。有趣的是，dsRNA 不仅可以帮助细胞防御外来核酸，还可以指导内源性发育基因调控，甚至可以控制细胞 DNA 和相关染色质的修饰。RNA 干扰技术也称为基因沉默（gene silencing），是利用双链 RNA（double-stranded RNA，dsRNA）诱发对宿主细胞特异性 RNA 转录的抑制，从而抑制特异目的基因表达的方法。这一现象最早被学界认知是在 1990 年，有学者在植物中发现了基因沉默的现象。当时实验的设计原本是想得到颜色更深、更鲜艳的矮牵牛花。于是，他们就把查尔酮合成酶的基因转进矮牵牛花当中，查尔酮合成酶是一种在矮牵牛花中控制积累色素的蛋白，通常可以使花表现为粉色或紫色。然而最终实验的结果却不尽如人意，研究人员非但没有得到颜色鲜艳的牵牛花反而出现的竟是白色或者白紫色的花（图 16-3-1）。

当检测转基因花与正常花的查尔酮合成酶含量时，结果显示转基因花的查尔酮合成酶浓度比正常的矮牵牛花低了约 50 倍。因此，研究人员推测，这个外源转入的基因同时抑制了植物中内源基因的表达。

随后，在 1993 年，研究者们发现秀丽隐杆线虫（*C. elegans*）中存在一些微小 RNA（siRNA）并且与和其反义互补 RNA 会抑制有关基因的表达。到了 1995 年，研究线虫的学者 Guo 和 Kemphues 尝试使用与秀丽隐杆线虫 par-1 mRNA 互补的 RNA 来阻断 par-1 表达。这项技术被称为“反义介导的沉默”，通过这种方式，大量序列与靶信使 RNA 互补的核酸被传递到细胞质中，当时认为，“有义”mRNA 序列与互补的“反义”

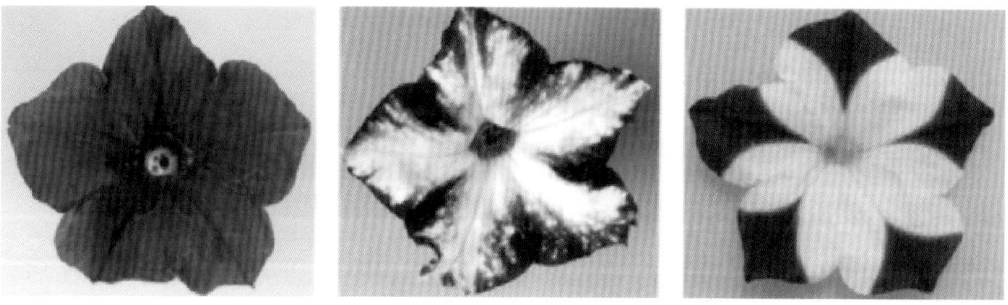

图 16-3-1　转入了查尔酮合成酶的矮牵牛花与正常的矮牵牛花，转入基因后本该颜色更鲜艳的矮牵牛花却变浅

干扰核酸之间的碱基配对可被动地阻断 mRNA 的加工或翻译，或导致募集促进 mRNA 破坏的核酸酶。令人惊讶的是，Guo 和 Kemphues 发现反义和对照有义 RNA 制剂均可诱导沉默。有义 RNA 与 mRNA 序列相同，因此无法与 mRNA 碱基配对引起干扰，从而引发了这种 RNA 如何诱导沉默的问题：不论性质如何，是否都针对外源 RNA 触发了主动沉默反应？由有义 RNA 引起的沉默实际上是否由反义 RNA 介导的。尽管人们对引起这种现象的 RNA 的性质感到困惑，但这种所谓的反义介导的沉默方法仍被用于沉默基因。

根据实验结果，并结合当时的研究水平，学界对 dsRNA 可以触发序列特异性基因沉默的想法还存在很大障碍。首先，dsRNA 当时被认为是一种非特异性沉默机制，可触发信使 RNA 的普遍破坏并完全抑制哺乳动物细胞中蛋白质的翻译。其次，dsRNA 在能量上稳定，dsRNA 的结构决定其无法进行进一步特定 Watson-Crick 碱基配对，所以，当假设存在这样一个模型，使 dsRNA 可以激活序列特异性沉默的话，那么细胞中需要存在能够解旋 dsRNA 并能促进其在大量细胞核酸序列中寻找互补碱基配对伴侣分子机制的存在。由于这套机制仅存在于人们的想象中，因此 dsRNA 的特异性降解并没有引起太多的关注。1998 年，Fire 等对此进行了深入研究，他将针对特定基因的双链 RNA（dsRNA）注射入秀丽隐杆线虫中，并首次发现双链 RNA（dsRNA）能够特异性地抑制秀丽隐杆线虫的纹状肌细胞 *unc*-22 基因表达，并且 dsRNA 引起的基因沉默效应要比单用正义或反义的单链 RNA 强十几倍。由于这是一种在 RNA 水平将基因的表达进行抑制的现象，因而 Fire 等将此现象命名为 RNA 干扰（RNA interference，RNAi）。与此同时，他们还发现如果将起抑制作用的 dsRNA 注入秀丽隐杆线虫的性腺后，在其第一子代 F1 中也出现了同样的基因抑制现象，这一沉默信号非常强大，可以持续数代之久。同样显著的是，沉默效应也可在注射的动物体内从一个组织传播到另一个组织，这表明 RNAi 有可遗传性。因为 RNAi 作用发生在转录后水平，又称之为转录后基因沉默现象（post-transcriptional gene silencing，PTGS）。PTGS 是生物在长期进化过程中产生的抗病毒感染、保持基因组中转座子和其他可转移核酸稳定性的防御系统，并在某些生物生殖细胞的发育过程中起重要作用。RNAi 在生物进化上是保守的，是生物体抵御病毒或其他外来核酸入侵以及保持自身遗传稳定的保护性机制，是包括人类在内的从低等真核生物到哺乳动物体内天然存在的基因沉默机制。

在随后的十几年中，有关于 RNAi 的研究迅速发展，1999 年 Hamilton 等在植物基因沉默研究中首次发现，植物在经历 PTSG 后会产生 21~25 核苷酸（nt）的小 RNA 片段，这些 dsRNA 的出现对转基因导致基因沉默十分重要。Hamilton 同时指出 RNAi 作用是由部分纯化的核酸酶中所包含的小 RNA 介导的。2000 年首次在果蝇中发现：通过核糖核酸酶可将长的 dsRNA 处理为 21~23nt 的短片段，这一发现也帮助人们更好地理解了 RNAi 的作用机制。2001 年，哺乳动物细胞中 RNAi 的作用机制首次报道。这一发现促使科学界能更快捷高效的研究更多未知基因的功能，使分子生物学的发展朝前迈了一大步。2002 年，有学者证明了用短的发夹结构 RNA（shRNA）在哺乳动物细胞中可以诱导特异性的基因沉默，直至今天 shRNA 依旧作为主流手段，在基因功能的研究中作为一种常规的研究方法。2003 年学界首次用 RNAi 技术对模型动物进行了治疗研究，自此

RNAi 药物也作为一个新兴的新药研发库被不断发展。可以说，RNAi 逐渐席卷了整个生物学界。

（二）RNA 干扰技术的作用机制

双链 RNA 介导的干扰（RNAi）是一种让多种生物中基因表达沉默的简单而快速的方法。基因沉默是由于信使 RNA 降解成短 RNA 的结果，短 RNA 激活核糖核酸酶以靶向同源 mRNA。这样所产生的表型要么与基因无效突变体的表型相同，要么类似于等位基因的突变体。特定基因沉默已被证明与两个古老的过程有关：植物的共抑制和真菌的抑制，并且还与转座子沉默、抗病毒防御机制、基因调控和染色体修饰等调控过程有关。自 RNA 干扰这一现象发现以来，广泛的遗传和生化分析揭示了 RNAi 诱导基因沉默的两步机制。第一步，称为 RNAi 起始步骤，涉及将 RNA 核酸酶与大 dsRNA 结合，并将其切割成约 21~25 核苷酸离散的 RNA 片段（siRNA）。在第二步中 siRNA 加入 RNase 复合物 RISC（RNA 诱导的沉默复合物），后者作用于同源 mRNA 并使之降解。

在被称为起始阶段的第一步中：dsRNA 进入细胞被切割成 21~23 个核苷酸组成的片段，即小干涉 RNA（siRNA）。随后有学者发现，参与这一过程的核酸酶是 RNase Ⅲ 型内切核酸酶。RNase Ⅲ 家族成员是少数对 dsRNA 表现出特异性的核酸酶（164），并在 2~3 个核苷酸的 3′末端的 5′ – 磷酸和 3′ – 羟基之间对其进行切割。随后，Bernstein 在果蝇提取物中鉴定出一种类似于 RNase Ⅲ 的酶，该酶具有产生 22 个核苷酸片段的能力。研究表明，该酶与 RNAi 的启动有关，由于其将 dsRNA 消化成大小均一的小 RNA（siRNA）的能力，该酶被称为 Dicer（DCR）。这些核酸酶在蠕虫、果蝇、真菌、植物和哺乳动物中在进化上是保守的。Dicer 具有四个不同的域：一个氨基末端解旋酶域，两个 RNase Ⅲ 基序，一个 dsRNA 结合域和一个 PAZ 域（存在于 Piwi、Argo 和 Zwille/Pinhead 等蛋白质中的 110 个氨基酸的域），它与 RDE1/QDE2/Argonaute 蛋白质家族共享，该蛋白质家族已经通过独立研究证实 RNAi 遗传相关。Dicer 的切割被认为是由其串联的 RNase Ⅲ 结构域催化的。Dicer 酶在 RNAi 的调控途径中起关键作用。

上一步产生的双链 siRNA 被认为与 RNAi 特异性蛋白复合物结合形成 RISC。该复合物可能会在 ATP 存在的情况下发生激活，从而使解链的 siRNA 的反义成分暴露出来并使 RISC 进行下游 RNAi 反应。siRNA 形成后与 RNAi 特异性酶 Ago-2 等结合，形成 RNA 诱导的沉默复合体（RNA-induced silencing complex，RISC）。RISC 经 ATP 酶激活后，与之结合的双链 siRNA 开始变性并解旋、解链，在 siRNA 指导下序列特异性降解与 siRNA 同源的靶 mRNA，达到阻止靶基因表达，使基因沉默的目的。有些独立的研究证明了 RISC 复合物在 RNAi 反应的这一部分中的重要性。切割 mRNA 的 RNA- 蛋白质复合物也被称为 siRNP（小的干扰核糖核蛋白颗粒）。从底物要求和最终产物的性质来看，这种核酸酶可能与 Dicer 不同。由于靶标切割位点已被定位到向导 siRNA 5′末端下游的 11 个或 12 个核苷酸，因此推测在靶标 mRNA 切割之前构象重排或 siRNP 组成的变化。最后，切割的 mRNA 可能被外切核糖核酸酶降解。在这一过程结束时，一部分已切割的 mRNA 片段也可能通过转化为双链体形式。这些形式可能具有 siRNA 样功能，并最终进入扩增反应池。因此，很可能在 RNAi 的早期和中期都发生了 RNAi 反应的扩增。

根据这一猜想，在研究中人们发现小剂量的 dsRNA 分子就足以引起整个机体同源基因表达的抑制，而且能够将基因沉默的信息传递给下一代。这种作用被认为是在一种 RNA 介导的 RNA 聚合酶的作用下，以 siRNA 中的一条链为引物，靶 mRNA 为模板合成 dsRNA 的聚合酶链式反应，后者又被降解形成新的 siRNA 重新进入上述循环，使干扰信号放大，从而引发强大的 RNA 干扰作用。进一步的研究发现 RdRP 有 3 个同源体，其中，RrpA 是 RNAi 所必须的酶，在 dsRNase 作用下产生的小量 siRNA 作为 RrpA 扩增引物，以靶 mRNA 为模板合成 dsRNA，后者再被 dsRNase 降解为 siRNA 而进入新的扩增循环使 RNAi 效应放大。

（三）RNAi 的特点和优势

RNAi 是目前研究肿瘤的分子机制和基因表达

的一个重要技术手段，因为其特异性、高效性以及作用的迅速性，目前已经受到广泛使用。

RNAi 的特异性不仅包括其对目的基因精确的结合和抑制，同时还因为其很强的序列特异性，如果突变掉其中一个碱基，那么其对基因表达的抑制作用就大大减少了。与此同时，外源性 dsRNA 的转入只对成熟 mRNA 产生作用，对前体 mRNA 没有或很少具有影响，并且仅包含内含子或启动子序列构成的外源 dsRNA 无法引起 RNAi 效应。如此一来，与其他技术手段相比，RNA 干扰技术的特异性十分明显。

RNAi 的高效性主要表现在存在级联放大效应，经 Dicer 酶切产生的 siRNA 与同源 mRNA 的结合并将其降解，并产生新的 siRNA，这些新产生的 siRNA 可再次与 Dicer 酶形成 RISC 复合体，以此介导新一轮的 mRNA 降解。这就等同于细胞自身在对这些 siRNA 进行 PCR 扩增，如此循环，使相对很少量的 dsRNA 分子就能产生强烈的 RNAi 效应，并可达到抑制基因表达从而获得缺失突变体表型的程度。相比普通的 siRNA，具有短发卡结构的双链 RNA（short hairpin RNA，shRNA）产生的 RNAi 效应更强。

RNAi 的优势包括基因敲除的高效率，易于靶向目标基因的能力以及通过表达 shRNA 稳定且长期沉默的能力。这使之成为一种功能强大的工具，已成功应用于回答细胞生物学中的许多问题。但是，使用 RNAi 时也存在一些风险，需要仔细考虑。

三、肿瘤靶向治疗

靶向疗法是指使用靶向特定分子（分子靶标）的药物或其他物质来阻断癌细胞的生长和扩散。靶向治疗的概念最初源自 Paul Rich 于 19 世纪末首次提出的“神奇子弹”的概念。它最初用于描述化学药品针对微生物的能力，现此方法已扩展到肿瘤治疗。

（一）靶向治疗的靶点

理想靶标的鉴定对于成功开发肿瘤分子靶向疗法至关重要。可以将分子靶标的类型分为两种，一种是直接特异性靶向癌细胞，另一种是靶向肿瘤胞赖以生存的肿瘤微环境。

肿瘤发生的基础之一是由遗传特征的改变决定的，遗传特征的改变导致蛋白质和受体的突变或改变，从而促进细胞存活和增殖。这些可以将癌细胞与正常细胞区分开的特定基因改变，可以用作分子靶向药物开发中的分子靶标。通过了解肿瘤中特定分子靶标的生理和特征，可以确定抑制肿瘤生长和进展的潜在分子策略。肿瘤标记物可以使用基因组测序来确定，这让研究人员能够比较正常细胞和癌变细胞的基因和蛋白质表达水平，从而识别其表达变化。通过测序技术，研究者可以对多种肿瘤基因组进行检测，以揭示个体中癌变细胞与正常细胞之间的遗传异质性。这对于确定药物开发的潜在分子靶标非常重要。选择用于分子靶向治疗的靶标包括生长因子、信号分子、细胞周期蛋白，凋亡调节蛋白和促血管生成因子等。因此，可以通过了解和确定特定目标来开发有效的药物。用于肿瘤治疗的分子靶向治疗剂可能表现出不同的功能和特性。每一种靶向治疗药物的目标可能不尽相同，有些作用于调节细胞周期进程、细胞死亡、转移等生命活动，有些则靶向血管生成、细胞表面抗原、生长因子受体或信号转导途径。针对这些不同的靶标而开发的药物可以阻断有利于促进癌细胞生长，干扰细胞周期调节和（或）诱导细胞死亡以杀死癌细胞的信号。当靶向药物用于化学疗法时，还可抑制肿瘤的进展和侵袭，或者使耐药性肿瘤对其他治疗部分重新敏感。

分子靶向治疗的关键机制之一是诱导肿瘤细胞凋亡。凋亡也称为程序性细胞死亡，是指消除不必要的，受损的或异常的细胞以维持正常细胞的稳态。然而，凋亡过程的失能在促进肿瘤发生中起重要作用，并且是导致许多类型肿瘤对治疗耐药的原因之一。大量的抗癌药物可以通过调节凋亡调控途径来诱导癌细胞凋亡，该途径针对凋亡机制组分，例如 Bcl-2 家族蛋白，胱天蛋白酶（Caspase）和凋亡抑制蛋白（IAP）以及细胞 FLICE 样抑制蛋白（c-FLIP）。据报道，抗凋亡的 Bcl-2 抑制剂据报道与 Bcl-2 蛋白具有很强的结合能力，可导致慢性淋巴细胞性白血病（CLL）凋亡。

除了直接靶向癌细胞本身之外，还可以将药

物设计为靶向在肿瘤微环境中的细胞中表达的分子标志物，这些分子标志物负责促进肿瘤的生长。癌细胞相关的成纤维细胞（CAF）、免疫细胞、肿瘤干细胞（CSC）和血管内皮细胞都是肿瘤微环境的重要组成部分。因此，为了抑制肿瘤的生长和发展，也可对靶向肿瘤微环境的药物进行更深入的研究。是 Bindarit 是一种单核细胞趋化蛋白 1（MCP-1）的小分子抑制剂，可减少 TAM 和髓样抑制细胞（MDSC）的浸润，从而抑制前列腺癌和乳腺癌的转移，增殖和肿瘤进展。癌细胞的增殖和转移高度依赖于肿瘤血管的形成以提供营养和氧气。因此，此类抗血管生成药物已被设计为通过靶向促血管生成介质［例如血管内皮生长因子（VEGF）、碱性成纤维细胞生长因子（bFGF）、血管生成素、转化生长因子（TGF-α，TGF-β）］来抑制血管生长，贝伐单抗、舒尼替尼、索拉非尼和帕唑帕尼等药物可阻断 VEGR 或其受体（VEGFR）的活性，从而阻止新血管的形成从而抑制肿瘤的生长。靶向免疫抑制剂和调节细胞的免疫系统可以促进癌细胞与免疫细胞相互作用的动态变化。阻断细胞毒性 T 淋巴细胞相关蛋白 4（CTLA-4）和程序性细胞死亡蛋白 1（PD1）是重新激活免疫系统，增强对癌细胞上突变抗原免疫反应的策略。

（二）靶向治疗的类型

分子靶向治疗中使用的药物分为小分子、单抗和基因治疗。小分子被定义为具有较低分子量（<900D）的化合物，能够穿透细胞，靶向细胞内的特定蛋白质。许多已知的小分子抑制剂专注于灭活激酶并中断在致癌过程中失调的信号通路。此外，小分子可用于靶向蛋白酶体，细胞周期蛋白依赖性激酶（CDK）和聚 ADP- 核糖聚合酶（PARP）抑制剂，以激活细胞周期检查点，触发细胞凋亡并协调 DNA 修复。

激酶在调节信号传导途径中起重要作用，所述信号传导途径调节许多生理功能，如细胞生长、增殖、迁移和血管生成。这些蛋白激酶的失调可能导致细胞异常生长。小分子抑制剂竞争性结合酪氨酸激酶的活性或非活性三磷酸腺苷（ATP）结合位点，从而直接影响肿瘤细胞的生长和增殖。例如：Gilvec 是一种 2- 苯基氨基嘧啶，它竞争性地抑制 ATP 与酪氨酸蛋白激酶（ABL）的结合，是 2001 年被批准的用于肿瘤治疗的第一种选择性酪氨酸激酶抑制剂。引起人们极大兴趣的另一种药物是 Bruton 的酪氨酸激酶（BTK）抑制剂，用于临床上的 B 细胞疾病。BTK 主要通过靶向 B 细胞受体途径或 Toll 样受体途径在 B 细胞成熟、分化、增殖、黏附和迁移中发挥作用。关于这一点，FDA 批准的包括 Ibrutinib 和 Acalabrutinib 在内的 BTK 抑制剂已在Ⅱ期临床试验中证明了对抗 B 细胞恶性肿瘤的有效治疗方法。

相反，小分子活化剂在激活分子靶向疗法的抗癌机制中起关键作用。据报道，小分子 Bax 激动剂（SMBA1、SMBA2 和 SMBA3）可在 S184 位点使 Bax 磷酸化，从而恢复肺癌的促凋亡功能。此外，这些小分子激活剂可与丙酮酸激酶 2（PKM2）结合以诱导丝氨酸营养缺陷，从而导致人腺癌肺泡基底上皮（A459）癌细胞的细胞停滞。NSC146109（此后为 XI-011）是一种小分子 P53 激活剂，可通过抑制双分钟 X（MDMX）表达来恢复 P53 的功能，从而导致乳腺癌细胞凋亡。目前，小分子抑制剂是主要用于临床的唯一候选药物。因此，在肿瘤治疗中使用小分子活化剂的潜力很大，仍然是一个热门的研究领域。

单抗（mAb）通常针对位于细胞外部的靶标而开发，因为它们相对太大而无法进入细胞。mAb 是使用杂交瘤技术开发的，杂交瘤技术是 1975 年由科勒和米尔斯坦首次研发的，自 20 世纪 80 年代初以来就用作人类的实验疗法。单抗特异性地靶向细胞外蛋白，并通过中断受体和配体之间的相互作用来抑制肿瘤的生长。抗体与癌细胞结合后可以通过直接或间接机制介导其作用。直接机制通常是指单抗与抗原，细胞受体或膜结合蛋白的结合，以便将其直接作用于特定靶标以诱导细胞死亡。另一方面，间接机制是指机体防御机制的后续反应，如通过 mAb 与癌细胞特异性抗原的结合刺激后效应细胞募集或吞噬癌细胞。后一种方法通常用于免疫疗法中，以触发人体的免疫系统攻击癌细胞。单抗能够以下任何一种方式通过不同的机制发挥作用：抗体依赖性细胞毒性（ADCC）、抗体依赖性细胞吞噬作用（ADCP）、补体依赖性细胞毒性（CDC）、信号传导阻滞，诱导凋亡或细胞毒性有效载荷的传递等。例如，曲妥珠单抗可通过触发HER2内在化，降解或二聚化以及通过间接机制在乳腺癌细胞中募集CD16介导的ADCC来直接抑制HER2蛋白。这减少了癌细胞分裂，促进了受体内在化并诱导细胞周期停滞。但是，单抗也可通过多种机制共同发挥作用，以达到抗瘤作用。

抗体－药物偶联物（ADC）具有高度选择性，可将细胞毒剂特异性递送至预期的癌细胞靶标，从而成为一种有效的肿瘤治疗方法。简而言之，ADC包含与小分子抗癌药物共价连接的靶标特异性单抗，通过受体介导的内吞作用内在靶向癌细胞并释放有效的细胞毒素，从而导致凋亡的癌细胞死亡。关于此类药物，FDA批准了可用于治疗转移性乳腺癌的Inotuzumab用于治疗成人复发性或难治性B细胞前体急性淋巴细胞白血病（ALL）的Ozogamicim。此外，更多的ADC候选药物已进行了临床试验。细胞毒性剂与单抗的结合可通过减少分布体积以及延长分布和消除阶段来改善药物的药代动力学特征，从而减少患者的不良反应，达到更好的临床预期。

（三）RNA干扰的传送与靶向

RNAi技术作为一种基因沉默的方法逐渐走入人们的视野中。作为基因治疗的一部分，RNAi技术已广泛用于临床前模型中，但RNAi的临床应用仍面临挑战，主要是因为难以成功地进行系统性递送。有效的递送系统对于发挥RNAi的全部治疗潜力至关重要。理想的载体不仅可以解决递送裸露的siRNA/miRNA的挑战，包括其化学上不稳定的特征，细胞外和细胞内的屏障以及先天性免疫刺激，还可以提供“智能”靶向递送。本节主要介绍RNAi在治疗应用中的最新进展，重点是肿瘤治疗和优化递送系统的策略。本节中将简单介绍现有的几种靶向运输载体，包括病毒载体以及非病毒载体，如靶向肽、纳米颗粒、脂质体等。

病毒型载体又可根据病毒种类和作用类型，分为腺病毒和慢病毒。腺病毒是一种无包膜的双链DNA病毒，编码基因组中分子量超过36kb的40多种蛋白。腺病毒相对安全，易于扩增。目前腺病毒文库已经广泛用于基因治疗的临床试验中，甚至被国内批准用于一些特定的肿瘤治疗中，如*p53*基因的抗癌治疗。近来有复制缺陷的腺病毒载体用于传递编码基因的蛋白质或siRNA。腺病毒基因组相对较大，其宿主蛋白与载体间的非特异性干扰等原因限制了这种病毒在文库筛选方面的应用。除此之外，腺病毒载体高表达的非编码RNA，病毒相关RNA1和RNA2，可以作为竞争性底物使Dicer和RISC饱和，抑制RNAi通路，最终通过RNAi沉默机制进行干扰。第三代腺病毒载体的病毒编码序列都被非编码DNA和复合序列所取代，理论上避免了上述这些问题，但由于在载体的生成和加工方面的技术问题，并未得到大规模的应用。最为关键的问题是，腺病毒采用游离基因传递的方法只能引起瞬时转基因表达。然而，研究者始终认为，腺病毒RNAi文库依然是体内研究的一个重要选择。

慢病毒载体从伪膜带有VSV-G包膜蛋白质的人类1型免疫缺陷病毒中加工而来，与逆转录病毒和腺病毒载体相比，它的优势在于可以转染分裂期和非分裂期的细胞，容纳外源性基因片段大，可以长期稳定表达。由于慢病毒载体广泛的趋向性，可以整合入宿主细胞的基因组并在大多数细胞中高效转染，不产生任何有效的细胞免疫应答，介导的转基因表达能持续数月，在RNAi文库中应用广泛。慢病毒载体的RNAi文库在体外的应用相对简单，但在体内的应用仍然处于瓶颈期。研究时节约且可行的方法是在异种植皮术的动物中进行干细胞或癌细胞的体外转导，或在体外转导胚胎干细胞，产生组织特异性或全身性的RNAi的转基因老鼠。

基于脂质的纳米粒子（LNP）直径通常小于100nm，是目前用于促进RNAi传递的主要的非病毒传递系统。由于细胞膜主要由脂质和磷脂组成，因此LNP具有与细胞膜相互作用的自然趋势，可促进细胞摄取。许多生物相容性和可生物降解的脂质和磷脂可用于制造LNP。对脂质产生免疫反应的风险低于大多数具有较高分子量的聚合材料的风险。目前已经开发出几种类型的LNP用于RNA递送，最著名的是脂质体，固体脂质纳米颗粒（SLN）和纳米结构脂质载体（NLC）。

基于聚合物的纳米颗粒是另一种研究透彻的RNAi传递系统。带负电荷的核酸（如siRNA）容易与带正电荷的聚合物形成复合物，从而形成多聚体。研究中的常用的载体有阳离子聚合物，如天然DNA结合蛋白、合成多肽、聚乙烯亚胺；基于碳水化合物的聚合物，如壳聚糖。壳聚糖是具有低免疫原性的生物相容性、可生物降解的多糖。但是，裸壳聚糖与生物液体不相容，并且会导致颗粒降解并降低工作效率。因此，对其进行结构修改是必要的。聚乙二醇化壳聚糖多聚体具有内吞作用和巨噬细胞吞噬作用的独特机制，与红细胞的非特异性相互作用降低。多肽修饰的壳聚糖被认为具有更高的工作效率和更好的内体逃逸。结合抗体的壳聚糖纳米颗粒可以将siRNA传递至特定细胞。在最近的一项研究中，转铁蛋白抗体和缓激肽B2抗体与壳聚糖多聚体化学偶联，以靶向方式将siRNA跨血脑屏障传递，并提高了其在星形胶质细胞中的基因沉默效率。

靶向肽（target peptide）是特异性结合肿瘤表面标志物的一类小分子多肽，包含的氨基酸数量一般少于50个。1985年，Smith第一次将外源基因插入丝状噬菌体f1的基因Ⅲ，使目的基因编码的多肽以融合蛋白的形式展示在噬菌体表面，从而创建了噬菌体展示技术，自此开启了靶向肽研究的新篇章。获取靶向肽的方式有多种，包括改进已知多肽，构建多肽受体的分子结构，或者搜索结合肽文库，其中结合肽文库包括噬菌体展示文库、细菌展示文库、一珠一化（OBOC）和定位扫描合成肽库（PSSPCL）。靶向肽有很多优点：它在纳摩尔浓度就可显露对靶标的高特异性，并且本身低毒，对肿瘤周边的正常组织无明显损害作用，在非靶点位置能快速被清除。容易合成并优化以更好结合靶标。也可以调整结构增加对蛋白酶降解的稳定性，延长在血液循环中的半衰期和增强毛细血管通透性。靶向肽已广泛应用于肿瘤影像和治疗的研究中，学界也在探究其在递送siRNA治疗癌症中的重要意义。

四、RNA 干扰与肿瘤治疗

最近，涉及肿瘤发生的大多数基因产物已被用作基于RNAi治疗的靶标。有证据表明，将RNAi用于靶向功能性致癌分子可以有效抑制癌细胞生长，同时还能逆转肿瘤对化学疗法和放疗的抵抗力。RNAi技术对基因产物的敲除效果，已经在体外细胞培养系统，动物模型和临床试验中被认为具有抗增殖和促凋亡作用。

（一）RNA 干扰寻找肿瘤治疗新靶点

肿瘤治疗的原则是阻止肿瘤细胞增殖，或使肿瘤细胞生长受到抑制甚至产生直接的细胞自杀性行为。RNAi文库就是通过细胞活力测定筛选出具有抑制肿瘤细胞增殖能力的细胞，进而发现抗肿瘤通路上的重要靶点。基于病毒载体介导的RNAi筛选系统特别适合在人类肿瘤细胞中进行基因功能分析，并且已经成功地发现了一些肿瘤抑制基因，这些基因的抑制会导致肿瘤增殖能力的增高以及相关支持物的增长。在动物模型上进行的研究表明，通过使用特异性siRNA靶向细胞周期中的必需蛋白[如驱动蛋白纺锤体蛋白（KSP）和polo样激酶1（PLK1）]后，必需蛋白展现出强大的抗瘤活性，在皮下和肝脏的动物模型实验中均表现出对癌细胞显著的抑制作用。KSP抑制导致细胞周期终止和凋亡诱导，类似于PLK1抑制诱导凋亡。蛋白激酶N3（PKN3）已被引入作为肿瘤的有效治疗靶标。

（二）RNA 干扰逆转肿瘤耐药

目前，治疗恶性肿瘤的主要手段包括化疗及放疗，而影响化疗效果的一个重要原因是肿瘤细胞产生了对化疗的耐药性。肿瘤细胞的耐药性，尤其是多药耐药是目前的研究重点之一。Lai等在哺乳细胞中利用能改变复杂细胞表型的siRNA构建了一个随机siRNA文库，在结直肠癌细胞中发现了一系列siRNA编码的基因，这些基因能在氟尿嘧啶或TNF-α介导的细胞死亡机制中，逆转肿瘤细胞的耐药性。他莫昔芬可以阻断乳腺癌雌激素受体α（ERα）信号传导通路，是治疗乳腺癌最常用的药物之一，但由于耐药性的出现，限制了它的应用。Iorns等采用针对779个激酶和相关蛋白的RNAi文库，发现依赖磷酸肌醇激酶1（PDK1）信号通路对于多个ERα拮抗剂均有很强的敏感性，这为发现他莫昔芬治疗的新靶点，进一步探索乳腺癌细胞的耐药性提供了新方向。紫杉醇是临床上常用的治疗肿瘤的化疗药物，然而，乳腺癌、卵巢癌和非小细胞肺癌等肿瘤常常对紫杉醇产生耐药。Xu 等建立了针对人类基因组的慢病毒 siRNA 文库，他们发现 septin10（SEPT10）的表达水平与人类对紫杉醇的敏感性呈正相关，这预示着 SEPT10 很有可能成为紫杉醇耐药相关的生物标志物，对于开辟基因治疗和化疗的新方法有重大作用。

（三）RNA 干扰影响肿瘤的侵袭和转移

目前，肿瘤迁移、转移已成为当前肿瘤治疗中亟待解决的重要问题，近年来研究人员通过对肿瘤迁移、转移分子机制的深入研究和了解，已为肿瘤的防治提供了新思路和新靶点。为了研究局部黏着斑激酶（FAK）与细胞增殖、黏附、迁移的关系，Tsutsumi 等在 HeLa 和 HT1080 细胞中挑选出能抑制 FAK 表达的克隆。他们发现，FAK 蛋白表达下调能够抑制细胞的黏附、迁移和增殖能力，在肿瘤形成和生长过程中起重要作用。为了探索 *CICP1* 基因在肿瘤转移中发挥的作用，Nagai 等构建了稳定的肺癌转移细胞系——LNM35 的 RNAi 克隆。实验结果表明，CICP1 及其配体 SEMA4B 在体外能够显著抑制细胞的运动能力，在体内可以抑制肺癌细胞的转移能力。另一研究表明，PKN3 的抑制可减少原位前列腺癌模型中的淋巴结转移。Atu027（靶向 PKN3 的 siRNA-脂质体）已被施用于小鼠、大鼠和非人类灵长类动物。Atu027 在转移性肺癌动物模型中表现出明显的肿瘤生长和淋巴结转移抑制。当 Atu027 用于乳腺癌转移到肺部的动物模型中，给药后的结果显示其明显的抑制了肺部转移。

（四）展　望

在过去的 20 年里，基于 RNA 的疗法已成为治疗和预防多种疾病（如肿瘤、遗传疾病、糖尿病、炎症性疾病和神经退行性疾病）的极具吸引力的药物开发类型。与传统的小分子药物或蛋白质（特别是抗体）相比，RNA 疗法可以不同程度地提高特定蛋白的表达或敲除靶基因，从而在靶细胞的治疗中发挥显著的调节作用。除了这些调节作用，它们比基于蛋白质的药物更方便、更容易设计。然而，RNA 本身的不稳定性以及抑制 RNA 传递和转染的各种生理障碍的存在阻碍了其在肿瘤治疗中的临床应用。此外，外源 RNA 更有可能被人体内在防御系统清除、细胞摄取和内体逃逸，这些都是发展 RNA 疗法过程中需要克服的重要问题。从临床的角度来看，寻找新的有效的方法将 RNAi 药物系统地输送到非肝脏和非肾脏组织，并致力于改善它们的药代动力学和药效学，仍然是关键挑战之一。探索和开发新颖、高效、安全的给药系统，以及更好地理解控制内体逃逸和内吞作用的细胞通路，最终将解决这个问题。虽然第一个 RNAi 药物获得批准，但离了解体内 siRNA 和 miRNA 治疗在人体内的长期效果还很远。另一个主要挑战是降低 RNAi 候选药物非靶点效应的风险。与 RNA 化学修饰、非病毒传递系统和免疫原性相关的最初危害通常可以在动物模型中识别、测试，最后通过包括体外药理学描述的经典药物开发消除。然而，特定的 RNA 序列仍然是候选药物的主要成分和危害来源。利用生物信息学工具阻止带有与非靶标转录部分互补的种子区域的 siRNA 的设计，并增强 siRNA 的稳定性修饰可以使靶基因在体内超长时间沉默，同时避免潜在的序列依赖的脱靶效应。但它们不能完全消除所有非靶标相互作用的风险。RNAi 药物的临床前开发需要在不同模型下进行广泛的体外研究，以防止其在非靶组织中的靶外和靶上活性。高通量基因分型技术的发展和成本的降低会使 RNAi 序列设计和相关的体外药理学图谱的开发成为可能，这些技术会推动 RNA 疗法的发展。RNAi 治疗领域目前的进展为开发改变患者生活的新药提供了机会。由于过去二十年来已经取得了众多的经验和优秀的进展，我们相信后续的探索会更加顺利。RNAi 的独特性质将使其在下一代药物中大放异彩，特别是对于那些小分子和抗体/蛋白的无成药性或不能靶向治疗的疾病。

自从免疫检查点阻断（ICB）和嵌合抗原受体（CAR）T 细胞治疗获得临床成功，免疫治疗改变了临床上对实体肿瘤治疗的模式，肿瘤免疫治疗引起了越来越多的关注。与剂量有限的化疗药物相比，免疫治疗药物可以抑制肿瘤细胞逃避免疫系统终止或重新编程肿瘤相关免疫系统的能力，因此更具特异性，能够触发持久的记忆性抗瘤反应。肿瘤免疫治疗可以通过主要针对免疫系统而不是肿瘤细胞本身来诱导对肿瘤细胞的协同杀伤作用。目前的免疫疗法，包括抗体、蛋白质和工程免疫细胞（如 CAR-T）是很有前途的肿瘤治疗策略，其中一些已经成功地应用于临床。然而，这些疗法仍然面临一些关键问题，如疗效不足（ICB 在 15%~25% 的患者中表现出活性）、高成本和副作用。基于 RNA 的疗法在免疫调节和肿瘤疫苗方面具有多个优势，它们将作为竞争对手和当前的免疫疗法合作，实现协同整合，从而获得更有效和个性化的结果。与传统的蛋白质、抗体和基于细胞的疗法（如 CAR-T）相比，RNA 的疗法（包括 siRNA、microRNA 和 mRNA）可以敲减或敲除靶基因，或者上调特定蛋白质的表达，基于 RNAi 疗法的这些特点更具有高选择性和低脱靶风险。同时，与其他基于抗体或蛋白质的疗法相比，基于 RNA 的疗法在免疫治疗中的调节功能已经变得更加多样化和广泛。例如，基于 RNA 的治疗可以通过诱导肿瘤细胞的免疫原性细胞死亡来激活快速有效的抗癌免疫反应，从而可能跳过传统肿瘤药物面临的一个重大障碍——肿瘤深度渗透的要求。此外，RNA 疗法的开发和生产非常方便、快速和具有成本效益。RNAi 疗法变得越加受到关注，并且在递送和修饰技术方面取得了很大的进展。各种基于纳米颗粒的给药系统，如基于脂质的、聚合物的、无机的和生物激发的纳米材料已经被广泛探索。这些基于纳米颗粒的递送系统不仅将高剂量的治疗有效载荷运送到靶细胞或组织，而且在免疫治疗中显示出与 RNA 疗法相同的调节功能。此外，RNA 介导的纳米免疫疗法与化学或光动力疗法的整合在动物模型中显示了良好的结果。同时，将 RNA 介导的纳米疗法与当前的免疫疗法（如抗 CTLA-4、抗 PD-1 和抗 PD-L1）相整合也是加强肿瘤治疗一个很好的手段。然而，在此类应用转化到临床之前，仍有几个问题需要解决。首先，阻碍各种新型材料载体稳定性和体内安全性的一些主要障碍包括细胞毒性和不良的免疫刺激。在聚合物纳米颗粒中使用阳离子单元、脂基纳米结构的有效载荷泄漏以及无机纳米颗粒的非生物降解性可能会引起潜在的体内毒性问题。纳米颗粒载体可能被认为是外来物质，因此很容易通过肾 / 肝清除排泄或被先天免疫系统清除。其次，新型载体必须增加细胞靶向性和细胞内在化。例如，为了通过 RNA 为基础的纳米颗粒载体靶向肿瘤细胞以沉默 PD-L1，新型载体需要靶向尽可能多的肿瘤细胞，因此需要高蓄积和深肿瘤渗透。为了增加细胞摄取以提高 RNA 传递的有效性，可以在纳米颗粒载体上包覆靶向配体，这将增加载体与靶细胞结合的机会。此外，通过结合对不同刺激（如 pH、酶和氧化还原）或外部刺激（如温度、电、光、磁力、超声波）敏感的 RNA 的骨架，载体有效按需传递和释放 RNA 将变得可行。新型载体的这种特征将使 RNA 有效载荷在空间和时间上得到最佳释放。尽管许多纳米囊泡通过内吞途径渗透到靶细胞中，但它们仍然必须克服内小体和溶酶体造成的障碍，才能实现 RNA 疗法药物胞浆释放的最终目标。鉴于 RNA 治疗在肿瘤免疫治疗中的方便性和重要性，开发利用新型载体材料将 RNA 有效地运送到靶肿瘤或免疫细胞以触发抗肿瘤免疫反应已经在肿瘤治疗中取得了一些令人振奋的结果。同时，将 RNA 介导的免疫调节与 ICB 免疫治疗、化疗和光动力治疗相整合，在临床上取得了良好的治疗效果，临床应用前景广阔。虽然用于临床的 RNA 传递平台仍然具有挑战性，在这种疗法从实验平台转化到临床之前，需要解决一些问题。我们相信，RNA 介导免疫疗法具有巨大的潜力，并有机会用于肿瘤的治疗。

（熊铭港　张　健　刘　通）

第4节 基因编辑

一、概 述

基因编辑技术就是对含有遗传信息的基因序列进行插入、删除、替换等修改的一种技术。

在早期的研究中研究人员利用核酸内切酶(如18bp的核酸内切酶Ⅰ-SceI)在小鼠基因组中引入特定的双链DNA断裂(DSB)。尽管这类大范围核酸酶(内切核酸酶识别14~40bp长的DNA片段)增加了基因组编辑效率，但该方法有两个重要缺点。首先，虽然研究人员发现了数百种具有独特识别顺序的核酸内切酶，但要找到靶向特定基因核酸内切酶的可能性仍然很低。其次，大多数诱导的DSB都可以通过易于出错的非同源末端连接(NHEJ)DNA修复机制得到修复。不仅是外来引入的DNA模板不包含在DSB中，而且NHEJ修复机制可能会随机插入或删除断裂部位的DNA片段。为了克服这些挑战，研究人员开始重新设计天然存在的核酸内切酶，以改变其DNA靶向特异性。虽然这些努力大大提高了针对性编辑，但仍然只有一小部分基因组可以专门使用核酸内切酶靶向。

近年来，基于多种高效核酸酶的发现，基因编辑技术得到了快速发展和广泛应用，其中以人工核酸内切酶介导的基因组编辑技术发展最为迅速，主要包括以下三种技术：锌指核酸酶(ZFN)技术、转录激活因子样效应物核酸酶技术(TALEN)和成簇的规律间隔的短回文重复序列(CRISPR)/CRISPR相关蛋白(Cas)系统。编辑技术的原理主要是通过人工核酸酶可以精确靶向诱导双链DNA断裂；在DSB产生之后，细胞内将启动两种主要的修复机制。在通常情况下，细胞主要通过非同源末端连接(NHEJ)的方式进行修复，NHEJ可以在DSB位点有效的产生不同长度片段的插入或缺失，通常导致基因功能失活；在存在同源序列的DNA模板的情况下，细胞还会采取同源重组(HDR)的方式进行修复，可以实现特定位点的精确插入、缺失或者碱基置换。相对于ZFN技术、TALEN技术和CRISPR/Cas9技术，2016年诞生的单碱基编辑技术(BE)可以在不需要同源模板的情况下实现精确的碱基替换，同时不会产生双链断裂，具有更安全、更高效的特点，应用潜力大。与此同时，随着学者对基因编辑工具认识的加深和不断改造，基因编辑工具的应用领域也从基因组编辑发展到了表观基因组编辑和转录组调控领域，开发出一系列表观基因组编辑工具和转录调控相关工具。这些工具展示了基因编辑技术的超强可塑性，增加了更多的应用场景，也在基因治疗中展现了优势。

(一)ZFN技术

锌指蛋白(ZFP)是一类通过Cys2-His2锌指结构域结合DNA的转录因子，是锌离子调节的小蛋白基序，由一个α螺旋和两个反向的β平行形成紧密的ββα结构，能特异性识别DNA序列，每个锌指模块能识别3bp的DNA序列。与大型核酸酶不同，将多个锌指模块组装成一个较大的复合物就可实现更高的DNA结合特异性。在发现锌指的结构后，研究人员开始通过融合锌指来创建可编程核酸酶蛋白FokⅠ内切核酸酶的DNA切割域的蛋白质。锌指蛋白是1984年从非洲爪蟾的转录因子中发现，并在1996年发展成为第一代基因编辑技术，2002年开始用于果蝇基因组编辑的研究，在2003年开始用于对人类细胞的基因编辑，后来逐步发展为锌指核酸酶技术。锌指核酸酶(ZFN)是由锌指蛋白和来源于海床黄杆菌的一种可以通过二聚体化非特异地切割DNA的核酸内切酶FokⅠ组成。FokⅠ核酸酶需要形成二聚体才可切割DNA产生DSB，ZFN诱导靶向DNA双链断裂，刺激DNA损伤反应途径。锌指结构域的结合特异性将ZFN导向特定的基因组位点。锌指核酸酶（ZFN）技术不仅显著增加了在模型生物和人类细胞中有针对性的同源重组效率，而且ZFN 的设计也极大地增强了在活细胞中特定靶点位置的编辑能力，同时为基因编辑工具在疾病治疗中的应用打开了一扇全新的门。由于每个锌指都能识别 3bp 的 DNA 片段，独特的 6~7 个锌指的组合可以唯一地靶向任何目标的 18~21bp 基因组序列。但是识别特定 DNA 的锌指序列需要通过文库筛选来确定，非常耗时耗力，也需要丰富的经验，一定程度上限制了其发展。此外，因为锌指核酸酶存在上下游 DNA 序列的依赖效应，这进一步加大了筛选的难度，由此可能产生更多的脱靶效应，引发细胞毒性，故而对 ZFN 的应用推广也产生了一定的阻碍。不可否认，ZFN 是最早开发的开创性技术，也是往临床推进最为深入的技术，为后续基因编辑技术的快速发展奠定了基础。

（二）TALENS 技术

TALEN 技术是由细菌蛋白质转录激活因子样效应物 TALE 衍生的一类新的基因编辑技术。转录激活因子样效应物 TALE 是研究者在 1989 年从植物病原体黄单胞菌属（*Xanthomonas*）中克隆出的一种 avrBs3 蛋白，该蛋白质可以结合植物宿主基因组并激活转录。2007 年，这种特殊的分泌蛋白质被命名为转录激活因子样效应物 TALE，2009 年。研究者成功解析出了 TALE 结合 DNA 的机制。2012 年，TALEN 技术正式出现，并逐步取代 ZFN 技术。TALEN 技术的原理与 ZFN 类似，同样利用限制性核酸内切酶Fok Ⅰ进行基因编辑。TALE 蛋白由一系列 33~35 个氨基酸重复结构域组成的DNA结合域，每个结构域识别一个碱基对。TALE 蛋白的特异性由两种高变氨基酸决定，这两种氨基酸被称为重复变量双氨基酸残基（RVDs）。TALEN 的唯一靶向限制是对 N 端结构有 5′ T 的要求，因此，通过构建不同的 RVD 和改变 TALE 的连接顺序，理论上可以使 TALEN 被用于几乎任何的序列。与 ZFN 相比，TALEN 的毒性低，蛋白设计相对简单。然而，与锌指蛋白不同的是，重复序列之间的链接没有重新设计，因此无法构造出具有理论上定位基因组中单个位点能力的长序列。TALENS 技术的主要挑战是为每个新的 DNA 靶点设计一个复杂的分子克隆，工作量大，此外，TALEN 的体积比 ZFN 更大，这使得某些病毒传递系统的包装较困难，也无法用于高通量的编辑。

（三）CRISPR/Cas 系统

CRISPR/Cas 系统是细菌和古细菌在长期演化过程中形成的一种适应性免疫防御，可用来对抗入侵的病毒及外源 DNA。最初在 1987 年，日本学者 Nakata 在研究细菌 DNA 结构时，发现大肠杆菌 DNA 中会存在一段含有 29 个碱基的重复结构，并且发现这些重复序列被含 32 个碱基的序列间隔开，之后有人也发现了这些重复结构，并且在 2002 年将这些重复结构命名为 CRISPR 序列。直到 2007 年首次证实了该序列的功能是用于细菌免疫病毒感染。2012 年，Gasiunas 等发现，使用单一引导 RNA（sgRNA）能和天然的 crRNA 和 tracrRNA 一样地有效介导 Cas9 靶向切割 DNA 片段，并逐步将 CRISPR/Cas 系统优化为更容易进行操作的 Cas9/sgRNA 系统。此系统的工作原理是 crRNA 通过碱基配对与 tracrRNA 结合形成 tracrRNA/crRNA 复合物，该复合物引导核酸酶 Cas9 蛋白在与 crRNA 配对的序列靶位点剪切双链 DNA，从而使特定基因位点的 DNA 双链断裂（DSBs），然后细胞自身启动非同源重组（NHEJ）修复功能修补 DSB。NHEJ 修复过程中容易造成基因的突变、插入或者缺失，进而破坏基因的表达，达到敲除该基因功能的效果。

在 2013 年 1 月，Feng Zhang 实验室和 George Church 实验室在 *Science* 杂志上几乎同时报道了关于 CRISPR/Cas9 基因编辑的文献。FengZhang 实验室利用该技术在小鼠和人基因组中进行打靶；George Church 实验室则利用该技术成功地完成了几种不同的人类细胞基因组的打靶，其中包括诱导多能性干细胞。CRISPR/Cas9 基因编辑技术一经报道，立刻得到广泛的应用。目前，该技术已经应用于小鼠、兔子、羊、猴子、植物、细菌等不同物种上。2014 年，Hai 等运用 CRISPR/Cas9 一步法成功获得了基因敲除猪的模型。更是有人将 Cas9 与 Tet1 和 Tet2 特异的 sgRNA 共注射到小鼠的受精卵中，成功获得双基因敲除的纯合子小鼠。与 ZFN/TALEN 相比，CRISPR/Cas 更易于操作，效率更高，且可同时在不同位点进行多个基因敲除，已经成功应用在很多物种上。CRISPR/Cas 技术已经发展成基因编辑的首选工具。

（四）单碱基编辑技术

单碱基编辑技术（BE）是一种在 CRISPR/Cas9 系统基础上发展而来的新编辑技术，能进行单碱基的编辑。哈佛大学 David Liu 实验室在 2016 年通过将 SpCas9 与胞嘧啶脱氨酶（CyD）融合，从而实现了在一定突变窗口内进行胞嘧啶（C）到胸腺嘧啶（T）的单碱基转换（CBE），为精确编辑目标基因提供了一种新技术。此外，CBE 还可以通过精确地将 4 个密码子（CAA、CAG、CGA 或 TGG）转换为终止密码子来安装过早的终止密码子，从而破坏基因。这为基因敲除提供了一种新方法，而不会产生双链 DNA 切割的潜在副作用。与 CRISPR/Cas9 技术相比，BE 技术可以既不引入 DNA 双链断裂，又不需要重组修复模板，而且其效率远远高于由发生双链断裂引起的同源重组修复方式，对于许多点突变造成的遗传疾病具有很大的应用潜能。

二、基因编辑与肿瘤研究

在过去的十年中，学界在肿瘤的研究中做出了巨大的努力，并取得了显著的成就，但仍有很多问题需要去探索和发现。近年来，基因编辑技术不断完善，为基因领域的研究提供了强有力的研究工具。锌指核酸酶技术（ZFN）、TALEN 靶向基因敲除技术、规律成簇间隔短回文重复（CRISPR/Cas9）相继出现，其打靶效率远远高于传统的 DNA 同源重组系统，且大大节省了时间、物力和财力。三者中 CRISPR/Cas9 技术又脱颖而出。目前已经建立了基于 CRISPR/Cas9 的基因表达调控系统，利用无酶切活性的 dCas9 与具有不同调节功能结构域的融合，能够抑制或激活目的基因的表达。这里，重点阐述 CRISPR/Cas9 基因编辑技术在肿瘤研究中的应用（图 16-4-1，表 16-4-1）。

由于 CRISPR 介导的基因编辑技术的可编程性和灵活性，该技术已经成为研究肿瘤生物学中的强大工具。除了可以正常用于靶基因基因敲除，CRISPR 还被重新设计用于多种目的，包括转录锌激活、转录抑制、组蛋白修饰、碱基编辑、

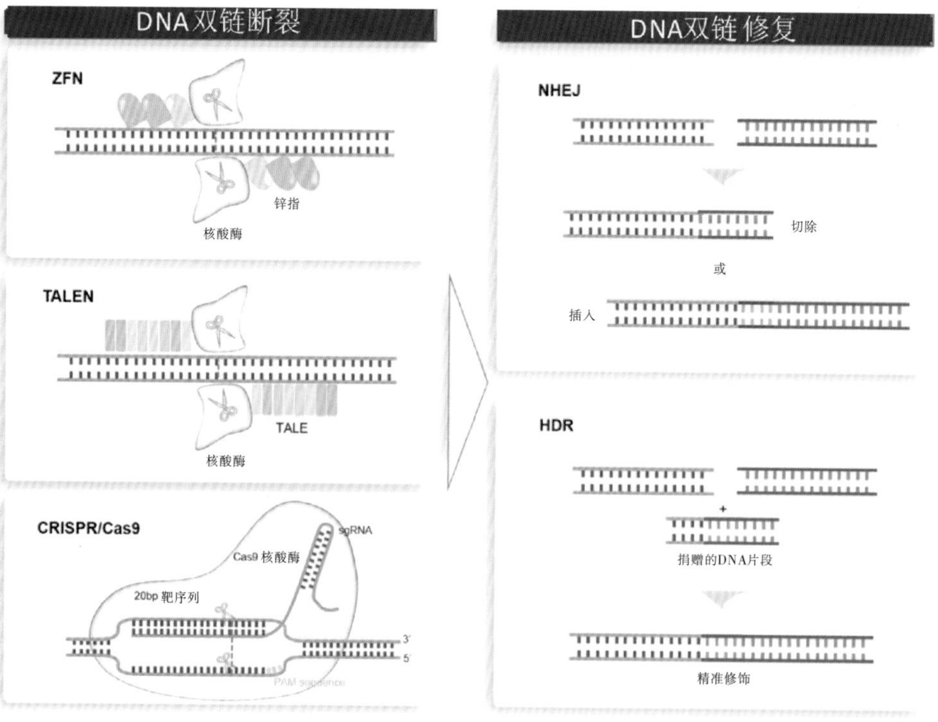

图 16-4-1 基因编辑和 DNA 修复机制

表 16-4-1　ZFN、TALEN、CRISPR/Cas9 的比较

	ZFN	TALEN	CRISPR
识别模式	蛋白质 -DNA	蛋白质 -DNA	RNA-DNA
DNA 剪切元件	FokI 核酸酶结构域	FokI 核酸酶结构域	Cas9 蛋白
识别靶点序列大小	9~18bp/ZFN 模块	14~20bp/TALE 元件	20bp 的 guide RNA+PAM
靶点选择	很难识别非富含 G 的位点	TALEN 靶点常以 T 为开头	识别靶点受限于 PAM 序列
优点	效率高于被动同源重组	设计较 ZFN 简单、特异性高	靶向精确、设计简单、细胞毒性低、时间短、成本低
缺点	设计依赖上下游序列、拖把率高、具有细胞毒性	有细胞毒性、模块组装过程烦琐、成本高	依然有脱靶反应，靶点识别依赖于 PAM 序列

DNA 甲基化和基因组结构操作等等。跟随 RNA 干扰（RNAi）筛选的脚步，CRISPR 的模块化能很好的应用于高通量筛选方法。通过设计定制单个指导 RNA（sgRNA）的文库，可以同时筛选大量的基因组元件，包括编码基因，调控元件（如增强子）非编码 RNA 或其他非编码功能。

（一）基因编辑技术用于建立肿瘤动物模型

传统制作肿瘤动物模型的方法是在动物胚胎干细胞中引入突变，然后将干细胞注射到胚囊中形成嵌合体，再经过一代才能获得纯合突变的动物模型。基因编辑技术提供了更加简单的造模方法。CRISPR/Cas9 基因编辑技术可以直接在胚胎水平对靶基因进行修改，不需要建立复杂的 ES 细胞系，Jaenisch 课题组用 CRISPR/Cas9 在小鼠胚胎干细胞中同时敲除了 5 个基因，随后将 Cas9 mRNA 和靶向 Tet1 和 Tet2 的 sgRNA 注射到小鼠受精卵中，建立了同时敲除 2 个基因的小鼠模型。CRISPR/Cas9 基因编辑技术简化了肿瘤动物模型的建立，缩短了时限、缩减了成本，极大地提高了制作效率。同时，利用 CRISPR/Cas9 基因编辑技术在体内直接诱变目标组织而不是使用移植方法建立的肿瘤动物模型还有以下优点：①被建模的肿瘤源自内源性靶组织；②免疫系统保持原样；③保留了相应的组织微环境。Jacks 课题组在 2014 年首次利用水流动力学注射，通过小鼠尾静脉向野生型小鼠体内注射包含 Cas9 和 gRNA 的质粒，靶向敲除肝细胞内的抑癌基因 *PTEN* 和 *p*53，快速地获得了患有肝癌的小鼠模型，有利于肝癌机制研究的开展。同时在体内编辑时，张锋课题组为了解决由于编码 SpCas9 和 sgRNA 的基因太大而导致病毒包装效率低的难题，他们借助 Cre-loxP 系统将 *Cas*9 基因敲入小鼠体内，将 SpCas9 整合到了 Rosa26 位点构建出了诱导型表达 SpCas9 的小鼠，SpCas9 和 CAG 启动子之间有一段 loxP-stop（33 polyA signal）-loxP 序列阻止了 SpCas9 的表达，再用组织特异性的启动子表达 Cre 重组酶，就可以去除干扰序列起始 SpCas9 表达，从而迅速获得肺腺癌小鼠模型。Phillip A. Sharp 团队用 AAV 病毒分别将靶向 *K-ras*、*p*53 和 *LKB1* 三个基因的 sgRNA 转导到 SpCas9 小鼠体内，成功建立了小鼠肺癌模型。因此，研究工作者可以利用诱导表达 SpCas9 的小鼠进行遗传操控，快速在体内建立肿瘤模型。

目前，使用 CRISPR/Cas9 系统生成肿瘤动物模型的传递方法有四种，包括肾上腺相关病毒（AAV）介导的传递系统、重组腺相关病毒（rAAV）介导的重组系统、用于基因组编辑的 CRISPR/Cas9 组分递送方法和基于电穿孔的递送系统。这些传送系统会有一些缺点，例如 AAV 介导的传递系统对克隆 *Cas*9 和 *gRNA* 基因的能力有限，同时对眼睛、肌肉和肝脏具有细胞毒性。为了避免发生细胞毒性，研究人员开发出了一种具有高效率和最小脱靶事件发生的 rAAV 介导的递送系统。Cas9 核酸酶可以以 DNA 表达质粒或 mRNA 以及重组蛋白的方式进行传递进入细胞中。CRISPR/Cas9 组件递送方法的缺点是脱靶的

发生，并可能会发生不被控制地插入宿主基因组，触发宿主的免疫反应。电穿孔的递送系统比其他三种递送系统具有更高的基因组编辑效率，但它在原代细胞系中的效率低下，同时具有毒性作用。为了克服这些递送系统的缺点，研究人员进行了一系列改进，如使用 *Cjcas9*（空肠弯曲杆菌衍生的最小 Cas9 直系同源基因）来克服 AVV 引起的细胞毒性问题，开发 Cas9-RNP 来弥补 CRISPR/Cas9 组分递送方法的缺点，利用微流体膜变形难以转染细胞递送并纠正由 CRISPR/Cas9 引起的疾病介导的传递系统，使 CRISPR/Cas9 递送系统的效率和准确性得到了显著提高，从而克服了建立肿瘤动物模型过程中传递系统的障碍。

（二）基因编辑技术用于肿瘤发生发展机制的研究

肿瘤基因组学可以告知医生存在哪些突变。虽然在公认的致癌基因和肿瘤抑制物中发现了这种改变，但有些肿瘤通常具有数百甚至数千的突变，我们也没有能力去检测哪种或哪几种突变在肿瘤发生发展中起最关键作用。此外，不同患者可以呈现不同的独特组合，这也可能严重影响肿瘤生长方式的、转移和对治疗的敏感性。为了研究各种突变在肿瘤发生发展中的作用，运用离体细胞培养方式来研究肿瘤的发病机制是必不可少的。在早期研究中，想要获得特定的基因敲除细胞，需要花费大量的资金和时间。CRISPR/Cas9 技术使得研究者可以更方便、更快捷地获得肿瘤细胞系，极大节约了财力和时间成本。

（三）基因编辑技术用于肿瘤的研究治疗

1. 基因修复及敲除

在肿瘤细胞形成的过程中，原癌基因的激活与抑癌基因的沉默均可导致肿瘤发生。恢复、提高抑癌基因的表达，就成了一种治疗肿瘤的新思路。慢性髓系白血病（chronic myeloid leukemia，CML）的发生常与体内抑癌基因 *ASXL1* 的突变有关，并且影响患者的预后。Simona 等利用 CRISPR/Cas9 技术靶向修复了 KBM5 细胞中 *ASXL1* 的无效突变，显著降低了 KBM5 细胞的增殖速率，增强了细胞的分化，并且经过 *ASXL1* 基因修复的荷瘤小鼠的生存时间较未经 *ASXL1* 修复的荷瘤小鼠生存时间长。此外，由于表观遗传学在肿瘤发生中的重要作用，通过表观遗传学与 CRISPR/Cas9 系统影响肿瘤发生发展过程中的关键基因的表达，可能成为未来一种很有价值的肿瘤治疗手段。例如，表观遗传修饰与 dCas9 融合或由 scRNA 招募到目标位点，通过改变目标位点的甲基化状态或以特定的方式影响其对组蛋白的修饰，实现对肿瘤进行治疗的目的。

2.CRISPR/Cas9 在抗肿瘤免疫治疗中的应用

1）在 CAR-T 疗法中的应用 CAR-T 细胞免疫疗法是多种肿瘤免疫疗法中最热点的研究内容，其全称为嵌合抗原受体 T 细胞免疫疗法 CAR-T 技术。CAR-T 疗法是通过采集患者的 T 细胞进行基因修饰，成为 CAR-T 细胞后输入患者体内，过程用时长、难度高且成本大，还有 T 细胞自身的治疗数量限制。早期研究使用 siRNA 沉默抑制内源性 TCR 的表达以改善通过防止 TCR 引入 TCR 的安全性和效率，也想避免引入的 TCR 与内源 TCR 配对错误。基因组编辑技术的发展是简单高效的基因敲除。ZFN 经过精心设计的内切酶、由可选择性结合和切割 DNA 序列的锌指 DNA 结合域的串联阵列组成，使用催化限制酶 Fok Ⅰ进行选择。ZFN 首先用于敲除内源性 TCR，以提高安全性 TCR 转导的 T 细胞的功能和功能。随后使用 ZFN 破坏 T 细胞中的内源性 TCR 或 HLA 产生 CD3/TCR 阴性 CD19 CAR-T 细胞和 HLA 阴性 CD19 CAR-T 细胞。同样，TALEN 已用于破坏 TCRα 链和 β 链改善转导的病毒特异性 TCR 的功能。Torikai 等产生的通用 CAR-T 细胞基因编辑 CD19 特异性 CAR-T 细胞以消除通过 TALEN 基因组表达 TCRα 和 β 链编辑以防止 GVHD；但不影响依赖 CAR 的情况效应子功能。CRISPR/Cas9 基因组已经证明编辑人类原代 T 细胞是非常简单高效多重基因组法，使同时敲除变得可行，可设除人原代 T 细胞中的多个基因位点效率。使用多重 CRISPR/Cas9 基因组编辑，同种异体缺乏 TCRβ 链的通用 CAR-T 细胞，已经产生了 β_2- 微球蛋白（B_2M），PD-1 和 CTLA-4。这些 CAR-T 细胞在体外和体内均保持功能，体内不会引起 GVHD。此外，除了 PD-1，TCR 和 HLA-Ⅰ

类阴性 CAR-T 细胞的破坏可表现出显著改善体内抗瘤活性。CRISPR/Cas9 也可用于将 CAR 靶向 *TRAC* 基因座产生通用的 CAR-T 细胞，已经证明将 CD19 特异性 CAR 导向 T 细胞受体（*TRAC*）基因座不仅导致人体 CAR 均匀表达外周血 T 细胞，还可增强 T 细胞效力；这些编辑的单元大大优于常规生成的 CAR-T 急性淋巴细胞白血病小鼠模型中的细胞。

通过 CRISPR/Cas9 基因编辑技术产生嵌合 CAR-T 细胞。CAR 是合成受体，可被转导到患者的 T 细胞以重新编程 T 细胞以攻击恶性细胞。利用 CRISPR/Cas9 基因编辑技术对 CAR-T 细胞进行改造具有以下优点：①可以显著提高 CAR-T 细胞的制备效率。为了防止不同患者产生抗宿主反应，CRISPR/Cas9 基因编辑技术能在短时间内敲除 T 细胞内源性 αβT 细胞受体基因和人白细胞抗原 I（HLA-I）类编码基因，从而达到对 T 细胞进行基因改造的目的。②可以显著提高 CAR-T 细胞的功能。一方面，CRISPR-Cas9 技术可以通过敲除编码信号分子的基因或 T 细胞抑制性受体的基因来提高 CAR–T 细胞的功能。CAR-T 细胞疗法的抗瘤疗效显著，但只能够特异性识别肿瘤细胞表面受体，而肿瘤特异性 T 细胞受体（TCR-T）细胞能够通过基因修饰表达特异性受体，识别肿瘤细胞表面经Ⅰ类主要组织相容性抗原（HLA-Ⅰ）呈递的抗原肽从而识别胞内特异性分子。但受体 T 细胞中存在的内源性 TCR 与修饰后的 TCR 可能会存在竞争反应，因此采用 CRISPR/Cas9 基因编辑技术制备 TCR、HLA-Ⅰ类分子和 PD1 缺失的 CAR–T 细胞，使其异体反应降低又不引起抗宿主疾病，体内抗瘤疗效也得以提升。另一方面，CRISPR/Cas9 技术也可通过敲除编码信号分子的基因或 T 细胞抑制性受体的基因来提高 CAR-T 细胞的功能。研究者应用 CRISPAR/Cas9 技术有效地对 CAR-T 细胞进行基因编辑，得到多基因敲除 CAR-T 细胞，防止免疫调节物对 T 细胞活化与增殖的影响，成功提高 CAR-T 细胞对免疫细胞的防御作用，更好地发挥抗瘤疗效。

2）免疫检查点阻断疗法 程序性死亡分子 PD–1 是 T 细胞受体，负责抑制 T 细胞活化从而调节免疫力的耐受性，降低自身免疫反应，但也可使肿瘤发生免疫逃逸，导致 T 细胞治疗效果变差。为了更好地发挥 T 细胞肿瘤治疗疗效，利用免疫检查点的阻断抗体可阻断免疫调节物对 T 细胞的免疫应答抑制，从而有效提高其免疫功能，目前已成功用于肺癌的治疗。而通过 CRISPR/Cas9 基因编辑技术敲除参与免疫负调节的基因，达到同样的抗瘤效果，这是一种全新的治疗思路。四川大学华西医学院在 2016 年首次使用 CRISPR 进行肿瘤治疗的临床试验。在该项非随机研究中，参与基因编辑试验的患者提供了外周血淋巴细胞，然后应用 CRISPR/Cas9 基因编辑技术在体外对 T 细胞的 PD–1 进行敲除，选择被编辑的淋巴细胞，扩增并随后输回患者体内。该项临床试验是首次以体外应用的概念来研究 CRISPR/Cas9 基因敲除技术用于肿瘤的治疗。

3）抗体靶向疗法 一些肿瘤细胞表面能表达肿瘤特异性抗原，这些抗原不在正常细胞表面表达，因此这些肿瘤特异性抗原可以作为单抗识别的靶点，被抗体识别并结合，从而引起肿瘤细胞死亡，达到抗瘤目的。目前，FDA 已批准了多种抗体类药物，如抗 HER2 抗体、抗 CD20 抗体、抗 VEGF 抗体等。研究人员通过 CRISPR/Cas9 基因编辑技术来筛选潜在的肿瘤特异性抗原靶点，发展抗体的靶向治疗应用。为了检测在具有 RNF43 突变的胰腺导管肿瘤细胞中是否含有肿瘤特异性表面抗原，Steinhart 等利用 CRISPR/Cas9 技术对这类肿瘤进行全基因组筛查，发现了 Frizzled–5 受体在胰腺肿瘤细胞的生长中起关键作用。通过特异性结合，Frizzled–5 抗体就能够明显抑制荷瘤小鼠中癌细胞的增殖，表明 Frizzled–5 或成为免疫治疗药物研究的新方向。

CRISPR/Cas9 基因编辑技术不仅在筛选肿瘤细胞表面特异性抗原方面发挥作用，同时在抗体的制备中也具有重要的功能。根据抗体重链 C 区氨基酸的组成不同，可以将抗体分为五类，即 IgG、IgA、IgM、IgD 和 IgE，这五类抗体在激活补体系统、激活效应细胞以及对靶细胞的杀伤作用方面表现出不同的功能和作用，在对肿瘤的靶向治疗中也存在着差异性。因此，抗体类型转换使抗体多样化，更多地应用于抗体的靶向治疗。B 细胞特异性胞苷去氨酶（AID）参与了抗体类别转换的过程，*Ig* 基因发生类别转换最重要的步骤是 DNA 双链的断裂，断裂一般是由 B 细胞特异性酶，如重组激活基因蛋白 1/2（RAG 1/2）和 AID 启动。研究者运用 CRISPR/Cas9 技术编辑了人类和小鼠的 *Ig* 基因，利用 CRISPR/Cas9 介导的 IgM（+）小鼠 B 细胞、杂交瘤细胞及人的 B 细胞重链恒定区基因高效 DNA 断裂，故发生类别转换重组，实现 IgM-IgG-IgA 的抗体类型转换。通过 CRISPR/Cas9 技术，可靶向编辑杂交瘤细胞或者 B 细胞免疫球蛋白重链恒定区的基因，获得特定类别的抗体，达到抗肿瘤的目的。抗体的抗原结合片段（Fab）分子量小，更易渗透进入肿瘤组织，在肿瘤的抗体靶向治疗中起着关键作用。因此有研究为了获得只分泌抗体Fab片段的杂交瘤细胞，利用 CRISPR/Cas9 技术删除小鼠杂交瘤细胞的 Fc 段的基因，便可以更高效简便地获得抗体的 Fab 片段，也容易与其他药物偶联进而渗透入肿瘤组织，抗肿瘤效果更为显著。

三、基因编辑面临的挑战和展望

基因编辑技术将用来失活或修正患者体内的致病基因，实现基因治疗疾病的目的，例如：为单基因遗传疾病、眼科疾病、艾滋病及肿瘤等疾病提供新的治疗方案；帮助我们了解癌症驱动因素；开发靶向疗法；精准编辑患者本身免疫系统，特异识别肿瘤细胞并清除，用于治疗肿瘤。目前，基因编辑技术已开始用于肿瘤的临床试验，筛选癌基因和药物靶点，实现细胞个性化治疗、开发新药取得突破性进展。尽管基因编辑技术在基因治疗领域拥有广阔的应用前景，但目前在临床应用中仍面临诸多挑战，如脱靶效应、传递系统的有效性和安全性、伦理争议及临床开发商业化成本等。

（一）脱靶效应

基因编辑技术是对细胞中的 DNA 序列进行精准操作从而改变细胞命运和生物体特征的技术。也正是因为该技术是基于 DNA 切割诱导基因编辑，使得基因编辑技术产生最令人担心的问题——脱靶效应，也就是识别到非靶标基因也会进行基因编辑。CRISPR/Cas9 诱导的基因编辑几乎在所有的细胞中都是有效的，错误出现的概率很低，但一旦进入临床，再低概率的脱靶效应也会导致染色体重排。除干扰染色体的稳定性外，脱靶效应还可能导致功能基因活性的丧失，导致各种生理或信号异常，出现致瘤的可能性。这也正是基因编辑技术进入临床应用的最大阻碍。如何控制基因编辑过程中的脱靶效应？第一，开发新的基因编辑系统，从技术本身上降低脱靶效应。基于 CRISPR/Cas9 技术的多种衍生改良技术的出现，显著降低脱靶效应，如使用单切口酶活性突变体和无须双链断裂激活修复的单碱基编辑系统；如在保证一定的 sgRNA（single guide RNA）结合靶点效率的基础上，截短 sgRNA 的长度，改进 sgRNA 的设计；如 Cas9 系列变体，提高 Cas9 核酸酶蛋白靶向编辑的特异性等。第二，提高检测脱靶效应方法的有效性和灵敏性。目前脱靶效应的检测方法中简单且有效的方法之一是全基因组预测法，敏感性较好，但是费用昂贵且检测多个 gRNA 时测序深度也受限制。因此，脱靶效应仍然是基因编辑技术在未来发展中亟待解决的核心问题。

（二）基因编辑的有效性和安全性

基因编辑技术即使在体外有效，也需要适合的、精准的方式将其传送到体内需要基因编辑的组织或细胞之中。目前在体外、组织中以及体内核酸酶的传送系统主要包括纳米粒子、病毒载体系统、蛋白 -RNA 复合物系统。体外细胞基因编辑比较受欢迎的运载方式是将 Cas9 组装进蛋白 -RNA（核糖核蛋白，RNP）复合物，可使用电穿孔进行运载，即用高压电流脉冲细胞，在细胞膜上产生瞬间的纳米级孔隙，这个过程使带负电荷的 DNA 或 mRNA 分子或 CRISPR/Cas RNP 进入细胞。该方法具有起效快且无长期表达的特点，因而具有较低的脱靶效应。但在体内传送释放过程中，挑战性较大，难以确保高效、有针对性地将药物输送到人体所需的细胞中。病毒运载系统包括慢病毒、腺病毒及腺病毒相关病毒。目前，腺病毒相关病毒载体是体内基因治疗传送的主要平台，因为腺病毒相关病毒具有固有的组织趋向性、较高的编辑效率、较低的脱靶效应以及临床可控的弱免疫原性。但腺病毒相关病毒对传输物质大小有限制，腺病毒的基因组只能容纳编码 4.7kb 左右的遗传物质，容纳量小；长时间基因编辑元件的表达也会出现脱靶效应、过度的靶向效应、基因重排或者免疫反应等问题。基因编辑工具在体内的运载和释放是细胞基因编辑中不可忽视的挑战。

基因编辑的另一个临床应用方面的障碍就是安全性。安全性问题是关于细菌来源的基因编辑蛋白的免疫原性、预先存在的针对 CRISPR 成分的抗体引起炎症的可能性以及基因组编辑的安全性和稳定性的考量。人体中普遍存在 Cas9 抗体，如果使用 CRISPR 系统进行治疗，可能会引发人体剧烈的免疫反应，最终导致治疗失败。目前尚不清楚这些抗体产生的浓度能否足以触发对基因编辑酶的免疫反应。在体外实验中，还发现 CRISPR/Cas9 编辑的过程中会造成 P53 信号通路的失活，这会造成基因编辑成功的细胞快速增殖成为潜在的癌细胞，促使肿瘤发生。2018 年 7 月研究发现 CRISPR/Cas9 会导致靶点附近大段基因组片段的丢失，甚至还有 DNA 重排问题。DNA 重排问题仅在细胞中出现，胚胎水平还没有相应大片段丢失的报道。基因编辑技术除了面临脱靶问题，还会面临导致染色体结构异常等安全性问题的挑战。

（三）基因编辑的伦理争议

基因编辑技术在人体中的应用必须受到严格的监管，以保证这一技术不被滥用。在人类胚胎中进行基因编辑时需要专业的人员执行，同时应考虑此类应用伴随而来的社会影响和伦理问题，不能肆意而为。考虑到科学、伦理和政策问题，基因编辑技术不适合对生殖系基因组进行编辑。在体外编辑人类胚胎和胚子的生殖系基因组应该在严格监督和捐赠者同意的情况下，可以适当开展，这在一定程度上可以促进临床应用的研究，因此不应该完全禁止对该项研究的公共资助。在未来临床应用中，不应该在人类生殖细胞系中进行基因编辑，除非完全满足以下条件：①令人信服的医学原理解释；②支持其临床应用的证据；③符合伦理问题的正当理由；④透明的公开过程，而且需要征求患者的完全了解和同意。

（四）展　望

在未来 5~10 年内，基因编辑技术广泛运用于许多疾病的临床治疗已经备受期待。并为人类生物学和医学研究带来了新的、更广泛的可能。2019 年曾经报道 HIV 阳性白血病患者接受 CRISPR/Cas9 编辑后的造血祖细胞移植后，虽然细胞数量不足以缓解 HIV 感染，但是在移植超过 19 个月后，基因编辑细胞移植在患者身体中的临床表现没有引发任何的不良结果。这说明，基因编辑在人体的应用已没有不可逾越的障碍。相信在未来，利用多学科交叉融合共同合作，研发出新一代更加高效、精准、简便的基因编辑技术，将目前存在的难点问题逐一攻克，最终发展出安全和有效的人类基因编辑的临床应用方案将指日可待。

（张　纬　卢　奕　张　健）

参考文献

[1] Pelaz B, Alexiou C, Alvarez-Puebla RA, et al. Diverse Applications of Nanomedicine. ACS Nano, 2017, 11: 2313–2381.

[2] Hartshorn CM, Bradbury MS, Lanza GM, et al. Nanotechnology Strategies to Advance Outcomes in Clinical Cancer Care. ACS Nano, 2018, 12(1): 24–43.

[3] Chao J, Zhang HL, Xing YK, et al. Programming DNA origami assembly for shape-resolved nanomechanical imaging labels. Nature Protocols, 2018, 13: 1569–1585.

[4] Lin SJ, Yu ZX, Chen D, et al. Progress in Microfluidics-Based Exosome Separation and Detection Technologies for Diagnostic Applications. Small, 2019, 16(19): 1903916.

[5] Yu XC, He L, Pentok M, et al. An aptamer-based new method for competitive fluorescence detection of exosomes. Nanoscale, 2019, 11(33): 15589–15595.

[6] Zhang Y, Shuai ZH, Zhou H, et al. Single-Molecule Analysis of MicroRNA and Logic Operations Using a Smart Plasmonic Nanobiosensor. Journal of the American Chemical Society, 2018, 140(11): 3988–3993.

[7] Yuwen LH, Sun YT, Tan GL, et al. MoS_2@polydopamine-Ag nanosheets with enhanced antibacterial activity for effective treatment of Staphylococcus aureus biofilms and wound infection.

Nanoscale, 2018, 10(35): 16711–16720.
[8] Li X, Li YQ, Qiu Q, et al. Efficient biofunctionalization of MoS2 nanosheets with peptides as intracellular fluorescent biosensor for sensitive detection of caspase-3 activity. Journal of Colloid and Interface Science, 2019, 543: 96–105.
[9] Su S, Lu ZW, Li J, et al. MoS_2-Au@Pt nanohybrids as a sensing platform for electrochemical nonenzymatic glucose detection. New Journal of Chemistry, 2018, 42(9): 6750–6755.
[10] Lin S, Zhi X, Chen D, et al. A flyover style microfluidic chip for highly purified magnetic cell separation. Biosensors & Bioelectronics, 2019, 129: 175–181.
[11] Qin W, Wang K, Xiao K, et al. Carcinoembryonic antigen detection with "Handing"-controlled fluorescence spectroscopy using a color matrix for point-of-care applications. Biosensors & Bioelectronics, 2017, 90: 508–515.
[12] Hou YF, Wang K, Xiao K, et al. Smartphone-Based Dual-Modality Imaging System for Quantitative Detection of Color or Fluorescent Lateral Flow Immunochromatographic Strips. Nanoscale Research Letters, 2017, 12(1): 291.
[13] Wu WJ, Wang X, Shen MF, et al. AIEgens Barcodes Combined with AIEgens Nanobeads for High-sensitivity Multiplexed Detection. Theranostics, 2019, 9(24): 7210–7221.
[14] Zhang YQ, Xiu WJ, Sun YT, et al. RGD-QD-MoS_2 nanosheets for targeted fluorescent imaging and photothermal therapy of cancer. Nanoscale, 2017, 9(41): 15835–15845.
[15] Cao W, Liu B, Xia FF, et al. MnO_2@Ce6-loaded mesenchymal stem cells as an "oxygen-laden guided-missile" for the enhanced photodynamic therapy on lung cancer. Nanoscale, 2020, 12(5): 3090–3102.
[16] Liu YL, Pan YX, Cao W, et al. A tumor microenvironment responsive biodegradable $CaCO_3$/MnO_2-based nanoplatform for the enhanced photodynamic therapy and improved PD-L1 immunotherapy. Theranostics, 2019, 9(23): 6867–6884
[17] Yang M, Liu YL, Hou WX, et al. Mitomycin C-treated human-induced pluripotent stem cells as a safe delivery system of gold nanorods for targeted photothermal therapy of gastric cancer. Nanoscale, 2017, 9(1): 334–340.
[18] Hou WX, Xia FF, Alfranca G, et al. Nanoparticles for multi-modality cancer diagnosis: Simple protocol for self-assembly of gold nanoclusters mediated by gadolinium ions. Biomaterials, 2017, 120: 103–114.
[19] Sun XY, Chen Y, Zhao H, et al. Dual-modified cationic liposomes loaded with paclitaxel and survivin siRNA for targeted imaging and therapy of cancer stem cells in brain glioma. Drug Delivery 2018, 25(1): 1718–1727.
[20] Fang S, Lin, J. Li, C, et al. Dual-Stimuli Responsive Nanotheranostics for Multimodal Imaging Guided Trimodal Synergistic Therapy. Small, 2017, 13(6): 1602580.
[21] Huo M, Wang L, Chen Y, et al. Tumor-selective catalytic nanomedicine by nanocatalyst delivery. Nat Commun, 2017, 8(1): 357.
[22] Zhang A, Pan S, Zhang Y, et al. Carbon-gold hybrid nanoprobes for real-time imaging, photothermal/photodynamic and nanozyme oxidative therapy. Theranostics, 2019, 9(12): 3443–3458.
[23] Liu B, Cao W, Cheng J, et al. Human natural killer cells for targeting delivery of gold nanostars and bimodal imaging directed photothermal/photodynamic therapy and immunotherapy. Cancer Biology & Medicine, 2019, 16(4): 756–770.
[24] Fu Nina, Hu Yue, Shi Saihua, et al. Au nanoparticles on two-dimensional MoS2 nanosheets as a photoanode for efficient photoelectrochemical miRNA detection. Analyst, 2018, 143(7): 1705-1712.
[25] Zhou J, Li T, Zhang C, et al. Charge-switchable nanocapsules with multistage pH-responsive behaviours for enhanced tumour-targeted chemo/photodynamic therapy guided by NIR/MR imaging. Nanoscale, 2018, 10(20): 9707–9719.
[26] Xia F, Hou W, Zhang C, et al. pH-responsive gold nanoclusters-based nanoprobes for lung cancer targeted near-infrared fluorescence imaging and chemo-photodynamic therapy. Acta Biomaterialia, 2018, 68: 308–319.
[27] Yue CX, Yang YM, Song J, et al. Mitochondria-targeting near-infrared light-triggered thermosensitive liposomes for localized photothermal and photodynamic ablation of tumors combined with chemotherapy. Nanoscale, 2017, 9(31): 11103–11118.
[28] Gao WL, Huang T, Yuana HJ, et al. Highly sensitive detection and mutational analysis of lung cancer circulating tumor cells using integrated combined immunomagnetic beads with a droplet digital PCR chip. Talanta , 2018, 185: 229–236.
[29] Gao WL, Zhang XF, Yuan HJ, et al. EGFR point mutation detection of single circulating tumor cells for lung cancer using a micro-well array. Biosensors and Bioelectronics, 2019, 139: 11326–11339.
[30] Hare JI, Lammers T, Ashford MB, et al. Challenges and strategies in anti-cancer nanomedicine development: An industry perspective. Adv Drug Deliv Rev, 2017, 108: 25–38.
[31] 顾宁．抗肿瘤靶向纳米药物的创制与临床转化．药学进展，2017, 11: 801–803.
[32] Wakaskar RR. Promising effects of nanomedicine in cancer drug delivery. J Drug Target, 2018, 26(4): 319–324.
[33] Ren X, Kang B, Zhang Z. Understanding tumor ecosystems by single-cell sequencing: promises and limitations. Genome Biol, 2018, 19(1): 211.
[34] Ellsworth D L, Blackburn H L, Shriver C D, et al. Single-cell sequencing and tumorigenesis: improved understanding of tumor evolution and metastasis. Clinical & Translational Medicine, 2017, 6(1): 15.
[35] Adan A, Alizada G, Kiraz Y, et al. Flow cytometry: basic principles and applications. Crit Rev Biotechnol, 2017, 37(2): 1–14.

[36] Picelli S. Single-cell RNA-sequencing: The future of genome biology is now. RNA Biol, 2017, 14(5): 637–650.

[37] Clark S J, Smallwood S A, Lee H J, et al. Genome-wide base-resolution mapping of DNA methylation in single cells using single-cell bisulfite sequencing (scBS-seq). Nat Protoc, 2017, 12(3): 534–547.

[38] Tang X, Huang Y, Lei J, et al. The single-cell sequencing: new developments and medical applications. Cell and Bioence, 2019, 9(53): 1–9.

[39] Bohrson C L, Barton A R, Lodato M A, et al.Linked-read analysis identifies mutations in single-cell DNA-sequencing data. Nat Genet, 2019, 51(4): 749–754.

[40] 卜鹏程 . 单细胞转录组测序技术发展及应用 . 中国细胞生物学学报 , 2019, 5: 834–840.

[41] Rosenberg A B, Roco C M, Muscat R A, et al. Single-cell profiling of the developing mouse brain and spinal cord with split-pool barcoding. Science, 2018, 360(6385): 176–182.

[42] 晁珊珊 , 卜鹏程 . 单细胞转录组测序技术发展及应用 . 中国细胞生物学学报 , 2019, 5: 834–840.

[43] Jiang L, Wang C, Tang J, et al. LightCpG: a multi-view CpG sites detection on single-cell whole genome sequence data. BMC Genomics, 2019, 20(1): 306.

[44] Griffiths J A, Scialdone A, Marioni J C. Using single-cell genomics to understand developmental processes and cell fate decisions, 2018, 14(4): e8046.

[45] Leung M L, Davis A, Gao R, et al. Single cell DNA sequencing reveals a late-dissemination model in metastatic colorectal cancer. Genome Res, 2017, 27(8): 1287–1299.

[46] Kim C, Gao R, Sei E, et al. Chemoresistance Evolution in Triple-Negative Breast Cancer Delineated by Single-Cell Sequencing. Cell, 2018, 173(4): 879–893.

[47] Zheng C, Zheng L, Yoo J, et al. Landscape of Infiltrating T Cells in Liver Cancer Revealed by Single-Cell Sequencing. Cell, 2017, 169(7): 1342-1356.

[48] Zhang P, Yang M H, Zhang Y, et al. Dissecting the Single-Cell Transcriptome Network Underlying Gastric Premalignant Lesions and Early Gastric Cancer. Cell Rep, 2019, 27(6): 1934.

[49] Ebinger S, Ozdemir E Z, Ziegenhain C, et al. Characterization of Rare, Dormant, and Therapy-Resistant Cells in Acute Lymphoblastic Leukemia. Cancer Cell, 2016, 30(6): 849–862.

[50] Setten RL, Rossi JJ, Han SP. The current state and future directions of RNAi-based therapeutics. Nat Rev Drug Discov, 2019, 18: 421–46.

[51] Shu Y, Zhang H, Cai Q, et al.Integrated mRNA and miRNA expression profile analyses reveal the potential roles of sex-biased miRNA-mRNA pairs in gonad tissues of the Chinese concave-eared torrent frog (Odorrana tormota). J Exp Zool B Mol Dev Evol, 2019, 332: 69–80.

[52] Sato V, Bolzenius JK, Eteleeb AM, et al. CD4(+) T cells induce rejection of urothelial tumors after immune checkpoint blockade. JCI Insight, 2018, 3(23): e121062.

[53] Kowalski P, Rudra A, Miao L.Delivering the messenger: advances in technologies for therapeutic mRNA delivery. Mol Ther, 2019, 27(4): 710–728.

[54] Grzelczak M, Liz-Marzan LM, Klajn R. Stimuli-responsive self-assembly of nanoparticles. Chem Soc Rev, 2019, 48: 1342–1361.

[55] Gaudelli NM. Programmable base editing of A · T to G · C in genomic DNA without DNA cleavage. Nature, 2017, 551(7681): 464–471.

[56] Corrales L. Innate immune signaling and regulation in cancer immunotherapy. Cell Res, 2017, 27(1): 96–108.

[57] Mazhar Adli.The CRISPR tool kit for genome editing and beyond. NATURE COMMUNICATIONS, 2018, 9(1): 1911.

[58] Liu Xiaojun, Zhao Yangbing. CRISPR/Cas9 genome editing: Fueling the revolution in cancer immunotherapy. Current Research in Translational Medicine, 2018, 66(2): 39–42.

[59] Ryan D. Cancer CRISPR screens in vivo .Trends Cancer, 2018, 4(5): 349–358.

[60] Su Bin Moon. Recent advances in the CRISPR genome editing tool set. Experimental & Molecular Medicine, 2019, 51(11): 1–11.

[61] Hongyi Li. Applications of genome editing technology in the targeted therapy of human diseases: mechanisms, advances and Prospects. Signal Transduction and Targeted Therapy, 2020, 5(5): 1.

[62] Tianzuo Zhan. CRISPR/Cas9 for cancer research and therapy. Seminars in Cancer Biology, 2019, 55: 106–119.

[63] Shieh P B. Emerging Strategies in the Treatment of Duchenne Muscular Dystrophy. Neurotherapeutics, 2018, 15(4): 840–848.

[64] Terns M P. CRISPR-Based Technologies: Impact of RNA-Targeting Systems. Mol Cell, 2018, 72(3): 404–412.

[65] Bao A. The CRISPR/Cas9 system and its applications in crop genome editing. Crit Rev Biotechnol, 2019, 39(3): 321–336.

[66] Yunxiao Ren. Research advance and application in the gene therapy of gene editing technologies Hereditas (Beijing), 2019, 41(1): 18–28.

[67] Liang P. Correction of β-thalassemia mutant by base editor in human embryos. Protein Cell, 2017, 8(11): 811–822.

[68] Mendell J R.Single-Dose Gene-Replacement Therapy for Spinal Muscular Atrophy. N Engl J Med, 2017, 377: 1713-1722.

[69] Wagner D L. High prevalence of Streptococcus pyogenes Cas9-reactive T cells within the adult human population. Nat Med, 2019, 25: 242–248.

[70] Tichy ED. Mouse embryonic stem cells, but not somatic cells, predominantly use homologous recombination to repair double-strand DNA breaks. Stem Cells Dev, 2010, 19: 1699–1711.

[71] Kelly E Ormond, Douglas P Mortlock, Derek T Scholes, et al.

Human Germline Genome Editing. Am J Hum Genet, 2017, 101(2):167–176.

[72] Jennifer A.The promise and challenge of therapeutic genome editing. Nature, 2020, 578: 229–236.

[73] Terns M P. CRISPR-Based Technologies: Impact of RNA-Targeting Systems. Mol Cell, 2018, 72(3): 404–412.

[74] High K A, Roncarolo M G. Gene Therapy. N Engl J Med, 2019, 381(5): 455–464.

[75] 尹珅，贺桂芳，赖方秾，等.CRISPR/Cas9 系统的脱靶效应. 生物技术通报，2016, 32(3): 31–37.

[76] Kim D, Bae S, Park J, et al. Digenome-seq: genome-wide profiling of CRISPR-Cas9 off-target effects in human cells. Nat Methods, 2015, 12(3): 237–243.

[77] Hsu PD, Lander ES, Zhang F. Development and applications of CRISPR-Cas9 for genome engineering.Cell, 2014, 57(6): 1262–1278.

[78] Wagner D L. High prevalence of Streptococcus pyogenes Cas9-reactive T cells within the adult human population. Nat Med, 2019, 25(2): 242–248.

[79] Schiroli G, Anastasia Conti, Samuele Ferrari, et al. Precise Gene Editing Preserves Hematopoietic Stem Cell Function following Transient p53-Mediated DNA Damage Response. Cell Stem Cell, 2019, 24(4): 551–565, e558.

[80] Jennifer A. Doudna. The promise and challenge of therapeutic genome editing. Nature, 2020, 578(7794): 229–236.

[81] Xu L, Wang Jun, Liu Yulin, et al. CRISPR-Edited Stem Cells in a Patient with HIV and Acute Lymphocytic Leukemia. N Engl J Med , 2019, 381(381): 1240–1247.

第 17 章 肿瘤药物临床研究

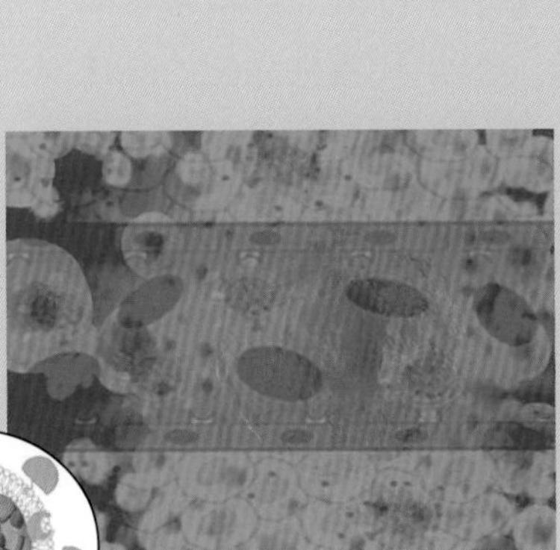

第1节 研究历史、现状和发展趋势

恶性肿瘤是危害人类健康的重大疾病，发病率和死亡率逐年上升，2018年我国肿瘤发病率为201.7/10万，死亡率为130.1/10万。恶性肿瘤是我国城乡居民死亡的主要原因。药物治疗是治疗恶性肿瘤的重要手段，寻找抗肿瘤新药也成为临床迫切的需求。然而，抗肿瘤药物上市需要经过严格的临床试验。药物临床试验是开发抗肿瘤新药最快捷、最安全和最有效的途径，同时也可为肿瘤患者提供优化的治疗。

按照国家食品药品监督管理总局（现国家市场监督管理总局）颁布的《药物临床试验质量管理规范》中临床试验的定义，临床试验是指任何在人体（患者或健康志愿者）进行药物的系统性研究，以证实或揭示试验药物的作用、不良反应和（或）试验药物的吸收、分布、代谢和排泄，目的是确定试验药物的疗效与安全性。在国外，把参加临床试验的人员称作志愿者，国内一般称为“受试者”，志愿者中有健康人，也有患者，主要看参加什么样的试验。平时接触最多的试验，还是由患者参加的，目的在于考察新药不良反应是否可以耐受、是否足够安全，以及新药疗效如何等。

一、肿瘤药物临床研究历史

临床试验的起源可追溯至18世纪，抗肿瘤药物临床试验开始于20纪40~50年代，历经200年的发展，从最初的非随机、单中心，回顾性试验，逐渐向随机分组、国际多中心，前瞻性临床试验方向发展。目前世界各国的临床试验，特别是多国多中心的药物临床试验，均以世界卫生组织（WHO）和人用药物注册技术国际协调会议（ICH）的临床试验规范指导原则为参照标准，药品临床试验规范化管理进入了国际统一标准的时期。我国也不例外，从20世纪90年代至今，药品临床试验管理国际统一标准逐步形成。

（一）临床试验的起源

1747年，James Lind设计了第一个临床对照试验——柑橘和柠檬治疗维生素C缺乏病，James Lind也被认为是临床对照试验历史发展的先驱者之一。1898年，丹麦医生Fibiger为了试图验证血清疗法治疗白喉的临床疗效，设计了第一个半随机临床对照试验——血清治疗白喉试验，本试验也被认为是第一个尝试随机分配的临床对照试验。1948年，在英国医学研究会领导下开展了世界上第一个规范的临床随机双盲对照试验——链霉素治疗结核试验，肯定了链霉素治疗肺结核的疗效。在1955年，Truelove进行了胃肠病方面的首项随机对照试验（RCT），此后临床试验方法日趋成熟，进入了快速发展时期。RCT在临床各学科迅速开展，根据临床研究的依据来处理患者的观念已经形成，多中心、大样本的随机对照试验也取代了以往分散、个别的观察性研究和临床经验总结。

（二）抗肿瘤新药临床试验的发展

20 世纪 40~50 年代，许多研究人员开始大量寻找和研制新药，如 Gilman 和 Philips 报道用氮芥治疗淋巴瘤，被认为是近代肿瘤化疗的开端。但由于无研究方法，错误评价的例子不少，也有一些新药在广泛使用前对其安全性和有效性的认识不足，致使很多人遭受无法挽回的损害乃至失去了生命。同一时期我国也开始研制抗肿瘤新药，如更生霉素（放线菌素 D，当时称为放线菌 K）。由于方法不正确，也出现很多无效的抗肿瘤药，典型代表为神农丸。

20 世纪 60 年代，国际上开始重视试验方法并大量筛选抗肿瘤新药，合成了氟尿嘧啶和环磷酰胺等有效新药。药品从无管理状态到逐步形成的药品临床试验管理体系，其标志是 20 世纪 60 年代发生的一起震惊世界的沙利度胺（曾称反应停）事件。由于当时欧洲各国对药品临床试验没有严格的管理，所以该药未经临床试验就在许多国家上市并被广泛使用。数千名怀孕妇女服用这种药品后生出相同“海豹肢畸形”胎儿时仍未能引起注意，致使 20 多个国家上万例这样的畸形胎儿出生。这一惨痛教训促使各国政府充分意识到必须立法，要求药品上市前必须经过科学、规范的药品临床试验，以充分证明其安全性和有效性，并赋予药品监督管理部门审批新药的权力和行使强制性监督检查的职能。此时，我国学者提出以客观改变为依据的科学临床试验方法，并研制了 N-甲酰溶肉瘤素、硝卡芥和三尖杉碱等抗肿瘤药物。

20 世纪 70~80 年代，国际上关于药品临床试验的方法逐渐统一，有效新药迅速增多，世界各国药品临床试验规范化和法制化管理逐步形成。这一时期，各国已十分重视药品上市前的临床试验，要求生产者提交有关药品安全性及有效性的评价证据，并赋予药品监督管理部门新药审评的权力。在实施药品临床安全性和有效性的试验过程中，由药品监督管理部门进行药品申报与审核，药品临床试验中方法科学性、数据可靠性及伦理道德等方面存在的问题逐渐被发现。由此，世界各国逐步制定和颁布了各自的药物临床试验管理规范，这些规范原则一致，但细节仍有不同。1985 年我国实施药品管理法，制定相应的药品临床试验方法并成立药品审评委员会，此时我国开始大量仿制国际上的有效新药。

20 世纪 90 年代以后，药品临床试验管理国际统一标准逐步形成。随着全球经济一体化时代的到来及跨国制药公司的不断出现和发展，对新药研究开发的要求越来越高，所需研发成本也相应提高，为了避免浪费，使更多患者尽快使用到安全有效的新药，让制药公司尽早收回研发投资，由美国食品药品监督管理局、美国制药工业协会、日本厚生省、日本制药工业协会、欧洲委员会、欧洲制药工业协会这 6 个成员发起的人用药物注册技术国际协调会议（ICH）于 1991 年在比利时布鲁塞尔第一次召开。大会制定了关于人用药品注册技术各个方面的标准及指导原则，包括 ICH 的药品临床试验管理规范。ICH 一经召开，就得到了世界各国的广泛关注和积极响应。WHO 根据各国药品临床试验管理规范，也制定了适用于各成员国的《WHO 药品临床试验规范指导原则》，该原则于 1993 年颁布。目前世界各国的临床试验，特别是多国、多中心的药品临床试验，均以 ICH 和 WHO 的临床试验规范指导原则为参照标准，从而使药品临床试验规范化管理进入了国际统一标准的时期。1998 年我国颁发《药品临床试验管理规范（试行）》，1999 年修订后正式颁布。2020 年颁布《药物临床试验质量管理规范》。我国开始参与许多多国、多中心、大规模随机分组临床试验及新药的早期开发。

（三）我国抗肿瘤药临床试验的回顾

在我国，抗肿瘤药物临床研究的发展是随着肿瘤内科的发展而逐步完善、成熟起来的，大体分为以下几个阶段。

1. 探索期（1959—1977 年）

1959 年，我国第一个肿瘤内科专业科室在中国医学科学院肿瘤医院建立。该科室的主要任务是开展抗肿瘤新药的临床试验研究和应用，建立我国肿瘤内科专业科室，完善肿瘤的综合治疗体系，这标志着我国实体瘤专业化内科治疗的开始。当时国际上同样的专科设置还很少，金显宅、吴桓兴和李冰教授等我国肿瘤界的前辈们高瞻远瞩，几乎与西方发达国家同步建立并极力促进这一新兴学科的发展。

我国现代抗肿瘤药物的研制始于20世纪50年代。首先研制的是放线菌K，以后又合成了几种烷化剂，如N-甲酰溶肉瘤素、消卡芥、甲氧芳芥、甘磷酰芥等。我国第一个自主研发的抗肿瘤新药N-甲酰溶肉瘤素于1960年在中国医学科学院肿瘤医院开始临床试验，初步结果于1962年首次发表，并在国际抗癌联盟（UICC）第8届国际肿瘤大会上报告，受到大会“药物治愈肿瘤的典范”的美誉。20世纪60年代以后，我国陆续分离提取的更生霉素、平阳霉素、博安霉素等也进入临床。此外，还有从植物中提取有效成分获得成功的长春碱类，喜树碱类（喜树碱、羟喜树碱），榄香烯；从薏米仁中提取的康莱特、猪苓多糖、仙灵多糖、黄芪多糖和人参皂苷；从中药青黛中提取的有效成分对慢性白血病有效；从植物三尖杉中提取的三尖杉碱和高三尖杉酯碱对急性非淋巴细胞白血病有突出疗效。

2. 初步规范期（1978—1994年）

改革开放后，为了正确对待抗肿瘤新药的临床试验并为科学评价体系奠定基础，我国开始重视临床试验的科学化和规范化。20世纪70年代，国际抗癌联盟（UICC）、WHO逐渐统一了抗肿瘤药物治疗的方法、疗效和不良反应指标。1979年WHO公布了常见肿瘤药物治疗的疗效评价标准，与我国制定的疗效指标核心内容基本一致。为了进一步提高药品临床试验的科研水平，1983年卫生部（现国家卫健委）指定中国医学科学院肿瘤医院和中山大学肿瘤防治中心成为第一批抗肿瘤药物临床药理基地。1984年我国颁布《中华人民共和国药品管理法》。在此期间，我国以仿制药为主的临床试验如雨后春笋般开展起来，但也有少量原创药物，国内上市的抗肿瘤药物明显增多，如5-FU、TNF、中药等多种抗肿瘤药物及抗肿瘤辅助药物，同时也更加注重对肿瘤发病机制的探讨，为新药的研发提供新思路。

3. 临床试验管理规范期（1995—2008年）

临床试验规范（good clinical practice，GCP）是指导临床试验的基本原则。20世纪90年代GCP的观念逐步传入我国，为了进一步执行和推广GCP，1995年中国医学科学院肿瘤医院举办了第一届全国抗肿瘤药物临床研究GCP规范及新进展培训班，至今已经举办了13届，为全国培养了大批相关的专业人才。20世纪90年代后期，国家逐渐加大对抗肿瘤新药临床试验的支持，科技部拨出专款支持新药试验和临床研究，建立和完善了若干研究平台。1996年中国医学科学院肿瘤医院成立了我国第一个抗肿瘤药物临床试验伦理委员会，成为受试者权益的重要保障之一。1997年我国成立第一个抗肿瘤药物GCP中心，并不断建立和完善各种管理体系。1999年，国家市场监督管理局首次颁布《药品临床试验管理规范》，这一规范综合采纳了WHO药物临床试验管理规范和ICH临床试验管理规范，同时为适应中国国情而做了少量修改。中国抗肿瘤新药临床研究进入快速、蓬勃的发展时期，研究者开展了更多、更规范的抗肿瘤新药临床试验研究和国际多中心临床试验。

进入21世纪以后，国家对抗肿瘤新药临床试验平台和技术体系建设高度重视，建立了具有较高水平的国家级抗肿瘤药物临床试验研究中心，并极力推进我国抗肿瘤新药临床评价体系的科学化和规范化建设。我国逐渐开展创新药物临床试验，越来越多我国自主研发的抗肿瘤新药进入临床试验。2001年，中国医学科学院肿瘤医院和中山大学肿瘤防治中心成为科技部第一批认可的国家级抗肿瘤药物GCP中心。在实体瘤新药临床试验中，学习和推广新的疗效评价标准——RECIST标准。目前，RECIST评价标准已经在新药临床试验，特别是国际多中心临床试验中得到广泛应用。在此期间，我国新药研究逐渐与国际接轨，发表的抗肿瘤新药临床研究也越来越多，并且从过去的仿制药物、单中心临床试验向创新药物、多中心临床试验转变。

（四）国内外抗肿瘤药物试验历史发展对比

国际上及我国抗肿瘤药物临床试验发展所经过的几个阶段见表17-1-1，从中可看出临床试验规范历史发展的脉络。从上述的历史发展可看出，1906年前没有进行临床研究的规则，《纽伦堡法典》提出了受试者知情同意和自愿参加的概念，《世界医学大会赫尔辛基宣言》（简称

表 17-1-1 国际和我国抗肿瘤药物临床试验的几个阶段

时间	国际	我国
19 世纪前	· 1747 年 Lind 在航海水手中进行了治疗维生素 C 缺乏病血病的对照试验	
20 世纪 40~50 年代	· 1948 年英国医学研究会开展了世界上第一个 RCT，肯定了链霉素治疗肺结核的疗效 · 1948 年公布《纽伦堡法典》 · 大量寻找和研制新药，但无科学方法，错误估价的例子不少	· 开始研制抗肿瘤新药，如更生霉素（放线菌素 D，当时称为放线菌素 K） · 由于方法不正确出现很多无效的抗肿瘤药，典型代表为神农丸
20 世纪 60~70 年代	· 1964 年临床试验伦理《赫尔辛基宣言》公布 · 1977 年美国 FDA 颁布《联邦管理法典》，提出 GCP 概念 · 开始重视试验方法并大量筛选抗肿瘤新药，合成了氟尿嘧啶和环磷酰胺等有效新药	· 70 年代提出以客观改变为依据的科学临床试验方法，并研制 N- 甲酰溶肉瘤素、消卡芥和三尖杉碱等 · 由于历史原因，"新药"大量涌现，典型代表为抗癌"八匹马"
20 世纪 80 年代	· 方法逐渐统一，有效新药迅速增多，GCP 在很多国家成为法规 · 《赫尔辛基宣言》多次修订	· 1983 年建立第一批包括肿瘤专业在内临床药理基地 46 家 · 1985 年我国实施药品法，大量仿制国际上有效新药，制定相应的新药临床试验方法和成立药品审评委员会，开始 GCP 培训实施、推广
20 世纪 90 年代	· 1991 年美国、欧盟、日本公布 ICH-GCP，希望尽量减少重复 · 1997 年形成最终版本，ICH 原则上是保护受试者、试验的科学性、数据的完整真实性 · 大规模多中心临床试验，第 3 代化疗药物如紫杉醇、吉西他滨问世	· 1998 年国家药品监督管理局成立，临床药理基地更名为"国家药品临床研究基地"，总数 132 家 · 1998 年我国颁发《药品临床试验管理规范（试行）》，1999 年修订后正式颁布成为法规，强调与国际接轨，参与国际多中心研究 · 大量仿制国际上有效的抗肿瘤新药
21 世纪	· 2004 年《渥太华宣言》要求所有的临床试验进行注册，使临床试验更加规范 · 分子靶向药物问世	· 2003 年国家食品药品监督管理总局（CFDA）成立 · 2004 年第一个真正意义的国际多中心临床试验——抗肿瘤分子靶向药物吉非替尼对比化疗——启动，揭开了我国肿瘤药物临床试验国际化的序幕 · 2007 开始起草《抗肿瘤药物临床试验技术指导原则》 · 2020 年修订后的《药物临床试验质量管理规范》颁布

《赫尔辛基宣言》）提出了获得独立的伦理委员会批准的概念，美国 FDA 提出了"临床试验质量管理规范"的概念，最终 ICH 提供了实施临床研究中全球性的指导原则，而我国的临床试验从理论到技术指导原则制定等方面，要落后于国际 10~20 年。

二、肿瘤药物临床研究现状

2009 年至今，抗肿瘤医药研发以如火如荼之势在全球广泛开展，我国肿瘤临床研究也在蓬勃发展。2009 年以来，我国医政、药监部门出台了一系列服务及利好临床研究的政策，以加快药品上市审评审批、促进新药研发和仿制药发展。"十一五"期间设立的"重大新药创制"科技重大专项，以及随后的"十二五"和"十三五"规划，不断支持我国抗肿瘤新药临床试验平台建设。

在新时代医药产业环境下，药品监管面临着许多新问题。为鼓励技术创新，遏制低水平重复，鼓励新药研究，更多地关注临床价值和需求，我国在 2009 年发布《新药注册特殊审批管理规定》，提出特殊审批制度，这是我国首次在药品类别中提到临床治疗优势，体现出国家鼓励以临床价值为导向的药品创新。为营造更具创新性的中国药物研发环境，国家自2015年起实施了新的重点审批程序，强调基于临床价值的批准。2015年中华人民共和国国务院出台了的里程碑式政策——《关于改革药品医疗器械审评审批制度的意见》，随后又出台了几项配套的监管改革，以进一步推动药物创新，提高药物临床试验效率。

随着新药创制重大专项的推进，创新药物申报明显增加，但药品重复研发和申报现象还将在一定时间内持续存在，由于我国技术审评资源和能力与发达国家相比差距明显，造成审评在药品的研发全过程中占时过长，药品技术审评工作面临严峻挑战，药品审评审批的工作方式、流程和环节设计亟待改进。2015年国家发布《关于药品注册审评审批若干政策的公告》（2015年第230号）提出加快审评。为了克服药物滞后，更好地满足公众的用药需求，2016年起中国食品药品监督管理总局提出了对仿制药进行一致性质量和疗效评价的要求。2017年我国放宽了对进口药品审批的限制，使境外获得的临床试验数据得以接受，以及2018年正式实行60d临床试验备案制度。随着这些改革制度的推进，进一步加快上市审评审批、加强药品医疗器械全生命周期管理、提升技术支撑能力，从而促进了药品创新和仿制药的发展。

在党和政府的激励政策指引下，随着我国科技实力增强和经济发展，中国的临床试验数量、质量和医疗机构研发能力都有了极大的提高。以靶向治疗、免疫治疗药物为代表的大量创新药物爆发性进入临床研究，中国的新药临床研发逐步在国际上占有了重要的地位，自主知识产权的中国新药创新也应运而生，越来越多抗肿瘤新药的临床试验结果在国际学术会议和国际权威杂志上发表。

2019年11月在《柳叶刀肿瘤学》（*Lancet Oncology*）上刊发了由中国医学科学院肿瘤医院联合天津市肿瘤医院、中山大学附属肿瘤医院、北京市肿瘤医院、复旦大学附属肿瘤医院及湖南省肿瘤医院五家医院的GCP中心，共同回顾总结的中国抗肿瘤药物临床试验十年发展的研究，向全球肿瘤学术界及新药研发界正式汇总介绍了中国近十年的抗肿瘤临床试验蓬勃发展和飞速进步的大好趋势。

（一）总体情况

中国抗肿瘤药物临床试验蓬勃发展，2009—2018年在中国大陆共发起了1493项注册抗肿瘤药物试验。在1493项抗肿瘤药物试验中，1347项为治疗药物、123项为辅助药物和23项预防药物。对于药物的分子类型，949个临床试验是化学（小分子）药物、510个生物（大分子）药物，其中生物药物的比例逐年上升，在2018年322个发起的试验中达到154个。近十年我国每年注册的临床试验数量也在逐年增加，年均增长率为33%。自2016年起注册的临床试验数量显著增加，较2015年增加了113%。至2019年肿瘤临床试验项目474项，占全部药物注册临床试验的21.8%。

（二）试验药物种类

中国抗肿瘤药物品种持续增长，近十年有751种抗肿瘤药物进入临床研发。在671种治疗药物中，创新药物477种，仿制药151种，生物仿制药43种。正在研发的新型抗肿瘤药物每年都在增加，平均每年增加24%，至2019年全年肿瘤试验共涉及335个药物品种。在试验的治疗药物中，根据作用机制可分为是细胞毒性药物（15%）、免疫治疗药物（9%）和靶向药物（66%）。在靶向治疗药物中，大部分为小分子靶向药物。临床试验中新的免疫治疗药物、靶向药物和小分子靶向药物的数量随着时间的推移而增加，其中免疫治疗药物的平均增长率为60%，靶向药物为29%，小分子靶向药物为24%。值得注意的是，2016年免疫治疗、靶向药物和小分子靶向药物的数量显著增加，分别比2015年增加了200%、200%和191%。截至2019年，抗肿瘤药物试验中，靶向药物和免疫药物分别占74.6%和20.3%。

（三）试验分期

关于1493项抗肿瘤药物试验的分期，Ⅰ期临床试验占最大比例[619（41%）]，其次是Ⅲ期

试验 [403（27%）]，Ⅱ期试验 [256（17%）]，生物等效性研究 [182（12%）]，和Ⅳ期试验 [28（2%）]。Ⅰ期临床试验的比例逐年上升，平均每年上升 15%，而Ⅱ期和Ⅲ期试验的比例逐年下降，平均每年下降分别为 6% 和 10%。2019 年全年进行的抗肿瘤药物临床试验中，Ⅰ期临床试验占比达 53.8%，其次为Ⅲ期试验占 23.6%。

（四）试验药物适应证

近十年抗肿瘤药物临床试验最常见适应证为实体瘤（23%），其次是非小细胞肺癌（17%）、淋巴瘤（9%）、乳腺癌（9%）。其他几种肿瘤类型，如白血病（7%）、肝细胞癌（5%）、前列腺癌（4%）和结直肠癌（4%）也进行了大量临床试验。除实体瘤外，非小细胞肺癌、淋巴瘤、乳腺癌是肿瘤药物研发三大热点。2019 年进行的抗肿瘤药物临床试验最常见适应证依次为肺癌（23.3%）、实体瘤（21.4%）和乳腺癌（11.1%）。值得注意的是，居我国发病率、死亡率前列的结直肠癌、食管癌、胰腺癌等癌种，研究项目数量相对较少，研发有待加强。

（五）研究机构

2009—2018 年，中国临床试验研究机构能力大幅提升，共有 123 家单位具备牵头抗肿瘤临床试验的经验，其中牵头单位数量最多的是华东地区（50 个，占 41%），其次是华北地区（29 个，占 24%），较少的是西北地区（6 个，占 5%），西南地区（4 个，占 3%）。从 2016 年开始，新增加的牵头单位数量激增，2016—2018 年的 3 年中，新增加的牵头单位达到 92 个，占所有研究机构的 3/4。2019 年登记在案的 474 项抗肿瘤药物临床试验中，397 项（83.8%）由国内医药企业发起，国际多中心试验仅占 13.1%。

自 2016 年起，我国抗肿瘤药物研发创新和临床研究迸发勃勃生机，各机构项目承接能力和临床试验水平也大幅提升。目前，本土制药企业已成为我国肿瘤药物研发的中坚力量，以靶向药和免疫药为代表的大量创新药物正处于临床研发阶段或正进入临床，我国肿瘤药物临床试验已正式步入蓬勃发展时期。

三、肿瘤药物临床研究的挑战及展望

（一）肿瘤药物研究的挑战

肿瘤防控是世界性难题，未来抗肿瘤药物的研发仍然会是整个新药研发中最重要的部分。由于肿瘤的发病机制复杂，抗肿瘤新药的研发充满风险，据 FDA 统计，进入Ⅰ期临床试验的抗肿瘤新药最终能够上市的不足 5%。2016 年，中共中央、国务院印发《“健康中国 2030”规划纲要》，将肿瘤防治作为工作重点，提出“到 2030 年肿瘤总体 5 年生存率不低于 46.6%”。近年来，在国家“重大新药创制”科技重大专项等科研基金的支持和国家的高度重视下，我国抗肿瘤药物的临床研究水平有了显著提高。随着我国研发的创新药物逐渐进入临床试验，对临床研究的要求也越来越高，面临着诸多挑战，主要包括以下几个方面。

1. 临床试验的伦理问题

受试者是临床试验最重要的组成部分，保护受试者利益是整个临床试验必须面对的首要问题。《纽伦堡法典》《赫尔辛基宣言》以及我国的《药物临床试验质量管理规范》均强调药物临床试验必须遵循医学伦理的相关要求，遵循尊重自主原则、不伤害原则和公正原则。而肿瘤疾病、抗肿瘤药物及肿瘤患者群体有其自身特殊性，抗肿瘤药物临床研究较常规药物研究须遵循更加严格的标准。在我国，由于传统文化的影响，人们对临床试验存在顾虑，一些患者对临床研究不理解，认为是“将人作为小白鼠”，对临床研究有抵触情绪。如何向患者和家属解释临床试验的具体内容，包括临床试验相关流程、需要进行的检查、可能出现的不良事件等情况，使其理解临床试验的意义和重要性，进而愿意合作并签署知情同意书，将是我国临床研究工作者长期面临的一个重要问题。

我国每年有 800 多种新药用于临床试验，受试者的人数众多，使受试者的安全和伦理问题受到重视和关注，最大限度保护受试者的利益，这就要求肿瘤药物试验的研究者和参加研究的医护人员，遵循药物临床试验的伦理合理性和科学性，并提升伦理委员会在抗肿瘤药物临床试验中管理力度，为抗肿瘤药物临床试验更加规范地实施和更加长远地发展做出贡献。

2. 新型抗肿瘤药物和个体化的临床研究设计

新型抗肿瘤药物是指小分子靶向药物和大分子单抗类药物。近年来，抗肿瘤靶向治疗和免疫疗法持续发展，新型抗肿瘤药物被研制开发并进入临床试验，最终获批上市。新型抗肿瘤药物临床试验不同于传统的细胞毒类药物，必须发展新的临床试验方法和相关靶点的有效检测技术、重视临床试验相关实验室的建设、积极开展转化医学研究，才能对这些新药的临床价值得出正确结论。在新型抗肿瘤药物快速发展的同时，更应该注意药物的合理和规范使用，保障患者安全。基于多个基因或标志物的表达状态以及相关蛋白质、代谢物的变化规律的个体化整合治疗方案和技术是未来的抗肿瘤临床试验发展方向，这就要求研究人员提高细胞或组织病理学诊断能力效率和准确性，促进抗肿瘤药物合理使用，达到肿瘤精准治疗的目的。2019 年 12 月 16 日，国家卫生健康委正式印发《新型抗肿瘤药物临床应用指导原则（2019 年版）》，以规范新型抗肿瘤药物临床应用，提高肿瘤患者合理用药水平，保障医疗质量和医疗安全，维护肿瘤患者健康权益。

3. 零期临床试验在抗肿瘤药物临床研究的应用

为了更好地控制新药研发过程中的临床风险，提高创新药物研发成功率，2006 年 FDA 颁布了“探索性新药研究”指导原则，提出在传统的Ⅰ期临床试验之前开展零期临床试验的概念，并取得了一系列有意义的结果。随着我国自主创新药物研发体系的不断发展，能够快速筛选、降低成本、减少企业研发风险的探索性新药临床研究方法愈来愈受到关注，特别是对新型抗肿瘤药物的研发有很大的帮助。我国目前尚没有关于零期临床试验相应的规范和法规，但将零期临床研究应用于抗肿瘤新药的临床研究是一种必然趋势，必须兼顾国家政策、伦理委员会水平、试验设计能力以及设备等各个方面因素，积极稳妥地开展相关研究。

4. 临床试验的质量控制

自 CFDA 2015 年发布《关于开展药物临床试验数据自查核查工作的公告》后，对 1622 个产品临床试验数据的真实性、规范性、完整性进行全面核查以来，试验各方对临床试验质量的重视程度得到很大提高。目前，我国临床试验的质量水平参差不齐，特别是数据管理方面。为指导做好我国药物临床试验数据的规范管理，从源头上保证药物临床试验数据的真实、完整、规范，国家食品药品监督管理总局（现国家市场监督管理总局）药品审评中心（CDE）在 2016 年发布了《临床试验数据管理工作技术指南》，并于 2016 年制定了针对电子数据采集（EDC）系统的《临床试验的电子数据采集技术指导原则》。临床试验质量规范管理体系对于正确评价新药的有效性和安全性，提高临床试验质量以及研发新药具有重要意义，相信上述技术规范将能够更有效地控制临床试验的总体质量。

5. 学术研究组织 – 合同研究组织模式

随着相关法规的不断规范，对临床试验的要求也越来越严格，临床试验的项目管理和质量控制就显得非常重要。对于申办方而言，很难做到有一个部门专门从事临床活动，所以出现了许多服务于临床试验的组织，包括合同研究组织（CRO）、学术研究组织（ARO）、基地管理组织（SMO）和研究管理组织（RMO）等，这些组织在临床研究过程中已经承担越来越多的工作。目前多数抗肿瘤药物临床研究多以 CRO 为主体管理者，但 CRO 学术水平较弱，更关注商业层面，很难支持药物的持续研发。ARO 作为学术性机构，如以其为主导，CRO 和 SMO 参与的合作模式，将会更多从学术视角对待研究项目，更好的兼顾专业型和执行力，整合多方资源分工协作，有效保证临床试验的质量和效率，也更适合目前我国的临床试验环境。

6. 多中心协作研究

中国最早的国际多中心临床试验在 20 世纪 90 年代开展，据药品审评中心统计，2002 年在我国仅申报了 3 项国际多中心临床试验，2015 年我国药监部门进行了改革，颁布了与国际多中心临床试验相关的一系列指南，进一步推动及鼓励了国际多中心临床试验在我国的发展。截至 2018 年，药品审评中心的登记公示平台上显示国际多中心的临床试验数量已经达到 748 个。虽然我国越来越多地参与国际多中心研究，但由我国主导的多中心临床试验还是凤毛麟角。成立多中心协作组织，可以加速新药的开发和上市进程，保证临床试验的质量。目前国际上已经相继成立了多个抗肿瘤药物临床试验多中心协作组织，如西南肿瘤协作组（SWOG）和美国东部肿瘤协作组（ECOG）、欧洲肿瘤治疗研究组织（EORTC）以及日本临床肿瘤协作组织（JCOG）等，并取得了一系列成果。令人欣喜的是，2015 年中国药学会批准成立了中国药学会抗肿瘤药物专业委员会，这是我国首个抗肿瘤药物临床研究的多中心协作组织。该委员的成立进一步提高了我国抗肿瘤新药临床研发的规范化研究水平。

（二）我国抗肿瘤药物临床试验的未来

20 世纪 60 年代，中国医学科学院肿瘤医院便开始了抗肿瘤药的临床研究工作，当时，我国的药品管理水平还较低，药品临床研究工作无法达到规范化的管理水平。随着越来越多新药的问世，如何开展标准的临床试验已成为迫切需要解决的问题。近年来，国际上新药临床研究展现出一体化的趋势，实施 GCP 已成为今后新药开发必须遵守的原则，同时也为我国的临床试验提供了可实施的标准。通过近 20 年的努力，我国与国际同行存在的差距已经逐渐缩小。国家级抗肿瘤药物临床试验中心的建立，大大提高了我国抗肿瘤药物的临床研究水平，国际多中心临床试验项目显著增多，部分研究人员担任了国际多中心临床试验的负责人（PI）或进入指导委员会（Steering Committee）。这体现了规范化管理的良好影响力，实施 GCP 所带来的结果正不断被人们所接受。

改革开放以后，中国患者的知识结构和知识层面也在不断改善。过去很多患者对临床试验不了解或存在误解，现在越来越多的患者会主动询问有没有新药临床试验在招募受试者。患者对临床试验的接受度越来越高，甚至愿意接受安慰剂，这体现了中国公众越来越理解临床试验。同时，大型医院和研究中心都成立了伦理委员会，伦理委员会对临床试验的过程越来越了解，对临床试验受试者的受益和风险评估也越来越专业，能够更加切实地保护受试者的权益。

药物创新可以更好地帮助患者，要实现这一愿望需要严谨科学的临床试验，并将结果有效地转化为临床实践。近年来，一些新型抗肿瘤药物对延长肿瘤患者生存期，改善肿瘤患者生活质量有很大影响。比如 HER2 阳性晚期乳腺癌，抗 HER2 的分子靶向药曲妥珠单抗能使患者的中位生存期延长 10 个月左右。曲妥珠单抗用于术后辅助治疗时，可以使乳腺癌患者的复发风险降低 50% 左右，死亡风险降低 1/3。这就是药物创新给患者带来的益处。几十年来，抗肿瘤药物研究的思路和领域不断扩展，今后肿瘤药物治疗要取得突破，首先是要开发更具针对性的分子靶向治疗药物。找到越来越多与肿瘤生长、转移相关的驱动基因，针对这些基因或基因表达产物的靶向治疗，可能会提高治疗效果。其次是肿瘤免疫治疗，国外的一些初步研究结果显示，免疫治疗可以延长晚期恶性肿瘤患者的生存期。分子靶向和免疫治疗药物将成为今后抗肿瘤药物研究的热点。

在国际上，先进的新药临床试验大多是多学科协作研究，其中包括基础研究人员、临床医师和临床药师的参与。结合我国国情，只有集中各方面的优势，建立高水平的医学研究中心，才能使我国的临床药物试验工作提高到一个新水平，开展并完成具有国际水平的药物试验项目。只有通过规范化的临床试验，才能得出科学、可靠的研究结果并用于肿瘤的治疗，造福于广大恶性肿瘤患者。由于临床试验的复杂性，往往需要进行详细的规划和多中心的协作，仅仅靠少数高水平的研究中心是不够的，只有我国临床试验整体水平获得大幅度提高，才能使临床试验水平适应医药产业快速发展的需要。

经过几十年的不懈努力，我国抗肿瘤药物的临床研究已经取得了显著进展，培养了一支人才队伍，建设了相应的软硬件设施，积累了相当的经验，由此带来了抗肿瘤临床研究质量的显著提高。相信随着整个社会的不断进步和国家强有力的扶持，我国的 GCP 管理会逐渐推广到全国，从而使全国的临床试验质量得以提高。这是我们今后的努力方向，也是必须达到的目标。

（徐兵河　王佳玉　吴　云）

第 2 节　Ⅰ期临床研究

一、Ⅰ期临床研究的理论

（一）Ⅰ期临床研究的简介

Ⅰ期临床研究是以健康受试者或患者为主要受试对象，研究人体对新药的反应和耐受性，探索安全有效的剂量，提出合理的给药方案和注意事项，为Ⅱ期临床研究的给药方案提供依据，并对药物在体内的吸收、分布、代谢、排泄等药物动力学进行研究。具体包括：新药在一定剂量范围内的药代动力学和生物利用度数据；新药在动物实验中显示的药理作用是否与人相同；确定人体对新药的局部或全身耐受情况。原则是在最大限度保持受试者安全前提下，进行足够和适当的实验室和体格检查，以取得有关该药的数据。Ⅰ期试验一般不要求设对照组，但必要时也可设安慰剂对照组。受试者多选用健康人作为志愿者，但类似细胞毒药物应采用患者作为受试者。下面对Ⅰ期临床研究的试验目的、设计、实施等方面进行详细阐述。

（二）Ⅰ期临床研究的目的

Ⅰ期临床研究的主要目的是在前期动物药理毒理试验基本成功的基础上，首次应用于人体，探索不同给药方案下的最大耐受剂量（maximal tolerable dose，MTD）、剂量限制性毒性（dose-limiting toxicity，DLT）、合理的给药方案，确定Ⅱ期临床研究推荐的给药方案。同时了解新药的人体药代动力学特征，获取药代动力学（简称药代）参数，并观察初步疗效，进行药代动力学/药效动力学（PK/PD）分析。对于抗肿瘤药物而言，由于其剂量与抗肿瘤效应在一定的剂量范围内呈线性关系，出现毒性的剂量和出现疗效的剂量接近，因此寻找 MTD 即可确定临床Ⅱ期的推荐剂量。而对于某些特殊抗肿瘤药物如分子靶点药物或免疫治疗药物，由于其剂量与毒性不一定呈线性，需考虑最佳生物学剂量代替最大耐受剂量。

（三）Ⅰ期临床研究的设计

Ⅰ期临床研究是初步的临床药理学及人体安全性评价试验，是药物研发的最初阶段，可以是开放、自身对照的，但当主要不良反应缺乏客观指标或不宜判定不良反应与药物关系时，也可设计随机盲法、安慰剂对照试验，要求观察 10~30 例。根据我国药物临床研究指导原则，Ⅰ期临床研究包括耐受性试验和药代动力学试验（简称“药代”），其中耐受性试验包括单剂量递增耐受性试验和多剂量耐受性试验；药代动力学试验包括药动学单剂量试验及药动学多剂量试验。人体耐受性试验和药动学试验可同步进行。对于不同类型的新药研发，其Ⅰ期临床研究的设计会有差异。以抗肿瘤药物为例，生物治疗（包括靶向治疗和免疫治疗）是通过调节抗肿瘤免疫反应或者调节肿瘤生物学行为（生长、凋亡、分化、转移、血管生成等）而达到抗肿瘤的目的，与细胞毒性药物相比，具有自身特殊性，故其相应的Ⅰ期临床研究设计亦有所不同（表 17-2-1）。

1. 受试人群的选择

Ⅰ期临床研究应选择健康成年人（经过体格检查，无严重的心、肝、肾、造血功能障碍者）或患者（例如肿瘤患者），均以自愿为原则，男女数量最好相等（临床药代动力学研究常选择男

表 17-2-1　恶性肿瘤生物治疗与化学治疗Ⅰ期临床研究设计对比

		化学治疗	生物治疗
Ⅰ期	研究目的	MTD，毒性，药物代谢	OBD，毒性，药物代谢，PK/PD 关系
	药物剂量	剂量爬升	剂量爬升
	观察终点	毒性	靶点抑制

OBD：最佳生物学剂量（optimum biologic dose）；PK：药物代谢动力学；PD：药物效应动力学

性）。女性受试者应排除怀孕、月经期。妇产科药物的Ⅰ期临床研究应选择月经规则的生育年龄女性作为受试者。除非是儿科方面的特殊需要，儿童一般不作为受试者。

抗肿瘤的Ⅰ期临床研究，由于肿瘤患者可能从抗肿瘤治疗中获益，也可以直接纳入患者参与研究，大部分加入Ⅰ期临床研究的肿瘤患者要求接受标准治疗失败，有足够的肝肾功能和造血功能，由于药代动力学研究抽血的需要和耐受性研究毒性观察的需要，一般要求Ⅰ期临床研究肿瘤患者 ECOG 体能评分在 0~1 分，要求患者完全符合入选排除标准，这些标准有时比Ⅱ/Ⅲ期临床研究入选标准还要严格。随着肿瘤“孤儿药”的研发和全球抗肿瘤新药研发产业的蓬勃发展，抗肿瘤新药Ⅰ期临床研究中患者能否获益成为备受关注的问题，有明确靶点的Ⅰ期新药临床研究甚至可以纳入未经标准治疗的肿瘤患者。

2. 给药途径和给药方式的选择

可根据临床前研究资料或同类药物的临床研究设计，根据药物不同特点设计给药途径。可采用口服法，也可采用注射法或其他给药途径。口服给药者，一般在禁食 12h 后空腹服药。

给药间隔可参考临床前试验的推荐剂量间隔或肿瘤/正常组织的药物毒性比率，并结合人体耐受性、药代动力学研究结果进行设计或调整。可参考同类别药物获得的经验。在没有可参考临床资料时，多建议在完成前几例患者的药代动力学数据分析后，与临床前动物药代数据比对来调整用药间隔设计，这个过程常常需要药代学家参与给药设计。

3. 初始剂量的选择

确定新药的初始剂量必须十分慎重，以保证安全为原则。如无人体试验数据文献资料，可以参考动物试验的剂量，如半数有效量（ED50）、半数致死量（LD50）和慢性毒性剂量及药代动力学参数等，估计出一个预测剂量，然后以不大于该预测剂量 1/10 的剂量为人用的初试剂量。

传统起始剂量确定方法有：①改良的 Blackwell 方法计算。算出两种动物急性毒性试验 LD50 的 1/600 并算出两种动物（啮齿类与非啮齿类动物各 1 种）亚急性毒性试验中出现毒性剂量的 1/60。以上述 4 种剂量中最小的剂量作为人用初试剂量（按千克体重折算）。② Dollery 法。采用最敏感动物最小有效量的 1%~2% 或同类药物临床治疗剂量的 1/10。③改良的 Fibonacci 法。一般用于可接受一定毒性试验的临床研究（如抗肿瘤药物）以小鼠急性毒性 LD50 的 1/100，或大动物最低毒性剂量的 1/40~1/30。

现有资料表明，药物消除速率与动物体表面积成正比。在实际应用中，亦可按体表面积换算动物与人的有效剂量，以此剂量的 1/10 为人的起始用量。需要指出的是，由于药物不同，选择初始剂量的方法也不一样，没有固定模式，应视具体情况而定。对那些有明显药理活性的新药，起始剂量还应更小。不可机械地按动物的剂量折算为人用剂量。

Ⅰ期临床研究也常以动物未观察到损害作用的剂量（no observed adverse effect level，NOAEL）转化为人的初始剂量，其起始剂量的选择步骤为：①回顾和评价所有动物研究数据，确定未观察到 NOAEL，即不会产生不良反应明显增加的最高剂量水平。②一般根据体表面积从 NOAEL 换算人类相当剂量（human equivalent dose，HED），其假设和依据是体表面积标准化剂量（mg/m^2）不同种属之间成比例。③最合适的动物种属选择（不一定是最敏感动物）是指与评价人类危险度最相关的。④安全系数的考虑。安全系数可提供一个安全界限，以保护接受起始临床剂量的人类对象。安全系数范围为 10~1000。设定安全系数的考虑是，与动物相比，人类对药物敏感性增加不确定，某些毒性在动物种难以检测，如头痛、肌痛、精神障碍等。应考虑受体密度和亲和力的差异、非预期毒性、药物吸收分布代谢的种属间差异。⑤药理学作用剂量的考虑。最大推荐起始剂量（maximum recommended starting dose，MRSD）确定后，应当将它与从动物体内研究的药理学有效剂量换算的人相当剂量进行比较。如果药理学 HED 小于 MRSD，应当降低临床起始剂量；对血管扩张剂、抗凝血剂、单抗或生长因子等药物或生物制品，毒性可能出自过大的药理作用，也需要根据药理学作用 HED 来降低起始剂量。

对于抗肿瘤新药而言，由于多数抗肿瘤药物

的治疗指数很窄，较高的起始剂量可能导致出现严重毒性，甚至患者死亡，从而使原本具有很好潜力的有效药物不能继续研发。另一方面，如果选择过低的起始剂量，那么就有可能使得试验周期延长，造成资源浪费，而且从伦理学角度考虑，不应使过多患者暴露在无效剂量下。因此，起始剂量的选择应当综合非临床药效、毒理和药代动力学/毒代动力学的研究结果整合考虑。对于细胞毒类药物，Ⅰ期临床研究的起始剂量计算原则上相当于非临床研究中啮齿类动物MTD剂量的1/10，或非啮齿类动物MTD剂量的1/6，单位用mg/m^2表示，同时还需考察MTD剂量在其他种属动物的毒性反应及可逆性。对于一些非细胞毒类抗肿瘤药，由于其毒性相对较小，Ⅰ期临床研究的起始剂量计算可采用非临床研究中非啮齿类动物NOAEL（未观察到不良反应的剂量）的1/5或者更高。若为国外已进行临床研究的新化合物，已有可靠的可借鉴临床研究资料，参照国外临床研究数据设计国内临床研究的起始剂量也是可以接受的。此时应考虑不同人种间的差异可能带来的影响。

在进行联合用药探索性研究时，联合方案中的药物起始剂量确定需要考虑两者之间的相互作用可能导致毒性加倍甚至增加更多。如果一种新的整合疗法的活性程度依赖于理论推测时，根据单个成分的毒性，通常有可能预测出整合疗法的毒性。如果能够排除相关的药物代谢动力学（PK）相互作用，并且在剂量-反应/毒性特性还是未知数时，可按照每种化合物单药治疗推荐剂量的1/2开始剂量探索研究。也可按照其中一种化合物推荐剂量的全量而将其他化合物的剂量减量（50%或者更低）来开始研究。另外，给药的顺序也可能非常重要，联用的药物间给药顺序、给药间隔等都可能会影响药物的疗效和安全性，这些也必须在设计研究时给予充分考虑。尚没有可行的方法来权衡整合用药中每种成分之间的剂量比例来优化效益-风险比。因此，在剂量方面优先考虑在单药治疗时活性最高的化合物，也是可以接受的。

4. 剂量递增

剂量递增是Ⅰ期方案设计中最重要的部分。当初始剂量应用后如无不良反应，就可逐步递增剂量，以尽快找出最大耐受剂量。毒性小的药物可成倍增量，毒性较大的药物递增幅度应小些；初期增加幅度可较大，后期则应较小。建议根据药物特点调整剂量递增的幅度。研究方案中应阐明选择剂量递增方案的方法学和合理性。从伦理和有效性方面考虑，初始剂量与MTD之间的剂量爬坡级别较少为好。现常采用的剂量递增方法有：Fibonacci校正（标准的“3+3”）、加速滴定、药代动力学指导剂量升级，基于模型的剂量爬升（过量的升级与控制、连续重新评估法），每种方法各有优缺点，见表17-2-2。

在肿瘤Ⅰ期临床研究中，最经典、最常用的

表17-2-2 常规Ⅰ期临床研究的剂量升级计划

	剂量升级的方法	优点	缺点
Fibonacci校正（标准“3+3”设计）	固定增量，up-and-down	操作简单；在每组中能提供PK/PD数据	升级，可能需要保守剂量估计、入组大量患者
加速滴定	固定增量 up-and-down 用两个平台设计	剂量爬升快速，在两阶段中可以允许患者剂量升级	初始组规模小，不包括平均PK/PD数据
药代动力学指导剂量升级	升级基于血浆药物浓度	剂量爬升快速，最大限度减少患者治疗剂量，远离MTD	数据需要持续PK评价
过量的升级与控制（基于模型）	使用贝叶斯剂量反应模型	剂量爬升快速，最大限度减少患者治疗剂量，远离MTD。与持续评估方法的患者相比减少MTD的机会	数学公式很复杂，小组方式可能会排除有意义PK/PD
连续重新评估方法（基于模型）	使用贝叶斯剂量反应模型	剂量爬升快速，最大限度减少患者治疗剂量，远离MTD	数学公式很复杂，小组方式可能会排除有意义的PK/PD数据

递增方法是 Fibonacci 校正（标准的“3+3”），采用数学法则进行剂量调整，且在方案设计中已明确规定，不能随意改变剂量。一般至少有 3 名或 3 名以上可评价的受试者。若出现明显毒性，应考虑增加受试者例数。如某一剂量组有 1 例产生 3 度以上不良反应，则该剂量水平应继续增加 3 例受试者；如不再出现，可进入下一剂量组；如仍出现，则停止剂量爬坡；当 6 例受试者在某一剂量组中出现 2 例及以下的 3 度不良反应，则该剂量被认为是 MTD。

为避免很多患者处于不能获益的低剂量级，目前很多抗肿瘤新药临床研究在“3+3”模式的基础上进行改进，采用加速滴定的递增方法，即头一两个剂量只纳入一名受试者，同时剂量增量固定为 40%，后面剂量则采用 3+3 的方法继续爬坡。这种剂量递增方法可以加速剂量爬坡的速度；但另一方面也可能出现无法及时评估患者体内延迟性毒副反应的情况。很多抗肿瘤靶向药物的剂量递增采用了这种方法。

而在药代动力学指导下剂量递增方法，则是根据患者的药代动力学参数结果，必要时建立相应的模型来指导剂量递增。这种方法起始剂量以动物数据为标准，测量第一组受试者队列血药浓度 - 时间曲线下面积（AUC）平均值，剂量的增加根据与目标 AUC 的差距而设定。起初可按照递增倍数等于目标 AUC 与初始剂量 AUC 之比的平方根进行，随后采用“3+3”递增方法；或起初按双倍剂量进行递增，直到 AUC 为目标 AUC 的 40%，随后采用“3+3”递增方法。递增过程中的关键在于患者实时药代动力学参数的测量和剂量修正评估，比较依赖药代动力学专家的参与，同时有时可能因为分析滞后影响患者入组的进度。此外，患者的个体药代动力学差异容易限制该递增方法的临床实用性。

基于模型的剂量爬升是目前比较新颖的剂量递增方法，连续重新评估方法（CRM）是一种最早的基于模型的 I 期临床试验设计方法，其原理是假设药物的剂量反应关系为某一参数模型，常见的有双曲正切模型、logistic 模型、指数模型等。试验开始前为获得先验信息，需对各个剂量水平的毒性概率进行初步估计，随后通过数学模型方法模拟，利用贝叶斯方程于受试者入组前整合先验信息和试验信息，计算求得 MTD。试验事先设定每组受试者计划入组数量，通过获取一组患者的治疗安全性数据，更新后验毒性数据分布以动态计算剂量增减界值，得出最佳剂量水平，为下一组患者所用，如此重复直至模型拟合的剂量不再变化或预设的患者都已获得治疗。CRM 设计的剂量爬升全程都要求有良好的生物统计学专家来构建和更新剂量和毒性评估模型的支持，数学公式计算复杂，临床实际运用中存在限制。

随着 I 期临床试验剂量探索方法研究的深入及统计学方法的进展，研究者越来越注重将统计优良特性与实际易用性结合。近年来，改进的毒性概率区间设计 mTPI 越来越多地应用到临床实践中，不同于 CRM，这种设计的原理不需要实现毒性 - 剂量曲线建模，只需要进行等效区间的设定：3 个区间分别代表剂量毒性过低、适当和过高区间。通过贝叶斯定理分别计算上述 3 个区间的概率，以区间概率与目标毒性概率的差距进行后续剂量调整。由于剂量增减的标准是根据贝叶斯统计计算的概率值而不是人为确定的固定值，所以与“3+3”设计相比准确性提高；又由于决定剂量增减的 3 个区间可在试验前给出，不需要像 CRM 那样对模型进行实时重复计算，因此大大简化了实际操作。但值得注意的是，尽管 mTPI 规定了相应的安全停止规则，但由于概率区间通过宽度较大，因此 mTPI 有分配受试者到毒性过高剂量的风险。mTPI-2 方法是对 mTPI 的进一步改进，以更加精细和符合伦理，以缓解 mTPI 剂量过度的问题。mTPI-2 设计在保留其简单性的同时具备更优秀的过量控制和识别 MTD 能力，作为基于模型的剂量爬升设计，与 CRM 相比，在实际 I 期临床试验中的应用更为广泛。

（四）I 期临床研究的实施

1. 药代动力学研究的实施

药代动力学研究（pharmacokinetics，PK）是新药 I 期临床研究的重要部分。药代动力学研究主要描述药物的人体药代动力学特征，确定主要药物代谢参数，试验设计包括吸收、分布、代谢和排泄的全过程研究。应重点评价药代动力学与其给药剂量、安全性和临床疗效之间的关系（暴露-效应关系），鼓励建立群体PK/PD分析模型（图17-2-1），这将有助于解释毒性反应，设计最佳给药剂量和给药方案。药代动力学研究可单独进行，也可与耐受性试验整合进行。但进行人体药代动力学研究需征得受试者同意。对于可供静脉注射与肌内注射的制剂，应分别做两种给药途径的研究。单供肌内注射的制剂，最好能与国外的相同品种药物进行比较，并求出试验药品的相对生物利用度。影像学技术可用于研究药物在肿瘤组织靶部位的分布，必要时也可考虑采用现代影像学技术进行人体药物分布研究。

因药物可能应用于不同疾病状态或条件的人群，因此可能需进行其他的特殊药代动力学研究，如肝肾功能不全患者、老年或儿童患者的药代动力学研究。同时要考虑进行影响药物吸收、代谢、分布和排泄的因素研究，如食物、合并用药、不同人种药代动力学研究。以上研究可根据临床研究需要选择在不同阶段进行。

1）Ⅰ期临床研究中健康志愿者的药代动力学研究 研究包括单次给药的药代动力学、多次给药的药代动力学、口服制剂进行进食对药物吸收影响的研究。

单次给药药动学试验：①设计剂量范围应包含预计的Ⅱ期临床研究剂量范围，最大剂量接近或等于MTD；②最少3个但不限于3个剂量组；③参考耐受性试验中的药动学预试结果；④考虑剂量范围内线性动力学评价。

多次给药动力学试验：①考虑与预计的Ⅱ期临床研究剂量及给药方法相适应；②至少一个但不限于一个剂量组；③考虑非线性动力学时的特殊情况；④考虑导致药动学参数可能与单次给药药动学参数差异的因素。

口服制剂研究中进食对药物吸收影响的研究：①归入生物等效性研究。②健康志愿者的对象例数应该有足够把握对食物影响进行统计评价，最少12例。③剂量规格选择拟上市的最大剂量。④为了提供食物对胃肠道物理学的最大影响，从而对系统的药物利用度达到最大影响，建议进食高脂肪、高卡路里试验餐（800~1000cal，1000cal≈4.19kJ），其中蛋白质150cal，碳水化合物250cal，脂肪500~600cal。⑤在进行食物对吸收影响时可以采用蛋白质、碳水化合物和脂肪不同于上述配比的食物，但必须包括上述食物的影响研究。⑥食物影响研究需提供药物暴露和相关药代动力学参数：总暴露或AUC 0-t、AUC 0-∞，峰值暴露Cmax，达到峰值暴露的时间Tmax，缓释产品的滞后时间，末端相消除半衰期，其他有关的药代动力学参数。

对健康受试者的药代动力学研究，需要提供以下研究资料：详细的药代动力学研究方法，受试者观察记录表（包括体检表），血（或尿）

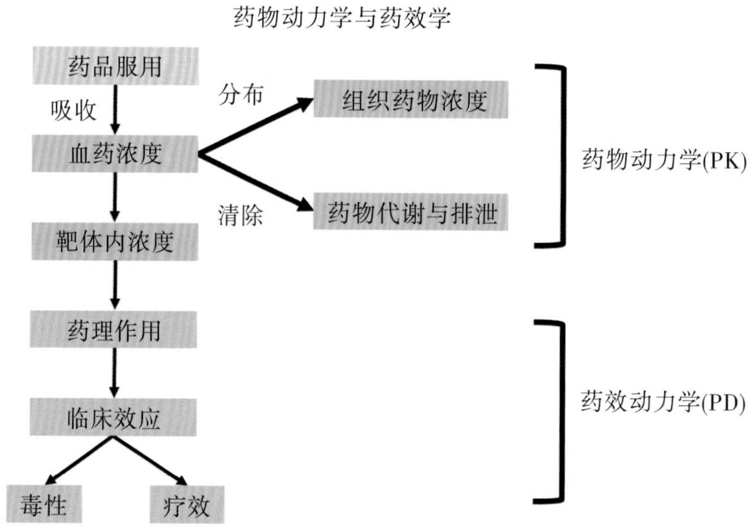

图17-2-1 药物动力学与药效动力学

药浓度测定原始数据及结果，药代动力学计算公式，药代动力学参数（包括峰值 Cmax、达峰时间 Tmax、血药浓度 – 时间曲线下面积 AUC、生物半衰期 $T_{1/2}$、清除率 CL、生物利用度 F、表观分布容积 Vd、平均血药浓度 Cav、累积比 R、波动系数 FI）和对Ⅱ期临床研究给药方案的建议等。

2）抗肿瘤新药Ⅰ期临床研究药代动力学 与健康人的药代研究有很多相似之处。值得注意的是，药代研究的实施要根据抗肿瘤药物不同的药物特点来进行。以分子靶点类抗肿瘤药物为例，影响其代谢的常见因素有：①药物代谢酶基因多态性。②食物。进食种类及结构可影响药物的吸收速度和药物代谢酶的合成从而影响药物代谢。③特殊人群。在肝肾功能不全、老年人群中，抗肿瘤药物药代学差异大。④其他。种族、年龄、性别、给药时间等因素也可影响药物的代谢。而对抗肿瘤的免疫抗体来说，影响药物代谢的常见因素有抗原与抗体的亲和力、抗原的总量和每天身体生成量、是否产生抗抗体。

因此，在强调传统经典的药代动力学研究的同时，需要综合分析以上多个因素对药物药代学的影响，开展群体药代学和药代动力学 – 药效学研究。

2. Ⅰ期临床研究的观察和评价

1）毒性反应的观察和评价不良反应的观察 毒性反应和不良反应是新药Ⅰ期临床研究主要的研究内容。评价不良反应至少包括相应的症状、体格检查、血尿常规、影像学检查，尤其应注意根据临床前研究结果以及在同类药物中观察到的不良反应来增加特别项目检查。如有心脏毒性的药物增加心电图、心肌酶谱、心脏射血分数的检查，并且检查频率高。同时要特别注意临床前研究中未出现的毒性。给药局部的毒性也要特别注意观察。应遵照国际上通用的美国国立癌症研究所（NCI）药物毒性反应（NCI-CTC）分级标准客观地判断不良事件与试验药物的相关关系；客观评价毒性的可逆程度，以及毒性与剂量、疗程的关系。不良事件的评价不仅包括试验用药，还应包括毒性影响因素的评价，如器官功能失调、整合用药等。

此外，在Ⅰ期试验方案中必须定义剂量限制性毒性（DLT），DLT 一般指受试者接受治疗后出现与药物有关的毒性反应（NCI-CTC 4.0 进行分级）：① 3 级或 4 级的非血液学毒性（不包括恶心、呕吐、脱发、腹泻、肿瘤疼痛），≥ 2 级中枢神经毒性；②接受止呕、止泻、止痛支持治疗后出现 3 级或 4 级的恶心 / 呕吐、腹泻、肿瘤疼痛；③ 4 级血液学毒性，伴≥ 2 级的发热或感染或出血。在定义 DLT 时，还要考虑受试者的特殊情况，如持续 4 级白细胞水平下降对于非白血病的实体瘤患者为 DLT，但对白血病患者不能确定为 DLT；例如一肝功能异常的患者，试验中出现 3 级肝功能异常，不能确定为 DLT，可根据药物的特点制定相应的 DLT 标准。

2）疗效评价 由于抗肿瘤药物一般选择患者进行临床研究，因此Ⅰ期临床研究中可初步观察受试者用药的肿瘤反应情况，为后期有效性研究提供参考。采用对可测量病灶按实体瘤疗效评价标准（RECIST）评价疗效；对于血液病或淋巴瘤，疗效评价则采用修订后的国际工作组（IWG）血液病及淋巴瘤疗效评价标准，对症状、体征的好转或恶化，用治疗前后功能状态评分（KPS）的变化来表示或生活质量量表来体现。Ⅰ期临床研究目前越来越重视有效率这个次级终点的探索，因此对疗效评价的要求目前越来越同步于Ⅱ / Ⅲ期临床研究，要求严格按相应的疗效评价标准和评价手段进行评价。

3）统计分析方法 耐受性试验统计量包括患者例数、定量指标的平均值、标准差、变异系数、95% 可信区间、最小值和最大值等；对研究过程中的不良事件发生率、与研究用药的关系以及严重程度等分别进行分析。另外，检查结果异常且具有临床意义的患者例数和百分比也应加以分析。

4）药代动力学分析 对药代动力学参数进行描述统计分析。

3. 试验结束或终止

Ⅰ期临床研究中患者若遇到以下情况时，应考虑提前终止：①有证据表明疾病进展；②出现不可接受的不良反应；③患者要求退出；④研究者或申办方的判断。若遇到以下情况时，应考虑提前终止试验或考虑试验方案的调整：多个受试者出现提前终止事件；不良反应发生率和严重性显示弊大于利；受试者招募不理想；数据记录质量太差，不准确和不完善。对于细胞毒药物，若探索出DLT、MTD剂量和毒性靶器官，可考虑结束临床研究。与Ⅱ/Ⅲ期临床研究不同，抗肿瘤新药Ⅰ期临床研究实施过程中因为需要不断调整设计和研发策略，应根据需要定期召开由研究者、申办方和药代动力学专家、统计专家参与的安全监察委员会（SMC）会议，讨论在研究过程中出现的问题，以最大限度保障受试者权益和推进新药研发进程。

4. Ⅰ期临床研究的总结

试验结束后应根据Ⅰ期临床研究的设计、研究过程和结果，同时结合临床前研究结果进行整合分析，评价研究目的是否达到或可能存在问题。通常应对以下内容进行总结：①最大耐受剂量或剂量限制性毒性；②毒性反应的类型、发生率、严重程度、预防和控制措施，以及与剂量和疗程的关系等；③初步疗效结果，如肿瘤客观缓解率（objective response rate，ORR），包括疗效评价的肿瘤标志物；④药代动力学参数及其与药效/毒性间的关系（PK/PD）；⑤Ⅱ期临床研究的拟定受试人群、推荐剂量和给药方法。若单项Ⅰ期临床研究结果难以支持后续的Ⅱ期临床研究，可提出拟进行的其他项目的Ⅰ期临床研究，或其他非临床研究。

二、Ⅰ期临床研究的实践

（一）中国Ⅰ期临床研究现状

在全球积极研发抗肿瘤新药对抗肿瘤和中国经济高速发展的背景下，近十年来我国抗肿瘤新药Ⅰ期临床研究取得了很大进展，越来越多的国产原研新药启动Ⅰ期临床研究，越来越多的进口原研新药邀请中国的研究者联合开展国际多中心Ⅰ期临床研究；越来越多的肿瘤专科医院和综合医院成立专门的Ⅰ期临床研究病房。目前中国的Ⅰ期临床研究与国外仍存差距，但发展前景很大，挑战与机遇共存。

1. 我国Ⅰ期临床试验机构发展现状

我国Ⅰ期临床试验机构数目不足、分布不均，仍有较大发展空间。目前，全国共有药物临床试验机构1802所，以2018年我国医疗机构数量为参考值，现有药物临床试验机构占全国医疗机构总数33 009所的5.5%。基于丰富的医疗资源，我国药物临床试验仍有很大的发展空间。在地区分布上，现有药物临床试验机构分布明显不均，其中东部地区所占比例最大。从各省间分布看，同样呈现不均衡状态，仅北京、上海和广东占据全国药物临床试验机构总数的近1/3。大多数试验集中分布在有限的具备优势临床资源的机构，但越来越多的肿瘤医院和综合性医院开设了Ⅰ期临床试验病房。以2017年中国肿瘤新药Ⅰ期临床试验数据为例，2017年中国内地在研的Ⅰ期临床试验数目达180项，然而仅由18所研究机构承接，其中的前5所研究机构完成了59%的项目；73%的Ⅰ期临床试验集中在北京、上海、广州。

从现有药物临床试验机构的各试验专业分布情况来看，多分布在心血管、神经内科、肿瘤、呼吸、消化专业，而儿科和老年病专业研究比例较少，并以西医为主，中医专业、民族医学专业研究数量亦较少。以2017年中国肿瘤药物Ⅰ期临床试验数据为例，2015年公布的我国肿瘤数据示中国目前肿瘤发病居前5位的肿瘤依次为肺癌、胃癌、肝癌、食管癌、结直肠癌，胃癌、肝癌、食管癌及鼻咽癌为中国特有的四大癌种。在研究癌种方面，非小细胞肺癌、淋巴瘤和乳腺癌是肿瘤药物研究三大热点；在116项研究特定癌种的Ⅰ期临床试验中，仅12项试验针对此四种肿瘤。研究癌种并未考虑中国患者特征。

2. 我国Ⅰ期临床研究设计现状

近年来，Ⅰ期临床试验从原来的安全性试验转变为机制验证性和概念验证性试验，有些药物通过Ⅰ期临床研究就可以快速审批上市，药物研发模式也发生了巨大变革，“无缝设计”逐渐取代传统的三阶段药物开发模式。因此其重要性也大大提高。

Ⅰ期临床试验传统上主要目的是决定药物最大耐受剂量（MTD）及决定Ⅱ期临床试验的推荐剂量（RP2D）。建立在细胞毒性药物研究存在随着剂量增加药物毒性和有效性均增加线性关系的假定前提下，以MTD来确定RP2D是经典方法。随着精准医疗时代到来，传统观点不适合很多新型药物研究。例如靶向药物作用于特定靶点，有效限制了脱靶效应，增大药物剂量不一定增加毒性或疗效。据现有临床研究数据看，免疫检查点抑制剂安全性良好，免疫相关不良反应有迟发性特点，难以定义最大耐受剂量。仅把 MTD 或药代动力学作为研究重点来确定 RP2D 而忽略药物疗效，对靶向药物或免疫治疗临床试验等是不够恰当的，会导致Ⅰ期临床试验失败率高，进入下一阶段临床试验验证的机会很低。临床适应性设计概念及很多有效策略因此提出，以一些生物学指标、非毒性指标或疗效为研究终点来寻找 RP2D 也成为推荐方法，如PK/PD参数、量效/量毒关系。在一项高效早期临床试验设计中对特定靶向人群的识别尤为关键，需要尝试回答以下两个问题：①新药在目标人群的剂量－暴露－效应（安全性与有效性）关系；②内外因素对剂量－暴露－效应（安全性与有效性）关系的影响。很多Ⅰ期临床试验纳入了生物标志物研究，根据患者的生物标志物调整其他的个体随机化分组，使患者获得最有效的治疗，用于敏感人群的筛选、疾病早期预警、筛选治疗组及个体化治疗。为获得更可靠的药物安全性数据和收集疗效数据，近年新药研究开始涉及Ⅰ期临床试验剂量拓展队列研究，招募的受试者很可能属于定义更明确的目标患者类别。另外，剂量拓展队列研究更多地会对疗效数据和附加安全数据进行收集。由此实现Ⅰ/Ⅱ期临床试验的无缝衔接，加速新药研发。据 2017 年我国肿瘤药物Ⅰ期临床试验数据分析，存在试验设计重复低效、人群筛选未考虑中国患者特征等弊端。在 180 项试验中，仅有 16 项（9%）为新疗法的首次人体试验。由跨国药企资助的临床试验均为药代动力学/药效动力学试验，其中超过一半的研究为旨在加快药品审批的桥接试验；27% 的Ⅰ期试验进行了生物标志物的探索。在研究人群筛选方面，仅 1 项针对 PD-1/PD-L1 抗体的研究（CTR20171020）允许 HBV 阳性的患者（HBV DNA ≤ 500U/mL）入组；其余 28 项研究均照搬国外的设计，且排除了 HBV 阳性患者。

3. 我国药物临床试验项目现状

近年来我国药物临床试验的项目在数量和药物结构上呈现出不同的变化趋势。据中国药物临床试验登记与信息公示平台（Chinadrugtrials.org.cn）数据显示，我国临床试验总数自 2014 年起逐年增加，2019 年度达 2756 项。按药品类别统计，在品种上，我国药物试验中化学药物占试验总药品数的 72.9%，生物制品占 17.9%，中药及天然药物占 9.2%。国家药品监督管理局（NMPA）公示 2018 年通过批准创新药临床试验的 172 个品种中，抗肿瘤药物、消化系统药物、内分泌系统药物和抗感染药物较多，占全部创新药临床试验批准数量的 68%；其中进口及国产新药研究侧重有所不同，国产化新药临床试验申请的适应证主要集中在抗肿瘤（50.8%）、内分泌系统（8.3%）和消化系统（7.4%）领域，进口新药临床试验申请的适应证主要集中在抗肿瘤（36.4%）、内分泌系统（10.6%）和循环系统（6.8%）领域。在数量上，2018 年 NMPA 受理的新药临床试验申请达 457 件，其中受理国产新药临床试验申请 325 件，受理进口新药临床试验申请 132 件。根据 NMPA 公布的 2009—2018 年统计年报数据显示，药物的研发结构也从单一的仿制药到创新药、进口药等多结构体系迈进，但占绝大多数比例的仍是仿制药。以 2017 年我国肿瘤药物Ⅰ期临床试验数据可见，国内药企专注开发改良型新药，在被药品审评中心列为“1 类新药”的国产药中，大部分为改良型新药，少见由国内制药公司独立开发的新分子实体。以小分子靶向药物为例，目前至少有 18 种国产 EGFR-TKI 在同时开发，均被列为“1 类新药”；然而其中只有两种为国内独立研发的新分子实体。

4. 我国Ⅰ期临床试验发展深化改革

2017 年以来，国家实施药品审评、监管制度一系列改革措施，大力推动生物医药创新，其中包括：废除目前的临床试验机构认证系统；实施临床试验 60d 默示许可制度；严厉打击临床试验数据造假；加强药品上市后监管；允许进口新药在中国境内外同步开展Ⅰ期临床试验等。

1）缩短审批时间，简化审批流程 2019 年 12 月 1 日新版《中华人民共和国药品管理法》正式施行，药物临床试验机构实行备案管理，备案后均可接受申请人委托开展临床试验，而取消临床试验机构资格认定。这意味着将有更多临床试验机构可以支持新药研发。近年为简化审批流程国家还做出如下调整：在我国申报药物临床试验的，自申请受理并缴费之日起60d内，申请人未收到药审中心否定或质疑意见的，可按照提交的方案开展药物临床试验，最大限度鼓励创新，加快新药创制。

2）改革完善仿制药，推动创新药物研发 2018年国务院办公厅发布《国务院办公厅关于改革完善仿制药供应保障及使用政策的意见》，旨在促进仿制药研发，提升仿制药质量疗效，提高药品供应保障能力，更好地满足临床用药及公共卫生安全需求，加快我国由制药大国向制药强国跨越。后续一系列政策的发布对于激发国内新药研发热情，缩短创新药物临床开发时间，加速境外新药上市，促进国内企业新药研发进程等有积极的推动作用。

3）严肃查处临床试验数据造假行为 临床试验项目甲乙双方协议签署人和临床试验项目研究者是临床试验数据的第一责任人，需要对临床试验数据可靠性承担全部法律责任。药品医疗器械审评、检查机构发现申报资料存在真实性问题的，要及时立案调查。

4）加强监督管理力度 国家药品监督管理局药品审评中心在严格审评的基础上，根据审评需要提出现场检查需求，由国家药品监督管理局食品药品审核查验中心实施现场检查，严格药品注射剂审评审批，同时，开展跟踪检查工作，保障药品安全、有效。

5）允许全球新药在中国开展同步研发 以往国家要求在中国进行国际多中心药物临床试验中所用药物应已在境外注册或已进入Ⅱ期或者Ⅲ期临床试验。2017年起，国家对于进口药品注册作出以下调整，使我国临床研究呈现出不同以往的运作模式，更多从“跟跑”到“领跑”，更积极地参与国际多中心Ⅰ期临床研究（图17-2-2，图17-2-3）：在中国进行国际多中心药物临床试验，允许同步开展Ⅰ期临床试验。此调整允许新药在国内外同步研发，优化了进口药品的注册申报程序，国际多中心药物临床试验越来越被重视和认可。

5.Ⅰ期联盟成立及中国制药企业研发进展

1）中国肿瘤学Ⅰ期临床试验联盟成立，促进Ⅰ期临床试验开展与进行 为了促进研究地区、赞助商和合同研究组织（CRO）之间的交流与合作，由中山大学肿瘤防治中心张力教授牵头，中国肿瘤学Ⅰ期临床试验联盟于2017年6月成立。该联盟旨在提供专业知识和经验交流平台，打破壁垒，促进Ⅰ期临床试验研究者、申办方与CRO之间的交流与合作。对于针对不常见的致癌突变的研究，该联盟通过将具有特定突变的患者转诊至相应的临床机构来提供患者招募方面的帮助。该联盟会议每6个月举行一次，每年定期发布肿瘤学Ⅰ期临床试验报告；与国家药物评估中心的专家讨论目前的Ⅰ期临床试验中存在的问题，并审查抗癌药物研发的最新进展。联盟每年定期发布肿瘤学Ⅰ期临床试验报告。

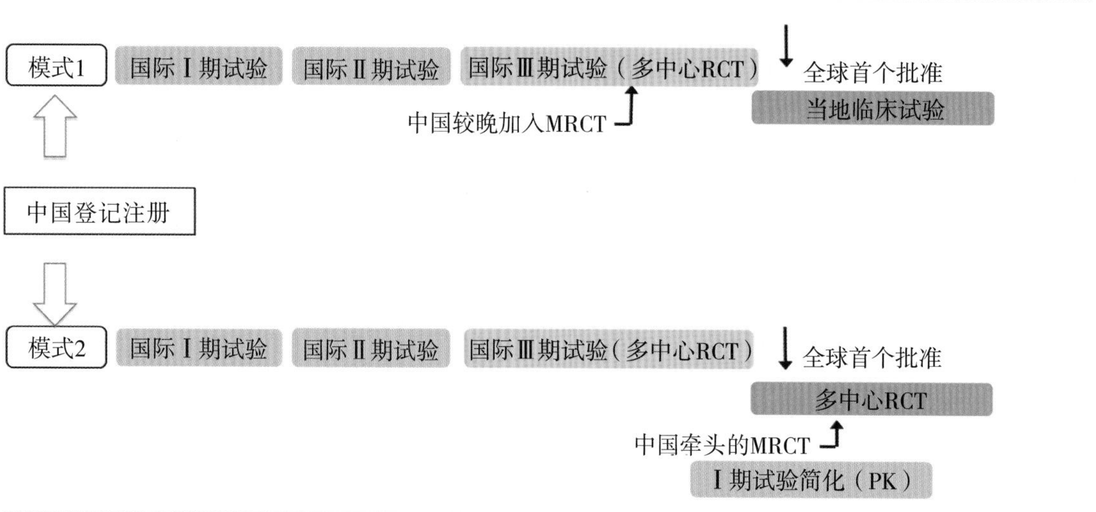

图17-2-2 2017年之前我国临床研究运作模式图

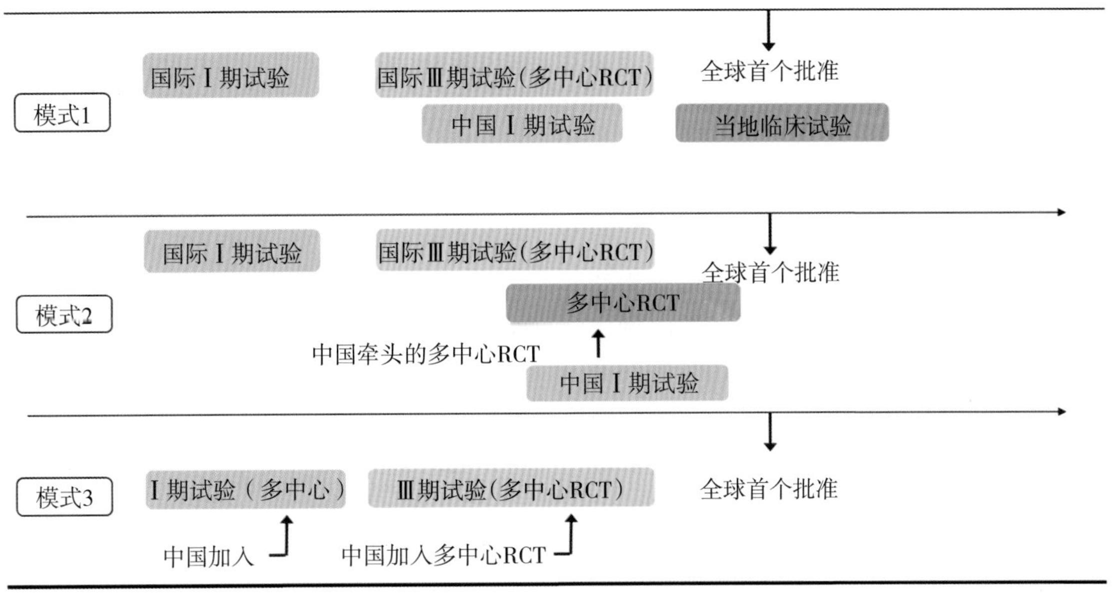

图 17-2-3　当前我国临床研究运作模式图

2）**中国制药企业将重心转移至新药研发，创新研究设计涌现**　现今，中国生物制药公司已开始将重点从仿制药研究转移到创新药物研发上，使得 CDE 的研究性新药申请（IND）的数量也大大增加。在 2017 年，国内 161 项（89%）Ⅰ期临床试验研究由中国生物制药公司发起。创新的研究设计及研制新药也不断涌现，180 项Ⅰ期研究中有 49 项（27%）进行了生物标志物的探索。在免疫肿瘤学领域，中国Ⅰ期临床研究也正追赶世界其他地区。在 2017 年启动的 16 项首次人体试验研究中，有 5 项研究是关于细胞疗法，4 项研究了整合免疫疗法，2 项探索了抗体 – 药物偶联物。由张力教授领衔的我国自主研发的 PD-1 单抗的两项Ⅰ期临床试验结果也在国际著名肿瘤学期刊《柳叶刀肿瘤学》（*Lancet Oncology*）发表，该研究开创性地探索了 PD-1 单抗与顺铂、吉西他滨形成整合治疗方案作为一线方案治疗复发及转移鼻咽癌的临床疗效，其结果有望改写晚期鼻咽癌的治疗模式。以上数据都显示中国创新药物研发的道路正逐步发展，国内肿瘤Ⅰ期临床试验的探索之路，未来仍要持续重点关注临床试验设计方法的改进与新药研发。

（二）Ⅰ期临床研究案例

随着分子生物学的迅速发展和肿瘤治疗的迫切需求，抗肿瘤新药的Ⅰ期临床研究不仅满足于只回答安全性和提供剂量依据的传统设计理念，越来越灵活的设计理念是造就很多有多个扩展组、大样本量的“大Ⅰ期”研究；越来越精准的筛选（根据药物特点有针对性地筛查患者样本的生物标记物情况）可能获益的受试者，使精准研发成为当下的热点研究方向，这也大大缩短了药物研发上市的周期。

1. 奥希替尼中国上市研发案例

肺癌是近年对人类生命健康威胁最大的恶性肿瘤之一，死亡率居所有肿瘤首位。最常见的肺癌类型为非小细胞肺癌（non-small cell lung cancer，NSCLC），占肺癌患者总数的 80%~85%。表皮细胞生长因子（EGFR）突变是 NSCLC 中最常见也是抗癌药物研发的重要靶点之一，在第一代或第二代 EGFR 酪氨酸激酶抑制剂（EGFR-TKI）靶向治疗后，患者会不可避免出现获得性耐药，耐药机制以 20 号外显子上的 T790M 突变最为常见，针对这一突变涌现出以奥希替尼（osimertinib）为代表的第三代 EGFR-TKI。

甲磺酸奥希替尼片是由阿斯利康公司研发上市的全球首个第三代肺癌靶向药物。奥西替尼的研发开始于 AURAⅠa 期研究，Ⅰa 期研究允许纳入 T790M 阴性患者，完成 31 例患者的剂量爬坡（从 20 到 240mg）确定使用剂量为 80mg，在此基础上开展了 AURA Ⅰb 期扩展研究，共入组 222 例一代 EGFR-TKI 耐药后 T790M 阳性的 NSCLC 患者；同期开展 AURA2 研究，与 AURA Ⅰb 期研究设计相似，共入组 210 例患者。这两项研究患者一共为 432 例，试验结果表明，对经一线 EGFR-TKI 治疗后获得性 T790M 耐药突变的转移性 NSCLC 患者，奥希替尼显示出良好的治疗效果，有效率达到 70% 左右（晚期 NSCLC 二线化疗有效率仅为 10%）。由于该药精准研发所展现出的良好安全性和惊人的临床疗效，美国食品药品监督管理局（FDA）对其进行加速审批，于 2015 年 11 月在美国实现全球首次上市。

2016年中国患者还无法接受奥西替尼治疗，中山大学肿瘤防治中心张力教授团队在国内率先开展了 AURA18 Ⅰ期临床研究，这是一项开放性、两阶段的Ⅰ期研究，旨在评估奥希替尼在既往接受 EGFR-TKI 治疗后疾病进展的中国晚期 NSCLC 患者中的安全性、耐受性、药代动力学和初步抗肿瘤活性，起始剂量从 40mg 每日一次到 80mg 每日一次两个队列，共纳入 31 例中国患者，对 25 例患者接受奥希替尼一次或多次治疗后进行了 PK 分析。不良事件（AE）及其发生率与全球研究结果相似，94% 患者经历过至少一次不良事件（AE），3 例出现 AE≥3 级，未出现患者因 AE 停止治疗；两个剂量组 T790M 突变阳性亚组患者的 ORR 分别为 36% 和 67%。初步结果显示奥希替尼对中国人的药代动力学和全球研究一致，推荐 80mg 每日一次给药，显示出耐受性好及非常好的临床疗效。同期，上海肺科医院周彩存教授开展了 AURA17 Ⅱ期临床研究，共纳入 171 例患者，其中 148 例中国患者，目的是在东亚人群中评估奥希替尼用于既往 EGFR-TKI 进展或化疗进展后的 EGFR T790M 患者的疗效和安全性，ORR 为 60%（95%CI 52%~68%），疾病控制率为 88%（95%CI 82%~92%）。这一数据证实了奥希替尼在东亚人群中的疗效。基于晚期肺癌患者未被满足的临床治疗需求及奥希替尼与现有标准方案相比明显的治疗优势，NMPA 批准将其列入优先审评名单，并于 2017 年 3 月予以加速批准在中国上市，用于既往经 EGFR-TKI 治疗时或治疗后出现疾病进展，并经检测确认存在 EGFR T790M 突变阳性的局部晚期或转移性 NSCLC 成人患者的治疗。此次批准距全球首次批准时间仅相隔 1 年零 4 个月，刷新了国内进口肿瘤新药审批速度的纪录。奥希替尼在国内外的研发历程充分体现出精准研发的优势，也体现了我国积极参与Ⅰ期桥接研究、以高质量的研究向世界展示中国临床研究发展水平的决心，为广大 NSCLS 患者带来了抗击肿瘤的新武器。

三、结　语

Ⅰ期临床研究是药物研发过程中关键性的“排头兵”。对Ⅰ期临床研究的初始剂量和试验设计，需要参考大量的临床前信息。剂量递增是Ⅰ期方案设计中重要的部分。虽然目前最经典的方法是“3+3”法，但新的递增方法不断涌现，抗肿瘤新药（如靶向药物、免疫治疗药物）与传统化疗药物作用特点不同，如何进行这些新药Ⅰ期临床研究设计是将来要解决的重要问题。根据药物特点设计精准研发的Ⅰ期临床研究方案，筛选更有可能在Ⅰ期临床研究获益受试者，缩短研发周期，值得进一步探索与验证。为确保Ⅰ期临床研究的安全性、伦理性、研究实施的高效性和剂量递增方法等问题，相关的统计学和药代动力学研究也是Ⅰ期临床研究不可或缺的重要组成部分，Ⅰ期临床研究更强调多学科协作。

当前大多数制药企业的全球开发和注册策略，新产品往往先在生产国获批，而后再到其他国家申报，导致不同国家的上市时间存在差异。按照我国当前的进口注册审批要求，通常需要在中国开展验证性临床试验，以了解国内外人群用药的差异，一般需要耗费 3~4 年的时间，因此往往导致创新药物的延迟上市，也就是所谓的“drug-lag”现象，临床上往往陷入某些疾病“无药可用”的尴尬局面。2017 年以来，国家实施了一系列改革措施，其中包括：废除目前的临床试验机构认证系统；实施临床试验 60d 默示许可制度；严厉打击临床试验数据造假；加强药品上市后监管；允许进口新药在中国境内外同步开展Ⅰ期临床试验等措施，优化了药物审批的管理流程。以上措施大大加快了国外药物在我国获批上市的速度，令患者获益。另外，国内医疗界同行对Ⅰ期临床研究的兴趣越来越浓，积极投身于发展更加专业化的Ⅰ期病房、成立专门探索Ⅰ期临床研究设计及实践问题的联盟和协会组织（如中国肿瘤学Ⅰ期联盟），这些措施大大促进了中国抗肿瘤Ⅰ期临床研究的发展。另外，在国家政策引导下，越来越多的国产制药企业从专注仿制药改为积极投身研发“first in class”的抗肿瘤新药，有些药物已达到国际领先水平。相信在这样的背景下，我国的抗肿瘤新药Ⅰ期临床研究会发展得越来越好，高效合理的Ⅰ期研发将带来更多可能改变广大肿瘤患者治疗结局的抗肿瘤新药，为人类攻克恶性肿瘤做出重要贡献。

（张 力 赵洪云 张仲翰 曾康妹 卢飞腾）

第 3 节 Ⅱ / Ⅲ期抗肿瘤药物的临床试验

肿瘤是仅次于心脑血管疾病的全球第二大致死疾病，2015 年我国新确诊肿瘤患者接近 430 万（占全球 22%），死亡人数超过 280 万（占全球 27%），且患病率和死亡率仍在逐年上升，肿瘤防治已经成为我国主要公共健康问题。2016 年由中共中央、国务院发布并推行的《“健康中国 2030”规划纲要》强调了积极落实肿瘤防治工作，随后包括放宽进口药品批准限制、缩短临床试验申报时间等一系列利好政策相继出台，同时加强医药技术创新，促进了我国肿瘤药物临床研究的快速发展。

目前我国肿瘤药物临床试验正处于蓬勃发展时期。第一，临床试验数量逐年增加。从 2009 年到 2018 年的十年间，共开展 1493 项新药临床试验，其中 751 项为抗肿瘤新药，平均年增长率为 24%，且 2016 年后呈急剧增加。2019 年肿瘤临床试验项目 474 项，占全部药物注册临床试验的 21.8%。其中新增抗肿瘤新药临床试验 338 个，新增药物数量 310 个，远超 2016 年和 2017 年水平，较 2018 年均有小幅提升。另外，按照临床试验分期分类，其中Ⅰ期临床研究占比最大，其后依次为Ⅲ期、Ⅱ期临床试验。按照研究药物不同作用机制分类，占比最大的是靶向药物，2019 年占比 76.4%，而近几年试验增长最快的为免疫药物。第二，我国药企自主研发新药较前增多。2019 年国内制药企业共发起 397 项（83.8%）临床研究，而在 CFDA 批准上市的 17 种抗肿瘤药物中，4 种为我国自主研发（卡瑞利珠单抗、氟马替尼、替雷利珠单抗、尼拉帕利），较 2018 年的 5 种（呋喹替尼、安罗替尼、吡咯替尼、特瑞普利单抗、信迪利单抗）略减少。在此之前，我国上市自主研发抗肿瘤新药仅有阿帕替尼与西达本胺。第三，药物获批上市速度增快。自 2017 年国家药品监督管理局（CDE）出台《总局关于鼓励药品创新实行优先审评审批的意见》政策后，CDE 纳入优先审评药品数量逐年增加，例如 2019 年有 13 项研究（76.5%）通过优先审评，我国第一个获批 PD-1 抑制剂特瑞普利单抗从 2016 年 3 月开始Ⅰ期临床试验到 2018 年 12 月获批，仅用了 21 个月时间，而阿帕替尼上市之路经历了 5 年多时间。因此，优先审评让临床疗效显著的新药能够更快惠及肿瘤患者，缩小与美国、欧洲等国家差距。第四，肿瘤临床试验牵头医院的头部效应显著。2018 年我国临床研究共有 91 家牵头单位，2019 年较前稍增加为 108 家，前 10 家单位开展的肿瘤临床试验数超过一半，具有明显的头部效应。

当然，我国肿瘤临床研究仍然存在不足。第一，开展的不同瘤种临床试验分布不均。在Ⅱ、Ⅲ期临床研究中，占比最多为非小细胞肺癌，其次为淋巴瘤、乳腺癌，而消化系统肿瘤如结直肠癌、食管癌、胰腺癌、胃癌，其发病率和死亡率均居前列，但临床试验数量相对较少，而这部分肿瘤的发病机制存在明显的东西方地域差异，亟须我国临床试验数据支持，探索、开发更多新药。第二，国内药企在开展临床试验仍将规避风险放在第一位，创新性较欧美国家仍有欠缺。国内制药公司优先选择同类最佳药物研发，造成临床试验重复竞争入组，导致资源浪费。2019 年国内制药公司原研药占 68.4%，低于全球制药企业的 95.7%，而等效性试验所占比例（19.4%）高于全球制药企业（1.3%）。第三，我国临床试验开展情况在地域间发展不平衡，95% 临床试验集中在比较有经验的中心，这与我国医疗资源分布不均有关。

本文将简述Ⅱ/Ⅲ期临床试验的设计和实施过程中的主要问题，以期为从事相关专业的人员提供一些建议和参考。

一、抗肿瘤药物试验的设计

（一）受试人群的选择

在抗肿瘤新药临床试验的受试者一般选择标准药物治疗失败后或无有效治疗方案的晚期肿瘤患者中，获得对二线或三线治疗的积极疗效后，再将药物推进至一线治疗。然而，进行一线整合治疗研究时，也可以纳入初治的患者。临床研究必须设定严格的入组排除标准，一般要求病理类型、临床分期、体力状况和肝肾功能等，多数试验排除了青少年、儿童和老年患者。但是，由于受试者的局限性，真实世界中的患者疗效可能存在偏差。在Ⅰ/Ⅱ期临床试验中，建议在多个瘤种中进行，以获得对不同瘤种敏感性的初步结果。关于瘤种的选择需要结合肿瘤本身和试验新型药物的特点综合考虑，研究者应明确疾病现有治疗方法和存在的不足。Ⅲ期试验主要在某个或几个敏感性高的瘤种中进行扩大样本的研究。分子靶点明确的药物可能在部分选择的人群中显示出了疗效。因此，可以纳入靶点过表达患者或根据其表达情况进行亚组分析，例如 HER2 过表达或扩增的乳腺癌、胃癌和结直肠癌，PD-L1 高表达肿瘤的免疫治疗的研究。随着分子检测手段的发展，包括液体活检、二代测序基因检测等方法，根据肿瘤在分子水平的生物学特征进行分类，有助于提高Ⅱ/Ⅲ期临床研究的效率。

（二）终点指标的选择

目前常用的抗肿瘤疗效观察指标包括总生存期（OS）、无进展生存期（PFS）、至疾病进展时间（TTP）、无病生存期（DFS）、客观有效率（ORR）和症状改善指标等。美国食品药品监督管理局提出了抗肿瘤药物临床研究终点的指南。ORR 是抗肿瘤药物的疗效终点，在早期Ⅱ期单臂研究中常作为主要研究终点。OS 和 PFS 是最常用的生存终点，其中 OS 是抗肿瘤治疗的根本，但由于存在混杂因素，比如交叉及后续研究、不同地域的医疗水平等；而 PFS 随访时间相对较短，不受后续治疗影响，是随机对照研究最常用的替代终点。关于 PFS 与 OS 在Ⅲ期试验中的选择仍然存在争议，因此推荐将 PFS 和 OS 整合使用作为研究的主要终点。免疫治疗存在拖尾效应，其治疗特点为起效慢、维持时间长，且存在假性进展和超进展，评估疗效上已经提出了 iRECIST 标准用于疗效评估。生存获益方面，除外 PFS 和 OS 等终点，里程碑终点已经被推出作为替代终点，提示某一时间点的生存率。

（三）设计方案的选择

抗肿瘤药物的Ⅱ期临床试验可以采用单臂研究和随机对照研究。由于Ⅱ期试验是探索性研究，样本量较少，故一般设计为单臂研究，与历史数据相对照。Ⅱ期试验单臂设计分为单阶段和多阶段设计，单阶段试验需要在达到样本量设定后才能终止试验。Simon 二阶段设计目前应用最为广泛，根据标准治疗有效率计算出最初达到疗效所需的样本量，即早期终止指标。当第一阶段疗效未达到预期疗效时，可以尽早终止试验，达到淘汰无效剂量、筛选敏感瘤种的目的。Ⅲ期临床试验通常采用随机对照试验设计，根据具体情况选择阳性药物、安慰剂或最佳支持治疗进行对照。研究者需要根据试验目的和条件选择不同的设计方案，包括平行分组设计、交叉设计、析因设计、成组序贯设计和加载设计。与传统固定设计相比，适应性设计是近年来应用广泛的、灵活的替代方案。在试验进行中可以进行中期分析，基于对积累数据的分析完成提前计划修改，包括重新估算样本量、更改试验分组比例，以及由于有效或无效提前终止试验。

二、临床试验终点的选择

抗肿瘤药物临床研究最关注的问题是患者生存时间能否更长和（或）生活质量能否提高。在传统的抗肿瘤药物Ⅰ～Ⅳ期临床研发过程中，一般Ⅱ期临床试验的目的是评价药物的安全性及生物活性，如肿瘤缩小等。Ⅲ期试验对于药物有效性的评价往往体现在是否能提供临床获益，包括生存期延长或生活质量提高。随着对肿瘤生物学行为认识的深入、靶向药和免疫治疗的不断开发、新药上市评价政策的调整优化，以及新型临床试验设计的应用，抗肿瘤药物临床研究的疗效评估方法也在逐渐变更和完善。例如，免疫治疗时代的到来带来了很多新现象，包括“假进展”“新发病灶”。这些新现象的出现，是免疫治疗本身所带来的，其本质是机体免疫细胞对肿瘤的反应，是提示治疗有效的标志，如果按照原有的 RECIST1.1 标准判断为疾病进展，将会对患者的后续治疗及整个临床试验结果造成影响。因此，新的治疗手段意味着新的评价需求。本章节将结合目前肿瘤药物的临床试验现状和新药评价政策，分别从研究终点选择和具体评效体系两个方面对肿瘤药物临床研究疗效评估进行讨论。

（一）总生存

临床试验终点是指能够反映患者感觉、功能或生存的特性或变化的指标。在肿瘤领域，生存期改善被认为是评估某种药物临床获益的合理标准。所有抗肿瘤药物治疗的最终目标是改善患者生存，总生存（OS）在反映治疗疗效的同时也体现着治疗的安全性，并且 OS 终点客观精确可测，并有死亡日期提供依据，在终点评估时不会出现偏倚。所以 OS 被认为是迄今为止肿瘤临床试验中评价药物疗效最可靠和临床意义最大的终点，是临床研究的“金标准”。

然而，选择以 OS 作为主要研究终点的临床试验通常需要长时间的随访和较大样本量评估，因而会增加临床试验成本，并可能延迟真正有效药物在临床上的应用。另一方面，OS 容易受到后续治疗的影响，因此在一定程度上掩盖了初始治疗的真正效应。尤其是近年来各种靶向治疗和免疫治疗的横空出世，让晚期肿瘤治疗的排兵布阵逐渐丰富，患者的 OS 往往和多个因素相关，想要做出 OS 获益的临床研究越来越难。例如阿维单抗（Avelumab）在 JAVELIN Lung 200 研究中的结果显示，Avelumab 作为二线疗法相比多西他赛未能显著改善 PD-L1 阳性（≥ 1%）患者的 OS。但是对于 PD-L1 高表达（≥ 50%）和 PD-L1 强表达（≥ 80%）的患者，Avelumab 对 OS 的改善效果优于多西他赛。依据试验设计，病情恶化的患者允许换用其他 PD-1/PD-L1 类药物，多西他赛组这类患者的比例显著高于 Avelumab 治疗组（26.4% *vs* 5.7%）。若使用统计学分析删除后续治疗的影响，在 PD-L1 阳性的患者中，Avelumab 相较于多西他赛能够降低 20% 的死亡风险，试验将能够达到其主要终点。

类似的案例还有帕博利珠单抗（Pembrolizumab）对比安慰剂用于肝癌二线治疗的 KEYNOTE240 Ⅲ期临床试验，结果虽然表现出了 OS 获益的趋势，但未达到统计学意义。尽管此前 Pembrolizumab 二线治疗晚期肝癌已经凭借Ⅱ期临床结果被 FDA 加速批准。进一步分析显示，对照组中有 47.4% 患者在进展后接受了后续治疗，其中 10.4% 患者接受了免疫治疗。如果采用统计学方法将后续治疗的影响剔除，患者将从 Pembrolizumab 治疗中显著获益。

随着肿瘤药物的层出不穷，每个阶段患者可选择的治疗手段不断增多，治疗过程迥异多样，最终产生的生存获益变得复杂多变，难以统一。多种因素的存在导致对生存期延长的原因难以判断。另一方面，随着靶向治疗和免疫治疗的应用，临床研究的设计也出现了新的模式和理念。例如国际上比较成功的篮式试验、无缝试验、单臂试验。Ⅰ、Ⅱ、Ⅲ期临床研究可以连续进行，甚至如果Ⅱ期研究表明新药的优势明显、确切，可以先行批准上市，之后再开展确证性研究。因此，把恰当的终点整合到临床试验设计中，是临床试验成功的关键步骤，建立可靠的 OS 替代指标会使新药审批更加便利，从而使新的有效治疗手段更快地被广大患者应用。

（二）替代终点的选择

用于支持药物批准的临床试验终点通常应当是反映临床获益的指标。患者巨大的临床需求和药品监管部门政策的调整导致一系列疗效评估替代终点应运而生，包括 PFS、DFS、ORR 等。选择可重复的、适当的终点指标对于优化临床试验设计和药物开发非常重要。虽然终极目标是证明生存期的获益，但 FDA 等监管机构也承认替代终点，在特定疾病中能够客观的衡量患者获益，使患者尽早得到更好的优质药物。特别是 CFDA 近几年推出了药物快速审批的重要改革措施，随着药物加速审批程序的建立，对于严重疾病且未满足的医疗需求可以通过评价替代终点来提前获批上市。

无进展生存期（PFS）是最常用的替代终点，定义为从随机分组开始至出现肿瘤客观进展或死亡之间的时间。与至疾病进展时间（TTP）相比，PFS 包含了死亡事件，更好地反映了药物的毒副作用，同时又可以在证实生存期获益之前进行评价，不会受到后续治疗的混淆。对于不同种类的恶性肿瘤，PFS 和 OS 的相关性可能不同。有研究用统计分析和相关模型对 PFS 和 OS 之间的一致性进行了评估，结果发现如果 PFS 之后的生存期较短（<12 个月），PFS 似乎是 OS 较为合理的替代终点。例如，在晚期结肠癌、NSCLC 中均证实了 PFS 和 OS 之间的强关联性，相反，在疾病进展后生存期较长的转移性乳腺癌中，OS 和 PFS 之间的一致性存在分歧，因为进展后的治疗方法非常复杂。但是，对于这类生存期很长的肿瘤选择 OS 作为疗效指标又会大大延长试验时间、增加试验难度和干扰因素，从而影响试验结果。而且肿瘤的进展过程也往往伴随患者生活质量下降，延迟疾病的进展过程本身对患者来说是很有意义的，也是一个治疗的重要目标。因此，在不同肿瘤药物临床试验中，用于支持审批的 PFS 终点所起的作用是不同的，PFS 的延长不仅是作为 OS 的替代终点，也可直接代表临床获益，因为 PFS 不受交叉治疗和后续治疗的影响，可能允许直接评估干预措施对肿瘤控制的效果。

除 PFS 之外，客观有效率（ORR）也是一个支持加速批准最常用的替代终点。ORR 被认为直接归因于药物作用，在难治性肿瘤患者中进行的单臂试验中往往使用 ORR 作为主要终点。事实上，在靶向治疗和免疫治疗时代，与肿瘤缩小相比，治疗反应的持续时间和患者的临床获益更相关。因为不同于传统细胞毒药物，新药的作用机制往往是抑制细胞生长而非直接杀伤，患者的 ORR 可能较低，但仍然显示出明显的 PFS 和 OS 延长。例如，索拉非尼治疗肾癌的 ORR 只有不到 11%，治疗肝癌的 ORR 只有 2%，但是 PFS 和 OS 均有显著改善。另外一篇关于免疫检查点抑制剂临床试验终点选择的整合分析结果显示，相比 ORR，患者的 6 个月 PFS 率和 OS 最为相关，建议将其作为免疫治疗临床试验的替代终点。

总体来说，药物能获得加快上市的资格主要取决于以下两点：第一，临床急需的药物。常见且危害人类健康的疾病但迄今为止没有好的治疗药物，符合这些条件的药物可以获得快速审批。第二，如果一种药物的疗效远远超过现存的治疗药物，也可以获得快速审批。例如：克唑替尼治疗携带 *ALK* 融合基因的 NSCLC 便是基于两项单臂Ⅱ期临床试验突出的 ORR 结果（分别为 50% 和 61%）而获得 FDA 批准上市。2018 年上市的阿来替尼，作为第二代针对 *ALK* 融合基因的药物，PFS 达到 34.8 个月，疗效远远超过克唑替尼，因此也符合快速审批条件。类似的案例还有我国自主原研药吡咯替尼也是基于Ⅱ期临床研究的结果，获得有条件批准上市的抗肿瘤药物。在Ⅱ期研究中，吡咯替尼整合卡培他滨方案对照拉帕替尼联合卡培他滨这一国际标准方案治疗转移性 HER2 阳性乳腺癌，吡咯替尼组的 PFS 远超对照组（分别为 18.1 个月和 7 个月）。

总之，不同临床试验终点的选择服务于不同的研究目的，即使通过加速批准或者单臂试验结果提前上市，也最终逃不开真实世界的检验，包括 PFS 或 ORR 能否转化成 OS 获益、长期的毒性观察、患者生活质量报告、是否临床获益等指标。合理的临床试验终点的选择是临床试验设计的关键一环，有可能决定整个试验的成败。应考虑不同的研究目的和试验设计、瘤种特点、药物机制、加速或传统批准等方面因素整合设定。

三、肿瘤疗效评价标准

除了 OS 之外，PFS、ORR、DFS 等替代终点都需要依靠肿瘤的测量。WHO 早期的标准和 RECIST 标准都是用于评价细胞毒性化疗药物的效果，只监测肿瘤大小的变化。伴随着精准医疗时代的到来，抗肿瘤药物的研发主要集中在靶向治疗和免疫治疗。以化疗时代应用为主的 RECIST 标准，不断地受到新评效标准的挑战，如 Choi 标准、MASS 标准、iRECIST 标准等，新标准的应用让我们更好地量化了肿瘤的非常规缓解模式，也在一定程度上弥补了 RECIST 标准的不足。

（一）分子靶向药物疗效评价标准

不同于传统化疗药物直接对肿瘤细胞的杀伤作用，靶向治疗和免疫治疗的设计理念针对的是肿瘤发生过程的基因突变和免疫逃逸，主要干扰肿瘤发生发展过程中的异常信号通道，包括靶向肿瘤细胞的生长通路、凋亡通路，或抑制肿瘤血管的形成，作用往往是减慢肿瘤的生长。因此治疗后肿瘤大小可能无变化，ORR 可能非常低，但会出现肿瘤组织的坏死或形成空洞。有些极端的表现譬如肿瘤内出血，其影像学甚至表现为肿瘤体积的增大，用 RECIST 标准评价可能误判为疾病进展（PD）。因此对于靶向药物的客观疗效需要更合理的评价标准。

胃肠间质瘤患者接受伊马替尼治疗的过程中，发生肿瘤病灶密度改变而大小无明显改变甚至增大的现象，可能误判为 PD。为了改进这一缺陷，2007 年美国学者 Choi 提出了将肿瘤大小与密度改变相整合进行间质瘤疗效评估的标准——Choi 标准。将肿瘤内部囊变坏死所导致的 CT 值下降作为有效标准，原有瘤体内部出现新的高密度病灶被作为进展标准。Choi 标准由此改变了分子靶向药物治疗 GIST 的疗效评估标准，Choi 标准也在后期多个新的分子靶向药物治疗 GIST 的临床研究中被使用。但是 Choi 标准也存在自身的局限，比如：部分 GIST 病例在治疗过程中可能出现出血、钙化等影像特征，而伊马替尼耐药的肿瘤快速增长同样会因肿瘤内部血供不足引起中心坏死，对于这些情况单纯测量 CT 值会使疗效评估出现差错，需要进行临床综合评估。

2010 年美国 Smith 等在 Choi 标准的基础上，根据肿瘤的大小、CT 值改变以及病灶强化变化等情况，提出了肾癌靶向治疗的 MASS 标准，即形态（morphology）、缓解（attenuation）、大小（size）及结构（structure）标准，将一些特殊的 CT 强化方式（起初中心坏死的部分出现明显的增强；原本均匀一致的无强化低 CT 值的区域出现新的增强）定义为进展。研究发现，应用 MASS 标准评效比 RECIST 能更好地预测患者的临床预后。由于考虑到强化因素，对于 CT 增强扫描有了更高的要求，因此该标准较 Choi 标准要求更高。此外，肝癌患者应用介入治疗等局部治疗后的疗效评估应考虑到瘤体的灭活，因而 2010 年美国肝脏疾病研究协会在 RECIST 标准上，采纳了“存活肿瘤”的概念，制定了 mRECIST 标准，采用动脉期增强显影明确区分存活肿瘤和坏死肿瘤，正确评估治疗前后的变化，目前也逐渐应用于 TACE 和靶向药物的临床试验疗效评估中。

同时，新的成像技术和生物检测技术的发展，包括 PET 检查、动态对比增强超声（DCE-US）、CT 灌注成像、MR 灌注成像、分子成像和循环肿瘤 DNA 等亦为靶向治疗疗效评价提供了新的方法。但上述技术大多只是处于探索阶段，尚未广泛应用于临床试验中。目前 RECIST 标准仍是临床研究与实践中应用的主要疗效评价标准。临床医生需要根据实际情况，将上述新标准与 RECIST 标准整合起来灵活应用，特别是治疗中出现空洞、囊性等密度改变的情况，应整合多方面因素评估肿瘤药物的疗效。

（二）免疫治疗疗效评价标准

免疫治疗是近年来肿瘤治疗领域最重要的进展，免疫检查点抑制剂（ICI）的研发改变了肿瘤治疗格局和患者预后，同时 ICI 治疗的作用机制也决定了其缓解模式的特殊性，包括新病灶出现、假进展、超进展、延迟效应、混合反应等现象。短期内出现新的病灶或者肿瘤负荷量稍增加不一定是恶化表现。而且免疫细胞对肿瘤细胞的攻击可以导致肿瘤细胞的大量坏死、组织水肿、瘤体增大，有研究显示接受ICI治疗的NSCLC患者，大约13%会出现不典型反应，对临床疗效评价和用药选择造成了一定困扰。

随着ICI治疗实体瘤经验的不断积累，传统RECIST标准已经不能完全适用于免疫治疗患者的疗效反应和生存获益。因此新的免疫治疗疗效评价标准应运而生。2009年提出了第一个免疫治疗评效标准，即irRC标准，开创了免疫治疗疗效评价的先河。2017年的iRECIST标准提出了一种全新的评效模式，其中最突出的变化是提出了iUPD（immunity unconfirmed progressive disease）和iCPD（immunity confirmed progressive disease）两个新概念，即评效进展后4~6周需再次评效确认进展，给出了足够的时间观察免疫学后续效应，最大限度捕获某些特殊临床反应，如假性进展和延迟反应等，并且规定新旧病灶分开评价。2018年的imRECIST标准进一步提出了TBP和imPFS的概念，首次关注了患者疾病进展后继续接受免疫治疗的生存获益。

目前的免疫治疗临床试验中多以RECIST 1.1标准作为主要标准，免疫评效标准作为次要标准，临床医生通常可以根据患者的临床获益决定患者能否继续进行免疫治疗。希望未来有更多的研究来得到更加可靠、实用而简便的免疫治疗疗效评估方案。

总之，任何评效标准都不是完美的，评效体系只是工具。任何单一的疗效评估标准均有其局限性，将患者的临床获益与影像学表现合理整合，会更有助于做出准确的疗效判断，也有助于不断建立更加合理的评效方法。考虑到影像评估的相对主观性和对图像质量的依赖，近些年很多新药上市前的临床研究，都应用了独立评审委员会（independent review committee，IRC），最大限度减少影像结果解释的偏差。目前国内的IRC普及不如欧美国家，相信随着相关政策的完善，国内肿瘤药物的研发效率和质量会得到进一步提高。

四、Ⅱ/Ⅲ期抗肿瘤临床试验的不良事件

不良事件是各期临床试验重要的安全性评价指标，是临床研发人员关注的重点。临床试验期间受试者的安全性监测是药物开发过程中的关键组成部分，需要持续进行风险分析，保护受试者权益，加强新药临床试验中不良反应的监控。将上市前与上市后安全性信息有效衔接，建立覆盖药品全生命周期的药物警戒，优化管理不良事件一直是从事药物临床观察人员关注和探讨的问题。本节简述Ⅱ、Ⅲ临床试验不良反应处理原则，以期为相关人员提供借鉴。

（一）不良事件评价标准更新

我国2011年7月颁布新的《药品不良反应监测管理办法》虽然对试验药品有相应规定，但主要是针对上市后药品不良反应的监测和管理，其从试验方案设计、实施和记录各方面规范了试验药品不良事件的监测和管理。但随着创新药物和生物技术药物的研发，一些特殊试验药物如生物技术药物则需根据其特点作出相应界定。根据国外新近出现的指导原则能否被业界或审评人员认可是临床人员困惑之处。第5版CTCAE较第4版比较，更新主要在于新增一些不良反应，第4版为与正常值对比，第5版为较基线值对比。更改比较大的在于心电图QTc间期延长上，第4版分级4为出现心脏高风险事件时应同时具备心电图改变，QTc ≥ 501ms或者从基线改变>60ms，易出现遗漏，可操作性差。第5版更改为各分级均为临床风险渐进性加重，分级4为临床描述，猝死风险加大，不容易遗漏，可操作性强。具体不同如表17-3-1。

（二）不良事件记录

记录和描述不良事件信息至少应包括以下六要素：名称、起始时间、终止时间或结局、严重程度、相关性、合并用药。记录和描述严重不良事件应遵循的原则——完整性。在原始病例描述中，应包括但不限于试验和患者的基本信息，还应包括试验药物使用情况、不良事件发生情况、针对不良事件采取的治疗措施、对试验药物采取的措施、不良事件的结局、因果关系判断及依据、合并用药、一致性。在《严重不良事件报告表》中，除按表格要求填写外，鉴于隐私保护，不可出现受试者身份识别信息，其余内容应与原始病历记录相一致。

表 17-3-1　CTCAE 第 5 版与第 4 版主要区别

	第 5 版	第 4 版
丙氨酸氨基转移酶增高		
分级 1	＞正常值上限的 3 倍（基线值正常），＞基线值的 1.5~3.0 倍（基线值不正常）	＞正常值上限 ~3.0 倍正常值上限
分级 2	正常值上限的 3~5 倍（基线值正常），＞基线的 3.0 ~5.0 倍（基线值不正常）	无症状者：>3.0 ~5.0 倍正常值上限；>3 倍正常值上限，伴随以下症状加重：疲劳、恶心、呕吐、右上区疼痛或压痛，发热、皮疹、嗜酸粒细胞增多
分级 3	>5~20 倍（基线值正常），＞基线值的 5~20 倍（基线值不正常）	>5.0 ~20.0 倍 正常值上限；持续 2 周以上，>5 倍正常值上限
分级 4	＞正常值上限 20 倍（基线值正常），基线值 20 倍（基线值不正常）	>20.0 倍正常值上限
碱性磷酸酶升高		
分级 1	＞正常值上限的 2.5 倍（基线值正常），基线值的 2~2.5 倍（基线值不正常）	＞正常值上限 –2.5 倍正常值
分级 2	＞正常值上限的 2.5~5.0 倍（基线值正常），＞基线值的 2.5~5.0 倍（基线值不正常）	>2.5~5.0 倍 正常值上限
分级 3	＞正常值上限的 5~20 倍（基线值正常），＞基线的 5~20 倍（基线值不正常）	>5.0~20.0 倍 正常值上限
分级 4	＞正常值上限的 20 倍（基线值正常），＞基线的 20 倍（基线值不正常）	>20.0 倍 正常值上限
天冬氨酸氨基转移酶		
分级 1	＞正常值上限的 3 倍（基线值正常），＞基线值的 1.5~3 倍（基线值不正常）	＞正常值上限 ~3.0 倍正常值上限
分级 2	＞正常值上限的 3~5 倍（基线值正常），＞基线值的 3~5.0 倍（基线值不正常）	无症状者：>3.0~5.0 倍正常值上限；>3 倍正常值上限，伴随以下症状加重：疲劳、恶心、呕吐、右上区疼痛或压痛，发热、皮疹、嗜酸粒细胞增多
分级 3	＞正常值上限的 5.0~20.0 倍（基线值正常），基线值的 5.0~20.0 倍（基线值不正常）	＞5.0~20.0 倍正常值上限；持续 2 周以上，＞5 倍正常值上限
分级 4	＞正常值上限的 20.0（基线值正常），＞基线值的 20.0 倍（基线值不正常）	＞20.0 倍 正常值上限
新增血碳酸氢盐降低		
分级 1	＜LLN（正常值下限），无须治疗	无
血胆红素增高		
分级 1	＞1.5 倍正常值上限（基线值正常），＞1~1.5 倍基（基线值不正常）	＞正常值上限 –1.5 倍 正常值上限
分级 2	＞1.5~3.0 倍正常值上限（基线值正常），＞1.5~3.0 倍基线值（基线值不正常）	＞1.5 ~3.0 倍 正常值上限
分级 3	＞3.0~10.0 倍正常值上限（基线值正常），＞3.0~10.0 倍基线值（基线值不正常）	＞3.0 ~10.0 倍 正常值上限
分级 4	＞10.0 倍正常值上限（基线值正常），＞10 倍基线值（基线值不正常）	＞10.0 倍正常值上限
新增 血乳酸脱氢酶升高		
分级 1	＞正常值上限	无

表 17-3-1（续表）

	第 5 版	第 4 版
一氧化碳弥散能力降低		
分级 1	新增：无症状，不需要治疗	
分级 2	新增：有症状，但不需要治疗	
分级 3	缺氧 > 2 级的呼吸困难	缺氧 > 2 级或 2 级以上的呼吸困难
肌酐升高		
分级 1	> 正常值上限至 1.5 倍正常值上限	> 1~1.5 倍基线值，> 正常值上限至 1.5 倍正常值上限
心电图 QTc 间期延长		
分级 3	平均 QTc ≥ 501ms	至少在两个 ECG 上出现 QTc ≥ 501ms
分级 4	尖端扭转室速；阵发性室速；严重心律不齐	QTc ≥ 501ms 或者从基线改变 > 60ms 和尖端扭转室速或重度心律失常体征 / 症状

1. 确定不良事件性质

明确区分不良事件（AE），严重不良事件（SAE）可疑的、非预期的严重不良反应（SUSAR）重要不良事件治疗后出现的不良事件（TEAE）。如果多项症状、体征和实验室异常值可称为或归属于一种疾病或者损害的表现，则将此作为一个不良事件。

2. 不良事件开始、结束、随访时间

一般以症状开始出现的时间计算，如果不良事件进展为严重不良事件者，严重不良事件的发生时间可从不良事件发生时间开始计算，也可按照升级为严重不良事件的日期开始计算。以不良事件痊愈、状态稳定、得到合理解释、受试者失访作为不良事件的结束时间。时间应尽量精确到年月日，如信息收集不全，也应具体到年月。

3. 不良事件的合并用药

病历中应记录伴随治疗中药品名称、剂量、给药途径、用药频次、起止时间。

（三）不良事件因果评价

不良事件和试验药物的因果评价是研究者关注的重点、难点，中国国家药品不良反应监测中心参照 UMC 法（WHO 乌普萨拉监测中心提出的因果关系判断方法）于 1994 年制定了相应的因果判断准则（表 17-3-2）。该评定法遵循了不良反应因果关系判断的基本原则。

（四）严重不良事件处理原则与报告时限

当一个严重不良事件发生时，通常的处理原则如下：首先，应保证受试者得到及时、适当的临床诊治。其次，积极收集相关资料，例如医疗记录和检查结果，以便精确和及时填写《严重不良事件报告表》，并向相关部门上报。再次应确保报告与原始记录、CRF 以及其他试验记录一致。此外，还应确保严重不良事件的起止日期和主要的事件描述与 CRF 和其他试验文件一致。合并用

表 17-3-2 因果判断准则

	因果等级关系内容				
	肯定有关	很可能有关	可能有关	可疑	无关
不良反应在用药之后，是否符合合理时间顺序	是	是	是	是	是
是否符合已知不良反应类型	是	是	是	否	情况不明
非研究药物的其他原因是否可解释	否	否	难以判定	难以判定	情况不明
减量或停药后不良反应是否转归	是	是	难以判定	难以判定	情况不明
重复用药后反应是否再出现	是	情况不明	情况不明	情况不明	否

药的记录，如药品名称和使用（起止日期、剂量、途径、频次）的描述，也应是一致的。即使信息可能不完整或不确定也不要延迟提交报告，当获得更多信息时，可以按随访报告的方式进行补充或修订，应持续收集和记录相关信息直到报告期结束。

（五）不良事件处理原则

一般 AE 分级中，1 级不良反应为轻度损害、无症状或仅有轻微症状，无须治疗。AE 2 级为中度不良反应，需要较小、局部或非侵入性治疗。AE 3 级为严重或具重要医学意义但不会立即危及生命，需要治疗，从而导致住院或延长住院时间。AE 4 级为危及生命，需要紧急治疗。此外，关于处于新近研发最前沿的免疫治疗相关不良事件还存在一些争议，也有很多未达成共识的问题，故未在此处详述。

总之，临床试验中不良事件是安全性评价的重点和难点，如何客观地评价和优化管理不良事件仍是研发人员继续探索和关注的重点。

综上所述，Ⅱ / Ⅲ期临床试验是抗肿瘤新药研发过程中重要的组成部分，在我国政府有利政策的扶持下，国内肿瘤临床研究正在快速发展，大量创新药物进入临床前研究或临床试验阶段，同时我国制药企业的创新型和研发能力也在不断提高，我国自主研发的创新药物也正在“走出去”，在国外开展多中心临床研究。相信未来随着临床研究结构不断优化，更多开展我国高发瘤种相关的临床试验，增加新药创新性，让更多肿瘤患者可从临床试验中获益。

（沈 琳 龚继芳 李 健 张 森
王雅坤 张盼盼 董 智）

第 4 节　研究者发起的临床研究

随着药物研发全球趋势的加剧和我国药物创新能力的不断增强，近年来我国的临床研究数量明显递增，其中以非注册上市为目的的研究（IIT）越来越多，占据越来越重要的地位。

一、IIT 的概念

IIT 是指由研究者自行发起，运用药物、医疗器械、体外诊断试剂（IVD）等开展的临床研究，IIT 与企业发起的临床试验最大区别在于，企业不承担主导角色和申办者职责，仅直接或间接提供试验用产品、对照产品或部分经费。其研究范围常常是制药企业申办的研究未涉及的领域，例如罕见病研究、诊断或治疗手段比较、上市产品新用途等。研究者发起的临床试验与企业发起的临床试验并行，互为补充，更好地推进产品研究的深度和广度，更多地获得试验数据，为循证医学提供依据。

IIT 的原则是医疗机构的研究人员作为项目发起人开展，严格参考 GCP 要求对项目实施的全过程进行管理，研究者所在单位设立监督管理委员会（临床专家、医务处、财务处、科教处、纪检监查处等人员组成），对研究项目整体运行模式，研究经费和研究物资进行监督管理。

通常，IIT 可有不同的分类方式，每种分类侧重点有所不同，如根据 IIT 的资助情况可分为无资助、部分资助、全额资助；根据知识产权归属可分为享有完全知识产权、部分知识产权、无知识产权；根据研究设计类型可划分为干预性研究（随机对照 / 配对 / 交叉对照 / 非对照等）、诊断性研究（有创 / 无创）和观察性研究（描述性研究 / 队列研究 / 病例对照研究等）；根据适应证范围又可分为适应证范围内研究、增加适应证研究；根据研究风险可分为低风险（观察性研究）、中等风险（介于低风险和高风险之间的研究）、高风险（超适应证干预性或老年患者）等类别。

二、IIT 临床价值

IIT 是临床试验的重要组成部分，由于是研究者发起，IIT 往往更贴近临床患者需求，解决企业不愿涉及的领域，如对现有诊断和治疗手段的对比、已经上市产品的新用途、非适应证性研究、与其他药物整合应用提高疗效等。因此，对于很多患者，尤其是罕见病、肿瘤患者非常有益，同时可以弥补医药企业赞助的大型临床研究的不足，是对现有注册研究数据的有效补充。另外，高质量的 IIT 数据还可作为报批资料，支持新适应证的批准，IIT 与企业发起的临床试验并行，互为补充，更好地推进产品研究的深度和广度，更多地获得试验数据，为循证医学提供依据。

三、IIT 的研究设计

IIT 与基础研究课题和药物临床试验有非常大的区别，以药物注册为目的的药企发起的临床试验主要研究终点是药物的疗效和安全性，设计上往往比较单一，可以是随机对照研究，或单臂研究。而 IIT 的研究设计更加丰富，除常见的随机对照设计外，还有队列研究、巢式病例对照研究、单纯病例研究、流行病学调查、病例交叉研究、药物经济学研究等，更符合整合医学研究的概念及目的。

（一）随机对照研究

随机对照试验遵循随机、对照和重复三原则，是 ITT 研究中常用的方案设计。常见的有对已经上市的抗肿瘤药物采用不同治疗方案的对照研究，如已经上市的 PD-1 单抗二线单药治疗随机对照 PD-1 单抗整合化疗方案，PD-1 单抗用于小细胞的维持治疗对照安慰剂维持的研究等。

（二）巢式病例对照研究

巢式病例对照研究是将病例对照研究与队列研究重新整合后形成的一种新的设计思路，在一个确定好的队列进行随访观察基础上，再应用病例对照研究的思路进行研究和分析。如 *EGFR* 突变的肺癌患者合并 *TP53* 突变时，选择对照的没有 *TP53* 突变患者，比较 EGFR-TKI 疗效的差异。

（三）单纯病例研究

拟定于某一患者群，判断基因与环境在该病发展中作用，如采用问卷调查方式收集确诊胰腺癌患者一般情况、咖啡饮用情况，采集患者病灶组织，检测 *K-ras* 突变，分析咖啡饮用与 *K-ras* 突变在胰腺癌的相互作用。

（四）流行病学研究

从人口流行病学的角度观察干预因素对肿瘤的发生、预后的作用。如观察肺癌患者确诊后，戒烟与不戒烟患者对同一分期、同一基因状态患者的当前治疗的疗效和患者总生存的影响。

（五）病例交叉研究

每一个研究对象经历两个处理阶段，危险期和危险期以外的时间段，得出疾病或事件与某一暴露因素的关联，该方法常用于心脏疾病、伤害等方面的研究，不常用于恶性肿瘤的研究。

（六）药物经济学研究

用经济学原理和方法来研究和评估药物治疗的成本与效果及其关系的边缘学科，包括成本－效益的整合分析，成本－效果的整合分析等。如肺癌化疗可有不同化疗方案，如 NP 组（长春瑞滨、顺铂），GP 组（吉西他滨、顺铂），TP 组（紫杉醇、顺铂），通过药物经济学成分－效益整合分析哪种方案的成本－效果比最佳。

四、IIT 的研究流程

（一）立项准备

主要研究者（principal investigator，PI）负责研究方案、病例报告表（CRF 表）、知情同意书、参与单位和联系方式、伦理委员会批文等文件的设计和制定，推荐邀请统计/流行病专家参与等准备申请立项的相关材料，发送至所在单位临床研究管理部门进行形式审查。

（二）立项审核

形式审查合格后，正式进行立项审核，立项审核由临床研究管理部组织评审专家完成。评审结果分为同意立项、修改后再评审和不考虑立项，同时附评审意见。

（三）伦理审核

接到同意立项通知书后，PI 向伦理委员会提交伦理审查申请。通过伦理审查后，伦理办公室将批件原件交由研究者保存，复印件交机构办公室存档。

（四）合同审核

由机构办公室审核提交的初稿合同。审核通过后，机构办公室负责交医院法人 / 被授权人员签字盖章生效，完成时间原则上不超过 1 个月。合同正式签署后，方可开始临床试验。如项目立项时无任何经费资助，PI 需签署无任何经费资助的声明。

（五）项目启动

PI 负责组织研究各方召开项目启动会。参与试验的研究人员的行使职责应符合各自执业范围及授权内容。研究人员遵照中国相关 GCP 及 ICH-GCP、试验方案及相关 SOP 实施临床试验。

（六）质量管理

PI 应授权项目组质控员每月实施项目质控，保证临床试验遵照 GCP 和试验方案要求实施。机构质控员定期对试验项目进行质量检查，填写《机构用临床试验质量控制检查表》。对存在的问题向研究者发出《临床试验质量控制反馈表》，要求项目组整改并给予书面回复；向涉及严重问题的临床试验各方，发出“警告信”，同时抄送伦理委员会；对违背 GCP 和方案并造成严重后果者，实时报告临床研究管理部备案。

（七）项目关闭和结题

项目结束后，PI 发出正式的“项目关闭函”至伦理办公室及机构办公室，PI 负责研究资料的整理和保存，必要时将研究数据在 RDD 平台上（www.researchdata.org.cn）备案。PI 将《研究完成报告》和伦理结题意见交至机构办公室，由机构办审议、签字、盖章、存档。

（八）项目成果反馈

临床试验项目产生的论文、科技成果奖、专利等学术成果时，PI 应及时填写《临床试验项目成果反馈表》报送至所在临床研究管理部门登记。

整体的 IIT 研究项目流程如图 17-4-1。

五、IIT 的伦理审查

伦理审查是 IIT 的重要部分，开展临床研究时，研究者常常也是患者的责任医生，《赫尔辛基宣言》（2013）第四条要求医生的职责是促进健康和维护患者，包括那些参与医学研究人群的健康和权益。保护受试者利益是开展临床研究时最重要的一条伦理原则。

在有效执行《药物临床试验质量管理规范》（GCP，2020）的前提下，药企发起的新药临床试验一般能遵循相应的伦理规范及标准操作规程（SOP）开展临床试验。对医务人员研究者发起的临床研究进行伦理审查时，有时因为伦理意识不足、对审查效用认识局限、审查机制和监管滞后等因素，机构伦理委员会可能使运作流于形式，导致研究者发起的临床研究容易出现各类违规行为，如招募时过分诱导、告知不充分导致受试者误解、未获伦理审批自行扩大药物适应证开展研究、对受试者保护预案缺失、试验开展过程不能严格遵循研究方案、混淆临床研究与常规诊疗、发生相关损害未予补偿等，这些问题都会直接影响到参与该类研究受试者的权益与安全。这就要求研究者们做到如下几点。

（一）设计严谨、实施可行

研究者开展临床研究的设计前，应充分准备，了解相关科学文献，获取足够的实验和适宜的动物研究信息，遵循普遍接受的科学原则完成试验设计。科学上不可靠的研究必然是不符合伦理的，因为它使受试者暴露在风险面前却无可能的利益。研究者拥有开展临床研究的权利并不意味着

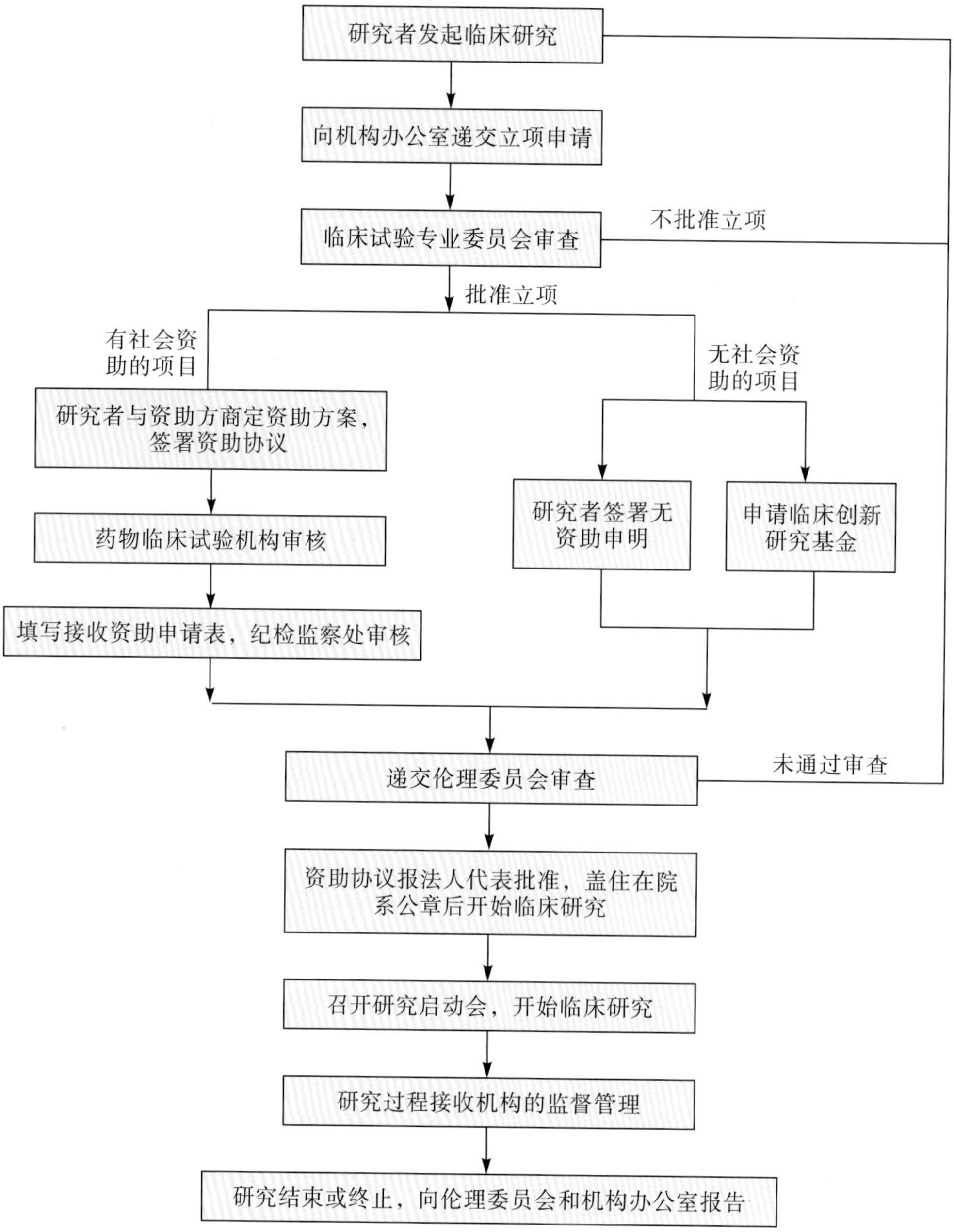

图 17-4-1　研究者发起研究流程图

可以为所欲为，应自觉使临床研究设计具有社会价值，要能使患者受益或促进医学进步。

（二）合理招募对象

在招募时不贪图便利，落实知情同意，例如严重疾病或疾病终末期患者通常会依赖医生/研究者的医疗，特别是研究方案中包含治疗部分的情况下，主治医生作为研究者招募受试者时，患者可能会担心如果拒绝将会遭遇主治医生的不公正对待，而被迫接受并表示同意参与该项试验。对于这种可能产生不正当影响的情况，主管医生应主动约束自我权利，自觉回避，由一个具备资格且独立于这种医患关系之外的合适人选来负责招募，并获得患者的知情同意。从而确保受试者自愿参与而未受到不正当的影响或强迫，这是研究者的自我伦理修养在临床研究中的践行。

（三）保护受试者利益

开展临床研究时研究者（医生）的首要职责是维护受试者的健康和权益，给予医疗保障，并确保因参与研究受到与研究相关伤害的受试者能得到适当的补偿和治疗。避免“自我宽慰”，借口科研经费有限，或担心一旦有受试者要求补偿或赔偿，项目可能难以顺利进行而根本没有主动提及对受试者的补偿和赔偿问题。在医学良知自我监督、自我调节下，主动担责，对于开展风险大的研究，为研究购买保险，增大对受试者补偿或赔偿的保障。若确实无力承担可能的后果时，主动放弃或暂缓开展临床试验。

（四）保护受试者隐私和保密

开展临床研究时，研究者有责任，并应采取一切措施保护好受试者的隐私和个人信息。如开展临床试验在与受试者及其亲属交流时，对于HIV等敏感疾病的检查和临床试验，必须审慎地注意场所和在场人员的环境，防止因隐私泄露而对患者造成侵害。避免研究者因缺乏保密意识导致的个人隐私被泄露，如随意存放病例资料，随意将受试者个人信息交给第三方等，从而给受试者带来不必要的影响，甚至是严重的身心伤害。

（五）伦理的监督和管理

机构伦理委员会作为独立于研究组织之外的第三方，对临床研究进行伦理审查是保证各类临床研究满足伦理要求的重要机制。研究者应充分认识到：遵循国内外伦理规范文件和开展伦理审查是保证临床研究良性健康发展，保护受试者的权利和尊严的重要手段。研究者开展临床研究时应自觉接受机构伦理委员会的监督与审查。在研究者积极配合下，有效运作的机构伦理委员会将有利于维护临床研究中各方主体的权益。

六、IIT AE 的管理

（一）IIT AE 管理不足的原因

目前国内开展的IIT研究对AE与SAE的管理仍有不足，主要表现在：①IIT研究的主要目的与传统的药物临床试验有很大区别，药物临床试验的主要目的是研究试验药物的有效性和安全性，而IIT研究较为广泛，可以是研究某种疾病的结局，也可能是几种治疗手段的比较等，药物在研究中只是一个小部分。②目前AE与SAE的管理基本来源于新药临床试验的观点和规定，所以完全应用到IIT研究上有些张冠李戴的感觉，例如，某观察性的队列研究，试验没有主动的药物或器械干预，只是观察疾病的发展，出现AE或SAE如何记录与评判，现有的SAE报告表格如何填写？究竟报告给谁？是否要24h报告给主管部门？研究跟他们有什么关系？③AE、SAE、ADR概念混杂在一起，研究医生很难搞清楚，很多IIT研究的参与单位并不是药物临床试验机构，医生的既往经验很少甚至没有，如果培训再不到位，那SAE的报告基本不可靠。曾有同一项IIT研究，不同研究医生判断SAE相关性上，有的说与药物相关性的，有的说与研究相关性的，标准基本不统一。

综合来看，现在对于IIT研究的AE与SAE管理存在几个混乱的问题：①概念模糊不全面；②方案设计时没有相关的原则和要求；③报告内容、流程与接收方兼容性存在差异。

（二）IIT 研究的 AE 与 SAE 的管理

这些年由于创新药的迅速发展，对很多未上市的创新药也开展了大量IIT研究。但总体来说，IIT研究涉及已上市药品的还是占绝大多数的，CDE（药品审评中心）2019年4月11日发布的《药物临床试验期间安全性数据快速报告常见问答》（简称《问答》）中的解释“批件中无特别要求的Ⅳ期临床试验不按此要求报告，可按上市后相关要求进行报告”。《问答》也提到：“阳性对照药组发生的严重不良反应不需要向药品审评中心进行快速报告。阳性对照药组发生的严重不良反应，应向阳性对照药的生产商和（或）由临床机构直接向国家药品评价中心进行报告。”也就是说IIT研究的SAE目前存在着两个监管部门，药品审评中心（上市前的Ⅰ、Ⅱ、Ⅲ和有批件的Ⅳ期，只要未上市的都汇报给CDE）和药品不良反应中心（已经上市的药品）。

药品不良反应监测中心2018年发布的《关于药品上市许可持有人直接报告不良反应事宜的公告》中第三条指出："持有人应当报告获知的所有不良反应。持有人应当按照可疑即报原则，直接通过国家药品不良反应监测系统报告发现或获知的药品不良反应。报告范围包括患者使用药品出现的与用药目的无关且无法排除与药品存在相关性的所有有害反应，其中包括因药品质量问题引起的或者可能与超适应证用药、超剂量用药、禁忌证用药等相关的有害反应。"《药物临床试验期间安全性数据快速报告常见问答》中也提出："发生严重不良事件时，应进行因果关系分析，与试验药物相关或可疑的、非预期的严重不良反应才需要按照《药物临床试验期间安全性数据快速报告的标准和程序》向药品审评中心进行快速报告。"所以，与药品无关的SAE只能汇报给伦理委员会和卫生管理部门，对于已经上市的药品，选择制药企业或医疗机构其中一个途径就可以，还有另外一个途径，就是自发性报告，直接由研究者向药监局报告，还采用原来传真或快递关于报告的时限和内容，流程如图17-4-2。

七、IIT项目的管理

目前国内暂无明确针对IIT的相关法规，但基本管理模式与美国类似，即对新药临床研究以及药物上市后扩大适应证等可能增加受试者风险的研究，无论发起者是制药企业还是研究者或学术机构，均应向国家市场监督管理总局递交新药试验申请，批准后在CFDA的监督下实行并定期提交相关研究资料。其他不增加受试者用药风险、或用药风险已有文献或临床实践支持的IIT，可以通过研究者所在机构学术专业委员会和伦理委员会审评批准后，并在上述机构的监管下进行。

国内有些机构对于IIT的申请流程及监管也有详细规定，如中国医学科学院血液学研究所血液病医院制定了《研究者发起的临床研究暂行管理办法》，中山大学肿瘤防治中心制定了《研究者发起的临床试验运行管理制度和流程》等。上述规定均以GCP规范为基础，内容涉及申请流程、数据管理、是否接受制药企业资助等多个方面，以保证研究的科学性和受试者的权益。

对于IIT数据的使用，CFDA颁布的相关文件中指出，高质量的IIT结果也可以作为支持批

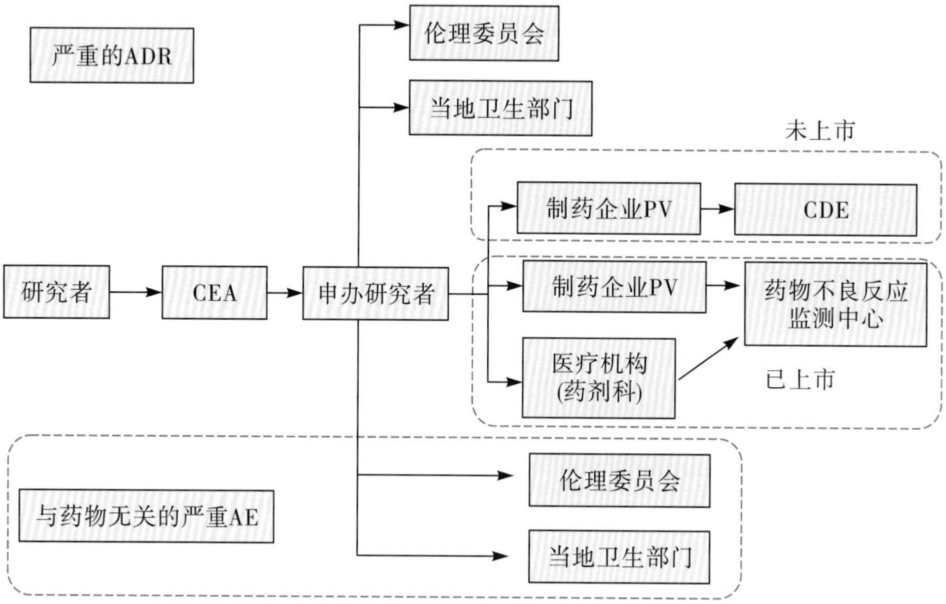

图17-4-2 AE报告流程

准增加新适应证的重要参考，但须满足以下要求：临床研究机构应具有国家有关 GCP 法规要求的相应资质并有丰富的临床研究经验；主要研究者也应具有国家有关 GCP 法规要求的相应资质和丰富的临床研究经验，并在同行评议中获得较高学术地位；提供的资料应包括伦理委员会批件，详细的方案，研究数据（如病例记录表、CRF）临床研究报告和统计分析报告；该研究应有严格、规范的质量管理体系，监察、稽查程序和记录。EACH 研究结果支持奥沙利铂上市后研究用于肝癌适应证的申请就是一个成功的案例。

八、IIT 涉及的法规

IIT 研究必须遵照《药物临床试验质量管理规范》《医疗器械监督管理条例》《医疗器械注册管理办法》《医疗器械临床试验质量管理规范》《体外诊断试剂注册管理办法》《体外诊断试剂临床研究技术指导原则》及 ICH-GCP 要求，参照国内外临床试验的规范和要求，结合本院的具体情况，制定制度与流程。申请 IIT 的主要研究者（PI）应具有合法医疗机构中任职行医的资格，具有试验方案中所要求的专业知识和经验，对临床试验研究方法具有丰富经验或能得到本单位有经验研究者在学术上的指导，熟悉申办者所提供的与临床试验有关的资料与文献，具有并有权支配进行该项试验所需要的人员和设备条件，熟悉临床试验管理规范，遵守国家有关法律、法规和道德规范。

对于抗癌药物，美国 FDA 于 2004 年发布了一项关于对合法销售药品或生物制品开展研究的 IND 豁免指南，其中提及以下一些豁免：

使用上市药物开展单臂二期试验治疗批准适应证以外的肿瘤，使用的剂量和治疗安排与说明书类似。上市药物的 I 期临床试验，如果这种疗法适合该患者人群，基于批准的说明书或详细的文献报道，起始剂量是安全的，逐步改变剂量或治疗安排，并在剂量升级之前仔细评估毒性。

对于新的用药组合、用药途径或治疗安排的研究，要求该用药组合在专业的医学文献中有所描述，且不会构成重大风险。

对肿瘤患者使用大剂量治疗的研究，要求这个研究使用已被充分评估的方案且对被研究人群有一个可接受的毒性疗效比。

九、研究者注意事项

（一）充分的知情过程

研究者开展涉及人的医学研究前，必须先取得受试者的知情同意，以受试者能够理解的语言或交流方式提供有关研究的信息让受试者充分知情，包括研究目的、方法、资金来源、任何可能的利益冲突、研究人员的机构隶属关系、研究预期的获益和潜在的风险、研究可能造成的不适，试验结束后的条款以及任何其他相关方面的信息。并给予受试者足够的时间和机会询问更详细的情况，尊重潜在受试者可能的拒绝。充分告知的自我选择，体现为在医德良知的引导下避免流于形式的“三秒签字”获得的知情同意。

（二）充分评估试验风险

临床研究中存在相应风险，有时可造成患者/受试者直接的身心健康损害甚至威胁生命安全。《赫尔辛基宣言》（2013）第 18 条强调除非研究者相信已对研究的相关风险进行了充分的评估，并能满意地控制风险，否则不可以开展该涉及人体受试者的研究。鼓励研究者自发自觉地在研究方案中通过风险最小化的措施，尽可能控制风险。

（三）审慎地选择弱势群体作为研究对象

弱势群体通常包括儿童、精神障碍等不能实施知情同意的人，邀请他们参与临床研究需要审慎考量并有充分理由：唯有研究是针对该弱势人群的健康需要且是此人群或社区优先关注的问题，并且这一研究在非弱势群体人群中无法开展的情况下，方能认为这项研究是正当的。绝不为了研究的便利，把没有知情同意能力的受试者（弱势群体）纳入一个无法给他们带来收益的研究中。

十、研究者发起研究成功案例

（一）EACH 研究

含奥沙利铂的 FOLFOX 方案是在肠癌中获

批的治疗方案。由我国研究者秦叔逵教授发起的大型、开放、随机对照、多中心的Ⅲ期EACH研究中，将FOLFOX方案与传统的多柔比星比较用于局部晚期/转移性肝细胞肝癌患者，结果发现FOLFOX方案相对于对照组显著延长了中位生存期（6.5个月 *vs* 4.9个月），证实临床有效且副反应可控，是肝癌领域一个重大突破，获得CFDA的审批，是成功的IIT研究的典型案例。

（二）OPTIMAL研究

厄洛替尼（Erlotinib）是FDA获批于EGFR敏感突变肺癌的药物，但缺乏在我国人群的数据，由周彩存教授牵头的开放性、多中心、Ⅲ期临床研究头对头比较了我国EGFR敏感突变肺癌人群中一线特罗凯单药对照标准一线化疗的OPTIMAL研究，主要研究重点是PFS。结果显示：与化疗相比，厄洛替尼可使PFS延长2倍（13.1个月 *vs* 4.6个月，HR 0.16，$P<0.000\ 1$）。化疗组3/4级不良反应（中性粒细胞减少、血小板减少）更多见，厄洛替尼组常见的3/4级不良反应为谷丙转氨酶升高（4%）和皮疹（2%），共同奠定了厄罗替尼在*EGFR*突变肺癌中一线治疗的地位。

（三）其他研究

吉西他滨是肺癌和头颈部肿瘤获批的化疗药物。中山大学张力教授牵头的在转移或复发性鼻咽癌对比吉西他滨联合顺铂对比5-FU联合顺铂的开放性、多中心、Ⅲ期临床研究。结果显示，与之前标准的含5-FU方案相比，含吉西他滨的方案显著延长了患者的PFS（7.0个月 *vs* 5.6个月，HR 0.55，$P<0.000\ 1$），副反应可耐受。该研究为复发或转移性鼻咽癌患者一线用药方案提供了临床数据支持。

（周彩存　吴凤英）

第5节　真实世界证据支持药物研发与监管决策

药物研发过程中，对于某些缺乏有效治疗措施的罕见病和危及生命的重大疾病等情形，常规的临床试验难以实施，或需要高昂的时间成本，或存在伦理问题。近年来关于如何利用真实世界证据（real world evidence，RWE）评价药物的有效性和安全性在药物研发和监管领域备受关注，已成为全球相关监管机构、制药工业界和学术界共同关注且具有挑战性的问题。

美国于2016年12月通过《21世纪治愈法案》，鼓励美国食品药品监督管理局（FDA）开展研究并使用真实世界证据支持药物和其他医疗产品的监管决策，加快医药产品开发。在该法案的推动下，2017—2019年FDA先后发布了《使用真实世界证据支持医疗器械监管决策》《临床研究中使用电子健康档案数据指南》《真实世界证据计划的框架》和《使用真实世界数据和真实世界证据向FDA递交药物和生物制品资料》。

欧盟药品管理局（EMA）于2013年参与的GetReal Initiative项目，致力于开发出收集与综合RWE的新方法，以便更早地用于药品研发和医疗保健决策过程中。EMA于2014年启动了适应性许可试点项目，探索利用真实世界数据包括观察性研究数据等用于监管决策的可行性。2017年欧盟药品局总部（HMA）与EMA联合成立大数据工作组，旨在使用大数据改进监管决策并提高证据标准，其中RWE是大数据的一个子集，包括电子健康档案、登记系统、医院记录和健康保险等数据。

日本药品和医疗器械管理局（PMDA）在国际人用药品注册技术要求协调会（ICH）层面提出更高效利用真实世界数据开展上市后药物流行病学研究的技术要求新议题。

我国系统性开展使用真实世界证据支持药物监管决策的工作尚处于起步阶段。2020 年 1 月 7 日，中国国家药监局发布了《真实世界证据支持药物研发与审评的指导原则（试行）》（下称“指导原则”）。这标志着我国使用 RWE 评价药物的有效性和安全性迈出了坚实的一步，本节将对其主要内容做简要介绍。

目前，不同组织或机构基于不同角度，对真实世界数据的定义描述存在一些差异，但本质是相同的。我国指导原则指出真实世界数据是指来源于日常所收集的各种与患者健康状况和（或）诊疗及保健有关的数据。指导原则指出并非所有的真实世界数据经分析后都能成为真实世界证据，只有满足适用性的真实世界数据才有可能产生真实世界证据。真实世界证据则是指通过对适用的真实世界数据进行恰当和充分的分析所获得的关于药物的使用情况和潜在获益－风险的临床证据，包括通过回顾性或前瞻性观察性研究或者实用临床试验等干预性研究获得的证据。

在使用真实世界数据前，应开展适用性评估以解决特定的研发医学问题，真实世界数据的适用性评估主要通过其相关性和可靠性进行评估。国内存在多个潜在真实世界数据来源，包括但不限于卫生信息系统、医保系统、疾病登记系统、前瞻性研究设计中主动收集的反映患者用药及健康状况的数据等。随着对真实世界研究的广泛运用和认识加深，相信会有更多高质量真实世界数据助力药物研发。

随着真实世界证据应用的不断扩展和延伸，真实世界证据可以经多种形式支持药物研发，其潜在用途涵盖上市前临床研发以及上市后再评价等多个环节。指导原则列举了支持药物研发和监管决策的几种情形，主要包括以下五个方面：

（1）为新药注册上市提供有效性和安全性的证据。

（2）为已上市药物的说明书变更提供证据。

a. 增加或者修改适应证；

b. 改变剂量、给药方案者用药途径；

c. 增加新的适用人群；

d. 添加实效比较研究的结果；

e. 增加安全性信息；

f. 说明书的其他修改。

（3）为药物上市后要求或再评价提供证据。

（4）名老中医经验方、中药医疗机构制剂的人用经验总结与临床研发。

（5）真实世界证据用于监管决策的其他应用（如指导临床研究设计、精准定位目标人群等）。

在指导原则的附录 2 中，还列举了真实世界证据用于新增适应证、贝伐单抗扩大联合用药的实际案例，对于我国特有的中药名老中医经验方和中药医疗制剂，指导原则也详细地探讨了应用真实世界证据支持这类药物开展临床研发的两种策略。真实世界证据应用范围的确定对于支持药物的研究监管决策，促进中国创新药物研发和监管决策具有重要意义。

真实世界研究大致可分为非干预性（观察性）研究和干预性研究。前者包括不施予任何干预措施的回顾性和前瞻性观察性研究，患者的诊疗、疾病的管理、信息的收集等完全依赖于日常医疗实践；后者与前者最大的不同是主动施予某些干预措施，如实用临床试验（PCT）等。指导原则指出真实世界研究的基本设计包括实用临床试验、使用真实世界数据作为对照的单臂试验和观察性研究。没有任何一种研究设计能回答所有的研究问题，相同的研究问题可以采用不同的设计来解决，选择何种研究设计应结合特定研发目的。需要指出的是，真实世界研究设计并不意味着与随机等质量控制措施互斥，如 PCT 也可采用随机化方法减小混杂因素的影响从而提供稳健的因果推断。由于是在更接近真实临床实践环境下开展的研究，PCT 所获得的证据在多数情况下被视为是较好的真实世界证据。

相较于 RCT 研究，真实世界研究中的因果推断需要特别注意对混杂效应的调整或控制，以避免得出有偏倚的效应估计。因此会用到一些相对较复杂的统计模型和分析方法，如协变量的选择、利用回归模型进行调整分析、倾向性评分和疾病风险评分、工具变量法等。上述各种因果推断方法均有各自的适用条件和假设，例如未观测协变量的可交换性、一致性和正相关性，因此需要针对这些假设进行敏感性分析，以期对因果推断结果的稳健性进行评价。对于分析结果的解释，真实世界研究与其他确证性研究一样，应尽可能全面、客观、准确、充分，不能仅强调统计学意义（如 P 值和置信区间），更要注重临床实际意义；不仅要看最终的结论，还要看形成该结论的整个证据链的逻辑性和完整性；不仅要看整体结论，也要关注亚组效应；不仅要控制已测或可测的混杂因素，还需控制潜在未测或不可测混杂因素（如采用历史事件率比进行调整）。此外，对各种可能偏倚和混杂的控制和影响需要给予尽可能详尽的阐述。

真实世界证据应遵循两个主要原则，一是真实世界证据是否可以支持需要回答的科学问题；二是已有的真实世界数据是否可以通过科学的分析得到所需的真实世界证据。在决定使用包括真实世界证据在内的任何证据之前，首先应明确需要回答的临床问题。例如，药品上市后和其他药品整合使用的安全性考虑；已获批产品的新增适应证研究；为某罕见病的单臂临床试验建立稳健可靠的历史或者外部对照等。其次，需要考虑使用真实世界证据是否能够回答面对的临床问题，应从科学方面的有效性（例如，科学上的可解释性、假设的合理性、Ⅰ类误差控制等），监管要求（是否与其他监管要求冲突、有无特殊疾病领域的监管要求等），伦理方面的问题（如果不使用真实世界证据是否会带来伦理问题）和可操作性（如是否有独立统计师以及确保统计师对结局变量的盲态，以避免匹配时可能带来的偏倚；是否有其他操作上的挑战等）四个方面评价。以上问题整合考虑，是衡量真实世界证据应用的重要准则。而对于如何从真实世界数据到真实世界证据，一般至少应考虑以下几点：①研究环境和数据采集接近真实世界，如更有代表性的目标人群、符合临床实践的干预多样化、干预的自然选择等；②合适的对照；③更全面的效果评价；④有效的偏倚控制，如随机化的使用，测量和评价方法的统一等；⑤恰当的统计分析，如因果推断方法的正确使用、合理的缺失数据处理、充分的敏感性分析等；⑥证据的透明度和再现性；⑦合理的结果解释；⑧各相关方达成共识。

以药品注册为目的使用真实世界证据，需要与药品审评部门进行充分的沟通交流，以确保双方对使用真实世界证据以及开展真实世界研究等方面达成共识。

（杨志敏　王　骏　赵　骏）

第 6 节　肿瘤研究的药物临床试验质量管理规范

药物临床试验质量管理规范（Good Clinical Practice，GCP）是规范药物临床试验全过程的标准规定，包括方案设计、组织、实施、稽查、检查、记录、分析总结和报告。目前，世界多数国家均以法律法规的形式，制定并发布了本国的 GCP。在进行各期临床试验、人体生物利用度或生物等效性试验时，均应严格按照 GCP 执行。

GCP 应遵循三大基本原则：①伦理原则，即依据世界医学大会《赫尔辛基宣言》，将保护受试者的权益和安全放在首位。②科学原则，即临床试验应当依据临床前试验资料、科学的设计试验方案、观察指标、疗效判断和安全性评价标准，遵循统计学原则。③法规原则，临床试验应符合药物临床试验质量管理规范和现行的相关管理法规。基本原则的核心宗旨是为了保护受试者的权益及安全，保证药物临床试验过程规范，结果科学真实可靠。

一、GCP 的发展历史

（一）药品临床试验管理世界发展历史

现代意义上的化学制药工业起源于 19 世纪末 20 世纪初。当时的制药业处在野蛮生长的时代，政府对药品的生产、买卖和宣传几乎没有任何限制。1937年，在美国爆发了著名的磺胺酏剂中毒事件。一家公司采用二甘醇做溶媒，制备了磺胺的口服液即所谓“磺胺酏剂”，用于治疗儿童的感染性疾病。在未进行安全性试验的情况下，这一药物被销售至美国各地，结果导致107人因肾衰竭死亡。受此影响，美国国会于1938年通过了食品、药品及化妆品的相关法案，规定药品上市前必须进行安全性临床试验，并以申请的方式向FDA呈交试验结果，由FDA决定是否批准其上市。美国也成了全球首个拥有强力药品监督管理机构的国家。

20世纪60年代，由德国格兰泰集团开发的沙利度胺（商品名：反应停）在1957年上市后被广泛用于治疗妊娠期呕吐。直至1961年，医生们才认识到，这一药品会引起婴儿出生时的严重形体缺陷，即“海豹肢畸形”。尽管药物被紧急召回，但已有一万余名婴儿因此致畸甚至死亡。但在美国，由于沙利度胺正在进行FDA所要求的临床试验，尚未被批准上市，仅有9名“海豹儿”出生，避免了更多人受害。这一惨案使得世界各国政府都充分意识到，必须建立专门的药品监督管理部门，行使新药审批和监督检查职能。新药必须完成安全性及有效性评价的临床试验，方能申请上市。药物临床试验质量管理体系逐渐形成。

在新药上市审核过程中，欧美国家逐步发现了药品临床试验中伦理道德、方法科学性及数据可靠性方面存在的各种问题，特别是受试者的伦理问题得到了医学界的广泛重视。1964年6月，在芬兰赫尔辛基召开的第18届世界医学大会上，与会者发表了《赫尔辛基宣言》，对涉及人体受试者的医学研究所应遵循的伦理原则进行了详尽的阐述。这一宣言构成了现今GCP核心内容的基础，即必须把受试者利益放在首位，对药品临床试验的全过程进行严格的质量控制，确保受试者的权益受到保护。1977年，美国《联邦管理法典》首次提出GCP概念，并颁布了一系列相关法规。此后，韩国、日本、加拿大、欧洲等国家也先后制定和颁布了各自的GCP规范。世界药品临床试验管理进入了法制化轨道。

20世纪90年代，随着全球经济一体化，跨国制药公司产生了强烈的新药全球上市需求。然而，不同国家的GCP规范在具体规定上存在很多差异。为满足各国监管要求，同一药物需要在各国重复进行临床试验，不但造成了人力物力的浪费，也拖延了患者获得有效治疗的时间。面对这一问题，1991年，由欧美日发起的“人用药物技术要求国际协调理事会（ICH）”在比利时布鲁塞尔召开了第一次大会，协调世界各国的药品注册技术要求。此后，ICH会议每两年召开一次，制定了人用药品注册技术各方面的标准和指导原则，受到了世界各国的广泛关注和积极响应，参与国家不断增加。1993年，WHO也颁布了适用于各成员国的《WHO药品临床试验规范指导原则》。目前，多国多中心的药品临床试验，均以WHO和ICH的临床试验规范指导原则为参照标准，从而使GCP管理进入了国际统一标准的时期。

（二）我国GCP发展历程

我国的药政管理体系建立于20世纪60年代。1965年，卫生部（现国家卫生健康委员会）和化工部联合发布了我国第一个新药管理办法——《药品新产品管理暂行规定》。然而，由于历史原因，这个办法并未得到贯彻实施。1979年，卫生部根据此前国务院批准颁发的《药政管理条例》，组织制定了《新药管理办法》，对新药的研发、审批和管理做出了更为系统和明确的要求。该办法中，将多数新药的审批权下放至省、自治区、直辖市卫生厅（局）。由于缺乏统一的技术标准和要求，各地的审批尺度宽严不一，造成了药品品种的混乱。为解决这一问题，1985年7月1日，全国人民代表大会常务委员会颁布了《中华人民共和国药品管理法》（简称《药品管理法》）。随后，卫生部根据该法制定了《新药审批办法》，对新药的审批建立了一套比较完整明确的科学指标，我国新药的管理审批进入了法制化时期。

为配合《药品管理法》和《新药审批办法》的实施，卫生部于1983年在临床和科研条件较好的14家单位建立了首批部属临床药理研究基地。中国医学科学院肿瘤医院作为唯一的肿瘤专科医院名列其中。至1990年，卫生部共批准了包括114个专业科室在内的46个临床药理基地。这些基地为推进我国药品临床试验的科学规范发展做出了重大的贡献。

1992年，我国派员参加了WHO-GCP指南的定稿会，随后开始酝酿起草我国的GCP规范。1997年，卫生部派员参加了第4届ICH大会，参照ICH规范，七易其稿，于1998年3月2日颁发了《药品临床试验管理规范（试行）》。同年8月国家药品监督管理局成立后，对此试行版本进行了进一步的讨论和修改，于1999年9月1日正式颁布了《药品临床试验管理规范》。这一法规的颁布，标志着我国药品临床试验实施GCP规范管理的开始。

《中华人民共和国药品管理法》于2001年12月1日修订后正式施行，其中明确规定，临床试验机构必须执行药物临床试验质量管理规范，为强制GCP规范提供了法理基础。根据《药品法》要求，国家食品药品监督管理总局（CFDA）于2003年9月1日正式发布了《药品临床试验质量管理规范》，2020年修订。2004年4月1日，CFDA借鉴药物临床试验GCP原则，颁布了《医疗器械临床试验规定》，并于2016年6月修订为《医疗器械临床试验质量管理规范》，进一步拓展了GCP的适用范围。近20年来，CFDA结合WHO、ICH等国际标准与我国国情，颁布了70余项技术指导原则，构成了全面、完善的临床试验管理体系。其中，2012年颁发的《抗肿瘤药物临床试验技术指导原则》为抗肿瘤药物临床试验提供了严谨科学的全面指导意见。2017年，CFDA成了ICH正式成员，我国药品研发和注册管理正式进入了全球化时代，中国药品注册技术要求全面与国际接轨。

二、肿瘤研究GCP相关法律法规

《中华人民共和国药品管理法》经修订后于2019年12月1日正式颁布实施。其中第二章“药品研制和注册”列出了药品研发相关法律要求。根据《药品管理法》，CFDA于2020年颁发了修订后的《药品临床试验质量管理规范》，该规范是目前开展药物临床试验必须遵守的法规。2007年CFDA颁发的《药物注册管理办法》，也对药物注册所需开展的临床试验提出了相应要求。2019年12月1日，国家药品监督管理局（NMPA）会同国家卫生健康委员会制定了《药物临床试验机构管理规定》，对药品临床试验机构的条件、备案制度、运行管理和监督检查程序做出了规定。NMPA及下属药物评审中心还颁布了多项临床试验相关技术指导原则。此外，如临床试验涉及采集和收藏试验参与者的遗传资源材料，还需严格遵守《中华人民共和国人类遗传资料管理条例》。

除药品临床试验管理外，NMPA还陆续颁布了《体外诊断试剂注册管理办法》《医疗器械注册管理办法》《医疗器械临床试验质量管理规范》《医疗器械临床试验机构条件和备案管理办法》等法律法规，为合法有序开展体外诊断试剂和医疗器械相关临床试验提供了依据。根据《体外诊断试剂注册管理办法》及《医疗器械注册管理办法》，申请第二、三类体外诊断试剂注册，第二、三类医疗器械注册时，均应进行临床试验（符合免于进行临床试验条件的除外）。表17-6-1中列出了开展抗肿瘤临床研究涉及的部分法律法规文件。

表17-6-1 抗肿瘤药物GCP规范相关法律法规文件（部分）

施行时间	发表部门	名称
2019年12月1日	全国人民代表大会常务委员会	《中华人民共和国药品管理法》
2014年6月7日	中华人民共和国国务院	《医疗器械监督管理条例》
2019年7月1日	中华人民共和国国务院	《中华人民共和国人类遗传资源管理条例》
2016年12月1日	国家卫生和计划生育委员会	《涉及人的生物医学研究伦理审查办法》
2020年7月1日	国家药品监督管理局 国家卫生健康委员会	《药品临床试验质量管理规范》
2007年10月1日	国家食品药品监督管理总局	《药品注册管理办法》

表 17-6-1（续表）

施行时间	发表部门	名称
2019 年 12 月 1 日	国家药品监督管理局 国家卫生健康委员会	《药物临床试验机构管理规定》
2010 年 11 月 2 日	国家食品药品监督管理总局	《药物临床试验伦理审查工作指导原则》
2011 年 12 月 8 日	国家食品药品监督管理总局	《药物临床试验生物样本分析实验室管理指南（试行）》
2014 年 10 月 1 日	国家食品药品监督管理总局	《体外诊断试剂注册管理办法》
2014 年 10 月 1 日	国家食品药品监督管理总局	《医疗器械注册管理办法》
2016 年 6 月 1 日	国家食品药品监督管理总局 国家卫生和计划生育委员会	《医疗器械临床试验质量管理规范》
2018 年 1 月 1 日	国家食品药品监督管理总局 国家卫生和计划生育委员会	《医疗器械临床试验机构条件和备案管理办法》
2012 年 5 月 15 日	国家食品药品监督管理总局	《抗肿瘤药物上市申请临床数据收集技术指导原则》
2012 年 5 月 15 日	国家食品药品监督管理总局	《已上市抗肿瘤药物增加新适应证技术指导原则》
2012 年 5 月 15 日	国家食品药品监督管理总局	《抗肿瘤药物临床试验技术指导原则》
2015 年 1 月 30 日	国家食品药品监督管理总局	《国际多中心药物临床试验指南（试行）》
2015 年 2 月 28 日	国家食品药品监督管理总局	《生物类似药研发与评价技术指导原则（试行）》
2015 年 11 月 3 日	国家食品药品监督管理总局	《中药新药治疗恶性肿瘤临床研究指导原则(征求意见稿)》
2016 年 6 月 3 日	国家食品药品监督管理总局	《药物临床试验的生物统计学指导原则（征求意见稿）》
2016 年 7 月 27 日	国家食品药品监督管理总局	《药物临床试验的电子数据采集技术指导原则》
2016 年 7 月 27 日	国家食品药品监督管理总局	《药物临床试验数据管理工作技术指南》
2018 年 1 月 25 日	国家食品药品监督管理总局	《新药 I 期临床试验申请技术指南》
2018 年 7 月 11 日	国家药品监督管理局	《接受药品境外临床试验数据的技术指导原则》
2018 年 10 月 29 日	国家药品监督管理局	《生物等效性研究的统计学指导原则》
2019 年 9 月 10 日	国家药品监督管理局	《晚期非小细胞肺癌临床试验终点技术指导原则》

三、临床肿瘤学研究中的伦理学考量

伦理原则是 GCP 中最重要的原则，保护受试者的利益和安全是 GCP 的核心宗旨之一。在伦理性与科学性发生冲突时，受试者的权益、安全和健康必须凌驾于科学性和社会利益之上。所有临床试验均应遵循《赫尔辛基宣言》所确定的伦理准则。《赫尔辛基宣言》强调，对受试者利益的保护应优先于对科学和社会利益的考虑；只有研究目的的重要性远大于给研究对象所带来的危险和负担时方可合法开展；受试者必须得到当时最好的诊断与治疗；临床试验的受试者必须是自愿的知情同意；必须由独立的伦理委员会对研究项目进行伦理审查。伦理委员会与知情同意书是保障受试者权益的重要措施。

（一）伦理委员会

伦理委员会（Ethic Committee）是由医学专业人员、法律专家及非医务人员组成的独立组织。根据 2016 年国家卫生和计划生育委员会（简称卫计委）颁布实施的《涉及人的生物医学研究伦理审查办法》，从事涉及人的生物医学研究的医疗卫生机构均应当设立伦理委员会，并采取有效措施保障伦理委员会独立开展伦理审查工作。伦理委员会的主要职责是保护受试者合法权益，维护受试者尊严，促进生物医学研究规范开展；对本机构开展涉及人的生物医学研究项目进行伦理审查，包括初始审查、跟踪审查和复审等；在本机构组织开展相关伦理审查培训。伦理委员会应当在所在机构的执业登记机关备案，接受所在医疗卫生机构的管理和受试者的监督。

伦理委员会应包含从事医药相关专业人员、非医药专业人员、法律专家及来自其他单位的人员，至少由7人组成，并有不同性别的委员。伦理委员会的组成和工作不应受任何参与试验者的影响。伦理委员会应当建立伦理审查工作制度或操作规程，保证伦理审查过程独立、客观、公正。

临床研究负责人作为伦理审查申请人，应当在临床试验开始前向伦理委员会提出伦理审查申请。伦理委员会批准研究项目的基本标准是：坚持生命伦理的社会价值；研究方案科学；公平选择受试者；合理的风险和收益比例；知情同意书规范；尊重受试者权利；遵守科研诚信规范。所有涉及人体的试验方案需经伦理委员会审议同意并签署批准意见后方可实施。在试验进行期间，试验方案的任何修改均应经伦理委员会批准；试验中发生严重不良事件，应及时向伦理委员会报告。对于已批准实施的研究项目，伦理委员会还应当进行跟踪审查，确保研究按照已通过伦理审查的研究方案进行试验，研究者没有擅自变更项目研究内容，严重不良反应或不良事件均已及时上报。如发现研究中受试者面临较大风险，伦理委员会可以随时做出暂停或提前终止研究项目的决定。

（二）知情同意书

知情同意原则也称知情承诺原则，体现了对患者人格、自主性和生命的尊重。知情同意书是知情同意原则的书面证明文件。它必须符合“完全告知”的原则，根据《赫尔辛基宣言》、我国的GCP规范以及临床试验方案进行设计，采用受试者能够理解的文字和语言，使受试者能够真正“充分理解”和自主选择。知情同意书中不应包含要求或暗示受试者接受某种方案与研究的文字。

在患者决定入组前，研究者或其指定的代表必须向受试者说明有关临床试验的详细情况。包括：受试者参加试验应是自愿的，且有权随时退出试验而不会遭到歧视或报复；参加试验及在试验中的个人资料均属保密；具体的研究方案，特别是受试者预期可能的受益和风险；试验期间，受试者可随时了解与其有关的信息资料；如发生与试验相关的损害，受试者可以获得治疗和相应的补偿。在随机对照研究的知情同意过程中，必须告知受试者可能被分配到试验的不同组别。

研究者做到充分告知后，必须给受试者充分的时间以便考虑是否愿意参加试验，对无能力表达同意的受试者，应向其法定代理人提供上述介绍与说明。如患者或其法定代理人了解全部研究相关信息后，同意参加临床研究，则应由受试者或其法定代理人在知情同意书上签字并注明日期，执行知情同意过程的研究者也需要在知情同意书上签署姓名和日期。如儿童作为受试者，必须征得其法定监护人的知情同意并签署知情同意书，当儿童能做出同意参加研究的决定时，还必须征得其本人同意。如发现涉及试验药物的重要新资料，必须将知情同意书作书面修改送伦理委员会批准后，再次取得受试者同意。

肿瘤患者，特别是晚期患者，往往经过多次治疗失败，处于一种“无药可依”的状况下，或迫于无奈，或出于“最后一搏”的想法同意参与临床试验。研究人员在知情同意的过程中，切勿故意利用患者的这一心理诱导其参与临床研究，必须详细讲解研究内容，实事求是地介绍潜在的获益和风险，务必使患者在真正理解全部信息的基础上，独立做出参与试验的决定。

此外，目前的抗肿瘤研究除主要临床研究外，往往附有需要收集患者生物学资料，如血液、尿液、粪便的探索性研究。探索性研究的知情同意书应当单独制作签署，患者有权仅参加主要研究，而拒绝某个或全部的探索性研究。

（三）抗肿瘤研究过程中其他需要考虑的伦理问题

对患者利益的保护需要体现在临床试验从设计到执行总结的全过程中。以下简述几点在抗肿瘤研究具体设计和实施过程中出于伦理原则需要加以考虑的问题。

1. 受试者选择

抗肿瘤药物，特别是细胞毒类抗肿瘤药物多数具有较大的毒性。为避免健康受试者遭受不必要的损害，初次进入人体的Ⅰ期研究一般应选择肿瘤患者进行。在具有公认有效的标准治疗方法的情况下，肿瘤患者应当采用标准治疗方法作为一线治疗。因此，处于伦理的要求，新的抗肿瘤药物通常应首先在对标准治疗无效或失败的患者中进行，获得对三线或二线治疗的肯定疗效后，再逐步向一线治疗推进。对于从作用机制考虑，预期与一线治疗整合应用可获得协同作用的效果，则可考虑选择初始患者进行标准治疗整合方案的整合试验。在已肯定药物在晚期肿瘤患者中的疗效后，可以在适宜的阶段开展（新）辅助治疗的临床试验，为扩大临床应用范围提供依据。

2. 对照组选择

在需要设置对照组的抗肿瘤试验中，出于伦理考虑，应当选择目前公认的标准治疗方法作为对照组，原则上一般不主张使用安慰剂对照。在无标准有效治疗方法时，可以考虑选择设立安慰剂对照组，但试验中必须为所有受试者提供必要的支持治疗。

3. 安全性评价

与非抗肿瘤药物相比，抗肿瘤药物特别是细胞毒类药物一般具有较大的安全风险。因此，抗肿瘤药物临床试验的不良反应可以适当放宽。在不良反应可控的情况下，如果该药物具有抗肿瘤效果，不能因为不良反应而轻易否定其临床治疗价值，而应仔细评估受试者的获益－风险比。但是，研究人员应当在前期研究中充分收集、评估药物可能带来的不良反应，在研究方案中详细说明不良反应的处理原则以及相应的研究药物减量和停药处理原则。出现不良反应时，应予以积极处理，并及时向伦理委员会及研究相关人员提供书面报告。

四、临床试验机构及临床试验相关人员的职责

（一）药物临床试验机构

药物临床试验机构是指具备相应条件，按照《药物临床试验质量管理规范》和药物临床试验相关技术指导原则等要求，开展药物临床试验的机构。在我国境内开展经国家药品监督管理局批准的药物临床试验，均应在药物临床试验机构中进行。根据《药物临床试验机构管理规定》，我国的药物临床试验机构采用备案管理方式。药物临床试验机构应当为二级甲等以上医疗机构。新药Ⅰ期临床试验或临床风险较高需要临床密切监测的药物临床试验，应当由三级医疗机构实施。开展抗肿瘤药物临床试验的医疗机构执业许可的诊疗科日内应包括相应的肿瘤治疗专业，还应具备与开展药物临床试验相适应的工作场所、独立药房、独立资料室，与临床试验相适应的肿瘤诊疗技术能力以及专业研究人员。主要研究者应当具有高级职称，并参加过3项以上药物临床试验。此外，机构还应具有负责伦理审查的伦理委员会，且具备完备的药物临床试验管理制度和标准操作规程。

（二）申办者职责

申办者是指发起一项临床试验，并对该试验的启动、管理、财务和监查负责的公司、机构或组织。申办者负责发起、申请、组织、监察和稽查一项临床试验，并提供试验经费。申办方应承担以下职责：

（1）依法向国家药品监督管理局递交临床试验的申请。

（2）选择临床试验机构和研究者。

（3）与研究者共同设计临床试验方案，明确与研究者的职责与分工，签署双方同意的试验方案和合同，并提供研究者手册。手册内容包括试验药物的化学、药学、毒理学、药理学、临床资料和数据。

（4）在获得国家药品监督管理局批准并取得伦理委员会批准件后，按方案组织临床试验。

（5）向研究者提供具有特殊标记、质量合格的试验药物、标准品、对照药品或安慰剂，并建立试验用药品的管理制度和记录系统。

（6）建立对临床试验的质量控制和质量保证系统，监督研究者是否严格遵守已批准的研究方案开展研究。可以任命合格的监察员，组织对临床试验的稽查以保证质量。

（7）对临床试验的受试者提供保险，对于发生与试验相关的损害或死亡的受试者承担治疗的费用及相应的经济补偿。

（8）当发生严重不良事件时，应与研究者迅速采取必要的措施以保证受试者的安全和权益，并及时向药品监督管理部门和卫生行政部门报告。

（9）负责向国家药品监督管理局递交试验的总结报告。

（三）研究者职责

研究者是实施临床试验并对临床试验的质量及受试者安全和权益的负责者。研究者应当在医疗机构中具有相应专业技术职务任职和行医资格，具有研究相关的专业知识和经验，熟悉临床试验方法，熟悉申办方提供的临床试验相关资料与文献。研究者应承担以下职责：

（1）熟悉试验药物和试验方案的内容，严格按照试验方案开展研究。

（2）应获得所在医疗机构或主管单位的同意，保证有充分的时间在方案规定的期限内负责和完成临床试验。

（3）负责向受试者说明经伦理委员会同意的有关试验的详细情况，并取得知情同意书。

（4）负责作出与临床试验相关的医疗决定，保证受试者在试验期间出现不良事件时得到适当的治疗。

（5）有义务采取必要的措施以保障受试者的安全。如发生严重不良事件，研究者应立即对受试者采取适当的治疗措施，在规定时限内报告药品监督管理部门、卫生行政部门、申办者和伦理委员会。

（6）应保证将数据真实、准确、完整、及时、合法地载入病历和病例报告表。

（7）应接受申办者派遣的监察员或稽查员的监查和稽查及药品监督管理部门的检查，确保临床试验的质量。

（8）负责临床试验结束后，写出总结报告送申办者。

（四）监察员的职责

监察员由申办方人员担任，并对申办方负责。监察员的任务是检查和报告试验的进行情况和核实数据。监察员是申办者和研究者之间的主要联系人，应具有适当的专业背景并接受过必要的训练，熟悉药品管理有关法规，熟悉有关试验药物和临床试验方案的信息。

监察员应遵循标准操作规程，督促临床试验的进行，以保证临床试验按方案执行。具体内容包括：

（1）在试验前，确认药物临床试验机构及研究者已具有适当的条件。

（2）在试验过程中，监查研究者对试验方案的执行情况，确认在试验前取得所有受者的知情同意书，了解受试者的入选率及试验的进展状况，确认入选的受试者合格。

（3）确认所有数据的记录与报告正确完整，所有病例报告表填写正确，并与原始资料一致。

（4）确认所有不良事件均记录在案，严重不良事件在规定时间内作出报告并记录在案。

（5）核实试验用药品按照有关法规进行供应、存储、分发、收回，并做相应的记录。

（6）协助研究者进行必要的通知及申请事宜，向申办者报告试验数据和结果。

（7）应清楚如实记录研究者未能做到的随访、未进行的试验、未做的检查，以及是否对错误、遗漏作出纠正。

（8）每次访视后向申办者递交书面报告。

五、临床研究设计、结果报告、资料处理及质量控制

在临床研究的设计、实施、结果总结的全过程中，均应严格遵循 GCP，以确保研究的伦理性和科学性。只有严格根据 GCP 开展研究，才能为受试者、研究人员和申办者提供最佳的保护，确保研究结果真实可靠。

（一）临床研究设计及研究准备

临床研究设计是保障临床研究科学性的关键环节。在临床研究设计阶段，研究者应根据已有医学依据，周密考虑该试验的目的及要解决的问题，权衡对受试者和公众健康预期的受益及风险，选择合理的临床试验方法开展研究。

抗肿瘤药物的临床研究过程通常分为Ⅰ期、Ⅱ期和Ⅲ期临床试验。Ⅰ期临床试验主要目的是

对药物的耐受性、药代动力学进行初步研究，为后期研究给药方案的设计提供数据支持；Ⅱ期临床试验主要是探索性研究，包括对给药剂量、给药方案和瘤种有效性的探索等，同时也观察安全性；Ⅲ期临床试验则在Ⅱ期基础上进一步确证肿瘤患者临床获益情况，为获得上市许可提供足够证据。在研究设计阶段，应明确拟开展临床试验的期别，依据前期研究获得信息来设计好下一期的临床试验。尽可能在早期淘汰无效或毒性太大的药物，选择有潜力的药物进行后期的更大规模的临床试验。

Ⅰ～Ⅲ期临床试验的具体特点在本章 2~5 节中已有详细介绍。总体而言，在抗肿瘤临床试验的设计中，应认真考虑以下问题。

（1）选择合适的受试人群。受试人群选择的伦理学原则已在前文受试者选择中进行了详细介绍。

（2）选择合适的给药方案。通常抗肿瘤药物的疗效和安全性与给药方案密切相关。对于细胞毒类药物而言，在毒性可以耐受的前提下应尽量提高给药剂量达到最佳疗效，因此临床研究早期宜尽可能对不同的给药方案进行探索，找出能够获得最大疗效且耐受性尚可的给药方案。由于肿瘤单药治疗容易产生耐药性，抗肿瘤药物多采用整合治疗方式。因此在早期临床研究，甚至临床前研究中考虑整合用药方案的探索也是必要的。通过Ⅰ～Ⅱ期研究对于用药方案的探索，应将前期研究中显示出最大临床价值的用药方案用于Ⅲ期研究，以期获得最佳的研究结果。

（3）探索合适的瘤种。通常一种抗肿瘤药物可能不只是对一个瘤种有效，也不可能对所有瘤种都具有同样疗效。因此，在早期探索性临床试验中，应当参考临床前研究结果选择多个瘤种进行临床研究，以获得该药物对不同瘤种敏感性的初步结果。Ⅲ期研究再针对某个或几个相对敏感、最具开发价值的瘤种进行大样本确证性试验，获得肯定疗效后，再选择其他潜在的有效瘤种进行研究。

在临床试验准备阶段，应当完善临床试验机构的设施条件和人员配备，保证临床试验能够安全有效地进行。申办者需要组织专家委员会充分讨论并制定临床试验研究方案。专家委员会需要根据国内外公认的标准制定临床试验的指导性文件，以保障临床试验有章可循。这些指导性文件包括试验设计方案、知情同意书、病例报告表、监察员监察手册、临床药物发放质量控制单、多中心临床试验实施方案等。建议在临床试验准备阶段召开培训协调会，统筹安排临床试验的相关事宜。并在试验正式开始前召开研究启动会，确保所有研究参与者熟悉研究方案以及每个人所应承担的职责。

（二）试验方案

试验方案是对临床试验进行全面介绍的文件。临床试验前，由研究者与申办者共同商定试验方案并签字，报伦理委员会审批后实施。试验方案审批通过后，在临床试验的全过程中均应被严格遵守。如确有需要对试验方案进行修正，需要按规定程序，向伦理委员会再次提交修改后试验方案并获得批准后方可执行。

临床试验方案中应包括以下内容：

（1）试验题目。

（2）试验目的、试验背景、临床前研究中有临床意义的发现和与该试验有关的临床试验结果，以及已知对人体的可能危险与受益。

（3）申办者的名称和地址，临床试验机构，研究者的姓名、资格和地址。

（4）试验设计的类型、随机化分组方法及设盲的水平。

（5）受试者的入选标准、排除标准和剔除标准，选择受试者的步骤，受试者分配的方法。

（6）根据统计学原理计算要达到试验预期目的所需的病例数。

（7）试验用药品的剂型、剂量、给药途径、给药方法、给药次数、疗程和有关合并用药的规定；试验用药品的登记与使用记录、递送、分发方式及存储条件；试验用药品编码的建立和保存，揭盲方法和紧急情况下破盲的规定。

（8）拟进行临床和实验室检查的项目、测定的次数和药代动力学分析等。

（9）临床观察、随访和保证受试者依从性的措施。

（10）中止临床试验的标准，结束临床试验的规定。

（11）疗效评定标准，包括评定参数的方法、观察时间、记录与分析。

（12）受试者的编码、随机数字表及病例报告表的保存手续。

（13）不良事件的记录要求和严重不良事件的报告方法、处理措施、随访的方式、时间和转归。

（14）统计分析计划，统计分析数据集的定义和选择。

（15）数据管理和数据可溯源性的规定。

（16）临床试验的质量控制与质量保证。

（17）试验相关的伦理学。

（18）临床试验预期的进度和完成日期。

（19）试验结束后的随访和医疗措施。

（20）各方承担的职责及其他有关规定。

（21）参考文献。

（三）临床试验数据的记录、管理和统计分析

病历是临床试验的原始文件。病例报告表是按试验方案所规定设计的一种文件，用以记录每一名受试者在试验过程中的数据。肿瘤患者的病例报告表，一般应包括肿瘤疾病情况、抗肿瘤治疗情况、病情评价指标及疗效评估情况等。

病例报告表中的数据来自原始文件并与原始文件一致，试验中的任何观察、检查结果均应及时、准确、完整、规范、真实地记录于病历和正确地填写至病例报告表中，不得随意更改。临床试验中各种实验室数据均应记录或将原始报告复印件粘贴在病例报告表上。为保护受试者隐私，病例报告表上不应出现受试者的姓名。研究者应按受试者的代码确认其身份并记录。临床试验中的资料均须按规定保存及管理。

数据管理的目的在于把试验数据迅速、完整、无误地纳入报告。应当建立数据管理的标准处理流程。所有涉及数据管理的各种步骤均应记录在案，以便对数据质量及试验实施进行检查。

临床试验资料的统计分析过程及其结果的表达必须采用规范的统计学方法。临床试验方案中需有统计分析计划，并在正式统计分析前加以确认和细化。对治疗作用的评价应将可信区间与假设检验的结果一并考虑。所选用统计分析数据集需加以说明。临床试验的统计报告必须与临床试验总结报告相符。

（四）试验用药品的管理

临床试验用药品由申办者提供，不得销售。申办者负责对临床试验用药品作适当的包装与标签，并标明为临床试验专用。在双盲临床试验中，试验药物与对照药品或安慰剂在所有特征上均应一致。

试验用药品的使用由研究者负责，研究者必须保证所有试验用药品仅用于该临床试验的受试者，遵照试验方案规定的剂量和方法使用药物，并将剩余的试验用药退回申办者。

试验用药品应由专人管理，药品的数量、装运、递送、接受、分配、应用后剩余药物的回收与销毁等方面的信息均应由专人负责记录。试验用药品的供给、使用、储藏及剩余药物的处理过程应接受相关人员的检查。

（五）临床试验的总结报告

临床试验完成后，应由研究者完成临床试验总结报告，提交申办者，并由申报者负责向相关部门递交。总结报告中的内容应与试验方案要求一致，一般包括：

（1）随机进入各组的实际病例数，脱落和剔除的病例及其理由。

（2）不同组间的基线特征比较。

（3）对所有疗效评价指标进行统计分析和临床意义分析。

（4）安全性评价，包括临床不良事件和实验室指标合理的统计分析，对严重不良事件应详细描述和评价。

（5）对多中心研究，还应考虑不同中心之间存在的差异及其影响。

（6）对试验药物的疗效和安全性以及风险和受益之间的关系作出简要概述和讨论。

（六）临床试验的质量保证

执行严格的质量保证标准操作流程，能够保障临床试验严格按研究方案进行，保证临床试验记录数据的真实性和可靠性。

申办者及研究者均应履行各自职责，并严格遵循临床试验方案，采用标准操作规程，以保证临床试验的质量控制和质量保证系统的实施。临床试验中有关所有观察结果和发现都应加以核实，在数据处理的每一阶段必须进行质量控制，以保证数据完整、准确、真实、可靠。

药品监督管理部门、申办者可委托稽查人员对临床试验相关活动和文件进行系统性检查，以评价试验是否按照试验方案、标准操作规程以及相关法规要求进行，试验数据是否及时、真实、准确、完整地记录。稽查应由不直接涉及该临床试验的人员执行。

监督管理部门应对研究者与申办者在实施试验中各自的任务与执行状况进行视察。参加临床试验的医疗机构和实验室的有关资料及文件（包括病历）均应接受药品监督管理部门的视察。

六、多中心试验

多中心试验是由多位研究者按同一试验方案在不同地点和单位同时进行的临床试验。各中心同期开始与结束试验。多中心试验由一位主要研究者总负责，并作为临床试验各中心间的协调研究者。与单中心试验相比，多中心试验的入组患者具有更广泛的代表性，入组进度也较快，在抗肿瘤药物Ⅲ期临床试验中的使用比重不断增加。当研究在多个中心开展时，研究的质量控制就变得更为重要。

多中心试验的计划和组织实施要考虑以下各点：试验方案由各中心的主要研究者与申办者共同讨论认定，伦理委员会批准后执行；在临床试验开始时和进行的中期应组织研究者会议；各中心临床试验样本大小及中心间的分配应符合统计分析的要求；研究者接受同样的试验方案培训；各中心同期进行临床试验，严格按照试验方案开展研究；不同中心应以相同程序管理试验用药品；建立标准化的评价方法，试验中所采用的实验室和临床评价方法均应有统一的质量控制，推荐实验室检查，特别是特殊的实验室检查由中心实验室进行；数据资料应集中管理与分析；应当根据参加试验的中心数目和试验的要求建立管理系统，协调研究者负责整个试验的实施。

综上所述，GCP 严格规范了药物临床试验的各个环节，是开展临床试验所必须遵循的法规。实施 GCP，能够在研究过程中最大限度保护受试者的权益，保证临床试验的规范性，保证研究数据和结果的准确性、可靠性和完整性。所有药物临床试验的参与者，包括申办者、研究者和监察者，均应接受 GCP 培训，熟悉 GCP 原则，在试验过程中，严格按照 GCP 要求完成各自的工作。在抗肿瘤药物研究中，患者生存期短，新疗法疗效不确定，且面临较大的治疗风险，存在众多影响疗效的因素，对研究者提出了更高的挑战。研究者必须始终秉承伦理原则和科学原则，才能保证临床试验中患者利益的最大化，保证研究结果真实可靠，且具有实际的临床使用价值。

（李 宁　唐 玉）

参考文献

[1] Bray Freddie, Ferlay Jacques, Soerjomataram Isabelle, et al. Global cancer statistics 2018: GLOBOCAN estimates of incidence and mortality worldwide for 36 cancers in 185 countries. CA: a cancer journal for clinicians, 2018, 68(6): 394–424.

[2] 刘雅莉，谢琪，刘保延，等 . 临床试验百年历程概述 . 中国循证医学杂志，2016, 16(11): 1241–1249.

[3] Li N, Huang HY, Wu DW, et al. Changes in clinical trials of cancer drugs in mainland China over the decade 2009-18: a systematic review. The Lancet Oncology, 2019, 20(11): e619–e626.

[4] 黄慧瑶，吴大维，王海学，等 . 2019 年中国肿瘤药物临床试验进展 . 中华肿瘤杂志，2020, 2: 127–132.

[5] Nandal ST. Burt, Integrating Pharmacoproteomics into Early-Phase Clinical Development: State-of-the-Art, Challenges, and Recommendations. Int J Mol Sci, 2017, 18(2):448.

[6] Yan F, Thall PF, Lu KH, et al. Phase I-II clinical trial design: a state-of-the-art paradigm for dose finding. Ann Oncol, 2018, 29(3): 694–699.

[7] Yan Fangrong, Mandrekar Sumithra J, Yuan Ying. Keyboard: A Novel Bayesian Toxicity Probability Interval Design for Phase I Clinical Trials. Clin Cancer Res, 2017, 23(15): 3994–4003.

[8] Zhou H, Yuan Y, Nie L. Accuracy, Safety, and Reliability of Novel

Phase I Trial Designs. Clin Cancer Res, 2018, 24(18): 4357–4364.

[9] 冀希炜，吕媛．中国药物国际多中心临床试验的研究现状．中国临床药理学杂志，2019, 35(4): 399–401,408.

[10] 黄亚芳，谢文杰．抗癌药 I 期临床试验中的拓展性队列研究解析．中国药物评价，2018, 35(6): 444–449.

[11] 叶方琴，杨劲．加速肿瘤药物开发：具有扩展队列的早期临床无缝试验设计简介．中国临床药理学杂志，2019, 35(10): 1049–1057.

[12] Li N, Huang HY, Wu DW, et al. Changes in clinical trials of cancer drugs in mainland China over the decade 2009-18: a systematic review. The Lancet. Oncology, 2019, 20(11): e619-e626.

[13] Morgan Paul , Brown Dean G , Lennard Simon, et al. Impact of a five-dimensional framework on R&D productivity at AstraZeneca. Nature Reviews Drug Discovery, 2018,17(3): 167–181.

[14] Zhao Shen, Lv Cheng, Gong Jifang, et al. Challenges in anticancer drug R&D in China. The Lancet. Oncology, 2019, 20(2): 183–186.

[15] Zhou Q, Chen XY, Yang ZM, et al. The changing landscape of clinical trial and approval processes in China. Nature Reviews Clinical Oncology, 2017, 14(9): 577–583.

[16] Zhao Hongyun, Cao Junning, Chang Jianhua, et al. Pharmacokinetics of Osimertinib in Chinese Patients With Advanced NSCLC: A Phase 1 Study. Journal of clinical pharmacology, 2018, 58(4): 504–513.

[17] Goss G, Tsai Chun-Ming, Shepherd FA, et al.Osimertinib for pretreated EGFR Thr790Metpositive advanced non-small-cell lung cancer (AURA2): a multicentre, open-label, single-arm, phase 2 study. Lancet Oncol, 2016, 17(12): 1643–1652.

[18] Yang JC, Ahn MJ, Kim DW, et al. Osimertinib in Pretreated T790M-Positive Advanced Non-Small-Cell Lung Cancer: AURA Study Phase II Extension Component. J Clin Oncol, 2017, 35(12): 1288–1296.

[19] Gettinger S, Horn L , Jackman D, et al. Five-Year Follow-Up of Nivolumab in Previously Treated Advanced Non-Small-Cell Lung Cancer: Results From the CA209-003 Study. J Clin Oncol, 2018, 36(17): 1675–1684.

[20] 国家食品药品监督管理总局．总局关于鼓励药品创新实行优先审评审批的意见．http: //www.nmpa.gov.cn/WS04/CL2196/324193.html.

[21] Meric-Bernstam F, Hurwitz H, Raghav KPS, et al. Pertuzumab plus trastuzumab for HER2-amplified metastatic colorectal cancer (MyPathway): an updated report from a multicentre, open-label, phase 2a, multiple basket study. The Lancet Oncology, 2019, 20(4): 518–530.

[22] Nosaki K, Hosomi Y, Saka H, et al. Safety and efficacy of pembrolizumab (Pembro) monotherapy in elderly patients (Pts) with PD-L1-positive advanced NSCLC: Pooled analysis from KEYNOTE-010, -024, and -042. Annals of oncology : official journal of the European Society for Medical Oncology, 2019, 30 Suppl 2: ii48.

[23] Nomura S, Hirakawa A, Hamada C. Sample size determination for the current strategy in oncology Phase 3 trials that tests progression-free survival and overall survival in a two-stage design framework. Journal of biopharmaceutical statistics, 2018, 28(4): 589–611.

[24] Seymour L, Bogaerts J, Perrone A, et al. iRECIST: guidelines for response criteria for use in trials testing immunotherapeutics. The Lancet Oncology, 2017, 18(3): e143-e152.

[25] Barlesi F, Vansteenkiste J, Spigel D, et al. Avelumab versus docetaxel in patients with platinum-treated advanced non-small-cell lung cancer (JAVELIN Lung 200): an open-label, randomised, phase 3 study. The Lancet Oncology, 2018, 19(11): 1468–1479.

[26] Zhu AX, Finn RS, Edeline J, et al. Pembrolizumab in patients with advanced hepatocellular carcinoma previously treated with sorafenib (KEYNOTE-224): a non-randomised, open-label phase 2 trial. The Lancet Oncology, 2018, 19(7): 940–952.

[27] Finn RS, Ryoo BY, Merle P, et al. Results of KEYNOTE-240: phase 3 study of pembrolizumab (Pembro) vs best supportive care (BSC) for second line therapy in advanced hepatocellular carcinoma (HCC). Journal of Clinical Oncology, 2019, 37(15_suppl): 4004–4004.

[28] Ritchie G, Gasper H, Man J, et al. Defining the Most Appropriate Primary End Point in Phase 2 Trials of Immune Checkpoint Inhibitors for Advanced Solid Cancers: A Systematic Review and Meta-analysis. JAMA Oncol, 2018, 4(4): 522–528.

[29] Peters S, Camidge DR, Shaw AT, et al. Alectinib versus Crizotinib in Untreated ALK-Positive Non-Small-Cell Lung Cancer. New England Journal of Medicine, 2017, 377(9): 829–838.

[30] Ma F, Ouyang Q, Li W, et al. Pyrotinib or Lapatinib Combined With Capecitabine in HER2-Positive Metastatic Breast Cancer With Prior Taxanes, Anthracyclines, and/or Trastuzumab: A Randomized, Phase Ⅱ Study. Journal of clinical oncology : official journal of the American Society of Clinical Oncology, 2019, 37(29): 2610–2619.

[31] Leguerney I, Rochefort de L, Poirier-Quino M, et al. Molecular Imaging to Predict Response to Targeted Therapies in Renal Cell Carcinoma. Contrast Media Mol Imaging 2017, 2017: 7498538.

[32] Tazdait M, Mezquita L, Lahmar J, et al. Patterns of responses in metastatic NSCLC during PD-1 or PDL-1 inhibitor therapy: Comparison of RECIST 1.1, irRECIST and iRECIST criteria. Eur J Cancer, 2018, 88: 38–47.

[33] Seymour L, Bogaerts J, Perrone A, et al. iRECIST: guidelines for response criteria for use in trials testing immunotherapeutics. The Lancet Oncology, 2017, 18(3): e143–e152.

[34] Hodi FS, Ballinger M, Lyons B, et al. Immune-Modified Response Evaluation Criteria In Solid Tumors (imRECIST): Refining Guidelines to Assess the Clinical Benefit of Cancer Immunotherapy. Journal of Clinical Oncology, 2018, 36(9): 850–858.

[35] Chmielowski B. How Should We Assess Benefit in Patients Receiving Checkpoint Inhibitor Therapy? Journal of Clinical Oncology, 2018, 36(9): 835–836.

[36] 刘欢，张钟艺，杨悦．新药临床试验中安全性报告管理．中国药物警戒，2019, 16(2): 88–93.

[37] FDA.Guidance for Industry: Good Pharmacovigilance Practices

and Pharmacoepidemiologic Assessment[EB/OL].（2005-03）[2018-02-20].https: //www.fda.gov/downloads/Drugs/GuidanceComplianceRegulatoryInformation/Guidances/UCM071696.pdf.

[38] Konwar M, Bose D, Gogtay NJ, et al. Investigator initiated studies: Challenges and solutions. Perspect Clin Res, 2018, 9(4): 179.

[39] Wallace S, Myles PS, Zeps N, et al. Serious adverse event reporting in investigator-initiated clinical trials. Med J Aust, 2016, 204(6): 231.

[40] 曹烨 , 王欣 , 曹玉 , 等 . 我国研究者发起的临床研究管理现况调查与分析 . 中国新药与临床杂志 , 2018, 37(7)：395.

[41] Davis S. Embedding good clinical practice into investigator-initiated studies or trials. Perspect Clin Res, 2020, 11(1): 1.

[42] 杨志敏 , 耿莹 , 高晨燕 . 对研究者发起的临床研究的认识和思考 . 中国新药杂志 , 2014, 23(4)：387.

第 18 章 基于肿瘤高发现场的真实世界研究

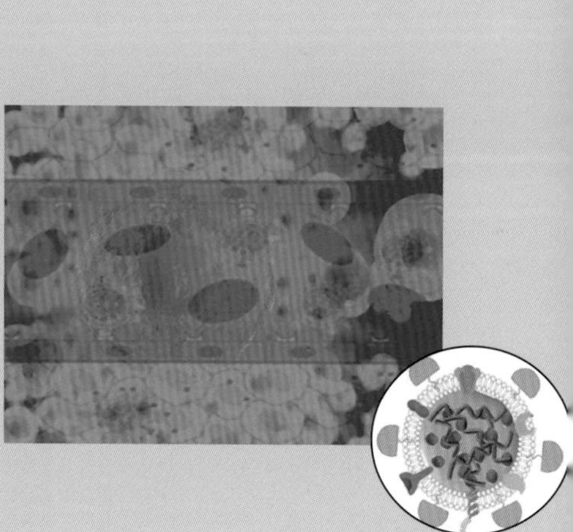

引 言

当前，恶性肿瘤是严重危害人类健康的主要死因之一，战略关口前移、坚持“预防为主”是降低恶性肿瘤疾病负担的必由之路。肿瘤高发现场是贯彻“预防为主”工作方针，积极推行有效预防措施，开展早诊早治工作的独特平台。自 20 世纪 70 年代以来，我国陆续建立了一批肿瘤高发现场。这些现场多处于人口密度较大、地域相对封闭、经济相对落后的农村地区，人口流动小且具有遗传稳定性，已成为我国肿瘤医学研究的优势资源。40 余年来，我国肿瘤流行病学工作者依托具有中国特点的肿瘤高发现场，在描述恶性肿瘤分布及其流行趋势、分析病因和危险因素及探讨恶性肿瘤防控措施方面已取得突出成绩，部分高发现场研究处于国际领先水平，已建立起国际声誉。近年来，基于肿瘤高发现场的真实世界研究逐渐从对单一因素的关注过渡到系统的病因学研究，从单纯外环境暴露因素过渡到与对内暴露和生物有效暴露相关的、基于候选策略的生物标志物探索，并从系统医学和多组学技术的发展过渡到不同组学层面的深度整合医学研究。本章主要概述中国肿瘤高发现场的由来、研究特色与主要成果，并对新时代依托肿瘤高发现场的整合流行病学研究提出新思路。

第 1 节　肿瘤高发区和高发现场的由来

一、肿瘤高发区

20 世纪 50 年代，河南林县（现林州市）食管癌的严重危害引起了中央的高度重视。当时在周恩来总理指示下，河南林县食管癌防治研究受到各级政府的关怀和支持，继而开展了华北三省一市肿瘤死亡调查，从而揭开了 1973—1975 年第一次全国死因调查的序幕，这为开展肿瘤防控工作奠定了基础。以 1973—1975 年这一重要的全国性流行病学调查为基础，1979 年研究人员绘制的《中华人民共和国恶性肿瘤地图集》（下文简称《地图集》）以县为单位展示了不同恶性肿瘤年龄调整死亡率的分布特征。《地图集》清楚地表明：恶性肿瘤发病率的地区分布具有非随机性，呈现明显的地区聚集，某些地区的发病率显著高于全国平均水平，且多处于人口密度大、流动性较小、相对封闭的农村地区。这为确定肿瘤高发区提供了直接证据。第一次全国死因调查共覆盖 2392 个县，肿瘤高发县约 600 个，占调查人口的 27.4%。以食管癌为例，除河南林县外，以太行山区为中心，河南、河北、山西交界区的食管癌高发区呈同心圆分布。其他重要发现还包括山东半岛、辽东半岛胃癌高发，广西扶绥和江苏启东等地肝癌高发等。

除县级单位的肿瘤高发区之外，既往还有在村级空间上的肿瘤高发相关报道。华中师范大学的一项研究表明：从 1954 年位于云南个旧的第一个“癌症村”发现，到 2011 年底共有 351 个“癌症村”见诸报道，其中 21 世纪的头 10 年（2000—2009）被称为“癌症村群发年代”。已报道的“癌症村”的空间分布也呈地区聚集性，总体上是东部多于中部，中部多于西部。近 30 年来其重心位置一直在鄂、豫两省交界地区移动，总体上具有自西向东移动的趋势，且分布与河流流域关系十分密切。

二、肿瘤高发现场的界定

肿瘤高发现场是依托肿瘤高发区建立的肿瘤防控相关研究基地。肿瘤高发现场一般需要满足如下条件：①建立在肿瘤高发区，当地恶性肿瘤的年龄标化死亡率应显著高于全国平均水平，且一般以县级为最小单位；②有专业的肿瘤防治机构，以及县、乡、村三级防癌网；③建立基于人群的肿瘤登记机构，能够长期、系统、连续收集肿瘤发病及死亡资料，动态观察肿瘤发病死亡趋势；④有专业技术队伍及医学研究的资源及实践，针对当地高发肿瘤，开展持续性肿瘤防治工作及合作研究，使高发现场成为一个长期、可连续开展工作的固定场所。第一次全国死因调查明确的肿瘤高发区成为后续在全国范围内陆续成立肿瘤高发现场的基础。

三、肿瘤高发现场的工作内容

依托肿瘤高发现场的工作，我国完善了肿瘤登记报告制度及三级防癌网建设。可靠的肿瘤登记资料及对危险因素的监测报告为针对肿瘤防控进行正确决策奠定了扎实基础。我国肿瘤高发现场已开展流行病学等各项研究工作，推动了针对病因的一级预防实践及早诊早治等二级预防措施，取得了重要研究成果，部分高发现场肿瘤防控成效显著。同时，在高发现场加强人才队伍建设及项目质量控制，积累了大量成功经验，为全国肿瘤防控工作起到了积极的示范和带头作用。

（一）开展流行病学等各类研究

肿瘤高发现场的研究工作涵盖了肿瘤流行病学研究的各个层面，主要包括：描述性流行病学研究，描述肿瘤的三间分布及分布的变化趋势等；病因学研究，探究高发肿瘤的可能病因和危险因素；干预研究，通过干预试验评价抑制或清除肿瘤危险因素及补充或促进保护性因素后对肿瘤发生和死亡的效应；分子流行病学研究，通过对肿瘤生物标志物进行研究促进肿瘤预防、诊断及治疗；早诊早治研究，进行筛查策略和早诊早治策略的评价等各研究类型。

（二）开展肿瘤的一级和二级预防实践

肿瘤高发现场是开展肿瘤一级和二级预防的实践基地。在一级预防方面，针对肿瘤的病因和危险因素，可在高发现场开展广泛健康教育和健康促进。对危险因素进行针对性干预，改善生活环境，鼓励居民优化饮食传统和生活习惯等。而在二级预防方面，我国已在肿瘤高发现场广泛开展肿瘤筛查和早诊早治项目。目前正在开展的城市肿瘤早诊早治项目和农村肿瘤早诊早治项目分别在全国 28 个省 57 个城市和 31 个省 194 个县开展（截至 2018 年），其中多个早诊早治项目点均依托具有良好前期工作基础的肿瘤高发现场进行。

（李文庆　许恒敏　尹周一）

第 2 节　依托肿瘤高发现场的真实世界研究

真实世界研究（real world study，RWS）的理念近年来愈发受到重视，其研究数据来源于真实医疗环境，反映实际诊疗过程和真实条件下的患者健康状况。真实世界研究范围不拘泥于临床诊疗评价与决策，推广于现场流行病学、卫生经济学等多个学科领域，以最贴合实际环境的流行病学数据和疾病登记数据产出研究结果，进而制定有效决策。

肿瘤高发现场基于人群的建立，且疾病数据来源稳定，还有大样本、长周期的特点，具有获取真实世界证据、整合多层面研究的价值。自中国肿瘤高发现场建立伊始，在各个现场展开了系列观察性或干预性研究，产出的大量研究结果加深了人们对于肿瘤的认知，推进了肿瘤预防与控制工作。

本节的整合基于多个高发现场真实世界的研

究成果，针对主要高发肿瘤分别探讨高发现场在肿瘤研究领域的独特优势。

一、食管癌

目前，食管癌位居中国恶性肿瘤发病谱的第六位和死因谱的第四位。我国已在河南林县、河北磁县和涉县，以及山东肥城等地区建立多个长期、专项定点现场。因篇幅所限，在此仅以河南林州为代表，介绍中国食管癌高发现场的工作。

林县位于河南省西北部，从 1959 年起逐步建立了三级食管癌防治网，并开展了食管癌和胃贲门癌的发病、死亡登记报告工作，是我国首个建立农村肿瘤登记报告的县（市、区）。林县高发现场自建立以来，开展了一系列研究工作，中国医学科学院肿瘤医院依托林县人群资源探讨食管癌和胃贲门癌的病因和危险因素，并开展化学预防干预试验，取得了重要成绩，与美国国立癌症研究所（NCI）的长期合作被誉为中美合作医学研究的典范。

基于该现场的队列研究和病例对照研究等提示环境、饮食、生活习惯等因素与食管癌发生风险密切相关。20 世纪 80 年代开展的现场流行病学调查发现，林县、磁县、涉县居民均高暴露于致癌物亚硝胺。经调查发现由于水卫生系统的不完善导致居民常饮用含高硝酸盐和亚硝酸盐的井水，同时日常食用熏腊食品的饮食习惯也引起硝酸盐类的过多摄入，从而增加食管癌的患病风险。另外，现场研究表明饮用热饮、吃隔夜食物、盐渍类食物、不规律饮食可增加食管癌的发病风险。然而，与高加索人种不同，目前证据提示，吸烟和饮酒可能并不是林县食管癌高发的主要危险因素。

林县队列研究发现，当地居民维生素 A、B_1、C、E，以及硒、锌等营养素的缺乏可能增加食管癌风险，为此研究者展开了为期 5.25 年的营养干预研究。该研究发现“因素 D”，即硒、维生素 E 和 β－胡萝卜素合剂可显著降低总死亡风险及胃癌特异性死亡风险，该效应在干预结束 10 年后仍在持续，但此后效应逐渐衰减。直至干预结束 25 年后，随访仍发现“因素 B”（维生素 B_2 和 B_3 的合剂）可降低食管癌特异性死亡风险。

基于林县高发现场人群的分子流行病学研究也有一些重要成果。例如，整合林县研究人群的全基因组关联研究（GWAS）表明，10q23 区域的 *PLCE1*（OR 1.34）是食管癌相关遗传易感位点，这一结果与河南肿瘤医院的 GWAS 研究结果一致。

食管癌早期症状不明显，且受高发区经济医疗水平的限制，病患常因不及时就医检查而延误病情，而晚期患者 5 年生存率仅 20%。依托林县食管癌防治研究基地，病理学家沈琼首创食管癌脱落细胞采取器，中国医学科学院肿瘤医院王国清教授积极推广内镜＋食管碘染色＋指示性活检技术在早期食管癌诊断方面的应用等。此外，在内镜检查之前应用DNA 图像定量分析（DNA-ICM）可能是食管鳞癌筛查的可行途径。2004 年 12 月，国家确定林州（原林县）为全国首批食管癌“早诊早治”示范基地。2005 年 9 月，卫生部（现国家卫健委）、中国癌症研究基金会食管癌“早诊早治”课题交由林州组织实施。林州食管癌早诊早治项目取得了一些积极成果。2015 年的一项病例对照研究表明通过内镜筛查可以将食管癌的死亡率降低 47%。

二、胃　癌

胃癌目前仍居中国恶性肿瘤发病谱的第三位和死因谱的第二位。胃癌发病有明显的地域性差别，我国的西北与东部沿海地区胃癌发病率明显比南方地区高。好发年龄在 50 岁以上，男女发病率之比为 2 ∶ 1。胃癌可发生于胃的任何部位，其中半数以上发生于胃窦部、胃大弯、胃小弯及前后壁。绝大多数胃癌属于腺癌，早期无明显症状，故早期诊断率目前仍较低。我国已建立包括山东临朐、福建长乐、辽宁庄河和甘肃武威等多个胃癌高发现场。在此仅以山东临朐现场为例进行介绍。

临朐县隶属潍坊市，地处山东半岛中部，是我国北方的胃癌高发区。自 1983 年起，北京大学肿瘤医院游伟程教授等在山东临朐建立胃癌高发现场，迄今已开展 37 年的流行病学研究和预防工作。临朐现场进行了一系列病例对照和队列研究，探讨胃癌和癌前病变影响因素、癌前病变演变、相关遗传及分子机制，对胃癌发生的自然史及影响因素进行了深入探讨并开展了胃癌预防干预试验，研究成果成为国际癌症研究机构（IARC）制定胃癌预防策略的重要依据。

（一）建立前瞻性队列，探讨胃癌危险因素

1989—1994 年，研究者对 3400 例农村居民（35~64 岁）进行胃癌及癌前病变发生的前瞻性研究。通过流行病学问卷调查、胃镜检查、病理学诊断和分子流行病学研究描绘当地胃癌的流行病学特征，验证了肠型胃癌形成的多阶段演进假说并系统探讨了病因和危险因素。

（二）促进胃癌预防，开展系列干预研究

1995 年，研究者在临朐县纳入 3365 名研究对象，开展了随机、双盲、安慰剂对照的根除幽门螺杆菌（Hp）感染、补充营养素和大蒜素的析因设计干预研究。随访至 7.3 年时，研究发现根除 Hp 感染显著降低了重度胃黏膜病变和胃癌的合并风险。随访至 14.7 年时，研究发现根除 Hp 感染显著降低了胃癌的发病风险，由此成为世界范围内首个明确根除 Hp 感染可降低胃癌发病率的单中心干预研究。近期发表的研究文章报道了随访截至 2017 年的研究结果，Hp 治疗对胃癌发病风险的保护作用持续 22 年（OR 0.48，95%CI 0.32~0.71）。补充维生素可显著降低发病率（OR 0.64，95%CI 0.46~0.91），但补充大蒜素对胃癌发病风险的保护作用并无统计学意义。三种干预措施均导致胃癌死亡风险显著下降。

2002 年起，开展基于 COX-2 抑制剂和 Hp 根除的干预研究，共纳入 1024 例 Hp 感染阳性且患有重度胃黏膜病变的研究对象参与该研究。研究发现 COX-2 抑制剂或 Hp 根除均可显著促进胃黏膜病变的逆转，但同样的效应在 Hp 根除后联用 COX-2 抑制剂者则并不显著。

为最终阐明根除 Hp 可作为预防胃癌的策略，提高整体健康效应，涵盖 184 786 名研究对象的世界最大规模干预试验于 2011 年开始启动。对该干预试验人群的初步分析报告了影响抗 Hp 疗效的相关因素。目前该干预试验仍在持续随访过程中，预期将最终回答根除 Hp 感染的胃癌预防效果及严重不良反应。

（三）开展分子流行病学研究

基于临朐高发现场人群，北京大学肿瘤医院流行病学研究室进行了一系列分子流行病学研究工作，并探索指导预防实践。2012 年之前，山东临朐等胃癌高发现场进行了依赖血清胃蛋白酶原（PG）初筛加高危人群胃镜检查的胃癌早诊早治项目。除呼气试验外，对当地居民 Hp 感染状态的检测还依赖血清学抗体检测。血清学研究发现，血清 CagA 和 GroEL 阳性与重度胃黏膜病变发生风险相关，也是病变进展的独立危险因素。近期的研究进一步验证了两种血清 Hp 相关抗原阳性（Omp 和 HP0305）与胃癌癌前病变的发生显著相关。目前，依托山东临朐高发现场的不同组学层面的分子流行病学研究也在开展。例如，一项微生物组学研究发现，根除 Hp 感染可降低胃内菌群紊乱程度，使其恢复至未感染状态。

三、肺　癌

肺癌是发病率和死亡率增长最快的肿瘤。自 20 世纪 70 年代以来，我国肺癌标化死亡率在 30 年内上升 261.4%，目前发病率和死亡率均为我国恶性肿瘤之首。根据组织学分型，可分为小细胞型和非小细胞型肺癌。肺癌的早期症状不明显，且预后较差，是我国肿瘤防控的重点癌种。我国云南省的个旧、宣威地区已建立肺癌高发现场。由于燃煤、吸烟等环境和生活方式因素与肺癌的发生风险密切相关，在高发现场开展的改炉改灶等干预措施已取得明显成效。

（一）云南宣威高发现场

宣威市位于云南省东北部，自 20 世纪 70 年代至今，云南省宣威市始终是我国肺癌高发地区之一，具有女性高发、地区聚集性高发、农民肺癌高发等特点。1979 年以来，中国预防医学科学院、云南当地卫生防疫部门及美国 NCI 等密切合

作，在全县 120 万人口范围内开展研究，此外还吸引了大量全球卫生研究人员的关注。多年以来各团队开展了包含如下研究在内的大量工作。

1. 开展病因学研究，探索可能的危险因素

既往研究发现，煤烟和不通风炉灶所致室内空气污染、在生活中暴露于极高水平多环芳烃（PAH）是当地肺癌的主要危险因素。近期有研究表明，室内空气污染的延迟效应已超过 30 年，仍然是肺癌的罪魁。在经历改炉改灶后，吸烟对肺癌的不良影响逐渐凸显。研究表明，如不进行烟草控制，烟草使用所带来的危害将进一步增加。

2. 开展分子流行病学研究

由于烟煤中二氧化硅纳米颗粒（SiNP）与宣威肺癌高发有关，研究者深入挖掘其对肺组织细胞的损伤机制，发现 SiNP 通过诱导 THP-1 细胞释放 TGF-α，促进了 BEAS-2B 细胞的增殖和上皮间充质转化。同时，近期的研究探讨了环境暴露和呼吸道微生物菌群的相关性，以及其微生物菌群多样性的减少与肺癌易感性的关系。

宣威现场不吸烟女性或无家族史的人群肺癌发病率较高，研究者初步筛选差异表达基因（DEG）、非编码 RNA（lncRNA、miRNA）等作为该类人群肺癌诊断和预后的体内分子标志物，已报道 MUC16、RARB 和 MAPK11 等与肺癌相关。另外，近年来已开展多项组学相关研究，涵盖 lncRNA、单核苷酸多态性位点（SNP）、全基因组 DNA 拷贝数改变（CNA）、DEG 等。此外，Malhotra J. 等利用宣威等 4 个全球队列进行整合研究，结果不支持“多瘤病毒血清学阳性与不吸烟者肺癌风险增加相关”这一论断。

3. 施行改炉改灶等干预措施

20 世纪 70~80 年代，宣威市进行了大规模的改炉改灶工程，该工程实施后不通风炉灶的使用率和烟煤的使用量均下降。

1992 年开始的一项双向性队列研究结果表明改灶措施与肺癌发病率下降有较强的联系，且下降程度大致与改灶时患者年龄成反比。该研究一方面支持了“燃烧烟煤造成的室内空气污染与宣威地区肺癌有关”的观点，另一方面也表明在我国农村地区实行改灶措施对降低肺癌发病率意义重大。基于该研究队列，研究者认为宣威肺癌的预防应采取以一级预防为主，并分三步走的策略。第一阶段推行改炉改灶措施，降低室内空气污染程度；第二阶段为提倡戒烟；第三阶段在高危人群中开展化学预防和肺癌遗传易感性的研究，促进肺癌早发现和早诊断。

1990—2016 年云南省宣威市肺癌死亡流行趋势分析表明，改炉改灶后，宣威市肺癌死亡虽然仍维持在较高水平，但自 2004 年以后，其整体肺癌标化死亡率已呈现逐步降低趋势。

（二）云南个旧高发现场

个旧市位于云南省南部的红河州，以有色金属工业为主，是闻名中外的锡都。个旧市从 20 世纪 70 年代开展肿瘤登记工作。自 1975 年周恩来指示“一定要解决云南锡矿工人的肺癌防治”以来，国内科研机构及美国 NCI 等进行大量合作项目。研究表明，井下作业环境中有害物质，如氡、氡子体及砷量超标的金属矿尘等是个旧锡矿工肺癌高发的危险因素。近年有研究阐释了个旧矿工肺癌的发病机制，如肺部纤维化可能增加肺癌的患病风险。为改善个旧肺癌的高发病及高死亡率现况，政府和企业投入大量资金，在矿山井下作业环境中建立通风系统，降低矿尘和氡浓度，定期开展对矿工胸部 X 线、痰液脱落细胞涂片等检查。

四、肝　癌

肝癌位居中国恶性肿瘤发病谱的第四位，死亡谱的第三位。以男性多发，45 岁以上群体的平均发病年龄为 53.09 岁。据 GLOBACAN 2018 年统计，我国肝癌的发病患者人数约占全球的 50%，死亡人数约 36 万，其中江苏启东、广西扶绥、广东顺德和福建同安等为中国肝癌的高发区。基于高发区建立的高发现场及肿瘤防治机构展开了多项工作，推进了肝癌的流行病学研究、干预及免疫预防方案及重点人群的筛查与早诊早治项目。在此仅以江苏启东为例。

启东市地处长江入海口，属江苏省县级市。1971 年 7 月，启东建立了覆盖全县的肿瘤防治网；自 1972 年开始，启东建立了肿瘤登记报告系统。长期以来开展了包括如下在内的各项工作。

（一）肝癌流行病学初探及干预措施

肝癌（指肝细胞癌，HCC）的发生受基因、环境与饮食的多重影响。启东高发现场建立初期的流行病学调查发现，乙肝病毒感染、食品中的黄曲霉毒素及饮用水中的微囊藻毒素可显著增加肝癌的发病风险。在启东地区 90% 的原发性肝癌伴有乙肝病毒的感染，同时当地的玉米受黄曲霉毒素污染严重，居民以玉米为主食的饮食习惯易导致黄曲霉毒素的感染，进而增加患病风险。微囊藻毒素为河水中常见的有机污染，而高发地区居民的不良饮用水习惯使微囊藻毒素通过消化道进入人体，产生毒素而导致肝损伤。但研究尚不能证明 HCV 对于启东人群肝癌发生的风险。

在政府施行改水工程与主粮结构调整后，居民食用粮食主要以大米为主，饮用水源改良为深井水。经过数十年的干预与宣教，居民血样中的黄曲霉毒素加合物含量由 1989 年的 19.89pg/mg 逐步降至 2009 年及 2012 年的不可检出水平，饮用管道自来水的住户也增至 99%。母婴垂直传播是我国乙肝蔓延和高发的主要原因，故自 1985 年针对新生儿实施乙型肝炎疫苗的预防性免疫接种，并提高免疫接种覆盖率。自 1991 年起，启东市新生儿接种乙肝疫苗已纳入计划免疫。经启东队列研究表明，HBV 疫苗的 10 年保护率为 76%，大大降低成年后 HBV 感染风险及其他肝病风险。

（二）筛查与早诊早治促进肝癌二级预防

20 世纪 70 年代，启东现场就应用甲胎蛋白（AFP）检测进行大规模人群筛查。出于卫生经济学的考虑，20 世纪 80 年代学界提出选择特定高危人群进行筛查，即乙型肝炎表面抗原（HBsAg）阳性、30~59 岁男性。筛查结果显示，高危人群中肝癌发生率可达 1599.38/10 万，其中Ⅰ期患者占 86.67%。自 2007 年起开展的肝癌早诊早治项目对 HBsAg 阳性者每年进行 2 次 AFP 检测和 B 超联合检查，这一检查对肝癌的“三早”预防有显著成效。

（三）开展遗传易感性研究

多个队列研究已证实黄曲霉毒素和乙肝病毒的体内标志物（血清 AFB1 白蛋白加合物和尿液中 AFB1-DNA 加合物）与肝癌的相关性，以及二者的交互作用。

TP53 是人体内重要的抑癌基因。1994 年，Duflot A 等在启东肝癌病理组织检测到 *TP53* 基因的突变热点，即在 249 密码子（R249S）的第 3 碱基对位置发生 G—C → T—A 突变。Zhang 等进一步进行了测序研究发现，*TP53* 突变的主要模式为 G>T 转位，且突变频率极高（81.6%），主要基因型为 *R249S* 热点突变。其他突变基因包括 *TERT*、*AXIN1*、*CTNNB1* 和 *ADGRB1*。

对于 *HBx* 基因突变的研究表明，血浆中高浓度 HBV 双突变（1762T/1764A）的表达更易诱发肝癌（OR 6.72，95%CI 4.66~9.68），且 HBV 载量更高。Wu 等发现 HBV 逆转录酶中 A799G、A987G 和 T1055A 是原发性肝癌（HCC）的独立危险因素，且突变的诊断前发生特性可作为 HCC 的预测标志物。一项队列研究证明 pre-S 缺失和 pre-S2 起始密码子突变与肝癌的发生独立相关，且随病程进展而产生分子层面的改变；后续证明了 HBV 病毒 *C* 基因突变数量对肿瘤风险的显著生物学差异。

此外，基于高发现场的基因组数据揭秘了 *HJURP* 基因中 rs3771333 位点、NEIL1 罕见位点等可能与中国人群的肝癌易感性相关。

（四）肝癌防治工作初见成效

为了更好地开展肝癌防治研究工作，我国先后成立“启东肝癌防治研究所”等专项机构，启东的肿瘤登记处在 20 世纪 90 年代被国际肿瘤登记协会（IACR）吸收为会员机构，部分肿瘤资料已被收录入《五大洲癌症发病率》。经过多年努力，启东肝癌的 5 年相对生存率从 20 世纪 70 年代约 2%、80 年代 2%~3%、90 年代 4%~5%，到 21 世纪初 5%~7%，处于缓步提升中。另一项基于 50 年（1958—2007 年）数据的分析发现，肝癌仍是启东地区肿瘤的主要死亡原因，粗死亡率持续上升，但年龄标准化死亡率却呈下降态势，特别是青少年肝癌死亡率呈持续下降趋势，表明启东抗击肝癌工作取得初步成效。

五、宫颈癌

宫颈癌是最常见的妇科恶性肿瘤，人乳头状瘤病毒（HPV）是该病发生的最主要危险因素。原位癌高发年龄为30~35岁，浸润癌为45~55岁，近年来其发病有年轻化的趋势。早期宫颈癌治愈率高，预后相对好。近几十年宫颈细胞学筛查的普遍应用、健康教育的加强，以及宫颈癌疫苗的接种，使宫颈癌得以早期发现、早期诊断和早期治疗，宫颈癌的发病率和死亡率已有明显下降。在此仅以山西襄垣为例进行介绍。

襄垣县位于山西省东南部，第一次全国死因调查显示襄垣县是我国宫颈癌的高发地区。之后在该地开展了多项科学研究及早诊早治等工作。

（一）开展流行病学等研究工作

1987年中国医学科学院在当地卫生机构和女性联合会的支持下，派遣多学科医疗队开展研究工作。研究的一大亮点是发现导致子宫颈癌的HPV的一个新基因组*HPV*58。1999年，当地建立筛查队列，共纳入1997例35~45岁女性，分别于2005年、2010年、2014年进行细胞学和高危型人乳头状瘤病毒（HR-HPV）检测，并分析宫颈上皮内瘤变（CIN）分级进展与回退的变化趋势及影响因素。通过分析近15年的随访数据、以$CIN2^+$为终点的HR-HPV患病率变化及宫颈癌癌前病变风险，发现HR-HPV阳性增加了$CIN2^+$的风险；同时明确了E16癌蛋白等标志物对于细胞学分诊的意义。

（二）筛查早诊早治工作的进展

2004年山西襄垣县妇幼保健院成为全国首批“宫颈癌早诊早治示范基地”。示范基地建立后，研究者在各级卫生机构的支持下开展了一系列的工作，探索适宜于中国农村地区宫颈癌筛查和早诊早治的方案。2009年，我国政府启动了覆盖4000万女性的公共卫生重大专项——农村女性“两癌”筛查项目。襄垣县作为国家项目点之一，自2009—2015年承担该县适龄女性的宫颈癌筛查任务，共筛查62 618名女性，为国家宫颈癌筛查项目的评价和优化提供理论依据。证据表明，HPV检测是首选的宫颈癌初筛方法，在资源匮乏地区，培训合格的基层医生使用醋酸/碘染色后肉眼观察（VIA/VILI）或采用新柏氏液基细胞学（TCT）方法对适龄女性开展宫颈癌筛查是有效的备选方案。2019年，襄垣县疫苗临床科研基地建立，并启动九价HPV疫苗Ⅲ期临床研究项目，为HPV疫苗预防接种工作进行评价工作。

近年来，襄垣县的筛检工作逐步拓展，从单一地域拓展为襄垣、阳城、沁县和武乡县的多中心宫颈癌筛查队列，同时建立乳腺癌、宫颈癌、生殖道感染等女性疾病的联合筛查项目。

六、结直肠癌

结直肠癌又称大肠癌，是指大肠上皮来源的癌症，包括结肠癌与直肠癌，病理类型以腺癌最为常见，好发于40岁以上中老年人，且男性多于女性。结肠癌中右侧结肠癌比左侧结肠癌恶性程度高。浙江嘉善和海宁等地已开展结直肠癌高发现场研究工作，现仅以浙江嘉善为例进行介绍。

嘉善县是浙江省嘉兴市下辖县。全国第一次死因回顾调查显示，嘉善县大肠癌调整死亡率为22.6/10万，同期全国平均水平为3.54/10万。因此，1978年国家在嘉善县建立全国结直肠癌防治研究现场，并后续成立嘉善县社区肿瘤专项防治机构。2005年，嘉善县被确定为“结直肠癌早诊早治示范基地”，2007年起实施“中央财政转移支付大肠癌早诊早治项目”。嘉善县高发现场在数十载现场与科研工作的整合中，取得了几方面的成果。

（一）初步明确嘉善县居民结直肠癌发病的相关因素

目前已进行一些流行病学研究，探讨结直肠癌的相关环境和遗传因素等。浙江大学陈坤等对于结直肠癌的巢式病例对照研究表明，黏液血粪便史、红烧鱼、混合饮用水源是结肠癌和直肠癌的危险因素，尚不能证明饮酒、饮食习惯与结直肠癌发病风险的关系。近期基于肠道微生物菌群的研究探讨了丁酸盐对抗结直肠癌的潜在应用价值。

（二）制定评价筛检方案，开展早诊早治项目

1989—1990 年，依托国家科研攻关项目，建立无症状人群大肠癌筛检方案，全县随机选取 10 个乡镇进行结直肠癌筛查，受检人数 62 667 人，在其后 10 余年随访中，结直肠癌累积死亡率下降 15% 左右，其中直肠癌下降了 31%。2007 年以来，嘉善县依托“中央财政转移支付癌症早诊早治项目”，以 40~74 岁健康人群为对象，展开全县各社区的结直肠癌筛查，截至 2012 年底共筛查 10.78 万人，对检出的 124 例大肠癌进行及时切除，有效降低了结直肠癌死亡风险。

七、鼻咽癌

鼻咽癌是一种发生于鼻咽黏膜的恶性肿瘤，也是一种比较凶险的肿瘤。在我国发病率呈现南高北低现象，广东、广西、湖南、江西和海南高发。本节以广东省四会市、中山市鼻咽癌高发现场为例介绍鼻咽癌现场工作。

（一）鼻咽癌高发现场流行趋势和危险因素

2006 年全国第三次死因调查中，鼻咽癌死亡率呈明显下降趋势，发病率也基于各抽样点有不同程度的下降，但四会市发病率无下降趋势。鼻咽癌发病呈现明显的性别差异，男性发病风险比女性高，男女发病的性别比约为 2 ∶1。鼻咽癌的发病年龄比其他常见癌种（如肺癌、食管癌、胃癌）早，30 岁后发病风险急剧上升，在 55 岁达到高峰，70 岁后发病风险下降。

基于广东省四会市、中山市的鼻咽癌高发现场综合防治研究中，家系研究和移民流行病学研究均证实鼻咽癌的家族聚集性及遗传易感性。此外，研究表明，吸烟、腌制食品、木尘、棉尘的职业暴露及室内空气污染可增加鼻咽癌的发病风险。

（二）鼻咽癌筛查及新监测指标的研究

2006 年以来，广东省四会市确定为卫生部鼻咽癌早诊早治示范基地，并在卫生部早诊早治项目资助下开展以 EB 病毒检测为初筛手段、鼻咽纤维镜和病理活检为确诊手段的健康居民鼻咽癌筛查。从 2008 年开始，在中山市及四会市开展了一项前瞻性随机对照筛查试验，检测血清两项抗 EBV 抗体，并针对中高危人群展开复检或诊断性检查。

已证实 EB 病毒 IgA 抗体增高是鼻咽癌的特征，VCA/IgA、EA/IgA 和 EDAb 是鼻咽癌早期诊断、预后判断、人群筛查具有实用价值的指标；ELISA 法检测 ZEBRA/IgG 诊断鼻咽癌较免疫酶法检测 VCA/IgA 特异性高；ZEBRA/IgG 可以作为鼻咽癌的一种标记物，适用于高发区人群筛查。随后进行了筛查方案的优化，如 ELISA 结合 VCA-IgA 和 EBNA1-IgA 等。

（李文庆　许恒敏　尹周一）

第 3 节　高发现场整合医学研究思路

一、多学科整合共助肿瘤防控

整合是时代发展的需求，也是解决划时代难题的法宝。疾病的复杂多变提示单一知识或技术难以解决根本问题，要把大量知识技术进行整合以形成新的医学知识体系为人类健康服务。在肿瘤学领域，整合的观念至关重要。依托高发现场的医学研究如果只局限于单一学科思维将难以发展和进步，整合思维下多学科协同是必然的趋势。在肿瘤诊疗、护理等领域，多学科协作一直发挥着重要作用。肿瘤高发现场的防治研究工作同样需要整合多学科要素。预防医学、临床医学、生物信息学、计算机科学、伦理学等多学科整合能够促进肿瘤高发现场数据的搜集、研究的开展、疾病早诊早治等工作顺利进行。具体可考虑以下方面：

（一）互联网 + 肿瘤登记的创新

新时代下，肿瘤登记工作应依托互联网和人工智能技术，实现肿瘤登记监测数据的自动抓取以降低人力成本；依托区块链技术，提高登记数据的质量和可信度；依托大数据深度挖掘和信息化技术，提高数据连续性、时效性，为循证决策支持提供有效依据。肿瘤高发现场已具备悠久的肿瘤登记历史、丰富的实践经验及三级防癌网等优势资源，更容易利用互联网 + 多学科条件创新肿瘤登记新模式，促进现场焕发生机活力。充分应用多学科思维、信息化新技术等条件，整合传统肿瘤登记数据，优化高发现场肿瘤登记监测机制，已是大势所趋。

（二）多学科背景下的大数据整合

近年来，高通量测序技术发展迅速，积累了基因组、表观组及转录组等多维度生物医学数据，为肿瘤的预防研究和机制探索提供了条件和基础。未来应继续推进早诊早治项目的评估、筛查、随访、生物样本等一体化管理，实现肿瘤登记、医学研究及大数据利用分析的整合发展。

（三）多学科思维下的肿瘤防控

肿瘤高发现场积累了大量的多学科数据，应依靠大数据平台进行转化落实，从而为防治工作提供指导性意见。如应用于肿瘤的机制研究、个体化干预、预测模型构建等，从而促进早诊早治模型优化，最终促进生存率的提高。同时应从伦理学的角度对相关问题进行规范，如高发现场研究中安慰剂的使用、干预队列暴露分配、研究对象个人隐私、研究的伦理学审查等问题。

为加强肿瘤高发现场的多学科建设，需要政府的大力支持与资金投入。需要加强多学科人才队伍建设，高发现场研究工作进一步开展需要更多具有专业技能和整合意识的新型人才队伍。提高多学科整合意识至关重要，应改变以往单一学科单一模式的惯性，重视多学科的交融发展在高发现场的实际应用，提高整合意识。继续发扬“领导、专家、群众相整合，现场、实验室、临床相整合，早诊、早治、预防相整合”的指导原则，充分利用恶性肿瘤早诊早治平台，在多学科整合思维下将高发现场肿瘤防控工作推向新高度。

二、高发现场协同的多中心研究

近年来，多中心研究不再拘泥于临床试验的应用范围，开始推广于流行病学调查、现场干预试验等。例如，采用相同研究方案，在山西阳城、深圳和沈阳三地进行的中国女性 HPV 病毒感染的多中心横断面研究，探究了中国特有的优势感染型别及不同城乡人群的专项 HPV 防治策略；2012 年，由 24 家医学机构展开的 10 002 例淋巴瘤流行病学研究，通过回顾其病理切片和临床资料，分析了中国淋巴瘤的流行病学特点和亚型分布。

中国肿瘤高发现场的建立已有数十载经验，涵盖多类恶性肿瘤的研究，但大多为分散孤立的研究模式，其结果往往囿于地区性特征和研究方法的差异等，且单一中心样本量往往较小，限制了研究结果外推的能力。恶性肿瘤相对于其他疾病发病率低，收集肿瘤患者的数据资料往往耗时久、成本高，因此基于高发现场的多中心研究有利于病例数量的积累。例如，一项关于食管癌高危因素的研究选取河北磁县、河北歙县、河南林县、山东肥城、辽宁庄河等5个食管癌、胃癌高发区和高质量的肿瘤登记资料，随机抽取250例下段食管癌的病例与对照组进行分析，探讨饮食习惯、生活方式和遗传因素等对于食管癌易感性的影响。总体来看，国内基于肿瘤高发现场的多中心研究较为缺乏，如同基于其他情境的多中心研究一样，基于高发现场的多中心研究也需要缜密的筹划和精细的组织管理过程。

首先，规范化肿瘤登记资料与现场调查。国内高发现场虽数目众多，但质量参差不齐。需明确研究所需高发现场的入选标准，并对肿瘤登记资料进行统一化管理及质量控制，保证整合研究的一致性。对于需要施加干预的现场试验性或问卷调查类多中心研究，需要整合各中心实验员、调查员进行统一培训，并设立监督员进行现场工作的监管与反馈，包括资料登记、随机分组、资料采集与提交、实地和资料可靠性核查等。

其次，对于各中心上报整合的数据，由牵头单位建立数据库进行实时管理，安排统计专员进行数据的更新、整合、数据清洗，以及后期的统计分析处理等。对于样品，应当建立生物样本库进行统一存放，在各中心收集、储存、运送过程中保证样品的无污染及冷藏冷冻要求，做到及时送检、保护样品，并同时上报样品对应的登记信息，以后续进行研究。

同时，我国多中心伦理审查问题尚需完善。2019年，管宇萌等以美国国立癌症研究所（NCI）为例，倡导我国确立一元制的审查模式，设置不同类型中心伦理委员会，建立组长单位中心审查网站等多中心伦理审查建议。在各中心的高发现场，也应当严格遵守执行研究的伦理要求，如告知患者或其监护人并获取知情同意后，才可进行样品或信息采集。

总体来说，高发现场的合作性研究，即多中心研究，虽意在以潜在的研究价值实现共赢，但对于多现场的规范化和标准化也提出了更高要求和更大挑战。此外，破除单中心壁垒，实现数据共享，也是多中心合作需要面对的一道难题。

三、现场管理与监测模式的规范与创新

（一）强化政府支持力度，规范高发现场管理

多年来，我国肿瘤高发现场在肿瘤危险因素识别、一级预防和二级预防方面取得一系列重要成绩，依托肿瘤高发现场的研究工作成为我国肿瘤防治工作的亮点之一。

但中国肿瘤高发现场的发展也存在一些问题。在2002年全国肿瘤高发现场防治研讨会（江苏启东）上，专家估计：截至2002年底，1/3原有现场已名存实亡，1/3工作时断时续，仅1/3现场能够正常工作。可能的原因包括投入不足和经费短缺，造成高发现场工作停顿、人员流失等。此外，曾有研究表明，肿瘤高发现场缺乏全国统一的管理机构，许多高发现场由于缺少当地卫生行政部门的参与和直接领导以致工作难以开展。

未来肿瘤高发现场管理工作应从问题中汲取经验，可从以下三个方面进行考虑。①强化政府支持力度：为服务“健康中国”战略目标，各级政府应高度重视高发现场建设，将高发现场工作质量作为评估当地公共卫生工作的重要内容之一。②统一监管，精准施策：政府可建立专门的管理机构，并加强对于高发现场的整体把控和监督，保持高发现场工作的生命力，有序开发新的防治现场，以此推动整个农村乃至全国的肿瘤防治工作。同时加强对于各地方高发现场的指导工作，依据地方特色精准施策，制定适合有效的现场运行办法。③不断加强现场自身建设：高发现场自身应加强自身体系及工作机制的完善，促进多学科多团队合作及成果转化落实，发挥实效，实现高发现场的可持续发展。

（二）完善肿瘤登记制度，创新优化监测模式

各高发现场自建立以来有序开展肿瘤登记工作，并逐步建立县、乡、村三级防癌网。登记制度的完善及危险因素的监测对于相关研究工作推进及抗癌实践工作至关重要。目前，部分高发现场已成为我国肿瘤登记中心示范基地。然而登记报告工作仍然存在漏报、错报等现象。由于高发现场基础数据缺如或不够详细，使得很多工作难以评价，肿瘤登记与危险因素监测等工作的滞后也制约着肿瘤防治工作的进展。

在下一步的工作中应继续加强对于基层人员的培训，提高工作人员的专业性及主动性。加强三级防癌网的紧密性建设，尽量避免漏报错报，使信息上报及监测能够准确、全面、及时。另外，需要不断创新登记及监测模式：利用互联网 + 模式健全死因监测和肿瘤登记报告制度，利用科技创新为高发现场登记制度注入活力。结合现代信息、网络技术，持续推进高发现场及全国范围肿瘤登记信息化建设，构建肿瘤防控大数据平台，加强数据深度挖掘共享使用，为肿瘤诊治提供决策支持。

（三）早诊早治持续开展，发挥基地示范作用

早诊早治是高发现场的一项重要工作内容，我们曾经面临在利益驱使下筛查及早诊早治逐渐让位于临床诊疗的问题。2004 年，卫生部（现国家卫健委）等发布相关文件，标志着我国肿瘤早诊早治工作进入快速发展阶段。依托肿瘤高发现场，从农村高发的食管癌和宫颈癌筛查及早诊早治工作的起步，逐步扩展至多个癌种，在中央财政转移支付项目的支持下，肿瘤早诊早治示范基地不断扩大，并取得良好效果。目前，早诊早治项目仍旧存在一定问题，如有研究表明，肝癌筛查仍面临人群依从性差、成本高、筛检方法待优化等障碍。只有提高人群参筛率和早诊率，才能有效地提高肝癌筛查的效率。

因此，针对现存问题仍应做出以下努力：①加强全民重视程度，形成预防为主长效机制。在政府的支持下加强对于筛查及早诊早治的重视程度，树立“预防为主”的意识并形成长效机制促进落实。②积极探索早诊早治新模式。部分筛检方法仍需优化，应根据癌种地区等进行积极实践探索。③考虑效益选择最优。考虑疾病本身防治意义的同时考虑社会和经济效益，使用卫生经济学指标进行评价，选择最优的筛查模式，发挥基地示范作用。

四、宿主 – 基因 – 环境因素的整合

恶性肿瘤是一种多病因、多过程、多结果的全身性复杂疾病，涉及基因组、转录组、蛋白质组、代谢组等多个层面的分子网络系统变化。这就意味着，任何单一层面的研究都可能存在一定局限性。传统流行病学研究关注宏观层面。而在微观层面，从最初候选策略，到如今分子生物学理论发展和各种组学新技术的勃兴，有助于对肿瘤发病机制、影响因素等进行深层次研究，为现场流行病学的发展注入新活力。

依托高发现场的整合医学研究首先是传统流行病学与分子流行病学的整合。传统流行病学仅局限于对外环境危险因素暴露的评估，但暴露因素测量的准确性常常受到质疑，机体相关内暴露和生物学有效暴露的研究也受到了极大限制。分子流行病学整合分子生物学、遗传学等学科理论及高通量技术，从分子水平上深入探讨人群危险因素暴露、癌前病变、肿瘤形成等过程中的相关遗传和宿主因素，发现有意义的生物标志物，探究肿瘤发生的机制，促进肿瘤的预防和控制。

依托高发现场的整合医学研究还应包括对内外暴露因素的系统整合。除遗传层面的组学研究，暴露组（exposome）的概念于 2005 年提出，旨在揭示引发肿瘤风险的外部环境因素。随着高通量测序的发展，全暴露关联研究（ExWAS）以更为综合的数据模型筛选与肿瘤相关的环境暴露因子。例如，Vincent 等在病例有乳腺癌或根据与乳腺癌相关的表型测量（如慢性炎症和乳腺密度）确定的情况下，利用病例对照研究评估环境组与基因交互作用及对乳腺癌相关生物学途径或健康结局事件的关系。

依托高发现场的整合医学研究还应包括不同组学层面的整合。多组学研究具备如下优点：第一，深层次挖掘候选致病因子。通过整合基因组学和转录组学数据，分析肿瘤发生的多个微观连续事件，包括基因突变引起表达水平的变化，以及在转录调控、翻译、翻译后修饰等多种形式的调控。根据候选因子在不同层面的变化，锁定致病靶点。第二，构建基因调控网络。生物体中的基因、mRNA、调控因子、蛋白之间的相互作用构成了网状关系，即调控或因果关系，需要构建基因调控网络并将其相互联系，从而更深入的认识复杂性状的分子机制和遗传基础。第三，多组学整合分析。DNA 层面筛选的候选基因在转录水平的展示，RNA 层面显著差异表达基因在基因组突变的情况分析，以及关键基因在通路的富集分析等整合分析内容，可互为印证，夯实证据。

目前的多组学整合研究仍多以临床研究为主。例如，邵志敏等基于多组学进行三阴性乳腺癌（TNBC）分型和治疗策略研究，建立 465 个初级原发 TNBC 的基因组和转录组多组学图谱，发现中国 TNBC 病例显示更多 *PIK3CA* 突变和 LAR 亚型；并利用转录数据将 TNBC 分为四种亚型，以及通过多组学研究鉴定在 4 种 TNBC 亚型中的潜在治疗靶点。另外，2017 年在《细胞》发表的《整合多组学研究肝癌发展分子机制》一文中，研究者通过全外显子组测序和 DNA 拷贝数分析了 363 例肝癌病例，并通过 DNA 甲基化、RNA、miRNA 和蛋白质组表达分析了 196 例肝癌病例，为肝癌分子分型和寻找治疗靶点提供了重要证据。目前尚缺乏依托高发现场的多组学整合医学研究。

相较于其他情境，肿瘤高发现场工作具有开展整合医学研究的独特优势。肿瘤高发现场样本来源稳定，大多有数十年的工作经验和大量的样本积累，且样本数据具有完整性、真实性和可靠性。另外，人群同质性较好，易于控制一些潜在的因人群异质性导致的混杂因素影响，得到更为稳健可靠的研究结论。

五、结　语

近年来，生物医学各学科的不断发展和各种新技术新手段的不断涌现为更全面精确地测量肿瘤环境和生活方式危险因素的内暴露与外暴露水平、评价宿主和遗传相关因素提供了无限可能，也为肿瘤流行病学和预防研究不断提供新的发展契机。将高发现场的研究结论转化到肿瘤防控实践中是我们的研究目标。整合医学的新时代呼唤整合医学的新思维。我们需要植根中国特点的肿瘤高发现场，利用我们的优势资源不断贯彻整合理念，结合不同学科的新思想和新技术对肿瘤相关环境、遗传和宿主因素进行全面整合评价，建立系统化的肿瘤风险预测模型，并针对不同病因靶点进行有效干预，才能最终实现恶性肿瘤的精准预防和控制，为实践健康中国战略作出贡献。

（李文庆　许恒敏　尹周一）

参考文献

[1] 孙鑫，谭婧，唐立，等．重新认识真实世界研究．中国循证医学杂志，2017, 17(2):126–130.

[2] Lin Y, Totsuka Y, Shan B, et al. Esophageal cancer in high-risk areas of China: research progress and challenges. Annals of epidemiology,2017, 27(3):215–221.

[3] Wang SM, Taylor PR, Fan JH, et al. Effects of Nutrition Intervention on Total and Cancer Mortality: 25-Year Post-trial Follow-up of the 5.25-Year Linxian Nutrition Intervention Trial. Journal of the National Cancer Institute,2018, 110(11):1229–1238.

[4] Wang M, Hao C, Ma Q, et al. DNA image cytometry test for primary screening of esophageal cancer: a population-based multi-center study in highrisk areas in China. Chinese journal of cancer research = Chung-kuo yen cheng yen chiu, 2016, 28(4):404–412.

[5] Chen Q, Yu L, Hao C, et al. Effectiveness evaluation of organized screening for esophageal cancer: a case-control study in Linzhou city, China. Scientific reports,2016, 6:35707.

[6] Wang M, Hao C, Xie S, et al. Efficacy of endoscopic treatment on patients with severe dysplasia/carcinoma in situ of esophageal squamous cell carcinoma: A prospective cohort study. Chinese journal of cancer research = Chung-kuo yen cheng yen chiu,2019, 31(2):357–365.

[7] Li WQ, Zhang JY, Ma JL, et al. Effects of Helicobacter pylori treatment and vitamin and garlic supplementation on gastric cancer incidence and mortality: follow-up of a randomized intervention trial. Bmj,2019,366:l5016.

[8] Pan KF, Zhang L, Gerhard M, et al. A large randomised controlled intervention trial to prevent gastric cancer by eradication of Helicobacter pylori in Linqu County, China: baseline results and factors affecting the eradication. Gut,2016,65(1):9–18.

[9] Guo Y, Zhang Y, Gerhard M, et al. Effect of Helicobacter pylori on gastrointestinal microbiota: a population-based study in Linqu, a high-risk area of gastric cancer. Gut,2019,319:12–19

[10] Shi Y, Zhang Y, Zhang L, et al. Telomere Length of Circulating Cell-Free DNA and Gastric Cancer in a Chinese Population at High-Risk. Frontiers in oncology,2019,9:1434.

[11] 刘利群 , 万霞 , 陈功博 , 等 . 云南省宣威市肺癌危险因素研究 . 中国肺癌杂志 ,2017，20(8):528–537.

[12] 何晨晖 , 张艳亮 . 云南宣威肺癌流行病学研究及进展 . 世界最新医学信息文摘 ,2019,19(6):110–111,3

[13] Liu L, Liu X, Ma X,et al. Analysis of the associations of indoor air pollution and tobacco use with morbidity of lung cancer in Xuanwei, China. Sci Total Environ,2019(717):135232.

[14] 周心玫 , 刘晓燕 , 刘利群 , 等 .2014—2016 年云南省宣威市 6 个乡镇吸烟所致肺癌死亡风险估算 . 首都公共卫生 , 2019, 13(5):246–249.

[15] Li Y, Li H, Duan Y, et al. Blockage of TGF-alpha Induced by Spherical Silica Nanoparticles Inhibits Epithelial-Mesenchymal Transition and Proliferation of Human Lung Epithelial Cells. BioMed research international,2019(2019):8231267.

[16] Hosgood HD 3rd, Mongodin EF, Wan Y, et al. The respiratory tract microbiome and its relationship to lung cancer and environmental exposures found in rural china. Environmental and molecular mutagenesis,2019,60(7):617–623.

[17] Li R, Liu Y, Wang T, et al. The characteristics of lung cancer in Xuanwei County: A review of differentially expressed genes and noncoding RNAs on cell proliferation and migration. Biomedicine & pharmacotherapy, 2019, 119:109312.

[18] Kanwal M, Ding X J, Song X. MUC16 overexpression induced by gene mutations promotes lung cancer cell growth and invasion. On cotarget,2018,9(15):12226–12239.

[19] Wu H, Meng S, Xu Q, Wang X, et al. Gene expression profiling of lung adenocarcinoma in Xuanwei, China. European journal of cancer prevention : the official journal of the European Cancer Prevention Organisation (ECP),2016,25(6):508–517.

[20] Wang X, Li J, Duan Y, et al. Whole genome sequencing analysis of lung adenocarcinoma in Xuanwei, China. Thoracic cancer,2017，8(2):88–96.

[21] Zhang Y, Xue Q, Pan G, et al. Integrated Analysis of Genome-Wide Copy Number Alterations and Gene Expression Profiling of Lung Cancer in Xuanwei, China. PloS one, 2017，12(1):e0169098.

[22] Malhotra J, Waterboer T, Pawlita M, et al. Serum biomarkers of polyomavirus infection and risk of lung cancer in never smokers. Br J Cancer,2016,115(9):1131–1139.

[23] 刘晓燕 , 刘利群 , 邹小农 , 等 . 1990—2016 年云南省宣威市肺癌死亡流行特征分析 . 中国医学科学院学报 ,2019，41(3):338–343.

[24] 王建宁 , 秦明芳 , 文卫华 , 等 . 2014 年云南省个旧市恶性肿瘤发病与死亡分析 . 中国肿瘤 , 2018，27(10):757–762.

[25] Bray F, Ferlay J, Soerjomataram I, et al. Global cancer statistics 2018: GLOBOCAN estimates of incidence and mortality worldwide for 36 cancers in 185 countries. CA: a cancer journal for clinicians, 2018，68(6):394–424.

[26] 陈建国 , 张永辉 , 朱健 , 等 . 启东肝癌的早诊早治及筛查效果评价 . 中华肿瘤杂志 ,2017,39(12):946–951.

[27] Zhang W, He H, Zang M, et al. Genetic Features of Aflatoxin-Associated Hepatocellular Carcinoma. Gastroenterology,2017, 153(1):249–262.e2.

[28] Minko IG, Vartanian VL, Tozaki NN, et al. Characterization of rare NEIL1 variants found in East Asian populations. DNA repair,2019,79:32–39.

[29] Chen J G, Zhu J, Wang G, et al. Qidong: a crucible for studies on liver cancer etiology and prevention. Cancer Biol Med,2019, 16(1):24–37.

[30] Chen JG, Zhu J, Zhang YH, et al. Cancer survival in Qidong between 1972 and 2011: A population-based analysis. Mol Clin Oncol,2017,6(6):944–954.

[31] 甘膺元 , 邓伟 , 黄天壬 , 等 . 广西扶绥县肝癌高危人群 HBV S 区基因突变与原发性肝癌的相关性研究 . 中国癌症防治杂志 ,2017,9(3):181–185.

[32] 魏斐斐 , 廖燕 , 赵瑞强 , 等 . 广西扶绥县壮族人群 ATF 5 基因多态性与肝癌家系遗传易感性的关系 . 中国肿瘤生物治疗杂志 ,2016,23(6):835–839.

[33] 毛赛兰 , 何承诚 , 赵瑞强 , 等 . 广西扶绥县壮族肝癌家系人群 Itgb1 基因多态性与肝癌遗传易感性的研究 . 中国癌症防治杂志 ,2016,8(2):78–82.

[34] Huang W, Zhang H, Hao Y, et al. A Non-Synonymous Single Nucleotide Polymorphism in the HJURP Gene Associated with Susceptibility to Hepatocellular Carcinoma among Chinese. PloS one, 2016，11(2):e0148618.

[35] 郭辉 . 广西扶绥壮族人群 MASP1、TAGLN2 基因单核苷酸多态性与肝癌家系遗传易感性研究 [硕士]: 广西医科大学, 2019.

[36] 孙燕 . 中国肿瘤防治工作进入新时期 . 科技导报 ,2016, 34(20):14–17.

[37] Zhang Q, Hu SY, Feng RM, et al. Prevalence of human papillomavirus infection and risk of cervical cancer or precancerous lesions in 15 years follow up: a prospective cohort study. Zhonghua Zhong Liu Za Zhi,2016, 38(10):792–797.

[38] Zhang Q, Dong L, Hu S, et al. Risk stratification and long-term risk prediction of E6 oncoprotein in a prospective screening cohort in China. International journal of cancer,2017, 141(6):1110–1119.

[39] Wang M, Hu S, Zhao S, et al. Accuracy of triage strategies for human papillomavirus DNA-positive women in low-resource settings: A cross-sectional study in China. Chinese journal of cancer research, 2017, 29(6):496–509.

[40] 史少东 , 贾萌萌 , 王少明 , 等 . 山西省襄垣县 2009~2015 年农村女性宫颈癌筛查项目结果分析 . 中国肿瘤 , 2017, 26(7):536–539.

[41] Wu X, Wu Y, He L, et al. Effects of the intestinal microbial metabolite butyrate on the development of colorectal cancer. Journal of Cancer, 2018，9(14):2510–2517.

[42] Ji MF, Sheng W, Cheng WM, et al. Incidence and mortality of nasopharyngeal carcinoma: interim analysis of a cluster

randomized controlled screening trial (PRO-NPC-001) in southern China. Annals of oncology: official journal of the European Society for Medical Oncology, 2019, 30(10):1630–1637.

[43] 樊代明 . HIM, 医学发展新时代的必然方向 . 医学争鸣 ,2017, 8(1):1–10.

[44] 魏文强 , 赫捷 . 大数据信息化背景下我国肿瘤登记工作的思考 . 中华肿瘤杂志 , 2019, 41(1):15–18.

[45] Berger ML, Curtis MD, Smith G, et al. Opportunities and challenges in leveraging electronic health record data in oncology. Future Oncol,2016,12(10):1261–1274.

[46] 王立东 , 宋昕 , 赵学科 , 等 . 河南省食管癌高发现场防治和实验室研究 60 年回顾与展望 . 郑州大学学报 (医学版),2019, 54(2):149–160.

[47] 魏文强 , 沈洪兵 . 中国癌症防控历史、现状与展望 . 中华疾病控制杂志 ,2019,23(10):1165–1168,1180.

[48] 张雷 , 郝纯毅 , 廖红舞 , 等 . 公共卫生伦理学的主要问题与核心价值 . 中国医学伦理学 ,2019,32(1):35–37.

[49] 魏文强 . 从林州食管癌高发现场看中国恶性肿瘤高发现场的历史作用与新时期发展方向 . 中华肿瘤杂志 , 2016,38(9):717–720.

[50] 管宇萌 , 张雪 , 马佳乐 . 美国多中心临床试验伦理审查经验对我国的启示 —— 以美国国家癌症研究院为例 . 中国医学伦理学 , 2018,31(8):1052–1055.

[51] 俞霞 , 季明芳 , 程伟民 , 等 . 中山市小榄镇肝癌高发现场筛查评估及问题分析 . 肿瘤防治研究 ,2016,43(4):287–290.

[52] 孙路遥 , 王继忠 , 彭书传 , 等 . 暴露组及其研究方法进展 . 环境科学学报 , 2016,36(1):27–37.

[53] Jiang YZ, Ma D, Suo C, et al. Genomic and Transcriptomic Landscape of Triple-Negative Breast Cancers: Subtypes and Treatment Strategies. Cancer cell,2019,35(3):428–440.e5.

[54] The Cancer Genome Atlas Research Network.Comprehensive and Integrative Genomic Characterization of Hepatocellular Carcinoma. Cell,2017,169(7):1327–1341.e23.

第 19 章 整合肿瘤伦理学

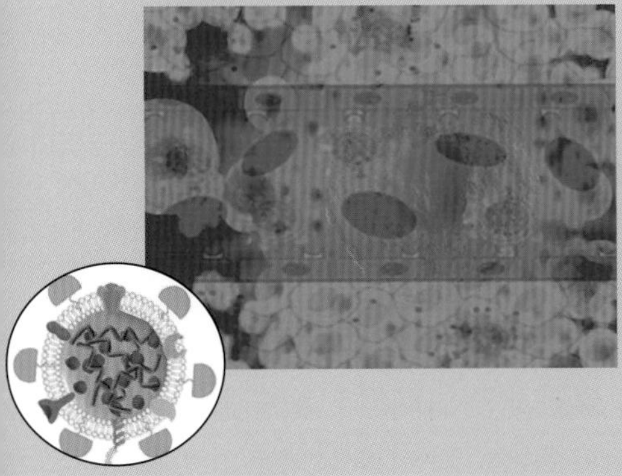

第 1 节　医学伦理学概述

一、起　源

医学伦理学源于医疗工作中医患关系的特殊性质。患者求医时一般要依赖医务人员的专业知识和技能，并常常不能判断医疗的质量；患者通常要把自己的一些隐私告诉医务人员，这意味着患者要信任医务人员。这就给医务人员带来一种特殊的道德义务：把患者的利益放在首位，采取相应的行动使自己值得并保持住患者的信任。

医学发展至今，其范畴为：以生命科学及其他有关科学为基础，同时又集防病治病的经验、技术和组织管理工程为一体的学科体系和事业。当今人类社会对医学的认知与要求已从“一种技术”“一门科学”提升到“一项社会事业”的高度。由此可见，医学从来就是自然科学与人文社会科学有机融合的学科群，人文社会科学的重要内容——伦理学——与医学的交叉融合产生出当下备受关注的医学伦理学。

二、发　展

（一）国内发展情况

我国医学伦理学从古代发展到近代后，延续到现代社会主义的医学伦理学。

中国古代医学伦理思想主要体现在古代医学典籍的序言或独立的篇章之中。《黄帝内经》不但确定了我国古代医学理论体系的雏形，而且也标志着我国传统医德的初步形成。在古代，儒家称医术为“仁术”，医学家在行医过程中也常以“仁”的道德标准作为行医准则，如唐朝的孙思邈提出：“人命至重，有贵千金，一方济之，德逾于此。”这反映了古代中国医术，浸润了儒家文化的价值观。“大医精诚论”是我国古代医学伦理思想形成的重要标志。因此，“医乃仁术”贯穿于全部医德的内容之中。

我国近代医学伦理学以爱国主义和人道主义为其特征。

社会主义医学伦理学的基本原则是防病治病、救死扶伤、实行社会主义人道主义、全心全意为人民身心健康服务。

（二）国外发展情况

公元前 4 世纪的《希波克拉底誓言》是医学伦理学的最早文献，其要旨是医生应根据自己的“能力和判断”采取有利于患者的措施，保守患者的秘密。

世界医学联合会通过的两个伦理学法典，即 1948 年的《日内瓦宣言》和 1949 年的《医学伦理学法典》，都继承并发展了《希波克拉底誓言》的精神，明确指出患者的健康是医务人员要首先关心、具有头等重要地位的问题，医务人员应无例外地保守患者的秘密，对同事如兄弟，坚持医业光荣而崇高的传统。

非宗教的医学伦理学是在洛克、杰斐逊等人的思想以及《人权法案》的基础上发展起来的。德国战败后，纽伦堡法庭还制定了人体试验的基本原则，即 1946 年公布的《纽伦堡法典》，该法典强调人体试验的目的意义要符合人道主义精神，以及受试者自身知情同意的重要观念。

但到了 20 世纪末，又有要求回到希波克拉底传统的趋向，认为患者的自主权不是绝对的，一切应以患者利益为转移。《后希波克拉底誓言》强调了患者利益应放在首位，同时也包含了原来的《希波克拉底誓言》所没有的尊重患者价值和权利等内容。

三、学科特点

医学伦理学是用伦学理论和原则来探讨和解决医疗卫生工作中医患关系行为的是非善恶问题，是医学与伦理学的交叉学科。过去的医学伦理学的文献一般都含有美德论和义务论两个内容。美德论讨论有道德的医务人员应具备哪些美德、哪些品质。义务论讨论医务人员应做什么，不应做什么。

现代医学伦理学则有两个新方面。

其一，由于医疗卫生事业的发展，医学已经从医生与患者间一对一的私人关系发展为以医患关系为核心的社会性事业。作为一种社会性事业，就要考虑收益和负担的分配以及分配是否公正的问题，尤其是卫生资源的公正分配和尽可能利用。这些资源使最大多数人得到最佳医疗服务等涉及卫生政策、体制和发展战略问题。这构成了医学伦理学一个新内容，即公益论。

其二，以往的医学伦理学提出的医生的道德义务，或道德价值和信念都是绝对的，是一种“至上命令”，因为它们的权威被认为来自神圣的宗教经典，或来自不朽的医圣。因此，不管是以法典还是以案例体现的这些规范或价值无条件地适用于一切情况。

但由于生物医学技术的广泛应用和迅速发展，医疗费用的飞涨，以及价值的多元化，现代医学伦理学更多地涉及患者、医务人员与社会价值的交叉或冲突，以及由此引起的伦理学难题。例如古代中、西医学的传统都不允许堕胎术，但现代女性要求在生育问题上行使自主权，以及人口暴增引起的节制生育的社会需要，对上述传统价值提出了挑战。在应孕妇要求实施人工流产术时又要考虑手术对其健康的影响等情况。

四、基本原则

在医学伦理学中有四个最基本的伦理学原则，也是国际最广泛接受的医学伦理学基本原则：尊重原则、不伤害原则、有利原则、公正原则。

尊重原则首先是尊重患者的自主权利。要求承认患者享有作为人的尊严和权利，凡涉及医疗行动，都应事先获得患者的许可。自主是尊重原则的核心概念和理论基础。

不伤害原则：任何医疗措施都是患者的健康利益与医疗伤害相伴而来，医疗技术本身便存在两重性，现实中的诊疗伤害有以下几类：有意或无意伤害、可知伤害与意外伤害、可控伤害与不可控伤害、责任伤害与非责任伤害。不伤害原则的真正意义不在于消除任何医疗伤害，而在于强调培养为患者高度负责、保护患者健康和生命的医学伦理理念，正确对待医疗伤害。

有利原则：有利原则比不伤害原则更广泛，它不仅要求患者不被伤害，更要求医者促进患者的健康和福利。

公正有两个原则，即形式上的公正原则和实质上的公正原则，形式原则指在形式上要求对在有关方面相同的人要同样对待，对在有关方面不同的人应该不同对待。实质上的公正原则规定了有关方面需要依据个人的需要、能力、对社会贡献、成就等分配相应利益。医学服务公正观是形式公正与实质公正的有机统一。

所谓肿瘤防治领域的医学伦理规范，除了国际通用的四个基本原则外，还包括知情同意、医疗最优化、医疗保密三个应用准则，这为我们今天的医疗实践提出了具体的伦理要求和伦理指导，而且这三个应用准则，在肿瘤防治领域又显示出不同于其他医学领域的特点。

五、研究对象与内容

医学伦理学属于应用伦理学的范畴，主要研究医德关系及其所反映出的医德现象，医德关系包括医患关系（医务人员与患者之间的关系）、医际关系（医务人员之间的关系）和医社关系（卫生部门与社会之间的关系）。医德现象包括医德意识现象、医德规范现象和医德活动现象。

主要研究内容有医德的本质、发生、发展规律及社会作用，医德的规范体系和基本实践，以及生命伦理难题。

六、中西方差异

由于文化传统和理念不同，中西方医学伦理学从表现形式、诊疗过程和创新科技应用于医学等方面有着较为明显的差异，但宗旨均为弘扬医德，保护患者治疗的权利和个人隐私，维护接受医疗救治的公平性。

七、肿瘤伦理学

肿瘤学科的诊断与治疗，既有其快速发展的科学需要又有患者对于疾病的认知问题，受我国传统思想的影响，肿瘤患者往往需要承受更大的风险，更重的经济负担，更多的心理压力和更长的治疗、康复时间。肿瘤学科的伦理问题尤为突出，患者的知情权、决定权有可能受到影响，因此医患之间沟通技巧，治疗过程中心理建设和护理工作的重要性都在伦理学方面遇到了挑战。

（阎 昭　王雨萌　张 玲　编写）

（洪明晃　审）

第2节　医学伦理学在肿瘤防治领域中的应用

一、护理伦理

护理工作是一项特殊的职业，关系到每个人的生老病死和家庭的悲欢离合，具有广泛的社会性。护理伦理论述护理的职业道德，主要研究和探讨护理人员行为的善与恶。护理人员的职业道德素养高低，直接影响着医疗、护理质量。良好的护理、美好的语言、友善的态度可稳定肿瘤患者的情绪，坚定肿瘤患者治疗信心，并自觉与医护人员配合，有利于提高医疗护理质量。可见，护理人员道德素养的高低，不仅体现在护理态度上，而且体现在对疾病治疗的护理效果上；不仅是社会伦理的道德要求，也是医学护理技术本身的要求。因此，应将护理道德渗透到医疗实践中去，加强护理伦理建设，不断提高护理人员的伦理道德修养。

（一）护理伦理的对象

护理道德现象主要取决于临床医疗和护理实践中所表现出来的一系列人际关系，主要包括：护理人员与患者之间的关系，即护患关系；护理人员与医生、护士、医技人员之间的关系，即护医关系。护患和护医关系道德均属护理人际关系道德，处理好护理人际关系是医院的需要，是社会的需要，是精神文明建设的需要，是人类不断发展和进步的需要。

1. 护患关系道德

护理人员与患者之间的关系，简称护患关系。这种关系是护理伦理的主要研究对象，也是其核心问题。在临床护理工作中，护患关系是最基本、最重要的关系，处理好护患关系，对提高医疗、护理质量意义重大。由于肿瘤患者不同于普通患者，护理人员不仅要使患者解除疾病的痛苦和不适，还要帮助患者克服心理负担。因而护理工作应从单纯的疾病护理转向患者的身心整体护理，加强与肿瘤患者的心理沟通，把技术护理和心理护理整合起来。

2. 护医关系道德

护理人员与其他医务人员之间的关系，简称

护医关系。这里的医，主要指医生、医技人员、医务管理人员等，这两者都以使患者恢复健康为目的，但各自的工作侧重点不同。

1）**尊重与信任** 护医之间的关系是同行、同事的关系，双方应当相互尊重人格和自尊心，互敬互爱。同时双方要尊重、信任，要充分认识对方的职责和作用，承认对方工作的独立性和专业性，支持并信任对方的工作。

2）**平等与协作** 护医之间的关系在本质上是平等的，要共同对患者负责，工作具有目的同一性、工作协调性的特点。因此，护医之间在完成医疗任务过程中，除各自职责外，应当相互交流协作，密切配合互补，提倡团队精神。

（二）护理伦理的原则和要求

1. 护理伦理的基本原则

基本原则主要包括尊重原则、不伤害原则、有利原则与公正原则。护理伦理学的应用原则主要包括知情同意原则、医疗最优化原则、医疗保密原则和生命价值原则。

2. 肿瘤护理的伦理要求

1）**全面提升肿瘤护理相关知识与技能** 肿瘤患者临床表现的复杂性和多样性，在肿瘤的发生、发展、变化及治疗的整个过程中，会涉及社会学、心理学、营养学、康复学、病理学等学科知识。因此，要求护理人员应当做到：具备娴熟的操作技能，各种操作尽可能一次性成功，避免再增加患者的身心痛苦；充分利用各种有效的护理手段，去除和排解那些有害的生物、心理、社会因素，并积极利用防病的有效措施和手段，杜绝和防范各种危害患者健康的因素，以维护和保障他们的健康。

2）**保守秘密，适当保护肿瘤患者的心理需求** 护患关系中，应尊重患者的隐私，保守患者的秘密，遵循保密原则。在肿瘤诊治过程中对患者采取保护性医疗非常常见，其动机是从患者的健康利益或生命利益出发，防止患者对医疗失望而放弃治疗、拒绝治疗，尤其对那些预后不良、临终患者或心理素质很差的患者，在获知自己疾病实情情况下会促进疾病恶化或加速死亡。此时可以通过增加知情同意代理人的方式保证患者的治疗得到应有的尊重。另外从后果看，临床实践中，也的确有一些患者，在这种保护性医疗措施的保护下，即在医护人员的善意谎言和欺骗下获益。当然，在医疗实践中，随着患者权力意识、文化水平的提高，随着肿瘤治疗水平的改进和医务人员观念的转变，保密原则并不是无限制的、绝对的，保护性医疗也将根据所患疾病的种类有所不同，因此，护理人员应认真及时评估肿瘤患者的心理状态，采取恰当的措施。

3）**尊重自主，协助患者自主选择治疗方案** 对疾病的诊断和治疗方案的选择是肿瘤患者的一项基本权利，医护人员必须尊重这一权利。在护理过程中，护理人员应该根据患者的心理特点，尽早发现患者需求方面的变化，及时与医生沟通，与医生一起共同协助患者选择效果最好，损伤最小的肿瘤治疗方案。

4）**慎独自律，履行肿瘤患者的照护责任与义务** “慎独”是在无人监督的情况下，仍能坚持道德信念，自觉遵守原则和规范，不做任何违反伦理原则的事。这是医护人员必须具备的伦理素质。不管患者生存期还有多久，该完成的基础护理仍然要完成。这些任务的完成，均需要护理人员的慎独精神。

5）**人文关怀，对患者和家属实行人道主义** 对肿瘤患者的全程护理中，特别是在终末期护理中，要特别体现人道主义，提供患者和家属所需的相应服务。在护理思维模式上，应改变仅以治疗为目的的护理技术服务模式，要提倡以患者的各层次需要为目的的人文关怀服务，提供家属的哀伤需要与护理。

二、肿瘤临终关怀伦理

（一）肿瘤临终关怀的含义及发展

肿瘤临终关怀是指对预期生存时间不足6个月的肿瘤患者进行以患者和患者家庭为中心的健康护理，专注于对疼痛或者是其他引起患者痛苦症状的管理，以及依据患者及其家庭的需求、价值观、信仰和文化决定的心理和精神护理等多方面的整合护理。虽然临终关怀在我国还处于起步阶段，但近年来，我国肿瘤患者的临终关怀问题日益受到关注，相关研究领域更深入、更具有创新性。加强基础护理、心理护理、减轻患者疼痛、家属指导与关怀是主要干预措施；提高患者的生活质量、降低患者的不良情绪、提高患者和家属的满意度是主要干预效果。此外，鉴于肿瘤患病率高、肿瘤患者对临终关怀需求大的现状，医护人员、相关社会团体等要进一步重视临终关怀在肿瘤患者中的应用，从而更好地服务于肿瘤患者及其家属。

（二）肿瘤临终关怀的伦理要求

1. 理解临终患者的心理

末期肿瘤患者是一个特殊群体，他们在面对死亡威胁时，往往呈现悲观失望、消沉低迷、焦虑恐惧的负面心理，易行为失常，情绪失控。因此，面对身心遭受巨大痛苦的肿瘤临终患者，医护人员应采取有效的心理护理措施，站在患者的角度思考问题，对患者进行针对性的疏导，用温暖知心的话语与患者交谈，帮助患者摆脱负面消极的情绪。

2. 尊重临终患者的权益

临终是一种特殊的生活状态，进入疾病终末期的患者仍具有情感、思维和想象等，仍有明确的个人权益和权利意识。尊重临终患者最后的生活选择在实质上是对其人格的尊重。医护人员应平等地对待临终患者，尊重与维护他们的权益，允许他们坚守个人信仰，保留自己的生活方式，保护个人隐私，参与治疗与护理方案的决定，在允许的范围内选择死亡方式等。即便患者已处于昏迷状态，医护人员也要尊重临终患者清醒时留下的意愿和家属的代理或监护权。

3. 控制临终患者的症状

临终患者常常出现咳喘、失眠、恶心呕吐、食欲缺乏等不适症状，医护人员要积极采取措施控制患者出现的各种症状。肿瘤末期患者最常见的症状就是疼痛，患者没有疼痛，才有生活品质。国际疼痛学会（IASP）早已明确指出：免除疼痛是患者的基本权益。如一些西方国家规定，对特定患者可无限量提供强力止痛药物等。虽然绝症无法治愈，但应尽最大可能让患者舒适，减少患者身体上的痛苦。

4. 加强临终关怀的教育

由于临终患者往往缺失死亡教育，对如何度过生命的末期缺乏理性的态度和方法，所以医护人员一定要对临终关怀教育加以重视。临终关怀教育主要包括两个方面的内容：一是对患者及其家属进行死亡教育，帮助他们树立正确的死亡观，理性地面对死亡；二是对社会进行宁养服务教育，对临终关怀问题加以重视，加强医护人员及有关人员的心理、社会和伦理的教育。

5. 关心临终患者的亲属

由于肿瘤临终患者可引发家庭生活失衡，经济状况改变等问题，患者家属的心理常常处于应激状态，他们在感情上难以接受亲人即将逝去的事实，易心情沉重、苦恼，甚至会烦躁发火，纠缠医护人员。此时，医护人员应设身处地地对患者家属给予理解和同情，采取一些实际措施帮助其缓解焦虑、伤感的情绪，加强沟通，指导患者家属为患者做一些力所能及的事情，让患者及其家属都得到心灵上的慰藉。

（三）肿瘤临终关怀的伦理原则

医护人员面对肿瘤临终患者，应注意遵循以下三个原则。首先，应遵循注重生命质量的原则。对肿瘤临终患者的治疗与护理，强调尊重与照护，不应以延长患者的生命长度为主，而应以提高患者临终阶段的生命质量为主，做到悉心照护，适度治疗。其次，应遵循全方位服务的原则，主要包括对临终患者生理、心理等方面的全面照护与关心、为患者及其家属提供临终咨询，对患者和家属提出的问题给予解答，减轻其忧虑，以及为患者死后提供良好的尸体料理服务，对患者表示尊敬，给予患者家属安慰等。最后，应遵循提倡人道主义精神的原则。临终关怀体现生命的神圣、质量和价值的统一，是人道主义在医学领域的升华。医护人员应将“以人为本”的理念融入医疗体系之中，对肿瘤临终患者的生命与健康、人格与尊严给予关心及关注，践行人性化、人道化的医护服务，帮助临终患者实现较为完满的生命周期，使人道主义精神得到发展及升华。

三、肿瘤流行病学伦理

（一）国内外流行病学伦理的发展

国际上流行病学伦理的规范发展较早，1985 年美国流行病学学会（ACE）批准成立伦理和行为规范委员会，1989 年《美国流行病学杂志》发表《流行病学：科学、伦理、道德与法律问题》一文，专门论述了流行病学研究中的伦理学问题。1990 年，国际流行病学学会召开伦理研讨会，讨论流行病学伦理准则草案。1991 年，国际医学科学组织理事会（CIOMS）出版了“伦理学和流行病学的国际准则”，内容涉及流行病学工作者信息传播的责任问题、对研究对象的责任问题以及针对流行病学工作者的伦理指南。2002 年 CIOMS 和世界卫生组织（WHO）修订《国际流行病学研究伦理指南》，2008 年再次修订，是目前指导流行病学研究的权威性的伦理指导文件。

我国对流行病学研究中伦理问题的重视程度不足，与国际上有一定差距。目前，我国还没有出台针对流行病学伦理问题的规范。我国医学伦理相关规范的发展起始于 1998 年卫生部颁布的《涉及人体的生物医学研究伦理审查办法》，2007 年正式发布《涉及人的生物医学研究伦理审查办法（试行）》，2016 年 9 月 30 日国家卫计委议讨论通过《涉及人的生物医学研究伦理审查办法》，并于 2016 年 12 月 1 日起正式施行。

国内关于流行病学伦理问题的研究仍然相对匮乏，《中华流行病学杂志》和《美国流行病学杂志》分别作为发表中国和美国流行病学研究成果的主要期刊，孟若谷等 2012 年对比了两刊 2006 年至 2012 年研究论文的伦理学问题，结果发现，中国在伦理审查、采集受试者生物标本和隐私信息的伦理意识等方面与美国均存在较大差距，但伦理意识在国内呈逐年上升趋势。

（二）医学伦理学在我国肿瘤流行病学研究中的应用

1. 肿瘤筛查

肿瘤筛查是指通过检测、检查或其他有助于在明显健康人群中识别肿瘤或肿瘤先兆的程序，对未识别的疾病或状况进行推定性识别。有阳性或可疑发现的人将接受进一步的评估或治疗。筛查的最终目的是降低被筛查人群中肿瘤的发病率或死亡率。

筛查涉及的伦理原则包括：知情同意、隐私和保密、风险和潜在利益，以及分配有限的筛查公共资源。尊重个人自由原则支持参与者在筛选前自愿选择是否参与筛查，鼓励筛查工作者在与参与者的互动中负责任地采取行动。在受试者参与筛查之前，应告知有关筛查的程序、阳性或阴性结果的含义，任何可逾期的风险或潜在的受益等相关信息，以便他们能够对是否参与作出明智的决定。只有当参与者了解正在治疗的疾病或情况的性质，了解临床服务及其可能的后果，包括风险、限制、益处、替代品和不确定性，结合自身的情况，才能在个人期望的水平上参与决策。即符合知情同意、自愿参加的伦理原则。

对于已推广的筛查工作，较为肯定的有乳腺癌和宫颈癌的筛查工作。但同时也存在很多争议，争议的焦点主要是：对于筛查目的的认识、筛查作用的认识、生存期延长与领先时间的争议、成本与效益的问题、筛查本身对社会公众带来的心理问题、哪些人应该列为筛查对象的伦理问题以及筛查检出病例的治疗是否比临床诊断的、采取相同疗法的病例更有效等。

2. 肿瘤监测

我国自 19 世纪 60 年代开展肿瘤监测，也就是以人群为基础的肿瘤登记，其目的是监测人群癌症负担以及发展趋势，为病因学研究提供原始资料，有效评价癌症防治措施的效果，为制定癌症防控策略提供依据。

肿瘤登记的知情同意过程，与其他医学研究的知情同意不同。肿瘤登记是一项经常性地监测人群肿瘤发生、死亡与生存情况的社会公共卫生工作，旨在促进人类社会的健康发展。肿瘤登记获得的登记信息是间接的，获得每一位患者的知情同意是不现实的。如要获得全部登记病例的知情同意，则该项工作基本不能实施。如果退而求其次，仅使用部分获得知情同意的病例，则登记获得的信息无法达到肿瘤登记数据的可比性、完整性和有效性的基本要求。肿瘤登记资料的获取、保存和利用应遵循《赫尔辛基宣言》和《纽伦堡法典》中所提及的医学伦理学的基本原则，即“获取知情同意将导致研究无法开展，同时该研究具有社会价值、科学价值，对参与者的风险不大于最小风险，同时公开发表数据时不暴露参与者的个人隐私”，则该研究符合伦理原则，应当允许开展。同时，WHO公布的《公共卫生监测伦理指南》第12条也指出“如果可靠、有效、完全的数据集是必须的，且相关的保护措施得当，那么个人有义务为监测做出贡献。在这些情况下，知情同意不一定伦理上必须”。但在肿瘤登记实际运行过程中和数据利用及信息发布时，相关的保密原则是应严格执行，要充分尊重患者的隐私权，防止个人信息泄露和数据滥用。国家卫计委、国家中医药管理局联合下发的《关于印发肿瘤登记管理办法的通知》第五章保障措施中的第十九条专门对肿瘤资料保密作出规定：“各肿瘤报告单位及有关研究机构在利用肿瘤登记报告信息时，应当遵从国家法律法规和有关规定、伦理学准则、知识产权准则和保密原则，对个案肿瘤病例信息采取管理和技术上的安全措施，保护患者隐私和信息安全。”

四、社区伦理

医院坐落于社区，是社区的“集体公民”，积极参与社区公益活动属于医院的道德责任。在市场经济环境下，公立医院和社区卫生服务机构有着不同的任务和使命，社区卫生服务机构主要是向居民提供基本医疗、基本公共卫生服务以及健康管理服务，并实行药品零差率销售。但我国目前由于医疗资源分配等问题，公立医院门庭若市、社区卫生服务机构门可罗雀，医疗资源稀缺与浪费并存，医疗市场呈现不合理的倒三角就诊需求的分布现象仍然存在。各地应根据实际情况，探索本地区倒三角就诊需求的解决措施。

（一）分级诊疗伦理

1. 分级诊疗制度的设计初衷

分级诊疗制度（hierarchical medical system）是指按照疾病的轻重缓急及治疗的难易程度进行分级，不同级别的医疗机构承担不同疾病的诊疗，实现基层首诊和双向转诊。

建立分级诊疗制度是合理配置医疗卫生资源、切实推进基本医疗卫生服务公平可及的重要举措。当前医疗机构呈现“倒金字塔”形的分布状态，只有通过分级诊疗，按照疾病的轻重缓急和治疗的难易程度，不同级别的医疗机构承担不同类型疾病的治疗，才能做到小病进社区、大病进医院的有序就医格局。2015年国务院办公厅颁发《关于推进分级诊疗制度建设的指导意见》中提出“到2020年，分级诊疗服务能力全面提升”“基层首诊、双向转诊、急慢分治、上下联动的分级诊疗模式逐步形成，基本建立符合国情的分级诊疗制度”。在政策的引领下，全国各地纷纷推行分级诊疗制度。如北京市分级诊疗制度建设的基本思路是以服务北京市常住人口为目标，以医疗联合体为载体，以加强基层医疗卫生工作为重点，建立完善医疗卫生机构分工协作机制，健全完善分级诊疗政策体系，逐步形成基层首诊、双向转诊、急慢分治、上下联动的分级诊疗模式和科学合理的就医秩序。

2. 分级诊疗制度推行中的伦理问题

当前，我国尚未真正建立起规范有效的分级诊疗体系。由于医保政策对于社区首诊尚未能实行强制性规定，患者可以自由选择就诊机构，多数患者的就医观念很难转变，患病时常首选大医院就诊，无序就医问题仍然存在。大量常见病的诊疗占用了大医院紧缺的医疗卫生资源，降低其诊治疑难危重症患者的优质服务能力，同时基层医疗卫生资源却存在着闲置或利用不足的现象。现阶段各级医疗机构信息化发展不平衡，大医院信息建设系统较为完善，基层医疗机构相对滞后，多数基层医疗机构无法与大医院实现信息互联互通，无法实现资源共享，影响分级诊疗制度的真正落实。分级诊疗制度推行过程中凸显两个方面的问题。

一是利益最大化问题。由于政府财政投入不足，目前在基层医疗机构和二、三级医疗机构之间，各自均为实现自身利益最大化而努力，导致患者可能出现重复检查。另外，大型公立医院规模过度扩张及其产生的“虹吸”效应对分级诊疗造成的影响显而易见，基层医疗卫生机构的生存空间受到挤压，诊疗能力和服务水平提升缓慢，导致分级诊疗制度推进受阻，使得医疗卫生服务体系的整体效能弱化。利益最大化问题可能不利于患者的健康和利益，有悖于分级诊疗制度建立的初衷。

二是不公平性问题。不仅体现在不同医疗机构内卫生资源可及上的不公平，而且体现在可及的医疗卫生资源的非所需上。由于我国医疗卫生资源配置失衡，优质资源大多集中在大城市、大医院，基层医疗卫生机构在人才、技术、设施等方面都无法与大医院相提并论，从而影响患者的就医流向。此外，不公平性还体现在公立医疗机构与非公立医疗机构在分级诊疗中的分工与竞争方面，公立医院一方面接受政府定额财政补助和政策扶持；另一方面又通过参与市场竞争营利来谋求生存与发展，给患者的生命健康带来风险。

3. 分级诊疗有序推进的举措

为更好地实现我国分级诊疗制度的改革目标，切实做到“以人为本、群众自愿、公平可及”，需将伦理理念贯穿分级诊疗始终。在执行分级诊疗过程中，无论是政府，还是医疗机构，抑或是医生，都应以患者为中心，以服务为导向。建议采取的应对措施如下。

1）合理配置医疗卫生资源 制定不同级别、不同类别医疗机构服务能力标准，通过行政管理、财政投入、绩效考核、医保支付等措施，引导各级各类医疗机构落实功能。既要考虑公有制医疗机构，也要考虑非公有制医疗机构；既要加大基层首诊机构医疗资源的配置，确保首诊诊治的准确率，还要保障二级、三级医疗机构资源的优质化，着力提高二级、三级医疗机构诊治的成功率，切实保障患者权益。

2）强化医疗卫生机构的分工协作 以提升基层医疗卫生服务能力为导向，以业务、技术、管理、资产等为纽带，探索建立包括医疗联合体、对口支援在内的多种分工协作模式，实现各级医疗机构之间的顺畅转诊。

3）完善利益分配机制 通过改革医保支付方式、加强费用控制等手段，引导二级以上医院向下转诊诊断明确、病情稳定的慢性病患者，主动承担疑难复杂疾病患者的诊疗服务。同时，完善基层医疗卫生机构绩效工资分配机制，通过科学合理的利益分配，充分调动医疗机构及医务人员的积极性，以更为优质、价廉、高效的服务满足群众需求。

五、肿瘤心理伦理

（一）肿瘤心理学的发展

肿瘤心理学（Psycho-Oncology）兴起于西方，始于20世纪70年代中期，是一门新兴的交叉学科，研究内容涉及肿瘤学、心理学、社会学以及伦理学。1975年，在Bernard Fox的组织下，在圣安东尼奥召开了第一次美国心理社会肿瘤学研究会议。1976年，斯隆凯瑟琳癌症纪念医院的心理社会肿瘤学家Jimmie C. Holland医生组建了一个精神科学委员会，专门负责研究正在接受协议治疗的肿瘤患者的生活质量。1977年，她在这家医院正式建立了一个规模很小的精神科，开始对恶性肿瘤患者的心理、行为问题和精神并发症进行观察、调查和干预。并逐渐在全世界范围内创建了一门新的交叉学科——心理社会肿瘤学，研究心理、行为、社会因素在肿瘤发生、发展及转归中的作用。其他多个西方国家都有心理社会肿瘤学的专门研究机构和专家，并相继成立了国际心理社会肿瘤学会、欧洲心身医学肿瘤研究小组等相关组织。目前，针对恶性肿瘤患者的心理社会疗护和临床实践也正趋于标准化。1997年，美国国立综合癌症网络（NCCN）的专家组制定了第一部恶性肿瘤患者的心理社会疗护和临床实践标准化指南。

我国的心理社会肿瘤学的研究起步较晚。直到20世纪80年代末，国内一些学术期刊才出现了零星几篇有关肿瘤患者心身特点方面的文献，20世纪90年代，有关应对方式、生活质量方面的研究才开始增多。1990年8月，中国抗癌协会成立了中国肿瘤康复会二级学会，奉行“让社会知道恶性肿瘤不等于死亡，恶性肿瘤患者需要康复治疗”的宗旨，贯彻生物—心理—社会医学模式，提倡患者积极参与治疗。在各大、中城市，学会组织恶性肿瘤患者成立康复会、抗癌乐园、康复俱乐部等团体，建立了一个较为理想的社会支持系统。20 世纪 90 年代初，北京肿瘤医院首先成立了康复科，标志着我国肿瘤领域开始了心理社会肿瘤学的临床和研究工作。2006 年，中国抗癌协会肿瘤心理学专业委员会（CPOS）成立。目前，山西、河北、湖北、新疆、河南等多个省份都陆续建立了省级肿瘤心理学专业委员会，在各地逐步开展工作。

（二）肿瘤心理学中的伦理问题

1. 专业责任和专业胜任力

医务人员在为肿瘤患者提供心理疏导服务时要诚实守信，遵守专业伦理规范，尊重每位患者，保障患者的合法权利，在能力范围内，结合自己的工作经验，以负责任的态度为肿瘤患者提供科学有效的心理疏导服务，防止自己潜在的偏见、能力局限、技术限制等导致的不适当行为伤害患者。同时，医务人员应关注自身的身心健康，避免因自己身心健康问题伤害患者，必要时应中断或者终止患者的心理疏导服务，寻求其他专业人员的帮助。

医务人员在实施心理测评工作时应根据测评目的、适用范围及适用对象，正确使用测评工具，对测评的结果给予客观、准确的解释，语言要通俗易懂，避免患者误解。

从事教学、培训工作的医务人员应在胜任力范围内设置课程，确保教学及培训能够提供一定的专业知识和实践训练，促进学生、被培训者的个人及专业成长和发展，从而达到教学或培训目标。培训项目负责人应为该项目提供足够的专业支持和保证，并承担相应责任。医务人员在从事教学、培训工作时应认真负责、严谨求实，要不断加强自己的专业能力和伦理意识，不得以工作之便利用学生、被培训者为自己或第三方谋取私利，对学生、被培训者在心理疏导过程中违反伦理的情形应予以批评教育，对情节严重者有责任向其所在单位举报。

医务人员撰写研究报告时，应客观地说明和讨论研究设计、过程、结果及局限性，不得采用或编造虚假不实的信息或资料，应妥善保管相关资料。

2. 知情同意

医务人员的研究工作若以人类作为研究对象，应尊重人的基本权益，遵守相关法律法规、伦理守则以及人类医学研究的标准。研究应征求受试者知情同意，若受试者没有能力做出知情同意，应获得其法定监护人知情同意；不得强制受试者参与研究，不得隐瞒或欺骗受试者，受试者有随时不再继续参与研究的权利。医务人员应向受试者或其监护人说明研究目的、方法、保密原则等，研究过程中可能遇到的问题及干预措施，预期受益，双方的权利和义务，以及研究结果的传播方式等。医务人员应负责受试者的安全，采取措施防范其合法权益受到损害，避免对其造成躯体、情感或社会性伤害。若研究需要得到相关机构审批，医务人员应提前呈交具体研究方案以供伦理审查。

3. 隐私权和保密性

医务人员在为肿瘤患者提供心理疏导时，应告知患者享有的保密权利，保密例外情况，保密界限以及收费标准，心理疏导的目标、局限、可能带来的益处和风险，心理测评的意义及结果等。医务人员应注意保护患者的隐私权，但患者如有伤害自身或他人的严重危险时，医务人员应立即上报相关部门，采取必要的防范措施，同时，告知患者的委托人，并向可确认的潜在受害者预警。遇到法律规定需要披露的其他情况，医务人员有义务遵守法律法规，并按照最低限度原则披露有关信息。

医务人员需要对心理疏导过程进行录音、录像或教学演示，应征得患者书面同意。在教学培训、案例讨论、科研写作、科普宣传中应避免使用完整案例，隐去可能辨认出患者身份的相关信息。

4. 远程工作

医务人员在通过网络、电话提供专业服务时，应与患者建立专业界限、保持专业关系。确认患者真实身份、联系方式、具体地理位置以及紧急联系人，告知患者远程与面对面心理疏导之间的差异、局限、益处、潜在风险等信息。患者有权选择是否接受网络及电话咨询等心理疏导服务。患者或医务人员认为远程专业工作无效时，应考虑采用面对面服务形式，如果医务人员无法提供面对面服务，应帮助对方转介。患者如出现危机状况时应立即采取保护措施。

5. 媒体沟通与合作

医务人员通过公众媒体和自媒体从事心理疏导、心理讲座等专业活动，应尊重事实，承担社会责任，根据自己的工作经验和专业胜任力，为不同人群提供有效的专业服务，要避免误导大众，伤害患者。

医务人员接受采访时应要求媒体如实报道，发表文章前应审核确认。如发现媒体报道断章取义，或发布与本人或单位相关的错误、虚假、欺诈和欺骗的信息，医务人员应依据有关法律法规和伦理准则要求媒体予以澄清、纠正、致歉，以维护专业声誉、保障受众利益。

（三）未来努力方向

由于心理社会肿瘤学领域的复杂性和多学科的交叉性，医务人员相关的训练也就变得越来越重要，医学院校应开设相关课程，加强实操训练，各个省份应建立相应的协会组织，与国际接轨及沟通，吸取先进经验。同时，加强多学科合作研究，在恶性肿瘤诊疗的每个阶段都要关注患者的心理状况，并加大该领域的科普宣传力度，使患者及家属充分认识到心理健康的重要性，从而推动我国心理社会肿瘤学的发展。

（鲍 军　赵 青　罗素霞　丁 晶　编写）

（阎 昭　审）

第3节　医学伦理学在肿瘤临床试验中的作用

一、伦理审查

医学发展离不开新药的研发，当前肿瘤新药的研发已成为全球新药研发的热点。据《2018年度药品评审报告》统计，2018年受理的新药临床研究（investigational new drug，IND）中，抗肿瘤药物占全部受理IND的46.6%，从新药研发到应用于临床，严谨、规范、高质量的临床试验是核心的环节。

伦理审查是从临床角度对临床研究的科学性、伦理的合理性进行审查，以保障受试者的尊严、安全与权益，促进临床研究的健康发展，增强公众对临床试验的信任和支持。目前我国伦理审查的指导原则主要根据《药物临床试验质量管理规范》（2020）、《药物临床试验伦理审查工作指导原则》（2010）、《涉及人的医学生物研究伦理审查办法》（2016）、《赫尔辛基宣言》（2013）、《涉及人的健康相关研究国际伦理准则》（CIMOS准则，2016）。

抗肿瘤药物的安全性及药物疗效的探索与验证和肿瘤自身的疾病特点及药物本身的特性密切相关，因此在伦理审查中，与非抗肿瘤药物临床研究相比，抗肿瘤药物研究既有共性，也有其特别需要关注的问题。

（一）伦理审查的基本原则与肿瘤临床研究

1. 不伤害/有利的原则

不伤害/有利原则是指受试者在参与临床研究时应尽量避免对其造成身体和心理的伤害，受试者在研究中承担的风险与获益比是合理的。从伦理审查的角度，风险与获益比的平衡主要体现在研究设计的科学性、可操作性和质量/风险管控措施的完备性等关键环节。在抗肿瘤药物临床研究中，筛选的受试者多为经标准治疗后失败或疾病进展的晚期肿瘤患者，病程复杂，受试者的身体状况欠佳，合并用药也较多。因此，对研究方案的设计（随机、对照、安慰剂、盲法、样本量等），入组排除标准的设置，放射性/侵入性检查的必要性与频率，质量/风险防控管理措施等内容，伦理审查应充分辨识风险，评估其合理性，以避免不合理的设计延迟患者的有效治疗；避免不当的入组排除标准设置，纳入了尚有标准治疗的受试者，或未能排除存在较高安全性风险指标的患者；避免不适合的检查及频率设置，增加受试者的负担，给患者身体带来更多的伤害，或是遗漏对病情评估的关键检查与适当时机，影响病情的准确评估。另外，抗肿瘤药物临床研究周期长，预后及耐受性差；研究中的严重不良事件、方案违背发生概率也较高，因此伦理审查还需特别关注有效的跟踪审查并贯穿研究全程，对于严重不良事件及方案违背发生的原因、采取的措施，以及不良事件对受试者安全及研究数据是否产生影响做全面评估，必要时到研究中心进行实地访查，以切实落实临床研究过程对药物临床试验质量管理规范（GCP）的遵从性，充分保障受试者权益。

2. 尊重的原则

尊重的原则在临床研究中主要体现在受试者的知情同意，以及对受试者健康权益和隐私保密的合理保护。对于肿瘤患者，无论是早期还是晚期，首先面临的是一个巨大的心理冲击，患者对疾病的恐惧，治疗方案的不确定性，以及经济的可承担能力等均是影响其参加临床研究的重要因素。知情同意书是受试者权益保护的重要手段。伦理审查的基本原则是知情描述遵守科研诚信、实事求是、充分告知，包括语言简洁易懂，告知要素完整、充分。对于肿瘤患者而言，“临床研究/试验”概念的清楚表述；潜在风险、受益可能、替代疗法的如实告知；对受试者怀孕和胎儿的影响、合并用药、禁用药的特别提示；生物样本信息的采集、使用（包括二次使用），个人隐私信息及数据保密措施的合法说明；费用与补偿的明晰；受试者享有的权益，以及获得有可能影响受试者继续参与研究的新信息再次知情的完整告知，均需要伦理审查全面评估。同时，对知情同意过程的严格审查，也是落实受试者充分理解、自愿参加、隐私保护等权益的重要环节。

3. 公正的原则

公正的原则在临床研究中主要体现在受试者选择与招募的公平性方面。伦理审查应评估受试者的选择是否公正，即试验的受益与风险在目标人群中是否公平公正地得到分配；评估受试者参加研究是否得到公正的对待，以及享有合理的权益。在抗肿瘤药物临床研究中，肿瘤患者是参与研究的受试者，在一定程度上涉及弱势群体参与的特殊问题，伦理审查时应充分关注研究目的及受试人群所处肿瘤阶段的特点，评估研究中是否采取了针对相应群体的特殊保护措施。同时，伦理审查还应关注接触与招募肿瘤患者的方式是否公正，是否存在胁迫和不正当的影响；招募材料是否使用“高效”“免费”等语言，夸大研究的潜在受益，诱导受试者参加；费用与补偿是否公正，包括与研究相关的药物及检查是否均免费，额外的抽血及肿瘤组织标本的采集等是否给予适当补偿，补偿的数量及支付方式是否合理等。

（二）同类型的肿瘤临床研究与伦理审查

1. 整合用药的临床研究

随着肿瘤新药在靶向治疗、免疫治疗领域的突破，整合用药临床研究的比例增加迅猛，主要为化疗、靶向药物、免疫治疗药物等的相互整合。在整合用药临床研究伦理审查时，存在尚未获得单药的明确安全性信息和Ⅱ期推荐剂量的情况下，即申报整合用药；或存在整合用药的两个单药分别处于临床研究阶段，这种未经验证的整合用药，其药物间的相互影响，叠加可能产生的毒性增加的未知风险。上述情况在伦理审查中应给予特别关注，尤其应结合药品监督管理部门的审查建议及沟通信息反馈，严格审查研究方案设计的严谨性及风险管控措施的完备性。

2. 研究者发起的临床研究

研究者发起的研究（IIT）主要是对临床诊疗手段、上市药物新用途探索，以寻求解决临床诊疗的优化方案及为扩展新的适应证提供循证医学依据，与新药注册研究互为补充。近年来，IIT在肿瘤临床研究中的地位与意义日益凸显，发展快速。IIT研究的风险来自研究药物自身的风险，如超说明书用药，剂量调整，或是受试人群的改变；研究操作的风险，尤其是放射性侵入性诊断设置不合理或频率不当导致的风险；研究团队人员的资质与既往经验不匹配的风险等。鉴于IIT研究的性质及国内尚不成熟的监管体系，在伦理审查中需要更加谨慎。全面评估包括：研究开展的社会价值，应避免打着研究的名义进行买赠药品的营销操作；方案设计的严谨性与充分论证，避免研究者出于自身科研利益的需求，在研究资金与技术支持尚不具备的条件下盲目开展，使患者处于不确定的风险中；知情同意书的充分告知，包括对研究药物获批的情况及超适应证使用的说明告知；费用与补偿应严格参照GCP的相关规定；建议购买保险以分担风险。

3. 肿瘤免疫治疗的临床研究

肿瘤细胞免疫治疗的研究是随着现代分子生物学和免疫学等理论的发展而出现的新型细胞免疫治疗技术，对于其技术标准、临床疗效与潜在风险的认知与评估，仍处在不断的发展与经验积累的过程中，目前对这类技术的风险认知尚不充分。伦理审查应充分了解新技术的发展，评估前期非临床研究数据及详尽的质量控制措施及风险预案，必要时聘请相关领域实验室及临床专家代表作为独立顾问，提高对研究风险的辨识能力，合理评估研究的风险与获益比。对安全性风险较大的研究，伦理审查还可通过缩短跟踪频率，或要求受试者逐例入组，及时提交安全性报告至伦理委员会审阅通过后，方可进行下一阶段的研究。

总之，伴随高速增长的肿瘤临床研究，伦理审查应严格遵循国家及国际相关法规、伦理审查指导原则，不断加强对新药研发、新技术发展的认知，提升委员审查能力，推进肿瘤临床研究规范发展，切实落实对肿瘤患者的权益保护。

二、受试者权益

肿瘤临床试验中，受试者享有生命健康权、知情权、自主决定权、隐私权和补偿赔偿权等，这些权益属于人权的基本内容。按照《赫尔辛基宣言》和《人体生物医学研究国际伦理指南》要求——公正、尊重人格，力求使受试者最大程度受益和尽可能避免伤害，必须对受试者的个人权益给予充分的保障。

（一）生命健康权

肿瘤临床试验风险高，发生不良事件的概率大。受试者的尊严、健康安全乃至生命安全都存在受损害的风险，因此，应当首先重视受试者的生命健康安全。研究者进行肿瘤临床试验，应首先明确是否能够充分地预见风险并能较好处理。《赫尔辛基宣言》规定：除非医生相信已对研究相关的风险进行充分评估，并能满意地控制风险，否则不可以参与涉及人体受试者的研究。一旦发现研究的风险大于潜在获益，或已获得了肯定和有益的研究结论时，医生必须立即停止该研究。唯有研究目的之重要性超出受试者承担的研究内在的风险和负担时，涉及人体受试者的研究方可开展。

在肿瘤临床试验中，如果发现风险超过可能的受益，或者已经得出阳性的结论和有利的结果时，医生应当停止研究，最大限度地保护受试者生命健康安全。如从药物Ⅰ期临床试验开始，就应进行初步的临床药理学及人体安全性评价试验。只有通过安全性评价，才能进入后期试验。即使通过初步评价进入后期临床试验，随着受试者人数和范围的扩大，安全性评价仍需要进一步展开。为了防患于未然，做好严重不良事件的处置预案是肿瘤临床试验方案中一项不可或缺的重要内容。当发生不良事件或严重不良事件时，研究者应在第一时间对受试者采取适当的救治措施，并会同申办方迅速研究对策，及时采取必要的措施以保证受试者的生命安全和权益。另外，还应及时向涉及使用同一试验用药的其他研究者通报情况。

（二）知情权

知情权是受试者获得充分的相关信息，做出自我决定的前提。研究者未充分履行告知义务，会对受试者自我决定权的实现产生不利影响。因为自我决定权所要求的是知情同意，而非在信息严重不对称情况下的单纯同意。知情权和自我决定权在知情同意书的签署活动中紧密相连。受试者的知情权相对应的是研究者的告知义务。

《赫尔辛基宣言》规定：涉及有行为能力受试者的医学研究，每位潜在受试者必须被充分告知。告知的主要内容有：研究目的、方法、资金来源，任何可能的利益冲突，研究人员的机构隶属关系，研究预期的获益和潜在的风险，研究可能造成的不适以及任何其他相关信息。同时，潜在受试者还必须被告知有拒绝参加研究或随时退出的权利，退出研究不会受到歧视，应有权益不会受损。还应特别关注个体潜在受试者对特定信息的需求、以及传递信息的方式。

在知情同意过程中，研究者应以保证受试者对有关信息充分认知、完全理解为主要职责，而不能单纯以获得受试者对知情同意书的签署为目的。因此研究者必须采用受试者或其法定代理人更易理解的语言和文字，避免使用过分技术性的专业术语。表述不能过分乐观，更不能使用误导性甚至诱骗式的说明方式。此外，知情同意过程可以理解为并不是一个一次性的告知过程，临床研究进行中常会出现新的相关信息，研究者须根据实际情况适时再次履行知情同意的相关程序。

（三）自我决定权

自我决定权是指具有行为能力的受试者享有在较充分的相关信息基础上，就肿瘤临床试验的相关事项实现独立做出决定的权利。如果说生命健康权强调对受试者身体完整性的尊重，那么自我决定权则强调的就是对受试者人格完整性的尊重。从人权的视角看，两者构成了 GCP 不同于以动物为受试对象的 GLP 的标志性区别。

就如何保证人体试验活动正当性问题，《纽伦堡法典》奠定了包含受试者自愿同意、维护受试者利益、正当社会性目的、科学性等十项基础性准则。其中自愿原则列于十项准则之首，“受试者的自愿同意绝对必要”。在后来的《赫尔辛基宣言》等国际伦理规范及各个国家的国内立法中，自愿原则均被保留延续下来。

《赫尔辛基宣言》规定：有行为能力的个体作为受试者参加医学研究必须是自愿的。尽管同其家人或社区负责人进行商议可能是合适的，除非他或她自由表达同意，否则不得将有行为能力的个体纳入研究中。

可以这样认为，人体试验个案的正当性以受试者的自愿接受为基石，离开了受试者的同意或承诺，人体试验的正当性无从谈起。当然，受试者甘冒风险的意思表示只是人体试验正当性的基础条件，完善的权益保护机制对保证其正当性十分必要。

每个成年的且心智健全的人均具有决定如何处置其自身身体的权利。事关受试者生命健康且安全性风险可能更高的肿瘤临床试验尤其如此。受试者自我决定权的内涵主要体现为：受试者对于肿瘤临床试验有关事项的决定应出于“自愿”，这主要体现在“自愿加入”和“自愿退出”两个环节。“自愿加入”是有条件的，起码要符合入组条件。“自愿退出”是无条件的，是指无须说明理由和附带任何其他条件而随时退出的自主决定，除非这种退出会给临床试验的进程或其他受试者带来不利影响。受试者即便是入组之后，也有对临床试验整个过程和本人相关各个细节的决定权。

（四）隐私权

隐私是一种与公共利益、群体利益无关，当事人不愿他人知道或他人不便知道的个人信息。《赫尔辛基宣言》规定：必须采取一切措施保护研究受试者的隐私和个人信息机密性，并使研究对他们的身体、精神和社会完整性造成的影响降到最低。对使用可识别身份的人体材料或数据的医学研究，通常情况下，医生必须寻求受试者对采集、分析、存放和（或）再次使用人体材料或数据的同意。

受试者个人信息包括姓名、职业、身份证件、地理位置信息。日期相关信息包括出生日期、死亡日期、住院日期和出院日期，以及电话号码、传真号码、电子邮件地址、银行账号、社会保障号、病案号、医疗证号，各种证件或许可证号、车牌号、IP 地址。生物学标识符包括：指纹和声音；面部图像；其他特殊的识别号、特征和代码等；还包括病名、病状、病程发展状况、受试者病史、家族病史、生活习惯，以及某些身体缺陷的发现以及对排泄物、体液的检查所获得的信息等。

保密是一种不让秘密泄露、保守事物秘密的行为。在临床试验中，受试者的个人信息应该得到严格的保护。这既是对受试者人格、尊严的尊重，也是对受试者人身财产的保护。确保受试者“我的信息我做主”。要对受试者个人信息资料采取切实有效的保密措施，这是保障受试者隐私权的基本要求。相对应的研究者、申办方对此负有保密责任。

随着人类社会的不断发展，已进入高度发达信息化时代，隐私权及个人信息保护越来越重要。个人信息保护就是个人财产的保护，是个人甚至是家人身体健康、生命安全的保护。

（五）补偿赔偿权

受试者有得到各方面补偿的权利。受试者在肿瘤临床试验中发生的收入损失、路费、交通费、血液标本等应得到相应的补偿。

发生不良事件时受试者有获得赔偿的权利。在安全性评估过程中，安全性瑕疵出现的风险毕竟存在。为此，在试验方案中，一方面需设置应对风险的适当治疗方案，以确保有备无患。另一方面，需要对遭受非正常损害的受试者采取必要的补偿赔偿措施。治疗方案旨在保障受试者的生命健康安全，但它不能替代必要的补偿赔偿。获得赔偿权通常是由申办方为受试者购买保险的形式实现。

受试者的权益、安全和健康必须高于对科学和社会利益的考虑。保护受试者权益是所有肿瘤临床试验参与各方首要考虑的问题。伦理委员会是保障受试者权益的一项重要措施，而研究者是肿瘤临床试验主要的操作者及负责人，在肿瘤临床试验中发挥主导作用。因而对研究者的要求尤为严格，只有这样才能真正实现充分保护受试者权益的目的。研究者应向受试者说明经伦理委员会同意的有关试验的详细情况，保证受试者充分知情并取得知情同意书；研究者应科学、合理、按要求规范操作临床试验；负责做出与临床试验相关的医疗决定，保证受试者在试验期间出现不良事件时，能得到及时、适当的治疗；如发生严重不良事件，研究者能及时处置并按照相关规定进行报告。受试者是参与肿瘤临床试验的主角，发挥着极其重要的主体作用。受试者在享有生命健康权、知情权、自主决定权、隐私权和补偿赔偿权的同时，还应认真履行受试者在肿瘤临床试验中的职责。另外，从受试者本身来说，不断提高自身正当权益的保护意识也很重要。申办方是发起一项临床试验，并对该试验的启动、管理、财务和监察负责的公司、机构或组织。申办方的职责包括：发起、申请临床试验，委托合同研究组织（CRO）选择机构、研究者；提供研究者手册等相关资料；提供试验所需药品；严重不良事件（SAE）报告、保证受试者安全和权益；递交总结报告；为受试者提供保险；对于发生与试验相关损害或死亡的受试者承担治疗费用和相应的经济补偿；研究者不遵从方案或法规时，申办方应指出并要求其纠正，甚至终止研究者参加临床试验。临床试验所在机构等监管保障部门对维护受试者权益发挥重要作用，应严格按要求并监管肿瘤临床试验的进展情况，检查、督促、协调肿瘤临床试验各阶段、各环节，做好质控工作，及时发现和解决出现的问题，把好质量关，促使肿瘤临床试验顺利、正规、科学、高效地进行。

三、肿瘤临床试验的受试者招募

所有患者均有参加临床试验的机会，选择招募对象时，应充分考虑其承担的研究风险和获益。所有招募材料、招募发布方式等都需经过伦理委员会审查批准，避免过度劝诱、强迫患者参与试验，或不正当影响其参与试验的决定。

（一）招募对象的选择应注意如下事项

（1）尽量兼顾考虑地域、种族、人种、经济地位和性别等因素，除非试验设计特别说明并有充分科学根据。不能从参与试验本身或后续结果获益的群体不应纳入。

（2）对于弱势群体，如为经济方面（失业或低于当地居民最低收入标准者），需要考虑给予的报酬或补偿是否存在引诱其参加试验的可能；如为教育方面（文盲、教育程度低于小学 6 年级者），需要有措施保证其充分理解试验的同意书等内容。

（3）对于学生、军人或员工等参与临床试验，应避免出于被迫而参与。

（4）在不同地域宣传和招募受试人群时，应考虑民族的风俗习惯和宗教信仰。

（5）试验申办者或研究者应在招募信息 / 广告中提供必要信息，以便伦理委员会对受试者选择的公平、合理性进行审查。

（二）招募方式

（1）现场招募：在临床诊疗过程中，研究者认为患者符合试验条件时，可以邀请其参加临床试验。

（2）公开招募：一般以公开、书面方式邀请患者/健康志愿者参加临床试验，如广告、海报、传单、网络、新型媒体等，但肿瘤临床试验几乎不会招募健康受试者。

（3）通知招募：由研究者委托主管医生或研究助理向目标人群发送招募信息邮件；或授权后，通过检索医疗记录、病案登记等数据库，进行初筛，并致电患者进行招募。

（4）第三方招募：通过中介公司、其他医师介绍或协助招募受试者。

（三）招募信息/广告的内容

招募信息/广告内容应包括但不限于：试验项目的名称，试验目的，应明确说明此为一项“研究或试验”，招募对象的条件（主要的入选、排除标准），受试者应配合的事项，试验联系人及联系方式，招募时间，试验机构名称及地址。

招募信息/广告不得出现以下内容：任何声称或暗示试验药物肯定安全或有效，优于其他已有治疗或疗效，低估风险的误导；不适当的承诺，告知可获得“免费”的治疗及相关检查/检测；采用“新药”或“新治疗”的用语替代“试验药物”和“试验治疗”；使用含强制、引诱或鼓励性质的图片或符号。

（四）伦理委员会对招募信息/广告的审查

伦理委员会应对招募广告中的试验目的，研究是否涉及弱势群体，是否公平选择受试者，招募方式等事项进行审查，保护受试者不被诱导或胁迫参加任何临床试验，从而保护受试者的合法权益。

审查要点包括：招募对象选择时应遵循公平原则，招募过程应保证自愿原则，避免存在被迫的因素，注重受试者隐私的保护。原则上不应出现有关报酬或补偿的内容。

（五）招募信息/广告的发布

受试者招募信息/广告发布的内容和方式需经过伦理委员会批准，药物临床试验机构可考虑备案。发布的方式可选择医疗机构内部、社区、新型媒体、网络媒体、公共宣传栏等。可被授权发布的组织或人员包括申办者、药物临床试验机构、研究者、CRO公司、招募公司等。

（六）招募登记信息的处理

受试者招募时登记的信息属于机密性文件，试验任何一方均有保密责任。试验招募开始前和招募期间，任何未经伦理委员会批准通过的意向性受试者信息收集或“初筛”行为均视为不当操作，一经发现，伦理委员会和药物临床试验机构有权责令相关责任人撤销该信息或终止该行为。试验招募结束后，无论受试者是否入组，登记的受试者信息都需及时销毁或封存并记录，且不得以任何形式进行泄露或交易。

（七）监督与管理

药监管理部门对受试者招募的合规性有监管职能；伦理委员会对受试者招募信息/广告内容和形式有审查、批准的职能；药物临床试验机构对受试者招募信息/广告的发布、招募过程有协助监督管理职能。申办者和研究者对受试者招募的行为负有责任。

四、伦理委员会对肿瘤临床试验方案科学性的审查

随着国家放宽进口药品批准限制、缩短临床试验申报时间等一系列利好政策相继出台，推进医药技术创新，促进了我国抗肿瘤药物临床研究的快速发展。ICH-GC指出，一种试验用药必须有充分的非临床和临床资料以支持提出的临床试验，临床试验应当有坚实的科学基础，有明确、详细描述的临床试验方案。我国GCP赋予伦理委员会对药物临床试验申请进行伦理审查及批准的重要职能。由于抗肿瘤新药创新性强，作用机制复杂，不良反应明显，而疗效不够确切，评价系统多样，对伦理委员会的审查提出了很高的

要求。但是，伦理委员会成员不仅包括医学专业人员，还有非医学背景人员及法律专家，如何从医学伦理的角度对临床试验方案的科学性进行评估，降低受试者的风险，缺乏统一的标准。

（一）临床试验的背景

由于抗肿瘤药物的特殊性，需要在体外试验和动物试验阶段必须取得一定的疗效，而且不良反应可以耐受，才能用于人体的临床试验。但是，早期临床试验中起始剂量的确定、剂量递增方案，安全性观察指标等都可能没有同类药品作为参考，也没有可借鉴的文献。因此，对于早期临床试验，在对试验方案进行审查时，要着重了解临床前的动物实验资料、预期的不良反应和对重要器官的损伤，在临床试验方案的相应部分应有对应的建议，比如，临床前动物试验发现试验药物存在心脏毒性，在临床试验方案中，应限定有严重心脏疾病的患者入组，试验过程中应定期检查心脏功能，出现可疑的心脏相关的不良事件时应给予重视，在停药或减量/延迟给药的标准中都应该有相应的规定，以期把受试者出现心脏损害的可能性降至最低。

抗肿瘤药物的临床试验一般都是从晚期肿瘤患者的末线治疗开始，如果获得对二线或三线治疗的较好疗效后，再将药物推进至一线治疗，甚至是新辅助/辅助治疗。因此对于药物的作用机制及目标疾病的治疗背景就要有全面的认识，以期达到最终的试验目的。伦理委员会在对试验方案的背景部分进行审查时，应着重于目标疾病的治疗现状，是否存在未满足的治疗需求，研究药物的作用机理，预期疗效和不良反应，目前已进行的临床试验总结，也就是了解临床试验的论据是否充分，目的是否明确，以判断待审查试验方案的科学性。

（二）受试者的选择

抗肿瘤新药临床试验中，早期临床试验入组的受试者一般是标准药物治疗失败后或无有效治疗方案的晚期肿瘤患者，而对于Ⅱ/Ⅲ期临床试验，也可以纳入初治的肿瘤患者。所以必须设定严格的入组/排除标准；受试者签署知情同意书，有明确的病理诊断，具有一定的体力状况和骨髓、肝肾功能等。另外，还需要除外一些对药物吸收、代谢、排泄等可能有影响的疾病，比如口服药物的临床试验，受试者存在吸收障碍的疾病，如溃疡性结肠炎、上消化道梗阻等需要排除；而对于药物本身的不良反应有易感性的疾病也需要排除，比如乙型肝炎病毒活动性感染、HIV感染的患者，或既往有间质性肺病的患者，在免疫治疗的临床试验中都是需要排除的。

另外，抗肿瘤新药的临床试验选择受试者还需要结合疾病本身和试验药物的特点整合考虑。例如，靶点明确的分子靶向药物可能在靶点阳性的人群中显示疗效，因此需要入组相应的受试者。*HER2* 过表达或扩增的乳腺癌、胃癌，以及具有微卫星不稳定性的结直肠癌和其他实体瘤，在研究PD-L1高表达肿瘤免疫治疗时，受试者的选择都需要增加相应的入组指标。

（三）临床试验设计

抗肿瘤药物的早期临床试验，通常都采用改良的费氏递增法（改良的Fibonacci法，“3+3”剂量递增）设计，探索出安全剂量后再进入扩展期试验，但是近年来随着对药物作用机制的深入研究，且对于低剂量组受试者几乎不获益的考虑，加速爬坡设计或动态爬坡设计越来越得到大家的认可。这些方法需要在严密监测下进行，而且需要研究者与申办方、药代动力学专家、统计学专家等定期讨论决定试验的进程。

Ⅱ期临床试验多为探索性研究，通常采用单臂研究（少数采用随机对照研究者可参考Ⅲ期临床试验）与历史数据相对照。因此，对于历史数据的分析总结就非常重要，在临床试验设计之初就应该着重整理，尽量用最少的受试者数量获得可靠的结论。Ⅱ期临床试验的单臂设计可分为单阶段设计和多阶段设计，单阶段试验需要在达到样本量设定后才能终止试验。在多阶段设计中，目前应用最为广泛的是Simon二阶段设计，这种方法根据标准治疗的有效率计算出最初达到疗效所需的样本量，即早期终止指标。当第一阶段疗效未达到预期疗效时，可以尽早终止试验，达到淘汰无效剂量、筛选获益人群的目的，减少了受试者的无效暴露风险。

Ⅲ期临床试验通常采用随机对照试验设计，根据具体情况选择阳性药物、安慰剂或最佳支持治疗进行对照。阳性药物作为对照在伦理审查过程中比较推崇，在较大程度上保证了受试者的获益。但是，由于既往对临床试验的认识误区，安慰剂对照或最佳支持治疗的对照试验经常被伦理委员会否决，而近年来随着对临床试验必须正确反映药物本身治疗的能力，即客观性的深入了解，最大限度地减少受试者和研究者的主观期望效应及偏倚，对照组选择安慰剂或最佳支持治疗，也是科学的试验方法，但是不能滥用安慰剂对照，且应保证受试者可以接受医疗处置的平等权利。也就是说，为了排除非药物因素对试验的影响，且安慰剂或最佳支持治疗已经是无可争议的、无有效常规治疗方法之外的选择时，才是符合伦理学对于受试者权益的保护。

对于一些以上市为目的的关键性Ⅲ期临床试验，设立数据监察委员会（Data Monitoring Committee，DMC）在试验进行过程中进行中期分析是必要的。基于对累积数据的分析，提前进行试验设计的修改，包括重新估算样本量，更改试验分组比例，以及由于非常有效或无效而提前终止试验，都是提高临床试验科学性，保证受试者获益的良好策略。

临床试验方案应设计严谨，在启动之后一般不会做大的改动，以保证整个试验的完整性，这也就造成了一项临床试验直到入组结束甚至是一定的随访结束时才能知道是否成功。若为阴性结果，则有很多受试者接受了无效的治疗，影响了获益。而适应性设计（adaptive design）在一定程度上解决了这个难题。这种设计方法把试验分成几个阶段，在试验过程中，每一个阶段均对已有的数据进行分析，然后根据分析结果对试验设计进行修改，包括重新估计样本量，减少或取消预计无效的试验组，是否继续进行试验等等。这样灵活的修改确实会对整体试验的有效性、随机的偏倚、盲法的保障等造成影响，但只要这些调整是合理的，在统计学专家的保驾护航下可以减少受试者的无效暴露，也是符合科学性的原则。

伦理委员会应对了解和熟悉上述各类试验设计的特点，并不断学习，加强培训，了解肿瘤新药临床试验设计的进展，从而对研究做出准确的评估。

（四）临床试验终点指标的选择

目前常用的抗肿瘤疗效观察指标包括总生存期（OS）、无进展生存期（PFS）、无病生存期（DFS）、客观有效率（ORR）和患者报告结局（PRO）等。ORR在肿瘤临床试验Ⅱ期单臂研究中常作为主要研究终点。OS和PFS是最常用的生存终点，其中OS是比较客观的指标，易于随访，但也存在混杂影响因素，比如后续治疗、不同地域的医疗水平等；而PFS随访时间相对较短，不受后续治疗影响，是随机对照研究最常用的替代终点。关于PFS与OS在Ⅲ期试验中的选择仍然存在争议。

另外，免疫治疗存在延迟效应，其治疗特点为起效慢、维持时间长，且存在假性进展和超进展，疗效评估方法有相应的iRECIST标准。生存获益方面，除外PFS和OS等终点，里程碑终点已经被推出作为替代终点，可提示某一时间点的生存率。这些在临床试验设计中均需要考虑。

（五）临床试验方案中保障受试者安全性的相关内容

由于抗肿瘤药物的不良反应较大，及时发现并处理不良事件，防止该不良事件进一步恶化就显得非常重要。因此，在临床试验方案中，需要预先规定对一些预期的不良事件进行监测，而对于非预期不良事件，则应通过定期的随访、检查而发现。比如，一般的临床试验方案中都规定，受试者需要定期进行常见的骨髓功能、肝肾功能、心肺功能等的监测，但对于一些特殊的不良事件，比如免疫治疗会导致内分泌系统异常，也需要定期进行相应的检查。另外，出现不良事件后要有详细的处理流程，包括停药、减量、延迟用药的标准，待不良事件恢复到一定程度，还要再次评估受试者的风险/获益比，确定是否继续试验药物的治疗或提前退出临床试验。

总之，抗肿瘤新药临床试验是充满不确定因素、很有挑战性的试验过程。伦理委员会在审查研究方案时，应关注研究药物的研发背景、前期的安全性有效性数据，并注意试验过程中的关键性数据，有明确风险时应及时终止；对于疗效突出的也应该提出尽早中止，以保证受试者的权益。伦理委员会也应在现有审查平台上，有的放矢，促进抗肿瘤新药研发的快速推进。

五、伦理委员会对临床试验风险与获益的审查

药物临床试验的风险是客观存在的，不以人的意志为转移。风险由诸多因素引起，因此通过人为干预，加强风险管理，运用科学化的决策来制定相关管理措施，尽可能地规避风险，实现风险最小化，保护受试者权益。这一过程中，伦理审查发挥着至关重要的作用。

对于抗肿瘤新药来说，相比其他类型药物，其特殊性更为明显。抗肿瘤药物的创新性强，作用机制复杂，不良反应明显，而疗效不够确切，评价系统多样，对伦理委员会的审查提出了很高的要求。如何从医学伦理的角度对抗肿瘤药物临床试验中受试者风险受益进行评估，促使试验设计和实施合乎道德和法律，保护受试者的安全、健康等权益，应该是所有医学伦理学相关人员关注的重点。

伦理委员会应从以下几个方面关注临床试验的风险控制：临床试验的背景、设计、实施过程、不良事件的处理原则等。而对于临床试验获益的评估，将以不获益为底线。

（一）临床试验相关的风险评估与审查

1. 受试者选择

抗肿瘤新药临床试验必须设定严格的入组 / 排除标准。首先，需要患者能有一定的认知能力，可以理解知情同意书中的描述和试验过程中的一些就诊要求；一些具有不稳定的脑转移或是认知障碍的患者不建议入组。其次，要求受试者有明确的病理诊断，符合试验要求的临床分期，具有一定的体力状况和骨髓、肝肾功能等，多数抗肿瘤试验排除青少年、儿童以及超过 70 岁或 75 岁以上老年患者。另外，还需要除外一些对药物吸收、代谢、排泄等有影响的疾病：口服药物的临床试验应排除吸收障碍的疾病，如溃疡性结肠炎，上消化道梗阻等；对于药物本身的不良反应有易感性的疾病也需要排除，如进行免疫治疗临床试验时排除乙型肝炎病毒活动性感染、HIV 感染的患者，或是既往有间质性肺病的患者。

抗肿瘤新药的临床试验需要结合疾病本身和试验新型药物的特点整合考虑，例如，靶点明确的分子靶向药物可能在部分选择的人群中显示疗效。因此，对于靶点过表达的患者，具有微卫星不稳定性的结直肠癌和其他实体瘤进行 PD-L1 高表达肿瘤的免疫治疗的研究时，受试者应增加了特殊的入组指标。这些都需要分子检测手段的介入，包括液体活检、二代测序基因检测等方法。上述检查相应地增加了受试者的额外付出，包括采集血液标本，新鲜活检标本或既往肿瘤组织标本等。在伦理委员审查的过程中，需要根据实际情况对上述情况进行风险评估。

2. 临床试验的方案设计

不同期别的临床试验具有各自的特点，对于参与研究的受试者就存在不同的风险和获益可能。抗肿瘤药物的早期临床试验，通常都采用改良的费氏递增法设计，探索出安全剂量后再进入扩展期试验，所以受试者几乎没有临床获益的可能。但是近年来随着对药物作用机制的深入研究，且对于低剂量组受试者几乎不获益的考虑，加速爬坡设计或动态爬坡设计越来越得到大家的认可，但风险是否增加需要仔细评估。Ⅱ期临床试验是探索性研究，通常采用单臂研究（少数采用随机对照研究），与历史数据相对照。Ⅱ期临床试验的单臂设计可分为单阶段设计和多阶段设计，在多阶段设计中，目前应用最为广泛的是 Simon 二阶段设计，这种方法根据标准治疗的有效率计算出最初达到疗效所需的样本量，即早期终止指标。当第一阶段疗效未达到预期疗效时，可以尽早终止试验，达到淘汰无效剂量、筛选获益人群的目的，减少了受试者的无效暴露风险。

Ⅲ期临床试验通常采用随机对照试验设计，根据具体情况选择阳性药物、安慰剂或者最佳支持治疗进行对照。阳性药物作为对照在伦理审查过程中是比较推崇的，在较大程度上保证了受试者的获益。不能滥用安慰剂对照，且应保证受试者可以接受医疗处置的平等权利，也就是说，为了排除非药物因素对试验的影响，且安慰剂或最

佳支持治疗已经是无可争议的、无有效常规治疗方法之外的选择时，才是符合伦理学对于受试者权益的保护。

3. 临床试验的实施过程中的风险审查

因抗肿瘤药物的特殊性，在试验实施过程中的风险无法一概而论，且受试者本身的个体差异、依从性以及文化素质水平对于试验的实施过程也提出了很大的挑战。但从整体来看，筛选期检查的风险，用药过程中的风险，出现不良事件后的观察、记录、处理、上报等，伦理审查应囊括上述所有步骤。

任何一项临床试验都无法回避的不良反应问题对于申办者和受试者具有不同的意义。为了节约经费，申办者尽可能减少病例数，缩短试验时间，从而使得发生率低的罕见的不良反应可能被遗漏，长期用药的不良反应无法观察到，具有滞后性的不良反应更会被忽略。而对于受试者，因为医学相关知识的不对等性，个体生活环境等因素的限制，自发报告制度的不健全，不良事件的收集很大程度上受研究者的重视程度而变化。因此，对于伦理委员会来说，建立及时报告的网络化收集和实现信息共享，健全严重不良事件（SAE）报告的快速通道是非常重要的。

由于抗肿瘤药物的不良反应较大，及时发现并处理不良事件，防止该不良事件进一步恶化就是非常重要的。在临床试验的实施过程中，需要定期进行常见的骨髓功能、肝肾功能、心肺功能等的监测，出现不良事件后要有详细的处理流程，包括停药、减量、延迟用药的标准，待不良事件恢复到一定程度，还要再次评估受试者的风险/获益比，继续试验药物的治疗或提前退出临床试验。

（二）临床试验获益的评估

如果晚期肿瘤患者对现有治疗耐药，或是无更好的治疗选择，自愿来参加抗肿瘤新药的临床试验，很大程度上也是一种奉献精神。但由于抗肿瘤新药的特殊性，很难能明确告知受试者的获益程度，因此在知情同意书的相应章节中，多数都重点说明参加临床试验可能不获益。因此对于伦理委员会来说，受试者能获得的直接的获益体现在肿瘤缩小，一般状况好转，而间接获益就体现在研究者团队的更多关注、及时更新的医疗信息、优先的救治处置等非客观的医疗获益方面。

（三）伦理委员会对临床试验风险/获益的综合审查

在临床试验中，受试者需要承担风险是不可避免的，而且由于人与动物存在差异，虽然在临床前的动物试验中安全性良好，但并不代表人体试验就一定安全。同理，Ⅰ期临床试验未发生严重的不良事件或严重不良事件，并不代表Ⅱ期/Ⅲ期临床试验就一定是安全的。所以伦理审查过程中对研究风险/受益的评估，需确保风险已在可能的范围内最小化，做到从根本上保护受试者的权益。

对于创新的抗肿瘤药物而言，除了上述几点，还要考虑试验的实施环境和人员资质，参与临床试验的人员在受试者保护体系中必须履行相应的职责，保障临床试验顺利实施，使得受试者权益受到最大限度地保护。所以，在临床试验全流程中做持续的伦理审查是对临床试验进行风险管控的有效途径和关键环节。伦理的持续审查制度应涵盖初始审查、修正案审查、年度/定期跟踪审查、严重不良事件的审查、方案违背的审查、提前终止试验的审查等。研究风险越大，持续审查频率应该越高。

六、受试者的知情同意

（一）知情同意权的产生及含义

知情同意权（informed consent）在我国通称为“知情同意”，是医学发展到一定阶段而出现的医学伦理观念，对规范医生的医疗行为、维护患者自我决定权意义重大。知情同意理论源于1947年《纽伦堡法典》，该文件明确规定了人体试验必须以受试者的自愿同意为前提。1964年，世界医学会发表《赫尔辛基宣言》，将自愿同意作为医学临床试验基本伦理准则的中心内容，并明确提出了“知情同意”这一概念。我国著名民法学者王泽鉴教授认为：患者的知情同意权是医生应该要向患者解释其要进行的诊疗行为，使得患者在充分了解的基础上行使是否同意的权利。知情同意有两个相互关联的要素：一是知情，包括信息的充分告知以及受试者对信息的充分理解；二是自由、自主的同意。知情权是同意权的前提和基础，同意权是知情权的结果和价值体现，实质是受试者在充分了解临床试验相关内容后的自主选择权。

（二）我国受试者知情同意权的法律规定

我国GCP第三章着重对受试者知情同意权的保障进行了规定，第十四条采用列举方式对研究者的告知内容进行了规定；《涉及人的生物医学研究伦理审查办法》也采用了同样的表述方式，第三章第十八条将知情同意作为伦理审查的第一项阐述原则，第二十、二十二条对知情同意书做了原则性规定；同时，该文件在第四章对知情同意内容做了具体细化要求。此外《执业医师法》《医疗事故处理条例》《医疗机构管理条例》《医疗机构管理条例实施细则》《侵权责任法》等法律法规对患者就医知情同意权保护零散规定，同样也适用于参加临床试验的受试者。《侵权责任法》以法律的形式对知情同意权进行了规定，更加明确了患者知情同意权的法律地位。2018年国务院发布的《医疗纠纷预防和处理条例》第十三条明确规定："医务人员在诊疗活动中应当向患者说明病情和医疗措施。需要实施手术，或者开展临床试验等存在一定危险性、可能产生不良后果的特殊检查、特殊治疗的，医务人员应当及时向患者说明医疗风险、替代医疗方案等情况，并取得其书面同意；在患者处于昏迷无法自主做出决定的状态或者病情不宜向患者说明等情形下，应当向患者的近亲属说明，并取得其书面同意。"从法律法规角度限定研究机构需要在取得受试者或家属书面知情同意后方可实施研究。

（三）肿瘤临床试验中的知情同意

肿瘤临床试验具有研究对象特殊、试验周期较长、研究方案复杂等特点，因此更需要严格遵守知情同意原则，以保护受试者权益。在伦理审查中，可以将"肿瘤临床试验中的知情同意"理解为一切肿瘤临床试验都必须向受试者说明情况，包括所实施程序的依据、目的、方法及潜在的损伤、风险和不可预测的意外等情况，然后在没有威胁利诱的条件下获得受试者主动的同意，或在可能的多种选择办法中做出自由选择。当受试者无行为能力时，应该由与其没有利益或者感情冲突的监护人表示"代理同意"。

1. 肿瘤临床试验知情同意的内容

肿瘤临床试验中受试者的知情同意可分为试验研究者对于试验相关信息的充分告知以及受试者的自主决定。由于肿瘤临床试验的受试者均为肿瘤患者，有获得诊疗利益的可能性，风险承担性一般大于健康受试者，所以知情同意书的内容既不能扩大临床研究的风险性，又必须让受试者了解到潜在的风险。

1）研究者的充分告知 伦理审查中应注意研究者是否充分告知受试者研究的相关内容，研究者或其指定代表应当告知受试者有关试验的详细情况，通常包括：纳入肿瘤患者的疾病诊断和分型、分期，可选的治疗方案及措施，试验目的，试验过程（受试者人数、随访次数及频率、需要做的检查、是否随机），试验分组，试验期限，潜在的获益和风险，受损害后的补偿或赔偿，受试者个人信息的保密，受试者责任，预期费用等。研究者还应当告知受试者有自主决定的权利，并给予受试者充分的时间和机会去了解试验的详细情况，详尽回答受试者或其法定代理人提出的所有与试验相关的问题。对无能力表达同意的受试者，应向法定代理人提供上述介绍和说明，由其法定代理人代表其实施知情同意。为保证受试者或其法定代理人能够充分理解，知情同意过程中必须使用通俗易懂的语言和表达方式。对知情同意书的简单宣读不能说明研究者履行了告知义务，告知义务应当贯穿整个肿瘤临床试验过程中。试验过程中，试验方案的改变或研究者获得可能影响受试者继续参加试验的新信息时，都应当以知情同意书等书面形式及时告知受试者或者法定代理人。

2）受试者的自主决定权 受试者的自主决定权强调的是对受试者人格的尊重，具有行为能力的受试者在充分知悉和理解试验信息的基础上享有自主决定是否参与试验或自主退出试验的权利。受试者完全自愿参加肿瘤临床试验，不受外界的干扰、利诱和胁迫，可以拒绝参加试验或者有权随时退出试验而不会遭到歧视，其医疗待遇与权益不会受到影响。

3）例外情形 GCP第十五条规定：紧急情况下，无法取得本人及其合法代表人的知情同意书，如缺乏已被证实有效的治疗方法，而试验药物有望挽救生命，恢复健康，或减轻病痛，可考虑作为受试者，但需要在试验方案和有关文件中清楚说明接受这些受试者的方法，并事先取得伦理委员会同意。即符合上述情形时，研究者可以不履行告知义务。对于上述情形，伦理委员会应给予特别关注。

2. 临床试验中的知情告知

临床试验因其效果的不确定性，执行最严格的知情告知标准。除告知已知风险外，还应特别强调有不可预知风险及试验效果的不确定性。另外,对于受试者妊娠和胎儿的影响也应特别告知。临床试验中，试验药品和检查等费用很多都是申办者提供，受试者发生与研究相关的损害，申办者给予补偿是法定原则，是需要向受试者明确告知的内容。同时，临床试验有对受试者信息保密的要求,还有涉及通过调查问卷了解受试者情况，对于信息保密及受试者有权拒绝回答调查问卷的告知也是必要的。

（四）临床试验中实践知情同意权存在的问题

1. 知情同意的告知对象

纵览现有规定，我国知情同意的告知对象主要分为以下几类：受试者或者患者本人、家属、近亲属、法定代理人、法定监护人等。在这样的情形下，一旦试验过程中出现问题，受试者和研究者都会选择对己方有利的法律依据，这样不利于双方矛盾的解决，也会导致司法实践中不同法院对知情同意告知对象的认定出现分歧。因此，在受试者具有完全行为能力时，知情对象必须是本人，在受试者为限制行为能力人或无行为能力人时，知情对象应为法定监护人或法定代理人。

2. 知情同意的告知内容不全面

研究者告知义务的内容是一个十分重要的实践问题。参加试验可能给受试者带来何种风险以及由此而来的受试者保护和补偿措施等信息必须以明确清晰的文字告知受试者。然而，在实践中，由于利益因素，申办者或研究者在知情同意书中夸大诊疗利益，对参与试验的风险避重就轻，不具体列出发生有关损害时可获得的治疗或赔偿措施，侵害受试者的知情同意权。因此，伦理委员会应对知情同意书中相关内容进行关注。

3. 受试者不能充分理解告知内容

由于研究者与受试者之间专业知识及信息不对称，受试者往往不能理解试验的真正内涵，处于相对弱势地位，只能被动接受研究者提供的信息。国内一部分抗肿瘤药物临床试验是针对国外已经上市药物的国内注册临床试验，研究者已经了解这些药物的安全性数据和药物疗效，此时应避免造成对受试者的告知出现偏差。受试者充分理解是同意的基础，不能充分理解就不是“真正的同意”。因此，在肿瘤临床试验的知情同意过程中，应当注意采用通俗易懂的方式，使不具有医学专业知识的受试者能充分了解研究内容，使知情的告知与理解达到事实上一致。

七、受试者隐私保护

隐私和保密一直是医学伦理的两个主要支柱，医学研究中也是如此。关于隐私的定义和范围，1948年，联合国大会通过了《世界人权宣言》，并将隐私作为一项基本人权：任何人都不得对其隐私、家庭、住所或来往书信进行任意干扰，也不得对其荣誉和名誉进行攻击。人人有权获得针对此类干扰或攻击的法律保护。在肿瘤临床研究中，包含了多种可识别的个人敏感信息，如果泄露，风险更高。人们越来越倾向于把隐私定义为“保持对个人信息的控制”，这体现为对关于自己的全部个人信息（包括但不限于关于个人的财产、通信、行为和其他事务信息）的控制权。这个定义要求在临床试验中重点考虑对个人信息的保护。

肿瘤临床试验中，针对不同的隐私分型，采取针对性隐私保护措施。针对身体类隐私，研究者对受试者询问病史、查体时，关注的是身体及私人空间，主要靠知情同意、遵守法律及诊疗常规、保密等措施来保护受试者隐私。决策隐私主要是指个人所选择的诊疗、生活等方式，这与自主决定相当，未经本人知情后同意，不得非法干涉，也不得非法泄露。肿瘤研究有时涉及财产隐私，强调隐私的财产利益，例如HE-LA事件中，其家人主张基因人格权的同时也主张基因财产权。关系隐私，包括家庭关系或其他亲密关系，如病历信息中涉及的人格共有权（如家庭成员享有的共同秘密）、基因信息的家族共有权（HE-LA事件中其后人所坚持的细胞系共管）。这种关系中，不仅应考虑到受试者的隐私，也要考虑到利益相关者的隐私，特定情况下应告知受试者及利益相关者基因研究的商业利益分配等，由个人与其他利益相关者（例如家族成员）共同做决定，比如涉及家族其他成员的基因测序所涉及的遗传信息。

欧盟2018年颁布生效的通用数据保护条例GDPR（general data protection regulation）规定，个人数据指的是任何已识别或可识别的自然人的相关信息；一个可识别的自然人是一个能够被直接或间接识别的个人，特别是通过诸如姓名、身份编号、地址数据、网上标识，或自然人所特有的一项或多项身体性、生理性、遗传性、精神性、经济性、文化性或社会性身份而识别个人信息包含敏感信息。个人敏感信息包括但不限于种族或民族背景、政治观念、宗教或哲学信仰或工会成员的个人数据、基因数据、为了特定识别自然人的生物性识别数据，以及和自然人健康、个人性生活或性取向相关的数据。鉴于个人敏感信息泄露的人身、社会、心理等风险较大，应予特别保护。

对何谓个人信息要具体到每个临床试验中，具体情况具体分析，有可能在这个临床试验中不属于个人信息、属于隐私的，在另一个临床试验中属于个人信息。在伦理审查中，应关注如何保障受试者对其个人信息的控制，研究中采取什么样的针对性保护措施等。如果一个受试者经知情同意后，愿意放弃自己的某一部分或全部的私密空间、私密活动、私密信息（例如病历信息），实质上这并不是他在放弃隐私，这是他在行使自己的隐私权利，是在授权他人善意使用其隐私，不宜认为知情同意后或公开后的私密空间、私密活动、私密信息就不再是隐私。临床试验中，研究者应对此依法依规使用，履行保密义务及数据安全义务。

在临床试验中，依据法律、伦理准则围绕对“自然人的私人生活安宁”“私密空间、私密活动、私密信息”采取针对性的保护措施，应当是受试者隐私保护的主要内容。对于大数据研究，隐私保护的重心转移到对个人信息的保护方面。对受试者个人信息的保护是否充分，是否会有侵犯隐私的风险，应在医学伦理审查中加以重视。

（一）肿瘤临床试验应遵循个人信息处理一般伦理原则

1. 个人权利保护原则

数据处理过程中，应充分保障数据主体的个人数据权利。

2. 知情同意原则

数据的收集、存储、使用、分析、解释等数据处理全过程均需要获取数据主体（受试者）的知情同意，原则上应采取明示同意。特殊情况下，如采用默示同意，一般应保证数据主体随时退出的权利。无论明示同意还是默许同意，一般情况下，撤回同意应当与做出同意同样容易。

3. 公开透明原则

对个人健康医疗数据处理的相关事项应对数据主体公开透明。禁止秘密处理个人健康医疗数据。

4. 限制原则

建立个人健康医疗数据库应合法、目的特定，处理个人信息应遵循最小必要原则，个人健康医疗数据的收集、使用范围、保存期限和销毁应受到限制。涉及公共利益而建档、科学研究、统计等目的时，可以适当放松限制。

5. 责任与安全原则

数据控制者、处理者在数据处理过程中，应采取合理的技术手段（如数据加密、匿名化、访问权限、差分隐私等），数据保护政策与组织措施，以确保个人数据的安全。对此，数据控制者、数据处理者承担举证责任。

（二）肿瘤临床试验中受试者的隐私保护

保密义务、数据安全义务是“尊重自主、有利和公正”三大公认伦理原则的综合要求，贯穿于受试者隐私保护全程。应当尊重受试者隐私权利。伦理审查时应注意，受试者的个人信息是否在未经知情同意时被秘密查阅、使用；受试者已退出研究，其个人信息仍被不合理使用；数据与境外共享时，隐私保密措施是否到位等。在试验设计中，是否采取针对性措施，切实保障受试者隐私权、个人信息保护权。在研究方案中是否按照法规及规章要求明确数据控制者（如申办者、研究者），处理者（如CRO、第三方实验室）的义务，设计隐私保护的针对性具体措施。应包括但不限于：知情同意、隐私风险评估、访问权限、数据安全技术、保密措施（如用于去识别的匿名化、差分隐私等）、记录的保管（例如源文件的保管等）、个人数据的存储注意事项（例如编码与个人资料的分离保存）、个人数据的准确性、个人数据采集的公正性、个人数据泄露的补救措施、数据安全专门人员或部门的设置、对受托进行个人数据处理的实验室或其他机构的数据安全监督、管理、培训等。

随着时代的发展，对风险的认知不应再局限于生命健康权上的风险，个人数据权利、隐私权的侵犯同样会给受试者带来人身、社会及心理风险。个人数据泄露可能导致身份盗用，带来人身和财产危险；社会风险方面，被污名化、歧视，可能导致其名誉受损，在就业、入学、信贷、保险方面的不公平对待；心理风险方面，个人数据泄露导致受试者焦虑、抑郁引发的心理风险甚至是精神损害等。特定情况下（如基因测序关系到受试者及其亲属的基因隐私），应当考虑关系类隐私的侵犯导致其他利益相关者（如家属）的社会、心理、人身风险。这些都是在伦理审查中应引起重视的部分。

切实保护受试者的隐私，如实将受试者个人信息的储存、使用及保密措施情况告知受试者，未经授权不得将受试者个人信息向第三方透露，这是我国法律规定的受试者隐私保护的基本原则。必须使受试者了解，参加试验及在试验中的个人资料均应保密。必要时，药品监督管理部门、伦理委员会或申办者按规定可以查阅参加试验的受试者资料；为保护受试者隐私，病例报告表上不应出现受试者的姓名。研究者应按受试者的代码确认其身份并进行记录。申办者可能会要求提供某些病例的病历副本。在这种情况下，在将病历副本提交给申办者之前，将隐藏所有受试者的标识符，受试者编号除外。

（三）生物样本的特殊保护

生物样本指人类遗传资源，包括人类遗传资源材料和人类遗传资源信息。人类遗传资源材料是指含有人体基因组、基因等遗传物质的器官、组织、细胞等遗传材料，涉及受试者基因隐私。在肿瘤临床试验中，对于生物样本的隐私保护有着特殊的要求（如对于生物样本的采集、保藏、利用和对外提供要征得受试者的明确同意），具体告知内容包括采集目的、处理程序、保藏地点、保藏时间、何时销毁、是否二次使用等。

综上所述，在肿瘤临床试验中，研究者、申办者等应依据医学伦理准则、现行法律履行好保密义务、数据安全义务，充分保护受试者隐私。时代的变化，带来隐私内涵与外延的变化，相应的保密措施、数据安全措施也应及时调整，尽管不会有隐私保护的万全之策，但通过隐私风险主动监测，隐私风险主动评估，隐私主动管理技术（包括匿名化技术、“差分隐私保护技术”、隐私信息检索技术、安全多方计算技术、数据加密技术），问责系统，法律法规等主动隐私管理，通过知情同意、伦理委员会审查以及数据保护专业部门人员、受试者参与等机制的加入，尽可能将受试者隐私泄露的风险降到最低。

八、肿瘤临床研究中的补偿与保险

（一）肿瘤临床试验相关损害的补偿

肿瘤临床试验中，受试者面临风险非常大，国内外临床试验法律法规和规范性文件都将受试者权益保护作为核心原则。对于受试者发生与临床试验有关的损害如何补偿，缺乏具体的具有实操性的规定，实践中的处理也比较混乱。

2013年修订的《赫尔辛基宣言》首次增加了受试者损害补偿条款；《人体生物医学研究国际伦理指南》第19条规定：受试者因参加研究而受到伤害，研究者应保证其有权获得对这类伤害的免费医疗，以及经济或其他补偿，作为对于造成的任何损害、残疾或者障碍的公正赔偿。

我国GCP关于受试者补偿的规定伦理委员会应从保障受试者权益的角度严格审议受试者因参加临床试验而受到损害甚至发生死亡时，给予的治疗和（或）保险措施，如发生与试验相关的损害时，受试者可以获得治疗和相应的补偿。申办者应对参加临床试验的受试者提供保险，对于发生与试验相关的损害或死亡的受试者承担治疗的费用及相应的经济补偿。申办者应向研究者提供法律上与经济上的担保，但由医疗事故所致者除外。

我国《涉及人的生物医学研究伦理审查办法》明确指出，应当公平、合理地选择受试者，对受试者参加研究不得收取任何费用，对于受试者在受试过程中支出的合理费用还应当给予适当补偿。

与临床试验相关的受试者伤害事件，首先应确定与临床试验有关的受试者损害应确定是补偿而非赔偿原则。之所以这样规定，是基于临床试验即便在保证科学性的前提下，仍然存在极高的已知和未知风险和不确定性，这种不确定性风险可能是发起试验的申办者和开展试验的研究机构都无法事前预见的，但为了医学进步及今后更广大患者受益，涉及人体的临床试验又必须进行。参与试验的受试者对医学研究的支持奉献精神理应得到赞赏和鼓励，这样才能保障医学研究的正常进行和医学的进步，所以伦理审查时应注意研究是否对受试者进行补偿及合理性。伦理委员会应尽可能全面系统了解临床试验的背景资料、方案设计、新药的药理作用，临床试验的风险和效果的不确定性，以充分评估受试者的补偿是否合理。并要求试验申办者对研究购买保险，确保受试者能够获得补偿或赔偿。

（二）肿瘤临床试验的保险

随着药物临床试验总量的增加，受试者的权益保护也逐渐被大众关注，临床试验保险的保障作用也越来越被重视。由于肿瘤临床试验的风险性很高，所以其保险购买率相对于我国其他临床试验研究领域而言较高，但与国外一些保险制度完善的国家相比，我国肿瘤临床试验的保险购买率偏低。

临床试验保险是保护受试者合法权益的重要手段，我国GCP明确提出申办者应当为参加临床试验的受试者提供保险，并对发生的与试验相关的损害承担相关费用和补偿。但是因为未明确强制要求为受试者提供保险，许多申办者并未主动为受试者购买保险。而研究者发起的研究，因为资金问题，研究者通常无力为研究购买保险。这些原因均可能导致受试者发生研究相关损害时无法获得合理的补偿或赔偿。

伦理委员会应对申办者提交的临床试验保险文件进行审查，对临床试验进行日常核查时，也应对临床试验保险作为核查内容之一。为受试者提供保险不仅能保障受试者的权益，也能降低申办者过多损失的风险。另外，通过开展临床试验保险规定的相关培训工作，加强伦理委员会对临床试验保险的了解，提高对试验保险合理性审查的能力，切实保障受试者权益。

（李　洁　廖红舞　姜炳强　赵　军
龚继芳　纪　磊　刘瑞爽　编写）
（阎　昭　审）

第4节 伦理实践面临的挑战与发展

整体整合医学（Holistic Integrative Medicine，HIM；简称整合医学）理念实践表明，整合医学具有很强的现实意义，将医学各相关领域最先进的知识理论和临床各专科最有效的实践经验分别加以有机整合，并根据社会、环境、心理的现实，以人体全身状况为根本，进行修正、调整，使之成为更适合人体健康和疾病治疗的新的医学体系。整合医学作为一种思维和实践方法，基于人的整体性视角，把医学范畴中最为领先的医学理论内容以及临床学各个专科中最具实效性的经验进行有机整合，是整体观、整合观和医学观三观的整合。

医学伦理学作为现代医学的一个重要组成部分，同时也是伦理学的一个重要分支，是医学与伦理学的交叉整合，它要求运用一般伦理学原则阐释、解决医疗卫生实践和医学发展过程中的医学道德问题。在医学伦理学的研究与实践中，保护受试者的生命健康，维护受试者尊严、人格完整，保障受试者充分自主决定的权利，同样需要基于人的整体性视角，通过运用伦理学的基本原则和方法去整合评估医学领域中人的生命、生理健康以及心理健康。

在整合医学的视角下，伦理实践需要思考的问题更为复杂。根据整合医学中系统论和整合观的思想导向进行的伦理实践将包括临床各科的整合，基础医学与临床医学的整合，医学与哲学、社会学的整合，以及医学领域新药物、新技术、新疗法的不断发展，大数据背景下的互联网+医疗，研究人员多重角色的整合与冲突，伦理实践在更多维度开展，更多地关注人、社会、自然等多种因素。在整合医学方法论的指导下，伦理实践将面对更多的挑战，同时也迎来更广阔的发展空间。

一、科技发展与伦理困境

科学的发展关乎人类文明的福祉，但科学高速发展的同时，往往伴随着未知的社会风险，不能毫无约束地发展科学，已经成为全人类的共识。纵观医学伦理的发展历程，不难发现，医学伦理学研究贯穿生命科学技术研究发展的过程中。一方面，一些反伦理的人体试验不断被揭示；另一方面，一系列的伦理法规、原则、准则不断被建立，逐步规范。当然，医学科学高速发展的同时，医学伦理的观念和规范也不能一成不变。

如果说科学的内在核心价值是求真，伦理的内在核心价值是向善，那么医学伦理学恰恰是保障医学科学研究始终向着“善”的方向不断发展，以人为本，体现公平，最大限度地维护科学发展为人服务的核心价值。由于各学科不同的特点，伦理实践的发展和演变较为缓慢，往往与当时的科学发展不能适配，尤其是信息技术高速发展的今天，伦理实践势必滞后于科学发展。在伦理实践过程中，如何前瞻性地评估风险，如何在规避无法预见的危害的同时助益医学科学的发展，充分预见、揭示科学技术高速发展后的新风险，始终是伦理实践中面临的巨大挑战。

（一）大数据背景下的伦理问题

“大数据”正在改变目前的诊疗模式，越来越多的基于大数据背景的研究正在开展。“大数据”在概念上不仅指数据的规模巨大，而且是需要借助运算技术支持来达到挖掘数据和提取信息的目的。在临床研究中，“大数据”往往指大型医院患者的电子病例，临床试验、组织样本库中样本及其关联的临床信息，这些数据来源不同，包含巨大的信息量。

由于大数据智能设备自动采集的数据，碎片化的个人信息再次整合后对受试者个人身份的再识别，可能对受试者个人隐私的保留带来极大的风险。传统伦理实践中对于受试者隐私保护的方法（如要求研究者在临床研究过程中注重隐私保护，在信息收集和处理过程中隐去受试者姓名、关键信息，研究开展前与研究者、研究的申办方签署隐私保护协议等）已经远远不能满足对于受试者隐私的保护。数据在整合、分析、传输等各个环节都有可能泄露受试者信息。现今的信息技术可以通过零星的碎片化的技术手段，从信息碎片中抓取有效信息，精准识别受试者甚至是患者的亲属。

随着健康信息数据在各类商业活动中被利用，越来越多的商业机构轻易获取海量健康信息进行精准识别，并进行相关营销活动。这不仅是医学科学范围内的行为，大数据背景下社会生活的方方面面都面临着这样不可控的隐私暴露。

除了隐私暴露，同样值得注意的是信息依赖的问题。临床研究的发展过程中研究者对于信息技术的依赖越来越显著，诊疗过程中的每一个环节都可以通过信息技术加以规范。目前大量的伦理实践工作也通过在线的平台完成，无纸化诊疗、无纸化办公也成为医疗机构的常态，然而日常工作中产生的数据，存储、传输、反馈、分析等每一个环节都有信息泄露和信息丢失的风险。信息丢失、数据错乱也会对研究者的判断产生影响，从而导致研究结果的偏差。

伦理实践如何保护受试者及其相关亲属的隐私，尤其是特殊人群、弱势群体的隐私，面临着巨大的困难。未来的伦理实践过程中或可以考虑纳入信息安全专业人员作为独立顾问或伦理委员，共同参与方案的制定与执行。

（二）精准医学面临的伦理问题

精准医疗是以患者基因组信息为基础，整合蛋白质组学、代谢组学等内环境信息，通过对这些信息的分析和研究，找到该疾病对患者自身特点的致病原因和治愈该疾病的治疗靶点，为患者制定符合其特性的最优治疗途径的新型医疗治疗模式。精准医疗根据个体基因特征、环境以及生活习惯进行优化疾病干预以及治疗的最佳方法。精准医疗的推广与实现得益于人类基因组测序技术的革新、生物医学分析技术的进步以及大数据分析工具的出现。

全世界都在进行精准医疗的研究，精准医疗作为一门新兴交叉思维，整合了大数据和基因技术等前沿的技术，医生、患者、研究者、伦理委员会都将面临巨大的挑战。

1. 精准医疗中的知情同意问题

精准医疗相关研究中面临的最直接的问题就是对传统知情同意原则的挑战。在传统的临床研究知情同意书审查过程中，应遵循充分告知、充分理解的基本原则。精准医疗相关研究所倚重的基因学是一门少数人掌握的前沿学科，充分告知、即使是受过规范医学教育的研究者充分理解原则都有一定难度，文化水平、认知水平、心理素质不同的各类患者、受试者对研究信息理解的难度也势必增加。精准医疗的学术特点是利用大量的基因组学信息，通过对信息的分析和研究获得致病原因与治愈该疾病的基因治疗靶点。在伦理实践过程中，面对大量的数据信息，以及数据信息与治病原因、治愈疾病的基因靶点之间不确定的联系，医生和研究者将面对如何筛选信息进行“精准告知”的挑战；面对巨大的不确定因素，告知范围也将成为知情同意原则的挑战。由于基因学研究风险、获益的不确定性，风险告知也将成为知情同意过程中的难题。

在伦理实践过程中，如何遵循不伤害原则也将成为审查难点。精准医疗的相关研究不仅包括对现有疾病的治疗，还包括对未来可能发生疾病的预测。由于受试者的文化水平、认知水平不同，有些受试者会将基因的致病风险与疾病本身联系起来，不经筛选的“充分告知”，可能会对某些患者造成不必要的伤害，使其生活在恐惧和压力之中。

2. 精准医疗中的隐私暴露问题

精准医疗相关研究中最严重的隐私暴露问题是基因信息的泄露。基因是一个人最基本最重要的隐私，关乎人的根本尊严。在精准医疗相关研究中对于人的基因分析可以达到完全透明，患者最基本的隐私在某种程度上将会公布于众，这些信息如果被商业机构、用人单位、保险公司等获取，将对带有某些基因“缺陷”的人造成威胁，甚至带来日益严峻的“基因歧视”问题。但研究实践过程中又会“偶然获知”某些信息，这些偶然获知的信息可能对患者以外的其他人有至关重要的价值，甚至会危害公众的健康。当个人的“隐私权”涉及他人的生命健康安全时，隐私是否还是“隐私”。研究者、伦理委员会是否会陷入损害他人利益去保护隐私权的窘境。当个人的隐私暴露与公众的健康产生矛盾时，应该遵循什么样的原则。这些都应该是伦理实践中需要考量的问题。此时，“结果反馈”就应该遵循整合医学的方法论，避免仅遵循一种单一的理论框架解决问题，伦理实践过程中如何在平衡临床效用、可行性，充分告知与隐私保护之间的平衡，伦理实践过程中如何跳出单一视角，更多地考虑到个体与社会之间的关系，都是需要深入探讨的问题。

3. 精准医疗中的公平性问题

伦理实践的审查原则之一是公平公正，尤其应该考虑对弱势群体的保护。精准医疗相关研究依赖强大的科学技术，需要庞大的资金支持，美国2016年由时任总统奥巴马宣布“精准医疗计划”时，2016财年投入2.15亿美元。我国也将精准医疗计划纳入“十三五”规划。经济资源、政策向精准医疗倾斜的同时，势必带来如何平衡好其他传统医疗发展的问题。

就精准医疗相关研究的本身而言，针对特定基因的靶向药物价格昂贵，且仅适用于某些基因突变的患者，对经济贫困的患者是否公平，具有同样治疗需求的人是否能被同等对待也存在争议。2018年，一部根据真实事件改编的电影——《我不是药神》引发热议，该电影将慢性粒细胞白血病患者的求药困境呈现在公众面前。电影的结局是美好的，治疗慢性粒细胞白血病的靶向药物被纳入了医保。然而，现实中由于医疗资源的稀缺、经济发展水平的不同、地区发展差异，不可能做到对同等需求的患者同等分配。大量的靶向药物临床研究开展过程中离不开受试者的参与和奉献。国际多中心临床研究在某些相对落后的地区开展，精准医疗靶向药物获批上市以后，高昂的药费却让贫困者无法承受，从某种意义上讲，精准医疗相关研究的成果无法惠及普通民众。

伦理实践过程中，审查者的视角不应囿于研究本身，而应更多地站在社会公平公正的角度，对研究是否有利于大多数人的权益，研究的成果能否体现社会公平等方面提出审查建议。

（三）真实世界研究中的伦理问题

真实世界研究（real world research/study，RWR/RWS）是指针对预设的临床问题，在真实世界环境下收集与研究对象健康状况和（或）诊疗及保健有关的数据（真实世界数据）或基于这些数据衍生的汇总数据，通过分析来获得药物的使用情况及潜在获益－风险的临床证据（真实世界证据）的研究过程。

随机对照试验（RCT）一般被认为是评价药物安全性和有效性的金标准，并为药物临床研究普遍采用，现代医学伦理实践则是伴随着RCT的发展而逐渐发展、规范，从而形成了目前的伦理实践体系。然而，随着医学的发展，RCT的局限性也日益凸显，RWR逐渐成为RCT的重要补充，RWR中的伦理问题，也成为学术界共同关注且具有挑战性的问题。

1. 真实世界研究中的伦理审查范围问题

指导原则明确指出，真实世界数据的常见来源包括但不限于：①卫生信息系统（hospital information system，HIS）；②医保系统；③疾病登记系统；④国家药品不良反应监测哨点联盟（China ADR sentinel surveillance alliance，CASSA）；⑤自然人群队列和专病队列数据库；⑥组学相关数据库；⑦死亡登记数据库；⑧患者报告结局数据；⑨来自移动设备端的数据；⑩其他特殊数据源。数据来源几乎来自所有目前技术可及的范围。

伦理实践过程中的审查范围不再明确。研究与临床诊疗的界限也更模糊，RWR方案的科学性审查难度也随之增加。伦理实践过程中，审查者如何判断待审查的“真实世界研究”就是真正意义上能解决临床问题，能够获得临床证据的RWR，数据的收集是否足够，是否掺杂了许多无效的信息，在收集过程中会否因为研究者本身的原因或技术的原因导致重要信息遗漏，都是伦理审查能力面临的巨大挑战。

针对真实世界研究的不同类型：实用临床试验、使用真实世界证据作为外部对照的单臂试验、观察性研究、研究的不同阶段，伦理实践过程中的审查重点应有所区别。

2. 真实世界研究中利益冲突的问题

在真实世界研究中，“研究者”不仅是传统 RCT 中可以明确的研究人员团队，在数据采集、数据分析、处理的过程中，将更多的医护人员、数据分析人员、第三方研究助理人员等主动或不自觉地加入到了真实世界研究的过程中。伦理实践过程中对研究者资质的审查，参研人员的培训和伦理教育，以及伦理咨询工作也随之复杂化。

伦理实践中不难发现有些上市后临床研究打着“真实世界研究”的旗号，混淆视听，其目的却是推广和销售药物。观察性的真实世界研究存在数据质量难以保证、研究不透明等问题，使得研究结论具有不确定性。真实世界研究是否公正透明，研究数据结果上报是否真实等，都是伦理实践过程中的难点。如何从方案科学性上去把握研究价值，如何规避研究者甚至审查人员的利益冲突，如何将制度、法规与伦理原则相整合，在研究设计之前、在研究过程中的每一个环节都能规避掉可能存在的利益冲突，值得我们进一步关注和探讨。

3. 真实世界研究中的风险问题

传统的临床研究，以 RCT 为例，伦理实践考量的最核心问题是风险利益问题。试验组与对照组的受试者谁更获益、安慰剂使用问题、非预期不良反应问题、知情同意告知内容等，这些都贯穿临床试验的始终。真实世界研究大量来自常规诊疗，尤其是回顾性研究、非干预观察性研究等，研究对于参与研究的受试者本身而言风险相对较低。伦理实践过程中对于这类研究的持续审查频率相对较长，有些单位的伦理委员会会对这类项目采取快速审查的方式。需要引起注意的是，以信息采集、分析为主的观察研究，在传统意义上属于“低风险”，但真实世界研究的结论可能会：增加或修改适应证；改变剂量、给药方案或者用药途径；增加新的适用人群；添加实效比较研究的结果；增加安全性信息；说明书的其他修改。真实世界研究的结论面向的是公众，研究进行过程中如有重要发现，将在什么时候、通过什么途径进行结果公布，研究过程中因为各种因素而导致的混杂、偏倚，最终导致研究结果的偏差，使更多的社会公众暴露于更大的用药风险之中。伦理实践过程中的风险把控将不仅局限于研究本身，而应更具备公共视角。

此外，真实世界研究需要在受试者信息采集的基础之上进行，受试者的隐私暴露风险也是不可回避的问题。除了书中提及的研究对象健康信息数据的暴露问题，受试者资料收集不仅仅局限于医疗活动，而是通过各类信息平台逐渐渗透到日常生活的每时每刻，受试者隐私保护的责任也不仅仅局限于研究者与伦理委员会，需要更多的法律、制度保障以及对各类信息平台的规范和约束。

（四）远程医疗中的伦理问题

随着网络信息技术和“互联网+”服务模式的快速发展，远程医疗已经在包括我国在内的全世界得到了广泛应用。2014 年，国家卫计委（现国家卫生健康委员会）明确将远程医疗定义为：远程医疗服务是一方医疗机构(以下简称邀请方)邀请其他医疗机构（以下简称受邀方）运用通信、计算机及网络技术（以下简称信息化技术），为本医疗机构诊疗患者提供技术支持的医疗活动。医疗机构运用信息化技术，向医疗机构外的患者直接提供的诊疗服务属于远程医疗服务。远程医疗服务项目包括远程病理诊断、远程医学影像（含影像、超声、核医学、心电图、肌电图、脑电图等）诊断，远程监护，远程会诊，远程门诊，远程病例讨论及省级以上卫计生规定的其他项目。远程医疗根据能否实时得到诊疗结果分为同步与异步远程医疗。远程医疗根据链接对象不同分为 B2B 与 B2C 远程医疗模式，其中 B2B 模式指医院和医院之间远程会诊或实时进行的远程指导，B2B 模式则是指医生和患者通过远程手段进行沟通、传送医疗信息、开处方等服务。远程医疗根据功能不同又可以分为远程诊治与远程追踪。远程医疗可以优化医疗资源的配置，一定程度上解决稀缺的医疗资源与相对落后地区医疗资源稀缺的矛盾，充分发挥医学专家的作用。对患者而言，远程会诊如能保证高水平的医学专家参与，可以大大节约时间成本，为重症患者的治疗赢得宝贵时间。还可以进行远程医疗、远程培训等，实现资源的共享。技术的变革带来了诊疗模式的多元化，相应也会带来很多法律与伦理问题。诸多法律界人士对远程医疗中出现的医疗事故的责任认定和责任承担有专门的论述，本章节仅探讨远程医疗过程中的伦理实践问题。

伦理实践过程中，伦理委员会的审查范围一般局限于医院范围内或伦理委员会所在机构的研究者，远程医疗无疑将这个范围扩大到了伦理委员会的审查范围以外，实践过程中对于远程医疗过程中的伦理约束力受到了影响。远程医疗活动的顺利开展离不开第三方远程医疗平台的合作，这又使得提供远程医疗服务的医疗机构与要求远程服务的医疗机构、平台与患者、患者与医疗机构之间的关系变得更为复杂。商业平台的介入，远程医疗的广告是否存在夸大宣传，是否有商业利益的驱动，这都是凭任何一家独立的伦理委员会都无法实现有效的审查、监督和过程管理。

远程医疗过程中凸显的另一个问题则是知情同意的局限性。远程医疗过程中的患者与主治医生的沟通不是“面对面”的，可能因技术操作失误、会诊信息不全面、医疗仪器设备的局限性和主治医师对专家方案的理解程度的影响，患者的知情权无法得到保障。由于远程医疗至少涉及两家不同的医疗机构，其中患者医疗信息的溯源，信息的真实性，诊疗过程中数据的安全性，均很难由一个伦理委员会或者数据安全委员会进行把控。提供远程医疗服务的各类医疗机构难以保持同一水平的专业水准，不同医疗机构的检查结果存在差异，这些都可能影响医生的判断，而对患者充分告知、充分理解也就更难实现了。另外求助于远程医疗的疑难杂症患者、高危重症患者，提供远程医疗服务的一方是否会因为治疗结局的风险而采取相对保守的治疗建议，从而使患者错失了最佳的治疗方案。还存在另一种情况，即提供远程医疗服务的专家提出的医疗建议能否在求助于远程医疗的医疗机构准确执行，如果后者的医疗设备、技术、经验等无法实现远程医疗专家的医疗建议，对这些已知的、未知的风险，医生如何进行充分告知和权衡，同样是伦理实践过程中的难题。

远程医疗很大程度上借助互联网技术，大量患者的诊疗信息将通过平台进行传输，这势必也会面临受试者隐私保护的问题，相关问题在本章已有论述，此处不再重复。可以肯定的是，患者的隐私保护和健康数据的保密措施将是未来医学发展过程中贯穿始终、不可回避的问题。

二、伦理治理与伦理实践的发展

（一）整合医学与伦理治理

整合医学涉及多学科的前沿技术和理念，在给伦理实践带来巨大挑战的同时，势必也会对伦理实践本身的发展形成强大的促进作用。正因为整合医学涉及技术和社会的不同层面，国际上也越来越多采用伦理治理的方式来应对整合医学时代背景下的生命伦理问题。

早在 1995 年，国际治理委员会就对治理有了定义，认为治理是各种公共的或私人的即个人和机构管理其共同事务各种方式的总和。治理应视为一个过程，治理过程的基础是协调，治理既涉及公共部门，也包括私人部门，治理不是一种正式的制度，而是持续的互动。

伦理治理（ethical governance）是以各种方式或机制把政府、科研机构、医院、伦理学家（包括法律专家、社会学家等）、民间团体和社会公众整合到一起，发挥各自的作用，相互合作，共同解决面临的生命伦理问题以及社会和法律问题。

伦理治理意味着充分发挥伦理委员会在伦理实践过程中的民主机制，从整合医学的宏观视角下，伦理治理探讨的是如何在科技创新、专业知识、受试者人格尊严、生命健康和隐私保护之间进行协调，如何在个人权益与社会工作利益之间作出平衡，如何在医护人员、研究者、患者、受试者以及越来越多的第三方平台人员之间进行有效沟通。

大数据时代的伦理治理，应覆盖大数据的生产、处理及应用各个阶段。大数据时代更需要符合大数据生产属性和技术特性的伦理治理。

伦理治理的理念将深化伦理实践的内涵。目前的各家医疗机构所设立的伦理委员会基本以对涉及人体的临床研究进行伦理审查为主要职能。伦理委员会应该兼具伦理审查、政策建议、咨询与培训等职能。在涉及重大社会安全问题的议题上，伦理委员会的专家、学者应该有渠道为相关法律法规和政策的制定提出伦理实践方面的建议。在医疗机构内部，伦理委员会的委员也应该对机构内的医疗、科研、教学等活动提出伦理学方面的专业指导。随着目前全国范围内对伦理实践工作的重视，在国家卫健委和专业学会的带领下，越来越多的伦理实践相关学术研究活动也在蓬勃发展。目前伦理实践中的咨询与培训主要针对的是研究者、临床医生，以及伦理管理人员，一线的伦理秘书等，但这些培训工作从未真正向公众很好地开放。伦理委员会的咨询功能也仅表现在研究机构范围内的受试者遇到特定的伦理问题时，会有极少比例的受试者向伦理委员会提出咨询要求。虽然目前的伦理委员会组建基本都能满足外单位人员、社区代表、法律专业人士等的参与，但他们在伦理委员会的决议中能发挥多大的作用还是有其局限性。要真正发挥伦理治理的功能，伦理培训更应扩展到社会层面，有更多开放的渠道对受试者、患者，甚至社会公众进行伦理知识的普及，将伦理意识植根于社会公众，公民自觉才能真正发挥公众参与的效能。

（二）伦理实践中的知情同意

知情同意原则作为伦理实践过程中最重要的原则，已经成为伦理实践中的共识。在伦理实践中的挑战相关章节，也不难发现，任何一种新的研究形式几乎都会伴随知情同意过程中的相应难题。

随着医学研究的发展，“知情同意”的概念也不是一成不变的，知情同意内容和形式也在不断发展。一方面，关于传统知情同意书的内容、范围、审查原则等都在不断规范和完善，与此同时，对于传统知情同意中的充分告知原则，也引发了众多业内人士的反思。另一方面，根据研究的不同情形和目的，除了具体的知情同意书，各种类型的特殊知情同意伴随着新型的研究类型而应运而生，如广泛知情同意（board informed consent）、知情同意选择退出（opt-out）、免除知情同意/豁免知情同意，动态知情（Dynamic consent）、分层知情同意等。

（三）传统知情同意的困境

知情同意原则最根本的目的是切实有效地保护受试者的生命健康，维护受试者尊严、人格完整，保障受试者充分自主决定的权利。知情同意原则的核心是：充分告知、自主选择。

伦理实践过程中，充分告知的困境也引发了思考，充分告知是否等同于完全告知，知情同意书中涵盖的内容是否越多越好。伦理实践过程中有些国际多中心研究的知情同意书可以达到几十页，几万字的内容，对于认知水平不同的受试者是否能够完全阅读完这些信息，即便受试者花上很长的时间完全读完是否能够充分理解，进而在充分理解的基础上作出最有利于自己的决定。知情同意书形式化、过度化的问题已经成为伦理实践过程中的新问题。知情同意内容过多，事无巨细，还会导致受试者的“同意疲劳”。由于受试者没有足够的时间、注意力来充分理解知情同意书的内容，这种情况下的充分告知并不利于充分理解，从而更不利于受试者合法权益的保护。过度告知还存在责任转移的问题，即研究者、申办方将研究的所有风险包括所有最坏的可能都告知受试者，受试者仍然继续参加研究，是否意味着研究者、申办方的责任可以相对减轻了。在医学专业领域，受试者对疾病和治疗手段的认知水平远远不及研究者，在风险告知的过程中，受试者很难做到真正意义上的“权衡利弊”。在伦理实践过程中，经常会遇到研究者提交各种各样的伦理审查申请或各种类型的伦理告知信，将研究过程中发生的涉及受试者的问题一股脑地告知伦理委员会，以此规避研究过程中的申办方、研究者本应面对和处理的伦理问题。

基于此，有学者指出“适当告知”的概念，知情同意书的内容应以适合患者最佳利益的方式告知。这里的适当告知不同于传统的医患关系中“遵循医嘱”，而是医生、研究者作为最清楚患者最佳利益的专业人士，进行最适当的告知。但在医学研究的未知领域，医生和研究者真的知道自己的患者和受试者的最佳利益吗？答案是不确定的。在整合医学的视角下，面对医学研究领域各学科最领先的理论与医学技术，医生、研究者和伦理委员会的责任将更加重大，如何向受试者充分、恰当地告知，将成为知情同意相关问题的核心。

（四）特殊知情同意

1. 泛知情同意

泛知情同意（board informed consent）是指健康数据或生物样本在将来研究的范围内受制于告知内容和（或）过程的非特定知情同意，大部分泛知情同意采用的都是一次性泛知情同意，即一次性总体同意方式。不同于明确的特定知情同意，泛知情同意指患者可选择是否同意参与将来某一类型的研究，这种知情同意的方式随着生物样本库的建立及应用增多而引起关注。泛知情同意并不是无限制的同意。这一知情同意的模式在遵循伦理规范、保护参与者权益的同时，又极大地提高了使用或再次使用生物材料研究的效率。与此同时，泛知情同意也因为无法满足知情同意书的基本信息要求，不能被视为有效的同意形式，泛知情同意书还存在信息获取不及时，风险非预知的弊端。在伦理实践过程中，泛知情同意书签署的时间点也存在争议，为了研究的便利，在患者进入医疗场所后及时签署应视为最佳，如：门诊诊疗前，患者办理入院手续时，但此时的患者治病心切，不一定真正会思考并完全不受任何其他因素的影响而自主地选择签署此类知情同意书，因此，泛知情的合理性也存在争议。

2. 知情同意选择退出

对于临床诊断和治疗中剩余组织的处理，知情同意选择退出（opt-out）的程序也是一种补充。“知情同意选择退出”指非患者明确拒绝，其相关材料可以被留存用于研究。不过执行这个操作必须满足以下条件：①患者知道有这样的程序存在，即应在受试者因诊断或治疗而需要采集组织时告知受试者有这样的程序；②必须提供给患者充分的信息；③必须告知患者可以撤回其数据的权利；④必须为患者拒绝参加研究而提供切实可行的操作流程。不过也不是所有对于临床诊断和治疗中剩余组的处理都可以采取知情同意选择退出，以下情况就属于例外：①研究风险超过最小风险；②研究涉及使用有争议或者重大影响的技术；③研究涉及某些特定的组织类型，如生殖细胞、基因等；④研究在弱势群体中开展。知情同意选择退出是一种不需要明确表达许可的同意方式，其最大的弊端就是将那些并不希望参与研究而又没有及时退出的人纳入研究，从而违背了患者的真正意愿，因此知情同意选择退出的程序需要研究者主动告知患者将要加入研究。

3. 免除知情同意 / 豁免知情同意

对于生物样本库已收集和储存的材料，但又没有获得过捐赠者对样本用于未来研究的知情同意书，还有“免除 / 豁免再次知情同意”的程序作为补充。伦理委员会基于以下主要原则，可对“免除知情同意”的申请进行审查：①如不免除同意，研究不可行；②研究有重要的社会价值；③研究对受试者个人及其所在群体的风险，不超过最小风险。

4. 动态知情同意

基于以上几种传统知情同意书的补充形式存在的弊端与不足，也有学者提出了动态同意的概念。动态同意是基于一个平台，允许研究者和研究参与者建立动态互动的同意模式，此时的知情同意变成一个长期持续的互动过程，研究参与者将会获得项目具体、实时的信息，并使得参与者能够随时提供或撤销他们的同意。动态同意看似完美，提供的内容充分翔实，研究参与人员随时可以行使自己退出或者撤回的权利，研究者随时可以与参与人员保持联系，参与人员对研究的进展也可以及时获知，但动态知情同意所要花费的时间、人力和经济成本是巨大的，维系与参与者之间的动态联系需要大量的研究人员。此外，对大部分参与者而言，仅捐献过一次血液或组织，却在研究持续的长时间内经常被研究人员“告知”研究相关信息，又或将成为一种打扰和负担，或许又将陷入新一轮的“同意疲劳”中。

5. 分层知情同意

关于医学研究尤其是大数据背景下的基因相关研究的结果反馈及研究结束后生物样本如何处理的问题，2016 版的《CIMOS 伦理准则》提出了分层同意的新模式。首先在基因相关研究的知情同意书中应告知受试者今后的研究结果是否会被告知，以免受试者误以为无结果即等于受试者本身无疾病或没有其他需要注意的情况。基因研究的结果，如受试者同意被告知的情况下应予以告知。分层知情同意即给受试者一个选择的权利，即提供给受试者一系列的选择，允许他们通过选择其中的一些选项，来选择获得全部的信息或分解的信息，使受试者对生物样本的使用中拥有更多的控制权。关于生物样本的结果告知，还应遵循三个原则：结果必须有分析的有效性、临床重要性，以及能够返回的可能性。因此，涉及重大健康问题且具有临床重要性、可以以此来挽救生命的信息和数据应予以告知，而那些不具有科学有效性和临床重要信息的数据、结果则不宜和参与者分享。

由此可见，没有一种形式的知情同意方式是完美的，对于各种类型的知情同意模式也不应机械地套用其中任何一种，而是要根据研究的不同类型合理地选择和使用。伦理实践中的伦理审查不仅包含知情同意书的内容，也应涵盖对于知情同意最佳模式的选择及应用。

三、小　结

本节主要从整合医学的视角探讨了伦理实践工作中的挑战与发展。科学的发展伴随着伦理的思考，伦理的保护规范着科学朝着向善的方向发展。整合医学整合的是医学各个领域最先进的知识理论与临床最有效的实践经验，对伦理实践工作提出了更高的要求。

本章节探讨了大数据背景下的伦理挑战，包括精准医疗中的伦理问题、真实世界研究中的伦理问题以及远程医疗中的伦理问题等，这些问题与整合医学、大数据密不可分，科技的发展带来了人类社会的变革，随之而来的伦理问题与经典的伦理原则产生了碰撞，激发了广大伦理工作者的思考。伦理实践工作中产生的反思也促进了伦理理论的发展。整合医学背景下，伦理治理的理念将深化伦理实践的内涵，伦理实践中的各种挑战也促使对伦理原则中最重要的知情同意原则进行更深层次的探讨，也促成了各种知情同意补充形式的诞生。

（张玮静　陈 震　编写）

（洪明晃　审）

第 5 节　代表性案例及分析

医学伦理贯穿肿瘤常规临床诊疗和临床研究的各个方面：常规诊疗过程中，晚期肿瘤患者的知情告知是较为常见的，也是令临床工作者困惑的伦理问题。对于临床研究，受试者个体的风险和获益较常规诊疗更加不可预知，需要研究各方熟知伦理原则；伦理委员会则需要对所有涉及人的医学研究项目进行审查，通过后研究才能开展。然而，行业通用的伦理准则往往是提纲挈领的、模糊的，医学伦理问题的辨析和解决常常要“具体问题具体分析”；不同个体（不同医生、医生和患者、研究者和伦理委员）对于同一伦理问题持有的看法也很可能存在差异，常常要求同存异。唯有不断实际操作、积累经验，方能提高医学伦理的认知水平，提升发现和解决伦理问题的能力。

本节针对肿瘤临床诊疗和临床研究伦理审查的常见问题，结合肿瘤专业特点和国内外相关法规文献，通过案例分类、案例描述、主要问题和解决建议四个部分对代表性案例进行剖析。

案例 1

分类：肿瘤患者知情告知。

案例描述：中年患者 A，刚刚诊断为晚期恶性肿瘤，一般情况好，按照诊疗规范需接受化疗。家属陪同患者 A 来院就诊，强烈希望尽早开始治疗，但不愿将诊断结果如实告知患者。而 A 本人自觉身体状况良好，拒绝接受治疗，医生无法取得患者本人知情同意，故无法开展治疗。

主要问题：患者本人没有充分享有接受特殊治疗的知情权，并出现患者自决权与家属同意权之间的冲突。这种冲突有可能延误患者病情，并影响医患关系，甚至导致医疗纠纷。

解决建议：根据我国《医疗机构管理条例》中第三十三条相关规定："医疗机构施行手术、特殊检查或者特殊治疗时，必须征得患者同意，并应当取得其家属或者关系人同意并签字；无法取得患者意见时，应当取得家属或者关系人同意并签字；无法取得患者意见又无家属或者关系人在场，或者遇到其他特殊情况时，医生应当提出医疗处置方案，在取得医疗机构负责人或者被授权负责人员的批准后实施。"面向公众的调查显示，当患者与家属意见产生冲突时，多数支持尽量协商二者意见。因此，于情于法都需要医生详细了解家属及患者的想法，尽量沟通协调，保护患者本人的知情权，同时减轻家属恐惧心理，促使双方达成统一，以患者临床获益为首要目标；从社会角度，也有必要让公众了解恶性肿瘤"可防可治"，宣传医学常识，加强心理辅导。

案例 2

分类：肿瘤患者知情告知。

案例描述：老年患者 A，为晚期恶性肿瘤终末期，一般状况欠佳，思维清晰。家属强烈希望继续采用相对积极的姑息治疗手段，尽可能延长患者的生存时间，同时不愿将病情和治疗情况如实告知患者。医生根据患者临床表现判断目前的治疗手段只能增加患者痛苦，已无延长生存时间的可能，但只能根据家属的选择，继续现有治疗。

主要问题：患者的姑息治疗策略完全基于家属的立场，没有照顾到患者本身的生活质量，也没有考虑到患者本人的意愿。

解决建议：晚期肿瘤患者的姑息治疗需要遵循知情同意、最佳疗效、不伤害和生命自主选择的伦理原则。国人传统观念避讳死亡、逃避死亡，即便了解治疗效果不佳，甚至会带来更大伤害，也会坚持相对积极的治疗手段，并且不愿将实际状况告知患者。另一方面，我国舒缓医疗发展还处于初级阶段，也不能很好满足患者和家属的需求。

本案例中，如果患者心理承受能力较强，医生可以考虑与患者家属协商后在家属的陪同下告知患者的实际病情，了解患者本人的意愿，帮助患者积极地度过剩余时光；同时基于临床判断说明当前哪些医疗救护措施对患者可能更有利，哪些没有好处，即使家属仍然会站在自己的立场上去思考和选择。

案例 3

分类：伦理审查程序。

案例描述：A 医院伦理委员会对一项由本院医生发起的回顾性肿瘤病例分析的初始审查采取快速审查方式进行，但该医院伦理委员会现行标准操作程序中对于审查方式选择的描述为："所有提交伦理委员会的医学研究项目的初始审查必须采用会议审查方式进行。"

主要问题：伦理委员会对临床研究审查方式的选择与标准操作程序不符，而且制定的标准操作程序缺乏良好的可执行性。

解决建议：伦理审查程序正确是保证伦理审查结果合法合规的前提。本案例中，临床研究审查结果不具备合法性，建议伦理委员会以会议审查形式复审，同时 A 医院伦理委员会负责分配审查方式的人员（委员或秘书）应当进一步熟悉标准操作程序规定，确保后续操作的程序正确性。

另一方面，伦理委员会标准操作程序应在符合法律法规的前提下，具备良好可执行性。肿瘤领域中基于既往病例开展诊疗特点、生存情况、生物标志物、卫生经济学的非干预研究数量很多，其初始审查是否一定要采用会议审查。参考国外相关法规和指南，此类研究根据具体研究内容和风险等级也可能采用快速审查。伦理委员会应当根据本单位研究开展的实际情况，制定清晰、可行的操作规程，同时也要尽量避免"一刀切"式的规定，增加执行错误的概率。

案例 4

分类：研究者资质和实施研究的条件。

案例描述：研究题目"术前新辅助放化疗联合手术对比围手术期化疗联合手术治疗 A 肿瘤的

多中心、开放、随机对照研究”。

本研究为研究者发起的多中心、开放、随机对照临床试验，对比两种多学科整合治疗模式应用于局部晚期 A 肿瘤的有效性和安全性。开展本研究的研究团队成员均为 A 肿瘤专业的外科医生。

主要问题：多学科整合治疗临床试验的研究团队应包括各个学科的研究者。根据研究实施单位医务处规定，外科医生不具备开展放化疗的资质和实施放化疗的条件。

解决建议：医院、科室和研究者个人均应当具备开展研究相关医疗操作或诊疗项目的资质。多学科整合诊疗是肿瘤常规诊疗的特色，也是肿瘤临床研究的特色，在这类临床研究中，主要研究者个人通常不具备全部学科的诊疗资质，因此研究团队需要囊括各个学科的研究者。伦理委员会也应积极与医务处等职能科室沟通，熟悉各专业允许开展的业务范围。

本案例伦理委员会建议研究团队增加放疗科和肿瘤内科医生进行放疗和围手术期化疗。

案例 5

分类：研究方案的科学性。

案例描述：研究题目“一项评价 A 药物用于晚期 B 肿瘤二线治疗疗效和安全性的观察性研究”。

本研究为多中心临床研究，符合条件的一线治疗失败的晚期 B 肿瘤患者均口服 A 药物，直至疾病进展或出现不可耐受的毒性；研究终点包括客观缓解率（ORR）、无进展生存时间（PFS）、安全性等。由于 A 药物已在国内上市，临床实践中也有部分患者采用类似治疗方式，申办方和研究者认为该研究是一项观察性临床研究，知情同意书描述“较常规医疗不会额外增加患者的风险”。

主要问题：非干预研究中受试者必须严格按照药物说明书、现行指南标准或临床实践常规进行诊疗；A 药物的说明书没有晚期 B 肿瘤适应证，国内外诊疗指南也没有相关内容，临床实践也没有对晚期 B 肿瘤患者常规使用 A 药治疗。参加研究可能对患者常规诊疗产生影响，因此本研究并非典型观察性临床研究，较常规医疗额外增加了受试者的风险。

解决建议：抗肿瘤药物普遍存在超说明书使用现象，药物超说明书用法的疗效与安全性探索也是肿瘤临床研究的重要目的之一。但这一特点可能导致研究人员不能区分常规诊疗与临床研究，个别患者接受超说明书用药后获得良好疗效，不代表这一用法是临床常规或被行业认可，亦不代表其具备充分的科学基础，在临床研究中扩大应用范围，有可能给患者带来很大风险。因此，临床研究各方均应当熟知临床研究分类，明确干预性和非干预性临床研究的基本概念和特点——干预性临床研究属于临床试验的范畴，对受试者通常有额外风险，伦理审查时需特别关注。

本案例伦理委员会建议申办方和研究者修改研究方案和知情同意书，直接开展干预性的单臂临床试验。

案例 6

分类：研究方案的科学性。

案例描述：研究题目“一项评价 A 药物联合 B 药物用于晚期 C 肿瘤患者一线疗效和安全性的Ⅱ期单臂临床试验”。

本研究为已上市的化疗药物 A 与内分泌药物 B 首次联合应用，拟用于晚期初治 C 肿瘤患者的一线治疗，主要研究终点为客观缓解率（ORR）。

主要问题：对于首次应用于人体的抗肿瘤新药或联合治疗，应在具备联合用药理论基础（如作用机制协同、其他同类药物联合使用的临床获益证据等）的前提下，先观察耐受性和安全性，再探索初步疗效；另一方面，首次应用的抗肿瘤新药或联合治疗往往具有较大风险，而疗效却不能保证，晚期初治肿瘤患者一般具有风险获益可控的常规标准治疗方案，因此不太适合放弃标准方案，去参加这类以安全性为研究目的的临床试验。

解决建议：抗肿瘤药物临床试验应遵循基本科学规律：以临床前研究的药理机制、药效学、毒理研究为基础，先证实安全性，再开展有效性的初步探索和确证研究。尽管目前肿瘤临床试验分期越来越模糊，研究发起者仍应当按照上述考量规范设计药物临床试验，谨慎确定方案的骨架——研究终点和研究人群，不可轻易逾越其中的必要步骤。

本案例伦理委员会建议修改方案，先开展A联合B用于一线化疗失败晚期C肿瘤患者的临床试验，主要研究目的为联合方案的安全性。

案例7

分类：临床研究的知情同意。

案例描述：研究者发起的病例分析研究，主要内容为收集2012年1月1日以后诊断为A肿瘤患者既往病历资料中的诊疗信息，并随访患者结局直至死亡或失访。研究者向伦理委员会申请全部受试者知情同意豁免。

主要问题：《赫尔辛基宣言》指出，“对于使用可识别身份的人体材料或数据的医学研究……医生们必须取得采集、储存和（或）再利用的知情同意。也许有些例外的情况，获得这种研究的同意不可能或不可行。在这些情况下，只有在得到伦理委员会的批准后方可进行”。本研究中患者病历资料含有可识别身份的诊疗数据，研究者又需要主动随访受试者结局，对于接受随访的受试者来说进行知情同意是可能的，因此伦理委员会认为不能豁免全部受试者的知情同意。

解决建议：本案例伦理委员会建议研究者对主动随访的受试者进行知情同意，对于研究开始前已经死亡或失访的受试者可以考虑豁免知情同意。

肿瘤临床研究经常会涉及生物样本或数据的二次利用，按照严格伦理标准应当进行知情同意，但这类“事后知情同意”实施起来通常有一定困难，特别是对于一些样本量巨大的调查或登记研究。鉴于获取知情同意的不便并不能作为豁免知情同意的充分条件，研究人员和医学伦理专业人员一直在寻找恰当的方式在保护受试者权益的前提下更便捷地完成知情同意过程。泛化知情同意、电子知情同意等新形式近年来不断出现。这些新兴知情同意方式的使用目前仍存在争议，值得进一步制定行业规范。

案例8

分类：临床研究的知情同意。

案例描述：临床研究方案规定试验期间需采集可选探索性生物标志物血样，送至院外第三方中心实验室检测，用于抗肿瘤疗效预测标志物的回顾性分析，受试者是否同意采集该血样不影响其入选本项研究。知情同意书文本中只提及探索性血样采集，未描述检测地点和目的，未提供复选框供受试者勾选。

主要问题：知情同意书文本和设计与研究方案内容不符，对可选生物样本采集的告知不充分，可能诱导受试者在参加主研究的同时也参加探索性分析。可选生物样本采集应在知情同意书中提供复选框或单独以副知情形式供受试者签署，同时应告知标本检测的地点和目的。

解决建议：随着《中华人民共和国人类遗传资源管理条例》的正式实施，对于采集、保藏和利用我国人类遗传资源开展研究的伦理审查也愈加重要。精准医疗时代，肿瘤临床研究常常涉及生物样本，研究各方均应当树立合理使用人类遗传资源的意识，并在相关研究的知情同意书中充分告知受试者生物样本采集、检测的整个程序，尊重受试者自主选择的权利。

本案例伦理委员会建议修改知情同意书，告知可选生物样本检测地点和目的，提供复选框或单独以副知情形式供受试者自主选择是否参与。

案例9

分类：受试者招募。

案例描述：某抗肿瘤药物临床试验招募广告描述，“现有一项针对A靶点的口服靶向治疗药物临床试验正在开展，该药物在前期临床试验中取得了初步疗效；国外同类靶向治疗药物已经在国内批准上市，但价格昂贵”。

主要问题：招募广告对于研究背景的描述夸大了研究药物的获益，并有通过免费治疗诱导患者参与临床试验的嫌疑。

解决建议：招募广告作为临床试验受试者公开招募的重要手段之一，内容应清晰、简洁、客观。肿瘤临床试验往往具有未知风险，疗效获益不能保证，因此招募广告不能含有夸大临床试验获益，或者暗示、诱导患者参与临床试验的文字和图像，招募广告的文本和呈现方式应当通过伦理委员会审查后方能发布。当前肿瘤临床试验数量繁多，医生们逐渐认识到参与临床试验也是肿瘤患者的一种可选治疗手段，但患者与研究中心信息不对称，单纯通过招募广告已不能满足信息交流的需求，需要建立更高效的招募平台。

本案例伦理委员会建议招募广告客观总结前期研究结果，删除“国外同类靶向治疗药物已经在国内批准上市，但价格昂贵”。

案例 10

分类：方案违背。

案例描述：口服药物 A 的Ⅱ期临床试验于 2017 年 12 月在研究中心 B 启动，方案规定入组受试者一旦出现发热应及时就诊，使用申办方提供的试剂盒进行血液相关检测，并根据检测结果调整研究药物剂量。2018 年 3 月，临床研究监察员（CRA）在监察过程中发现，中心 B 自研究启动至今，持续有多例外地受试者在发热时未及时进行抽血检测，且有 1 例受试者剂量调整错误，故提交方案违背。

主要问题：研究中心 B 存在持续重大方案违背，未及时纠正，包括多次漏做方案规定的关键检测，出现剂量调整错误。上述方案违背直接影响了在组受试者的安全性和研究结果的科学性。

解决建议：方案违背提交会议审查，研究者答辩，经会议讨论，伦理委员会建议对研究的实施进行实地访查。

实地访查发现：①方案设计存在缺陷，外地受试者如在当地就诊，无法使用申办者指定的试剂盒进行检测，不具备实际操作性；②知情同意书告知不充分，知情同意书中未清楚告知受试者发热的确切数值，及发热时需要具体检测的项目；③在研究病历记录中发现，发热的受试者到本中心随访时已不发热，但却要求抽血，并用申办方提供的检测试剂盒进行检测，给受试者造成了额外的不必要的抽血。

基于实地访查结果，伦理委员会审查决定修改研究方案，以提高可操作性；修改知情同意书，以充分告知受试者检测程序；重新培训，加强研究者对方案的熟悉与理解，对已经发现的问题及时纠正；本研究使用口服药物，涉及较多外地的受试者，研究者需要加强对受试者的宣教。

由于肿瘤临床试验随访周期长，操作步骤多，方案违背发生频率也较高。而且，大型研究中心外地受试者比例高，长期服药期间受试者宣教和管理存在一定难度。为了提高肿瘤临床试验方案的依从性，研究操作程序的清晰性、可执行性尤为重要，对于受试者的知情告知和耐心沟通也必不可少。此外，伦理委员会也应基于方案违背的风险程度制定相应审查方式，还可以考虑实地访查，变“被动”为“主动”，及时寻找方案违背发生的根源，以便协助申办方和研究者制订更为合理的纠正预防措施。

（李 宁 吴大维 王 辉 编写）
（阎 昭 审）

参考文献

[1] 赵倩云 . 论医学伦理学讨论的主要问题 . 中国保健营养 ,2016, 26(14):521–522.
[2] 付艾妮 , 朱书秀 , 游俊 , 等 . 医学伦理学教学存在的突出问题及其对策思考 . 世界最新医学信息文摘（连续型电子期刊）, 2020,20(76): 367–368.
[3] 张丽影 . 开展医学生人文素养培养的重要性及对策研究 . 产业与科技论坛 ,2019,18(10):194–195.
[4] James Childress, 范瑞平 , 王明旭 , 等 . 关于生命伦理学四原则的对话 . 中国医学伦理学 ,2020,33(11):1295–1299.
[5] 魏菲菲 , 周卫波 . 加强护理管理和谐医患关系 . 中国农村卫生 , 2020, 12(6):19.
[6] 陈心铭 , 郑城英 , 林雁 , 等 . 规范化培训护士的工作伦理现状及其影响因素 . 护理研究 , 2021,35(3):488–492.
[7] 李惠玲 , 李雨宸 , 王亚玲 , 等 .《重大传染病疫情防控护理伦理专家共识》解读 . 中国医学伦理学 , 2020, 33(10), 1243–1248.
[8] 关健 . 医学科学数据共享与使用的伦理要求和管理规范（六）机构伦理管理的专家建议 . 中国医学伦理学 , 2020,33(9):1031–1034,1045.
[9] 国家卫计委 , 国家中医药管理局 . 关于印发肿瘤登记管理办法的通知 ,2015.
[10] 唐绍军 , 姜洁 , 曾利辉 , 等 . 分级诊疗中的伦理学思考 . 中国医学伦理学 ,2017,30(1):98–100.
[11] National Comprehensive Cancer Network(NCCN).Clinical Practice Guidelines in Oncology.Palliative Care, Version 1.2019[2018-10]. https://www.nccn. org/professionals/physician_gls/default.aspx.
[12] 郭婵媛， 葛文杰， 缪群芳 . 中国肿瘤患者临终关怀情况变

迁 ——2000 年 ~2019 年文献数据分析 . 医学与哲学，2019, 40(16).
[13] 王明旭，赵明杰 . 医学伦理学 . 5 版 . 北京 : 人民卫生出版社 , 2018.
[14] 王明丽 . 护理伦理困境与对策 . 吉林医药学院学报 , 2019,40(4): 274–275.
[15] 赵靖 , 徐菲 . 论护理伦理在护理学研究生教学体系中的重要性 . 襄阳职业技术学院学报 , 2019,18(3):90–93,128.
[16] 陈世耀 , 杜玄凌 , 韦怡超 . 开展早癌筛查研究面临的问题 . 中国癌症防治杂志 , 2017, 9(2):90–93.
[17] 杨秉辉 . 关于肿瘤筛查的争议与思考 . 医学与哲学 , 2017, 38(1):2–4.
[18] 张海洪 , 丛亚丽 . 世界卫生组织《公共卫生监测伦理指南》要点及启示 . 医学与哲学 , 2018, 39(11):26–28, 36.
[19] 巴璐 , 蔡慧媛 , 戎或 . 公共卫生监测中的伦理问题及其借鉴意义 . 医学与哲学 , 2019,40(12):33–39.
[20] 高荣 , 李萌 , 宋福鱼 , 等 . 抗肿瘤药物临床试验特点及数据核查的常见问题讨论 . 中国临床药理学杂志 , 2019,22:2943–2947.
[21] 蔡丹青 , 王佳坤 , 林冠 , 等 . 医院抗肿瘤药物超说明书使用调查分析 . 中国药业 , 2019, 28(11):90–93.
[22] 吴敏 , 李丹 , 刘晓红 . 抗肿瘤药物临床试验中受试者知情同意质量调查 . 中国新药杂志 , 2019, 28(24):2981–2986.
[23] 张艳萍 . 临床试验受试者的知情同意权研究 . 杭州 : 浙江大学 , 2018.
[24] 张馨心 , 刘锦钰 , 杨婕 , 等 . 人体药物临床试验受试者合法权益保护法律问题研究 . 中国卫生法制 , 2019, 27(3):8–11.
[25] 程毅，布格拉·米吉提，张翌韦，等 . 医院药物临床试验受试者权益保护及对策 . 中国医学伦理学，2019, 32(1):55–58.
[26] 曾圣雅，刘丹，周吉银 . 临床科研受试者补偿 / 赔偿的难点及对策探讨 . 中国医学伦理学，2018, 31(11):1368–1371.
[27] 樊代明 . HIM, 医学发展新时代的必然方向 . 医学争鸣，2017(1): 1–10.
[28] 杨咪，杨晓丽，封欣慰，等 . 论我国精准医学发展中的困境与出路 . 中国卫生事业管理，2017, 346(4):249–251.
[29] Adjekum A. 从信任谈精准医疗中的伦理和风险管理 . 中国医学伦理学，2018, 31(10) : 1357–1362.
[30] 王美霞 , 李玉梅 . IIT 研究的伦理审查 - 问题与对策 . 中华医学会医学伦理学分会第十九届学术年会暨医学伦理学国际论坛论文集 , 2017.
[31] Giulio Nittar, Ravijyot Khuman, Simone Baldoni, et al. Telemedicine Practice: Review of the Current Ethical and Legal Challenges. Telemed J E Health, 2020, 26(12):1427-1437.
[32] 徐圣龙 .“公共的”与“存在于公共空间的”——大数据的伦理进路 . 哲学动态，2019(8):86–94
[33] 朱伟，胡庆澧 . 2016 版 CIOMS 伦理准则的新特点及启示 . 医学与哲学 ,2019, 40(11):1–4.
[34] 陈晓云 , 田雨 , 平立等 .“动态 + 泛知情同意”在医疗机构实施初探 . 中国医学伦理学 , 2018, 31(4):487–491.
[35] 姚贺之 , 孙明月 , 高蕊 , 等 . 基于 CIMOS 准则的真实世界研究伦理问题探讨 . 中国医学伦理学，2019, 32(5):559–563.
[36] 单芳 . 生物样本库研究中知情同意问题的伦理挑战和应对策略 . 自然辩证法通讯，2019, 41(3):110–115.
[37] 朱佳宁 , 康若楠 , 乔战龙 , 等 . 基于肿瘤放射治疗对典型伦理困境的浅谈 . 世界肿瘤研究 , 2018, 8(4):139–143.
[38] 张程 , 尹梅 , 金琳雅 . 晚期肿瘤患者姑息治疗问题的伦理研究 . 中华结直肠疾病电子杂志 , 2019, 8(4):420–423.
[39] Electronic Code of Federal Regulations. 21 CFR 56.102. (2019-12-27) [2020-3-30] https://www.ecfr.gov/cgi-bin/text-idx?SID=e7ecfefdc4380c6cf81ee5b7b0af006a&mc=true&node= pt21.1.56
[40] Office for Human Research Protections. OHRP Expedited Review Categories. (1998-11-9) [2020-3-30] https://www.hhs. gov/ohrp/regulations-and-policy/guidance/categories-of-researchexpedited-review-procedure-1998/index.html
[41] International Council for Harmonisation of Technical Requirements for Pharmaceuticals for Human Use. ICH Harmonised Guideline: General Consideration for Clinical Studies E8 (R1), draft version. (2019-5-8) [2020-3-30]. https://database.ich.org/sites/ default/files/E8-R1_EWG_Draft_Guideline.pdf
[42] 王福玲 . 世界医学会《赫尔辛基宣言》—— 涉及人类受试者的医学研究的伦理原则 . 中国医学伦理学 , 2016, 29(3):544–546.
[43] Strech D, Bein S, Brumhard M, et al. A template for broad consent in biobank research. Results and explanation of an evidence and consensus-based development process. Eur J Med Genet, 2016, 59(6-7):295–309.
[44] U.S. Department of Health & Human Services. Use of Electronic Informed Consent: Questions and Answers. (2016-12) [2020-3-30]. https://www.hhs.gov/ohrp/regulations-and-policy/ guidance/use-electronic-informed-consent-questions-and-answers/ index.html
[45] 国务院 . 中华人民共和国人类遗传资源管理条例 (国令第 717 号)[EB/OL]. 2019-6-10 [2020-3-30]. http://www.gov.cn/zhengce/content/2019-06/10/content_5398829.htm

第 20 章 肿瘤大数据整合研究

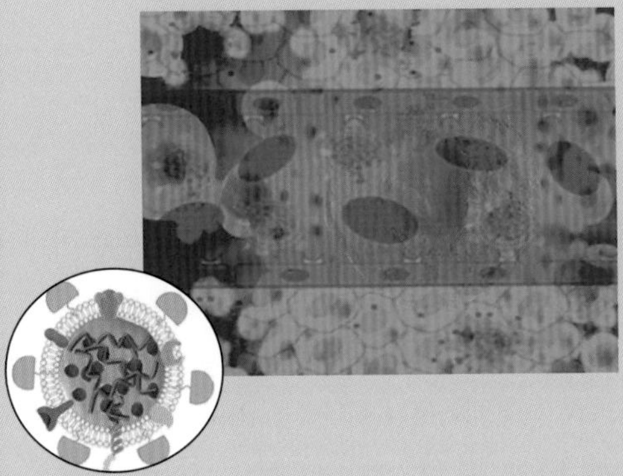

第1节 肿瘤生物信息学

肿瘤主要是多种内、外因素引起的细胞基因组损伤后，不同的修复缺陷引起的基因或基因组变异达到一定程度或触动某个环节而引起的细胞增殖失控性疾病。这些变异在核酸水平通常包括点突变、插入突变、缺失突变和染色体易位等。随着测序等生物技术的进步，肿瘤基因组学产生的数据呈爆发式增长，从而引发了对肿瘤基因组学以及其他组学海量数据解读、分析、整合等方法的变革，肿瘤生物信息学便是其中的代表性产物。肿瘤生物信息学以计算机技术为平台、以算法开发为主线、以模块搭建为抓手、以数据集成为宗旨、以功能注释为目标，对基因组（DNA）、转录组（RNA）、蛋白组（蛋白质）、表观遗传组、代谢组、微生物组、疾病组等各种组学大数据进行分析与整合，使得分子生物学、细胞生物学、遗传学、免疫学等基础研究和临床研究工作者能够从整体角度对生命及肿瘤等疾病的外在表现特征进行综合展示，并结合基础科学与实验科学揭示生命体的内在运行规律、疾病的发生发展机制等，进一步为疾病的诊断与治疗提供充分的理论依据和可靠的技术路线支持。因此，肿瘤生物信息学是一门跨越肿瘤生物学、计算机科学、数学、统计学和信息技术等的集成科学（图 20-1-1），它可以用于管理、组织、分析、编类一切肿瘤相关原始数据，并实现对这些数据的存储、访问、展示、二次生成和再分析等，该学科对促进后基因组时代生命科学和医学技术进步具有不可替代的重要意义。

一、肿瘤生物信息学相关数据库资源

肿瘤研究产生的数据以几何级数增长，包括实验数据、测序与芯片等组学数据，以及临床数据等。怎样利用好这些数据是生物信息学的核心任务，其中数据库的建立是基础。目前与肿瘤有关的主要信息数据库有如下几个。

（一）KEGG

KEGG（Kyoto Encyclopedia of Genes and Genomes）数据库由日本京都大学生物信息学中心 Kanehisa 实验室于 1995 年建立，是目前最常用的生物信息数据库之一，是集基因组、分子通路、疾病、药物和化学物质于一体的整合数据库。KEGG 广泛用于基因组、转录组、代谢组及其他组学的数据分析、生物建模以及药物开发等基础与转化研究。

KEGG 中涵盖大量子数据集，它们虽然分别包含了不同的信息，但是彼此之间相互关联。如 KEGG cancer，是 KEGG 中各种肿瘤相关信息的接口，包括 KEGG pathway、KEGG BRITE、KEGG disease、KEGG DRUG，KEGG COMPOUND 和 KEGG GLYCAN。尤其是 KEGG pathway，常用于差异基因通路富集分析。此外，还可以

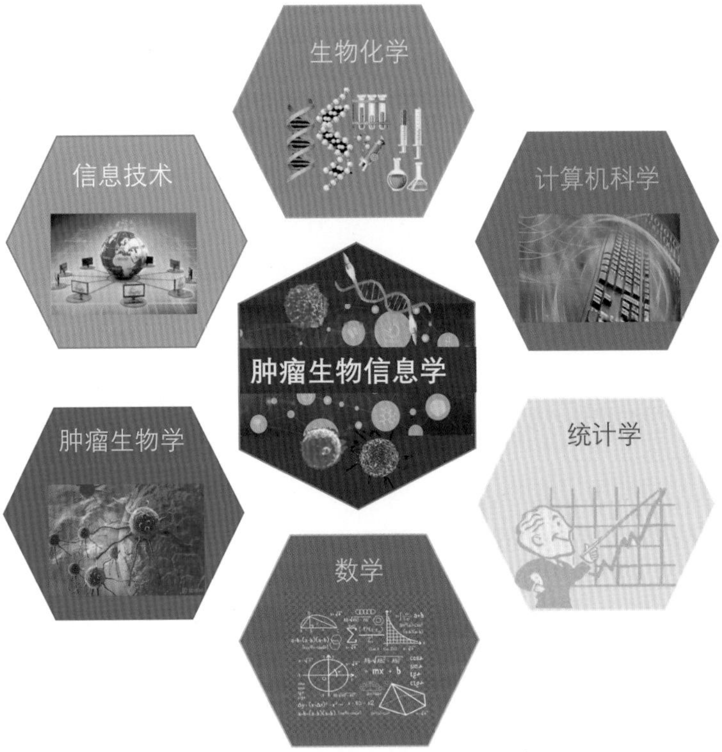

图 20-1-1　肿瘤生物信息学架构

将 KEGG 的数据进行下载，但需要支付一定的费用。

（二）COSMIC

COSMIC（the Catalogue Of Somatic Mutations in Cancer）是目前最大、最专业的肿瘤体细胞突变目录数据库，主要对所有肿瘤中发生的体细胞突变事件进行收集，为肿瘤基因变异情况提供全面的信息和分析渠道。COSMIC 数据库含两种数据类型，一种是由基因组扫描得到的高通量数据，另一种则由专业人员人工摘录，具有更高的可靠性。另外，COSMIC 除肿瘤数据库外还专门提供了肿瘤细胞系数据库，两者既彼此独立又可以相互参照。COSMIC 细胞系数据库主要来自 Sanger 研究所，这部分数据提供了实验研究所用的各种肿瘤细胞模型的基因组学信息，目前含有 1020 个外显子组测序结果，包括基因拷贝数信息等。后续将增加 CpG 甲基化信息和转录组信息。COSMIC 数据库每年都会对所收集数据进行四次更新。

（三）TCGA

TCGA（The Cancer Genome Atlas）是目前最大的肿瘤信息数据库，收录了超过 2.5PB 的基因组、表观基因组、转录组和蛋白质组数据。美国国家癌症研究所和美国国家人类基因组研究所于 2006 年开始对 33 种肿瘤类型的 20 000 多个发原发性肿瘤病例及其配对的正常样本进行收录。这些数据在肿瘤的诊断、治疗和预防等研究方面发挥了巨大的作用。目前 TCGA 数据的检索和下载是通过 GDC Data Portal 来完成的。它的数据分为三个级别：level-1 第一级别为原始数据，以 fastq 格式存储；第二级别 level-2 为比对后的 bam 文件；第三级别 level-3 是经过标准化处理的数据。第一级和第二级数据的使用需要向 TCGA 申请，TCGA 将根据研究内容和研究目的对使用权限进行核准。级别 3 中一部分数据则没有限制，使用者可以按照自己的需求自行下载。

（四）GEO

GEO（Gene Expression Omnibus）数据库是由

美国国家生物技术信息中心创建并维护的基因表达数据库。它收录了各国研究机构提交的高通量表达谱数据，可以免费供研究者使用。GEO有四种数据导入类型，其中datasets（GDS）是基于同一平台的研究数据集；series（GSE）包含了一个研究项目的所有样本数据，可以是不同平台的数据；samples（GSM）是单个样本的数据；而platforms（GPL）对应的则是某个平台的信息。GEO也可以通过作者、物种、检测类别、组织等来进行检索。检索完成以后，用户可以下载原始的压缩文件，也可以下载标准化分析后的表达矩阵文件进行差异基因表达分析等。此外，GEO网站还提供了GEO2R在线差异表达分析工具，便于研究者进行实时分析。

二、肿瘤生物信息学的应用方法

随着大规模组学数据的生成及各种分析技术与方法的出现，肿瘤研究的模式也随之发生改变。由基因组学、转录组学、蛋白质组学等高通量测序技术获取的大量与特定肿瘤相关的基因及其表达的变异数据，经过生物信息学技术提取分子特征并与临床数据及临床特征整合后，可以对肿瘤的生物学特性、临床预后及治疗反应等进行初步分析，使研究者无须从头收集标本并对标本进行检测就可以获取大量的真实世界数据，从而对提出的各种科学假设通过简单快捷的查询分析进行初步验证，极大地推进了肿瘤研究进程。

（一）基因组学

基因组学将DNA图谱、新一代测序技术和计算机技术整合在一起，对整个基因组的结构和功能进行分析。将基因组学结果与生物医学其他技术与结果进行整合研究是目前和将来肿瘤研究中阐述肿瘤生物表型和临床特征的遗传背景以及分子机制的重要手段。

1. 全基因组测序

1）背景 全基因组测序（whole genome sequencing，WGS）是对个体的整个基因组进行测序，是肿瘤和复杂遗传性疾病等许多生物医学研究方向的主要研究手段。目前认为，外显子以外的DNA变异也会影响基因活性和蛋白质的生成并导致基因性疾病，而全外显子测序（whole exome sequencing，WES）无法捕捉这些变化，必须做全基因组测序。WGS通过全自动DNA测序方法和计算机软件来组装高通量的序列片段，对个体DNA中所有核苷酸序列进行测定，从而检测基因组上一级序列的任何变异情况及变异类型。WGS测序主要分为四个步骤：①制备包含生物体整个基因组的克隆；② 收集克隆的DNA序列；③对连续片段进行组装；④生成测序数据库。全基因组测序是对遗传物质进行检测的最直接方法，可以检测单核苷酸的序列变化、多态性以及拷贝数变化等，并以此推测相应蛋白产物的序列变化情况及其潜在的功能影响。该技术不仅在基础研究中，而且已经在临床诊断上得到广泛应用。特别是对个体化医疗，全基因组测序数据已开始成为指导肿瘤临床干预或治疗方案决策的重要依据之一，虽然目前还远不完美，但今后的发展空间是无限的。

2）全基因组测序的应用 全基因组测序的应用范围包括：①生殖系变异检测；②体细胞变异检测；③全基因组重新测序；④在无参考序列的情况下，可用于获取未知基因组序列。

2. 全外显子组测序

1）背景 外显子是基因组中能被转录的DNA区域。虽然在整个基因组中外显子区所占不到2%，但是由于它通常编码功能蛋白质产物，因此在生物医学研究中受到重点关注。全外显子组测序（WES）是对整个基因组中的所有外显子进行测序。由于目前的技术一般能够测得覆盖范围超过95%的外显子区域，理论上包含了与人类疾病相关的大多数基因变异，因此往往成为降低全基因组测序成本的一种有效替代方案。WES使研究人员能够更高效地利用测序数据和分析资源，集中研究基因组中最重要的部分，促进常见和稀有变异的发现和验证。WES由于价格比全基因组测序低廉得多，因此可以通过提高测序深度更可靠地识别各种变异，特别是低丰度变异，所以被广泛应用于群体遗传学、遗传性疾病和肿瘤的研究。WES的工作流程包括实验设计、文库制备和外显子富集、测序、变异筛选和下游分析。

2）全外显子组测序的应用

（1）肿瘤突变负荷分析。肿瘤突变负荷（tumor mutation burden，TMB）通常以肿瘤体细胞基因组区域中每百万碱基对长度中包含的突变数来表示。通过对患者肿瘤组织和配对正常组织的全基因组进行测序，计算肿瘤中体细胞突变的数量、TMB 及其与对照组织的差异，再应用统计学方法结合临床指标进行建模，可以帮助建立对患者预后或药物反应进行预测的方法。目前 TMB 指标在生物标志物等研究中被广泛采用。在临床上，TMB 也已经作为免疫疗法的辅助生物标志物用于预测免疫检查点抑制剂如 PD-1/PD-L1 抗体的治疗效果。

（2）变异分析。在肿瘤研究中，区分体细胞变异和生殖系变异非常重要，因为两类变异在肿瘤发生发展中往往起着不同的作用。生殖系变异是生殖细胞中存在的遗传变异，与患者家族史有关。该类型变异影响与家系组生物或疾病表型变化或变化趋向有关的蛋白质的表达或功能，并可能决定家系成员个体包括肿瘤在内的疾病易感性以及临床特点。体细胞变异是仅在生殖细胞分化和个体发育后形成的体细胞中发生的变异，具有组织特异性和较高的随机性，也是绝大多数与家族遗传无关的散发性肿瘤中的变异。生殖系变异和体细胞变异对肿瘤的解读以及对肿瘤驱动突变的鉴别会产生重要影响，两者应该加以分别。目前，大规模平行测序使得肿瘤突变图谱的构建变得容易，对肿瘤研究和研究结果的临床应用具有重要意义。

（3）结构变异检测。基因在序列上相对大段的变异被认为是结构变异，有多种变异方式，包括长度在 50bp 以上的长片段序列的插入、删除、序列方向的倒置，或染色体内部或染色体之间的序列易位，基因拷贝数的变化，以及更为复杂的变异。肿瘤中的结构变异约占整个基因组变异的 1.2%，相比而言单核苷酸多态性（SNP）仅占 0.1%。国际千人基因组计划检测到的平均结构变异大小为 8000bp。结构变异可以促进生物表型的多样性，并在各种疾病中产生作用，包括神经认知障碍疾病以及肿瘤的发生和发展中。检测结构变异的计算方法主要包括以下四种：① Read pairs（RP）法。此法基于对配对端 reads 的长度和方向的评估来检测结构变异。如配对末端 reads 的距离比预期的要远则表示发生缺失变异，太近则表示有插入变异。② Read counts（RC）法，也被称为 Read depth 法。它首先假定测序 reads 遵循随机分布，如泊松分布，而后通过分析 reads 分布的差异，来计算其中的重复和缺失区间。重复的区间将有较高的测序深度，而缺失区间的测序深度较低。③ Split read（SR）法。此法用于检测序列的插入（包括移动插入）和缺失，分辨率可以达到单个碱基。它主要是基于 split（soft-clipped）比对来检测结构变异，所分析序列可以来自不同基因组或者同一基因组的不同区间。Reads 中与参考序列相比出现的序列缺口表示发生缺失，而多出与参考序列不匹配的部分则表示插入。④从头组装（AS）法。此法对测序所得短片段进行合并和排序从而得到其原始序列。虽然从理论上讲，AS 算法可用于所有形式的结构变异分析，但是实际应用时在没有参考序列的情况下更适用于那些精度比较高的测序 reads。此外，由于目前二代测序方法读取的 reads 长度比较有限，也会在一定程度上限制该方法的使用。将以上四种序列分析方法进行整合来决定结构变异。

（4）拷贝数变异分析。基因拷贝数的增多和减少与基因表达水平密切关联，因此关系到肿瘤的发生、转移及疗效。拷贝数变异在其他疾病，如神经疾病患者中也很常见。SNP 芯片和比较基因组杂交芯片（aCGH）在二代测序技术出现以前常被用于拷贝数变异分析，但是由于检测能力和范围有限具有一定的局限性。二代测序技术的应用可以将基因组的核苷酸碱基对序列清晰明确地进行解析，再加上现有分析工具可对基因拷贝数变异情况进行可靠的鉴定。由于外显子在整个基因组序列中是非连续的，因此通过外显子组测序推断拷贝数会存在序列变异的真正断点无法被精确检测的情况，因此测序深度是外显子测序拷贝数变异分析的关键。

（5）生物标志物发现。肿瘤难治的根本原因之一在于它具有高度的生物学异质性，这种生物学异质性又由基因组及其表达的异质性决定，因此利用测序技术对肿瘤在基因层面进行精确分型是重中之重。全外显子组测序可以快速准确地对肿瘤及其配对正常组织样本的所有外显子区域进行测定比较，从而明确肿瘤的基因类型及其与正常组织细胞的差异，其中可能含有潜在的肿瘤驱动基因，可为肿瘤研究和治疗靶点等选择提供方向；另外还可以从中提炼出生物标志物，用于观察肿瘤治疗反应、预测预后情况。

（6）肿瘤特异性新抗原鉴定。肿瘤抗原是识别肿瘤细胞的重要生物标志物，也是肿瘤治疗的潜在靶点，在肿瘤诊断、预后分析以及靶向和免疫治疗等方面的应用越来越受到重视。肿瘤抗原可根据其表达特异性大致分为两类，即肿瘤特异性抗原和肿瘤相关性抗原。肿瘤特异性抗原特异只在肿瘤细胞中表达或存在。肿瘤相关性抗原则在肿瘤细胞和一些正常细胞中均可表达，但是表达水平有差异。肿瘤特异性抗原中还包含肿瘤新抗原，如肿瘤中因蛋白编码区突变造成在氨基酸水平发生变异的突变蛋白，含有这些肿瘤特异性突变的肿瘤抗原不仅是理想的肿瘤生物标志，而且还因为具有潜在的新抗原特性可用于设计有效的肿瘤特异性免疫治疗路线。鉴于新抗原往往是癌细胞 DNA 突变的产物，因此基于 WES 数据及相关生物信息学分析软件，包括体细胞变异分析和人类白细胞抗原的（HLA）分型，可以有效地对候选新抗原进行预测，如 INTEGRATE-neo 和 pVAC-seq。这些工具可以分别预测非同义体细胞突变和基因融合产生的新抗原。目前只能预测可以通过 T 细胞识别Ⅰ类 MHC 分子的新抗原，而不考虑膜蛋白细胞外区域的突变。

（7）微卫星不稳定分析。全外显子测序还可以用于微卫星不稳定性（MSI）分析。微卫星又被称为短串联重复序列（STR）或简单重复序列（SSR），是由 2~6 个碱基组成的短小序列单元以重复的方式串联成的长度为 50~100 个碱基对的 DNA 簇，分布在整个基因组中。MSI 主要有两种情况，一是 DNA 合成过程中的聚合酶滑移导致重复序列中 1 或多个碱基的错配，二是同源重组导致重复单位的插入或缺失。传统 PCR 技术可以对特定微卫星进行 MSI 检测，全外显子组测序则可对整体 MSI 状态和突变结合起来进行检测，提高检测效率。因为肿瘤突变负荷与 MSI 之间存在正相关，所以可以从所有序列的肿瘤突变负荷推断 MSI 状态，也可以对 MSI 重复序列进行长度与分布的直接分析。

3）靶向捕获测序 现代测序技术还可针对一组特定的目标基因加以检测，比如同时检测数百个潜在相关的致病基因，或常见的已知致病基因，或可能反映临床药物疗效或敏感性的基因集等。这一方法的优点是获取的测序深度较高，结果更准确、可靠，同时又降低了检测成本。

4）基因组数据分析 二代测序数据分析的第一步是对原始数据进行质控，一般先使用 FastQC 对数据的质量进行基本的评估，然后使用 Cutadapt 等软件去除接头以及低质量数据（图 20-1-2）。第二步是将序列与标准参考基因组进行比对。常用的数据库有 TCGA（https://cancergenome.nih.gov/）和 NCBI 中的 SRA 数据库（https://www.ncbi.nlm.nih.gov/sra/）。常用的序列比对软件主要有 Bowtie 和 BWA，其中 Bowtie 速度较快，主要用于局部序列比对；BWA 经常用于全基因组和

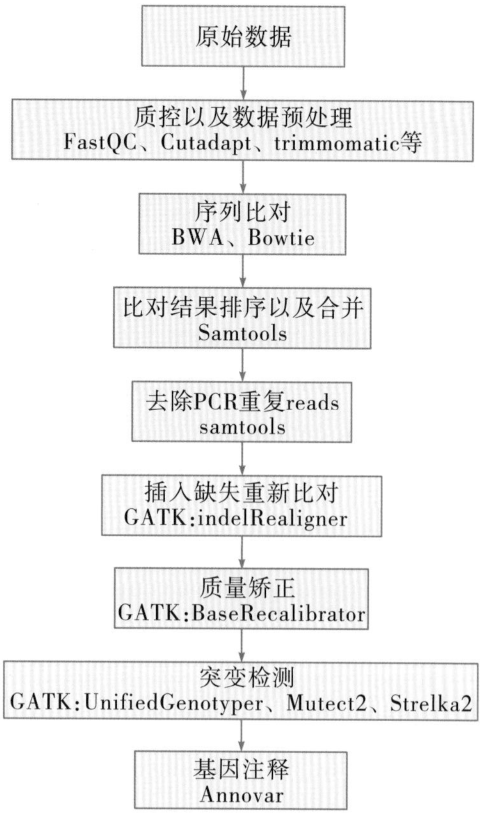

图 20-1-2 DNA 序列分析流程及所用工具
引自：陈永孜．基因表达谱芯片及核酸测序技术在癌症研究中的应用现状．生物信息学，2019，17（1）：18-23.

外显子组的序列比对。第三步，比对完成以后用 GATK toolbox 来对数据进行处理，检测突变。可以使用 GATK 中自带的突变检测程序，也可以使用 Mutect2 及 Strelka2 等软件。

（二）转录组学（transcriptome）

转录组是生命体在特定发育阶段或生理条件下特定组织或细胞中的整套 RNA 转录本的集合。RNA 又包括信使 RNA（mRNA）、长非编码 RNA（lncRNA）、环状 RNA（circRNA）、微小 RNA（microRNA 或 miRNA）、转运体 RNA（tRNA）和核糖体 RNA（rRNA）。与 DNA 基因组学概念相似，转录组学（transcriptome）是对 RNA 转录本集合开展的组学检测和研究。与主要作为遗传信息载体的基因组不同，转录组作为基因组的外在表型特征，反映了含有不同遗传信息基因的表达水平或活跃度，具有组织和时空特异性，也受生物微环境的调控，同时又与肿瘤等疾病紧密关联，因此它不仅是动态的，还是可以量化的。全转录组测序（WTS）研究为具有不同生物学特性的肿瘤的分子表达特征的检测、表征、分析分型等提供了重要技术手段，并为肿瘤发生发展机制的研究、早期预警标志物的发现、预后预测模型的构建、治疗方案优选及疗效预测方法的建立等提供了实验依据。

1. mRNA 检测

1）简 介 基因表达谱芯片和 RNAseq 二代测序技术是 mRNA 转录组研究的两大主要手段。基因芯片基于已知序列信息进行探针设计，通过碱基互补杂交原理来识别基因并检测其表达水平，检测技术和分析方法都相对成熟。基因测序从 Sanger 法到现在新兴的纳米孔测序技术已经历了 30 多年，已经应用于约 2500 多种疾病的检测中。近年来，虽然高通量测序技术越来越普及，但是基因芯片技术以其快速、准确等特点在临床上也同样应用广泛。不过基因芯片技术由于不具有新基因或新转录本序列的检测能力，因此，对未知序列的检测还是需要用到高通量测序。基因表达谱芯片和 RNAseq 技术都是对 RNA 样本进行检测，在选择时需要考虑研究目的等因素，表 20-1-1 归纳比较了两者的特点供参考。

表 20-1-1 基因表达谱芯片与 RNAseq 的比较

特点	基因表达谱芯片	RNAseq
表达序列异质性检测	不可以	可以
数据量	小	大
小型电脑分析	可以	不适合
检测费用	高	低
重复性	好	好
新剪接位点和变异体检测	不可以	可以
参考基因组	不需要	需要
样品 RNA 量	>100ng	约 1μg

2）mRNA 检测方法 通过基因芯片技术对 mRNA 进行检测，是将许多特定序列的寡核苷酸片段或基因片段有规律地排列固定于载体（如膜、硅片、陶瓷片或玻片）上，然后通过类似 Northern 和 Southern 的方法与待测的标记样品按碱基配对原理进行杂交，再通过检测系统对标记信号进行扫描，并用相应软件对扫描信号进行比较和分析后得到反映样本 mRNA 表达水平的大量信息，用于进行基因的高通量、大规模、平行化、集约化的信息处理和功能研究。基因芯片技术已成为功能基因组学研究中一项非常重要和关键的实用技术，可自动、快速地检测出上万个基因的表达情况。

目前的芯片主要来自三个生产厂家，即 Affymetrix GeneChips、Illumina BeadArrays 和 Agilent 2-channel arrays。这些芯片基本可以满足当下人类基因组表达检测的需求，如果有特殊的检测要求，还可以通过基因芯片的订制来满足。

通过二代测序技术对 mRNA 进行测定则首先需要制备 mRNA 文库。一般文库的构建主要分为以下四步：第一，cDNA 反转录，一般用物理（如超声波）、酶切或化学的方法将样品打碎，从而获得适当长度的片段；第二，将末端补平，并在 3′端连接碱基 A，随后加上与测序平台或者磁珠相结合的接头；第三，文库扩增，对于 Illumina 是通过生成 DNA 簇，而半导体测序则是通过 microemulsion PCR；第四，结合到测序芯片或者磁珠上，根据长度进行片段的选择和纯化，从而完成文库构建（图 20-1-3）。根据需要，可以选择成熟的商业化试剂盒构建文库。

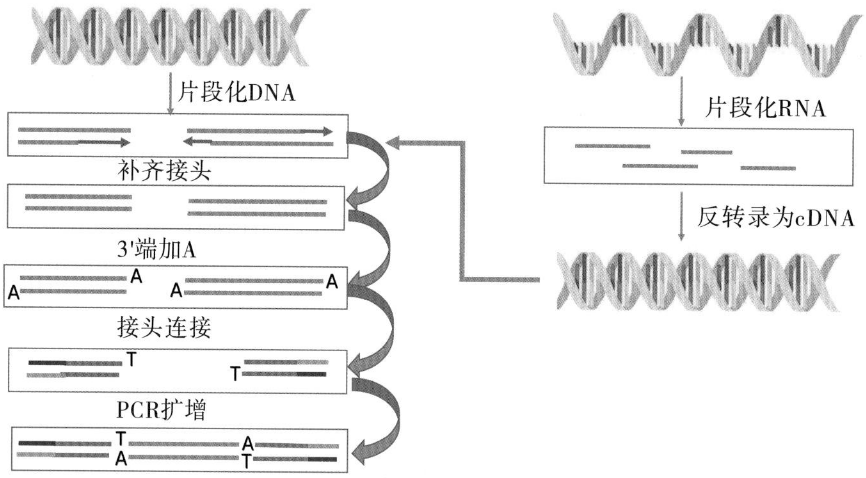

图 20-1-3 文库构建基本流程图

引自：陈永孜 . 基因表达谱芯片及核酸测序技术在癌症研究中的应用现状 . 生物信息学，2019，17（1）：18-23

3）mRNA 数据分析

（1）基因表达谱芯片数据分析。目前常用的基因表达谱芯片数据库有 GEO（https://www.ncbi.nlm.nih.gov/geo/）和 Arrayexpress（https://www.ebi.ac.uk/arrayexpress/）。得到数据以后，首先需要对芯片的原始数据进行质控分析，可以用 Array Quality Metricx 软件包完成。通常芯片质控需要考虑以下几点：背景信号在 150 以下，Corner 角落信号和 Central 信号一般在 15 000~20 000 以下，持家基因 *GAPDH* 和 β-actin 的 3′/5′值小于 3。杂交对照包括 bioB、bioC、bioD 和 cre 应该被检测到。ploy-A 对照包括 dap、lys、phe、thr 应被检测到，同时信号逐级升高。为了使数据之间能进行比较，还需要采用 R 语言中的 affy、affycoretools 以及 simpleaffy 等软件包，绘制芯片的箱线图、直方图、RNA 降解图和主成分图。由于芯片的类型和物种的差异，这些质控图没有固定的形态，一般来说，与其他样本偏差较大的样本可能会存在问题，需要进行排除。剩下的芯片可以用 rma 进行标准化处理。对于有多个探针的基因，计算平均值作为该基因的表达值。对于 miRNA 一般使用 miRNA_QC_tool 来对其进行质控分析。包括箱线图、直方图、相关系数、质控探针的表达值以及杂交对照 bioB、bioC、bioD 和 cre 的信号图。随后使用 rma 方法获得芯片的标准化数据。limma 统计方法通常用于获取差异表达基因，随后可以进一步将这些基因进行富集分析或者建立模型等。

（2）mRNA 测序数据分析。RNAseq 数据比基因表达谱芯片数据分析起来略微复杂，第一步需要对数据进行质控，一般使用 FastQC 对数据的质量进行基本的评估，然后使用 Cutadapt 等软件将接头以及低质量数据去除。RNA 序列分析根据是否拼接选取相应的软件进行比对，随后根据是否需要参考基因组，选用不同的软件进行序列的组装，再根据基因水平还是 isoform 水平，选取对应的软件进行定量标准化分析和差异表达分析（图 20-1-4）。每一分析步骤都对应不同的软件，这些软件基于不同的算法和语言开发，精度略有不同，比如 BitSeq 在差异表达分析上优于 Cuffdiff。但大多数算法的精度相差不多，用户根据需求进行选择。STAR 是专门针对 RNA 序列比对所设计的比对软件，其速度是目前比对软件中最快的，但是需要至少 30G 的内存来运行。

2. 小 RNA 测序

小 RNA 是非编码 RNA 的一种，长度小于 200nt。小 RNA 的种类包括微小 RNA（miRNA）、小干扰 RNA（siRNA）、piRNA、snoRNA、tsRNA、srRNA 和 snRNA。这些小 RNA 在基因沉默和转录后调节中起着至关重要的作用，涉及多种生物学过程，包括细胞增殖、分化以及凋亡等。研究表明小 RNA 与肿瘤的发生、发展以及耐药等

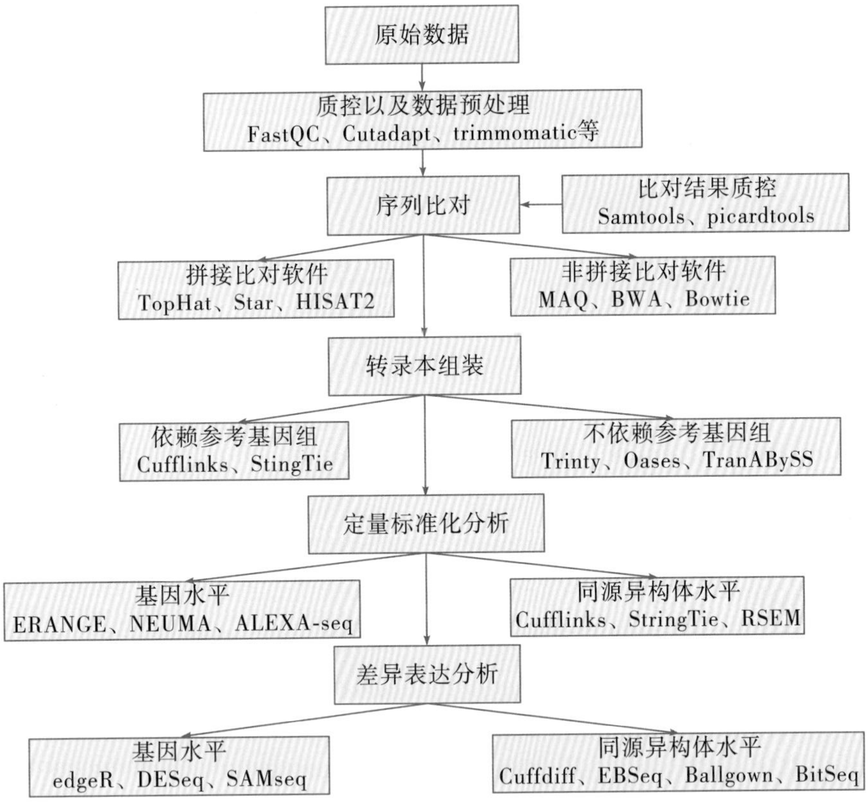

图 20-1-4　RNA 序列分析流程及所用工具

引自：陈永孜．基因表达谱芯片及核酸测序技术在癌症研究中的应用现状．生物信息学，2019，17（1）：18-23

相关。例如，miR-17 的过度表达与结肠癌的化疗抗性有关。miR-34 参与胃癌、前列腺癌和乳腺癌耐药等。在肿瘤组织中发现 piR-4987、piR-20365、piR-20485 和 piR-20582 的表达水平显著上调等等。

小 RNASeq 测序是一种非常有效的方法，可以快速识别已知小 RNA 在特定条件下的水平，并发现新的小 RNA 分子。同时，可以将小 RNA 数据与转录组数据进行相关分析、整合研究。

3. 环状 RNA 测序

环状 RNA（circRNA）是非编码 RNA 中的重要部分，在细胞和组织中广泛存在。环状 RNA 可能来自外显子（外显子 circRNA）或内含子（内含子 circRNA），在基因表达调控等方面发挥同样重要的作用。与其他小 RNA 不同，circRNA 不易通过分子大小或电泳与其他类型的 RNA 分离。另外由于缺乏 3′或 5′末端，circRNA 不能依赖聚腺苷酸末端进行扩增和检测。高通量二代测序是 circRNA 研究的重要手段。

4. 长非编码 RNA 测序

长非编码 RNA（lncRNA）是长度超过 200 个核苷酸的非编码 RNA，同样在基因表达调控中起到重要作用，并在转录组中占有很大部分。通过全基因组范围人类转录组学研究，目前从 1229 个生物样本中共发现了 73 370 多个不同的 lncRNA。lncRNA 通常形成相对稳定的二级和更高级结构，通过参与 DNA 复制、RNA 转录、蛋白翻译等调控细胞发育和分化等过程。lncRNA 的异常表达与肿瘤关系密切，高通量二代测序结果表明，转录本中的绝大部分并没有编码蛋白，因此 lncRNAseq 的功能研究有大量工作要做。

（三）蛋白组学

1. 蛋白组学介绍

蛋白组学是对细胞或组织中的所有蛋白在表达、修饰以及相互作用等方面开展的整体研究，是后基因组学研究的主要内容。由于蛋白质是生命体的基本组成以及几乎所有生物功能的最终执行者，只有对蛋白的表达水平、变异情况、组织细胞定位以及功能等进行全面解析才能为从根本上理解生命与疾病的本质及其差异提供直接依据。然而，蛋白组学比基因组学研究更为困难，这取决于蛋白质内在的复杂特性，比如各种翻译后修饰和蛋白测序技术上的瓶颈。虽然如此，蛋白的质谱测序技术目前已经获得了明显的进步，为蛋白组学研究打下了基础。

2. 蛋白组学数据分析

目前高通量蛋白测序主要分为酶解、色谱分离以及质谱分离三个步骤，通过分离产物系列的质荷比等信息谱与数据库中的理论谱图进行匹配评分来推断蛋白信息。PRIDE 数据库提供了目前所知蛋白的所有质谱数据。

对原始数据进行净化去除干扰后，以 0.01 为阈值进行 q 值筛选，合格数据通常还需要格式转化，一般将强度值转化为数字格式，并对数据进行标准化等处理纠正技术误差，剩下的缺失值可以通过相应的统计学方法进行估算填充，可能需要应用相应的统计学方法。前期数据处理完成以后，就可以用于分析不同条件下的蛋白情况等，如可以应用双样本 Welch 检验来提取差异表达的蛋白质。

（四）表观遗传组学

1. 表观遗传组学背景

与传统遗传学专注于 DNA 等遗传物质的一级序列信息不同，表观遗传学的研究对象不是基因序列本身或其突变情况，而是 DNA 序列不变的前提下基因的表达状态及其受环境因素或化学修饰影响的规律，这种状态既是可逆的，也是可遗传的，并参与调控各种细胞生物学过程。DNA 甲基化和组蛋白修饰是两种最具特征的表观遗传调控现象。表观遗传组学主要是用于检测生命体 DNA 或组蛋白的甲基化、乙酰化等修饰的整体状态及其变化规律，从而反映基因及基因组的潜在表达水平或活跃程度。肿瘤除了与遗传突变密切相关以外，还往往涉及大量基因的表达变化或重编程，因此表观遗传组学研究是肿瘤研究的重要内容。

2. 全基因组甲基化的亚硫酸盐测序

哺乳动物 DNA 甲基化只发生在 CpG 岛的胞嘧啶，是在 DNA 甲基化转移酶的作用下，将甲基选择性地添加到胞嘧啶上形成 5′ – 甲基胞嘧啶的过程。CpG 双核苷酸在人类基因组中分布不均，对 CpG 序列密度达到均值 5 倍以上的区段命名为 CpG 岛。CpG 岛主要位于基因启动子和第一外显子区，约有 60% 以上基因的启动子含有 CpG 岛。CpG 岛胞嘧啶甲基化是 DNA 表观遗传修饰的主要形式，在基因表达调控等过程中起着重要作用。

全基因组亚硫酸盐测序（WGBS）首先使用亚硫酸钠对 DNA 进行处理，把未发生甲基化修饰的胞嘧啶脱氨基转变成尿嘧啶，但是甲基化的胞嘧啶则不被改变，然后通过 PCR 扩增把尿嘧啶全部转化成胸腺嘧啶后对产物进行测序，最后通过与未经处理的序列进行比较推断甲基化修饰状态。此方法结合二代测序技术可对全基因组甲基化进行高效、可靠的检测，也是目前 DNA 甲基化检测的首选方法。

3. RRBS 测序

RRBS（reduced representation bisulfite sequencing）测序技术首先应用限制性内切酶对基因组 DNA 进行酶切，并对在基因转录中起首要作用的启动子或其 CpG 岛区域进行富集，然后再用亚硫酸盐处理后进行测序。这种方法相对于 WGBS 法成本大大降低，适于进行深度测序从而提高检测精度。

4. 差异甲基化杂交

除了测序以外，芯片技术也可用于甲基化分析，其中甲基化特异寡核苷酸芯片（methylation specific oligonucleotide arrays，MSOA）主要用于个别基因甲基化位点的检测，而对大量基因尤其是未知基因的 CpG 岛的甲基化进行检测则需要用到差异甲基化杂交法（DMH）。DMH 技术需要借助 CpG 岛亲和富集和甲基化敏感的限制性内切酶。操作时基因组 DNA 先用甲基化敏感的限制性内切酶消化，另设不消化的平行对照组，两组 DNA 扩增及荧光染料标记后用于双色阵列杂交，然后通过两种染料的相对强度比判定 DNA 甲基化水平差异。

DMH 首先被用于乳腺癌细胞系中 CpG 岛的分析，发现 CpG 岛的过甲基化导致抑癌基因沉默。

通常低分化肿瘤比高分化或正常组织的甲基化程度高。另外 DMH 可用于卵巢癌的甲基化检测，卵巢癌组织样本 CpG 岛甲基化水平明显高于卵巢癌细胞系。

目前常用的甲基化检测芯片为 450K 芯片，覆盖了 45 万个甲基化位点，其中不仅包括 CpG 岛，还含有 CpG 岛以外的多种甲基化位点。该芯片还适用于检测由福尔马林固定石蜡包埋组织中提取的样本。

5. 纳米孔测序

纳米孔测序技术是三代测序技术的代表之一，根据 DNA 中不同碱基通过纳米孔时离子电流的变化实现检测。甲基化与非甲基化碱基产生的特征电流变化同样可以用于分辨 DNA 位点的甲基化状态。利用纳米孔测序技术检测基因甲基化具有很强的优势：首先，其读长可以达到几百 kb，大大减少了序列拼接工作；其次，由于灵敏度极高，所测的是单分子信号，因此样品不需要扩增，减少了扩增产生的误差；另外，样品也不需要亚硫酸盐处理。因此，此法可以真正做到样品的单分子实时测序，一旦成熟推广，在速度和精度上是其他测序方法无法比拟的。

6. 组蛋白修饰

组蛋白修饰是基因表达的表观遗传调控的另一重要机制，主要是指组蛋白这种染色质结构蛋白在被称为“reader”“writer”和“eraser”的相应酶的作用下发生甲基化、去甲基化、乙酰化、去乙酰化等化学修饰后，造成染色质紧密结构的可逆改变，从而对所含基因暴露于相应转录调控分子的程度进行调控。组蛋白修饰的检测方法主要有染色质免疫共沉淀（ChIP）结合测序（ChIP-Seq）。首先使用特异性抗体分离目的蛋白或其修饰产物与 DNA 的复合物；然后通过测序等方法明确这些蛋白或其修饰在基因组中的位置，及蛋白在各个位置的相对丰度；最后根据修饰的位置和丰度来对其进行比较研究。通过对肿瘤样本和对照样本的 ChIP-Seq 图谱进行比较，可以提示肿瘤相关的基因表观遗传调控特点或规律。

（五）免疫组库测序

免疫组库是指个体循环系统中所有不同免疫原性及功能多样性 B 细胞和 T 细胞的组合。免疫组库测序主要以 T/B 淋巴细胞为研究目标，对 B 细胞受体（BCR）和 T 细胞受体（TCR）的互补决定区（complementary determining region，CDR）进行扩增、检测、读取。CDR 区包含 CDR1、CDR2 及 CDR3 三个部分，在抗原识别中起重要作用。因此，结合高通量测序技术对此区域的 DNA 或者 RNA 进行测定，可以全面评估免疫系统的多样性，深入挖掘免疫与肿瘤之间的关系等。比如，可以通过检测患者免疫组库的状态指导免疫治疗方案，或通过比较患者在治疗前后免疫组库的变化来评估治疗效果、指导进一步治疗等。此外，免疫组库测序还可以用于疫苗和药物的研发、生物标志物的发现，以及自身免疫性疾病的研究等。

（六）单细胞测序

1. 单细胞测序在肿瘤研究中的意义

细胞是生命体的基本与最小单位，每个细胞在功能上都可能存在独特性，也往往反映了在遗传或表观遗传水平上的差异。特别在高度异质的肿瘤组织中，不同细胞或不同区域的细胞间在基因组与转录组上可能存在差异，从而导致具有不同生长特性，侵袭能力，以及对化疗、放疗或免疫治疗不同的敏感性。在传统的二代测序中，这些细胞作为混合样本进行检测，得到的结果不能反映肿瘤的异质性，也无法阐明肿瘤异质性的产生机制或过程。随着单细胞分离技术以及微量核酸建库扩增技术的发展，二代测序被用于单细胞，为生命与疾病的时空分辨精细研究奠定了基础。

肿瘤是从单个的正常细胞演化而来，细胞癌变通常是由于关系到细胞增殖等生物学特性调控的基因或基因集发生序列突变或表达异变造成的。特别是当起基因组维护作用的基因及其功能受到损伤时，细胞中基因突变的频度显著增强，并随着癌细胞的扩增在基因组水平产生突变的累积、分化，并造成肿瘤生物学特性的异化。这种肿瘤内的多克隆性或异质性使得临床诊断难以定标，更是单药治疗难以根除的根本原因，因此对肿瘤开展高精度的异质性研究成为关键。DNA 和 RNA 单细胞测序技术的发展为在理论上阐述肿瘤的异质性及其演化规律与特征提供了条件。

单细胞外显子组测序结果表明，肿瘤中点突变随着时间的推移可逐渐演变产生广泛的克隆多样性并出现罕见突变。在肾癌和骨髓增生患者中不仅发现了克隆多样性，还鉴定了享有相同遗传谱系的单克隆细胞亚群。在胶质母细胞瘤的克隆多样性研究中，通过单细胞 DNA 测序发现 *EGFR* 突变在同一原发肿瘤的不同子克隆中的进化现象。此外，单细胞 RNA 测序还可以与全基因组测序整合起来阐述表达异质性与亚克隆结构之间的关系。因此，单细胞测序为肿瘤异质性及克隆进化研究提供了重要工具，并证明了单个肿瘤细胞可以持续获得新的突变并演化形成独具特性的肿瘤细胞集或亚群。

在肿瘤临床应用方面，可以通过单细胞测序技术对各种体液中的潜在循环肿瘤细胞展开检测，作为肿瘤筛查或早诊的重要手段，也可以在治疗过程中通过对循环肿瘤细胞（CTC）的动态检测与跟踪，及时了解治疗反应与效果，以及通过对突变的变化趋势分析，实时掌握治疗的抵抗进程，并在此基础上对治疗策略作出相应的改变，提高精准治疗水平。单细胞测序还可用于生成肿瘤个体的突变多样性指数或免疫状态评价，对疗效及预后预测提供参考等。

2. 单细胞 mRNA 测序

单细胞测序在技术上的主要难点是起始样本量过小，相应增加扩增轮数又将放大序列偏倚的缺点，影响定量的准确性。另一个难点是怎样对每个细胞进行有效的分离分辨。本节就目前单细胞 mRNA 扩增与测序的两种主流方法加以介绍，它们分别是 SMART 扩增技术和 10x genomics 技术。

1）SMART-Seq2 cDNA 扩增技术 SMART（switching mechanism at the 5′ end of the RNA transcript）cDNA 扩增技术主要利用了莫洛尼鼠白血病病毒（MMLV）逆转录酶的两个内在特性：逆转录和模板转换（Template Switch，TS）。当第一条反向 cDNA 在 Poly-dT 引物起始下延伸到每个 mRNA 模版的 5′末端时，反转录酶通过末端转移酶活性在新合成的 cDNA 链的 3′端会额外添加 2~5 个脱氧胞苷酸残基 C，这时如果加入与 C 配对的 G 结尾的 DNA 引物 TSO（template switching oligo），MMLV 逆转录酶同样可以以 TSO 为引物，以新合成的反向 cDNA 为模版合成正向配对 cDNA。这种方法对长转录本的全长扩增具有明显的优势，避免了其他方法 5′端丰度趋低的弊端。另外，此法可以设计仅用一个相同序列的引物进行双向 PCR 扩增，避免不同引物间反应可能带来的扩增缺陷。

SMART-seq2 是 SMART 的改良版，主要在 TSO 引物的合成时末端采用了经化学修饰的 dG，称为锁定核酸（locked nucleic acid, LNA）。所谓锁定是在五环糖的内部 O2′和 C4′之间建立亚甲基连接，这种改造后的 TSO 具有更高的热稳定性以及更强的与 C 配对的性能。另外，SMART-seq2 还进行了如下优化：用 KAPA HiFi 热启动酶代替了原来的 Adv2 进行建库前 cDNA 的预扩增；在反应体系中添加 betaine 并提高了 $MgCl_2$ 浓度至 9~12mmol/L；反应中单独提前添加 dNTP。如此改良后的 SMART-seq2 技术显著提高了数千碱基长转录本的 5′端覆盖率以及 GC 含量较高转录本的扩增率，并方便了反应试剂的自行配置，降低了成本。

SMART-seq2 技术的缺点是不能通过条码法（barcoding）对每个单细胞的转录本进行分辨，也不能区分所得序列的正反方向。

2）10x genomics 单细胞测序技术（10x Chromium Single Cell Gene Expression Solution） 简称为 10x genomics 技术，是单细胞测序的一套解决方案，由同名公司于 2016 年推出。该技术集成了微流控、油滴包裹和 barcode 等技术来实现真正单细胞捕获与标记，能够一次性分离并标记 500~10 000 个单细胞，具有细胞通量高、建库成本低、捕获周期短等优势。分离、标记、建库及扩增后的产物测序全面对接 Illumina 测序仪，公司可提供配套的信息分析软件与界面，用于对复杂细胞群体的深入分析及图谱绘制。

在单细胞分离方面，将带有 Barcode 探针的凝胶磁珠、油滴，以及细胞悬液分别汇入 Chromium Chip 的“双十字”交叉微流控装置，通过调节三者的流动参数以及细胞悬液的密度等，可以形成一系列仅含有 1 个细胞及 1 个微珠的单个油滴反应体系 GEM（gel bead in emulsion），随后的细胞破碎、RNA 释放、带标签引物与 mRNA 的连接以及逆转录反应均在油滴形成的 GEM 隔离体系中进行，实现一个细胞一个反应的单细胞操作。当 cDNA 合成结束后，对大量反应油滴形成的乳液进行破乳，再对混合后的 cDNA 构建文库与测序。

除了微流控单细胞分离及油滴包埋反应技术外，10x genomics 还通过在每个微珠上结合的数百万条 Barcode 引物实现了混样不混序，既对上述破乳后汇集的大量不同单细胞的反应产物进行混合扩增测序，还能区分测序所得的每条 read 来源于哪个单细胞。该技术一方面大大提高了测序通量，不需要针对每个细胞分别建库和测序；另一方面减小了扩增、测序过程本身可能带来的系统误差，提高了定量结果的准确度，同时又显著降低了成本。简单来说，Barcode 引物由四段 DNA 序列组成，依次为：全长 Illumina Truseg Read 1 测序引物，用于和 Illumina 测序系统对接；长度为 16nt 的 Barcode 序列，此序列用于编码微珠，一珠一码，因此也就对应于与之同被包裹在一个油滴中的单个细胞；长度为 12nt 的 Unique Molecular Identifer（UMI）序列，此序列在同一个微珠上结合的几百万条引物上均不相同，用于区分同一细胞中的不同转录本，从而实现每个基因表达的绝对定量；末尾 30 个 nt 的 poly-dT，用于与 mRNA 的 poly-A 结合起始逆转录。

表 20-1-2 对上述两种方法的优缺点进行了比较。另外需要注意的是，即使是目前最先进的单细胞测序方法也不足以检测到所有的转录本。

3）单细胞 mRNA 测序数据分析 单细胞测序数据分析的第一步是数据比对，可以使用 RNAseq 比对软件，如 TopHat2、STAR、StringTie 和 HISAT 等。由于技术问题，单细胞测序数据的噪音远远高于 RNAseq 数据，因此接下来对数据的质控步骤非常重要。首先需要使用 FastQC 来检查测序质量，删除比对率低的样本，其他比如 SinQC 和 Scater 也可以。由于批处理效应及操作的技术问题会造成假阳性结果，对此需要进行批处理效应校正（batch effect correction），常用的方法有 MNN 和 kBET。MNN（manhattan neighborhood network）主要基于高维表达式空间的相似度计算，而 kBET（k-nearest-neighbor batch-effect test）可以在保留生物学变异性的前提下消除批处理效应。以上步骤完成后，便可对数据进行标准化处理，通常分为样本内标准化和样本间标准化。样本内标准化主要是消除基因间（gene-specific）偏差，使基因表达水平在一个样本内具有可比性，常用 RPKM/FPKM 和 TPM。样本间归一化则是通过调整因测序深度和捕获效率不同带来的样本间差异，来实现样本间基因表达水平的比较。通常，这些简单的标准化策略是基于排序深度或上四分位数。如果在 scRNA-seq protocol 中使用了 spike-in 或 UMI，则可以根据 spike-in /UMIs 的 perfomance 来进行标准化。因为单细胞测序数据具有很多零表达值，有更高的技术变异水平，所以有必要开发一些专门针对单细胞测序的标准化方法，如 SCnorm 和基于

表 20-1-2 SMART-Seq2 与 10x Genomics 比较

	SMART-Seq2	10x Genomics
优点	50pg 样本即可，同样适用于单个微量样本的非单细胞测序	通量高，一次可检测上万个单细胞
	文库质量高，长转录本覆盖率高	有分子标签，绝对定量
	可检测新序列、新突变	操作简单，全流程整合性好
缺点	通量低，需要对每个细胞或样本分别建库	长转录本 5′端覆盖率低
	mRNA 链方向不明确	对样本中单细胞的数量和状态要求较高
	定量准确性不高	
	低丰度转录本检测灵敏度不高	
	需要纯化	

spike-in 的 SAMstrt 都是单细胞测序数据常用的标准化方法。

单细胞测序的缺失值估算对于下游的分析也很重要。目前已经开发的方法有 scHinter、MAGIC、ScImpute、netSmooth 和 AutoImpute。随后，需要对单细胞测序数据进行降维和特征筛选，常用的方法有 PCA、t-SNE 和 UMAP。UMAP 运行速度快，可重复性好，是目前比较理想的一种降维方法。针对研究目的构建细胞亚群，筛选不同亚群之间的差异表达基因，构建细胞谱系，进行拟时序分析和通路分析等。

3. 单细胞 DNA 测序

单细胞 DNA 测序较 RNA 测序更困难，因为相较 RNA 的拷贝数根据表达水平可以达到数千个，单个细胞中 DNA 拷贝只有两个，因此必须进行高循环扩增从而带来技术性偏差，特别是在全基因组范围内覆盖面不全、扩增不均匀、等位基因脱失以及假阳性（FP）和假阴性（FN）结果等。

目前用于单细胞 DNA 测序的全基因组扩增方法较多，包括 DOP-PCR、LM-PCR、PEP、MDA、pWGA 和 MALBAC，其中 MDA 和 MALBAC 技术使用最多。

1）多重置换扩增技术 多重置换扩增技术（MDA）的特点一是应用 6 个碱基的随机序列引物对全基因组 DNA 进行扩增；特点二是应用了高保真 Phi29 DNA 聚合酶在恒定温度下工作。噬菌体 Phi29 DNA 聚合酶可产生大于 70kb 的产物，且与传统的 Taq 酶相比，它具有 3′-5′校对活性，从而保障扩增出错率低至 10^{-7}~10^{-6}。反应可以在 30℃等温进行，因此不需要热循环仪。虽然 Bst DNA 聚合酶也可产生大片段产物用于 MDA，但通常优选 Phi29，因为它产量更稳定，保真度更高。Bst DNA 聚合酶的出错率为万分之一。

但是，如果起始模板质和量不高时 MDA 会产生较大扩增偏差以及非特异性扩增。

2）MALBAC 扩增技术 MALBAC 是 2012 年由谢晓亮团队发明的一种准线性全基因组扩增技术，它主要是在建库时通过创新的引物设计实现全基因组上的无偏好预扩增，并结合 MDA 技术达到目前最理想的单细胞 DNA 测序水平。

传统 PCR 扩增时，每个循环的 DNA 产物被用作后续循环的模板，因此是一种非线性或指数扩增。MALBAC 利用特殊的引物，使扩增子通过互补末端环化而不能作为模版，因此只有原始基因组 DNA 被扩增，防止指数扩增效应，降低了扩增偏差。因此可以用 MALBAC 先进行 5 个循环，创建一个覆盖大部分基因组的重叠的鸟枪（shotgun）预扩增子库，再用常规 PCR 进一步扩增测序。

在预扩增阶段，MALBAC 通过 35bp 引物中 3′端的 8bp 随机序列片段与基因组 DNA 杂交并延伸，通过 5′端 27bp 通用序列（GTG AGT GAT GGT TGA GGT AGT GTG GAG）产生互补末端。两次延伸后，所产生的末端互补的单链在退火后发生链内环化，从而不能作为模版进一步参与预扩增。通常将 5 个循环的预扩增产物作为模板，27bp 通用序列作为引物序列，再结合 MDA 技术进行 PCR 指数扩增，以得到测序所需要的 DNA。

MALBAC 方法基因组覆盖率可高达约 93%，且操作简单、产量高、扩增均匀。同时，此方法也可能存在假阳性率偏高，因此对模板的拷贝数量也有一定的要求。

三、肿瘤生物信息学常用工具

（一）TIMER

TIMER 是由哈佛大学刘小乐课题组建立的一个网站工具，可以用来分析肿瘤中基因与免疫细胞浸润水平之间的关系，包括 B 细胞、$CD4^+$ T 细胞、$CD8^+$ T 细胞、中性粒细胞、巨噬细胞和树突状细胞 6 种免疫细胞。TIMER 主要由以下 7 个模块组成。

（1）基因模块：主要用于分析基因表达与免疫浸润之间的关系并通过绘制散点图进行展示。

（2）生存模块：主要应用多因素 COX 风险回归模型来分析基因表达、年龄、性别、肿瘤分期和免疫浸润等因素与生存的关系，同时可以绘制 KM 曲线。

（3）突变模块：主要用来比较不同肿瘤中，免疫浸润水平在特定基因的突变与非突变状态下的差异。

（4）拷贝数变异模块：该模块用来比较不同肿瘤中，不同基因在拷贝数不同状态下免疫浸润水平的差异。

（5）表达差异模块：用来比较基因在肿瘤与邻近正常组织之间的表达差异。

（6）相关性模块：两种不同基因在不同肿瘤中的表达相关性分析。

（7）免疫浸润水平评估模块：该模块主要对用户自己的表达数据进行免疫浸润水平的估计。

总体来讲，TIMER 是一个非常友好又方便的工具，用户不需要具备太多的生物信息学基础就可以应用。目前该网站只针对 TCGA 中包含的肿瘤类型进行分析。

（二）GEPIA

GEPIA 是一个交互式 Web 服务器（http://gepia.cancer-pku.cn/index.html），用于通过标准处理流程分析 TCGA 和 GTEx 项目中 9736 个肿瘤和 8587 个正常样本的 RNA 测序表达数据。GEPIA 具有可定制分析功能，如生存分析、相关分析、降维分析、差异表达分析，以及根据肿瘤类型或病理阶段进行分析等。自 GEPIA 服务器开放以来，已经为 42 个国家的多个用户完成了多项分析。目前 GEPIA 已经进行更新，增强版的 GEPIA2 增加了以下功能。

（1）转录本分析。用户可以在转录本水平进行所有分析，比如生存分析和差异表达分析；也可以对所有肿瘤类型中不同转录本的表达情况进行分析。

（2）肿瘤亚型分析。用户可以选择不同的肿瘤亚型做进一步分析，包括比较不同肿瘤亚型的表达和生存情况。

（3）特征评分。此功能通过相关性分析和生存分析等对 TCGA 和 GTEx 样本中基因特征的潜在致病性进行打分。

（4）自定义数据。用户可以上传自己的肿瘤 RNA-Seq 数据来鉴定分子亚型、TCGA 免疫亚型和泛癌亚型；还可以通过 TCGA 和 GTEx 数据比较基因和转录本的表达情况。

（5）本地包。GEPIA2 同时提供本地 python 包，可以对数据进行快速分析。

（三）ONCOMINE

ONCOMINE 是一个肿瘤微阵列数据库和基于 Web 的数据挖掘平台，主要关注全基因组表达分析。目前，ONCOMINE 包含有 715 个基因表达数据集，共 86 733 个样本。在使用 ONCOMINE 之前，用户需要使用学术类邮箱进行注册。ONCOMINE 经常被用于比较基因在肿瘤与正常组织中的差异表达。

除了表达分析以外，ONCOMINE 还可以进行生存分析，并提供了多种参数对数据进行筛选。ONCOMINE 的数据下载需要付费，价格较昂贵。

（四）cBioPortal

cBioportal（https://www.cbioportal.org/）是一个开放式交互网站，目前涵盖了 20 种原发肿瘤的 287 个数据集。该网站可以通过查询界面来分析多种肿瘤基因组学数据中样本、基因和通路以及临床预后之间的关系，并对结果进行可视化展示。另外，网站界面设计简单，无须生物信息学专业背景便可使用。

四、小　结

肿瘤作为一种复杂疾病，其发生发展以及对干预治疗的反应受到遗传、环境、生活习惯等多方面因素的影响。虽然它的肿瘤生物学表型主要受功能蛋白组的影响，然而深入阐释、理解其发病根源，探寻有效的应对方法却离不开基因、转录、代谢、表观遗传等其他组学以及功能与临床研究结果的全面整合。在这种超高维变量及其相互作用的复杂背景下，基于数理基础上的传统研究模型根本无法建立。因此，生物信息学和大数据研究将是以后肿瘤学研究的重要支撑和必要手段。同时也必须认识到，建立在生物信息学和大数据之上的仅仅是数据与数字的相关性及统计学分析，其结果并不天然具有因果关系，而只是提供了相互间可能存在的因果关系的必要线索，真实关系如何还需要实验的验证。

生物信息学发展速度极快，涉及的数学模型、统计模型、分析手段与展示工具等种类繁多，新的方法和途径不断建立，难以一一陈述。本节主要就常用的组学研究及数据分析方法作一简单初步的介绍，更深入、更贴切适用的方法还需根据具体研究内容深入挖掘甚至单独开发。总之，肿瘤的生物信息学研究没有止境。

（陈永孜　应国光）

第2节　人工智能

一、引　言

作为新一代信息技术的代表，人工智能技术被认为是21世纪三大尖端技术之一，是利用机器智能对人类思维和意识等信息处理过程的模拟。作为引领未来的战略性技术，世界主要发达国家都已经把发展人工智能作为提升国家竞争力和维护国家安全的重大战略，并加紧出台规划和政策。在这一背景下，2017年7月，我国首个人工智能发展规划正式公布，规划将智能医疗作为我国人工智能发展布局的重点任务。此外，2018年世界人工智能大会上，习近平强调，中国正致力于实现高质量发展，人工智能发展应用将有力提高经济社会发展智能化水平，有效增强公共服务和城市管理能力。作为新一轮产业变革的核心驱动力，人工智能将进一步释放历次科技革命和产业变革积蓄的巨大能量。近年来人工智能技术在医疗健康领域中的突破性发展，使医学与人工智能技术的结合越来越受到世界各国的重视，预示着这将是医学发展的一个重要方向。

我国发展人工智能具有良好基础。经过多年的持续积累，我国已在人工智能领域取得重要进展，相关科技论文发表量和发明专利授权量居世界第二，其中医学领域的数量位居世界前五。在肿瘤学的研究中，人工智能技术的应用有望使肿瘤的临床诊治水平得到显著的提升，该技术涉及肿瘤学、影像学、病理学、检验学、放射医学、分子生物学与计算机科学等多个学科的专业研究方向，涵盖临床医学和计算机编程等相关学科的知识；主要表现在肿瘤流行病学和基因组学等大数据分析，基于图像识别技术的针对肿瘤影像学和病理学数据的辅助诊断系统和预后预测模型的建立，智能手术机器人的应用和新药智能筛选平台的建设等方面。针对肺癌、乳腺癌、肝癌、食管癌及鼻咽癌等我国高发、特发的主要癌种，已有诸多研究利用人工智能技术对影像学和病理学图像进行分析识别，建立了可以提取图像特征和进行图像分类的智能算法和数字模型，实现了对于恶性肿瘤疗效、预后等信息的精确预测，相关研究成果已经发表在国际顶尖学术期刊中。

在肿瘤学的基础与临床研究中，诸多方向对人工智能技术有着迫切的需求，比如，以卷积神经网络为基础的深度学习算法已经在医学图像分类和检测问题上都有了非常好的表现，可同时进行特征提取、模式识别和分类分析，使得深度学习算法可以提取到人类所无法直接观察到的细微特征，从而可以根据肿瘤患者的影像学和病理学图像进行辅助诊断的分析和预后信息的预测。再如达芬奇智能手术机器人，其组成部分包括按人体工程学设计的医生控制台、四臂床旁机械臂系统和高清晰三维视频成像系统，手术机器人具有突破人眼人手局限和创口小的特点。肿瘤手术时，机器人手术通过三维成像可以将目标区域放大4~10倍，再小的血管再细的纤维均能看得清楚，方便医生准确做出判断。

近年来我国人工智能技术的迅猛发展，使得肿瘤学与人工智能技术的整合应用已经逐渐发展成系统化而又独立的跨学科科研应用示范模式。在本节中，我们将介绍人工智能技术在医学中的应用，并对其在肿瘤学整合研究中的实例进行分析；同时也将对当前我国人工智能技术在肿瘤基础与临床研究应用中存在的问题进行探讨。

二、人工智能

近年来，电子计算能力的快速发展、各类信息数据的爆发增长和机器学习方法的更新迭代，促使人工智能（artificial intelligence）技术再次成为关注的焦点。人工智能是计算机科学的一个分支，通过分析人类智能行为的生成机制并复制到机器中运行，使机器也具有执行智能行为的能力。要实现人工智能，需要许多技术的支撑，其中机器学习（machine learning）是当前实现人工智能的核心技术，是一门研究通过数据分析算法让系统进行学习，并完成预测、分类和回归等任务的科学学科。而当前广泛应用的人工神经网络（artificial neural network）和深度学习（deep learning）框架则是一种具有层次学习和自编码能力的机器学习算法模型 。它们之间的相互关系如图 20-2-1 所示。

目前，人工智能技术在医疗诊治的多个方面体现了巨大潜能和关键作用，在医学应用上扮演着越来越重要的角色。针对肿瘤学领域，结合人工智能技术的“精准肿瘤学”和“精准癌症医学”已获得肿瘤学研究人员、临床医护人员和药物研发人员的广泛认可。通过从多模态医学大数据中分析和提取特征信息，为每个肿瘤患者优化医护过程也已成为一种全球趋势。肿瘤人工智能应时而生，已成为肿瘤学研究的一个分支方向，为肿瘤致病机制研究提供技术支撑，为肿瘤临床诊断、治疗和预后预测提供分析辅助，为肿瘤药物研发提供新的建模工具。

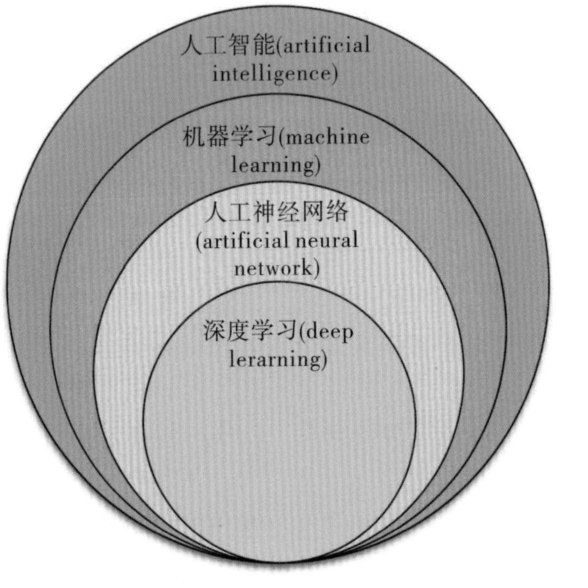

图 20-2-1 人工智能概念层级图

（一）人工智能发展

人工智能研究可追溯到 18 世纪中叶到 19 世纪初。1763 年，一篇名为 *An Essay towards solving a Problem in the Doctrine of Chances* 的论文中，英国数学家托马斯·贝叶斯提出了条件概率定理的基础理论，由于各种原因，该理论当时并没有获得太多的关注。直到 1814 年，法国数学家皮埃尔-西蒙·拉普拉斯通过数学归纳法证明了条件概率定理的正确性，并使用贝叶斯定理解决了许多统计学问题，从而奠定了贝叶斯模型的基础，同时拉开了以贝叶斯模型为基础的统计机器学习和人工智能研究序幕。

1. 人工智能的诞生和医学领域应用启蒙

20 世纪 50 年代，随着电子计算机的发明和应用，计算机科学和人工智能之父阿兰·图灵敏锐意识到，处理数字的计算机可以通过处理各种符号构建对人类思维本质的表达，提出了著名的“图灵测试”，构建了现代人工智能的理论基础。1956 年在新罕布什尔州的达特茅斯学院举行的达特茅斯会议上，另一位人工智能之父，计算机科学家约翰·麦卡锡提出了“artificial intelligence”学术术语，并正式确立人工智能为计算机科学的一个学术研究分支。会议之后，人工智能在机器思维、机器感知和机器行为三个方向迅速发展，迎来了第一次爆发。基于推理和探索的计算机程序如雨后春笋般层出不穷，通过人工智能程序计算机可以解决代数问题，证明几何定理，分析化学分子，甚至学会了简单英语。

人工智能从诞生之初就在医学领域进行了应用，特别是肿瘤学领域，人工智能技术为肿瘤的诊断和治疗带来了新的模式和工具。1954 年，美国华人科学家钱家其通过智能程序计算剂量分布，为肿瘤放射治疗提供辅助分析。1959 年，乔治敦大学的莱德利教授首次应用布尔代数和贝叶斯定理建立了计算机诊断数学模型，并成功诊断了一组肺癌病例，开创了计算机辅助诊断的先河，并在1966年正式提出了计算机辅助诊断（computer aided diagnosis）的概念。

尽管当时计算机的计算能力弱，人工智能能解决的问题被限制在一个简单且狭小的范围内，但仍然给世人带来了“震撼”。这种热潮一直持续到20世纪70年代，由于研究人员对所面临问题的难度缺乏正确评估，对结果的期望过于乐观，而新生的人工智能成果并不能满足这些期望，导致人工智能受到越来越多的质疑和批评，投资大幅减少，迎来了第一个寒冬。

2. 专家系统和智能诊断热潮

1968年，斯坦福大学计算机科学家爱德华多·费根鲍姆研发的DENDRAL系统问世，通过集成大量化学领域专家的知识和经验，可以推断研究对象的化学分子结构，开启了人工智能研究的新分支——“专家系统”。专家系统一般包含6大模块，包括知识库、数据库、推理机、人机交互、翻译机和知识获取。用户通过人机交互模块回答系统的提问，推理机将输入的信息与知识库中各个规则进行匹配，并把完成匹配规则的结论存放到综合数据库中返回用户。1977年，费根鲍姆教授进一步提出了“知识工程”概念，大大推动了专家系统及其开发工具的发展，为专家系统的流行和商业化奠定了基础。1982年，第一个商用专家系统R1在数据设备公司（digital equipment corporation）成功运行。此后，全球大量公司加入了专家系统的开发和应用潮流。从20世纪80年代到90年代中期，平均一个多星期就会有一家与专家系统相关的公司诞生。专家系统及其工具在越来越商业化的过程中迎来了自己的“黄金时代”。

在现代人工智能应用之前，专家系统是医学人工智能最有效的工具和模型，随着专家系统和计算机辅助诊断的发展，医学领域掀起了一次智能诊断热潮。1972年，斯坦福大学的爱德华多·肖特利夫教授构建了第一个用于血液感染病的诊断、治疗和咨询服务的医疗专家系统MYCIN，并在1976年进行了完善。MYCIN使用了一套较为简单的推理引擎，并包含一个大约500条规则组成的知识库，通过人机交互界面向医生提出问题，医生使用简单的“是/否”进行回答，根据规则匹配后对应结果的置信度给出可能的细菌名称、选择该类细菌的原因以及药物治疗的建议。1982年，美国匹兹堡大学的米勒等发明了著名的Internist-Ⅰ内科计算机辅助诊断系统，其知识库包含572种疾病，约4500种症状，以及10万条疾病与疾病表现之间的联系，成为当时最大知识库系统。随着改革开放的进行，从20世纪70年代末开始，国内也搭上了这趟医用专家系统的高速列车。早在1978年，关幼波教授等根据自己的辨证施治经验，率先把中医学与专家系统结合起来，开创了我国第一个医学专家系统，也为后续十多年国内医用专家系统的研究和商业化树立了标志性的里程碑。

3. 深度学习时代和深入临床的医学人工智能

2006年，基于自动编码器和人工神经网络的深度学习理论由图灵奖获得者杰弗里·辛顿教授提出，从而奠定了当今人工智能模型中最常用、效果最好、最易实施的深度学习理论框架，辛顿教授也从此被称为“深度学习之父”。受限于CPU并行计算能力的限制，深度学习框架并没有从一开始就来到了聚光灯下，直到2012年英伟达引领了GPU通用计算革命，大幅提高了计算机的并行计算能力，使深度学习也开启了制霸机器学习和人工智能的康庄大道。首先被深度学习攻下城池的是计算机视觉领域中的目标检测和识别问题，基于深度学习框架的AlexNet、ResNet、VGG16等网络模型一次又一次刷新目标识别的准确率，最终甚至超过了人类的分辨能力。2016年Google英国团队DeepMind基于深度学习开发的Alpha Go人工智能围棋机器人，在与职业围棋选手李世石的人机大战中，以4∶1取得了胜利，正式确立人工智能深度学习时代到来了。至此，深度学习在各个领域披荆斩棘，在每一个目标任务性能上超越了传统方法，将人工智能深度学习时代推向了高潮。

基于深度学习的人工智能技术在医学领域也得到了积极应用，其有效性已在医学影像分析和组学分析中得到证实。针对肿瘤学领域而言，深度学习的引入，在肿瘤诊断、治疗和预后预测的研究和临床工作中发挥了巨大作用。2017 年，Golden 等通过深度学习模型对病理图像进行分析，诊断乳腺癌是否存在淋巴结转移，并用于临床辅助诊断。2019 年，Google 构建了基于深度学习的肺癌风险预测模型，利用患者当前和历史的 CT 影像来预测肺癌的预后风险。截至 2020 年，美国食品药品监督管理局（Food and Drug Administration, FDA）已批准 60 多种人工智能医疗设备应用于临床工作中。基于深度学习的人工智能技术，让医学人工智能真正应用在医学、肿瘤学领域临床工作的方方面面，确立了医学人工智能的实际价值。

（二）人工智能技术

1. 逻辑回归

逻辑回归（logistic regression）是监督学习中的经典方法,用于处理模式分类中的二分类问题，如垃圾邮件的是或否，目标对象的真或假，肿瘤诊断的阳性或阴性等。逻辑回归属于广义线性回归的一种，当回归函数因变量服从连续分布则是线性回归，当回归函数因变量服从二项式分布则是逻辑回归。线性回归就是通过学习，训练一条直线 $y=w^Tx+b$ 对数据样本进行拟合，如图 20-2-2 所示。

由于这种直线拟合只能对连续值进行预测，无法针对二分类问题进行求解。因此需要通过函数映射的方式将连续的线性方程预测值映射为（0,1）两个离散值，且映射函数必须满足单调且可微的条件。最简单的映射函数是“单位条件分段函数”，当线性回归值小于 0 时输出阴性（逻辑假）结果，大于 0 时输出阳性（逻辑真）结果，如下式所示。

$$f(x)=\begin{cases}0 & x<0\\ 0.5 & x=0\\ 1 & x>0\end{cases}$$

“单位条件分段函数”虽然简单，但并不具备相对优秀的数学性质，所以使用逻辑函数（Sigmoid 函数）进行替代，如图 20-2-3 所示。

逻辑函数的输出在（0，1）之间连续变化，当自变量趋向于负无穷大或正无穷大的时候，逻辑函数的导数无限接近于 0。当自变量在 0 附近时，逻辑函数的导数非常大，使得逻辑函数可以快速在很窄的范围内将输出从 0 过渡到 1。因此逻辑函数不但可以将线性回归结果映射到接近 0 或接近 1，同时保留了变化连续性。这两个优秀的数学性质使得逻辑函数的输出结果可以作为分类后验概率估计融入目标任务的训练和学习中，定义逻辑回归的目标函数如下：

$$h(x)=\frac{1}{1+e^{-(W^T+b)}}$$

通过极大似然估计算法可将逻辑回归模型的损失函数表示为：

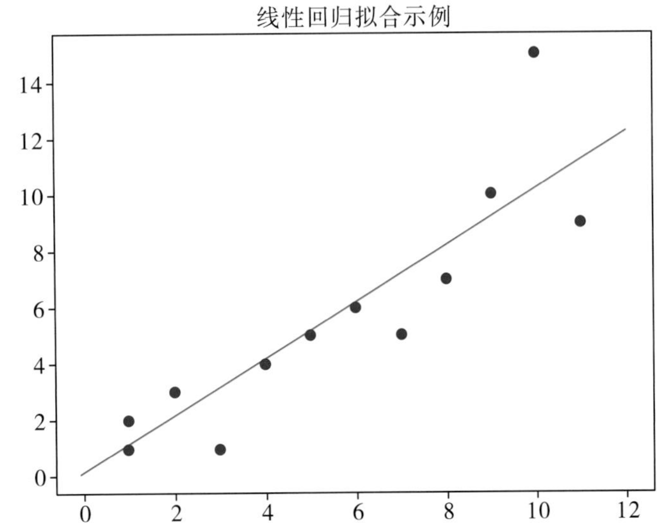

图 20-2-2　线性回归拟合示例

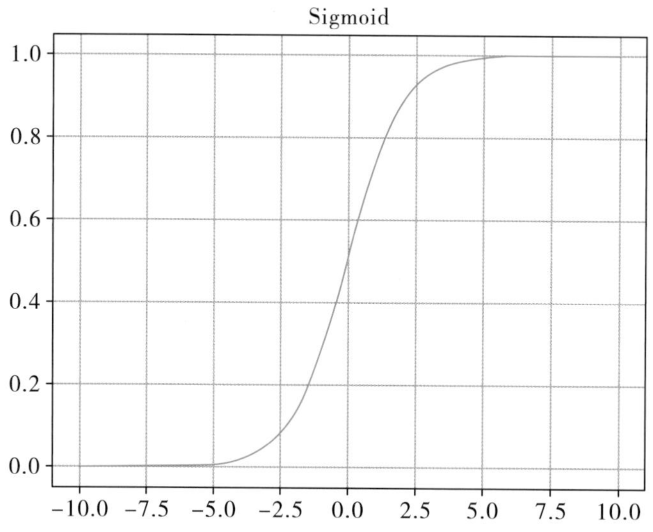

图 20-2-3 Sigmoid 函数图形

$$J(\theta) = \sum_{i=1}^{m}[y^i log(h_\theta(x^i)) + (1 - y^i)log(1 - h_\theta(x^i)))]$$

逻辑回归模型的训练目标就是通过梯度下降法和牛顿法，求解使损失函数 $J(\theta)$ 能够取得极大值的参数 θ，即多元线性表达的权重向量 w 和常量向量 b。

2. 朴素贝叶斯模型

朴素贝叶斯模型（naive bayesian model）是贝叶斯分类模型中的一种，也是最简单、最常见、最基本的贝叶斯分类模型。模型分类理论的基础是贝叶斯决策论，即在已知各个特征相关概率的理想状态下，通过这些概率和误判损失对样本计算最优类别划分。算法核心是著名的贝叶斯定理：

$$P(C|x) = \frac{P(C)P(x|C)}{P(x)}$$

上式中，$P(C)$ 是各个标记类的先验概率，即样本空间中各类样本所占的比例；$P(x|C)$ 是样本 x 中所有特征相对于标记类 P 的联合条件概率。因为 $P(x)$ 与分类问题无关，所以根据贝叶斯定理，原本求解使后验概率 $P(C|x)$ 取得最大值的标记类问题，转化成为通过训练数据集合中的样本估计 $P(C)P(x|C)$ 最大值问题。一般情况下，在所有样本独立同分布的情况下，若训练样本数量足够的多，$P(C)$ 可以近似为各个标记类样本在训练集中出现的频率。$P(x|C)$ 却难以通过训练集中的样本频率直接估计得到，因此采用了“属性条件独立假设（attribute conditional independence assumption）”，即假设样本中每个特征对分类结果的影响相互独立，则朴素贝叶斯的目标函数定义为：

$$H(x) = \arg\max_{C \in Y} P(C)\prod_{i=1}^{d} P(x_i | C)$$

令 D 是整个训练集中的样本数量，DC 表示训练集中属于标记类 C 的样本数量，$D_{C,xi}$ 表示 D_C 中在第 i 个属性上取值为 x_i 的样本数量，则可方便的计算先验概率和条件概率分别为：

$$P(C) = \frac{D_c}{D}$$

$$P(x_i | C) = \frac{D_C, x_i}{D_C}$$

朴素贝叶斯模型分类任务处理流程如图 20-2-4 所示。

3. 决策树

决策树（decision tree）算法可递归选择最优特征，并根据选择的特征对训练数据进行分割，使得划分后的子数据集具有最优分类决策的过程。目标类作为叶子节点，特征属性的验证作为非叶子节点，而每个分支是特征属性的输出结果。其决策过程从根节点触发，测试不同的特征属性，

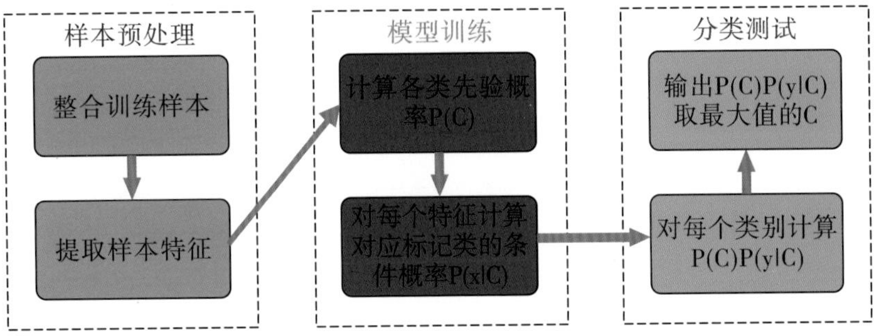

图 20 2 4 朴素贝叶斯模型流程图

按照其结果选择不同分支，最终到达某一叶子节点（目标类），得到分类的结果。

假设有肿瘤患者数据集 $L_N=\{l_1, l_2, l_3, \cdots, +l_n\} \in R^{N\times K}$，每一个肿瘤患者提取了 K 项指标作为患者的特征表达，从而构成了肿瘤患者的特征属性集 $A=\{a^1, a^2, a^3, \cdots, a^K\}$。为构建决策树分类模型，对肿瘤患者的良恶性进行判断，需要引入基尼系数计算每一个特征属性的纯度值，基尼系数越小，则特征属性纯度越高，该属性下包含的样本属于同一类的概率越高。基尼系数计算方法为：

$$\mathrm{Gini}(L)=\sum_{n=1}^{N}\sum_{n'\neq n}p_n p_n{}'=1-\sum_{n=1}^{N}p_n^2$$

其中 p_n 是样本属于第 n 类的概率。结合给定的肿瘤患者数据集，令 C_n 为数据集中第 n 类样本的数量，则基尼系数计算如下：

$$\mathrm{Gini}(L)=1-\sum_{n=1}^{N}\frac{|C_n|^2}{|L_N|}$$

特别的，对于肿瘤患者数据集，存在特征属性集 A，若某个特征属性 a^k 存在 m 个取值，则待划分节点上考察特征属性 a^k 的基尼系数为：

$$\mathrm{Gini\_atrr}(L,a^k)=\sum_{z=1}^{m}\frac{|L^Z|}{|L_N|}\mathrm{Gini}(L^Z)$$

其中 L^z 是肿瘤患者样本中特征属性 a^k 取值为 z 的样本数量。当“Gini_atrr”(L, a^k) 取值最小时，特征属性 a^k 就是该节点上的最优特征，并在该节点上根据特征属性 a^k 对数据集中的样本进行划分。当某个节点“Gini_atrr”(L, a^k) =0 时，该节点为决策数中的叶子节点，其包含样本对应的类标则是该节点的分类结果。肿瘤患者良恶性分类决策树生成示例如图 20-2-5 所示。

4. *K* 近邻模型

K 近邻模型（*K*-Nearest Neighbor）的基本思想是在训练数据集中寻找与当前实例最相似的 *K* 个实例，根据这 *K* 个相似实例中多数所属的类别确定当前实例的分类标记。

如图 20-2-6 所示，有两类不同的样本数据，分别用蓝色的小正方形和红色的小三角形表示，而图正中间的那个绿色的圆所标示的数据则是待分类的数据。如果 K=3，与绿色圆点的最相似（距离最近）的 3 个点是 2 个红色小三角形和 1 个蓝色小正方形，根据少数服从多数原则，判定绿色待分类数据属于红色三角形所代表的一类。由此可以看出，*K* 近邻模型的关键点有两个：*K* 值的选择和相似性的度量。

对于 *K* 值的选择，当选择较小的 *K* 值时，只有少数与待判定实例较近或相似的训练实例才会对预测结果起作用，会增加泛化误差从而造成容易发生过拟合现象；当选择较大的 *K* 值时，相当于用较大领域中的训练实例进行预测。虽然可以有效减少泛化误差，但训练误差却会因此而增大，因为与输入实例较远（不相似的）训练实例也会对最终的判定产生影响。在实际应用中，一般推荐选择一个较小的 *K* 值（如 1、3 和 5），并通过训练过程中的交叉验证找到最合适的 *K* 值。

对于相似性度量，可以通过多种方式进行计算，最常见的是欧式距离：

$$D(x,y)=\sqrt{(x_1-y_1)^2+(x_2-y_2)^2+\cdots+(x_n-y_n)^2}$$

$$=\sqrt{\sum_{i=1}^{n}(x_i-y_i)^2}$$

其中实例 x 和实例 y 都是包含有 n 维特征的向

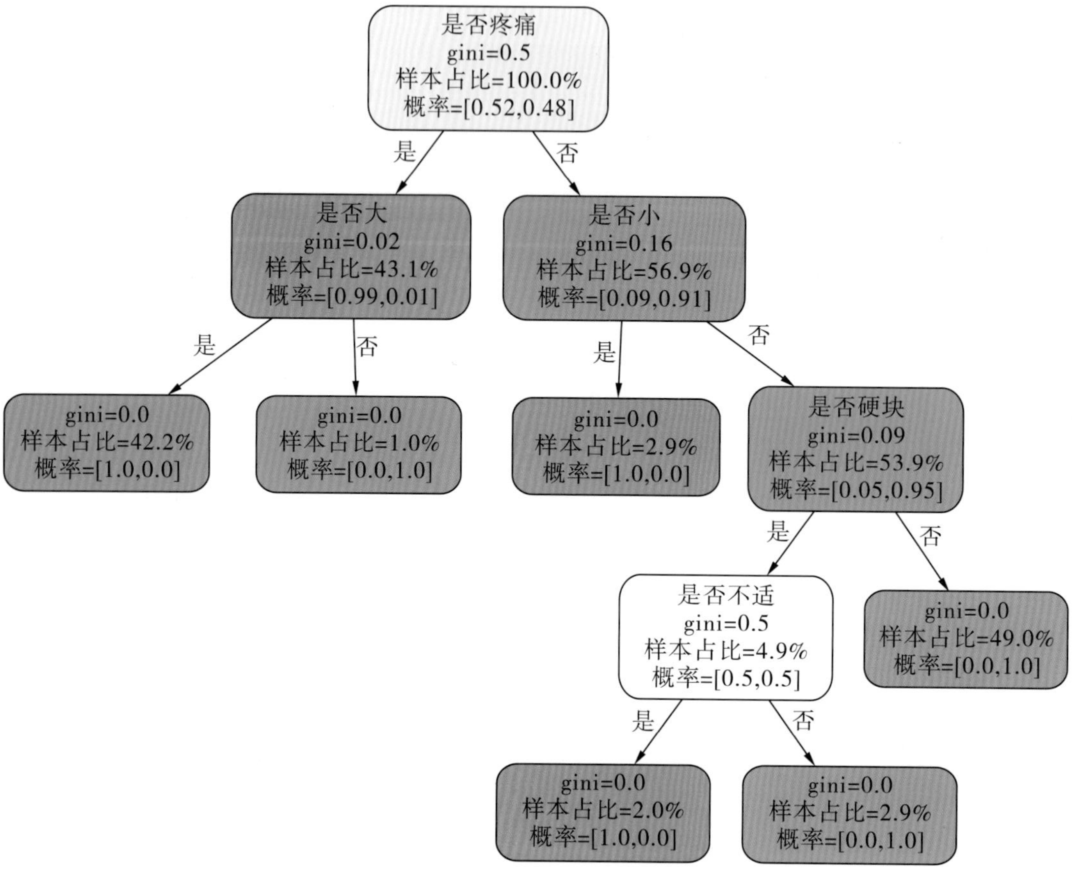

图 20-2-5 肿瘤患者良恶性分类决策树生成示例

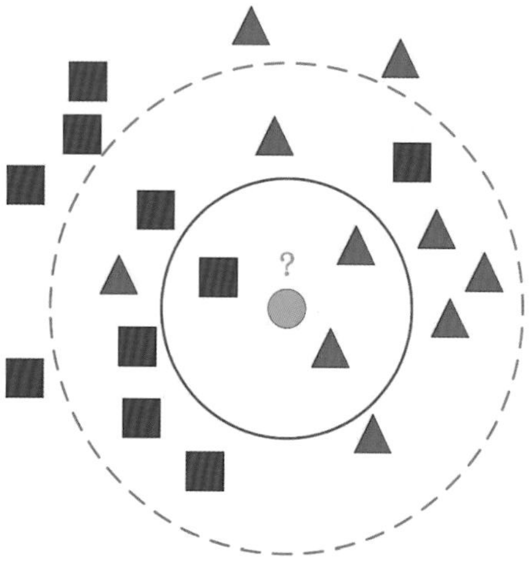

图 20-2-6 K 近邻模型示意图

量。在欧式空间中，若样本实例之间的距离度量存在某些问题时，还可以采用曼哈顿距离进行度量：

$$D(x,y)=|x_1-y_1|+|x_2-y_2|+\cdots+|x_n-y_n|$$

$$=\sqrt{\sum_{i=1}^{n}|x_i-y_i|}$$

更加通用一点的度量方式是闵可夫斯基距离：

$$D(x,y)=\sqrt[p]{\sum_{i=1}^{n}(|x_i-y_i|)^p}$$

可以看出，欧式距离和曼哈顿距离其实就是闵可夫斯基距离当 $p=2$ 和 $p=1$ 时的特例。相似性度量除度量方式外，更为重要的是各维特征的归一化，其本质是统一各维特征在度量时的量纲。若不对样本实例的各维特征做归一化处理，就好比在度量时将厘米、千克、立方等各种不同的度量单位混在一起评估，度量本身就已经存在问题，就更不可能输出准确的判定结果。

5. 随机森林

随机森林（random forest）是一种集成学习算法，首先利用自助采样法（bootstrap sampling）对训练数据进行有重叠的多次随机抽样，构建用于基学习器训练的样本子集。每个样本子集训练一棵独立的决策树，整个随机森林由很多棵互相独立的决策树组成。当输入未知的测试集样本时，随机森林中的每一棵决策树都会对输入样本进行分类判定，最后通过投票法融合集成所有决策树的分类结果从而获得最终的分类判断。随机森林生成及结构如图 20-2-7 所示。

自助采样法是随机森林构建的关键步骤之一，针对包含 n 个样本的训练数据集，首先随机抽取一个样本放入采样集中记录，然后将抽取的样本放回训练数据集，保证后续采样该样本仍然有可能会被抽取到，从而形成有重叠的抽样状态。重复上述抽样过程 n 次，就可以得到含有 n 个样本的采样集，训练集中的部分样本会在采样集中多次出现，也有部分会未包含在采样集中。根据多重抽样概率计算可知，当抽样次数趋于无穷时，一个样本始终不被抽样的概率为：

$$\lim_{n\to\infty}\left(1+\frac{1}{n}\right)^{n}=\frac{1}{e}\approx 0.368$$

相应的，自助采样法得到的采样集将是包含训练集约 63.2% 样本的子集。重复采样集的抽样过程 T 次，就可以得到 T 个既相互独立又有一定重叠的训练子集。因此，通过这些抽样训练子集构建的基决策树之间就具有了相互独立性，在集成学习理论框架下为随机森林模型提供了性能优秀的基学习器池。

随机森林除了在样本抽样上引入了自助采样法外，在基决策树生成过程的选择最优属性划分上同样引入了自助采样法。传统的决策树是划分节点从包含 k 个属性的集合中选择最优属性。在随机森林中，对基决策树的每个划分节点，首先通过自助采样法抽取包含 d 个属性的子集，然后再从子集中选择最优的属性用于划分。这样增加了属性划分的随机性，实现了次优分割。一般情况下，属性子集抽样数量采用 $d=\log_2 k$。

随机森林具有许多有点，包括不易陷入过拟合，抗噪声能力强，处理高维特征样本不用做特征选择，方便度量样本之间的相似性，易于实现且训练速度快等。同时，随机森林在很多任务中具有强大的性能。

6. 深度学习

深度学习（deep learning）是当前最流行也是性能非常强大的人工智能模型之一。深度学习的概念源于人工神经网络的研究，典型的深度学习模型就是有很多隐层，具有很深层次的神经网络。深度学习通过组合低层特征形成更加抽象的高层

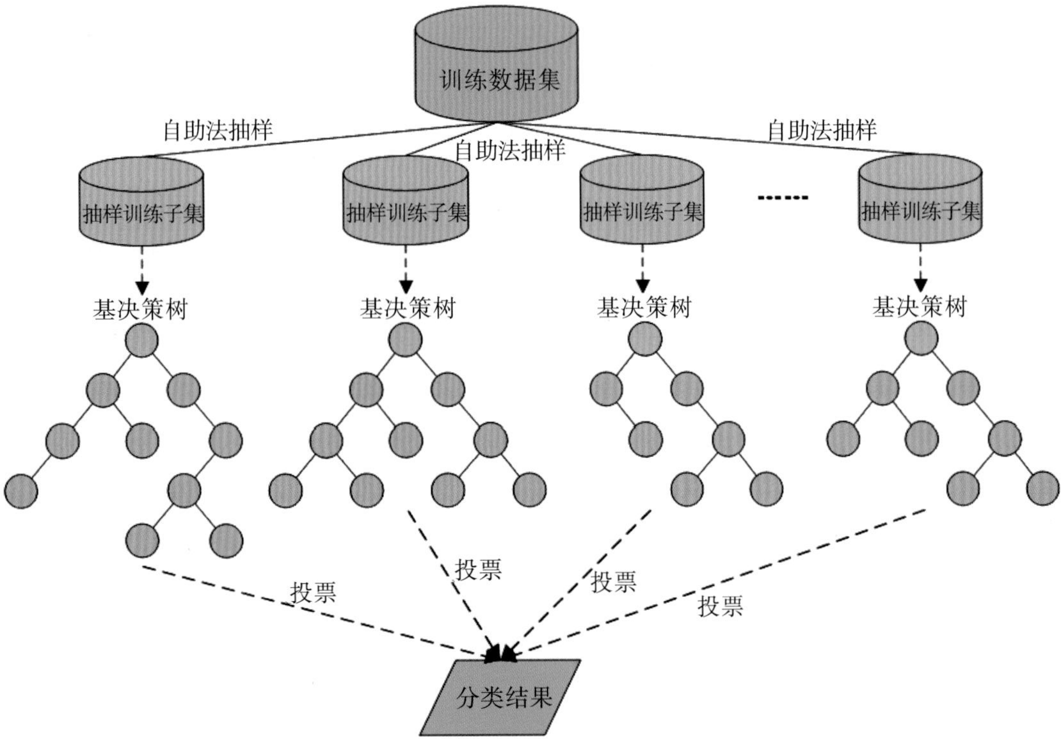

图 20-2-7　随机森林示例

语义表示属性类别或特征，构成数据的分布式特征描述。

深度学习是机器学习中一种基于数据表征学习的方法，即对一幅观测图像，可以通过基于每个像素值的特征向量，一系列抽象的边，特定区域的特定图像来进行表达。这样的好处是采用非监督式或半监督式的特征学习和分层特征提取方法对观测目标构建描述信息，替代了手工“特征工程”中人本身的偏向性影响。随着学习层级的深入，深度学习通过简单的函数将该级的特征描述变换为更高级的语义级表达，因而深度学习也可以看作许多简单函数的复合。当这些简单函数足够多时，深度学习就可以表达非常复杂的变换。

想要对复杂目标获取足够精准的表达，就必须增加网络的深度（隐层的数量），导致相关神经元之间的连接、阈值、权重等参数也成倍增加，使训练迭代中的误差在多隐层内传播时，呈现发散状态而不收敛；也使误差的反向传播算法（back propagation, BP）等经典的神经网络训练算法难以对深度学习网络进行直接训练。无监督逐层训练方法（unsupervised layer-wise training）便成了深度学习有效的训练手段，其基本思想是每次仅训练一层隐层，训练时将上一层隐层作为训练的输入，完成训练后本层就作为下一层隐层训练的输入滚动到新的训练中。当网络中的所有层都完成训练后，再利用BP等算法对整个网络进行训练。

卷积神经网络（convolutional neural network, CNN）是深度学习模型的典型代表之一，网络结构主要包含卷积核、卷积层、降采样、采样层、全连接隐层几个部分。如图 20-2-8 所示，网络的输入是一幅图像，中间依次经过多个卷积层和池化采样层二维图像信号进行处理，然后再全连接层实现与输出目标的映射转换，最终输出识别结果。网络中卷积层中包含多个卷积核（多个神经元组成的特征学习“平面”），当输入信号由卷积层处理时，卷积核会与输入信号进行卷积计算，将原始信号转换为该卷积层的特征图谱。如图 20-2-8 中的第一个卷积层中包含有6个特征图谱，分别是原始信号与不同 15×15 特征学习卷积核做卷积计算的结果。信号经过卷积特征学习后，采样层会对每一个卷积后的信号进行降采样，在保留有用信息的同时减少后续处理的数据量。在图 20-2-8 中，第一个采样层是根据第一个卷积层中的特征图谱通过 2 倍降采样得到的，同样包含 6 个特征图谱，但图谱的大小 16×16 是卷积层图谱的一半。在经过多次卷积和采样复合处理后，原始图像信号转化成一组 96 维的特征向量，最后通过一个由 50 个神经元构成的全连接层与输出成连接完成识别任务。

深度学习已经成为当今这个大数据时代的热门技术，针对各种应用场景、各种处理任务的深度学习模型层出不穷。在医学领域，未来的一段时间内深度学习将发挥越来越重要的作用，继续努力成为医学人工智能的核心技术。

（三）人工智能与超级计算

1. 超级计算简介

当前，计算作为人工智能技术的基础，已经

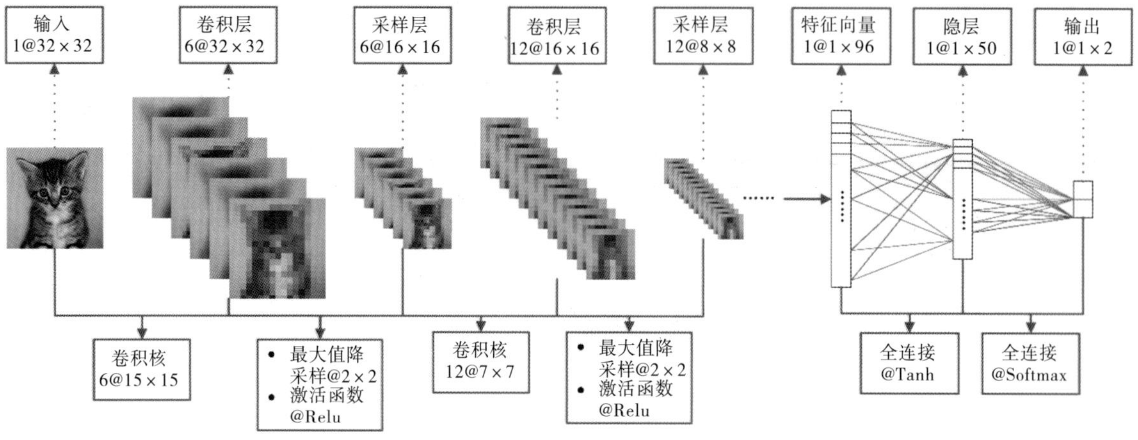

图 20-2-8 卷积神经网络结构图

成为继实验、理论之后驱动科技变革的重要范式，而人工智能技术所需的最重要的能力平台——超级计算机，已经渗透到科技、产业、社会治理的各个领域，成为开展各领域前沿创新的基础工具（图 20-2-9）。

超级计算机从能力上是计算机中运算性能最快、数据存储容量最大、整体功能最强的一类计算机，其性能甚至可以达到普通计算机的千万倍；从系统组成上，超级计算机包括了计算分系统、互联网络分系统、存储分系统、监控诊断分系统、服务处理分系统与基础架构分系统等部分，而其中每一个分系统又由一系列硬件部件、系统控制软件、通信协议等组成，所以超级计算机的复杂程度和技术集成度也要远高于普通计算机。当前，世界超级计算机的研制和设计主要依赖于分布式并行技术，现在世界最快的超级计算机由万级以上计算节点、百万级以上计算核心，通过百 GB 级高速互联网络组成超级并行系统，这种并行路线研制出来的超级计算机性能持续增长，现在正在向 E 级超级计算机迈进，E 级就是超级计算机的浮点（flops）计算能力达到 1018 次 / 秒（flops/s）。

超级计算机既是信息技术创新的核心驱动，同时也是国家高科技领域和尖端技术研究、产业升级发展的重要支撑平台。随着我国“天河一号”“神威蓝光”“曙光星云”“天河二号”“太湖之光”等超级计算机先后完成研制、部署和应用，引领了“计算驱动创新”的新阶段，超级计算应用能力越来越广泛地渗透到包括疾病治疗、药物研发等在内的国家创新发展的各个环节。

2. 超级计算在基因检测中的作用

随着人类基因组测序技术的不断发展，基因诊断技术日渐普及，产生的基因组数据量也在不断攀升。如何存储这庞大的数据量，如何快速计算和分析以获得关键临床信息，已成为基因测序后的一大难点。基因组学大数据时代迫切需要超级计算的支撑。

依托超级计算机构建的大数据处理平台，相比于在单机分析软件，超级计算机大数据平台可以提供节点加速、并行计算等功能，显著提升基因组学大数据处理速度，能更好地解决复杂和大量的计算难题。目前，在全球测序行业，华大基因等典型机构借助超级计算机处理基因诊断产生的测序数据，可以快速地存储和分析百万量级的检测样本，在技术上达到了国际顶尖水平。

超级计算为基因检测取得的重大突破包括优生优育方面，从孕前检测、产前检测到新生儿检测，全面快速与准确地提供生育指导，预防出生缺陷，并提供治疗药物的指导；单基因遗传病诊断方面，提供经济的高覆盖、多基因、准确率高的检测方案，进行营养干预并提供个体化的用药指导；肿瘤防治方面，帮助患者查找致病基因，提示患者家属患病风险，提供针对性的健康方案。

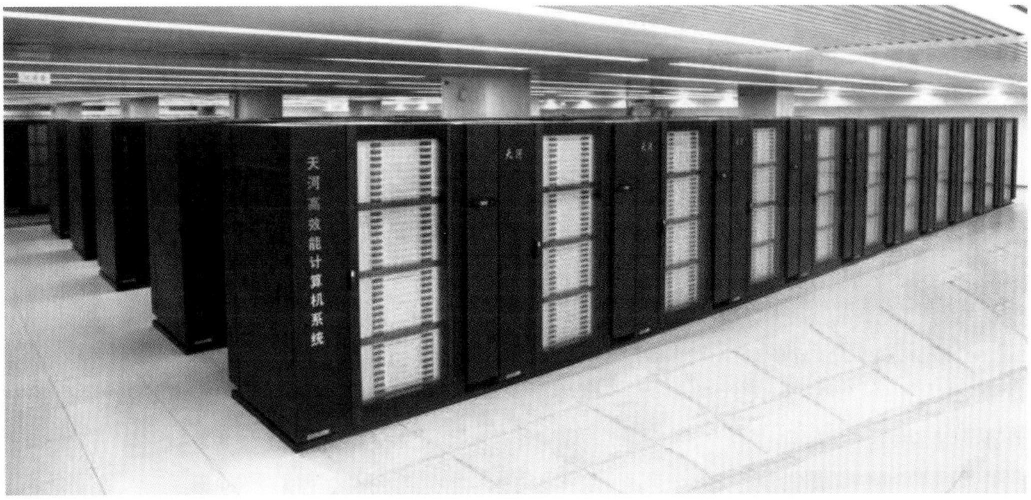

图 20-2-9　“天河一号”超级计算机

三、人工智能在肿瘤学研究中的应用及案例

（一）人工智能在肿瘤诊断中的应用

1. 基于深度学习的动脉瘤破裂风险诊断

颅内动脉瘤（intracranial aneurysms, IA）破裂是非外伤性蛛网膜下腔出血最常见的原因，具有很高的死亡率及致残率，严重影响患者的身心健康并带来沉重的医疗和社会负担。IA 的诊断金标准是数字减影血管造影（digital subtraction angiography, DSA），DSA 有创而且价格昂贵；国内对 IA 的诊断主要依靠 CT 血管造影（computed tomography angiography, CTA），但由于其复杂且费时的后处理过程，给放射科医生带来繁重的工作压力，并且对微小 IA 存在较大的漏检风险。低破裂风险 IA 没有症状且一般不会破裂，仅需要临床随访；高破裂风险 IA 则需要采取积极的干预措施，避免破裂事件的产生。IA 的准确检出和预测其破裂风险在临床工作中非常重要，可以及时干预高破裂风险病灶，避免破裂事件发生，同时使低破裂风险患者避免不必要的手术及经济损失。

在 IA 临床诊疗中，CTA 的后处理重建需要花费很长时间，不利于对急性 IA 破裂出血患者及时采取应对措施。大量的血管图像后处理，如在 3D 重建图像上观察测量 IA 的生长部位、形态，测量其最大径、宽度、深度、瘤颈、流入角度、载瘤动脉的直径等，计算深度 / 瘤颈比、深度 / 宽度比、宽度 / 瘤颈比、深度 / 载瘤动脉直径比等，使放射科医生忙于处理这些复杂且烦琐的测量、计算和对比过程。此外，CTA 后处理对放射科医生的个人经验要求较高，容易受不同医生之间的判断水平影响，对 IA 检出敏感性造成较大差异。

因此，一种既能减轻放射科医生工作量，又能提高 IA 检出敏感性的方法是临床的迫切需求。基于深度学习的人工智能方法的适时引入，不仅可以对影像诊断结果进行前期分析和处理，而且可以提高筛查数量，降低误诊漏诊率。基于深度学习的 IA 风险预测模型应用研究有望减轻放射科医生的工作量、提高 IA 检出率，也可对 IA 破裂风险进行灵敏度和特异度预测。

1）IA 的精确分割 IA 的准确定位对后续精确分割具有重要意义。为了提高 IA 的定位效果，在粗分割阶段，采用 2D-CNN 和 3D-CNN 融合的方法对 IA 进行粗分割。2D-CNN 虽然能利用深层网络丰富的特征图谱对 IA 进行表达，但是未能充分考虑 IA 的三维空间特征，导致分割效果存在不足。3D-CNN 能有效提取 DICOM 图像的三维空间特征信息，提升模型对 IA 和周边血管的区分能力，但是由于计算能力限制，3D-CNN 很难通过加深网络进一步提升分割效果，所以直接利用 3D-CNN 对 IA 进行分割会出现识别遗漏现象，特别是对较小的 IA。融合 2D-CNN 和 3D-CNN 的方法可以有效利用两种模型各自的优势，提升 IA 的定位效果。融合网络模型如图 20-2-10 所示，通过改变卷积核为 2D/3D，进而改变网络为 2D/3D 结构。

2）IA 破裂风险预测 破裂风险预测模型的输入数据包含两个部分：①根据之前 IA 的定位，从原始图像中提取以 IA 为中心，大小为 64×64×64 的影像块。该类数据包含了 IA、周围动脉和组织的所有信息，为破裂风险预测模型提供整体信息和图像纹理信息。②单独的 IA 影像数据，包含 IA 的形态信息和像素密度值。该类数据为破裂风险预测模型提供 IA 的形态学信息及影像学信息。

对两类数据分别采用 3D-ResTNet8 单独进行训练，以加强模型对每类数据的特征提取能力。然后通过级联网络结构将训练好的两组网络参数作为风险预测模型的初始参数，在神经网络中进行融合并进行第二阶段的训练。整个风险预测网络模型将综合两类输入数据的所有信息，从而提高风险预测的精度。

目前该应用对动脉瘤的敏感性能够达到100%，对 IA 精确分割的 DICE 系数能够达到 85.1%，对破裂风险预测的诊断精度可达 70.1%。

2. 基于拉曼光谱的人工智能胃癌检验诊断

胃癌是临床上常见的消化道恶性肿瘤，占恶性肿瘤新发病例总数的 5.7%，其死亡率在恶性肿瘤疾病中居第二位。由于胃癌患者的早期症状不

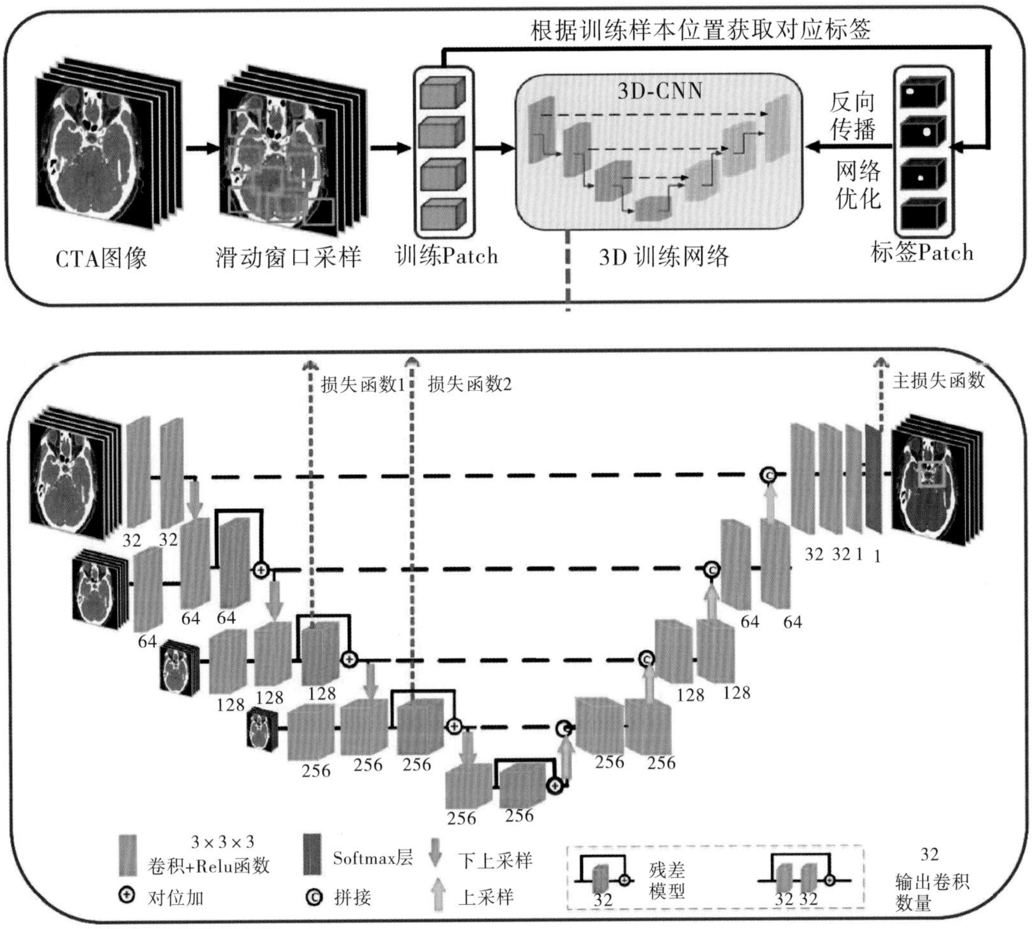

图 20-2-10 动脉瘤破裂风险诊断模型

明显，许多患者直到疾病的中晚期才进行相关的检验、检查和治疗，导致临床预后效果相对较差。有效提高胃癌早期的诊断率对提高胃癌患者的生存率具有重要意义。目前，胃癌的临床诊断主要依靠 CT 影像和内镜下活检技术。尽管内镜活检是胃癌诊断的金标准，有很高的准确度，但由于其具有侵入性而难以作为胃癌常规筛查诊断技术进行推广。CT 影像虽然是一种非侵入式的检查手段，但受到呼吸伪影的影响，对早期胃癌的检出效果并不十分理想。一种简单且具有高检出率的筛查技术的出现是目前早期胃癌临床诊断的迫切需求。

随着机器学习和人工智能的兴起，近年来基于生物液体（如血液、尿液、唾液等）无标记拉曼光谱与机器学习相结合的检验方法逐步应用于癌症的早期筛查研究。人工智能辅助下的基于血清拉曼光谱胃癌无创筛查检验便是其中的一个典型代表，其具体流程如图 20-2-11 所示。

禁食过夜 10h 后，从每个受试患者中收集 3mL 外周血液，待凝血后将血液以 3000r/min 的速度离心 10min，获取受试患者的血清样本（未进行拉曼光谱测试的血清样本需要采用专业低温保存管在 -80℃的冰箱中进行保存）。然后使用拉曼显微光谱仪（XploRA PLUS）激发波长 532nm，功率 6.3mW 的血清拉曼光谱激光，通过 100 倍物镜将激光聚焦在干燥的血清样本上，并记录血清样本在 600~1800 频点范围内的频响反应，每个样本的总采集时间为 20s，最后形成一个包含 764 维数据的拉曼光谱频响信号。

所有血清拉曼光谱频响信号将通过一个一维深度卷积网络进行建模，完成从频响信号到胃癌诊断判断的转换，如图 20-2-12 所示。血清拉曼光谱频响信号输入深度卷积网络后，将经过 3 层卷积和采样的符合处理，第一复合层包含 8 个卷

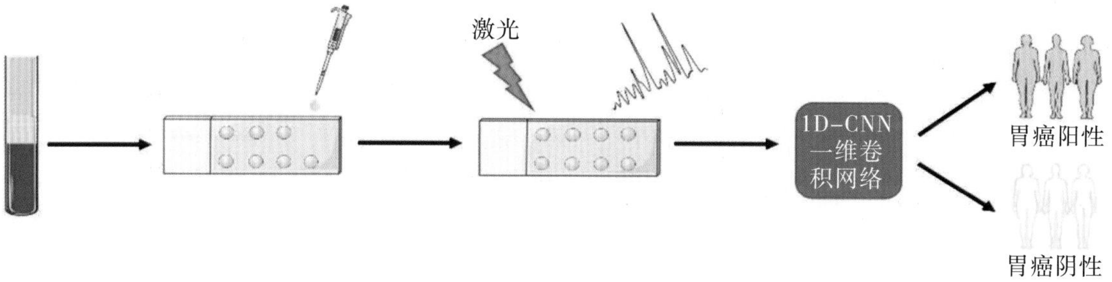

图 20-2-11　人工智能辅助下基于血清拉曼光谱胃癌无创筛查检验流程图

积核，每个卷积核大小为 1×15，卷积后的特征图谱采用大小为 1×3 的降采样核对信号进行采样，使用 Relu 函数作为激活函数将采样后的信号转换并作为输入传输到第二复合层；第二复合层和第三复合层分别包含 16 个大小为 1×7 的卷积核和 32 个 1×5 的卷积核，均使用 1×3 的降采样核和 Relu 激活函数。复合处理后的血清拉曼光谱频响信号将被转换成 1×1312 的特征向量，通过两层完全连接的隐藏层映射成最终的胃癌诊断置信度概率，并输出模型。两层隐藏层分别包含 800 个神经元和 100 神经元。

通过对 213 例肿瘤患者（其中 104 例患者是阴性，109 例患者是阳性）的应用测试，基于血清拉曼光谱的胃癌诊断深度卷积模型的整体诊断预测准确率可达 92.81%，其中对胃癌的灵敏度可达 94.73%，特异度可达 90.83%，在一定程度上明确了人工智能辅助下血清拉曼光谱检测对胃癌诊断的有效性，有望为早期胃癌的非入侵式快速检验和诊断提供新的方法和技术支撑。

（二）人工智能在肿瘤治疗中的应用

1. 人工智能在低级别脑胶质瘤中的应用

脑胶质瘤是起源于脑内神经胶质细胞的肿瘤，胶质瘤的临床表现主要包括颅内压增高、神经功能和认知功能障碍以及癫痫发作。世界卫生组织（WHO）的中枢神经系统肿瘤分类将脑胶质瘤分为Ⅰ~Ⅳ级，其中Ⅰ、Ⅱ级为低级别脑胶质瘤（low-grade gliomas，LGG），Ⅲ、Ⅳ级为高级别脑胶质瘤。低级别脑胶质瘤好发于年轻群体，平均年龄 40 岁。LGG 往往会伴随癫痫的发生，而癫痫的发作会引起一些危及生命的并发症，LGG 并发癫痫患者的生活质量受到了严重的影响。各大权威指南指出，根据 MRI 或 CT 影像学的提示考虑为 LGG 的患者，建议行最大安全范围手术切除。但目前还不明确 LGG 并发癫痫患者的影像组学特征，因此，探究 LGG 并发癫痫病例的影像组学特征对 LGG 患者的治疗方案选择及预后均有重要的指导意义。

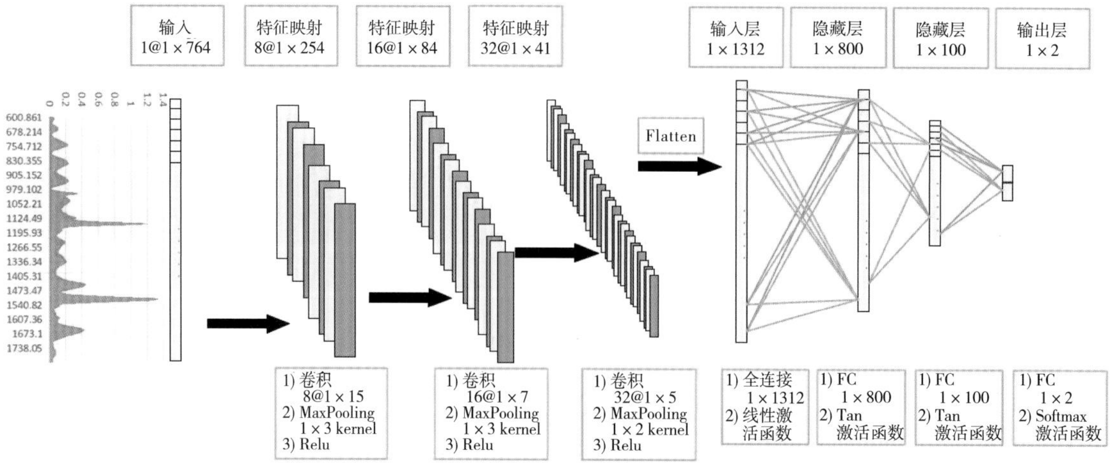

图 20-2-12　基于血清拉曼光谱的胃癌诊断深度学习模型

有研究报道，20%~40% 的 LGG 患者治疗后会发生癫痫，这意味着当前 LGG 并发癫痫的预防效果不尽如人意。因此，有研究通过影像组学特征对 LGG 并发癫痫的发生进行了预测。图 20-2-13 显示了 LGG 并发癫痫预测模型的流程。

该研究根据扫描时间顺序将患者分为训练集和验证集，前 194 人为训练集，后 92 人为验证集。由两位神经放射科医生分别在每张 T2 加权影像上勾画脑肿瘤区域，两位医生对患者的临床信息均一无所知。当两位医生勾画的 ROI 差异小于 5% 时，则试验采用的 ROI 取两位医生勾画的 ROI 的并集；当两位医生勾画的 ROI 差异大于 5% 时，则试验采用的 ROI 由一位高级职称的神经放射科专家确定。试验一共提取了三种类型特征。第一种是位置特征，共 7 个。将患者的原始图像配准到标准的 MNI（Montreal Neurological Institute）模板上，以前连合为原点构建坐标系统，得到肿瘤质心的极坐标（r、θ、Φ），计算四种肿瘤质心到前连合的距离。第二种是 3D 影像特征，共 349 个，包括 13 个一阶统计特征，25 个纹理特征和 304 个小波特征。第三种是除小波外的每个 3D 影像特征与每个位置特征间的显著交互特征（$P<0.05$），共 119 个。鉴于多变量分析中可能存在过拟合的情况，本研究采用了弹性网的方法在训练集中选择出最具有预测性能的特征，同时构建出最佳预测模型。模型采用十折交叉验证选择最佳参数 α 和 λ，以最小误差作为评价标准。参数 α 设置范围在 0~1，以 0.1 为步长。参数 λ 设置范围在 0.001~1。根据选择特征及其对应的权重系数线性组合构建影像组学标签。以 AUC 和分类准确率评估该影像模型区分 LGG 并发癫痫的可能，在训练集和验证集中分别计算。研究进一步构建了一个影像组学组合模型。使用年龄、性别、组织病理学和影像组学标签在训练集中构建了逻辑回归模型。采用后向逐步回归进行特征选择。为方便临床应用，试验构建了一个影像组学诺模图。试验采用校准曲线评价组合模型的分类性能，以 Hosmer-Lemesho（HL）检验评价预测值是否完美拟合。

2. 基于人工智能辅助的肿瘤放射治疗

免疫疗法被认为癌症治疗的重大突破之一，例如抗 PD1 抗体用于治疗黑色素瘤或非小细胞肺癌（non-small cell lung cancer，NSCLC）患者，这些患者的肿瘤无法进行手术切除或伴有转移，抗 PD1 抗体增强了抗肿瘤的免疫反应。但只有少部分患者对免疫疗法的反应较好，这也对发现更有

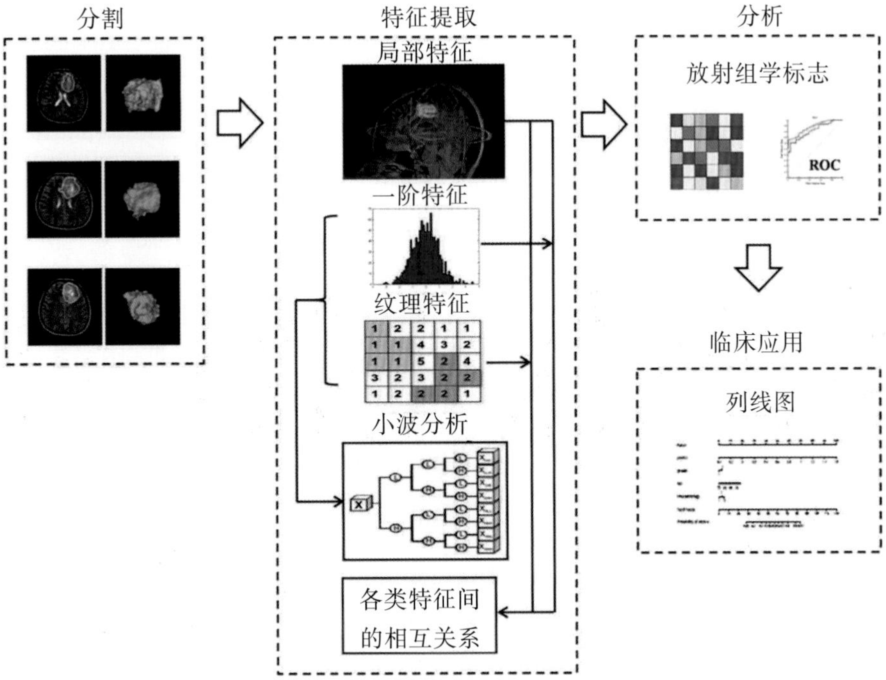

图 20-2-13　低级别脑胶质瘤并发癫痫预测模型流程图

效的生物标志物提出了需求。

影像学图像反映了整个肿瘤负荷，通过一次无创的影像检查,可以获取每个肿瘤病变的信息，由于不同的病变可能有不同的微环境，可能导致异质反应模式，这对于免疫治疗尤其重要。放射组学是目前人工智能在肿瘤学应用中最活跃的领域之一，通过人工智能的计算成像方法自动量化肿瘤影像学特征的研究成果瞩目。那么，是否可以通过人工智能算法自动量化肿瘤放射组学特征，以此建立与肿瘤免疫治疗反应相关的非侵入性放射生物标记物，最近一项研究围绕该假设展开。图 20–2–14 展示了智能放疗模型的一个基本流程框架。

为了评估放射性生物标记物的性能，该研究构建了一个机器学习模型。研究分析了 203 例接受过抗 PD1 治疗的晚期黑色素瘤和 NSCLC 患者的 1055 张原发和转移病变图像，对所有病变（进展性、稳定性和反应性）进行了模型训练。在预处理造影剂增强型 CT 成像数据时对每个病变进行了特征提取，以建立和验证能够区分免疫治疗反应与非治疗反应的非侵入性机器学习生物标记物。为了定义放射学生物标志物的生物学基础，对 262 例非小细胞肺癌患者的独立数据集进行了基因集富集分析。该生物标志物在非小细胞肺癌病变中的 AUC 为 0.83（$P<0.001$），在黑色素瘤淋巴结中为 0.64（$P=0.05$）。在患者水平将这些病变的预测结合起来，使用 RECIST 标准，对基线和随访期间每个病变图像的直径相对变化进行了评估，发现两种癌症的免疫治疗反应的 AUC 值最高可达 0.76%（$P<0.001$），1 年存活率相差 24%（$P=0.02$）。另外，该研究还发现该标志物与有丝分裂途径有显著相关性，表明肿瘤的增殖潜能增强与免疫治疗的优先反应之间存在关系。

3. 人工智能在 HER2 阳性乳腺癌治疗方案中的辅助应用

HER2 阳性乳腺癌亚型占所有乳腺癌病例的 15%~20%，在没有 HER2 靶向药物之前，该类型的乳腺癌患者预后差，抗 HER2 的靶向药物曲妥珠单抗的出现显著改善了 HER2 阳性乳腺癌患者的预后。同时，HER2 的检测也成为指导乳腺癌临床治疗方案的关键。

在乳腺癌的常规病理检测中，免疫组化（immunohistochemistry, IHC）常用于 HER2 的第一步检测。IHC 检测 HER2 结果为“0”和“1+”时定义为阴性，结果为“3+”时定义为阳性。多达 40% 的患者 IHC 检测 HER2 的结果为“2+”，当阳性程度为“2+”时，需要进一步用荧光免疫杂交（florescence in situ hybridization, FISH）的方法来确定 HER2 的扩增位点，以便准确指导 HER2 靶向药物的使用。但 FISH 检测对技术平台和病理医生的执业水平要求较高，只适用于一线城市的大医院或病理科实力较强的医院，基层医院则由于平台和人员的限制，无法开展 FISH 检查。

深度学习算法近几年因其在数字图像信息捕获方面的优势而受到广泛关注。深度学习与数字病理学的结合提高了诊断准确率和工作效率。根据上述 HER2 阳性型乳腺癌患者在病理检测中的需求，可以通过深度学习算法对 IHC 染色切片进行

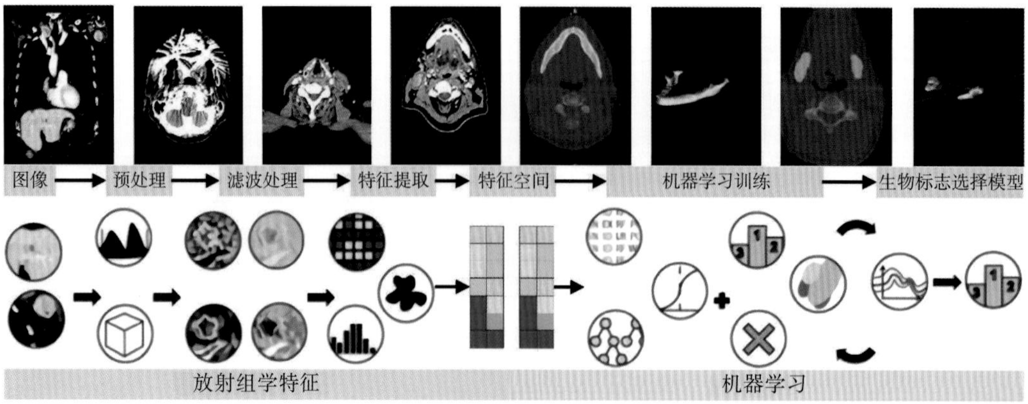

图 20–2–14　智能放疗示例

学习后预测 FISH 检测 HER2 扩增位点的结果，构建一个可以直接替代 FISH 检测的诊断系统。HER2 的基因扩增状态可以直接通过该深度学习模型进行判断，无须进行 FISH 检测（图 20-2-15）。

但需要注意的是，不同的 IHC 染色程序包括组织制备、抗体选择、染色技术和病理医生的经验等均会造成 IHC 诊断结果不一致，不同的扫描设备也可能导致数字 IHC 图像的差异。此时应考虑对判断结果产生影响的因素，如 IHC 染色的差异可以使用周期一致生成对抗网络使 IHC 染色尽量标准化等。

HER2 是乳腺癌中的一个靶点，人工智能可以通过深度学习的方法对目前已有靶向药物的靶点逐一进行学习，如预测肺癌患者的 *EGFR* 突变、预测胃癌患者 VEGFR-2 的表达等，构建一个综合靶点预测系统，为肿瘤高危人群提供更高效的筛查服务，并为肿瘤患者提供快速精确的诊断。

（三）人工智能在肿瘤预后中的应用

1. 基于深度学习的非小细胞肺癌免疫反应预测

2020 年世界卫生组织国际癌症研究机构（IARC）发布了全球最新癌症数据，肺癌在恶性肿瘤中发病率第二，死亡率第一。非小细胞肺癌（NSCLC）约占所有肺癌的 85%。近年来，程序性死亡受体 -1（PD-1）/ 程序性死亡受体 - 配体 1（PD-L1）的免疫检查点抑制剂（ICI）在肿瘤治疗领域取得了重要进展，可改善肿瘤免疫抑制微环境，从而增强免疫系统杀伤肿瘤作用，提高 NSCLC 的治疗效果。目前，使用 PD-1/PD-L1 药物之前需进行 PD-L1 表达的测定。然而，PD-L1 表达水平的检测也存在 4 个方面的缺陷：①不同 PD-1/PD-L1 药物选择不同的检测抗体；②不同药物和不同癌种的阈值不一致；③检测方法是免疫组化检测，染色难以一致；④检测肿瘤细胞的 PD-L1 表达和肿瘤微环境中免疫细胞的 PD-L1 的表达与疗效相关。PD-L1 表达检测尚不完美，并且需考虑其对免疫疗效的预测性。放射组学图像以无创的方式反映了整个肿瘤负荷的信息，避免了肿瘤异质性的影响。因此，可通过放射学特征来评估 PD-L1 表达水平。其有几个好处：首先，它是一种无创方式，优于免疫组化，后者要求从手术或活检中获得组织样本；其次，基于放射学的特征可以动态评估 PD-L1 表达和预测免疫治疗的反应。

2021 的一项研究提出基于深度学习 CT 图像预测 NSCLC 患者的 PD-L1 表达和免疫治疗的反应，模型结构和流程如图 20-2-16 所示。此外，还生成了风险激活图谱（risk activation map，RAM）和放射性特征的可视化。研究收集了 939 例ⅢB~Ⅳ期 NSCLC 患者的临床资料（年龄、性别、吸烟史、家族史、PD-L1 的表达量）。训练组 750 例，验证组 93 例，测试组 96 例，通过深度学习直接提取 NSCLC 的 CT 图片的 ROI 区，构建 PD-L1ES 模型。结果提示 PD-L1ES 能够预测

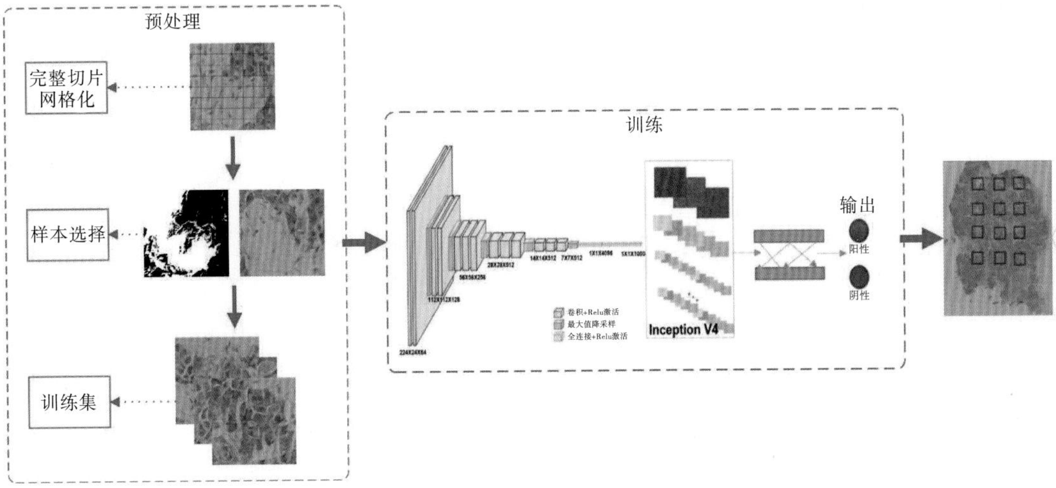

图 20-2-15　基于深度学习的乳腺癌 HER2 阳性预测模型流程

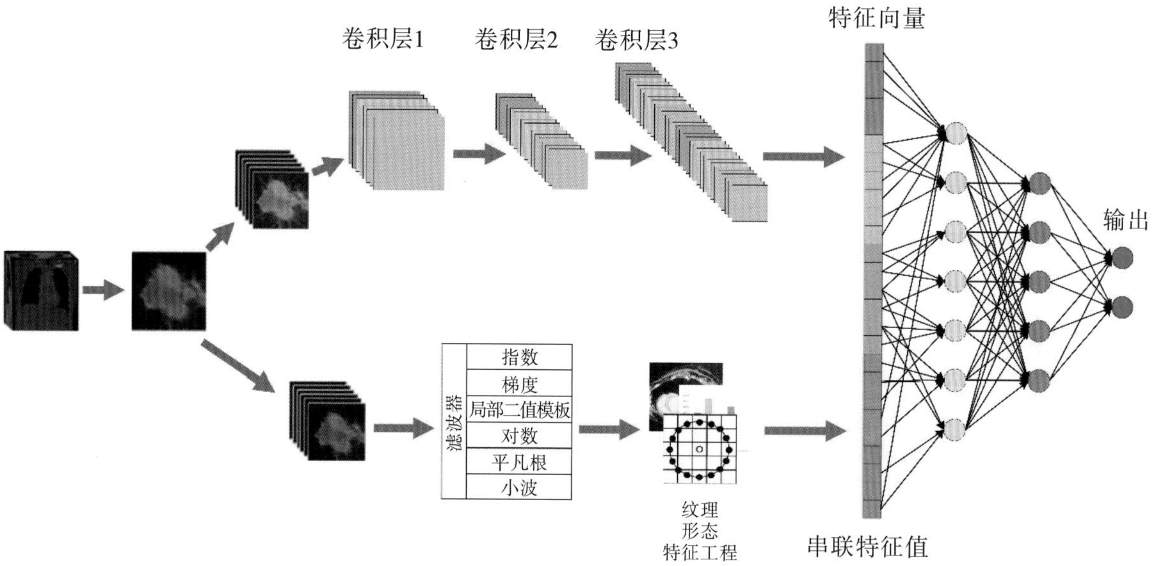

图 20-2-16 基于深度学习的非小细胞肺癌 PD-L1 表达的模型构建流程图

PD-L1 高表达（PD-L1 ≥ 50%），AUC 训练组为 0.78，测试组为 0.71，验证组为 0.76。在接受抗 PD-1 抗体治疗的患者中，低 PD-L1ES 与无进展生存（progression-free survival，PFS）改善相关（HR 2.57，95%CI 1.22~5.44；P=0.010）。此外，PD-L1ES 与使用年龄、性别、吸烟史和恶性肿瘤家族史构建的融合模型，以及单独的临床模型相比，能更好地预测免疫治疗的反应性。

该研究结果显示深度学习提供了一种无创方法，预测 NSCLC 的 PD-L1 表达和免疫治疗的反应。此外，该深度学习模型与临床模型相结合，提高了预测能力。但是该研究是单中心回顾性研究，还需要采用回顾性和前瞻性相结合的方法进一步验证该模型对免疫治疗长期疗效的预测价值。

2. 人工智能在肝癌预后预测中的应用

肝细胞癌（hepatocellular carcinoma, HCC）占原发性肝癌的 75%~85%，是全球第六大常见的恶性肿瘤。HCC 在组织学、分子学和遗传学水平上具有高度异质性，其预后分层和个体化管理面临巨大的挑战。一直努力寻找通过基因组、转录组和蛋白质组学对 HCC 进行预后预测，但是这些分子特征和临床决策之间的联系还未被完全揭示。病理组织中的表型信息反映了肿瘤微环境对癌细胞行为的整体影响。然而，组织病理学图像包含许多潜在信息，对 HCC 的发生和发展起着重要作用，肉眼是无法识别的，但可结合卷积神经网络的特性，深度学习肝细胞癌组织病理图片，得到更多有价值的信息，为肝细胞癌的精准治疗提供指导。

图 20-2-17 显示了复旦大学附属中山医院高强教授团队通过深度学习 HCC 的 HE 染色切片预测肝细胞癌预后。选取了 2009—2013 年复旦大学附属中山医院的 1125 张 HE 染色切片，包含 2451 张全切片数字图像 WSI（whole-slide images, WSI），其中 1029 例患者的 2191 张 WSI 随机分为训练组和验证组。基于 ResNet 的条件随机场神经网络用于多分类任务，并同时修改了其中的条件随机场结构作为网络模型构建。从每例患者的 WSI 中选取多个 tiles 作为输入，生存时间作为输出。以不同放大倍数的样本作为输入对预后模型进行训练，生成每例患者的肿瘤风险分数（tumour risk score, TRS）。然后对不同倍数模型的预测结果进行平均，得到最终的 TRS。结果发现该 TRS 优于传统的“临床分期”，C-index 指数为 0.731。利用 TCGA 数据独立验证该模型，并进一步揭示了 TRS 与肝细胞癌进展相关的 *FAT3* 和 *RYR2* 基因突变相关。RAM 将病理组织切片的 TRS 区域进行了可视化和聚类，发现窦状毛细血管化、核仁和核膜增大、核 / 胞浆比例增高和炎性细胞浸润是影响预后的病理特征。

本研究提出了通过深度学习肝细胞癌病理组织图片可预测患者的预后，优于传统的临床分期，

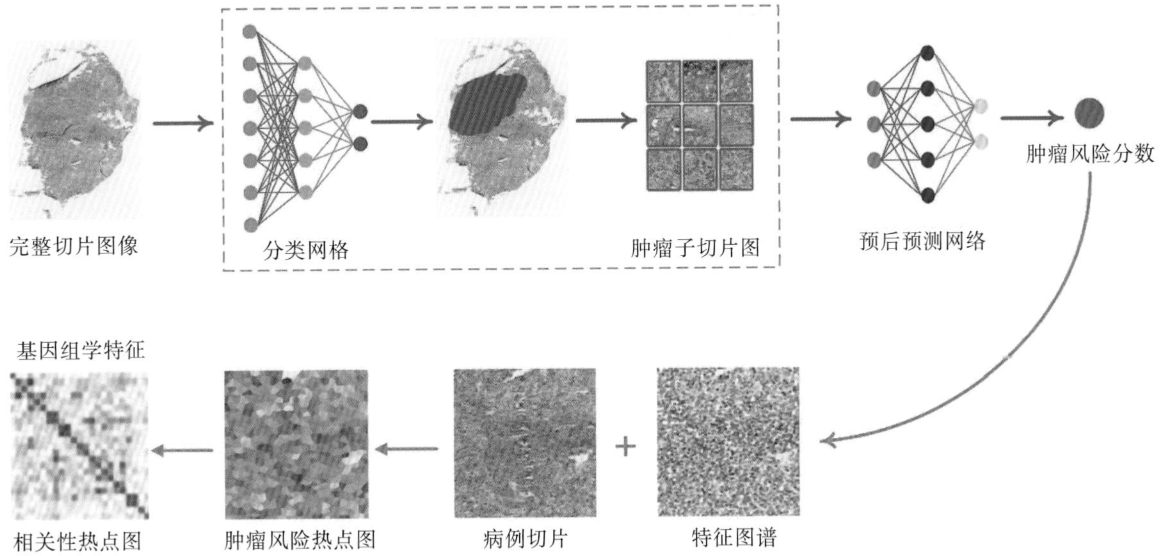

图 20-2-17　基于深度学习的肝细胞癌预后分析的流程图

是一种高效的病理图片的解读方法，为 HCC 风险分层管理和精确治疗提供了依据。

3. 基于深度学习的结直肠癌预后预测

新型的预后标志物可以对早期结直肠癌患者进行分层管理，是精准辅助治疗的选择。Danielsen Havard 研究团队开发出一个结直肠癌患者生存评估指标 DoMore-v1-CRC，如图 20-2-18 所示。该研究通过深度学习结直肠癌的 HE 染色切片，自动判断Ⅱ期和Ⅲ期结直肠癌患者的生存风险。这是人工智能首次实现基于全切片数字图像直接预测肿瘤患者的生存风险。

研究纳入了 4515 例Ⅱ期或Ⅲ期结直肠癌患者的 1200 万张 HE 染色图片，其中训练集和调试集共 2473 例，测试集有 970 例，独立验证集有 1122 例。首先，经过 1077 张图像的 88 000 次迭代训练后，实现肿瘤区域的自动识别；然后，采用多示例学习（multi instance learning, MIL）有效处理每张肿瘤区域图像，分别在 10 倍和 40 倍的扫描倍数下将训练集 1652 张 WSI 的肿瘤区域分割为 11 591 635 tiles，来自同一张 WSI 的肿瘤图像 tiles 随机分为 5 个网络（DoMore v1 Netwok）学习，以患者的生存状况作为输出，训练识别“生存良好”和“生存差”；最后，每个学习网络通过分类器（classification network）给予每张 WSI 一个相应的风险评分（ensemble score），一张 WSI 在每个学习网络中会得到略有不同的评分，将 5 个评分综合得到最终的分值，这些分值在训练集中可用于计算肿瘤生存风险高和低的阈值，并在测试和

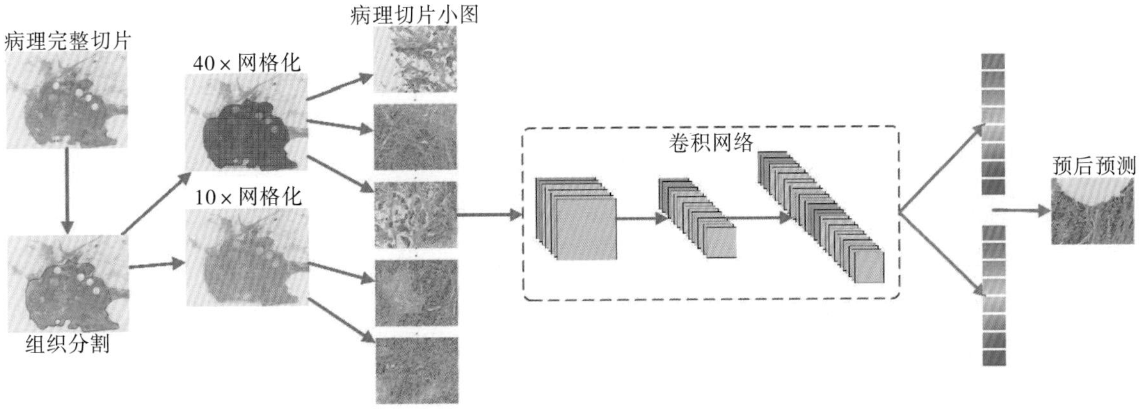

图 20-2-18　结直肠癌患者生存评估指标 DoMore-v1-CRC 模型构建

验证集中进行验证。研究最后独立验证 1110 例患者，结果显示 DoMore-v1-CRC 可以将Ⅱ期和Ⅲ期结直肠癌患者按生存风险划分为三层，单因素分析 HR 达到了 3.84（$P<0.001$），多因素分析 HR 达到 2.71（$P<0.001$）。

此研究开创了直接通过 WSI 直接判读肿瘤患者生存风险的先河。DoMore-v1-CRC 有望替代现有的病理分化评级系统，成为客观、定量的肿瘤生存风险的分级标准。在临床实践中，根据患者生存风险的高低制订不同的治疗和随访方案，最终达到延长患者生存期，提高患者生活质量的目的。该研究结果需要进行前瞻性研究，验证不同癌种不同风险分层患者在不同术后辅助化疗方案下的疗效和生存期变化。

四、小结与思考

以人工智能为代表的新一代信息技术迅猛发展，与实体经济加速融合，推动了人工智能辅助诊断产品、医疗健康可穿戴设备、医用机器人等智能化医疗器件的普及应用，正在重塑疾病预防、检测治疗模式。与此同时，智能化医疗器械存在产品有效性、安全性等问题。人工智能是新一代信息技术的综合集成和集中代表，是引领当前和未来经济社会发展的战略性技术。国家有关部门也高度重视人工智能的产业发展，围绕医疗领域重点和迫切需求，加大关键核心技术攻关，加快智能产品培育创新，促进人工智能和医疗健康领域的深度融合。具体措施有：①加快人工智能、大数据、5G 等信息基础设施建设，支持高速宽带网络普遍覆盖城乡各级医疗机构，为人工智能在医疗领域的深化应用提供保障和支持；②围绕诊断治疗、医学研究、健康管理、居家养老等场景，大力研发智能问诊系统、医学影像辅助诊断系统、手术和康复机器人、虚拟助理、视听辅助、药物研发引擎等技术和产品；③积极协同有关方面，开展人工智能技术和产品的试点应用，支持建设高质量人工智能医疗训练资源库、标准测试数据集并推动共享；④加强网络安全技术研发，保障医疗卫生机构、互联网医疗健康服务平台、智能医疗设备以及关键信息基础设施、数据应用服务的信息安全；⑤深化国际交流与合作，积极利用多双边国际合作机制，推动人工智能领域技术研发、标准制定、产业应用等方面的国际合作。结合落实共建“一带一路”倡议，支持相关企业、机构开展与沿线国家的合作，实现优势互补、共同发展。

此外，在人工智能技术在肿瘤学研究应用的发展路线中，我们还有若干必须要重视的问题。在新一代人工智能背景下，世界各国已将人工智能视为科技竞争的核心领域，纷纷出台各自的战略规划和政策，在人工智能科研、人才、产业等多个方面的竞争日趋白热化。从人工智能本身特点来看，它是一个涵盖计算机、自动化、电子、通信、数学、心理学等多个领域的复杂综合学科，任何一个国家都很难做到在人工智能的所有领域都取得领先地位。我国要想在世界人工智能肿瘤学应用的格局中占据领先地位，首先需要明确当前我国人工智能在肿瘤学应用中的整体发展水平，与世界先进水平相比，有哪些优势与短板，然后结合我国的实际情况，明确若干有望率先实现基础性突破的方向，加大投入，优先发展，力争在这些方向取得重大创新成果，从而使我国成为世界主要的人工智能肿瘤学研究创新中心。其次，还要基于对人工智能技术前沿发展和经济社会需求的系统分析，梳理新一代人工智能技术和产业化的关键领域，加大对国际上高端领军人才的引进力度；加强人工智能领域交叉学科建设，积极探索人工智能技术与传统学科的充分结合与全面应用；完善人工智能系统培训课程建设，加强对人才的全方面培养，加深医院、高校与企业之间的科研与合作；推动人工智能技术的普及与落地，为我国经济转型和发展打下坚实基础。最后，尽管近年来我国人工智能技术迅猛发展，但肿瘤学与人工智能技术的整合也仍然处于起步阶段。我们应该清醒地认识到，人工智能技术在肿瘤学研究中的应用尚缺乏基础性、突破性的重大原创研究成果，在产业界也缺乏引领国际技术发展方向和位居国际产业链顶端的突破性医学人工智能技术和产品。因此，我们需要研究人工智能技术在肿瘤学应用中的标准化方法，提高我国在智能时代的肿瘤学研究平台建设能力，推进完善系统化的人工智能产品与成果转化体系。

（徐 波　林 博　熊晓敏　李 艺　王 翊
刘晓峰　康 波　刘振宇　孟祥飞
孙彩霞　孙 凯　田 捷）

参考文献

[1] Tate JG, Bamford S, Jubb HC, et al. COSMIC: the Catalogue Of Somatic Mutations In Cancer. Nucleic Acids Res, 2019,47(1): 941–947.

[2] 陈永孜 . 基因表达谱芯片及核酸测序技术在癌症研究中的应用现状 . 生物信息学 , 2019,17(1):18–23.

[3] Lu D, Tang L, Zhuang Y, et al. miR-17-3P regulates the proliferation and survival of colon cancer cells by targeting Par4. Mol Med Rep, 2018,17:(1)618–623.

[4] Engkvist ME, Stratford EW, Lorenz S, et al. Analysis of the miR-34 family functions in breast cancer reveals annotation error of miR-34b. Sci Rep,2017,7(1):9655.

[5] Reuben A, Gittelman R, Gao J, et al. TCR Repertoire Intratumor Heterogeneity in Localized Lung Adenocarcinomas: An Association with Predicted Neoantigen Heterogeneity and Postsurgical Recurrence, Cancer Discov, 2017,7(10):1088–1097.

[6] Han Y, Li H, Guan Y, et al. Immune repertoire: A potential biomarker and therapeutic for hepatocellular carcinoma. Cancer Lett, 2016, 379(2):206–212.

[7] Wu J H, Jia S, Wang C X, et al. Minimal Residual Disease Detection and Evolved IGH Clones Analysis in Acute B Lymphoblastic Leukemia Using IGH Deep Sequencing. Front Immunol, 2016, 7:403.

[8] Haghverdi L, Lun ATL, Morgan MD et al. Batch effects in single-cell RNA-sequencing data are corrected by matching mutual nearest neighbors. Nat Biotechnol, 2018, 36(5):421–427.

[9] Buttner M, Miao Z, Wolf FA, et al. A test metric for assessing single-cell RNA-seq batch correction. Nat Methods,2019,16(1):43–49.

[10] Bacher R. Normalization for Single-Cell RNA-Seq Data Analysis. Methods Mol Biol,2019,1935:11–23.

[11] Bacher R, Chu LF, Leng N, et al. SCnorm: robust normalization of single-cell RNA-seq data. Nat Methods, 2017,14(6):584–586.

[12] Ye P, Ye W, Ye C, et al. scHinter: imputing dropout events for single-cell RNA-seq data with limited sample size. Bioinformatics, 2020,36(3):789–797.

[13] van Dijk D, Sharma R, Nainys J, et al. Recovering Gene Interactions from Single-Cell Data Using Data Diffusion.Cell, 2018,174(3):716–729 e727.

[14] Chen Z, He N, Huang Y, et al. Integration of A Deep Learning Classifier with A Random Forest Approach for Predicting Malonylation Sites. Genomics Proteomics Bioinformatics, 2018, 16(6):451–459.

[15] Ronen J, Akalin A. netSmooth: Network-smoothing based imputation for single cell RNA-seq.F1000Res,2018,7:8.

[16] Talwar D, Mongia A, Sengupta D, et al. AutoImpute: Autoencoder based imputation of single-cell RNA-seq data. Sci Rep, 2018, 8(1):16329.

[17] Becht E, McInnes L, Healy J ,et al. Dimensionality reduction for visualizing single-cell data using UMAP. Nat Biotechnol,2018, 37: 38–44

[18] Li T, Fan J, Wang B, et al. TIMER: A Web Server for Comprehensive Analysis of Tumor-Infiltrating Immune Cells. Cancer Res, 2017, 77(21):e108–e110.

[19] Tang Z, Li C, Kang B, et al. GEPIA: a web server for cancer and normal gene expression profiling and interactive analyses. Nucleic Acids Res,2017,45(W1):W98–W102.

[20] Prasad V, Fojo T, Brada M. Precision oncology: origins, optimism, and potential. The Lancet Oncology, 2016, 17(2): e81–e86.

[21] Ku S Y, Gleave M E, Beltran H. Towards precision oncology in advanced prostate cancer. Nature Reviews Urology, 2019, 16(11): 645–654.

[22] Karim A M, Celebi F V, Mohammed A S. Software Development for Blood Disease Expert System. Lecture Notes on Software Engineering, 2016, 4(3): 179.

[23] Targ S, Almeida D, Lyman K. Resnet in resnet: Generalizing residual architectures. arXiv preprint arXiv:1603.08029, 2016.

[24] Qassim H, Verma A, Feinzimer D. Compressed residual-VGG16 CNN model for big data places image recognition, 2018 IEEE 8th Annual Computing and Communication Workshop and Conference (CCWC). IEEE, 2018: 169–175.

[25] Asada K, Kobayashi K, Joutard S, et al. Uncovering Prognosis-Related Genes and Pathways by Multi-Omics Analysis in Lung Cancer. Biomolecules, 2020, 10(4): 524.

[26] Yamada M, Saito Y, Imaoka H, et al. Development of a real-time endoscopic image diagnosis support system using deep learning technology in colonoscopy. Scientific reports, 2019, 9(1): 1–9.

[27] Liang S, Fan X, Zhao M, et al. Clinical practice guidelines for the diagnosis and treatment of adult diffuse glioma-related epilepsy. Cancer medicine, 2019, 8: 4527–4535.

[28] Liu Z, Wang Y, Liu X, et al. Radiomics analysis allows for precise prediction of epilepsy in patients with low-grade gliomas. NeuroImage: Clinical, 2018, 19: 271–278.

[29] Hosny A, Parmar C, Quackenbush J, et al. Artificial intelligence in radiology. Nat Rev Cancer, 2018. doi:10.1038/s41568-018-0016-5.

[30] Trebeschi S, Drago S G, Birkbak N J, et al. Predicting Response to Cancer Immunotherapy using Non-invasive Radiomic Biomarkers. Annals of Oncology, 2019, 30(6):998-1004.

[31] Olson RS, Bartley N, Urbanowicz RJ, et al. Evaluation of a Tree-based Pipeline Optimization Tool for Automating Data Science. Proceedings of the Genetic and Evolutionary Computation Conference 2016. New York: ACM, 2016:485–492.

[32] Chen WQ, Zheng RS, Baade PD, et al. Cancer statistics in China, 2015. CA Cancer J Clin, 2016, 66(2):115-132.

[33] Onguru O, Zhang PJ. The relation between percentage of immunostained cells and amplification status in breast cancers with equivocal result for Her2 immunohistochemistry. Pathol Res Pract, 2016, 212(5): 381-384.
[34] Ehteshami Bejnordi B, Veta M, Johannes van Diest P, et al. Diagnostic Assessment of Deep Learning Algorithms for Detection of Lymph Node Metastases in Women With Breast Cancer. JAMA, 2017, 318(22): 2199-2210.
[35] Reck M, Rodriguez-Abreu O, Robison AG, et al. Pembrolizumab versus Chemotherapy for PD-L1-Positive Non-Small-Cell Lung Cancer. N Engl J Med, 2016, 375(19): 1823–1833.
[36] Hutarew G. PD-L1 testing, fit for routine evaluation? From a pathologist's point of view. Memo, 2016, 9(4): 201–206.
[37] Hamamoto R, Suvarna K, Yamada M, et al. Application of Artificial Intelligence Technology in Oncology: Towards the Establishment of Precision Medicine. Cancers (Basel), 2020, 12(12):3532.
[38] Tian P, He BG, Mu W, et al. Assessing PD-L1 expression in non-small cell lung cancer and predicting responses to immune checkpoint inhibitors using deep learning on computed tomography images. Theranostics, 2021, 11(5): 2098–2107.
[39] Calderaro J, Ziol M, Paradis V, et al. Molecular and histological correlations in liver cancer. J Hepatol, 2019, 71(3): 616–630.
[40] Skrede OJ, Raedt SD, Kleppe A, et al. Deep learning for prediction of colorectal cancer outcome: a discovery and validation study. Lancet, 2020, 395(10221): 350–360.